Praxis der Viszeralchirurgie

Endokrine Chirurgie

J. R. Siewert
M. Rothmund
V. Schumpelick
(Herausgeber)

Praxis der Viszeralchirurgie

Endokrine Chirurgie

M. Rothmund (Bandherausgeber)

3. Auflage

Mit 420 zum Teil farbigen Abbildungen
und 100 Tabellen

Springer

Herausgeber
Prof. Dr. med. Dr. h.c. Volker Schumpelick
Medizinische Fakultät der RWTH Aachen
Aachen, Deutschland

Prof. Dr. med. Dr. h.c. Jörg Rüdiger Siewert
Universitätsklinikum Freiburg
Freiburg, Deutschland

Prof. Dr. med. Matthias Rothmund
Philipps-Universität Marburg
Marburg, Deutschland

ISBN-13 978-3-642-14284-0   ISBN 978-3-642-14285-7 (eBook)
DOI 10.1007/978-3-642-14285-7

Die Deutsche Nationalbibliothek verzeichnet diese Publikation in der Deutschen Nationalbibliografie; detaillierte bibliografische Daten sind im Internet über http://dnb.d-nb.de abrufbar.

Springer Medizin

Planung: Dr. Fritz Kraemer, Heidelberg
Projektmanagement: Willi Bischoff, Heidelberg
Lektorat: Ursula Illig, Gauting
Projektkoordination: Barbara Karg, Heidelberg
Umschlaggestaltung: deblik Berlin
Herstellung: le-tex publishing services GmbH, Leipzig

Gedruckt auf säurefreiem und chlorfrei gebleichtem Papier

Springer Medizin ist eine Marke von Springer DE. Springer DE ist Teil der Fachverlagsgruppe Springer Science+Business Media
www.springer.com

Vorwort

Ich freue mich, Ihnen, den interessierten Lesern, die 3. Auflage des Bandes „Endokrine Chirurgie" im Rahmen des 3-bändigen Werkes „Praxis der Viszeralchirurgie" präsentieren zu können. In den letzten 12 Jahren hat sich dieser Band nicht nur bei viszeral und endokrin orientierten Chirurgen als fester Bestandteil ihrer Bibliothek etabliert, sondern auch bei Internisten, Nuklearmedizinern, Pathologen und anderen, die ein einschlägiges Interesse an Erkrankungen der endokrinen Organe, besonders den endokrinen Tumoren haben. Dies ist der Tatsache geschuldet, dass nicht nur die operative Behandlung endokriner Tumoren im Fokus dieses Bandes steht, sondern auch Pathophysiologie, Epidemiologie, Pathologie, Diagnostik und konservative Behandlung.

Alle Kapitel wurden überarbeitet und auf den aktuellen Stand gebracht. Dabei wurden zahlreiche Kapitel von neuen Autoren völlig neu geschrieben. Einige Kapitel wurden in diese 3. Auflage zusätzlich aufgenommen. Neue Erkenntnisse und Entwicklungen in Diagnostik und Therapie endokriner Erkrankungen, besonders endokriner Tumoren, wurden berücksichtigt, z. B. in der biochemischen Diagnostik von Über- und Unterfunktionszuständen oder der minimal-invasiven Chirurgie.

Die 3. Auflage markiert einen Generationswechsel in der Herausgeberschaft. Der Senior-Herausgeber tritt mit diesem Band zurück und legt die Weiterentwicklung dieses Buches in die Hände von Prof. Dr. Detlef Bartsch, dessen Funktion bei der Herstellung dieses Bandes mit „Redaktion" nur unzureichend beschrieben ist. Er hat für große Abschnitte des Buches die herausgeberische Verantwortung mit dem Senior-Herausgeber geteilt.

Ich danke allen Autoren für ihre Mitarbeit, Frau Martina Koch aus der Klinik für Viszeral-, Thorax- und Gefäßchirurgie in Marburg für ihre mehr als 1 Jahr gehende intensive Arbeit an dem Band sowie dem Springer-Verlag, speziell Frau Illig und Herrn Dr. Krämer, sowie dem Team von le-tex publishing services.

Ich wünsche dem Leser nicht nur Erkenntnisgewinn, sondern auch gelegentlich Freude beim Lesen in diesem Band.

M. Rothmund
Marburg, im Herbst 2012

Inhaltsverzeichnis

Autorenverzeichnis

Allolio, B., Prof. Dr. med.
Universitätsklinikum Würzburg
Medizinische Klinik und Poliklinik I
Oberdürrbacher Str. 6
97080 Würzburg

Arnold, R., Prof. Dr. med.
Wittelsbacherstr. 6
80469 München

Barth, P. J., Prof. Dr. med.
Universitätsklinikum
Institut für Pathologie
Domagkstr. 17
48149 Münster, Germany

Bartsch, D. K., Prof. Dr. med.
Universitätsklinikum Marburg
Visceral-, Thorax- und Gefäßchirurgie
Baldingerstr.
35043 Marburg

Beisse, A., Prof. Dr. med.
Friedrich-Alexander-Universität Erlangen-Nürnberg
Krankenhaus Rummelsberg
Rummelsberg 71
90592 Schwarzenbruck

Bergenfelz, A., Prof. Dr. med.
Lund University Hospital
Dept. of Surgery
Getingevägen 4
S-22185 Lund
Schweden

Beuschlein, F., Prof. Dr. med.
Universitätsklinikum München
Klinikum Innenstadt
Medizinische Klinik und Poliklinik IV
Ziemssenstr. 1
80336 München

Blind, E., Priv.-Doz. Dr. med.
European Medicines Agency (EMEA)
7 Westferry Circus
Canary Wharf
London E14 4HB
Großbritannien

Bohlander, S. K., Prof. Dr. med.
Universitätsklinikum Gießen und Marburg,
Standort Marburg
Zentrum für Humangenetik
Baldingerstr.
35033 Marburg

Brabant, G., Prof. Dr. med.
Christie Hospital University of Manchester
Dept. of Endocrinology
UK-Manchester M20 4 BX
Großbritannien

Brenner, W., Prof. Dr. med.
Universitätsmedizin Berlin
Campus Charité
Klinik für Nuklearmedizin
Charitéplatz 1
10117 Berlin

Buchfelder, M., Prof. Dr. med.
Universitätsklinik Erlangen
Klinik für Neurochirurgie
Schwabachanlage 6
91054 Erlangen

Clerici, Th., Prof. Dr. med.
Kantonsspital St. Gallen
Klinik für Chirurgie
Rorschacherstr.
CH-9007 St. Gallen
Schweiz

Derwahl, K.-M., Prof. Dr. med.
St. Hedwig Kliniken
Klinik für Innere Medizin
Grosse Hamburger Str. 5–11
10115 Berlin

Dietel, M., Prof. Dr. med.
Humboldt-Universität Berlin
Institut für Pathologie
Schumannstr. 20–21
10117 Berlin

Dietlein, M., Prof. Dr. med.
Universitätsklinikum Köln
Klinik für Nuklearmedizin
Kerpener Straße 62
50937 Köln

Dotzenrath, C. Prof. Dr.
Helios Klinikum Wuppertal
Klinikum der Privaten Universität Witten/Herdecke
Chirurgischen Klinik II
Heusnerstr. 40
42283 Wuppertal

Dralle, H., Prof. Dr. med.
Martin-Luther-Universität Halle-Wittenberg
Klinikum Kröllwitz
Ernst-Grube-Str. 40
06120 Halle

Feldkamp, J., Priv.-Doz. Dr. med.
Klinikum Bielefeld
Klinik für Allgemeine Innere Medizin, Endokrinologie und Diabetologie
Teutoburger Str. 50
33604 Bielefeld

Fendrich, V., Prof. Dr. med.
Universitätsklinikum Marburg
Visceral-, Thorax- und Gefäßchirurgie
Baldingerstr.
35033 Marburg

Fischer, E., Dr. med.
Klinikum Innenstadt
Medizinische Klinik
Ziemssenstr. 1
80336 München

C. Franzius, C., Prof. Dr. med.
Universitair Medisch Centrum St. Radboud
Nucleaire Geneeskunde
Postbus 9101
6500 HB Nijmegen
Niederlande

Gimm, O., Prof. Dr. med.
Linköping University
Dept. of Clinical and Experimental Medicine
S-58185 Linköping
Schweden

Goretzki, P. E., Prof. Dr. med.
Lukaskrankenhaus GmbH
Städt. Kliniken Neuss
Chirurgische Klinik I
Preussenstr. 84
41464 Neuss

Gotthardt, M., Prof. Dr. med.
Universitair Medisch Centrum St. Radboud
Nucleaire Geneeskunde
Postbus 9101
6500 HB Nijmegen
Niederlande

Gress, T., Prof. Dr. med.
Universitätsklinikum Marburg
Klinik für Innere Medizin/Endokrinologie
Baldingerstr.
35043 Marburg

Grußendorf, M., Prof. Dr. med.
Sophienstr. 40
70178 Stuttgart

Habbe, N., Dr. med.
Universitätsklinikum
Klinik für Allgemein- und Visceralchirurgie
Theodor-Stern-Kai 7
60590 Frankfurt/M.

Harbeck, B., Dr. Dr. med.
Univitätsklinikum Schleswig-Holstein
Campus Lübeck
Medizinische Klinik I
Ratzeburger Allee 160
23538 Lübeck

Heverhagen, A., Dr. med.
Universitätsklinikum Marburg
Visceral-, Thorax- und Gefäßchirurgie
Baldingerstr.
35043 Marburg

Heverhagen, J. T., Prof. Dr. med.
Inselspital
Universitätsspital Bern
Departement Radiologie, Neuroradiologie und Nuklearmedizin
CH-3010 Bern
Schweiz

Höffken, H., Priv.-Doz. Dr. med.
Universitätsklinikum Marburg
Institut für Nuklearmedizin
Baldingerstr.
35043 Marburg

Hoffmann, S., Priv.-Doz. Dr. med.
Universitätsklinikum Marburg
Visceral-, Thorax- und Gefäßchirurgie
Baldingerstr.
35033 Marburg

Hofmann, M., Dr. med.
Institut für Pathologie Nordhessen
Germaniastraße 7
34119 Kassel

Höppner, W., Prof. Dr. med.
BioGlobe GmbH
Grandweg 64
22529 Hamburg

Hüfner, M., Prof. Dr. med.
Georg-August-Universität Göttingen
Abteilung Gastroenterologie und Endokrinologie
Robert-Koch-Str. 40
37075 Göttingen

Jann, H., Dr. med.
Universitätsmedizin Berlin
Campus Virchow-Klinikum
Klinik für Hepatologie und Gastroenterologie
Augustenburger Platz 1
13353 Berlin

Joseph, K., Prof. Dr. med.
Am Kornacker 51
35041 Marburg

Kann, P.H., Prof. Dr. med. Dr. phil.
Universitätsklinikum Marburg
Klinik für Innere Medizin/Endokrinologie
Baldingerstr.
35043 Marburg

Karakas, E., Dr. med.
Universitätsklinikum Marburg
Visceral-, Thorax- und Gefäßchirurgie
Baldingerstraße
35043 Marburg

Kaudel, P., Dr. med.
Universität Mainz
Allgemein- und Visceralchirurgie
Langenbeckstr. 1
55101 Mainz

Klöppel, G., Prof. Dr. med.
Klinikum rechts der Isar
Institut für Pathologie
Ismaninger Str. 22
81675 München

Klose, K.J., Prof. Dr. med.
Universitätsklinikum Marburg
Med. Zentrum für Radiologie
Baldingerstr.
35043 Marburg

Langer, P., Prof. Dr. med.
Städt. Klinikum Hanau GmbH
Klinik für Allgemein-, Visceral- und Thoraxchirurgie
Leimenstr. 20
36450 Hanau

Lehnert, H., Prof. Dr. med.
Universitätsklinikum Schleswig-Holstein
Campus Lübeck
Medizinische Klinik I
Ratzeburger Allee 160
23538 Lübeck

López, C.L., Dr. med.
Universitätsklinikum Marburg
Visceral-, Thorax- und Gefäßchirurgie
Baldingerstr.
35043 Marburg

Lorenz, K., Priv.-Doz. Dr. med.
Martin-Luther-Universität Halle-Wittenberg
Klinik für Allgemein-, Visceral- und Gefäßchirurgie
Ernst-Grube-Str. 40
06120 Halle (Saale)

Luster, M., Prof. Dr. med.
Universitätsklinikum Ulm
Klinik für Nuklearmedizin
Albert-Einstein-Allee 23
89081 Ulm

Machens, A., Prof. Dr. med.
Beatestraße 3c
13505 Berlin

Moll, R., Prof. Dr. med.
Universitätsklinikum Marburg
Institut für Pathologie
Baldingerstr.
35043 Marburg

Musholt, T. J., Prof. Dr. med.
Universität Mainz
Allgemein- und Visceralchirurgie
Langenbeckstr. 1
55101 Mainz

Neuhaus, P., Prof. Dr. med.
Universitätsmedizin Berlin
Campus Virchow Klinikum
Klinik für Allgemein- Viszeral- und Transplantationschirurgie
Augustenburger Platz 1
13353 Berlin

Netzer, C.
Klinikum der Universität München Groß-Hadern
Helmholtzzentrum München
Marchioninistr. 25
81377 München

Niederle, B., Prof. Dr. med.
Universitätsklinik für Chirurgie
Klinik für Allgemeinchirurgie
Währinger Gürtel 18–20
1090 Wien
Österreich

Niederle, M. B., Dr. med.
Universitätsklinik für Chirurgie
Klinik für Allgemeinchirurgie
Währinger Gürtel 18–20
1090 Wien
Österreich

Nies, C., Prof. Dr. med.
Marienhospital Osnabrück GmbH
Allgemein-, Thorax- und Gefässchirurgie
Bischofstraße 1
49074 Osnabrück

Pascher, A., Priv.-Doz. Dr. med.
Universitätsmedizin Berlin
Campus Virchow-Klinikum
Klinik für Allgemein-, Viszeral- und Transplantationschirurgie
Augustenburger Platz 1
13353 Berlin

Pfestroff, A., Dr. med.
Universitätsklinikum Marburg
Klinik für Nuklearmedizin
Baldingerstr.
35043 Marburg

Prasad, V., Dr. med.
Universitätsmedizin Berlin
Campus Charité
Klinik für Nuklearmedizin
Charitéplatz 1
10117 Berlin

Reincke, M., Prof. Dr. med.
Universitätsklinikum München
Klinikum Innenstadt
Medizinische Klinik und Poliklinik IV
Ziemssenstr. 1
80336 München

Reisch, N.
Universitätsklinikum München
Klinikum Innenstadt
Medizinische Klinik und Poliklinik IV
Ziemssenstr. 1
80336 München

Rinke, A., Dr. med.
Universitätsklinikum Marburg
Klinik für Innere Medizin/Endokrinologie
Baldingerstr.
35043 Marburg

Rothmund, M., Prof. Dr. med.
Philipps-Universität Marburg
Dekanat Medizin
Baldingerstr.
35043 Marburg

Rüschoff, J., Prof. Dr. med.
Institut für Pathologie Nordhessen
Germaniastraße 7
34119 Kassel

Scheel, S., Dr. med.
Klinikum Bielefeld
Medizinische Klinik I
Teutoburger Str. 50
33604 Bielefeld

Schilling, T., Prof. Dr. med.
Katharinenhospital
Kriegsbergstraße 60
70174 Stuttgart

Schlosser, K., Prof. Dr. med.
Universitätsklinikum Marburg
Visceral-, Thorax- und Gefäßchirurgie
Baldingerstr.
35043 Marburg

Schmid, K., Prof. Dr. med.
Universitätsklinikum Essen
Institut für Pathologie und Neuropathologie
Hufelandstr. 55
45147 Essen

Schneider, R., Dr. med.
Universitätsklinikum Marburg
Visceral-, Thorax- und Gefäßchirurgie
Baldingerstr.
35043 Marburg

Schreiter, N., Dr. med.
Universitätsmedizin Berlin
Campus Charité
Klinik für Nuklearmedizin
Charitéplatz 1
10117 Berlin

Schulte, K. M., Prof. Dr. med.
King's College Hospital
Denmark Hill
SE 5 9RS
UK-London
Großbritannien

Schumm-Draeger, P.-M., Prof. Dr. med.
Klinikum Bogenhausen
Klinik für Endokrinologie, Diabetologie und Allergologie
Englschalkinger Str. 77
81925 München

Schwarz, C., Dr. med.
Universität Mainz
Allgemein- und Visceralchirurgie
Langenbeckstr. 1
55101 Mainz

Simon, B., Prof. Dr. med.
Carl von Ossietzky Universität Oldenburg
Präsidialamt
Ammerländer Heerstr. 114
26129 Oldenburg

Simon, D., Prof. Dr. med.
Bethesda-Krankenhaus
Klinik für Allgemein- und Visceralchirurgie
Heerstr. 219
47053 Duisburg

Slawik, M., Dr. med.
Universitätsklinikum München
Klinikum Innenstadt
Medizinische Klinik
Ziemssenstr. 1
80336 München

Stinner, B., Prof. Dr. med.
Elbe Kliniken Stade
Klinik für Thorax- und Gefäßchirurgie
Bremervörder Str. 111
21682 Stade

Verburg, F. A., Priv.-Doz. Dr. med.
Universitätsklinikum Aachen
Klinik für Nuklearmedizin
Pauwelsstraße 30
52074 Aachen

Wagner, H. J., Prof. Dr. med.
Vivantes-Klinikum im Friedrichshain
Klinik für Radiologie und interventionelle Therapie
Landsberger Allee 49
10249 Berlin

Waldmann, J., Priv.-Doz. Dr. med.
Universitätsklinikum Marburg
Visceral-, Thorax- und Gefäßchirurgie
Baldingerstr.
35043 Marburg

Walz, M., Prof. Dr. med.
Kliniken Essen-Mitte
Klinik für Chirurgie
Henricistr. 92
45136 Essen

Watzka, F., Dr. med.
Universität Mainz
Allgemein- und Visceralchirurgie
Langenbeckstr. 1
55101 Mainz

Weismann, D., Dr. med.
Universitätsklinikum Würzburg
Medizinische Klinik und Poliklinik I
Endokrinologie und Diabetologie
Josef-Schneider-Str.
97080 Würzburg

Wiedenmann, B., Prof. Dr. med.
Universitätsmedizin Berlin
Campus Virchow-Klinikum
Medizinische Klinik mit Schwerpunkt Hepatologie und Gastroenterologie
Augustenburger Platz 1
13353 Berlin

Zielke, A., Prof. Dr. med.
Klinikum Offenbach GmbH
Allgemein-, Viszeral- und Thoraxchirurgie
Starkenburgring 66
63069 Offenbach

Hypophyse und Hypothalamus

G. Brabant, M. Buchfelder

J. R. Siewert, M. Rothmund, V. Schumpelick, Praxis der Viszeralchirurgie,
DOI 10.1007/978-3-642-14285-7_1,

Durch die Verbreitung sensitiver Nachweisverfahren für Hypophysenhormone ist die Diagnostik hypophysär-hypothalamischer Erkrankungen verfeinert, deren Differenzialdiagnostik verbessert und die Effizienz der verschiedenen Therapieverfahren quantifizierbar geworden. Moderne mikrochirurgische Operationsmethoden erlauben die selektive Resektion von Hypophysengeschwülsten und damit die Beseitigung raumfordernder Effekte und exzessiver Hormonproduktion unter Erhaltung der normalen hypophysären Partialfunktionen. Dabei hat der transsphenoidale Zugangsweg, über den bis zu 90 % dieser Operationen erfolgen können, besondere Bedeutung. Dagegen steht die medikamentöse Therapie lediglich bei Prolaktin-produzierenden Tumoren im Vordergrund. Alle hormonellen Defektsyndrome können bedarfsgerecht substituiert werden, wobei neben klinischen Daten wiederholte Hormonbestimmungen dazu beitragen, möglichst physiologische Verhältnisse wiederherzustellen.

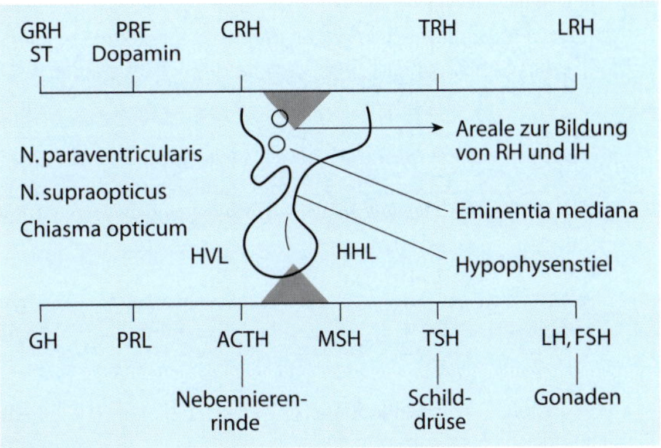

Abb. 1.1 Hierarchische Struktur des hypothalamisch-hypophysären Systems (nicht im Text erklärte Abkürzungen: *RH* Releasing-Hormon; *IH* Inhibiting-Hormon; *HVL* Hypophysenvorderlappen; *HHL* Hypophysenhinterlappen; *MSH* Melanozytenstimulierendes Hormon; *ST* Somatostatin)

1.1 Physiologie von Hypophyse und Hypothalamus

Die Hypophyse, in der Sella turcica des Os sphenoidale gelegen, ist das zentrale Steuerorgan endokriner Regulation. Entwicklungsgeschichtlich besteht sie aus 2 Anteilen: dem Hypophysenvorderlappen, einer Ausstülpung der Rathke-Tasche der embryonalen Mundhöhle, und dem Hypophysenhinterlappen, in den Axone zweier weitgehend unabhängiger, im N. supraopticus und N. paraventricularis liegender Kernareale projizieren. Aus diesen Axonen ist auch der Hypophysenstiel zusammengesetzt. Zwei Hormone, **ADH/Vasopressin** bzw. **Oxytozin**, werden aus dem Hypophysenhinterlappen, der Neurohypophyse, freigesetzt. ADH/Vasopressin kontrolliert über osmotische Stimuli im Durstzentrum die Wasserkonservierung, während Oxytozin Milchbildung und Uteruskontraktion regelt.

Im Gegensatz zur direkten neuronalen Steuerung des Hypophysenhinterlappens wird die Funktion des Vorderlappens humoral auf dem Blutweg über das Portalgefäßsystem kontrolliert. Hypothalamische Peptidhormone stimulieren (Releasing-Hormone) oder inhibieren (Inhibiting-Hormone) nach Freisetzung aus der Eminentia mediana in das Portalvenengeflecht die sekretorische Aktivität der Zellen des Hypophysenvorderlappens. Die Durchblutung der Adenohypophyse ist mit 0,8 ml/g/min außerordentlich hoch. In Abb. 1.1 ist die hierarchische Kontrolle der Sekretion der verschiedenen Hormone der Hypophyse zusammengefasst, in Tab. 1.1 deren biologische Wirkung.

Thyreotropes Hormon Das thyreotrope Hormon (TSH; MW 30 kD) steuert Funktion und Proliferation der Schilddrüse. Seine Synthese und Freisetzung wird hypothalamisch und durch die negative Rückkopplung von Schilddrüsenhormonen gesteuert. Im N. periventricularis des Hypothalamus gebildetes Thyreotropin-releasing-Hormon (TRH) stimuliert nicht nur Synthese und Freisetzung, sondern erhöht auch die biologische Aktivität von TSH durch seinen Einfluss auf die Glykosylierung des Hormons. TSH besteht aus 2 Untereinheiten. Die α-Untereinheit ist identisch mit der anderer hypophysärer Hormone, wie luteinisierendem Hormon (LH) oder follikelstimulierendem Hormon (FSH), während die β-Untereinheit spezifisch für das Hormon ist. α- und β-Untereinheiten werden auf unterschiedlichen Chromosomen kodiert. Beide Untereinheiten werden intrazellulär zusammengesetzt, wobei erst eine ausgeprägte Glykosylierung die Bioaktivität des Hormons ermöglicht. Hypothalamisch freigesetztes Somatostatin und Dopamin hemmen Biosynthese und Sekretion von TSH und können durch Schilddrüsenhormone stimuliert werden. Schilddrüsenhormone hemmen zusätzlich hypothalamisch die TRH-Biosynthese und -Sekretion. Hypophysär wirken sie direkt inhibitorisch, wobei das Prohormon Thyroxin hypothalamisch wie hypophysär in das eigentlich regulatorisch aktive Trijodthyronin (T3) umgewandelt werden muss. Hypophysär wird dies enzymatisch durch die Typ-II-Dejodase, hypothalamisch durch eine andere Form des Enzyms, die Typ-III-Dejodase, bewirkt. TSH wird mit einem zirkadianen Sekretionsmuster freigesetzt, das aus kurzen Sekretionspulsen von ca. 30–60 min Dauer aufgebaut wird. Während des Anstiegs zum nächtlichen Sekretionsgipfel gegen 2.00 Uhr nachts folgen diese pulsatilen Sekretionsaktivitäten, die eine Amplitude von 30–50 % der Basalsekretion haben, in kürzerer Folge und verschmelzen zum Anstieg des Basalspiegels.

Gonadotropine Auch die Gonadotropine, LH und FSH, weisen eine ausgeprägte Sekretionsdynamik auf. Hier

Tab. 1.1 Hormone der Adenohypophyse: Interaktion mit anderen Hormonen, Symptome bei Funktionsstörungen, Tests (nicht im Text erklärte Abkürzungen: *GABA* gamma-Aminobuttersäure; *SIADH* Syndrom der adäquaten ADH-Sekretion; *MCL* Metoclopramid; *AVP* Arginin Vasopressin)

Hormon	Hypothalamische Releasing-Hormone	Hypothalamische Inhibiting-Hormone	Rückkoppelnde Hormone	Klinische Symptome bei Überfunktion	Klinische Symptome bei Unterfunktion	Stimulationstests
Thyreotropin (TSH) mU/l	TRH	Somatostatin, Dopaminz	Thyroxin, Trijodthyronin	Hyperthyreose, Struma	Hypothyreose	TRH-Test Wenige Indikationen
Luteotropin (LH) U/l	GnRH, Kisspeptin		Testosteron, Östradiol	Gonadeninsuffizienz	Gonadeninsuffizienz	GnRH-Test, Clomiphentest, Naloxontest, wenige Indikationen
Follikelstimulierendes Hormon (FSH) U/l	GnRH, Kisspeptin		Inhibin, Activin, Follistatin, Testosteron, Östradiol	Gonadeninsuffizienz	Gonadeninsuffizienz	GnRH-Test
Prolaktin ng/ml	TRH, Oxytocin, Serotonin, VIP, PHM	Dopamin, GAP, GABA		Galaktorrhö, gonadale Insuffizienz		TRH-, MCL-Test = unspezifisch
GH ng/ml	GHRH, GHRP	Somatostatin	IGF-I	Akromegalie	Hohes kardiovaskuläres Risiko, Lipidveränderungen, Muskelschwäche	GHRH-Argininehydrochlorid, GHRH, Argininhydrochlorid-, Insulinhypoglykämietest, Clonidin,
ACTH pg/ml	CRF, AVP, synergistische Aktion, Zytokine (z. B. TNF-α, IL-1, IL-6)	α2-Katecholamine, GABA, Kortisol	Kortisol via Typ-II-(Typ-I-) Glukokortikoidrezeptoren	Cushing-Syndrom	Morbus Addison	CRH, AVP, Insulinhypoglykämietest, Dexamethasonsuppressionstest
ADH			Plasmaosmolalität	SIADH	Diabetes insipidus	Durstversuch

findet sich allerdings nur in der Pubertät eine zirkadiane Rhythmik mit nächtlichem Anstieg, während beim Erwachsenen isolierte Sekretionspulse in ca. 2-stündigem Abstand auftreten. Im Gegensatz zu LH, dessen Pulsamplitude ein Vielfaches der basalen Sekretion ausmacht, sind die FSH-Pulse mit ca. 100 % der Basalsekretion deutlich niedriger. Beide Gonadotropine (MW ca. 30 kD) haben mit TSH die α-Untereinheit gemeinsam. Ähnlich dem TSH ist die Glykosylierung von α- wie β-Kette auch hier für die Bioaktivität der Hormone an Hoden und Ovar entscheidend. Die β-Untereinheit definiert die Spezifität des Hormons für die Rezeptoren. Bei der Frau stimuliert LH die Produktion von Androgenen durch die Thekazellen des Ovars. FSH steigert das Wachstum und die Aromataseaktivität der Granulosazellen des Ovars, die Androgene in Östrogene umwandeln können und ihrerseits auf die Thekazellen zur Induktion des Eisprungs rückwirken. Unter dem Einfluss von FSH wird ein potenter Inhibitor der hypophysären FSH-Sekretion, Inhibin, in den Granulosazellen gebildet.

Beim Mann fördert LH in erster Linie die Testosteronproduktion der Leydig-Zellen. Im Zusammenspiel mit Testosteron induziert FSH die Spermatogenese in den Tubuli seminiferi. Durch FSH wird Inhibin aus den Sertoli-Zellen des Hodens freigesetzt, das seinerseits die hypophysäre FSH-Sekretion hemmt. LH wie FSH stehen beim Mann unter einer negativ rückkoppelnden Kontrolle durch Androgene. Bei der Frau ist die negative Wirkung von Östrogenen auf die Gonadotropinsekretion abhängig von der Konzentration.

Beide Gonadotropine werden durch ein hypothalamisches Releasing-Hormon, das Dekapeptid **Gonadotropin-releasing-Hormon** (GnRH, LHRH, LRH, Kisspeptin), stimuliert. GnRH bindet an hochaffine Rezeptoren auf den gonadotropen Zellen und ist zentral für die pulsatile Freisetzung der Gonadotropine verantwortlich. GnRH wird pulsatil von den GnRH-Neuronen in der Eminentia mediana abgegeben. Die Kinetik der Sekretionsantwort, wie die Inaktivierung durch Desensitivierung, ist für beide Gonadotropine unterschiedlich und determiniert die duale Regulation beispielsweise während des Menstruationszyklus. Die Sexualsteroide Östradiol und Progesteron beeinflussen die Frequenz der hypothalamischen GnRH-Freisetzung differenziell, ein Phänomen, das Teil der positiven Rückkopplung zum Zeitpunkt des Eisprungs ist.

Prolaktin Prolaktin wird in den mammotropen Zellen der Hypophyse gebildet und weist eine ausgeprägte Pulsatilität auf, mit Amplituden bis zum 10-fachen der basalen Sekretion. In der Regel liegt es als 23 kD großes Protein vor. Neben seiner namensgebenden Wirkung auf die Laktation beeinflusst Prolaktin die gonadalen Funktionen bei Mann und Frau. Im Gegensatz zu allen anderen hypophysären Hormonen steht Prolaktin unter einer chronisch inhibitorischen Wirkung durch den Hypothalamus. Wichtigster hypothalamischer Inhibitor ist Dopamin, das über spezifische Dopamin-D_2-Rezeptoren Synthese und Sekretion von Prolaktin reduziert. TRH und Oxytocin stimulieren die Freisetzung von Prolaktin.

Wachstumshormon Viele der mammotropen Zellen des Hypophysenvorderlappens sind bihormonal (somatomammotrope Zellen) und produzieren ein weiteres Hormon, Wachstumshormon (GH, Somatotropin), das auch von ausschließlich somatotropen Zellen sezerniert wird. GH wird vorwiegend als 191 Aminosäuren großes Polypeptidhormon (22 kd), aber auch als Splice-Variante mit 20 kD sezeniert. GH entfaltet seine Wirkung über spezifische Rezeptoren in der Peripherie und stimuliert als wichtigstes Zielhormon den Insulin-like-growth-Faktor-(IGF-)I, vorwiegend aus der Leber. Eine lösliche Form seines Rezeptors wirkt als Bindungsprotein. GH weist eine ausgeprägte Pulsatilität auf, mit Werten im Pulsgipfel, die um einen Faktor 100 höher als die an der unteren Nachweisgrenze messbaren Basalspiegel liegen. Pulse treten nachts während des Schlafs, nahrungsabhängig, aktivitätsabhängig, aber auch spontan auf.

GH wird hypothalamisch durch stimulierende Peptide wie **GHRH** („growth hormone releasing hormone"), aber auch durch **Ghrelin** freigesetzt. Hypothalamisch freigesetztes Somatostatin ist der stärkste Inhibitor der GH-Sekretion. Namensgebend ist die wachstumsstimulierende Wirkung des Hormons. Erst in jüngster Zeit sind die physiologischen Wirkungen von GH beim Erwachsenen besser charakterisiert worden. GH ändert die Körperzusammensetzung, in dem es die Muskelmasse aufbaut und die Fettdepots über seine lipolytische Wirkung verringert. Diese Effekte verbessern zusammen mit einem direkten positiven kardialen Einfluss die körperliche Leistungsfähigkeit unter einer Therapie mit Wachstumshormon.

Adrenokortikotropes Hormon ACTH, ein aus 39 Aminosäuren bestehendes Peptid, wird nach enzymatischer Abspaltung aus einem Vorläuferprotein, Proopiomelanokortin (POMC), von den adrenokortikotropen Zellen sezerniert. Neben ACTH werden β-Endorphin und MSH aus POMC abgespalten. Auch ACTH wird pulsatil mit einem nächtlichen Sekretionsgipfel zwischen 3.00 und 4.00 Uhr ausgeschüttet. ACTH-Pulse können aber auch spontan zu allen Zeiten während des Tages auftreten, wobei allerdings eine zirkadiane Rhythmik niedrigere mittlere ACTH-Spiegel in den Abendstunden erwarten lässt. Die Sekretion von ACTH steht unter hypothalamischer Kontrolle durch ein stimulierendes Releasing-Hormon, CRH. Neben CRH wirkt Arginin-Vasopressin (AVP) als potenter ACTH-Stimulator. Komponenten eines aktivierten Immunsystems, wie die Zytokine Interleukin 1 und 6 (IL-1; IL-6) sowie TNF-α, zeigen über ihre ACTH-freisetzende Wirkung die enge Verbindung des Immunsystems mit der adrenokortikotropen Achse auf. Auch psychischer Stress oder depressive Verstimmungen können diese Achse stimulieren. ACTH setzt aus der Nebennierenrinde Glukokortikoide, Mineralokortikoide und Androgene frei. Während die Mineralokortikoide unter einer zusätzlichen Kontrolle durch das Renin-Angiotensin-System stehen, wird Kortisol als wichtigstes Glukokortikoid physiologischerweise eng mit der ACTH-Sekretion gekoppelt ausgeschüttet. Kortisol entfaltet seine Wirkung in der Peripherie vorwiegend über eine Aktivierung von Typ-II-Glukokortikoidrezeptoren. Zu seinen Wirkungen gehört die Steuerung des Protein-, Kohlenhydrat-, Lipid- und Nukleinsäurestoffwechsels. Glukokortikoide wirken entzündungshemmend und die daraus abgeleitete Suppression von Zytokinen ist Teil eines negativen Feedbacks von Glukokortikoiden auf die ACTH-Freisetzung. Entscheidend für eine physiologische negative Rückkopplung von Glukokortikoiden auf die ACTH-Sekretion ist allerdings die Aktivierung sowohl hypothalamischer als auch hypophysärer Glukokortikoidrezeptoren.

1.2 Epidemiologie und Pathogenese von Hypophysentumoren

Eine Fehlfunktion der Hypophyse kann durch primär hypophysäre Störungen oder durch eine Alteration des Regelkreises mit Veränderungen in den übergeordneten hypothalamischen Zentren oder in der Rückkopplung durch die peripheren Zielhormone bedingt sein. **Primär hypophysäre Erkrankungen** gliedern sich in lokale Störungen mit Bildung eines gutartigen oder selten eines malignen Tumors, die von den unterschiedlichen Zelltypen der Adenohypophyse ausgehen und nicht notwendigerweise zu einer Alteration der Funktion führen müssen. Ist die Hormonproduktion der Tumorzellen erhalten, kommt es zu spezifischen Krankheitsbildern, die durch den Exzess der jeweiligen hormonellen Achse gekennzeichnet sind. Ein Tumor ohne spezifische Hormonsekretion führt durch Druck auf das umliegende normale Hypophysengewebe zu einer Insuffizienz der normalen hypophysären Steuerung, wenn eine entsprechende Tumorgröße erreicht ist. Alle hormonbildenden Zellen des Hypophysenvorderlappens können tumorös entarten.

Obwohl ca. 50 % der Zellen der Adenohypophyse Wachstumshormon (GH) produzieren, sind GH-produzierende Hypophysentumoren nicht die häufigste Form eines hormonproduzierenden Hypophysentumors, sondern Prolaktin-(PRL-)produzierende Tumoren, die von laktotropen Zellen (ca. 15 % aller Zellen der Adenohypophyse) abstammen. Als Erklärung dieser Diskrepanz konnte gezeigt werden, dass eine Vielzahl der mammotropen GH-produzierenden Zellen bihormonale somatomammotrope Zellen sind, die nach tumoröser Entartung lediglich PRL produzieren. Wesentlich seltener sind ACTH-bildende kortikotrope Zellen (ca. 15–20 %), die Gonadotropine LH und FSH bildende gonadotrope Zellen (ca. 10 %) und TSH-produzierende, thyreotrope Zellen (ca. 5 %). Histologisch eindeutig hypophysäre Tumorzellen, die immunhistochemisch keine nachweisbaren Hormone bilden, werden als Nullzellen bezeichnet. Tumoren der Neurohypophyse sind Raritäten.

Wie in ◘ Tab. 1.1 und ◘ Abb. 1.1 schematisch dargestellt, stehen die hormonbildenden Zellen der Adenohypophyse unter einer dualen Kontrolle hypothalamischer Faktoren und peripherer Zielparameter. Die Steuerung der normalen Funktion des Hypophysenlappens ist für jede Partialfunktion durch eine komplexe Interaktion von stimulierenden und inhibierenden hypothalamischen Hormonen – sog. Releasing- und Inhibiting-Hormonen – gekennzeichnet und wird durch die negative Rückkopplung der peripheren Zielhormone auf hypothalamische wie hypophysäre Zentren moduliert.

Die Pathogenese von Funktionsstörungen der Hypophyse wie von Hypophysentumoren ist nur für einzelne Subgruppen besser aufgeklärt. In jüngster Zeit konnte eine Reihe von selektiven Ausfällen als **Mutationen** in Genen wie HESX1, PROP1, PIT-1 oder LHX3/4 identifiziert werden, die für die Hormone einzelner Hypophysenpartialfunktionen bzw. deren Untereinheiten kodieren. So konnten Mutationen der β-Untereinheit von LH wie von FSH für Ausfälle der gonadalen Achse verantwortlich gemacht werden. Ähnlich findet sich eine Mutation der β-TSH-Untereinheit als Ursache einer zentralen Hypothyreose. Mutationen des Transkriptionsfaktors **Pit-1** führen zu einer Fehlanlage der Hypophyse mit Ausfall von GH, TSH und Prolaktin, während eine Mutation von Prop-1 zusätzlich zu einem Ausfall von LH und FSH führt. Darüber hinaus sind Mutationen von Rezeptoren der Releasing-Hormone wie kürzlich für den TRH Rezeptor als Ursache einer Hypophyseninsuffizienz nachgewiesen worden. Mutationen von **Ptx1**, einem Transkriptionsfaktor für das POMC-Gen, ziehen einen Ausfall der adrenokortikotropen Achse nach sich. Eine **DAX-1-Mutation** ist Ursache einer seltenen adrenalen Hypoplasie mit einem Ausfall der Proopiomelanokortin-Sekretion.

In der Entwicklung einiger GH-produzierender Tumoren sind Mutationen des **gsp-Onkogens** nachgewiesen worden. Dem MEN-I-Syndrom, das mit Hypophysentumoren assoziiert ist, liegt am ehesten eine Mutation eines Tumorsuppressorgens, des **Menin-Gens** auf Chromosom 11q13, zugrunde. Vor allem bei invasiv wachsenden Hypophysentumoren scheint die Inaktivierung eines weiteren Tumorsuppressorgens **nm23** eine wesentliche Rolle zu spielen.

Als Wachstumsfaktor ist die Familie der **Fibroblastenwachstumsfaktoren** (FGF), insbesondere FGF2 und FGF4, für die Genese der Hypophysentumoren von Bedeutung. Besonders häufig finden sich Veränderungen von FGF4 bei Prolaktin-produzierenden Adenomen. Auch ein anderer wachstumsassoziierter Faktor, **TGFα** („transforming growth factor"), wird bei Prolaktinomen überexprimiert gefunden.

Exogene Faktoren, die die Entstehung eines Hypophysentumors begünstigen, sind nicht bekannt.

Das Wachstum der Tumoren ist vom histologischen Typ weitgehend unabhängig und unterliegt keiner Gesetzmäßigkeit. Etwa 1/3 der Tumoren wächst invasiv und durchsetzt vorgegebene Gewebsspalten der Kapsel, des Sellaknochens oder des Subarachnoidalraumes. Die anderen 2/3 wachsen expansiv verdrängend.

Ca. 8–10 % aller Hirntumoren sind **Hypophysentumoren**. Ihre Einteilung erfolgt nach unterschiedlichen Kriterien wie der Größe des Tumors, seiner Ausdehnung, seiner endokrinen Aktivität, der Histologie bzw. der Immunhistochemie. Mögliche Klassifikationen der Tumoren sind in der folgenden Übersicht zusammengestellt.

Klassifikationen von Hypophysenadenomen

- Größe
  - <10 mm: Mikroadenom
  - >10 mm: Makroadenom
  - >40 mm: Riesenadenom

- Ausdehnung
  - Intrasellär
  - Parasellär
  - Suprasellär
  - Retrosellär
  - Subfrontal
  - Sphenoidal
- Hormonaktivität
  - Endokrin inaktiv
  - Endokrin aktiv
  - Prolaktin-produzierend
  - hGH-produzierend
  - TSH-produzierend
  - LH-/FSH-produzierend
  - ACTH-produzierend
  - Mischtyp

Die Differenzialdiagnose von Hypophysentumoren muss insbesondere hypothalamische Störungen mit in die möglichen Ursachen einbeziehen (▶ Abschn. 1.4).

Klinische Symptomatik bei Hypophyseninsuffizienz

- Somatotrope Achse
  - Im Kindesalter: Minderwuchs
  - Im Erwachsenenalter: Fettstoffwechselstörungen, Arteriosklerose, Adipositas, Leistungsdefizit, Muskelschwäche
- Gonadotrope Achse
  - Beim Kind: Ausbleiben der Pubertät
  - Bei der Frau: Oligo-, Amenorrhö, Infertilität, Atrophie der Brust
  - Beim Mann: Libido- und Potenzstörungen, Infertilität, Testesatrophie
  - Bei beiden Geschlechtern: bleiche Haut, Verlust der Sekundärbehaarung
- Adrenokortikotrope Achse: Adynamie, Gewichtsverlust, Übelkeit, Erbrechen, Hypoglykämie, Hypotonie
- Thyreotrope Achse: Kälteintoleranz, trockene, schuppige Haut, Gewichtszunahme, Obstipation, Myxödem

1.3 Allgemeine Diagnostik

1.3.1 Ophthalmologische Diagnostik bei suprasellären Prozessen

Aufgrund der räumlichen Nähe des Chiasma opticum und der Hypophyse kommt es bei suprasellär wachsenden Tumoren häufig zu einer Kompression der Sehbahn im Bereich des Chiasma opticum oder des Tractus opticus. Sehstörungen äußern sich in einer Einschränkung des Gesichtsfeldes bzw. in einer Optikusatrophie. Augenmuskelparesen sind dagegen selten. Ausfälle des Gesichtsfeldes, die meist bitemporal auftreten, sind die häufigsten klinischen Zeichen einer tumorbedingten Schädigung und können durch Perimetrie objektiviert werden. Meist fällt zunächst der obere temporale Quadrant aus. In der klinischen Untersuchungssituation lassen sich stärkere Einschränkungen des Gesichtsfeldes sogar fingerperimetrisch abschätzen.

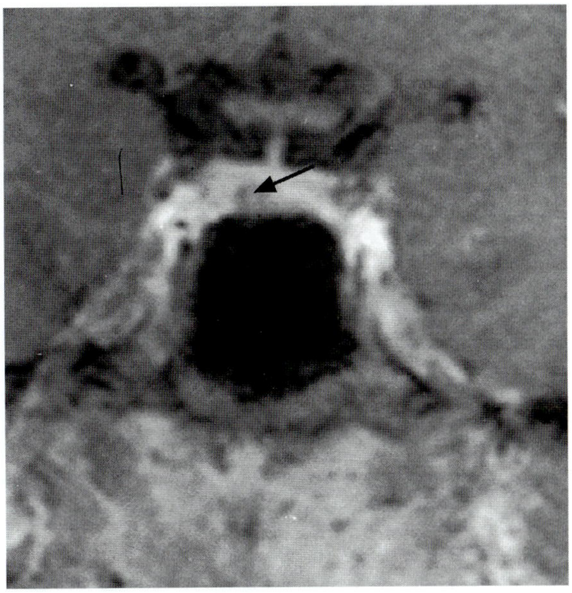

Abb. 1.2 Intraselläres Mikroadenom der Hypophyse als umschriebene, weniger signalintense intraselläre Zone (T1-gewichtetes MRT in koronarer Schnittführung)

1.3.2 Bildgebende Diagnostik bei raumfordernden Prozessen im Sellabereich

Das zurzeit beste Verfahren zum Nachweis oder Ausschluss von raumfordernden Prozessen im Bereich der Sella turcica ist die **Kernspintomographie**. Insbesondere T1-gewichtete Sequenzen in dünner Schichtung bilden die topographischen Verhältnisse realitätsgerecht ab und helfen, besonders sensitiv Mikro- und Makroadenome darzustellen. Intraselläre Mikroadenome stellen sich dabei als weniger signalintense, umschriebene Zonen dar (Abb. 1.2), während Makroadenome meist in den Aufnahmen ohne Kontrastmittel im Vergleich zum benachbarten Hirnstamm nahezu isointens sind, aber deutlich paramagnetisches Kontrastmittel aufnehmen (Abb. 1.3a). Sie können aber beispielsweise nach zys-

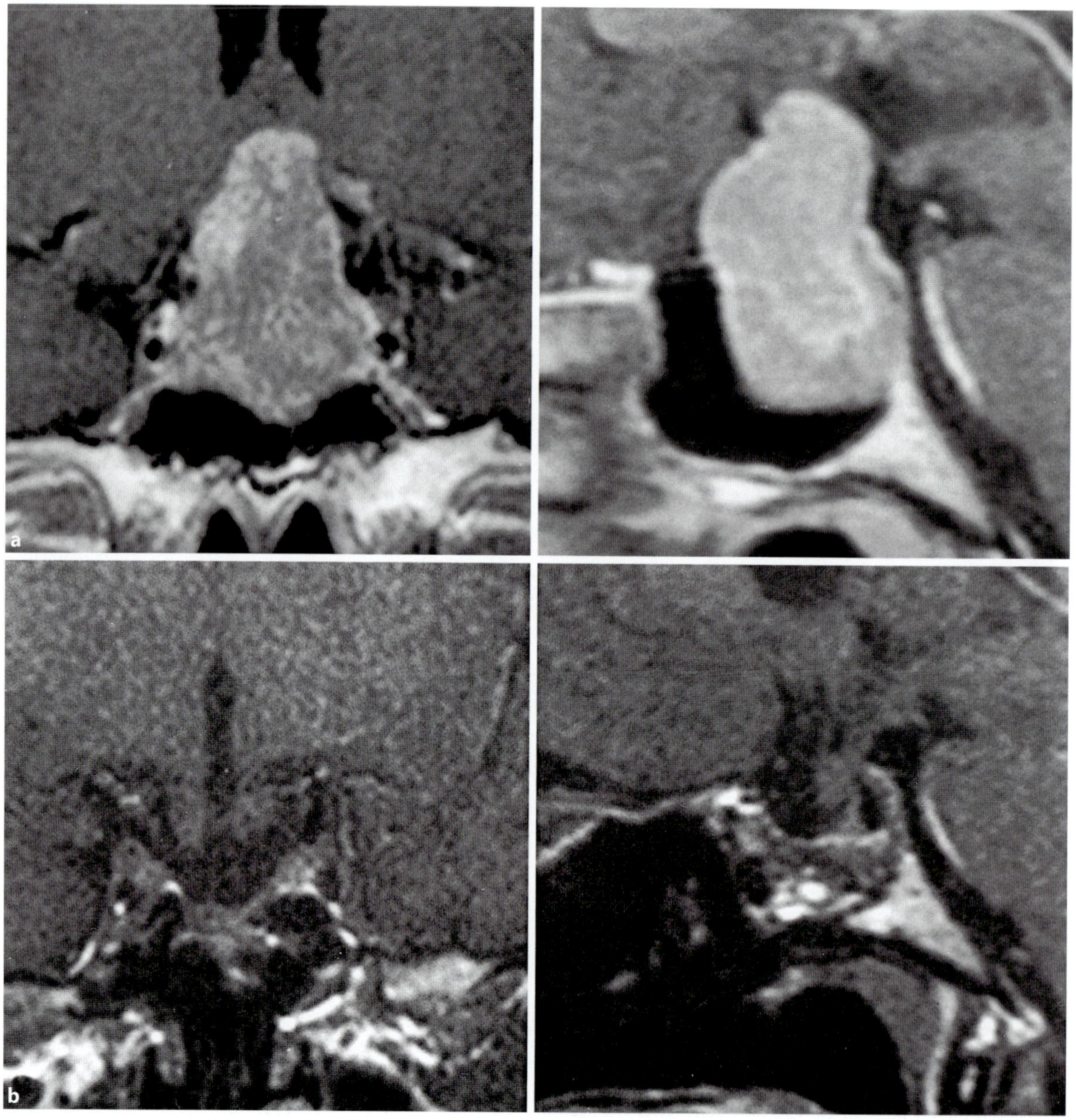

Abb. 1.3a,b Intra- und supraselläres Makroadenom der Hypophyse vor (a) und nach (b) transsphenoidaler Operation (jeweils T1-gewichtete MRT in koronarer und sagittaler Schnittführung)

tischer Umwandlung primär hypo- oder beispielsweise nach Einblutung hyperintens sein oder auch gemischte Signalintensitäten haben.

Größere Tumoren werden auch durch die **Computertomographie** zuverlässig abgebildet. Verkalkungen, die bei manchen Sellatumoren (z. B. Kraniopharyngeomen) häufig auftreten, werden im CT sogar sensitiver nachgewiesen. Dagegen sind konventionelle **Schädelübersichtsaufnahmen** zwischenzeitlich bedeutungslos geworden, ebenso wie eine digitale Subtraktions-**Angiographie** der Hirngefäße, die nur sehr selten zur präoperativen Planung benötigt wird, wenn Gefäßschlingen in den Sellabereich oder die Keilbeinhöhle hineinschwingen oder Vernarbungen nach vorausgegangenen Operationen die Übersicht erschweren. Die meisten Normvarianten können bereits durch das Kernspintomogramm zuverlässig erfasst werden. Vor Reoperationen sollte aber zum Ausschluss iatrogener Läsionen intrakranieller Arterien durch den Ersteingriff sicherheitshalber angiographiert werden. Die Kernspintomographie erlaubt auch die postoperative Beurteilung der Radikalität der Tumorentfernung (Abb. 1.3b) und die Differenzialdiagnose raumfordernder Prozesse im Sellabereich (Abb. 1.4 und Abb. 1.5).

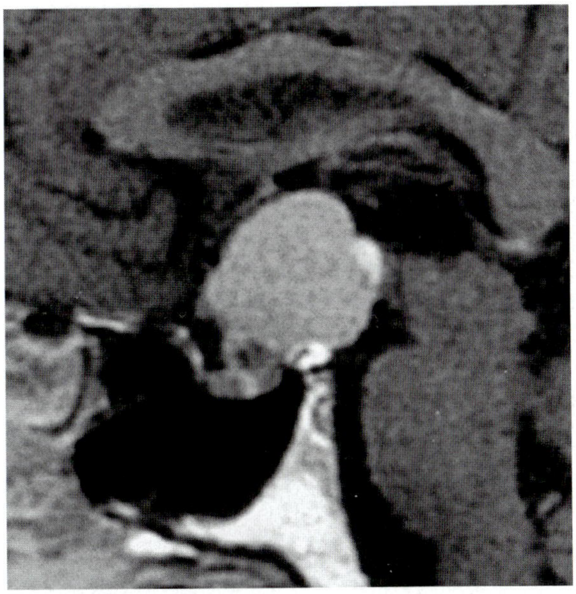

■ **Abb. 1.4** Supraselläres, zystisches Kraniopharyngeom als ausschließlich extrasellärer Tumor bei normal großer Sella turcica (T1-gewichtete MRT in sagittaler Schnittführung)

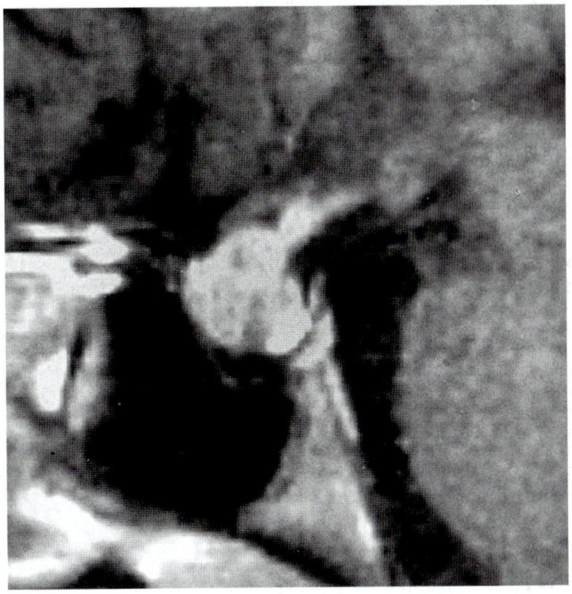

■ **Abb. 1.5** Lymphozytäre Hypophysitis als intra- und supraselläre raumfordernder Prozess (T1-gewichtete MRT in sagittaler Schnittführung); der verdickte Hypophysenstiel reichert Gadolinium an

1.3.3 Diagnostik hormoninaktiver Tumoren

Histologie Histologisch liegt hier meist ein Nullzelladenom der Hypophyse vor, das klinisch wie laborchemisch keine Zeichen einer Hormonmehrsekretion aufweist. Immunhistochemisch ist in der Regel kein eindeutiger Nachweis hypophysärer Hormone möglich. Gelegentlich lassen sich immunhistochemisch scheinbar hormonell inaktive Hypophysentumoren einer bestimmten Zellspezies zuordnen, ohne dass eine Mehrsekretion des Hormons in der Zirkulation nachweisbar ist („silent secretor").

Klinische Symptomatik Die klinische Symptomatik hängt im Wesentlichen von der funktionellen Beeinflussung der Hypophysenachsen durch den Tumor ab. Die Größe des Tumors spielt nicht immer die entscheidende Rolle, da auch sehr große Tumoren lange Zeit klinisch asymptomatisch bleiben können. Kommt es nicht zur Diagnose im Rahmen einer Hypophysenunterfunktion, so fallen hormoninaktive Hypophysentumoren erst durch Zeichen des raumfordernden Prozesses im Schädelinneren, wie Sehstörungen oder Kopfschmerzen, auf. Letztere treten erst auf, wenn eine meningeale Reizung vorliegt oder es durch die Größe des Tumors oder durch eine Blockade der Liquorzirkulation durch Kompression der Foramina Monroi zu Hirndrucksymptomatik kommt.

Werden durch supraselläres Wachstum das Chiasma opticum oder die Nn. optici komprimiert, können, wie oben beschrieben, **Sehstörungen** auftreten. Bei Kompression der Hirnnerven III, IV und VI durch laterales Tumorwachstum, also paraselläre Ausdehnung, kommt es zu charakteristischen Störungen der Augenmotilität mit Auftreten einer Ptose, Mydriasis und von Doppelbildern. Sehr selten tritt eine Rhinoliquorrhö als klinisches Erstsymptom auf.

Bedingt durch ein Hypophysenvorderlappenadenom fällt typischerweise als erste der Hypophysenpartialfunktionen die somatotrope Achse aus, gefolgt von der gonadotropen Achse. Diese beiden Partialfunktionen sind insgesamt auch am häufigsten betroffen. Ein Ausfall der adrenokortikotropen und zuletzt der thyreotropen Hypophysenachse ist deutlich seltener. Lediglich bei einer Immunhypophysitis als Ursache eines Hypophysentumors kann es zu Ausfällen einzelner hypophysärer Partialfunktionen kommen. In diesen Fällen ist es auch möglich, dass isoliert die thyreotrope oder kortikotrope Achse in Assoziation mit einem bildgebend nachweisbaren Tumor der Hypophyse ausfällt, während andere Achsen, wie die somatotrope oder gonadotrope, intakt bleiben. Eine Immunhypophysitis ist gegenwärtig schwer präoperativ zu beweisen, obwohl einige Arbeiten den Nachweis von Antikörpern gegen Hypophysengewebe vom Affen propagieren. Erfolgversprechender scheint ein direkter Antigennachweis wie der gegen Pit-1, welcher in einer kürzlich veröffentlichten Studie bei Patienten mit Hypophysitis gefunden wurde.

Symptome durch Alterationen der Hypophysenpartialfunktionen manifestieren sich durch die klinischen Zeichen einer Wachstumsstörung und ein Ausbleiben bzw. eine Verzögerung der Pubertät beim Kind, einen sekundären Hypogonadismus beim Erwachsenen, eine sekundäre Hypothyreose und eine sekundäre Nebenniereninsuffizienz. Eine Beeinträchtigung des Hypophysenhinterlappens mit Manifestation eines Diabetes insipidus ist bei hormoninaktiven Hypophysenadenomen selten.

1.4 Diagnostik von Unterfunktionszuständen

1.4.1 Hypophysenvorderlappeninsuffizienz

Differenzialdiagnose In der folgenden Übersicht ist die Differenzialdiagnose einer Hypophyseninsuffizienz bei Vorliegen eines raumfordernden Prozesses im Sellabereich zusammengestellt.

Differenzialdiagnose der Hypophysentumoren

- Hypophysenadenome
  - Primäre Hypophysenkarzinome
- Ontogenetische Zellresttumoren
  - Kraniopharyngeome
  - Epidermoide
  - Chordome
  - Lipome
- Zysten und Fehlbildungen
  - Zysten der Rathke-Tasche
  - Kolloidzysten
  - Arachnoidalzysten
  - Empty-Sella-Syndrom
  - Echinokokkuszysten
- Primitive Keimzelltumoren
  - Teratome
  - Germinome
  - Dysgerminome
  - Dermoide
- Granulomatöse Erkrankungen
  - Langerhans-Zellhistiozytose
  - Sarkoidose
  - Abszesse
  - Tuberkulome
  - Hypophysitis
- Gliome
  - Astrozytome
  - Ependymome
  - Oligodendrogliome
- Vaskuläre Prozesse
  - Aneurysmen
  - Hämangiome
  - Blutungen
- Pseudotumor cerebri
- Meningiome
- Metastasen
- Enchondrome

Zur Überprüfung der Hypophysenpartialfunktionen werden die peripheren **Zielhormone** von Nebenniere, Schilddrüse und Gonaden, aber auch die stimulierenden Hormone aus dem Hypophysenvorderlappen bestimmt (Tab. 1.2). Frauen mit regelmäßigen, spontanen Zyklusblutungen müssen nicht laborchemisch in Bezug auf ihre gonadotrope Partialfunktion untersucht werden. Unter hormoneller Kontrazeption oder unter Östrogensubstitution ist eine sinnvolle Abklärung der gonadotropen Funktion nicht möglich.

Prolaktin und IGF-I als peripher wirksamer Metabolit des Wachstumshormons, das selbst als pulsatil sezerniertes Hormon großen Schwankungen ausgesetzt ist, gehören zur Routinediagnostik. IGF-I wie auch das GH-abhängige Bindungsprotein von IGF-II, IGFBP-3, können allerdings nicht mit Sicherheit einen GH-Mangel ausschließen und sind insbesondere vom Entwicklungsstatus abhängig. Sie müssen vielfach durch Stimulationstests (Insulinhypoglykämie-, GHRH- und/oder Argininhydrochloridtest) ergänzt werden. Hier werden zunehmend Kombinationstests (GHRH + Argininhydrochlorid) eingesetzt, die eine bessere Differenzierung einer Insuffizienz der Achse erlauben. Da auch diese Probleme aufwerfen können, muss meist eine pragmatische Vorgehensweise gewählt werden, wobei klinische Beobachtungen (die Häufigkeit eines GH-Ausfalls ist hoch, wenn andere Hypophysenachsen ebenfalls beeinträchtigt sind) und eine Kombination biochemischer Parameter (Stimulationstest plus IGF-I) herangezogen werden.

! Wie beim hGH müssen auch bei der Messung von ACTH die tageszeitliche Pulsatilität sowie die starke Temperaturempfindlichkeit nach der Blutentnahme Beachtung finden.

Die Entwicklung sensitiver Verfahren zur Messung hypophysärer Hormone und ihrer peripheren Zielparameter erlaubt in vielen Fällen eine Einordnung der Regelkreise aus den Basalhormonspiegeln. Allerdings führt die ausgeprägte Pulsatilität einzelner hypophysärer Hormone dazu, dass eine Diagnostik aus Einzelproben allein nicht möglich ist. Hier kann die Bestimmung **peripherer Zielparameter** mit wenig ausgeprägter Pulsatilität, wie beispielsweise die Messung von IGF-II und seinem Bindungsprotein IGFBP-3 bei Sekretionsstörungen von GH, eine deutliche Verbesserung der Genauigkeit erbringen.

Wesentliche Voraussetzung für eine korrekte Einschätzung des Regelkreises ist die Berücksichtigung interferie-

■ **Tab. 1.2** Laborparameter zur Überprüfung der Hypophysenachsen

Achse	Hypophysenhormon	Periphere Hormone
Somatotrope Achse	hGH	IGF-II, IGFBP-3
Gonadotrope Achse	LH,FSH	Östradiol, Testosteron, ggf. SHBG
Thyreotrope Achse	TSH	T3, T4, bzw. fT3, fT4
Kortikotrope Achse	ACTH	Kortisol, (DHEAS), 24 h-Urin: Kortisol
Mammotrope Achse	Prolaktin	

render Therapiemodalitäten. So ist beispielsweise eine Überprüfung der gonadalen Achse unter der Einnahme von Antikontrazeptiva nicht sinnvoll, ein häufiger, kostentreibender Fehler in der Diagnostik. Bei Überfunktionszuständen lässt sich durch die Gabe von physiologischen Inhibitoren der jeweiligen Achse im Rahmen von Suppressionstests die Ursache eines Hormonexzesses besser eingrenzen. Umgekehrt werden Stimulationstests eingesetzt, um eine Insuffizienz einzelner hypophysärer Achsen besser zu definieren und um Hinweise auf die Lokalisation der Störung zu erhalten. Ein hormonelles Defizit wird der hypothalamischen Ebene zugeschrieben, wenn im Test nach hypothalamischer Aktivierung eine entsprechende Hormonantwort ausbleibt. Dagegen spricht ein Ausbleiben der Antwort bei direkter hypophysärer Stimulation für eine primär hypophysäre Ursache.

Unverändert hat der **Insulinhypoglykämietest** eine wichtige Bedeutung in der Überprüfung der hypothalamischen Funktionen, auch wenn selten schwerwiegende Nebenwirkungen wie zerebrale Krampfanfälle eine genaue Beachtung der Kontraindikationen (wie Epilepsie, schwerwiegende zerebro- oder kardiovaskuläre Erkrankungen) und eine enge Überwachung der Patienten erforderlich machen. Hier werden 0,15 IE Insulin/kg KG (nach Operationen im Bereich von Hypothalamus und Hypophyse 0,1 IE/kg KG) injiziert. Für die Definition der meisten Formen einer hypothalamisch-hypophysären Insuffizienz auch unter den Bedingungen einer Substitutionstherapie ist allerdings die Bestimmung der basalen Hormonspiegel ausreichend. Dies hat dazu geführt, dass diese Stimulationstests nur noch selten, beispielsweise zur Bestimmung der endogenen Wachstumshormonreserve bei Patienten mit einer Schädigung der somatotropen Achse vor einer möglichen Substitutionstherapie gefordert werden.

Ähnlich führt der **Argininhydrochloridinfusionstest** (0,5 g/kg KG) durch Hemmung der hypothalamischen Somatostatinfreisetzung zur Steigerung der GH-Sekretion und kann daher als Funktionstest der Wachstumshormonreserve eingesetzt werden. Die Stimulation der hypophysären Reserve hat ein breiteres Anwendungsspektrum, obwohl bis auf spezielle Fragestellungen zumeist auf Stimulationstests verzichtet werden kann.

Die besten normativen Daten sind für die Kombination von GHRH und Argininhydrochlorid publiziert. Trotz einer Staffelung der Schwellenwerte für Adipositas findet sich allerdings auch für diesen Maximaltest eine relative große Variabilität.

Für die **endokrinologische Funktionsdiagnostik** zur Überprüfung der Hypophysenfunktion stehen die in ■ Tab. 1.3 zusammengefassten Verfahren zur Verfügung.

Die Stimulation von TSH durch TRH in einem **TRH-Test** ist vorwiegend bei Patienten mit hypophysären Störungen, aber auch bei einer Autonomie der Schilddrüse aufgehoben. Allerdings ist dieser Test lediglich noch in der Differentialdiagnose eines TSHoms gegenüber einer Schilddrüsenhormonresistenz von praktischer Bedeutung (TSH-Anstieg weniger als 2,5 mU/l 30 min nach 200 µg TRH i.v.). Bei einem hypothalamischen Ausfall kann der TRH-Test zwar negativ sein, ohne dass bei fehlenden Normwerten, eine bessere Zuordnung durch die TRH Stimulation gelingt.. Wichtig ist, dass radioimmunologisch TSH trotz Schädigung der hypothalamisch-hypophysären TSH Sekretion und biologisch inaktivem TSH nachgewiesen werden kann, was die Einschätzung der Schilddrüsenfunktion erheblich erschwert.

Die **Stimulation von Prolaktin** über TRH oder Metoclopramid ist wegen der geringen Reproduzierbarkeit und fehlenden praktischen Bedeutung außerhalb von Studiensituationen verlassen worden.

Ähnliches gilt für die **Stimulation von Gonadotropinen** durch GnRH. Hier wurde in der Vergangenheit vergeblich versucht, die Antwort von LH oder FSH zur Differenzierung einer konstitutionellen Pubertätsverzögerung im Sinne einer Pubertas tarda von hypothalamischen Störungen, wie z. B. einem Kallmann-Syndrom, einzusetzen.

Von klinisch praktischer Bedeutung sind dagegen unverändert Stimulationstests zur Evaluierung einer eingeschränkten **ACTH-Sekretion**. Hier kommen neben dem in Deutschland ungebräuchlichen Glukagontest die Insulinhypoglykämie und der CRH-Stimulationstest zum Einsatz.

Tab. 1.3 Endokrinologische Funktionsdiagnostik der hypothalamisch-hypophysären Funktion

Testverfahren	Untersuchte Achse	Pathologische Befunde	Interpretation	Sicherheit der Interpretation
Insulinhypoglykämie (0,15 IE/kg KG)	GH	GH-Insuffizienz	Abfall des BZ auf <als 50 % der Ausgangswerte, Anstieg von GH <3 µg/l = Ausfall	Goldstandard, aber eingeschränkte Reproduzierbarkeit
Argininhydrochlorid (0,5 g/kg KG)	GH	GH-Insuffizienz	Anstieg von GH <3 µg/l = Ausfall	Eingeschränkte Reproduzierbarkeit
GHRH (200 µg)	GH	GH-Insuffizienz	Anstieg von GH <3 µg/l = Ausfall	Eingeschränkte Reproduzierbarkeit
GHRH + Argininhydrochlorid	GH	GH-Insuffizienz	Anstieg von GH <3 µg/l = Ausfall Staffelung nach Grad der Adipositas	
CRH (200 µg)	ACTH	Morbus Addison; Cushing-Syndrom	Anstieg von GH <0,5 ng/ml = Ausfall	

1.4.2 Diabetes insipidus

Grundlagen Eine Hypophysenhinterlappeninsuffizienz ist selten und tritt meist idiopathisch oder im Gefolge von hypothalamischen Prozessen auf. Da ADH/Vasopressin auch von der Eminentia mediana sezerniert wird, findet sich selten ein permanenter Diabetes insipidus, selbst in der Folge ausgedehnter Hypophysenoperationen. Basis des Krankheitsbildes ist ein Mangel in Synthese oder Sekretion des antidiuretischen Hormons (ADH). Fehlt ADH, kann der Urin nicht konzentriert werden. Es folgt eine ausgeprägte Polyurie und daraus resultierend eine zwanghafte Polydipsie. Die möglichen Ursachen eines Diabetes insipidus sind in der folgenden Übersicht zusammengestellt.

Ursachen eines Diabetes insipidus
- Idiopathisch
- Neurochirurgische Operation
- Tumoren
  - Kraniopharyngeome, Germinome
  - Metastasierende Bronchial-, Lungen-, Mammakarzinome, Lymphome
  - Langerhans-Zell-Histiozytose, Sarkoidose
- Entzündlich: Hypophysitis, Meningitis, Enzephalitis
- Traumatisch
- Vaskulär: Hämatom, Hirntod
- Immunologisch
- Familiär: autosomal-dominant vererbt

Klinische Untersuchung Wie oben bereits diskutiert, erfolgt die Diagnosestellung über die Messung der Urinausscheidung über 24 h. Im Spontanurin und zugehörigen Serum sollte die Osmolalität bestimmt werden.

> **Eine typische Konstellation aus hoher Serum- und niedriger Urinosmolalität, verbunden mit einem erniedrigten Serumnatriumspiegel, ist verdächtig auf das Vorliegen eines Diabetes insipidus.**

Ebenso wichtig ist eine genaue **Anamnese**: So kann z. B. bei fehlender Nykturie und fehlendem nächtlichem Durstgefühl eine psychogene Polydipsie postuliert werden. Kann anhand dieser Bestimmung keine eindeutige Diagnose gestellt werden, sollte ein Durstversuch unter stationären Bedingungen durchgeführt werden.

Differenzialdiagnose Differenzialdiagnostisch muss an eine Hyperglykämie, eine Hyperkalzämie, eine polyurische Nierenerkrankung, einen renalen Diabetes insipidus, eine iatrogene Überwässerung oder eine psychogene Polydipsie gedacht werden.

Diagnostik Nach Erstdiagnose eines Diabetes insipidus sollte eine **Kernspintomographie der Sellaregion** mit der Frage nach einem raumfordernden oder entzündlichen Prozess erfolgen.

Bei Verdacht auf eine Insuffizienz des Hypophysenhinterlappens kann zur Diagnosesicherung ein **Durstversuch** eingesetzt werden. Nach Stoppen der Flüssigkeitszufuhr über Nacht oder bis maximal 18 h kommt es zu einer Gewichtsabnahme von 1–2 kg. Die Osmolalität im Urin steigt nicht an, während sich die im Serum deutlich erhöht.

1.5 Diagnostik von Überfunktionszuständen

1.5.1 Übersekretion von GH: Akromegalie und Gigantismus

Grundlagen Bei der Akromegalie liegt eine pathologische Überproduktion von Wachstumshormon (GH) im Erwachsenenalter vor. Ursächlich liegt dem fast immer ein Adenom somatotroper oder somatomammotroper (mit gleichzeitiger Hyperprolaktinämie) Hypophysenzellen zugrunde. Männer und Frauen sind ungefähr gleich häufig betroffen. Der Manifestationsgipfel liegt im 3. bis 4. Lebensjahrzehnt.

Differenzialdiagnose Differenzialdiagnostisch muss neben klonal hypophysär entstandenen Tumoren an eine Reihe seltener Ursachen gedacht werden, die in der folgenden Übersicht zusammengefasst sind.

Ursachen einer vermehrten Wachstumshormonproduktion

- Vermehrte GHRH-Produktion
  - Hypophysäre, hypothalamische Gangliozytome
  - Karzinoide, z. B. Pankreas, Bronchus
  - Inselzelltumoren
  - Kleinzelliges Bronchialkarzinom
  - Selten: Nebennierenadenom
- Vermehrte GH-Produktion
  - Hypophysentumor
  - Somatotrop
  - Somatomammotrop
  - Plurihormonal
  - Ektoper Hypophysentumor
  - Ektope hGH-Produktion

Klinische Symptomatik Die Symptome einer Akromegalie sind aus den Wirkungen von GH bzw. seines Zielhormons, des vorwiegend hepatisch gebildeten Insulin-like-growth-Faktors (IGF-I), abzuleiten und in der folgenden Übersicht zusammengefasst.

Leitsymptome der Akromegalie (nach Häufigkeit des Auftretens)

- Vergrößerung der Akren
- Exzessives Schwitzen
- Pathologische Glukosetoleranz
- Knochenschmerzen
- Schlafapnoe
- Hypertonus
- Karpaltunnelsyndrom
- Hypertrichosis
- Muskelschwäche
- Manifester Diabetes mellitus

Die körperlichen Veränderungen zeigen sich v. a. in einer Verdickung des subkutanen Bindegewebes mit Vergrößerung von Händen, Füßen, tiefen Hautfalten; in einer Vergrößerung von Zunge, Nase und Ohren (Abb. 1.6), im Wachstum der Knochendicke mit Verdickungen und Verbiegungen der Röhrenknochen, in Knochen- und Gelenkschmerzen, Veränderungen der Stimmlage, Entstehung eines Karpaltunnelsyndroms sowie vermehrtem Schwitzen. Zudem liegen häufig Bluthochdruck und pathologische Glukosetoleranz bis hin zum Diabetes mellitus vor.

Im Rahmen der Organomegalie findet man häufig eine Struma, eine Schilddrüsenautonomie sowie vermehrte gastrointestinale Tumoren, v. a. Kolonpolypen, die in bis zu 7 % der Fälle maligne entarten.

Diagnostik Die allgemeine Anamnese entspricht der bei den hormoninaktiven Hypophysentumoren, wobei zusätzlich die o. g. Symptome der Wachstumshormonmehrsekretion gezielt abgeklärt werden sollten.

Da GH pulsatil ausgeschüttet wird, unterliegen einmalige Messungen starken Schwankungen und eignen sich nicht zur Diagnosefindung bei Verdacht auf eine Akromegalie. Der IGF-I-Spiegel unterliegt keinen tageszeitlichen Schwankungen und ist damit z. Z. der beste Parameter in der Diagnostik einer Akromegalie zusammen mit dem GH-abhängigen Bindungsprotein 3 (IGFBP-3).

Beweisend für das Vorliegen einer Akromegalie ist die **pathologische orale Glukosetoleranztestung** nach einer Glukosebelastung von 75 g nach 12-stündigem Fasten (s. oben). Darunter sinkt bei Gesunden der GH-Spiegel unter 1 µg/l ab. Bei Patienten mit einer autonomen Wachstumshormonproduktion lassen sich die GH-Spiegel nicht supprimieren. Sie steigen in einigen Fällen sogar paradox an. Zusätzlich werden, wie oben beschrieben, die anderen Hypophysenpartialfunktionen getestet.

Da auch die Akromegalie im Rahmen einer multiplen endokrinen Neoplasie Typ 1 (MEN 1) auftreten kann, sollten die zugehörigen Krankheitsbilder (Hyperparathyreoidismus, Insulinom und Gastrinom) bedacht und gezielt nach einer möglichen familiären Belastung gefahndet werden. Bei initial unauffälligem Befund ist eine regelmäßige anamnestische und klinische Verlaufskontrolle ausreichend.

Die Kernspintomographie gilt auch bei der bildgebenden Diagnostik der Akromegalie als der „Goldstandard" zur Beurteilung der Ausdehnung, Lage und Größe des Tumors.

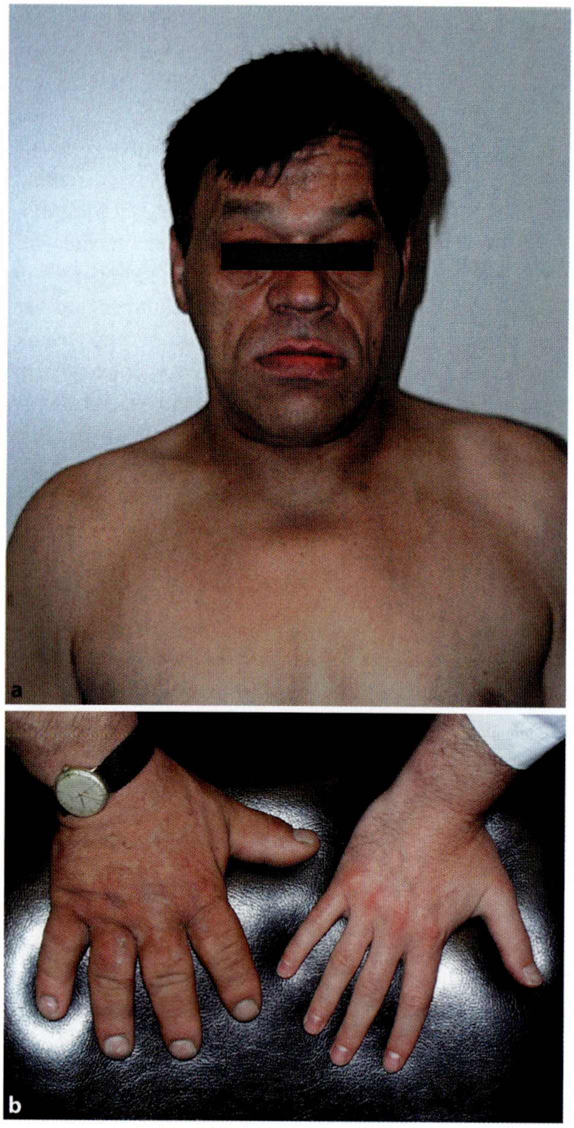

Abb. 1.6a,b Phänotypischer Aspekt eines Patienten mit Akromegalie. **a** Vergrößerung der Gesichtszüge. **b** Vergrößerung der Hände und Finger (im Vergleich: Hand eines Gesunden rechts)

1.5.2 Übersekretion von Prolaktin: Hyperprolaktinämie und Prolaktinome

Grundlagen Die häufigste Form endokrin aktiver Tumoren sind mit ca. 40–50 % aller Tumoren die von laktotropen Zellen ausgehenden Prolaktinome. Frauen sind doppelt so häufig betroffen wie Männer. Der Diagnosegipfel des Prolaktinoms liegt im 3. Lebensjahrzehnt. Prolaktinome sind Prolaktin-sezernierende, immunhistochemisch Prolaktin-positive Adenome des Hypophysenvorderlappens. Weniger als 1 % der Prolaktinome sind primär maligne.

Differenzialdiagnose Die Diagnose eines Prolaktinoms stützt sich auf den Nachweis eines **intrahypophysären Tumors**. Insbesondere wenn kein Tumor nachweisbar ist, muss differenzialdiagnostisch bedacht werden, dass eine Hyperprolaktinämie durch eine Vielfalt anderer Ursachen zustande kommen kann.

Durch Kompression des Hypophysenstiels und Hemmung der physiologischen Inhibitoren der Prolaktinsekretion wird eine Begleithyperprolaktinämie oder Enthemmungshyperprolaktinämie ausgelöst. In seltenen Fällen findet sich als Zufallsbefund ein erhöhter Prolaktinspiegel aufgrund eines biochemisch veränderten Prolaktins, das biologisch inaktiv ist, aber mit verminderter Halbwertszeit eliminiert wird (Makroprolaktinämie). Insbesondere dann, wenn weder klinische Symptome für einen Prolaktinexzess vorhanden sind noch ein Hypophysentumor nachweisbar ist, sollte diese seltene Variante ausgeschlossen werden. Wichtigster physiologischer Hemmer der Prolaktinsekretion ist Dopamin, sodass jede Hemmung der Dopaminwirkung, z. B. durch Medikamente, zu einer Hyperprolaktinämie führt.

Östrogene können die Prolaktinspiegel stimulieren. Dies führt physiologischerweise zu höheren Spiegeln, z. B. in der Pubertät und während einer Schwangerschaft.

Als Stresshormon ist der Prolaktinspiegel unter körperlicher Belastung oder im Rahmen einer inadäquaten Blutentnahme erhöht.

Die folgende Übersicht enthält eine Aufzählung der vielfältigen Ursachen einer Hyperprolaktinämie. Insbesondere muss zusätzlich zur allgemeinen und speziellen endokrinologischen Anamnese, einschließlich der Regelanamnese bei der Frau, noch eine detaillierte Medikamentenanamnese erfolgen.

Übersicht über die Differenzialdiagnosen der Hyperprolaktinämie

- Supraselläre Tumoren, die die hypothalamische Dopaminsekretion senken
- Stressbedingt (physischer oder psychischer Stress)
- Medikamente: Östrogene, Methyldopa, Cimetidin, Sulpirid, MAO-Hemmer, Prostaglandine, Reserpin, Neuroleptika, trizyklische Antidepressiva, Metoclopramid, Cyproheptatidin, Opiate, Verapamil
- Hypothyreosen
- Schwangerschaft (östrogenvermittelt)
- Chronische Niereninsuffizienz
- Leberinsuffizienz
- Neuronale Stimulation, z. B. nach Manipulation der Mammae
- Idiopathische Hyperprolaktinämie

Klinische Symptomatik Leitsymptom einer Hyperprolaktinämie ist bei der Frau eine primäre oder sekundäre Amenorrhö bzw. Fertilitätsstörungen, bedingt durch Anovulation. Eine Galaktorrhö tritt häufig auf, ist aber kein obligates Symptom. Zeichen eines Östrogenmangels können auf die Diagnose eines Prolaktinoms hinweisen (Verstimmungszustände, Depressionen, verminderte vaginale Sekretion, Osteoporose).

Beim Mann finden sich fast immer eine Einschränkung der Potenz und ein Libidoverlust. Zusätzlich kann eine Infertilität auftreten. Eine Galaktorrhö beim Mann ist selten, allerdings scheint die Brust oft vergrößert zu sein.

Diagnostik Die klinische Untersuchung sollte nach der Blutentnahme erfolgen, um eine durch Manipulation der Mammae induzierte untersuchungsbedingte Prolaktinerhöhung zu vermeiden. Die körperliche Untersuchung fokussiert auf die Symptome eines Hypogonadismus und auf eine spontane bzw. druckinduzierte Galaktorrhö.

Der Nachweis einer Hyperprolaktinämie/eines Prolaktinoms erfolgt durch eine möglichst stressfreie Blutentnahme für Prolaktin (30 min nach Legen einer Verweilkanüle). Prolaktinspiegel von >100 ng/ml sind in der Regel beweisend für das Vorliegen eines Prolaktinoms. In der weiteren laborchemischen Aufarbeitung ist die Überprüfung der anderen hypophysären Achsen obligat.

Liegen Symptome bzw. Hinweise aus der Familienanamnese auf ein MEN-1-Syndrom vor, so sollten zusätzliche Hormone (iPTH, Gastrin) abgenommen und nach Aufklärung und Einwilligung eine molekulare Diagnostik zum Nachweis einer Meninmutation vorgenommen werden.

Sind erhöhte Prolaktinspiegel bestätigt, müssen immer mittels Kernspintomographie Größe und Ausdehnung eines möglichen Hypophysentumors beurteilt werden.

1.5.3 Übersekretion von ACTH: Morbus Cushing

Grundlagen Beim Morbus Cushing liegt ein endogener Hyperkortisolismus infolge einer ACTH-Mehrproduktion vor. Die Inzidenz liegt bei etwa 1:100.000. Frauen sind im Verhältnis 4:1 deutlich häufiger betroffen als Männer. Bevorzugt tritt der Morbus Cushing in der 2. bis 5. Lebensdekade auf. In 80 % der Fälle handelt es sich um einen ACTH-produzierenden Hypophysentumor und in ca. 20 % um eine ektope ACTH-Produktion durch Bronchialkarzinome, Bronchialkarzinoide, Pankreaskarzinome, C-Zellkarzinome, Thymome, Phäochromozytome, ovarielle Karzinome bzw. eine ektope CRH-Produktion durch ähnliche Tumoren.

Klinische Symptomatik Das klinische Bild wird geprägt durch Gewichtszunahme mit stammbetonter Fettsucht, Büffelnacken und Mondgesicht (◘ Abb. 1.7). Die Extremitäten sind infolge einer Muskelatrophie dünn und kraftlos. Als Hautzeichen finden sich Striae rubrae distensae vorwiegend im Bereich der Flanken, Oberarme und Oberschenkel, eine vermehrte Aknebildung, zum Teil mit Superinfektionen, und ein Hirsutismus. Die Haut wird pergamentartig dünn und neigt zu Spontanhämatomen. Bluthochdruck und Störungen im Glukosestoffwechsel sind häufige Begleiterscheinungen bis hin zu einem Diabetes mellitus. Auch psychiatrische Symptome im Sinne von Depressionen, emotionaler Labilität und Psychosen sind nicht selten.

In der Regel leiten die charakteristischen klinischen Stigmata bei der körperlichen Untersuchung zur Diagnose eines Cushing-Syndroms. In einzelnen Fällen kann allerdings die Symptomatik außerordentlich diskret sein und lediglich einem Hypertonus o. ä. entsprechen.

Funktionsdiagnostik Als Suchbestimmung für das Vorliegen eines M. Cushing wie eines Cushing-Syndroms ird ein tagesprofil, vorzugsweise mittels Speichelkortisolbestimmungen, durchgeführt, wobei typischerweise die nächtliche Absenkung von Kortisol aufgehoben ist. Die stärker störanfällige Urinkortisolausscheidung wird ebenfalls eingesetzt. Der sichere Ausschluss eines Morbus Cushing gelingt durch einen **Dexamethasonhemmtest**. Ist nach abendlicher Gabe von Dexamethason (1 mg um 22.00 Uhr) am nächsten Morgen der Serumkortisolspiegel unter 2 µg/dl supprimiert, liegt sicher kein Cushing-Syndrom vor. Dadurch lässt sich eine funktionelle Hypersekretion (Stress, Depressionen etc.) am zuverlässigsten von einem möglichen ACTH-produzierenden Tumor trennen.

Handelt es sich um einen ACTH-abhängigen Hyperkortisolismus, so lassen sich durch einen hochdosierten Dexamethasonhemmtest ACTH, Serumkortisol sowie die Urinkortisolausscheidung nur bei hypophysären Formen supprimieren. Dagegen bleibt bei ektoper ACTH-Sekretion ein erhöhter Spiegel erhalten. Man verabreicht dabei entweder 2 mg Dexamethason alle 6 h über 48 h oder gibt 8 mg um 22.00 Uhr und bestimmt den Kortisolspiegel am folgenden Morgen.

Bei adrenalen Formen ist ACTH primär supprimiert, und eine zusätzliche Dexamethasongabe ist nicht in der Lage, die Kortisolsekretion zu senken.

Bei hypophysären Formen des Cushing-Syndroms kommt es nach 100 µg CRH langsam i.v., wie bei Normalpersonen, zu einer maximalen Stimulation von ACTH. Dieser Test eignet sich insbesondere in Kombination mit einer seitengetrennten Blutabnahme aus dem Sinus petrosus inferior, wobei ein Venenkatheter zentral in diesen

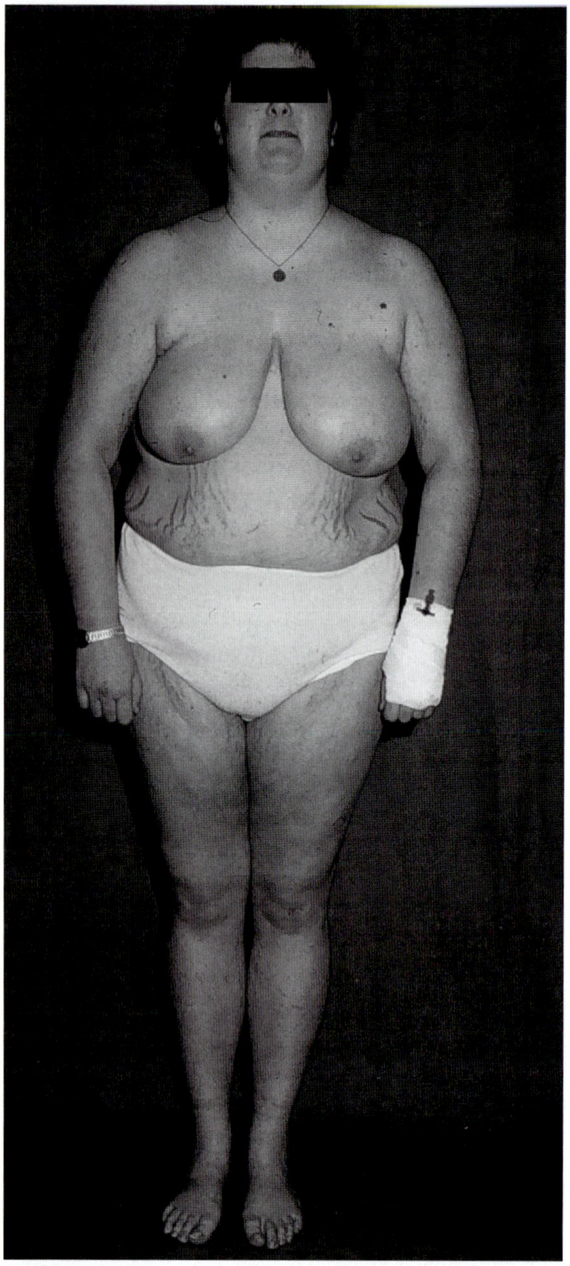

Abb. 1.7 Phänotypischer Aspekt einer Patientin mit Morbus Cushing

vorgeschoben wird, zur Lokalisationsdiagnostik eines ACTH-produzierenden Hypophysentumors und zur sicheren Abgrenzung gegenüber einer paraneoplastischen ACTH-Produktion. In letzterem Fall steigt ACTH nicht oder nur gering an, und es ist kein Konzentrationsunterschied zwischen den peripheren und den zentral abgenommenen Proben erkennbar.

Der **Metapirontest** wird trotz hoher Sensitivität wegen der fehlenden Verfügbarkeit der Substanz in Deutschland nur selten angewandt. Er zielt auf die Ausschaltung der hypophysären Rückkopplung durch endogene Steroide.

Wie bereits oben ausgeführt, ist durch einen **Sinus-petrosus-Katheter** die Möglichkeit gegeben, einen Morbus Cushing von einer ektopen ACTH-Sekretion zu unterscheiden.

Bildgebende Diagnostik

Da die hypophysäre Mehrsekretion zu einer Hyperplasie beider Nebennieren führt, sollte flankierend eine Ultraschalluntersuchung mit genauer Beurteilung der Nebennierenregionen durchgeführt werden. Zur Beurteilung der Hypophyse eignet sich am besten die Kernspintomographie.

1.5.4 Übersekretion von ACTH: Nelson-Syndrom

Persistiert ein Hyperkortisolismus nach einer transsphenoidalen Operation an der Hypophyse, so wird üblicherweise eine bilaterale Adrenalektomie durchgeführt. Dadurch steigt schon bald der basale ACTH-Spiegel im Serum deutlich über die üblichen zirkadian schwankenden Normwerte auf „Postadrenalektomiewerte" an. Bei etwa 20–40 % dieser Patienten kommt es, gelegentlich schon nach wenigen Monaten, üblicherweise aber erst nach Jahren, zu einer progressiven Hyperpigmentierung, ansteigenden ACTH-Spiegeln und dem radiologischen Nachweis eines an Größe zunehmenden Hypophysenadenoms. Die durch diese klassische Symptomtrias gekennzeichneten ACTH-sezernierenden Tumoren sind oft sehr aggressiv wachsende Hypophysenadenome.

1.5.5 Übersekretion von LH oder FSH: Gonadotropin-produzierende Adenome

Glykoprotein-produzierende Adenome sezernieren LH, FSH, TSH und/oder die α-Subunit.

Gonadotrope Adenome fallen meist nicht im Rahmen einer Hormonmehrsekretion, sondern durch Raumforderungszeichen auf und werden erst postoperativ immunhistochemisch als solche diagnostiziert, insbesondere bei postmenopausalen Frauen, da bei diesen physiologischerweise ein hypergonadotroper Hypogonadismus vorliegt.

Bei der Seltenheit dieser Tumoren gibt es keine spezifische medikamentöse Therapie. Sie werden klinisch wie hormoninaktive Tumoren nachgesorgt. In Abhängigkeit von der Größe des Tumors wird eine transphenoidale, selten eine transkranielle Resektion durchgeführt. Persistiert postoperativ eine relevante Hormonsekretion, besteht bei verbliebenem Resttumor die Möglichkeit einer Radiotherapie, oder es kann eine medikamentöse Therapie mit Dopaminagonisten, Somatostatinanaloga oder mit lang wirksamen LHRH-Antagonisten durchgeführt werden.

1.5.6 Übersekretion von TSH: inappropriate Sekretion von TSH und Thyreotropinome

Thyreotrope Adenome sind mit einer Inzidenz von <1 % aller Adenome noch viel seltener. Klinisch zeigen sie das Bild einer Hyperthyreose, meist zusammen mit Raumforderungszeichen durch den Hypophysentumor. Differenzialdiagnostisch muss in der Abklärung inappropriat erhöhter TSH-Spiegel an eine hypophysäre Verlaufsform des Refetoff-Syndroms gedacht werden. Bei dieser auf einer Mutation des T3-Rezeptors beruhenden Störung kann nach Ausschluss von Testinstabilitäten über die Bestimmung der α-Subunit im Serum sowie durch den TSH-Anstieg im TRH-Test eine Abgrenzung gegenüber Thyreotropinomen erreicht werden.

1.5.7 Kraniopharyngeome

Kraniopharyngeome sind Geschwülste, die sowohl vom basalen Hypothalamus, dem Hypophysenstiel als auch dem intrasellären Raum ihren Ursprung nehmen können. Sie sind durch die oft vorliegende Kombination eines soliden Tumors, einer Zyste und eines verkalkten Tumoranteils charakterisiert (◘ Abb. 1.4). Im Gegensatz zu Hypophysenadenomen manifestieren sich Kraniopharyngeome nicht selten schon im Kindes- und Jugendalter durch Minderwuchs, Sehstörungen und Kopfschmerzen. Häufig ist hierbei schon präoperativ ein Diabetes insipidus zu finden.

1.5.8 Seltene Tumoren im Sellabereich und Entzündungen

Neben den relativ häufigen Hypophysenadenomen und den schon viel selteneren Kraniopharyngeomen gibt es noch eine Reihe wesentlich seltenerer raumfordernder Prozesse im Sellabereich (▶ Übersicht „Differenzialdiagnose der Hypophysentumoren"). Supraselläre Meningiome sind typischerweiser bei Frauen im mittleren Lebensalter zu finden. Der Tumor geht vom Planum sphenoidale aus, wo er eine Hyperostose bedingt. Die Sella turcica selbst ist meist in Form und Größe normal. Endokrine Störungen sind, wenn man von einer Hyperprolaktinämie absieht, die Ausnahme. Auch optiko-hypothalamische Gliome verursachen nur selten Störungen hypophysärer Partialfunktionen. Sind diese Geschwülste, die histologisch meist pilozytische Astrozytome (nach der WHO-Klassifizierung Grad I) sind, auf das Chiasma opticum beschränkt, verursachen sie nur unsystematische Sehstörungen. Bei hypothalamischer Ausdehung können alle hypothalamischen Syndrome vorkommen. Chordome, Chondrome und Mukozelen gehen von der Schädelbasis aus. Ektope Keimzelltumoren können supraselär und im Bereich der Pinealisregion auftreten. Auch bei nur geringer Größe, kaum radiologisch nachweisbar, können sie schon ausgeprägte Störungen aller hypophysären Funktionen inklusive Diabetes insipidus verursachen. Der Nachweis spezifischer Marker (α-Fetoprotein, β-hCG und plazentare alkalische Phosphatase) in Serum und Liquor gelingt zwar nicht immer, erleichtert aber, falls vorhanden, die Differenzialdiagnose.

1.6 Therapie der Hypophysenvorderlappeninsuffizienz

Adrenokortikotrope Achse Als Substitutionstherapie bei einem partiellen oder kompletten Ausfall der adrenokortikotropen Achse ist eine Substitution mit einem Glukokortikoid (z. B. Hydrocortison Hoechst oder Cortison Ciba) in der in ◘ Tab. 1.4 angegebenen Dosierung ausreichend. Nebenwirkungen im Sinne eines Cushing-Syndroms werden bei diesen physiologischen Dosen nicht berichtet, jedoch finden sich in der neuen Literatur Hinweise, dass die hier empfohlene Dosierung über der physiologischen Hormonproduktion liegt. Nebenwirkungen am Knochen werden in der Langzeitbehandlung diskutiert. Die Dosis sollte sich daher nach den individuellen Bedürfnissen des Patienten richten und muss vom Patienten angepasst werden. Dies betrifft insbesondere die Dosiserhöhung in Stresssituationen, wie bei sportlichen Aktivitäten oder bei Infekten. Wenn Operationen anstehen, muss die Hydrokortisondosis perioperativ auf eine parenterale Gabe umgestellt und in der Folgezeit bis zum Abklingen des Operationsstresses verdoppelt bis verdreifacht werden.

Patienten sollten immer einen **Notfallausweis** mit sich tragen. Wir rezeptieren unseren Patienten Hydrokortison in Form von Suppositorien à 200 mg, damit das Medikament auch bei Übelkeit und Erbrechen verfügbar ist und der Patient sich durch Selbstmedikation helfen kann, eine Addison-Krise zu vermeiden.

Die Überwachung der Therapie erfolgt über die Anamnese und die klinischen Aspekte des Patienten.

Thyreotrope Achse Die thyreotrope Achse ist mit 1.6 μg/kg KG L-Thyroxin täglich in der Regel ausreichend substi-

Tab. 1.4 Substitutionstherapie bei Hypophysenvorderlappeninsuffizienz

Ausgefallene Achse	Hormonsubstitution	Dosierung
Kortikotrope Achse	Hydrokortison	In der Regel 15–20 mg/Tag, p.o.
	Kortisonacetat	25 mg/Tag, p.o. (2/3 morgens, 1/3 mittags oder abends) In Stresszuständen: 2- bis 3-fache Dosis
	Bei Elektrolytverschiebungen oder Hypotonie: Fludrokortison	0,1–0,3 mg/Tag, p.o.
Thyreotrope Achse	L-Thyroxin	Ca. 1.6 µg/kg KG/Tag, p.o. (30 min vor dem Frühstück)
Gonadotrope Achse	Frau: Östrogen/Gestagen	Individuelle Therapie (► Text)
	Mann: Testosteron	Testosteronenantat: 250 mg alle 3–4 Wochen, i.m. Testosteronundecanoat: 2- bis 3-mal 40 mg/Tag p.o. Testosteronpflaster: z. B. 10–15 mg/Tag, skrotal Testosterongel z. B. 50 mg
Somatotrope Achse	Rekombinantes humanes Wachstumshormon	Anfangsdosis 0.2 mg/Tag, s.c.; Titration nach IGF-I-Wert)

tuiert. Der Patient muss darauf hingewiesen werden, dass die Tabletten nüchtern 30 min vor dem Frühstück einzunehmen sind.

Die Steuerung der Therapie erfolgt über die Bestimmung der peripheren Schilddrüsenhormone im Blut. Viele Medikamente, aber auch die Vermehrung von Bindungsproteinen in der Schwangerschaft haben einen Einfluss auf die Bioverfügbarkeit von Schilddrüsenhormonen. Die Substitutionsdosis muss ggf. angepasst werden. Die Messung von TSH ist bei sekundärer Hypothyreose nicht aussagekräftig, die Anpassung der Therapie richtet sich in diesen Fällen nach den peripheren Hormonen, insbesondere nach den freien Schilddrüsenhormonen.

Gonadotrope Achse Die Substitution der gonadotropen Achse bei der prämenopausalen Frau ist vergleichbar der in der Postmenopause. Insbesondere zur Osteoporose- und Arterioskleroseprophylaxe sollte eine Therapie mit konjugierten Östrogenen (oral oder transdermal) durchgeführt werden. Bei nicht hysterektomierten Frauen muss zum Schutz der Uterusschleimhaut in regelmäßigen Abständen eine Gestagen-induzierte Abbruchblutung erfolgen. Wegen der enormen Anzahl der mittlerweise zur Verfügung stehenden Präparate wird hier keines exemplarisch aufgeführt. Erwähnenswert ist aber, dass neben der oralen Gabe Östrogen-Gestagen-Kombinationspräparate zur transdermalen Applikation bzw. Gelpräparationen zur topischen Anwendung der Einzelkomponenten auf dem Markt sind. Die Substitution wird mit ca. 50 Jahren, also dem physiologischen Alter der Menopause gestoppt.

Beim Mann ist die Standardtherapie zum Erreichen möglichst gleichmäßiger Plasmatestosteronspiegel die Substitution mit 250 mg Testosteronenantat (Testoviron Depot alle 3–4 Wochen i.m. oder die i.m. Gabe von Testosteronundecanoat (Nebido), welches nach initialer Aufsättigung (erneute Applikation nach 6 Wochen) mit einem typischen Applikationsintervall von 3 Monaten gegeben wird. Das oral wirksame Testosteronundecanoat (Andriol, Tab. 1.4) muss zur besseren Resorbierbarkeit mit den Mahlzeiten eingenommen werden. Nachteilig ist, dass die erforderlichen Serumkonzentrationen in der Regel nicht erreicht werden, sodass diese Therapie heute nicht zu empfehlen ist. Testosteron kann auch transdermal als Gel appliziert werden. Hierzu stehen mehrere Testosteronpräparationen zur Verfügung (Androtop, Testogel, Testim, Tostran), die täglich auf die Körperhaut aufgebracht werden und physiologische Testosteronspiegel aufbauen. Insbesondere bei den Präparationen, die als Gel oder Creme auf die Haut aufgebracht werden, muss der Patient aufgeklärt werden, dass in den Stunden danach nicht geduscht werden sollte und dass auch prinzipiell eine Übertragung auf den Partner bei Hautkontaktmöglich ist. Die individuelle Dosierung der einzelnen Präparate richtet sich sowohl nach der Anamnese (Wohlbefinden, Leistungsfähigkeit, Potenz, Libido, Änderungen im Behaarungsmuster) als auch nach Testosteronbestimmungen am Ende eines Therapieintervalls.

Bei Frauen wie Männern im gebär- bzw. zeugungsfähigen Alter wird bis zum Auftreten von Kinderwunsch die Substitutionstherapie mit den jeweiligen Sexualhormonen nach dem oben diskutierten Schema durchgeführt. Liegt dagegen Kinderwunsch vor, wird diese Therapie durch eine Behandlung mit hCG/hMG (1000–2500 IE hCG 2-mal/Woche; 150 IE hMG 3-mal/Woche) s.c. oder i.m. ersetzt oder bei primär hypothalamischer Störung alternativ eine Therapie mit pulsatiler GnRH-Applikation mittels Pumpe durchgeführt. Unter einer solchen Behandlung kann bei intakten Gonaden in einem hohen

Prozentsatz nicht nur die Synthese und Sekretion von Sexualsteroiden normalisiert, sondern auch eine Fertilität erreicht werden. Die Behandlungsdauer liegt beim Mann aufgrund der langen Reifungszeit von Spermien bei mindestens 3 Monaten.

Somatotrope Achse Seit einiger Zeit steht bei Wachstumshormonmangel rekombinantes humanes Wachstumshormon zur Substitutionstherapie zur Verfügung.

Indikationen für eine GH-Substitution sind ein absoluter GH-Mangel (IGF-I <5er-Perzentile) oder ein relativer GH-Mangel (IGF-I >5er- und <10er-Perzentile), der durch pathologische Stimulationstests bestätigt wurde. Der Wachstumshormonmangel im Erwachsenenalter ist meist Folge von Hypophysenoperationen, kraniellen Traumen oder Infektionen bzw. eines Sheehan-Syndroms.

Die Therapie wird mit 0,2 mg Wachstumshormon/Tag subkutan begonnen. Um möglichst physiologisch zu therapieren, wird die Dosis abends gegeben. Alle 4 Wochen erfolgt eine Kontrolle des IGF-I-Wertes. Die Dosis wird so lange um 0,1–0,2 mg/Tag gesteigert, bis der IGF-I-Wert im altersentsprechenden Normbereich liegt. Weitere Kontrollen erfolgen alle 3 Monate.

Die Nebenwirkungen dieser Therapie und die Kontraindikationen für eine derartige Behandlung sind in den folgenden Übersichten zusammengefasst.

Nebenwirkungen der Substitutionstherapie mit Wachstumshormon

- Flüssigkeitsretention mit Ödembildung
- Karpaltunnelsyndrom
- Pathologische Glukosetoleranz
- Muskelkater
- Knochen-, Gelenkschmerzen
- Arterielle Hypertonie
- Kopfschmerz
- Entwicklung von Nävi

Kontraindikationen der Substitutionstherapie mit Wachstumshormon

- Absolute Kontraindikation
  - Maligne Grunderkrankung
  - Diabetes mellitus
  - Schwangerschaft
- Relative Kontraindikation
  - Arterieller Hypertonus
  - Hyperprolaktinämie
  - Hypophysenoperation vor <6 Monaten
  - Schwere koronare Herzkrankheit
  - Kolonpolypen

1.7 Therapie des Diabetes insipidus

Die Therapie des Diabetes insipidus besteht im Ersatz des fehlenden ADH durch **Desmopressin** (DDAVP, Minirin). Die erhältlichen Medikamente und deren Dosierungen sind in ◘ Tab. 1.5 aufgelistet. Ziel der Therapie ist eine Normalisierung der Urinausscheidung und damit der Trinkmenge. Um eine ungestörte Nachtruhe zu ermöglichen, wird die erste Dosis des jeweiligen Medikamentes abends appliziert. Wird eine zusätzliche Dosis notwendig, erfolgt die Gabe am Morgen. Mit Ausnahme der Tablettenform müssen alle in der Tabelle aufgeführten Präparate im Kühlschrank gelagert werden, da es sonst zu einem Wirkungsverlust der Substanzen kommt. Gerade deswegen hat es sich als vorteilhaft erwiesen, Patienten, die z. B. länger und in wärmere Länder verreisen, kurzfristig auf die oralen Medikamente einzustellen. Ebenso gut einsetzbar sind diese, wenn die Resorption über die Nasenschleimhaut gestört ist, z. B. bei starkem Schnupfen oder Operationen im Nasenbereich.

> **Zu Beginn einer Therapie sollte der Patient eine regelmäßige Gewichtskontrolle durchführen, um rechtzeitig Wassereinlagerungen zu erkennen.**

Ebenso ist die Kontrolle der Trinkmenge unter Zuhilfenahme eines Trinkprotokolls empfehlenswert. Am Anfang erfolgen zudem wöchentliche Bestimmungen der Serum- und Urinosmolalität und des Serumnatriums. Nach Normalisierung der Urinausscheidung werden die Kontrollintervalle auf 3–6 Monate verlängert. Die idiopathische Form des DI muss lebenslang therapiert werden, bei postoperativen oder traumatischen Formen kann gelegentlich ein Auslassversuch indiziert sein.

1.8 Therapie von Hypophysenadenomen

1.8.1 Operative Verfahren

Aus der Vielzahl historisch bedeutsamer operativer Zugänge zur Sellaregion, die ja nahezu in der Mitte des Schädelinneren liegt, haben sich im wesentlichen 2 Zugänge erhalten, über die heute mit den mikrochirurgischen Operationstechniken fast alle Hypophysenadenome operativ angegangen werden können.

Transsphenoidale Operation

Die normale Hypophyse und daher auch alle primär intrasellär entwickelten Tumoren können am günstigsten über einen **transsphenoidalen Zugangsweg** operativ erreicht werden. Diese Operation kann in verschiedenen Lagerungen durchgeführt werden. Im Vergleich häufig verwendet wird die schon von Cushing angegebene Lagerungstech-

Tab. 1.5 Medikamente zur Therapie des Diabetes insipidus

Präparat	Handelsname	Dosierung	Applikation
Desmopressin	Minirin mit Rhinyle	0,25 ml = 25 µg	1–2/Tag, pernasal
Desmopressin	Minirin parenteral	1 Ampulle = 4 µg	1- bis 2-mal/Tag 1/4–1 Ampulle i.v., i.m., s.c.
Desmopressin	Minirin oral	100 µg 200 µg	2- bis 3-mal/Tag 1–2 Tbl.
Arginin-Vasopressin	Pitressin Tannat	1 Ampulle = 5 IE	1/Tag bis 1/alle 3 Tage i.m., s.c.
Arginin-Vasopressin	Pitressin	1 Ampulle=20 IE	1 ml verdünnt in 100 ml NaCl als Kurzinfusion

nik. Der Patient liegt auf dem Rücken, wobei der Chirurg hinter dem Kopf des Patienten steht; ebenso eine halb sitzende Lagerung des Patienten, wobei der Kopf mit einer Mayfield-Klemme fixiert wird und der Chirurg sitzen und seine Arme aufstützen kann. Generell werden dabei eine mikrochirurgische Operationstechnik und eine intraoperative Bildwandlerkontrolle benutzt.

Transsphenoidale Operation

Man geht meist entweder über einen kleinen Schleimhautschnitt im Vestibulum oris (sublabial) oder an der Haut-Schleimhaut-Grenze im Cavum nasi (perinasal) paraseptal in einem Schleimhauttunnel zur Keilbeinhöhle vor. Die Präparation erfolgt einseitig oder beidseitig paraseptal möglichst unter Belassung des knorpeligen Nasenseptums. Das knöcherne Nasenseptum wird teilweise reseziert. Die Mittellinienorientierung wird durch das Vomer gewährleistet. Alternativ ist auch ein per-nasales Vorgehen über ein Cavum nasi und eine Inzision der Mukosa knapp vor dem Rostrum des Os sphenoidale möglich. Diese Variante wird immer dann gewählt, wenn rein endoskopisch operiert wird.

Nach Eröffnung der Keilbeinhöhle und Ausräumen der Schleimhaut wird der Sellaboden mit dem Mikrobohrer oder der Stanze eröffnet. Bei unvollständiger Pneumatisierung der Keilbeinhöhle muss der dorsale Anteil der Sella turcica mit dem Diamantbohrer aus dem Clivusbereich herausgefräst werden, um eine gute Übersicht über den gesamten intrasellären Raum zu ermöglichen.

Nach Schlitzen der basalen Dura wird das Adenom im intrasellären Raum entfernt, wobei sich unter Verwendung des Operationsmikroskops das meist weichere und weißlichere Tumorgewebe mit großer Sicherheit von der normalen festeren und gelblicheren Hypophyse differenzieren lässt.

Bei kleinen intrasellären Adenomen von wenigen Millimetern Durchmesser, die in das normale Hypophysengewebe eingebettet sind, muss die Hypophyse genau sektioniert werden, damit nicht Teile des unregelmäßig konfigurierten Adenoms verbleiben.

Bei größeren Adenomen wird zunächst durch Tumorentfernung mit der Kürette und Fasszange der intraselläre Raum dekomprimiert. Dabei ist das normale Hypophysengewebe üblicherweise in die Sellaperipherie verlagert, am häufigsten in den dorsalen Sellabereich oder in den Bereich des Diaphragma sellae. Wesentlich für die komplette Entfernung größerer Adenome ist ein radikales Abtragen des Sellabodens zwischen beiden Sinus cavernosus. Das meist weiche, extraselläre Tumorgewebe wird dann in den durch Tumorentfernung frei gewordenen intrasellären Raum verlagert und kann auch so unter Sicht entfernt werden.

Eine gute Kontrolle über die Radikalität der Tumorentfernung bietet das Herabsinken des zuvor angehobenen Diaphragma sellae in den intrasellären Bereich, das dann als arachnoidale Blase übersehen werden kann.

Nach Tumorentfernung wird der Freilegungsbereich mit einem autologen Transplantat, z. B. Fascia lata aus dem Oberschenkel, unter Anwendung von Humanfibrinkleber abgedeckt. Bei kleineren intrasellären Geschwülsten, die allseits von normalem Hypophysengewebe umgeben sind, genügt auch das Abdecken mit Kollagenflies oder Fibrinschwämmchen, wenn es intraoperativ nicht zu Liquorfluss gekommen ist.

Für die Dauer eines Tages verbleibt eine Nasentamponade, die die reponierte Nasenscheidewand fixieren und Blutungen aus der Nase vermeiden helfen soll.

Der postoperative stationäre Aufenthalt liegt etwa im Bereich von einer Woche.

Diese Operation ist bei allen primär intrasellär entwickelten Tumoren indiziert, aber auch bei all denjenigen, die sich symmetrisch nach suprasellär ausgedehnt haben, wobei wesentlich ist, dass eine entsprechend große Verbindung zur erweiterten Sella turcica besteht. Entsprechend der Erfahrung kann man über 90 % aller Hypophysentumoren auf diesem Weg operativ angehen. Die selektive Adenomektomie, d. h. die Entfernung eines intrasellären Tumors mit Beseitigung eines Hormonexzesses unter Erhaltung der übrigen hypophysären Funktionen, ist praktisch nur auf diesem Wege möglich. Als Mikroadenome bezeichnet man Tumoren von unter 10 mm Durchmesser.

Transkranielle Operation

Wenn aufgrund der Ausdehnung des Tumors Kontraindikationen zu einer transsphenoidalen Operation bestehen, d. h., wenn große Hypophysenadenome asymmetrisch in den intrakraniellen Raum hinein oder primär extrasellär entwickelt sind, müssen sie auf transkraniell-intraduralem Weg operiert werden. Das betrifft Geschwülste, die zwar aus der Sella herauswachsen, aber vornehmlich subfrontal, retrosellär, parasellär oder in den 3. Ventrikel hinein entwickelt sind. Insbesondere ist auch eine relativ enge Sellaeingangsebene oder sogar eine normal große Sella turcica bei Vorliegen eines großen suprasellären Tumors eine Kontraindikation für eine transsphenoidale Operation.

Die transkranielle Operation ist auch bei allen übrigen Geschwülsten im Sellabereich indiziert, die über den transsphenoidalen Zugang nicht erreicht werden können. Am häufigsten verwendet wird ein **pterionaler Zugang** über eine kleine, basal angelegte, frontotemporale Trepanation.

Transkranielle Operation

Man verwendet üblicherweise einen bogenförmigen Hautschnitt an der Stirn-Haar-Grenze und geht über die nichtdominante Seite vor. Der Keilbeinsporn wird abgefräst, um die Hirntraktion möglichst gering zu halten. Platz wird auch durch das Absaugen von Liquor aus den basalen Zisternen geschaffen.

Frontal- und Temporallappen können dann mit flexiblen selbsthaltenden Spateln zurückgehalten werden, ohne dass wesentlicher Druck auf das Gehirn ausgeübt wird. Damit wird unter dem Operationsmikroskop ein guter Einblick auf den suprasellären Tumor und die angrenzenden anatomischen Strukturen gewährleistet. Man kann entweder zwischen beiden Nn. optici oder zwischen dem ipsilateralen N. opticus und der A. carotis vorgehen. Nach Inzision der „Tumorkapsel" und zunächst intrakapsulärer Tumorverkleinerung mit Fasszange und Kürette wird die Geschwulst anschließend mit ihrer Kapsel von den angrenzenden anatomischen Strukturen freipräpariert und entfernt. Die basale Arachnoidea wird dabei möglichst wenig koaguliert, sondern abgeschoben. Wesentlich ist nämlich die Erhaltung der kleinen, vom Circulus arteriosus Willisii zum Hypothalamus und Chiasma ziehenden Gefäßchen.

Bei einer Tumorlokalisation im 3. Ventrikel kann durch die Eröffnung der Lamina terminalis Tumorgewebe auch aus dem 3. Ventrikel entfernt werden. Wesentlich ist bei dieser Operation auch die Identifizierung und bewusste Erhaltung des fast immer nach laterodorsal verlagerten Hypophysenstiels.

Andere Operationsverfahren

Wenn große, weit nach suprasellär ausgedehnte Hypophysentumoren über eine Kompression der Foramina Monroi zu Liquorabflussstörungen aus den Seitenventrikeln führen, kommt es zu einem **Verschlusshydrozephalus**. Dieser führt akut oder verzögert zu einer Hirndrucksymptomatik, die die Implantation eines liquorableitenden Ventilsystems notwendig macht. Hierbei kommt eine ventrikuloatriale oder ventrikuloperitoneale Ableitung in Frage, wobei verschiedene Ventilsysteme zur Auswahl stehen. Wesentlich ist bei einem Verschlusshydrozephalus, dass bilateral aus beiden Seitenventrikeln gleichmäßig Liquor abgeleitet wird.

Komplikationen

Die möglichen Komplikationen der transsphenoidalen Operation sind in der folgenden Übersicht zusammengestellt.

Komplikationen der transsphenoidalen Operation

- Infektionen
  - Meningitis
  - Intrakranieller Abszess
  - Sinusitis
- Nasale Liquorfistel
- Hypothalamische Störungen
  - Direkte Läsion des Hypothalamus
  - Sekundär durch Ischämie oder Hämatom
- Verschlechterung der Hypophysenfunktion
  - Diabetes insipidus
  - Hypophysenvorderlappeninsuffizienz
- Sehverschlechterung
  - Durch Läsion des Sehnerven oder des Chiasma opticum
  - Sekundär durch Ischämie oder Hämatom
  - Doppelbilder
- Vaskuläre Komplikationen
  - Aneurysmaruptur
  - Verletzung der A. carotis
  - Karotis-Sinus-cavernosus-Fistel
  - Vasospasmus
- Hämatome
  - Komplikationen von seiten des nasalen Zugangs
  - Septumperforation
  - Sattelnasendeformität
  - Mukozele der Keilbeinhöhle
  - Hypästhesie im Bereich der Schneidezähne
  - Orbitabodenfraktur
  - Nasenbluten
- Verschiedenes
  - Hydrozephalus
  - Pneumozephalus

- Hemiparese
- Anosmie
- Veränderung des mentalen Status

Die meisten dieser Störungen sind durch eine adäquate operative Technik vermeidbar. Eine genaue präoperative Untersuchung des Patienten, die auch die Gefäßsituation darstellt, ein vorsichtiger Umgang mit dem Tumorgewebe, der die Integrität der normalen anatomischen Strukturen bewahrt, und eine subtile Blutstillung sind Voraussetzungen, um die angeführten möglichen Störungen zu vermeiden. Wenn diese Voraussetzungen gegeben sind, ist die transsphenoidale Operation wohl der sicherste und komplikationsärmste intrakranielle neurochirurgische Eingriff. Ernsthafte Komplikationen wie Rhinoliquorrhö, Meningitis oder eine bleibende substitutionsbedürftige Verschlechterung hypophysärer Partialfunktionen treten in großen Serien geübter Operateure in weniger als 1 % der Fälle auf. Auch die Mortalität des Eingriffs liegt deutlich unter 1 %. Mit Ausnahme der Komplikationen von Seiten des nasalen Zugangs hat die obige Übersicht auch Gültigkeit für die transkranielle Operation. Hier kommen allerdings die Komplikationsmöglichkeiten einer Trepanation hinzu, wie Knochendeckelinfektion, epidurales Hämatom und Liquorkissen. Die vaskulären Strukturen und die Sehbahn sind durch die Notwendigkeit der direkten Manipulation in etwas höherem Maße der Gefahr einer mechanischen Läsion ausgesetzt.

1.8.2 Radiotherapie

Konventionelle externe Megavolttherapie Die konventionelle fraktionelle Radiotherapie ist die bei Hypophysentumoren am häufigsten angewandte Form der Bestrahlungsbehandlung. Sie kann primär oder postoperativ angewendet werden, wenn nach einer Operation noch Tumorreste radiologisch nachgewiesen sind oder Hinweise für eine persistierende Übersekretion hypophysärer Hormone vorliegen. Als Strahlenquellen werden überwiegend schnelle Elektronen im Megavoltbereich (6–20 MeV) aus einem Linearbeschleuniger oder Kobalt-60 verwendet. Es wird am Therapiesimulator eine Mehrfeldtechnik ausgewählt, die auch asymmetrisch konfigurierte Tumoren vollständig in das Zielvolumen einbezieht. Man verwendet üblicherweise eine Gesamtherddosis von 45–55 Gy, die über 4–5 Wochen fraktioniert in Einzeldosen von jeweils 1,8–2,0 Gy appliziert wird. Dabei wird besonders auf die Strahlensensibilität der Sehbahn Rücksicht genommen, die höhere Dosen und eine weniger schonende Fraktionierung schlecht verträgt. Die Sehnerven, das Chiasma opticum und Anteile der normalen Hypophyse sind ja immer im Strahlenfeld eingeschlossen. Unter dieser Therapie ist langfristig eine Verschlechterung hypophysärer Partialfunktionen zu erwarten, da die Feldgrößen relativ großzügig gewählt werden müssen und so der Hypothalamus praktisch immer in das Strahlenfeld miteinbezogen wird. Eine nennenswerte Belastung des Gesamtorganismus tritt bei dieser Art der Strahlentherapie aber nicht ein, sodass sie fast immer ambulant durchgeführt werden kann.

Fokussierte Radiotherapie In jüngerer Zeit bietet sich als Alternative zur externen Megavolttherapie eine fokussierte Radiotherapie als stereotaktisch gesteuerte Konvergenzbestrahlung an, wobei das sog. Gamma-Knife, das eine Kobaltstrahlenquelle benützt, und das LINAC-System, das einen Linearbeschleuniger als Strahlenquelle verwendet, konkurrierende, aber im Hinblick auf die Effektivität der Therapie als gleichwertig einzustufende Verfahren sind. Diese Bestrahlung wird üblicherweise als Einzeitbestrahlung bei entsprechender computergesteuerter Therapieplanung bei einer starren Fixierung des Kopfes verwendet und als „radiosurgery“ bezeichnet. Es werden dabei in einer Sitzung Dosen von 12–15 Gy appliziert. Das Zielvolumen ist in seiner Größe aber beschränkt, was die Anwendung des Verfahrens relativiert. Durch diese Technologie lässt sich eine sehr genaue Begrenzung des bestrahlten Zielvolumens durch den steilen Strahlendosisabfall erreichen, sodass insbesondere kleine Hypophysenadenome oder kleine Resttumoren nach einer vorangegangenen Operation sehr effektiv behandelt werden können.

Implantation von Radioisotopen Die Implantation von Radioisotopen in einen Tumor spielt heute, insbesondere als Primärtherapie, keine so große Rolle mehr wie in früheren Zeiten. Vor allem die Einführung von Yttrium-Seeds unter Röntgenkontrolle hatte eine nicht unerhebliche Verbreitung bei soliden Tumoren gefunden. Nicht unerwähnt bleiben soll auch die Verwendung von Kolloiden zur intrakavitären Radiotherapie von zystischen Geschwülsten, wie z. B. von Kraniopharyngeomen. Das Radioisotop wird dabei über eine stereotaktische Punktion des zystischen Tumoranteils nach Aspiration des Zysteninhalts eingebracht.

1.8.3 Therapie von Akromegalie und Gigantismus

Operative Therapie

Die operative Behandlung ist die allgemein akzeptierte primäre Therapie Wachstumshormon-produzierender Hypophysenadenome. Sie ist meist auf transsphenoidalem Wege möglich. Die Operationsindikation ist durch die erhebliche Morbidität und Einschränkung der Lebenserwartung durch die Wachstumshormonübersekretion gegeben. Bei den üblicherweise bei diesem Krankheitsbild vorliegenden großen Nasenlöchern wird überwiegend pernasal-paraseptal vorgegangen und eine radikale, aber selektive Adenomektomie angestrebt. Die Normalisierungsquote der Wachstumshormonsekretion wird heute nach den Kriterien der Acromegaly Consensus Conference beurteilt. Man strebt eine Suppression von Wachstumshormon unter 1 μg/ml während eines oralen Glukosetoleranztests sowie eine Normalisierung von IGF-I an. Operateure mit besonderer Expertise erreichen bei Mikroadenomen in zwischen 80 und 90 % der Fälle eine Normalisierung der Wachstumshormonsekretion. Die Normalisierungsquote der Wachstumshormonsekretion ist insbesondere von der Tumorgröße, der Höhe der präoperativen basalen Wachstumshormonspiegel und einer möglichen invasiven Wachstumstendenz des Tumors in die angrenzenden Strukturen, den Sinus cavernosus oder die Keilbeinhöhle, abhängig.

Für eine Verlaufsbeobachtung ist die wiederholte Prüfung der Wachstumshormonsekretion der sensitivste Parameter. Wenn es durch die Operation allein nicht zu einer Normalisierung der Wachstumshormonsekretion kommt, sollte man insbesondere bei kleinen intrasellären Tumoren einen erneuten operativen Eingriff in Betracht ziehen. Man geht heute davon aus, dass der wiederholte Nachweis von basalen Wachstumshormonspiegeln über 2,5 ng/ml die Notwendigkeit einer weiteren Therapie nach sich zieht, bis es zur dauernden Normalisierung der Wachstumshormonsekretion gekommen ist.

Megavoltradiotherapie

Die externe Megavoltradiotherapie ist zweifelsohne ein effektives Behandlungsverfahren, führt aber nicht wie die Operation akut, d. h. innerhalb von Stunden, sondern verzögert über Jahre hinweg zu einem langsam progredienten Abfall der Wachstumshormonübersekretion. Die Radiotherapie kommt auch als primäre Therapiemaßnahme in Betracht, wenn Kontraindikationen für einen operativen Eingriff bestehen.

Medikamentöse Therapie

Als Alternative bietet sich hier die funktionelle Inhibition der Wachstumshormonsekretion durch **Somatostatinanaloga** an, die wegen der kurzen Halbwertszeit mehrmals täglich subkutan injiziert werden müssen. Retardpräparate (Sandostatin LAR, Somatuline Autogel) setzen nach einmaliger Injektion über 2–4 Wochen das Somatostatinanalogon frei, sodass ein kontinuierlicher effektiver Wirkspiegel in den Körperflüssigkeiten aufrechterhalten wird.

Als Nebenwirkungen dieser Therapie sind vorübergehende Durchfälle zu erwarten. Langfristig kommt es in vielen Fällen zur Bildung von Gallensteinen. Eine Störung der Glukosetoleranz kann bei einzelnen Patienten die Therapie unmöglich machen. Die Therapie ist funktionell wirksam und in der Regel nicht tumorizid, d. h. dass es nach dem Absetzen des Somatostatinanalogons auch nach längerer Zeit der Behandlung schon bald wieder zu einer pathologischen Wachstumshormonsekretion kommt. Eine Normalisierung der Wachstumshormonsekretion durch alleinige medikamentöse Maßnahmen erreicht man bei 50–70 % der Patienten. Begleitend zur suppressiven Wirkung auf die Wachstumshormonübersekretion kommt es in vielen Fällen auch zu einer Reduktion des Tumorvolumens, die aber meist nur geringfügig ausgeprägt ist. Neue Somatostatinanaloga (z. B. SOM230/Pasireotide) haben über die Aktivierung weiterer Subformen des Somatostatinrezeptors eine größere Effektivität, lösen aber häufig eine diabetogene Stoffwechsellage aus. Auch andere Nebenwirkungen der Somatostatinanaloga werden nicht selten beobachtet. Ein anderer Ansatz zur medikamentösen Kontrolle der Wachstumshormonsekretion ist die Gabe eines biochemisch **veränderten Wachstumshormons**, das an den GH-Rezeptor bindet, aber nicht biologisch aktiv ist. Durch die subkutane Gabe dieses Präparats, dessen Halbwertszeit durch eine Pegylierung verlängert wurde, wird erreicht, dass die endogen erhöhten GH-Konzentrationen nicht zur Bildung von IGF-I führen und damit IGF-I fast immer normalisiert wird. Durch dieses therapeutische Prinzip lassen sich alle Symptome der Akromegalie verbessern oder normalisieren. Allerdings wirkt diese Therapie nicht gegen den Hypophysentumor selbst, wobei gegenwärtig noch unklar ist, ob unter dieser Behandlung eine Größenzunahme des Hypophysenadenoms induziert werden kann. Die Therapie ist bei postoperativer Persistenz einer Akromegalie, insbesondere auch bei unzureichender Wirkung von Somatostatinanalogen indiziert. Ein engmaschiges Monitoring der Tumorgröße mit wiederholten Kernspintomographien ist deshalb anzuraten. Die Dosierung der s.c. zu applizierenden Substanz (Pegvisomant) erfolgt einschleichend. Insbesondere muss im Verlauf die Leberfunktion geprüft werden, da in Einzelfällen Leberenzymerhöhungen beobachtet werden.

Eine nennenswerte, mit der Wirkung von Dopaminagonisten bei Prolaktinomen vergleichbare Tumorschrumpfung ist im Krankengut der neurochirurgischen Klinik der Universität Erlangen-Nürnberg nur bei 2 von 73 Patienten beobachtet worden, die 2–6 Monate vor einer Operation mit Somatostatinanaloga behandelt wurden. Von Neurochirurgen wird diskutiert, dass die Somatostatintherapie, wenn sie mindestens 2 Monate vor einer Operation eines Hypophysenadenoms bei Akromegalie durchgeführt wird, die Konsistenz des Tumors günstig beeinflussen kann. Vom subjektiven Eindruck her wird das Adenom als weißlicher und weicher beschrieben, sodass es besser vom normalen Hypophysenvorderlappen differenziert und schonender entfernt werden kann. Histologische

Untersuchungen resezierten Tumorgewebes haben jedoch keine nennenswerten strukturellen Unterschiede bei vorbehandelten und unbehandelten akromegalen Patienten dokumentieren können.

Verlaufskontrolle Um das Ansprechen auf die medikamentöse Therapie zu überprüfen, werden die Sekretionsdynamik von GH im oralen Glukosetoleranztest bzw. die IGF-I-Werte zu Beginn 2-wöchentlich überprüft. Bei Erreichen der Höchstdosis oder Normalisierung der IGF-I-Werte erfolgen weitere Kontrollen in 3- bis 6-monatigen Abständen.

Eine Kontrolle des Kernspintomogramms wird erstmals 3–6 Monate nach Aufnahme der Therapie durchgeführt, um zu beurteilen, ob es zu einer Tumorverkleinerung gekommen ist. Weitere Kontrollen erfolgen dann in Abhängigkeit von Tumorgröße und Operation in 6- bis 12-monatigen Abständen. Ebenso müssen die Hypophysenfunktionen regelmäßig getestet und augenärztliche Untersuchungen durchgeführt werden.

1.8.4 Therapie von Prolaktinomen

Medikamentöse Therapie

Hier stehen, im Gegensatz zu den anderen hormonaktiven und den hormoninaktiven Hypophysenadenomen, mit den mittlerweile zahlreichen dopaminagonistisch wirkenden Substanzen Medikamente zur Verfügung, die sowohl funktionell die Prolaktinsekretion der Tumorzellen hemmen als auch die Tumorgröße bei Mikro- und Makroprolaktinomen reduzieren können.

> **Die Primärtherapie von Prolaktinomen ist meist eine medikamentöse Behandlung.**

Bei Mikroprolaktinomen entsteht die Frage nach einer entsprechenden Therapie meist mit dem Problem eines unerfüllten Kinderwunsches bei jungen Frauen. In der Mehrzahl der Fälle kann das Therapieziel der Schwangerschaft bzw. das Wiedereinsetzen von regelmäßigen Periodenblutungen und das Sistieren einer Galaktorrhö durch die medikamentöse Therapie erreicht werden.

Bromocriptin ist das am längsten in der klinischen Praxis verwendete Präparat, mit dem es auch die umfangreichsten Erfahrungen gibt. Auch eine jahrelange Therapie mit Bromocriptin führt nicht zu Keimschädigungen einer späteren Schwangerschaft. Die Dosis der Dopaminagonisten ist so weit zu steigern, bis eine stabile Normoprolaktinämie erreicht wird. Dabei hat sich eine einschleichende Dosissteigerung bewährt. Wegen der kurzen Halbwertszeit müssen Präparate der 1. Generation, wie Bromocriptin (Pravidel, Kirim) und Dopergin, mindestens 2-mal/Tag gegeben werden. Diese Präparate haben über eine Aktivierung von Dopaminrezeptoren in anderen Körperarealen zahlreiche Nebenwirkungen, die oft die Erreichung des Therapieziels behindern. Sie führen zu orthostatischen Dysregulationen und gastrointestinalen Störungen, wie Übelkeit, Brechreiz oder Mattigkeit. Oft haben Patienten auch das Gefühl, dass periphere Durchblutungsstörungen auftreten und die Finger kalt werden. Es kommt zu Schleimhautschwellungen, die das Gefühl einer verstopften Nase vermitteln. Diese Nebenwirkungen sind deutlich vermindert, wenn die Behandlung einschleichend begonnen wird, da eine Adaptation an die Präparate möglich ist. Die erste Dosis, meist eine halbe Tablette, wird abends nach dem Essen eingenommen. Die Dosis wird dann bei guter Verträglichkeit nach einigen Tagen um eine weitere halbe Tablette morgens gesteigert. Weitere Dosissteigerungen richten sich nach den Effekten, wobei bei einer Halbwertszeit von ca. 8 h mindestens 2 Dosen/Tag appliziert werden müssen, bis eine Normoprolaktinämie oder die Höchstdosis des gewählten Präparates erreicht ist. Ist eine ausreichende Dosissteigerung wegen o. g. Unverträglichkeiten nicht möglich oder lässt sich mit der Höchstdosis keine Normoprolaktinämie erreichen, sollte eine Umstellung auf ein anderes Medikament erfolgen.

Neuere Präparate, wie **Cabergolin** (Dostinex) und **Quinagolid** (Norprolac) wirken selektiver auf die D_2-Rezeptoren und lösen daher weniger subjektive Nebenwirkungen aus. Cabergolin hat eine längere Halbwertszeit und muss nur einmal wöchentlich appliziert werden, was oft auch als Vorteil empfunden wird und zu einer besseren Compliance bei den Patienten führt. Die kürzlich beschriebenen Nebenwirkungen im Sinne von Herzklappenveränderungen finden sich nur bei höheren Dosierungen. Trotzdem sollte eine kardiologische Überprüfung mittels Echokardiografie erwogen werden. Eine Übersicht über die zur Verfügung stehenden Dopaminagonisten und deren Dosierungen gibt ◘ Tab. 1.6. Bei etwa 85 % der Tumoren kommt es unter einer solchen Therapie zu einer Tumorschrumpfung. Auch wenn eine Kompression benachbarter anatomischer Strukturen, wie der Sehbahn, mit einem Chiasma-Syndrom vorliegt, kann prinzipiell mit Medikamenten behandelt werden. Kommt es unter der Institution einer medikamentösen Therapie zu einer guten Rückbildung der klinischen Symptomatik und zu einer Restitution des Sehvermögens sowie zu einer im MRT nachgewiesenen Tumorschrumpfung, ist eine Langzeitbehandlung mit Medikamenten die Therapie der Wahl. Allerdings ist bei überwiegend zystischen Tumoren eine nennenswerte Größenreduktion nicht zu erwarten.

Operative Therapie

Eine Operationsindikation ergibt sich dann, wenn Intoleranz oder die fehlende Wirksamkeit einer medikamentö-

■ **Tab. 1.6** Dopaminagonisten in der Therapie der Hyperprolaktinämie

Präparat	Handelsname	Übliche Dosierung (mg)	Applikation
Bromocriptin	Pravidel	2,5–30	Oral/täglich
	Kirim	2,5–30	Oral/täglich
Cabergolin	Dostinex	0,5	Oral/1/2–1 Tbl./Woche
Lisurid	Dopergin	0,2	Oral/täglich
Quinagolid	Norprolac	50 µg	Oral/täglich

sen, dopaminagonistischen Therapie nicht zu einer ausreichenden Senkung des basalen Serumprolaktinspiegels bzw. zu einer ausreichenden Größenreduktion des Prozesses führt. Die Dopaminagonisten-Resistenz eines Prolaktinoms ist meist relativ und von der Dosis des Medikamentes abhängig. Wenn dieses die Lebensqualität erheblich beeinträchtigt, ist sicherlich eine operative Therapie zu erwägen. Während nach selektiver Adenomektomie eines Mikroprolaktinoms in etwa 75–90 % der Fälle eine Normoprolaktinämie erreicht wird, ist bei größeren Makroprolaktinomen, insbesondere wenn sie auch extraselläre Ausdehnung haben, nur in Einzelfällen eine Normalisierung des basalen Serumprolaktinspiegels durch eine Operation zu erwarten. Es ist also hierbei auf jeden Fall die Kombination einer Operation und einer langfristigen dopaminagonistischen Therapie notwendig, um das Therapieziel einer stabilen Normoprolaktinämie zu erreichen. Allerdings reichen hierzu oft geringe Dosen von Dopaminagonisten aus, die dann natürlich auch besser toleriert werden.

Eine weitere Operationsindikation ergibt sich beim Schwangerschaftswunsch einer Patientin mit einem größeren Makroprolaktinom. Um Komplikationen während der Schwangerschaft zu vermeiden, ist hier eine operative Reduktion des Tumorvolumens vor Einleitung der Schwangerschaft durch die dopaminagonistische Therapie sinnvoll. Manche Patientin wird sich für die Operation entscheiden, weil sie der Notwendigkeit einer dauernden medikamentösen Therapie entrinnen will.

Strahlentherapie

Die Indikation zu einer Radiotherapie eines Prolaktinoms wird wegen der beiden ergänzenden Therapieoptionen von Operation und medikamentöser Behandlung eher reserviert gestellt werden. Eine Radiotherapie ist dann indiziert, wenn es trotz Operation und der besten noch tolerierten medikamentösen Therapie nicht zum gewünschten Therapieerfolg kommt, d. h. zu einer Kontrolle des Tumorwachstums und einer Korrektur der hormonellen Übersekretion. Insbesondere wenn es unter Ausschöpfung dieser Therapiemaßnahmen zu einer Progredienz des Tumorwachstums oder zu ansteigenden Prolaktinspiegeln kommt, wird man auch bei Prolaktinomen nicht um eine Radiotherapie umhinkommen. Das ist üblicherweise aber nur bei ausgedehnten und in die Schädelbasis bzw. den Sinus cavernosus hineinwachsenden großen Makroprolaktinomen der Fall.

1.8.5 Therapie des Morbus Cushing

Operative Therapie

Die Schwierigkeit bei der Therapie des Morbus Cushing besteht in der geringen Größenausdehnung der für die Erkrankung ursächlichen hypophysären Mikroadenome. Man muss davon ausgehen, dass etwa 50 % dieser Geschwülste sich radiologisch im Dünnschicht-CT oder im Kernspintomogramm auch bei Verwendung differenzierter Aufnahmetechniken nicht direkt darstellen lassen. Die Operationsindikation basiert also vollständig auf den Befunden der endokrinologischen Funktionsdiagnostik. Wenn man aufgrund dieser aufwendigen Diagnostik ein ACTH-abhängiges Cushing-Syndrom vermutet, also eine hypophysäre Störung als Quelle des ACTH-Exzesses annimmt, ist die Methode der Wahl heute die **transsphenoidale Sellaexploration**. Findet man nach Eröffnung des Sellabodens und Inzision der basalen Dura nicht gleich ein Mikroadenom, wird der Hypophysenkörper sorgfältig sektioniert und auf farbliche Unterschiede und Unterschiede in der Konsistenz seiner Zusammensetzung untersucht.

Diese Operationen sind technisch besonders schwierig, da der Sinus cavernosus bei den normalen anatomischen Größenverhältnissen in der Sella turcica relativ eng steht und zahlreiche venöse Querverbindungen zu Blutungen führen, die die Übersicht über den Situs außerordentlich erschweren können. So ist in vielen Fällen auch kein histologischer Diagnosebeweis möglich, da kaum repräsentatives Tumormaterial für die histologische Untersuchung zur Verfügung steht. In größeren Serien wird in über 90 % der Fälle eines endokrinologisch dokumentierten ACTH-abhängigen Cushing-Syndroms ein Mikroadenom in der Hypophyse gefunden. In 60–90 % der Fälle ist diese Operation von einer kompletten klinischen und endokrinologischen Remission des Cushing-Syndroms gefolgt. Es kommt, da die Quelle des ACTH-Exzesses beseitigt wird, dann in fast allen Fällen zu einem Sekretionsdefizit für ACTH und Kortisol, sodass vorübergehend eine Substitutionstherapie mit Kortikosteroiden erforderlich ist.

Der Operationserfolg kann schon bald durch Messung des basalen Serumkortisolspiegels oder von Kortisol im Speichel abgeschätzt werden, wenn nicht substituiert wird. In Fällen mit negativer Sellaexploration bietet sich, wenn zuvor eine seitengetrennte simultane venöse Katheterisierung und Blutabnahme aus dem Sinus petrosus inferior durchgeführt wurde und dabei ein erheblicher ACTH-Gradient aufgefallen ist, eine **Hemihypophysektomie** an, wodurch die Rate der zur klinischen und endokrinologischen Remission führenden Operationen gesteigert werden kann. Wenn das Infundibulum geschont wird und keine vaskulären Läsionen gesetzt werden, ist auch die Hemihypophysektomie nur selten von Störungen hypophysärer Partialfunktionen begleitet. Auch nach erfolgreich verlaufenden Resektionen hypophysärer Mikroadenome bei Morbus Cushing kann es zu Rezidiven kommen, wobei die Rezidivhäufigkeit kumulativ mit dem Beobachtungszeitraum zunimmt. Bei echten Rezidiven kommt eine nochmalige transsphenoidale Operation in Betracht, wobei deren Erfolgsquote jedoch weniger günstig ist als bei primären Eingriffen.

Die **bilaterale Adrenalektomie** ist heute nicht mehr Therapiemethode der 1. Wahl bei Morbus Cushing, weil sie immer zu einem kompletten Ausfall der Hypothalamus-Hypophysen-Nebennierenachse führt und eine dauernde Substitutionsbedürftigkeit mit Mineralokortikoiden und Glukokortikoiden nach sich zieht, ist aber weiterhin die Therapiemethode der Wahl bei der Persistenz des Kortisolexzesses nach einer transsphenoidalen Sellaexploration bzw. einer erfolglosen Mikroadenomektomie. Im Übrigen darf hierzu auch auf ▶ Kap. 4.4.6 verwiesen werden.

Strahlentherapie

Eine Radiotherapie ist bei persistierendem Hyperkortisolismus nach operativem Vorgehen oder bei Kontraindikationen gegen eine Operation indiziert. Der Effekt einer Strahlentherapie tritt allerdings erst nach frühestens 2 Jahren auf und hat die oben diskutierten Risiken: eine nachfolgende partielle oder totale Insuffizienz anderer hypophysärer Achsen, Schädigung des Sehnerven, Gefäßschäden mit zerebraler Ischämie, Krampfanfälle und die Induktion von sekundären Hirntumoren.

Medikamentöse Therapie

Eine auf Dauer befriedigend wirksame medikamentöse Therapie existiert bei diesem Krankheitsbild nicht. Die kürzlich propagierte Therapie mit **Glitazonen** (Aktivatoren des nukleären Peroxisome-Proliferator-aktivierten Rezeptors Gamma) die einzige Form der Therapie, die hypothalamisch-hypophysär angreift. Sie erscheint wegen der guten Verträglichkeit sehr interessant, bleibt aber bis zum gesicherten Nachweis der Effektivität experimentell. Deshalb ist die primäre Therapie der Wahl die Operation.

Persistiert jedoch postoperativ der Hyperkortisolimus, kann die Steroidbiosynthese mit Imidazolderivaten gehemmt werden. Gut bewährt hat sich **Ketoconazol** (Nizoral), das oral in Dosen von 0,6–1 g/Tag gegeben werden kann. Auch Metirapon als Steroidsynthesehemmer hat gut Wirksamkeit und ein eher überlegenes Nebenwirkungsprofil. Allerdings schränkt die limitierte Verfügbarkeit in Deutschland die Anwendung ein.

Eine weitere Möglichkeit bei Versagen der operativen Therapie bietet sich mit dem adrenal-toxisch wirksamen **o,p'-DDD** (Mitotane), einem Derivat des Insektizides DDT. Beim hypophysären Cushing-Syndrom scheint eine niedrige Dosierung mit einer Initialdosierung von 3,0 g/Tag und einer nachfolgenden Erhaltungsdosis von 0,5 g/Woche ausreichend zu sein. Wesentliche Nebenwirkungen scheinen unter einer solchen Therapie nicht aufzutreten; initial kann es zu gastrointestinalen Nebenwirkungen mit Übelkeit, Erbrechen und Durchfällen kommen. Laborchemisch findet man einen dosisabhängigen Anstieg der γ-GT ohne klinisches Korrelat.

Zentral wirksame Medikamente wie Cyproheptadin und Bromocriptin oder Enzymhemmer wie Aminoglutethimid und Etomidat haben sich in der Pharmakotherapie nicht durchsetzen können.

Während der medikamentösen Therapie ist eine regelmäßige Kontrolle der Kortisolsekretion, z. B. über die Messung der Kortisolausscheidung im 24-h-Urin, notwendig.

1.8.6 Therapie des Nelson-Syndroms

Die in der Definition des Krankheitsbildes enthaltene Befundprogredienz stellt schon die Operationsindikation dar. Die **Operation** ist auch hier die Therapie der Wahl. Allerdings kann die Entfernung eines derartigen ACTH-sezernierenden Adenoms zwar dessen raumfordernde Wirkung beseitigen, nicht aber den Präadrenalektomie-Status herstellen. Somit bleiben die ACTH-Plasmaspiegel wohl in fast allen diesen Fällen auch nach einer gelungenen Operation weiterhin erhöht. Da in vielen Fällen ein invasives Tumorwachstum vorliegt, sollte frühzeitig eine postoperative **Radiotherapie** erwogen werden, die dann langfristig die exzessive ACTH-Sekretion kontrollieren hilft.

1.8.7 Therapie der inappropriaten Sekretion von TSH

Die Therapie der Wahl stellt auch hier die **operative Exstirpation** des Tumors dar, wobei primäres Ziel das Erreichen der Euthyreose ist. Präoperativ scheint ein **medika-**

mentöser Therapieversuch mit Octreotid (Sandostatin) gerechtfertigt, das in ca. 80 % der Fälle die TSH-Sekretion supprimiert und auch bei einigen Patienten zur Tumorverkleinerung führt. Sollte nach Operation und ggf. Radiotherapie eine hyperthyreote Stoffwechsellage persistieren, ist eine **thyreostatische Therapie**, eine Schilddrüsenoperation oder eine Radiojodtherapie notwendig. Auch diese Tumoren sind biologisch oft recht aggressiv, weil als erste Maßnahme in fast allen Fällen die Therapie gegen die Schilddrüse gerichtet ist und durch die Störung des Regelkreises ein invasiv wachsender und schwierig therapeutisch in den Griff zu bekommender Tumor resultiert.

1.8.8 Therapie der hormoninaktiven Hypophysenadenome

Bei hormoninaktiven Makroadenomen der Hypophyse darf die Indikation zur **Operation** als gegeben angenommen werden, wenn der Allgemeinzustand des Patienten diese erlaubt. Insbesondere sind Kompressionserscheinungen der Sehbahn bzw. der Nachweis einer Hypophysenvorderlappeninsuffizienz oder die durch radiologische Verlaufsuntersuchungen nachgewiesene progrediente Größenentwicklung eines Tumors als Operationsindikation aufzufassen. Da eine medikamentöse antiproliferative Therapie überhaupt nicht existiert, ist eine Totalentfernung des Tumors in jedem Fall anzustreben. Unter Umständen ist ein kombiniertes transsphenoidales und transkranielles chirurgisches Vorgehen innerhalb eines kurzen Intervalles nötig. Bei invasivem Tumorwachstum oder inkompletter Tumorentfernung scheint eine postoperative Radiotherapie die Rate symptomatischer Rezidive zu verringern. Hormonelle Defizite müssen natürlich prä- und postoperativ entsprechend substituiert werden.

1.8.9 Therapie der Kraniopharyngeome

Rein intrasellär entwickelte Kraniopharyngeome, also subdiaphragmal entwickelte Geschwülste, können wie Hypophysenadenome auf transsphenoidalem Wege operiert werden. Hierbei kommt es aber üblicherweise zu einem Einreißen des Diaphragma sellae und zu intraoperativem Liquorfluss, der eine postoperative lumbale Liquordrainage für einige Tage erfordert. Die üblicherweise schon ausgeprägt vorhandene Hypophysenvorderlappeninsuffizienz und ein oft vorliegender Diabetes insipidus bessern sich auch durch eine operative Dekompression bzw. Totalentfernung des Tumors nicht, wenngleich eine Erhaltung von normalem Hypophysengewebe und des Hypophysenstiels hilft, zusätzliche substitutionsbedürftige Defekte der Hypophysenfunktion zu vermeiden.

1.9 Nachsorge

Hypophysentumoren wachsen langsam. Daraus ergibt sich, dass kleine Tumoren oder auch eine Persistenz eines Tumors nach Operation mit der gegenwärtigen Auflösung bildgebender Verfahren lange Zeit nicht erkannt werden müssen. Da auch echte Spätrezidive nach Jahren beschrieben worden sind, ist eine **Langzeitkontrolle** aller Patienten auch nach anscheinend radikaler Entfernung von Hypophysentumoren mittels bildgebender Verfahren erforderlich. Die endokrinologische Nachsorge sucht bei endokrin aktiven Tumoren durch die Messung des entsprechenden Hormons als Tumormarker ein Rezidiv früh zu erfassen. Zum anderen hat sie die Überprüfung und ggf. Anpassung einer möglicherweise notwendigen Substitutionstherapie zum Ziel.

Wenn nach längerer (mehrjähriger) kontinuierlicher medikamentöser Therapie in der Kernspintomographie kein Tumor mehr nachweisbar ist und unter der niedrigsten Dosierung eines Dopaminagonisten eine Normoprolaktinämie besteht, kann ein Auslassversuch durchgeführt werden. Dieser ist allerdings in mehr als 50 % der Fälle nicht erfolgreich. Nach Absetzen der Therapie müssen die Prolaktinwerte innerhalb der ersten 2 Wochen und nach weiteren 4 Wochen kontrolliert werden, um Frührezidive zu erfassen. Später können die Kontrollabstände verlängert werden. Auch eine MRT-Kontrolle muss kurz nach Absetzen der Therapie veranlasst werden.

Literatur

Bassett JH, Forbes SA, Pannett AA et al. (1998) Characterization of mutations in patients with multiple endocrine neoplasia type 1. Am J Hum Genet 62:232–244

Beck-Peccoz P, Brucker-Davis F, Persani L, Smallridge RC, Weintraub BD (1996) Thyrotropin-secreting pituitary tumors. Endocr Rev 17:610–638

Bertram R, Helena CV, Gonzalez-Iglesias AE, Tabak J, Freeman ME (2010) A tale of two rhythms: the emerging roles of oxytocin in rhythmic prolactin release. J Neuroendocrinol 22(7):778–84

Bertagna X, Guignat L, Groussin L, Bertherat J (2009) Cushing's disease. Best Pract Res Clin Endocrinol Metab 23(5):607–23

Bhasin S, Cunningham GR, Hayes FJ, Matsumoto AM, Snyder PJ, Swerdloff RS, Montori VM (2006) Testosterone therapy in adult men with androgen deficiency syndromes: an endocrine society clinical practice guideline. J Clin Endocrinol Metab 91:1995–2010

Brabant G, von zur Muhlen A, Wuster C, Ranke MB, Kratzsch J, Kiess W, Ketelslegers JM, Wilhelmsen L, Hulthen L, Saller B, Mattsson A, Wilde J, Schemer R, Kann P, German KIMS Board (2003) Serum insulin-like growth factor I reference values for an automated chemiluminescence immunoassay system: results from a multicenter study. Horm Res 60:53–60

Buchfelder M,. Schlaffer S (2009) Surgical treatment of pituitary tumours. Best Pract Res Endocrinol Metab 23: 677-692

Buchfelder M, Schlaffer S, Droste M, Mann K, Saller B, Brübach K, Stalla GK, Strasburger CJ; German Pegvisomant Observational Study

(2009) The German ACROSTUDY: past and present. Eur J Endocrinol 161 Suppl 1:S3-S10

Buchfelder M, Fahlbusch R (1992) Risiken und Komplikationen bei Operationen von Sellaprozessen. Nervenheilkunde 11:105–111

Buchfelder M, Fahlbusch R (2002) The "classic" transsphenoidal approach for resection of pituitary tumors. Oper Tech Neurosurg 5:210–217

Debono M, Newell-Price J. (2010) New formulations and approaches in the medical treatment of acromegaly. Curr Opin Endocrinol Diabetes Obes 17(4):350–5

Egli M, Leeners B, Kruger TH (2010) Prolactin secretion patterns: basic mechanisms and clinical implications for reproduction. Reproduction 140(5):643–54

Famini P, Maya MM, Melmed S (2011) Pituitary Magnetic Resonance Imaging for Sellar and Parasellar Masses: Ten-Year Experience in 2598 Patients. J Clin Endocrinol Metab 96(6):1633–41

Hameed S, Jayasena CN, Dhillo WS (2011) Kisspeptin and fertility. J Endocrinol 208(2):97–105

Klibanski A (2010) Clinical practice. Prolactinomas. N Engl J Med 362(13):1219–26

Kovacs K, Horvath E (1986) Tumors of the pituitary gland. In: Atlas of tumor pathology, 2/21. AFIP, Washington

Lehnert H (2009) Rationelle Diagnostik und Therapie in Endokrinologie, Diabetologie und Stoffwechsel, 3. Auflage. Thieme, Stuttgart

Melmed S (2011) Pathogenesis of pituitary tumors. Nat Rev Endocrinol 7(5):257–66

Schilddrüse

M. Boucher, K.-M. Derwahl, M. Dietlein, C. Dotzenrath, H. Dralle, J. Feldkamp, O. Gimm, P. Goretzki, M. Gotthardt, M. Grußendorf, J.T. Heverhagen, H. Höffken, M. Hofmann, S. Hofmann, M. Hüfner, K. Joseph, M. Luster, A. Machens, T.J. Musholt, A. Pfestroff, J. Rüschoff, S. Scheel, K.W. Schmid, K.-M. Schulte, P.-M. Schumm-Draeger, C. Schwarz, D. Simon, F.A. Verburg, A. Zielke

J. R. Siewert, M. Rothmund, V. Schumpelick, Praxis der Viszeralchirurgie,
DOI 10.1007/978-3-642-14285-7_2, © Springer-Verlag Berlin Heidelberg 2013

2.1 Epidemiologie und Pathophysiologie der Schilddrüsenerkrankungen

J. Feldkamp

Schilddrüsenerkrankungen gehören zu den Volkskrankheiten mit einer hohen Prävalenz in der Bevölkerung. Neue Erkenntnisse auf zellulärer Ebene führen zu einem besseren Verständnis der pathophysiologischen Zusammenhänge. Molekularbiologische Untersuchungen haben das Spektrum der Diagnostik von benignen und malignen Erkrankungen erweitert.

2.1.1 Epidemiologie

Struma diffusa et nodosa

Das Auftreten der diffus und nodös vergrößerten Schilddrüse in einer Bevölkerung ist ganz wesentlich vom Status der Jodversorgung abhängig. In den letzten Jahren hat sich die Jodversorgung in Deutschland langsam verbessert (Meng u. Scriba 2002). Im Jahre 2007 hat die WHO Deutschland aus der Liste der Länder mit Jodmangel gestrichen. Doch auch heute noch weist etwa ein Viertel der Bevölkerung eine nicht ausreichende Jodversorgung auf, wenngleich der Durchschnittswert der Jodausscheidung im Urin als Ausdruck der durchschnittlichen Jodversorgung einer Bevölkerung im angestrebten Bereich liegt. Da die meisten Erwachsenen in Deutschland lange Zeit im Jodmangel gelebt haben ist die Prävalenz der Struma hoch. Screeninguntersuchungen in der werktätigen Bevölkerung zeigen eine Prävalenz der diffusen und knotigen Struma von 33,1 %. 23,2 % dieser Bevölkerungsgruppe weisen dabei Knotenbefunde in der Schilddrüse auf (Reiners et al. 2004). Einen wesentlichen Unterschied zwischen Frauen und Männern gibt es dabei nicht. Das Auftreten von Schilddrüsenknoten ist jedoch stark altersabhängig. Während nur 5–8 % der unter 25-Jährigen Schilddrüsenknoten aufweisen, sind dies bei den über 55-Jährigen immerhin 32–45 %. In Deutschland muss damit mit insgesamt ca. 20 Millionen Menschen gerechnet werden, die knotige Veränderungen der Schilddrüse aufweisen. Die verbesserte Jodversorgung hat jedoch bereits zu einem erheblichen Rückgang der kindlichen Struma geführt. Deutlich weniger als 1 % der Schulkinder haben heute noch eine Struma (Rendl 2001; Thamm 2007).

Schilddrüsenautonomie

In Ländern mit einer schlechten oder suboptimalen Jodversorgung ist die autonome Funktionsstörung der Schilddrüse die häufigste Ursache der Hyperthyreose. In Regionen mit guter Jodversorgung ist die **autoimmun bedingte Hyperthyreose** (Morbus Basedow) die führende Ursache. In einer großen bevölkerungsbasierten Untersuchung konnte eine definitive Hyperthyreose bei 0,4 % der Bevölkerung nachgewiesen werden, während immerhin 1,8 % aller Menschen an einer latenten Hyperthyreose mit supprimiertem TSH-Wert bei noch normalen peripheren Schilddrüsenhormonwerten litten. Dies dürfte überwiegend auf den Anteil von Menschen mit autonomen Funktionsstörungen zurückzuführen sein, da sich die autonome Funktionsstörung meist langsam progredient entwickelt (Aghini-Lombardi et al. 1999). Mit zunehmendem Lebensalter steigt das Risiko für eine Hyperthyreose aufgrund einer Autonomie deutlich an (Bauch 1998).

Eine **jodinduzierte Hyperthyreose** wird zunehmend seltener gesehen. Im starken Jodmangel kann es bei vorbestehenden Autonomien durch eine akute hohe Jodzufuhr zur Dekompensation mit Entwicklung einer Hyperthyreose oder sogar einer thyreotoxischen Krise kommen. Durch die verbesserte Jodversorgung sowie eine bessere Erfassung der Risikopatienten (obligate Bestimmung des TSH-Wertes vor Kontrastmittelexposition) tritt diese Form der Hyperthyreose nur noch gelegentlich auf.

Wesentlich häufiger ist die **Amiodaron-induzierte Hyperthyreose**. In 30–40 % der mit Amiodaron behandelten Patienten muss mit Veränderungen der Schilddrüsenfunktion gerechnet werden (Kahaly et al. 2008). Amiodaron ist ein potentes Antiarrhythmikum, das einen sehr hohen Jodanteil hat. Hierdurch kann eine jodinduzierte Hyperthyreose bei vorbestehenden Schilddrüsenerkrankungen entstehen (Amiodaron-induzierte Hyperthyreose Typ I), aber auch eine eher entzündlich bedingte Funktionsstörung (Amiodaron-induzierte Hyperthyreose Typ II). Da Amiodaron im Fettgewebe gespeichert wird, kann eine Hyperthyreose auch noch lange nach Absetzen des Medikamentes auftreten und lange anhalten. Die Amiodaron-induzierte Hyperthyreose ist die Ursache für knapp ein Prozent aller Hyperthyreosen in westlichen Ländern (Carlé et al. 2011).

Autoimmunerkrankungen

Genaue Daten zur Prävalenz von Autoimmunerkrankungen liegen in Deutschland nicht vor. Das Vorhandensein von schilddrüsenspezifischen Autoantikörpern korreliert mit der Prävalenz von Autoimmunerkrankungen der Schilddrüse, ist jedoch keinesfalls identisch. Bei Frauen schwankt die Prävalenz von Antikörpern gegen thyreoidale Peroxidase zwischen 4 und 14 %. Bei Männern liegt die Prävalenz positiver Antikörper gegen thyreoidale Peroxidase deutlich niedriger bei 2,5–3 % (Bjoro et al. 2000; Bryhni et al. 1996).

Chronisch lymphozytäre Autoimmunthyreoiditis Die Autoimmunthyreoiditiden sind die häufigste Ursache für die erworbene Hypothyreose im Erwachsenenalter. Frauen sind 10-mal häufiger betroffen als Männer (Feldkamp 2009). Eine postpartal auftretende Autoimmunthyreoiditis wird bei 7–9 % aller Schwangerschaften beobachtet. In einer epidemiologischen Untersuchung im Norden Deutschlands wurden bei 7 % der Menschen Antikörper gegen thyreoidale Peroxidase nachgewiesen, während sich bei 1,2 % der Untersuchten das typische Bild einer Autoimmunthyreoiditis im Ultraschall zeigte (Völzke et al. 2003). Bei 1–2 % der Bevölkerung zeigen sich erhöhte TSH-Werte, so dass die Prävalenz der Autoimmunthyreoiditis in Deutschland ebenfalls in diesem Bereich liegen dürfte.

Morbus Basedow In Gebieten mit guter Jodversorgung ist eine Hyperthyreose deutlicher häufiger vom Morbus Basedow verursacht als durch eine Autonomie. So kann mit mit 15–20 Fällen einer autoimmun bedingten Hyperhyreose vom Typ Basedow pro Jahr und 100.000 Einwohner gerechnet werden (Berglund et al. 1990). Der Anteil der durch den Morbus Basedow verursachten Hyperthyreosen beträgt in Regionen mit mildem bis moderatem Jodmangel bei 38 % (Carlé et al. 2011). Frauen erleiden 6- bis 8-mal häufiger einen Morbus Basedow als Männer.

Sowohl die Autoimmunthyreoiditis wie auch der Morbus Basedow können mit anderen Autoimmunerkrankungen wie der Vitiligo, der Typ-A-Gastritis mit perniziöser Anämie, der Zöliakie, dem Diabetes mellitus Typ 1, dem Morbus Addison und anderen Autoimmunerkrankungen assoziiert auftreten. Auch Erkrankungen des rheumatischen Formenkreises kommen bei diesen Patienten etwas häufiger als in der Gesamtpopulation vor.

Schilddrüsenkarzinom

Das Schilddrüsenkarzinom ist der häufigste endokrine Tumor. Schilddrüsenkarzinome sind insgesamt relativ selten, jedoch steigt die Inzidenz der Schilddrüsenkarzinome in Deutschland und weltweit in den letzten 20 Jahren erheblich an. Frauen sind vom Schilddrüsenkrebs etwa doppelt so häufig betroffen wie Männer. In Deutschland ist bei unter 40-jährigen Frauen Schilddrüsenkrebs schon die dritthäufigste Krebserkrankung. Es muss in Deutschland mit etwa 5000 neuen Fällen/Jahr gerechnet werden. Die jährliche Neuerkrankungsrate beträgt für Männer 4/100.000 Einwohner und für Frauen 8,7/100.000 Einwohner (Gesundheitsberichterstattung des Bundes 2010). Auf der anderen Seite hat sich die Mortalität des Schilddrüsenkarzinoms in den letzten Jahren um 40 % gesenkt. Vermutlich durch die verbesserte Jodversorgung ist es zu einer deutlichen Zunahme des papillären Karzinoms gekommen, das mit einer günstigeren Prognose vergesellschaftet ist. Die Größe der Primärtumoren nimmt ebenfalls in den letzten Jahren kontinuierlich ab. Ursache ist vermutlich das verbesserte Screening und verbesserte Untersuchungstechniken (hochauflösender Ultraschall). **Papilläre Schilddrüsenkarzinome** finden sich bei etwa 75 % aller Schilddrüsenkrebsneuerkrankungen. In etwa 20–25 % liegen **follikuläre Karzinome** vor. Von den C-Zellen der Schilddrüse ausgehende **medulläre Karzinome** verursachen etwa 5–8 % der Krebsfälle. Das **anaplastische Karzinom** findet sich in etwa ein Prozent der Fälle.

In Autopsiestudien zeigen sich je nach Region in 4 % bis über 30 % der untersuchten Fälle papilläre Mikrokarzinome mit einem Tumordurchmesser von weniger als 1 cm. Diese okkulten Karzinome haben zu keiner Klinik geführt. Die Bedeutung von intraoperativ zufällig gefundenen papillären Karzinome muss daher in Zusammenhang mit anderen Risikofaktoren eingestuft werden (Yu et al. 2011).

2.1.2 Pathophysiologie der Schilddrüse

Organentwicklung In der Fetalzeit beginnt die Organentwicklung aus Zellen des Entoderms. Im Verlauf der Embryonalzeit wandert die Schilddrüse an ihre endgültige Position prätracheal unterhalb des Schildknorpels. Der Verbindungsweg zwischen Ursprungsort und endgültiger Lage der Schilddrüse, der Ductus thyreoglossus verschließt sich am Ende der Schilddrüsenentwicklung. In seltenen Fällen können auf diesem Weg verbliebene Schilddrüsenzellen zu Krankheitszeichen führen. Als Anomalie sind besonders die Zungengrundstruma und Schilddrüsenreste im Bereich von lateralen oder medialen Halszysten bekannt. Der Lobus pyramidalis ist ebenfalls ein Relikt aus der Embryonalentwicklung und kann Rezidive nach Thyreoidektomien oberhalb der eigentlichen Organanlage hervorrufen. Zwischen 10. und 12. Schwangerschaftswoche nimmt die Schilddrüse ihre Hormonproduktion auf. Es kommt zur Anreicherung von Jod, das transplazentar von der Mutter übertragen wird (Morreale de Escobar et al. 2004).

Anatomie Die Schilddrüse ist ein zweilappig aufgebautes Organ. Die Schilddrüsenlappen liegen auf beiden Seiten der Trachea unterhalb des Schildknorpels in Höhe des 3. und 4. Trachealringes und sind durch den Isthmus verbunden. Das Organ wiegt 10–20 g. Anhängig von der Jodversorgung finden sich regional unterschiedliche obere Normgrenzen für das Schilddrüsengewicht. In Deutschland liegen sie zurzeit bei 18 g für Frauen und bei 25 g für Männer. Die Schilddrüse ist sehr gut durchblutet. Der Blutfluss pro Minute beträgt in Ruhe etwa 5 ml/min pro Gramm Organgewicht. Eine sehr gute Versorgung mit Lymphabflusswegen zwischen den Schilddrüsenfollikeln und die gute Durchblutung sind mitverantwortlich, dass die Schilddrüse fast nie von bakteriellen Infekten betroffen ist.

Die Schilddrüse besteht aus einem Konglomerat von Schilddrüsenfollikeln, die aus den **Thyreozyten** gebildet werden. Im Zentrum der Schilddrüsenfollikel werden Schilddrüsenhormone im Kolloid, vorwiegend im Speicherprotein **Thyreoglobulin**, gelagert. In den Follikelzellen werden Schilddrüsenhormone aus der Aminoäure Tyrosin und Jod synthetisiert. Zwischen die Follikel eingestreut finden sich parafollikuläre **C-Zellen**. Das Zellprodukt der C-Zellen ist Kalzitonin.

Jodtransport Für die Produktion der Schilddrüsenhormone Trijodthyronin und Tetrajodthyronin ist das Spurenelement Jod essenziell. Jod wird aus der Nahrung im Dünndarm resorbiert und steht der Schilddrüse über den Extrazellularraum zur Verfügung. Die Aufnahme von Jod erfolgt in die Schilddrüsenfollikelzellen gegen einen Konzentrationsgradienten in einem energieabhängigen Prozess. Der Natrium-Jodid-Symporter ist ein in der basolateralen Zellmembran lokalisiertes Protein, dass die Aufnahme von Jod aus den Blutgefäßen und dem Interstitium in die Thyreozyten ermöglicht. Die Jodaufnahme wird auf der apikalen Zellseite (follikellumenseitig) durch den Ionenkanal Pendrin gewährleistet. Mutationen in den Genen, die für den Natrium-Jodid-Symporter und für Pendrin kodieren, können zu Funktionsstörungen der Schilddrüse führen (Fujiwara et al. 1997).

Durch eine sehr hohe Jodzufuhr kommt es zu einer Hemmung der weiteren Jodaufnahme und zu einer Herabregulierung der Hormonproduktion und -sekretion (**Wolff-Chaikoff-Effekt**). Diese Blockierung lässt über einen Zeitraum von 10–14 Tagen nach. Therapeutisch und prophylaktisch (z. B. bei Atomunfällen) kann der Wolff-Chaikoff-Effekt zur Blockade der Schilddrüse genutzt werden (Bürgi 2010).

Schilddrüsenhormonsynthese Der Lokalisationsort der Schilddrüsenhormonsynthese ist die apikale Zellmembran der Thyreozyten. Die Synthese erfolgt an der dem Kolloidspeicherlumen zugewandten Seite. Die Thyreozyten produzieren **Thyreoglobulin**, das im Kolloid des Follikellumens gespeichert wird. Das Thyreoglobulinmolekül ist der eigentliche Ort der Schilddrüsenhormonsynthese. Die Thyrooxidase (synonym: duale Oxidase) stellt dem Thyreozyten Wasserstoffperoxyd (H_2O_2) zur Verfügung. Die thyreoidale Peroxidase benötigt das (H_2O_2) zur Jodidoxidation. Dabei kommt es zur Jodierung von Tyrosylresten des Thyreoglobulinmoleküls. Neben den Vorläuferhormonen Monojodtyrosin (MJT) und Dijodtyrosin (DJT) entsteht **Tetrajodthyronin** (T4) durch Kopplung von zwei Molekülen DJT und in geringem Maße **Trijodthyronin** (T3) durch Kopplung eines Moleküls MJT mit einem Molekül DJT. Etwa 70 % des Jodpools des Thyreoglobulins wird als MJT und DJT gespeichert. Trijodthyronin kann auch durch eine 5'-Dejodierung aus T4 entstehen (Köhrle u. Brabant 2010). Thyreoglobulin ist ein dimeres, durch Sulfidbindungen verbundes Molekül mit einem sehr hohen und schwankenden Molekulargewicht von 300.000–330.00 Dalton. Im Thyreoglobulin können große Mengen Schilddrüsenhormon gespeichert werden, so dass ein Vorrat für 2–3 Monate vorhanden ist.

Hormonfreisetzung Die Aufnahme des Thyreoglobulins aus dem Follikellumen in den Thyreozyten erfolgt über pinozytotische Vorgänge. Thyreoglobulin wird dann lysosomal freigesetzt und anschließend wird T3 und T4 proteolytisch durch Kathepsine aus den Thyreoglobulinmolekülen abgespalten. Über spezifische Transportproteine wie dem MCT-8-Protein werden die Schilddrüsenhormone dann in die Blutbahn freigesetzt. Dies geschieht an der basalen, dem Gefäßlumen zugewandten Seite der Thyreozyten. Unverbrauchtes lysosomal freigesetztes MJT und DFT wird durch Dehalogenasen (DEHAL1) NADPH-abhängig wieder abgebaut (Gnidehou et al. 2004). Das dabei freigesetzte Jodid steht erneut dem Schilddrüsenhormonstoffwechsel zur Verfügung. Die Freisetzungsmenge von T3 und T4 wird durch das hypophysäre Regulatorhormon **Thyreoidea-stimulierendes Hormon** (TSH) bedarfsgerecht gesteuert (Chiamolera et al. 2009).

Hormontransport Täglich werden etwa 80–100 µg T4 aus der Schilddrüse freisetzt. Der Anteil des sezernierten T3 ist mit 10–11 % deutlich niedriger. Beide Hormone werden zum größen Teil an Proteine gebunden transportiert. T3 und T4 sind zu über 99 % proteingebunden. Der Anteil des freien Hormons beträgt beim T4 lediglich 0,03 % und beim T3 0,3 %. Sofern die Gesamthormonkonzentration von T3 und T4 im Serum bestimmt wird, so sind die Werte wesentlich auch von der Bindungskapazität der Proteine abhängig. Die Schilddrüsenhormone werden gebunden an Thyroxin-bindendes Globulin, Transthyretin, Albumin und in geringem Ausmaß auch an Sexualhormon-bindendes Globulin. Bei Erhöhung der Bindungsproteine (z. B. Schwangerschaft, Östrogeneinnahme, orale Kontrazeptiva) können die Gesamthormone erhöht gemessen werden, ohne dass eine Hyperthyreose vorliegt. TSH bleibt dann im Normalbereich. Erniedrigte Gesamtkonzentrationen der Schilddrüsenhormone finden sich bei Eiweißmangelzuständen wie bei der Malnutrition oder beim nephrotischen Syndrom. Das eigentlich aktive Schilddrüsenhormon ist das freie T3. In den Zielzellen regulieren Dejodasen den bedarfsgerechten Umbau von T4 zu T3 (Gereben et al. 2008).

Regulation der Hormonproduktion Die Höhe der Schilddrüsenhormonproduktion wird gesteuert durch das negative Feed-back der hypothalamo-hypophysären Achse.

Bei erniedrigten Hormonkonzentrationen kommt es zur Produktion von **Thyrotropin-Releasing-Hormon** (TRH) im Hypothalamus. TRH führt zur Stimulation der TSH-Sekretion in der Hypophyse. Gleichzeitig wird die TSH-Produktion auch direkt über die Schilddrüsenhormonkonzentration im Serum gesteuert. Der nukleäre T3-Rezeptor der thyreotrophen Zellen des Hypophysenvorderlappens reagiert auf die unterschiedlichen Höhe der T3-Serumkonzentration. Das TSH-Molekül ist aus einer α- und einer β-Untereinheit aufgebaut und besitzt ein Molekulargewicht von 28.000 Dalton. Als Glykoproteinhormon aktiviert TSH über den TSH-Rezeptor auf der Oberfläche des Thyreozyten die Schilddrüsenhormonproduktion. Die Aufnahme von Jod, das zur Hormonsynthese benötigt wird, unterliegt zum Teil der Regulation von TSH, gescheht jedoch auch hiervon unabhängig. Im Jodmangel ist die Jodaufnahme in die Schilddüse gesteigert, im Jodexzess ist sie herabreguliert. TSH wird pulsatil sezerniert, unterliegt aber auch einem geringem tages- und jahreszeitlichen Rhythmus mit den höchsten Werten am Abend und in der Winterzeit (Brabant et al. 1990).

Kalzitonin In den parafollikulären Zellen der Schilddrüse wird Kalzitonin produziert, ein 32 Aminosäuren umspannendes Protein, das beim Menschen nur geringe biologische Wirkung entfaltet. Prinzipiell hat es gegenregulatorische Wirkungen zum Parathormon und kann die Osteklastenaktivität und die intestinale Kalziumresorption hemmen und die Kalziumreabsorption an der Niere antagonisieren. Kalzitonin ist erhöht messbar beim medullären Schilddrüsenkarzinom, das seinen Ursprung in den parafollikulären C-Zellen der Schilddrüse hat.

> **Kalzitonin hat seine größte Bedeutung als Tumormarker in der Nachsorge des medullären Schilddrüsenkarzinoms (Pacini et al. 2010).**

TSH-Rezeptor Der TSH-Rezeptor ist ein membranständiges Protein mit extra-, intra- und transmembranärem Anteil. Der extramembranäre Anteil ist für die Kopplung von TSH verantwortlich. Die Aktivierung der intrazellulären Signalkaskade wird über das Gs-Protein vermittelt und resultiert in einer Aktivierung der Adenylatzyklase. Mutationen, die den Rezeptor konstitutionell aktivieren oder inaktivieren, können in allen drei Rezeptoranteilen auftreten (Davies 2010). Aktivierende Mutationen führen zu einer Hyperthyreose, inaktivierende zu einer Hypothyreose. Mutationen können als Keimbahnmutation auftreten und führen zu einer konnatalen Hyperthyreose. Somatische Mutationen in Schilddrüsenknoten resultieren in einer autonomen Funktionsstörung (Krohn et al. 2005).

Pathophysiologie der Struma

Die Struma ist definiert als Schilddrüsenvergrößerung. Diese kann sehr unterschiedliche Gründe haben. So können angeborene Störungen der Funktion des TSH-Rezeptors, des Jodtransportes, der Jodprozessierung und des Schilddrüsenhormontransportes zu einer Struma führen. Auch die Hashimoto-Thyreoiditis und der Morbus Basedow können als Autoimmunerkrankungen mit einer Struma einhergehen. Im engeren Sinn wird der Begriff Struma in Deutschland meist mit der Jodmangelstruma gleichgesetzt. Resultat eines länger anhaltenden Jodmangels ist die Hyperplasie der Thyreozyten. Als Reaktion auf eine Erniedrigung des Jodgehaltes der Thyreozyten kommt es zu einer autokrin und parakrin vermittelten Wirkung von „transforming growth factor β" (TGF-β), insulin like growth factor 1 (IGF 1), „epidermal growth factor" (EGF) und „fibroblast growth factor" (FGF). In einer jodaffinen Schilddrüse kann eine Stimulation über TSH eine Hyperplasie ebenfalls begünstigen. Proliferationshemmend wirken Jodlaktone (Gärtner u. Dugrillon 1998).

Eine familiäre Häufung ist bei der Struma nodosa seit langem bekannt mit 5- bis 10-mal häufigerem Auftreten bei erstgradig Verwandten von Patienten mit nodöser Struma (Hegedüs 2003). Frauen sind häufiger von der Erkrankung betroffen als Männer. Die Ursache hierfür ist ungeklärt. Ein beeinflussbarer Risikofaktor für die Entwicklung einer Struma nodosa ist Zigarettenrauchen. Der Rauch enthält eine relevante Menge an goitrogenen Thiozyanaten. Eine externe Röntgenbestrahlung erhöht nicht nur das Risiko für Schilddrüsenkarzinome, sondern auch für die Ausbildung einer benignen Knotenstruma. Knoten in der Schilddrüse bilden sich wesentlich häufiger in Gebieten mit unzureichender als in Regionen mit guter Jodversorgung. Es besteht eine umgekehrte Relation zwischen der Jodversorgung der Bevölkerung und der Prävalenz der benignen Struma. Daher sind wesentliche Mechanismen, die zur Struma diffusa im Jodmangel führen, auch für die Entstehung von Schilddrüsenknoten verantwortlich. Im Jodmangel können intrathyreoidale Wachstumsfaktoren (IGF-1, „transforming growth factor β") das Knotenwachstum fördern.

Klonales Wachstum

Bei somatischen Mutationen innerhalb der Schilddrüse kommt es meist zu einer klonalen Zellvermehrung als Ursache des Knotenwachstums (Kopp 1994; Krohn 1998). Mutationen im TSH-Rezeptorgen, im G_S-α-Gen und der Ras-Onkogenfamilie werden ebenfalls als mögliche Ursache vermutet. Für die überwiegende Zahl der Schilddrüsenknoten sind somatische Einzelzellmutationen als Ursache eines klonalen Zellverbandes verantwortlich zu machen. Eine andere These nimmt einen Ursprung des Knotenwachstums in der Proliferation von Stammzellen aus der Schilddrüse an (Lan 2007).

Autonomes Adenom In autonomen Adenomen werden in unterschiedlicher Frequenz Mutationen des **TSH-Rezeptors** (Genlokus 14q31) sowie des **Gs_α-Proteins** (Genlokus 20q13.2) gefunden. Konstituierende Mutationen in diesem Bereich führen zu einer dauerhaften Aktivierung der cAMP abhängigen Schilddrüsenhormonsynthese über die Adenylzyklase mit der klinischen Folge einer vermehrten Hormonproduktion, die zur Hyperthyreose führen kann. TSH-Rezeptormutationen finden sich wesentlich häufiger als Gs_α-Mutationen. Jodmangel scheint einen fördernden Effekt auf die Mutagenese zu haben. Diese Mutationen allein erklären die Proliferation der Knoten nicht hinreichend, so dass weitere wachstumsfördernde Mechanismen anzunehmen sind (Krohn 2005).

Kalte Knoten Der Begriff „kalter Knoten" entstammt der nuklearmedizinischen Diagnostik und beschreibt die fehlende Eigenschaft von Schilddrüsenknoten radioaktives Jod oder ^{99}Technetium-Pertechnetat als Diagnostikum zu speichern. Ursächlich für diese hypofunktionellen Knoten kann eine Reihe von funktionellen **Störungen im Jodtransport** in die Zelle hinein, innerhalb des Thyreozyten und aus der Zelle heraus sein. So wurden Mutationen in den Genen gefunden, die für den Natrium-Jodid-Symporter, das Pendrin-Gen, die Dehalogenasen und den Schilddrüsenhormontransporter MCT8 kodieren. Aber auch die intrazellulären und membranständigen Prozesse der Schilddrüsenhormonsynthese können gestört sein mit Veränderungen der Gene für die thyreoidale Peroxidase (TPO), die duale Oxidase (DUOX) und für das Thyreoglobulin (TG). In nodösen, besonders multinodösen Strumen findet sich häufig eine erhöhte Expression von wachstumsfördernden Faktoren wie IGF-1, TGF-β und „epidermaler growth factor 1", die das Knotenwachstum begünstigen.

Morbus Basedow Der Morbus Basedow ist in Ländern mit ausreichender Jodversorgung die häufigste Ursache für eine Hyperthyreose. Es besteht eindeutig ein gehäuftes familiäres Auftreten (Ringold 2002) mit einer hohen Konkordanzrate bei Zwillingen. Der Morbus Basdow kommt ebenfalls in Familien häufiger vor, in denen sich Erkrankte finden, die an einer Autoimmunthyreoiditis leiden. Auch die Beteiligung des Morbus Basedow im Rahmen der polyglandulären Autoimmunsyndrome Typ 1 und Typ 2 betätigen eine genetische Komponente bei der Krankheitsentstehung. Die etwa sechsfach höhere Auftretensrate bei Frauen konnte bisher nicht schlüssig aufgeklärt werden.

Der Morbus Basedow ist autoimmun bedingt. Es findet sich eine Assoziation zu den HLA-Subtypen HLA B27, DR3, und -DQA1*0501 und DRβ1-Arg74 sowie zum CD40-Gen (Weetman 2009). Wie bei der Hashimoto-Thyreoiditis gehört auch das zytotoxische T-Lymphozytenantigen 4 (CTL-4) zu den Suszeptibilitätsgenen (Tomer 2010). Die CTL-4-Assoziation ist anders als die HLA-Assoziation über ethische und geographische Grenzen hinweg konstant. Das TSH-Rezeptor-Gen ist beim Morbus Basedow gekennzeichnet durch Polymorphismen in der Intron-1-Region und ist von wesentlicher Bedeutung in der Krankheitsentstehung (Brand 2009).

Der Auslöser der Erkrankung ist nicht bekannt. Diskutiert werden verschiedene Umweltfaktoren, virale und bakterielle Infekte, aber auch eine außergewöhnliche psychische Belastung scheint ein möglicher Kofaktor zu sein. Vermittelt durch dendritische Zellen kommt es zur Präsentation schilddrüsenspezifischer Antigene, die zur Produktion der TSH-Rezeptor-Antikörper in B-Zellen des Immunsystems führt. In der Schilddrüse selbst besteht eine starke lymphzytäre T-Zellinfiltration mit Expression von Zytokinen wie Interleukin 1, Interleukin 4, Interleukin 6, Tumornekrosefaktor α und „transforming growth factor β".

Antikörper gegen den TSH-Rezeptor spielen bei der Auslösung des Morbus Basedow eine herausragende Rolle. Durch ihre strukturelle Ähnlichkeit mit dem physiologischen TSH sind TSH-Rezeptor Antikörper in der Lage, an den TSH-Rezeptor anzudocken und die intrazelluläre Signalkaskade zu aktivieren, die für die Schilddrüsenhormonproduktion verantwortlich ist. Die Antikörperanlagerung geschieht im extrazellulären Bereich des TSH-Rezeptors in unterschiedlichen Epitopregionen. Da die Antikörperpopulationen nicht völlig homogen sind, können auch unterschiedliche Epitope besetzt werden. In einigen Fällen kann dadurch auch eine Blockierung des TSH-Rezeptors mit nachfolgender Hypothyreose resultieren. Auch ein Shift zwischen stimulierenden und blockierenden Antikörpern ist beim selben Patienten möglich.

Pathophysiologie des Schilddrüsenkarzinoms

Grundsätzlich wird bei den Schilddrüsenkarzinomen zwischen den von den Thyreozyten ausgehenden differenzierten papillären und follikulären Schilddrüsenkarzinomen und den von den Kalzitonin produzierenden C-Zellen des medullären Schilddrüsenkarzinoms unterschieden. Das anaplastische Karzinom stellt die undifferenzierte Form des Schilddrüsenkarzinoms mit der schlechtesten Prognose dar. Ein Risiko für die Karzinomentwicklung ist eine Strahlenbelastung in der Vorgeschichte. Ein typisches Beispiel hierfür ist die häufige Entwicklung von malignen

Tab. 2.1 Genetische Veränderungen bei Schilddrüsenerkrankungen

Erkrankung		Genetische Veränderungen
Autonomie		TSH-Rezeptor-, GS-α-Mutationen
Angeborene Struma mit Hypothyreose		Natriumjodidsymporter
		Pendringen
		Duale Peroxidase
		Thyreoidale Peroxidase
		MCT8-Transporter
		Thyreoglobulin
Schilddrüsenkarzinom	Papillär	BRAF, RET/PTC Rearrangement
	Follikulär	RAS, PAX8-PPARγ-Rearrangement PI3 K, FOXO3a, PI
	Medullär	Ret-Protoonkogen
	Anaplastisch	p53

Schilddrüsentumoren bei Kindern, die dem radioaktiven Fall-out im Rahmen des Reaktorunglücks bei Tschernobyl in Weißrussland ausgesetzt waren.

Für alle Schilddrüsenkarzinome gilt, dass mit zunehmender Entdifferenzierung ein zunehmender Verlust an schilddrüsenspezifischen Proteinen und damit an zellspezifischer Funktion eintritt. Betroffen sind unter anderem der Natrium-Jodid-Symporter, die thyreoidale Peroxidase, das Thyreoglobulin und andere zellspezifische Proteine.

Papilläres Schilddrüsenkarzinom Das papilläre Schilddrüsenkarzinom ist das am häufigsten vorkommende differenzierte Schilddrüsenkarzinom. Mit zunehmend besserer Jodversorgung in Deutschland hat der Anteil der papillären Karzinome in den letzten 15 Jahren weiter zugenommen und liegt bei 70–80 %. Die molekularen Mechanismen, die zur Entwicklung eines Schilddrüsenkarzinoms führen, sind beim papillären Schilddrüsenkarzinom am weitesten aufgeklärt. Eine häufige Veränderung betreffen die Tyrosinkinasen. So finden sich RET/PTC-Rearrangements auf dem langen Arm von Chromosom 10. Eine Aktivierung des RET/PTC-Onkogens wird auch bereits in papillären Mikrokarzinomen gefunden. Die kann als ein Hinweis auf eine frühe karzinogene Umwandlung des Thyreozyten gelten, gefolgt von weiteren Mutationen bei zunehmender Entdifferenzierung. Bei einer Überexpression des Ras-Protoonkogens scheint eine schlechtere Prognose des papillären Schilddrüsenkarzinoms zu bestehen.

B-Typ RAF-(BRAF) Kinasemutationen sind spezifisch für papilläre Tumoren und gehen mit einer schlechteren Prognose und einer höheren Rezidivrate einher (Xing 2007). Typisch für papilläre Karzinome ist die lymphogene Metastasierung.

Follikuläres Schilddrüsenkarzinom In follikulären Karzinomen sind Mutationen der Ras-Protoonkogene, ein PAX8-PPARγ-Rearrangement und die Deregulierung des Transkriptionsfaktors FOXO3a beschrieben. Eine weitere Veränderung kann den PI3 K (Phosphatidylinositol-3-Kinase)/AKT-Signalweg betreffen (Schmid 2010). Da all diese Veränderungen auch bei benignen follikulären Adenomen auftreten können, sind sie kein spezifisches Merkmal follikulärer Karzinome. Follikuläre Karzinome neigen eher zu hämatologischer Metastasierung. Ob es eine Sequenz vom benignen follikulären Adenom zum malignen Karzinom gibt, scheint möglich, ist jedoch nicht nachgewiesen.

Anaplastisches Schilddrüsenkarzinom Das anaplastische Karzinom ist häufig gekennzeichnet durch einen Funktionsverlust des **Tumorsuppressorgens p53**. Beschrieben sind dabei Punktmutationen und Gendeletionen. Gefunden wurden auch Ras-Mutationen und BRAF-Mutationen. Beim Nachweis einer BRAF-Mutation muss davon ausgegangen werden, dass sich das anaplastische Karzinom aus einem papillären Karzinom entwickelt hat.

Medulläres Schilddrüsenkarzinom Das medulläre Schilddrüsenkarzinom nimmt seinen Ursprung von den C-Zellen der Schilddrüse. In etwa 25 % liegt eine hereditäre Form vor. Neben dem isoliert familiären medullären Schilddrüsenkarzinom (FMTC) ist diese Tumorentität Bestandteil der **multiplen endokrinen Neoplasie Typ 2a** (MEN 2a), die mit Phäochromozytomen und einem Hyperparathyreoidismus einhergehen kann. Beim Typ MEN 2b finden sich eine agressivere Verlaufsform und zusätzlich Ganglioneurome der Zunge. Ursächlich für die Entstehung des hereditären medullären Schilddrüsenkarzinoms sind Mutationen im Ret-Protoonkogen. Eine große Anzahl von Mutationen ist beschrieben. Es besteht eine Genotyp-Phänotyp Korrelation. Mutationen in den Zysteinen der zysteinreichen Domäne des RET-Protoonkogens führen zu einer ligandenunabhängigen konstitutionellen Aktivierung der Tyrosinkinase und damit zu einer Zellproliferation (Höppner u. Ritter 2002; ▶ Kap. 6.2). Die MEN-2a-Erkrankung wird am vor allem durch Mutationen in den Exons 10,11,13 und 14 des Ret-Protoonkogens auf Chromosom 10 ausgelöst. Die häufigste Mutation der MEN-2b-Erkrankung betrifft das Exon 16 (Kodon 918). Die MEN-Erkrankungen und das FMTC werden autosomal-dominant vererbt. In 80 % der hereditären Fälle besteht die klassischen MEN-2a-Erkrankung, in 15 % das isolierte familiäre medulläre Schilddrüsenkarzinom und nur in einem kleinen Teil der Fälle besteht eine MEN-2b-Erkrankung. Über die identifizierten Indexfälle kann ein Familienscreening zum Nachweis oder Ausschluss der Mutation durchgeführt werden. Die Prognose dieser Erkrankung hat sich durch die Möglichkeit der prophylaktischen Thyreoidektomie bei den betroffenen Personen erheblich verbessert (◘ Tab. 2.1).

2.2 Chirurgische Anatomie

K.-M. Schulte

Die exakte Kenntnis der variantenreichen Anatomie der Schilddrüse sowie der sie umgebenden Strukturen ist Voraussetzung einer komplikationsarmen Chirurgie. Bei der Entfernung der Schilddrüse sind N. laryngeus recurrens und superior sowie die Nebenschilddrüsen zu schonen. Der Lymphabfluss ist elementar in der onkologischen Schilddrüsenchirurgie.

2.2.1 Embryologie

Follikelepithel und Grundsubstanz der Schilddrüse entspringen aus einer mittelständigen Anlage des Vorderdarms und wandern vom Zungengrund nach kaudal und ventral in ihre spätere Position an der Halsvorderseite. Im Zuge dieses Deszensus bildet sich häufig ein Gewebstrang der als Lobus pyramidalis bezeichnet wird und sich bei 80 % der Bevölkerung findet. Er liegt ventral mittelständig auf der Trachea und dem Kehlkopf und kann bis zum Zungengrund reichen. Die Schilddrüse ist ein paarig angelegtes Organ, dessen rechter und linker Lappen im Regelfall durch einen Isthmus verbunden sind, der die Trachea ventral umkleidet. Dieser Isthmus kann fehlen.

Die **C-Zellen** der Schilddrüse, die für die Kalzitoninproduktion verantwortlich sind, entstammen dem Neurektoderm. Sie gehören zum **APUD** („amine precursor uptake and decarboxylation")-System. Aus einer paarigen Anlage der Ultimobranchialkörper der 4. und 5. Schlundtasche formt sich die sog. laterale Komponente, um sich mit der Schilddrüse zu vereinen. Dann wandern die in ihr enthaltenen C-Zellen diffus in die lateralen Abschnitte der Schilddrüse ein.

Praktische Bedeutung erlangt der Entwicklungszusammenhang der A. subclavia dextra mit dem Verlauf des N. laryngeus recurrens. Bei Anlageanomalien während der Ausbildung der Kiemenbogenarterien kann es rechts zur Ausbildung eines N. laryngeus non-recurrens kommen. Aortenbogen-Anomalien sind seltener und führen links zu demselben Phänomen.

2.2.2 Topographie

Die normale Schilddrüse (◘ Abb. 2.1) wiegt etwa 15–20 g. Sie ist allseits von einer Organkapsel, der Capsula fibrosa, umgeben.

> **Die Capsula fibrosa ist von eminenter Bedeutung in der Schilddrüsenchirurgie, da unter Wahrung dieser Kapsel die Schilddrüse im sog. Spatium chirurgicale ohne wesentliches Blutungsrisiko dargestellt werden kann.**

Die Schilddrüse besteht aus zwei symmetrischen **Lappen** – Lobus dexter et sinister –, die etwa 2 cm kaudal des laryngeotrachealen Übergangs durch einen **Isthmus** miteinander verbunden sind. Die Beschaffenheit des Isthmus ist sehr variabel. Er kann in bis zu 5 % der Fälle völlig fehlen oder bindegewebig umgebaut sein. Die Schilddrüsenlappen schmiegen sich seitlich dem Kehlkopf und der Trachea an; sie sind an der Vorder- und Seitenwand der Trachea durch fibröses Bindegewebe fest verankert. Diese Verankerung verdichtet sich aus der Capsula fibrosa median zum Lig. thyreoideum medianum sowie auf beiden Seiten zu den Ligg. thyreoideae laterales (Berry-Band).

Die obere Begrenzung der Schilddrüse findet sich etwa auf Höhe der Mitte der Cartilago thyreoidea. Die untere Begrenzung liegt typischerweise 1 cm kaudal des Zutrittes der A. thyreoidea inf. Die dorsale Begrenzung liegt auf Höhe des Sulcus oesophageotrachealis und wird nach laterodorsal durch die Gefäß-Nerven-Scheide der A. carotis communis sowie nach lateroventral durch den M. sternocleidomastoideus abgegrenzt. Ventral reicht die Schilddrüse an die infrahyale Muskulatur heran. Dabei hat sie direkten Kontakt zum M. sternothyreoideus der vom Schildknorpel zum Brustbein reicht. Der Lobus pyramidalis der Schilddrüse erstreckt sich vom Isthmus nach kranial, wobei er meist links von der Incisura cartilaginea zu liegen kommt. Gelegentlich findet sich hier auch der M. levator glandulae thyreoideae.

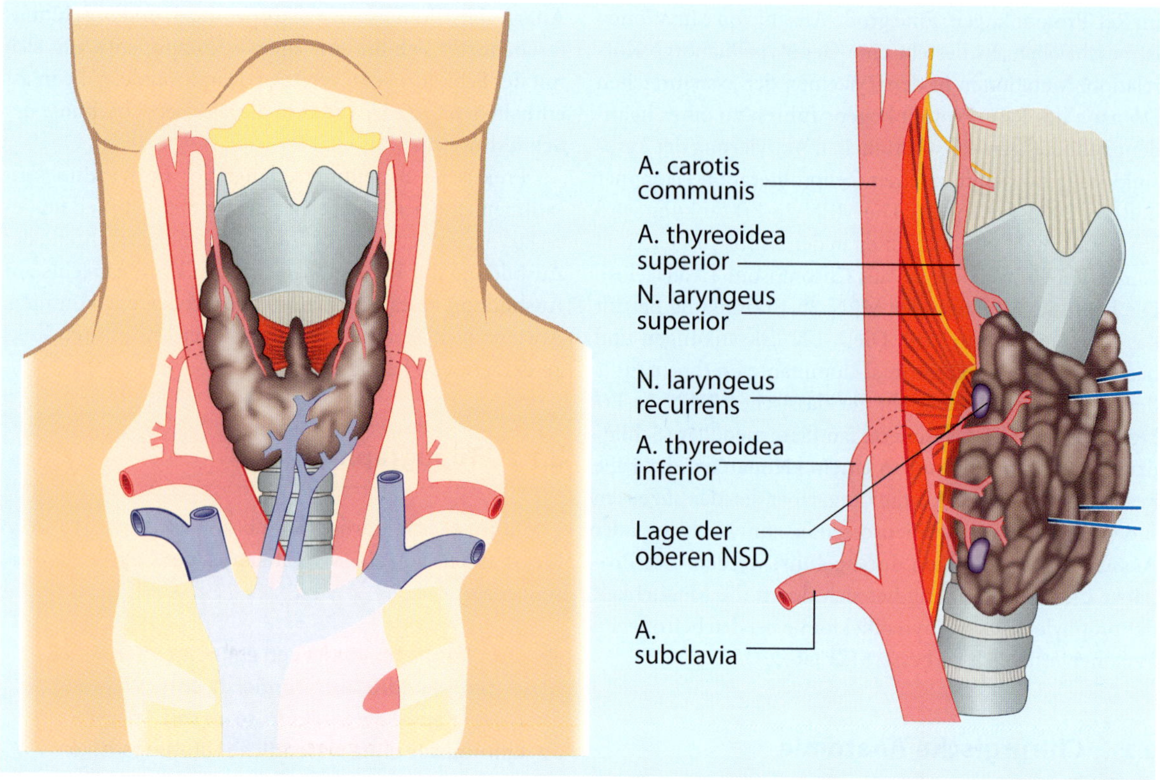

Abb. 2.1 Anatomie der Schilddrüse unter chirurgischen Aspekten. (Aus Röher 1997)

Eine recht konstante Lagebeziehung zur Schilddrüse weist die obere Nebenschilddrüse auf. Sie ist immer dorsal des N. laryngeus recurrens dorsolateral und etwas kaudal vom Eintrittspunkt der oberen Polgefäße lokalisiert. Die untere Nebenschilddrüse liegt ventral des N. laryngeus recurrens dorsolateral am unteren Schilddrüsenpol. Sie weist geringere Lagekonstanz auf und kann sich auch weiter kaudal im Bereich des Lig. thyreothymicum finden.

2.2.3 Arterielle Blutversorgung

Die Hauptgefäße der Schilddrüse sind paarig angelegt. Die A. thyreoidea superior entspringt aus der A. carotis externa und zieht über den oberen Schilddrüsenpol in das Organ. Die A. thyreoidea inferior erreicht die Schilddrüse von dorsal knapp kaudal des Lig. Berry. Eine mittelständige A. thyreoidea ima findet sich in etwa 5 %. Sie ist unpaar, entspringt dem Aortenbogen und erreicht die Schilddrüse von inferior im Isthmusbereich oder am unteren Pol. Von funktioneller Bedeutung sind auch die zahlreichen kleinen Arterienäste, die von der Vorder- und Seitenfläche der Trachea Zutritt zur Schilddrüse finden. Intraparenchymatöse Äste aller dieser Arterien bilden ein komplexes Anastomosengeflecht, sodass alle 4 Hauptgefäße ohne Kompromittierung der Durchblutung ligiert werden können.

Die A. thyreoidea superior kann aus der A. carotis communis entspringen oder die A. carotis externa gemeinsam mit der A. lingualis und/oder der A. facialis verlassen. Die A. thyreoidea inferior entspringt im Regelfall medial des M. scalenus anterior als Ast des Truncus thyreocervicalis zusammen mit der A. cervicalis ascendens aus der A. subclavia. Ebenso gibt es aber Abgänge direkt aus der A. subclavia, aus der A. vertebralis oder der A. thoracica interna. Selten entspringt die A. thyreoidea inferior. lateral des M. scalenus anterior oder aus der A. carotis communis. Ihr Verlauf bis zur Schilddrüse kann S-förmig oder schleifenförmig sein und eine extraparenchymatöse Gabelung aufweisen. Aufgrund dieser ausgeprägten Variationsbreite ist die A. thyreoidea inferior als Leitstruktur zum Auffinden des N. laryngeus recurrens nur bedingt geeignet. Die A. thyreoidea inf. unterkreuzt die A. carotis interna, an der sie medial oder lateral des Gefäßes verlässlich zur Ligatur aufgefunden werden kann.

2.2.4 Venöser Abfluss

Der venöse Abfluss der Schilddrüse sammelt sich in einem Venengeflecht unter der Schilddrüsenkapsel. Der größte Teil des Blutes fließt über den Plexus thyreoideus impar epitracheal zur V. thyreoidea inferior und von dort

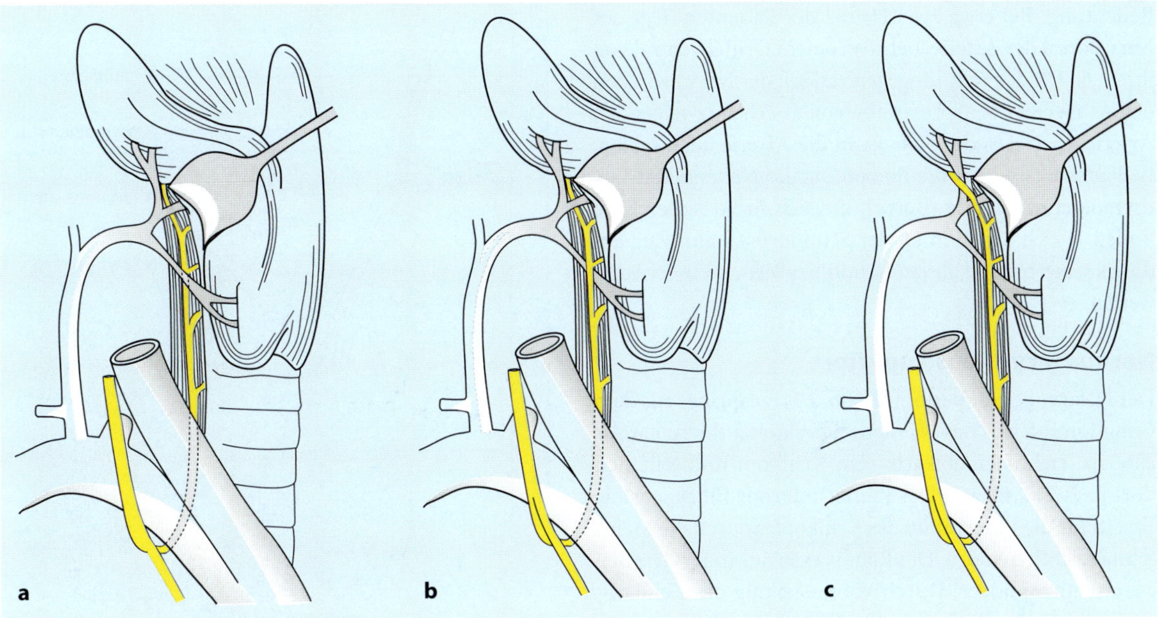

Abb. 2.2a–c Der N. laryngeus recurrens hat eine variable Lagebeziehung zur A. thyreoidea inferior. **a** Nerv dorsal der Arterie; **b** Nerv zwischen den Ästen der Arterie; **c** Nerv ventral der Arterie

in die V. brachiocephalica. Von den Lappen sammelt sich das Blut in der V. thyreoidea media Kocher, die direkt zur V. jugularis interna zieht. Mit den oberen Polgefäßen ziehen Begleitvenen, die in die V. jugularis interna oder die V. facialis münden. Von Bedeutung für die Präparation ist eine stark ausgeprägte Quervene, die sich häufig am oberen Isthmusrand findet.

2.2.5 Innervation

Die sympathische Innervation erreicht die Schilddrüse im periarteriellen Nervengeflecht oder in Nn. thyreoidii superiores, mediales et inferiores vom Ganglion cervicale superior, media oder inferior, die bei der normalen Präparation nicht sichtbar sind. Die parasympathische Innervation stammt vom N. vagus und zieht mit den Nn. laryngei zur Drüse.

Nervus laryngeus recurrens

Der N. laryngeus recurrens (Abb. 2.2), im täglichen Sprachgebrauch oft einfach N. recurrens genannt, hat eine außerordentliche Bedeutung für die Phonation, da er alle intrinsischen Muskeln des Kehlkopfes mit Ausnahme des M. cricothyreoideus innerviert.

Eine Beschädigung des N. recurrens führt zum ipsilateralen Stimmbandstillstand, eine bilaterale Beschädigung zum bilateralen Stillstand und oft zur Tracheotomie.

Der N. laryngeus recurrens ist ein motorischer Ast des X. Hirnnerven. Beim Eintritt des rechten N. vagus in die obere Thoraxapertur ventral der A. subclavia biegt der N. recurrens um und umschlingt die A. subclavia nach dorsal, von wo er seitlich der Trachea kranialwärts zur Schilddrüse zieht. Links umschlingt er den Aortenbogen distal des Lig. arteriosum Botalli. Auf dieser Umschlingung beruht das sog. „**Glockenstrangphänomen**“, das zur Identifikation des Nervs genutzt werden kann: die Pulsation der Arterie führt zu einer rhythmischen kaudal/kranial Bewegung des Nervs und seiner Bindegewebsscheide.

Als Normvariante findet sich bei bis zu 1 % der Patienten ein hoher Abgang des N. recurrens vom N. vagus, wobei der Nerv ohne Umschlingung der A. subclavia von lateral statt von inferior zum Kehlkopf gelangt. Diese Variante wird auch als **N. laryngeus recurrens non-recurrens** bezeichnet und findet sich entsprechend den Entwicklungsvarianten der A. subclavia, mit denen er in Verbindung steht, häufiger rechts als links. Das Auftreten eines N. laryngeus recurrens non-recurrens ist konstant mit einer A. lusoria assoziiert, sodass die anatomisch exakte Darstellung des Nervs eventuell zur Entdeckung dieser insgesamt seltenen Entwicklungsanomalie mit Dysphagiefolge führt.

Der N. recurrens liegt bei etwa zwei Drittel der Patienten in der tracheoösophagealen Falte, bei etwa einem Viertel lateral der Trachea. Bei 6–8 % der Fälle hingegen findet er sich weit anterior auf der Trachea und ist dort besonders verletzungsgefährdet. Die Beziehung zur A. thyreoidea inferior ist vielgestaltig und von operationstaktischer

Bedeutung. Bei etwa zwei Drittel der Patienten liegt der Nerv dorsal der Arterie, bei etwa einem Drittel ventral von ihr. In 6–7 % der Fälle hingegen verläuft der Nerv zwischen den Ästen einer bereits extrathyreoidal sich aufzweigenden Arterie. In 1–3 % der Fälle kann die Arterie auch fehlen. Bedeutsam ist ferner die Einbettung des Nervs in das Lig. thyreoideum laterale (Berry), die sich in 50 % der Fälle findet. Durch Traktion an der Schilddrüse kann Zug auf dieses Gewebsband ausgeübt und der Nerv so beschädigt werden.

Nervus laryngeus superior

Der N. laryngeus superior (◘ Abb. 2.3) entspringt aus dem Ganglion inferius des N. vagus, überkreuzt die A. carotis externa, zieht steil abwärts zum Kehlkopf und teilt sich dort in zwei Äste auf. Der Ramus internus führt sensible Fasern für die Innervation des Kehlkopfes durch die Membrana cricothyreoidea. Der Ramus externus innerviert den M. cricothyreoideus. Durch Voreinstellung des Kehlkopfes wird hier die Bildung hoher Töne ermöglicht. Da eine Schädigung dieses Nervs einen Ausfall dieser Funktion nach sich zieht, ist er sorgfältig zu schonen. Der Ramus externus ist eng mit der A. thyreoidea sup. verbunden. In 15 % der Fälle ist er ihr adhärent, in 6 % findet er sich zwischen ihren Ästen, sodass die Anatomie eine schilddrüsennahe Ligatur der Polgefäße erzwingt, soll der Nerv nicht verletzt werden. Alternative anatomische Klassifikationen wurden von Cernea, Friedman, Kierner und Block vorgeschlagen. Der Eintritt in den M. cricothyreoideus erfolgt im Median 11 mm (Spanne 4–17 mm) medial und 10 mm superior (Spanne 4–17 mm) der Articulatio cricothyreoidea. Somit tritt der Nerv im Durchschnitt am unteren Drittelpunkt der Strecke zwischen der Articulatio cricothyreoidea und Prominentia laryngea ein. In einem Drittel der Fälle teilt sich der Nerv bevor er den Muskel erreicht.

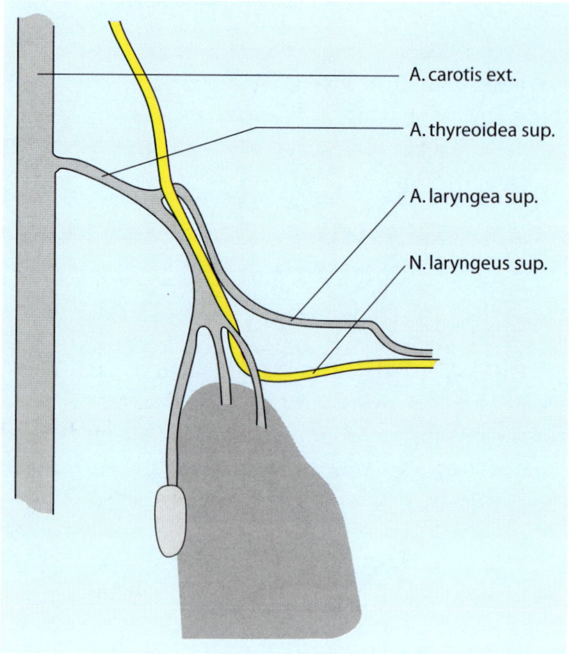

◘ **Abb. 2.3** Der Nervus laryngeus superior weist eine enge Lagebeziehung zur oberen Polarterie auf, wo er bei nicht streng polnaher Ligatur der oberen Polgefäße leicht durchtrennt wird

2.2.6 Lagebeziehung der Schilddrüse zu den Nebenschilddrüsen

Die in der Regel 4 Nebenschilddrüsen befinden sich in enger Lagebeziehung zur Schilddrüse und müssen bei der Operation sorgfältig geschont werden. Entsprechend der embryonalen Wanderungsstraße ist die Lage der Nebenschilddrüsen besonders bei den unteren Organen recht variabel. Diese finden sich typischerweise an der Hinterfläche der Schilddrüse stets ventral des N. laryngeus recurrens und oft in unmittelbarer Nähe seiner Kreuzung mit der A. thyreoidea inferior Oft sind sie aber im paratrachealen Fettgewebe verborgen, wo sie am Lig. thyreothymicum nach kaudal bis in das Mediastinum gelangen können. Ihre gelegentlich dorsal-intrakapsuläre Lage in der Schilddrüse macht eine sichere Identifikation bei ausgedehnteren Resektionen erforderlich. Die oberen Epithelkörperchen finden sich stets dorsal des N. recurrens dorsal an der Schilddrüsenkapsel etwa zwischen Ringknorpel und mittlerem Schilddrüsendrittel. Auch sie weisen eine enge Beziehung zur Schilddrüse auf und liegen innerhalb der chirurgischen, aber außerhalb der anatomischen Schilddrüsenkapsel. Die arterielle Versorgung der oberen Epithelkörperchen erfolgt aus Ästen der A. thyreoidea inferior und zusätzlich aus der superior. Die Blutversorgung der unteren Nebenschilddrüsen stammt aus der A. thyreoidea inferior, gelegentlich aus der A. thyreoidea ima oder der A. mammaria interna.

> **Aus diesen topographischen Beziehungen muss abgeleitet werden, dass bei jedem Situs mit Präparation oder Resektion dorsaler Schilddrüsenanteile eine Darstellung und Schonung der Nebenschilddrüsen zwingend ist.**

2.2.7 Lymphabfluss der Schilddrüse und die Strukturen des Trigonum caroticum

Die Lymphe der Schilddrüse fließt unter der Capsula fibrosa durch ein weitverzeigtes Netz in die regionären Lymphknoten ab, wobei sie den o. g. Venen weitgehend folgt und in die perijugulären Lymphknoten mündet. Dabei ist von Bedeutung, dass die Lymphabflussgebiete der beiden Lappen nicht streng seitengetrennt sind, sondern durch Querverbindungen über die prälaryngealen und prätrachealen Lymphknoten kommunizieren. Ebenso bestehen Verbindungen zu den retropharyngealen Lymphknoten und in das obere Mediastinum.

Während die Schilddrüse beim Ersteingriff von median über einen Kragenschnitt nach Kocher erreicht wird, sind für die Operation des Schilddrüsenkarzinoms oder den Rezidiveingriff die lateralen Strukturen des Halses von entscheidender Bedeutung. Das Trigonum caroticum wird nach lateral vom M. sternocleidomastoideus, nach kranial vom M. digastricus venter posterius und nach medial und inferior vom M. omohyoideus begrenzt. Zur Hautseite hin bedeckt es die Fascia cervicalis. Die Leitstruktur ist die A. carotis, die lateral von der V. jugularis interna und dorsal vom N. vagus begleitet wird. Der M. omohyoideus überquert dabei die Gefäße ventral und ist mit seinem Bauch an der Gefäßscheide verwachsen. Der N. accessorius (XI) durchbohrt weit kranial den M. sternocleidomastoideus und erreicht so dorsal den M. trapezius. Der N. hypoglossus überkreuzt die A. carotis externa und läuft knapp kranial der A. lingualis unter dem venter posterius M. digastrici zur Zunge.

Nach dorsal wird dieser Raum vom M. scalenus anterior mit dem ihm aufsitzenden N. phrenicus sowie vom M. longus capitis und dem M. longus colli sowie dem Nervengeflecht des Plexus brachialis begrenzt. Nach kranial treten hinzu die Nodi lymphatici submandibulares, die längs der A. und V. facialis sowie dorsal der Gl. submandibularis gelegen sind und die Nodi lymphatici jugulodigastrici dorsal des M. digastricus. Zu schonen ist hier insbesondere auch der Ramus marginalis mandibulae N. facialis der bis zu seinem Kreuzungspunkt dorsal der A. facialis bis zu 2 cm kaudal der Mandibula liegen kann. Er innerviert die mimische Muskulatur des Mundwinkels.

Nach inferior finden sich die Nodi lymphatici cervicales profundi inferiores, die dorsal der V. jugularis interna, ventral dem M. scalenus anterior und den Plexusfasern aufsitzen.

Nomenklatur der Lymphknotenregionen Für die Benennung der jugulären Lymphknoten werden verschiedene Systeme verwendet. Das kraniale Drittel befindet sich kranial des Os hyoideum. Das mittlere Drittel befindet sich zwischen Os hyoideum und Cartilago cricoidea, das untere Drittel ist kaudal der Cartilago cricoidea. Leider gibt es keine international akzeptierte Klassifikation der Lymphknotenregionen im Halsgebiet. In Deutschland gibt es zwei Klassifikationen, eine, die die Röher-Schule benutzt (▣ Abb. 2.4) und eine, die Dralle und Mitarbeiter benutzen (▣ Abb. 2.55). Im angelsächsischen Sprachraum kennt man die Klassifikation nach Robbins, die 6 Lymphknotenstationen benennt. Sie hat im deutschsprachigen Raum keine Akzeptanz gefunden.

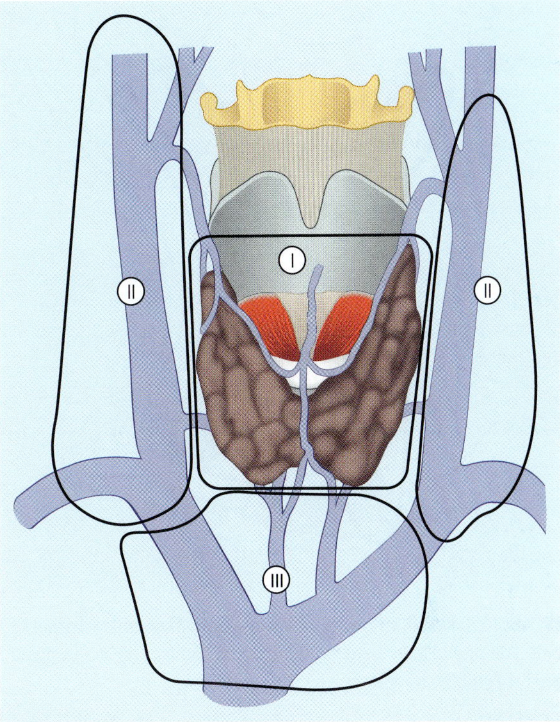

▣ **Abb. 2.4** Lymphabflussstationen der Schilddrüse. I zentral, II lateral, III mediastinal. (Aus Röher 1997)

- Unter dem **medialen (zentralen) Lymphknotenkompartiment** bezeichnet man den Raum, der medial von der Trachea, lateral von der Karotis, kranial von der Höhe der Karotisgabel und kaudal von der oberen Thoraxapertur begrenzt wird. Dieses Kompartiment wird von der Röher-Schule als I bezeichnet, wobei beide Seiten enthalten sind. Dralle bezeichnet das zentrale Kompartiment rechts als 1a und links als 1b.
- Das **laterale Kompartiment** schließt die Lymphknoten retrojugulär und die des lateralen Halsdreiecks bis zu den Ästen des Plexus brachialis ein und wird kranial vom N. hypoglossus und kaudal von der oberen Thoraxapertur begrenzt. In der Röher-Schule werden beide lateralen Kompartimente mit II bezeichnet, Dralle nennt das rechte 2 und das linke 3.
- Das **mediastinale Kompartiment** schließt die Lymphknoten des oberen vorderen Mediastinums ein und wird in der Röher-Schule als Kompartiment III und von Dralle als 4 bezeichnet, wobei rechts 4a und links 4b genannt wird.

Die **Klassifikation von Robbins** erlaubt eine detaillierte und präzise Beschreibung der Verteilung betroffener zer-

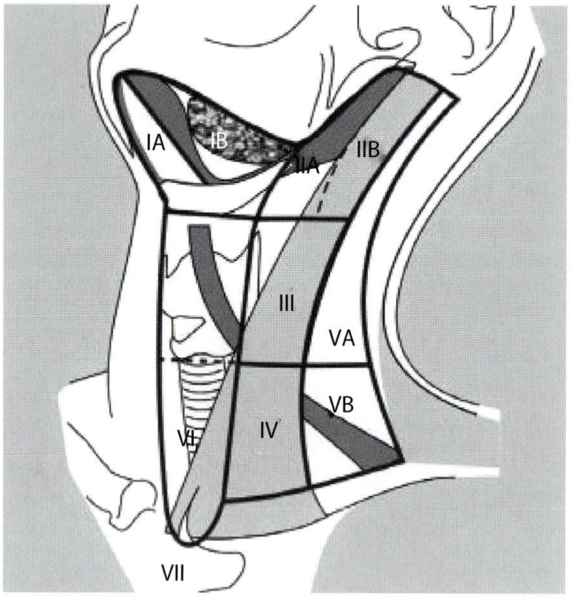

Abb. 2.5 Klassifikation der zervikalen Lymphknoten nach Robbins. (Mit freundlicher Genehmigung durch Archives of Otolaryngology Head and Neck Surgery)

vikaler Lymphknoten durch präoperative Bildgebung sowie eine exakte chirurgische Dokumentation der Herkunft entnommener Gewebepartien (Abb. 2.5). Die entscheidende Schwäche dieses Systems für den Gebrauch beim Schilddrüsenkarzinom liegt in seiner fehlenden Spezifikation für das mediastinale Kompartiment.

Die Robbins-Klassifikation in der Version von 2008 resultiert aus mehrfachen erheblichen Revisionen und orientiert sich im Wesentlichen an anatomischen Strukturen. Im Deutschen sollten die „levels" als Gruppen bezeichnet werden. Die Gruppen der Lymphknoten entsprechen dabei folgenden anatomischen Deskriptionen:

- Gruppe I: submentale/submandibuläre Lymphknotengruppe
- Gruppe II: Nodi lymphatici cervicales profundi – obere Gruppe
- Gruppe III: Nodi lymphatici cervicales profundi – mittlere Gruppe
- Gruppe IV: Nodi lymphatici cervicales profundi – untere Gruppe
- Gruppe V: Nodi lymphatici trigoni cervicalis posterioris, d. h. die Lymphknotengruppe des lateralen Halsdreiecks (cave: in angloamerikanischer Terminologie „the posterior neck triangle")
- Gruppe VI: Nodi lymphatici cervicales anteriores; vorderes Kompartment, para- und hier auch retropharyngeale Lymphknotengruppe
- Gruppe VII (neu): die mediastinalen Lymphknoten kaudal der Fossa jugularis aber kranial des Truncus brachiocephalicus

Die Trennungslinien verlaufen dabei wie folgt:

- Gruppe Ia–Ib: Ia Trigonum submentale zwischen M. digastricus ant. und C. hyoidea und der Halsmitte; Ib Trigonum submandibulare zwischen dem Venter ant. und post. des M. digastricus und der Mandibula.
- Gruppe I–II: die vertikale Ebene, die durch den Hinterrand der Gl. submandibularis gebildet wird. Dies entspricht chirurgisch der Faszie in dieser Ebene und in etwa dem Verlauf des M. stylohyoideus.
- Gruppe IIa–IIb: die Ebene, die durch den N. accessorius (XI) definiert wird
- Gruppe II–III: die horizontale Ebene die durch den Unterrand des Os hyoideum definiert wird
- Gruppe III–IV: die horizontale Ebene, die durch den Unterrand der Cartilago cricoidea definiert wird
- Gruppe III+IV–VI: radiologisch in axialer Sicht der mediale Rand der A. carotis communis; chirurgisch der laterale Rand des M. sternohyoideus
- Gruppe Va–Vb: die horizontale Ebene, die durch den Unterrand der Cartilago cricoidea definiert wird; in Fortsetzung der Trennung von Grppe III und IV
- Gruppe VI–VII: die horizontale Ebene die durch die Fossa jugularis, das Jugulum sterni definiert wird

Formen der zervikalen Lymphknotenresektion Wegen ihrer unmittelbaren Verknüpfung mit dieser anatomischen Beschreibung werden hier auch kurz die üblichen Formen der Lymphknotenentfernung am Halse definiert:

- **Radikale Halsdissektion** („radical neck dissection"): Entfernung der Lymphknotengruppen I-V mitsamt M. sternocleidomastoideus, V. jugularis int. und N. vagus
- **Modifiziert radikale Halsdissektion** („modified radical neck dissection"): Entfernung der Lymphknotengruppen I-V unter Belassung zumindest einer der folgenden Strukturen: M. sternocleidomastoideus, V. jugularis int. und N. vagus
- **Selektive Halsdissektion** („selective neck dissection"): Entfernung von Halslymphknotengruppen unter Belassung zumindest einer Gruppe. Hier muss immer exakt beschrieben werden, welche Gruppen ausgeräumt wurden
- **Erweiterte Halsdissection** („extended neck dissection"): die obigen Resektionsverfahren erweitert um die Mitnahme weitere Lymphknotengruppen, etwa tief mediastinal, oder anderer Strukturen wie Muskeln oder Nerven, z. B. N. hypoglossus

Alle hier beschriebenen Klassifikationen weisen Vor- und Nachteile auf. Zum Verständnis der internationalen Literatur ist es unumgänglich, sich die Robbins-Klassifikation anzueignen. Der entscheidende Vorteil der Robbins-Klassifikation liegt in ihrer weiten Akzeptanz nicht nur unter Chirurgen, sondern auch bei Bildgebern und Pathologen, ihrer anatomischen Eindeutigkeit und Präzision. Es wird eine der Aufgaben der Internationalen Assoziation der Endokrinen Chirurgen sein, hier eine gemeinsame Klassifikation zu finden. Es sollte dem transdisziplinären Dialog gelingen, die thorakalen Lymphknotenstationen in eine deutlich erweiterte Klassifikation einzubeziehen. So könnten terminologische Grenzüberschreitungsprobleme nicht nur des Schilddrüsenkarzinoms in zerviko-thorakaler Richtung, sondern auch etwa des oberen und mittleren Mediastinaltumours in thorako-zervikaler Richtung überwunden werden.

2.3 Pathologie der benignen Schilddrüsenerkrankungen

K.W. Schmid

Die gutartigen Erkrankungen der Schilddrüse umfassen Entzündungen, Hyperplasien, benigne Neoplasien sowie Funktionsstörungen; mit ca.15 Millionen Betroffenen gehören sie zu den häufigsten Erkrankungen in Deutschland. Während Entzündungen, Hyperplasien und benigne Neoplasien histologisch gut fassbar sind, können Funktionsstörungen der Schilddrüse nur bedingt anhand der Morphologie qualitativ und quantitativ evaluiert werden. Funktionsstörungen können durch Entzündungen, Hyperplasien und (benigne) Tumoren ausgelöst sein; sie sind aber auch selbst die Ursache von Hyperplasien und Tumoren der Schilddrüse. Benigne Schilddrüsenerkrankungen werden klinisch durch die von ihnen verursachten Funktionsstörungen (Hypothyreose, Hyperthyreose) und/oder durch die Folgen einer hyperplastisch und/oder neoplastisch vergrößerten Schilddrüse (Kompression umliegender Strukturen mit Schluckstörungen, Heiserkeit etc., aber auch kosmetische Auswirkungen), manifest.

2.3.1 Entzündungen der Schilddrüse

Die Thyreoiditis wird als Entzündung einer zuvor normalen Schilddrüse definiert; Entzündungen machen ca. 20 % aller Schilddrüsenerkrankungen aus (Sheu et al. 2003). Während in früheren Einteilungen die Schilddrüsenentzündungen nach dem klinischen Verlauf in akute, subakute und chronische Verlaufsformen unterteilt wurden, werden nach heutiger Auffassung fast alle Entzündungen der Schilddrüse als autoimmunbedingt angesehen. Die mit Abstand häufigste Form ist die Autoimmunthyreoiditis (AIT) mit und ohne subklinischer/manifester Hypothyreose. Deutlich weniger häufige Formen autoimmunogener Thyreoiditiden umfassen die subakute Thyreoiditis de Quervain, die schmerzlose („silent“) Thyreoiditis und die Post-partum-Thyreoiditis. Nicht-autoimmunogene Schilddrüsenentzündungen (akute eitrige Thyreoiditis, Strahlenthyreoiditis) sind Raritäten. Die invasiv-sklerosierende (Peri-)Thyreoiditis Riedel dürfte nach heutigem Erkenntnisstand keine isolierte Erkrankung der Schilddrüse sein, sondern Manifestation einer systemischen multifokalen Fibrosklerose.

Entzündungen der Schilddrüse

- **Immunogene Schilddrüsenentzündungen**
  - Autoimmunthyreoiditis (AIT) mit oder ohne subklinischer/manifester Hypothyreose
    - AIT Hashimoto mit Struma
    - Fibrosierende Variante der AIT Hashimoto
    - Fibrös-atrophische AIT (Ord-Thyreoiditis)
  - Varianten autoimmunogener Schilddrüsenentzündungen
    - Postpartum-Thyreoiditis
    - Schmerzlose („silent“) Thyreoiditis
    - Subakute (granulomatöse) Thyreoiditis de Quervain
    - Invasiv-sklerosierende (Peri-)Thyreoiditis Riedel*
- **Nicht-immunogene Schilddrüsenentzündungen**
  - Akute infektiöse Schilddrüsenentzündungen/traumatische Thyreoiditis
    - Bakteriell
    - Pilze
    - Parasiten
  - Strahlenbedingte Schilddrüsenentzündungen
- **Sonderformen der Schilddrüsenentzündungen**
  - Palpationsthyreoiditis (milde traumatische Thyreoiditis)
  - Sarkoidose
  - Vaskulitis
  - Postoperative nekrotisierende Thyreoiditis
  - Medikamenten-induzierte Thyreoiditis

* Die invasiv-sklerosierende (Peri-)Thyreoiditis Riedel zeigt morphologische und klinische Zeichen einer immunogenen Thyreoiditis; diese dürften aber sekundäre Folge eines primären (multifokalen) sklerosierenden Prozesses sein.

Immunogene Schilddrüsenentzündungen

Bei 10 % aller Menschen wurden in großen Studien Schilddrüsenautoantikörper nachgewiesen, jeder hunderste Mensch entwickelt in seinem Leben eine manifeste Autoimmunthyreoiditis (AIT). Wie bei allen Autoimmunerkrankungen kommt es zum Verlust der während der Entwicklung des Organismus erworbenen Toleranz gegen Eigenantigene. Daher sind die bei der AIT auftretenden Autoantikörper nicht die Auslöser der Erkrankung, sondern deren Folge. Abhängig vom Antikörpertyp (stimulierende, blockierende oder die Jodaufnahme hemmende Autoantikörper) kann es bei der AIT zu Schilddrüsenfunktionsstörungen kommen.

AIT Hashimoto

Die klassische AIT Hashimoto ist der Prototyp einer Autoimmunerkrankung und geht mit einer vergrößerten Schilddrüse einher („**Struma lymphomatosa**"). Sie betrifft Frauen 10- bis 20-mal häufiger als Männer und kann anfänglich mit Überfunktionsphasen einhergehen („Hashitoxikose"): Nach einem euthyreoten Stadium, in dem meist die Diagnose gestellt wird, geht die AIT Hashimoto in der Regel in eine Hypothyreose über. Morphologisch ist die Schilddrüse ist bei der AIT Hashimoto symmetrisch vergrößert. Mikroskopisch besteht ein diffuses lympho-plasmazelluläres Infiltrat mit oder ohne Keimzentren (▣ Abb. 2.6a). Das Follikelepithel ist mikrofollikulär/trabekulär hyperplastisch bei deutlich reduziertem Kolloidgehalt; fokal bildet sich charakteristischerweise eine onkozytäre Epithelmetaplasie. Eine **Operationsindikation** besteht bei Malignitätsverdacht oder lokalen, medikamentös nicht beherrschbaren Symptomen (Musholt et al. 2011).

Die **fibröse Variante** macht ungefähr 10 % der AIT Hashimoto-Fälle aus. Aufgrund der raschen Größenzunahme der Schilddrüse kann Malignitätsverdacht bestehen. Makroskopisch ist die Schilddrüse meist deutlicher vergrößert als bei der typischen AIT Hashimoto, wodurch auch häufiger eine chirurgische Intervention notwendig ist. Histologisch besteht eine entzündliche Zerstörung der Schilddrüsenarchitektur mit ausgeprägter (keloidartiger) Fibrose, kleine Inseln von Follikelepithel mit onkozytärer Metaplasie (▣ Abb. 2.6b) sowie auffälliger Plattenepithelmetaplasie. Die Fibrose ist auf die Schilddrüse begrenzt, was neben der onkozytären Epithelmetaplasie das wichtigste differenzialdiagnostische Kriterium zur Unterscheidung von einer invasiv-sklerosierenden Thyreoiditis Riedel darstellt.

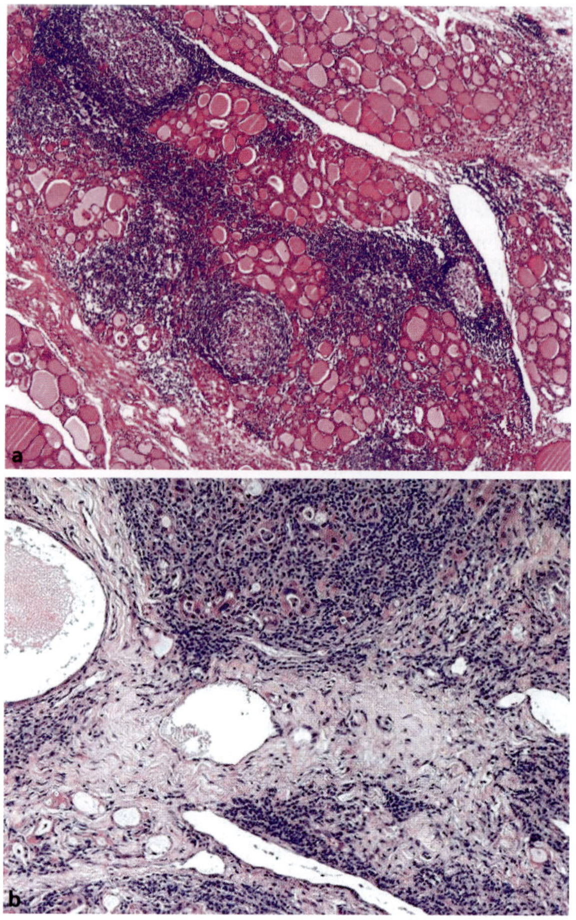

▣ **Abb. 2.6a,b** AIT Hashimoto. **a** Klassisches morphologisches Bild der AIT Hashimoto mit ausgeprägter Infiltration durch Lymphozyten mit Keimzentrumsbildung und onkozytärer Metaplasie des Follikelepithels (HE 25×). **b** Fibröse Variante der AIT Hashimoto mit deutlicher Fibrose, lymphozytären Infiltraten und nur mehr kleinen Inseln von onkozytär metaplastischem Follikelepithel (HE 25×)

Fibrös-atrophische AIT (Ord-Thyreoiditis)

Die häufigste Form der AIT verläuft klinisch äußerst schleichend und bleibt in vielen Fällen auch klinisch unentdeckt. Aufgrund der Organverkleinerung bestehen auch keine lokalen Symptome, so dass diese AIT-Form kaum im Operationsgut auftaucht. Die ausgeprägt atrophische Form (Organgewicht bis unter 5 g) ist die Ursache des primären Myxödems und manifestiert sich klinisch zwischen dem 40. und 60. Lebensjahr. Frauen sind 5-mal häufiger betroffen als Männer. Die mild-asymptomatische Form ist meistens ein Zufallsbefund bei der Autopsie (Organgewicht um 10 g). Makroskopisch besteht eine atrophe, derb-fibrotische Schilddrüse. Mikroskopisch findet sich in den ausgeprägten Fällen ein kollagenes, zellarmes Narbengewebe mit fokaler lympho-plasmazellulärer Infiltration mit nur wenigen Keimzentren und spärlichen Parenchyminseln mit deutlicher Reduktion der Follikelgröße und fehlender onkozytärer Metaplasie.

Fokale lymphozytäre Thyreoiditis

Diese „Low-grade"-Thyreoiditis, bei der die in den fibrösen Septen der Schilddrüse liegenden und das Follikelzellepithel aussparenden Entzündungsinfiltrate weniger als 5 % des Gesamtvolumens ausmachen, ist ohne funktionelle Auswirkung auf die Schilddrüsenfunktion. Sie findet sich im unselektionieren Operationsgut bei ca. 50 % der Frauen und 25 % der Männer. Die fokale lymphozytäre Thyreoiditis ist häufig mit einer multinodösen Struma oder Schilddrüsentumoren assoziiert.

Varianten autoimmunogener Schilddrüsenentzündungen

Die bei 2–16 % nach einer Entbindung auftretende **Post-partum-Thyreoiditis** wird als Sonderform einer AIT Hashimoto angesehen und dürfte Ausdruck eines Reboundphänomens nach schwangerschaftsbedingter Suppression humoraler und zellulärer Immunreaktionen sein (Amino et al. 1999). Sie tritt im ersten Jahr nach einer Geburt auf zeigt klinisch anfänglich eine Hyperthyreose, die anschließend in eine Hypothyreose übergeht. Bei den meisten Frauen besteht nach einem Jahr wieder Euthyreose. Morphologisch finden sich in einer gering vergrößerten Schilddrüse diffuse lymphozytäre Infiltrate mit Follikelzerstörung sowie eine fokale (gelegentlich auch onkozytäre) Epithelhyperplasie.

Die **schmerzlose („silent") Thyreoiditis** zeigt einen ähnlichen klinischen Verlauf; auch die morphologischen Befunde entsprechen weitgehend denen der Post-partum Thyreoiditis. Ätiologisch wird auch ein auslösender viraler (Ko-)Faktor angenommen („atypische subakute Thyreoiditis").

Die **subakute Thyreoiditis de Quervain** stellt eine in Schüben verlaufende, in fast allen Fällen in einige Wochen bis Monaten selbstlimitierende entzündliche Erkrankung der Schilddrüse mit charakteristischem klinischem und pathologischem Bild dar. Sie kommt bei Frauen 3- bis 6-mal häufiger vor; Kinder und ältere Patienten sind nur selten betroffen. Betroffene Patienten klagen über ein allgemeines Krankheitsgefühl mit Abgeschlagenheit und Fieber sowie starke Schmerzen, die vom Hals in Kiefer, Ohren, Gesicht und in den Thorax ausstrahlen können, sowie eine auffallende Druckdolenz der Schilddrüse. Die Erkrankung verläuft klinisch in zwei Stadien mit initial einer Follikelzerstörung und dadurch verursachter Hyperthyreose, später dominiert wegen unzureichender Substitution der gestörten Hormonproduktion eine Hypothyreose; nach Ausheilung stellt sich in der Regel wieder eine Euthyreose ein.

Ätiologisch wird eine postvirale zytokinvermittelte Entzündungsreaktion angenommen, da die Erkrankung saisonal auftritt und mit Infektionen des oberen Respirationstrakts assoziiert ist. **Makroskopisch** finden sich gelb-weiße verfestigte Herde, die fokal, asymmetrisch und selten auch bilateral auftreten können. **Mikroskopisch** besteht eine granulomatöse Entzündungsreaktion mit fokaler Zerstörung der Follikelepithelzellen. In der frühen Phase tritt Kolloid aus und es entstehen Mikroabszesse mit überwiegend neutrophilen Granulozyten (▪ Abb. 2.7). In der floriden Phase kommen Lymphozyten, Histiozyten und Plasmazellen hinzu. Die typischen Granulome (Harach u. Williams 1990) bestehen aus nekrotischen Zellen, Makrophagen, Lymphozyten und vielkernigen Riesenzellen mit Kolloidphagozytose. Das umliegende Schilddrüsengewebe

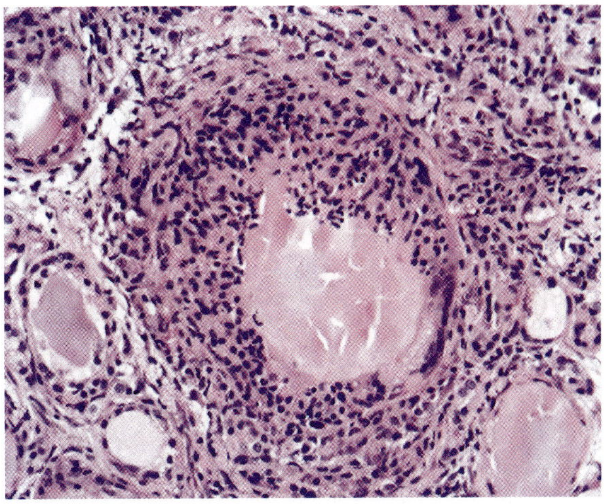

▪ **Abb. 2.7** Floride Phase der subakuten Thyreoiditis de Quervain mit rupturiertem Follikel mit Ausbildung eines Mikroabszesses sowie einer mehrkernigen, kolloidphagozytierenden Riesenzelle. Das den Follikel umgebende Schilddrüsengewebe zeigt eine deutliche entzündliche Infiltration (HE 200×)

ist weitgehend unversehrt. In der abschließenden Regenerationsphase entwickelt sich eine fokale Fibrosierung, die auch in der Sonographie nachgewiesen werden kann. Ein Nebeneinander der unterschiedlichen histologischer Entzündungsstadien weist auf eine in Schüben verlaufende Erkrankung (Schmid 1993). **Differenzialdiagnostisch** müssen die Palpationsthyreoiditis sowie andere mit Granulombildung einhergehende Entzündungen (z. B. Sarkoidose, Tuberkulose, rheumatoide Erkrankungen) abgegrenzt werden.

Nicht-immunogene Schilddrüsenentzündungen

Nach der Ätiologie unterscheidet man bei den nicht-immunogenen Thyreoiditiden akut eitrige, traumatisch induzierte und strahlenassoziierte Entzündungen der Schilddrüse. Bei den **akuten eitrigen Entzündungen** besteht meist eine hämatogene oder lymphogene Verschleppung von Bakterien oder seltener Pilze, Parasiten und Viren in die Schilddrüse; Viren werden überwiegend bei immundefizienten Patienten beobachtet. Hyperplastische Knoten oder Neoplasien repräsentieren offensichtliche Prädilektionsstellen. Im Kindesalter ist zu 90 % eine Sinus-piriformis-Fistel die Ursache einer akut-eitrigen Entzündung der Schilddrüse. Traumen im Halsbereich (z. B. bei Autounfällen) können eine direkte Eintrittspforte für Mikroorganismen darstellen. Die gelegentlich im Rahmen der präoperativen Diagnostik auftretende sog. **Palpationsthyreoiditis** (▪ Abb. 2.8) kann als milde traumatische Thyreoiditis angesehen werden. Eine **strahlenassoziierte Thyreoiditis** tritt nach externer Bestrahlung oder nach einer Radiojodtherapie in Abhängigkeit von der Strahlendosis auf.

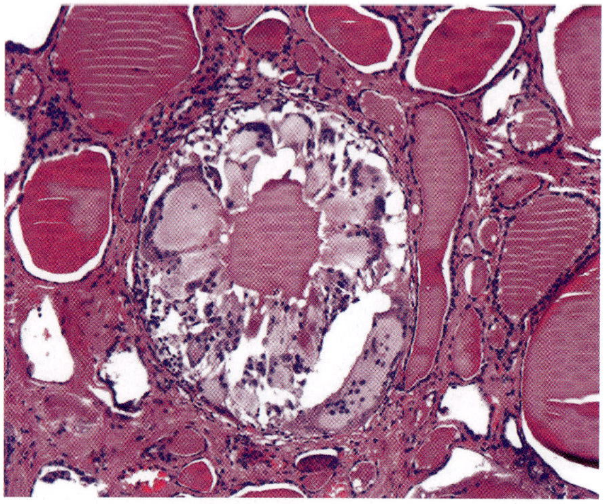

Abb. 2.8 Palpationsthyreoiditis mit einem „traumatisch" geschädigten Follikel, dessen Kolloid von zahlreichen mehrkernigen Riesenzellen phagozytiert wird. Das umliegende Schilddrüsengewebe zeigt typischerweise keine entzündliche Infiltration (HE 200×)

Invasiv sklerosierende (Peri-)Thyreoiditis (Riedel-Thyreoiditis)

Bei dieser seltenen Entzündungsform besteht ein fibrosierender Prozess der Schilddrüse noch unbekannter Ätiologie, der häufig mit einer multifokalen Fibrosklerose (u. a. Fibrose im Mediastinum, Leber, Lunge, retroperitoneal und retroorbital) einhergeht; vermutlich ist die Riedel-Thyreoiditis eine Manifestationsform des „IgG4-related systemic disease spectums" (Dahlgren et al. 2010).

Pathogenese Pathogenetisch käme aufgrund von positiven Autoantikörpertitern eine immunologische Genese in Betracht. Normale Lymphozytensubpopulationen und normale Serumkomplementlevel sprechen allerdings dagegen; die in ca. 2/3 der Riedel-Thyreoiditisfälle nachgewiesenen Autoantikörper dürften eher durch die bei der Schilddrüsendestruktion des primär fibrotischen Prozesses freigesetzten sequestrierten Antigene verursacht sein. Die Riedel-Thyreoiditis tritt im mittleren bis höheren Lebensalter auf und betrifft Frauen häufiger als Männer. Von einigen Autoren wird allerdings auch ein häufigeres Vorkommen bei Männern angegeben.

Klinik Klinisch besteht Druckgefühl mit Dysphagie durch eine schnelle schmerzlose Strumaentwicklung; typisch ist ein „eisenharter" Tastbefund. Der fibrosierende Prozess führt bei ca. 40 % der Patienten zur Hypothyreose.

Therapie **Chirurgisch** ist häufig die Spaltung der Schilddrüse im Isthmusbereich zur Entlastung der Kompressionssymptomatik indiziert; eine kurative chirurgische Therapie ist nicht möglich. Da die Erkrankung nur selten präoperativ diagnostiziert wird, kann durch die auf die Halsweichteile übergreifende Fibrose intraoperativ der Verdacht eines Sarkoms oder anaplastischen Karzinoms bestehen (schwierige Differenzialdiagnose im Gefrierschnitt!). **Medikamentös** ist in einigen Fällen von Riedel-Thyreoiditis die Langzeittherapie mit Steroiden oder Tamoxifen erfolgreich.

Histologie **Makroskopisch** zeigt die vergrößerte Schilddrüse eine sehr feste Konsistenz mit grau-weißer, unregelmäßig begrenzter Induration (der Schilddrüsenperipherie) und der angrenzenden Weichgewebsanteile. **Mikroskopisch** (Papi u. LiVolsi 2004) besteht initial eine Infiltration durch überwiegend Lymphozyten und Plasmazellen mit Schilddrüsenzerstörung und Beteiligung von Gefäßen (Phlebitis). Nachfolgend werden die destruierten Schilddrüsenfollikel durch keloidähnliche Bindegewebszüge, die auf angrenzende Weichgewebsstrukturen übergreifen, ersetzt (Abb. 2.9).

2.3.2 Schilddrüsenvergrößerung (Struma)

Eine Vergrößerung der Schilddrüse über 25 g wird ohne Rücksicht auf deren Ursache und Funktion als Struma (Kropf) bezeichnet (Paschke et al. 2011).

Ätiologie Eine Struma kann durch sehr unterschiedliche Ursachen hervorgerufen werden (Jodmangel, Entzündungen, Immunthyreopathien, Tumoren, Rauchen u. a.); sie kann daher auch funktionell mit Euthyreose als auch mit einer Unter- oder Überfunktion einhergehen. Es ist davon auszugehen, dass eine genetische Prädisposition darüber entscheidet, ob die jeweilige Schilddrüse auf Umwelteinflüsse wie Jodmangel mit entsprechenden Kompensationsmechanismen oder eine Fehlanpassung mit vermehrter Proliferation reagiert (Reiners et al. 2011). Als entscheidender Pathomechanismus für die Entstehung der diffusen Struma (Schilddrüsenvergrößerung ohne knotige Veränderungen) werden ein intrathyreoidaler Jodmangel mit konsekutiver Freisetzung von auto- und parakrinen Wachstumsfaktoren sowie eine Verminderung wachstumshemmender Faktoren angesehen.

Hyperplasien der Schilddrüse

Die **euthyreote Struma** ist eine diffuse oder knotige, nicht entzündliche, nicht maligne und nicht mit einer Schilddrüsenfunktionsstörung einhergehende Schilddrüsenvergrößerung. Sie ist die häufigste, klinisch relevante Schilddrüsenerkrankung und resultiert aus einer kompensatorischen reaktiven Hyperplasie des Schilddrüsenparenchyms infolge eines absoluten oder relativen Jodmangels. Absoluter Jodmangel führt zur endemischen Schilddrü-

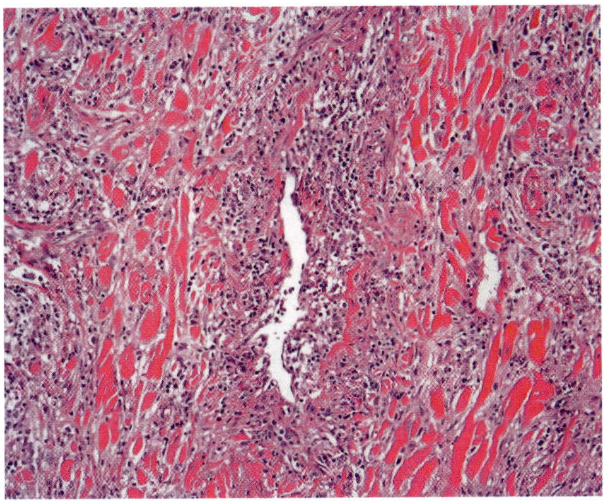

■ **Abb. 2.9** Invasiv-sklerosierende Thyreoiditis Riedel mit keloidartiger Fibrose, diffuser entzündlicher Infiltration durch Lymphozyten und Plasmazellen. Im Zentrum eine entzündlich infiltrierte Vene (HE 40×)

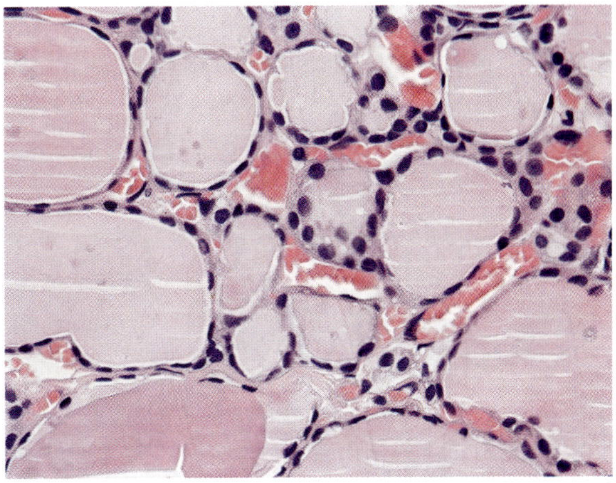

■ **Abb. 2.10** Morphologie der euthyreoten Struma. Unterschiedlich große Follikel; je größer die Follikel, desto flacher ist das die Follikel auskleidende Epithel (HE 200×)

senvergrößerung, von der bereits Kinder betroffen sind. Ein relativer Jodmangel entsteht durch eine gestörte Biosynthese von Schilddrüsenhormonen oder auf exogener Zufuhr strumigener Substanzen (z. B. Nahrungsmittel, Medikamente), die mit der Schilddrüsenhormonsynthese interferieren (McNicol u. Lewis 1996).

Als **multinodöse Struma (Knotenstruma)** werden vergrößerte Schilddrüsen mit einem unterschiedlichen Grad an Knotenbildung bezeichnet. Die Knoten entsprechen polyklonalen Hyperplasien und/oder monoklonalen Adenomen (s. unten). Pathogenetisch entwickelt sich die multinodöse Struma mit zunehmender Nodularität und Ausbildung regressiver Veränderungen (z. B. Einblutungen, Fibrose, Hyalinisierung, dystrophe Verkalkungen) aus einer diffusen Struma. Definitionsgemäß besteht klinisch eine Euthyreose (sog. „blande Struma"). Der Knotenkropf kommt bei Frauen ca. 8-mal häufiger als bei Männern vor; dazu besteht auch eine familiäre Prädisposition. Makroskopisch zeigt die Struma diffusa eine gleichmäßig braune Schnittfläche, während die Schnittfläche der multinodösen Struma die regressiven Veränderungen mit frischeren und älteren Blutungen, Zystenbildung, Fibrose, Verkalkungen etc. widerspiegelt. Die Größe der Knoten variiert von wenigen Millimetern bis >10 cm. Histologisch (Sheu et al. 2003) zeigt die diffuse Struma unterschiedlich große Follikel (einige bis mehrere Millimeter groß), wobei das Follikelepithel umso flacher ausgebildet ist, je größer die Follikel sind (■ Abb. 2.10). Multinodöse Strumen zeigen ein ähnliches Bild; dazu sind in unterschiedlichem Ausmaß regressive Veränderungen wie hämosiderinspeichernde Makrophagen als Zeichen älterer Blutungen und hämorrhagischer Nekrosen, lipidbeladene Schaumzellen in ischämischen Nekrosen, Cholesterinspalten, unregelmäßig fibrosierte und hyalinisierte Areale, Verkalkungen und gelegentlich auch Verknöcherungen nachweisbar. Durch Zusammenfließen größerer Follikel der Knoten entsteht das Bild der **„papillären Hyperplasie"**, welches differenzialdiagnostische Probleme in der Abgrenzung zum papillären Karzinom bereiten kann (■ Abb. 2.11).

Als **funktionelle Autonomie** wird eine fokal (uni-/multifokal) oder disseminiert auftretende TSH-unabhängige Schilddrüsenhormonproduktion bezeichnet; die funktionelle Autonomie ist im Jodmangelgebiet die häufigste Ursache der Hyperthyreose. In lange bestehenden Strumen entsteht offensichtlich bei Fortbestand des Jodmangels im Rahmen der fortschreitender Proliferation durch endogene reaktive Sauerstoffspezies eine oxidative DNA-Schädigung der Follikelepithelien, die zur Ausbildung verschiedener Mutationen führt (Reiners et al. 2011). In Abhängigkeit der entstandenen Mutation entscheidet sich, ob der sich in den folgenden Jahren entwickelnde Knoten hyper-, normo- oder hypofunktionell sein wird (szintigraphisch entsprechend einem „heißen", „warmen" oder „kalten" Knoten). Ca. 50 % der Fälle multifokaler funktioneller Autonomien zeigen Mutationen des TSH-Rezeptorgens (unifokale Autonomie siehe „autonomes Adenom" unten). Anfänglich gelingt durch Minderstimulation des noch TSH-abhängigen restlichen Gewebes eine Kompensation der funktionellen Autonomie. Supprimiertes TSH ist daher häufig der erste Hinweis auf das Vorliegen einer funktionellen Autonomie, die in der Regel ab dem 50. Lebensjahr auftritt; genauen Inzidenzzahlen sind nicht bekannt. Frauen sind deutlich häufiger als Männer betroffen, wobei dieser Unterschied mit steigendem Alter geringer ausgeprägt ist. Makroskopisch sind überfunktionierende Knoten nicht zu erkennen; die histologische Unterscheidung eines funktionell autonomen von einem nicht-autonomen Knoten gelingt nur bei Kenntnis der Klinik. Hyperfunktionelle Knoten zeigen

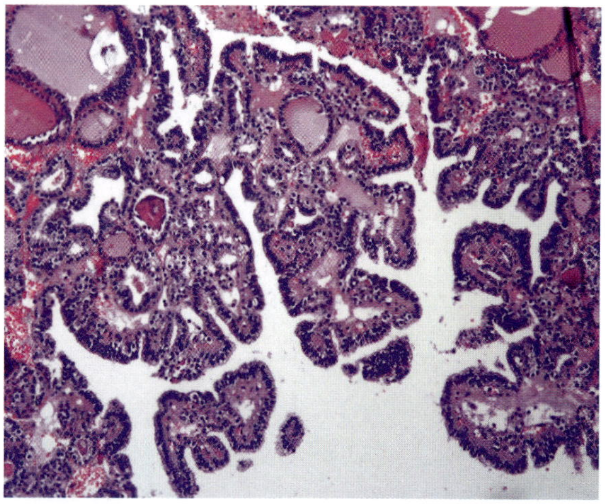

Abb. 2.11 Papilläre Hyperplasie in einem Strumaknoten; die Epithelien in Bereich der papillären Hyperplasie zeigen nur eine minimale Tendenz zum Überlappen der Kerne. Darüber hinaus bestehen keine charakteristischen Kernveränderungen des papillären Karzinoms (HE 40×)

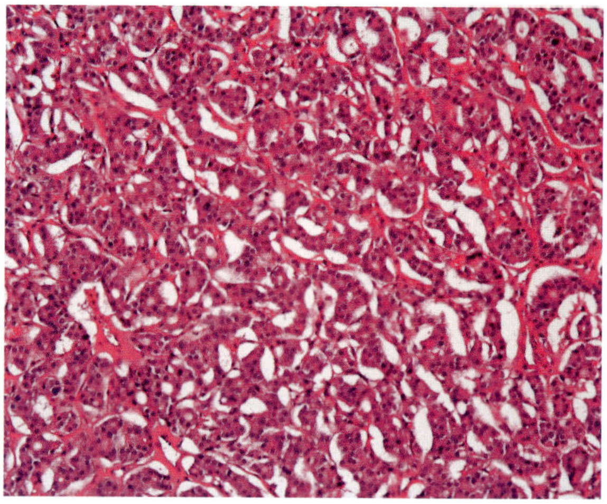

Abb. 2.12 Detailaufnahme aus einem dyshormonogenetischen Kropf mit Hyperzellularität, mikrofollikulären Strukturen und mikropapillärer Hyperplasie (HE 100×)

in der Regel eine vollständige bindegewebige Kapsel, die Follikelepithelien weisen größere kolumnäre Zellen als in nicht-autonomen Knoten auf; eine papilläre Hyperplasie ist (fokal) praktisch immer nachweisbar.

Störungen der Schilddrüsenhormonsynthese – dyshormonogenetische Struma

Durch eine Reihe genetisch bedingter, autosomal-rezessiv vererbter Hormonsynthesedefekte (Grüters-Kieslich et al. 2011) kommt es zur sekundären Kropfentwicklung. In Europa ist ca. jedes 30.000.–50.000. lebend geborene Kind betroffen. Die unterschiedlichen genetischen Defekte (Tab. 2.2) führen zum permanenten Mangel an Schilddrüsenhormonen mit chronischer TSH-Stimulation; daraus resultiert zuerst eine vergrößerte Schilddrüse, aus der sich in der Regel vor dem 25. Lebensjahr eine ausgeprägt knotige Struma entwickelt.

Histologie Makroskopisch besteht ein meist deutlich asymmetrischer Knotenkropf (Gewicht bis 500 g) auf. Histologisch zeigen die Knoten eine ausgeprägte Hyperzellularität mit meist mikrofollikulärem Aufbau, Kernpolymorphie und auffälliger papillärer Hyperplasie (Abb. 2.12).

Differenzialdiagnose Die wichtigste Differenzialdiagnose ist aufgrund der zytologischen Veränderungen und dem Vorkommen einer vollständigen Knotenkapsel die Unterscheidung von einem Schilddrüsenkarzinom. Die Diagnose eines Schilddrüsenkarzinoms sollte bei bekanntem dyshormonogenetischem Kropf nur beim Vorliegen eines eindeutigen Gefäßeinbruches, organüberschreitender Tumorinfiltration, eindeutigen zytologischen Kriterien eines papillären Karzinoms oder dem Vorliegen von Lymphknoten und/oder Organmetastasen gestellt werden (Ghossein et al. 1997; Rakover et al. 2012).

Amyloidkropf

Die Ablagerung von Amyloid in der gesamten Schilddrüse, meist im Rahmen von chronischen Entzündungen und Infektionen, kann zum sog. Amyloidkropf führen (Villa et al. 2008). Das Amyloid ist dabei in der Regel von AA-Typ, gelegentlich vom AL-Typ (beim medullären Karzinom wird AE-Amyloid abgelagert!). Ein Amyloidkropf ist selten; klinisch besteht nur gelegentlich eine latente oder manifeste Hypothyreose. Ein Amyloidkropf kann auch Hinweis für das Vorliegen eines Plasmozytoms oder anderen Erkrankung der Plasmazellen sein (Ozdemir et al. 2010). Makroskopisch zeigt die diffus vergrößerte Schilddrüse eine hellbraune oder graue Schnittfläche. Mikroskopisch liegt reichlich Amyloid mit deutlich reduzierter Zahl an Schilddrüsenfollikel vor.

Morbus Basedow (immunogene Hyperthyreose vom Typ des Morbus Basedow)

Prinzipiell liegt beim Morbus Basedow eine autoimmunologisch bedingte Entzündung der Schilddrüse vor. Für den Pathologen zeigt die Erkrankung jedoch eine typische Morphologie mit Hyperplasie und Vergrößerung der Schilddrüse auf dem Boden einer organspezifischen Autoimmunerkrankung mit serologisch nachweisbaren **Autoantikörpern** gegen den TSH-Rezeptor (TSH-R-Antikörper; >99 % positiv), Thyreoglobulin (TG-Antikörper) und die Schilddrüsenperoxidase (TPO-Antikörper; 75 % positiv). Pathophysiologisch entscheidend für die Erkrankung ist die biologische Aktivität von Antikörpern, die gegen den TSH-Rezeptor gerichtet sind, diesen dauerhaft

Tab. 2.2 Störungen der Schilddrüsenhormonsynthese als Ursache des dyshormonogenetischen Kropfes. (Mod. nach Grüters-Kieslich et al. 2011)

Gestörtes Gen	Protein/Funktion	Schilddrüsengröße	Assoziierte Störungen
TPO	Peroxidase	(Deutlich) vergrößert	–
THOX2	Oxidase	Normal – vergrößert	–
TG	Speicherprotein	Normal – vergrößert	–
Pendrin	Aniontransporter	Normal – vergrößert	Sensineurale Hypakusis
NIS	Na^{+}/I^{-}-Symporter	Normal – vergrößert	–
DEHAL1	Jod-Recycling	Normal – vergrößert	–

stimulieren und damit zur Hyperthyreose führen (Kahaly et al. 2011). Die gegen den TSH-Rezeptor gerichtete Immunreaktion kann aber auch zur Bildung blockierender Antikörper (verbunden mit einer Hypothyreose) oder neutralen Antikörpern führen. Die TG- und TPO-Antikörper sind nützliche Marker einer Autoimmunerkrankung der Schilddrüse; ihre pathogene Wirkung besteht überwiegend in der sekundär verstärkenden Wirkung bei fortbestehenden Autoimmunreaktionen. TG-Antikörper beteiligen sich dazu an einer antikörperabhängigen, durch NK-Zellen vermittelten Zytotoxizität.

Epidemiologie Weltweit ist der Morbus Basedow die häufigste Ursache der Hyperthyreose. Im Jodmangelgebiet ist der Morbus Basedow seltener als die funktionelle Autonomie (s. oben); bei hoher Jodaufnahme erhöht sich die Prävalenz des Morbus Basedow sogar. Der Morbus Basedow kommt bei bis zu 2 % der Frauen vor; Frauen sind bis zu 10-mal häufiger betroffen als Männer. Überwiegend entwickelt sich die Erkrankung zwischen dem 20. und dem 50. Lebensjahr.

Klinik Klinisch zeigen 70–90 % der betroffenen Patienten eine Struma und Symptome der Hyperthyreose (u. a. psychomotorische Unruhe, Sinustachykardie mit Herzflimmern, Gewichtsverlust, Wärmeintoleranz, Diarrhöen, eine warme und feuchte Haut, brüchige Nägel und Haare, Muskelschwäche).

In der überwiegenden Zahl der Morbus Basedow-Fälle entwickelt sich (40 % synchron, 20 % vor und 40 % nach der Entwicklung der Schilddrüsenerkrankung) eine **endokrine Orbitopathie** (EO). Bei dieser infiltrieren aktivierte T-Zellen die extraokulären Augenmuskulatur. Ergebnisse aus Tierversuchen unterstützen die Annahme, dass auch in der Augenmuskulatur der TSH-Rezeptor als Autoantigen fungiert. Zytokin-vermittelte Reaktionen führen zu einer Akkumulation extrazellulärer Matrixproteine, die über eine Einlagerung von Glykosaminoglykanen durch Wasserbindung und dadurch verursachter Muskelschwellung mit Ödem für den Exophthalmus verantwortlich sind (Weetman 2001).

Pathogenese Pathogenetisch führt die Fähigkeit der Thyreozyten, MHC-Klasse-II-Moleküle zu exprimieren und damit selbst als antigenpräsentierende Zellen mit nachfolgender Aktivierung autoreaktiver T-Zellklone zu fungieren, neben einer Expression eines Th2-Zytokinprofils über die Aktivierung von B-Lymphozyten zu einer oligoklonalen Bildung schilddrüsenstimulierender Immunglobluline. Nach Bindung meist an die α-Subunit des TSH-Rezeptors kommt es zu einer unkontrollierten Produktion von Schilddrüsenhormonen (Chazenbalk et al. 2002). Als Auslöser kommen mehrere Ursachen in Frage. Die polyätiologischen Faktoren betreffen eine genetische Prädisposition der HLA-B8 und HLA-DR3-Träger, Polymorphismen im CTLA-4-Gen (Collins u. Gough 2002) sowie hormonelle, psychosoziale und Umwelteinflüsse.

Histologie Makroskopisch ist die Schilddrüse beim Morbus Basedow symmetrisch vergrößert, hyperämisch und von einer zarten Kapsel umgeben; das Gewicht der Schilddrüse beträgt zwischen 50 und 150 g. Die Schnittfläche ist grob lobuliert und dunkelrot-fleischig. Histologisch besteht ein prinzipieller Erhalt der lobulären Struktur der Schilddrüse typisch; die Histomorphologie ist mit dem Therapiezustand assoziiert. Bei nicht vorbehandelten Basedow-Strumen erkennt man eine diffuse Parenchymhyperplasie und -hypertrophie (Abb. 2.13). Das dünnflüssige Kolloidgehalt bewirkt am histologischen Schnitt im Randbereich der Follikel lokalisierte typische Resorptionsvakuolen (Fixierungsartefakt!). Die unregelmäßig gestaltetet Follikel werden von einem kuboidalen bis kolumnären Epithel ausgekleidet, welches papilläre Epithelprotrusionen in das Follikellumen zeigt. Im Stroma finden sich auch regelmäßig lymphozytäre Infiltrate mit Keimzentrumsbildung; dazu besteht eine Vermehrung und Ausreifung dentritischer Zellen (Quadbeck et al. 2002). Knotige Strukturen kommen nur gelegentlich vor und weisen dann meist auch

2

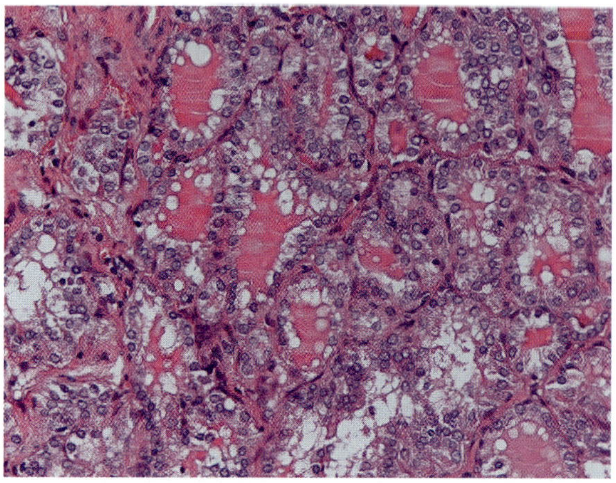

Abb. 2.13 Nicht vorbehandelter Morbus Basedow mit unregelmäßig gestalteten Follikeln; diese werden von hochprismatischem Epithel mit vergrößerten und aufgehellten Kernen ausgekleidet, das dünnflüssige Kolloid zeigt nach Fixierung sog. Retraktionsvakuolen (HE 200×)

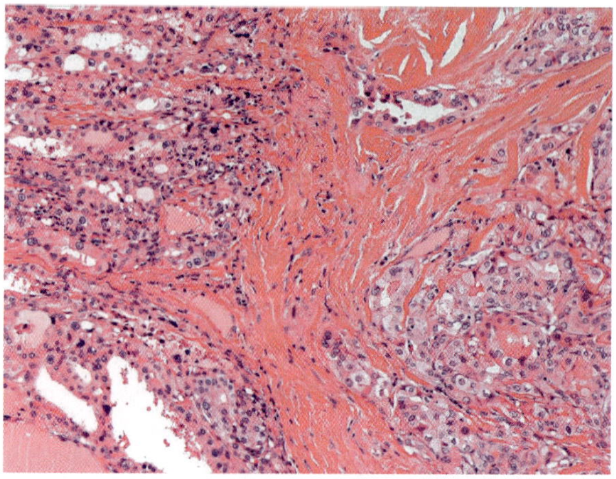

Abb. 2.14 Papilläres Schilddrüsenkarzinom (großzellige Variante) mit charakteristischen Kernveränderungen und typischem Stroma (rechts) in einem vorbehandelten Morbus Basedow mit beträchtlicher, therapiebedingter Kernpleomorphie (links) (HE 100×)

eine geringere Ausprägung der beschriebenen morphologischen Veränderungen auf. Präoperative Jodgabe führt zur Abflachung des Follikelepithels, fokal vermehrter Kolloideinlagerung und deutlich verstärkten Vaskularisierung der Schilddrüse. Eine Radiojodtherapie ist in Abhängigkeit von der Therapiedauer mit leichten bis deutlich ausgeprägten Kernveränderungen (Hyperchromasie, Pleomorphie), Follikeldestruktion, Fibrose und onkozytärer Epithelmetaplasie assoziiert. Thyreostatika mit Suppression der Hormonsynthese (z. B. Thioharnstoff-Derivate) führen über eine TSH-Stimulation zur Verstärkung der Follikelepithelhyperplasie. β-adrenerge Blocker (z. B. Propanolol) sind mit keiner morphologischen Veränderungen assoziiert (Sheu et al. 2006).

Differenzialdiagnose Differenzialdiagnostisch kann die Unterscheidung bzw. das Erkennen von papillären Karzinomen in einer Basedow-Schilddrüse Probleme bereiten (Abb. 2.14). Die ausgeprägte Hyperplasie des Schilddrüsengewebes beim Morbus Basedow kann auch das angrenzende Muskelgewebe miteinbeziehen und ein organüberschreitend infiltrierendes papilläres Karzinom vortäuschen.

2.3.3 C-Zellhyperplasie

► Abschn. 2.9.1.

2.3.4 Gutartige Tumoren der Schilddrüse

Fast alle gutartigen Tumoren der Schilddrüse gehen vom Follikelzellepithel aus und werden als Adenome bezeichnet. Mesenchymale gutartige Tumoren (Hämangiome, Lymphangiome, Leiomyome, Fibrome, Schwannome) sind absolute Raritäten.

Adenom der Schilddrüse

Epidemiologie (Solitäre) kalte Knoten finden sich bei suffizienter Jodversorgung bei 4–7 % der Bevölkerung. In Jodmangelgebieten Endemiegebieten finden sich, in Abhängigkeit vom Level der diätetischen Jodaufnahme, meist multiple Knoten bei bis zu 50 % der Bevölkerung. Eine deutschlandweite Studie an fast 100.000 schilddrüsengesunden Personen (18–65 Jahre alt) hat altersabhängig Knoten bei fast 30 % der Probanden ergeben, wobei erstaunlicherweise Frauen nur geringfügig häufiger als Männer betroffen waren (Reiners et al. 2004). Die genaue Inzidenz von Adenomen der Schilddrüse ist nicht bekannt; dies liegt überwiegend am Problem, hyperplastische von benignen neoplastischen Läsionen zu unterscheiden. Die Wahrscheinlichkeit eines malignen Tumor ist unabhängig vom Vorliegen eine solitären oder multipler Knoten.

Molekularpathologie Die Entstehung von Schilddrüsenknoten unterliegt epigenetischen (Jodmangel, Nikotinabusus, Strahlung) und genetische Faktoren (weibliches Geschlecht, familiäre Disposition), die jedoch lediglich eine „Risikokonstellation" darstellen, zu der weitere molekulargenetische Veränderungen hinzukommen müssen bzw. hierdurch prädisponiert werden, um eine makroskopisch fassbare Knotenentstehung zu erklären. Nach heutiger Vorstellung ist von Monoklonalität in etwa 60 % aller benignen Schilddrüsenknoten auszugehen (Fagin 2002; Krohn et al. 2005). Diese Neoplasien entstehen durch Expansion einer einzigen, durch eine somatische Mutation genetisch modifizieren Vorläuferzelle. Als wesentlicher Mechanis-

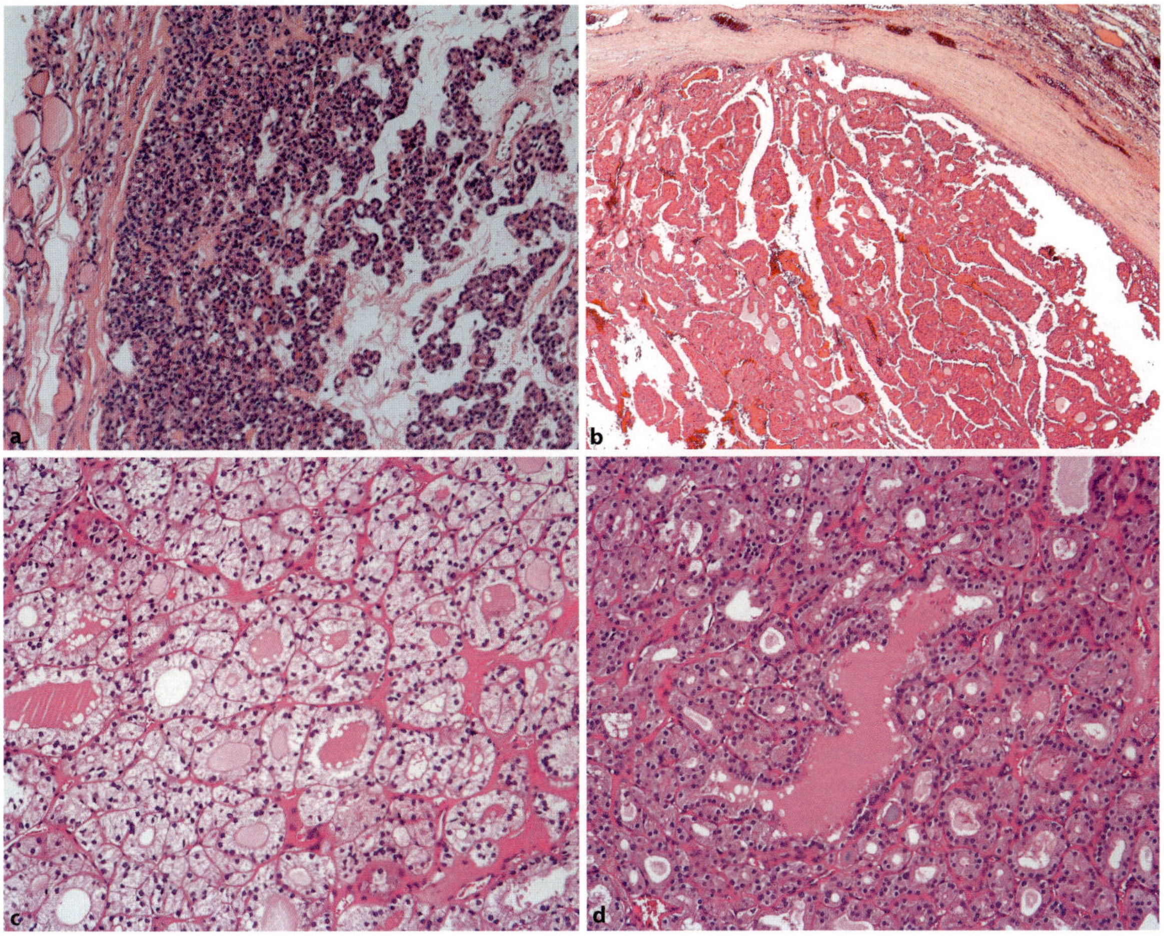

Abb. 2.15a–d Adenom. **a** Mikrofollikuläres Adenom mit zarter bindegewebiger Kapsel und beginnender zentraler Regression (HE 25×). **b** Onkozytär differenziertes Adenom mit follikulären und pseudopapillären Struturen. Die bindegewebige Kapsel ist deutlich verbreitert; keine Gefäßeinbrüche oder Kapseldurchbrüche (HE 25×). **c** Hellzelliges Adenom mit vergrößerten Zellen, die ein feingrauläres Zytoplasma und kleine hyperchromatische Kerne zeigen. Einzelne größere Follikel enthalten eindeutig Kolloid (HE 100×). **d** Autonomes (toxisches) Adenom mit überwiegend kleinen Follikeln; die vergrößerten Follikelepithelien zeigen ein eosinophiles, aufgehelltes Zytoplasma. Im Zentrum der Abbildung ein größerer, unregelmäßig gestalteter Follikel mit hochprismatischem Epithel und einzelnen Retraktionsvakuolen (HE 100×)

mus der Mutationsentstehung wird eine oxidative DNA-Schädigung durch endogene reaktive Sauerstoffspezies (z. B. durch das zur Schilddrüsenhormonsynthese benötigte H_2O_2) angesehen, was auch durch Nachweis einer erhöhten Mutageneserate in der Schilddrüse im Vergleich zu anderen Organen unterstützt wird (Krohn et al. 2007). Mit Ausnahme der autonomen (toxischen) Adenome, die durch Mutationen des TSH-Rezeptorgens oder seltener des Gs-α-Proteingens mit konstitutiver Aktivierung der cAMP-Kaskade verursacht wird, ist die molekulare Pathogenese von benignen Schilddrüsentumoren (insbesondere der kalten Knoten) bisher ungeklärt (Krohn et al. 2002; Krause u. Führer 2008).

Histologie **Makroskopisch** sind Adenome durch eine unterschiedlich breite bindegewebige Kapsel vom umgebenden Schilddrüsengewebe (normal oder Struma) getrennt; Adenome können >10 cm groß werden. Histologisch entwickeln Adenome häufig erst ab einer Größe >5 mm eine vollständig ausgebildete bindegewebige Kapsel. Adenome zeigen histologisch eine Reihe morphologischer Varianten (Tabelle 3; Abb. 2.15); der morphologische Aufbau und die zytologische Differenzierung des Adenoms sind klinisch jedoch ohne Bedeutung, da es sich ausnahmslos um gutartige Tumoren handelt; dies gilt insbesondere auch für onkozytär differenzierte Adenome. Aufgrund struktureller und/oder zytologischer Merkmale (hohe Zellularität, Kerngrößenschwankungen, Mitosen, trabekulär-solider Aufbau, Oxyphilie) besteht morphologisch bei 2–5 % umkapselter follikulärer Tumoren Karzinomverdacht. Entscheidend für die Diagnose eines Adenoms ist nach entsprechender standardisierter Aufarbeitung (Schmid et al. 2003) der Ausschluss eines Gefäßeinbruchs und/oder Kapseldurchbruchs (► Abschn. 2.9.1). Die in der WHO-

Klassifikation (2004) aufgeführte Variante des „atypischen Adenoms" für derartige Tumoren sollte nicht mehr benutzt werden, da unter diesem Begriff immer wieder durchaus bezüglich ihrer Dignität eindeutig klassifizierbare Schilddrüsentumoren in einer Art Mülleimer „abgeladen" wurden (Rosai et al. 1992).

Morphologische Varianten der Schilddrüsenadenome (WHO 2004)

- Mikro-, normo- oder großfollikuläre Adenome
- Onkozytäres Adenom
- Follikuläres Adenom mit papillärer Hyperplasie
- Fetales Adenom
- Siegelringzelliges Adenom
- Muzinöses follikuläres Adenom
- Lipoadenom
- Klarzelliges (hellzelliges) follikuläres Adenom
- Adenom mit bizarren Kernen
- Endokrin aktives (autonomes/toxisches) Adenom

Die aufgeführten Varianten kommen auch als Mischformen vor!

Differenzialdiagnose Differenzialdiagnostisch ist die Unterscheidung eines hellzelligen Adenoms (oder Karzinoms) der Schilddrüse von Metastasen eines hellzelligen Karzinoms (meist klarzellige Nierenzellkarzinome) von Bedeutung. Vollständig gekapselte papilläre Karzinome (meist follikuläre oder solide Variante des papillären Karzinoms) kann ebenfalls problematisch sein, da sie bei nur diskret ausgebildeten Kernkriterien mit einem mikrofollikulär oder solide aufgebaute Adenom verwechselt werden können. Gelegentlich kommen wie in hyperplastischen Knoten auch prominente papilläre Strukturen mit unauffälliger Zytologie (sog. Pseudopapillen) in sonst typischen follikulären Adenomen vorkommen.

Endokrin aktives (autonomes oder toxisches) Adenom

Bei dieser Adenomform besteht eine vom normalen Regulationskreis (Feedback-Mechanismus) unabhängige endokrine Schilddrüsenhormoninkretion. Szintigraphisch besteht ein hyperfunktioneller („heißer") Knoten.

Epidemiologie Das autonome Adenom ist in Gebieten mit ausreichender Jodversorgung bei bis zu 10 % der Patienten mit Hyperthyreose die Ursache der Überfunktion, bei schlechter Jodversorgung deutlich häufiger.

Molekularpathologie In der Mehrzahl der autonomen Adenomen können somatische „Gain-of-function"-Mutationen des TSH-Rezeptor-Gens (selten auch Keimbahnmutationen), die zur Aktivierung des TSH-Rezeptors führen, nachgewiesen werden. Weitaus seltenerer bestehen Mutationen des Gens für die α-Subunit (gsp) des Guanin-Nukleotid-bindenden (G) Proteins, die über eine Aktivierung der cAMP-Kaskade ebenfalls zu autonomen Adenomen führen (Russo et al. 1995).

Histologie Das autonomen Adenoms zeigt aktivierte Follikelzellen mit aufgehelltem Zytoplasma und immunhistochemisch hohem Thyreoglobulingehalt sowie Ausbildung sog. **Retraktionsvakuolen** im Follikelinhalt (▣ Abb. 2.15d). Die gesteigerte Hormonproduktion des Adenoms führt zu einer mehr oder weniger ausgeprägten morphologisch nachweisbaren Suppression und Atrophie der Restschilddrüse. Von differentialdiagnostischer Bedeutung (intraoperativer Gefrierschnitt!) ist das Vorkommen manchmal deutlich ausgeprägter Kapselinfiltrationen (ohne Kapseldurchbruch!) sowie Tumorprotrusionen in Kapselgefäße. Die Kenntnis der hormonellen Überfunktion ist daher unerlässlich, um histologisch ein autonomes Adenom von einem minimal invasiven follikulären Karzinom unterscheiden zu können. Da szintigraphisch „heiße" Karzinome offensichtlich absolute Raritäten darstellen, sollten beim Vorliegen eines „heißen Knotens" in Blutgefäße hineinragende Tumorformationen als Tumorprotrusion und nicht als Angioinvasion wie bei einem kalten Knoten gewertet werden.

Hyalinisierender trabekulärer Tumor

Der ursprünglich als gutartig (hyalinisierenes trabekuläres Adenom) beschriebene Tumor (Carney et al. 1987) wird in der WHO-Klassifikation (2004) als seltener Tumor mit geringer Malignitätspotenz definiert, da sowohl morphologisch als auch molekularpathologisch einige analoge Veränderungen wie beim papillären Karzinom nachgewiesen wurden (Fonseca et al. 1997; Cheung et al. 2000; Salvatore et al. 2005). Eine Reihe von anderen Faktoren sprechen jedoch dafür, dass es sich mit sehr hoher Wahrscheinlichkeit bei korrekter Diagnose um einen gutartigen Tumor (Adenom) handelt (Baloch et al. 2006, Carney et al. 2008; Sheu et al. 2010), was kürzlich auch nochmals in einem Review zum Ausdruck gebracht wurde (Ting et al. 2012).

Histologie Der hyalinisierende trabekuläre Tumor (HTT) kann zytologisch und histologisch mit einem medullären oder papillären Karzinom oder einem Paragangliom verwechselt werden. Makroskopisch findet man einen umschriebenen gelb-bräunlichen Tumor (meist <2 cm groß, einzelne Fälle bis 5 cm) mit manchmal angedeutetem lobulären Aufbau. In der Histologie (▣ Abb. 2.16) findet sich ein trabekulärer, bandförmig und seltener azinär strukturierter

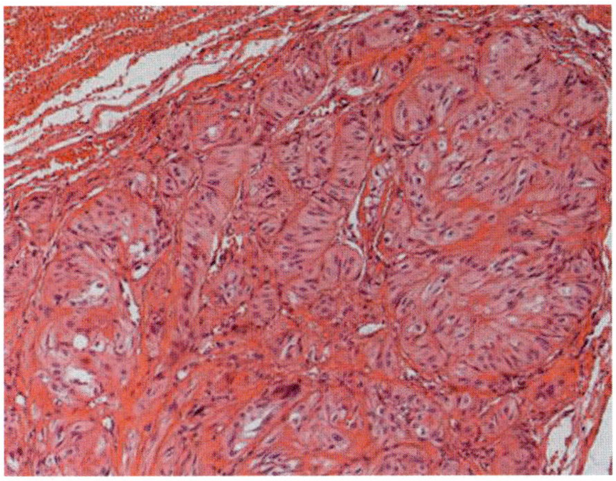

Abb. 2.16 Hyalinisierender trabekulärer Tumor mit bandförmig angeordneten spindeligen Zellen und einem auffälligem hyalinen Stromanetzwerk (HE 25×)

Tumor mit polygonalen, ovalen und spindeligen Zellen vor. Typische Merkmale sind eine (fokale) hyaline Fibrose des Stromas, die Amyloid vortäuschen kann, Zelldegenerationen und Psammonkörperchen. Zytologisch finden sich auffällige eosinophile Kerneinschlüsse (wie bei der großzelligen Variante des papillären Karzinoms!) und selten Mitosen. Fälle mit Gefäßeinbrüchen wurden beschrieben (Molberg u. Albores-Saavedra 1994), ein überzeugender Fall mit Metastasierung wurde aber bisher nicht publiziert.

2.4 Diagnostik der Schilddrüsenerkrankungen

Die Diagnostik von Schilddrüsenerkrankungen umfasst einerseits Verfahren zur Erkennung von subklinischen oder manifesten Funktionsstörungen der Schilddrüse, andererseits Verfahren zum Nachweis und zur weiteren differenzialdiagnostischen Einordnung morphologischer Veränderungen (Saller et al. 1997).
Die Auswahl der Untersuchungsverfahren, die im Einzelfall zur Anwendung kommen, richtet sich nach der klinischen Fragestellung, d. h. danach, ob eine Schilddrüsenerkrankung lediglich ausgeschlossen werden soll oder ob aufgrund der Symptomatik des Patienten und des klinischen Befundes bereits ein konkreter Anhalt für eine Schilddrüsenkrankheit besteht. Daneben ergibt sich die Notwendigkeit zum Einsatz bestimmter diagnostischer Verfahren im Sinne einer Stufendiagnostik aus den Befunden der im ersten Schritt eingesetzten Untersuchungsmethoden (Hay u. Klee 1993; Dietlein 1997; Saller et al. 1997).

Das diagnostische Vorgehen kann in eine Basisdiagnostik und in eine spezielle Diagnostik unterteilt werden. Jede Schilddrüsendiagnostik sollte die Bestimmung des basalen TSH zur Erkennung von Funktionsstörungen und eine Schilddrüsensonographie beinhalten. Alle anderen Verfahren werden abhängig von der klinischen Fragestellung und abhängig von den Befunden der Basisdiagnostik mit gezielter Fragestellung eingesetzt.

Wichtig für eine richtige Einordnung der Ergebnisse von Untersuchungsverfahren ist neben der Berücksichtigung von gültigen Empfehlungen zur Qualitätssicherung die Kenntnis möglicher Einflussfaktoren beim individuellen Patienten. So ist beispielsweise eine richtige Einordnung von Ergebnissen der In-vitro-Diagnostik oder der Schilddrüsenszintigraphie nur möglich, wenn Informationen über die aktuelle medikamentöse Therapie oder eine vorangegangene Jodkontamination an den befundenden Arzt weitergegeben werden.

2.4.1 Funktionsuntersuchungen der Schilddrüse

J. Feldkamp

Die Untersuchung der Schilddrüsenfunktion ist eine Basismaßnahme bei jedem Verdacht auf eine Schilddüsenerkrankung. Sie ist obligat vor Einleitung jeder therapeutischen Intervention. Die gemeinsame Bestimmung von TSH und den freien Schilddrüsenhormonen fT4 (freies Thyroxin) und fT3 (freies Trijodthyronin) kann Patienten mit normaler (euthyreoter) Stoffwechsellage unterscheiden von Patienten mit subklinischer Hypo- oder Hyperthyreose sowie von Patienten mit definitiver Hypo- oder Hyperthyreose (Tab. 2.3).

TSH-Bestimmung

Mit dem TSH steht ein Regulatorhormon der Schilddrüsenhormonsynthese zur Verfügung, das – bis auf wenige Ausnahmen – zuverlässig die Stoffwechsellage der Schilddrüse wiedergibt. TSH kann zum Sreening auf Schilddrüsenfunktionsstörungen in einer Bevölkerung eingesetzt werden (Hollowell et al. 2002; Völzke et al. 2003). Die Bestimmung von TSH mit immunometrischen Testverfahren ist heute auch in automatisierten Laborsystemen ausreichend genau und besitzt in Testsystemen der sog. dritten Generation eine funktionelle Sensitivität von <0,05 U/l (Owen et al. 2011). Bei normalem TSH-Wert liegt eine euthyreote Stoffwechsellage vor. Auch leichte Funktionsstörungen der Schilddrüse können erkannt werden (Jones et al. 2010). In der Regel ist die TSH-Bestimmung zur Beurteilung der Stoffwechsellage ausreichend. Besondere Konditionen wie TSH-produzierende Hypophysentumoren, die Überwachung der Schilddrüsenfunktion bei intensivpflichtig kritisch Kranken, eine Resistenz gegen

2

Tab. 2.3 Bestimmung der Stoffwechsellage in Abhängigkeit vom TSH und den peripheren Schilddrüsenhormonen

TSH	Periphere Hormone (fT3, fT4)	Stoffwechsellage
Normal	Normal	Euthyreose
Erhöht	Normal	Latente Hypothyreose
Erhöht	Erniedrigt	Manifeste Hypothyreose
Erniedrigt	Normal	Latente Hyperthyreose
Erniedrigt	Erhöht	Manifeste Hyperthyreose

Schilddrüsenhormone und eine hypophysäre Insuffizienz können ebenso wie bestimmte Medikamente eine ergänzende Bestimmung weiterer Parameter notwendig machen. Unter thyreostatischer Therapie sollten die peripheren Schilddrüsenhormone ebenso immer mitbestimmt werden.

In folgenden Situationen gibt der basale TSH-Wert allein nicht immer die tatsächliche Stoffwechselsituation wieder:

- THS-om
- Schilddrüsenhormonresistenz
- Hypophysenvorderlappeninsuffizienz
- Therapie mit Thyreostatika
- Therapie mit Amiodaron
- „Non-thyroidal-illness"-Syndrom
- Medikamentennebenwirkung (Steroide, Heparin, Katecholamine u. a.)

Bei Screeninguntersuchungen kann in Deutschland ein Bereich von 0,4–4 U/l für den TSH-Wert als normwertig angesehen werden. Je nach untersuchtem Normalkollektiv werden z. T. niedrigere TSH-Referenzwerte für die TSH-Obergrenze empfohlen (Demers u. Spencer 2003). Bei TSH-Werten zwischen 2,5 und 4 U/l sollte eine Therapie mit Schilddrüsenhormonen jedoch nur bei nachgewiesenen Schilddrüsenerkrankungen oder bei eindeutigen Symptomen des Patienten erfolgen (Brabant et al. 2003; Surks et al. 2005).

Bestimmung der freien Schilddrüsenhormone

Die Schilddrüsenhormone Trijodthyronin (T3) und Tetrajodthyronin (T4) werden heute üblicherweise als freie Hormone mit automatisierten Methoden immunometrisch gemessen. Vor allem bei der Bestimmung von freiem T3 existieren jedoch auch heute noch deutliche Qualitätsprobleme bei der stabilen Assayproduktion mit relativ hohen Abweichungen in der Präzision der Messungen. Verlaufsuntersuchungen sollten möglichst mit der gleichen Methode erfolgen, um Fehlinterpretationen zu vermeiden (Giovannini et al. 2011). Die Bestimmung der proteingebunden Schilddrüsenhormone Gesamt-T3 und Gesamt-T4 wird beeinflusst durch den Proteinstatus des Patienten (z. B. erhöhte Werte in der Schwangerschaft, unter Einnahme oraler Kontrazeptiva und bei Östrogensubstitution).

> **Die Bestimmung der freien Hormonkonzentrationen ist zur Überprüfung der genauen Stoffwechsellage bei allen Normabweichungen des TSH-Wertes und bei Patienten unter thyreosuppressiver Therapie indiziert.**

Bei herzkranken Patienten unter Therapie mit Amiodaron finden sich häufig erhöhte Werte für freies T4, bedingt durch eine Konversionshemmung von T4 zu T3. Bei intensivpflichtigen Patienten und zur Abklärung von seltenen Schilddrüsenerkrankungen (TSH-om, Schilddrüsenhormonresistenz) ist die Bestimmung der freien Hormonwerte ergänzend zum TSH-Wert immer notwendig (Mebis et al. 2011).

TRH-Test

Die Gabe des hypothalamischen Releasinghormons TRH führt zu einer dosis- und zeitabhängigen Freisetzung von TSH aus der Hypophyse. In der manifesten und latenten Hypothyreose steigt die TSH-Produktion überproportional an, in der manifesten und latenten Hyperthyreose ist die TSH-Freisetzung nach TRH-Gabe entsprechend vermindert. Nach Einführung sehr sensitiver TSH-Bestimmungsmethoden wird der TRH-Test zur Bestimmung der Schilddrüsenstoffwechsellage nicht mehr benötigt und ist obsolet (Allahabadia u. Weetman 2003). Eine Indikation ergibt sich in der Differenzialdiagnose zur Abklärung hypothalamischer und hypophysärer Funktionsstörungen (Petersenn et al. 2010). Der Test kann ebenfalls zur weiteren Differenzierung bei Verdacht auf eine angeborene Schilddrüsenhormonresistenz und bei isolierter TSH-Defizienz eingesetzt werden.

2.4.2 Sonographie der Schilddrüse

S. Scheel, J. Feldkamp

Die Sonographie stellt ein einfaches und kostengünstiges Verfahren zur Beurteilung der Schilddrüse dar. Neben der klinischen Untersuchung ist die Sonographie das wegweisende diagnostische Werkzeug zur Abklärung von Schilddrüsenbefunden (Saleh et al. 1998). Durch die fehlende Strahlenbelastung ist sie beliebig oft wiederholbar und auch bei Kindern und Schwangeren anwendbar.
Die oberflächennahe Lage der Schilddrüse erlaubt den Einsatz von Linearschallköpfen. Die Untersuchung wird mit hochauflösenden Schallköpfen mit einer Frequenz von 7,5–18 MHz durchgeführt. Mit diesen modernen Geräten können Herdbefunde ab einer Größe von 0,5–1 mm festgestellt werden. Die Sonographie ergänzt die Palpationsuntersuchung der Schilddrüse. der kleinere Knoten (<1,5 cm) oder tiefergelegene Knoten leicht entgehen können.

Indikationen

In Screeninguntersuchungen kann die Sonographie eine hohe Rate an nodulären Befunden in der Bevölkerung aufdecken (Reiners et al. 2004). Die Größenbestimmung der Schilddrüse gelingt durch die Sonographie ebenfalls wesentlich genauer als durch die Palpation. Fokale Veränderungen der Schilddrüse (Knoten, Zysten, Verkalkungen) lassen sich durch die Sonographie sicher diagnostizieren. Bei Autoimmunerkrankungen und Funktionsstörungen gibt die Sonographie wichtige Hinweise, die jedoch zur endgültigen Diagnosestellung durch weitere Verfahren (Laborwerte, Szintigraphie) ergänzt werden müssen. Neben der Standardtechnik (Real-Time-B-Mode-Sonographie) stellt die farbkodierte Duplex- und Dopplersonographie eine wertvolle Ergänzung der Beurteilung von fokalen und diffusen Schilddrüsenveränderungen dar. Mit der Elastographie kann der Härtegrad von Knoten und damit das Malignitätsrisiko ergänzend mit abgeschätzt werden.

Indikationen für die Schilddrüsensonographie

- Volumetrie
- Nachweis fokaler Veränderungen
- Lokalisationstechnik bei Feinnadelbiopsien
- Nachweis diffuser Veränderungen bei Autoimmunerkrankungen
- Abklärung pathologischer Laborwerte
- Verlaufskontrolle unter medikamentöser Therapie
- Verlaufskontrolle nach Operation
- Verlaufskontrolle nach Radiojodtherapie
- Screening auf Schilddrüsenerkrankungen
- Verlaufskontrolle bei Schilddrüsenkarzinom
- Beurteilung der Vaskularisation fokaler und diffuser Veränderungen
- Einschätzung des Härtegrades von Knoten

Untersuchungstechnik

Die Standardtechnik der Sonographie der Schilddrüse ist die **Real-Time-B-Mode-Sonographie**. Physikalisches Prinzip der Untersuchung ist die Abgabe und Aufnahme von Ultraschallsignalen durch einen Ultraschallkopf. Die Organstrukturen und die Tiefe der Messung bedingen Schallwellenamplituden, die durch einen Prozessor in Graustufen umgewandelt und auf einem Monitor dargestellt werden. Als minimale Anforderung an eine adäquate Schilddrüsenuntersuchung muss ein Ultraschallkopf min einer minimalen Frequenz von 7,5 MHz gelten. Sehr hochauflösende Geräte erreichen 13–18 MHz. Üblich sind Linearschallköpfe, die eine Länge von 5–7,5 cm aufweisen. Nur bei sehr großen Schilddrüsenbefunden kann eine orientierende Untersuchung durch einen Konvexscanner, der einen größeren Aufnahmeradius und eine größere Eindringtiefe hat, sinnvoll sein. Neuere Geräte erlauben aber auch ein Panoramabild mit dem Linearschallkopf bei sehr großen Schilddrüsen. Hochauflösende Geräte können Veränderungen ab einer Größe von 0,5–1 mm feststellen. Es sollte immer eine standardisierte Geräteeinstellung eingehalten werden, damit Untersuchungen und Verlaufskontrollen vergleichbar bleiben. Die Standarduntersuchung kann ergänzt werden durch die farbkodierte Duplexsonographie, die über die Vaskularisation der gesamten Schilddrüse und von fokalen Veränderungen Auskunft gibt und durch die Elastographie, einem sonographischen Verfahren zur Beurteilung des Härtegrades von nodulären Veränderungen.

▪ Schilddrüsensonographie (◘ Abb. 2.17)

Bei der Untersuchung liegt der Patient auf dem Rücken, mit etwas nach dorsal flektiertem Kopf. Unterstützen kann dabei eine Nackenrolle oder ein Kissen unter der Schulter. Selten kann eine Untersuchung im Sitzen notwendig sein (bei Unfähigkeit des Patienten flach zu liegen).

Nach dem Aufsuchen des rechten Schilddrüsenlappens zwischen Musculus sternocleidomastoideus und der Trachea unterhalb des Krikoids wird der Schallkopf in transversaler Ebene von kranial nach kaudal über der Schilddrüse entlanggeführt.

Zur Beurteilung der Längsausdehnung der Schilddrüse wird der Schallkopf um 90° über der Schilddrüse gedreht. Anschließend wird der gleiche Untersuchungsgang auf der linken Seite durchgeführt.

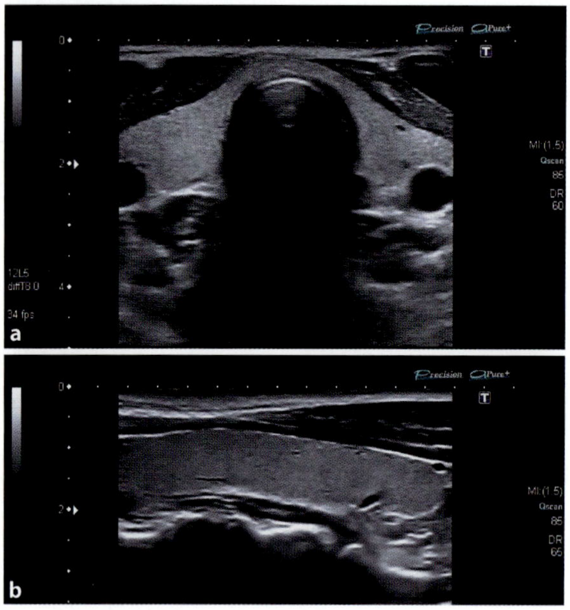

◘ **Abb. 2.17a,b** Sonographie der Schilddrüse. **a** Querschnittsdarstellung einer normalen Schilddrüse. **b** Längsdarstellung eines normalen Schilddrüsenlappens

Die Volumenbestimmung erfolgt durch die Messung des jeweils größten Transversal-, Tiefen- und Längsdurchmessers.

Volumetrie

In der Annahme, dass sich die Form eines Schilddrüsenlappens idealtypisch einem Ellipsoid nähert, wird nach der **Formel von Brunn** das Produkt aus Quer-, Tiefen- und Längsdurchmesser mit 0,5 multipliziert. Das Volumen beider Schilddrüsenlappen wird addiert und das Gesamtvolumen in ml angegeben. Die intra- und interindividuelle Messungenauigkeit kann durchaus 10–15 % je nach Größe des Organs und struktureller Abweichungen vom idealtypischen Ellipsoid ergeben.

Die durchschnittliche Organgröße in einer Bevölkerung ist abhängig von der Jodversorgung. In Deutschland liegen die Schilddrüsengrößen deutlicher über denen von Ländern mit sehr guter Jodversorgung. Als oberer **Grenzwert** für Frauen gilt ein Schilddrüsenvolumen von 18 ml, für Männer ein Volumen von 25 ml. Für Kinder gelten altersabhängige Normwerte (WHO 1997) (◘ Tab. 2.4).

Bei Strumen, die sich nach retrosternal erstrecken, kann es schwierig sein, die genauen Organgrenzen festzulegen. Dadurch wird eine Volumetrie unmöglich. In diesem Fall sollte entweder die ausmessbare Größe mit dem Zusatz „größer als" versehen werden oder es sollte ein ungefähres Volumen geschätzt und dies auch als solches dokumentiert werden. Zur genauen Beurteilung der Schilddrüsengröße kann dann ergänzend eine Szintigraphie oder ein Schnittbildverfahren wie Computertomographie oder

◘ **Tab. 2.4** Normwerte der Schilddrüsengröße nach WHO

Männer	<25 ml
Frauen	<18 ml
15- bis 18-Jährige	<15 ml
11- bis 14-Jährige	<10 ml
6- bis 10-Jährige	<8 ml

Magnetresonanztomographie notwendig sein. Die Computertomographie sollte möglichst ohne Kontrastmittel erfolgen, da eine Hyperthyreose bei Autonomie auftreten kann und im Falle eines differenzierten Schilddrüsenkarzinoms postoperativ eine Radiojodtherapie erst nach drei Monaten möglich ist.

Neben der Schilddrüsenbeurteilung sollen die **Bezüge zu den Nachbarorganen** immer hergestellt werden, um eine Trachealverdrängung oder ein infiltratives Wachstum bei Karzinomen zu detektieren. Die zervikalen Lymphknoten sollen mit dargestellt werden, um Hinweise auf ein eventuell malignes Geschehen zu erhalten oder begleitende Lymphknotenschwellungen bei entzündlichen Prozessen der Schilddrüse zu erkennen. In der Nachsorge des Schilddrüsenkarzinoms hat die Sonographie einen wesentlichen Stellenwert und muss regelmäßig durchgeführt werden. Lymphknotenrezidive können frühzeitig sonographisch erkannt werden. Dazu ist es notwendig, den gesamten Halsbereich zu untersuchen. Besonders bei Thyreoglobulin-negativen, nicht Radiojod speichernden Metastasen kann die Sonographie das Hauptverfahren der Rezidiverkennung sein.

Bei **ektopem Schilddrüsengewebe** ist die Sonographie häufig in der Lage, das ungewöhnlich lokalisierte Gewebe zu entdecken. Zungengrundstrumen können zum Teil sonographisch sichtbar werden. Auch Gewebe und Knoten im Bereich des Ductus thyreoglossus können sonographisch aufgedeckt werden. Nach Schilddrüsenresektionen wegen eines M. Basedow kommt es selten zu einem Rezidiv aus Zellen des Lobus pyramidalis. Diese sind sonographisch gut zu erkennen.

Herdbefunde

Neben der Volumetrie ist bei der Untersuchung eine genaue seitengetrennte Dokumentation struktureller Auffälligkeiten notwendig. Herdbefunde sollten exakt beschrieben werden. Hierzu gehört die Angabe der Knotengröße, die Zuordnung zum rechten oder linken Schilddrüsenlappen oder zum Isthmus. Ein kapselüberschreitendes Knotenwachstum muss dokumentiert werden.

Die Nomenklatur der Schilddrüsenbefunde berücksichtigt die Echogenität der Herdbefunde. Das in einer normalen Schilddrüse entstehende Ultraschallbild wird

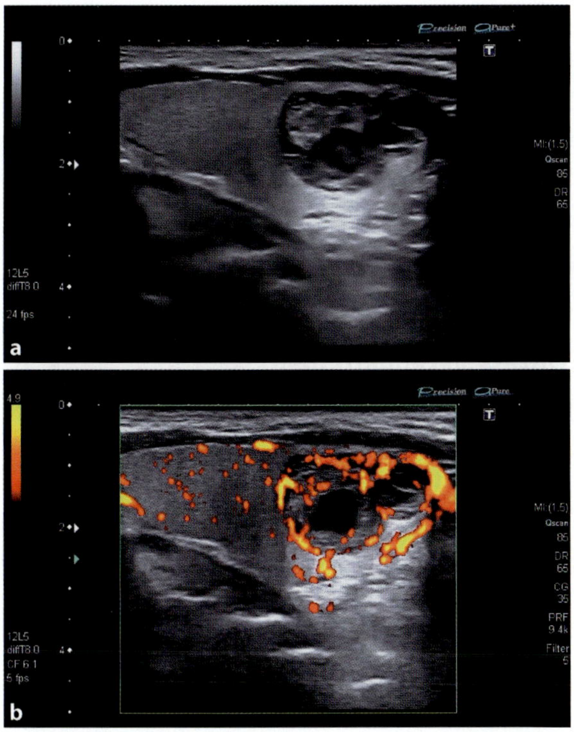

Abb. 2.18a,b Herdbefunde. **a** Längsschnitt durch den rechten Schilddrüsenlappen mit echokomplexem, teils zystischem Knoten kaudal. **b** Rand- und Binnenvaskularisation in einem rechts kaudal gelegenen echokomplexen Knoten

durch die Größe der Schilddrüsenfollikel determiniert und wird als echonormal bezeichnet. Dunklere Bezirke werden als echoarm, hellere als echoreich bezeichnet. Orientierend kann zur Beurteilung der Echogenität die Halsmuskulatur herangezogen werden, die ein typisch echoarmes Ultraschallmuster aufweist. Verkalkungen werden durch eine dorsal vom Herdbefund liegende Schallauslöschung erkennbar. Weisen die untersuchten Herdbefunde unterschiedliche Schallmuster auf werden sie als echokomplex beschrieben.

Befundungskriterien bei Knoten
- Größe
- Lagebeziehung in der Schilddrüse
- Begrenzung
- Halo vorhanden/nicht vorhanden
- Echogenität
- Binnenstruktur
- Durchblutung
- Härtegrad

Farbduplexsonographie Die farbkodierte Duplexsonographie wird zur Beurteilung der Vaskularisation von Herdbefunden genutzt, kann aber auch bei diffusen Schilddrüsenerkrankungen eingesetzt werden (Papini et al. 2002). Im Wesentlichen wird die Lokalisation (Randvaskularisation versus Binnenvaskularisation bei Knoten; Abb. 2.18) und die Stärke der Durchblutung unterschieden (Tab. 2.5).

Tab. 2.5 Klassifikation der Perfusion in Schilddrüsenknoten

Typ 0	Kein sichtbarer Blutfluss
Typ 1	Geringer intranodulärer Blutfluss
Typ 2	Über 25 % der äußeren Begrenzung (des Halo) sind durchblutet
Typ 3	Wie Typ 2 plus leichter intranodulärer Blutfluss
Typ 4	Wie Typ 2, starke intranodale Durchblutung, mit oder ohne arteriovenöse Fisteln

Dignitätsbeurteilung Eine sichere Beurteilung zur Dignität von Schilddrüsenknoten mittels der Sonographie ist nicht möglich. Es gibt aber sonographische Hinweise zur Differenzierung von Benignität und Malignität. Echogleiche und echoreiche Knoten sind eher als benigne einzustufen. Ein vorhandener echoarmer Randsaum (Halo) findet sich eher bei benignen Knoten. Echoarme Knoten und Knoten mit unregelmäßiger Begrenzung haben ein höheres Malignitätsrisiko. Typisch für das medulläre Schilddrüsenkarzinom sind Mikroverkalkungen, die auch häufiger beim papillären Schilddrüsenkarzinom nachweisbar sind (Saller et al. 2002). Eine starke Binnenvaskularisation in der Farbduplexsonographie geht eher mit einer malignen Transformation einher als eine fast ausschließliche Randvaskularisation eines Knotens. Autonome Adenome weisen sehr häufig eine stark randbetonte Vaskularisation auf. Für sich genommen hat jedes einzelne dieser Kriterien nur eine relativ geringe Sensitivität und Spezifität (Frates et al. 2005; Paschke et al. 2009) (Tab. 2.6). Die gemeinsame Auswertung aller Kriterien führt zu etwas besseren Ergebnissen (Horvath et al. 2009).

Feinnadelpunktion

Die sonographisch gesteuerte Feinnadelpunktion kann wesentlich zur Dignitätsabklärung nodulärer Veränderungen beitragen (Rago et al. 2008). So können verdächtige Knoten und Bezirke gezielt punktiert werden. Falsch-negative Befunde werden dadurch vermieden. Die Aussagekraft einer Zytologie, die sonographisch gesteuert gewonnen wurde, ist wesentlich höher als bei der Blindpunktion. Ebenso können große Zysten durch eine Punktion entlastet werden.

Kontrastverstärkte Sonographie

Die kontrastverstärkte Sonographie hat in der Abklärung von Schilddrüsenknoten bisher keinen großen Stellenwert erlangt. Die bisherigen Untersuchungen zeigen Ergebnisse,

■ **Tab. 2.6** Ultraschallkriterien für die Dignitätsbeurteilung von Schilddrüsenknoten

Sonographie	Sensitivität (%)	Spezifität (%)
Mikrokalk	26–59	86–95
Echoarmut	27–87	43–94
Unregelmäßige Begrenzung, fehlender Halo	17–78	39–85
Vermehrte intranodale Durchblutung	54–74	79–81
Solitärer Knoten	69–75	53–56

die mit der farbkodierten Duplexsonographie vergleichbar sind, jedoch einen wesentlich höheren Aufwand erfordern. Benigne Knoten zeigen in der Kontrastuntersuchung meist ein Ringenhancement, während maligne Knoten eine intranoduläre Anreicherung haben (Zhang et al. 2010). Ein eindeutiges Diskriminierungsmerkmal zur Abgrenzung benigner von malignen Veränderungen stellt dies jedoch nicht dar.

Elastographie

Das Gewebe von Tumoren ist in der Regel steifer als das umgebende gesunde Gewebe. Bei der Elastographie wird diese Eigenschaft zur Messung des Härtgrades von Knoten genutzt. Mit dem Schallkopf wird mehrfach hintereinander ein Druck auf das zu untersuchende Gewebe ausgelöst. Dadurch werden die Geweberegionen mit unterschiedlichen elastischen Eigenschaften unterschiedlichen Dehnungen ausgesetzt. Durch eine Messung der relativen Längenänderung kann dadurch auf Elastizitätsunterschiede im Gewebe geschlossen werden. Maligne Tumoren weisen in der Regel eine deutliche höhere Härte als benigne Knoten auf. Eine eindeutige Unterscheidung zwischen benignen und malignen Knoten ist aber auch mit der Elastographie nicht möglich (Bojunga et al. 2010). Noduli, die in der Elastographie mit einem sehr niedrigen Härtegrad einhergehen, sind jedoch mit einer sehr hohen Wahrscheinlichkeit (>95 %) als benigne einzustufen. Die Elastographie kann sowohl an einer einmal aufgezeichneten Messserie durchgeführt werden, eine Untersuchung am laufenden Bild (Real-time-Elastographie) ist ebenfalls möglich.

Acoustic Radiation Force Impulse-Imaging

Eine weitere Entwicklung der sonographischen Untersuchung ist das Acoustic Radiation Force Impulse Imaging. Hierbei werden vom Ultraschallkopf Stoßwellen ausgesandt, die zu Scherwellen am Knoten führen. Durch parallel zum Stoßpuls ausgesandte Detektionswellen wird die Geschwindigkeit der Scherwellen berechnet. Ob die Messergebnisse eine bessere Differenzierung von benignen und malignen Veränderungen zulassen ist noch unklar (Sebaq et al. 2010; Friedrich-Rust 2011).

Diffuse Veränderungen

Sonographisch nachweisbare Abweichungen vom normalen Ultraschallmuster der Schilddrüse, die das gesamte Organ betreffen, finden sich vor allem bei **Autoimmunerkrankungen der Schilddrüse**. Sowohl der Morbus Basedow wie auch die Hashimoto-Thyreoiditis sind durch eine diffuse Echoarmut des Gewebes gekennzeichnet. Bei der Hashimoto-Thyreoiditis kann diese Echoarmut jedoch deutlich stärker ausgeprägt sein. Dann können auch die in der normalen Schilddrüse normalerweise nicht sichtbaren bindegewebigen Binnensepten der Schilddrüse erkennbar werden. Hervorgerufen wird die Echoarmut durch kolloidarme Follikel und eine lymphozytäre Infiltration. In der farbkodierten Duplexsonographie zeigt sich beim floriden M. Basedow eine extrem starke Durchblutung, die das gesamte Organ betrifft. Diese vermehrte Vaskularisation findet sich bei der Hashimoto-Thyreoiditis in der Regel nicht, wenngleich gerade im Initialstadium der Erkrankung besonders bei Kindern und Jugendlichen auch oft eine etwas vermehrte Durchblutung beobachtet wird.

Bei der Hashimoto-Thyreoiditis können die vom Autoimmunprozess betroffenen Areale auch ein pseudoknotiges Bild in der Schilddrüse hervorrufen. Bei der subakuten Thyreoiditis (De Quervain) finden sich landkartenartig echoarme Bezirke in der ansonsten normalen Schilddrüse.

Die **Amiodaron-induzierte Thyreoiditis** zeigt sonographisch nur wenige Veränderungen. Häufig ist die Binnenstruktur durch ein etwas grobkörnigeres Bild gekennzeichnet. Die Vaskularisation ist dabei eher herabgesetzt.

Bei der **akuten Thyreoiditis** sind wie bei der subakuten Thyreoiditis meist unscharf begrenzte echoarme Zonen erkennbar, die gerade bei einschmelzenden Prozessen aber auch mit (echofreien) zystischen und echoreichen Arealen durchsetzt sein können.

2.4.3 Radiologische Schnittbildverfahren

J.T. Heverhagen

Durch die oberflächliche Lage der Schilddrüse ist die Sonographie die Schlüsseluntersuchung bei der Diagnostik von

Schilddrüsenpathologien. Die Schnittbildverfahren CT und MRT kommen bei der Umfelddiagnostik ins Spiel. Die CT stellt dabei den Standard für die Diagnostik von Lungenmetastasen dar. Die MRT ist der Standard für mediastinale und zervikale Raumforderungen sowie für die Operationsplanung und die Rezidivdiagnostik.

Computertomographie

Die Computertomographie (CT) ist ein radiologisches Verfahren zur Akquisition von axialen Schnittbildern (Prokop 2011). Sie erzeugt eine definierte Zahl von Schnittbildern des menschlichen Körpers, indem sie aus einer definierten Zahl an Projektionen Schwächungsbilder berechnet. Mit Hilfe von Röntgendetektoren wird die Schwächung der Röntgenstrahlen in jeder abzubildenden Körperschicht aus verschiedenen Projektionen gemessen. Verschiedene Rechenalgorithmen erlauben dann aus diesen Projektionen wieder Schwächungswerte in ihrer örtlichen Verteilung zu rekonstruieren und als Graustufen in Schnittbildern darzustellen. Dabei werden Gewebe aufgrund ihrer unterschiedlichen Absorption von Röntgenstrahlen mit unterschiedlichen Helligkeitswerten dargestellt. Es besteht ein linearer Zusammenhang zwischen Helligkeit und Gewebsdichte. Die dabei gemessenen Absorptionsdifferenzen zwischen verschiedenen Weichteilorganen liegen im Bereich von nur 0,5 %. Die Schilddrüse hat dabei einen hervorgehobenen Stellenwert, da sie physiologisch einen hohen Jodgehalt hat. Damit ist ihre Gewebedichte von ca. 70±10 Hounsfield Units (HU) deutlich höher als die von umgebendem Muskelgewebe. Gleichzeitig kann der Jodgehalt der Schilddrüse gemessen werden, da ihre Dichte proportional zu diesem ist. Hierzu müssen allerdings bekannte Jodkonzentrationen zur Eichung zur Verfügung stehen (Loevner et al. 2008). Nach der intravenösen Gabe von jodhaltigem CT-Kontrastmittel führt ihre starke Vaskularisation zu einer deutlichen Anreicherung des Drüsengewebes.

! Die Gabe von jodhaltigem Kontrastmittel ist bei Patienten mit hochgradiger Autonomie, manifester Hyperthyreose oder Schilddrüsenmalignomen nur bei vitaler Indikation zulässig. Eine Radiojodtherapie kann durch die Gabe jodhaltiger Kontrastmittel für mehrere Monate unmöglich gemacht werden.

Untersuchungstechnik Die Lagerung des Patienten erfolgt in Rückenlage, wobei der Kopf in leichte Retroflexionsstellung gebracht werden sollte. Das Abbildungsvolumen muss so gewählt werden, dass die gesamte Schilddrüse erfasst wird. Dies ist besonders bei großen Strumen mit retrosternalen Anteilen schwierig, da hier auch der obere Thoraxbereich miterfasst werden muss. Da dies von außen schwer zu beurteilen ist, sollte das kaudale Ende des Untersuchungsbereichs großzügig eingestellt werden. Die Schichtdicke der CT-Schnitte sollte im Bereich von 1–4 mm liegen (Loevner et al. 2008).

Befundung Im kaudalen Halsbereich umrahmt die Schilddrüse sowohl Trachea als auch Schildknorpel lateral und ventral. Aufgrund ihrer erhöhten Dichte grenzt sie sich scharf von den anderen Halsorganen ab. Ihre Signalintensität ist im Vergleich zur Muskulatur um ca. das 1,5- bis 2-fache erhöht. Sie stellt sich als glatte und homogene Weichteilstruktur dar. Pathologische Veränderungen sind häufig an der erniedrigten Dichte zu erkennen. Reine **Zysten** besitzen dabei die geringste Dichte, während sich andere Pathologien durch Dichtewerte dazwischen auszeichnen. Als Beispiel ist hier der **Morbus Basedow** zu nennen, welcher gewöhnlich eine vergrößerte, jodarme Schilddrüse zeigt, die sich in der CT-Untersuchung durch ihre geringe Dichte auszeichnet. Die verschiedenen Formen der **Thyreoiditis** zeigen eine inhomogene Struktur verbunden mit erniedrigter Dichte. Hier kann es in der lokal begrenzten CT schwierig bis unmöglich sein, das Geschehen von einem malignen Lymphom zu unterscheiden. Fokale Läsionen erniedrigter Dichte zeigen sich bei der **Thyreoiditis de Quervain. Knotenstrumen** weisen eine bizarre Anordnung verschiedener Areale mit unterschiedlichen Dichten, welche von Zysten bis hin zu Verkalkungen reichen können, auf (Weber et al. 2000).

Maligne Veränderungen der Schilddrüse sind die verschiedenen Formen der **Schilddrüsenkarzinome**. Diese zeichnen sich gewöhnlich durch eine geringe Dichte aus. Sie sind gewöhnlich unregelmäßig begrenzt und können umgebendes Gewebe infiltrieren. Eine Besonderheit der Schilddrüsenkarzinome, insbesondere des papillären Karzinoms, sind die sog. Psammom-Körper, linienförmig angeordnete Verkalkungen in der Peripherie des Organs (Weber et al. 2000).

Bei allen Veränderungen der Schilddrüse erlaubt die Computertomographie die Beurteilung der umgebenden Strukturen. So sind Verdrängung und Kompression von den angrenzenden Hohlorganen, Trachea, Ösophagus sowie der supraaortalen Arterien und Venen leicht zu erkennen. Auch die Ausdehnung nach retrosternal bzw. intrathorakal kann einfach beurteilt werden.

Neben der Beurteilung der Schilddrüse selbst eignet sich die Computertomographie insbesondere dazu eventuelle **Metastasen** zu detektieren und zu beurteilen. Lymphknoten werden ab einem Durchmesser von mehr als 1 cm als pathologisch angesehen. Schilddrüsenkarzinome metastasieren frühzeitig in die regionären Lymphknoten. Dabei ist zu beachten, dass Lymphknotenmetastasen nicht von einer floriden Lymphangitis unterschieden werden können. Insbesondere in der Verlaufsbeurteilung von Patienten mit Lungenmetastasen (■ Abb. 2.19) hat die Computertomo-

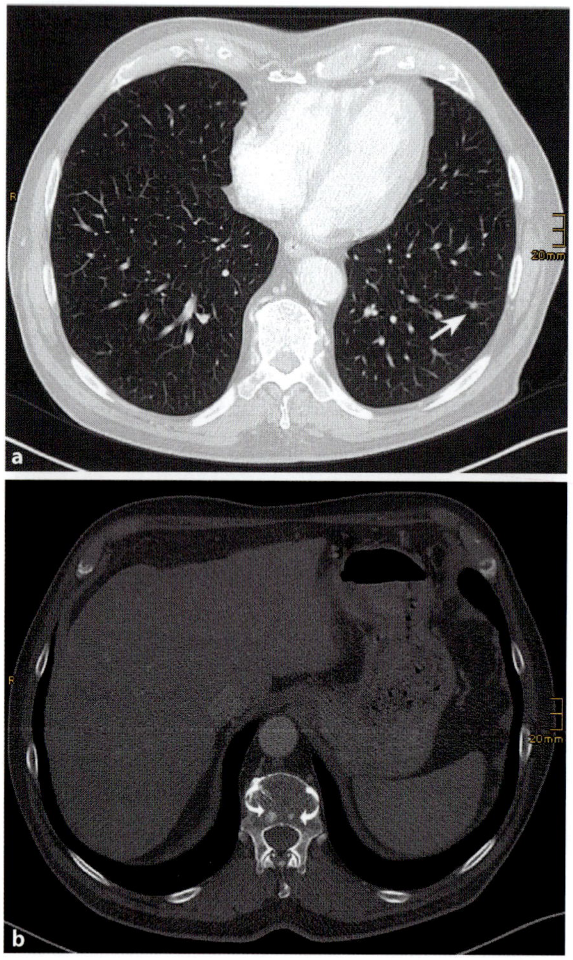

Abb. 2.19a,b 69-jähriger Patient, Zustand nach Thyreoidektomie und Kompartmentausräumung beidseits wegen C-Zellkarzinoms der Schilddrüse. Multislice-CT: multiple Lungenmetastasen beidseits (**a**) sowie Knochenmetastasen (**b**)

graphie die höchste Sensitivität. Dies gilt insbesondere für kleine Metastasen (kleiner 1 cm), bei welchen die nuklearmedizinischen Methoden nur bedingt sensitiv sind.

Magnetresonanztomographie

Die Magnetresonanztomographie (MRT) stellt Weichteilgewebe aufgrund ihrer unterschiedlichen Zusammensetzung an Wasserstoffprotonen und deren unterschiedlichen magnetischen Eigenschaften dar (Nitz et al. 2010). Sie ist nicht invasiv und kommt ohne ionisierende Strahlung aus. Viele Untersuchungen können ohne Kontrastmittel durchgeführt werden. Sollten Kontrastmittel benötigt werden, so sind diese nicht jodhaltig und deutlich besser verträglich als die jodhaltigen Röntgenkontrastmittel. Hierzu gibt es nur eine Einschränkung, welche schwerwiegende Nebenwirkungen, die sog. nephrogene systemische Fibrose, bei Patienten mit stark eingeschränkter Nierenfunktion bzw. Niereninsuffizienz, beschreibt (Steger-Hartmann et al. 2010). Daher muss der Einsatz solcher Kontrastmittel bei Patienten mit starker Nierenfunktionsstörung besonders sorgfältig indiziert werden. Bis auf diese Einschränkung kann die MRT allerdings sowohl bei Kindern und Jugendlichen als auch bei Erwachsenen häufiger, zum Beispiel im Rahmen der Tumornachsorge, eingesetzt werden, da schädliche Nebenwirkungen bis heute nicht bekannt sind. Aufgrund der Fähigkeit der MRT die Bilder in allen Raumrichtungen zu akquirieren sowie des großen Weichteilkontrasts können die anatomischen Strukturen im Halsbereich optimal dargestellt werden. Dies gilt auch für Regionen, die für die Sonographie nur schwer zugänglich sind, wie z. B. die obere Thoraxapertur und das Mediastinum.

Untersuchungstechnik Die Lagerung des Patienten erfolgt analog zur CT. Der Kopf sollte dabei leicht retroflektiert sein. Moderne Mehrkanal-Oberflächenspulen, welche flexibel auf der Halsregion aufgelegt werden können, erlauben die optimale Darstellung der Schilddrüse. Wie in der Computertomographie stellt auch in der MRT die axiale Schnittführung die Basis der Bildgebung dar. Ergänzend können Schnitte in koronarer und sagittaler Schnittführung akquiriert werden. Dabei eignet sich die koronare Schnittführung insbesondere dazu, die kranio-kaudale Ausdehnung der Schilddrüse und ihrer pathologischen Veränderungen darzustellen, während die sagittale Schnittführung die Beziehung zur Trachea und eventuell auch zur Wirbelsäule und den großen Halsgefäßen abbilden kann. Das Basis-Untersuchungsprotokoll setzt sich aus T2- und T1-gewichteten Sequenzen zusammen. Zusätzlich zu den nativen Sequenzen wird bei Untersuchungen der Halsregion nahezu immer gadoliniumhaltiges Kontrastmittel zur Darstellung der Perfusion und Vaskularisation eingesetzt.

Befundung Die MRT spielt, ähnlich wie die CT, in der Diagnostik von Pathologien der Schilddrüse eine untergeordnete Rolle, da insbesondere Ultraschall und Feinnadelbiopsie in Kombination mit der Szintigraphie in der Regel wegweisend sind.

Die gesunde Schilddrüse zeigt in allen Gewichtungen eine homogene Signalintensität. Sowohl in T1- als auch in T2-gewichteten Aufnahmen liegt ihre Signalintensität zwischen der von Muskulatur und Fettgewebe, dabei ist die Signalintensität des Fettgewebes am höchsten. Fettsupprimierte Sequenzen unterdrücken das starke Signal des umgebenden Fettgewebes, und die Schilddrüse kommt dann als signalstark zur Darstellung. **Schilddrüsenzysten** sind im T2-Bild signalintens. Im T1-gewichteten Bild stellen sich **Kolloidzysten** signalarm gegenüber normalem Schilddrüsengewebe dar, während **Blutungszysten** aufgrund ihres hohen Methämoglobingehalts eine hohe Signalintensität aufweisen.

Diffuse Schilddrüsenpathologien führen dazu, dass das Signal der Schilddrüse in allen Gewichtungen heterogen verändert wird. So zeigt beispielsweise die **Hashimoto-Thyreoiditis** eine Signalerhöhung in T2-gewichteten Bildern, während die T1-Gewichtung sehr inhomogen erscheint. Beim **Morbus Basedow** wird das Schilddrüsengewebe heterogen mit erhöhter Signalintensität dargestellt (Gotway u. Higgins 2000; Weber et al. 2000). Bereits sehr kleine **Adenome** (größer 3 mm) können in der MRT abgebildet werden. Ihre Signalintensität liegt im Bereich der Signalintensität des normalen Schilddrüsengewebes oder leicht darüber. Der funktionelle Zustand der Adenome kann allerdings nicht unterschieden werden. Neben ihrer Größe zeichnen sich **Knotenstrumen** auch durch ihre Heterogenität aus, signalreiche und signalarme Areale liegen unmittelbar nebeneinander (◘ Abb. 2.20). **Schilddrüsenkarzinome** sind in T1-gewichteten Aufnahmen iso- oder leicht hypointens, während sie im T2-gewichteten Bild hyperintens zur Darstellung kommen.

> **Schilddrüsenkarzinome können, wie auch in der Computertomographie, nicht eindeutig als maligne Gewebe identifiziert werden, solange sie nicht infiltrativ in benachbarte Organe wachsen.**

Während die CT ihre größte Bedeutung bei der Diagnostik von **Fernmetastasen**, insbesondere in der Lunge, hat besteht die Stärke der MRT in der **Operationsplanung**. Durch den hohen Weichteilkontrast vor allem zwischen Muskulatur und Tumor kann die Infiltration in benachbarte Strukturen leicht beurteilt werden. Auch die Kompression oder Infiltration von Gefäßen kann hier genau beurteilt werden (◘ Abb. 2.20). Durch die Sensitivität der MRT für Flussphänomene erlaubt sie auch die Beurteilung, ob ein Gefäß noch durchströmt oder bereits verschlossen ist.

Ähnlich wie in der CT können die regionalen Lymphknotenstationen bis in das Mediastinum mitbeurteilt werden. Auch hier gilt, dass Lymphknoten ab einer Größe von 10 mm verdächtig sind. Zusätzlich kommen Lymphknotenmetastasen im T2-gewichteten Bild mit erhöhter Signalintensität zur Darstellung. Allerdings können Lymphknotenmetastasen nicht mit letzter Sicherheit von entzündlich veränderten Lymphknoten unterschieden werden, da sich beide Pathologien in der MRT vergleichbar darstellen. Eine erhöhte Kontrastmittelaufnahme in metastatisch veränderten Lymphknoten wurde postuliert, konnte aber bis heute nicht bewiesen werden.

Die MRT spielt vor allem in der postoperativen Tumornachsorge eine bedeutende Rolle und ist hier anderen Methoden überlegen. Sie kann Tumorresiduen oder Rezidive nachweisen und aufgrund der Kontrastmittelaufnahme einfach zwischen Narben und vitalem Tumorgewebe unterscheiden. Insbesondere ein Anstieg der Signalintensität in Verlaufsuntersuchungen weist auf ein Tumorrezidiv hin. Zusätzlich kann eine Seitendifferenz im Bereich der ehemaligen Schilddrüse wegweisend sein. Auch die Verdrängung von Nachbarorganen oder Gefäßen sowie neuaufgetretene vergrößerte Lymphknoten bieten Anhaltspunkte für ein Tumorrezidiv (Kaplan et al. 2009).

2.4.4 Nuklearmedizinische Diagnostik

H. Höffken, A. Pfestroff

In der nuklearmedizinischen Diagnostik werden offene radioaktive Stoffe eingesetzt, die am Stoffwechsel des zu untersuchenden Organsystems teilnehmen. Zur Bildgebung wird die beim Zerfall der Radionuklide entstehende, aus dem Patienten emittierte Gammastrahlung, genutzt. Mit einer Gammakamera lässt sich ein Bild der Verteilung der Radionuklide im Patienten – das Szintigramm – generieren.

Die applizierbare Aktivitätsmenge ist aus strahlenhygienischen Gründen begrenzt, was im Vergleich zu Röntgenmethoden zu langen Aufnahmezeiten und einer schlechteren Bildauflösung führt. Ein weiterer Grund für die relativ schlechte Bildauflösung liegt im hohen Anteil der im Patienten gestreuten Gammaquanten und in den physikalischen Eigenschaften der Detektorsysteme. So liegt das Auflösungsvermögen einer handelsüblichen Gammakamera bei nur etwa einem Zentimeter, und auch die Positronenemissionstomographie erreicht nur eine Bildauflösung von etwa 4 mm. Diese Nachteile werden aber durch die Vorteile der Szintigraphie mehr als aufgewogen: Mit der Szintigraphie kann der biochemische Funktionszustand eines Organsystems visualisiert werden. Ferner lässt sich mit rechnergestützten Detektorsystemen dieser Funktionszustand semiquantitativ bzw. quantitativ erfassen. Bei Schilddrüsenerkrankungen wird die nuklearmedizinische Bildgebung im Rahmen ihrer Differenzialdiagnose wie auch zur Ortung der Metastasen von Schilddrüsenkarzinomen eingesetzt.

Die Schilddrüsenszintigraphie in der Differenzialdiagnose der Schilddrüsenerkrankungen

Mit Hilfe der Schilddrüsenszintigraphie lässt sich der Funktionszustand der gesamten Schilddrüse, aber auch ihrer Teilbereiche, z. B. Knoten darstellen (◘ Abb. 2.21; Mahlstedt 2008). Sie ist als Komplettierung der morphologischen bildgebenden Verfahren, insbesondere der Sonographie anzusehen.

Szintigraphie mit ^{99m}Tc-Pertechnetat

In der klinischen Routinediagnostik benigner Schilddrüsenerkrankungen wird in Deutschland fast ausschließlich

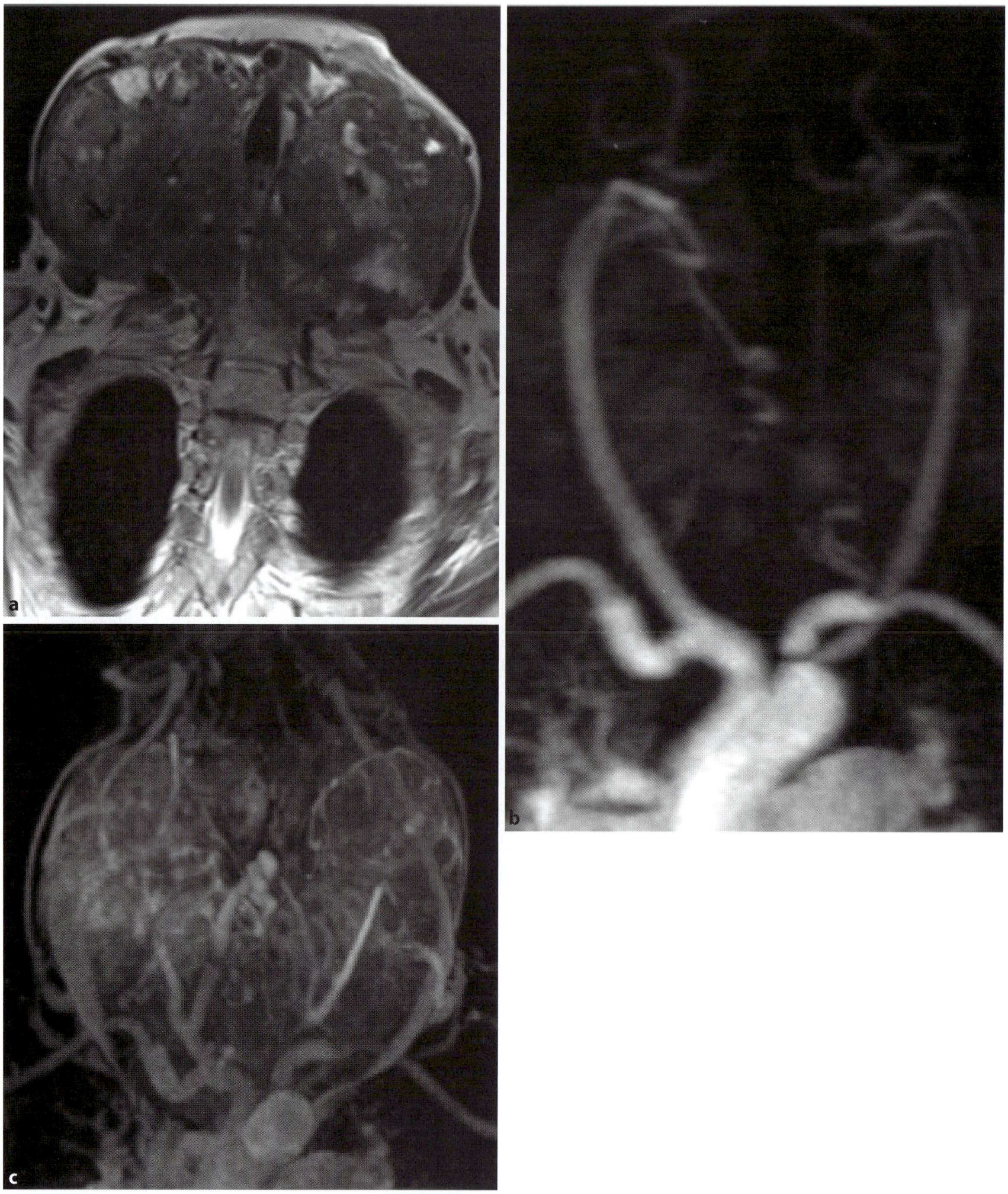

Abb. 2.20a–c 71-jährige Patientin, große Knotenstruma, Histopathologie nach Resektion ergab keine Malignität. Gewicht des Resektats: 1057 g. Die Magnetresonanztomographie zeigt die heterogene Knotenstruma (**a**) sowie die Verdrängung der arteriellen (**b**) und venösen (**c**) Gefäße ohne sie zu infiltrieren oder zu okkludieren

^{99m}Tc-Pertechnetat zur Schilddrüsenszintigraphie eingesetzt, denn Pertechnetat hat im Vergleich zu den Isotopen des Jods deutliche logistische Vorteile: Es entsteht als Tochternuklid beim Zerfall des langlebigen Mutternuklids Molybdän (^{99}Mo, HWZ 67 h). Beim Zerfall des Molybdäns entsteht ^{99m}Tc, das in wässriger Lösung als ^{99m}Tc-Pertechnetat vorliegt. Es kann so aus dem Generator mit NaCl-Lösung täglich eluiert werden. Die so erhaltene wässrige Pertechnetatlösung wird dann zur Schilddrüsenszintigraphie intravenös injiziert. ^{99m}Tc zerfällt mit einer physikalischen Halbwertszeit von 6 h zu ^{99}Tc unter Emission einer Gammastrahlung mit einer Energie von 140 keV. Heutige

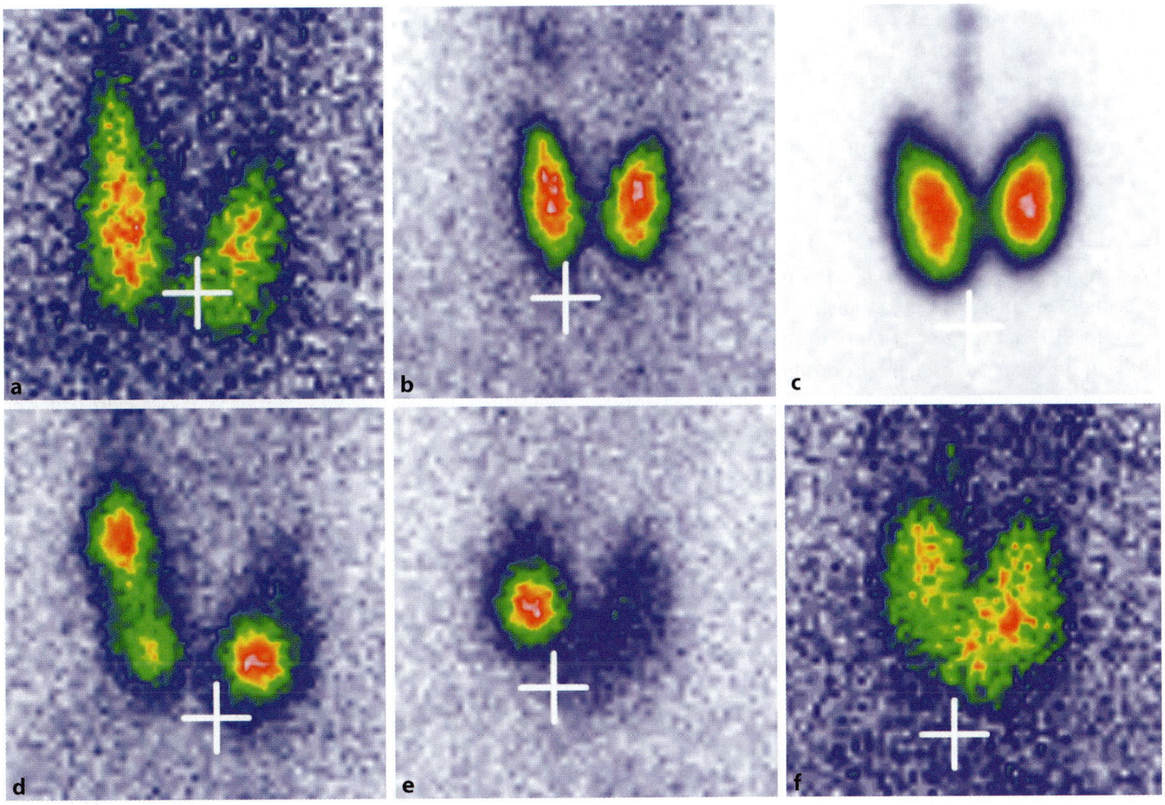

Abb. 2.21 Typische szintigraphische Befundmuster der Schilddrüse. **a** 46 Jahre alter Patient mit homogene ^{99m}Tc-Pertechnetat-Anreicherung bei Struma diffusa, $TcTU_{supp}$ 0,91 %, somit Ausschluss einer klinisch relevanten Autonomie. **b** 55 Jahre alte Patientin mit homogener ^{99m}Tc-Anreicherung und $TcTU_{supp}$ 1,67, somit disseminierte Autonomie der Schilddrüse. **c** 42 Jahre alte Patientin mit einem für eine Autoimmunthyreopathie vom Typ Basedow typischen Befund bei: Der $TcTU_{supp}$ ist mit 13,62 % extrem erhöht, oft ist wie hier der Lobus pyramidalis infolge der Stimulation durch TSH-Rezeptor-Antikörper deutlich zu erkennen. **d** 45 Jahre alter Patient mit multifokaler Autonomie der Schilddrüse mit drei Foci ($TcTU_{supp}$ 1,68 %); die spontane Suppression des regelbaren übrigen Schilddrüsengewebes ist gut an der verminderten ^{99m}Tc-Anreichrung zu erkennen. **e** 76 Jahre alte Patientin mit unifokaler Autonomie der Schilddrüse; fokale Mehranreicherung im rechten Schilddrüsenlappen ($TcTU_{supp}$ 1,57 %); auch hier Suppression des gesunden, regelbaren Gewebes im übrigen rechten und im gesamten linken Schilddrüsenlappen. **f** 76 Jahre alte Patientin mit unifokaler Autonomie der Schilddrüse (Abb. 2.21e) nach Radiojodtherapie; der vormals heiße Knoten im rechten Schilddrüsenlappen hat jetzt kein szintigraphisches Korrelat mehr

Gammakameras sind für die Registrierung der Gammastrahlung mit dieser Energie optimiert, worin ein weiterer Grund für den bevorzugten Einsatz des ^{99m}Tc zu sehen ist.

Neben den logistischen und physikalischen Vorteilen spielen auch **strahlenhygienische Aspekte** eine wesentliche Rolle. Bedingt durch den fehlenden Einbau in Schilddrüsenhormone ergibt sich eine kurze biologische Halbwertszeit. Wegen der kurzen physikalischen Halbwertszeit resultiert auch eine kurze effektive Halbwertszeit. Die Strahlenexposition für den Patienten ist daher gering. Die effektive Strahlendosis beträgt bei einer üblicherweise verabreichten Aktivität zwischen 30 und 40 MBq (1 Mega-Becquerel entspricht 10^6 Kernzerfällen pro Sekunde) je nach Intensität der ^{99m}Tc-Aufnahme in die Schilddrüse zwischen 0,8 und 1,0 mSv (Millisievert; Dietlein et. al. 2007a).

Wegen seines dem Jod sehr ähnlichen Ionenradius gelangt das Pertechnetat-Ion ebenfalls durch den Natrium-Jodid-Symporter durch aktiven Transport in das Innere der Thyreozyten. Dort nimmt es aber nicht an weiteren biochemischen Reaktionen Teil, sondern wird unverändert aus den Thyreozyten wieder ausgewaschen. Etwa 15–30 min nach intravenöser Injektion wird ein Plateau der Anreicherung in der Schilddrüse erreicht, so dass der optimale Zeitpunkt für die Anfertigung des Szintigramms 20 min nach der Injektion liegt. Die Pertechnetatanreicherung wird im Szintigramm durch eingrenzen der Schilddrüse mit einer „region of interest" (ROI) in Prozent der applizierten Radioaktivität bestimmt (Joseph 1995). Der so erhaltene **TcTU** („technetium thyreoidea uptake") korreliert für klinische Zwecke ausreichend genau mit der Jodidclearance (Mahlstedt et al. 1979). So gehen gleichsinnig mit der thyreoidalen Jodaufnahme dieselben physiologischen und pathologischen Funktionszustände der Schilddrüse mit einem vermehrten oder verminderten TcTU einher. Ein erhöhter TcTU findet sich im Jodmangel, bei disseminierter (Abb. 2.21b) bzw. multifokaler oder unifokaler Schilddrüsenautonomie (heiße Knoten, ◘ Abb. 2.21d,e), bei Autoimmunthyreopathie vom Typ Basedow (◘ Abb. 2.21c) und unter thyreostatischer Therapie. Ein stark verminderter TcTU findet sich nach Blockade des Natriumjodidtransporters durch Jodexzess (z. B. durch Röntgenkontrastmittel, über die Haut inkorporierte jodhaltige Desinfektionsmittel bzw. Wunddesinfizienzien, jodhaltige Arzneimittel wie Amiodarone oder alimentär durch größere Mengen Seefisch oder bei der Zubereitung von Sushi verwendete Meeralgen), nach Blockade der Iodaufnahme mit Natriumperchlorat, bei Schilddrüsenentzündungen, unter Suppressionsbehandlung mit L-Thyroxin und in funktionslosen Schildddrüsenadenomen und Schilddrüsenkarzinomen (kalte Knoten).

! Eine Schilddrüsenszintigraphie im Jodexzess wäre eine zwar nur geringe, aber sinnlose Strahlenexposition für den Patienten!

Szintigraphie unter Suppressionsbedingungen Die Pertechnetataufnahme in gesundes Schilddrüsengewebe wie auch der TcTU werden durch aus der Hypophyse sezerniertes TSH gesteuert. Dieser Mechanismus lässt sich zur Durchführung eines Funktionstestes nutzen. Die Szintigraphie unter Suppressionsbedingungen gibt Auskunft darüber, inwieweit die Funktion der gesamten Schilddrüse bzw. einzelner Schilddrüsenadenome der Regulation durch TSH unterliegen.

Die TSH-Sekretion unterliegt einem negativen Rückkopplungsmechanismus, so dass bei Schilddrüsenhormonüberschuss die TSH-Sekretion supprimiert wird. In regelbarem Schilddrüsengewebe werden dann die Jod- wie auch die Pertechnetataufnahme unterdrückt, der TcTU sinkt deutlich ab. Falls dieser Abfall des TcTU nicht eintritt, liegt eine autonome Funktion der Schilddrüse vor. Nur durch Bestimmung des TcTU unter Suppressionsbedingungen (**$TcTU_{supp}$**) lässt sich eine autonome Schilddrüsenfunktion ausschließen oder beweisen. Bei ausgeprägter Schilddrüsenautonomie kann die TSH-Sekretion spontan supprimiert sein. Im Jodmangel kann jedoch trotz bestehender autonomer Schilddrüsenanteile die spontane TSH-Suppression ausbleiben. In diesem Fall lässt sich die Schilddrüsenautonomie nur durch einen so genannten Suppressionstest diagnostizieren. Hierzu werden dem Patienten 100 µg L-Thyroxin über einen Zeitraum von 4 Wochen verordnet. Danach erfolgt die Szintigraphie unter laufender L-Thyroxin-Medikation. Beweisend für eine klinisch relevante Schilddrüsenautonomie bzw. Teilautonomie ist dann ein $TcTU_{supp}$ >1,4 % bzw. zusätzlich im Szintigramm sichtbare Bezirke mit im Vergleich zum übrigen Schilddrüsengewebe deutlich vermehrter Pertechnetatanreicherung (Joseph et al. 1995).

Alimentäre Einflüsse auf den TcTU und den $TcTU_{supp}$ Wenngleich die alimentäre Jodversorgung in Deutschland immer noch nicht optimal ist, hat sich doch in den letzten Jahren das Jodangebot, insbesondere durch konsequente Aufklärung der Bevölkerung gebessert. Eine überdurchschnittlich gute Jodversorgung vermindert die Jod- bzw. Pertechnetataufnahme und damit auch den TcTU, wenngleich nicht in vollem Umfang wie der Jodexzess. Während im Jodmangel der TcTU zwischen 2 und 7 % betragen kann (Bähre et al. 1987; Joseph 1995), liegt bei ausreichender Jodversorgung der TcTU meist deutlich unter der 2 %-Schwelle (Joseph 1995; Gotthardt et al. 2006). Selbst im Fall einer klinisch relevanten Autonomie kann der $TcTU_{supp}$ dann auch unter 1,4 % liegen.

Szintigraphie mit ^{123}I-NaI Dieses Isotop des Jods zerfällt mit einer physikalischen Halbwertszeit von 13,2 h unter Emission einer 159 keV Gammastrahlung. Aufgrund dieser physikalischen Eigenschaften ist ^{123}I ähnlich wie ^{99m}Tc-Pertechnetat unter vertretbarer Strahlenexposition für den Patienten zur Schilddrüsenszintigraphie einsetzbar. Da es sich im Stoffwechsel exakt genau so verhält wie die alimentär inkorporierten stabilen Jodisotope, wird es auch in Schilddrüsenhormone eingebaut und ist daher das optimale Radionuklid für die Schilddrüsenszintigraphie. Seinem routinemäßigen Einsatz steht allerdings ein gewichtiger Nachteil entgegen: ^{123}I ist ein Zyklotronprodukt, kann daher nicht aus einem Nuklidgenerator gewonnen werden und ist somit nicht ständig verfügbar. Die Produktion im Zyklotron ist aufwändig, und bedingt durch die relativ kurze physikalische Halbwertszeit entstehen während des Transports durch radioaktiven Zerfall deutliche Verluste. Daher ist ^{123}I allein aus Kostengründen für den Einsatz in der nuklearmedizinischen Routine nicht geeignet.

Nach der intravenösen Injektion von ^{123}I-NaI wird das ^{123}I rasch durch den Natrium-Jodid-Symporter in die Thyreozyten aufgenommen. Das Maximum der Anreicherung in der Schilddrüse wird etwa 24 h nach der Injektion erreicht. Bereits 4–6 h nach der Injektion hat sich aber für die Szintigraphie eine ausreichende Menge Jod angereichert. Die hohen Nuklidkosten zwingen, die ^{123}I-Szintigraphie auf wenige spezielle Indikationen zu begrenzen. Wegen der im Vergleich zum Pertechnetat deutlich höheren Anreicherung ist ^{123}I sehr gut zur Suche nach **dystopem Schilddrüsengewebe**, wie z. B. weit retrosternal gelegene Strumaanteile, geeignet. Aber auch **ektop gelegenes Schilddrüsengewebe** lässt sich durch eine Ganzkörperszintigraphie mit ^{123}I darstellen, wie z. B. eine Zungengrundstruma oder eine Struma ovarii.

Eine weitere Indikation besteht im Rahmen der Planung einer **Radiojodtherapie** (Dietlein et al. 2007b). Hier sind möglichst präzise Messungen der maximalen Jodaufnahme in die Schilddrüse erforderlich. Daher werden quantitative

Szintigraphien mit ^{123}I 24 h und ggf. zusätzlich 48 h nach der Injektion durchgeführt. Die Berechnung der Jodaufnahme erfolgt analog zur Szintigraphie mit ^{99m}Tc-Pertechnetat mittels ROI-Technik in Prozent der applizierten Radioaktivität. Der so erhaltene Wert wird als RITU („radioiod thyroidea uptake") bezeichnet. Er geht in die Berechnung der zur Radiojodtherapie erforderlichen Aktivität ein.

Die effektive Halbwertszeit kann mit ^{123}I zwar ausreichend genau abgeschätzt werden, ihre präzise Bestimmung gelingt nur im Rahmen eines Radiojodtestes mit dem längerlebigen ^{131}I. Hierzu sind Messungen 24 h, 48 h und 144 h nach der Injektion erforderlich. Für klinische Zwecke wird daher häufig ein Standard für die effektive Halbwertszeit abhängig von der Schilddrüsenerkrankung des Patienten eingesetzt. So kann den Patienten die zeitlich aufwändige individuelle Bestimmung der tatsächlichen effektiven Halbwertszeit erspart werden (Dietlein et al. 2007c).

Nuklearmedizinische Bildgebung beim differenzierten Schilddrüsenkarzinom

In der Primärdiagnostik der differenzierten Schilddrüsenkarzinome (DTC) spielt die nuklearmedizinische Bildgebung eine untergeordnete Rolle. Sie ist dagegen als Ergänzung zur Kontrolle des Tumormarkers Thyreoglobulin fester Bestandteil beim Staging und Restaging im Rahmen der Nachsorge. In erster Linie ist hier die Ganzkörperszintigraphie mit ^{131}I zu nennen. Auch gibt es Berichte, denen zufolge auch mit ^{99m}Tc-Sesta-MIBI – ein Mitochondrienmarker – der Metastasennachweis gelingt (Campenni et al. 2010). Die Positronenemissionstomographie (PET) mit ^{18}F-Fluorodeoxyglokose (^{18}F-FDG) und ^{124}I gewinnen zunehmend an Bedeutung.

Szintigraphie mit ^{131}I

^{131}I ist mit einer Halbwertszeit von 8,02 Tagen ein relativ langlebiges Radionuklid. Es emittiert die zur Therapie genutzte Betastrahlung mit Energien von 610 und 810 MeV. Deren Reichweite beträgt im Gewebe nur zwischen 0,2 und 2,0 mm. Die zusätzlich emittierte 364 keV Gammastrahlung kann diagnostisch genutzt werden. So wird die Ganzkörperszintigraphie mit ^{131}I zur Metastasensuche bei differenzierten Schilddrüsenkarzinomen eingesetzt (◘ Abb. 2.22). Sie wird routinemäßig mit der Restaktivität einer Radiojodtherapie 48 h bis 72 h nach Gabe der Aktivität durchgeführt. Falls zunächst keine Notwendigkeit einer Radiojodtherapie besteht, kann die Metastasensuche auch mit 370 MBq ^{131}I durchgeführt werden. Hierzu ist nach deutscher Rechtslage ein stationärer Aufenthalt von mindestens 48 h erforderlich. Wegen der im Vergleich zur therapeutischen Aktivität geringeren Aktivität ist die Sensitivität allerdings niedriger. Nicht empfohlen wird die Radiojodtherapie im Fall eines Metastasennachweises unmittelbar nach der Szintigraphie mit 370 MBq ^{131}I, da ein Stunning der Karzinomzellen durch die diagnostische Aktivität diskutiert wird. Hierdurch ist mit einer geringeren Radiojodanreicherung im Tumor zu rechnen (Lassmann et al. 2004).

Voraussetzung für den szintigraphischen Metastasennachweis sind eine ausreichende Expression von Natrium-Jodid-Symportern und deren ausreichende Stimulation durch TSH. Die einschlägigen Leitlinien fordern daher eine TSH-Konzentration im Serum >30 mE/l. Diese Stimulation kann sowohl endogen als durch rekombinantes humanes TSH (rhTSH) erfolgen. Zur endogenen TSH-Stimulation ist eine vierwöchige L-Thyroxinkarenz erforderlich. Um die Symptome der Hypothyreose abzumildern, wird während der ersten zwei Wochen nach Absetzen des L-Thyroxins die Substitutionsbehandlung auf 3-mal 20 µg Liothyronin umgestellt. Dennoch wird die eintretende Hypothyreose von vielen Patienten sehr schlecht toleriert. Daher wird inzwischen die die TSH-Stimulation durch rekombinantes TSH als Standard in der Nachsorge empfohlen (Dietlein et al. 2010). Hierzu erhält der Patient 48 und 24 h vor Gabe der diagnostischen bzw. therapeutischen Aktivität je eine intramuskuläre Injektion. So werden meist TSH-Konzentrationen >100 mE/l erreicht.

Jodspeichernde Metastasen sind mit hoher Sensitivität im Ganzkörperszintigramm zu erkennen. Hierbei ist zu beachten, dass eine gelegentlich auftretende Jodanreicherung im Thymus fehlinterpretiert werden kann (Davidson u. McDougall 2000).

Positronenemissionstomographie mit ^{18}F-Fluorodeoxyglukose (^{18}F-FDG-PET)

^{18}F zerfällt mit einer Halbwertszeit von 110 min unter Emission von Positronen. Trifft ein Positron im Patienten auf ein Elektron mit negativer Ladung, entsteht im Rahmen des sog. Annihilisationsprozesses Vernichtungsstrahlung. Sie besteht aus zwei im Winkel von nahezu 180° abgestrahlten Gammaquanten mit einer Energie von 511 keV. Mit Hilfe eines Ringdetektors lassen sich so Tomogramme der ^{18}F-Verteilung im Patienten erzeugen. Identisch zur Glukose gelangt auch ^{18}F-FDG über membranständige Glukosetransporter in die Zelle und wird dort zu ^{18}F-FDG-6-Phosphat phosphoryliert. Im Gegensatz zu Glukose ist dann der weitere Metabolismus zum Pyruvat sterisch behindert, die intrazelluläre Akkumulation der ^{18}F-FDG ist die Folge.

Mit zunehmendem Malignitätsgrad exprimieren Schilddrüsenkarzinome vermehrt Glukosetransporter vom Typ 1 (GLUT 1) und haben einen gesteigerten Glukosestoffwechsel. So lassen sich Metastasen mit gesteigertem Glukoseumsatz als herdförmige Mehranreicherungen orten. Gut differenzierte, jodspeichernde Metastasen zeigen gehäuft keine oder nur eine geringe ^{18}F-FDG-Anreicherung, während bevorzugt entdifferenzierte, nicht mehr jodspeichernde Metastasen durch eine intensive Anreicherung (◘ Abb. 2.23) auffallen (Feine et al. 1995). Zwar ist unter TSH-Stimulation

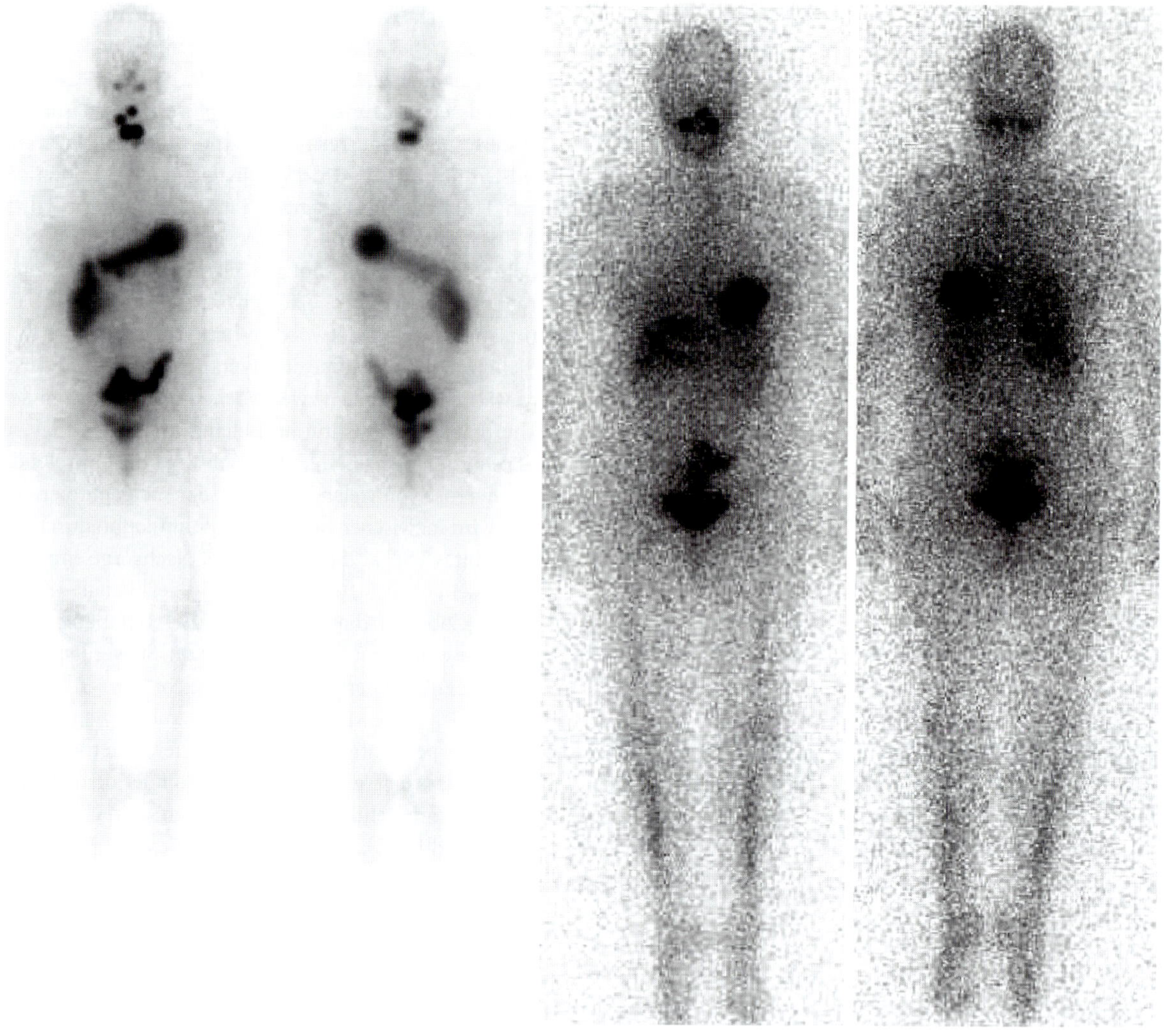

Abb. 2.22 Ganzkörperszintigraphie in anteriorer Sicht mit der Restaktivität der ersten Radiojodtherapie ^{131}Iod 4 Wochen nach Operation eines papillären Schilddrüsenkarzinoms pT2 (*links*) und nach der dritten Radiojodtherapie (*rechts*). Nach der Operation finden sich zervikal noch jodspeichernde Herde, die nach der zweiten Therapie nicht mehr zu erkennen sind, hier zeigt sich nur noch die physiologische Anreicherung in Sicht auf die Mundhöhle, die Speicheldrüsen, den Magen und einige Darmschlingen

eine gering erhöhte FDG-Anreicherung beobachtet worden (Chin et al. 2004), die jedoch die Gabe rekombinanten TSH vor der Untersuchung aus Kostengründen nicht rechtfertigt. Allerdings ist es sinnvoll, die ^{18}F-FDG-PET unter Stimulationsbedingungen im Rahmen einer Radiojodtherapie oder Metastasensuche mit ^{131}I durchzuführen.

Zur Durchführung werden dem Patienten nach ca. 12-stündiger Nahrungskarenz ca. 400 MBq ^{18}F-FDG intravenös appliziert. Die Untersuchung erfolgt dann eine Stunde später als Ganzkörper-PET. Inzwischen sind Hybridgeräte auf dem Markt, mit denen sich die PET mit einer Ganzkörper-CT kombinieren lässt. Durch elektronische Überlagerung der PET- und CT-Bilddaten, kann ein FDG-speichernder Herd seinem morphologischen Korrelat zugeordnet werden. Eine Sensitivitätssteigerung durch die Kombination von PET und CT ist bisher nicht beschrieben worden. Der wesentliche Vorteil besteht in der Optimierung der präoperativen Lokalisationsdiagnostik. Die Sensitivität wird für Lymphknotenmetastasen mit bis zu über 80 % angegeben. Für pulmonale oder mediastinale Metastasen liegt die Sensitivität deutlich niedriger. Knochenmetastasen lassen sich mit nur geringer Sensitivität von ca. 10 % nachweisen. Falsch-positive Befunde können durch Granulome oder fokale entzündliche Prozesse bedingt sein, da auch dort ein gesteigerter Glukoseumsatz auftreten kann (Freudenberg et al. 2007a).

Positronenemissionstomographie mit ^{124}I

Seit Etablierung der PET-Diagnostik als flächendeckend verfügbare Untersuchungsmodalität wird zunehmend auch der Positronenstrahler ^{124}I diagnostisch genutzt (Freudenberg et al. 2004; Freudenberg et al. 2011). Seine

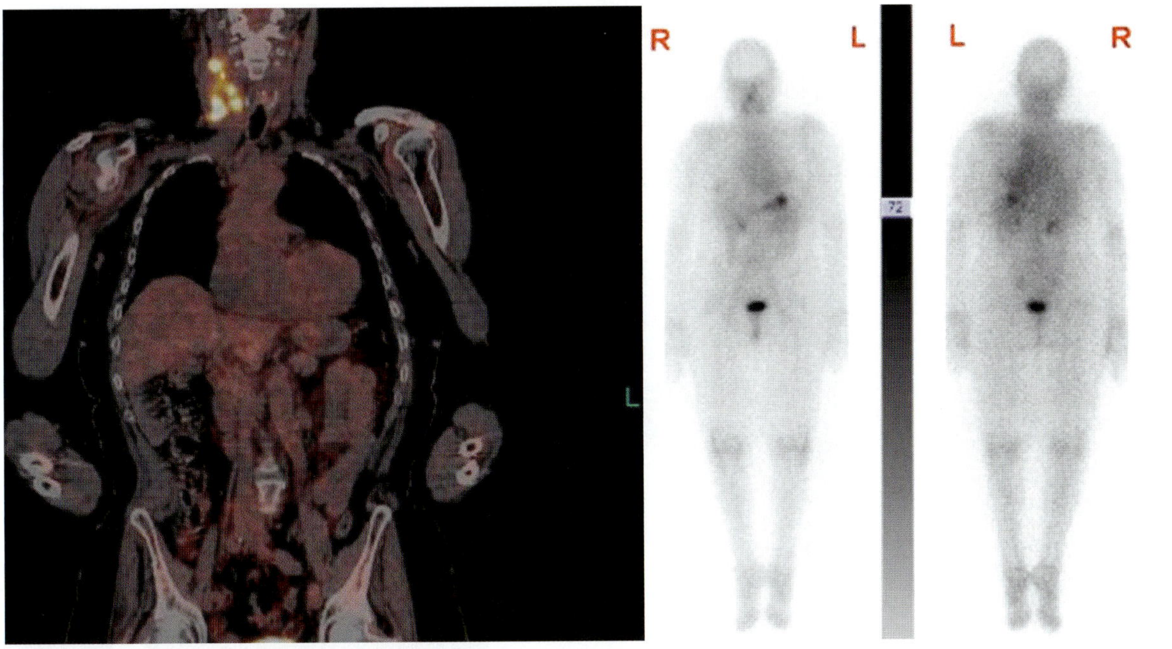

■ **Abb. 2.23** 67 Jahre alte Patientin mit einem papillären Schilddrüsenkarzinom; Akzentuierte Darstellung der zervikalen Metastasen mit ^{18}F-FDG nach der sechsten Radiojodtherapie (*links*); trotz deutlich erhöhter Thyreoglobulinkonzentration im Serum (29,28 ng/ml) speichern die Metastasen nach der sechsten Radiojodtherapie kein ^{131}Iod mehr (*rechts*)

physikalische Halbwertszeit ist, im Gegensatz zu den meisten diagnostisch einsetzbaren Positronen-Emittern, mit 4,18 Tagen ausgesprochen lang. Das ermöglicht logistisch den weltweiten Vertrieb.

Im Vorfeld einer Strahlentherapie sollte eine möglichst exakte Dosimetrie erfolgen. Um einen therapeutischen Effekt zu erzielen, muss im malignen Gewebe eine ausreichende Strahlendosis erreicht werden. Während die Strahlendosis für die externe Bestrahlung sehr gut berechenbar ist, hängt die absorbierte Dosis nach Anwendung offener radioaktiver Stoffe ganz wesentlich von der biologischen Verteilung im Tumorgewebe und dem gesunden Körper ab. Diese Verteilung ist jedoch inter- und intraindividuell sehr unterschiedlich, so dass sich in der Nuklearmedizin die Anwendung von Standard-Aktivitäten zur Behandlung von Schilddrüsenkarzinomen durchgesetzt hat.

Die prätherapeutische Dosisberechnung bietet dagegen den Vorteil der Vorhersage der Dosis im Tumor selbst und die nebenwirkungsrelevante Dosis in den limitierenden Organen, insbesondere im Knochenmark. ^{123}I eignet sich hierzu aufgrund seiner kurzen Halbwertszeit von 13,2 h nicht. ^{131}I hat mit 8 Tagen zwar eine ausreichend lange physikalische Halbwertszeit, die Beta-Strahlung wirkt sich jedoch aufgrund des Stunningeffektes ungünstig auf die nachfolgende Radiojodtherapie aus.

Diese beiden Nachteile hat ^{124}I-PET nicht und mit Hilfe der PET kann physikalisch bedingt die Radioaktivität im Körper besser detektiert und präzise quantifiziert werden (Freudenberg et al. 2007b). Wie auch die ^{18}F-FDG-PET hat die ^{124}I-PET keinen Stellenwert bei der Primärdiagnose eines Schilddrüsenkarzinoms. Sie wird aber zunehmend statt der Szintigraphie mit ^{131}I zum Restaging oder zur Darstellung von Lokalrezidiven oder Metastasen eingesetzt.

Nuklearmedizinische Bildgebung beim medullären Schilddrüsenkarzinom

Szintigraphie Im Hinblick auf spezifische Bildgebung kommt der Differenzierung des medullären Schilddrüsenkarzinoms (MTC) eine große Bedeutung zu. Eine Reihe von neuroendokrinen Tumoren (NET), wie gehäuft auch das MTC, überexprimieren den Somatostatinrezeptor. Die Somatostatinrezeptor-Szintigraphie mit ^{111}Indium-Pentetreotid oder ^{99}Tc-Tyr3-Octreotid ist ein hochspezifisches Verfahren zum Nachweis neuroendokriner Tumoren (NET) und deren Metastasen. So kann mit der Somatostatinrezeptor-Szintigraphie ein Rezidiv oder ein Residuum eines MTC lokalisiert werden (■ Abb. 2.24). Da ein MTC aber auch den CCK-2/Gastrin-Rezeptor exprimiert, gelingt der Metastasen- oder Rezidivnachweis mit höherer Sensitivität auch mit radioaktiv markierten Gastrinanaloga. Dieses Verfahren kann jedoch nur in wenigen Zentren vorgehalten werden, die über ein ausreichend ausgestattetes radiochemisches Labor verfügen.

Positronenemissionstomographie Analog zur Szintigraphie können Somatostatinanaloga wie DOTATOC oder

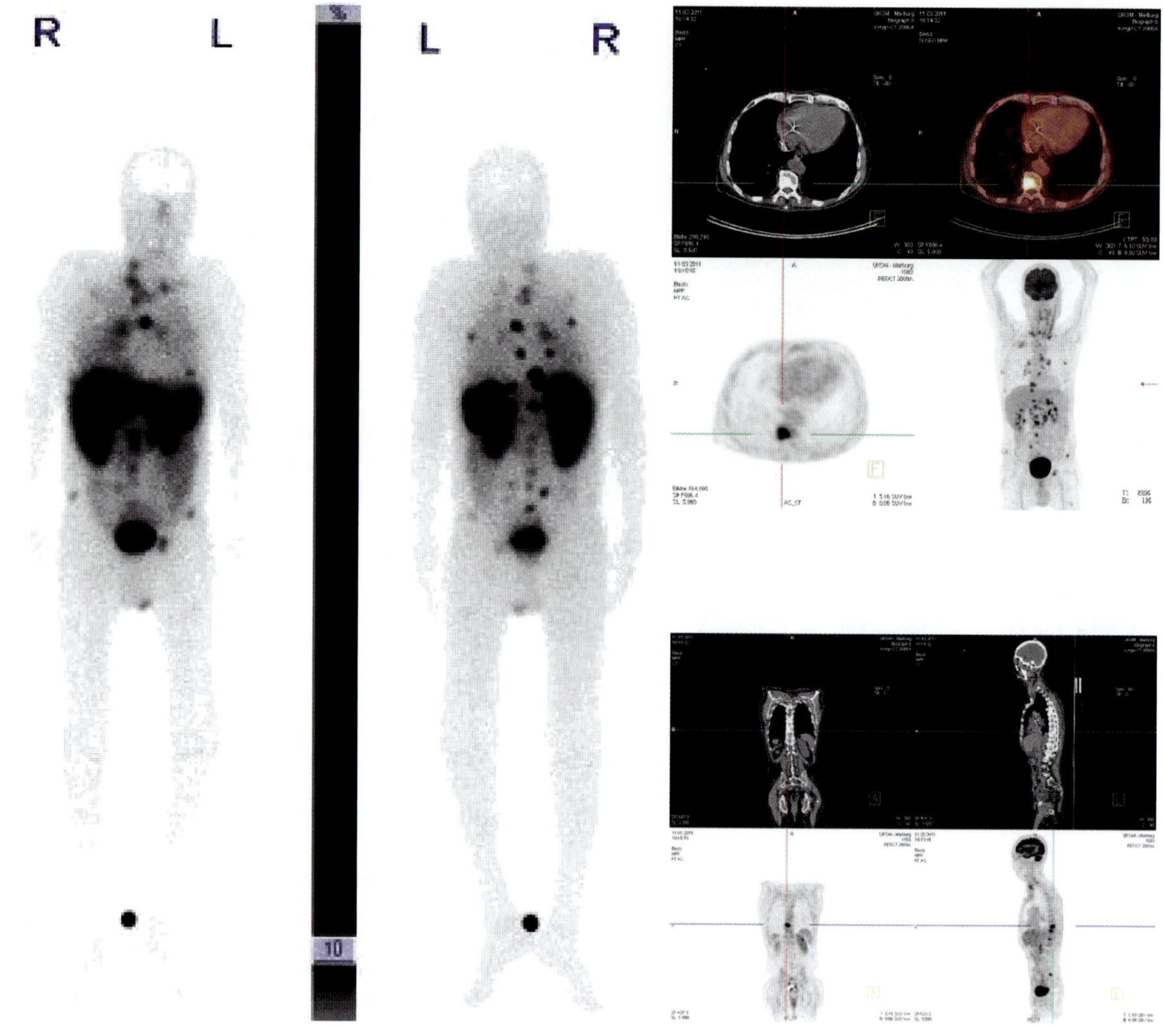

Abb. 2.24 77 Jahre alter Patient mit multiplen Somatostatinrezeptoren exprimierenden Metastasen eines medullären Schilddrüsenkarzinoms; die multiplen Herde mit deutlicher Anreicherung des Somatostatinanalogons ^{111}In-Octreotid sind in der Ganzkörperszintigraphie (*links*) deutlich zu erkennen; die Herde zeigen auch eine klare Anreicherung in der ^{18}F-FDG-PET-CT (*rechts*)

DOTATATE mit dem Positronenstrahler ^{68}Gallium markiert und im Staging mit deutlich besserer Sensitivität eingesetzt werden. ^{68}Ga kann als Generatorprodukt vorgehalten und vor Ort an das entsprechende Somatostatinanalogon gekoppelt werden (Brom et al. 2011).

Auch ^{18}F-DOPA-PET ist, aktuellen Berichten zufolge, ab einem Kalzitonin von 150 pg/ml mit hoher Sensitivität zum Metastasennachweis geeignet (Luster et al. 2010). Aktuelles Interesse besteht unter anderem auch in der Anwendung von Aminosäuren wie ^{11}C-Methionin (Jang et al. 2010). Prinzipiell bietet die PET höhere Sensitivitäten als die konventionelle Szintigraphie mit zum Teil deutlich geringerer Strahlenexposition des Patienten.

Wie bei vielen anderen Tumoren kann auch die ^{18}F-FDG-PET eine sinnvolle Ergänzung der konventionellen Bildgebung (Abb. 2.24) sein, wenngleich sich beim MTC ^{18}F-FDG nicht als idealer Radiotracer herausgestellt hat.

2.4.5 Feinnadelpunktionszytologie

J. Rüschoff, M. Hofmann

Im Unterschied zu den USA, wo die Untersuchung der Schilddrüse mittels Feinnadelaspirationszytologie (FNA) als „First-line-Test" eingesetzt wird, ist in Deutschland die FNA aufgrund der hohen Prävalenz der Knotenstruma von bis zu 50 % in Endemiegebieten Teil eines kombinierten Vorgehens aus Ultraschall und Szintigraphie. Ziel der punktionszytologischen Schilddrüsenuntersuchung ist die Selektion malignitätsverdächtiger Läsionen zur Vermeidung unnötiger diagnostischer Operationen. Die diagnostische Treffsicherheit ist dabei von der Erfahrung der Untersucher (Kliniker und Zytopathologe) und deren Kooperation abhängig (Danese et al. 1998). Unabhängig von der Morphologie einer Läsion in der Bildgebung liefert die FNPZ eine unmittelbare und spezifische Information über deren Natur (Bennedbaek et al.1999). Sie ist preisgünstig, einfach durchführbar und nebenwirkungsarm. In erfahrenen Zentren kann dadurch die Zahl der Thyreoidektomien um ca. 50 % reduziert und die Bestätigungsrate durch Resektion nahezu verdoppelt werden (Mazzaferri 1993). Ein gewisser Prozentsatz der Fälle bleibt jedoch in der Routinemorphologie diagnostisch unklar. Durch Zusatzuntersuchungsmethoden gelingt es, diese Zahl zu minimieren. Dazu zählen unter anderem Immunzytochemie, DNA-Zytometrie und Morphometrie (Harms et al. 2002). Mit Aufklärung der molekularen Ursachen maligner Schilddrüsenerkrankungen (Karges 2005) und Einführung von PCR gestützten Untersuchungsverfahren an Wenigzellproben (Dietmaier et al. 1999) dürfte künftig auch eine Verbesserung der punktionszytologischen Diagnostik durch Einsatz molekularbiologischer Analyseverfahren zu erwarten sein.

Indikationen

Hauptindikation zur FNA ist der tastbare, szintigraphisch meist hypofunktionelle („kalte“) Schilddrüsenknoten, der solitär in einer sonst unauffälligen Schilddrüse oder als dominanter Knoten in einer Knotenstruma imponiert. Nichttastbare Knoten (<1 cm) können zunächst beobachtet werden. Die möglichen Indikationen sind in der folgenden Übersicht aufgeführt.

Indikationen zur Feinnadelbiopsie (FNA) der Schilddrüse

- Solitärer Schilddrüsenknoten (szintigraphisch „kalt“, sonographisch echoarm)
- Knotenstruma mit dominantem Knoten (tastbar oder >1 cm)
- Knotige oder diffuse Struma mit Thyreoiditisverdacht
- Spezielle Indikationen
  - Nachsorge bei bekanntem Schilddrüsenkarzinom
  - Positive Strahlenexpositionsanamnese
  - Drainage von Zysten u. a.

Schilddrüsenknoten sind in Nichtendemiegebieten wie den USA mit 4–7 % unter der erwachsenen Bevölkerung relativ selten. In Jodmangelgebieten ist dagegen die Knotenstruma endemisch mit einer Prävalenz von bis zu 50 % (Gharib u. Goellner 1993). Im Gegensatz dazu ist das klinisch manifeste Schilddrüsenkarzinom mit einer Inzidenz von 0,004 % (4/100.000 Einwohner) relativ selten (Gharib 1994). Bezogen auf die Häufigkeit von Schilddrüsenknoten wird die Rate maligner Knoten in Nichtendemiegebieten mit bis zu 25 %, in Endemiegebieten jedoch nur mit 5 %, bei kalten Knoten mit ca. 15 % angegeben (Langsteger et al. 1993). Die Wertigkeit der FNA ist demnach daran zu messen, inwieweit diese Technik zur Selektion von Patienten mit tatsächlich malignen Schilddrüsenknoten und damit zur Erhöhung der Rate von Malignomen im Operationsgut beiträgt.

Prinzip der Feinnadelpunktion

Die FNA wird mit Einmalkanülen (Nr. 17 oder Nr. 16 bzw. gg. 25–23, äußerer Durchmesser 0,6–0,8 mm) durchgeführt. Dieses mit einer Venenpunktion vergleichbare Verfahren ist weitgehend frei von schwerwiegenden Nebenwirkungen. Kontraindikation ist nur die hämorrhagische Diathese. Lokale Entzündungen treten etwa bei 1/4000 Punktionen auf. Eine Tumorzellverschleppung im Stichkanal ist bislang nur für einen Fall gesichert (Droese 1995).

Aussagekraft und Stellenwert der FNA werden im Wesentlichen von der Erfahrung des punktierenden Arztes und des Zytopathologen bestimmt. Empfohlen wird ein intensives Einstiegstraining mit mindestens 100 Biopsien und Befundungen und anschließend mindestens 30–40 FNA pro Jahr. Jede Läsion wird ggf. unter Ultraschallkontrolle fächerförmig in 3–5 Ebenen punktiert. Das Punktat wird auf Objektträger übertragen (1 Tropfen/Objektträger), ausgestrichen und in der Regel nach Lufttrocknung mit May-Giemsa-Grünwald (MGG) gefärbt (Droese 1995).

Punktionszytologischer Befund

Die zytologische Diagnose sollte nur an ausreichendem Untersuchungsmaterial erfolgen. Adäquate Ausstrichpräparate enthalten 5–6 Gruppen von je etwa 10 gut erhaltenen Follikelzellen. Die Befundung erfolgt in Anlehnung an die Empfehlungen der amerikanischen „Papanicolaou-Gesellschaft für Zytopathologie“ (Suen 1996) in **benigne** (gutartige nichtneoplastische Läsion, „negativ“), verdächtig (zellreiche follikuläre oder onkozytäre Läsion) und **maligne** („positiv“) (◘ Tab. 2.7).

Bezogen auf die Kategorien „negativ“ und „positiv“ liegt die diagnostische Verlässlichkeit bei über 90 % (Gharib u. Goellner 1993; Mazzaferri 1993). Ein zentrales Dilemma der Schilddrüsenzytologie liegt jedoch in der Kategorie „verdächtig“ bzw. „zellreiche follikuläre Läsion“. Dies beruht auf der Tatsache, dass die Unterscheidung zwischen einem Adenom und einem minimalinvasiven follikulären Karzinom nur am Gewebeschnitt durch Nachweis einer Kapselpenetration getroffen werden kann. Das zytologische Bild beider Neoplasien ist weitgehend identisch (◘ Abb. 2.25b,d). Ähnliche zytologische Befunde können bei adenomatösen nodulären Hyperplasien, bei der selte-

2

Tab. 2.7 Zytopathologischer Befund, histologische Korrelation und klinische Relevanz. (Nach Dröse 1995; McHenry et al. 1993)

Zytologischer Befund	Histologische Korrelation	Malignitätsrate (%)	Therapieempfehlung
Negativ (nichtneoplastische Läsion)	Kolloidknoten Zystische Strumaknoten Thyreoiditis Solitäre Zyste	<2	Konservativ Bei Malignitätsverdacht Operation
Verdächtig (zellreiche follikuläre Neoplasie)		15–30	
Eher hyperplastisch[a]	Adenomatöse Struma Mikrofollikuläres Adenom		Bei geringem Malignitätsverdacht: konservativ
Follikuläre Neoplasie[b]			
Eher benigne	Follikuläres Adenom Struma adenomatosa		Rebiopsie oder Operation
Eher maligne	Follikuläres Adenom Hochdifferenziertes follikuläres Karzinom Follikuläres papilläres Karzinom		Operation
Onkozytäre (oxyphile) Neoplasie	Onkozytäres (oxyphiles) Adenom Onkozytäres Karzinom		Operation
Positiv (maligne)	Papilläres, follikuläres, anaplastisches, medulläres Karzinom Lymphom, Metastase	>97	Operation
Unzureichendes Untersuchungsmaterial[c]		Bis 10[d]	Wiederholung

[a] Follikuläre Proliferation (nach Droese 1995)
[b] Unterteilung der follikulären Neoplasie ist optional
[c] Zellen oder Kolloid fehlend oder sehr wenig
[d] Nach McHenry et al. 1993

nen follikulären Variante des papillären Karzinoms und bei Punktion von Nebenschilddrüsentumoren vorkommen. Aufgrund dieser diagnostischen Unsicherheit wurde die Befundkategorie „follikuläre Neoplasie" oder „zellreiche follikuläre Läsion" eingeführt. Die Wahrscheinlichkeit, mit der ein invasives Karzinom vorliegt, wird mit 15–30 % angegeben. Bei „positivem" Befund und Vorliegen einer „zellreichen follikulären Läsion" besteht somit grundsätzlich Operationsindikation.

Diagnostische Treffsicherheit

Die Rate falsch-positiver Diagnosen sollte unter 3 %, die der falsch-negativen Diagnosen nicht über 2 % liegen (Suen 1996). Zur Vermeidung einer verzögerten Malignomdiagnose gilt es vor allem falsch-negative Befunde zu vermeiden. Hauptursache ist in etwa 2/3 der Fälle die Fehlpunktion, insbesondere bei Knotenstrumen und kleinen Knoten. Als untere Grenze der Treffsicherheit werden für die ultraschallgesteuerte Punktion 8 mm angegeben. Falsch-negativen Diagnosen liegen in etwa 1/3 der Fälle Fehlinterpretationen des Zytopathologen zugrunde. Problematisch ist die Interpretation der zystischen Degeneration mit zahlreichen Makrophagen („Schaumzellen") und nur wenig beurteilbaren Follikelzellen (Abb. 2.25b). Da papilläre Karzinome und Metastasen (insbesondere Bronchial- und Nierenzellkarzinom, Abb. 2.25a) zystisch degenerieren können, wird bei großen Zysten (>3–4 cm), Rezidivzysten und Zysten bei jungen Männern mit negativem zytologischem Befund die Operation empfohlen. Schwierig ist auch die Einordnung onkozytärer (Hürthle-)Zellen im Punktat. Diese mitochondrienreichen Zellen kommen sowohl bei Knotenstrumen und Thyreoiditis als auch bei onkozytären Adenomen und Karzinomen vor. Schließlich können Thyreostatikatherapie (Carbimazol, Thiamazol) oder Radiojodtherapie atypische Zellen suggerieren und bei fehlenden klinischen Angaben zu falsch-positiven Diagnosen führen.

Schließt man okkulte Karzinome von der Statistik aus und wertet den zytologischen Befund „verdächtig" als positiv, so liegt die Gesamttreffsicherheit der FNPZ in großen kontrollierten Studien bei 90 % (Sensitivität 80–90 %, Spezifität 90–99 %) (Hofstädter et al. 1979; Mandreker et al. 1995). Dabei sind die Zahlen grundsätzlich in En-

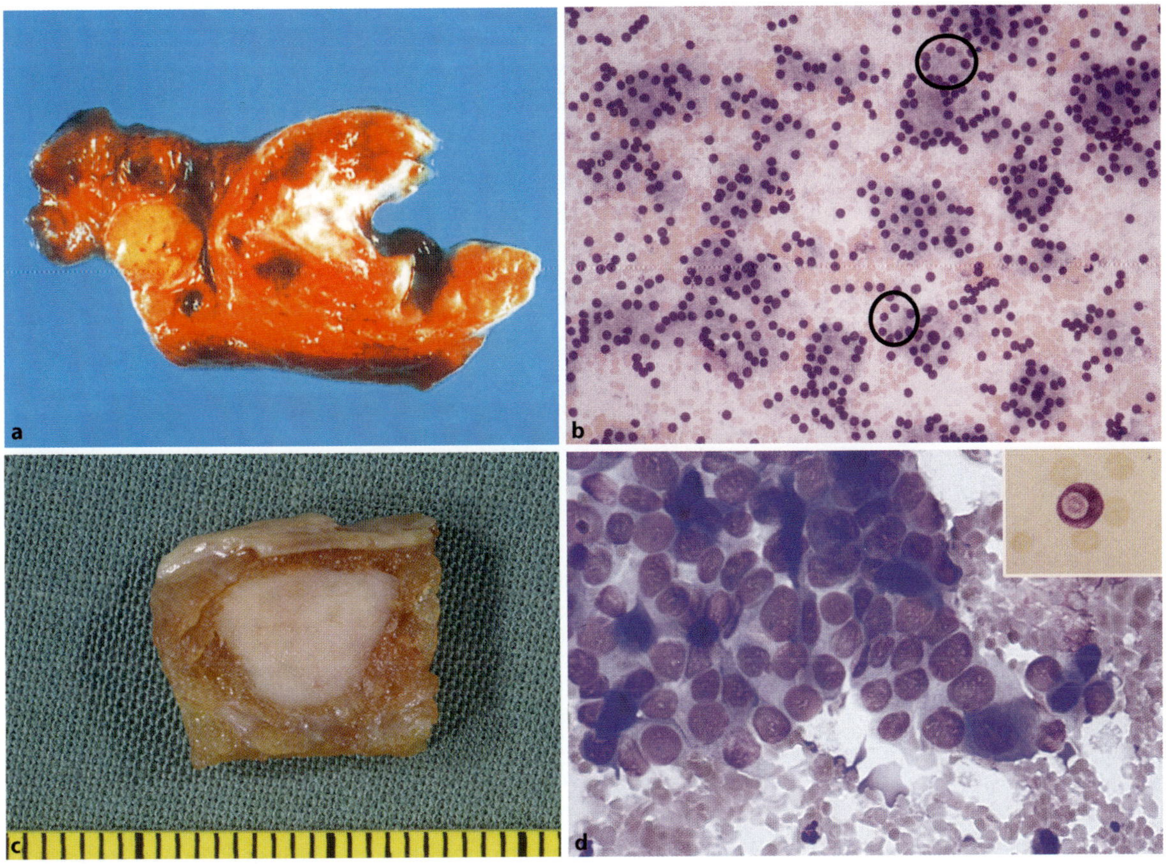

◘ **Abb. 2.25a–d** Zytopathologie. **a** Knotenstruma mit dominantem, 3,5 cm großem, regressiv veränderten Adenom (rechts); angrenzend Zufallsbefund einer 0,5 cm großen, intensiv gelben Metastase eines bei Operation unbekannten (okkulten) Nierenzellkarzinoms. **b** Zellreiche follikuläre Neoplasie mit mikrofollikulären Formationen. Eine sichere Unterscheidung zwischen einem Adenom und einem (hochdifferenzierten, mikroinvasivem) follikulären Karzinom ist nicht möglich (zytologischer Befund: „verdächtig"). **c** Umschriebener 1 cm im Durchmesser großer subkapsulärer weißlicher Schilddrüsenknoten, szintigraphisch kalt. **d** Punktionszytologischer Befund „positiv": Papillärer Zellkomplex mit vergrößerten teilweise eingekerbten Kernen und vereinzelt intranukleären Zytoplasmaeinschlüssen (Inset). Diagnose: papilläres Schilddrüsenkarzinom

demiegebieten eher ungünstiger als in Nichtendemiegebieten. Letztere weisen nicht nur eine geringere Prävalenz von Schilddrüsenknoten auf, hier überwiegen auch mit 50–70 % der Malignome papilläre Karzinome, die sich im Unterschied zu follikulären Neoplasien zytologisch zuverlässiger erfassen lassen.

Diagnostische Strategie

Aufgrund erheblicher geographischer Unterschiede in der Prävalenz von Schilddrüsenknoten ergibt sich die Notwendigkeit einer differenzierten diagnostischen Strategie bei der Selektion malignitätsverdächtiger Schilddrüsenläsionen. Grundsätzlich besteht bei tastbar oder sichtbar vergrößerter Schilddrüse mit und ohne Knoten Anlass zur morphologischen und funktionellen Befundabklärung. In den USA (Nichtendemiegebiet) wird noch vor Ultraschall und Szintigraphie die FNA als erstes diagnostisches Verfahren zusammen mit einer Bestimmung des TSH-Spiegels durchgeführt (Hermus u. Huysmans 1998).

In Deutschland stellt die FNA eine Zusatzmethode dar, die in der Regel als Teil einer Mehrstufendiagnostik eingesetzt wird: Klinik ► Ultraschall ► Szintigraphie ► FNA ► Operation.

In den letzten Jahren setzt sich zunehmend ein am klinisch-anamnestischen Befund („Risikoprofil") orientiertes differenziertes Vorgehen durch. So kann bei jungen Patienten mit isoliertem tastbarem Knoten die FNA auch ohne Ultraschall und Szintigraphie durchgeführt werden. Dagegen sollten Knoten bei Patienten mit hohem Malignitätsrisiko (z. B. >70 Jahre mit schnellwachsender Läsion) auch bei negativer FNA operiert werden. Bei geringem oder mittelgradigem klinischem Malignitätsverdacht ist die FNA grundsätzlich erforderlich. Operationsindikation besteht bei positiver oder zweifelhafter Zytologie (◘ Tab. 2.8).

Tab. 2.8 Prädiktoren der Malignität von Schilddrüsenknoten

Untersuchungsmethode	Knoten-/Patientenbefund	Malignitätsrate (%)
Klinische Untersuchung: geringes Risiko	Asymptomatisch, Alter: 30–60 Jahre, solitär oder dominant, Endemiegebiet	5–10
	Frauen (20–60 Jahre) in Endemiegebieten	1,5
Klinische Untersuchung: mittleres Risiko	Alter: <20 oder >60 Jahre, Männer; Nichtendemiegebiet, Bestrahlung im Halsbereich, Knoten/Zysten >4 cm, Rezidivzysten, Knoten in Basedow-Strumen	10–20
Klinische Untersuchung: hohes Risiko	>70 Jahre, Nichtendemiegebiet, schnelles Wachstum, derbe Konsistenz	>50
	Fixierung, Stimmbandlähmung, Lymphknotenvergrößerung am Hals, positive Familienanamnese (C-Zellkarzinom)	>70
Ultraschall	Echoarm	3–5
	Unscharfer Rand	10–20
Szintigraphie	Kalt	15
	Warm	10
	Heiß	2–4
Feinnadelpunktionszytologie	Negativ	<2
	Verdächtig	15–30
	Positiv	>90

2.5 Euthyreote Knotenstruma

K.-M. Derwahl

Die Umwandlung einer normalen Schilddrüse in eine Knotenstruma ist nicht ausschließlich auf adaptive hyperplastische Prozesse zurückzuführen, die durch einen Jodmangel bedingt bzw. unterhalten werden, sondern die Knotenstruma bzw. ihre einzelnen Elemente weisen aufgrund ihres Wachstumsverhaltens Eigenschaften echter Tumoren auf (Studer u. Derwahl 1995; Derwahl u. Studer 1998). Da diese Erkenntnisse die Frage einer rationalen medikamentösen oder operativen Therapie entscheidend beeinflussen, sollen sie zu Beginn dieses Abschnitts kurz dargestellt und erörtert werden. Die pathophysiologischen Grundlagen für die im Folgenden dargelegten Konzepte finden sich in den Übersichten von Derwahl u. Studer 1998, 2001 und 2002.

Neueste wissenschaftliche Erkenntnisse sprechen dafür, dass benigne Schilddüsenknoten und auch Schilddrüsenkarzinome nicht aus einer differenzierten Schilddrüsenzelle, sondern aus Stammzellen hervorgehen (Derwahl 2011). Normale, sog. adulte Stammzellen sind in der Schilddrüse, wie in jedem Organ, lebenslang nachweisbar, sind undifferenziert und haben ein hohes Wachstumspotenzial. Sie dienen dem Zellersatz des Organs. Im Gegensatz zu Stammzellen haben differenzierte Schilddrüsenzellen nur eine sehr begrenzte Lebensdauer und teilen sich im Erwachsenenalter nur sehr selten. Stammzellen werden, bedingt durch Alterungsprozesse in der Schilddrüse (z. B. Minderdurchblutung, Apoptose in der Struma) zur Zellteilung und zum Wachstum angeregt. Je nach Differenzierungsgrad der aus den Stammzellen hervorgegangen Progenitorzellen und ihrer im Laufe des Lebens erworbenen genetischen Veränderungen, entstehen aus solchen Stammzellen benigne Schilddrüsenknoten und -adenome oder Schilddrüsenkarzinome.

Die Knotenstruma lässt sich als eine Vergrößerung der Schilddrüse definieren, die auf multifokale, klonale oder polyklonale Proliferation von aus Progenitorzellen hervorgegangenen Thyreozyten zurückzuführen ist und zu einer erheblichen funktionellen und morphologischen Heterogenität neu entstandener Follikel oder follikelähnlicher Strukturen führt (Derwahl u. Studer 1998). Das so entstandene Gewebe besteht entweder aus von der Umgebung abgegrenzten Adenomen oder Schilddrüsenknoten oder, sehr häufig, aus neu entstandenen Follikeln, die ohne nachweisbare Grenzen in das umliegende normale Gewebe eingebettet sind und Pseudoknoten bilden können (Abb. 2.26).

Nach Definition der WHO wird das **Schilddrüsenadenom** als ein histologisch homogener Knoten mit eigener Struktur definiert, der durch eine Kapsel von der Umgebung abgegrenzt ist (Hedinger et al. 1988). Seit der Prägung dieser rein morphologischen Definition hat die Mo-

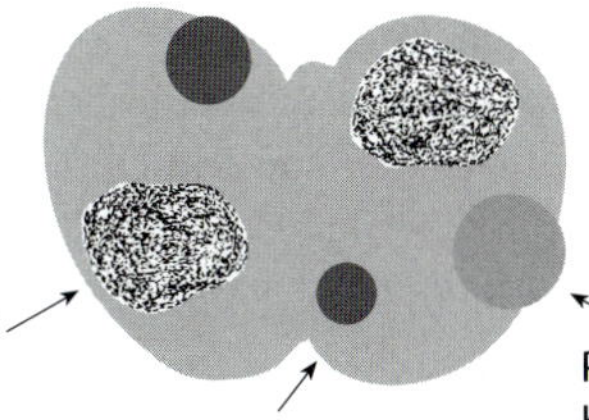

Abb. 2.26 Die 3 wesentlichen Bestandteile der Knotenstruma: klonale Schilddrüsenadenome, klonale und polyklonale Schilddrüsenknoten und hyperplastisch-mikronoduläres Schilddrüsengewebe, das aufgrund von Gewebsnekrosen und Bindegewebsvermehrung sog. Pseudoknoten hervorrufen kann, die nur partiell vom umliegenden Gewebe abgegrenzt sind. (Modifiziert nach Derwahl u. Studer 1998)

lekularbiologie dem Begriff Adenom die Eigenschaften der Monoklonalität hinzugefügt. Schilddrüsenadenome sind klonale Tumoren, d. h., sie entstehen aus einer einzelnen Zelle, die durch eine Abfolge genetischer Aberrationen verändert wurde (Übersicht bei Derwahl 1996). Die Diagnose Adenom im engeren Sinne verlangt also heute die Kombination von morphologischen und molekularbiologischen Untersuchungsmethoden. Klinisch handelt es sich bei diesen benignen Tumoren häufig um szintigraphisch vermindert speichernde („kalte") oder vermehrt speichernde („warme" oder „heiße") Schilddrüsenadenome.

Der Begriff **Schilddrüsenknoten** bezieht sich dagegen auf von der Umgebung klar abgegrenzte, klonale oder polyklonale Knoten mit einer heterogenen Struktur und Funktion (Derwahl u. Studer 1998, 2000). Während das Adenom eine eigene, von der Umgebung deutlich unterschiedliche Struktur aufweist, besteht der Schilddrüsenknoten aus demselben Gewebe wie das langsamer proliferierende paranoduläre Gewebe. Durch Kompression der umgebenden paranodulären Follikel entsteht eine partiell oder vollständig den Knoten umgebende Kapsel. Da aber auch echte monoklonale Adenome sekundär heterogene Strukturen und Funktionen erwerben können (Studer u. Derwahl 1995; Derwahl u. Studer 1998), kann die Abgrenzung derartiger Tumoren gegenüber den viel häufigeren Schilddrüsenknoten klonalen Ursprungs schwierig sein.

Der Begriff **Pseudoknoten** beschreibt einen makroskopisch nicht sicher oder nur bedingt abgrenzbaren Schilddrüsenknoten (Studer u. Ramelli 1982). Pseudoknoten entstehen durch die Proliferation morphologisch und funktionell heterogener Follikel, die netzartig in Stränge von Bindegewebe eingewachsen sind. Das Bindegewebe entsteht durch Nekrosen bei Wachstum und Größenzunahme der Knotenstruma.

Abzugrenzen vom histologisch definierten Begriff des Schilddrüsenadenoms ist der klinische Arbeitsbegriff „Adenom", meist im Sinne eines „toxischen oder autonomen Adenoms" (▶ Abschn. 2.7). Der Terminus „autonomes Adenom" im klinischen Sinne bezeichnet eine umschriebene vermehrte Speicherung der Schilddrüse im Technetium- oder Radiojodszintigramm. Histologisch kann es sich dabei sowohl um ein Schilddrüsenadenom als auch um einen klonalen oder polyklonalen Schilddrüsenknoten handeln.

2.5.1 Rationelle Diagnostik

K.-M. Derwahl

Die rationelle Diagnostik besteht aus den 3 Bausteinen Labordiagnostik, Sonographie und Szintigraphie. Das Fundament einer rationellen Diagnostik bilden jedoch die Anamnese und der Befund der körperlichen Untersuchung als Voraussetzung für eine dem Krankheitsbild und dem Patienten angemessene Diagnostik.

Klinische Untersuchung

Die Angaben des Patienten zur Anamnese und die Befunde der körperlichen Untersuchung können wichtige Hinweise zur Funktionslage (Eu- oder Hyperthyreose) und zum Wachstumsverhalten der Struma (z. B. schnell wachsender und daher malignomverdächtiger Knoten) geben. Aufgrund der nicht linearen Beziehung zwischen Tumormasse und Zellzahl kann allerdings auch jeder durchaus benigne Knoten den klinischen Verdacht des raschen Wachstums hervorrufen, ohne dass sich die Wachstumskinetik der Zellen dabei beschleunigt.

Gesteigerter Appetit, Gewichtsabnahme, vermehrter Stuhlgang, Wärmeintoleranz, Nervosität, Unruhe und Herzklopfen sind zwar typische Symptome für eine hyperthyreote Stoffwechsellage, sie sind aber bei den überwiegend älteren Patienten mit einer Knotenstruma nicht immer nachweisbar. Gerade bei älteren Patienten überwiegen häufig monosymptomatische Verlaufsformen, bei denen kardiale Symptome wie Tachykardie, besonders in Form der Tachyarrhythmia absoluta, Leitsymptome sein können. In Tab. 2.9 sind die häufigsten Symptome bei jungen und bei älteren Patienten mit Hyperthyreose einander gegenübergestellt.

Sonographie

Die Sonographie stellt die Basis zur Untersuchung der Knotenstruma dar. Sie dient der präoperativen Lokalisation und dem Nachweis echoarmer, echonormaler und echoreicher Schilddrüsenknoten oder echofreier zystischer Strukturen der Schilddrüse und der Volumenbestimmung der Struma.

Bei der körperlichen Untersuchung lässt die Palpation der Schilddrüse zwar Rückschlüsse auf die Größe der Schild-

Tab. 2.9 Vergleich der Symptome einer Hyperthyreose bei jüngeren (<50 Jahre) und älteren Patienten (>70 Jahre). (Mod. nach Trivalle et al. 1996)

Symptome	Ältere Patienten (%) n=34	Jüngere Patienten (%) n=50
Tachykardie	71	96
Rasche Ermüdung	56	84
Gewichtsverlust	50	51
Tremor	44	84
Dyspnoe	41	56
Apathie	41	25
Anorexie	32	4
Nervosität	31	84
Hyperreflexie	28	96
Schwäche	27	61
Depressionen	24	22
Schwitzen	24	95
Polydipsie	21	67
Diarrhöe	18	43
Verwirrtheit	16	0
Muskelatrophie	16	10
Hitzeintoleranz	15	92
Obstipation	15	0
Appetitsteigerung	0	57

drüse und oberflächlich tastbare Knoten zu, sie kann jedoch die sonographische Untersuchung der **Echogenität** der Schilddrüse und die Volumenbestimmung der Struma und ihrer Knoten nicht ersetzen. Relativ häufig in einer Knotenstruma nachweisbare Kolloidzysten und seröse Zysten weisen meist ein echofreies Muster auf, während mikrofollikuläre, kolloidarme Adenome und Knoten sowie Karzinome überwiegend echoarm sind.

Relativ spezifisch (aber nicht so sensitiv) für Karzinome sind Mikroverkalkungen, ein unscharfer Rand und eine vermehrte Vaskularisierung des Knoten (Papini et al. 2002). Die Zusammenstellung wesentlicher Befunde in einer Knotenstruma findet sich in der folgenden Übersicht.

Basierend auf typischen Ultraschall-Beurteilungskriterien von Schilddrüsenknoten (Echogenität, Verkalkungen, Randschärfe, Vaskularisierung, Kapselbildung, solide versus zystisch) haben Hoverath und Mitarbeiter 2009 eine 6 Stadien umfassende Risikostratifizierung von Schilddrüsenknoten, das sog. Thyroid Imaging Reporting and Data System (TIRADS),vorgeschlagen, das sich aufgrund seiner Komplexität in Deutschland aber bisher nicht durchgesetzt hat. Eine ähnliche aber stark vereinfachte Risikostratifizierung hat die amerikanische Schilddrüsengesellschaft (ATA) publiziert (Cooper et al. 2009).

Echogenität umschriebener Schilddrüsenerkrankungen (modifiziert nach Olbricht 1995)

- Echonormal – echoreich
  - Klonale und polyklonale Schilddrüsenknoten, Adenome mit makrofollikulärer Struktur
- Echoarm
  - Sog. autonome Adenome
  - Mikrofollikuläre Adenome und Karzinome
  - Knoten nach Radiojodtherapie
  - Nebenschilddrüsenadenome
- Echofrei
  - Kolloidzysten
  - Seröse Zysten
- Mit geringen Binnenmustern
  - Blutungszysten
  - Eingeschmolzene Karzinome

Farbkodierte Dopplersonographie

Die farbkodierte Dopplersonographie ermöglicht eine Beurteilung der Vaskularisation und Perfusion der Struma, ihrer Knoten und Tumoren. Zwar finden sich bei der Farbduplexuntersuchung der Knotenstruma keine so charakteristischen Perfusionsbilder wie beim M. Basedow, bei dem es im floriden Stadium typischerweise zu einer diffusen **Hypervaskularisierung** kommt („vaskuläres Inferno"), es gibt aber einige relativ charakteristische Befunde. Typisch für Schilddrüsenadenome, sog. autonome Adenome (der Begriff wird hier, wie unter „Terminologie" beschrieben, im rein klinischen Sinne verwendet und unterscheidet daher nicht zwischen echten Adenomen und Knoten), ist eine Hypervaskularisierung im Randbereich der Knoten („farbiger Randsaum"). Im normalen sonographischen Bild entspricht dies dem echoarmen Randsaum. Zwar ist diese vermehrte Vaskularisierung relativ typisch für vermehrt speichernde „warme" oder „heiße" Schilddrüsenknoten, sie ist aber auch bei einigen vermindert speichernden („kalten") Knoten nachweisbar, sodass die dopplersonographische Untersuchung ein Szintigramm nicht ersetzen kann.

Auch in der Differenzierung benigner und maligner Schilddrüsenknoten ist die Sensitivität und Spezifität der farbkodierten Dopplersonographie differenzialdiagnostisch nicht ausreichend. Zwar weisen etwa 2/3 aller malignen Schilddrüsentumoren eine vermehrte zentrale Vaskularisation auf, ein ähnliches Bild findet sich aber auch bei etwa 1/3 benigner Schilddrüsentumoren (Papini et al. 2002).

Frates und Mitarbeiter (2003) haben eine Risikostratifizierung von Schilddrüsenknoten nach ihrer Vaskularsierung vorgeschlagen und 4 Stadien definiert, wobei eine ausgeprägte Binnenvaskularisierung im Stadium 4 einem Malignitätsrisiko >40 % entspricht.

Die **Ultraschall-Elastographie** dient als additives Kriterien der Beurteilung der Malignität des einzelnen Schilddrüsenknoten (▶ Abschn. 2.4.2). Bei der Knotenstruma ist aufgrund des komplexen Gewebeverbandes der diagnostische Wert begrenzt (Übersicht bei Tonacchera und Mitarbeiter 2010).

Die farbkodierte Dopplersonographie der Knotenstruma kann zwar diagnostische Hinweise, insbesondere auf die mögliche Malignität von Schilddrüsenknoten (Hypervaskularisierung) geben, ersetzt aber die szintigraphische Analyse des Schilddrüsenknotens nicht.

Szintigraphie

Die Szintigraphie als ergänzendes Verfahren zur sonographischen Untersuchung der Schilddrüse ermöglicht es, morphologische Veränderungen, z. B. Knoten, hinsichtlich ihres Funktionszustandes zu charakterisieren. Insofern sollte die Interpretation des szintigraphischen Befundes nur im Zusammenhang mit dem sonographischen Bild und unter Berücksichtigung der klinischen und laborchemischen Befunde erfolgen.

Eine szintigraphische Untersuchung der Schilddrüse wird grundsätzlich nur als **quantitative Szintigraphie** durchgeführt, die eine Messung der unterschiedlichen Stoffwechselaktivitäten in verschiedenen Regionen der Schilddrüse ermöglicht. Da im Vergleich zur Sonographie die Auflösung geringer ist, ist die Durchführung einer Szintigraphie in der Diagnostik der Knotenstruma erst ab einem Knotendurchmesser >1 cm sinnvoll. In der Diagnostik der euthyreoten Knotenstruma ist eine Szintigraphie immer dann indiziert, wenn im Rahmen der Sonographie Knoten nachweisbar sind. Die ^{99m}Tc-Pertechnetatszintigraphie der Schilddrüse, die aufgrund der geringeren Strahlenbelastung in der Routinediagnostik der Radiojodszintigraphie vorgezogen wird, ermöglicht eine Beurteilung der Aktivitätsverteilung und somit den Nachweis einer vermehrten fokalen Speicherung bei unifokaler oder multifokaler Autonomie oder einer fokalen Minderspeicherung bei sog. kalten Knoten.

Die Durchführung einer Schilddrüsenszintigraphie mit ^{123}I kann bei der Knotenstruma indiziert sein, wenn retrosternale Anteile vermutet werden. Gegenüber anderen bildgebenden Verfahren, z. B. der Computertomographie, hat die Jodszintigraphie den Vorteil, dass sie eine differenzialdiagnostische Abgrenzung gegenüber anderen retrosternalen Raumforderungen ermöglicht.

Suppressionsszintigraphie

Eine Suppressionsszintigraphie mit ^{99m}Tc-Pertechnetat ermöglicht eine Aussage über die globale und regionale Regulierbarkeit der TSH-abhängigen thyreoidalen Jodidaufnahme und in der Diagnostik der euthyreoten Knotenstruma den Nachweis fokaler oder multifokaler Schilddrüsenautonomien.

Um die endogene TSH-Freisetzung effektiv zu supprimieren, sollte vor Durchführung dieser Szintigraphie eine Vorbehandlung erfolgen, entweder mit

- 100–200 µg Levothyroxin für 14 Tage
- oder 60–80 µg Trijodthyronin für eine Woche
- oder mit einer einmaligen Gabe von 3 mg Levothyroxin.

In jedem Fall sollte vor Durchführung der Suppressionsszintigraphie der basale TSH-Spiegel bestimmt werden, um eine ausreichende Suppression nachzuweisen. Bei Patienten mit kardialen Vorerkrankungen ist alternativ auch eine einschleichende Behandlung mit 100–150 µg Levothyroxin für etwa 4 Wochen möglich; häufig ist bei diesen Patienten aber eine Suppression kontraindiziert. Wenn bereits initial der TSH-Basalwert supprimiert ist, sollen Schilddrüsenhormone nicht verabreicht werden.

Die sonographische Untersuchung der Knotenstruma wird durch eine quantitative Szintigraphie mit ^{99m}Tc-Pertechnetat zur Beurteilung der globalen und der fokalen Aktivität der Schilddrüse ergänzt. Bei normalem TSH-Spiegel muss zusätzlich eine Suppressionsszintigraphie durchgeführt werden, die Aussagen über die globale und regionale Regulierbarkeit der Jodidaufnahme ermöglicht und damit Hinweise auf eine unifokale oder multifokale Autonomie gibt.

Feinnadelpunktion

Die Feinnadelpunktion eines Knotens einer Struma dient der Differenzierung zwischen einem benignen und malignen Knoten. Da sich Schilddrüsenkarzinome in weit mehr als 90 % aller Fälle sonographisch echoarm und szintigraphisch „kalt“ darstellen und da, wenn man von den primären Untersuchungsbefunden ausgeht, sonographisch echoarme und szintigraphisch kalte Knoten in etwa 5–15 % der Fälle maligne sind, ist bei diesen Knoten eine Feinnadelpunktion indiziert. Dies trifft gleichermaßen auf den solitären Knoten wie auf den Knoten einer Knotenstruma zu, da in einem Jodmangelgebiet Schilddrüsenkarzinome etwa zu gleichen Anteilen als solitäre Knoten und als

Knoten in einer Struma imponieren (Reinwein et al. 1989). Die wesentlichen Indikationen für eine Feinnadelpunktion sind in der folgenden Übersicht zusammengefasst.

Indikation zur Feinnadelpunktion bei der euthyreoten Knotenstruma

- Echoarme und szintigraphisch kalte Knoten >1 cm
- Knoten mit rascher Wachstumstendenz
- Knoten bei Patienten <20 oder >70 Jahre; besonders bei Männern
- Solitäre, mit der Umgebung verwachsene Knoten in einer Struma
- Unscharf begrenzte große Schilddrüsenknoten (besonders bei Mikroverkalkung)
- Zustand nach externer Hochvollbestrahlung der Halsregion
- Familiäres medulläres Schilddrüsenkarzinom oder multiple endokrine Neoplasie
- Knoten bei vergrößerten regionären Lymphknoten, Fernmetastasen
- Rezidivknoten nach ablativer Therapie wegen eines Karzinoms
- Karzinophobie bei anderen Tumorerkrankungen in der Familie

Weitere Untersuchungen

Bei großen Strumen, insbesondere bei retrosternalen Strumen, sind zusätzlich Röntgenaufnahmen der Trachea (**Tracheazielaufnahmen**) und ggf. **Ösophagusbreischluckaufnahmen** indiziert. Auf die Vorteile einer Schilddrüsenszintigraphie gegenüber einer computertomographischen Aufnahme zum Nachweis einer retrosternalen Struma wurde bereits hingewiesen.

Zum Nachweis inspiratorischer Einschränkung der Lungenfunktion kann die Durchführung einer **Lungenfunktionsanalyse** notwendig werden. Tracheasaug- und -pressversuche können Hinweise auf eine Tracheomalazie geben.

Labordiagnostik

Durch die Entwicklung hochsensitiver Assays für die Bestimmung des basalen TSH und der freien Schilddrüsenhormone, des freien Trijodthyronins (fT3) und des freien Thyroxins (fT4), wurde es möglich, die Labordiagnostik von Schilddrüsenfunktionsstörungen auf wenige notwendige Parameter zu beschränken (Derwahl 1995). Bei jeder Knotenstruma sollte zum Ausschluss einer Schilddrüsenfunktionsstörung neben der Anamnese und der körperlichen Untersuchung die Messung des basalen TSH in einem sensitiven Assay (untere Nachweisgrenze <0,05 [–0,1] mE/l bzw. 0,005 [–0,01] mE/l) durchgeführt werden. Bei den meisten Patienten erlauben diese Assays durch Erfassung auch supprimierter TSH-Werte eine Differenzierung zwischen Euthyreose und Hyperthyreose. Bei einem normalen TSH-Wert ist eine weitere Labordiagnostik bei der Knotenstruma nicht erforderlich, da definitionsgemäß eine peripher euthyreote Stoffwechsellage vorliegt.

Zum Nachweis einer Schilddrüsenfunktionsstörung sollten bei supprimiertem TSH bzw. Verdacht auf eine Hyperthyreose fT4 und fT3 und bei erhöhtem basalem TSH bzw. Verdacht auf eine Hypothyreose das fT4 im Serum bestimmt werden. Die Durchführung eines Thyreotropin-releasing-Hormon-Tests (TRH-Test) zur Stimulation des basalen TSH ist in der Schilddrüsendiagnostik im Allgemeinen nicht erforderlich, da wiederholt gezeigt werden konnte, dass in diesem Test der TSH-Anstieg proportional zum basalen TSH verläuft und somit keine weitere Information liefert (Spencer et al. 1993). Ausnahmen von dieser Regel stellen Grenzzustände dar, z. B. der Nachweis einer subklinischen Hypothyreose, etwa in der postoperativen Diagnostik nach Resektion einer Knotenstruma. In diesen Fällen kann ein basales TSH im oberen Normbereich Hinweis auf eine latente Hypothyreose sein und der überschießende Anstieg des basalen TSH im TRH-Test die Diagnose sichern.

Der Nachweis funktioneller Autonomien in einer Knotenstruma erfordert außer einer Abklärung der Schilddrüsenfunktion keine spezielle Diagnostik. Eine Ausnahme stellt die **disseminierte Autonomie** dar, bei der differenzialdiagnostisch zur Abgrenzung vom M. Basedow die Bestimmung von TPO-Antikörpern und TSH-Rezeptor-Antikörpern notwendig ist.

Knotenstrumen können auch gleichzeitig mit einer Immunhyperthyreose vom Typ M. Basedow auftreten. Die Kombination von M. Basedow und autonomer Knotenstruma wird als **Marine-Lenhart-Syndrom** bezeichnet und tritt etwa mit einer Häufigkeit von 1 % auf. Umgekehrt können sich auch lange bestehende Basedow-Strumen sekundär in Knotenstrumen umwandeln (Studer et al. 1989). Bei beiden Krankheitsbildern werden neben der Funktionsdiagnostik (TSH, fT3, fT4) noch TSH-Rezeptor-Antikörper und Schilddrüsenperoxidase-Antikörper (TPO-Ak) bestimmt, um den immunologischen Prozess zu erfassen.

Bei malignitätsverdächtigen Knoten ist die Bestimmung von Kalzitonin zum Ausschluss eines medullären Schilddrüsenkarzinoms indiziert. Ein Konsensuspapier der Deutschen Gesellschaft für Endokrinologie empfiehlt die Bestimmung bei allen Knoten (Karges et al. 2004). Ist das basale Kalzitonin auf über 10 pg/ml erhöht (ohne dass eine Niereninsuffizienz oder eine Protonenpumpenblocker-Therapie vorliegen), wird ein Pentagastrintest angeschlossen (▶ Abschn. 2.9.3.4). Als Alternative wird seit kurzem ein Kalzitonin-Stimulationtest empfohlen, der die Stimulation des Kalzitonins unter Kalziuminfusion misst (Doyle et al. 2009). Dieser Test wurde allerdings noch nicht in die Leitlinien aufgenommen.

Stufenschema für die Labordiagnostik der Knotenstruma

- Zum Ausschluss einer Schilddrüsenfunktionsstörung wird TSH in einem sensitiven Assay gemessen.
- Zum Nachweis einer Schilddrüsenfunktionsstörung werden zusätzlich zum TSH bei Verdacht auf eine Hyperthyreose fT4 und fT3 und bei Verdacht auf eine Hypothyreose das fT4 bestimmt.
- Die Kalzitoninbestimmung bei Malignitätsverdacht dient dem Ausschluss eines medullären Schilddrüsenkarzinoms.
- Eine Bestimmung von TSH-Rezeptor- und TPO-Antikörper ist notwendig
  - zur Differenzierung zwischen einer disseminierten Autonomie und einem M. Basedow
  - in der Diagnostik des Marine-Lenharts-Syndroms

2.5.2 Medikamentöse Prophylaxe und Therapie

K.-M. Derwahl

Die medikamentöse Prophylaxe setzt sich aus 2 Komponenten zusammen: zum einen aus der weiteren Verbesserung der zurzeit befriedigenden Jodversorgung der Bevölkerung, zum anderen aus der adäquaten, dem Lebensalter angepassten Jodidtherapie. Die Therapie der euthyreoten Knotenstruma bleibt im Wesentlichen Domäne der Chirurgie; nur in begründeten Fällen ist aus heutiger Sicht eine medikamentöse Therapie indiziert. Eine Volumenreduktion durch Radiojodtherapie der euthyreoten Knotenstruma ist ebenfalls nur in begründeten Ausnahmefällen in Betracht zu ziehen. Die Ethanolinjektionsbehandlung solitärer Schilddrüsenknoten kann in Einzelfällen eine Alternative zur Resektion bzw. im Falle hyperthyreoter Schilddrüsenknoten zur Radiojodtherapie darstellen. Allerdings fehlen Langzeiterfahrungen.

Behandlung der euthyreoten Knotenstruma mit Levothyroxin und/oder Jodid

Die früher weltweit übliche und breit akzeptierte Therapie und Prophylaxe des Knotenkropfes mit Levothyroxin und Jodid hat in den letzten Jahren – pari passu mit der Wende des pathogenetischen Konzeptes weg von der sekundären Hyperplasie hin zur primären Neoplasie – viel von ihrer früheren Attraktivität verloren (Studer u. Derwahl 1995; Derwahl u. Studer 2002; Cooper 1995; Gharib u. Mazzaferri 1998). Tatsächlich sind die Erfolge der medikamentösen Therapie der euthyreoten Knotenstruma insgesamt enttäuschend. Während einige Studien, besonders aus Regionen mit ausreichender Jodversorgung der Bevölkerung, überhaupt keine Wirksamkeit einer Levothyroxintherapie nachweisen konnten, beschreiben andere Untersuchungen, vorwiegend aus Jodmangelgebieten, eine signifikante Volumenreduktion von Schilddrüsenknoten und der gesamten Knotenstruma unter Therapie mit Levothyroxin. In ◻ Tab. 2.10 sind Studien zusammengestellt, in denen mit sonographischer Volumetrie der Erfolg einer Therapie mit Levothyroxin und/oder Jodid analysiert wurde. Mit Ausnahme einer Studie (Lima et al. 1997) wurde stets nur das Volumen einzelner Knoten, nicht jedoch das gesamte Strumavolumen evaluiert. Als Kriterium einer erfolgreichen Therapie galt dabei eine Volumenreduktion von Schilddrüsenknoten oder der gesamten Knotenstruma von mindestens 50 %. Im Durchschnitt kam es nur bei etwa 1/3 der Knoten zu einer signifikanten Volumenreduktion unter einer Therapie mit Levothyroxin, meist in einer Dosierung, die zu einer Suppression des basalen TSH führte. Zwei Studien beschreiben sogar eine vergleichbare Volumenreduktion des Schilddrüsenknotens bei behandelten und unbehandelten Patienten als Hinweis auf eine spontane Regression von Schilddrüsenknoten (Gharib et al. 1987; Cheung et al. 1989).

In einer multizentrischen, randomisierten Studien mit 123 Patienten mit isoliertem Knoten fand sich in der Placebo-Gruppe bei 16,9 % ebenfalls eine spontane Volumenreduktion (um mindestens 50 %), während unter TSH-suppressiver Therapie (nur) 26,6 % der Patienten eine entsprechende Schrumpfung erreichten (Wemeau et al. 2002).

Während in der Behandlung der diffusen Jodmangelstruma die i. Allg. nebenwirkungsfreie Therapie mit Jodid einer Behandlung mit Levothyroxin gleichwertig ist und daher bevorzugt werden sollte (Hintze et al. 1989), ist dies in der Behandlung der Knotenstruma unwahrscheinlich. Vielmehr zeigte sich in einer der wenigen in den letzten Jahren veröffentlichten Studien, dass in der Behandlung von Schilddrüsenknoten die Gabe von Levothyroxin bei immerhin 39 % der so behandelten Patienten zu einer Volumenreduktion des einzelnen Schilddrüsenknotens von mindestens 50 % führte, aber nur bei 20 % der Patienten, die mit Jodid behandelt wurden (La Rosa et al. 1995). Dieses Ergebnis überrascht nicht, da der überwiegende Teil von Levothyroxin zu Trijodthyronin (T_3) umgewandelt wird und T_4 zu mehr als 80 % dejodiert wird. Eine Behandlung mit Levothyroxin ist daher zugleich auch eine Jodidtherapie.

Wie zu Beginn dieses Abschnitts (▶ Abschn. 2.5) dargestellt, besteht die Knotenstruma nicht nur aus klonalen und polyklonalen Schilddrüsenadenomen, sondern auch aus hyperplastisch-mikronodulärem Gewebe, in Einzelfällen sogar nahezu ausschließlich (Studer u. Derwahl 1995; Derwahl u. Studer 1998). Da sonographisch nur Volumenveränderungen einzelner Knoten exakt erfasst werden können und die sonographische Volumetrie mit Zunahme

2

Tab. 2.10 Veränderungen des Schilddrüsenvolumens unter einer Therapie mit Levothyroxin und/oder Jodid. Es wurden nur Studien berücksichtigt, bei denen das Volumen des solitären Schilddrüsenknotens oder der gesamten Struma nodosa durch sonographische Volumetrie erfasst wurde

Autoren	Patientenanzahl	Dauer (Monate)	Behandlung	Patienten mit einer Volumenreduktion von >50 % unter Therapie
Morita et al. 1989	49	3	100 µg T4	37
Celani et al. 1990	122	6–12	100–200 µg T4	56
Gharib et al. 1987	53	6	3 µg T4/kg KG	14
			Placebo	20
Papini et al. 1993	101	12	2 µg T4/kg KG	20
			Placebo	6
Cheung et al. 1989	74	18	TSH-supprimierende T4-Dosis	16
			Kontrollen	14
Celani et al. 1993[a]	104	6	2,2 µg T4/kg KG	27
			Kontrollen	10
La Rosa et al. 1995	48	12	TSH-supprimierende T4-Dosis	39
			2 mg KI/2 Wochen	20
Lima et al. 1997	54	12	200 µg T4	37
			Kontrollen	5
	47[b]	12	200 µg T4	30
			Kontrollen	0
Wemeau et al. 2002	123	18	T4: mit Ziel TSH <0.3 mU/l	26
			Placebo	16

[a] Knotenstruma; das Volumen einzelner Knoten wurde evaluiert.
[b] In diesem Teil der Studie wurde das Gesamtvolumen der Knotenstruma untersucht.
T4 Levothyroxin; *KI* Kaliumjodid; *KG* Körpergewicht

der Strumagröße ungenauer wird, wurden nur wenige Arbeiten veröffentlicht, die die Wirkung einer Therapie mit Levothyroxin auf das gesamte Schilddrüsenvolumen einer Knotenstruma analysieren (Lima et al. 1997; Badillo et al. 1963; Berghout et al. 1990). In der jüngsten dieser Studien aus einem Jodmangelgebiet war der Erfolg einer Levothyroxintherapie in Hinblick auf die Reduktion des Gesamtstrumavolumens etwa mit den Therapieerfolgen bei solitären Schilddrüsenknoten vergleichbar: Unter einer Therapie mit 200 µg Levothyroxin täglich für 12 Monate fanden Lima et al. (1997) eine Reduktion des Volumens der Knotenstruma um mindestens 50 % bei etwa 1/3 der von ihnen behandelten Patienten.

Andere Autoren konnten zeigen, dass die Wirksamkeit einer Levothyroxintherapie ganz wesentlich von der Größe des oder der Schilddrüsenknoten abhängt. Sehr große Knoten mit einem Volumen von >10 ml sind in ihrer Größe offensichtlich nicht zu beeinflussen, während Knoten mit einem Volumen <10 ml unter einer Levothyroxintherapie schrumpfen (La Rosa et al. 1996). Der größte Effekt fand sich bei dieser Studie bei Knoten mit einem Volumen <5 ml. Andere Variablen, wie z. B. das Patientenalter, die Dauer des Bestehens der Struma oder das basale oder das TRH-stimulierte TSH, haben hingegen keinen prädiktiven Wert für die Voraussage des Erfolgs einer Levothyroxintherapie (Cheung et al. 1989). Für die Praxis lässt sich aus den Untersuchungen ableiten, dass bei sehr großen Schilddrüsenknoten in jedem Fall eine operative Therapie einer medikamentösen Behandlung vorzuziehen ist.

In der 2004 begonnenen und 2008 abgeschlossenen deutschen prospektiven, randomisierten, doppelblinden, kontrollierten Multicenter-Studie LISA (Levothyroxin und

Tab. 2.11 LISA-Multicenter-Studie: Veränderungen des Schilddrüsenvolumens und des Gesamtvolumens der Knoten nach 12 Monaten medikamentöser Therapie (mod. nach Grußendorf et al. 2011).

Therapie	Veränderungen des Schilddrüsenvolumens	p im Vergleich zu Placebo	Veränderungen des Knotenvolumens	p im Vergleich zu Placebo
Placebo	–1,9 %		–5,2 %	
Jodid	–4,5 %	0,207	–9,0 %	0,328
Levothyroxin	–7,1 %	0,024	–12,1 %	0,201
Levothyroxin + Jodid	–10,0 %	<0,001	–21,6 %	<0,001

Jodid in der Strumatherapie als Mono- oder Kombinationstherapie) mit 853 Patienten wurde der differenzialtherapeutische Effekt von Jodid und/oder Levothyroxin auf die Volumenreduktion von Schilddrüsenknoten und des Gesamtvolumens der Schilddrüse bei einer Behandlung über 12 Monate analysiert, um abschließend zu klären, ob und ggf. welche Patienten von einer medikamentösen Therapie von Schilddrüsenknoten profitieren (Grußendorf et al. 2011). Die weltweit größte Studie zu dieser Fragestellung wies nach, dass eine Kombinationstherapie aus Levothyroxin und Jodid gegenüber einer Monotherapie mit Levothyroxin oder mit Jodid und gegenüber Placebo am wirksamsten ist (Tab. 2.11). Die Überlegenheit einer Kombinationstherapie mit Jodid wird von den Autoren dieser Studie mit der erniedrigten Jodausscheidung bei den Studienteilnehmer im Vergleich zur Normalbevölkerung erklärt. So wertvoll diese Studie ist, da sie erstmals valide Daten zur medikamentösen Therapie der Knotenstruma in Deutschland geliefert hat, konnte sie doch an der Feststellung einer sehr begrenzten Wirksamkeit einer medikamentösen Therapie der Knotenstruma wenig ändern. Deutlich wurde in dieser Studie auch, dass bei jeder Schilddrüsenhormontherapie immer die Gefahr einer Überdosierung mit der konsekutiven Entwicklung einer latenten Hyperthyreose besteht.

Es wird seit langem diskutiert, ob der Erfolg einer medikamentösen Therapie von Schilddrüsenknoten und der Knotenstruma auch von den histologischen Eigenschaften einzelner Knoten abhängt. Diese Hypothese konnte in einer Untersuchung, bei der zytologische Eigenschaften von Schilddrüsenknoten und der Erfolg einer Therapie mit Levothyroxin verglichen wurden, bestätigt werden (La Rosa et al. 1996). Vor einer Levothyroxintherapie untersuchten die Autoren mittels Feinnadelaspiration die Zytologie der einzelnen Knoten. Obwohl insgesamt nur etwa 1/3 aller Knoten unter der Therapie eine Volumenreduktion von ≥50 % aufwiesen, zeigte sich bei einer genauen zytologischen Analyse der einzelnen Knoten, dass 62 % der kolloidalen Knoten und 57 % der kleinen generativen Knoten eine signifikante Volumenreduktion zeigten, während hyperplastische oder fibrotische Knoten sich in ihrer Größe nicht und nur kaum beeinflussen ließen.

Die begrenzte therapeutische Beeinflussbarkeit der Progression einer Knotenstruma spricht für eine möglichst radikale operative Therapie, da nur so eine hohe Rezidivrate vermieden werden kann.

In einer retrospektiven deutschen Studie wurde die Volumenzunahme einzelner Schilddrüsenknoten bei unbehandelten und bei mit Levothyroxin behandelten Patienten miteinander verglichen (Quadbeck et al. 1998). Es zeigte sich kein Unterschied zwischen behandelten und unbehandelten Knoten nach 10 Jahren; die Größenzunahme der Knoten war bei beiden Gruppen vergleichbar. Abgesehen von methodischen Einwänden gegen eine retrospektive Studie widerspricht diese Untersuchung den partiellen Therapieerfolgen prospektiver Studien, bei denen der mittlere Beobachtungszeitraum allerdings nur 1 Jahr betrug (Tab. 2.10).

Im Mai 2004 wurde in 62 deutschen Zentren die LISA-Studie begonnen und im Dezember 2008 beendet. In dieser prospektiven, randomisierten, doppelblinden, kontrollierten Studie an 853 Patienten wurde die Überlegenheit einer Levothyroxin-Jodid-Kombination gegenüber einer Levothyroxin- oder Jodid-Monotherapie oder Placebo bei der Knotenstruma geprüft. Das Hauptergebnis dieser kürzlich publizierten Studie war die Überlegenheit der Levothyroxin-/Jodid-Konbinationstherapie gegenüber einer alleinigen Levothyroxin- oder Jodidgabe und gegenüber Placebo. Allerdings führte Kombinationstherapie über 1 Jahr nur zu einer 21,6 % Reduktion des Knotenvolumens und einer 10,0 %-Reduktion des Strumavolumens (Grußendorf et al. 2011; Tab. 2.11).

Auch diese Studie hat trotz ihrer Größe, ihrer sorgfältigen Durchführung und ihres Design nichts an den gezogenen Schlussfolgerungen einer begrenzten Wirksamkeit einer medikamentösen Therapie geändert.

Eine medikamentöse Prophylaxe der endemischen Knotenstruma in Jodmangelgebieten sollte bereits im frühen Stadium der diffusen Hyperplasie begonnen werden, da nach Entstehung von Knoten die weitere Wachstumsprogredienz nicht oder nur in geringerem Maße beeinflussbar ist.

Tab. 2.12 Täglicher Jodbedarf (Empfehlung der Deutschen Gesellschaft für Ernährung)

Personengruppe	Dosis (µg Jodid)
Säuglinge bis 11. Monat	50–80
Kinder 1–9 Jahre	100–140
Kinder ab 10 Jahren, Jugendliche und Erwachsene	180–200
Schwangere	230
Stillende Mütter	260

Mittel der Wahl zur Therapie der diffusen Struma und damit der Prophylaxe dieser Form der Struma ist die Behandlung mit Jodid, die hinsichtlich der gewählten Dosis dem Alter des Patienten und den besonderen Umständen, z. B. einer Schwangerschaft, Rechnung tragen muss (Tab. 2.12 und Tab. 2.13). Die Therapie mit Levothyroxin bringt bei der diffusen Jodmangelstruma keinen therapeutischen Vorteil und hat den Nachteil, dass nach Absetzen dieser Therapie das Wachstum der behandelten Struma in relativ kurzer Zeit wieder zunimmt (Hintze et al. 1989). Ebenso ist eine Therapie mit der Kombination Levothyroxin/Jodid nicht notwendig, da sie der einfachen Jodidtherapie nicht überlegen ist, wie in zahlreichen Studien gezeigt werden konnte (Hintze et al. 1989; Feldkamp et al. 1996).

Auf die **Radiojodtherapie** der Knotenstruma wird in diesem Abschnitt nicht eingegangen; diesbezüglich wird u. a. auf ► Abschn. 2.6.1.2 verwiesen. Eine Radiojodtherapie der Knotenstruma ist immer als Ultima Ratio zu betrachten und nur indiziert, wenn eine Operation als Standardtherapie z. B. bei älteren Patienten kontraindiziert ist. Durch eine Radiojodtherapie kann eine Volumenreduktion der Knotenstruma um bis zu 50 % erreicht werden – zu berücksichtigen sind allerdings die Entwicklung einer Autoimmunhyperthyreose und die Entwicklung von Karzinomen in der Reststruma aufgrund der relativ hohen Strahlendosis (Übersicht bei Derwahl u. Studer 1998).

Die Levothyroxin-/Jodidtherapie scheint nur in 1/3 aller Fälle zu einem Therapieerfolg zu führen. Mit einer völligen Regression der Knotenstruma kann praktisch nicht gerechnet werden. In jedem Fall sind regelmäßige Kontrollen des Befundes nötig. Ferner kommt es in der Regel nach Absetzen der Levothyroxintherapie zu einem erneuten Wachstum der Knotenstruma. Andererseits kann jede multinodöse Struma zu jedem Zeitpunkt ihrer Evolution ihr Wachstum einstellen. In diesem Falle genügt die therapeutische Haltung des kontrollierten Abwartens.

Alternative Therapie von Schilddrüsenzysten und Schilddrüsenknoten mit perkutaner Alkoholinjektion

Eine Alternative zur Behandlung solitärer Schilddrüsenknoten (Struma uninodosa) stellt die perkutane Ethanolinjektionsbehandlung unter sonographischer Kontrolle dar. Sie wurde 1990 zuerst von Livraghi zur Behandlung autonomer Adenome implementiert (Livraghi et al. 1990). Seit dieser Zeit wurden zahlreiche prospektive Studien durchgeführt mit dem Ziel, diese lokale Therapieform bezüglich ihrer kurz- und langfristigen Effizienz zu evaluieren (Verde et al. 1994; Papini et al. 1996; Lippi et al. 1996; Monzani et al. 1997; Caraccio et al. 1997; Guglielmi et al. 2004). Anfänglich wurden vorwiegend toxische Schilddrüsenknoten und -adenome durch lokale Alkoholinjektionen behandelt; aber auch die Therapie von nichtspeichernden („kalten") Knoten, sowie Zysten und zystischen Schilddrüsenknoten war erfolgreich. In allen bisher vorliegenden Studien wurden die Ethanolinjektionstherapie entweder bei solitären Knoten in einer ansonsten normal großen Schilddrüse oder bei einzelnen Knoten einer Struma angewendet; für die Therapie der Struma multinodosa ist diese Lokaltherapie ungeeignet.

In einer dieser Studien wurden 245 Patienten mit dekompensierten und 187 mit kompensierten autonomen Adenomen mit Ethanollokalinjektionen therapiert (Lippi et al. 1996). Erfolgreich war diese Therapie nach einem 12-monatigen Follow-up bei 66,5 % der Patienten mit einem dekompensierten und 83,4 % der Patienten mit einem kompensierten Adenom. Der Therapieerfolg wurde dabei definiert als Normalisierung des TSH-Spiegels und der freien Schilddrüsenhormone und zusätzlich szintigraphisch als Tracer-Uptake im extranodulären Gewebe. Mit der gleichen Therapie wurden in einer anderen Follow-up-Studie nach 5 Jahren sämtliche dekompensierten und etwa 80 % der kompensierten Adenome zerstört (Monzani et al. 1997). Ebenso effektiv war die lokale Ethanolinjektionsbehandlung bei zystischen Schilddrüsenknoten (Verde et al. 1994; Ferrari et al. 1996; Guglielmi et al. 2004). In einer anderen Studie kam es bei 85 % der Patienten mit zystischen Schilddrüsenknoten (n=17) zu

Tab. 2.13 Prophylaxe und Therapie mit Jodid (empfohlene Dosis pro Tag)

Personengruppe	Prophylaxe (µg Jodid)	Therapie (µg Jodid)
Kinder unter 10 Jahren	100	100
Jugendliche und Erwachsene	100	200[a]
Schwangere	200	200

[a] Die meisten Studien wurden mit 300–500 µg durchgeführt; bei verbesserter Jodversorgung in Deutschland sind 200 µg ausreichend.

einer Volumenreduktion von mehr als 90 % nach 6 Monaten (Ferrari et al. 1996). Bei soliden, nichtspeichernden Schilddrüsenknoten führte die gleiche Therapie ausgehend von einem Volumenmittel von 21,0 ml (Varianz 5,4–54,6 ml) am Ende der Behandlung zu einem durchschnittlichen Knotenvolumen von 7,7±5,7 ml und nach einem Follow-up von einem Jahr zu einem Volumen von 4,4±3,8 ml (Caraccio et al. 1997).

Alle bisher vorliegenden Studien sprechen dafür, dass die lokale Ethanolinjektionstherapie ein sicheres und effizientes Behandlungsverfahren zur Therapie speichernder und nichtspeichernder Schilddrüsenknoten und besonders zur Behandlung von Schilddrüsenzysten ist (Guglielmi et al. 2004). Allerdings fehlen prospektive randomisierte klinische Untersuchungen, die den Effekt dieses lokalen Therapieverfahrens mit der Radiojodidtherapie und operativen Verfahren vergleichen. Es kommt hinzu, dass bisher nur die unmittelbaren Wirkungen des Ethanols auf die Morphologie des Schilddrüsengewebes bekannt sind, nämlich die Nekrosebildung und die Thrombosierung kleiner lokaler Blutgefäße, nicht jedoch die Langzeitwirkung (Übersicht bei Bennedbaek et al. 1997). Eine jüngst publizierte Studie von Guglielmi et al. (2004) hat jedoch bei einer Nachuntersuchung nach mindestens 5 Jahren (median 6,9 Jahre) keine pathologischen Veränderungen beobachtet. 58 zystische Knoten konnten durch Ethanolinjektion folgenlos geheilt werden, sodass diese Autoren diese Behandlungsmethode bei zystischen Knoten für das Mittel der Wahl halten.

2.5.3 Operative Therapie

A. Zielke

Indikationsstellung und operativen Vorgehensweise bei der euthyreoten Knotenstruma haben sich in den vergangenen zwei Jahrzehnten grundlegend geändert. Neue Erkenntnisse zur Pathogenese der Knotenentstehung bei der euthyreoten Knotenstruma und die Einführung neuer Operationstechniken sind dafür verantwortlich. Während früher die beidseitige subtotale Resektion als Standardoperation galt – aber stets mit dem Risiko, dass in den Schilddrüsenresten Knoten bzw. zur Knotenbildung neigendes Gewebe zurückgelassen wurden, wurde in den 90er-Jahren ein an der Schilddrüsenmorphologie, d. h. den vorhandenen Knoten orientiertes Vorgehen propagiert. Fußend auf den Erkenntnissen zur Pathophysiologie der Knotenentstehung der letzten 10 Jahre, setzen sich nunmehr die einseitigen (Hemithyreoidektomie) bzw. beidseitigen Lappenentfernungen (Thyreoidektomie) als Standardverfahren bei der multinodösen (d. h. mehr als 1 Knoten) einseitigen oder beidseitigen Knotenstruma durch. In Kliniken mit hoher Operationsfrequenz ist die Morbidität dieses Verfahrens nicht von dem Vorgehen in der Vergangenheit verschieden. Im Gegenteil liegt in der Thyreoidektomie als Standardverfahren nebst der sicheren Vermeidung des ansonsten unausbleiblichen Rezidivs, ein weiterer Vorteil darin, dass inzidentelle maligne Befunde in der Schilddrüse, deren Anwesenheit mit mindestens 10 % im chirurgischen Patientenkollektiv angenommen werden muss, oft bereits durch den Ersteingriff suffizient operiert sind.

Molekulare Pathogenese der Knotenentstehung

Im vorderen Teil dieses Kapitels wurde die neuen Aspekte der molekularen Pathogenese von Schilddrüsenknoten und -adenomen vorgestellt (▶ Abschn. 2.1.2). Diese haben die Auffassungen zu ihrer Behandlung grundlegend verändert (Derwahl 1994; Studer u. Derwahl 1995; Paschke 2011). So finden sich in der Schilddrüse bereits normalerweise eine kleinere Zahl klonaler Zellen mit einer natürlichen Wachstumspotenz. Diese gelten als Ausgangspunkt der über die Zeit zunehmenden Tendenz der Schilddrüse, Knoten zu entwickeln (Studer u. Derwahl 1995). Molekulare Analysen konnten zeigen, dass Schilddrüsenadenome, unabhängig von ihrer z. T. heterogenen Morphologie, klonale Ereignisse sind (Namba et al. 1990). Die molekulare Ereignisse, die die Progression von der klonalen Zellpopulation zur Hyperplasie und zum Adenom bewirken allenfalls beginnend charakterisiert (Übersicht bei Krohn et al. 2005), aber die Pathogenese der Schilddrüsenadenome gleicht offenbar der Entstehung anderer benigner Tumoren.

Die derzeitige umfassendste Hypothese fasst die Knotenentstehung als einen **sequenziellen Prozess** auf: Zuerst bewirken Jodmangel, nutritive strumigene Faktoren und autoimmune Prozesse eine diffuse Hyperplasie der Schilddrüse. Die Steigerung der Proliferationsrate und der Hormonsynthese führt zu einer erhöhten Wahrscheinlichkeit von DNA-Schäden, welche womöglich durch den als Folge der gesteigerten Hormonsynthese erhöhten Anfall von H_2O_2 noch einmal gesteigert wird. Diese höhere Mutationslast führt bei einigen Zellen zu einer konstituitiven Aktivierung von cAMP-Kaskaden. Diese Aktivierung führt zu Wachstum und Funktionsvermehrung. Zusammen mit koaktivierenden Wachstumsfaktoren (IGF-I, TGF-β1 und EGF) entstehen erste kleine Klone proliferierender Zellen, von denen einige ihr eigenes Wachstum durch Selbststimulation aufrecht erhalten können.

In der Tat finden sich bei den hyperfunktionellen Knoten (autonome Adenome) in der überwiegenden Mehrzahl der Knoten konstitutiv aktivierende somatische **Punktmutationen des Thyreotropinrezeptors** oder aktivierende Mutation der in der **Signaltransduktion des TSHr beteiligten G-Proteine**. Die dominante Rolle dieser aktivierenden Mutationen für die Signaltransduktion wurde durch In-vitro-Mutagenese, Thyreotropinrezeptor-Modeling und Microarrays belegt. Während die molekularen Ereignisse bei den autonomen Adenomen damit bereits recht gut untersucht sind, sind die molekularen Ursachen der hypofunktionellen Adenome (kalte Knoten) noch unscharf charakterisiert (Paschke 2011).

Prinzipiell treffen diese Pathomechanismen auch für die Knoten in multinodösen Strumen zu, denn ein Großteil der Knoten in multinodösen Strumen ist klonaler Herkunft (Fey et al. 1992; Studer u. Derwahl 1995). Sie zeigen eine größere morphologische Vielfalt, die als Ausdruck einer sekundär erworbenen Heterogenität interpretiert wird (Aeschimann et al. 1993). Dies trifft gleichermaßen für Endemiegebiete – auch nach Korrektur des alimentären Jodmangels – wie für Nichtendemiegebiete zu. Ein wesentlicher Unterschied besteht darin, dass die Entwicklung der benignen Tumoren bei Jodmangel schneller abläuft.

Die neuen Erkenntnisse zur Pathogenese bilden nach derzeitigem Verständnis die rationale Grundlage für eine grundsätzliche Thyreoidektomie bei der multinodösen Struma.

Operationsindikation

Die Prüfung der Operationsindikation wird von folgendem Leitgedanken geprägt: Je größer die Struma, je ausgeprägter die lokalen Beschwerden und je konkreter ein Malignitätsverdacht ist, desto eher ist eine operative Therapie anzuraten. Große Strumen (WHO-Grad III, Schilddrüsenvolumen >60 ml), besonders solche mit schlechter Jodaufnahme in der Szintigraphie, sowie Strumen mit mechanischen Problemen, z. B. Kompression von Trachea und/oder Ösophagus (WHO-Grad III), stellen die häufigsten Indikationen. Die Operation ist die einzige Modalität, die es erlaubt, koinzidente Pathologien durch Resektion definitiv mitzubehandeln. So wird der zusätzliche suspekte Knoten oder ein konkreter Malignitätsverdacht die Indikation zur Operation bestärken. Andererseits muss klar gesagt werden, dass eine Struma WHO-Grad II ohne Beschwerden und ohne konkreten Malignitätsverdacht (der Befund kalter Knoten ist für sich allein kein Malignitätsverdacht) keine Operationsindikation „per se" darstellt. Hier ist die häufigste Indikation der vom differenziert aufgeklärten Patienten vorgetragenen Wunsch einer dignitätsklärenden Operation anstatt langfristiger Kontrolluntersuchungen.

Präoperative Maßnahmen und Diagnostik

Neben einer ausführlichen Anamnese und eingehenden klinischen Untersuchung des Patienten muss nach klinischen und biochemischen Kriterien eine **euthyreote Stoffwechsellage** belegt werden. Als einziges bildgebendes Verfahren bei bereits gestellter Operationsindikation muss eine regionale **Sonographie des Halses** durchgeführt werden. Als Ergänzung zur klinischen Untersuchung gehört sie zur Basisdiagnostik und ist unverzichtbar. Dagegen ist eine Szintigraphie bei einer euthyreoten, endemischen Knotenstruma nicht erforderlich, weder zur Indikationsstellung noch zur Planung der Operation (Ladurner 1990). Die **Feinnadelaspirationszytologie** (FAC) ist bei klinisch oder sonographisch verdächtigen Knoten >10 mm indiziert. Gleichfalls unverzichtbar ist die **Laryngoskopie** zur präoperativen Kontrolle der Stimmbandfunktion (CAEK Leitlinien 2011). Sie hat besondere Bedeutung bei Rezidiveingriffen, bei denen die Wahrscheinlichkeit für eine Läsion des Nervs höher ist und präoperativ asymptomatische Paresen erkannt werden müssen. Der präoperative Strimmbandbefund kann die Operationstaktik beeinflussen (s. unten). Bei mechanischen Beeinträchtigungen, wie Schluckstörungen und/oder Dyspnoe, können radiologische Verfahren wie die Magnetresonanztomographie Auskunft über anatomische Besonderheiten geben.

Planung und Vorbereitung

An **biochemischen Parametern** sollten präoperativ Hämoglobin und Hämatokrit, Serumelektrolyte (Gesamtkalzium) und Gerinnungsparameter vorliegen. Das Calzitoninscreening dient der Früherkennung des medullären Schilddrüsenkarzinoms und wird präoperativ insbesondere bei knotigen Schilddrüsenerkrankungen empfohlen (CAEK Leitlinie 2011). Allenfalls bei großen Rezidivstrumen mit großen, mediastinalen Anteilen ist die Bereitstellung von Erythrozytenkonzentraten im Rahmen einer Eigenblutspende zu erwägen.

Bezüglich präoperativer **Röntgenuntersuchungen** ist eine Thoraxaufnahme in 2 Ebenen die einzige zu überlegende radiologische Routineuntersuchung. Sie ist indiziert bei Patienten mit nach Klinik und Anamnese tief retrosternaler und intrathorakaler Struma, bei anamnestischem Hinweis auf eine Herz- oder Lungenerkrankung sowie bei Patienten ab der 6. bis 7. Dekade. Wie zuvor erwähnt, ist die präoperative **Stimmbandfunktionskontrolle** obligat.

Der Operateur sollte am stehenden Patienten den **Hautschnitt anzeichnen**. So lässt sich ein hautliniengerechter und symmetrischer Schnitt erzielen. Er sollte bei rekliniertem Kopf ca. 2–3 cm über der Drosselgrube zu liegen kommen, vorzugsweise in einer hier verlaufenden Hautfalte. Wenn kleine Schnitte bei der konventionellen Schilddrüsenchirurgie favorisiert werden ([offene] minimale inzisionale Thyreoidektomie; [O]MIT), ist es ungünstig, den Hautschnitte zu weit kaudal des Krikoids anzulegen.

Patientenaufklärung

Eine Operation bei der euthyreoten Knotenstruma muss ein niedriges Komplikationsprofil haben. Der Operateur sollte neben der Operationsaufklärung auch über die alternativen Behandlungsmöglichkeiten informieren. Neben dem Hinweis auf allgemeine Risiken müssen in erster Linie die Schädigung des N. laryngeus recurrens mit Heiserkeit und Stimmschwäche bei einseitiger, mit Ruhedyspnoe bei beidseitiger Verletzung, ggf. auch mit der Notwendigkeit einer Tracheotomie angesprochen werden. Die Häufigkeit der unilateralen permanenten Parese ist bei einer Erstoperation durch versierte Operateure in 1 % und weniger zu erwarten (Joosten et al. 1997). Die selten apparente Schädigung des N. laryngeus superior geht mit Einschränkungen der Hochtonstimme, der Stimmkraft und des Stimmtonus einher. Wichtig ist die Aufklärung über eine Schädigung der Parathyreoideae. Eine permanente Hypokalzämie wird bei der euthyreoten Knotenstruma mit einer Häufigkeit von 1 % und weniger angegeben. Passagere Paresen und Nebenschilddrüsenunterfunktionen sind mit etwa 5–7 % anzunehmen. Die Raten liegen in erfahrenen Händen bei einer Thyreoidektomie nicht höher als bei subtotalen Verfahren (Tomusch 2001).

Weitere eingriffsspezifische Risiken sind Nachblutungen und damit verbundene akute Atembehinderungen, passagere Schluckstörungen, Taubheitsgefühle im Bereich des Haut-Platysma-Lappens und Narbenkomplikationen. Bei den erweiterten Halseingriffen (z. B. im Bereich der Gefäßscheide oder des oberen Mediastinums mit Sternotomie) sind die entsprechenden Risiken zu berücksichtigen. Gleiches gilt für die intraoperative Operationsausweitung z. B. bei bereits intraoperativ nachweisbarer Krebserkrankung bzw. für die Notwendigkeit eines Zweiteingriffs bei erst postoperativer Feststellung. Bei allen Rezidivoperationen ist von einem höheren Risiko für Komplikationen auszugehen.

Schließlich muss auch auf die Notwendigkeit einer lebenslangen Medikamenteneinahme zur Hormonsubstitution bzw. Rezidivprophylaxe (bei subtotaler Resektion) hingewiesen werden. Für die Thyreoidektomie als Standardoperation bei der euthyreoten Knotenstruma spricht die Tatsache der kompletten Elimination des Rezidivrisikos (Reeve et al. 1987; Wheeler 1998, 2004; Bellantone et al. 2002; Derwahl 2005).

Operationsziel

Geleitet von der molekularen Pathologie der endemischen euthyreoten Knotenstruma, folgt die operative Therapie dem Prinzip, dass alles erkrankte Schilddrüsengewebe entfernt wird. Dies ist nur durch eine Hemithyreoidektomie bei einseitiger Erkrankung oder eine Thyreoidektomie bei beidseitiger Erkrankung sicher möglich. Nach Meinung vieler Autoren ist dieses „radikale" Therapieprinzip, das Rezidivstrumen mit all ihren Behandlungsrisiken ausschließt, dem Prinzip der knotenorientierten Schilddrüsenresektion überlegen. Beim letztgenannten Verfahren ist immer das Risiko des Zurücklassens von kleinen Knötchen und klonalen Zellen gegeben, sodass bei anerkannt niedrigen Komplikationsraten auf die sog „morphologie"-„funktionserhaltende-" bzw. „knotenorientierte" Resektion verzichtet werden sollte. Diese Auffassung ist nunmehr in nahezu allen Empfehlungen und Leitlinien zur Schilddrüsenchirurgie wiederzufinden (Paschke 2008). Sie findet ihre Unterstreichung in der aktuellen Leitlinie der CAEK darin, dass sie fordert, parenchymbelassende Operationsverfahren zukünftig gesondert zu begründen (CAEK-Leitlinie 2011).

Verfahrenswahl

Nicht mehr akzeptabel ist die „standardmäßige" beidseitige subtotale Thyreoidektomie. Heute dominieren die einseitig oder beidseitig komplett die betroffenen Lappen resezierenden Verfahren. Dem Grunde nach können folgende Resektionsarten unterschieden werden:

- Resektionsverfahren mit Resten „normalen" Gewebes (z. B. selektive subtotale Resektion mit oberem Polrest).
- Entfernung eines einzelnen Knotens. Sofern dieses Operationsverfahren überhaupt angewendet wird, muss der Knoten immer mit einem gehörigen Saum normalen Gewebes entfernt werden, um die für die histologische Beurteilung wichtige Übergangszone vom normalen zum erkrankten Schilddrüsengewebe zu erhalten. Enukleationen sind historisch.

2

- Lobektomie als Standardverfahren. Sind auch die dorsalen Anteile eines Schilddrüsenlappens im Aufzweigungsgebiet der Art. thyreoidea inferior krankhaft verändert, so ist eine Hemithyreoidektomie erforderlich. Sie ist auch dann durchzuführen, wenn die Operation zum Ausschluss einer womöglich malignen Erkrankung durchgeführt wird. Erforderlich ist sie auch dann, wenn sich intraoperativ ein konkreter Malignitätsverdacht ergibt. In diesen Fällen ist es günstig, in gleicher Sitzung zumindest das gleichseitige zentrale Lypmphknoten-Kompartiment mit auszuräumen.
- Wird eine Lobektomie mit einer kontralateral subtotalen Resektion durchgeführt, so entspricht dies dem Vorgehen nach Hartley-Dunhill.

Wie schon oben ausgeführt, ist die Thyreoidektomie als Standardoperation bei der multinodösen euthyreoten Struma zu empfehlen. Unabhängig vom Resektionsausmaß müssen folgende Grundregeln beachtet werden um Komplikationen zu minimieren:

- Während der Operation ist das Operationsfeld absolut bluttrocken zu halten.
- Die relevanten anatomischen Strukturen müssen dargestellt und exponiert werden.
- Der N. recurrens wird immer dargestellt und Gewebe in der Region des Nervs erst nach dessen sicherer Identifikation disseziert. Ein restriktiver Gebrauch der Diathermie in dieser Region ist anzuraten.
- Jede Nebenschilddrüse ist so zu behandeln, als wäre sie die letzte vorhandene Drüse. Ist ihre Vitalität nicht zweifelsfrei, muss sie autotransplantiert werden.

Durch die routinemäßige **Darstellung des N. laryngeus recurrens** wird das permanente Pareserisiko gemindert (Tomusch u. Dralle 2000). Bei allen Eingriffen an der Schilddrüse, sollte der Verlauf des Nerven vor der Resektion dargestellt werden. Bei der nahezu vollständigen Lappenentfernung, der Hemithyreoidektomie und der Thyreoidektomie ist die vollständige Darstellung obligat. Wenn ausnahmsweise der N. laryngeus recurrens nicht gefunden wird, ist es ratsam, bei einer subtotalen Resektion die hintere Schilddrüsenkapsel als anatomische Grenzschicht zu erhalten (Stelzner 1988). Die Nichtdarstellung des N. reccurens sollte im Operationsbericht unter Angabe der Gründe der Unterlassung dokumentiert werden (CAEK-Leitlinie 2011). Die Nervendarstellung wird durch den Einsatz einer Lupenbrille und feiner Instrumente einschließlich Clips und in anatomisch schwierigen Situationen auch durch den Einsatz des Neuromonitoring erleichtert (Abb. 2.27).

Der **Ramus externus des Nervus laryngeus superior** überkreuzt, hinterkreuzt oder durchkreuzt die oberen Polgefäße. Er trägt motorische Fasern u. a. für den Tensor des Stimmbandes (M. cricothyreoideus). Seine Verletzung führt zur Aspirationsneigung und zur Einschränkung der Stimmkraft, der hohen Stimmregister und der Stimmausdauer. Es resultiert eine Dysphonie mit verminderter stimmlicher Leistungsfähigkeit. Eine routinemäßige Darstellung des Nervenastes kann durch die bisher vorliegenden Daten nicht begründet werden. Der besonderen Anatomie sollte jedoch durch eine kapselnahe und subtile Präparation und Versorgung der Gefäße des oberen Pols Rechnung getragen werden.

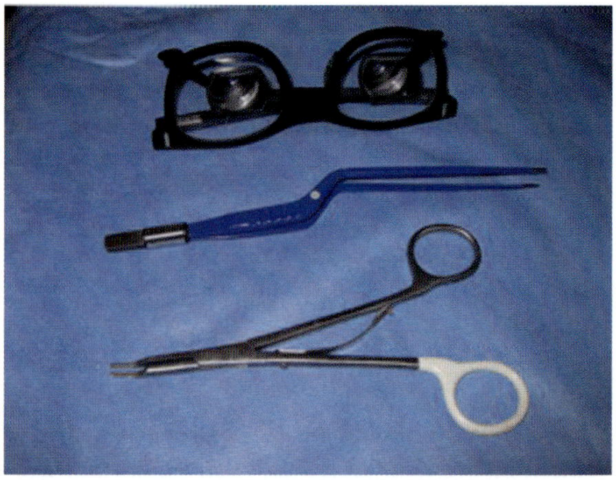

Abb. 2.27 Instrumentarium zur subtilen Präparation des N. laryngeus recurrens und der Nebenschilddrüsen (Lupenbrille, feine Dissektoren und Clipapplikatoren, bipolarer Thermokauter)

> **Der Einsatz von Lupenbrille und intraoperativem Neuromonitoring wird bei Ersteingriffen mit ungewöhnlichem Verlauf des Nervs, bei allen Rezidiveingriffen und zervikalen Reexplorationen, insbesondere wenn bereits eine unilaterale Parese des Nervs vorliegt, sowie bei komplexen Eingriffen wegen eines Schilddrüsenkarzinoms dringend empfohlen (CEAK-Leitlinie 2011).**

Ob beim unkomplizierten Ersteingriff in der Hand versierter Operateure durch **intraoperatives Neuromonitoring** die Pareserate gesenkt wird, ist nicht belegt. Das intraoperative Neuromonitoring ersetzt keinesfalls den Goldstandard der visuellen Nervendarstellung, sondern ist nur in Ergänzung zu dieser einsetzbar. Das Verfahren kann die Identität des Nervus laryngeus recurrens bestätigen und macht seine Funktionsfähigkeit bei ungestörtem Überleitungssignal sehr wahrscheinlich (CAEK-Leitlinie 2011). Eine signifikante Senkung des Rekurrenspareserisikos durch Einsatz des Neuromonitoring ist bislang nur bei Rezidiveingriffen gesichert (Dralle 2008).

> **Das intraoperative Neuromonitoring ersetzt nicht den Goldstandard der visuellen Nervendar-**

stellung, sondern ist nur in Ergänzung zu dieser einsetzbar (CAEK-Leitlinie 2011)

Die routinemäßige **Darstellung der Epithelkörperchen** sollte bei allen Resektionen erfolgen. Bei der Thyreoidektomie sollen sie dargestellt werden. Die Präparation des N. recurrens an seiner Überkreuzungsstelle mit der A. thyreoidea inferior weist den Weg: In der Regel liegen die oberen Nebenschilddrüsen kranial, die unteren kaudal und ventral dieser Stelle. Nahezu 95 % aller Nebenschilddrüsen liegen in einem Radius von 2 cm um diese Kreuzungsstelle. Um ihre Durchblutung zu erhalten, soll bei der Thyreoidektomie nicht der Hauptstamm der A. thyreoidea inferior, sondern deren Äste auf der Ebene der Schilddrüsenkapsel selektiv versorgt werden (Nies 1994). Eine versehentlich devaskularisierte oder akzidentell entnomme Nebenschilddrüse sollte per Schnellschnitt als Nebenschilddrüse gesichert und dann, in Partikel zu 1 mm^3 zerteilt, in jeweils einzelne Muskeltaschen in den gleichseitigen M. sternocleidomastoideus implantiert werden. Das Implantatlager wird mit Clips oder nicht reorbierbarem Faden markiert. Zahl und Lage der identifizierten (und ggf. autotransplantierten) Nebenschilddrüsen sollten im Operationsbericht festgehalten werden.

Intraoperativer Schnellschnitt

Sofern nicht eine follikuläre oder onkozytäre Neoplasie zur Operation führte, ist der intraoperative Schnellschnitt bei allen Operationen sinnvoll, die wegen eines präoperativ geäußerten Malignitätsverdachtes oder zum Ausschluss eines womöglichen Malignoms durchgeführt werden. So sollte er verfügbar sein bei allen Eingriffen mit konkretem Malignitätsverdacht, allen dignitätsklärenden Eingriffen und allen subtotalen Resektionen. Es sollte das Resektionspräparat stets vom Operateur untersucht und bei auffälligen Knoten oder auffälligen Lymphknoten ein Schnellschnitt veranlasst werden. Der Gefrierschnitt hat zum Ziel, den Karzinomverdacht schon intraoperativ zu klären, um ggf. eine zweizeitige Komplettierungsoperation zu vermeiden. Naturgemäß kann bei der follikulären oder onkozytären Neoplasie nur die intraoperative Untersuchung auffälliger Lymphknoten sinnvoll sein.

Der intraoperative Gefrierschnitt hat eine deutliche Aufwertung erfahren. Dies kommt unter anderen darin zum Ausdruck, dass in der aktuellen Leitlinie der DGC darauf hingewiesen wird, dass Patienten über den Umstand der Nichtverfügbarkeit eines intraoperativen Schnellschnitts und der sich daraus ggf. ergebenden Konsequenzen (z. B. zweizeitige Operation) aufgeklärt werden müssen (CAEK-Leitlinie 2011). Steht keine Schnellschnittdiagnostik zur Verfügung, wurde wiederholt geraten bei makroskopisch zweifelhaften Knoten eine vollständige Entfernung der den Befund tragenden Schilddrüsenhälfte, zusammen

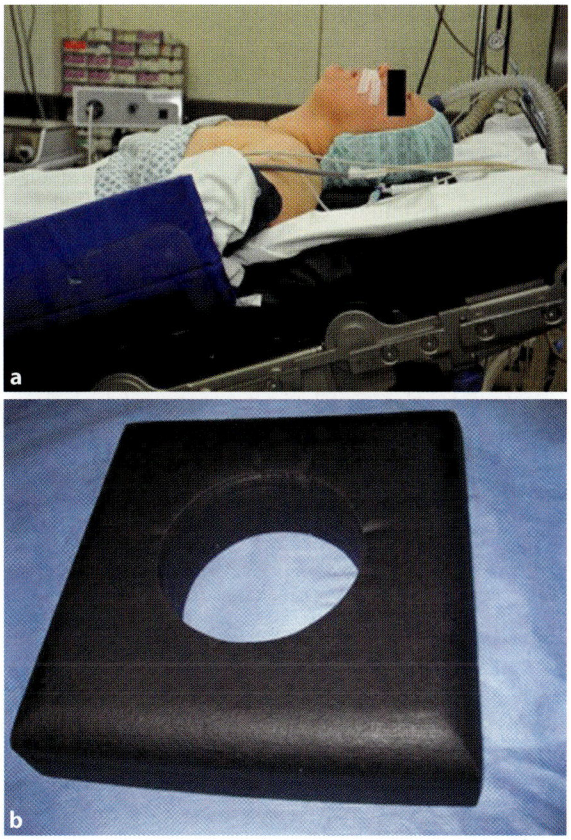

Abb. 2.28a,b Lagerung eines Patienten zur Schilddrüsenoperation. **a** Lagerung mit angehobenem Oberkörper (15–20°), halbsitzende Position, ohne reklinierten Kopf, welcher auf einem Polster (**b**) gestützt liegt. Beatmungsschläuche und Kabel für das Monotoring werden durch Selbsthaltervorrichtungen fixiert, beide Arme sind angelagert

mit einer Ausräumung des zentralen Kompartiments vorzunehmen.

Steht bei der Operation eines womöglich suspekten Knotens keine intraoperative Schnellschnittdiagnostik zur Verfügung, muss der Patient über diesen Umstand und die sich daraus ggf. ergebenden Konsequenzen (z. B. zweizeitige Operation) aufgeklärt werden (CEAK-Leitlinie 2011).

Lagerung und Abdeckung

Nach Intubationsnarkose wird der Patient in Rückenlage mit 15–20° eleviertem Oberkörper in halbsitzender Position und ohne reklinierten Kopf gelagert. Zur besseren Fixation wird der Kopf auf einem speziellen Polster gelagert (Abb. 2.28). Kopf und Hals sind nach Lagerung und Abdeckung von beiden Seiten sowie vom Kopfende des Tisches frei zugänglich.

Zugang zur Schilddrüse

Der Zugang erfolgt durch einen ausreichend großen mittig im Hals angelegten Schnitt (Kocher, Kragenschnitt) mit Durchtrennen der Haut, der Subkutis und des Platysma. Erfahrungsgemäss muss der Schnitt nur so groß gewählt werden, wie der sonographisch festgestellte größte Querschnitt der Schilddrüsenlappen misst. Intraoperative Schnitterweiterungen führen oft zu kosmetisch unbefriedigenden abgewinkelten Schnittverläufen. Anschließend erfolgt die Präparation zur Bildung eines Haut-Platysma-Lappens nach kranial und kaudal. Dies geschieht unter Schonung der subfaszialen Venen. Die weitere Entwicklung der Schilddrüse erfolgt immer zuerst auf der befunddominanten Seite. Hierzu geht man zunächst von kaudal nach kranial in die gewöhnlich avaskuläre Ebene zwischen den geraden Halsmuskeln ein (Linea alba colli). Lediglich nahe dem Manubrium kreuzt häufiger eine große Vene. Anschließend werden die geraden Halsmuskeln lateralisiert. Nur selten (bei exzessiven zervikalen Strumen oder großen retrosternalen Anteilen) ist die Durchtrennung dieser Muskeln nötig. Da die Innervation der Mm. sternohyoideus und sternothyreoideus über motorische Endäste der oberen Wurzel der Ansa cervicalis (hypoglossi) in die unteren Drittel dieser Muskeln einmündet, sollten diese hoch in der Wunde, etwa in Höhe des Krikoids, durchtrennt werden, um ihre Nervenversorgung zu erhalten.

Wichtig ist nun das Aufsuchen der richtigen Präparationsschicht auf der Drüse. Aufgesucht wird die 2. Schicht der tiefen zervikalen Faszie (Spatium parathyreoideum bzw. Spatium chirurgicum de Quervain), d. h. der avaskuläre Spaltraum zwischen der zervikalen Faszie und der Schilddrüsenkapsel. Ventral und lateral ist diese Faszie dünn und leicht von der Schilddrüse zu trennen. Dies erlaubt die stumpfe, blutfreie Präparation fast der gesamten ventrolateralen Drüsenfläche unter Versorgung der nach lateral ziehenden (Kocher)Venen (◘ Abb. 2.29).

Der **laterale Zugang zur Schilddrüse** (de Quervain), ist ein bevorzugter Zugang bei Wiederholungseingriffen, wenn Narben in der Mittellinie des Halses und Verklebungen der geraden Halsmuskulatur die antegrade Freilegung der Drüse erschweren. Bei diesem Zugang wird nicht in die Linea alba colli eingegangen, sondern nach der Bildung des Haut-Platysma-Lappens als nächstes der mediale Rand des M. sternocleidomastoideus (MSCM) auf der befunddominanten Seite freigelegt. Den MSCM mit Haken lateralisierend, trifft man bei der Durchtrennung des lockeren, gefäßfreien Gewebes unter dem lateralen Rand der geraden Halsmuskulatur durch dieses hindurchziehend den M. omohyoideus, welchen man gleichfalls unter die lateralisierenden Hacken nimmt. In kaudo-kranialer Richtung wird die Vena jug. int. gesichtet und lateralisiert und dann die A. carotis communis. Eine punktuelle Eröffnung der Gefäß-Nerven-Scheide erlaubt ein erstes Neuromonitoring via Nervus vagus über

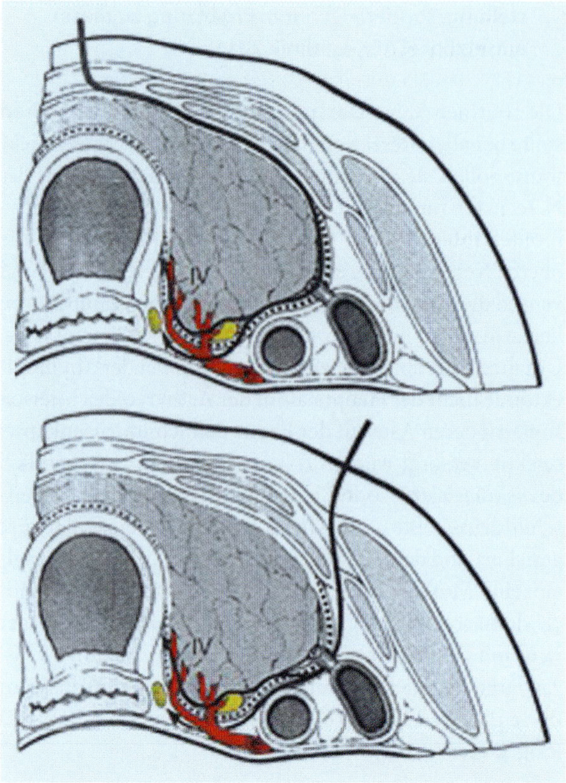

◘ **Abb. 2.29** Horizontaler Schnitt durch die Halsweichteile mit Erfassung der Schilddrüse. Dargestellt sind die Schichten der Halsfaszien und relevante Nachbarstrukturen

entweder transkutan eingebrachte Nadelelektroden oder eine Tubuselektrode. Dann orientiert man sich an der die A. carotis communis unterkreuzenden A. thyroidea inferior nach kaudal und medial und stellt die tracheoösophageale Grube, den Nervus recurrens und die Hinterfläche des Schilddrüsenlappens mit den Nebenschilddrüsen dar.

Operationstechnik

Es können bei der konventionellen Chirurgie der euthyreoten Knotenstruma zwei grundsätzliche Resektionsarten angewendet werden: einerseits die alles Knotengewebe entfernende aber dennoch nicht vollständige Entfernung eines Schilddrüsenlappens, d. h. die mehr oder weniger ausgeprägte subtotale Lobektomie und andererseits die vollständige Entfernung eines Schilddrüsenlappens (Synonyma: Lobektomie, Hemithyreoidektomie). Die Operationsschritte sind für beide Resektionsarten in vielen Schritten gleich (Zielke u. Clark 1995).

Knotenpunkte einer jeden Resektion sind (nicht zwingend in dieser Reihenfolge):

- Zugang zur Schilddrüse
- Darstellen und Durchtrennen des Isthmus
- Darstellen und Durchtrennen der Gefäße des oberen Pols

- Darstellen und Druchtrennen der Vv. thyroideae laterales (Kocher)
- Anheben des unteren Pol und Durchtrennen der Gefäße
- Elevation und Rotation des Schilddrüsenlappens (Luxation der Drüse)
- Darstellen des N. laryngeus recurrens und der Nebenschilldrüsen
- Festlegung der Resektionsgrenzen; sofern total:
- Mobilisation der Drüse von der Tracheaseitfläche und Beachtung des sukzessive freigelegten Nervenverlaufs und unter Erhalt der vaskulären Versorgung der Nebenschilddrüsen

Darstellung des N. laryngeus recurrens Das wichtigste Operationsziel ist die Darstellung des N. laryngeus recurrens, der sich am leichtesten in der Nähe seiner Kreuzungsstelle mit der A. thyreoidea inferior auffinden lässt. Mehr als 30 Variationen der Kreuzung von Nerv und Arterie sind beschrieben und dennoch nicht nützlich. Nonrekurrente Nervverläufe sind sehr selten (<1 %) und wurden nur auf der rechten Seite beschrieben. Sie sind mit einer A. lusoria assoziiert. Der Nerv verläuft dann von seitlich bzw. von oben im Hals zur Drüse. Der rechte Rekurrens nimmt einen schrägeren Verlauf, weil er um die A. subclavia zieht. Der linke Nerv verläuft steiler und nahezu immer parallel zur tracheoösophagealen Grube. Er kann auf der linken Seite konstant in unmittelbarer Nähe des ersten nach kaudal gerichteten Abgangs der A. thyroidea inferior gefunden werden. Am vulnerabelsten ist der Nerv im Bereich des posterioren suspensorischen Ligaments in Höhe des Krikoids (Berry-Ligament). An dieser Stelle laufen die Nerven oft noch einmal durch das hier flach zum Ligament auslaufende Schilddrüsengewebe. Beide Nerven können sich vor ihrem Eintritt in den Larynx teilen, hier ist es wichtig, zu wissen, dass die motorischen Fasern in der Regel im medialsten Bündel verlaufen (◘ Abb. 2.30).

Präparation der Schilddrüse Nach einer ersten orientierenden Darstellung des Nervens und der Nebenschilddrüsen erfolgt die Mobilisation der Drüse zur Darstellung des oberen Pols. Hier ist es ratsam, frühzeitig den Ramus cricothyroideus zu versorgen. Das erlaubt die dann mühelose Lateralisierung des oberen Pols und gibt einen freien Zugang zum Spatium cricopharyngeum. Dies kann insbesondere bei knotigen Veränderungen im oberen Pol der Schilddrüse sehr von Vorteil sein, weil durch die Öffnung des Spatiums die Präparation der oberen Polgefäße nun in sicherer Distanz vom Hypopharynx ausgeführt werden kann. Deren schrittweise Versorgung sollte nicht en bloc, sondern stets nahe an der Schilddrüsenkapsel vorgenommen werden. In etwa 15 % der Fälle muss hier mit einem schilddrüsennahen Verlauf des R. externus des N. laryngeus superior gerechnet werden, der nur durch eine kapselnahe Versorgung geschont werden kann (◘ Abb. 2.31).

Lobektomie Im Falle der Hemithyreoidektomie muss immer eine Versorgung der Äste der A. thyreoidea inferior auf Kapselniveau erfolgen, um die Blutversorgung der Epithelkörperchen zu erhalten (Nies et al. 1994). Anschließend zielt die weitere Präparation unter zunehmender Elevation und medialer Rotation der Drüse darauf ab, den N. recurrens bis zur Eintrittsstelle in die Membrana cricothyreoidea darzustellen und die obere und untere Nebenschilddrüse von der Schilddrüse unter Erhalt ihrer vaskulären Versorgung abzupräparieren. Nachdem der Verlauf des Nervs und die vasculäre Versorgung der Nebenschilddrüsen gesichert sind, kann die Schilddrüse rasch von der Trachea gelöst werden. War der Isthmus noch nicht durchtrennt, wird er nun unterfahren und unter Mitnahme des Lobus pyramidalis, der dem zu resezierenden Lappen zugeschlagen wird, durchtrennt.

Wundverschluss Nach Revision auf Bluttrockenheit, die auch bei Überblähung des Patienten durch den Anästhesisten mit hohen Beatmungsdrücken bestehen muss, wird der Wundverschluss vorgenommen. Alle relevanten Studien haben keinen Vorteil einer routinemäßigen Drainage gezeigt. Nach einer Hemithyreoidektomie oder einer Thyreoidektomie ist eine Drainage generell überflüssig – denn die häufigste Quelle der Nachblutungen sind Schilddrüsenreste. Der schichtweise Wundverschluss beginnt mit adaptierenden Nähten im Bereich der Linea mediana colli sowie des Platysma mit resorbierbarem Nahtmaterial. Wichtig ist es darauf zu achten, dass bei der Naht des Platysmas nicht das subkutane Fettgewebe miterfasst wird. Der Verschluss der Hautwunde kann durch eine resorbierbare, fortlaufende intrakutane Naht oder durch über wenige Tage zu belassende spezielle Hautklammern erfolgen.

Intraoperatives Neuromonitoring Ein intraoperatives Neuromonitoring (IONM) ersetzt nicht den Goldstandard der visuellen Nervendarstellung, sondern ist nur in Ergänzung zu dieser einsetzbar. IONM kann die Identität des Nervus laryngeus recurrens sicher bestätigen und seine Funktionsfähigkeit bei ungestörtem Überleitungssignal sehr wahrscheinlich machen. Sofern IONM zu Zwecken der Qualitätskontrolle eingesetzt wird, sollte sowohl direkt (am N. reccurens) als auch indirekt (am N. vagus) stimuliert und beide Ergebnisse dokumentiert werden. Die sicherste Methode zur Differenzierung zwischen Artefakten und Aktionspotenzialen ist die Ableitung von Elektromyogrammen. Eine signifikante Senkung des Rekurrenspareserisikos durch Einsatz des Neuromonitoring ist bislang nur bei Rezidiveingriffen gesichert und der Einsatz des IONM hier dringend angeraten. So kann

2

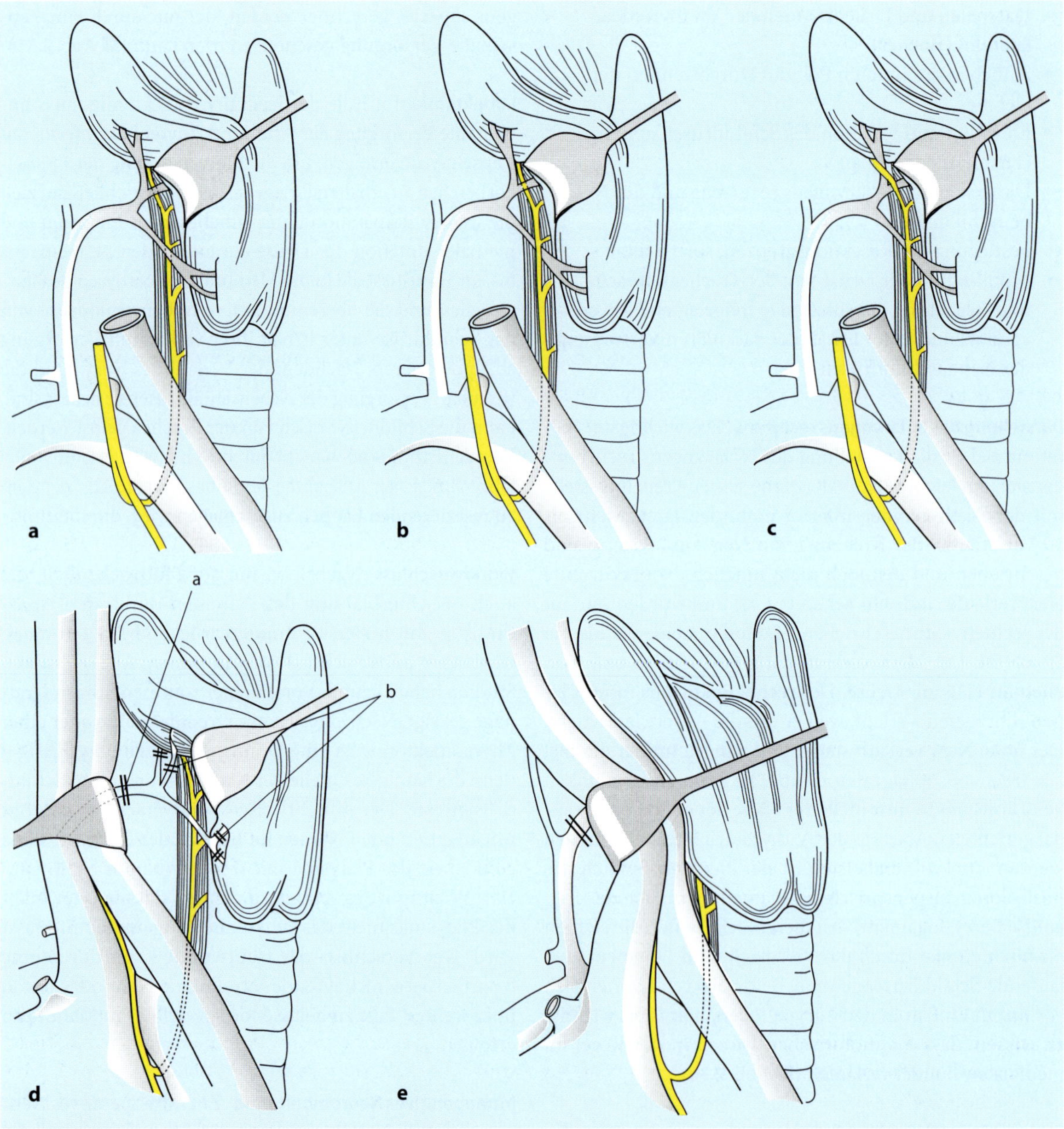

Abb. 2.30a–e Darstellung der häufigsten Variationen des schilddrüsennahen Verlaufs des N. recurrens. **a** Nerv bzw. Nervenäste verlaufen hinter der Arterie. **b** Zwischen den sich aufteilenden Ästen 2. Ordnung; **c** vor den Ästen der A. thyreoidea inferior (ATI). **d,e** Typische Ligaturstellen der ATI. *a* Ligatur am medialen Punkt der Unterkreuzung von ATI und A. carotis communis, *b* selektive kapselnahe Ligatur der Endäste 3. Ordnung. **e** Bei Rezidiveingriffen kann es bei geplanter subtotaler Resektion gelegentlich sinnvoll sein, die Arterie lateral der großen Halsgefäße aufzusuchen und zu ligieren

bei der Operation einer Rezidivstruma beispielsweise ein einzeitig beidseitiges Vorgehen von der Funktionsfähigkeit des Nervs der zuerst reexplorierten Seite abhängig gemacht werden (Timmermann 2004; Dralle et al. 2004).

Ligaturfreie Schilddrüsenchirurgie

Das Bemühen um kleinere Inzisionen hat Techniken der blutstillenden Dissektionshilfen aus der minimalinvasiven, laparoskopischen Chirurgie in den Hals gebracht. Prospektiv randomisierte Studien zeigen, dass mono- und bipolare Stromanwendungen und auch die Ultraschallversiegelung, von Erfahrenen ohne erhöhtes Komplikationsprofil eingesetzt werden können. Kosten–Nutzenkalkulationen liegen vor und deuten an, dass, sofern eine entsprechende Zeitersparnis realisiert wird, diese Methoden kostenreduzierend eingesetzt werden können (Ortega et al. 2004). Der wesentliche Unterschied zur konventionellen Schilddrüsenchirurgie besteht in der Beschleunigung der Operation und dem Umstand, dass sehr kleine Schnitte möglich werden.

Vorgehen bei retrosternaler/retromediastinaler Struma

Die häufige Ausdehnung langjährig bestehender Strumen nach retrosternal in das hintere oder vordere Mediastinum und v. a. die Entwicklung retrotrachealer und retroösophagealer Anteile trägt ein höheres Risiko der Verletzung des N. recurrens. In nahezu allen Fällen kann ein vom Hals aus deszendierter Strumaanteil (Struma endothoracica falsa, Struma pseudoendothoracica) auch über die zervikale Inzision entwickelt werden. Bei erheblichem Missverhältnis zwischen dem retrosternalen bzw. mediastinalen Strumaanteil und der Öffnung der oberen Thoraxapertur kann eine intrakapsuläre Ausschälung oft noch mit Erfolg versucht werden. Im Zweifelsfall sollte frühzeitig sternotomiert werden. Hierbei ist es wichtig zu wissen, dass partielle Sternotomien für die Patienten nicht weniger schmerzhaft und keinesfalls weniger risikoträchtig sind als komplette Sternotomien.

Postoperative Behandlung

Allgemeine postoperative Behandlungsmaßnahmen beinhalten:

- Postoperative Lagerung mit 30° angehobenem Oberkörper, Vermeiden von Hustenreizen
- Klinische Kontrolle der Atmung (Dyspnoe, Stridor), des Wundaspektes (Schwellung, Blutung), des Kreislaufs und der Vigilanz (Schock, thyreotoxische Krise)
- Laborkontrollen: Serumkalzium bei beidseitigen Resektionen
- Bei Zeichen der Hypokalzämie: Laborkontrollen und Kalziumgaben p.o.
- Bei Patienten mit präoperativer Hyperthyreose: Thyreostatika am Operationstag absetzen, jedoch eine eventuelle Betablockade bis zur ersten postoperativen Woche beibehalten
- Obligate Stimmbandfunktionskontrolle

Komplikationen

Erfahrung mit der Schilddrüsenchirurgie vorausgesetzt, sollte die kumulierte Morbidität für primäre Schilddrüseneingriffe unabhängig von der Stoffwechsellage höchstens 5 % betragen. Die wesentlichen operativen Komplikationen sind die Nachblutung, die Rekurrensläsion, die Tetanie und die sehr seltene thyreotoxische Krise. Alle diese Komplikationen sind einer sorgfältigen klinischen Beobachtung zugänglich.

Revisionsbedürftige Nachblutung Die Häufigkeit beträgt 0,3–5 %. Sie ist klinisch zu erkennen, tritt in der Regel binnen weniger Stunden nach der Operation auf und erfordert bei starker Schwellung des Halses und/oder Dyspnoe oder Schluckstörung die sofortige Revision. Die Schwellung des Halses und das Ausmaß der Dyspnoe stehen oft in keinem Verhältnis zueinander, auch geringe Blutungsmengen können eine Asphyxie verursachen. Es ist belegt, dass eine Redon-Drainage weder eine revisionsbedürftige Blutung verhindert, noch hilfreich ist eine aktive Blutung auch tatsächlich rechtzeitig zu erkennen.

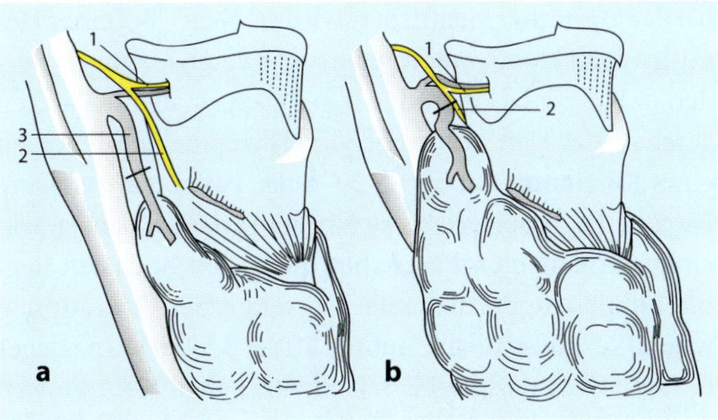

Abb. 2.31 Darstellung der häufigsten Variationen des schilddrüsennahen Verlaufs des R. externus des N. laryngeus superior. *1* R. internus n. laryngei superioris, *2* R. externus n. laryngei superioris, *3* A. thyreoidea superior

Rekurrensläsionen Einseitige Läsionen werden oft erst im späteren postoperativen Verlauf auffällig oder bleiben gänzlich unbemerkt. Die Zeichen der einseitigen Rekurrensparese sind allesamt unsicher. Das noch sicherste klinische Zeichen ist der hörbar fehlende Glottisschluss beim Hustenstoss. Aus diesem Grunde sollte die prä- und postoperative Kontrolle der Stimmbandfunktion standardisiert sein. Liegt nach wenigen Wochen der Verdacht auf eine permanente einseitige Schädigung vor, sollte mit einer logopädischen Behandlung begonnen werden. Doppelseitige Schädigungen des N. recurrens werden dagegen regelhaft frühpostoperativ wegen progredientem Stridor und Dyspnoe festgestellt. Ist der Patient nur gering beeinträchtigt, kann unter kontinuierlicher Überwachung eine Behandlung mit intravenöser Gabe von Kalzium und Glukokortikoiden (z. B. 1 g Kalziumglukonat, 250 mg Urbason i.v.), ggf. NSAR, vorsichtiger Sedierung und externer Sauerstoffgabe versucht werden. Ausgeprägte respiratorische Störungen erfordern die Reintubation (Auslassversuch nicht vor 72 h) und bei erneut erfolgloser Extubation entweder die endoskopisch assistierte translaryngeale Laterofixation eines Stimmbandes oder die Tracheotomie.

Rekurrensfehlfunktionen werden je nach der Eingriffsart mit unterschiedlicher Häufigkeit festgestellt. Bei subtotalen Resektionen einer euthyreoten Struma werden passagere Paresen im Mittel in 3–5 %, permanente in 0,2–2 % gesehen (Joosten et al. 1997; Jatzko et al. 1994). Die Rate der permanenten Läsionen ist niedriger, wenn der Nerv bei der Operation identifiziert wird (s. oben). Bei einer Hemithyreoidektomie wegen gutartiger Veränderungen werden in 5 % passagere und in 0,2–3 % permanente Paresen gesehen, dagegen werden bei der Thyreoidektomie wegen eines Karzinoms bei bis zu 20 % der Patienten passagere Paresen diagnostiziert, bis zu 5 % der Patienten bleiben von einer permanenten Parese betroffen. Am höchsten liegt die publizierte permanente Pareserate bei Operationen wegen Rezidivstrumen, mit im Mittel 3,5–10 % (passager 5–15 %; Gemsenjäger 1983; Gollwitzer et al. 1987; Joosten et al. 1997; Tomusch 2001, 2004). Experten der Schilddrüsenchirurgie haben bei allen Indikationen niedrigere und weniger variable Pareseraten publiziert.

Die Ursachen einer Schädigung des Nervs sind vielfältig und betreffen Durchtrennung, Quetschung, Zerrung durch Mobilisation der Schilddrüse und Elektrokoagulation sowie Druckschäden durch postoperatives Hämatom und Ödem. Dabei können Lähmungserscheinungen auch ohne eine sichtbare Kontinuitätsunterbrechung im Nervverlauf vorliegen. Die hohe Rate der spontanen Rückbildung der Rekurrensparese – bis zu 95 % der Fälle mit postoperativen Einschränkungen der Stimmbandfunktion – liegt u. a. hierin begründet. Ist 6 Monate bis längstens 1 Jahr nach dem Eintritt der Lähmung keine Rückkehr der Funktion eingetreten, ist sie als permanent zu betrachten. Bei allen festgestellten Motilitätsstörungen des Stimmbandes nach Operationen an der Schilddrüse sollte eine weitere Kontrolle bereits nach 4–6 Wochen erfolgen und ggf. Maßnahmen zur Stimmrehabilitation eingeleitet werden.

Nebenschilddrüsenunterfunktion Diese Komplikation tritt passager mit einer Häufigkeit bis zu 10 % auf, sehr selten (<1 %) ist sie permanent. Am häufigsten wird sie bei Patienten die wegen einer Immunthyreopathie vom Typ des M. Basedow thyreoidektomiert wurden klinisch apparent. Die Hypokalzämie ist eine klinisch leicht zu erkennende Situation. Sie ist gekennzeichnet durch Kribbelparästhesien an den Fingerspitzen und/oder perioral, ein positives Chvostek-Zeichen und im ausgeprägten Fall durch eine Pfötchenstellung der Finger und/oder muskuläre Krämpfe. In der Regel ist bei milder Ausprägung die orale Kalziumgabe (z. B. 2–6 g in Einzeldosen à 1 g) ausreichend. Eine frühe Kombination mir oralem Vitamin D ist günstig. Vielfach wird das lang wirksame und kostengünstige Vitamin D3 empfohlen (0,5–21,5 mg/Tag, in ansteigenden Dosierungen). 1,25-Dihydroxycholecalciferol (Calcitriol, z. B. 0,25–1,5 mg/Tag) ist etwa 1000-mal wirksamer als Vitamin D3 und hat eine kurze biologische Halbwertszeit, wodurch eine Therapie leichter steuerbar wird. Calcitriol hat den Nachteil hoher Therapiekosten.

Seltener wird eine intravenöse Kalziumgabe notwendig, die dann, an den Beschwerden des Patienten titriert, als Dauertropfinfusion verabreicht wird(z. B. 3–10 g/Tag in 5 % Glukoselösung). Mehr als 3–4 g Kalziumglukoronat in 24 h werden von peripheren Venen kaum vertragen, so dass bei anhaltender Substitutionspflichtigkeit die Anlage eines ZVK sinnvoll ist. In den meisten Fällen ist die Unterfunktion der Nebenschilddrüsen passager, sodass die Kalziumgaben rasch zurückgenommen werden können. Bleibt jedoch die Notwendigkeit der Kalziumsubstitution über mehr als 4 Wochen bestehen, muss ein persistierender Hypoparathyreoidismus angenommen werden und eine entsprechende Diagnostik (intaktes Parathormon im Serum) erfolgen.

Thyreotoxische Krise Mit etwa 100 Fällen pro Jahr in Deutschland ist sie außerordentlich selten und noch seltener tritt sie erst nach einer Operation an der Schilddrüse auf. Sofern sie postoperativ in Erscheinung trat, war dies häufiger nach Operationen wegen einer funktionellen Autonomie. Sie wird aus diesem Grund in ▶ Abschn. 2.6 besprochen.

Tracheomalazie Mit einer deutlich unter 1 % liegenden Häufigkeit ist diese Komplikation ebenfalls außerordentlich selten. Wird eine Tracheomalazie bereits intraoperativ vermutet, so sollte der Trachealtubus vor dem Wundverschluss temporär bis in die Glottisebene zurückgezogen und die Stabilität der Trachealwand durch Palpation geprüft werden. Ist sie nicht tragfähig, kann zwar durch eine über einige Tage prolongierte Extubation die Situation beherrscht werden. Alternativ können 3 oder mehr atraumatische Nähte submukös um je einen Trachealring nach beiden Seiten gestochen und hinter der infrahyoidealen Muskulatur durch den M. sternocleidomastoideus geführt und über einem Widerlager verknotet werden. Diese Pfeilernähte sichern die Lumenweite und können sequenziell nach 1–2 Wochen entfernt werden. Ist bis zu diesem Zeitpunkt keine ausreichende Stabilität nachweisbar, muss eine plastische Rekonstruktion oder die Versorgung durch eine endoluminale Stentung erwogen werden (Müller et al. 1993).

2.5.4 Prophylaxe und Therapie des Rezidivs

A. Zielke

Sofern bei einer Operation wegen einer euthyreoten Knotenstruma noch Schilddrüsengewebe belassen wurde, ist die Notwendigkeit einer Prophylaxe im Endemiegebiet unumstritten. Bleibt sie aus, ist bei jedem 4. Patienten mit einem Rezidiv zu rechnen. Neben der medikamentösen Nachbehandlung sind Menge und Qualität des bei der Operation zurück gelassenen

Schilddrüsengewebes entscheidende Parameter für eine Rezidiventwicklung. Entsprechend dem neuen pathophysiologischen Verständnis der multinodösen Knotenstruma (= mehr als 1 Knoten) ist vom Blickwinkel der Rezidiventwicklung aus betrachtet die beste Prophylaxe die totale Thyreoidektomie.

Zielstellung

Die postoperative medikamentöse Behandlung verfolgt im Wesentlichen zwei Ziele. Wurde bei einer Operation Gewebe zurück gelassen, so muss eine erneute Vergrößerung der Schilddrüse oder das erneute Auftreten von Knoten verhindert werden (Prophylaxe). Andererseits wird nach ausgedehnter oder vollständiger Resektion eine postoperative Hypothyreose zu behandeln sein (Therapie). Gleichermaßen hängen postoperative Hypothyreose und Rezidivrisiko in erster Linie von der Ausführlichkeit des chirurgischen Eingriffs ab.

Um nach ausgedehnten, aber nicht vollständigen Resektionen eine kompensatorische Hypertrophie bzw. Hyperplasie der Restschilddrüse zu vermeiden, steht die Notwendigkeit einer postoperativen medikamentösen Rezidivprophylaxe für das zurückgelassene Schilddrüsengewebe im Endemiegebiet außer Frage.

Diese Auffassung begründet sich aus der Erfahrung, dass beim Ausbleiben einer Prophylaxe mit einer klinisch fassbaren Rezidivquote von im Mittel nicht unter 25 % zu rechnen ist. Der Anteil der mit Hilfe subtiler Technik erfassbaren postoperativen Schilddrüsenvergrößerungen kann sogar bis 80 % betragen (Bellantone et al. 2004; Carella et al. 2002; Kologlu et al. 1988; Niepomniszcze et al. 2001; Schicha 1990). Die Zeiträume, in denen nach einer Erstoperation klinisch apparente Rezidive auftreten, variieren erheblich. Die meisten Rezidive werden 4–9 Jahre nach dem Ersteingriff erkannt (Anderson et al. 1990; Bellantone et al. 2004; Geerdsen u. Frolund 1986; Kraimps et al. 1993; Miccoli et al. 1993).

In jedem Fall sind Menge und Qualität des bei der Erstoperation belassenen Schilddrüsengewebes entscheidende Parameter für eine Rezidiventwicklung. Dieser Zusammenhang, der bei der Immunthyreopathie nicht mehr bezweifelt wird, ist auch bei der euthyreoten Knotenstruma belegt und kumuliert in dem Leitsatz: „Die sicherste Prophylaxe der Rezidivstruma ist die vollständige Entfernung aller makroskopisch erkrankten Schilddrüsenanteile bei der Erstoperation" (Kraimps et al. 1993). Vom Standpunkt der Rezidiventwicklung aus betrachtet, ist nach derzeitigem pathophysiologischen Verständnis die totale Thyreoidektomie das optimale Operationsverfahren (Derwahl 2005).

Bei Erwachsenen sollte die Thyreoidektomie bei der bilateralen, multinodösen Knotenstruma und bei der disseminierten Autonomie bevorzugt zum Einsatz kommen. Sofern ein Operationskonzept verfolgt wird, das Schilddrüsengewebe zurücklässt, bekommt die Erfahrung des Operateurs und seine intraoperative Festlegung des Resektionsausmaßes mit Bezug auf die Wahrscheinlichkeit und den Zeitpunkt mit der das Rezidiv auftreten wird, entscheidende Bedeutung. Hier ist die Operation nach Hartley und Dunhill (einseitige Lobektomie, kontralaterale knotenorientierte Resektion) die noch günstigste Vorgehensweise, da vom Rezidiv dann immer nur eine Halsseite betroffen ist.

Grundlagen

Nach nicht vollständiger Thyreoidektomie tritt eine apparente Unterfunktion in Abhängigkeit von dem Ausmaß der Resektion und der Dauer der postoperativen Nachbeobachtung bei 20–40 % aller Patienten auf (Miccoli et al. 1993; Hedman et al. 1986; Uzzan et al. 1996). Bei einer nicht vollständigen Resektion ist wegen des Weiterbestehens des alimentären Jodmangels im Endemiegebiet grundsätzlich mit dem Rezidiv zu rechnen. Auch bei konsequenter Prophylaxe muss bei jedem fünften Patienten mit erneutem Wachstum der Schilddrüsenreste gerechnet werden. Selbst bei im Verlauf individuell optimierter Prophylaxe beträgt das Risiko einer Rezidivstruma nicht weniger als 5 %, vergleichbar mit dem Risiko von unbehandelten Personen in Regionen mit ausreichender Jodversorgung (Feldkamp et al. 1997; Kologlu et al. 1988). Dabei steht außer Zweifel, dass durch die Gabe von Jodid und/oder Levothyroxin die Größenentwicklung der Schilddrüsenreste nach einer Operation günstig beeinflusst werden kann (Bellantone et al. 2004; Carella et al. 2002; Niepomniszcze et al. 2001).

Noch nicht abschließend geklärt ist, ob dadurch auch die Neubildung von Knoten günstig beeinflusst wird. Zu diesem Thema gibt es nur wenige gute Studien, die kleine Patientenkollektive mit kurzen Beobachtungszeiten auswerten. Die neueren Studien zeigen dabei im Trend einen günstigen Effekt einer Kombinationsbehandlung mit Jodid und Levothyroxin hinsichtlich der Größe der Restschilddrüse und der Knotenzahl- und -größe (Schumm-Draeger et al. 2003; Carella et al. 2002; Berglund et al. 1990; Bistrup et al. 1994; Hegedus et al. 1987; Miccoli et al. 1993). Auch die jüngst veröffentlichte randomisierte LISA-Studie (Levothyroxin und Jodid in der Strumatherapie als Mono- oder Kombinationstherapie) belegt die überlegene Wirksamkeit einer kombinierten Thyroxin/Jodid-Therapie in der Kontrolle des Wachstums bereits etablierter Konten (Gussendorf et al. 2011).

Die radikale Resektion = Thyreoidektomie beim Ersteingriff ist der wichtigste Faktor zur Prophylaxe des Rezidivs.

Bei Patienten, bei denen die Schilddrüse unvollständig entfernt wurde, muss die Prophylaxe als generelles Prinzip unabhängig von der peripheren Restfunktion durchgeführt werden. Sie kann, sofern bei der Operation größere Mengen Restgewebe belassen wurden, zunächst mit Jodid erfolgen (Feldkamp et al. 1997). Diese Prophylaxe ist mit guter Näherungswahrscheinlichkeit immer dann ausreichend, wenn die Volumina der Schilddrüsenreste etwa 8–10 ml betragen (Tab. 2.14). Wegen der weiterhin bestehenden alimentären Jodmangelversorgung ist der Ausgleich des Jodmangels lebenslang erforderlich. Eine erste Kontrolluntersuchung ist nicht vor 6 Wochen sinnvoll. Liegt nach dieser Zeit eine (latente) Hypothyreose vor, ist eine zusätzliche Hormongabe sinnvoll. Nach vollständigen Resektionen ist eine Therapie mit Schilddrüsenhormon, nicht aber die Substitution von Jodid, nötig.

Eingesetzte Medikamente

Jodid wird in der Rezidivprophylaxe im Jodmangelgebiet indiziert mit 100–300 µg Jodid/Tag. Die Tagesdosen für Kinder unter 10 Jahren liegen bei näherungsweise 100 µg/Tag, über 10 Jahren bei 200 µg/Tag und für Adoleszente und Erwachsene zwischen 200 und 300 µg/Tag. Schwangere und Stillende erhalten bis 250 µg/Tag, jedoch nicht mehr als 300 µg. Sehr seltene Nebenwirkungen sind Jodakne und Dermatitis herpetiformis.

Schilddrüsenhormone werden entweder als Einzel- (T3 oder T4) oder als Kombinationspräparate (z. B. T4 + Jodid) verordnet. Zwar ist eine Monotherapie mit Levothyroxin bei unvollständig resezierten Patienten grundsätzlich möglich, jedoch bei lang andauernder Anwendung wegen der daraus resultierenden Jodverarmung der Restschilddrüse nachteilig. Da der intrathyreoideale Jodmangel der mächtigste Stimulus der Schilddrüsenhyperplasie ist, wird verständlich, warum langfristig die Gabe eines kombinierten Präparates ratsam ist.

Die Dosis wird einmalig verabreicht, etwa eine halbe Stunde **vor** dem Frühstück, um eine hohe Resorption zu gewährleisten. Die biologische Halbwertszeit beträgt 8 Tage. Einige Medikamente hemmen die Aufnahme des Thyroxins (u. a. Cholestyramin, Sucralfate, Eisensulfate und Aluminiumhydroxid), andere beeinträchtigen die Konversion zu T3 (Amiodaron) und wieder andere erhöhen die T4-Clearance (Phenytoin). Die wesentlichen Nebenwirkungen ergeben sich als Folgen einer nicht optimalen individuellen Dosisanpassung (Hypothyreose, Hyperthyreosis factitia) mit ihren bekannten klinischen Auswirkungen.

Die synthetischen Schilddrüsenhormone sind identisch mit dem endogenen Hormon. Sie sind auch bei lebenslanger Einnahme unschädlich. Voraussetzung hierfür ist allerdings die individuelle Dosisanpassung mit dem Ziel, Unter- wie Überdosierungen zu vermeiden. Perioden vermehrter endokrinologischer Aktivität wie Pubertät, Gravidität, Laktation und Menopause müssen berücksichtigt werden und ihren Niederschlag in Dosisanpassungen finden. Unterdosierungen sind dabei um ein Vielfaches häufiger als iatrogene Hyperthyreosen. Die iatrogene Hyperthyreosis factitia ist zu vermeiden, da sie langfristig und vor allem bei postmenopausalen Frauen ohne Östrogenbehandlung das Risiko einer Osteoporose erhöht (Kann et al. 1997; Uzzan et al. 1996).

Vorgehen und Therapiekontrolle

Bei Belassen eines größeren Rests Schilddrüsengewebe ist eine Prophylaxe mit 200 µg Jodid/Tag bzw. 1,5 mg einmal/Woche ausreichend. Wird im Verlauf, d. h. frühestens nach etwa 6 Wochen, ein erhöhtes TSH (größer als 4 mU/l TSH) festgestellt, ist zusätzlich die Gabe von Levothyroxin notwendig, z. B. 100–200 µg Jodid zusammen mit 50–200 µg Levothyroxin, die als fixe Kombinationen erhältlich sind. Bei kleinen Schilddrüsenresten sollte unmittelbar postoperativ eine bedarfsgerechte Kombination aus Jodid und Levothyroxin angesetzt werden. In der Regel werden Tagesdosen zwischen 100–200 µg Jodid in Kombination mit 50–150 µg Levothyroxin/Tag erreicht. Bei Patienten mit einer Thyreoidektomie ist ausschließlich die Gabe von Levothyroxin erforderlich, man beginnt mit näherungsweise 1–1,5 µg Levothyroxin/kg KG. Bestand präoperativ Euthyreose, so kann die volle Dosis sofort gegeben werden. Ein langsames „Einschleichen" kann bei hohem kardialem Risiko, alten Patienten und bei einer vor dem Beginn der Behandlung sehr ausgeprägten Hypothyreose erwogen werden (Peters et al. 1996; Sawin et al. 1994).

Es ist bereits angeklungen, dass regelmäßige Verlaufskontrollen unabdingbar sind, um die Dosis individuell anzupassen und die Effektivität der Behandlung zu beurteilen. Die Kontrolle sollte sich dabei auf ein ultrasensitives TSH-Assay stützen, da nur durch diese Assays eine verlässliche Steuerung der Therapie erreicht wird. Die Levothyroxin-Dosierung orientiert sich an der TSH-Konzentration im Serum, die nicht kleiner als 0,2–0,8 mU/l Serum sein sollte. Ein Patient ist gut eingestellt, wenn 24 h nach der letzten Einnahme T3 und T4 im Normbereich liegen und TSH nicht supprimiert ist. Eine tiefe Suppression des TSH (<0,2 mU/l) ist nicht erwünscht, wegen des Risikos vermehrter kardialer Nebenwirkungen beim älteren Menschen und des Risikos der Akzeleration einer Osteoporose. Ist eine TSH-suppressive Behandlung z. B. aus onkologischen Gründen nicht indiziert, sollte diese aus osteologischen Gründen auch strikt vermieden werden (Kann et al. 1997; Uzzan et al. 1996).

Eine erste Kontrolle ist bei alleiniger Jodidgabe frühestens nach 6 Wochen, ansonsten 3 Monate nach Beginn der Behandlung sinnvoll. Eine erste Sonographie erfolgt ebenfalls frühestens 3 Monate nach der Operation. Im ersten postoperativen Jahr folgen weitere Kontrollen nach

Tab. 2.14 Therapie- und Prophylaxestrategien nach Resektionsbehandlung der euythyreoten endemischen Struma, der Autonomien und der Immunthyreopathie Typ Basedow

Erkrankung				Zielparameter
Restgewebemenge (g)	8–16	<8	≤ 2	
Endemische Struma	200 µg Jodid	L-Thyroxin und 200 µg Jodid	L-Thyroxin	TSH normal
Fokale Autonomie	200 µg Jodid	L-Thyroxin und 200 µg Jodid	L-Thyroxin	TSH normal
Restgewebemente (g)	0			
Disseminierte Autonomie	L-Thyroxin			TSH >0,3 <0,8 mU/ml
Immunthyreopathie Typ Basedow	L-Thyroxin			TSH normal

6 und 12 Monaten, danach in individuell festzulegenden Abständen. Zeigt sich im Verlauf dieser Kontrollen in der Sonographie eine Größenzunahme der Restschilddrüse, ist in der Regel zunächst eine Erhöhung der Jodidzufuhr nötig. Dadurch kann in nahezu allen Fällen die Größenzunahme kontrolliert werden (Peters 1996; Schumm-Dräger et al. 2003).

Die Sonographie ist das sensitivste Instrument zur Volumetrie und zur Beurteilung der Morphologie des Restgewebes. Sie darf aus diesem Grunde in der Verlaufskontrolle nicht fehlen.

Therapie des Rezidivs

Patienten mit einem Rezidiv einer euthyreoten Knotenstruma, bei denen eine Operationsindikation diskutiert werden muss bzw. vorhanden ist, werden meistens 10–20 Jahre nach der Erstoperation vorgestellt. Viele Patienten sind in dieser Zeit in einem fortgeschrittenen Alter und haben ein erhöhtes Risikoprofil. Da mit einer erhöhten Morbidität, z. B. einer permanenten Rekurrensparese und/oder einem Hypoparathyreoidismus gerechnet werden muss, ist die Indikation kritisch zu stellen. Alternative Therapiemöglichkeiten müssen in Betracht gezogen werden und erschöpfend mit dem Patienten besprochen sein. Dies gilt insbesondere für die Rezidivstruma mit Hyperthyreose, die bei fehlender mechanischer Indikation und fehlendem Malignitätsverdacht auch der (ggf. fraktionierten) Radiojodtherapie zugeführt werden kann. Nach der Erfahrung größerer Serien werden jedoch 20–75 % der Patienten mit einem Rezidiv einer operativen Therapie unterzogen. Die häufigsten Indikationen begründen sich in lokalen mechanischen Problemen, vordringlich der Trachealeinengung oder –verdrängung, seltener Schluckbeschwerden oder einer Einflussstauung (Berglund et al. 1990; Bistrup et al. 1994; Hedman et al. 1986; Röher u. Goretzki 1987). Bei der Rezidivstruma sollte deshalb auf einer Seite eine vollständige Lobektomie erfolgen, um dauerhaft eine effektive mechanische Entlastung von Trachea und Ösophagus zu erreichen.

Die Operation wegen einer Rezidivstruma ist oft um etliche Grade schwerer als eine Erstoperation, was u. a. seinen Ausdruck in der mit 3,5–10 % höheren Rate an permanenten Rekurrensparesen findet. Es ist deshalb zulässig, u. U. nur eine Seite anzugehen, die Beseitigung des „dominanten Befundes" als ausreichend anzusehen und damit die Resektionsstrategie auf die Erhaltung der Rekurrens- und Nebenschilddrüsenfunktion auszurichten (s. unten). Der Nachweis der präoperativen Funktion des Nervus recurrens ist bei diesen Patienten entscheidend für die Operationsplanung. Liegt nach dem Ersteingriff keine Rekurrensparese vor, sollte die Seite mit dem dominanten Befund zuerst exploriert und bei gegebener Indikation und ggf. nach kritischer Interpretation eines intraoperativen Neuromonitorings der Rekurrensfunktion (▶ Abschn. 2.6.3) die kontralaterale Seite dann angegangen werden, wenn die Funktion des N. recurrens auf der dominanten Seite gesichert ist. Besteht bereits eine Rekurrensparese als Folge des Ersteingriffs, so ist eine Hemithyreoidektomie auf der von der Parese betroffenen Seite zu empfehlen und erst dann – wenn nötig – die Resektion auf der kontralateralen Seite.

Bei der Operation eines Rezidivs sind folgende Grundzüge zu beachten:

- Der Operateur muss sich von vornherein auf eine länger dauernde Operation einrichten, die wegen des hohen Wertes der Erhaltung der Rekurrensfunktion und der Nebenschilddrüsen u. U. nur langsam fortschreitet.
- Beim anterioren Zugang kann es hilfreich sein, früh die gerade Halsmuskulatur zu durchtrennen, was bei Erstoperationen nicht erforderlich ist. Günstiger ist der „laterale Zugang" zur Schilddrüse, welcher an der Vorderkante des M. sternocleidomastoideus, neben der geraden Halsmuskulatur und medial der Gefäß-Nerven-Scheide in die Tiefe vordringt (▶ Abschn. 2.6.3).
- Die Länge des Kocher-Kragenschnittes ist großzügig zu bemessen und es ist angemessen eine zweite Inzision anzulegen, wenn die von der Erstoperation bestehende Narbe ungünstig gelegen ist.

- Bei der Operation einer Rezidivstruma sollen Lupenbrille und ein Neurostimulationsgerät eingesetzt werden.
- Im Narbengebiet kann es Probleme bereiten, alle Nebenschilddrüsen zu identifizieren. Gleichwohl ist es gerade bei der Rezidivoperation erforderlich nach ihnen zu suchen. Bestehen Zweifel an der Vitalität einer angetroffenen Nebenschilddrüse, sollten sie am Ende der Operation in kleine Stückchen geschnitten in den gleichseitigen M. sternocleidomastoideus implantiert werden.

Wichtig ist es ferner, äußerst blutarm zu operieren und zunächst die richtige Schicht zwischen der äußeren Schilddrüsenkapsel, der Muskulatur und der Gefäßnervenscheide zu finden. Bei einer Rezidivstruma kann der N. recurrens u. U. sehr früh bei der Präparation anzutreffen sein. Gelegentlich liegt er sogar dem Rezidiv ventral oder lateral auf. Dies geschieht dann, wenn das Rezidiv von Gewebe ausging, das zwischen Trachea und N. recurrens lag und im Laufe des Wachstums den N. recurrens ventral oder lateral verlagerte (z. B. hinteres Schilddrüsentuberkel, Zuckerkandl). Am besten lässt sich der Nerv weit kaudal, im oberen Mediastinum, seitlich hinter den Thymushörnern im hier häufig kaum berührten Gewebe auffinden. In den seltenen Fällen in denen auch hier vernarbtes Gebiet angetroffen wird, kann es nötig sein eine partielle Sternotomie durchzuführen, um den N. recurrens noch tiefer in unberührtem Gebiet zu lokalisieren und ihn dann nach kranial zu verfolgen. Im Grunde ist die Operation einer Rezidivstruma eine „Rekurrensoperation", die zuerst auf Erhalt des Nervs und die Erhaltung der Nebenschilddrüsen ausgerichtet ist und erst dann auf die komplette Entfernung des erkrankten Gewebes.

Unter Umständen ist es sinnvoll, eine Rezidivstruma in zwei Etappen zu operieren und sich bei fraglicher, in der Regel heute per intraoperativem Neuromonitoring überprüfter, Integrität des N. recurrens auf einer Seite nach Entfernung des dort vorhandenen knotigen Gewebes, zuerst postoperativ seiner Unversehrtheit zu versichern, um dann in einem zweiten Eingriff, falls immer noch eine Indikation besteht, die andere Seite anzugehen. Im eigenen Vorgehen werden alle Patienten die für eine Operation einer Rezidivstruma vorbereitet werden, explizit auf diese „risikoadaptierte" Strategie aufgeklärt.

! Eingriffe an Rezidivstrumen sollten ausschließlich von Operateuren vorgenommen werden, die über eine umfangreiche Erfahrung in der Schilddrüsenchirurgie verfügen. Intraoperatives Neuromonitoring und Schnellschnitt sollen vorhanden sein. Nur so lassen sich schreckliche Konsequenzen, wie beidseitige Rekurrensparesen und permanenter postoperativer Hypoparathyreoidismus, weitgehend vermeiden.

2.6 Hyperthyreose

2.6.1 Autonomien

M. Gotthardt, K. Joseph

Autonomien der Schilddrüse entstehen in den allermeisten Fällen auf dem Boden eines alimentären Jodmangels. Durch Proliferation genetisch veränderter Thyreozyten (hauptsächlich Mutationen am TSH-Rezeptor bzw. dem zugehörigen G-Protein) kommt es zur Bildung autonomer Zellcluster, die durch intrinsische Stimulation und autokrine Wachstumsfaktoren immer weiter wachsen. Jedoch können Mutationen auch spontan entstehen, was das Auftreten von Autonomien in Gebieten mit ausreichender Jodversorgung erklärt. Autonomien erreichen in Jodmangelgebieten eine Prävalenz von bis zu über 60 %, in Gebieten mit ausreichender Jodversorgung hingegen liegt sie nur bei ca. 1 %. Die Gefahr der Autonomie liegt nicht nur in einer spontanen oder durch einen Jodexzess ausgelösten hyperthyreoten Stoffwechsellage, sondern bei chronisch latenter hyperthyreoter Stoffwechsellage in der Entstehung von beispielsweise Herz-Kreislauf-Erkrankungen oder Osteoporose.

Allgemeine Aspekte

Pathogenese

In funktionell autonomen Thyreozyten laufen Jodaufnahme, Hormonsynthese und -sekretion unabhängig von der hypophysär-hypothalamischen Regelung ab (Dremier et al. 1996). Bei der Entstehung von Autonomien spielen wahrscheinlich mehrere Faktoren eine Rolle. Grundsätzlich steht am Anfang ein **Jodmangel** mit einer konsekutiven Hyperplasie, die die Entstehung von Mutationen fördert (Hampel et al. 1995). Diese Mutationen können auch spontan entstehen, was das Auftreten von Autonomien in Nicht-Jodmangelgebieten erklärt. Dabei handelt es sich um den Adenylatzyklase-Stoffwechsel aktivierende somatische Mutationen des **TSH-Rezeptor-Gens** (Paschke u. Ludgate 1997) und des Gens, das die α-Untereinheit des stimulierenden G-Proteins ($G_s\alpha$) kodiert (Derwahl et al. 1998). Autonome Adenome weisen in 8–80 % aktivierende Mutationen des TSH-Rezeptors und 8–75 % solche des Gsα-Proteins auf (Krohn et al. 2005). Ähnlich hoch dürfte die Prävalenz aktivierender Mutationen auch bei den multifokalen Autonomien liegen (Tonacchera et al. 1998). Diese Zahlen können jedoch nur als Anhaltspunkt für die Inzidenz solcher Veränderungen dienen, die tatsächliche Häufigkeit könnte aus labortechnischen Gründen deutlich davon abweichen, wie sich teilweise erheblich widersprechende Zahlen belegen (Krohn et al. 2005).

Neben aktivierenden Mutationen im Gsα-Protein werden noch weitere diskutiert, beispielsweise bei der Adenylatzyklase oder weiteren abhängigen **Signalmolekülen**. Weiterhin ist auch eine Überexpression dieser Signalproteine möglich. Jede solche Veränderung führt letztlich zu einer Erhöhung von **cAMP**, was eine wesentliche Rolle bei der Überstimulation spielt. Auch ist eine Verminderung der cAMP-Degradation ein weiterer möglicher Mechanismus, um die Überstimulation aufrecht zu erhalten (Krohn u. Paschke 2001; Krohn et al. 2005). Der **Natrium-Jodid-Symporter** wird in solchen stimulierten Zellen überexprimiert, was zu einer Erhöhung der Jodaufnahme im autonomen Gewebe führt (Spitzweg et al. 1997). Weiterhin ist die Desensitivierung und Internalisierung des TSH-Rezeptors (G-Protein-Rezeptorkinasen, β-Arrestine) ein wichtiger Mechanismus, der vor unkontrollierter Stimulation der Thyreozyten schützt und bei der Autonomie gestört sein kann. Die funktionssteigernden Mutationen in Genen, die die cAMP-Kaskade regulieren, erklären zwar die funktionelle Autonomie, nicht jedoch die Knotenbildung.

Eine weitere Ursache kann die natürliche Heterogenität von Funktion und Wachstum der **Thyreozyten** sein (Studer u. Derwahl 1995). Das intrinsische Wachstumspotenzial der Ausgangszelle und das Ausmaß der darin durch Mutationen verursachten funktionellen Aktivierung bestimmen aber nicht allein das autonome Wachstum. Große Bedeutung hat auch der Jodmangel, da durch die intrathyreoidale Jodverarmung die Sensitivität der Thyreozyten gegenüber TSH und der Einfluss weiterer lokaler parakriner Wachstumsfaktoren verstärkt werden kann, sodass durch diese unphysiologische Wachstumsstimulation geringe intrinsische Unterschiede im Wachstumsverhalten und in der funktionellen Ausstattung der Thyreozyten zutage treten (Derwahl et al. 1998). Konkret kann das bedeuten, dass bei zunehmender Autonomie und sinkendem TSH-Thyreozyten mit den oben beschriebenen genetischen Veränderungen gegenüber anderen Thyreozyten, die von der TSH-Stimulation abhängig sind, stärker proliferieren, was die Autonomie weiter verstärkt. Durch Jodmangel bedingte Proliferation von mutierten Thyreozyten führt weiterhin zur Bildung von Zellclustern, die durch lokale Bildung von **autokrinen Wachstumsfaktoren** wie IGF-1 („insulin-like growth factor-1") eine so hohe Konzentration der Faktoren erreichen, dass weiteres Wachstum stimuliert wird. Hinzu kommt, dass hemmende Wachstumsfaktoren wie TGF-β („transforming growth factor β") in diesen autonomen Zellclustern inaktiviert sind (Eszlinger et al. 2004). Die Entstehung autonomer Adenome bzw. disseminierten autonomen Schilddrüsengewebes wird also durch die Interaktion vieler Faktoren bedingt, schließlich kommt es zu einem sich selbst unterhaltenden Prozess (Krohn u. Paschke 2001).

Neben autonomen Knoten mit TSH-Rezeptor-Mutationen bestehen auch solche, in denen diese Mutationen fehlen. Es ist noch nicht vollständig geklärt, wie die Stimulation der Thyreozyten dieser Knoten verursacht wird. Jedoch weisen sie meistens einen monoklonalen Charakter auf und Alterationen der p53-Regulation sprechen möglicherweise für einen neoplastischen Ursprung dieser Knoten (Eszlinger et al. 2004; Krohn et al. 2005).

Prävalenz

Die funktionelle Autonomie gilt als Folgeerkrankung des Jodmangels (Emrich u. Bähre 1978). So wird sie in Ländern mit ausreichender Jodzufuhr nur selten beobachtet. Unifokale Autonomien haben in den USA eine Prävalenz von 0,9 % (Hamburger 1981). In Jodmangelgebieten ist die Autonomie häufig, mit einer Prävalenz, die mit steigendem Lebensalter zunimmt (Joseph et al. 1980a) und bis zu 65 % erreicht (Bähre et al. 1988). Nach Einführung der Jodprophylaxe sinkt die Autonomieprävalenz deutlich ab (Baltisberger et al. 1995).

Die Erscheinungsformen der funktionellen Autonomie reichen von der vermeintlich unifokalen Form, bei der jedoch schon weitere kleinere, unterhalb der szintigraphischen Nachweisgrenze liegende autonome Gewebsareale vorhanden sind (Miller et al. 1967), über die multifokale (Abb. 2.32) bis hin zur multifokal disseminierten Form (Joseph et al. 1980a).

Konsequenzen der Autonomie

Autonomes Gewebe wächst langsam (Plummer 1913), sodass mit zunehmendem Lebensalter auch eine Zunahme der Größe autonomer Knoten beobachtet wird (Belfiore et al. 1983). Damit ist auch zu erklären, dass mit steigendem Lebensalter die Konzentration des basalen TSH im Serum bzw. das Δ-TSH absinkt, der Prozentsatz pathologischer Suppressionstests wächst und die Konzentration des fT4 und des fT3 bei Patienten mit Knotenstrumen ansteigt (Bähre et al. 1988).

Die klinisch folgenreichste Komplikation ist die durch unkontrollierte Hormonsynthese und -sekretion verursachte Hyperthyreose. Verlaufsuntersuchungen, die sich meist auf nur wenige Patienten mit nur kleinen unifokalen Autonomien (Belfiore et al. 1983) und auf nur kurze Zeiträume (Hamburger 1981) beschränkten, ergaben eine Hyperthyreoserate von bis zu 20 %. In Deutschland entwickelten 4,1 % der Patienten mit unifokalen Autonomien pro Jahr eine Hyperthyreose (Sandrock et al. 1993).

Bedingungen der Hyperthyreose

Die autoregulativen Mechanismen, die in normalen Thyreozyten die Adaptation an einen Jodexzess ermöglichen, sind in autonomen Zellen nicht mehr vorhanden, sodass eine Steigerung des Jodangebots zu einer absolut erhöhten Jodaufnahme und infolge der aktivierenden Mutationen auch zu einer erhöhten Hormonsynthese und -sekretion

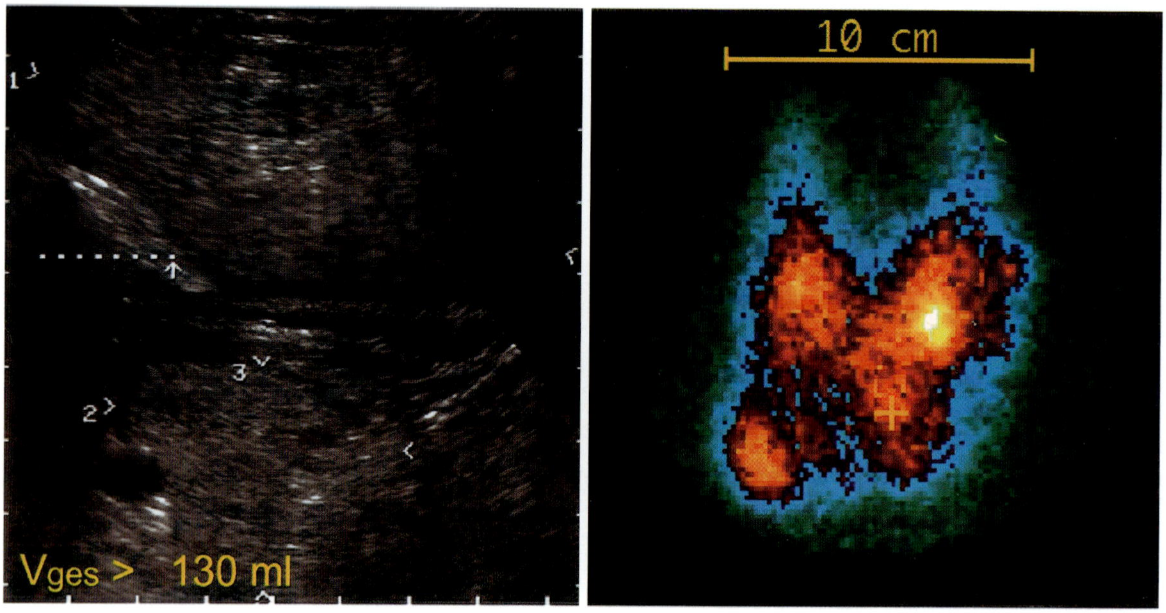

fT_3:	9,1	pmol / l	TcTU:	18,2 %
fT_4:	31,2	pmol / l		
bTSH:	0,0	mE / l		
MAK:	45	IE / ml		
TgAK:	120	IE / ml		

Abb. 2.32a,b 52-jährige Patientin, multiple „heiße" Knoten in einer Struma nodosa, klinisch hyperthyreot: multifokale Autonomie. Im Ultraschall zahlreiche echoarme und echokomplexe Knoten beidseits, zum Teil unscharf begrenzt

führt. Diese Form der durch Jod bei vorbestehender Autonomie ausgelösten Hyperthyreose wurde zuerst von Coindet (Coindet 1821) beschrieben und von Plummer (Plummer 1913) näher charakterisiert. Sie ist mit bis zu 75 % die häufigste Form der Hyperthyreose in Jodmangelgebieten (Emrich u. Bähre 1978; Joseph 1992; 1994; Laurberg et al. 1991; Mostbeck et al. 1998; Stanbury et al. 1998; Vidor et al. 1973).

Die Hypothese, dass das individuelle Risiko eines Patienten sowohl von der Menge autonomer Zellen und deren funktioneller Aktivität als auch von Höhe und Dauer der Jodzufuhr abhängt, wird durch zahlreiche Beobachtungen gestützt (▶ Übersicht).

Bedeutung von Aktivität und Menge autonomen Gewebes

- Bei Patienten mit kleinen unifokalen Autonomien löste die Gabe mittlerer bis großer Jodmengen keine Hyperthyreose aus (Kreisig et al. 1991; Mahlstedt u. Joseph 1973).
- Nach Einführung jodprophylaktischer Maßnahmen in Tasmanien stieg die Hyperthyreoserate bei älteren Menschen auf das 3,8-fache, bei jüngeren Menschen mit geringen Anteilen autonomen Gewebes jedoch nur auf das 1,6-fache an (Connolly et al. 1970; Vidor et al. 1973).
- Menschen mit autonomen Knoten mit einem Durchmesser unter 3 cm werden bei supraoptimalem Jodangebot in den USA nicht hyperthyreot (Blum et al. 1975; Hamburger 1981). In Deutschland werden Patienten, deren autonome Knoten ein Volumen über 8 ml haben, grenzwertig, solche mit einem Adenomvolumen über 14 ml manifest hyperthyreot (Kreisig et al. 1991).
- Mit zunehmender Menge autonomen Gewebes steigen fT4- und fT3-Index an und das Δ-TSH sinkt (Bähre et al. 1988; Joseph et al. 1980b).
- Von unseren Patienten mit unifokaler Autonomie sind 80 % zum Zeitpunkt des Adenomnachweises euthyreot, jedoch nur 40 % der Patienten mit größeren Mengen autonomen Gewebes bei multifokal disseminierter Autonomie (Joseph 1994).
- Nur die Patienten mit einem $TcTU_{supp}$ über 3 % wurden unter der Langzeitbehandlung mit 0,2 mg Jodid/Tag hyperthyreot (Joseph 1992).

Bedeutung der Jodzufuhr

- Die Hyperthyreoserate nimmt mit steigender Jodzufuhr zu (Connolly et al. 1970).
- Kleine Mengen Jod bis zu 0,1 mg/Tag lösten bei Patienten mit unterschiedlichen Mengen autonomen Gewebes keine Hyperthyreose aus (Joseph et al. 1980b).
- Unter Langzeitbehandlung mit 0,2 mg Jodid/Tag wurden 14 % der Patienten mit Autonomie latent, 4 % manifest hyperthyreot (Joseph 1992). Diese Höhe wird auch erreicht durch zusätzliche Jodaufnahme im Rahmen unterschiedlicher Formen der Jodprophylaxe. Die Folge ist ein Anstieg der Hyperthyreoserate v. a. bei Patienten mit Knotenstrumen (Connolly et al. 1970; Mostbeck et al. 1998; Vidor et al. 1973).
- Mittlere Jodmengen bis zu 0,5 mg/Tag lösen mit hoher Wahrscheinlichkeit eine Hyperthyreose aus (Lividas et al. 1977).

Rationelle Diagnostik

M. Gotthardt, K. Joseph

Trotz der in den letzten Jahren verbesserten Jodversorgung der Bevölkerung stellt Deutschland noch immer ein Strumaendemiegebiet dar. Daher hat auch die funktionelle Autonomie auf dem Boden der Jodmangelversorgung eine hohe Prävalenz. Entscheidend für die Vermeidung einer Hyperthyreose ist daher die frühzeitige Erkennung der „funktionellen" oder „klinisch relevanten" Autonomie (also einer Autonomie, die bei entsprechender Jodaufnahme zur Hyperthyreose führt) und die anschließende definitive Therapie, entweder selektiv durch die Radiojodtherapie oder bei sehr großen Strumen durch die Operation. Auch muss bedacht werden, dass bei Vorliegen einer relevanten Autonomie die Wahrscheinlichkeit des Auftretens einer Hyperthyreose auch ohne eine Jodexposition bei rund 5 % pro Jahr liegt, sodass diese Patienten einer prophylaktischen Therapie zugeführt werden sollten.

Ziel der Diagnostik auf eine klinisch relevante Autonomie ist, diejenigen Patienten zu selektieren, bei denen auch ohne präexistente Hyperthyreose eine definitive Therapie durchgeführt werden sollte. Dies ist umso wichtiger, als bekannt ist, dass die definitive Therapie der funktionelle Autonomie zu einer signifikant höheren Überlebensrate führt (Kinser et al. 1989). Bereits eine latent hyperthyreote Stoffwechsellage stellt ein Risiko für kardiovaskuläre Komplikationen dar (Sawin et al. 1994). Der Übergang in eine hyperthyreote Stoffwechsellage findet sich bei Vorliegen einer funktionellen Autonomie bei rund 5 % der Patienten pro Jahr (Schaller et al. 1991; Sandrock et al. 1993). Eine spontane Heilung (z. B. durch zystischen Zerfall eines autonomen Adenoms) ergibt sich bei weniger als 6 % der Patienten (Blum et al. 1975).

Grundsätzlich muss festgestellt werden, dass das Vorliegen eines normalen basalen TSH-Spiegels (TSHb) eine klinisch relevante Autonomie nicht ausschließt. In Jodmangelgebieten können bis zu 70 % der Patienten mit einer klinisch relevanten Autonomie TSHb-Spiegel im Normbereich aufweisen, auch der TRH-Test zeigt selten einen pathologischen Ausgang (Hillenhinrichs u. Emrich 1998; Joseph et al. 1980b). Auch sonographisch lässt sich eine Autonomie nicht feststellen. Für die leider immer wieder geübte Praxis, bei normalem TSHb und fehlender Hypervaskularisation in der Dopplersonographie eine Autonomie auszuschließen, besteht keine Evidenz in der Literatur, so dass für diese Vorgehensweise möglicherweise andere Gründe vorliegen (z. B. pekuniäre). Auch eine Hypervaskularisation stellt keinen Hinweis auf eine Autonomie dar, da auch nicht-autonome Knoten hypervaskularisiert sein können. Die ebenfalls geübte Praxis der Bestimmung des sonographischen Volumens eines Knoten bei latenter Hyperthyreose ist ebenfalls kein exaktes Maß für die Menge an autonomem Gewebe, denn es kann ein normal arbeitender Knoten in einer ansonsten disseminiert autonomen Schilddrüse vorkommen. Die Sonographie ist nicht in der Lage, das autonome Gewebe nachzuweisen. Wichtig ist darüber hinaus die Bestimmung der gegen Schilddrüsenantigene gerichteten Antikörper im Blut, um eine immunogene Genese einer Hyperthyreose auszuschließen, da dies therapeutisch ein anderes Vorgehen erfordern kann.

> **Die korrekte diagnostische Methode zum Beweis oder Ausschluss einer funktionellen Autonomie ist die Suppressionsszintigraphie mit Quantifizierung des thyreoidalen Uptakes.**

Die Suppressionsszintigraphie wird üblicherweise mit ^{99m}Tc-Pertechnetat durchgeführt, wobei das TSHb spontan oder durch Gabe von L-Thyroxin (z. B. 4-wöchige Gabe von 100 µg/Tag, jedoch abhängig von individuellen Faktoren höhere oder niedrigere Dosierung erforderlich/ausreichend) unter 0,1 mU/l supprimiert sein sollte. Kurzfristige Gaben von sehr hohen Dosen L-Thyroxin oder T3-Präparaten sind ebenfalls möglich. Dies bedarf jedoch einer genauen Abwägung, da kurzfristig sehr hohe Spiegel von Schilddrüsenhormonen im Blut erreicht werden können was bei älteren insbesondere kardial belasteten Patienten zu Problemen führen kann. Diese Vorgehensweise ist daher weniger empfehlenswert.

Indikationen für die Suppressionsszintigraphie

- Ein bei normalem TSHb hoher thyreoidaler Technetium-Uptake (Werte s. unten)
- Gegenüber dem restlichen Schilddrüsengewebe szintigraphisch kräftiger speichernde Knoten bei normalem oder leicht erniedrigtem TSHb
- Eine Episode mit latenter Hyperthyreose, die nicht durch große Mengen an Jod (wie z. B. Kontrastmittel) ausgelöst wurde, z. B. bei Einnahme von geringen Jodmengen um 200 µg/Tag
- Sonstige Verdachtsmomente, die eine Autonomie wahrscheinlich erscheinen lassen, wie z. B. sehr große Struma (die Notwendigkeit muss individuell entschieden werden)

Hat bereits eine Hyperthyreose vorgelegen, egal ob sie thyreostatisch therapiert wurde oder nicht, ist auch bei aktuell bestehender Euthyreose von einer funktionellen Autonomie auszugehen. Liegt nach Applikation großer Mengen Jod (z. B. Kontrastmittel) eine latente Hyperthyreose vor, so ist dies nicht der Beweis einer Autonomie! Dieser Befund wird häufig gefunden und ist in der Regel nicht therapiebedürftig, die regelhafte Gabe von Thyreostatika ist unter diesen Umständen daher auch kontraindiziert.

Bei der Suppressionsszintigraphie wird der **thyreoidale Technetium-Uptake** (TcTU) bei supprimiertem TSH quantifiziert. Der gemessene Wert gilt als Maß für die Menge an autonomem Schilddrüsengewebe, über die die funktionelle Relevanz definiert wird (Emrich 1994; Joseph 1994; Joseph et al. 1980a, b; Kreisig et al. 1991). Die kritische Menge an autonomem Gewebe wurde dabei mit ca. 10–20 ml angegeben (entsprechend einem $TcTU_{supp}$ von 2–3 %), jedoch ist bei einer Jodversorgung von 150 µg pro Tag diese Grenze bereits um 5ml anzusetzen (Pfannenstiel et al. 1997). Deutschland wird traditionell als Jodmangelgebiet angesehen, wobei jedoch die aktuellen Daten der WHO eine (nach WHO-Definition) optimale Jodversorgung ausweisen mit einer medianen Jodausscheidung im Urin von 148 µg/l (de Benoist et al. 2004). Nach Angaben der WHO haben dabei noch 27 % der deutschen Bevölkerung eine zu geringe Jodversorgung. Auch wenn damit ein erheblicher Teil der Bevölkerung weiterhin ein erhöhtes Risiko für die Entwicklung einer Struma bzw. einer Autonomie hat, scheint der durchschnittliche $TcTU_{supp}$ pro ml durch die in den letzten Jahren verbesserten Jodversorgung in Deutschland gesunken zu sein, ein Phänomen dass für den Radiojod-Uptake ebenfalls beschrieben ist. Es wurde geschlussfolgert, dass der alte Grenzwert von 2 % $TcTU_{supp}$ mit einem Graubereich ab ca. 1,6 % deutlich nach unten zu korrigieren ist. Aktuell wäre damit eine Indikation zur definitiven Therapie nach Abwägung individueller Faktoren ab einem $TcTU_{supp}$ von ca. 1,4 % gegeben, wobei der Graubereich schon bei 1 % beginnen dürfte (Gotthardt et al. 2006). Alternativ könnte argumentiert werden, dass der niedrigere $TcTU_{supp}$ eine geringere Stoffwechselaktivität des autonomen Gewebes im Vergleich zu den 1970er- und 1980er-Jahren widerspiegelt. In diesem Falle müsste genau andersherum argumentiert werden, nämlich dass unter der verbesserten Jodversorgung erst größere autonome Volumina klinisch relevant sind, womit der Grenzwert für den $TcTU_{supp}$ nicht angepasst werden müsste.

Auch wenn beispielsweise kleine autonome Adenome in Hinsicht auf die Entwicklung einer Hyperthyreose prognostisch günstiger zu bewerten sind (Zemella et al. 1989), ist die Voraussage des individuellen Verlaufes nicht sicher möglich. Daher sollte im Zweifel eine Radiojodtherapie durchgeführt werden, die die risikoärmste Therapieform darstellt, erst bei großen Strumen mit mechanischen Komplikationen kann eine Operation notwendig sein. Jedoch lassen sich erhebliche Volumenreduktionen auch mit einer Radiojodtherapie erzielen, sodass häufig auch bei großen Strumen eine Operation umgangen werden kann wenn kein akutes Eingreifen erforderlich ist (Bachmann et al. 2009). Die Therapieentscheidung muss letztlich aber immer unter Berücksichtigung aller relevanter Faktoren gestellt werden, wozu Lebensalter, andere Erkrankungen usw. zählen (Gotthardt et al. 2006).

Radiojodtherapie

M. Gotthardt, K. Joseph

Die Radiojodtherapie wird mit ^{131}I durchgeführt. Es handelt sich dabei um einen ß-Strahler (also einen Elektronenstrahler) mit einer Reichweite im Bereich von etwa maximal 2 mm. Man macht sich dabei zunutze, dass die Schilddrüse Jod bei der Bildung von Schilddrüsenhormonen speichert. Das Jodisotop ^{131}I wird genau wie das nicht radioaktive ^{127}I intrathyreoidal gespeichert. Die Applikation erfolgt als Natriumsalz intravenös oder – bevorzugt – oral. Dabei wird die Menge (angegeben als Aktivität in Megabecquerel = MBq) so gewählt, dass bei größtmöglicher Schonung gesunden Schilddrüsengewebes die Elimination des autonomen Gewebes erfolgt. Dafür wird die Radiojodtherapie bei supprimiertem TSH basal durchgeführt, sodass gesundes Schilddrüsengewebe nur wenig ^{131}I speichert. Dieses Konzept bezeichnet man als „funktionsoptimiert", das Ziel ist die Ausschaltung der Autonomie bei Vermeidung einer substitutionspflichtigen Hypothyreose. Für alle Patienten wird die Aktivität individuell berechnet, um einerseits eine möglichst geringe Aktivität mit dem Ziel eines effektiven Strahlenschutzes applizieren zu können, auf der anderen Seite aber ausreichend viel Aktivität zur Erreichung des Therapiezieles. Dabei wird im Zweifel in Deutschland jedoch lieber eine posttherapeutische Hypothyreose in Kauf genommen, die sich ohne Ne-

benwirkungen mit L-Thyroxin behandeln lässt, als eine eventuelle Restautonomie mit der Notwendigkeit einer zweiten Radiojodtherapie.
Die Strahlenexposition bei der Radiojodtherapie liegt ungefähr im Bereich von ein oder zwei Spiral-CT-Untersuchungen des Abdomens, ggf. auch etwas höher, sodass Strahlenexpositionen im Bereich von Herzkatheteruntersuchungen erreicht werden. Das Risiko, durch die Strahlenexposition Patienten zu schädigen, lässt sich für die Malignominduktion als ein Risiko fünfter Ordnung berechnen (also kleiner als 1:10.000) bei einer natürlichen Auftretenswahrscheinlichkeit von etwa 25 %. Für die Reproduktion gilt, dass die Wahrscheinlichkeit der Induktion von Neumutationen rechnerisch etwa 1 % über der natürlichen Rate von ca. 6 % liegt. Diese theoretischen Werte ließen sich bisher an Patienten trotz 50–jähriger Erfahrung mit der Radiojodtherapie und entsprechend hohen Fallzahlen nie statistisch signifikant in Studien nachvollziehen, sodass man heute Radiojodtherapien bei benignen Schilddrüsenerkrankungen auch bei jungen Patienten im reproduktionsfähigen Alter bedenkenlos durchführt.

Indikationsstellung

Die Radiojodtherapie ist Therapie der Wahl für die definitive Behandlung von Autonomien. Es handelt sich um eine praktisch nebenwirkungsfreie Therapie mit hoher Erfolgsrate. Ziel ist die Ausschaltung autonomen Gewebes, sodass es zu keiner Hyperthyreose bzw. keinem Hyperthyreoserezidiv mehr kommt. Jedoch hat die ^{131}I-Therapie Grenzen, die berücksichtigt werden müssen, um einerseits den Therapieerfolg zu gewährleisten, andererseits aber auch die Patienten vor möglichen Komplikationen zu bewahren. Weiterhin sind bei der Indikationsstellung Aspekte des Strahlenschutzes zu berücksichtigen.

Indikationen zur ^{131}I-Therapie sind (Bell u. Grünwald 2000)

- Kleine bis mittelgroße autonome Strumen
- Fokale Autonomien, bei denen das autonome Volumen so groß ist, dass es mit einer einzeitigen Radiojodtherapie zu beseitigen ist
- Autonomien in Rezidivstrumen
- Autonomien bei Patienten mit erhöhtem Operationsrisiko

Grundsätzlich geht man davon aus, dass bei Strumen mit einem Volumen von etwa 80–90ml bei diffusen Autonomien die Radiojodtherapie die Grenzen ihrer Wirksamkeit erreicht. Dies liegt einerseits daran, dass das Volumen der Strumen umgekehrt mit dem Therapieerfolg korreliert, d. h., je größer die Struma, desto geringer ist die Wahrscheinlichkeit des Therapieerfolgs. Andererseits erfordern große Strumen hohe Aktivitäten an ^{131}I, sodass, wenn die zu applizierende Aktivität mehr als etwa 1750 MBq beträgt, man aus Strahlenschutzgründen eher zur Operation rät. Jedoch muss berücksichtigt werden, dass bei fokalen Autonomien das Volumen des autonomen Gewebes geringer ist als das Gesamtvolumen der Schilddrüse, sodass hier auch bei größeren Strumen eine Radiojodtherapie möglich ist. Dabei ist dann zu beachten, dass es im Rahmen der Radiojodtherapie zu einer Strahlenthyreoiditis mit Ödem kommen kann, was unter Umständen dann eine Volumenzunahme der Schilddrüse mit mechanischen Komplikationen bedeutet. Bei sehr großen Strumen muss die Indikation zur ^{131}I-Therapie also entsprechend kritisch gestellt werden (Becker et al. 1990; Huysmans et al. 1994). Für die Radiojodtherapie kann jedoch sprechen, dass bei älteren Patienten die Strahlenschutzaspekte eine weniger prominente Rolle spielen. Daher kann es durchaus sinnvoll sein, auch große Strumen mit Radiojod zu behandeln, wobei auch die oben genannten 1750 MBq zu überschritten werden können, wenn sich hieraus für den Patienten ein Vorteil ergibt (Umgehung der Operation; Bachmann et al. 2009).

Kontraindikationen zur Radiojodtherapie (Schober u. Lerch 1992)

- Sehr große Strumen mit bereits bestehenden mechanischen Komplikationen (relative Kontraindikation)
- Sehr hohe autonome Volumina, die mit einer einzeitigen Therapie nicht ausreichend therapiert werden können
- Geringe Jodaufnahme der Schilddrüse im Radiojodtest, die eine zu hohe Therapieaktivität erfordern würde
- Kinder und Jugendliche mit Autonomien (außerordentlich selten, relative Kontraindikation)
- Gravidität und Stillzeit
- Große kalte Knoten mit Verdacht auf Malignität

Es sind einzelne Fälle von akzidentellen Radiojodtherapien bei Schwangeren bekannt. Daher sollte vor der Therapie bei Patientinnen im gebärfähigen Alter obligat ein Schwangerschaftstest erfolgen. Bei gleichzeitigem Vorliegen von kalten Knoten kann bei negativer Punktionszytologie eine Radiojodtherapie durchgeführt werden. Jedoch sollte bei Verdacht auf Malignität unbedingt das adäquate, also zunächst operative Vorgehen gewählt werden.

Bei der Indikationsstellung zur Radiojodtherapie muss weiterhin berücksichtigt werden, in wieweit die vorliegende Autonomie für den Patienten eine Gefährdung darstellt. Autonomien sollten jedenfalls dann einer definitiven Therapie zugeführt werden, wenn durch Gabe von Jod eine hyperthyreote Stoffwechsellage induziert werden kann. Dies kann z. B. durch Applikation von jodhaltigen

Röntgenkontrastmitteln passieren, allerdings auch bereits durch kutane Applikation jodhaltiger Desinfektionsmittel, da immer ein Anteil freies Jod vorhanden ist, der über Haut und Schleimhäute aufgenommen wird (auch z. B. Mundspülungen). Ging man früher davon aus, dass eine in diesem Sinne klinisch relevante Autonomie sicher ab einem $TcTU_{supp}$ (thyreoidaler ^{99m}Tc-Uptake unter Suppressionsbedingungen, ► Abschn. 2.4.4) von etwa 2 % vorliegt, zeigen neuere Studien für Deutschland, dass dieser Wert möglicherweise niedriger liegen könnte (Gotthardt et al. 2006a). Ab einem $TcTU_{supp}$ von etwa 1,0–1,4 % kann daher u. U. bereits die Therapieindikation gestellt werden. Dies sollte jedoch immer auch unter Berücksichtigung anderer relevanter Parameter erfolgen, wie Alter, Begleiterkrankungen usw. (Gotthardt et al. 2006a). Es ist jedoch anzumerken, dass eine Voraussage, ob ein Patient durch eine Gabe von Röntgenkontrastmittel eine hyperthyreote Stoffwechsellage entwickeln wird oder nicht, sehr schwierig ist, selbst wenn ein supprimiertes TSH vorliegt (Fassbender et al. 2001; Fricke et al. 2004).

Es konnte jedoch gezeigt werden, dass bei vorliegen eines supprimierten TSH basal bei Patienten mit Autonomien bereits eine erhöhte Morbidität und Mortalität besteht, auch wenn die peripheren Schilddrüsenhormonparameter noch im Normbereich liegen (Sawin et al. 1994). Daher ist die Indikation zur Therapie weit zu stellen, insbesondere unter Berücksichtigung der Tatsache, dass bei vorliegen einer Autonomie das Hyperthyreoserisiko eines Patienten pro Jahr bei ungefähr 5 % liegt (Schaller et al. 1991; Sandrock et al. 1993). Die typische Komorbidität solcher Autonomien beinhaltet beispielsweise ein erhöhtes Osteoporoserisiko und eine erhöhte Wahrscheinlichkeit für Herzrhythmusstörungen wie Vorhofflimmern, aber auch Kardiomyopathie, Thromboembolierisiko und zerebrovaskulären Komplikationen (Mann 1998).

Vorbehandlung und Dosiskonzept

Für die Radiojodtherapie der Schilddrüsenautonomie sollte eine optimale Konstellation der Laborparameter TSH, fT3 und fT4 vorliegen. Weiterhin sollte die Dosierung einer thyreostatischen Medikation möglichst niedrig liegen, um die Aufnahme und Speicherung des ^{131}I in der Schilddrüse nicht zu behindern.

Für das funktionsoptimierte Konzept ist entscheidend, das gesunde Schilddrüsengewebe durch die Therapie nicht zu beeinträchtigen. Daraus ergibt sich, dass eine Radiojodtherapie bei Autonomien nur bei supprimiertem TSH (<0,1 mU/l) durchgeführt werden sollte.

Wenn das TSH nicht spontan supprimiert ist, muss dies entweder durch optimale niedrige Dosierung einer thyreostatischen Medikation erfolgen oder aber durch die Gabe von LT4, um den hypophysären Regelkreis zu hemmen. Die peripheren Hormonparameter fT3 und fT4 sollten dabei im Normbereich liegen. Bei Vorliegen einer manifesten Hyperthyreose sinkt die Erfolgsrate der Radiojodtherapie durch die schnelle Ausscheidung des ^{131}I aus der Schilddrüse über die hohe Hormonproduktion, weiterhin kann es bei therapiebedingtem Zerfall von Follikeln zu einer weiteren Freisetzung von Schilddrüsenhormonen kommen mit Auftreten Hyperthyreose-assoziierter Symptome. Daher sind Patienten mit hyperthyreoter Stoffwechsellage stets mit Thyreostatika zu behandeln, die Dosierung muss dann bei Erreichen der peripheren Euthyreose schrittweise reduziert werden. Die Radiojodtherapie kann in der Regel beispielsweise bei einer Thiamazoldosis von etwa 2,5–5 mg am Tag durchgeführt werden, bei Gabe von Carbimazol liegen diese Grenzwerte höher (5–10 mg). Alternativ wird die Thyreostase 3 Tage vor bis 3 Tage nach Gabe des Radiojods abgesetzt.

Die Berechnung der zu **applizierenden Aktivität** an ^{131}I erfolgt für jeden Patienten individuell nach der Marinelli-Formel: Therapieaktivität = (Herddosis × autonomes Volumen)/(K × effektive Halbwertszeit × maximale Jodaufnahme); k ist dabei ein fixer Faktor. Für die Berechnung der **Therapieaktivität** gibt es verschiedene Modelle, für die die Erhebung bestimmter Parameter (Variablen) erforderlich ist. Dies sind effektive Halbwertszeit des thyreoidal gespeicherten ^{131}I, die relative maximale thyreoidale ^{131}I-Aufnahme nach 24 h (in% der applizierten Aktivität) sowie das Volumen des autonomen Schilddrüsengewebes. Dazu wird ein sog. **Radiojodtest** durchgeführt, bei dem der Patient testweise eine geringe Aktivität an ^{131}I erhält. Es wird dann der maximale thyreoidale Uptake des Radionuklids nach 24 h gemessen sowie zu weiteren Zeitpunkten, woraus die effektive Halbwertszeit bestimmt werden kann. Das autonome Volumen kann sonographisch bestimmt werden, wenn es sich um fokale Autonomien handelt. Dann wird eine Herddosis von 300–400 Gy angestrebt. Bei disseminierten Autonomien kann das autonome Volumen auch aus dem $TcTU_{supp}$ berechnet werden, wobei dann ebenfalls die Herddosis mit 300–400 Gy gewählt wird. Jedoch ergibt diese Form der Dosimetrie mit steigendem $TcTU_{supp}$ bei Verwendung der gültigen Formel „TcTUs × 5 = autonomes Volumen in ml" eine inverse Korrelation zum Therapieerfolg, was darauf zurückzuführen ist, dass diese Formel das tatsächliche autonome Volumen unterschätzt (Meller et al. 2000; Gotthardt et al. 2003). Die Formel ist daher obsolet, es werden besser 150Gy Herddosis für das gesamte Schilddrüsenvolumen gewählt (Gotthardt et al. 2006b).

Durch verschiedene Faktoren bedingt (ungünstige Verteilung der autonomen Thyreozyten, Schwierigkeiten bei der exakten Bestimmung des autonomen Volumens etc.), liegen die Ergebnisse der Radiojodtherapie bei disseminierten Autonomien unter denen bei fokalen Autonomien. Daher wurden alternative Berechnungskonzepte vorgeschlagen, die die Herddosis abhängig vom $TcTU_{supp}$ erhöhen. Allerdings existieren keine kontrollierten prospektiven Studien dazu, ob diese Konzepte wirklich einen Vorteil erbringen, sie sind daher kritisch zu betrachten (Gotthardt et al. 2006b). Aus den ermittelten Werten wird dann für jeden Patienten die Therapieaktivität aus o. g. Formel errechnet (Bell u. Grünwald 2000).

Ein Radiojodtest über mehrere Tage (üblicherweise 4 Messwerte über eine Woche) stellt natürlich für die Patienten einen erheblichen Aufwand dar. Daher wurde die Verwendung von standardisierten Halbwertszeiten für die Dosimetrie vorgeschlagen, was letztlich zu gleich guten Therapieergebnissen führt, den Radiojodtest aber auf die Messung des 24-h-Wertes reduziert. Weiterhin sind die Abweichungen zwischen den im Radiojodtest ermittelten Werten und den dann bei der Therapie tatsächlich gemessenen Werten für die Variablen teilweise erheblich, sodass sich Unterschiede zwischen Test und Therapie von insgesamt um 30–50 % ergeben (Bogner u. Czempiel 1993). Vor dem Hintergrund dieser Zahlen muss kritisch gefragt werden, inwieweit eine solch aufwändige Dosimetrie überhaupt sinnvoll ist (Gotthardt et al. 2006b).

Durchführung und Strahlenschutzaspekte

In Deutschland ist die Durchführung der Radiojodtherapie nur unter stationären Bedingungen erlaubt. Neben baulichen Strahlenschutzmaßnahmen (Barytbetonwände, Bleieinlagen in den Türen der Patientenzimmer etc.) muss eine entsprechende Station mit Sammelbehältern für Abwässer ausgestattet sein. Die Ausscheidung des ^{131}I erfolgt hauptsächlich über den Harn und den Kot der Patienten. Um die Freisetzung in die Umwelt zu verhindern, wird daher das Abwasser der Station gesammelt und erst nach einer bestimmten Abklingzeit bei Unterschreitung definierter Grenzwerte abgelassen. Weiterhin entsteht beim Zerfall von ^{131}I neben der ß-Strahlung auch γ-Strahlung, die zu einer Strahlenexposition unbeteiligter Personen wie beispielsweise Familienangehöriger führen kann. Auch deshalb werden die Patienten stationär therapiert. Auch in anderen Ländern in Europa ist die ambulante Durchführung der Radiojodtherapie nicht ohne Einschränkungen möglich, da überall Grenzwerte für die bei ambulanter Therapie maximal zu applizierende therapeutische Aktivität festgelegt worden sind. Diese liegen beispielsweise in den Niederlanden bei 400MBq. Da diese Aktivitäten für eine effektive einzeitige Therapie praktisch nie ausreichen, könnte eine ambulante Radiojodtherapie daher nur bei mehrfacher Applikation der höchsten zulässigen Aktivität bis zum Erreichen des Therapieziels durchgeführt werden. Dies wird aber aus Strahlenschutzgründen abgelehnt, wie die Strahlenschutzkommission der Bundesrepublik Deutschland festgestellt hat. Somit ist die ambulante Durchführung der Radiojodtherapie aus strahlenhygienischer Sicht in Deutschland keine Alternative. Es ist jedoch anzumerken, dass mit einer Behandlung mit bis zu 400MBq in vielen Fällen ein ausreichender therapeutischer Effekt erzielt werden kann, wie die Erfahrungen aus den Niederlanden zeigen. Auch wenn eine Restautonomie bestehen bliebe, ist diese häufig klinisch nicht relevant, man vermeidet aber insbesondere bei disseminierten Autonomien eine Hypothyreose. Bei entsprechender Indikationsstellung für die ambulante Radiojodtherapie wird üblicherweise spätestens nach der zweiten Behandlung der gewünschte Erfolg eintreten.

Für eine Radiojodtherapie sind nur Patienten geeignet, die in der Lage sind, sich größtenteils selbst zu versorgen. Aus Gründen des Strahlenschutzes für das Personal ist eine umfassende Pflege von Patienten nach Applikation einer therapeutischen Aktivität von ^{131}I nicht möglich. Während der stationären Therapie darf kein Besuch empfangen und die Station nicht verlassen werden. Die Therapiestationen sind aber üblicherweise so ausgestattete, dass der Aufenthalt angenehm ist (Fernsehen, Rundfunk, Bibliothek etc.) und Möglichkeiten für körperliche Aktivitäten (z. B. Fahrradergometer o. ä.) bestehen. Die Entlassung der Patienten kann erfolgen, wenn die effektive Folgedosis für eine Person, die sich ununterbrochen in 2 m Abstand vom Patienten befindet, in einem Jahr nicht mehr als 1 mSv (Millisievert) beträgt. Zum Vergleich: Die effektive Dosis bei einer Spiral-CT-Untersuchung des Abdomens beträgt rund 10 mSv, die natürliche Strahlenexposition in Deutschland liegt je nach Wohnort etwa bei 1–2 mSv, an manchen Stellen bis zu 10 mSv. Daraus ergibt sich eine Aufenthaltsdauer auf der Therapiestation von üblicherweise rund 2–5 Tagen. In anderen europäischen Ländern ist die Verweildauer teilweise pauschal auf 2 Tage festgesetzt (Bell u. Grünwald 2000).

Risiken und Nebenwirkungen

Nebenwirkung der Therapie mit ^{131}I kann eine **Sialadenitis** sein (bedingt durch die Aufnahme von ^{131}I in die Speicheldrüsen), was aber bei der Therapie von gutartigen Schilddrüsenerkrankungen selten ist und üblicherweise auch keine bleibenden Schäden hervorruft. Durch Lutschen saurer Bonbons oder Einträufeln von Zitronensaft in den Mund zur Förderung der Speichelproduktion und damit zur schnelleren Ausscheidung des ^{131}I lässt sich diese Komplikation gut verhindern, regelhaft wird diese Maßnahme jedoch nur bei hochdosierter Behandlung von Schilddrüsenkarzinomen angewandt.

Eher relevant ist die Möglichkeit einer **posttherapeutischen Hyperthyreose**, die durch den therapiebedingten Zerfall von Follikeln mit konsekutiver Freisetzung gespeicherten Schilddrüsenhormons hervorgerufen wird. Bei optimaler Vorbereitung auf die Radiojodtherapie (s. oben) ist diese Komplikation selten. Eine Therapie mit Thyreostatika kann versucht werden, um die endogene Schilddrüsenhormonproduktion zu senken, die Freisetzung von Schilddrüsenhormonen durch den Follikelzerfall ist jedoch nicht zu verhindern. Gegebenenfalls kann man symptomatisch therapieren, falls dies erforderlich wird. Bei Gabe von β-Blockern sollten keine kardioselektiven ß-Blocker verwendet werden, da nur so zusätzlich eine Hemmung der peripheren Konversion von T4 zu T3 erfolgt. Bei Auftreten einer strahlungsinduzierten Thyreoiditis kommt es neben sehr seltenen aber grundsätzlich möglichen mechanischen Komplikationen zu einer Schmerzsymptomatik und Druckgefühl. Dies kann sehr effektiv durch nichtsteroidale Antiphlogistika behandelt werden, auch Eiskrawatten können eine Linderung der Symptome bewirken. Sollten trotzdem mechanische Komplikationen auftreten, so sind diese durch Steroide beherrschbar. Eine therapiebedürftige Trachealkompression ist bei korrekter Indikationsstellung eine absolute Rarität (Becker 1990; Bell u. Grünwald 2000).

Wenn bei selektiver Zerstörung der autonomen Anteile der Schilddrüse möglicherweise nicht genügend funktionelles Schilddrüsengewebe erhalten bleibt, so bedingt dies eine substitutionspflichtige **Hypothyreose**. Die Alternative könnte sein, dass autonomes Gewebe übrig gelassen werden müsste, um eine ausreichende Schilddrüsenfunktion sicher zu stellen. Ob man die posttherapeutische Hypothyreose also tatsächlich in jedem Falle als eine Nebenwirkung der Radiojodtherapie ansehen sollte, erscheint unter diesem Aspekt fraglich. Eine unerwünschte Nebenwirkung der Therapie ist sie genaugenommen nur, wenn es zu einer vermeidbaren Zerstörung gesunden Schilddrüsengewebes gekommen ist. Unabhängig davon ist eine posttherapeutische Hypothyreose problemlos und ohne Nebenwirkungen durch Schilddrüsenhormonsubstitution (L-Thyroxin) behandelbar. Die Gabe von reinen Trijodthyroninpräparaten ist dabei allerdings schon lange obsolet. Die bei der Operation auftretenden Komplikationen (Rekurrensparese, Hypoparathyreoidismus, Nachblutungen, Infektionen) treten bei der Radiojodtherapie naturgemäß nicht auf.

Radiojodtherapie und Reproduktion

Die Strahlenexposition des Reproduktionssystems, hier insbesondere der Gonaden, ist durch die Ausscheidung des ^{131}I über den Harn bedingt. Die Strahlenexposition der männlichen Gonaden ist durch die größere Distanz zur Blase geringer als die Strahlenexposition der Ovarien. Diese liegt aber in einem Bereich, der durch Röntgenuntersuchungen der Beckenregion (Beckenübersicht, Kolonkontrasteinlauf, CT etc.) ebenfalls erreicht oder sogar überschritten wird. Die Wahrscheinlichkeit einer DNA-Veränderung als stochastische Strahlenwirkung ist rechnerisch sehr gering und eigentlich nur bei hochdosierter Therapie maligner Erkrankungen relevant (Bell u. Grünwald 2000). Bisher konnte in rund 50 Jahren, in denen es die Radiojodtherapie gibt, keine erhöhte Inzidenz von Missbildungen bei den Kindern von Patientinnen nach Radiojodtherapie gefunden werden (Reiners 1993). Somit ist die Radiojodtherapie im Gegensatz zu früher vertretenen Meinungen auch bei Patienten im reproduktionsfähigen Alter, die ihre Familienplanung noch nicht abgeschlossen haben, bedenkenlos einsetzbar, auch bei Frauen.

Ergebnisse und Nachkontrollen

Die Radiojodtherapie wird als erfolgreich angesehen, wenn es posttherapeutisch (bei Autonomien nach 6 Monaten) zu einer Normalisierung des TSH-Wertes kommt, das zuvor szintigraphisch supprimierte Gewebe wieder Aktivitätsaufnahme zeigt bei gleichzeitigem Verschwinden der zuvor heißen Knoten, der $TcTU_{supp}$ unter 1–1,4 % liegt oder eine latente oder manifeste Hypothyreose aufgetreten ist. Weiterhin sollte eine Normalisierung der peripheren Hormonparameter vorliegen (■ Abb. 2.33). Im Zweifel sollte insbesondere bei disseminierten Autonomien, bei denen sich die prä- und posttherapeutischen Szintigramme ggf. nur durch die Höhe des TcTU unterscheiden, ein Suppressionsszintigramm durchgeführt werden, um zu zeigen, dass der $TcTU_{supp}$ unter der oben angegebenen Grenze liegt. Dies tritt bei fokalen Autonomien bei rund 95 % der Patienten ein (Herdosis 300–400 Gy auf das autonome Volumen, Bell u. Grünwald 2000), während dies bei disseminierten Autonomien in etwa 85 % eintritt (Herddosis 150 Gy auf die gesamte Schilddrüse). Das schlechtere Ergebnis bei den disseminierten Autonomien ist dabei auf die größere Unsicherheit bei der Bestimmung des autonomen Volumens zurückzuführen. Weiterhin liegen die autonomen Zellen wesentlich stärker verteilt vor, was dazu führt, dass der sog. **„Cross-fire"-Effekt** nicht in gleichem Maße zur Geltung kommt wie in autonomen Knoten. Der „Cross-fire"-Effekt beschreibt das Phänomen, dass Thyreozyten nicht nur durch eingespeichertes ^{131}I geschädigt werden, sondern auch durch das in benachbart liegenden Zellen eingelagerte ^{131}I. Damit lässt sich ein autonomer Knoten effektiver therapieren, weiterhin ist die Schonung nicht-autonomen Gewebes bei fokalen Autonomien besser gegeben. Erhöht man die Zieldosis bei der Therapie disseminierter Autonomien, so resultiert das zwar in einem höheren Therapieerfolg, jedoch nimmt die Rate an Hypothyreosen deutlich zu. Weiterhin ist bekannt, dass auch bei erheblicher Steigerung der Zieldosis der Therapieerfolg nicht in gleichem Maße steigt und einige Patienten nicht einzeitig erfolgreich therapiert werden können.

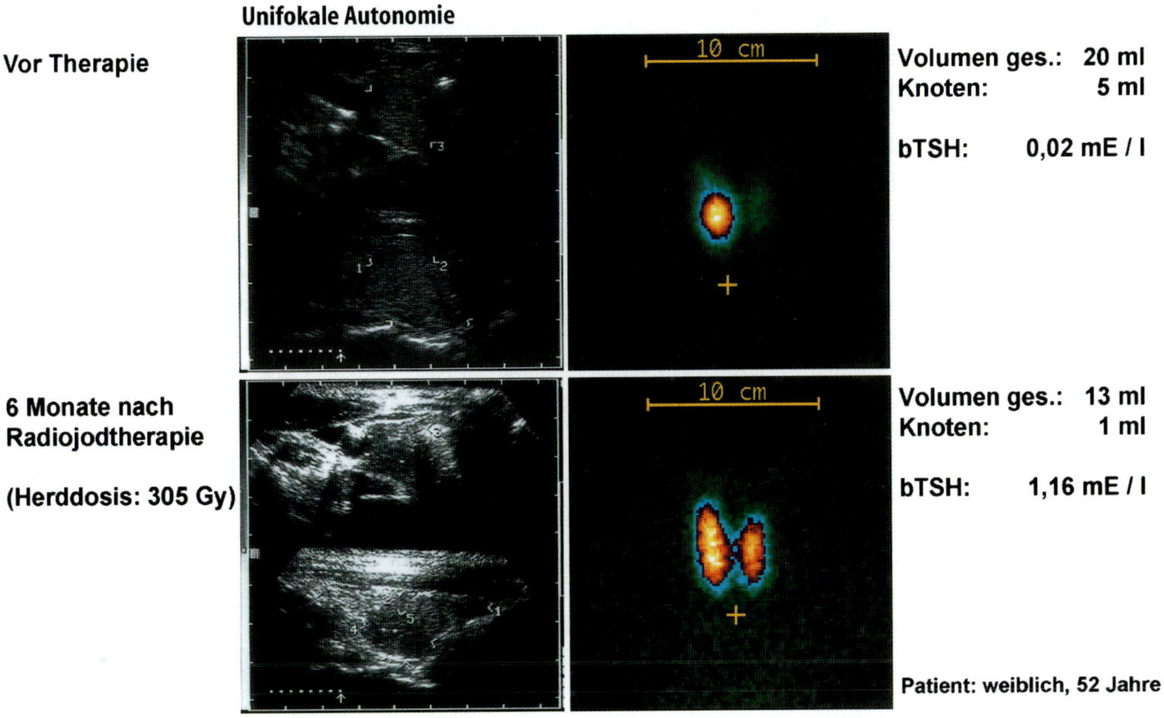

Abb. 2.33 52-jährige Patientin, klinisch euthyreot mit echonormalem Knoten, szintigraphisch „heiß", kardiale Rhythmusstörungen. Ausschaltung der unifokalen Autonomie durch die Radiojodtherapie, Verkleinerung der gesamten Schilddrüse um 35 % und des Knotens um 80 %

Operative Therapie der funktionellen Autonomie

A. Zielke

Ähnlich wie bei der euthyreoten Knotenstruma bestimmt die molekulare Pathogenese autonomer Adenome das therapeutische Konzept. Prinzipiell besteht bei jeder funktionellen Autonomie mit manifester Hyperthyreose die Indikation zur ablativen Behandlung. Die Enscheidung für eine Operation bzw. zu einer Radiojodtherapie wird durch die umfassende Wertung der Schilddrüsenerkrankung bestimmt. Die operativen Verfahren müssen das Rezidiv sicher ausschließen. Lobektomien können bei einer unifokalen Autonomie sinnvoll sein. Thyreoidektomien werden grundsätzlich bei der disseminierten Autonomie, der multifokalen Autonomie und bei der Immunthyreopathie vom Typ des M. Basedow empfohlen.

Molekulare Pathogenese autonomer Adenome und Therapieprinzipien

Die molekulare Pathogenese autonomer Adenome gleicht der Entstehung anderer benigner Tumoren. Nahezu alle Schilddrüsenadenome sind klonale Ereignisse und aus einer genetisch veränderten Zelle hervorgegangen (Namba et al. 1990). Grundsätzlich sind die zu klonalem Wachstum fähigen Schilddrüsenzellen und Follikelverbände disseminiert in der Drüse verteilt. Konstitutiv aktivierende somatische Punktmutationen des TSH-Rezeptors oder von Untereinheiten der in der Signaltransduktion des TSHr involvierten G-Proteine, sind für die Entstehung der Knoten und der Überfunktion verantwortlich (Studer u. Derwahl 1995; Krohn et al. 2005). Dies trifft sowohl für Endemiegebiete wie auch für Nichtendemiegebiete zu. Ein wesentlicher Unterschied besteht darin, dass die Entwicklung im Jodmangel schneller abläuft, was die Zeit bis zur klinischen Manifestation verkürzt. Es ist deshalb nicht überraschend, dass die Mehrzahl der Autonomien in Deutschland in multinodösen Strumen entsteht. Bis auf die seltenen Fälle einer „Spontanremission" durch zystischen Zerfall eines solitären autonomen Adenoms verläuft die Erkrankung regelhaft chronisch-progredient bis zur klinisch manifesten Hyperthyreose.

Die Therapie fußt auf 3 Standardverfahren:

- Thyreostatika
- Operation
- Radiojodtherapie

Die Therapie mit **Thyreostatika** wird als Initialtherapie bis zum Erreichen der Euthyreose durchgeführt. Wegen des nach wie vor in Deutschland bestehenden Jodmangels ist die Hyperthyreose oft schon mit geringen Dosen von Thiamazol (um 10 mg/Tag) oder Carbimazol (um 15 mg/Tag) zu beherrschen. Wenn bei gutem Allgemeinzustand die Stoffwechsellage nicht besonders rasch normalisiert werden muss, sind Dosen von 10–20 mg/Tag Thiamazol über 3 Wochen ausreichend (Reinwein et al. 1993). Bei Jodkontamination oder vorbestehender exogener Jodsupplementation können die Dosen deutlich höher liegen (40 mg und mehr).

Bei jeder funktionellen Autonomie mit manifester Hyperthyreose besteht prinzipiell die Indikation zur definitiven Behandlung durch entweder Operation oder Radiojodtherapie. Der Vorteil der **operativen Behandlung** liegt in einer raschen und zuverlässig erreichten funktionellen und morphologischen Sanierung. Sie ist damit grundsätzlich indiziert, wenn nicht der klinische Zustand oder der Wunsch des aufgeklärten Patienten dagegen sprechen.

Dies gilt auch für autonome Adenome ohne manifeste Hyperthyreose, wenn sie größer als 3 cm im Durchmesser sind bei Patienten ab der 5. Dekade. Hier beträgt das Risiko, dass sich mittelfristig eine Hyperthyreose entwickelt, nahezu 50 % (Hamburger 1980). Lediglich kleinere solitäre, kompensierte autonome Adenome ohne Hyperthyreosezeichen können beim jungen Menschen unter Jodrestriktion beobachtet werden, jedoch erfordert dies regelmäßige klinische, laborchemische und sonographische Kontrollen. Auch bei Patienten mit einem kumulativen Risiko wiederholter Jodexposition durch fortgesetzte Diagnostik mit jodhaltigen Kontrastmitteln (Gefäßpatienten, Tumorpatienten in Diagnostik und Therapie) ergibt sich bereits ohne die klinischen Zeichen der Hyperthyreose eine definitive Behandlungsindikation.

Die **Radiojodtherapie** besticht durch ihr nahezu fehlendes Risiko. Die Nachteile der Radiojodtherapie sind ein langsamer Wirkungseintritt von bis zu 3 Monaten, die fehlende Möglichkeit zur Sanierung gleichzeitig bestehender Schilddrüsenpathologien und die geringe Volumenreduktion, die in einer Größenordnung von max. 30 % erwartet werden kann (Müller-Gärtner et al. 1989; Röher et al. 1991). Demnach wird immer dann die **operative Therapie** zu bevorzugen sein, wenn 3 Forderungen zu erfüllen sind:

- Schneller und definitiver Heilungseintritt
- Evaluierung und Sanierung begleitender Schilddrüsenpathologika
- Effektive Volumenreduktion

Nach gängiger Meinung ist bei der disseminierten Autonomie in einer knotenfreien kleinen Drüse mit gutem Jod-Uptake die Radiojodtherapie die bevorzugte Behandlungsalternative (Reinwein et al. 1993).

Operationsindikation

Bei der Prüfung der Operationsindikation gelten die folgenden Grundregeln: Je größer die Drüse, je mehr Knoten vorhanden sind, je schlechter die Jodaufnahme, je ausgeprägter die Hyperthyreose, je schneller Euthyreose dauerhaft erreicht werden soll und je jünger der Patient, um so eher ist eine operative Behandlung zu befürworten.

Eindeutige Indikationen zur operativen Therapie stellen deshalb große Strumen dar sowie kleinere Strumen mit schlechtem Joduptake oder mit persistierenden Symptomen unter medikamentöser Therapie. Bei der Struma WHO III ist die Operationsindikation stets gegeben, eine Radiojodbehandlung ist nur bei erheblichen allgemeinen Operationsrisiken akzeptabel. In der Mehrzahl der Fälle entsteht die Schilddrüsenautonomie in einer Knotenstruma mit weitern, oft kalten Knoten. Nur durch die Operation ist es möglich, koinzidentelle Knoten durch Resektion definitiv mitzubehandeln. So wird der zusätzliche funktionell hypofunktionelle wie auch der suspekte Knoten in der Regel die Indikation zur Operation bestärken. Gleiches gilt für die noduläre Autonomie bei Kindern, bei jungen Frauen mit Kinderwunsch sowie bei schwangeren Frauen und Frauen während der Laktation, wenn eine medikamentöse Therapie nicht erfolgreich oder nicht (mehr) gewünscht ist. Wie bereits oben ausgeführt, stellen autonome Adenome mit einem Durchmesser von mehr als 3 cm auch unabhängig von der peripheren Funktion eine Operationsindikation dar. Wegweisend ist in jedem Fall, ob der informierte Patient eine Radiojodtherapie befürwortet oder ablehnt. Zunehmend wird von informierten Patienten die Operation bei unifokaler Autonomie nachgefragt. Denn gegenüber der Radiojodtherapie hat die Operation hier den entscheidenden Vorteil, nach einseitiger Lobektomie genügend gesundes Restgewebe zu hinterlassen, so dass oft lediglich eine Prophylaxe mit Jodid, nicht aber eine Therapie mit Schilddrüsenhormonen erforderlich ist.

Bei jodinduzierten Thyreotoxikosen (Jodid, jodhaltige Kontrastmittel, Amiodaron) und thyreotoxischen Krisen, die trotz intensiver konservativer Therapie nicht beherrschbar sind, oder bei schweren Nebenwirkungen einer thyreostatischen Therapie kann in begründeten Ausnahmefällen eine operative Behandlung auch im klinisch hyperthyreoten Zustand erforderlich werden (s. unten).

Medikamentöse Vorbehandlung

Besteht nach Klinik und Laborchemie keine Euthyreose, muss sie vor der Operation medikamentös herbeigeführt werden. Die einzige Ausnahme bilden Patienten mit einer durch konservative Maßnahmen nicht beherrschbaren thyreotoxischen Krise. In diesen seltenen Fällen wird die Indikationsstellung interdisziplinär erfolgen, wie auch die unter intensivmedizinischen Bedingungen durchgeführte perioperative Behandlung (Hintze 1992; Reichmann et al. 2001).

Art und Dauer der medikamentösen Vorbehandlung richten sich nach der Ausprägung der Hyperthyreose, nach dem Allgemeinzustand des Patienten und nach der verfügbaren Zeit. Prinzipiell werden Thyreostatika, Inhibitoren der Jodaufnahme, Betablocker sowie die Lugol-Lösung eingesetzt.

Thyreostatika **Thiamazol** wird aktiv von der Schilddrüse aufgenommen und hemmt die Synthese der Schilddrüsenhormone. Mit steigender Jodverarmung nimmt die thyreoidale Aufnahme von Thiamazol zwar ab, gleichzeitig steigt aber seine Wirksamkeit (Initialdosis z. B. 10–40 mg/Tag, Erhaltung z. B. 2,5–10 mg/Tag). **Carbimazol** wird in vivo in Thiamazol konvertiert, muss jedoch um den Faktor 1,6 höher dosiert werden. Typische, leichte Nebenwirkungen wie gastrointestinale Allgemeinsymptome und Exantheme finden sich je nach Dosis bei 2–5 % der Patienten. Eine Thrombo-, Granulo- oder Panzytopenie wird in weniger als 0,5 % der Fälle gesehen, kann jedoch zu jeder Zeit im Therapieverlauf auftreten - allerdings meist innerhalb der ersten 2 Wochen nach Therapiebeginn. **Thiouracil** wird bei allergischen oder toxischen Nebenwirkungen unter Thiamazol angewendet. Die dem Thiamazol äquipotente Dosis liegt um den Faktor 5 höher. Thiouracil hemmt zwar zusätzlich die periphere Konversion des Levothyroxins ist jedoch in der Initialtherapie der Krise den vorgenannten unterlegen (z. B. Methylthiouracil 25–150 mg/Tag als Initialdosis, Erhaltung z. B. 10–50 mg/Tag). Allen Thyreostatika ist gemein, dass sie erst nach 2–3 Tagen klinische Effekte zeigen, wenn die (bereits gebildeten) Hormonvorräte der Schilddrüse aufgebraucht sind.

Inhibitoren der Jodaufnahme **Perchlorat** hemmt die Jodaufnahme in die Schilddrüse und kann damit prophylaktisch **vor** einer geplanten Jodkontamination (Kontrastmittelapplikationen) eingesetzt werden (z. B. Irenat-Tropfen, 1 ml=300 mg Natriumperchlorat, 3-mal 25 Tropfen/Tag). Ob Irenat nach erfolgter Jodkontamination noch sinnvoll ist, ist fraglich, da Perchlorat kompetitiv um die thyreoidale Aufnahme mit einem sehr viel größeren Jodangebot konkurriert. Perchlorat ist als perioperatives Therapeutikum bei der mainfesten Hyperthyreose deshalb nicht indiziert.

Betarezeptorenblocker Durch β-Rezeptorenblocker (z. B. Propanolol 3-mal 20–40 mg für 3–6 Tage vor der Operation) wird die sympathische Aktivität gedämpft und die periphere Konversion des T4 zu T3 vermindert. Bei einer milden Hyperthyreose kann dies die alleinige vorbereitende Therapie sein. Sie führt neben den negativ bathmotropen, chonotropen und inotropen Effekten am Herzen zur Verminderung der Angst und der psychomotorischen Unruhe. Wegen der langen biologischen Halbwertszeit der Schilddrüsenhormone ist es sinnvoll, diese Therapie nach der Resektion noch für eine Woche fortzuführen und erst dann über 3–5 Tage auszuschleichen.

Lugol-Lösung Die Verwendung von Lugol-Lösung zur präoperativen Vorbereitung von Patienten mit einer Schilddrüsenüberfunktion wurde mit dramatischem Erfolg im Jahre 1923 erstmalig an einer Serie von 600 Patienten von Plummer u. Boothby an der Mayo-Klinik publiziert (Plummer u. Boothby 1923). Sie wird heute gelegentlich bei der Immunthyreopathie vom Typ M. Basedow genutzt, wenn Thyreostatika aufgrund von Nebenwirkungen nicht eingesetzt werden können (sog. Plummerung).

Präoperative Maßnahmen und Diagnostik

Neben der Überprüfung allgemeiner Operationsrisiken durch die eingehende klinische Untersuchung des Patienten muss eine euthyreote Stoffwechsellage belegt werden. Anders als bei der euthyreoten Knotenstruma, bei der, wenn eine Operation geplant ist, nie Raum für eine Szintigraphie ist, kann diese Untersuchung bei einer funktionellen Autonomie u. U. sinnvoll sein. Sofern nicht ohnehin eine totale Thyreoidektomie geplant ist, sollte sie durchgeführt werden, um die Überfunktion als uni- oder multinodöse bzw. diffuse (disseminiert) Autonomie zu klassifizieren. In diesen Fällen hat die Szintigraphie einen Stellenwert in der Planung der Resektionsstrategie: sie liefert hierzu die „Topographie der Schilddrüsenfunktion". Darüber hinaus muss eine regionale Sonographie des Halses durchgeführt werden. Die präoperative Prüfung der Stimmbandfunktion sollte ebenso durchgeführt werden.

Planung und Vorbereitung

Die spezifische Aufgabe der präoperativen Diagnostik bei der funktionellen Autonomie besteht darin, sie von der zweithäufigsten Form der Hyperthyreose, der Immunthyreopathie vom Typ des M. Basedow, abzugrenzen. Dies wird durch eine zusammenfassende Beurteilung der Befunde aus Anamnese, klinischer und sonographischer Untersuchung, Antikörpertiter und ggf. der Szintigraphie erreicht. Für die Planung und Vorbereitung der Operation bei der funktionellen Autonomie gilt, was bereits für die euthyreote Knotenstruma erläutert wurde (▶ Abschn. 2.5.3).

Patientenaufklärung

Über die alternativen Behandlungsmöglichkeiten haben vorausgegangene Abschnitte informiert. Die operationsspezifischen Risiken schließen die Schädigung des N. laryngeus inferior, die selten apparenten Schädigungen des R. externus n. laryngeus superior sowie Schädigungen der Nebenschilddrüsen ein. Diese Komplikationen wurden in ▶ Abschn. 2.5.3 erläutert. Außerordentlich selten ist die thyreotoxische Krise, die sehr selten postoperativ auftritt, dann aber häufiger nach Operationen wegen einer Hyperthyreose. Die Patientenaufklärung macht die intraoperative Operationsausweitung zur totalen Thyreoidektomie bei völlig von Knoten durchsetzter Schilddrüse bzw. die (Rest-)Thyreoidektomie bei Malignitätsnachweis zum Gegenstand. Hingewiesen werden sollte auch auf die Notwendigkeit einer lebenslangen Hormonsubstitution bei postoperativer Hypothyreose sowie auf die Notwendigkeit einer lebenslangen postoperativen medikamentösen Prophylaxe, sofern keine Thyreoidektomie vorgenommen wurde.

Operationsziel

Maßgebliches Operationsziel ist die Kontrolle der Hyperthyreose durch die vollständige Resektion des funktionell autonomen Gewebes. Dabei folgt die Operation dem gleichen Prinzip wie bei der euthyreoten Knotenstruma: Es darf kein pathologisches Gewebe zurückbelassen werden. Die Resektion muss alle krankhaften Areale sicher erfassen, d. h. alle durch klinische Untersuchung, Sonographie, Szintigraphie sowie intraoperative Wertung erkannten Knoten und hyperfunktionellen Areale. Häufig, insbesondere bei den diffusen Autonomien und der Autoimmunthyreopathie, bedeutet dies eine totale Thyreoidektomie. Bei den unifokalen Autonomien raten die meisten Leitlinien zur unilateralen Lobektomie (z. B. CAEK-Leitlinie 2011).

Verfahrenswahl

Entsprechend der hier formulierten Maxime chirurgischen Handelns lassen sich die bei der funktionellen Autonomie angewandten Resektionsverfahren prinzipiell in unilaterale und bilaterale unterteilen. Klassische Indikation für ein unilaterales Vorgehen ist der **solitäre hyperfunktionelle Schilddrüsenknoten** ohne Malignitätsverdacht vom Typ des autonomen Adenoms. Hier ist die Enukleation obsolet! Unter Berücksichtigung der topographischen Beziehung der Knoten zu der hinteren Schilddrüsenkapsel sollte die Hemithyreoidektomie auf der betroffenen Seite als Regeleingriff erwogen werden. Findet sich ein „suspekter" Knoten in einer **bilateral hyperfunktionellen Schilddrüse**, so ist auf der von dem Knoten betroffenen Seite immer eine Hemithyreoidektomie durchzuführen. Im Falle einer **multifokalen, nodulären Autonomie** muss die Resektion alle krankhaften Areale sicher erfassen. In der Regel wird der ubiquitäre Knotenbefall die Thyreoidektomie erforderlich machen (Bay 1980; Röher et al. 1991).

Bei der **disseminierten Autonomie** mit oder ohne Knotenbefall setzt sich die totale Thyreoidektomie bzw. die fast-totale mit einseitiger Lobektomie durch. Diese Resektionsstrategie hat die geringste Rezidivrate und die geringste Rage der Reinterventionen. Auch in der Leitlinie der CAEK wird eine besondere Begründung verlangt, wenn bilaterale Reste und damit eine anderes Operationsverfahren als eine totale Thyreoidetomie gewählt wird (CAEK-Leitlinie 2011).

Die Festlegung des Resektionsausmaßes bei der **Immunthyreopathie vom Typ M. Basedow** war längere Zeit kontrovers. Während im deutschen Sprachraum nach den nahezu vollständigen („near-total") beidseitigen Resektionen, in den 1990er-Jahren des vergangenen Jahrhunderts überwiegend die Hartley-Dunhill-Operation empfohlen wurde, wird von die meisten Autoren und den meisten Leitlinien nunmehr die totale Thyreoidektomie vorgeschlagen. Es besteht eine nahezu lineare Beziehung zwischen der Menge des zurückbelassenen Gewebes und dem Zeitpunkt des Auftretens klinisch manifester Rezidive. In einer unlängst vorgestellten Untersuchung wurde nur 3 Jahre nach Belassen eines Rest von 4 g bereits mehr als 10 % klinisch apparente Rezidive festgestellt (Sugino et al. 2008).

Die Komplikationsraten der totalen Thyreoidektomie sind gegenüber den „subtotalen" Verfahren beim M. Basedow nicht höher. Die Heilungsraten und die Rezidivraten (0 %) sind bei der totalen Thyreoidektomie besser. Die Operation ist das bevorzugte Verfahren bei Patienten mit einer Endokrinen Ophthalmopathie. Operationen sind bei Kindern der Radiojodtherapie generell nicht unterlegen und werden bei Kindern unterhalb von 5 Jahren bevorzugt eingesetzt, wegen des hier vermuteten erhöhten Krebsrisikos nach ablativer Radiojodtherapie. Zusammenfassend unterstützen aktuelle Daten die totale Thyreoidektomie als das erste Therapieverfahren bei der Immunthyreopathie vom Typ M. Basedow. Die Vorteile sind besonders deutlich bei Kindern und Patienten mit einer Endokrinen Ophthalmopathie. Auch die Leitlinie der CAEK rät konsequent zur totalen Thyreoidektomie.

Lagerung, Zugang, Operationsschritte und perioperative Behandlung

Sie unterscheiden sich nicht von den in ► Abschn. 2.5.3 besprochenen Vorgehensweisen.

Komplikationen

Die Komplikationsrate liegt bei Patienten mit einer Hyperthyreose tendenziell etwas höher als bei der euthyreoten Knotenstruma. Europäische und Nordamerikanische Leitlinien raten deshalb dazu, diese Operationen an „High-volume"-Zentren durchführen zu lassen (Paschke et al. 2011). Eine adäquate präoperative Behandlung vorausgesetzt, sollte die Morbidität für primäre Schilddrüseneingriffe bei der Hyperthyreose kumulativ höchstens 5 % betragen. Die operationstypischen Komplikationen wurden in ► Abschn. 2.5.3 ausführlich besprochen.

Lediglich eine bei Operationen wegen einer Hyperthyreose sehr selten vorkommende Komplikation soll hier ergänzt werden: die **thyreotoxische Krise**. Sie ist eine das Leben bedrohende Dekompensation des Organismus gegenüber der Wirkung erhöhter Konzentrationen von Schilddrüsenhormonen.

Häufigkeit der thyreotoxischen Krise Die Inzidenz der thyreotoxischen Krise ist unklar. Fehlende einheitliche Kriterien und nicht präzisierte Diagnose- und Kodierschlüssel erlauben lediglich Näherungsangaben. 1992 wurden etwa 100 Fälle in der Bundesrepublik intensivmedizinisch behandelt. Eine Analyse von Daten des statistischen Bundesamtes von 2004 ließ 70–800 Fälle vermuten (Karger u. Führer 2007). Eine andere Arbeitsgruppe schätzt aktuell ca. 100 Fälle pro Jahr nach Jodexposition (Weber et al. 1999).

Pathogenese der Krise Nach wie vor ist die Pathogenese unklar. Beobachtungen in kleinen Fallserien stützen die Hypothese, dass ein plötzlicher Anstieg des freien T4 ein wesentlicher Pathomechanismus der thyreotoxischen Krise ist (Brooks et al. 1980). Eine multifaktorielle Aktivierung β-adrenerger sympathische Aktivität und eine potenzierte intrazelluläre Wirkung der Schilddrüsenhormone selbst sind eher deskriptiv als Pathomechanismus vorgestellt worden.

Voraussetzung für die Entstehung einer thyreotoxischen Krise ist in der Regel eine Schilddrüsenüberfunktion. Sofern diese festgestellt wurde, lag häufiger eine Schilddrüsenautonomie oder eine Autoimmunthyreopathie vom Typ M. Basedow vor. Diese kann insbesondere bei älteren Personen weder bekannt noch therapiert sein. Die exzessive Freisetzung der Hormone ist dann entweder Folge der Zerstörung von Schilddrüsengewebe bzw. der Schilddrüsenfollikel oder Folge einer kurzfristigen Änderung in der Hormon-Eiweißbindung oder einer Synthesestörung des Thyroxin-bindenden Proteins (TBG) oder des kurzfristigen Auftretens von TBG-Inhibitoren. Alle diese Faktoren führen zu vermehrter Freisetzung von Schilddrüsenhormon.

Die Gründe dafür können dementsprechend mechanische, Autoimmunprozesse, zellulärer Schaden, Verletzungen und Operationen sowie Strahlung sein. Erst in zweiter Linie ist eine vermehrte De-novo-Produktion für den Hormonexzess verantwortlich. Dies ist dann häufiger die Folge von Medikamentennebenwirkungen. Typische medikamentenassoziierte Thyreotoxikosen werden unter Medikation mit Lithium, Amiodaron, IFN und Interleukin-2 gesehen (■ Tab. 2.15). Sofern eine Thyreotoxikose postoperativ auftritt, wird sie nach nicht vollständig das hyperfunktionelle Gewebe entfernenden Operationen wegen (jodinduzierter) Hyperthyreose oder einer Immunthyreopathie vom Typ des M. Basedow gesehen.

Eine thyreotxische Krise wird im Gegensatz zu der Prä-Thyreostatika-Ära heute häufiger im Zusammenhang mit exogenen Einflussfaktoren, wie der Applikation von jodhaltigen Kontrastmitteln, Infektionen oder Medikamenten gesehen, als nach Operationen an der Schilddrüse. Der Anteil der Fälle bei denen sich eine Jodexposition nachweisen lässt, ist beachtlich und schwankt zwischen 40 und 70 %. Die postexpositionelle Latenz kann einige Wochen und selten auch wenige Monate betragen (Lederbogen u. Reinwein 1992; Weber et al. 1999; Meurisse et al. 2000; Reichmann et al. 2001). Ob als Ursache des Hormonexzess eine Jodexposition vorgelegen hat, kann durch die Bestimmung der Jodaufnahme in die Schilddrüse (Uptake nahezu immer <1 %/24 h, außer bei der Amiodaron-induzierten Thyreotoxikose Typ I) oder eine Jodbestimmung im Urin differenziert werden.

Klinische Symptomatik Meist sind ältere Patienten der 7. und 8. Dekade betroffen. Frauen erkranken 3- bis 5-fach häufiger als Männer. Als Initialsymptome gelten allgemeine psychomotorische Auffälligkeiten wie Nervosität, Neurasthenie, Angstzustände, Inappetenz, Erbrechen, seltener Durchfälle. Die Steigerung der Symptome führt über Bewusstseinsstörungen bis zum thyreotoxischen Koma. Bei den älteren Menschen werden oft indolente, rasch die Stadien durchschreitende „oligosymptomatische" Verläufe berichtet, viele erst im bewusstseinsgetrübten Zustand angetroffen (Trivalle et al. 1996)

Diagnostik Die Diagnose einer thyreotoxischen Krise wird klinisch gestellt. Durch aufwändige und nicht ergiebige Diagnostik darf keine Zeit verloren werden. Es sind Diagnose-Scores für die klinisch nicht eindeutigen Fälle beschrieben worden, deren Wertigkeit allerdings bislang ungeprüft ist (Burch u. Wartofsky 1993). Als Initialsymptome gelten allgemeine psychomotorische Auffälligkeiten wie Nervosität, Neurasthenie, Angstzustände, Inappetenz, Erbrechen, seltener Durchfälle. Die Steigerung der Symptome führt über Bewusstseinsstörungen bis zum thyreotoxischen Koma. Die thyreotoxische Krise verläuft oft außerordentlich schwer mit einer Letalität die über alle Schweregrade gerechnet, selten unter 15 % angegeben wird. Es werden traditionell 3 Schweregrade unterschieden, die in der folgenden Übersicht aufgeführt sind (Hehrmann 1999). Etwa 50 % der Betroffenen befinden sich in Stadium 2 oder 3 (Lederbogen u. Reinwein 1992; Frilling et al. 1990; Hintze 1992). Die thyreotoxische Krise hat in Stadium 3 eine Letalität von bis zu 30 % (Karger 2008; Kokott 2009). Differenzierte Bewertungssysteme die einen Schwergrad durch einen Summerwert beschreiben stehen schon seit längerer Zeit zur Verfügung (Thyroid Storm Score; Burch u. Wartofsky 1980).

Schweregrade der thyreotoxischen Krise

- Schweregrad 1: Psychomotorische Unruhe, Agitation, Exsikkose, Diarrhöe, Dehydratation, Hyperthermie (38–40 °C), Tachykardie (>150 BPM), oft Herzinsuffizienz
- Schweregrad 2: Adynamie, Desorientiertheit, psychotische Zeichen, Stupor, Somnolenz
- Schweregrad 3: Stupor, Koma, Nebenniereninsuffizienz, Kreislaufversagen

2

Tab. 2.15 Ursachen einer thyreotoxischen Krise

	Inzidenz	Ursache
Medikamente[a]		
Lithium	0,7 %	Unklar, kompetitiver Mechanismus, Autoimmunisierung?
Humanes rekombinantes Interleukin-2	3,5 %	Aktivierung von T-Lymphozyten, insbesondere in Kombination mit IFN-γ
Humanes rekombinantes IFN-α	8,5 %	Destruktive Thyreoiditis (Antikörpertiter!), insbesondere in Kombination mit IL-2
Amiodaron	?	Typ I: Jodkontamination Typ II: Zytozide Wirkung auf Thyreozyten
Trauma[b]		
Sicherheitsgurte	?	Folgen des direkten Traumas mit Ruptur follikulären Gewebes und Freisetzung
Operationen	0,1–0,01 %	Besonders bei Operationen wegen Autonomie, nie bei totaler Thyreoidektomie
FNAC	?	Kasuistisch, z. T. vergesellschaftet mit Einblutungen in Zysten und Knoten
Manipulationen	?	Unklar, Freisetzung aus zerstörten Follikelzellen wahrscheinlich
Strahlung[c]		
^{131}Jod	1–5 %	Freisetzung aus zerstörten Follikelzellen, sekundäre Immunisierung (TRAb) vom Typ M. Basedow
Externe Bestrahlung	?	Subakute Thyreoiditis, sekundäre Immunisierung vom Typ M. Basedow
Artifiziell (Thyreotoxicosis factitia)[d]	?	Erhöhte Zufuhr, in der Regel durch Betroffene selbst
Jodkontamination		
Organisch	?	Kontrastmittel, Amiodaron, Benzodiaron
Anorganisch	?	Erhöhte Zufuhr, in der Regel durch Betroffene selbst (Jodsalz, Tang, Jodtabletten, Hustenlöser, Desinfektionsmittel und -Gazen (Jodoform, PolyvidonJod)

[a] in der Regel sehr spezifische klinische Merkmale und Zeitpunkte im Therapieverlauf (siehe spezielle Literatur)
[b] in der Regel weniger schwerwiegende Zeichen der Überfunktion
[c] auch nach Monaten nach der externen Bestrahlung noch möglich (sek. Immunisierung), gelegentlich dann sehr schwere Verläufe
[d] in der Regel eindeutige Laborchemie: Urinjod ↑, T4 ↑, TSH ↓↓↓, TG ↓↓ (!), TG wird bei allen anderen Ursachen einer TK erhöht gefunden

Alle Stadien werden nach Alter mit dem Suffix a (<50) und b (>50) versehen

Prophylaxe Die entscheidenden Schritte zur Vermeidung einer thyreotoxischen Krise im Rahmen operativer Interventionen sind:

- Besondere Wachsamkeit vor einer Jodexposition, insbesondere bei der sog. „Altershyperthyreose" und bei subklinischen Hyperthyreosen sowie bei jeder zuvor diagnostizierten Autonomie
- Konsequente präoperative Behandlung hyperthyreoter Patienten mit Thyreostatika, ggf. Betablockade, Steroide u. a. bis zum Erreichen einer Euthyreose
- Resektion sämtlichen autonomen Gewebes bei der Hyperthyreose einschließlich der Immunthyreopathie, d. h. die Durchführung einer Thyreoidektomie

Therapie Die Therapie der thyreotoxischen Krise ist stets eine interdisziplinäre Herausforderung. Entscheidend ist es, den frühestmöglichen Zeitpunkt zur Thyreoidektomie interdisziplinär zu definieren. Durch frühe Operationen lassen sich in zusammengetragenen Fallserien niedrigere Mortalitätsquoten (um 10 %) erreichen (Dralle et al. 1998; Scholz et al. 2003). Wenn bei der thyreotoxischen Krise nicht innerhalb der ersten **12 h nach Diagnosestellung** ein eindeutiges Ansprechen auf die eingeleitete Therapie erkennbar wird, ist die notfallmäßige Thyreoidekomie unter Fortsetzung der intensivmedizinischen Maßnahmen indiziert (Lederbogen u. Reinwein 1992; Frilling et al. 1990; Hintze 1992; Hehrmann 1998; Meurisse et al. 2000; Recihmann et al. 2001; Scholz et al. 2003).

Die Diagnose einer thyreotoxischen Krise ist eine klinische. Die Behandlung dieses endokrinologischen Notfalls ist unverzüglich einzuleiten – sie ist immer intensivmedizinisch und immer multidisziplinär. Der frühestmögliche Zeitpunkt der Thyreoidektomie muss interdisziplinär festgelegt werden.

Die pharmakologischen Behandlungsprinzipien der thyreotoxischen Krise sollen hier nur in den Grundzügen dargestellt werden. Sie bestehen im Wesentlichen aus einer symptomatischen Therapie, β-adrenerger Blockade und Hemmung der Hormonsynthese, der Hormofreisetzung und der perihperen Konversion.

- Sedierung der Patienten (nicht Stadium 3) mit Barbituraten (z. B. Luminal i.v.)
- Betarezeptorenblocker (z. B. Propanolol 40 mg i.v., bis 120–160 mg/Tag)
- Thyreostatika (z. B. Thiamazol 40 mg i.v., bis 160–240 mg/Tag)
- Kortikosteroide (z. B. Prednisolon 100 mg i.v., bis 250 mg/Tag, zur Hemmung der peripheren Konversion)
- Bei vorausgegangener Jodexposition z. B. 1–1,5 g Lithiumchlorid zur Hemmung der proteolytischen Schilddrüsenhormonfreisetzung,
- Bei sicher nicht jodinduzierter Krise z. B. 400–600 mg Jod/Tag (z. B. Lugol-Lösung, 3-mal 30 Tropfen zur Verminderung der Hormonfreisetzung)

Symptomatische Maßnahmen beinhalten die Senkung der Temperatur, den Flüssigkeits- und Elektrolytausgleich, eine hochkalorische, ggf. parenterale Ernährung (bis 6000–8000 kcal/Tag) und bei Therapieresistenz die Plasmapherese zur Elimination der peripheren Hormone. Diese kann mit einer kontinuierlichen veno-venösen Hämodiafiltration (CVVHD) mit einem 4 % humanes Albumin enthaltendem Dialysat (Steigerung der kontinuierlichen Toxinbindung und -elimination) kombiniert werden (Koball et al. 2010).

Wenn bei der thyreotoxischen Krise nicht binnen 12 h bis längstens 24 h ein deutliches Ansprechen auf die eingeleitete Therapie erkennbar wird, ist eine notfallmäßige Thyreoidekomie indiziert.

Prophylaxe und Therapie des Rezidivs

A. Zielke

Auch nach der operativen Therapie funktioneller Autonomien besteht die Notwendigkeit einer dauerhaften medikamentösen Behandlung. Die Eckpunkte zu den eingesetzten Medikamenten, dem Vorgehen und der Therapiekontrolle wurden bereits in ► Abschn. 2.5.4 erläutert. Die Behandlungsziele gleichen prinzipiell denen bei der euthyreoten Knotenstruma und bestehen einerseits in der Verhinderung einer erneuten Schilddrüsenvergrößerung (Prophylaxe), andererseits in der Behandlung einer postoperativen Hypothyreose (Therapie).

Prophylaxe des Rezidivs

Die Hauptursache des Progresses bei der fokalen oder disseminierten Autonomie ist die autoregulatorische Fehlanpassung an den Jodmangel, die in nahezu jeder länger bestehenden Jodmangelstruma entweder disseminiert oder, im Falle des autonomen Adenoms mehr oder weniger lokalisiert auftritt. Grundlage der Autonomie ist die Entstehung funktionell autonomer Schilddrüsenzellen bzw. ganzer Follikelverbände auf dem Boden klonalen Wachstums. Grundsätzlich sind die zu klonalem Wachstum fähigen Schilddrüsenzellen und Follikelverbände disseminiert in der Drüse verteilt. Sofern also eine Operation bei einer Autonomie Schilddrüsengewebe zurückließ, ist deshalb auf jeden Fall eine Prophylaxe nach den in ► Abschn. 2.5.4 beschriebenen Prinzipien sinnvoll, um ein rasches Wiederauftreten einer klinisch apparenten Autonomie zu vermeiden.

Nach Resektion eines solitären autonomen Adenoms bei ansonsten ausreichend erhaltener, morphologisch und funktionell unauffälliger Schilddrüse ist in der Regel keine Substitution mit Schilddrüsenhormon erforderlich. Hier ist, aus den in den vorangegangenen Kapiteln erläuterten Gründen unmittelbar eine Jodprophylaxe zu beginnen. Die multifokale Autonomie erfordert – je nach Operationsausmaß – ein differenzierteres postoperatives Vorgehen. Bei einseitigen oder beidseitigen Resektionen unter Hinterlassung größerer Anteile morphologisch und funktionell regulären Schilddrüsengewebes ist über eine Substitution erst 4–6 Wochen nach der Operation und nach erneuter Prüfung der Schilddrüsenfunktion anhand der peripheren Hormone und des TSH zu entscheiden. Liegt zum Zeitpunkt der Kontrolle Euthyreose vor, ist die alleinige Jodprophylaxe fortzuführen. Die Patienten sollten initial in 6-monatigen Abständen, danach in 1- bis 2-jährigen Intervallen nachuntersucht werden um rechtzeitig das erneute Auftreten einer (subklinischen) Hyperthyreose zu detektieren. Liegt zum Zeitpunkt der ersten Kontrolle eine Hypothyreose vor, ist eine Kombinationsbehandlung von Levothyroxin mit Jodid sinnvoll.

Wichtig zu wissen ist, dass Autonomien mit immunologischer Aktivität vom Typ des Hashimoto, eine höhere Rate langfristiger postoperativer Hypothyreose haben, als alle anderen Autonomien.

Wenn nach der Operation eine geringe Restfunktion erwartet wird, kann noch in der ersten postoperativen Woche eine Substitution mit etwa der Hälfte der Zieldosis begonnen werden (entsprechend ca. 0,5–0,75 mg/kg KG). Nach einer totalen Thyreoidektomie kann regelhaft in der ersten Woche mit Thyroxin in einer Dosis von ca. 1–1,5 mg/kg KG begonnen werden. Die Anpassung der Dosis erfolgt auch hier nach erneuter klinischer und Laborkontrolle 6 Wochen nach der Operation.

Therapie des Rezidivs

Die Gefahr, dass bei der multifokalen oder disseminierten funktionellen Autonomie nach einer nicht die gesamte Schilddrüse entfernenden Resektion wieder eine apparente Autonomie auftritt, beträgt bei optimaler postoperativer Therapie und Prophylaxe bis zu 5 % (Emrich u. Reinhardt 1989; Joseph 1986; Röher et al. 1991). Die Entwicklung fokaler Autonomien in multinodösen Rezidivstrumen mit zunächst euthyreoter Stoffwechsellage, ist allerdings viel häufiger. Die Rate der Entwicklung einer solchen Autonomie in Rezidivstrumen wurde im Endemiegebiet mit 4 % pro Jahr (!) angegeben (Dorbach u. Schicha 1993). Umgekehrt besteht im jodarmen Endemiegebiet bei bis zu 20 % der Patienten, die sich einer Reoperation unterziehen müssen, eine (in der Regel multifokale) funktionelle Autonomie (Röher u. Goretzki 1987). All dies sind klare Argumente, die dafür sprechen, bei der multifokalen und der disseminierten Autonomie die totale Thyreoidektomie als Standardverfahren bei der Erstoperation zu erwägen.

Aus gleichem Grund werden die ausgedehnten Operationsverfahren bei der Immunthyreopathie vom Typ M. Basedow eingesetzt. Es besteht eine nahezu lineare Beziehung zwischen der Menge des zurückbelassenen Gewebes und dem Zeitpunkt des Auftretens klinisch manifester Rezidive. Gewebemengen oberhalb von 4 g (bei einer „durchschnittlich" vergrößerten Drüse) zurückzulassen, war schon in den 1990er-Jahren des vergangenen Jahrhunderts problematisiert worden (Grundlagen der Chirurgie G80, DGCh, 1986). In einer unlängst vorgestellten Untersuchung wurde nur 3 Jahre nach Belassen eines Rest von 4 g bereits mehr als 10 % klinisch apparente Rezidive festgestellt (Sugino et al. 2008).

Nach neuerlicher thyreostatischer Behandlung ist zur definitiven Sanierung in vielen Fällen die **Radiojodtherapie** das Verfahren der ersten Wahl. Wegen der deutlich höheren Komplikationsraten sind Reoperationen erst nach Prüfung und Ausschöpfung der konservativen Therapiemöglichkeiten zu indizieren (Bay 1980; Dorbach u. Schicha 1993; Röher u. Goretzki 1987). Patienten die an einer voluminösen Rezidivstruma mit erheblicher Beeinträchtigung leiden oder solche, die einer dauerhaften Medikamentenbehandlung oder einer Radiojodtherapie auch nach differenzierter Aufklärung nicht zustimmen oder denen diese Therapiemöglichkeiten nicht zugänglich sind, qualifizieren sich für eine Operation. Die erwarteten Komplikationsraten sind beachtlich und betragen z. B. allein für die permanente Rekurrensparese selbst an spezialisierten Kliniken kaum unter 3 % und bis maximal 18 % und sind in diesen Kliniken mindestens 10-fach höher als bei ordentlich ausgeführten Ersteingriffen (Bay 1980; Röher u. Goretzki 1987).

Die **Operationsstrategie** bei einer Reoperation ist zuallererst auf die Erhaltung der Rekurrens- und Nebenschilddrüsenfunktion und erst dann auf die Beseitigung des dominanten Befundes ausgerichtet (▶ Abschn. 2.5.4). In der Regel wird zunächst die befunddominante Seite angegangen und bei gegebener Indikation wird die Resektion der gegenüberliegenden Seite nur erfolgen, wenn von einer sicheren Schonung des N. recurrens auf der zuerst operierten Seite ausgegangen werden kann. Hier ist der Einsatz des Neuromonitoring geboten! Wie in vorangegangenen Abschnitten erläutert, scheuen sich erfahrene Schilddrüsenoperateure im Zweifelsfall nicht vor einem zweizeitigen Vorgehen.

2.6.2 Immunthyreopathie

Das Vollbild der Merseburger-Trias mit Struma, Tachykardie und Exophthalmus ist pathognomisch für das Vorliegen einer Basedow-Erkrankung. Die immunogene Hyperthyreose erfordert aufgrund des oft komplexen Krankheitsbildes und des variablen Verlaufs ein interdisziplinäres Mangement der betroffenene Patienten.

Klinische Symptomatik

M. Luster, M. Grußendorf

Die Immunthyreopathie vom Typ Morbus Basedow ist in unseren Breiten mit einer Prävalenz von 0,5–2 % die zweithäufigste Ursache einer Schilddrüsenüberfunktion und tritt bevorzugt zwischen dem 20. und 50. Lebensjahr auf; im Kindes- und Jugendalter stellt sie den häufigsten Grund für eine Hyperthyreose dar (Rivkees 2006). Die jährliche Inzidenz liegt bei ca. 40–60 Erkrankungen pro 100.000 Einwohner/Jahr, wobei Frauen etwa 5-mal häufiger betroffen sind. Die Pathogenese der Erkrankung ist noch nicht vollständig geklärt (Weetman 2000; Tomer 2010):

Bei genetisch prädisponierten Patienten kommt es, ausgelöst durch eine abnorme T-Zell-Funktion, zur Expression von zirkulierenden Antikörpern, die an den TSH-

Tab. 2.16 Befunde, die für das Vorliegen einer endokrinen Orbitopathie sprechen

Anamnese	Klinischer Befund
Fremdkörpergefühl Lichtempfindlichkeit Vermehrter Tränenfluss (jedoch manchmal auch vermehrte Trockenheit) Retrobulbäres Druckgefühl Doppelbilder Subjektiver Visusverlust	Oberlidretraktion Periorbitale Schwellungen Chemosis (Schwellung der Bindehaut) Protrusio bulbi Bewegungseinschränkung der Bulbi durch Augenmuskelblockaden Visuseinschränkung

Rezeptor binden und die Schilddrüsenzellen zu vermehrter Hormonproduktion, Hypertrophie und Hyperplasie stimulieren (Eckstein et al. 2009, 2010; Hemminki et al. 2010). Häufig lässt sich ein familiär gehäuftes Auftreten von Autoimmunthyreopathien feststellen.

Neben der erblichen Prädisposition ist der Nikotinkonsum ein etablierter Risikofaktor für die Entwicklung eines Morbus Basedow, insbesondere auch für die Entwicklung einer endokrinen Orbitopathie (Quadbeck et al. 2006). Andere auslösende Faktoren bzw. Trigger wie Stress, Jodexposition, Virusinfektionen und der Einfluss von Sexualhormonen werden diskutiert (Stan u. Bahn 2010; Mizokami et al. 2004).

Bei 5–10 % der Patienten mit Immunthyreopathie besteht eine Assoziation mit anderen Autoimmunerkrankungen wie Vitiligo, perniziöser Anämie, Alopezie, Myasthenia gravis, Diabetes mellitus Typ 1, Morbus Addison oder rheumatoider Arthritis (Weetman 2011).

Im Vergleich zu den sich eher langsam entwickelnden und klinisch typischerweise insgesamt eher milder imponierenden funktionellen Autonomien, zeigt die Immunhyperthyreose in der Regel eine rasch auftretende, meist ausgeprägte Symptomatik als Zeichen einer vermehrten Hormonausschüttung.

Anamnestisch lassen sich typischerweise innere Unruhe, Nervosität, Tachykardie, Gewichtsabnahme trotz starken Appetits, Hitzeintoleranz und vermehrte Schweißneigung erfragen. Schwieriger kann sich die Diagnosestellung bei älteren Patienten gestalten, hier finden sich mono- bzw. oligosymptomatische Verläufe, die als „Alterserscheinungen“ verkannt werden können. Gastrointestinale oder neuropsychiatrische Symptome (Apathie, depressive Verstimmung) können bei dieser Altersgruppe durchaus im Vordergrund stehen (Weetman 2000).

Bei der klinischen Untersuchung sind eine Tachykardie, bei älteren Patienten auch Arrhythmien, eine überwärmte, feuchte Haut, daneben auch ein feinschlägiger Fingertremor und ein systolischer Hypertonus führende Symptome; auskultatorisch findet sich bei florider Erkrankung gelegentlich ein Rauschen über der Schilddrüse als

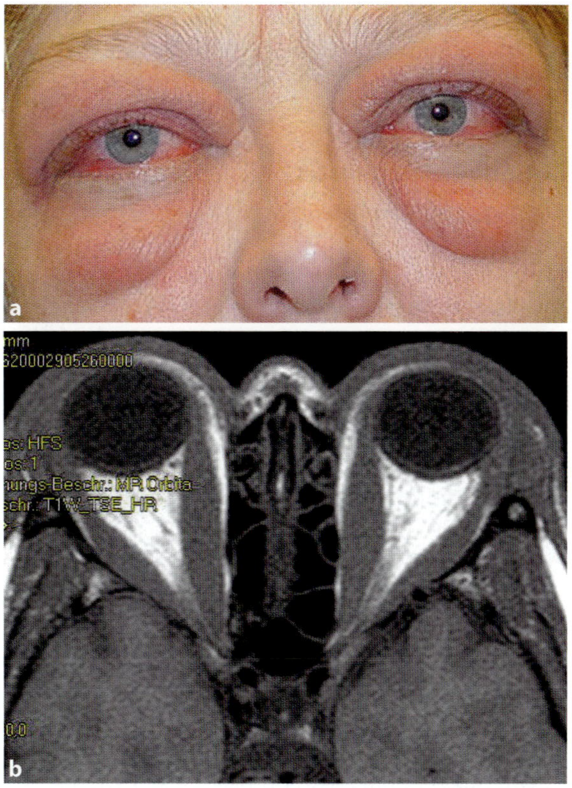

Abb. 2.34a,b Floride endokrine Orbitopathie. **a** Klinisches Bild. **b** Kernspintomogramm. (**b** mit freundlicher Genehmigung von Frau Prof. A. Eckstein, Essen)

Hinweis auf die deutlich vermehrte Durchblutung. Eine Vergrößerung der Schilddrüse ist bei ca. 80 % der Patienten mit M. Basedow nachweisbar.

Pathognomonisch für die Diagnose eines Morbus Basedow ist der Nachweis einer, im angloamerikanischen Sprachraum auch als „thyroid-eye disease“ bezeichneten **endokrinen Orbitopathie** (Tab. 2.16; Abb. 2.34), die nicht zwingend synchron auftreten muss (Putta-Manohar u. Perros 2010; Weetman 2000).

Andere extrathyreoidale Manifestationen des M. Basedow treten deutlich seltener auf. Falls zusätzlich Hauterscheinungen im Sinne teigiger Hautverdickungen mit eingezogenen Haarfollikeln (prätibiales Myxödem) sowie eine hypertrophische Osteoarthropathie vorliegen, besteht das Vollbild des sog. **Exophthalmus-Myxödem-Osteoarthropathie-(EMO)-Syndroms**.

Ein prätibiales Myxödem lässt sich jedoch nur bei ca. 4 % der Patienten nachweisen. Dabei handelt es sich um Hautveränderungen an der unteren Hälfte des Unterschenkels und an den Füßen (in schweren Fällen auch an den Unterarmen und Händen). Histologisch finden sich in den betroffenen Hautpartien aktivierte Fibroblasten und Ablagerungen von Glykosaminglykanen, die genaue Pathogenese des prätibialen Myxödems ist ebenfalls nicht geklärt.

Die zweite noch seltenere Veränderung ist die Akropachie, die durch keulenförmige Auftreibungen der Nägel und im Extremfall durch Knochenresorptionen charakterisiert ist.

Rationelle Diagnostik

M. Luster, M. Grußendorf

Die Diagnostik des Morbus Basedow sollte zielgerichtet und am aktuellen Beschwerdebild orientiert erfolgen. Bei zum Teil sehr raschem Verlauf der Erkrankung ist eine frühzeitige Diagnosestellung mit zeitnaher Einleitung einer adäquaten Behandlung essenziell.

Labordiagnostik

Erster Schritt bei anamnestischem und/oder klinischem Verdacht einer Hyperthyreose (wie oben beschrieben) ist die Bestimmung eines basalen TSH-Wertes, möglichst unter Verwendung eines ultrasensitiven Assays. Bei unauffälligem TSH-Spiegel ist das Vorliegen einer Hyperthyreose weitgehend ausgeschlossen.

Die Erhöhung der (freien) peripheren Hormone T4 bzw. T3 sichert die Diagnose einer (manifest) hyperthyreoten Stoffwechsellage, eine alleinige Bestimmung des fT4 ist aufgrund des isolierten Auftretens von T3-Hyperthyreosen nicht angeraten. Zur Einschätzung des Ausmaßes der Stoffwechselstörung bzw. der Schwere der Erkrankung und der daraus resultierenden Einleitung einer adäquaten Therapie ist die Kenntnis der oben genannten Parameter unabdingbar.

Die subklinische oder latente Hyperthyreose beschreibt eine Konstellation bei der die peripheren Schilddrüsenhormonwerte noch im Referenzbereich liegen, das übergeordnete hypophysäre Steuerhormon TSH jedoch bereits durch eine vermehrte Schilddrüsenhormon-Ausschüttung erniedrigt bzw. supprimiert ist.

Bei kataboler Stoffwechsellage z. B. aufgrund von schweren Erkrankungen oder Fasten ist die Interpretation der Schilddrüsenhormon-Parameter oft erschwert, so können trotz Hyperthyreose bei supprimiertem TSH die T3- bzw. T4-Werte bei einem sog. „Low-T4-, „Low-T3-Syndrom normal sein.

Im Therapieverlauf unter medikamentöser antithyreoidaler Behandlung sind eine regelmäßige klinische Überwachung sowie Kontrollen der Schilddrüsenfunktionsparameter (TSH, fT3, fT4), des Blutbildes und der Leberfunktionsparameter (GPT und γ-GT) erforderlich.

Antikörperbestimmungen Der Nachweis eines positiven TSH-Rezeptor-Antikörper-Titers (TSH-R-AK, „Cut-off“: 1,5 IU/l, Graubereich 1–1,5 IU/l) gelingt mit modernen Assays in über 90 % (Eckstein et al. 2010) der Patienten mit Immunthyreopathie vom Typ M. Basedow (mit einer diagnostischen Spezifität und Sensitivität von >95 %) (Michalek et al. 2009). Oftmals sind auch begleitende Erhöhungen der Antikörper gegen die Schilddrüsenperoxidase (TPO-AK) zu finden.

Die bestimmten TSH-Rezeptor-Antikörper-Titer können durchaus verschiedenen Antikörper-Subtypen entsprechen, die unterschiedliche metabolische Effekte (stimulierend, blockierend) vermitteln und demgemäß zu klinisch unterschiedlichen Verläufen führen (Chen et al. 2003; Sanders et al. 2003). Die Schilddrüsenfunktion beim M. Basedow hängt somit entscheidend von der jeweils dominierenden TSH-Rezeptor-Antikörperpopulation ab. Stimulierende Antikörper bewirken eine diffuse Hyperplasie und Hypertrophie der thyreoidalen Follikelepithelien (Zöphel et al. 2010a, b).

Wiederholte Bestimmungen der TSH-Rezeptor-Antikörpertiter sind von eingeschränkter Bedeutung für die für die Beurteilung des Krankheitsverlaufes bzw. der Prognose (Ausnahme: Abschätzung der Rezidivwahrscheinlichkeit nach medikamentöser Therapie). Persistierende TSH-R-AK-Erhöhungen sind auch nach ablativen Verfahren wie Radiojodtherapie und Thyreoidektomie möglich.

TSH-Rezeptor-Antikörper sind plazentagängig und können bei Müttern mit M. Basedow und hohen Antikörpertitern zu einer fetalen Hyperthyreose führen.

Ultraschall

Die hochauflösende Sonographie (i. d. R. >7,5 MHz) ist die Methode der Wahl zur Ermittlung des Schilddrüsenvolumens und evtl. vorhandener Herdbefunde. Die Ultraschalluntersuchung hat als „real time“-Verfahren jedoch, ebenso wie Palpation, die Limitation der Untersucherabhängigkeit und somit eingeschränkten Reproduzierbarkeit. Verlaufsbetrachtungen werden hierdurch erschwert (Andermann et al. 2007).

Der Nachweis einer, oft ventral betonten, diffusen Hypoechogenität (Abb. 2.35) des gesamten Organs ist bei gleichzeitigem Vorliegen einer Hyperthyreose charakteristisch für das Vorliegen eines M. Basedow. Die Doppler-Sonographie kann in der Differenzialdiagnose zusätzliche Informationen liefern. Die Perfusion der Schilddrüse bzw. von intrathyreoidalen Herdbefunden lässt Rückschlüsse auf die zugrunde liegende Erkrankung zu. Insbesondere bei der floriden Immunthyreopathie Morbus Basedow ist die deutliche, diffuse Hyperperfusion („thyroid storm“, „thyroid inferno“) regelhaft anzutreffen.

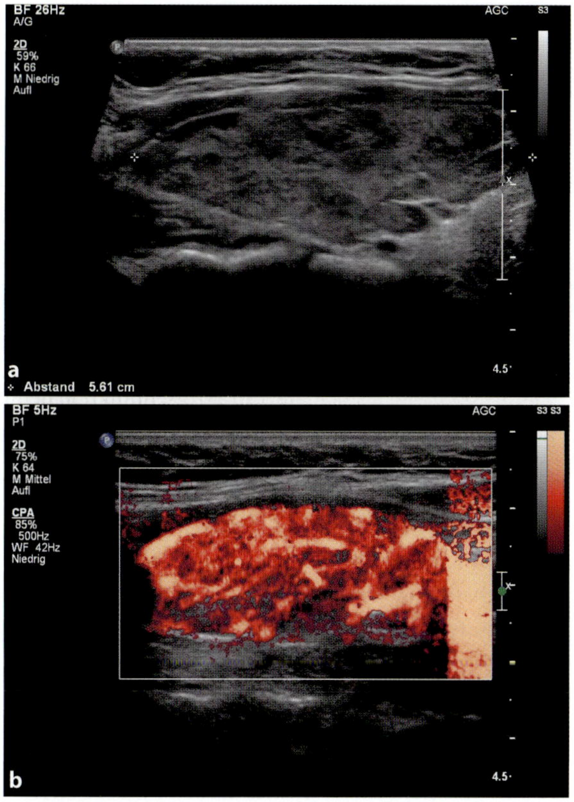

Abb. 2.35a,b Ultraschallbefund bei Morbus Basedow. **a** Hochauflösender Ultraschall mit inhomogenem, teilweise echoarmem Reflexmuster. **b** Korrespondierende Doppler-Untersuchung mit Darstellung einer deutlich gesteigerten Perfusion („thyroid storm"). (Mit freundlicher Genehmigung von Herrn Prof. W. Kratzer, Ulm)

Szintigraphie

Bei der Diagnosestellung eines M. Basedow ist die Durchführung einer Schilddrüsenszintigraphie nicht zwingend erforderlich, bei nicht eindeutigen Fällen jedoch häufig hilfreich (Abb. 2.36). Der Technetium-Uptake ist klassischerweise deutlich erhöht, eine quantitative Auswertung zeigt oft Uptake-Werte über 10 %, was bei den differenzialdiagnostisch abzugrenzenden disseminierten Autonomien fast nie der Fall ist. Aufgrund der intensiven Stoffwechselsteigerung ist der sog. Lobus pyramidalis gelegentlich dargestellt. Andere Thyreoiditisformen (z. B. lymphozytär, subakut oder postpartal) zeigen meist eine reduzierte Traceraufnahme, ebenso die Hyperthyreosis factitia.

Bei hyperthyreoten Patienten spricht eine diffuse Echoarmut mit vermehrter Perfusion im Sonogramm für das Vorliegen eines M. Basedow, bei uncharakteristischem sonographischem Bild sollte eine Szintigraphie erfolgen.

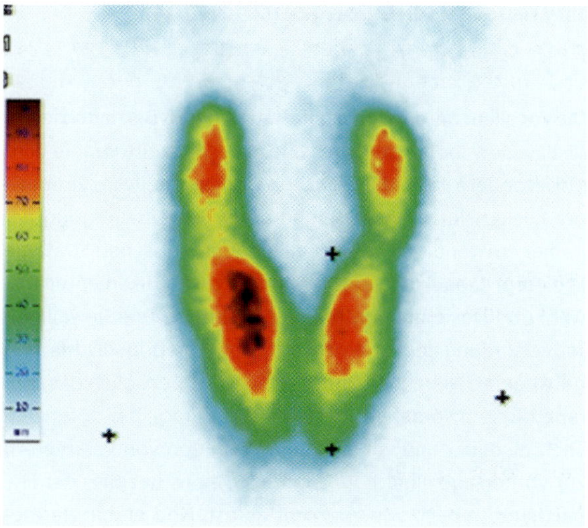

Abb. 2.36 Technetium-Szintigraphie eines Patienten mit Morbus Basedow. (Mit freundlicher Genehmigung von Frau Prof. A. Eckstein, Essen)

Diagnostik bei endokriner Orbitopathie

Vor der spezialisierten Diagnostik des Ophthalmologen können bereits Anamnese und klinischer Befund (▶ Abschn. 2.6.2.1) eindeutig auf eine endokrine Orbitopathie hinweisen, daher sollte hierauf bei der Erstuntersuchung des Patienten nicht darauf verzichtet werden. Auch die Messung der Protrusio (evtl. im Verlauf) mittels des Hertel-Exophthalmometers ist hilfreich, bei eindeutigem Verdacht auf eine endokrine Orbitopathie sollte dann eine Überweisung zum Augenarzt erfolgen.

Ergänzende Diagnostik

Eine Feinnadelaspirationszytologie (FNA) ist zur Diagnosesicherung des M. Basedow nicht erforderlich, selbstverständlich sollten suspekte Herdläsionen jedoch weiter abgeklärt werden. Im Jodmangelgebiet ist die Koinzidenz einer Immunthyreopathie und umschriebener Herdbefunde nicht selten. Leitlinienkonform sollten hypofunktionelle Knoten ab einer Größe von 1 cm (ultraschallgestützt) punktionszytologisch untersucht werden. Nicht diagnostische Punktate sollten wiederholt werden; etwa 5 % der FNA zeigen einen Verdacht auf Malignität, 10 % sind zytologisch verdächtig (Gharib et al. 2010).

Neuere Verfahren, wie die Elastographie, spielen bisher bei der Diagnosestellung keine Rolle. Radiologische Bildgebung (z. B. Kernspintomographie) kann im Einzelfall (große Struma, endokrine Orbitopathie) indiziert sein, ggf. auch vor therapeutischer Intervention (Operation, Radiojodgabe). Bei Verdacht auf Osteoporose ist eine Densitometrie zu erwägen, bei entsprechender Symptomatik eine kardiologische Untersuchung (Mitralklappenprolaps).

Thyreostatische Langzeittherapie

P.-M. Schumm-Draeger

Die vor allem bei der Erstmanifestation der Hyperthyreose Typ M. Basedow indizierte thyreostatische Langzeittherapie wird insbesondere im Hinblick auf Vor- und Nachteile im Sinne einer Kosten-Nutzen-Analyse und unter Berücksichtigung der immer notwendigen individuellen therapeutischen Strategie in diesem Kapitel dargestellt. Während zur Medikamentenauswahl und Dosierung, unter Berücksichtigung der jeweiligen Jodversorgung des Patienten und der bei niedriger Dosierung günstigeren Nebenwirkungsrate Konsens bezüglich des therapeutischen Vorgehens besteht, ist die Frage der optimalen Therapiedauer und vor allem die Definition von Parametern zur Vorhersage einer Remission bzw. eines Rezidivs der Hyperthyreose nach wie vor nicht gelöst. Neu etablierte methodische Ansätze der TSH-Rezeptor-Antikörperbestimmung unter Verwendung eines humanen TSH-Rezeptors haben zwar die Sensitivität signifikant verbessert, jedoch keinen Vorteil für die Vorhersage eines Rezidivs ergeben. Neue Ergebnisse aus prospektiven, randomisieren Studien (Evidenz II) belegen allerdings, dass die medikamentöse Therapie nicht nur in der Kurzzeittherapie zum Erreichen einer Euthyreose indiziert ist, sondern ihre Anwendung bis zum Erreichen einer Spontanremission weiterhin nützlich ist. Die Notwendigkeit hoher Thyreostatikadosierungen, große Strumen, persistierend hohe TSH-Rezeptorantikörper-Titer sowie das Rauchen erhöhen die Rezidivgefahr. Nach Ende der thyreostatischen Behandlung muss in regelmäßigen Intervallen ein Follow-up mit Bestimmung der Schilddrüsenfunktionswerte erfolgen, da sich der überwiegende Teil der bei 40–70 % der Patienten auftretenden Hyperthyreoserezidive in den ersten 6–12 Monaten einstellt. Im Falle eines Rückfalles der Hyperthyreose nach thyreostatischer Langzeittherapie sollten möglichst definitive Behandlungsverfahren wie die Schilddrüsenoperation oder die ^{131}I-Radiojodtherapie angestrebt werden. Die Perspektiven der konservativen Therapiekonzepte beruhen in Zukunft auf der Selektion geeigneter Patienten unter Berücksichtigung individueller prognostischer Langzeitparameter.

Indikationsstellung

Indikationen Im Hinblick auf eine bei 30–60 % der Patienten mit M. Basedow mögliche Remission der Erkrankung nach thyreostatischer Therapie ist bei der Immunthyreoditis – im Gegensatz zu Patienten mit Schilddrüsenautonomie als Ursache der Hyperthyreose – eine sinnvolle Indikation zur konservativen Langzeittherapie mit Thyreostatika gegeben. Insbesondere ist die Indikation zur Behandlung der Hyperthyreose Typ M. Basedow mit Thyreostatika bei Erstmanifestation der Erkrankung gegeben, vor allem wenn keine bzw. eine nur geringe Schilddrüsenvergrößerung besteht (Schumm-Draeger u. Müller 2003).

Kontraindikationen Kontraindikationen einer thyreostatischen Therapie der Hyperthyreose vom Typ M. Basedow liegen dann vor, wenn eine mechanische Beeinträchtigung durch eine ausgeprägte Schilddrüsenvergrößerung oder der Verdacht auf ein Malignom der Schilddrüse besteht. Schwere Nebenwirkungen der thyreostatischen Medikamente zwingen zum Absetzen der konservativen Therapie. Bei multimorbiden, schwerstkranken Patienten ist mit der konservativ-medikamentösen Behandlung in dem notwendigen Zeitraum oft keine stabile euthyreote Stoffwechsellage herzustellen, sodass eine frühzeitige Schilddrüsenoperation unumgänglich sein kann. Bei fehlender Compliance verbietet sich eine medikamentöse Langzeittherapie grundsätzlich.

Kinderwunsch Obwohl keine zwingende Kontraindikation zu formulieren ist, sollten Frauen mit Kinderwunsch möglichst vor Eintritt der Schwangerschaft einer definitiven Behandlung in Form einer Schilddrüsenoperation oder Radiojodbehandlung zugeführt werden, um eine thyreostatische Therapie während der Gravidität zu vermeiden.

Rezidiv Im Falle eines Rezidivs der Hyperthyreose vom Typ M. Basedow nach Abschluss der thyreostatischen Langzeittherapie kann grundsätzlich erneut eine konservative thyreostatische Behandlung durchgeführt werden, jedoch ist aufgrund des individuell deutlich erhöhten Rezidivrisikos des jeweiligen Patienten nach dem ersten Rezidiv nach thyreostatischer Langzeittherapie eine definitive Behandlung mittels Schilddrüsenoperation oder Radiojodtherapie unbedingt zu empfehlen.

Praktische Durchführung

Die thyreostatische Behandlung der Hyperthyreose Typ M. Basedow sollte mit antithyreoidalen Medikamenten der Thionamidgruppe durchgeführt werden, wobei aufgrund klinischer Studienergebnisse heute in Abhängigkeit von der Jodversorgung des individuellen Patienten deutlich niedrigere Dosierungen bei gleichem Therapieerfolg gewählt werden können (▣ Tab. 2.17 und ▣ Tab. 2.18; Reinwein et al. 1993). Während die Dosierung der Initialtherapie z. B. für **Thiamazol** abhängig von der Jodversorgung und dem Schweregrad der Erkrankung zwischen 10 und 40 mg/Tag anzusetzen ist, werden in der Erhaltungstherapie deutlich niedrigere Dosierungen von z. B. 2,5–10 mg Thiamazol/Tag verwendet. **Propylthiouracil** muss aufgrund seiner kürzeren Wirkzeit 2-mal/Tag eingenommen werden.

> **Im Hinblick auf das dann signifikant niedrigere Nebenwirkungsrisiko der thyreostatischen Medikamente sind möglichst niedrige Dosierungen der Initial- und Erhaltungstherapie anzustreben.**

Tab. 2.17 Thyreostatische Langzeittherapie des Morbus Basedow

Substanz	Initialtherapie (mg/Tag)	Erhaltungstherapie (mg/Tag)
Thiamazol	10–40	2,5–10
Carbimazol	20–60	5–15
Propylthiouracil	150–300	50–200

Vor allem leichtere Nebenwirkungen (z. B. Hautexanthem) treten auch im unteren Dosisbereich dosisabhängig auf und liegen nach Gabe von Thiamazol im niedrigen Dosierungsbereich (5–10 mg/Tag) unter 10 %, steigen jedoch von Dosierungen ab 60 mg Thiamazol auf über 30 % an. Nicht sicher dosisabhängig hingegen ist das Auftreten der mit einer Frequenz von 0,18 % sehr seltenen Agranulozytose, die überwiegend in den ersten 10 Wochen der Behandlung eintritt. Die folgende Übersicht gibt einen Überblick über die Nebenwirkungen der thyreostatischen Therapie.

Nebenwirkungen der thyreostatischen Therapie

- Leichte Nebenwirkungen
  - Häufig: allergische Exantheme, Pruritus, Kopfschmerzen, Arzneimittelfieber, Gelenk-, Muskelschmerzen
  - Selten: Dysgeusien, gastrointestinale Beschwerden
- Schwere Nebenwirkungen
  - Selten: Leukozytopenie, Agranulozytose
  - Sehr selten: Cholestase, Leberschaden, allergische Vaskulitis, Thrombozytopenie, aplastische Anämie, lupusähnliche Syndrome

Insbesondere im Hinblick auf die Remissionsquote nach Abschluss der thyreostatischen Langzeittherapie sind hohe Thyreostatikadosierungen initial und in der Erhaltungsphase nicht geeignet, die Remissionsquote noch weiter zu verbessern (Edmonds et al. 1994).

Monotherapie oder Kombinationstherapie?

Grundsätzlich kann die thyreostatische Langzeittherapie als Monotherapie mit einem Thyreostatikum in möglichst niedriger, noch zur Erhaltung der Euthyreose ausreichender Dosierung durchgeführt werden. In der Kombinationstherapie wird nach Erreichen der peripheren Euthyreose ein Schilddrüsenhormonpräparat in einer mittleren Dosierung von 100 µg/Tag zusätzlich eingesetzt, die zu wählenden Thyreostatikadosen liegen etwas höher als bei der Monotherapie. Die Therapiekontrollen, insbesondere das Risiko einer Hypothyreoseentwicklung und eines

Tab. 2.18 Empfehlung[a] für die Initialdosierung von Thiamazol

Situation	Initiale Dosis von Thiamazol (mg/Tag)
Starker Jodmangel und/ oder leichte Krankheit	10
Mäßiger Jodmangel oder unbekannte Jodversorgung oder stärkere Krankheitssymptome	20
Höhere Jodversorgung (mehr als 100 µg/Tag) und ausgeprägtes Krankheitsbild	30–40
Jodkontamination und ausgeprägtes Krankheitsbild	40 und mehr
Jodkontamination und sehr schweres Krankheitsbild bis hin zur thyreotoxischen Krise	40–200

[a] Nicht systematisch untersucht

Strumawachstums, sind unter einer Kombinationstherapie deutlich geringer.

Eine alleinige Therapie mit Thyreostatika muss zwingend durchgeführt werden, wenn eine Hyperthyreose vom Typ Basedow in der Schwangerschaft behandlungsbedürftig ist, da nur Thyreostatika, nicht aber Schilddrüsenhormone die Plazentaschranke passieren können.

Von großer Bedeutung ist es, dass bei Patientinnen mit einer Hyperthyreose Typ Basedow in der Gravidität die TSH-Rezeptor-Antikörper ebenfalls die Plazentaschranke passieren und eine Hyperthyreose des ungeborenen bzw. neugeborenen Kindes induzieren können (Wilson u. Forster 1996). Sorgfältige Kontrollen in enger interdisziplinärer Kooperation durch den internistischen Endokrinologen, Gynäkologen und Pädiater sind während und nach der Entbindung besonders wichtig. Da die Schwangerschaft selbst eine hemmende Wirkung auf den Autoimmunprozess ausübt, kann sich eine vorübergehende Remission der Erkrankung einstellen, allerdings sind Rezidive der Hyperthyreose Typ Basedow in der Postpartalphase häufig und erfordern sorgfältige Kontrollen. In der Stillzeit werden durch die Mutter unter thyreostatischer Therapie zwar geringfügige Thionamiddosen auf den Säugling (Dosis 15 mg Thiamazol bzw. 150 mg Propycil/ Tag) übertragen, diese beeinflussen jedoch die kindliche Schilddrüsenfunktion nicht und sind als unbedenklich anzusehen. Hinweise für eine teratogene Wirkung der Thyreostatika existieren nicht, hingegen führt eine nicht behandelte Hyperthyreose zu einer erhöhten Missbildungs- und Abortrate (Mann et al. 1997).

Die Ergebnisse japanischer Studien, die in Regionen mit hoher Jodversorgung und unter mit Europa nicht vergleichbaren Bedingungen ermittelt wurden, zeigten einen Vorteil der Kombinationsbehandlung sowie durch eine Fortführung der Schilddrüsenhormontherapie auch nach Abschluss der thyreostatischen Langzeittherapie eine signifikante Senkung der Rezidivquote (Hashizume et al. 1991). Insbesondere angesichts der widersprüchlichen Datenlage, die sich aufgrund der abweichenden Ergebnisse von klinischen Studien sowohl aus Japan (Tamai et al. 1995) als auch aus Großbritannien (McIver et al. 1996) und Kanada (Rittmaster et al. 1998) ergibt, wurde dieser Therapieaspekt in einer randomisierten prospektiven klinischen Studie in Deutschland, einer vergleichsweise jodärmeren Region, überprüft. Die Ergebnisse belegen im Gegensatz zu den Daten aus Japan, dass die Kombinationsbehandlung mit Thyreostatika und Schilddrüsenhormon im Hinblick auf eine günstigere Remissionsquote nach thyreostatischer Therapie keinen Vorteil bietet (Hoermann et al. 2002; Quadbeck et al. 2003).

Therapiekontrollen

Nach Festlegung der Diagnose mit klinischer Untersuchung, Bestimmung der Schilddrüsenfunktionswerte (fT3, fT4, TSH) und der TSH-Rezeptor-Autoantikörper sowie der Schilddrüsensonographie sind in der Initialbehandlung bis zum Erlangen der peripheren Euthyreose kurzfristige Kontrollen (etwa 2-wöchentlich) der Schilddrüsen-funktionswerte (fT3, fT4) und der Leukozytenwerte durchzuführen. Nach Erreichen einer peripher euthyreoten Stoffwechsellage sind neben der klinischen Untersuchung in 3-monatlichen Abständen die Überprüfung der Schilddrüsenfunktionswerte (fT3, fT4) und in halbjährlichen Intervallen die Kontrolle des Serum-TSH-Wertes und eine sonographische Untersuchung der Schilddrüse notwendig. In der Regel kann auf die Durchführung einer Schilddrüsenszintigraphie, vor allem bei nicht ausgeprägt vergrößerter Schilddrüse und fehlenden Schilddrüsenknoten, verzichtet werden. Die Bestimmung der TSH-Rezeptor-Antikörper bei Therapieende ermöglicht keine sichere Rezidivvorhersage beim einzelnen Patienten und ist daher von eingeschränktem Nutzen (Schleusener et al. 1989), auch nicht mit den neuen Assays unter Nutzung des humanen TSH-Rezeptors (Zimmermann et al. 2002).

Therapiedauer

In umfangreichen prospektiven klinischen Studien konnte gezeigt werden, dass im Hinblick auf eine möglichst hohe Remissionsquote eine thyreostatische Langzeittherapie für etwa 12 Monate durchgeführt werden muss. Therapiezeiten, die kürzer als 6 Monate sind, werden von deutlich höheren Rezidivquoten gefolgt, während Behandlungszeiträume von 15–18 Monaten oder mehr keine besseren Remissionsergebnisse erbrachten (Allanic et al. 1990; Meng et al. 1991).

Remissionsvorhersage

Nach einjähriger thyreostatischer Langzeittherapie beträgt die Rezidivquote der Hyperthyreose Typ M. Basedow etwa 40–70 %. Zuverlässige Vorhersagekriterien für die Remission sind gegenwärtig nicht verfügbar. In zahlreichen retrospektiven und prospektiven Studien wurden verschiedene Indizes wie Strumagröße, Suppressionstest, Serum-TSH-Spiegel und vor allem TSH-Rezeptor-Antikörpertiter untersucht. Die **Strumagröße** korreliert gut mit der Rezidivhäufigkeit.

Glaser et al. (1997) zeigten in einer umfangreichen Studie bei Kindern mit M. Basedow, dass der anfängliche Schweregrad der Hyperthyreose, der Body-Mass-Index sowie die Strumagröße wichtige Vorhersagefaktoren für eine mögliche Remission unter thyreostatischer Therapie darstellen.

In einer umfangreichen Metaanalyse (Feldt-Rasmussen et al. 1994) sowie in aktuellen prospektiven Studien (Glinoer et al. 2002) wurde die Frage, inwieweit positive **TSH-Rezeptor-Antikörperspiegel** mit hohen Rezidivquoten bzw. negative Antikörpertiter mit einer besseren Remissionsrate korrelieren, eingehend untersucht

Zusammenfassend konnte klar gezeigt werden, dass positive oder negative TSH-Rezeptor-Antikörpertiter nicht geeignet sind, ein Rezidiv der Hyperthyreose Typ M. Basedow beim einzelnen Patienten vorherzusagen. Allerdings erhöht die Persistenz von TSH-Rezeptor-Antikörpern nach thyreostatischer Langzeittherapie insgesamt das Rezidivrisiko.

Aktuell wurde intensiv diskutiert, inwieweit eine Erhöhung der Sensitivität der Nachweismethoden für TSH-Rezeptor-Antikörper zu einer Verbesserung der Rezidivvorhersage führen könnte. Nach neuester Datenlage ist jedoch trotz einer signifikanten Verbesserung der Sensitivität (Costagliola et al. 1999) mit neuen Bestimmungsmethoden für TSH-Rezeptorantikörper unter Nutzung des humanen TSH-Rezeptors (Zweit-Generations-Assays) kein Vorteil in der Rezidivvorhersage erreicht worden (Zimmermann et al. 2002).

Rauchen gilt als Risikofaktor für das Auftreten eines Hyperthyreoserezidivs (Balazs et al. 1999; Glinoer et al. 2002). In der Praxis sollte daher Rauchern mit M. Basedow eine Nikotinkarenz dringend empfohlen werden.

Radiojodtherapie

M. Dietlein

Die Radiojodtherapie ist eine attraktive und kosteneffektive Alternative zur Schilddrüsenoperation oder sogar die Therapie der ersten Wahl bei bestimmten gutartigen Schilddrüsenerkrankungen. Hierzu zählen die Rezidivhyperthyreose beim Morbus Basedow in Kombination mit kleiner Struma sowie die Erstmanifestation einer Hyperthyreose beim Morbus Basedow, wenn im Falle eines konservativ-thyreostatischen Behandlungsversuchs ein hohes Rezidivrisiko besteht. Vor Durchführung einer Schilddrüsenoperation muss der Patient über die Möglichkeit einer Radiojodtherapie aufgeklärt sein. Wenn die Probleme einer floriden endokrinen Orbitopathie und eines anhaltenden Nikotinkonsums zusammentreffen, kann die Radiojodtherapie zu einer Exazerbation der endokrinen Orbitopathie führen und die Operation wird dann zur bevorzugten Therapieoption. Ansonsten besteht unter einer Glukokortikoidprophylaxe während der Radiojodtherapie kein höheres Risiko für eine endokrine Orbitopathie als bei den übrigen Therapieoptionen.

Grundlagen

Radiojod (^{131}I) ist ein kombinierter β- und γ-Strahler mit einer physikalischen Halbwertszeit von 8 Tagen. Analog dem Nahrungsjod (^{127}I) wird das in Kapselform verabreichte Radiojod (alternativ intravenöse Injektion möglich) in die Thyreozyten aufgenommen und der Hormonsynthese zugeführt. Therapeutisch wirksam sind die β-Strahlen mit einer Reichweite im Gewebe von 1–2 mm, wodurch hohe intrathyreoidale Strahlendosen bei niedriger Restkörperdosis erzielt werden. Die Radiojodtherapie wirkt über eine Hemmung der Zellteilung kombiniert auf die Schilddrüsenfunktion und Strumagröße. Therapieziele sind:

- Beseitigung der Hyperthyreose beim Morbus Basedow,
- Beseitigung einer Autonomie und/oder
- Volumenreduktion einer Struma bzw. Rezidivstruma.

Rechtliche Voraussetzungen

Voraussetzung für die therapeutische Anwendung offener radioaktiver Stoffe ist in Deutschland eine Umgangsgenehmigung entsprechend der Strahlenschutzverordnung (StrlSchV). Die personellen Voraussetzungen umfassen die Bestellung Strahlenschutzverantwortlicher und Strahlenschutzbeauftragter. Strahlenschutzbeauftragte sind in der nuklearmedizinischen Klinik Gebietsärzte mit Fachkunde im Strahlenschutz.

Voraussetzungen bei der Behandlung mit offenen radioaktiven Stoffen sind („Richtlinie Strahlenschutz in der Medizin"):

- Ausreichende Ausstattung mit qualifiziertem Personal
- Ausreichend häufige Behandlungen mit offenen radioaktiven Stoffen, um den erforderlichen Kenntnisstand des Personals zu gewährleisten
- Vorhandensein einer Bettenstation, die den Erfordernissen des Strahlenschutzes Rechnung trägt
- Verfügbarkeit einer leistungsfähigen nuklearmedizinischen Untersuchung zur Ermittlung der Daten, die für die Behandlungsplanung und die Nachsorge erforderlich sind
- Interdisziplinäre Zusammenarbeit bei Untersuchung, Behandlung und Nachsorge

Ferner müssen bei der Ableitung von Abwässern nach der Behandlung mit offenen radioaktiven Stoffen die Werte von § 47 StrlSchV eingehalten werden, was erst nach Abklingen in einer Abwasserrückhaltevorrichtung (Abwasseranlage) möglich ist.

Dies führt dazu, dass in Deutschland die Radiojodtherapie an spezialisierte Kliniken gebunden ist, die u. a. über eine speziell ausgestattete Bettenstation mit Abwasserabklinganlage verfügen. In Deutschland existieren derzeit etwa 120 Einrichtungen mit 1000 Betten, in denen stationäre Therapien mit offenen radioaktiven Stoffen durchgeführt werden können. Es werden etwa 50.000 Radiojodtherapien pro Jahr in Deutschland vorgenommen, ohne dass Wartezeiten jenseits einer medizinisch notwendigen Vorbereitung bestehen.

Die im Körper verbliebene Restaktivität, bei der ein Patient von der nuklearmedizinischen Station entlassen werden kann, beträgt 250 MBq ^{131}I (Dosisleistung ≤3,5 µSv/h in 2 m Abstand, entsprechend 1 mSv bei dauerhaftem Aufenthalt in 2 m Abstand). Hierdurch liegen die stationären Verweilzeiten im Mittel bei etwa 4 Tagen, wobei die individuelle Aufenthaltsdauer im Wesentlichen vom Schilddrüsenvolumen und von der angestrebten Strahlendosis im Schilddrüsengewebe abhängig ist. Rechtlich ist ein Mindestaufenthalt von 48 h vorgeschrieben. Anzeige- oder genehmigungspflichtige Ausnahmeregelungen sind möglich.

Im Gegensatz hierzu wird in der Mehrzahl der europäischen Nachbarstaaten (z. B. Belgien, Frankreich, Schweiz, England, Österreich) die Radiojodtherapie bis zu bestimmten Aktivitäten auch ambulant durchgeführt (Schicha 1993). Dies hat in Grenzgebieten zu einem regelrechten Radiojodtherapie-Tourismus geführt. Er ist aus Sicht des Strahlenschutzes der Bevölkerung Deutschlands und der Qualitätssicherung für die betroffenen Patienten abzulehnen (Strahlenschutzkommission 1996, 1997). Gerade für Patienten mit einer Hyperthyreose M. Basedow ist der Erfolg bereits nach der ersten Radiojodtherapie wesentlich, um die thyreostatische Medikation beenden zu können und um das Risiko für eine endokrine Orbitopathie so gering wie möglich zu halten. Hierfür dient die posttherapeutisch durchgeführte Dosimetrie mit der Option auf eine 2. Therapiekapsel noch während des gleichen stationären Aufenthaltes. Umgekehrt können die sehr unterschiedlichen rechtlichen Obergrenzen in den europäischen Nachbarländern für eine ambulante ^{131}I Applikation absehbar eine zu geringe Strahlendosis für einen M. Basedow zur Folge haben.

2

Indikationsstellung

Seit mehr als einem halben Jahrhundert wird die Radiojodtherapie zur Behandlung der Schilddrüsenüberfunktion eingesetzt. Etablierte Indikationen zur Radiojodtherapie sind die manifeste Hyperthyreose bei M. Basedow und Autonomie sowie die latente Hyperthyreose bei Autonomie (TSH unter 0,3 mU/l). Mit dem Ziel der Volumenreduktion wird die Radiojodtherapie auch bei der euthyreoten Struma und der Rezidivstruma eingesetzt (Dietlein et al. 2007c).

Für eine Radiojodtherapie sprechen:
- M. Basedow bzw. Autonomie bei kleineren und mittleren Strumen
- Kein Malignomverdacht
- Keine großen liquiden Degenerationen, erhöhtes Operationsrisiko, Voroperationen, Rekurrensparese (auch unabhängig von Voroperationen) bei beidseitigem Rezidiv oder kontralateral zu einem einseitigen Rezidiv, vorübergehender postoperativer Hypoparathyreoidismus nach Erstoperation
- Ablehnung einer Operation

Eine Operation ist gegenüber der Radiojodtherapie zu bevorzugen bei:
- Nichtzutreffen obiger Kriterien
- Kompressionssymptomen (Tracheomalazie, hochgradige Trachealstenose, Stridor)
- Notwendigkeit eines sofortigen Therapieeffekts, was bei schweren Nebenwirkungen auf die thyreostatische Medikation oder bei einer thyreotoxischen Krise der Fall sein kann
- Hoch floride endokrine Orbitopathie bei anhaltendem Nikotinkonsum (Effekt der Glukokortikoide als Begleitmedikation zur Radiojodtherapie bei Rauchern abgeschwächt)

Eine thyreostatische Therapie ist ein sinnvolles Behandlungskonzept bei:
- M. Basedow vorwiegend mit geringem Rezidivrisiko (weibliches Geschlecht, Alter >40 Jahre, Schilddrüsenvolumen <40 ml, TSH-Rezeptor-Antikörper <10 IU/l unter einer thyreostatischen Medikation).
- relevanten Begleiterkrankungen oder Umständen, die gegen eine Operation oder eine Radiojodtherapie sprechen.

Eine **Kontraindikation** zur Radiojodtherapie besteht bei Schwangeren, Stillende müssen mindestens 6–8 Wochen zuvor abstillen (zwecks Verminderung der Strahlenexposition der Mammae). Ein erhöhtes Malignomrisiko nach Radiojodtherapie gutartiger Schilddrüsenerkrankungen wurde nicht beobachtet (Franklyn et al. 1999; Ron et al. 1998). Das genetische Risiko bei jüngeren Patienten ist vernachlässigbar klein. Es existiert daher keine Altersgrenze für die Radiojodtherapie, eine Radiojodtherapie bei Jugendlichen mit einer persistierenden Hyperthyreose M. Basedow ist im Einzelfall möglich. Eine Schwangerschaft sollte für 4 Monate nach Radiojodtherapie vermieden werden.

Differenzialtherapie beim Morbus Basedow Eine definitive Therapieindikation (Operation oder Radiojodtherapie) ergibt sich bei M. Basedow bei:
- Rezidivierender Basedow-Hyperthyreose
- Nach 6 Monaten der thyreostatischen Therapie persistierend erhöhte TSH-Rezeptor-Antikörper >10 IU/l oder persistierende Hyperthyreose
- Schweren Nebenwirkungen bzw. Unverträglichkeit der thyreostatischen Medikation
- Erstmals aufgetretener Basedow-Hyperthyreose, sofern besondere Risikofaktoren für ein Rezidiv nach thyreostatischer Medikation vorliegen (jüngeres Alter, Strumagröße über 40 ml, Raucher oder hoher ^{99m}Tc-Uptake) (Allahabadia et al. 2000; Michelangeli et al. 1998; Vitti et al. 1997)

Das junge Erwachsenenalter einer Patientin, deren Familienplanung in der Zukunft liegt, spricht eher für eine definitive Therapie (Radiojodtherapie oder Operation). Eine Rezidivhyperthyreose während der Schwangerschaft birgt unbehandelt das Risiko einer Fehlgeburt, Frühgeburt oder Fehlbildung. Sollte während der Schwangerschaft eine hohe Dosierung von Propylthiouracil oder Thiamazol notwendig werden, drohen eine dringliche Thyreoidektomie oder eine Schilddrüsenunterfunktion des Embryos (verzögerte Reifung des Gehirns und des Skeletts). Im ersten Drittel einer Schwangerschaft wird Propylthiouracil bevorzugt, da unter Thiamazol (in der Dosierung meist ≥10 mg) in Fallkontrollstudien Fehlbildungen (Choanal-, Ösophagusatresie, Gesichtsdysmorphie, Aplasia cutis congenita) beschrieben wurden.

Ist die Entscheidung zugunsten einer definitiven Therapiemaßnahme getroffen, sind bei der Auswahl zwischen Radiojodtherapie und Operation insbesondere 3 Gesichtspunkte zu berücksichtigen:
- Komplikationen und Spätfolgen (Rekurrensparese, Hypoparathyreoidismus) sowie eine Behandlungsletalität sind nach Radiojodtherapie entweder nicht vorhanden oder allenfalls extrapoliert berechenbar, das Behandlungsrisiko ist für Patienten jeglichen Alters bei einer Radiojodtherapie niedriger als bei einer Operation.
- Besonders große Basedow-Strumen über 60–80 g lassen sich durch Operation schneller und sicherer beseitigen als durch die Radiojodtherapie. Kleinere Strumen sind dagegen durch die Radiojodtherapie effektiv bei nur kurzem stationären Aufenthalt zu beseitigen.

- Nach Radiojodtherapie des M. Basedow kann es zu einer (oft nur passageren) Verschlechterung einer endokrinen Orbitopathie kommen, wobei auf die wesentlichen Risikofaktoren für eine endokrine Orbitopathie Einfluss genommen werden kann. Ungünstig sind die unzureichend kompensierte Hyperthyreose vor Radiojodtherapie, der verzögerte Ausgleich einer Hypothyreose nach Radiojodtherapie, Rauchen sowie eine unzureichende Herddosis am Schilddrüsengewebe. Das Risiko einer Exazerbation als auch einer Erstmanifestation der endokrinen Orbitopathie kann durch eine 4- bis 6-wöchige (Weigand et al. 1998; Dederichs et al. 2006) bzw. 3-monatige (Bartalena et al. 1998) Glukokortikoidmedikation in mittlerer Dosis (0,4–0,5 mg Prednison/kg KG/Tag) nochmals verringert werden und entspricht dann dem Spontanrisiko für die Erstmanifestation oder Exazerbation einer endokrinen Orbitopathie nach Thyreoidektomie oder unter thyreostatischer Medikation. Bei hochflorider endokriner Orbitopathie ist die Indikation zur Radiojodtherapie streng zu stellen, insbesondere bei Rauchern.

Daraus ergibt sich eine **Indikation** zur Radiojodtherapie (versus Operation):

- Bei allen Patienten mit erhöhtem lokalem oder allgemeinem Operationsrisiko (Voroperation, Begleiterkrankungen)
- Bei besonderen Berufen (Sänger, Lehrer, Redner)
- Bei kleiner Struma (unter 30–40 ml: Radiojodtherapie bevorzugt; 40–60 ml: Radiojodtherapie und Operation gleichwertig; über 60 ml: eher Operation, aber Radiojodtherapie bei Risikopatienten oder auf Wunsch möglich)
- Bei Patienten, die eine Operation ablehnen oder nicht wünschen

Vorbereitung

Aus medizinischen Gründen ist eine optimale Einstellung der Schilddrüsenfunktion über 4–8 Wochen vor einer Radiojodtherapie erforderlich. Dies betrifft bei thyreostatischer Medikation eine möglichst niedrige Dosis, da höhere Thyreostatikadosen den intrathyreoidalen Jodumsatz beschleunigen und möglicherweise einen gering strahlenprotektiven Effekt haben. Die Radiojodtherapie kann nicht als „Notfallindikation" bei nicht-kompensierter Stoffwechsellage oder nach Jodexposition erfolgreich durchgeführt werden. Zu bevorzugen ist eine Monothyreostase mit möglichst niedriger Dosis des Thyreostatikums. Anzustreben sind normwertige fT3- und fT4-Spiegel bei messbarem oder supprimiertem TSH (Dietlein et al. 2007b; Schicha et al. 1999).

Im Vorfeld der Radiojodtherapie ist jede stark erhöhte Jodzufuhr zu meiden, um eine optimale ^{131}I-Aufnahme der Schilddrüse zu erreichen und eine Verschlechterung der Hyperthyreose zu verhindern. Außer nach jodhaltigen Röntgenkontrastmitteln und jodhaltigen Medikamenten (auch Externa wie Braunol, Betaisodona oder jodhaltige Augentropfen) ist der Patient nach jodhaltigen Multivitaminpräparaten oder Spurenelementkombinationen zu befragen. Nahrungsjod, Jodsalz oder ein Aufenthalt am Meer spielen üblicherweise keine nennenswerte Rolle, nur bei extremen Ernährungsgewohnheiten. Etwa 1 Woche vor der Radiojodtherapie sollte zusätzlich eine jodarme Diät eingehalten werden, soweit dies möglich ist (Vermeiden von Jodsalz, Seefisch, Algen, Algenpräparaten usw.). Zwei Tage vor dem Radiojodtest und der Radiojodtherapie wird eine thyreostatische Medikation abgesetzt. Durch diese Maßnahmen verbessert sich die Jodaufnahme bei der Radiojodtherapie.

Patientenaufklärung

Der Patient ist über alternative Therapieformen (Operation, Radiojodtherapie, thyreostatische Medikation) unter Berücksichtigung von Nutzen und Risiko aufzuklären. Die Radiojodtherapie wird unter stationären Strahlenschutzbedingungen durchgeführt. Strahlenhygienische Maßnahmen nach der Entlassung beschränken sich auf die Wahrung eines Abstands von 1–2 m von Kleinkindern und Schwangeren über wenige Tage. Eine Arbeitsunfähigkeit aus Gründen des Strahlenschutzes ist lediglich bei ErzieherInnen in Kindergärten gegeben. Die Notwendigkeit der Kontrazeption über 4 Monate besteht für Patientinnen und Patienten. Eine Nachsorge wird lebenslang erforderlich sein, insbesondere um Späthypothyreosen zu erfassen.

Nebenwirkungen der Radiojodtherapie sind die substitutionspflichtige Hypothyreose, wobei die posttherapeutische Hypothyreose beim ablativen Konzept des M. Basedow ein Therapienebenziel ist. Weitere mögliche Nebenwirkungen sind die Strahlenthyreoiditis (um 5 %) sowie die Immunthyreopathie nach Radiojodtherapie der funktionellen Autonomie (um 1 %; Dunkelmann et al. 2004). Dabei ist eine nach Radiojodtherapie auftretende Strahlenthyreoiditis harmlos und durch lokale Maßnahmen (Kühlung) bzw. Antiphlogistika oder Glukokortikoide leicht zu beherrschen. Klinisch relevante Nebenwirkungen hinsichtlich der Nebenschilddrüsen und Speicheldrüsen (chronische Entzündung) sind bei ^{131}I-Aktivitäten zur Radiojodtherapie gutartiger Schilddrüsenerkrankungen nicht zu erwarten. Die Wahrscheinlichkeit einer Erstmanifestation oder Progredienz der endokrinen Orbitopathie nach einer Radiojodtherapie unter simultaner Glukokortikoidgabe unterscheidet sich nicht signifikant von der Wahrscheinlichkeit im Spontanverlauf oder nach anderen Therapieoptionen (Bartalena et al.1998).

Dosiskonzept

Bei der Radiojodtherapie der Hyperthyreose M. Basedow wird weltweit das Therapiekonzept der vollständigen

2

Schilddrüsenablation favorisiert, da ein Funktionserhalt der Schilddrüse beim M. Basedow nach Radiojodtherapie unrealistisch ist:

- **Ablatives Konzept** zur Beseitigung der Basedow-Hyperthyreose (etwa 250 Gy am Schilddrüsengewebe) mit posttherapeutisch lebenslanger Substitution der erwarteten Hypothyreose mit Levothyroxin. Mit einer Levothyroxin-Medikation wird so früh wie möglich begonnen, nämlich sobald die fT3- und fT4-Spiegel im unteren Referenzbereich liegen.
- Ein **funktionsoptimiertes Konzept** beim M. Basedow (etwa 150 Gy) wird wegen des Risikos der persistierenden Hyperthyreose einerseits und der Entwicklung einer Hypothyreose im Langzeitverlauf nur ausnahmsweise (Wunsch des Patienten) und bei niedrigem Rezidivrisiko verfolgt. In diesem Fall erscheint aber die Alternative eines konservativ-medikamentösen Therapieversuchs geeigneter. Die Nachsorge gestaltet sich aufwändig, da sich der Substitutionsbedarf unvorhersehbar erst einige Jahre nach der Radiojodtherapie einstellen kann, wenn eine engmaschige Kontrolle des Patienten nicht mehr gegeben ist. Das funktionsoptimierte Konzept ist demgegenüber Standard bei der unifokalen Autonomie (300–400 Gy Herddosis), bei der multifokalen und disseminierten Autonomie (etwa 100 Gy am Schilddrüsengewebe) sowie bei der euthyreoten Knotenstruma (etwa 100–150 Gy am Schilddrüsengewebe).

Radiojodtest

In der „Richtlinie Strahlenschutz in der Medizin" wird gefordert, bei der Planung einer nuklearmedizinischen Behandlung die Dosis für das zu behandelnde Organ, also die Schilddrüse, im Voraus zu ermitteln. Hierzu sind im Falle der Radiojodtherapie patientenspezifische Parameter erforderlich. Diese werden möglichst kurz vor der Radiojodtherapie bestimmt:

- **Schilddrüsenvolumen** (bei M. Basedow) oder Herdvolumen (bei fokaler Autonomie). Die Bestimmung erfolgt meist sonographisch. Bei einer großvolumigen Struma oder bei einem mediastinalen Strumaanteil ist eine Magnetresonanztomographie sinnvoll.
- **Maximaler ^{131}I-Uptake** der Schilddrüse und effektive thyreoidale Halbwertszeit. Diese Werte werden mit einem Radiojodtest ermittelt. Der Radiojodtest kann mit 131I (Referenzaktivität 3 MBq) oder als Kurztest auch mit 123I (Referenzaktivität 10 MBq) durchgeführt werden (Dietlein et al. 2003; 2007a).

Der Radiojodtest, der in aller Regel ambulant vorgenommen wird, umfasst die Messung des maximalen Schilddrüsen-Uptake entweder nach 24 oder nach 48 h. Da gerade beim M. Basedow das Speichermaximum auch früher liegen kann, sind hier zusätzliche Messungen nach 4, 6 oder 8 h sinnvoll. Die effektive thyreoidale Halbwertszeit wird durch eine weitere ambulante Uptakemessung nach 5–7 Tagen (^{131}I) ermittelt. Bei nicht eruierbarer effektiver Halbwertszeit kann ein Schätzwert aus krankheitsspezifischen Normwerttabellen entnommen werden (Kobe et al. 2010). Abzulehnen sind Standardaktivitäten oder die regelhafte Durchführung einer fraktionierten Radiojodtherapie.

Berechnung der Therapieaktivität

Die zu applizierende ^{131}I-Aktivität berechnet sich aus der **„Marinelli-Formel"**:

$$A\,(\text{MBq}) = \frac{D(\text{Gy})\,M(\text{g})\,K}{U(\%)\,\text{HWZ}(\text{d})}$$

- A = zu applizierende ^{131}I-Aktivität in MBq
- D = zu applizierende Herddosis der Schilddrüse in Gy
- M = Schilddrüsenvolumen (bei M. Basedow) bzw. Herdvolumen (bei fokaler Autonomie) in g (entspricht näherungsweise dem Volumen in ml)
- U = maximaler Uptake von ^{131}I in der Schilddrüse in % der applizierten Aktivität
- HWZ = effektive thyreoidale Halbwertszeit in d
- K = Konstante (25)

Therapiedosimetrie

Die Radiojodtherapie erfolgt stationär als Einzeittherapie aus Gründen des Strahlenschutzes und der Qualitätssicherung. Entsprechend der „Richtlinie Strahlenschutz in der Medizin" ist der zeitliche Aktivitätsverlauf unter Therapie zu kontrollieren. Hiermit erfasst man den maximalen ^{131}I-Uptake sowie die effektive thyreoidale Halbwertszeit unter Therapiebedingungen, sodass die tatsächlich wirksame Schilddrüsenherddosis bestimmt werden kann.

Nicht selten ergeben sich unter Therapiebedingungen Abweichungen sowohl der maximalen Aktivitätsaufnahme als auch der thyreoidalen effektiven Halbwertszeit im Vergleich zum prätherapeutischen Radiojodtest. Eine solche Abweichung ist durch die täglich oder öfter durchgeführten Messungen unter stationären (konstanten) Bedingungen bereits nach 2–3 Tagen quantitativ bestimmbar. Falls eine relevante Unterschreitung der Schilddrüsendosis erkennbar ist, kann das vorhandene Defizit durch eine Nachtherapie (zweite ^{131}I Kapsel) zu diesem frühen Zeitpunkt während des gleichen stationären Aufenthalts doch noch ausgeglichen werden.

Die Aufzeichnungen zu Dosisberechnung, Applikation und Behandlungskontrolle sind 30 Jahre aufzubewahren („Richtlinie Strahlenschutz in der Medizin").

Glukokortikoide während der Radiojodtherapie des M. Basedow

Das Risiko, durch eine Radiojodtherapie die Erstmanifestation oder die Exazerbation einer endokrinen Orbitopathie auszulösen, kann durch eine Glukokortikoidmedikation minimiert werden. Vor und während der Glukokortikoidtherapie sind eingehende, ggf. internistische Abklärungen durchzuführen. Absolute und relative Kontraindikationen der Glukokortikoidtherapie (z. B. Diabetes mellitus, Ulcus ventriculi, Ulcus duodeni, Elektrolytstörungen) sind zu berücksichtigen.

- Bei vorbestehender endokriner Orbitopathie wird eine Glukokortikoidtherapie (pro Tag 0,4–0,5 mg Prednison/kg KG) für 4–6 Wochen empfohlen. Dosierung und Dauer der Glukokortikoidtherapie sind derzeit offene Fragen.
- Eine prophylaktische Glukokortikoidtherapie ohne vorbestehende Orbitopathie (z. B. jeden zweiten Tag 0,4–0,5 mg Prednison/kg KG) für 4–6 Wochen erfolgt fakultativ.
- Bei florider endokriner Orbitopathie oder Exazerbation ist ggf. eine höhere Dosis oder eine so genannte Stoßtherapie mit anschließender wöchentlicher Dosisreduktion (z. B. Tagesdosis 1,5 mg Prednison/kg KG, Reduktion der Tagesdosis wöchentlich um 0,25 mg Prednison/kg KG) notwendig.
- Bei einer Glukokortikoidtherapie über 4–6 Wochen ist ein kurzzeitiges Ausschleichen (z. B. 2,5 mg Prednison/Tag über 1 Woche) vertretbar. Bei einer länger andauernden oder höher dosierten Glukokortikoidtherapie ist eine über mehrere Wochen protrahierte Dosisreduktion, zuletzt in einer Glukokortikoiddosierung deutlich unterhalb der Cushing-Schwelle, angezeigt.

Ergebnisse

Der Wirkungseintritt der Radiojodtherapie ist nach etwa 2–3 Monaten zu erwarten. Die Erfolgsrate bei M. Basedow hängt von der erzielten Herddosis am Schilddrüsengewebe ab und wird durch ein kurzzeitiges Absetzen der thyreostatischen Medikation vor der Radiojodtherapie weiter optimiert.

- Durch ein **ablatives Konzept** von etwa 250 Gy wird die Hyperthyreose beim M. Basedow innerhalb von 3 Monaten bei über 90 % der Patienten beseitigt (Reiners 1993; Peters et al.1995; Schicha et al. 1999; Schicha u. Dietlein 2002; Kobe et al. 2008a, b). Die posttherapeutische Frühhypothyreose ist hierbei erwünschtes Therapieziel und wird bei über 90 % der Patienten beobachtet. Diese wenige Wochen nach der Radiojodtherapie einsetzende Hypothyreose wird durch niedrige fT3- und fT4-Spiegel frühzeitig erkannt und dann lebenslang mit Levothyroxin substituiert.
- Bei einem **funktionsoptimierten Konzept** mit einer Herddosis von 150 Gy ist von einer Dauerremission nur bei etwa 50–60 % der Basedow-Patienten auszugehen, die übrigen Patienten müssen erneut mit Radiojod behandelt werden. Die Hypothyreoserate liegt zunächst bei etwa 50 % und steigt im Langzeitverlauf auf etwa 90 %.

Remissionsrate und Hypothyreoserate sind bei der Radiojodtherapie des M. Basedow miteinander verknüpft, wobei die Hypothyreoserate dosisabhängig schneller steigt als die Remissionsrate (▣ Abb. 2.37). Im Gegensatz zur Schilddrüsenautonomie, bei der sowohl operativ als auch durch die Radiojodtherapie ein funktionsoptimiertes Konzept mit hohen Remissionsraten und niedrigen Hypothyreoseraten realisierbar ist, scheint dies beim M. Basedow weder operativ noch durch die Radiojodtherapie erreichbar zu sein.

Die Radiojodtherapie führt beim M. Basedow zu einer ausgeprägten Verkleinerung des Schilddrüsengewebes, meist bis auf 10–20 % des Ausgangsvolumens. Häufig ist einige Jahre nach der Radiojodtherapie sonographisch kaum noch Restschilddrüsengewebe abgrenzbar. Auch bei anderen benignen Schilddrüsenerkrankungen vollzieht sich die Schrumpfung der Schilddrüse zeitlich protrahiert. So wird das Volumen einer Knotenstruma mit oder ohne Autonomie durch die Radiojodtherapie innerhalb eines Jahres auf etwa 50 % des Ausgangsvolumens reduziert und nimmt dann noch über etwa 3–4 Jahre weiter zu (▣ Abb. 2.38; Dederichs et al. 1996). Strumarezidive nach Radiojodtherapie sind auch ohne medikamentöse Rezidivprophylaxe bei ausreichender Strahlendosis nicht zu erwarten. Bezüglich der Strumaverkleinerung ist die Radiojodtherapie der medikamentösen Behandlung signifikant überlegen (Wesche et al. 2001). Eine Vorbehandlung mit rekombinantem humanem Thyrotropin alfa steigert und homogenisiert die Radiojodspeicherung und verstärkt die Strumaverkleinerung (Nieuwlaat et al. 2001; Silva et al. 2004), jedoch ist rekombinantes humanes Thyrotropin alfa bislang nur für die Ablation und für die Radiojoddiagnostik des differenzierten Schilddrüsenkarzinoms zugelassen.

Nachsorge

Eine Radiojodtherapie wirkt hinsichtlich der Ausschaltung von Schilddrüsengewebe, einer Beseitigung der Hyperthyreose bzw. einer Strumaverkleinerung verzögert, der wesentliche Effekt tritt erst nach Ablauf von 2–3 Monaten ein.

Beim manifesten M. Basedow ist daher nach der Radiojodtherapie eine Fortführung der **thyreostatischen Medikation** über 2–3 Monate unerlässlich. Die Stoffwechsellage ist in kurzfristigen Intervallen von 2–3 Wochen zu kontrollieren, einerseits um die Dosierung der

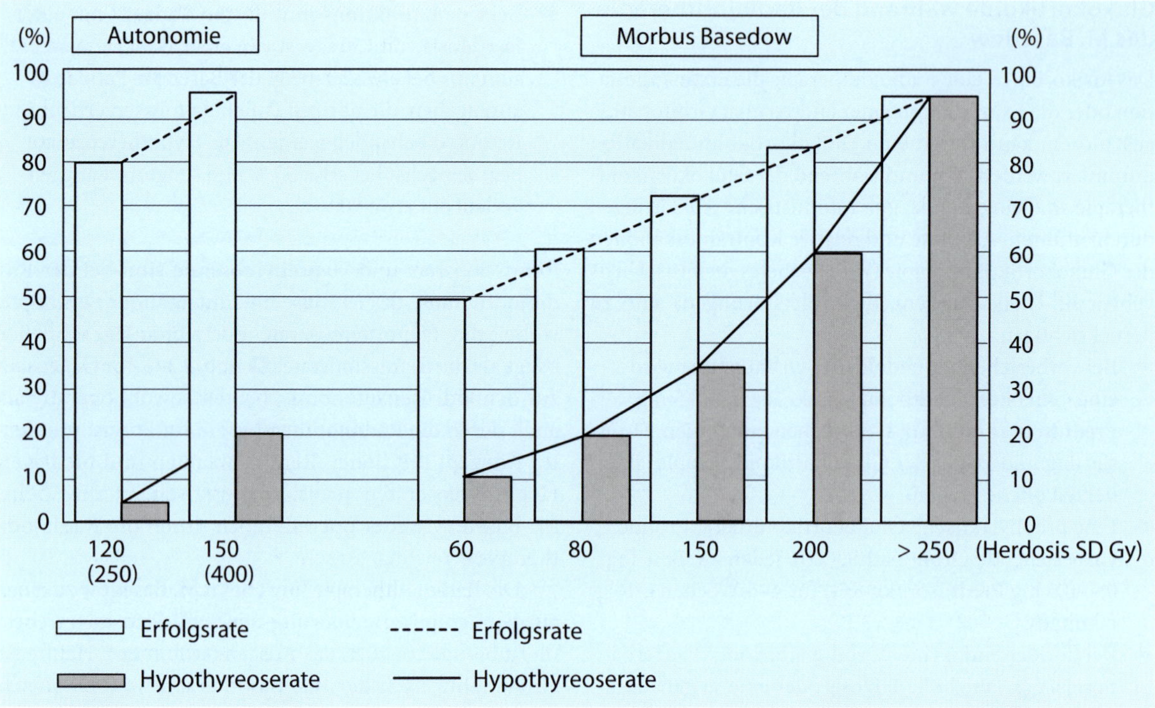

Abb. 2.37 Beziehung zwischen Erfolgsrate (Beseitigung einer Hyperthyreose) und Hypothyreoserate. Die Daten wurden aus verschiedenen mitteleuropäischen Originalarbeiten entnommen. Zu erkennen ist, dass bei der Autonomie eine hohe Erfolgsrate bei niedriger Hypothyreoserate möglich ist. Dies trifft für den M. Basedow offensichtlich nicht zu. (Aus Schicha et al. 1997)

thyreostatischen Medikation zu reduzieren, andererseits um frühzeitig die Substitutionstherapie mit Levothyroxin einzuleiten. Bei einem zu frühen Absetzen der thyreostatischen Medikation, z. B. schon nach 4 oder 6 Wochen, ist nicht zu erkennen, ob es sich um eine noch nicht beseitigte Hyperthyreose, eine persistierende Hyperthyreose oder um ein Rezidiv handelt. Die Erfolgskontrolle der Radiojodtherapie (Klinik, Schilddrüsen-Labor, Sonographie, Szintigraphie) und ein Auslassversuch der thyreostatischen Medikation erfolgen nach etwa 3 Monaten. Eine szintigraphische Kontrolle mit quantitativer Messung des ^{99m}Tc-Uptake bei normalem oder supprimiertem TSH-Spiegel sollte auch bei M. Basedow erfolgen, da die Höhe des ^{99m}Tc-Uptake ein guter prognostischer Indikator ist (erhöhte Rezidivgefahr bei über 5 % Uptake). Ansonsten geht die Remission parallel mit der Reduktion des Schilddrüsenvolumens.

In den ersten 3 Monaten nach Radiojodtherapie der thyreostatisch behandelten Schilddrüsenautonomie sind gleiche Kontrollintervalle wie beim M. Basedow sinnvoll. Bei stabiler Euthyreose nach Absetzen der thyreostatischen Medikation ist eine medikamentöse Rezidivprophylaxe nicht erforderlich.

Die Nachsorge von mit Radiojod behandelten Schilddrüsenpatienten durch den behandelnden Nuklearmediziner ist obligat, dieser besitzt die Verantwortung für die Nachsorge. Teile der Nachsorge können an fachlich geeignete Ärzte delegiert werden. Die Nachsorge betrifft innerhalb des 1. Jahres die Erkennung von Nebenwirkungen, die Überprüfung des Therapieeffekts und die Kontrolle der Schilddrüsenfunktion, langfristig (lebenslang) in jährlichen Intervallen das Erkennen und die Behandlung einer möglichen posttherapeutischen Hypothyreose. Unter der lebenslangen Levothyroxin-Medikation nach Radiojodtherapie beim M. Basedow wird TSH zum entscheidenden Laborwert, Zielgröße ist hierbei ein normwertiger TSH-Spiegel zwischen etwa 0,4 und 3,0 mU/l. Sobald eine stabile Einstellung der Schilddrüsenfunktion erreicht ist, werden im Verlauf ggf. erforderliche Anpassungen in der Levothyroxin-Dosierung in sehr kleinen Schritten von 12–25 µg vollzogen und 6–8 Wochen später durch eine TSH-Kontrolle überprüft.

Operative Therapie der Immunthyreopathie

C. Schwarz, T.J. Musholt

Bei der Wahl der Therapieoption sollten die Linderung der Beschwerden, die Nachhaltigkeit des Therapieerfolgs, das Malignitätsrisiko und mögliche Risiken und Komplikationen gegeneinander abgewogen werden. Zunächst ist die konservative Therapie mit Thyreostatika die Therapie der Wahl mit einem Auslassversuch nach in der Regel 6 Monaten bis 1 Jahr. Wäh-

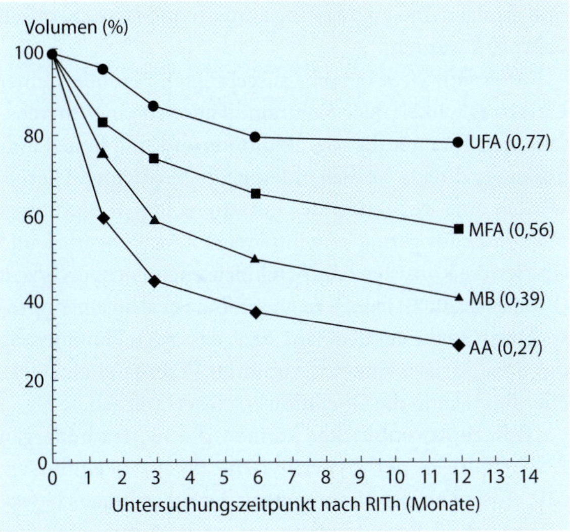

Abb. 2.38 Mittlere prozentuale Volumenrückbildung der Schilddrüse in Abhängigkeit vom zeitlichen Abstand nach einer Radiojodtherapie. *UFA* unifokale Autonomie, Gesamtschilddrüsenvolumen; *MFA* multifokale Autonomie, Gesamtschilddrüsenvolumen; *MB* Morbus Basedow, Gesamtschilddrüsenvolumen; *AA* unifokale Autonomie, Adenomvolumen. (Aus Dederichs et al. 1996)

rend die Behandlung mit Thyreostatika und ggf. β-Blockern in 50–60 % der Patienten nach 1 Jahr und in 30–40 % nach 10 Jahren zur einer spontanen Remission führt, stellt bei erfolgloser oder nicht möglicher konservativer Therapie die chirurgische Therapie oder die Radiojodtherapie einen kausalen Behandlungsansatz dar.

Gründe für eine definitive Therapie können sein:
- Unverträglichkeit der thyreostatischen Therapie
- Persistenz der Erkrankung nach 6 Monaten bis 1 Jahr
- Hohe TSHR-AK (hier ist eine frühzeitigere definitive Therapie indiziert, da bei diesen Patienten die Prognose einer endokrinen Orbitopathie günstig beeinflusst wird)
- Fehlende Compliance des Patienten
- Kinderwunsch

Nach einer Radiojodtherapie kommt es bei 5–5 % der Patienten zu einer persistierenden Hyperthyreose, innerhalb des ersten Jahres nach Radiojodtherapie zeigen aber auch 20 % der Patienten eine Hypothyreose. Die Rate der Hypothyreosen nimmt im Verlauf pro Jahr um 3–5 % zu. Nach Radiojodtherapie kann es zu einer endokrinen Orbitopathie kommen (Acharya et al. 2008). Mit zunehmender Größe der Struma sinken die Erfolgsaussichten der Radiojodtherapie und der chirurgischen Therapie ist der Vorzug zu geben. Weitere Gründe eine chirurgische Sanierung der Radiojodtherapie vorzuziehen sind einerseits malignitätsverdächtige Knoten oder die Ablehnung einer Radiojodtherapie durch den Patienten.

Indikationen zur Operation

Ein operatives Vorgehen wird nach den Leitlinien mit jeweils unterschiedlicher Dringlichkeit bevorzugt bei (Anonymous 1998; Musholt et al. 2011):
- Strumawachstum, ggf. begleitet von Lokalbeschwerden
- Endokriner Orbitopathie
- Malignitätsverdacht
- Schwerwiegenden Nebenwirkungen bzw. Unverträglichkeit der thyreostatischen Therapie
- Therapierefraktärer oder schwerer Hyperthyreose
- Ablehnung der Radiojodtherapie durch den Patienten

Bei Kindern und Jugendlichen sind Remissionen unter konservativer Therapie im Gegensatz zu Erwachsenen seltener. Bezüglich der Wahl der optimalen Therapie variieren die Empfehlungen und Behandlungsstrategien in verschiedenen Ländern erheblich (Rivkees 2006; Rubio Cabezas et al. 2004). Die Anwendung Radiojodtherapie für **Kinder und Jugendliche** wird in Deutschland derzeit kontrovers diskutiert, v. a. im Hinblick auf das Nebenwirkungsprofil. Als gesichert gilt, dass innerhalb einer vulnerablen Phase im frühen Kindesalter eine Radiojodtherapie zu Sekundärkarzinomen führen kann (Cardis et al. 2005). Andere Studien konnten allerdings eine Unbedenklichkeit der Radiojodtherapie im Kindesalter beobachten (Rivkees et al. 2007). In Deutschland bleibt bisher die Operation das Verfahren der Wahl zur definitiven Therapie der Immunhyperthyreose im Kindesalter, auch wenn diese Einstellung in den letzten Jahren weniger dogmatisch betrachtet wird. Eine Operation sollte erwogen werden, wenn es zu ausgeprägten Nebenwirkungen der thyreostatischen Therapie kommt; die Hyperthyreose nach Absetzen der thyreostatischen Therapie persistiert oder Probleme hinsichtlich der Compliance bestehen (Dralle u. Sekulla 2004; Stalberg et al. 2008). Dennoch sollte das Procedere in Rücksprache mit Eltern, Patient und behandelnden Disziplinen unter Berücksichtigung der Nutzen und Risiken der Therapieoptionen festgelegt und die Indikation zur Operation streng gestellt werden.

Eine Immunthyreopathie tritt häufig bei Frauen im gebärfähigen Alter auf. Die Erstdiagnose einer Immunthyreopathie in der **Schwangerschaft** hingegen stellt eine Herausforderung dar, da einige der Symptome einer Immunthyreopathie den physiologischen Veränderungen im Rahmen einer Schwangerschaft ähneln. Wenn eine Immunhyperthyreose in der Schwangerschaft diagnostiziert wird oder eine Patientin mit bekannter Immunhyperthyreose schwanger wird, muss die Immunhyperthyreose unverzüglich und konsequent therapiert werden, da sonst fetale Missbildungen, Frühgeburten und Aborte drohen. Sowohl die TSH-Rezeptor-Antikörper, die die Immunthyreopathie auslösen, als auch die Thyreostatika sind plazentagängig und beeinflussen die fetale Schilddrüsenfunktion. Somit muss während einer Schwangerschaft neben der mütterlichen auch die fetale Schilddrüsenfunktion kontrolliert werden. Eine Vergrößerung der fetalen Schilddrüse, fetale Tachykardie, Entwicklungsverzögerung, gesteigerte Motilität oder vorzeitige Knochenreife geben Hinweise auf eine fetale Hyperthyreose. Optimal ist eine Einstellung der Mutter mit einer möglichst geringen Thyreostatika-Dosierung, da diese die fetale Schilddrüsenfunktion effektiver als die mütterliche supprimieren. Propylthiouracil (Propycil) wird hier bevorzugt verwendet. Durch seine hohe Proteinbindung ist die diaplazentare Passage erschwert und es kommt so seltener zu fetalen Hypothyreosen. Eine teratogene Wirkung von Propylthiouracil (Propycil) ist nicht beschrieben, allerdings wird von Ösophagusatresien und einer Ablatio cutis unter Therapie mit Methamizol oder Carbimazol berichtet.

Bezüglich einer operativen Therapie ist zu bedenken, dass eine Thyreoidektomie nicht zu einer sofortigen Eliminierung der Autoantikörper führt, so dass zunächst nach der Operation die thyreostatische Therapie und die Substitution mit Levothyroxin fortgeführt werde sollte. Sonst droht eine Hyperthyreose des Feten. Auch nach der Entbindung muss die mütterliche Schilddrüsenfunktion geprüft werden, da die Hyperthyreose postpartal wieder auftreten kann (Laurberg et al. 2009; Patil-Sisodia et al. 2010; Rotondi et al. 2008).

Präoperative Vorbehandlung

Präoperativ sollte unbedingt eine euthyreote Stoffwechsellage angestrebt werden. Ziel ist die Verhinderung intraoperativer Komplikationen, z. B. die mit der Hyperthyreose assoziierte Tachykardie, die zu u. a. zu Rhythmusstörungen führen kann. Auf Grund der vermehrten Durchblutung der Schilddrüse und einer mit der Hyperthyreose assoziierten Koagulopathie ist das operative Risiko erhöht. Eine Hypothyreose ist jedoch ebenfalls zu vermeiden.

Zur Therapie stehen **Thyreostatika** zur Verfügung, am gängigsten sind die Jodisationshemmstoffe Thiamazol, Carbimazol und Propylthiouracil. Die Thionamide bzw. Propylthiouracil hemmen dosisabhängig die durch die TPO katalysierte Jodisation des Thyroxins. Es kommt zu einer Kompetition mit dem intrathyroidalen Jod um die Schilddrüsenperoxidase, dadurch verlangsamt sich der Jodeinbau ins Thyroxin und die Schilddrüsenhormonsynthese. Die thyreostatische Wirkung ist daher bei Jodmangel ausgeprägter als bei normaler Jodversorgung oder Jodkontamination. Propylthiouracil führt zusätzlich zu einer Hemmung der Konversion von T4 zu T3. Neben allergischen Hautreaktionen ist als sehr seltene Nebenwirkung eine Knochenmarksdepression bis hin zur Agranulozytose bekannt. Die Vorbehandlung sollte in ausreichendem zeitlichem Abstand zur geplanten Operation erfolgen und engmaschig klinisch und laborchemisch überprüft werden.

Alternativ steht bei sehr ausgeprägten Befunden, einer Unverträglichkeit oder Kontraindikationen einer thyreostatischen Therapie die sog. „**Plummerung**" mit hohen Joddosen als direkte Vorbehandlung zur Verfügung. Hierbei werden eine Reduktion des intrathyreoidalen Blutflusses mit konsekutiv geringerem intraoperativem Blutverlust und eine festere Konsistenz des Schilddrüsenparenchyms erzielt (Erbil et al. 2007). Jedoch zeigten Yabuta et al. in einer retrospektiven Studie aus dem Jahr 2009, dass nach Plummerung das Schilddrüsenvolumen zunimmt (Yabuta et al. 2009). Hierdurch kann die Operation erschwert werden.

β-Rezeptorenblocker können die hyperadrenergen Erscheinungen der Hyperthyreose positiv beeinflussen, z. B. Absenken der Herzfrequenz. Darüber hinaus bewirken manche β-Rezeptorenblocker – z. B. Propranolol, Atenolol und Metoprolol – eine Hemmung der 5´Dejodase und vermindern so die extrathyreoidale Konversion von T4 zu T3. Die T3-Absenkung beträgt jedoch maximal 20 % und reicht in der Regel damit nicht aus, um eine Hyperthyreose ausreichend zu behandeln, da die Grunderkrankung unbeeinflusst bleibt. ß-Rezeptorenblocker kommen so nur bei leichter Hyperthyreose oder bei starken Nebenwirkungen der Thyreostase als Monotherapie in Frage, ansonsten können β-Rezeptorenblocker unterstützend zur thyreostatischen Therapie eingesetzt werden (Cooper 2003).

Glukokortikoide beeinflussen den Schilddrüsenhormonstoffwechsel bei Hyperthyreose günstig, v. a. bei bestehender endokriner Ophthalmopathie kann das Risiko einer postoperativen Exazerbation gesenkt reduziert werden (Dralle 1999; Stalberg et al. 2008).

Operative Risiken

Die durch die Immunthyreopathie veränderte Konsistenz des Schilddrüsenparenchyms und des umliegenden Gewebes, sowie die Hypervaskularisation der Schilddrüse erhöhen das Risiko für operative Komplikationen. Wie bei den Eingriffen bei der euthyreoten Knotenstruma sind neben der Läsion des N. laryngeus recurrens mit den daraus resultierenden passageren oder permanenten Störungen der Stimmlippenfunktion, vor allem die postoperative Störungen der Nebenschilddrüsenfunktion mit Hypokalzämie sowie Nachblutungen mit konsekutiven Atemwegsbehinderungen und ggf. notwendiger Revisionsoperation zu nennen. Des Weiteren kann es zu postoperativen Schluckstörungen kommen. Auch Sensibilitätsstörungen im Bereich des Hautplatysmalappens und Narbenbildung im Bereich des Hautschnittes kommen vor, Wundinfektionen sind selten.

Wahl des operativen Verfahrens

Grundsätzlich stehen zwei operative Verfahren zur Verfügung: die totale bzw. fast-totale Thyreoidektomie und

Tab. 2.19 Postoperative Komplikationesrate

	Rekurrensparese		Hypopara		SD-Rest	Patienten	Studien
	TT	ST	TT	ST			
Patil et al. 2000	0,9 %	0,7 %	1,6 %	1,0 %	6 g	7241 538/6703	35
Dralle u. Sekulla 2004	1,2 %	0,5 %	1,7 %	0,9 %	4–6 g	4856 408/4447	22
	0,7 %	0,5 %	9,8 %	3,5 %		950 317/633	Multizentrisch
Barakate et al. 2002	0,8 %	0,4 %	0,8 %	0,1 %	10 g	1365 119/1246	

SD Schilddrüse; *TT* totale Thyreoidektomie; *ST* subtotale Thyreoidektomie

die in der Vergangenheit häufiger durchgeführte subtotale Thyreoidektomie, bei der ein bi- oder unilateraler Schilddrüsenrest von weniger als 4 ml belassen wird.

Die aktuellen S2-Leitlinien der Chirurgischen Arbeitsgemeinschaft Endokrinologie (CAEK) der Deutschen Gesellschaft für Allgemein- und Viszeralchirurgie (DGAV) empfehlen bei gegebener Operationsindikation des M. Basedow die totale Thyreoidektomie (Anonymous 1998; Musholt et al. 2011).

Bei der **totalen Thyreoidektomie** besteht im Gegensatz zu subtotalen Resektionsverfahren kein Rezidivrisiko (Feliciano u. Lyons 2011; Koyuncu et al. 2010). Das operative Risiko der totalen bzw. **fast-totalen Thyreoidektomie** im Vergleich zur subtotalen Resektion ist zumindest in spezialisierten Zentren nicht erhöht (Biet et al. 2009; Ku et al. 2005), während multizentrische Studien dem widersprechen (Dralle u. Sekulla 2004). Aus diesem Grunde wird von einigen Autoren weiterhin eine **subtotale Thyreoidektomie** als Verfahren der Wahl gewertet. Neben den geringeren postoperativer Risiken wird argumentiert, dass die subtotale Thyreoidektomie eine euthyreote Stoffwechsellage auch ohne Substitution gewährleistet (Digonnet et al. 2010; Lepner et al. 2008). Diesbezüglich zeigen andere Studien, dass die Patienten auch nach subtotalen Thyreoidektomie im Verlauf substituiert werden müssen (Drobert et al. 2001). Die optimale Verfahrenswahl total/fast-total bzw. subtotal hängt somit wesentlich von dem Risiko postoperativer Komplikationen ab, welches zum einen von dem individuellen Fall bestimmt wird und zum anderen aber vom Operateur (Tab. 2.19). Der Eingriff sollte daher von einem Operateur mit entsprechender organbezogener Expertise erfolgen.

Intraoperative Besonderheiten Auf Grund der durch eine Immunthyreopathie veränderten Parenchymstruktur und Beschaffenheit des umliegenden Gewebes sind operative Eingriffe bei Immunthyreopathien risikoreicher als vergleichbare Eingriffe bei endemischer Knotenstruma. Die mit der Hyperthyreose assoziierte gesteigerte Vaskularisation der Schilddrüse erfordert eine besonders sorgfältige Blutstillung. Die Identifikation des N. laryngeus recurrens und der Nebenschilddrüsen kann erschwert sein. Da beim M. Basedow bereits präoperativ ein mit der Funktionsstörung der Schilddrüse einhergehender gestörter Knochenstoffwechsel vorliegen kann und die intraoperative Präparation der Nebenschilddrüsen erschwert ist wird eine postoperative Hypokalzämie häufiger beobachtet. Nicht selten bestehen bereits präoperativ erhöhte Parathormonwerte als Ausdruck eines relativen Kalzium- und Vitamin-D-Mangels. Die Präservation der Funktion der Nebenschilddrüsen ist daher von besonderer Bedeutung. Eine von einigen Autoren empfohlene routinemäßige Autotransplantation von Nebenschilddrüsengewebe verhindert den postoperativen Hypoparathyreoidismus nicht in jedem Fall. Die Ausprägung des passageren Hypoparathyreoidismus kann aber bei bestehendem Vitamin-D-Mangel durch eine entsprechende präoperative Medikation ggf. vermindert werden. Schließlich sollte intraoperativ sorgfältig geprüft werden, ob tatsächlich alles Schilddrüsengewebe entfernt wurde (Lobus pyramidalis, ektopes Gewebe im oberen Mediastinum), um eine Persistenz der Erkrankung zu vermeiden.

Immunthyreopathie und Schilddrüsenkarzinome

Schilddrüsenknoten bei M. Basedow kommen vor. Die Malignitätsrate in Basedow-Strumen wird mit 2–6,5 % angegeben (Tab. 2.20). Meist handelt es sich hier um papilläre Mikrokarzinome (Gerenova et al. 2003). „Kalte

2

Tab. 2.20 Karzinominzidenz bei M. Basedow

Autor	Karzinomrate	Aggressivität	Studie	Anzahl
Palit et al. 2000	4,5 %		Meta-Review	84/1882
Kasuga et al. 1993	4,3 %	Nicht erhöht	Retrospektiv	847
Capelli et al. 2006	6,5 %	Erhöht	Retrospektiv	9/145
Phitayakorn u. Mchenry 2008	2,2 %	Nicht erhöht	Retrospektiv	2/93
Yano et al. 2007	2 %	Nicht erhöht	Retrospektiv	2356

Knoten" scheinen im Rahmen der Immunthyreopathie ein höheres Karzinomrisiko aufzuweisen, allerdings kommen Karzinome in Basedow-Strumen nicht häufiger als in euthyreoten Strumen vor (Kinkel et al. 2007; Phitayakorn u. Mchenry 2007). Es wird auch von Karzinomen ohne sonographisches Korrelat berichtet, so dass ein Fehlen von Knoten in Basedow-Strumen ein Karzinom nicht ausschließt, zumal sich ein PTC bei Immunthyreopathie sonographisch atypisch darstellen kann (Chung et al. 2010; Erbil et al. 2007). Aggressiver stellen sich diese Karzinome jedoch nicht dar (Yano et al. 2007). Daher ist das operative Vorgehen analog zu dem bei malignitätsverdächtigen Knoten ohne Vorliegen einer Immunthyreopathie.

Ergebnisse

In den letzten Jahren konnten einige Studien zeigen, dass die totale bzw. fast-totale Thyreoidektomie bei Immunhyperthyreose ein sicheres und effizientes Verfahren darstellt, v. a. da sie ein Rezidiv nahezu ausschließt, während andere Studien Rezidivraten von bis zu 30 % nach subtotaler Thyreoidektomie berichten (Wilhelm u. Mchenry 2010). Bezüglich der operativen Komplikationen werden die Raten für eine postoperative passagere bzw. permanente Funktionsstörung des N. laryngeus recurrens von 3,6 % (Aydin et al. 2010) bzw. 0 % (Boostrom u. Richards 2007; Liu et al. 2011) berichtet. Serien mit niedrigen Raten für permanente Nervenfunktionsstörungen gehen überwiegend auf spezielisierten Zentren zurück, in der Versorgungsebene werden höhere Komplikationsraten berichtet. Eine postoperative passagere Nebenschilddrüsenfunktionsstörung (passagerer Hypoparathyreoidismus bzw. Hypokalzämie) tritt in 10,7–43,6 % der Fälle auf. Die Rate für permanente Nebenschilddrüsefunktionsstörungen liegt bei 0–1,8 %. Pesce et al. konnten zeigen, dass bei Patienten nach totaler Thyreoidektomie auf Grund einer Immunthyreopathie mehr Kalzium subtituiert werden musste als bei Patienten der Kontrollgruppe (Pesce et al. 2010). Im Gegensatz hierzu beobachtete eine französische Studie aus dem Jahr 2009 keine Unterschiede bezüglich einer postoperativen Funktionsstörung des N. laryngeus recurrens, der Nebenschilddrüsenfunktion oder dem Risiko einer Nachblutung (Biet et al. 2009). Sugino et al. berichten dass auch ein kleiner Schilddrüsenrest von 3–4 g eine Hypothyreose verhindern kann (Sugino et al. 2008). Nach den aktuellen amerikanischen und deutschen Leitlinien ist jedoch eine Thyreoidektomie oder fast-totale Resektion als Therapie der Wahl anzusehen (Bahn et al. 2011; Musholt et al. 2011).

2.6.3 Jodinduzierte Hyperthyreose

M. Hüfner

Die Schilddrüse ist in der Lage, unter sehr unterschiedlichen Bedingungen der Jodzufuhr eine ausgeglichene Hormonsynthese bzw. eine euthyreote Funktionslage zu erhalten; d. h., auch im Jodexzess wird eine normale Schilddrüse nur geringe und vorübergehende Funktionsveränderungen zeigen.
Dies ist anders bei Schilddrüsen mit gestörter Funktion, sei es auf dem Boden einer Thyreoiditis, einer Immunhyperthyreose oder einer Autonomie. Bei exogener (TSH-Rezeptor-Antikörper) oder endogener (TSH-Rezeptor-Mutation) Stimulation funktionieren die Autoregulation und die zentrale Rückkoppelung des Schilddrüsenregelkreises nicht mehr; ein hohes Jodangebot kann dann eine exzessive Hormonsynthese und -sekretion provozieren.
Eine solche jodinduzierte oder jodkontaminierte Hyperthyreose hat einige therapeutische Besonderheiten, die dadurch entstehen, dass Thyreostatika unter diesen Bedingungen oft wenig wirksam sind und eine Radiojodtherapie kurzfristig unmöglich ist. Die Operation auch unter hyperthyreoten Bedingungen – normalerweise ein Verbot – spielt hier eine besondere Rolle. Es ist deshalb sinnvoll, dieses Problem gesondert zu besprechen.

Epidemiologie

Die jodinduzierte Hyperthyreose (JIH) ist überwiegend ein Problem in Strumaendemiegebieten, wegen des häufigen Vorkommens von **Autonomien in Jodmangelkröpfen**. Da der Grad der Autonomie mit dem Alter zunimmt und gleichzeitig Gründe für eine Jodkontamination durch Kontrastmittel häufiger bei alten Patienten vorliegen, ist die jodinduzierte Hyperthyreose vor allem ein Problem des höheren Lebensalters. Zuverlässige Zahlen über die Häufigkeit der JIH gibt es nicht; in einer europaweiten Studie zur Erfassung unterschiedlicher Hyperthyreoseformen fanden sich bei 15 % der Patienten Hinweise für eine Jodkontamination (Reinwein et al. 1987).

Eine weitere wichtige Ursache für eine jodinduzierte Hyperthyreose ist die Behandlung mit dem Antiarrhythikum **Amiodaron** (Kishore et al. 1997). Amiodaron besteht zu über 37 % aus organisch gebundenem Jod, das teilweise endogen durch Dejodasen freigesetzt wird. Hyper- oder Hypothyreosen unter Amiodarontherapie sind nicht selten – in bis zu 20 % aller behandelten Fälle sollen Schilddrüsenfunktionsstörungen beobachtet werden. Möglicherweise wird in den kommenden Jahren die Zahl der Amiodaron-induzierten Hyperthyreosen abnehmen, da seit Kurzem ein jodfreies Derivat zur Verfügung steht, das Dronedarone (Le Heuzey et al. 2010). Allerdings erreicht es nicht ganz die Effektivität von Amiodaron und das Langzeitnebenwirkungsprofil ist noch nicht sicher etabliert

In Gebieten mit ausreichender Jodversorgung ist die JIH dagegen eine Rarität und entsteht dann wahrscheinlich in den meisten Fällen auf dem Boden einer subklinischen, nicht erkannten Autoimmunhyperthyreose oder einer Thyreoiditis. Häufiger ist unter diesen Bedingungen eine jodinduzierte Hypothyreose, auf die hier nicht eingegangen werden soll.

Pathophysiologie

Allgemeine Aspekte

Der Thyreozyt hat zwei Mechanismen, um die Hormonproduktion unterschiedlichen Jodzufuhrbedingungen anzupassen. Der **Wolff-Chaikoff-Effekt** beschreibt das Phänomen, dass die Schilddrüsenperoxidase, die den Einbau von Jod in die Tyrosinmatrix katalysiert, durch hohe intrazelluläre Jodkonzentrationen gehemmt wird. Damit sind Jodorganifikation und Hormonsynthese blockiert, bis die intrazelluläre Jodkonzentration wieder absinkt. Der Wolff-Chaikoff-Effekt entwickelt sich schnell und verhindert eine überschießende Hormonsynthese bei Jodexzess.

Der zweite autoregulatorische Mechanismus betrifft die Jodaufnahme in die Zelle durch den sog. **Natrium-Jodid-Symporter**. Über eine noch nicht definierte organische Jodverbindung kommt es bei hoher Jodzufuhr zu einer Hemmung des Jodeinstroms, während der passive Jodausstrom nicht beeinflusst wird. Dieser Prozess braucht eine längere Anlaufzeit und wird erst nach einigen Tagen relevant. Durch Hemmung der Jodaufnahme kommt es im weiteren Verlauf zu einem Absinken der intrathyreoidalen Jodkonzentration und schließlich zu einer Auflösung des Wolff-Chaikoff-Effektes, also der Blockierung der Hormonsynthese. Eine Prolongierung des Wolff-Chaikoff-Effektes würde zu einer Hypothyreose führen, die in der Regel nicht beobachtet wird. In Einzelfällen bleibt diese Auflösung des Wolff-Chaikoff-Effektes aus, möglicherweise aufgrund einer funktionellen Störung im Rahmen einer chronischen subklinischen Thyreoiditis, und es kommt zu einer jodausgelösten Hypothyreose.

Beim autonomen Thyreozyten funktioniert dieses feine autoregulative System nicht mehr; je nach Jodangebot und Grad der endogenen Stimulation produziert der Thyreozyt unabhängig von der zentralen Regulation im Überschuss Schilddrüsenhormone. Der Grad der daraus resultierenden Stoffwechselstörung hängt ab von der Zahl der autonomen Thyreozyten bzw. vom Volumen des autonomen Gewebes sowie von Dauer und Höhe der Jodkontamination. Bei vorher euthyreoten Patienten mit klinisch nicht relevanter Schilddrüsenautonomie kommt es in der Regel nur zu leichten, klinisch kaum in Erscheinung tretenden passageren Anstiegen der Schilddrüsenhormone im Serum. In Einzelfällen jedoch, insbesondere wenn vorher bereits eine nicht erkannte Hyperthyreose bestand, können sich krisenhafte, lebensbedrohliche Schilddrüsenüberfunktionen entwickeln.

Wirkung von Amiodaron auf die Schilddrüsenfunktion

Das Antiarrhythmikum Amiodaron nimmt eine Sonderstellung unter den jodhaltigen Medikamenten ein. Es enthält 2 Jodatome pro Molekül entsprechend 37 % des Molekulargewichtes. Strukturell hat es gewisse Ähnlichkeiten mit dem Thyroxinmolekül. Amiodaron hemmt die periphere 5′-Dejodinierung, also die Umwandlung von T4 in das stoffwechselaktive T3. Dies erklärt die sehr häufig beobachtete Erhöhung des gesamt T4 und fT4 bei so behandelten Patienten. Zusätzlich hat Amiodaron selbst oder ein Metabolit (Desethylamiodaron) möglicherweise einen inhibitorischen Einfluss auf den peripheren T3-Rezeptor im Zellkern (Gärtner et al. 1989). Die Substanz ist sehr lipophil und hat deshalb eine lange mittlere Eliminationshalbwertszeit von etwa 60 Tagen mit großer Variation (Adams et al. 1985).

Aus 100 mg Amiodaron werden pro Tag in vivo ca. 3 mg Jod abgespalten. Bei Vorliegen einer relevanten Autonomie kann Amiodaron also im klassischen Sinne eine jodinduzierte Hyperthyreose auslösen (Typ 1). Daneben ist es gelungen, eine zweite Hyperthyreoseform, die durch Amiodaron ausgelöst wird, zu differenzieren (Typ 2). Es handelt sich dabei um eine destruierende, wohl toxische Thyreoiditis, die ebenfalls schlecht auf Thyreostatika anspricht, jedoch sehr gut auf Glukokortikoide (Broussolle et al. 1989). Die genaue Ursache dieser toxischen Thyreoiditis (Pitsiavas et al. 1997) ist nicht klar; sie tritt jedoch in scheinbar normalen Schilddrüsen auf, d. h., die durch Amiodaron ausgelöste Hyperthyreose ist nicht auf Patienten mit Schilddrüsenautonomie beschränkt. Neuere Untersuchungen weisen darauf hin, dass auch Mischformen

Tab. 2.21 2 Typen der Amiodaron-induzierten Hyperthyreose. (Modifiziert nach Bogazzi et al. 2010)

Parameter	Typ 1	Typ 2
Vorliegende Schilddrüsenerkrankung	Ja	Nein
Schilddrüsensonographie	Diffuse oder knotige Struma	Normal
Radiojod-Uptake	Niedrig/normal	Fehlend
Pathogenese	Autonomie	Destruierende Thyreoiditis
Spontanremission	Nein	Möglich

dieser beiden Grundtypen vorkommen. In Tab. 2.21 sind die Unterschiede dieser beiden Hyperthyreoseformen dargestellt und die Möglichkeit der diagnostischen Differenzierung.

Pathophysiologie der Thyreostatikawirkung bei Jodexzess

Ein Charakteristikum der jodinduzierten Hyperthyreose ist das schlechte bzw. sehr variable Ansprechen auf Thyreostatika. Perchlorat (Irenat) verdrängt kompetitiv Jodid von seinem Transportsystem, dem Natrium-Jod-Symporter; dementsprechend wird die inhibitorische Wirksamkeit von Perchlorat bei Jodüberschuss reduziert. Weniger eindeutig ist die Situation bei den Thionamiden (Propylthiouracil, Methimazol), die die Wirkung der Schilddrüsenperoxidase, also die Jodorganifikation, blockieren. Nach In-vitro-Untersuchungen an isolierter Peroxidase aus Rattenschilddrüse von Taurog (1976) blockieren Thionamide den aktivierten Jod-Peroxidase-Komplex. Bei niedrigen Jod- und Thionamidkonzentrationen ist die Hemmung der Peroxidase nur passager; bei höherer Thionamidkonzentration dagegen wird die Peroxidase „irreversibel" blockiert. Diese Blockade kann allerdings durch sehr hohe Jodkonzentrationen wieder rückgängig gemacht werden.

Es ist nicht klar, wie sich diese In-vitro-Daten in die klinische Situation transformieren lassen. Da teilweise scheinbar ein kompetitiver Mechanismus vorliegt, müsste es möglich sein, den hemmenden Effekt einer Jodkontamination auf die Thionamidwirkung durch überhöhte Thionamiddosen zu überspielen. Einzelne Autoren empfehlen deshalb sehr hohe Thionamiddosen bei der Behandlung der jodinduzierten Hyperthyreose (bis zu über 500 mg Methimazol/Tag). Abgesehen davon, dass hierdurch die Nebenwirkungsgefahr erheblich ansteigt, sind die Ergebnisse mit hohen Thionamiddosen nicht überzeugend. In Abb. 2.39 sind einige exemplarische Verläufe von hochdosierter Thionamidtherapie bei JIH aus einer Arbeit von Köbberling (Köbberling et al. 1985) dargestellt. Man erkennt das schlechte oder fehlende Ansprechen trotz hoher Dosen, gleichzeitig zeigt sich die hohe Effektivität der Operation.

Diagnostik

Anamnese und Klinik

In vielen Fällen lässt sich eine **Jodkontamination** bereits durch eine sorgfältige Anamnese wahrscheinlich machen, besonders wenn es sich um Kontrastmittelapplikationen in den letzten Monaten handelt oder um eine Amiodarontherapie. Sehr viel schwieriger kann es sein, eine ungewollte Jodkontamination durch jodhaltige Substanzen, z. B. Augentropfen, Hustensäfte, Zahnpasten, Vitaminpräparate oder Desinfektionsmittel, nachzuweisen. Nicht selten lässt sich die Ursache der Jodkontamination nicht eruieren. Es ist auch häufig nicht klar, ob die aktuell diagnostizierte Hyperthyreose durch eine vorangegangene Jodkontamination ausgelöst wurde oder ob eine bereits bestehende Hyperthyreose durch Jodkontamination verschlimmert wurde.

Besonders konzentrieren sollten sich Anamnese und körperliche Untersuchung auf das Vorliegen einer langjährigen Struma, evtl. mit bereits abgelaufenen hyperthyreoten Phasen. Spezifische Hyperthyreosesymptome sind bei den oft älteren Patienten häufig schwierig zu erfragen, sodass selbst laborchemisch deutliche Hyperthyreosen mitunter klinisch nicht erkannt werden.

Das **klinische Bild** einer JIH entspricht in den meisten Fällen dem einer hyperthyreoten uni- oder multifokalen Autonomie, wobei ein Großteil der Patienten klinisch oligo- oder asymptomatisch ist. Vielleicht besteht eine neu aufgetretene absolute Arrhythmie, eine vermehrte Wärmeintoleranz, eine Zunahme der bereits länger vorliegenden KHK-Beschwerden oder eine Zunahme einer vorbestehenden Herzinsuffizienz. Auch bei schwereren jodinduzierten Hyperthyreosen steht klinisch häufig die Verschlimmerung der Begleiterkrankung bei den älteren Patienten im Vordergrund. In der folgenden Übersicht sind die klinischen Charakteristika zusammengefasst.

Klinische Charakteristika der jodinduzierten Hyperthyreose

- Älterer, multimorbider Patient
- Langjährige Strumaanamnese

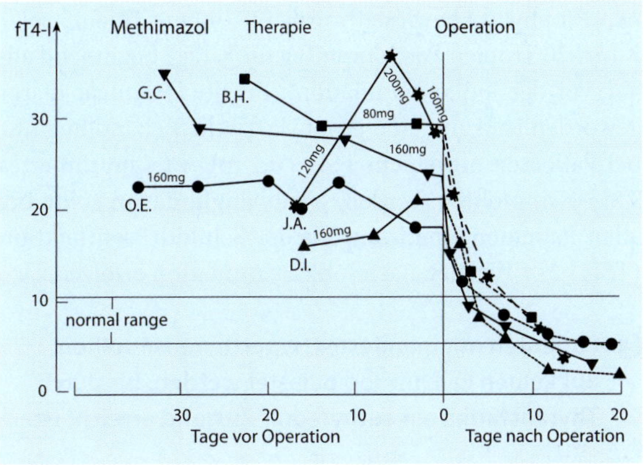

Abb. 2.39 Verlauf des freien Thyroxindex (fT4-I) bei 5 Patienten mit jodinduzierter Hyperthyreose unter hochdosierter Methimazoltherapie über 5 Wochen und nach Operation. (Nach Köbberling et al. 1985)

- Zustand nach Kontastmittelapplikation
- Amiodarontherapie
- Absolute Arrhythmie, ungeklärte Verschlechterung des Allgemeinzustandes

Labordiagnostik

Die Labordiagnostik hat je nach Ausgangssituation insbesondere zwei Fragen zu beantworten:

- Liegt nach evtl. stattgefundener Jodkontamination eine hyperthyreote Stoffwechsellage vor ?
- Trägt ein Patient, bei dem eine Kontrastmitteluntersuchung geplant ist, möglicherweise ein besonderes Risiko, eine JIH zu entwickeln?

Die Hormondiagnostik (s. Übersicht) zeigt nur die Hyperthyreose an (supprimiertes TSH, erhöhtes fT3 und fT4), kann jedoch die Frage der Jodkontamination nicht beantworten. In der Regel liegt ein gewisses Überwiegen der T4- gegenüber der T3-Erhöhung vor. Unter Amiodarontherapie finden sich allerdings häufig isoliert erhöhte fT4-Werte und ein erniedrigtes TSH ohne klinische Hyperthyreose. Bei älteren Patienten mit schwerer Zweiterkrankung vermischt sich oft das Bild der JIH mit einem Low-T3-Syndrom, sodass die T3-Werte relativ niedrig sein können, trotz deutlicher klinischer Symptomatik.

Labordiagnostik bei Verdacht auf jodinduzierter Hyperthyreose

- fT3/fT4 (besonders fT4-Erhöhung)
- TSH (supprimiert)
- Schilddrüsenszintigramm und Uptake („blockiert")
- Jodausscheidung im Urin (>20 µg/dl)

In manchen Fällen lässt sich der Verdacht auf eine Jodkontamination durch die Jodidausscheidung im Urin verifizieren; ein Ausschluss ist allerdings nicht möglich. Im Rahmen des Jodexzesses werden Hormondepots in der Schilddrüse akkumuliert, die danach protrahiert freigesetzt werden. Hierbei kann die Jodausscheidung z. B. nach einer Kontrastmittelapplikation durch ein wasserlösliches Kontrastmittel bereits wieder Normalwerte erreicht haben, während die Hyperthyreose und der niedrige Tc-Uptake im Szintigramm noch längere Zeit persistieren können.

Untersuchung des Gefährdungspotenzials durch Jodexzess Häufig stellt sich in der klinischen Praxis die Frage, ob für einen Patienten durch eine vorgesehene Kontrastmittelapplikation die Gefahr einer jodinduzierten Hyperthyreose besteht. In der Regel steht diese Diagnostik unter Zeitdruck. In dieser Situation muss v. a. eine manifeste Hyperthyreose ausgeschlossen werden, da bei diesen Patienten ein hohes Risiko einer schweren Exazerbation der Hyperthyreose besteht. In früheren Jahren spielte auch der sog. Suppressions-Uptake eine große Rolle. Fand sich ein supprimiertes TSH (TSH <0,1 mU/l) aber euthyreote FT3- und FT4-Werte, so konnte im Prinzip durch ein Szintigramm und den dabei gewonnenen Suppressions-Uptake recht schnell das Gefährdungspotenzial bestimmt werden (Bähre et al. 1987). Patienten mit einem Suppressions-Uptake >1,6–2,0 % sollten hiernach auch bei euthyreoten fT3- und fT4-Werten eine prophylaktische Thyreostatikatherapie erhalten. Heute, unter den Bedingungen einer deutlich verbesserten Jodversorgung spielt der Suppressions-Uptake nicht mehr eine so große Rolle, da die alten normativen Uptake-Werte nicht mehr gelten und neue offizielle Werte bisher nicht publiziert wurden. Es gibt allerdings zwei neuere klinische Studien, die den indirekten Schluss zulassen, dass wahrscheinlich heute ein Suppressions-Uptake >1,0 % bereits verdächtig auf eine klinisch relevante Autonomie ist (Gotthardt et al. 2006; Fricke et al. 2004). Heute stützt man sich überwiegend auf den basalen TSH-Wert zur Risikoabschätzung wobei das erniedrigte oder supprimiert basale TSH die Risikogruppe definiert. Bei einem TSH >0,1 mU/l ist die basale Tc-Aufnahme ohne großen diagnostischen Wert. Die Gefährdung ist nicht genau bestimmbar, dürfte jedoch nur mäßig erhöht sein. In einer kontrollierten Studie an 51 solcher Patienten trat nur bei ca. 8 % eine leichte passagere Erhöhung von fT3/fT4 auf (Nolte et al. 1996). Generell wird die Gefahr einer JIH wahrscheinlich erheblich überschätzt, da die meisten Zahlenangaben sich auf hochsektionierte Gruppen beziehen bzw. klinisch belanglose, geringe und passagere T3-/T4-Erhöhungen subsumiert wurden. Die meisten schweren Fälle von JIH werden wahrscheinlich durch Jodkontamination präexistierender Hyperthyreosen verursacht wobei dann ein niedriger oder negativer

Uptake besteht (eine sog. „Jodblockade“). Ein niedriger Uptake bei Hyperthyreose ist jedoch nicht spezifisch für eine Jodkontamination, sondern es kann auch eine destruierende Thyreoiditis vorliegen oder eine Thyreotoxicosis factitia (▶ Übersicht)

Differenzialdiagnose des negativen Tc-Uptake bei Hyperthyreose

- Jodinduzierte Hyperthyreose
- Destruierende Thyreoiditis
- Thyreotoxicosis factitia
- „Silent“ Thyreoiditis
- Perchloratthерapie

Schilddrüsensonographie

Die Schilddrüsensonographie kann indirekte Hinweise auf eine mögliche Gefährdung durch Jodkontamination geben, wobei am besten eine Bewertung im Zusammenhang mit einem Szintigramm erfolgen sollte. Jede vergrößerte Schilddrüse mit multiplen knotigen Veränderungen ist vor allem bei einem älteren Patienten autonomieverdächtig und sollte, falls eine Kontrastmitteluntersuchung ansteht, zur Vorsicht Anlass geben und zumindest eine In-vitro-Funktionsdiagnostik nach sich ziehen.

Neuere Untersuchungen zeigen, dass die Farbdopplersonographie von diagnostischem Wert ist bei der Differenzierung der beiden Typen von Amiodaron ausgelösten Hyperthyreosen (Bogazzi et al. 2003). Der Typ 1, dessen Ursache eine Autonomieentwicklung ist zeigt eine hohe Vaskularität. Der Typ 2, wahrscheinlich eine toxische Thyreoiditis, zeigt wenig Vaskularität. Wie oben dargestellt kann diese Differenzierung für die Wahl der medikamentösen Therapie von Bedeutung sein (◘ Tab. 2.21).

Therapie

Prophylaxe

Der Sinn einer präventiven Thyreostatikatherapie bei bestimmten Risikopatienten wird sehr kontrovers diskutiert, dennoch wird eine prophylaktische Therapie in der Praxis relativ häufig durchgeführt. Prophylaxe bedeutet in diesem Falle eine thyreostatische Therapie, die vor der Jodkontamination beginnt und einige Tage über diesen Zeitpunkt hinaus fortgeführt wird in der Hoffnung, dadurch vor allem die Manifestation einer schweren Hyperthyreose zu verhindern. Hierzu werden meistens Patienten mit erniedrigtem oder supprimiertem TSH ausgewählt. Wie bereits diskutiert, ist das erniedrigte TSH (0,1–0,4 mU/l) bei euthyreoten T3-/T4-Werten von niedriger Spezifität bezüglich der Fragestellung Hyperthyreosegefährdung. Hinzu kommt, dass durch keine ausreichend große, kontrollierte Studie die Wirksamkeit der heute üblicherweise empfohlenen Prophylaxe bewiesen wurde (20–40 mg Thiaimazol + 3-mal 20 Tropfen Perchlorat/Tag für 8 Tage beginnend am Tag vor der Jodkontamination). Bis die Datenlage klarer geworden ist, kann eine prophylaktische Behandlung nur bei Patienten mit einem TSH <0,1 mU/l (supprimiertes TSH) empfohlen werden. Unabhängig davon sollte bei allen Patienten eine Kontrolle der Schilddrüsenfunktion (TSH) 2–4 Wochen nach Jodkontamination erfolgen.

! Patienten mit manifester Hyperthyreose sollten auf keinen Fall mit Jod belastet werden, bis durch Thyreostatika ein euthyreoter Zustand erreicht ist.

In der folgenden Übersicht sind die Bewertung und Empfehlung zur Diagnostik und Therapie schematisch zusammengefasst.

Schilddrüsendiagnostik und -therapie vor Kontrastmittelapplikation

- Diagnostik
  - Minimal: TSH basal; Erweiterung der Diagnostik bei erniedrigtem TSH: Ausschluss einer manifesten Hyperthyreose (fT3, fT4, Sonographie, Szintigraphie); bei supprimiertem TSH eventuell Suppressions-Uptake
- Bewertung
  - TSH supprimiert, fT3/fT4 erhöht (manifeste Hyperthyreose): Thyreostatikatherapie! Verschiebung der Kontrastmittelapplikation!
  - fT3 und fT4 normal, TSH <0,1 mU/l, (Suppressions-Uptake >1,0 %) : Prophylaxe empfehlenswert, Hormonkontrolle nach 2–4 Wochen
  - fT3 und fT4 normal, TSH 0,1–0,3 mU/l: Prophylaxe nicht notwendig, Hormonkontrolle nach 2–4 Wochen
- Prophylaxe
  - Kombination von 20–40 mg Methimazol/Tag und 900–1200 mg Perchlorat/Tag (3-mal 15–20 Tropfen Irenat)
  - Zeitrahmen: Beginn am Tag vor Kontrastmittel für insgesamt 7–10 Tage

Präoperative Therapie

Wie bei jeder Hyperthyreose ist auch bei der JIH das erste Ziel die Herstellung einer euthyreoten Stoffwechsellage mit konservativen Mitteln, um dann über das langfristige Vorgehen zu entscheiden (Operation oder Radiojodtherapie). Es hat sich allerdings herausgestellt, dass die normal dosierte Therapie mit Thiamazol, Carbimazol oder Propylthiouracil in vielen Fällen wenig oder überhaupt nicht effektiv ist (s. oben, „Pathophysiologie der Thyreostatikawirkung bei Jodexzess"). Allerdings gibt es bis heute keinen Parameter, der eine Voraussage auf das Ansprechen zuließe. Wie bereits oben ausgeführt können die von manchen Autoren propagierten exzessiv hohen Thyreostatikadosen (bis zu 500 mg Methimazol/Tag) nicht empfohlen werden, solange die höhere Effektivität durch entsprechende Studien nicht belegt ist. Man sollte sich jedoch im oberen Bereich des üblichen Dosierungsrahmens bewegen (s. Übersicht). Die Dosierung der Begleittherapie mit ß-Blockern geschieht entsprechend der klinischen Symptomatik.

Bei durch Amiodaron ausgelösten Hyperthyreosen sollte, wenn möglich, das Medikament abgesetzt werden; dadurch kommt es bei einem Teil der Fälle bereits zu einem Absinken der Hormonwerte. Da die Differenzierung der beiden Hyperthyreosetypen häufig nicht klar ist, kann zumindest zu Beginn eine Kombination von Thyreostatika und Glukokortikoiden versucht werden.

Medikamentöse Therapiemöglichkeiten bei jodinduzierter Hyperthyreose

- Thiamazol (maximal 40– 80 mg/Tag) oder Propythiouracil (600–1000 mg/Tag)
- Perchlorat 3-mal 20 Tropfen/Tag (in Kombination mit Thiamazol)
- Lithium unter Kontrolle des Serumspiegels (0,7–1,0 mmol/l)
- Bei Amiodaron-induzierter Hyperthyreose: evtl. Glukokortikoide (z. B. Prednison 1 mg/kg KG/Tag)

Die Wirksamkeit hoher Joddosen bei der JIH („Plummern") ist umstritten; es gibt keine systematischen Studien und kasuistische Mitteilungen berichten von unterschiedlichem Ansprechen. Diese Therapie kann deshalb nicht empfohlen werden.

Eine zu wenig bekannte Therapieoption, die häufig relativ schnell zu einem Abfall der Schilddrüsenhormonwerte führt, ist die Gabe von **Lithium** in Dosen, wie sie auch in der Psychiatrie üblich sind (Serumspiegel von 0,7–1,0 mmol/l). Lithium hemmt wie hohe Joddosen die Proteolyse und damit die Freisetzung von Schilddrüsenhormonen, wodurch ein schneller Effekt auf die peripheren Serumspiegel zustande kommt. Allerdings sollte diese Therapie nur unter stationären Bedingungen unter engmaschiger Kontrolle der Lithiumspiegel durchgeführt werden, da besonders bei Patienten mit Elektrolytstörungen oder eingeschränkter Nierenfunktion Koordinationsstörungen, Rhythmusstörungen und auch Psychosen auftreten können.

Indikation zur Frühoperation

Da es sich häufig um multimorbide, wenig widerstandsfähige Patienten handelt, ist die entscheidende Frage, die sich jeder Therapeut einer jodinduzierten Hyperthyreose stellen muss, wann erfolglose konservative Therapieversuche abgebrochen werden sollten, um trotz Hyperthyreose durch eine Strumaresektion das Problem zu beseitigen. Hierzu ist eine aufmerksame klinische Beobachtung des Patienten notwendig; ein zu langes Abwarten mit Verschlechterung der Begleiterkrankungen kann das Operationsrisiko erheblich erhöhen oder gar die Operation unmöglich machen. Deutet bereits der initiale Befund auf eine krisenhafte Stoffwechselentgleisung hin, sollte nicht unnötig Zeit mit zweifelhaften konservativen Therapieversuchen vertan werden.

Generell wird über sehr gute Ergebnisse bei dieser akuten Indikation zur Thyreoidektomie auch bei alten, multimorbiden Patienten berichtet (Köbberling et al. 1985), sodass eine zu große Zurückhaltung diesem Eingriff gegenüber nicht angebracht ist. Unbedingt erforderlich ist natürlich, dass ein erfahrenes Operationsteam zur Verfügung steht.

Postoperative Therapie

Die Therapie nach Operation einer jodinduzierten Hyperthyreose unterscheidet sich im Prinzip nicht von der postoperativen Therapie anderer Formen der Hyperthyreose. In der Regel wird eine großzügige beidseitige Schilddrüsenresektion vorgenommen werden, die postoperativ zu einer klinischen oder subklinischen Hypothyreose führt. Eine Thyroxinsubstitution sollte deshalb routinemäßig durchgeführt werden, wobei die Dosis etwa 75–125 µg/Tag beträgt. Die genaue Substitutionsdosis sollte anhand des TSH-Wertes austitriert werden. Eine HNO-ärztliche Nachkontrolle sowie die Diagnose und Therapie eines evtl. vorliegenden postoperativen Hypoparathyreoidismus sollten Standard sein.

2.7 Diagnostisches Vorgehen bei solitärem oder dominantem Knoten

A. Zielke

Im Endemiegebiet sind Schilddrüsenknoten mit einer vom Alter und Geschlecht abhängigen Prävalenz von 25 % und bis zu 50 % sehr häufig. Zwar müssen vom Standpunkt des Klinikers aus betrachtet, solitäre bzw. dominante Knoten der Schilddrüse besondere Beachtung finden, denn sie sind ein häufiger Indexbefund der malignen Schilddrüsenerkrankung. Da aber Schilddrüsenkarzinome im Vergleich zur hohen Knotenprävalenz selten sind, ist es erforderlich durch einen rationellen Einsatz der diagnostischen Mittel konkrete Verdachtsmomente zu erarbeiten um daraus präzise Operationsindikationen abzuleiten. Ein weiteres Ziel der Differenzialdiagnostik des Solitärknotens ist es noduläre Autonomien aufzudecken.

2

Anamnese, Klinik, TSH und Ultraschall bilden die Basis jeder Diagnostik. Jeder Knoten größer als 1 cm sollte punktiert und zytologisch beurteilt werden, es sei denn, es liegt ein autonomes Adenom vor. Liegen klinische oder sonographische Verdachtsmomente für eine maligne Erkrankung vor oder eine entsprechende Zytologie, so ist die Operation indiziert. Diese muss stets zumindest die den Befund tragende Seite vollständig entfernen.

Im Endemiegebiet sind Schilddrüsenknoten ein sehr häufiger Befund. Sonographisch können sie in der Bundesrepublik bei im Mittel 20 % der zwischen 20- und 80-Jährigen nachgewiesen werden. Die Häufigkeit der Knoten nimmt altersabhängig zu (ca. 50 % bei 75-jährigen Frauen, ca. 30 % bei 75-jährigen Männern). Hochgerechnet ergibt dies ca. 16 Mio. Menschen mit Knoten, von denen 2/3 szintigraphisch „kalt" sind. Weniger als 10 % der Knoten werden durch die Betroffenen selbst festgestellt. In der Regel sind die Knoten heute Befunde bei einer körperlichen Routineuntersuchung oder beim Ultraschall („Inzidentalome der Schilddrüse").

Andererseits sind Schilddrüsenkarzinome generell selten; die jährliche Erkrankungsfrequenz beträgt etwa 30 Personen pro 1 Mio. Einwohner, mit einer Inzidenz 6,7/100.000 für Frauen und 3,2/100.000 für Männern. Bei einer Knotenprävalenz von mindestens 20 % soll dieser eine Fall unter 6000 Strumaträgern identifiziert werden. Damit liegt die Schwierigkeit der Diagnostik darin, im Meer der harmlosen Schilddrüsenknoten das Malignom zu sehen. Es ist deshalb wichtig, bei der Abklärung knotiger Schilddrüsenveränderungen eine effektive diagnostische Strategie zu verfolgen, die durch den rationellen Einsatz geeigneter diagnostischer Mittel rationale Operationsindikationen feststellt. Hierzu liegen in jüngster Zeit aktualisierte Empfehlungen der CAEK, der deutschen Gesellschaft für Nuklearmedizin und der Sektion Schilddrüse der Deutschen Gesellschaft für Endokrinologie vor, sowie eine evidenzbasierte multinationale Leitlinie.

Differenzialdiagnostik

Anamnese und klinischer Befund Die Anamnese wird vom Zeitverlauf des Auftretens und des Wachstums, der Stoffwechselaktivität und dem lokalen Beschwerdebild des Knotens geleitet. Verdachtsmomente sind rasche Größenzunahme, insbesondere wenn unter T4-Therapie aufgetreten, Alter <20 und >60 Jahre, männliches Geschlecht, frühere Bestrahlungen der Halsregion und das Vorhandensein familiärer Schilddrüsentumoren (FP/FTC, FMTC, MEN 2). Auch die familiäre Poliposis Koli, Cowden und Gardner Syndrom prädisponieren zu malignen Knotenbildungen. Einige dieser Anhaltspunkte sind außerordentlich aussagekräftig und können im Prinzip sofort die Operationsindikation begründen: z. B. solitäre neu aufgetretene Knoten bei Kindern unter 16 Jahren, ebenso Patienten mit neu aufgetretenen Knoten und einer vorausgegangenen Bestrahlung der Halsregion (Brooks et al. 1988).

Bei der klinischen Untersuchung sind die multiple Knoten vom sog. Solitärknoten oder von einem dominanten Knoten zu unterscheiden. Der **Solitärknoten** ist ein isolierter nodöser Befund in einer ansonsten unauffälligen Drüse. Letztere sind in Endemiegebieten selten, ihre Prävalenz beträgt nur 2–3 %. Ein **dominanter Knoten** liegt dann vor, wenn sich ein Knoten in einer multinodösen Struma durch plötzliche Veränderung bemerkbar macht. Diese Definition ist deshalb wichtig, weil das Auftreten eines dominanten Knotens in einer multinodösen Struma in etwa das gleiche Karzinomrisiko wie der echte solitäre Schilddrüsenknoten trägt (Brooks et al. 1988). Immerhin werden etwa 40 % aller malignen Schilddrüsentumoren mit diesem Indexbefund entdeckt. Jedes 4. Karzinom findet sich in multinodösen Strumen und ein weiteres Viertel wird wegen pathologischer Lymphknotenschwellungen am Hals auffällig (Pfannenstiel 1989; Reinwein et al. 1989). In der Regel sind die differenzierten Karzinome selbst symptomfrei.

Zu den Verdachtsmomenten aus der klinischen Untersuchung zählen eine derbe, jedoch nicht steinharte Konsistenz und die zervikale Lymphadenopathie. Nichtverschiebbarkeit der Drüse, Heiserkeit als Ausdruck der beeinträchtigten Rekurrensfunktion und das Horner-Syndrom sind Spätzeichen.

Labordiagnostik Für die Funktionsbeurteilung der Schilddrüse ist der TSH-Wert etabliert. Immunradiometrische Assays (IRMA) oder Immunluminometrische Assays (ILMA) der 3. Generation sollen verwendet werden. Bei niedrigem und hohem TSH müssen die freien Hormonwerte FT3 und FT4 bestimmt werden. Bei hohem TSH zudem TPO-Ak. Die routinemäßige Bestimmung des Kalzitonins ist nicht evidenzbasiert, wird aber in der Differenzialdiagnostik suspekter Knoten und beim konkreten Maligomverdacht angeraten und verlangt bei Werten von oberhalb von 10 pg/ml den Pentagastrintest oder den Kalziumtest. Zusammen mit der Beurteilung der Funktion erlauben diese anamnestischen und klinischen Daten eine erste Einordnung des Knotens in das in der folgenden Übersicht wiedergegebene Spektrum der Schilddrüsentumoren. Auf die einzelnen Entitäten wurde ausführlich bereits in ► Abschn. 2.3 eingegangen.

Prävalenzorientierte Differenzialdiagnose des solitären/dominanten Schilddrüsenknotens

- Kolloidknoten

- Schilddrüsenadenom, hormonell inaktiv, meist follikuläres Adenom
- Schilddrüsenadenom, hormonell aktiv, autonomes Adenom
- Schilddrüsenzyste
- Thyreoiditis (Hashimoto)
- Schilddrüsenkarzinom (papilläre, follikuläre, selten andere)
- Nichtepitheliale Schilddrüsentumoren und Metastasen
- Abszess
- Hemiagenesie (Agenesie stets links)

Die differenzialdiagnostische Klärung der in der Übersicht aufgelisteten morphologischen Befunde erfordert technische Untersuchungen, die kurz angesprochen werden.

Sonographie US ist das sensitivste Testverfahren für Schilddrüsenknoten und unverzichtbar in der Differenzialdiagnostik. US gibt Auskunft über Ausdehnung und Struktur des Organs sowie über extrathyreoidale Veränderungen, wie vergrößerte Lymphknoten. US deckt in 50 % klinisch nicht festgestellte Knoten auf, von denen jeder dritte größer als 2 cm ist (Hegedus 2001). US ist die beste Methode für Verlaufskontrollen, wobei nur Größenveränderungen ab 50 % relevant sind. US ist erforderlich für eine optimale Ausbeute bei der Zytologie und erlaubt die Diagnose der Immunthyreopathien mit hoher Sicherheit. Die Zytologie ist erfolgreicher, wenn sie per US in die Knoten dirigiert wird und solche Knoten punktiert, die im US suspekt sind. Typische US-Zeichen maligner Knoten sind isolierte, auffällig echoarme oder echokomplexe Befunde, Mikrokalk, eine unregelmäßige Begrenzung des Areals, irreguläre Perfusionsmuster in den Knoten und Organüberschreitungen. Das Malignitätsrisiko eines solitären Knotens mit diesen morphologischen Veränderungen kann im ausgewählten Kollektiv bis 80 % betragen. Mit kontrastverstärktem Ultraschall (CEUS), ergibt sich gegenüber dem Doppler kein überragender Informationszugewinn. Noch nicht abgeschlossen ist die Beurteilung der US-Elastographie, die in ersten Untersuchungen Hinweise auf maligne Tumoren bei nicht eindeutiger FNAC liefern konnte. Hier sind weitere Untersuchungen abzuwarten.

Ultraschallzeichen der Malignität von Schilddrüsenknoten

- Auffallende Hypoechogenität solider Knoten
- Mikrokalzifikation
- Irreguläre oder feinlobulierte Grenzen oder fehlender Halo
- Komplexe Zysten (gemischt solide, flüssig)
- Intranodale Gefäße
- Exzentrische Knoten (höher [anteroposterior] als breiter[transversal])
- Extension außerhalb der Schilddrüse, sichtbare Invasion
- Lymphknoten mit verstrichenem Hiluszeichen, Mikrokalzifikation oder zystischen Veränderungen

Werden zwei und mehr dieser Zeichen entdeckt, kann das Risiko für einen malignen Knoten auf 0.8 steigen.

Feinnadelaspirationszytologie Die Feinnadelaspirationszytologie (FAC) ist die derzeit beste Methode der Entscheidungsfindung in der präoperativen Diagnostik knotiger Schilddrüsenveränderungen. Dies setzt eine gute Auswahl der Knoten für eine FAC voraus, wozu anamnestische, klinische und sonographische Befunde genutzt werden sollen. Die FAC erlaubt mit wenigen Ausnahmen (follikuläre Neoplasie) eine sichere Abgrenzung gutartiger Veränderungen von papillären-, medullären- und anaplastischen Schilddrüsenkarzinomen, den Lymphomen und den meisten nicht epithelialen Tumoren und Metastasen in der Schilddrüse.

Die Ergebnisse der Punktionszytologie sind am genauesten und die Rate nicht ergiebiger Punktionen am niedrigsten, bei einer durch den Ultraschall geführten Punktionstechnik. Kompetente zytophathologische Befundung vorausgesetzt werden die meisten Resultate benigner Natur sein, etwa 10–20 % sind follikuläre Neoplasien, 2–10 % höhergradig verdächtige Biopsate und 3–10 % sind maligne. 10–15 % sind aufgrund nicht aussagekräftigen Materials nicht diagnostisch. Falsch-negative Resultate (5–10 %) sind am ehesten das Resultat schlechter Entnahmetechniken oder schlechter Knotenauswahl.

Global liegt die Sensitivität für das Erkennen maligner Neoplasien in Studien bei 90–98 % – in der Routine bei 65–98 %. Die Spezifität liegt in Studien stets oberhalb 85 % – in der Routine bei 72–100 %. Die globale Treffsicherheit beträgt in der Hand von Experten mehr als 85 % und erreicht in der Routine immerhin noch etwa 70 % (Führer et al. 2001).

Indikation zur Feinnadelaspirationszytologie von Schilddrüsenknoten

- Knotendurchmesser >10 mm, sofern im US solide und hypoechogen
- Knoten jeder Größe, sofern im US suspekt, oder begleitet von multiplen Halslymphknoten
- Komplexe Zyste jeder Größe
- Knoten jeder Größe bei vorausgegangener Bestrahlung der Halsregion
- Erhöhte Kalzitoninwerte mit soliden Knoten

- Verwandte 1. Grades an differenziertem Schilddrüsenkarzinom oder MEN 2 erkrankt
- Anamnese früherer Operationen wegen Schilddrüsenkrebs
- Anamnese früherer Krebsbehandlung

Nahezu alle Leitlinien und Empfehlungen raten dazu, alle nicht hyperfunktionellen, soliden, hypoechogenen Knoten der Schilddrüse von mehr als 10 mm zu punktieren. Natürlich ist die Frequenz maligner Tumoren in Knoten unterhalb von 10 mm nicht geringer, deshalb werden selbstverstädnlich alle suspekten Knoten unabhängig von ihrer Größe per FAC untersucht. Sofern sich ein maligner Tumor zeigt, profitieren die Betroffenen von einer frühen Therapie, denn selbst diese pT1a-Tumoren haben in bis zu 3 % Lymphknotenmetastasen. Umgekehrt bedeutet dieses aber auch, dass sehr kleine Knoten, insbesondere wenn sie zufällig entdeckt wurden, mit US Verlaufskontrolliert werden dürfen, sofern sie nicht verdächtig sind. Eine Wiederholung einer FAC ist sinnvoll, wenn sich eine Vergrößerung um 50 % oder mehr dokumentieren lässt. Bei Knoten ohne Wachstum ist eine „Verlaufs-FAC" nicht erforderlich. Bei guter anamnestisch-klinischer und sonographischer Knotenauswahl ist es selten erfoderlich, mehr als 2 Knoten in einer multinodösen Knotenstruma mit FAC zu untersuchunen (Paschke et al. 2005).

Trotz der in Deutschland exsistierenden Einschränkungen der FAC (kaum spezialisierte Zytopathologen, strukturelle und personelle Trennung der Probengewinnung und Auswertung etc.), kann der Stellenwert dieser Methode nicht genug herausgestrichen werden. Bereits kurz nach der Einführung der Methode wurde auch in Deutschland in sehr erfahrenen Kliniken gezeigt, dass die Aufnahme der FAC in den diagnostischen Algorithmus beim suspekten Knoten die Operationshäufigkeit drastisch senkt (um 50 % und mehr), bei bis zu 5-facher Steigerung der Inzidenz maligner Befunde (Röher u. Goretzki 1986).

Szintigraphie Die Bedeutung der Szintigraphie liegt in der funktionellen Differenzierung des Schilddrüsengewebes („Funktionstopogramm" der Schilddrüse). Funktionelle „heiße" Knoten sind nahezu niemals maligne, wohingegen kalte Knoten, jeh nach Selektion ein malignes Potenzial von 3–15 % haben. Isoliert betrachtet ist die Szintigraphie kaum für die Differenzialdiagnostik geeignet: die prädiktiven Werte für die kalten Knoten sind zu schlecht und die Auflösung für Knoten unterhalb von 10 mm kaum gegeben. Da US und FNAC viel sensitivere Verfahren sind, gibt es nur wenige Indikationen der Szintigraphie bei der Abarbeitung TSH-neutraler Schilddrüsenknoten. Diese bestehen im Endemiegebiet in der Aufdeckung subklinischer autonomer Knoten in langjährig bestehenden multinodösen Strumen (Paschke 2010).

Ist zur Differenzialdiagnostik der Knoten in einer multinodösen Knotenstruma eine FAC geplant, wird im Endemiegebiet derzeit eine Indikation für die Szintigraphie gesehen. Da in den multinodösen Jodmangelstrumen autonome Areale auch ohne supprimiertes TSH vorkommen, erlaubt nur die Szintigraphie die sichere Abgrenzung der kalten Knoten für eine FAC. Steht die Operationsindikation bereits ohne FAC, ist die Szintigraphie nicht nützlich.

Rationelles Vorgehen

Ergibt sich nach Anamnese, klinischer Untersuchung, Hormondiagnostik und zervikaler Sonographie ein suspekter Knoten, so kann, wenn Euthyreose besteht, der direkte Weg zur Diagnose über die FAC gegangen werden.

Immer wenn die FAC nicht ergiebig ist, sollte sie wiederholt werden. Ist die FAC mehrfach nicht diagnostisch, sollte der Befund chirurgisch entfernt werden.

Ergibt sich bei der FAC der Befund einer unkomplizierten Zyste, kann diese in gleicher Sitzung therapeutisch angegangen werden. Gleiches gilt für die seltenen, in aller Regel jedoch sonographisch gut zu diagnostizierenden Abszesse der Schilddrüse, bei deren Nachweis man stets die seltene Möglichkeit erwägen muss, dass eine spezifische Thyreoiditis vorliegen kann.

Solide Knoten, die in der FAC sicher benigne bewertet werden, sollten mittels US und TSH-Bestimmung nach 6 bis längstens 18 Monaten kontrolliert werden, sofern sie klinisch inapparent bleiben. Eine erneute FAC sollte vorgezogen werden, wenn die Knoten während der Beobachtungsphase deutlich an Größe zunehmen.

Finden sich bei einem Knoten Zeichen der inkretorischen Überfunktion der Drüse (TSH erniedrigt), ohne dass anamnestische, klinische oder sonographische Risikofaktoren vorliegen, so handelt es sich entweder um ein autonomes Adenom oder um eine multifokale Autonomie. Hier ist eine Szintigraphie indiziert. Bestätigt diese die Autonomie, ist eine FAC insbesondere bei den unifokalen Autonomien nicht indiziert.

Findet sich eine follikuläre oder onkozytäre Neoplasie per FAC, ist die Indikation zur operativen Therapie stets gegeben. Nur aufgrund der Beurteilung der Gefäß- und Kapselinfiltration in der Durchsicht des gesamten Operationspräparates ist die Unterscheidung zwischen benignen und malignen Tumoren möglich (Zedenius et al. 1992). Eine erneute FAC bringt keinen zusätzlichen Gewinn. Auch eine intraoperative Schnellschnittdiagnostik kann nicht zur Entscheidungsfindung herangezogen werden. Der Stellenwert neuer molekularer Marker, welche mit der FNAC bestimmt werden können (u. a. RAS, BRAF), ist ebenso wie der Nutzen neuer bildgebender Untersu-

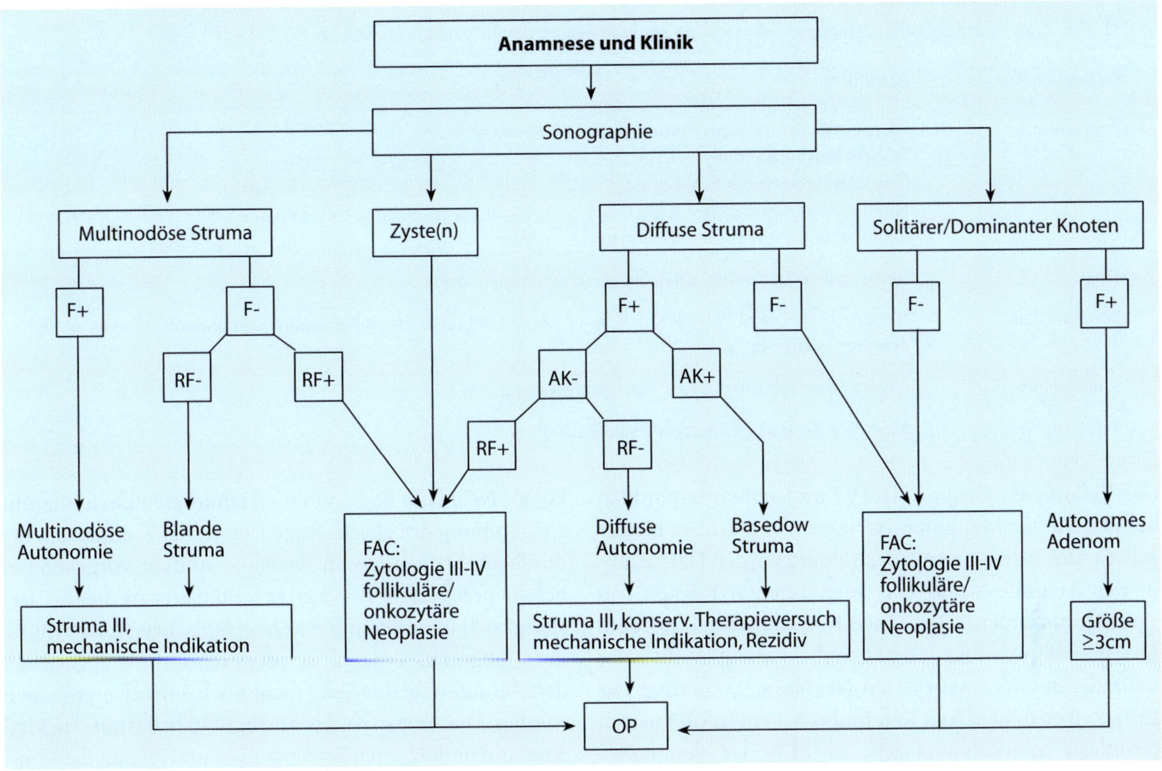

Abb. 2.40 Diagnostische Modalitäten bei gutartigen Schilddrüsenerkrankungen und ihre therapeutischen Konsequenzen. *F* Funktion der Schilddrüse, *RF* Risikofaktoren, *AK* Antikörper, +/- vorhanden/nicht vorhanden, *FAC* Feinnadelaspirationszytologie

chungsmethoden (u. a. FDG-PET, Ultraschall-Elastographie, CEUS) noch nicht abschließend geklärt.

Findet sich ein verdächtiges oder ein malignes Ergebnis in der FAC, ist die Operation nach den im weiteren Text des Buches ausführlich erläuterten Grundsätzen erforderlich.

Findet sich bei einem nach Anamnese und Klinik oder US suspekten Knoten in der FAC ein unverdächtiges zytologisches Ergebnis, so führt das weitere Vorgehen immer der nach anamnestischen und klinischen Kriterien oder dem Ultraschall abgeleitete Verdacht. Im Zweifel sollte die FAC wiederholt werden oder eine diagnostische Lobektomie vorgeschlagen werden.

Ein zusammenfassender Algorithmus für den rationellen Einsatz der diagnostischen Modalitäten bei gutartigen Schilddrüsenerkrankungen ist in Abb. 2.40 dargestellt (nach Rothmund u. Zielke 1991; Zielke u. Clark 1995).

Therapie

Die im individuellen Fall zu wählende Behandlung verlangt die Kenntnis der zugrundeliegenden Schilddrüsenpathologie, die Beurteilung der Aktivität des Krankheitsprozesses, der Größe und Funktion der Drüse sowie die genaue Kenntnis der Risikofaktoren für eine maligne Erkrankung. Sie muss ferner die Erwartungshaltung des Patienten, seine Möglichkeiten und seinen Gesundheitszustand berücksichtigen. Es ist allgemein akzeptiert, die Operationsindikation eher weit zu stellen, um einen malignen Prozess frühzeitig zu erkennen. So kann sich bereits aus zwei einzelnen Verdachtsmomenten aus Anamnese, klinischer Untersuchung, Sonographie oder FAC die Operationsindikation ergeben (Tab. 2.22).

Wird bei niedrigem klinischem Verdachtsmoment eine operative Behandlung nicht gewünscht, muss eine regelmäßige klinische und sonographische Kontrolle gesichert sein. Diese soll nach mindestens 6 und maximal 18 Monaten durchgeführt werden und schließt Klinik, TSH, Sonographie und FAC ein. Die FAC kann auch vorgezogen werden, wenn das Volumen des Knotens um 30–50 % vermehrt ist. Ob diese Beobachtung unter einer Therapie mit Thyroxin oder Thyroxin/Jodid erfolgen soll – oder ob gar keine Thyroxingabe erfolgen soll – ist keinesfalls klar und wird dominiert von Expertenmeinungen (Castro et al. 2002; Richter et al. 2002; Brauer et al. 2003). Prinzipiell ist die Größenkontrolle nicht hyperfunktioneller Knoten mit einer Kombinationstherapie aus Thyroxin und Jodid am effektivsten (Gussendorf et al. 2011).

Operationsindikation

Eine unstrittige Operationsindikation ergibt sich für alle Patienten mit konkreten malignitätsverdächtigen Befunden aus der FAC (höhergradig malignitätsverdäch-

Tab. 2.22 Risikofaktoren und malignomverdächtige Befunde beim solitären Schilddrüsenknoten

Untersuchung	Befund
Anamnese	Rasches Wachstum, auch in vorbestehender Struma Frühere Halsbestrahlung Familiäre Tumoren der Schilddrüse Männer, Alter <20 und >60 Jahre Vorangegangene Krebserkrankungen
Klinik	Derbe, indolente Knoten, zervikale Lymphadenopathie
Sonographie	Nicht zystische, nicht verkalkte, echoarme Knoten mit unscharfem Randsaum, komplexe Zysten mit soliden Anteilen, Mikrokalk
Szintigramm	Kalter Knoten mit unscharfem Aktivitätsübergang
Zytologie	follikuläre Neoplasie, onkozytäre Neoplasie, III, IV

tige Zellatypien/Gruppe III, IV) und selbstverständlich bei gesicherter Malignität (Gruppe V). Darüber hinaus sollten alle Patienten mit Bestrahlungen der Halsregion in der Anamnese und neu aufgetretenen Knoten mit Wachstumstendenz der Operation zugeführt werden. Eine gesicherte Indikation besteht bei Patienten mit einer follikulären oder onkozytären Neoplasie. So beträgt das Risiko eines follikulären Karzinoms bei einer follikulären Neoplasie mindestens 3–8 %; 10–14 % der Neoplasien werden zudem als atypisch eingestuft (Lang et al. 1980; Zedenius et al. 1992). Damit sind 15–20 % der follikulären Neoplasien von zweifelhafter Dignität. Solitäre autonome Adenome sollten operiert werden, wenn sie größer als 3 cm sind, und generell, wenn der Patient dies wünscht und keine Einschränkungen für eine operative Behandlung vorliegen. Weitere Indikationen ergeben sich individuell unter Abwägung der allgemeinen, anamnestischen und klinischen Risikofaktoren, z. B. im Fall von Patienten mit suspekten Knoten, denen ein konsequentes Follow-up nicht möglich ist.

Verfahrenswahl

> **Wird präoperativ ein Malignomausschluss angeführt, ist grundsätzlich eine Hemithyreoidektomie der den suspekten Befund tragenden Seite erforderlich.**

Liegt keine präoperative FAC vor, sollte nach der vollständigen Resektion des tumortragenden Schilddrüsenlappens dieser per Schnellschnitt untersucht werden. Die „Enukleation" oder die „subtotale Resektion" kann nicht mehr vertreten werden. Bei der Beurteilung auf Malignität sind neben dem makroskopischen Aspekt die histologischen Kriterien des Schnellschnitts von Bedeutung. Ergibt sich ein Malignom, muss mit wenigen Ausnahmen die Thyreoidektomie folgen (▶ Abschn. 2.9.1.1). Liegt eine follikuläre Neoplasie vor, soll eine Hemithyreoidektomie mit Ausräumung des gleichseitigen zentralen Kompartiments durchgeführt werden, in Analogie zu dem Vorgehen bei bereits präoperativ gesicherter follikulärer Neoplasie. Bestätigt sich in der definitiven histologischen Aufarbeitung der Malignitätsverdacht, so muss dann die ursprünglich den Befund tragende Seite nicht noch einmal angegangen werden. Dies reduziert das Morbiditätsrisiko auf das Maß einer unkomplizierten Erstoperation und erlaubt die Komplettierung zum Zeitpunkt der Wahl vorzunehmen.

Zusammenfassung

Schilddrüsenknoten sind häufig und selten den Betroffenen bewusst. Sie werden oft erst während einer körperlichen Untersuchung oder anlässlich eines Ultraschalls nebenbei festgestellt (Inzidentalome der Schilddrüse). In der weit überwiegenden Zahl sind die Knoten benigne. Klinische Untersuchung und Anamnese, TSH, hochauflösender Ultraschall und die Feinnadelaspirationszytologie (FAC) sind die Basis der Differenzialdiagnostik. Die Szintigraphie ist selten nützlich, kann aber im Einzelfall im Jodmangelgebiet bei einem erniedrigten TSH zur funktionstopographischen Differenzialdiagnostik gerechtfertigt sein.

Die Bestimmung des TSH mit einem sensitiven Assay ist immer erforderlich. Die Bestimmung der peripheren Schilddrüsenhormone ist dann sinnvoll, wenn TSH erniedrigt ist. Wenn TSH erhöht ist, sollte die Bestimmung der TPO-Antikörper vorgenommen werden. Eine Einzelbestimmung des Kalzitonin kann vor einer geplanten Operation empfohlen werden.

Alle Patienten mit palpablen Knoten oder mit möglichen Risikofaktoren sollten mit Ultraschall untersucht werden. Der Ultraschall muss als regionale Sonographie des Halses auch die viszeralen Strukturen und die Lymphknoten beurteilen. Knoten ab 1 cm sollen mit der durch Ultraschall geführten FAC untersucht werden. Allerdings ist die Karzinomprävalenz nicht von der Größe der Knoten abhängig, so dass jeder nach klinischen oder sonographischen Aspekten suspekte Knoten unabhängig von seiner Größe, per FNC untersucht werden sollte.

Der Stellenwert neuer molekularer Marker, welche mit der FAC bestimmt werden können (u. a. RAS, BRAF), ist ebenso wie der Nutzen neuer bildgebender Untersuchungsmethoden (u. a. FDG-PET, Ultraschall-Elastographie, CEUS) noch nicht abschließend geklärt.

Das operative Standardverfahren bei der dignitätsklärenden Schilddrüsenoperation ist die Lobektomie auf der den Befund tragenden Schilddrüsenseite. Die operativen Vorgehensweisen bei prä- oder intraoperativ festgestellter Malignität, werden im nachfolgenden Text differenziert dargestellt.

2.8 Minimal-invasive Therapie benigner Schilddrüsenerkrankungen

D. Simon, M. Boucher

Minimal-invasive Zugangstechniken in der Schilddrüsenchirurgie wurden in den vergangenen fünfzehn Jahren in verschiedenen Techniken entwickelt. Es kommen rein endoskopische, minimal-invasive, videoassistierte zervikale und auch thorakale und transorale Zugangstechniken zum Einsatz. Insbesondere die minimal-invasive videoassistierte Technik (MIVAT) mit medianem zervikalem Zugang hat weite Verbreitung gefunden und sich zu einem festen Bestandteil der operativen Behandlung von benignen Schilddrüsenerkrankungen entwickelt. Parallel hierzu etablierte sich im Grenzbereich zur konventionellen offenen Schilddrüsenchirurgie eine minimal-invasive offene Technik. Hier ist die Inzisionslänge zwar über der von streng minimal-invasiven Eingriffen, aber deutlich unter denen der konventionellen Chirurgie.

Die minimal-invasive Chirurgie versteht sich als die Möglichkeit des Chirurgen, traditionelle Verfahren über Minimierung des Zugangs und Expositionstraumas durchzuführen. Hierbei sind insbesondere Schnittlänge, Zugangsweg, Operationsdauer, Narkoseart, Schmerzen und Erfolgsrate zu berücksichtigen (Henry et al. 2008). Unter diesen Gesichtspunkten ist die Definition der minimal-invasiven Schilddrüsenchirurgie kritisch zu werten. Letztendlich erfüllen transthorakale und transaxilläre Zugangstechniken diese Kriterien nicht. Andere Techniken wie der transorale Zugang oder der retroaurikuläre Zugang sind mit neuen Komplikationsmöglichkeiten behaftet und minimieren damit das Zugangstrauma auch nicht. Dies sind die Gründe, warum sich die MIVAT unter den minimal-invasiven Techniken durchgesetzt und die weiteste Verbreitung gefunden hat.

Tab. 2.23 Endoskopische Verfahren der Schilddrüsenchirurgie

1996	M. Gagner	Rein endoskopisch zervikal
1998	P. Miccoli	MIVAT (mit Gasinsufflation)
1999	R. Bellantone	MIVAT (ohne Gas)
2000	Ohgami	Transmamillärer Zugang
2001	Ikeda	Transaxillärer Zugang
2008	Witzel	Transoraler Zugang
2008	Schardey	Retroaurikulärer Zugang

2.8.1 Definition

Eine klare Definition für minimal-invasive Schilddrüsenchirurgie findet sich in der Literatur nicht. Das minimierte Zugangstrauma definiert sich über den kurzen und komplikationsarmen Zugangsweg zur Schilddrüse und über eine kurze Inzisionslänge zwischen 1,5 und 3 cm (2008). Es handelt sich um rein endoskopische oder videoassistierte Operationsverfahren (Tab. 2.23). Die Abgrenzung zur minimal-invasiven offenen Schilddrüsenchirurgie (MOT) ist fließend. Die Inzisionslänge der MOT ist größer als die der videoskopischen Operation, jedoch kleiner als die der konventionellen Operationen. Andere videoskopische Verfahren (retroaurikulär, transaxillär, transmamilär) haben primär das Ziel, die Narbe am Hals zu vermeiden und erfüllen die Kriterien des minimalen Zugangstraumas nicht.

2.8.2 Bedeutung

Das Indikationsspektrum zur Schilddrüsenoperation hat sich in den vergangenen 20 Jahren sichtlich gewandelt (Hegazy et al. 2007; Ikeda et al. 2000; Miccoli et al. 1999, 2001; Ohgami et al. 2000; Park et al. 2001; Schardey et al. 2008; Witzel et al. 2008). Die große Struma mit lokaler Beschwerdesymptomatik tritt deutlich in den Hintergrund. Die kleine Struma mit subklinischem und malignitätsverdächtigem Knoten hat deutlich an Zahl zugenommen. Die abnehmende Größe von Struma und Strumaknoten einhergehend mit einer Verbesserung und Verfeinerung der blutstillenden und dissezierenden Techniken haben die Initiierung und Verbreitung minimal-invasiver Techniken letztendlich voran getrieben. Bei gleicher Sicherheit der

Operation mit nervenorientierter und Nebenschilddrüsen schonender Technik stehen bei der MIVAT insbesondere das kosmetische Ergebnis und die geringere Schmerzhaftigkeit im Vordergrund (Lombardi et al. 2005).

Die **extrazervikalen Zugänge** haben weltweit eine geringe Bedeutung. Grund hierfür ist der höhere technische Aufwand, die erhebliche Lernkurve, das höhere Zugangstrauma, und zusätzliche Operationsrisiken (Weichteil- und Hautnekrosen, N.-acccessorius- und Plexusschädigung). Zudem gestatten sie nur die einseitige Operation und benötigen bei beidseitiger Struma zusätzliche Inzisionen der Gegenseite. Vorteile sind die fehlende Narbe am Hals und die Entfernung größerer Strumen als bei MIVAT. Besondere Verbreitung haben die extrazervikalen Zugänge im asiatischen Sprachraum.

Zur MIVAT gibt es gute und umfangreiche Studiendaten. Zu anderen Operationstechniken sind die publizierten Fälle oder Fallserien sehr klein, wenig repräsentativ und teilweise experimentell. Aus diesen Gründen wird im Folgenden nur die MIVAT weiter ausgeführt.

2.8.3 Indikation zur MIVAT

Die Schnittlänge von 1,5 bis maximal 3 cm Länge definiert im Wesentlichen die Indikation für dieses Verfahren (▣ Tab. 2.24). Unilaterale oder bilaterale Knoten mit einem maximalen Durchmesser von 30 mm bei einem Schilddrüsenvolumen bis 25 ml sind die Einschlusskriterien. Auch gut geeignet für die MIVAT ist die kleine Struma bei Morbus Basedow (Miccoli et al. 1999, 2002; Schabram et al. 2004). Ausschlusskriterien sind Rezidiveingriffe und Vorbestrahlung. In den meisten Studien gilt auch das gesicherte Malignom als Ausschlusskriterium. Grund hierfür ist die in der deutschen Leitlinie festgelegte Radikalität bei differenziertem Schilddrüsenkarzinom, die eine zentrale Lymphadenektomie stets mit einschließt. In Ländern, wo diese Erweiterung des Eingriffes nicht üblich ist, finden sich auch Publikationen zur minimal-invasiven Thyreoidektomie bei Schilddrüsenkarzinom (Miccoli et al. 2002). Liegen größere Schilddrüsenknoten vor mit zystischen Anteilen, so können diese durch Punktion verkleinert werden und gleichfalls der MIVAT zugeführt werden.

Die Indikation bestimmt sich nicht über den Zugangsweg, sondern über den morphologischen und funktionellen Befund. Die Mehrzahl der Indikationen betrifft den malignomverdächtigen Knoten, seltener die fokale Autonomie. Das Resektionsausmaß kann bei minimal-invasiver Technik frei gewählt werden. In aller Regel handelt es sich um Hemithyreoidektomien, es sind jedoch auch morphologie- und funktionsgerechte Verfahren anwendbar.

▣ **Tab. 2.24** Indikationen zur MIVAT

Größe des Knotens	25–30 mm
Schilddrüsenvolumen	25–30 ml
Bilaterale Knotenstruma	
Morbus Basedow	Bis 30 ml
Ausschluss	Malignom, Rezidiv

2.8.4 Technik und Komplikationen (▣ Abb. 2.41)

Die MIVAT nutzt als Zugang eine quere Hautinzision in der Fossa jugularis bzw. suprajugulär in einer Länge von 1,5–3 cm in Abhängigkeit von der Größe der Struma und des Knotens. Die Freilegung des Organs folgt den Regeln der konventionellen Operation. Nach Freilegen des Schilddrüsenisthmus erfolgt die weitere Dissektion unter videoskopischer Sicht. Die starke Vergrößerung der Videoskopie ersetzt die Lupenbrille und gestattet eine exzellente Darstellung aller Strukturen, insbesondere des Nervus recurrens und der Nebenschilddrüsen. Das Primat der Sichtdarstellung und Schonung dieser Strukturen gilt in gleicher Weise wie in der konventionellen Operation. Das intraoperative Neuromonitoring lässt sich in gleicher Weise einsetzen und gewinnt insbesondere bei bilateralem Eingriff seine Bedeutung. Auch gilt das Prinzip der Autotransplantation bei sichtbarer vaskulärer Verletzung einer Nebenschilddrüse.

In zahlreichen Studien, teilweise randomisierten, teilweise prospektiv randomisierten Studien, konnte an vielen hundert Patienten gezeigt werden, dass das Komplikationsrisiko der MIVAT mit dem der konventionellen Operation vergleichbar ist. Dies betrifft insbesondere die Läsion des Nervus recurrens und der Nebenschilddrüsen. Wundheilungsstörungen sind sehr selten, die Komplikation der postoperativen Nachblutung erscheint bei der MIVAT tendenziell geringer.

Die **Konversion** gilt nicht als gravierendes Ereignis wie bei manchen laparoskopischen Operationen. Es erfolgt lediglich eine Schnittverlängerung zum Kocher-Kragenschnitt. Die Konversionsrate aus technischer Indikation (Fehleinschätzung der Größe, Blutung, schwierige Dissektion bei Thyreoiditis, unzureichende Darstellung des Nervus recurrens) ist sehr selten. Im Vergleich zur minimalinvasiven Nebenschilddrüsenchirurgie finden sich weniger Konversionen, da die Unsicherheit der präoperativen Lokalisation wegfällt. Hingegen ist die Konversationsrate in der MIVAT im Wesentlichen von der Rate an Schilddrüsenkarzinomen abhängig. Bei leitliniengerechter vollständiger Thyreoidektomie und zentraler Lymphadenektomie ist in aller Regel die Konversion erforderlich.

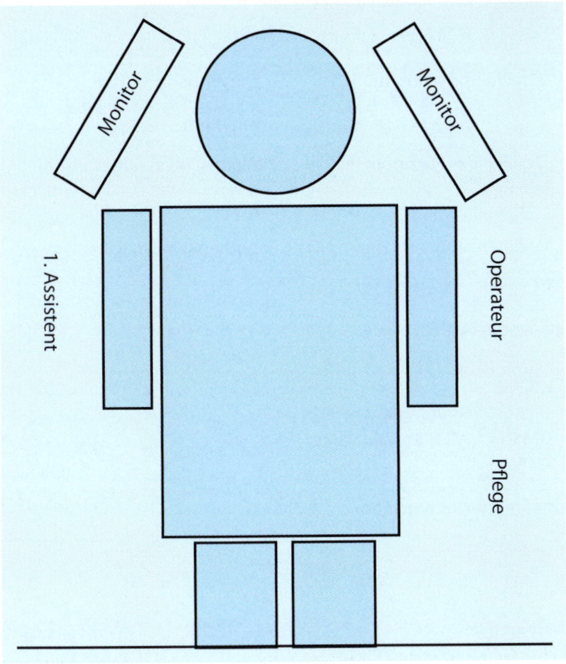

Abb. 2.41 Operationsanordnung. Der Operateur steht auf der dem Befund gegenüber liegenden Seite

2.8.5 Vorteile und Nachteile

Die Parameter zur Messung von Vor- und Nachteilen der MIVAT im Vergleich zur konventionellen Schilddrüsenoperation sind die Komplikationsraten mit Rekurrensparese und Hypoparathyreoidismus, Nachblutung, Wundheilungsstörung, Operationszeit, Kosten, Schmerzhaftigkeit und Kosmetik. In wenigen prospektiven Studien und großen Fallserien konnte gezeigt werden, dass die Sicherheit der MIVAT vergleichbar ist der konventionellen Chirurgie. Die Raten an Rekurrensparese und Hypoparathyreoidismus sind gleich niedrig. Wundheilungsstörungen werden in ähnlicher Häufung berichtet, die Nachblutungsrate ist tendenziell geringer nach der MIVAT-Operation. Dies ist am ehesten in der Selektionsbias zu begründen mit Ausschluss der großen und retrosternalen Strumen in der MIVAT-Gruppe. Die Operationsdauer der MIVAT hat sich im Zuge der Lernkurve dem konventionellen Verfahren angeglichen. Die Überlegenheit der MIVAT zeigt sich in erster Linie in geringeren postoperativen Schmerzen und dem kosmetischen Resultat (Radford et al. 2011).

Aus diesen Gründen hat sich die MIVAT bei entsprechender Indikation als ein geeignetes Operationsverfahren durchgesetzt und weite Verbreitung, zumindest im deutschen Sprachraum erfahren.

2.9 Maligne Schilddrüsentumoren

2.9.1 Pathologie der malignen Schilddrüsentumoren

K.W. Schmid

Die Malignome der Schilddrüse machen ca. 1 % aller menschlichen Malignome aus, wobei Frauen ungefähr dreimal so häufig wie Männer betroffen sind. Über 99 % aller primären Schilddrüsenmalignome sind epitheliale Tumoren (Karzinome); nicht-epitheliale Malignome (maligne Lymphome, Sarkome) sind dementsprechend absolute Raritäten. Die Inzidenz des Schilddrüsenkarzinoms hat sich in den letzen 25 Jahren verdreifacht, wobei diese Steigerung sowohl auf einer deutlich verbesserten Diagnostik durch Kliniker und Pathologen als auch einer absoluten Zunahme insbesondere des papillären Karzinoms beruht. Die Mortalität des Schilddrüsenkarzinoms ist trotz dieser Inzidenzsteigerung weiter rückläufig, wovon Männer allerdings etwas weniger profitieren als Frauen. Zur präzisen Diagnostik der Schilddrüsenmalignome durch den Pathologen ist heute der Einsatz der Immunhistochemie und der Molekularpathologie neben der klassischen morphologischen Beurteilung unumgänglich.

Karzinome der Schilddrüse

Die Karzinome der Schilddrüse werden am zweckmäßigsten anhand der histogenetischen Differenzierung in Karzinome mit Follikelepithelzell- oder C-Zell-Differenzierung sowie seltene Karzinomformen eingeteilt (Tab. 2.25; Schmid 2010). Aufgrund des unterschiedlichen biologischen Verlaufs der Karzinome mit Follikelepithelzell-Differenzierung unterscheidet man in dieser Gruppe:

- Differenziertes Karzinom (DTC)
- Gering differenziertes Karzinom (PDTC)
- Anaplastisches/undifferenziertes Karzinom (ATC)

Die DTC zeigen wiederum zwei biologisch und morphologisch distinkt unterschiedliche Formen, das **papilläre** (PTC) und das **follikuläre Karzinom** (FTC). Ein kleiner Anteil (<2 %) der differenzierten Karzinome zeigt morphologischen Merkmale sowohl des PTC als auch des FTC; diese Karzinome werden als differenzierte Schilddrüsenkarzinome **NOS** („not otherwise specified") klassifiziert (WHO 2004). Karzinome mit C-Zell-Differenzierung werden als **medulläre Karzinome** (MTC) bezeichnet. Primäre Plattenepithelkarzinome, muzinöse Karzinome, mukoepidermoide Karzinome und Karzinome mit Thymusdifferenzierung sind Raritäten.

Eine Reihe von Besonderheiten unterscheiden Karzinome der Schilddrüse von anderen Organtumoren. Die markanteste Besonderheit betrifft das Vorkommen kleiner

Tab. 2.25 Klassifikation der Schilddrüsenkarzinome

Karzinom mit Follikelepithelzell-Differenzierung	Differenziertes Karzinom (DTC)	Papilläres Karzinom (PTC)	Konventioneller Typ
			Varianten
		Follikuläres Karzinom (FTC)	Minimal-invasiv (gekapselt)
			Breit invasiv
		Differenziertes Karzinom NOS („not otherweise specified")	
	Gering differenziertes Karzinom (PDTC)		
	Anaplastisches (undifferenziertes) Karzinom (ATC)		
Karzinom mit C-Zell-Differenzierung	Medulläres Karzinom (MTC)	Sporadisch	
		Autosomal-dominant vererbt (MEN 2a, MEN 2b, familiäres MTC)	
	Gemischt C-Zell-Follikelepithelzell-differenziertes Karzinom		
Seltene primäre Schilddrüsenkarzinome	Plattenepithelkarzinom Muzinöses Karzinom Mukoepidermoides Karzinom Mukoepidermoides Karzinom mit Eosinophilie Spindelzelltumor mit Thymus-ähnlicher Differenzierung (SETTLE) Karzinom mit Thymus-ähnlicher Differenzierung (CASTLE)		

PTC (≤1 cm; „papilläres Mikrokarzinom"; Abb. 2.43d), die in Autopsiestudien Schilddrüsengesunder und bei aufwändiger histologischer Untersuchung aufgrund nichtmaligner Schilddrüsenerkrankungen operierter Schilddrüsen in bis zu 35 % der Fälle gefunden werden (Harach et al. 1985). Man geht heute davon aus, dass lediglich 0,01 % dieser kleinen PTC im Laufe des Lebens in Progression gehen und dadurch klinische Relevanz erhalten (Schmid 2010). Durch eine verbesserte Diagnostik werden allerdings immer mehr dieser Tumoren detektiert. Ca. 20 % der kleinen PTC zeigen zum Zeitpunkt der Diagnose bereits Lymphknotenmetastasen (Machens et al. 2005). Da jedoch auch beim Auftreten von Lymphknotenmetastasen das kleine PTC praktisch keine Mortalität zeigt, erfolgt bei zufällig in der histologischen Aufarbeitung entdeckten unifokalen, auf die Schilddrüse begrenzten Karzinomen keine weitere Therapie.

Besonderheiten der Schilddrüsenkarzinome

- Schilddrüsenkarzinome können angeboren oder im Laufe des Lebens erworben sein.
- Schilddrüsenkarzinome treten vom Kindesalter (selten bereits bei Neugeborenen) bis ins hohe Alter auf.
- Insbesondere für das PTC und FTC besteht ein starkes Überwiegen des weiblichen Geschlechts
- Ausgeprägte geographische Unterschiede in der Inzidenz des Schilddrüsenkarzinoms (aber auch der einzelnen Karzinomtypen) sind ein Hinweis auf eine wichtige Rolle von genetischen und/oder umweltbedingten Prädispositionsfaktoren.
- Während die differenzierten Karzinome eine exzellente bis sehr gute Prognose aufweisen, ist das anaplastische Karzinom eines der aggressivsten menschlichen Malignome.
- Obwohl die klinisch relevanten Karzinome der Schilddrüse nur ca. 1 % aller menschlichen Malignome ausmachen, finden sich (klinisch fast ausschließlich) unauffällige Mikrokarzinome in bis zu 35 % aller „Schilddrüsengesunden".

Pathogenetisch entsteht ein kleiner Teil der Schilddrüsenkarzinome auf dem Boden von **Keimbahnmutationen** im Rahmen definierter, in der Regel autosomal-dominant vererbter Syndrome (z. B. MEN 2, familiäre Polyposis coli, Cowden-Syndrom). Die überwiegende Mehrzahl der Schilddrüsenkarzinome sind sporadische monoklonale Neoplasien, die durch Proliferation einer durch eine somatische Mutation genetisch modifizierten Vorläuferzelle entstanden sind. Eine oxidative Schädigung der DNA durch endogene reaktive Sauerstoffspezies (z. B. durch zur Schilddrüsenhormonsynthese benötigtes H_2O_2), wird als der wesentliche Mechanismus der Mutationsentstehung angesehen. Daneben spielen aber auch noch weitere **epigenetische** (Jodmangel, Strahlung, Nikotinabusus) und **genetische Faktoren** (weibliches Geschlecht, familiäre Prädisposition) eine wichtige Rolle (Führer u. Schmid 2010). Nach heutigem Verständnis entstehen PTC ohne

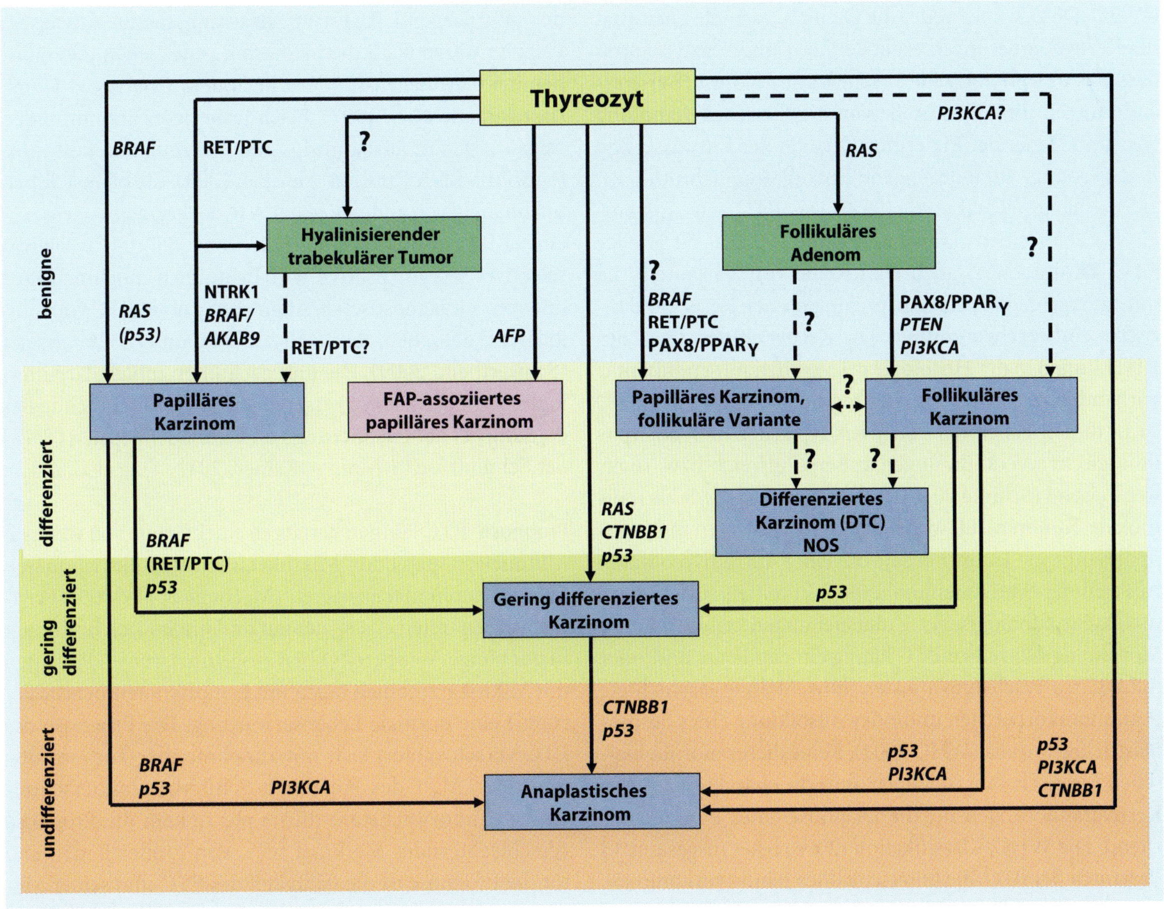

Abb. 2.42 Genetische Veränerungen bei Schilddrüsentumoren

erkennbare Vorläuferläsion aus einem transformierten Thyreozyten; das FTC dürfte sich mit hoher Wahrscheinlichkeit über eine Adenom-Karzinom-Sequenz entwickeln, wenngleich dieser Weg bisher noch nicht bewiesen ist (Schmid u. Farid 2006). PDTC und ATC können sowohl aus einem PTC oder FTC hervorgehen, als auch de novo entstehen. Abb. 2.42 gibt einen Überblick über die genetischen Veränderungen bei Schilddrüsentumoren.

Die **Diagnose** der Schilddrüsenmalignome beruht auf definierten morphologischen Kriterien, die eine entsprechend standardisierte Aufarbeitung der Operationspräparate (Anzahl der untersuchten Paraffinblöcke, Qualität der Schnitte) voraussetzt und ggf. zusätzlich immunhistochemische und/oder molekularpathologische Untersuchungen notwendig macht (Schmid et al. 2003). Trotzdem kann ein kleiner Anteil aller Schilddrüsentumoren (<1 %) bezüglich ihrer Dignität nicht eindeutig klassifiziert werden (Franc et al. 2003; Hofman et al. 2009; Sheu et al. 2010). Tumoren mit nur minimal ausgeprägten Kernveränderungen des PTC werden als „gut differenzierte Schilddrüsenkarzinome mit unsicherem Malignitätspotenzial" („well differentiated thyroid tumour of uncertain malignant potential"; **WDT-UMP**) bezeichnet, bei gekapselten Tumoren mit fraglichem Nachweis der Malignitätskriterien des FTC (Gefäß- und/oder Kapseldurchbruch) wurde der Begriff „follikuläre Tumoren mit unsicherem Malignitätspotenzial" („thyroid follicular tumour of uncertain malignant potential"; **TFT-UMP**) eingeführt (Williams 2000).

Schilddrüsenkarzinome entsprechen szintigraphisch fast immer einem hypofunktionellen („kalten") Knoten, obwohl Karzinome auch bei (subklinisch und klinisch) hyperthyreoten Patienten vorkommen können. Szintigraphisch warme oder heiße Knoten sind nur ausnahmsweise selbst Karzinome.

Papilläres Karzinom

Epidemiologie Das PTC ist der mit Abstand häufigste maligne Schilddrüsentumor (60–85 % aller Karzinome). PTC werden bei Kindern als auch bei Patienten im hohen Alter gefunden, der Altersgipfel liegt um das 40. Lebensjahr. Frauen sind dreimal häufiger als Männer betroffen.

Histologie Die histologische Diagnose des PTC beruht ausschließlich am Nachweis charakteristischer Kernmerkmale

(WHO 2004), wobei weder die Qualität noch die Quantität der Kernveränderungen exakt definiert sind. Dazu kommt, dass das morphologische Erscheinungsbild der Kernveränderungen im hohen Maße von der Gewebebehandlung (Art und Dauer der Fixierung, Qualität der Entwässerung und Färbung, vorangegangene Entkalkung, Schnittdicke, etc.) abhängt (Rosai et al. 1992). Das PTC zeigt histologisch neben einem konventionellen Typ (ca. 50 % aller PTC; ◘ Abb. 2.43a) auch eine Reihe von Varianten, die mit unterschiedlichsten Ausprägungen der Kerncharakteristika einhergehen können. Die Kernveränderungen des PTC können in der Histologie gelegentlich nur rudimentär vorhanden sein; zur Absicherung der Diagnose des PTC ist in diesen Fällen der Nachweis typischer molekularpathologischer Veränderungen äußerst hilfreich bzw. sogar wegweisend (Schmid 2010). PTC treten in ca. 20 % als multifokale Tumoren auf, wobei dabei das Auftreten mehrerer unabhängiger Tumorherde von einer intrathyreoidalen Ausbreitung eines Karzinomherdes nur mittels aufwändiger molekularpathologischer Untersuchungen erfolgen kann. Morphologisch zeigen PTC häufig ein papilläres und/oder follikuläres Wachstumsmuster, konzentrisch geschichtete Psammomkörperchen und/oder Ausbildung eines desmoplastischen Stroma (WHO 2004). Keine dieser morphologischen Eigenschaften ist jedoch ohne die charakteristischen Kernveränderungen für die Diagnose eines PTC ausreichend. Die WHO-Klassifikation (2004) listet insgesamt 15 Varianten des PTC, die unterschiedlich häufig vorkommen. Die mit Abstand wichtigsten Varianten sind die follikuläre (◘ Abb. 2.43b) und die großzellige Variante (◘ Abb. 2.43c); einige Varianten (z. B. kolumnärzellige, onkozytäre Variante, PTC mit Fasziitis-ähilichem Stroma) kommen lediglich selten vor.

Molekularpathologie 70–80 % aller PTC zeigen nach heutigem Kenntnisstand charakteristische genetische Veränderungen (◘ Abb. 2.42). Ungefähr die Hälfte der PTC zeigt eine somatische Punktmutation des **BRAF-Gens** (Xu et al. 2003), ca. 10–20 % weisen ein **RET/PTC-Rearrangement** (>15 Hybride bekannt) und ca. 10 % ein **NTRK1-Rearrangement** (>10 Hybride bekannt) auf, wobei sich diese drei Alterationen gegenseitig fast 100%ig ausschließen (Nikiforova u. Nikiforov 2008; Vriens et al. 2009). PTC mit Rearrangements finden sich überwiegend nach Strahlenbelastung (Kernreaktorunfälle, Atombombenabwürfe, iatrogen bei therapeutischer Kopf-Hals-Bestrahlungen), kommen aber offensichtlich auch ohne vorangegangene Bestrahlung vor (Sheu et al. 2007). BRAF-Mutationen werden nur bei wenigen PDTC und ATC gefunden, was deren Entwicklung aus einem PTC nahelegt. BRAF-Mutationen wurden bisher aber nicht bei Adenomen, FTC und MTC gefunden (Musholt et al. 2008; Nikiforova u. Nikiforov 2009). PTC bei älteren Patienten zeigen häufiger BRAF-Mutationen, während Kinder überwiegend RET/PTC Rearrangements aufweisen. Letztere waren auch die häufigsten genetischen Alterationen bei betroffenen Kindern nach dem Chernobyl-Unfall (Bongarzone et al. 1997). Nach bisherigen Erkenntnissen zeigen PTC fast ausnahmslos eine Deregulation bestimmter Mikro-RNA (miRNA; He et al. 2005), die offensichtlich unabhängig von anderen genetischen Alterationen wie z. B. einer BRAF-Mutation sind (Sheu et al. 2009). Die Analyse selektiver Sets von miRNA wird heute auch zunehmend zur differenzialdiagnostischen Abgrenzung eines PTC von follikulären Adenomen, aber auch zu PDTC und ATC eingesetzt (Schwertheim 2009). Die hier genannten molekularpathologischen Untersuchungen erlangen auch zunehmende Bedeutung bei der Evaluierung von Feinnadelbiopsien (FNB) der Schilddrüse (Schmid u. Reiners 2011; Ting et al. 2012).

Prognose PTC können bereits ab einer Größe von wenigen Millimetern (papilläres Mikrokarzinom!) in die regionären Lymphknoten metastasieren (Machens et al. 2005). Fernmetastasen treten erst später auf und finden sich bevorzugt in der Lunge. Wie bereits oben ausgeführt, zeigen Patienten mit Mikrokarzinomen (auch mit Lymphknotenmetastasierung!) eine normale Lebenserwartung. Die Prognose des PTC verschlechtert sich mit zunehmender Tumorgröße und/oder Alter des Patienten. Schilddrüsenüberschreitendes Tumorwachstum dürfte per se kein die Prognose verschlechterndes Merkmal sein. Von großer Bedeutung für die Prognose ist die Fähigkeit des PTC und seiner Metastasen therapeutisch eingesetztes Radiojod zu speichern.

Follikuläres Karzinom

Epidemiologie Das FTC ist mit 10–30 % aller Schilddrüsenkarzinome deutlich seltener als das PTC; die höchsten Inzidenzraten finden sich in Jodmangelgebieten. Frauen sind bis zu fünfmal häufiger betroffen. Der Altersgipfel des PTC ist um das 50. Lebensjahr.

Histologie Das FTC wird als differenziertes Karzinom der Schilddrüse ohne die Kernmerkmale des PTC definiert (WHO 2004). Beim FTC wird morphologisch eine minimal-invasive (gekapselte) Form von einer breit invasiven Form unterschieden. Die Diagnose eines minimal-invasiven FTC (30–50 % aller FTC) beruht auf dem Nachweis eines Gefäßeinbruchs im Tumorkapselbereich (◘ Abb. 2.43a) oder eines vollständigen Tumorkapseldurchbruchs (◘ Abb. 2.44b) und setzt die Untersuchung zahlreicher Gewebeblöcke mit standardisierter Aufarbeitung derartiger Tumoren voraus (Schmid et al. 2003; Schmid und Farid 2006). Gekapselte FTC mit mehr als drei histologisch darstellbaren Gefäßeinbrüchen zeigen eine signifikant höhere Metastasierungsrate als FTC mit maximal drei Gefäßeinbrüchen (Collini et al. 2004; Rosai 2005). Nach der WHO-Definition handelt es sich auch beim breit invasiven FTC immer um einen gut

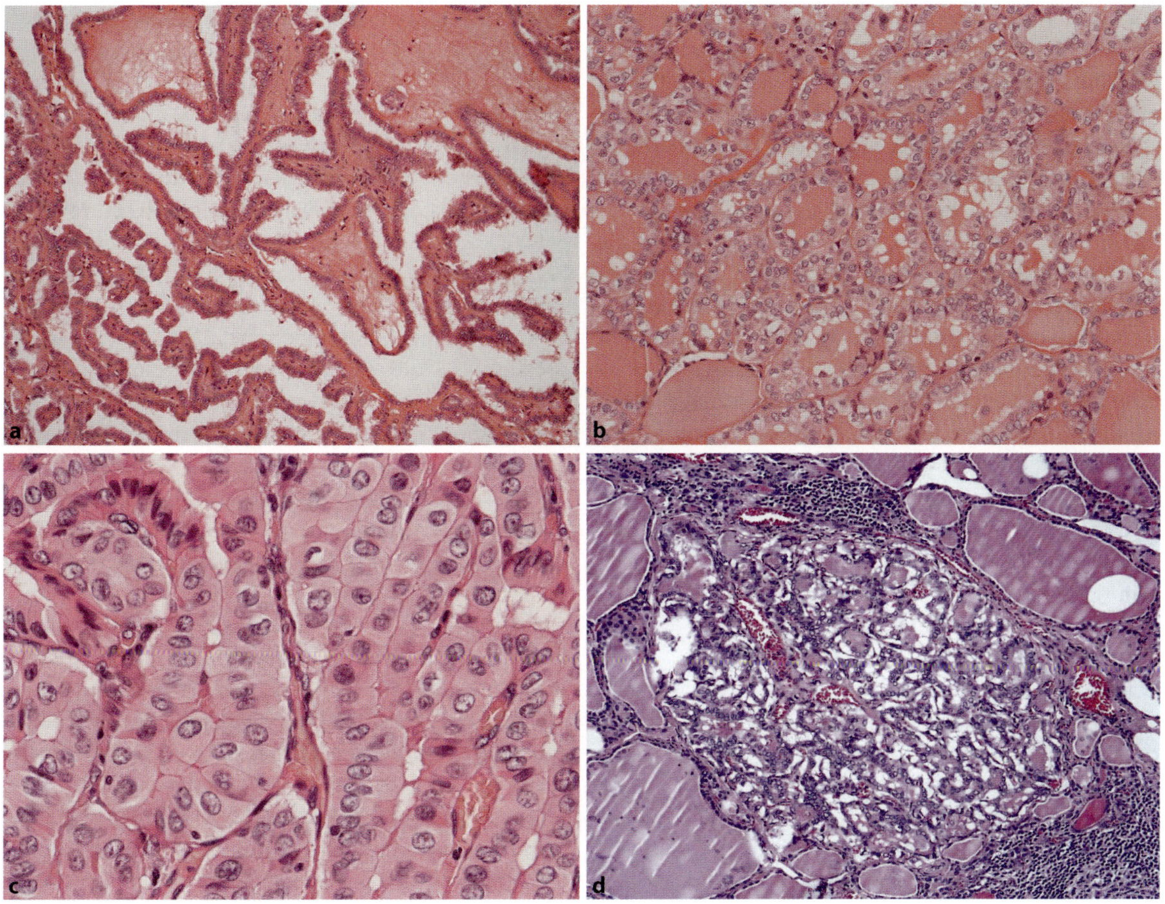

Abb. 2.43a–d Papilläres Karzinom. **a** Konventioneller Typ des PTC mit papillären Strukturen und den charakteristischen Kernveränderungen. **b** Follikuläre Variante des PTC. Die Diagnose beruht ausschließlich auf den Kernveränderungen des PTC; diese Variante ist daher auch nicht im intraoperativen Gefrierschnitt zu diagnostizieren. **c** Großzellige Variante des PTC. Diese Variante zeigt meist doppelt bis dreifach so hohe wie breite Zellen mit deutlich erkennbaren Zellgrenzen und einem oxyphilen Zytoplasma. Demgegenüber können die Kernveränderungen des PTC auch weniger markant ausgebildet sein. **d** Papilläres Mikrokarzinom. Die Abbildung zeigt ein gut gegenüber dem umliegenden Schilddrüsengewebe abgegrenztes, 3 mm großes Karzinom

differenzierten follikelbildenden Tumor. Der morphologische Nachweis von soliden, trabekulären und/oder insulären Strukturen sowohl in minimal als auch breit invasiven FTC muss zum differenzialdiagnostischen Ausschluss eines PDTC führen (Schmid u. Farid 2006). Für die onkozytäre Variante des FTC (>75 % der Tumorzellen mit onkozytärer Differenzierung) gelten die gleichen Malignitätskriterien wie für die nicht-onkozytären FTC (Schmid u. Farid 2006). Die differenzialdiagnostische Abgrenzung der klarzelligen Variante des FTC gegenüber Metastasen eines hellzelligen Nierenzellkarzinoms gelingt in der Regel bereits an Routineschnitten, ggf. in Zusammenschau mit dem makroskopischen Befund (auffällige gelbe Farbe der Metastasen). In problematischen Fälle ist der Einsatz der Immunhistochemie notwendig (Thyreoglobulin, TTF-1, CD10).

Molekularpathologie Das FTC entwickelt sich mit hoher Wahrscheinlichkeit aus einer gekapselten Vorläuferläsion, die histologisch einem Adenom entspricht. Der „morphologische" Übergang zum FTC beruht auf den oben beschriebenen Kriterien (Gefäßeinbruch/Kapseldurchbruch). Der „biologische" Übergang zu einem metastasierungsfähigen Karzinom kann im Laufe der Progression des Adenoms durch zusätzliche genetische Alterationen erworben sein (sog. **Adenom-Karzinom-Sequenz**). Das FTC kann jedoch auch von Anfang an als maligner Tumor genetisch determiniert sein; in diesem Fall würde das morphologische Adenom einem „FTC in situ" entsprechen (Schmid 2010). Gefäßeinbrüche/Kapseldurchbrüche als morphologisches Korrelat der Metastasierungsfähigkeit finden sich bei follikulären Neoplasien in der Regel erst ab ca. 1–2 cm Tumorgröße (Machens et al. 2005). FTC unter 1 cm sind Raritäten und müssen sorgfältig von (gekapselten) papillären Mikrokarzinomen unterschieden werden (Clerici et al. 2010). Genetische Veränderungen des FTC lassen sich bereits im histologischen Stadium des Adenoms nachweisen (Arora et al. 2008); dementsprechend sind **RAS-Mutationen**, das **PAX8-PPAR-Rearrangement** (Cheung et al. 2003; Nikiforova et al. 2003; Sobrinho-Simoes et al. 2008; Nikiforova u. Nikiforov 2009) als auch andere genetische Veränderungen des FTC wie FOXO3a (Karger et al. 2009) sowohl bei Adenomen als auch beim FTC nachweisbar. Die exzellente Prognose des minimal-invasiven FTC legt aber auch den Schluss nahe, dass die für eine Metastasierung notwendigen, bisher unbekannten genetischen Alterationen bei FTC mit maximal drei Gefäßeinbrüchen oder ausschließlich Kapseldurchbrüchen nicht oder nur sehr selten bereits vorliegen. Möglicherweise erlaubt die in den letzten Jahren als weiterer pathogenetisch relevanter Signaltransduktionsweg des FTC identifizierte PI3 K(Phosphatidylinositol-3-Kinase)/AKT-Kaskade eine bessere Charakterisierung des biologischen Verhaltes des FTC (Xing 2008; Vriens et al. 2009). Es muss aber klar festgehalten werden, dass im Gegensatz zum PTC gegenwärtig kein „FTC-spezifischer" molekulargenetischer Marker bekannt ist (Führer u. Schmid 2010).

Prognose Das FTC metastasiert bevorzugt hämatogen in die Lungen, Knochen und das; Lymphknotenmetastasen treten beim FTC praktisch nur gemeinsam mit Organmetastasen auf. Fernmetastasen treten bei rund 10 % der gekapselten (ab einer Tumorgröße von 2 cm; Machens et al. 2005) und 50 % der breit invasiven FTC auf, wobei bei der Mehrzahl der metastasierenden gekapselten FTC histologisch mehr als drei Gefäßeinbrüche nachgewiesen werden können. Ausschließlich aufgrund eines Kapseldurchbruchs diagnostizierten FTC wird heute allgemein eine äußerst geringe Metastasierungspotenz zugeschrieben (Schmid et al. 1997). Minimal-invasive FTC mit **maximal drei** Gefäßeinbrüchen weisen ebenso eine exzellente Prognose auf (Hermann et al. 2010). Beim breit invasiven FTC beträgt die 10-Jahre-Überlebensrate 40–60 %. Onkozytäre FTC weisen eine schlechtere Prognose als nicht-onkozytäre FTC auf, was durch die geringere Radiojod-Speicherfähigkeit der nicht-onkozytären FTC bedingt sein dürfte.

Gering differenziertes Schilddrüsenkarzinom

Epidemiologie Diese erstmals 2004 in die WHO-Klassifikation aufgenommene Entität macht mit deutlichen geographischen Unterschieden 4–7 % der Karzinome mit Follikelzell-Differenzierung aus; Frauen sind ca. doppelt so häufig betroffen wie Männer. Obwohl dieser sowohl morphologisch als auch biologisch zwischen den DTC und dem ATC liegende Tumortyp bereits vor fast 30 Jahren beschrieben wurde (Sakamoto et al. 1983, Carcangiu et al. 1984; Rosai et al. 1992), erfolgte erst 2007 seine morphologische Charakterisierung (Turin-Proposal; Volante et al. 2007). Es ist davon auszugehen, dass das PDTC gegenwärtig von Pathologen noch deutlich zu selten diagnostiziert wird.

Histologie PDTC sind makroskopisch und auch histologisch häufig gut umschrieben, was ihnen sogar den Aspekt eines vollständig gekapselten Tumors verleihen kann. Die histologische Diagnose eines PDTC (Volante et al. 2007) beruht auf dem Nachweis eines soliden, trabekulären und/oder insulären Aufbaus (■ Abb. 2.44c,d) sowie von mindestens einem der folgenden Kriterien: Nekrosen, eine Mitoserate von >3/10 HPF und/oder spezifische Kernveränderungen („convoluted nuclei"). PDTC zeigen typischerweise auch eine deutlich verminderte und nur mehr fokal nachweisbare Thyreoglobulinexpression, während die nukleäre Expression von TTF-1 verringert oder normal sein kann. Differenzialdiagnostisch sollte insbesondere eine vollständige Thyreoglobulinnegativität an in der Schilddrüse entwickelte Metastasen denken lassen.

Molekularpathologie PDTC entwickeln sich nur zu einem geringen Anteil aus DTC und dementsprechend finden sich auch PTC und FTC mit quantitativ unterschiedlich ausgeprägten gering differenzierten Anteilen; der überwiegende Teil der PDTC entwickelt sich de novo. Das PDTC zeigt im Gegensatz zu PTC, FTC, ATC und MTC keine eigenständigen genetischen Charakteristika. Am häufigsten werden Mutationen des **RAS-Gens** (Volante et al. 2009) und des **p53-Tumorsuppressorgens** gefunden, während BRAF-Mutationen eher selten sind. Beim Nachweis einer BRAF-Mutation kann davon ausgegangen werden, dass sich das PDTC aus einem PTC entwickelt hat. Die Dedifferenzierung beim PDTC geht mit sequenzieller Aktivierung weiterer Tyrosinkinasekaskaden einher. Die Analyse bestimmter Sets von miRNA eignet sich zur molekularen Abgrenzung eines PDTC vom PTC als auch vom ATC (Schwertheim et al. 2009).

Prognose Die 5-Jahres-Überlebensrate des PDTC beträgt 50 %, die 10-Jahres-Rate 25–35 %; die Prognose des PDTC ist damit deutlich schlechter als die der DTC, aber deutlich besser als die des ATC.

Anaplastisches Karzinom

Epidemiologie Das ATC betrifft überwiegend ältere Menschen und entwickelt sich meist in einem Knotenkropf; lediglich 25 % der ATC treten vor dem 60. Lebensjahr auf. Frauen sind etwas häufiger als Männer betroffen (1,5 : 1).

Histologie Das ATC zeigt histologisch meist ein sarkomatöses Wachstumsmuster mit überwiegend Spindelzellen und einem unterschiedlich ausgeprägten Anteil an epitheloiden Tumorzellen (■ Abb. 2.45a). Typisch sind landkar-

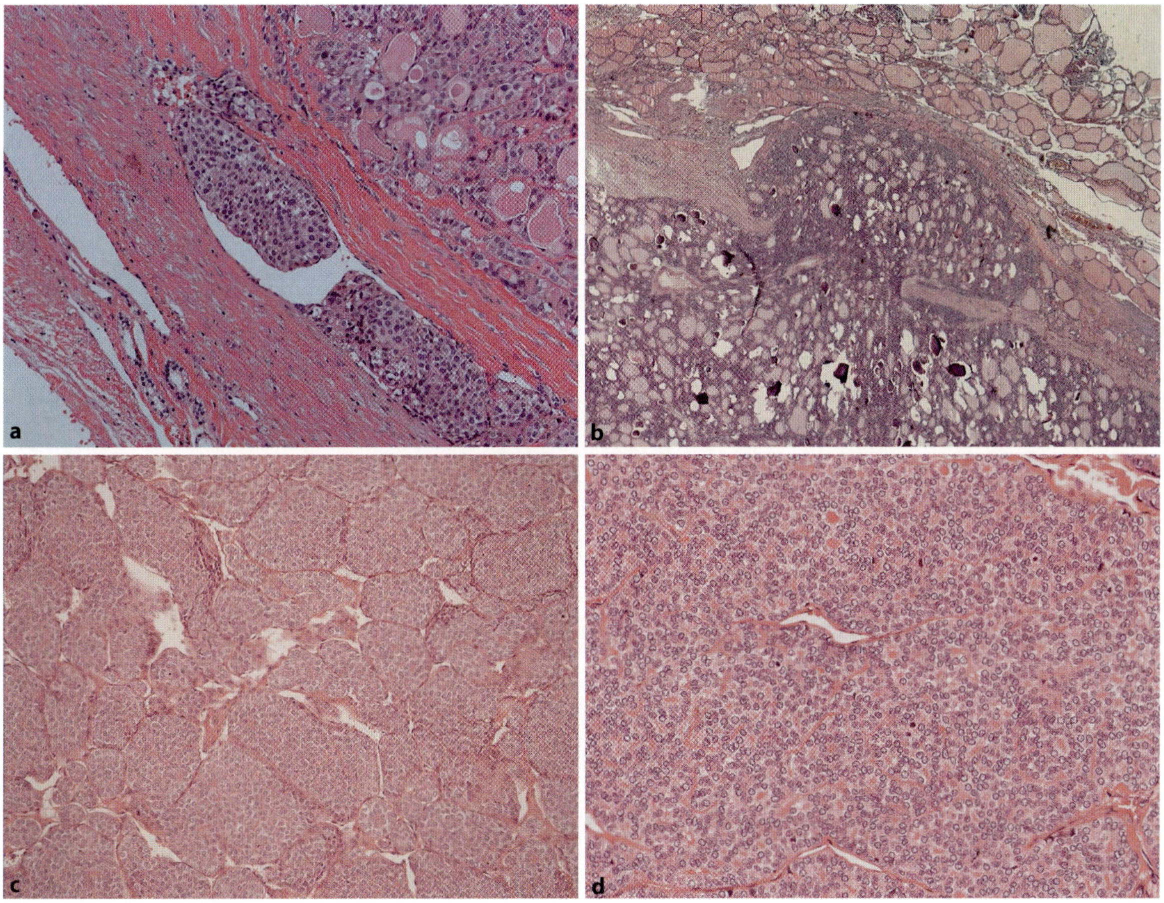

Abb. 2.44a–d Follikuläres Karzinom. **a** Minimal-invasives FTC mit einem Gefäßeinbruch in der breiten bindegewebigen Kapsel. **b** Vollständiger Kapseldurchbruch in einem minimal-invasiven FTC. **c** Gering differenziertes Schilddrüsenkarzinom (PDTC) mit insulärem Aufbau. Der Begriff des „insulären Karzinoms" sollte als Synonym des PDTC vermieden werden, da das insuläre Wachstumsmuster nur eine von drei morphologischen Formen des PDTC darstellt. **d** PDTC mit solidem Wachstumsmuster, zahlreichen Mitosen sowie den typischen „convoluted nuclei"

tenartig begrenzte Nekroseareale und zahlreiche atypische Mitosefiguren; gelegentlich können Riesenzellen vorkommen. ATC können auch auffallend hyalinisiert und zellarm sein (sog. **pauzizelluläre Variante**; Abb. 2.45b). Immunhistochemisch sind 60–80 % der ATC meist in einzelnen Tumorzellen positiv für Zytokeratine. Thyreoglobulin ist definitionsgemäß in den Tumorzellen nicht nachweisbar; ebenso findet sich keine nukleäre TTF-1-Positivität. Die differenzialdiagnostische Abgrenzung gegenüber Sarkomen gelingt immunhistochemisch gut bei Angiosarkomen mittels Gefäßmarkern (CD31, Faktor-VIII-RAG); bei spindelzelligen Tumoren der Schilddrüse mit nur geringer Mitoserate müssen „Low-grade"-Fibro- und Leiomyosarkome, der solitäre fibröse Tumor (SFT), ein SETTLE, sowie geringer differenzierte, spindelzellige MTC mit Hilfe der Immunhistochemie abgegrenzt werden.

Molekularpathologie Das ATC stellt einen genetischen Zustand der maximalen Signaltransduktionsaktivierung dar, als dessen Auslöser eine Inaktivierung des **p53-Tumorsuppressorgens** angesehen wird (Führer u. Schmid 2010). Beim ATC besteht eine kumulative Aktivierung multipler Tyrosinkinasekaskaden, wobei nach derzeitigem Kenntnisstand dem **PI3 K/AKT-Signalweg** eine Schlüsselrolle zukommt (Sobrinho-Simoes et al. 2008; Vriens et al. 2009). Anteile eines DTC werden histologisch beim ATC in auffallend unterschiedlicher Häufigkeit gefunden (8–80 %). Der nur fallweise Nachweis genetischer Merkmale des PTC oder FTC spricht aber eher dafür, dass das ATC häufiger de novo als durch Dedifferenzierung eines DTC entsteht.

Prognose Das ATC macht weniger als 5 % der Schilddrüsenmalignome aus, ist aber für über 90 % der Todesfälle durch Schilddrüsenkarzinome verantwortlich. Die Mortalität beim ATC liegt weit über 90 % und ist mit einer mittleren Überlebensrate von weniger als 6 Monaten assoziiert. Damit zählt das ATC zu den aggressivsten menschlichen Malignomen. Das ATC zeigt in der Regel eine sehr kurze

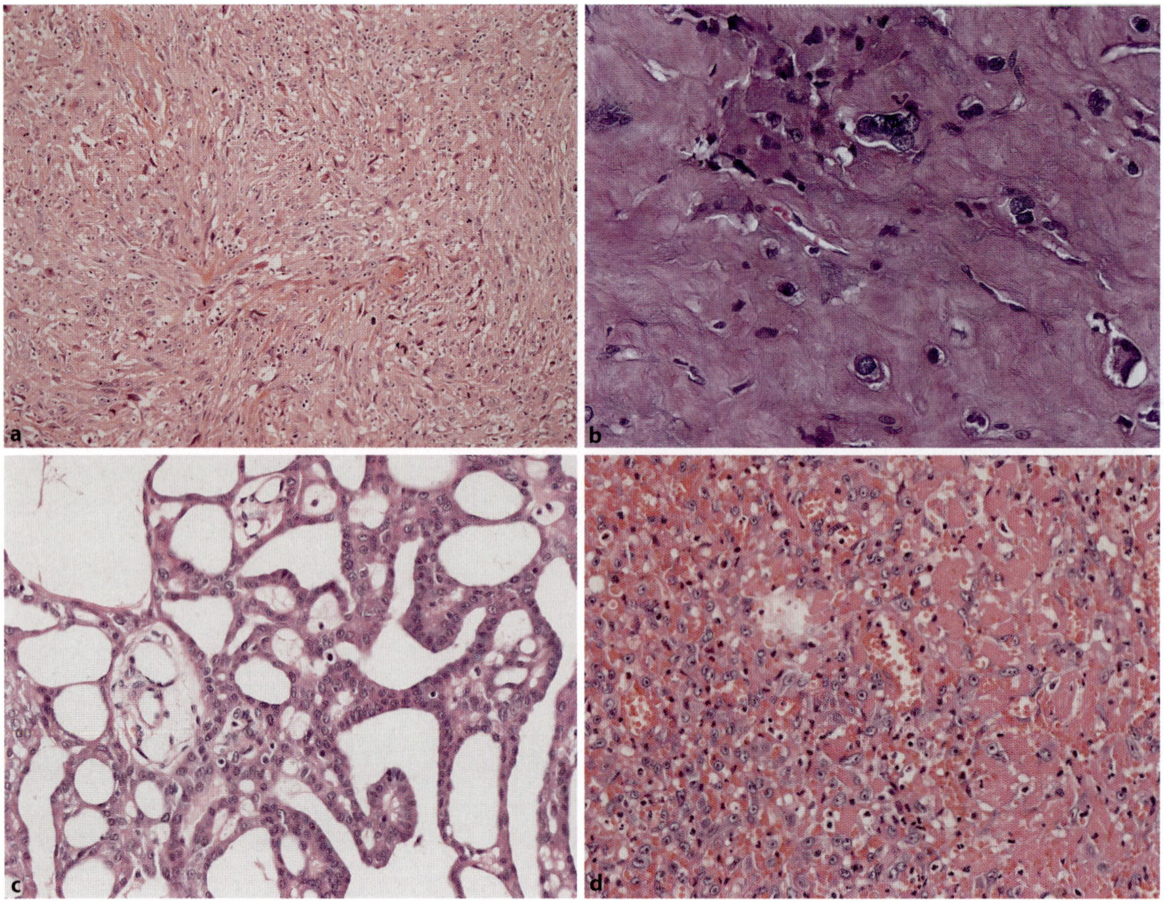

Abb. 2.45a–d Anaplastisches Karzinom. a ATC mit überwiegend spindeligen Tumorzellen und reichlich atypischen Mitosefiguren. b Pauzizelluläre Variante des ATC. Die auffällig zellarmen Tumoren mit hyalinisiertem Stroma sind schwierig zu diagnostizieren und können mit einer invasiv-sklerosierenden Thyreoiditis Riedel verwechselt werden. c Typische Morphologie eines mit einer familiären adenomatösen Polyposis (FAP)-assoziiertem Karzinom; obwohl sowohl das histologische Erscheinungsbild als auch der klinische Verlauf nicht typisch für ein PTC sind, wird diese Karzinomform in der WHO-Klassifikation (2004) als Variante des PTC angesehen. d Primäres Angiosarkom der Schilddrüse. Die Tumorzellen bilden sinusartige Kanäle, die von hochgradig atypischen Endothelien ausgekleidet werden

Anamnese und metastasiert frühzeitig hämato- und lymphogen. In fast allen Fällen besteht bei Diagnosestellung ein ausgedehnt organüberschreitendes Wachstum, häufig auch mit Infiltration umliegender Strukturen (Trachea, Ösophagus, große Halsgefäße). Auf die Schilddrüse begrenzte ATC zeigen ebenso eine bessere Prognose wie ATC mit höher differenzierten Tumoranteilen (entsprechend einem PTC, FTC oder PDTC).

Medulläres Karzinom

Epidemiologie

In Deutschland entsprechen 1–3 % aller Schilddrüsenkarzinome einem MTC. Die sporadischen MTC finden sich überwiegend bei über 45-jährigen Patienten, während das familiäre MTC in Abhängigkeit von der Lokalisation der Mutation am RET-Protoonkogen ein breites Spektrum bezüglich des Manifestationsalters zeigt (Wollhk et al. 2010). Dieses reicht von wenigen Monaten alten Kindern bis ins hohe Lebensalter. Aufgrund des Familien-Screening geht die Inzidenz des familiären MTC zurück, da die dabei erkannten Patienten in der Regel bereits im Stadium der neoplastischen C-Zellhyperplasie (CCH) prophylaktisch thyreoidektomiert werden. Durch das Auftreten von De-novo-Mutationen entstehen aber wieder Neuerkrankte, bei denen das familiäre MTC je nach Lokalisation und Art der Mutation erst in einem Alter manifest wird, in dem sie bereits Nachkommen haben, die mit 50 %-iger Wahrscheinlichkeit Träger dieser Mutation sind. Das in Deutschland seit einigen Jahren empfohlene Serum-Kalzitonin-Screening bei Patienten mit Schilddrüsenknoten führt zunehmend zur frühzeitigen Entdeckung sowohl sporadischer als auch bisher unentdeckter familiärer MTC; es werden dabei aber auch Personen als pathologisch detektiert, bei denen sich postoperativ histologisch/immunhistochemisch/molekulargenetisch lediglich eine sog. „physiologische" CCH ohne bisher definierten Krankheitswert nachweisen lässt.

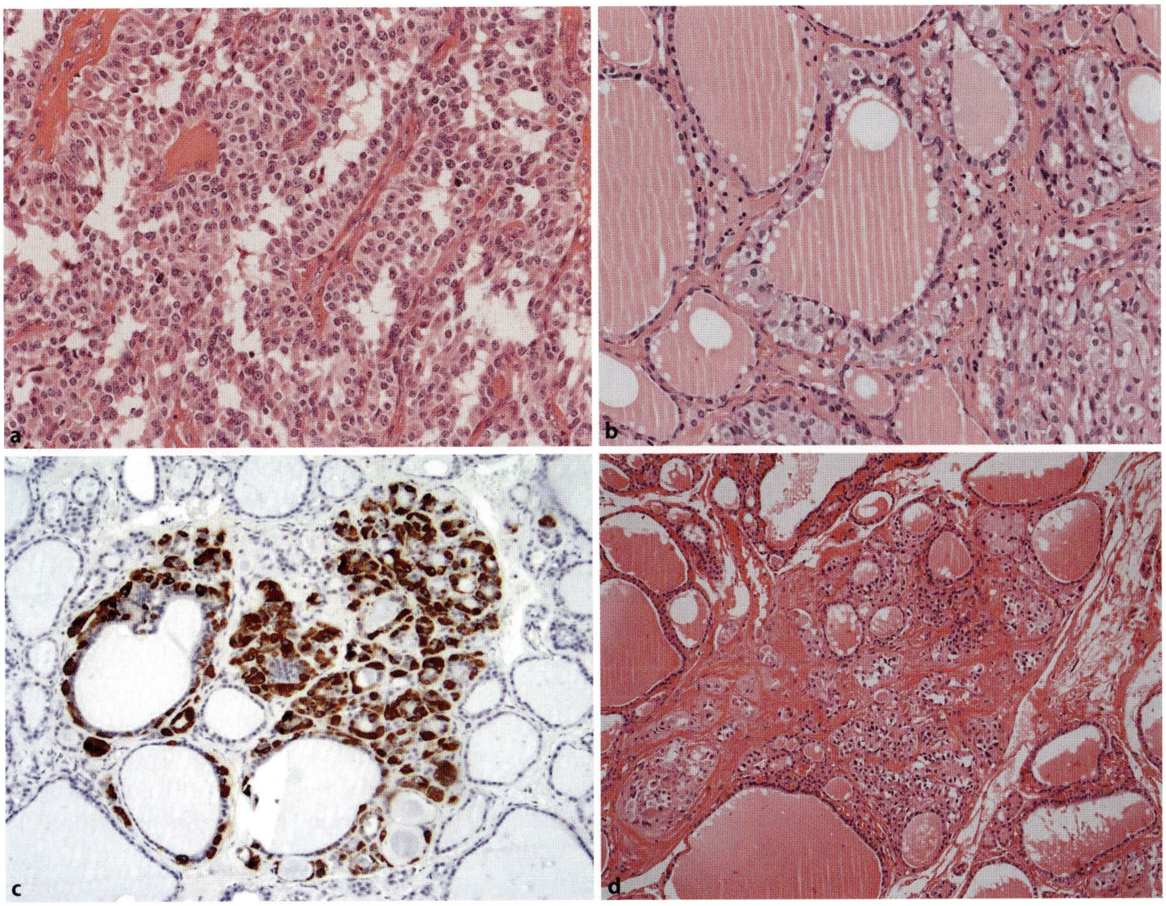

Abb. 2.46a–d Medulläres Karzinom. **a** MTC mit überwiegend polygonalen, vereinzelt aber auch spindeligen Tumorzellen mit angedeutet granulärem Zytoplasma. **b** Neoplastische C-Zellhyperplasie (CCH) bei MEN 2a. Die vergrößerten und am HE-Schnitt bereits gut erkennbaren C-Zellen umschließen als „follikuläre Hyperplasie" den in der Bildmitte liegenden kolloidhaltigen Follikel. Im rechten unteren Bildausschnitt ist ein Follikel bereits völlig von hyperplastischen C-Zellen ausgefüllt („noduläre Hyperplasie") zu erkennen. **c** Immunhistochemische Kalzitonin-Darstellung einer „physiologischen" CCH; die Schilddrüse wurde aufgrund eines pathologischen Pentagastrintests vollständig entfernt. Ein invasives MTC wurde nicht gefunden; kein Nachweis eine Mutation des RET-Protoonkogens. **d** Frühes invasives MTC bei nachgewiesenem MEN 2a. Aus einer neoplastische CCH beginnen Zellen des MTC in ein auffälliges desmoplastisches Stroma zu infiltrieren. Der vorliegende Tumorherd ist unter 0,5 cm groß

Histologie Nach der WHO-Klassifikation sind MTC Schilddrüsenkarzinome mit Zeichen der **C-Zell-Differenzierung** (WHO 2004). MTC treten sporadisch (~75 %) oder in einer autosomal-dominant vererbten familiären Form (~25 %) auf. Die meisten MTC gehen von C-Zellen neuroektodermalen Ursprungs aus, ein kleiner Teil könnte direkt aus pluripotenten ultimobranchialen Stammzellen entstanden sein (Harach 1997), was auch das (seltene) Vorkommen gemischt C-Zell-Follikelepithelzell-differenzierter Karzinome erklärten würde. 60–70 % der MTC produzieren endokrines **Amyloid**. Morphologisch unterscheiden sich familiäre MTC von sporadischen MTC lediglich indirekt durch ihr früheres und/oder bilaterales und/oder multifokales Auftreten, jedoch nicht durch zytologische und/oder histologische Kriterien (Schmid et al. 2003). MTC sind in der Regel gut begrenzt, zeigen aber keine definierte Kapselbildung. Die Tumorzellen sind polygonal bis spindelig; das Zytoplasma ist in der Regel (zumindest angedeutet) granulär (Abb. 2.46a). MTC zeigen eine ausgeprägte morphologische Variabilität (12 histologische Varianten in der WHO-Klassifikation 2004) und imitieren andere primäre und sekundäre Schilddrüsentumoren, was den immunhistochemischen Nachweis entsprechender Marker zwingend notwendig macht.

Bei kombinierter Anwendung von **Kalzitonin-** und **Chromogranin-A-Antikörpern** werden immunhistochemisch praktisch alle MTC erfasst (Harach et al. 1992). **Karzinoembryonales Antigen** (CEA) findet sich in der Mehrzahl der MTC, wobei in geringer differenzierten MTC CEA in der Regel ausgeprägter als Kalzitonin exprimiert wird. Der ausschließliche Nachweis von Amyloid ist für die Diagnose eines MTC nicht ausreichend. Immunhistochemisch Kalzitonin- und CEA-negative neuroendokrine Karzinome der Schilddrüse werden als „atypische MTC"

(Schmid u. Ensinger 1998) bezeichnet (Ursprung aus intrathyreoidalen Thymusresten?); differenzialdiagnostisch muss das seltene Paragangliom der Schilddrüse abgegrenzt werden. Vereinzelt zeigen MTC serologisch keine Kalzitonin-Erhöhung („Non-secretory-MTC"), wodurch dieses Tumoren auch dem Serum-Screening entgehen können. Auch vollständig gekapselte MTC können metastasieren. MTC ohne desmoplastischen Stroma scheinen jedoch ein deutlich verringertes Metastasierungspotenzial zu besitzen (Koperek et al. 2008).

Das **familiär bedingte MTC** entwickelt sich aus einer biochemisch und morphologisch nachweisbaren Vorläuferläsion, der „neoplastischen" **C-Zellhyperplasie** (CCH) (Rosai et al.1992; WHO 2004; ◘ Abb. 2.46b). Die von der neoplastischen CCH zu unterscheidende „physiologische" CCH kann verschiedene definierte Ursachen haben (Nierenerkrankungen, Entzündungen, andere Schilddrüsentumoren u. a.), kommt aber auch ohne erkennbare Ursachen vor. In einem beträchtlichen Teil normaler humaner Schilddrüsen (insbesondere bei Männern) lassen sich (unter Zuhilfenahme der immunhistochemischen Kalzitonindarstellung) Gruppen von mehr als 50 C-Zellen in 100facher Vergrößerung nachweisen (Kaserer et al. 2001), was definitionsgemäß einer CCH entspricht (Rosai et al. 1992). Diese CCH kann am Hämatoxilin-Eosin-gefärbten Schnittpräparat nicht oder nur unvollständig nachgewiesen werden, da sich die dabei involvierten C-Zellen nicht wesentlich von den umgebenden Follikelzellen unterscheiden (◘ Abb. 2.46c). Die physiologische CCH zeigt keine entsprechenden RET-Mutationen (Saggiorato et al. 2007) und ist nur selten mit einem MTC vergesellschaftet (Kaserer et al. 2001). Sie sollte daher auch nicht als „sporadische" CCH bezeichnet werden. Bei der neoplastischen CCH führt der entsprechende genetische Defekt im frühen Stadium zur Hyperplasie individueller C-Zellen, aus der sich über eine fokale CCH die noduläre Form der CCH entwickelt. Der Übergang zu einem invasiven C-Zell-Karzinom ist morphologisch durch das Durchbrechen der Basalmembran der Follikel und der Entwicklung einer desmoplastischen Fibrose des Stromas gekennzeichnet (Rosai et al. 1992; Sheu u. Schmid 2010; ◘ Abb. 2.46d).

Molekularpathologie Ungefähr 25 % der MTC sind genetisch determiniert und treten autosomal-dominant vererbt im Rahmen eines **MEN-2-Syndroms** (MEN 2a, MEN 2b, familiäres MTC [FMTC]) auf. Die Ursache sind Keimbahnmutationen am **RET-Protoonkogen** (lokalisiert am Chromosom 10q11.2 [Mulligan et al. 1994]), das 21 Exons umfasst und für eine transmembranöse Rezeptor-Tyrosinkinase kodiert. Der Ausschluss bzw. Nachweis einer RET-Protoonkogen-Mutation ist heute bei allen Karzinomen mit C-Zell-Differenzierung obligatorisch. ◘ Tab. 2.26 fasst die gegenwärtig bekannten Mutationen mit dem frühesten Auftreten eines MTC zusammen. Sporadische MTC zeigen in 40–50 % der Fälle somatische Mutationen am RET-Protoonkogen; diese finden sich überwiegend auf den Kodons 768, 883, 918, 922, 930 (Elisei et al. 2008).

Prognose Die Prognose des MTC hängt maßgeblich von der Tumorausbreitung ab. MTC ohne Metastasierung zeigen eine exzellente Prognose, während Patienten mit Fernmetastasen generell eine schlechte Prognose zeigen. Bei den familiären MTC ist sowohl das Manifestationsalter als auch die Tendenz zur Metastasierung von der Lokalisation und Art der Mutation am RET-Protoonkogen signifikant abhängig (Wollhk et al. 2010; Sheu u. Schmid 2010). Patienten mit MEN 2 haben ein lebenslanges Risiko zur Entwicklung eines MTC. Beim **MEN 2b** können MTC schon nach einigen Lebensmonaten auftreten und auch bereits im Kindesalter ausgedehnt metastasieren. Patienten mit **MEN 2a** haben bis zum 70. Lebensjahr eine 70 %-ige Wahrscheinlichkeit, ein MTC zu entwickeln; invasive MTC kommen beim MEN 2a aber bereits im 2. Lebensjahr vor, der Inzidenzgipfel liegt zwischen dem 20. und 30. Lebensjahr. FMTC treten später als MEN-2a-assoziierte MTC auf; auch hier können aber bereits Kinder unter 10 Jahren betroffen sein. Die mutationsabhängige Prognose hat auch zur Einteilung in vier Risikolevels geführt (◘ Tab. 2.26; ATA Leitlinien 2009). Sporadische MTC mit einer Mutation des RET-Protoonkogens sind mit einer schlechteren Prognose als MTC ohne RET-Mutationen assoziiert (Elisei et al. 2008).

> **Ziel muss daher die möglichst frühzeitige operative Entfernung eines MTC sein. Bei bekannten MEN 2-Mutationsträgern sollte in Abhängigkeit von der Mutation auf jeden Fall die Thyreoidektomie im Stadium der neoplastischen CCH angestrebt werden (◘ Tab. 2.27).**

Familiäres nicht-medulläres Karzinom

Epidemiologie Der weitestgehend aufgeklärte genetische Hintergrund des familiären MTC rechtfertigt eine Unterteilung der hereditären Karzinome der Schilddrüse in das familiäre MTC (im Rahmen eines MEN 2a, MEN 2b oder als isoliertes FMTC) und das familiäre nicht-medulläre Karzinom (FNMTC). Man geht heute davon aus dass mindestens 5 % der differenzierten Karzinome mit Follikelepithelzell-Differenzierung (PTC, FTC) einen hereditären Hintergrund zeigen, wobei ca. 90 % morphologisch einem PTC entsprechen. FNMTC treten im Rahmen definierter, meist autosomal-dominant vererbter Syndrome oder nicht-syndromatisch auf (Schmid et al. 2010).

Syndromatische FNMTC Bei drei Syndromen (familiäre adenomatöse Polyposis/Gardner-Syndrom, Cowden-Syndrom und Carney-Komplex) bestehen ausgedehnte

Tab. 2.26 Medulläres Schilddrüsenkarzinom bei MEN 2 – Genotyp/Phänotyp-Korrelation. (Mod. nach Wollikh et al. 2010)

Gentyp (Mutation)	Exon	MEN-2-Phänotyp inkl. Varianten	Frühestes Auftreten des MTC (Alter/Jahre)	ATA-Risiko-level	Penetranz der Erkrankung		
					MTC	Phäo	pHPT
G321R	8	FMTC	61	A	H	–	–
C515S	8	FMTC/VUS	35	A	H	–	–
532 Duplikation	8	FMTC/VUS	19	A	?	–	–
G533 C	8	2a/FMTC	21	A	H	N	–
R600Q	10	FMTC/VUS	46	A	N	–	–
K603Q	10	FMTC/VUS	35	A	N	–	–
Y606 C	10	FMTC/VUS	58	A	?	–	–
C609R/G/S/Y	10	2a/FMTC/HSCR	27/5/17/14	B	H	S	N
C611R/G/F/S/W/Y	10	2a/FMTC/HSCR	?/28/41/47/79/7	B	H	S	N
C618R/G/F/S/Y	10	2a/FMTC/HSCR	8/9/34/9/26	B	H	N	N
C620R/G/F/S/W/Y	10	2a/FMTC/HSCR	6/44/40/24/37/18	B	H	N	N
C630R/F/S/Y	10	2a/FMTC	1/?/39/22	B	H	S	S
633/9 bp-Duplikation	11	2a/FMTC	?	B	H	N	N
C634R	11	2a/KLA	15 Monate	C	H	H	N
C634G/F/S/W/Y	11	2a/FMTC/KLA	25/7/23/3/5	C	H	H	N
634/12 bp-Duplikation	11	2a	14	B	H	–	H
635/Insertion ELCR;T636P	11	FMTC	9	A	H	–	–
K666E	11	2a/FMTC/VUS	35	A	H/N	N	–
E768D	13	2a/FMTC	22	A	H	N	N
N777S	13	FMTC/VUS	60	A	N	–	–
L790 F	13	2a/FMTC	12	A	H	N/S	–
V804 L	14	2a/FMTC	12	A	H	S	N
V804M	14	2a/FMTC	6	A	H	S	S
V804M/V778I	13/14	FMTC/KNV	35	B	H	–	–
V804M/E805 K	14	2b	50	D	H	H	–
V804M/Y806 C	14	2b	23	D	H	H	–
V804M/S904 C	14/15	2b/MN	34	D	H	–	N?
A883 F	15	2b	10	D	H	H	–
S891 A	15	2a/FMTC	13	A	H	N	N
R912P	16	FMTC	14	A	N	–	–
M918 T	16	2b	9 Monate	D	H	H	–

MTC medulläres Schilddrüsenkarzinom, *Phäo* Phäochromozytom, *pHTP* primärer Hyperparathyreoidismus
H hohe Penetranz, *N* niedrige Penetranz, *S* selten
VUS Variante mit unbekannter Signifikanz; *HSCR* Hirschsprung'sche Erkrankung, *KLA* kutaner Lichen Amyloidosis, *KNV* Kornea-Nerv-Verdickung, *MN* mukosale Neurilemmome
ATA-Risikolevel: A = geringes Risiko, B = intermediäres Risiko, C = hohes Risiko, D = höchstes Risiko

Tab. 2.27 Prophylaktische Thyreoidektomie und Screening-Empfehlungen beim MEN 2. (Mod. nach Wollikh et al. 2010)

Lokalisation der Mutation	Exon 10	Exon 11	Exon 13–15	MEN 2b
Alter für die prophylaktische Thyreoidektomie	~5. Lebensjahr	<5. Lebensjahr	>5. Lebensjahr	So bald wie möglich nach der Geburt, spätestens vor dem 1. Geburtstag
Beginn des Kalzitonin-Screenings und Hals-Ultraschalluntersuchung	>3.–5. Lebensjahr	>3.–5. Lebensjahr	>3.–5. Lebensjahr	Spätestens ab dem 6. Lebensmonat, sofern nicht ohnehin bereits operiert wurde
Phäochromozytom-Screening	Periodisch ab dem 20. Lebensjahr	Jährlich ab dem 20. Lebensjahr	Periodisch ab dem 20. Lebensjahr	Jährlich nach dem 8. Lebensjahr
pHTP-Screening	Periodisch ab dem 20. Lebensjahr	Periodisch ab dem 20. Lebensjahr	Periodisch ab dem 20. Lebensjahr	–
MTC mit Entwicklung von Lymphknoten-Metastasen	Nach 21 Jahren	Nach 5 Jahren	Nach 10 Jahren	Nach 2,7 Jahren
MTC mit Entwicklung von Fernmetastasen	Nach 22 Jahren	Nach 15 Jahren	Nach 56 Jahren	Nach 5 Jahren

Erkenntnisse über Häufigkeit und Morphologie der beteiligten Schilddrüsenkarzinome. FNMTC wurden ebenfalls im Rahmen eines MEN 1, MEN 2, Peutz-Jeghers-Syndrom, McCune-Albright-Syndrom, papillären Nierenzellkarzinom, Ataxie-Teleangiektasie-Syndrom und Werner-Syndroms beschrieben.

Bei 2 % der Patienten mit **familiärer Polyposis** (FAP) wird eine FNMTC diagnostiziert (Bülow u. Bülow 1997; Harb u. Sturgis 2009). Die für das FNMTC maßgeblichen Keimbahnmutationen des APC-Gens finden sich überwiegend auf den Kodons 463–1387 (Exon 15) außerhalb der APC-Clusterregion (Charkis 2006). Obwohl nach der WHO-Klassifikation (2004) die FAP-assoziierten Karzinome als eine Variante des PTC angesehen werden, spricht sowohl die Morphologie (Abb. 2.46c) als auch der klinische Verlauf für eine eigenständige Entität (Schmid et al. 2010). Die Karzinome kommen bereits bei Kindern vor; die meisten Fälle treten vor dem 30. Lebensjahr auf.

Beim durch eine Keimbahnmutation des PTEN-Gens verursachten **Cowden-Syndrom** (Pilarsky 2009) werden FNMTC in ca. 10 % der Fälle gefunden (Liaw et al. 1997), wobei Schilddrüsenveränderungen die häufigsten extradermalen Manifestationen dieses Syndroms darstellen. Histologisch entsprechen die FNMTC deutlich häufiger einem FTC als einem PTC, wobei beide Karzinomtypen mit Ausnahme ihrer Multifokalität weder morphologisch noch in ihrem Verlauf von sporadischen FTC bzw. PTC zu unterscheiden sind.

Beim **Carney-Komplex Typ 1** werden Schilddrüsenläsionen in ca. 10 % der Fälle beobachtet; von diesen sind lediglich 4 % FNMTC (multifokale PTC mit Lymphknotenmetastasen, angioinvasive FTC [Stratakis et al. 1997]). Auch diese zeigen keine Unterschiede zu sporadischen Schilddrüsenkarzinomen.

Nicht-syndromatische FNMTC Wenn zwei oder mehr erstgradige Mitglieder einer Familie ein nicht-medulläres Schilddrüsenkarzinom ohne Zusammenhang mit einem der nachfolgend Syndrome zeigen, werden diese als nicht-syndromatische FNMTC eingestuft (Sippel et al. 2007). Bei Berücksichtigung der Prävalenz sporadischer DTC ist jedoch davon auszugehen, dass bei zwei betroffenen Familienmitgliedern nur 50 %, bei drei betroffenen Familienmitgliedern aber bereits 95 % Wahrscheinlichkeit besteht, dass tatsächlich ein FNMTC vorliegt (Charkis 2006). Patienten mit FNMTC zeigen gehäuft begleitende benigne Schilddrüsenerkrankungen (Autoimmunthyreoiditis Hashimoto, multinodöse Strumen, Adenome, Hyper- bzw. Hypothyreosen etc.). FNMTC scheinen aggressiver und mit einem schlechteren tumorfreien Überleben assoziiert zu sein, das Gesamtüberleben unterscheidet sich nach heutigem Kenntnisstand allerdings nicht von dem sporadischer Karzinome. Sie zeigen häufiger lokale Invasion, Multifokalität und Lymphknotenmetastasen (Musholt et al. 2000). Morphologisch sind nicht-syndromatische FNMTC nicht von sporadischen DTC zu unterscheiden.

Obwohl der genaue Erbgang unbekannt ist, ist bei den nicht-syndromatischen FNMTC von einem autosomal-dominanten Weg mit unterschiedlicher Penetranz und Expression auszugehen; dies erklärt auch die deutliche höhere Frequenz von FNMTC bei Männern im Vergleich zu sporadischen Karzinomen. Obwohl einige Kandidatengene (MNG1, TCO1, fPTC/PRN, NMTC1) beschrieben sind (Cavaco et al. 2003), wurden diese nur in einzelnen Familien gefunden. Ausgeschlossen wurden die teilweise auch in sporadischen Schilddrüsenkarzinomen involvierten Gene PTEN, MET, TSHR, TRKA, BRAF, ras und RET/PTC (Sippel et al. 2007).

Seltene primäre Schilddrüsenkarzinome

In diese Karzinomgruppe fallen ausnahmslos Raritäten, die von den oben beschriebenen Karzinomen als auch von Metastasen der Schilddrüse mit Hilfe der Immunhistochemie abgegrenzt werden müssen.

- **Plattenepithelkarzinom**: Differenzialdiagnostisch müssen degenerative Veränderungen, Entzündungen und Neoplasien, die mit einer (ausgeprägten) Plattenepithelmetaplasie einhergehen ebenso ausgeschlossen werden, wie Metastasen oder das direkte Einwachsen eines außerhalb der Schilddrüse gelegenen Plattenepithelkarzinoms.
- **Muzinöses Karzinom**: Äußerst seltenes Karzinom, dessen Einordnung als eigene Entität sehr fraglich ist.
- **Mukoepidermoides Karzinom**: Karzinom mit epidermoiden und muzinösen Anteilen, wobei die Kerne Merkmale des PTC zeigen. Ca. 50 % dieser Karzinome zeigen auch Anteile, die morphologisch einem typischen PTC entsprechen und in diesen Bereichen auch Thyreoglobulin und TTF-1 exprimieren.
- **Mukoepidermoides Karzinom mit Eosinophilie**: Dieser Tumortyp betrifft fast ausschließlich Frauen mit einer Autoimmunthyreoiditis Hashimoto.
- **Spindelzelltumor mit Thymus-ähnlicher Differenzierung (SETTLE)**: Dieses in 60 % der Fälle mit Metastasen einhergehende, aber auffallend langsam wachsende Malignom findet sich überwiegend bei Kindern, Jugendlichen und jungen Erwachsenen (mittleres Alter 19 Jahre). Histologisch zeigt der lobulierte Tumor einen biphasischen Aufbau mit epithelialen Spindelzellen und glandulären Strukturen (Chan u. Rosai 1991). Beide Komponenten exprimieren Zytokeratine, während Thyreoglobulin, Kalzitonin, CEA und S-100-Protein negativ sind.
- **Karzinom mit Thymus-ähnlicher Differenzierung (CASTLE)**: dieses Karzinom entspricht dem lymphoepithelialen Karzinom des Nasopharynx und kann mit Plattenepithelkarzinomen oder ATC verwechselt werden, ist jedoch weitaus weniger aggressiv (Jochum et al. 1994, Roka et al. 2004). Der Tumor dürfte aus ektopen Thymusresten entstehen. Immunhistochemisch entspricht das CASTLE den Karzinomen des Thymus (inklusive CD5-Positivität); eine Beziehung zu einer EBV-Infektion besteht aber nicht.

TNM-Klassifikation der Schilddrüsenkarzinome

Die gegenwärtig aktuelle Fassung der TNM-Klassifikation (7. Auflage; Sobin et al. 2009) wird nur für Schilddrüsenkarzinome angewendet, wobei sich die klinische und die pathomorphologische T/pT und N/pN-Kategorisierungen entsprechen (■ Tab. 2.28). Im pathologischen Befundbericht wird nur mehr der histologische Nachweis von Fernmetastasen angegeben (pM1). pM0 wird nur angegeben, wenn Material mit der klinischen Fragestellung „Metastase?“ ein negatives Ergebnis erbracht hat. Auf die Angebe pMx (kein Material zur Untersuchung auf eine Metastase) wird generell verzichtet. In der 7. Auflage erfolgte die sicherlich sehr sinnvolle Unterteilung der T1-Kategorie in eine T1a- (auf die Schilddrüse begrenzte Karzinome ≤1 cm) und T1b-Kategorie (>1 cm bis <2 cm große, auf die Schilddrüse begrenzte Karzinome). Leider wurde die ebenfalls sinnvolle, 2003 im Supplement zur 6. Auflage der TNM-Klassifikation vorgeschlagene (Wittekind et al. 2003) Unterteilung der T3-Kategorie in T3a (auf die Schilddrüse begrenzte Karzinome >4 cm) und T3b (Karzinome mit minimal organüberschreitendem Wachstum) nicht aufgenommen; die Anwendung dieser Subkategorisierung wird jedoch dringend empfohlen (Weber et al. 2010).

Primäre maligne Lymphome der Schilddrüse

Patienten mit einer Autoimmunthyreoiditis Hashimoto haben ein 70-fach erhöhtes Risiko ein primäres malignes Lymphom der Schilddrüse zu entwickeln. Primäre extranodale Marginalzonen-B-Zellen-Lymphome vom mukosaassoziierten Typ (**MALT**) mit oder ohne Übergang in ein diffuses großzelliges B-Zellen-Lymphom machen den überwiegenden Anteil aller primären Lymphome der Schilddrüse aus. MALT-Lymphom der Schilddrüse zeigen häufig eine ausgeprägte plasmozytische Differenzierung. Andere primäre Non-Hodgkin-Lymphome oder Hodgkin-Lymphome der Schilddrüse sind äußerst selten. Primäre maligne Lymphome der Schilddrüse (<1 % aller Schilddrüsenmalignome) sollten von anderen Lymphomen mit sekundärer Beteiligung der Schilddrüse unterschieden werden.

Primäre Sarkome der Schilddrüse

Primäre Sarkome der Schilddrüse sind selten. Differenzialdiagnostisch ist die Abgrenzung gegenüber einem ATC auch mit Hilfe der Immunhistochemie problematisch, da das ATC häufig auch unterschiedlich ausgeprägte mesenchymale Anteile zeigt. Dazu kommt, dass die Unterscheidung eines ATC von einem (high-grade) Sarkom keine klinische Relevanz besitzt. Das einzige eindeutig zu diagnostizierende primäre Sarkom der Schilddrüse ist das Angiosarkom (■ Abb. 2.45d), welches anhand verschiedener Gefäßmarker (CD31, Faktor-VIII-RAG) immunhistochemisch eindeutig identifiziert werden kann. Dieser hochmaligne Tumor mit schlechter Prognose betrifft wie das ATC in der Regel ältere Patienten mit Knotenkröpfen; histologisch findet sich der Schilddrüse überwiegend der epitheloide Typ des Angiosarkoms.

Tab. 2.28 pTNM-Klassifikation der Schilddrüsenkarzinome (7. Auflage, 2009)

T (Primärtumor)	pTx	Primärtumor nicht beurteilbar
	pT0	Primärtumor nicht nachweisbar
	pT1a	Tumordurchmesser ≤1 cm, auf die Schilddrüse begrenzt
	pT1b	Tumordurchmesser >1 cm bis ≤2 cm, auf die Schilddrüse begrenzt
	pT2	Tumordurchmesser >2 cm bis ≤4 cm, auf die Schilddrüse begrenzt
	pT3	Tumordurchmesser >4 cm, begrenzt auf die Schilddrüse oder Tumor jeder Größe mit minimaler extrathyreoidaler Ausbreitung (d. h. Ausbreitung in den M. sternothyreoideus oder perithyreoidales Weichgewebe)
	– pT3a*	Tumordurchmesser >4 cm, begrenzt auf die Schilddrüse
	– pT3b*	Tumor jeder Größe mit minimaler extrathyreoidaler Ausbreitung (d. h. Ausbreitung in den M. sternothyreoideus oder perithyreoidales Weichgewebe)
	pT4a	Tumoren jeder Größe mit Ausdehnung über die Schilddrüsenkapsel hinaus und Invasion einer oder mehrerer der folgenden Strukturen: subkutanes Weichgewebe, Larynx, Trachea, Ösophagus, N. recurrens
	pT4b	Tumor infiltriert die prävertebrale Faszie, mediastinale Gefäße oder umschließt die A. carotis
	pT4a (nur ATC	Tumor jeder Größe, auf die Schilddrüse beschränkt
	pT4b (nur ATC)	Tumor jeder Größe mit extrathyreoidaler Infiltration
N (regionale Lymphknoten)	pNx	Regionäre Lymphknoten können nicht beurteilt werden
	pN0	Kein Anhalt für regionäre Lymphknotenmetastasen
	pN1a	Metastasen in Lymphknoten des Level VI (prätracheal und paratracheal, einschließlich prälaryngeale und Delphi'scher Lymphknoten)
	pN1b	Metastasen in anderen unilateralen, bilateralen oder kontralateralen zervikalen (Level I, II, III, IV oder V), retropharyngealen oder oberen mediastinalen Lymphknoten
M (Fernmetastasen)	pM0	Keine Fernmetastasen
	pM1	Fernmetastasen histologisch nachweisbar

Multifokale Tumoren werden mit dem Zusatz (m) gekennzeichnet, wobei der Durchmesser des größten Tumorherdes für die pT-Kategorisierung maßgeblich ist.
* Die Subkategorien pT3a und pT3b entsprechen der Empfehlung des Supplements zur 6. Auflage der TNM-Klassifikation (Wittekind et al. 2003) und sind kein offizieller Bestandteil der derzeit gültigen TNM-Klassifikation der Schilddrüsenkarzinome (Sobin et al. 2009)

Metastasen in der Schilddrüse

Bei Obduktionen von Patienten mit disseminierter Tumorerkrankung werden Metastasen in der Schilddrüse in 25 % der Fälle gefunden; in Operationspräparaten der Schilddrüse kommen Metastasen deutlich seltener vor. Am häufigsten metastasieren Karzinome der Lunge, Mamma, Niere und des Gastrointestinaltraktes sowie maligne Melanome in die Schilddrüse. Zur Differenzialdiagnose von primären Tumoren der Schilddrüse ist der Einsatz der Immunhistochemie häufig notwendig.

2.9.2 Differenzierte Schilddrüsenkarzinome

P. Goretzki, C. Dotzenrath

Differenzierte Karzinome der Schilddrüse (follikuläre, papilläre) sind relativ seltene Tumoren, die vom Follikelepithel ausgehen und etwa 1–3 % aller Malignome des Menschen ausmachen. Sie stellen andererseits 80–90 % aller bösartigen Neubildungen der Schilddrüse und nehmen jährlich um etwa 4 % an Häufigkeit zu (Röher et al. 1994; Sipos et al. 2010; Ward et al. 2010; Morris et al. 2010). Die gute Prognose der Tumoren, ihre kombinierte Therapiemöglichkeit mit chirurgischer Resektion und Radiojodablation und die unterschiedliche

Tab. 2.29 Verteilung der Schilddrüsenkarzinome (eigenes Krankengut – nur Primäroperationen). *MTC* medulläres Schilddrüsenkarzinom

Histologie	1980–1985 (Universitätsklinik Marburg; n=162 Patienten)	1986–1080 (Heinrich-Heine-Universität Düsseldorf; n=662 Patienten)	2001–2010 (Lukaskrankenhaus Neuss; n=577 Patienten)
Papilläres Karzinom	50 %	59 %	59 %
Follikuläres Karzinom	26 %	22 %	17 %
Anaplastisches Karzinom	13 %	1 %	3 %
MTC	11 %	17 %	21 %

Gefährdung verschiedener Personengruppen, an einem differenzierten Schilddrüsenkarzinom zu erkranken, lassen genaue Kenntnisse über die Epidemiologie und Pathophysiologie dieser Tumoren notwendig erscheinen (Hay et al. 1989; Schneider et al. 1990). Dies ist in Jodmangelgebieten wie der Bundesrepublik Deutschland, mit knotigen Veränderungen der Schilddrüse bei über 20 % der erwachsenen Bevölkerung, von besonderer Bedeutung. So ist eine spezifische präoperative Diagnostik notwendig, um vermeidbare Operationen mit sekundärer Steigerung der Morbidität zu verhindern.

Epidemiologie

Als einzige bisher bewiesene Ursache für die Entstehung von differenzierten Schilddrüsenkarzinomen gilt die **externe Strahlenbelastung** (Antonelli et al. 1998; Morris et al. 2010; Hayashi et al. 2010). Hier haben langfristige Untersuchungen nach Strahlentherapie von Kindern, z. B. wegen eines M. Hodgkin, sowie die Erkenntnisse der Atombombenversuche auf den Marshall-Islands und die Atomreaktorkatastrophe von Tschernobyl zeigen können, dass nach externer Bestrahlung speziell papilläre Schilddrüsenkarzinome entstehen. Deutlich wurde auch, dass die Gefährdung umso größer ist, je jünger das der Strahlung ausgesetzte Individuum ist. Diese eindeutige Korrelation zwischen Bestrahlung und Schilddrüsenkarzinomentstehung konnte für den Jodmangel, der als wichtigste Ursache vermehrter Strumabildung akzeptiert ist, niemals nachgewiesen werden. So wird die Inzidenz differenzierter Schilddrüsenkarzinome in jodreichen und Jodmangelgebieten mit etwa 1/100.000 Einwohner/Jahr angegeben. In Autopsiestudien beträgt die Inzidenz okkulter Schilddrüsenkarzinome (klinisch inapparent und kleiner als 1 cm) dagegen 5 bis über 20 % und zeigt ebenfalls keine eindeutige Korrelation zum Jodangebot. Als einzige nachgewiesene Faktoren für vermehrtes Auftreten von Schilddrüsenkarzinomen können das Geschlecht (Frauen sind etwa 3-mal häufiger betroffen als Männer), das Alter (zunehmende Häufung okkulter Karzinome mit dem Alter) und die Anamnese einer externen Bestrahlung angegeben werden.

Die Verteilung zwischen papillären und follikulären Karzinomen wird dagegen besonders vom Jodmangel, dem Alter der Patienten und der Anamnese externer Bestrahlung bestimmt, wobei follikuläre Karzinome in Jodmangelgebieten in bis zu 35 % der Fälle nachweisbar sind, dagegen papilläre Karzinome bei hohem Jodangebot bis über 80 % aller malignen Schilddrüsenerkrankungen ausmachen (Tab. 2.29).

Diagnostik

In der Diagnostik differenzierter Schilddrüsenkarzinome ist die unterschiedliche Wachstumsform und die unterschiedliche Metastasierung follikulärer und papillärer Karzinome entscheidend (Dinnen et al. 1995; Goretzki et al. 1993; Ito et al. 2010; Vorländer et al. 2008). So weisen follikuläre Schilddrüsenkarzinome meist singuläre Tumoren mit einer primär hämatogenen Metastasierung auf. Während papilläre Karzinome primär lymphogen metastasieren und in 20 bis über 50 % der Fälle als multiple Tumoren in der Schilddrüse nachweisbar sind (Hay et al. 2008; Ito et al. 2010; Sugitani et al. 2010). Besonders bei jugendlichen Patienten werden papilläre Karzinome häufig über Abklärung vergrößerter Lymphknoten entdeckt.

> **Der isolierte Knoten in einer sonst unauffälligen Schilddrüse gilt als besonders verdächtig und sollte prinzipiell zu weiterführender Diagnostik veranlassen.**

Als eine gesonderte Gruppe der differenzierten Schilddrüsenkarzinome werden heute die **Hürthle-Zellkarzinome** angesehen, die früher den follikulären Karzinomen zugerechnet wurden. Sie unterscheiden sich von diesen molekularbiologisch und in ihrer Prognose. Generell ist die Prognose bei Patienten in höherem Lebensalter und bei Tumoren mit schlechter Radiojodaufnahme sowie geringem Differenzierungsgrad zusätzlich eingeschränkt (Kushchayeva et al. 2004; Triponez et al. 2006; Ito et al. 2008; Volante et al. 2010). Bei den follikulären Karzinomen werden

Tab. 2.30 Leitbefunde differenzierter Schilddrüsenkarzinome (Heinrich-Heine-Universität Düsseldorf 1986–1999 und Lukaskrankenhaus Neuss 2001–2010)

Befund	Papilläres Karzinom		Follikuläres Karzinom		Gesamt	
	HHU/NE n	HHU/NE %	HHU/NE n	HHU/NE %	HHU/NE n	HHU/NE %
Zufallsbefund	40/160	23/47	18/22	23/23	58/182	23/42
Verdächtiger Knoten	86/145	50/43	50/57	50/58	126/202	50/46
Metastase	46/36	27/10	22/19	28/19	68/55	27/12
Gesamt	172/341	100/100	80/98	100/100	252/439	100/100

* 39,3 % der PTC waren im Lukaskrankenhaus Neuss unter 1 cm (PMTC)

zusätzlich die minimal-invasiven von den breit invasiven getrennt und zeigen eine hervorragende Prognose quo ad vitam (Asari et al. 2009; Piana et al. 2010). Davon völlig abgetrennt werden heute wenig differenzierte Karzinome (PDTC) als eigene Entität mit unterschiedlicher Histologie betrachtet (Kimberly et al. 2009; Volante et al. 2010).

Isolierter verdächtiger Schilddrüsenknoten

Wird ein isolierter parenchymhaltiger Knoten in einer sonst normalen Schilddrüse entdeckt, kann bei jugendlichen Patienten unter dem 20. Lebensjahr und älteren Patienten über dem 60. Lebensjahr mit einer Malignomwahrscheinlichkeit von 5–20 % gerechnet werden. Bei Patienten zwischen diesen Altersgruppen ist dagegen die Wahrscheinlichkeit mit 1–3 % weitaus geringer. Die entscheidenden Untersuchungen sind die differenzierte Ultraschallbefundung des Knotens und ggf. eine Feinnadelbiopsie mit nachfolgender Zytologie. Im Falle eines verdächtigen Ultraschalls und eines verdächtigen zytologischen Befundes (siehe Bethesda-Kriterien) ist die dringende Operationsindikation gegeben. Bei völlig unauffälligem Befund und kleinen Tumoren unter 1,5 cm kann dagegen ein abwartendes Verhalten mit konservativer Therapie gerechtfertigt werden (McHenry et al. 1993; Bonavita et al. 2009; Cibars et al. 2009).

Als klinische Indizien möglicher Schilddrüsenkarzinome sind das Vorliegen eines solitären Tumors, das rasche Wachstum des Tumors und die Infiltration in die Umgebung, eventuell mit spontan auftretender Rekurrensparese akzeptiert. Letzteres Symptom ist jedoch bei differenzierten Schilddrüsenkarzinomen als Spätsymptom zu sehen und wird eher bei anaplastischen Schilddrüsenkarzinomen älterer Patienten gefunden. Insgesamt entsteht somit das differenzierte Schilddrüsenkarzinom als symptomloser Tumor in der Schilddrüse und ist gegenüber gutartigen Tumoren klinisch nur schwer unterscheidbar. Das Risiko für das Vorliegen eines Karzinoms ist bei jungen Patienten unter dem 20. Lebensjahr und alten Patienten über dem 70. Lebensjahr erhöht, wie es nach externer Bestrahlung ebenfalls stark ansteigt und bei einer Hochdosisbestrahlung 300-fach über dem nicht gefährdeter Patienten liegt (Eng et al. 2010).

Dies lässt es sinnvoll erscheinen, eine genaue Untersuchung des Halses mit Ultraschall zum Nachweis bzw. Ausschluss von Schilddrüsentumoren und zusätzlich vorhandener vergrößerter Lymphknoten als wegweisende Untersuchung eines differenzierten Schilddrüsenkarzinoms in Form einer Screeninguntersuchung zumindestens für alle jungen Patienten eines Strumaendemiegebietes einmalig durchführen zu lassen.

Aus eigener Erfahrung an über 500 Patienten mit differenzierten Schilddrüsenkarzinomen aus zwei verschiedenen Zeitintervallen ergibt sich für die papillären Schilddrüsenkarzinome eine zunehmende Diagnose kleiner Tumoren als Zufallsbefund (von 23 auf 47 %), während follikuläre Tumoren hauptsächlich weiterhin als verdächtige Knoten in der Schilddrüse imponieren. Die Zahl der Operationen aufgrund von Fernmetastasen als primärem Symptom der Schilddrüsenkarzinome hat von 27 auf 12 % abgenommen (Tab. 2.30). Die Zunahme der Frühformen des papillären Karzinoms unter 1 cm wurde auch in der Mayo-Klinik mit 9 % von 1945–1954 auf 35 % in den Jahren 1995 bis 2004 beobachtet (Hay et al. 2008).

Prä- und intraoperatives Vorgehen bei verdächtigem Schilddrüsenknoten

Aufgrund der großen Anzahl von Patienten mit multinodösen Strumen in Deutschland muss damit gerechnet werden, dass sich speziell differenzierte Schilddrüsenkarzinome nicht als „klassische verdächtige Knoten" darstellen, sondern in der Umgebung anderer knotiger Veränderungen verborgen sind. Bei diesen Strumen ist weder eine Punktionszytologie aller vorhandenen Knoten möglich, noch kann ein Szintigramm zwischen gutartigen und bösartigen Knoten differenzieren, sodass auch weiterhin die großzügige Operationsindikation als sicherste

Tab. 2.31 Abklärung des isolierten/dominanten und verdächtigen Schilddrüsenknotens

Untersuchung	Verdächtig	Befund
Ultraschall	Verdachtskriterien	Echoarmut, Mikroverkalkungen, unscharfer/unregelmäßiger Randsaum, zentrale arterielle Durchblutungsvermehrung
Punktionszytologie	„Bethesda-Kriterien"	Atypie (Karzinom bis 10 %) Follikuläre Neoplasie (Karzinom bis 20 %) Suspekt (Karzinom bis 70 %)
Radiojod/^{99m}Tc-Scan, PET und Sesta-MIBI-Aufnahme	„Kalter Knoten"	Radiojodaufnahme vermindert FTG-PET plus Sesta-MIBI-Aufnahme erhöht

Prävention und Frühbehandlung möglicher Schilddrüsenkarzinome gilt.

Laboruntersuchungen mit spezifischer Bestimmung des Thyreoglobulins im Serum sind nicht geeignet, zwischen gutartigen und bösartigen Schilddrüsenbefunden zu unterscheiden, wie auch weiterführende bildgebende Verfahren (CT, MRT, PET, Sesta-MIBI etc.) in der präoperativen Diagnose des differenzierten Schilddrüsenkarzinoms zurzeit keinen Platz haben (Tab. 2.31).

Bei fraglichem Zytologiebefund und klinisch verdächtigem Schilddrüsenknoten sollte eine Operation nur in Kliniken vorgenommen werden, die die Möglichkeit der Schnellschnittuntersuchung haben, um ein zweizeitiges Vorgehen zu verhindern. Dies gilt besonders für Patienten, bei denen mit hoher Wahrscheinlichkeit ein papilläres, medulläres oder wenig differenziertes Karzinom vorliegt. Bei diesen ist eine Hemithyreoidektomie mit Entfernung zentraler Lymphknoten anzustreben. Sollte die Schnellschnittuntersuchung des entfernten Schilddrüsenlappens keinen eindeutigen Befund ergeben, ist eine Nachresektion bei definitiv malignem Befund 2–5 Tage später auf der vorher nicht tangierten kontralateralen Seite ohne höheres Risiko für den N. recurrens und die Epithelkörperchen möglich.

Eine Ausnahme liegt bei dem punktionszytologischen Befund einer „follikulären Neoplasie" vor. Standardoperation ist wiederum eine Hemithyreoidektomie auf der betroffenen Seite und eine Ausräumung des gleichseitigen medialen Kompartiments. Obwohl die Autoren auch hier eine Schnellschnittuntersuchung veranlassen, ist generell zu erwarten, dass sie in den meisten Fällen keine definitive Information bringt. Das Kriterium für Malignität ist ein Kapseleinbruch des follikulären Gewebes. Sein Vorhandensein kann eigentlich nur nach Durchsicht vieler Schnitte am paraffineingebetteten Material gesichert oder ausgeschlossen werden.

Bei zytologisch klarer follikulärer Neoplasie kann der Eingriff auch ohne Schnellschnittuntersuchung vorgenommen werden, unter der Voraussetzung, dass es sich um eine Hemithyreoidektomie mit zentraler Lymphknotendissektion handelt. Eine Reoperation kann sich dann auf die kontralaterale Seite beschränken.

Präoperative Untersuchungen beim differenzierten Schilddrüsenkarzinom

Hat sich durch die klinische Untersuchung des Halses mit zusätzlichem Einsatz von Ultraschall und Punktionszytologie die Verdachtsdiagnose „Schilddrüsenkarzinom" ergeben, sind eine präoperative Thoraxaufnahme, die HNO-ärztliche Stimmbanduntersuchung und die präoperative Kalziumbestimmung durchzuführen.

Bei Operationen gutartiger Schilddrüsenerkrankungen wird auf präoperative Thoraxröntgenaufnahmen verzichtet. Vor Operationen maligner Schilddrüsentumoren sind sie weiterhin unabdingbar, da papilläre Karzinome lymphogen in Pleura und Lunge, follikuläre Karzinome hämatogen in Lunge und Knochen metastasieren können und oft schon allein mit der konventionellen Röntgenaufnahme des Thorax nachgewiesen werden (Massin et al. 1984). Die Bestimmung der Stimmbandbeweglichkeit und des Serumkalziumwertes ist präoperativ allein aus rechtlichen Gründen (im Blick auf mögliche postoperative Komplikationen; Leitlinien der Deutschen Gesellschaft für Allgemein- und Viszeralchirurgie) unumgänglich. Dies trifft in besonderem Maße für Patienten mit ausgedehnter Lymphknotenmetastasierung zu, bei denen die Schonung der Nervenfunktion wie auch die Identifizierung von Nebenschilddrüsen besonders erschwert ist.

Operative Therapie

Die vollständige Thyreoidektomie mit Entfernung der angrenzenden zentralen Lymphknoten und die nachfolgende Radiojodtherapie gelten weiterhin als Standardverfahren in der Therapie differenzierter Schilddrüsenkarzinome (Röher et al. 1984; Cooper et al. 2009). Ausnahmen stellen wenig invasive follikuläre Karzinome dar, bei denen auf die Lymphknotendissektion verzichtet werden kann (Asari et al. 2009).

Unabhängig davon haben sich jedoch zunehmend stadium- und gefährdungsadaptierte spezifische Vorgehensweisen durchgesetzt, die ein eingeschränkt radikales oder

Tab. 2.32 Rezidivhäufigkeit (%) nach Thyreoidektomie (TX) mit/ohne laterale Halslymphknotendissektion (ND) beim differenzierten Schilddrüsenkarzinom nach einer mittleren Nachbeobachtungszeit von 5 Jahren (Heinrich-Heine-Universität Düsseldorf 1986–1999)

Tumorgröße	Papilläres Karzinom					Follikuläres Karzinom				
	n	TX	%	TX+ND	%	N	TX	%	TX+ND	%
T1 (<1 cm)	28	9/1	11	19/4	21	–	–	–	–	–
T1 (>1 cm)–T2	87	42/23	55	45/5	11	35	23/7	30	12/2	17
T3	26	8/6	75	18/6	33	20	17/12	86	6/1	17
Gesamt	141	59/30	51	82/15	18	55	37/19	51	18/3	17

TX Thyreoidektomie, *ND* laterale Halslymphknotendissektion

ein über die reine Thyreoidektomie hinausgehendes erweitertes Vorgehen im Einzelfall sinnvoll erscheinen lassen (Ito et al. 2006; Sivanandan et al. 2001; Cooper et al. 2009; Leitlinien Maligne Schilddrüsenerkrankungen DGAVC 2011).

Totale Thyreoidektomie versus alternative Vorgehensweisen

Ein eingeschränkt radikales Vorgehen mit Hemithyreoidektomie der betroffenen Seite und der Verzicht auf eine Reoperation nach subtotaler beidseitiger Resektion erscheint immer dann sinnvoll, wenn gut differenzierte papilläre Karzinome unter 10 mm diagnostiziert werden, die zusätzlich eine klassische Histologie aufweisen und nicht über die Schilddrüsenkapsel hinausgewachsen sind.

Dieses Vorgehen kann auch auf die gekapselten follikulären Karzinome ausgeweitet werden. Eine mögliche hämatogene Metastasierung dieser Tumoren ist jedoch nur nach Thyreoidektomie und Radiojod-Ganzkörperscan sicher auszuschließen. Nach eigener Erfahrung an 35 eingeschränkt radikal operierten Patienten mit papillärem Schilddrüsenkarzinom (unter 1 cm) war bei keinem Patienten ein Tumorrezidiv innerhalb eines Beobachtungszeitraums von 6 Jahren aufgetreten.

Die totale Thyreoidektomie mit Entfernung der zentralen Lymphknoten und nachfolgender Radiojodtherapie stellt die Therapie der Wahl für alle anderen differenzierten Schilddrüsenkarzinome ohne klinischen Hinweis auf Lymphknotenmetastasen dar.

Aufgrund hoher lokoregionärer Rezidivraten speziell bei Tumoren über 4 cm und Tumoren, die die Schilddrüsenkapsel überschreiten und eine wenig differenzierte Schilddrüsenhistologie aufweisen, befürworten wir heute, mit der Thyreoidektomie primär eine Ausräumung des medialen und lateralen Halskompartments der tumortragenden Seite (Tab. 2.32 und Abb. 2.47; Goretzki et al. 1993; Ito et al. 2006; Machens et al. 2002; Sivanandan et al. 2001).

Weiterführende Lokalisationsdiagnostik

Liegt eine ausgedehnte Lymphknotenmetastasierung vor (typisches Ultraschallbild: ein abgerundeter Lymphknoten mit Halo) oder handelt es sich um einen relativ großen Tumor in der Schilddrüse, wird von uns ggf. die Kernspintomographie (MRT) des Thorax empfohlen. Hier soll besonders die Ausdehnung von T3/4-Tumoren und ein möglicher mediastinaler Lymphknotenbefall dargestellt werden. Alternativ zum MRT hat sich besonders bei T3/4-Tumoren mit Ummauerung der Aorta in den letzten Jahren die Positronenemissionstomographie (PET-Untersuchung) als sinnvoll erwiesen, die auch zur prognostischen Einschätzung des Tumors verwendet werden kann. Die Erweiterung der bildgebenden Verfahren über die konventionelle Röntgenaufnahme des Thorax hinaus bedarf vor Primäroperation eines fraglichen Schilddrüsenkarzinoms jedoch immer einer spezifischen Begründung.

Patientenaufklärung

Vor Operation eines isolierten Schilddrüsenknotens mit klinisch und zytologisch erhärtetem Verdacht auf ein Malignom sollte auf die mögliche Notwendigkeit einer Thyreoidektomie mit Neck dissection hingewiesen werden. Da die Erweiterung der Operation von Hemithyreoidektomie auf Thyreoidektomie ohne/mit Neck dissection selten erst intraoperativ durch Schnellschnittuntersuchungen festgelegt werden kann, sollte auf alle möglichen Folgeprobleme hingewiesen werden. Besonders wichtig scheint uns hier der Hinweis, dass einseitige Rekurrensparesen und in Extremfällen sogar beidseitige Rekurrensparesen mit Notwendigkeit einer Tracheotomie auftreten können, und dass eine Nebenschilddrüseninsuffizienz zu dauerhafter Kalzium- und Vitamin-D-Bedürftigkeit führen kann. Die entsprechenden Daten zur Gefährdung dieser Strukturen werden am besten hausintern erarbeitet und dem Patienten im Vergleich zu veröffentlichten Daten dargelegt.

So muss, abhängig von der Ausdehnung des Tumors, beim Schilddrüsenkarzinom mit einer einseitigen Rekur-

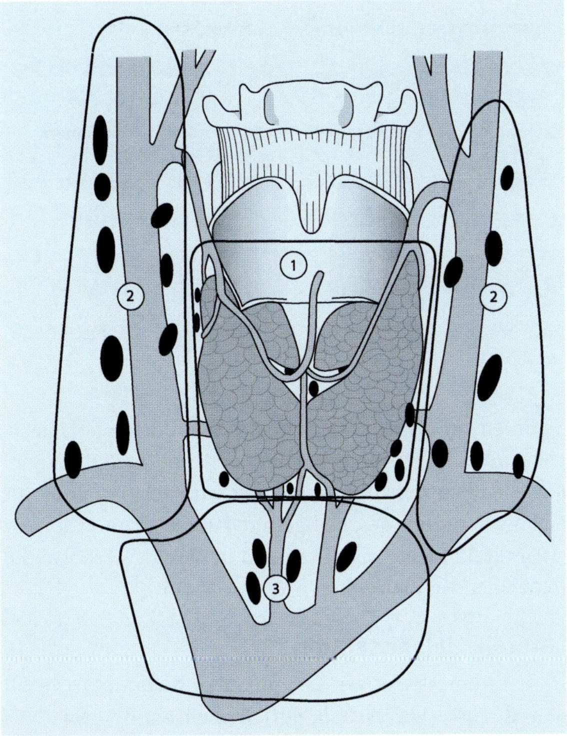

Abb. 2.47 Aufteilung des Halses in 3 Kompartimente. *1* zentrales, *2* laterales, *3* mediastinales Kompartiment. (Aus Goretzki et al. 1999a)

rensparese von 1–10 % gerechnet werden; ebenso wurde ein postoperativer Hypoparathyreoidismus bei 1–30 % der Patienten mit Schilddrüsenkarzinomen beschrieben. Seltenere, aber ebenfalls zu nennende Komplikationen sind bei invasiv wachsenden Tumoren und ausgeprägter Lymphknotenmetastasierung eine mögliche Schädigung des N. phrenicus mit Zwerchfellhochstand und des Grenzsstrangs mit postoperativem Horner-Syndrom sowie eine mögliche Verletzung des Ductus thoracicus mit nachfolgender Chylusfistel (Tab. 2.33).

Transsternale Tumor- bzw. Lymphknotenentfernungen sind bei differenzierten Schilddrüsenkarzinomen relativ selten notwendig und werden von uns nur in Ausnahmefällen im Zusammenhang mit der Primäroperation vorgenommen (<5 %). Sollte dies jedoch notwendig werden, wird der Patient über mögliche Sternuminfekte mit daraus resultierender Osteitis und Sternuminstabilität ebenso aufgeklärt wie über die Wahrscheinlichkeit einer Erythrozytentransfusion. Diese ist bei Ersteingriffen wegen Schilddrüsenkarzinomen in den letzten 20 Jahren bei unseren Patienten nicht mehr notwendig gewesen. Vor einer transsternalen Tumorausräumung empfiehlt es sich, bei allen älteren Patienten und allen klinisch pulmonal auffälligen Patienten die präoperative Lungenfunktion zu bestimmen und den postoperativen Aufenthalt auf einer Überwachungsstation zu planen.

Operatives Vorgehen

Die Lagerung und Exploration der Patienten erfolgt bei Schilddrüsenkarzinomen genauso wie bei Strumaeingriffen, Hyperparathyreoidismus-Operationen und anderen Operationen am Hals. So wird zur Streckung des Halses eine Schaumstoffrolle unter die Schlüsselblätter gelegt, der Kopf in einem Kopfring gelagert und das Operationstischende abgesenkt, bis der Kopf noch leicht auf dem Ring aufliegt. Im Falle zu erwartender transsternaler Tumorentfernung werden beide Arme an den Oberkörper angelagert, der Bereich von Kinnspitze bis zu den Ohrläppchen und hinab bis zum Nabel wird abgewaschen. Das Einzeichnen der Schnittführung präoperativ beim sitzenden Patienten hat sich auch für Erweiterungsoperationen mit lateraler Halslymphknotendissektion und damit notwendiger Verlängerung des Schnitts am Vorderrand des M. sternocleidomastoideus nach kranial bewährt.

Die Intubation des Patienten wird über einen flexiblen Tubus vorgenommen, der am Kopf fixiert streng, nach dorsal, mit dem Beatmungsgerät verbunden ist und so Bewegungsfreiheit für Assistenten beidseits des Kopfes zulässt. Heute verwenden wir Tuben mit Ableitungselektroden zur intraoperativen Kontrolle der Nervenstimulierbarkeit. Querverlaufende Operationsbügel werden nur dann sinnvoll sein, wenn aufgrund zu weniger Assistenten gewichtverstärkte selbsthaltende Haken das Platysma stramm nach oben ziehen müssen.

Thyreoidektomie

Nach Anlegen des Kocher-Kragenschnitts und Verlängerung nach laterokranial im Falle lateraler Halslymphknotendissektion wird das Platysma durchtrennt und der Hautplatysmalappen nach oben präpariert. Diese präfasziale Präparation wird von uns bevorzugt, kann stumpf und scharf erfolgen und gibt eine vollständige Exposition der oberflächlichen Halsvenen und der geraden Halsmuskulatur.

Nach Längsinzision der Medianlinie wird die äußere Kapsel der Schilddrüse von der geraden Halsmuskulatur befreit und letztere nach lateral weggehalten.

Im Falle ausladender Strumen kann eine zusätzliche quere Muskeldurchtrennung erfolgen, die jedoch unserer Erfahrung zufolge nur selten notwendig ist.

Schon zu diesem Zeitpunkt wird der Nervus vagus aufgesucht und angeschlungen. Im Falle gleichzeitig durchzuführender lateraler Halsdissektion wird der M. sternocleidomastoideus mit einem relativ straffen Zügel angeschlungen und nach oben gehalten und der M. omohyoideus durchtrennt.

2

Tab. 2.33 Komplikationen nach Operationen differenzierter Schilddrüsenkarzinome (Lukaskrankenhaus Neuss, 2001–2010)

Operation	n	Rekurrensparese			Hypoparathyreoidismus		
		Vorbestehend	Temporär	Permanent	Vorbestehend	Temporär	Permanent
Primäroperation	182	2 (1,1 %)	3 (1,6 %)	4 (2,2 %)	0 (–)	21(11,5 %)	9(4,9 %)
Komplettierungs- und Nachoperation	89	9 (10,1 %)	3 (3,4 %)	4 (4,5 %)	1 (1,1 %)	7 (7,5 %)	3 (3,4 %)
Rezidivoperation	168	10 (6,0 %)	8 (4,8 %)	4 (2,4 %)	5 (3,0 %) 15	37 (22,4 %)	15 (8,9 %)
Gesamt	439	21 (4,8 %)	14 (3,2 %)	12 (2,7 %)	6 (1,4 %)	65 (14,8 %)	27 (6,2 %)

Nach Exposition der Schilddrüsenkapsel erfolgt die Thyreoidektomie. Dies beinhaltet ein frühes Aufsuchen des N. recurrens (Abb. 2.48) kaudal des unteren Schilddrüsenpols, die Durchtrennung der V. thyreoidea media (Kocher-Vene) mit Freilegen des lateralen kaudalen Schilddrüsenlappens und die Darstellung des oberen Pols von lateral und medial. Hier hat es sich bewährt, zwischen der Kapsel des oberen Schilddrüsenpols und der Kehlkopfmuskulatur den dort existierenden avaskulären Raum aufzusuchen, längs lateral der Trachea zu spreizen und dann den oberen Pol mit einer stumpfen Babcock-Klemme zu fassen.
Die nachfolgende Durchtrennung der A. thyreoidea superior nahe der Schilddrüsenkapsel geschieht meist in mehreren Schritten, um eine Verletzung des N. laryngus superior oder der Kehlkopfmuskulatur zu verhindern. Zusätzlich wird auf diese Weise das obere Epithelkörperchen am dorsalen Rand des oberen Pols dargestellt und stumpf von der Schilddrüse abpräpariert.
Nun kann der gesamte Schilddrüsenlappen parallel zur Trachea etwas nach oben luxiert und mit dem Finger auf die Trachea gedrückt werden. Dies verhindert das Ausüben eines übermäßigen Zugs und die dadurch bedingte Verlagerung des Nervs nach kranial sowie eine mögliche Schädigung des Nervs durch Zug.
Die Präparation des N. laryngeus recurrens erfolgt vom Unterrand des unteren Schilddrüsenpols aus parallel nach kranial, wobei sich unserer Erfahrung nach die Präparation mit Halsted-Klemmen bewährt hat. Die Klemme wird mit ihrem Rücken oberhalb des Nervs parallel zur Nervenverlaufsrichtung eingesetzt, und durch Spreizen wird die Bindegewebsschicht zwischen Schilddrüsenkapsel und Nerv auseinandergedrängt und danach scharf durchtrennt. Auf diese Weise kann der Nerv unter Sicht bis zur Einmündung in den Kehlkopf schadlos freipräpariert werden.

Probleme bereitet dagegen oft die Versorgung des **unteren Epithelkörperchens**. Diese werden besonders bei größeren Strumen auf die ventrale Seite der Schilddrüse hochgezogen und sind von umgebendem Fett-und Lymphknotengewebe abzupräparieren. Hierbei wird relativ häufig die Gefäßversorgung geschädigt und dann das Epithelkörperchen direkt kleingeschnitten und in den M. sternocleidomastoideus implantiert.

Laterale Halsdissektion

Im Falle eines positiven Lymphknotenbefundes nahe der Schilddrüse (Ultraschall, ggf. Schnellschnitt) sowie bei allen Patienten mit großem Primärtumor und besonderer Histologie (wenig differenziertes Schilddrüsenkarzinom) wird von uns neben der Ausräumung des medialen auch diejenige des lateralen Hals-Lymphknoten-Kompartiments befürwortet. Hierzu wird der M. sternocleidomastoideus mit gerader Halsmuskulatur nach lateral verlagert und nach lateral-dorsal gezogen. Als nächstes wird der M. omohyoideus durchtrennt und die A. carotis, der N. vagus und die V. jugularis interna dargestellt und angeschlungen. Kranial wird der N. hypoglossus freipräpariert und der N. accessorius auf seinem Weg in den oberen Rand des M. sternocleidomastoideus freigelegt. Danach kann das gesamte Lymph- und Fettgewebe des Halses en bloc nach kaudal entfernt werden. In der Regel kann die dorsale Halsfaszie als Begrenzung der Metastasierung akezptiert werden und nur im Einzelfall, bei sehr aggressiv wachsenden Tumoren, ist neben der Darstellung auch die Präparation der ventralen Fasern von C3–C7 einschließlich des Plexus brachialis notwendig. Es ist wichtig, zusätzlich auf den mediodorsal liegenden Grenzstrang zu achten, um ein postoperatives Horner-Syndrom zu verhindern. Kaudal wird dorsal der Klavikula die V. subclavia als Begrenzungslinie angesehen, sodass medial und kaudal die Einmündung von V. jugularis interna und subclavia darzustellen ist. Auf der linken Seite muss dabei auf die Einmündung des Ductus thoracicus geachtet werden, der bei Verletzung mit nicht resorbierbaren Nähten versorgt oder ligiert werden sollte und im Zweifelsfall zusätzlich mit Fibrinkleber überklebt werden kann (Abb. 2.49).

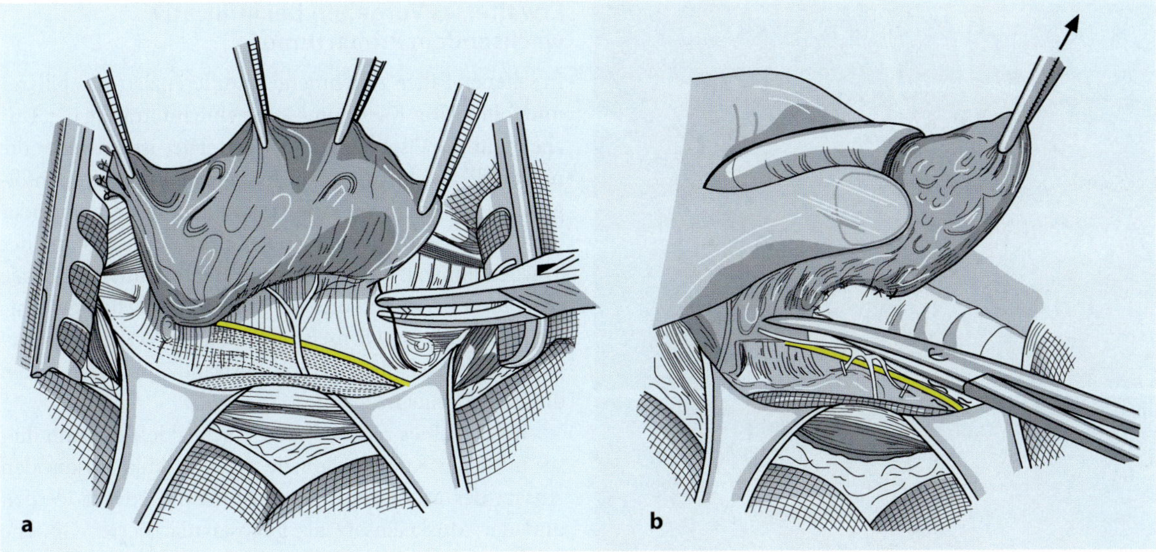

Abb. 2.48a,b a Beginn des Abpräparierens eines Schilddrüsenlappens von der Trachea. Deutlich zu sehen ist der Nervus recurrens (gelb), die untere Nebenschilddrüse (unterhalb des Clip-Instrumentes) und die obere Nebenschilddrüse (oberhalb des linken Hakens). Die Präparation geschieht von kaudal nach kranial fortschreitend unter Clip-Versorgung der Äste der Arteria thyreoidea inferior zur Erhaltung der Durchblutung der Nebenschilddrüsen. **b** Die Präparation wurde fortgesetzt von kaudal nach kranial fortschreitend, entlang dem Nervus recurrens bis zu seiner Einmündung in die Membrana cricothyreoidea. Clip-Versorgung der Äste der Arteria thyreoida inferior zur Erhaltung der Durchblutung der Nebenschilddrüsen

Nahtmaterial und Instrumente

Die gesamte Präparation der Schilddrüse, des Nervs, der Nebenschilddrüsen sowie der Lymphabflussgebiete wird mit zarten Instrumenten wie Halsted-Klemmen, kleinen Overholts und kleinen Gefäßklemmen vorgenommen. Außerdem hat sich die Verwendung einer Lupenbrille besonders für die Isolierung und Präparation des Nervs und der Nebenschilddrüsen bewährt, wie auch die intraoperative Nervenfunktionskontrolle. Hierbei wird frühzeitig der N. vagus angeschlungen und durch elektrische Stimulation die Funktionsfähigkeit des N. laryngeus recurrens über den gesamten Nervenleitungsrahmen geprüft.

Bei der lateralen Halsdissektion ist aufgrund der scharfen Präparation auf den Gefäßen mit eventuellen Verletzungen zu rechnen; daher sollten feine Gefäßnähte wie z. B. Prolene 5/0 primär bereit liegen. Zusätzlich hat sich die Bereitstellung einer Sternumsäge oder zumindest eines Lebsche-Meißels bewährt, da besonders bei Rezidiveingriffen in Extremfällen eine Verletzung der großen Venen unterhalb der Klavikula oder unterhalb des Sternums möglich ist und diese nur über eine Teil- bzw. vollständige Sternotomie sicher zu versorgen sind. Auch wenn diese Komplikation äußerst selten ist, sollten entsprechende Vorkehrungen getroffen werden.

Transsternale Tumor- und Lymphknotendissektion

Die transsternale Lymphknotendissektion oder die transsternale Tumorausräumung bei kontinuierlichem Vorwachsen des Tumors in die obere Thoraxapertur beginnt mit der geraden Schnittführung über der Mittellinie des Sternums, der Isolierung des oberen und unteren Randes des Sternums und der stumpfen Präparation dieses Bereichs, um adhärentes Bindegewebe bzw. eine adhärente V. brachiocephalica isoliert wegschieben zu können. Die Sternotomie mit der Motorsäge oder dem Lebsche-Meißel sollte am besten in Atempause vorgenommen und bei Problemen eher etappenweise durchgeführt werden, um Verletzungen großer Gefäße bzw. des Herzbeutels zu verhindern. Bei Resternotomien hat sich die Verwendung von Ultraschalldissektoren bewährt.

Nach Versorgung der Periostblutungen mit dem Kauter und von Spongiosablutungen mit Wachs wird das Sternum nach Schutz durch Tücher mit einem stumpfen selbsthaltenden Spreizer auseinandergedrängt. Die nachfolgende Operation beinhaltet die Entfernung des Thymus mit retrothymischen Lymphknoten, das Anschlingen der V. brachiocephalica, des Truncus arteriosus und, wenn nötig, des Arcus aortae sowie die Darstellung beider Nn. phrenici und beider Nn. vagi mit zusätzlicher Isolierung der Abgänge der Nn. recurrentes. Inwieweit eine paratracheale Lymphknotendissektion bis zum Hilus bei ausgedehnter Lymphknotenmetastasierung sinnvoll und prognoseverbessernd ist, kann zurzeit nicht klar beantwortet werden. Hierbei sollte die Abpräparation der Nn. phrenici immer unter Sicht erfolgen, um ihre Verletzung zu verhindern und damit einer postoperativen respiratorischen Insuffizienz vorzubeugen.

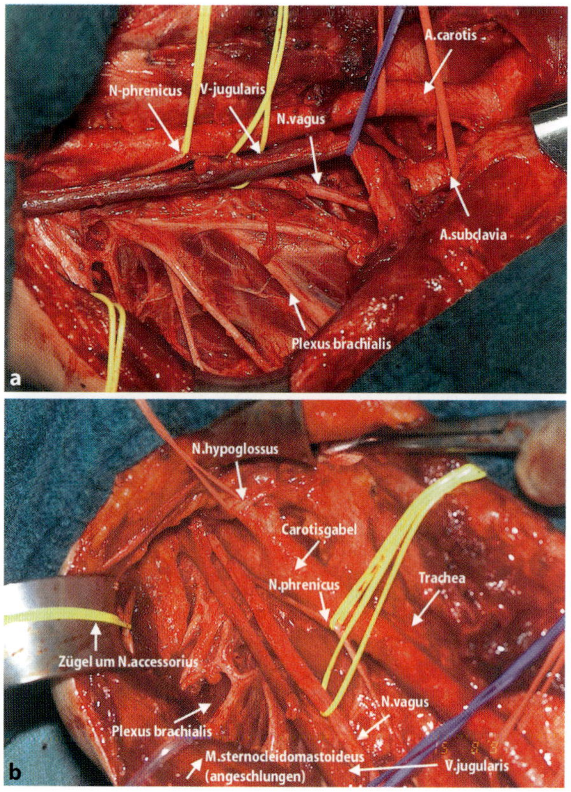

Abb. 2.49a,b Thyreoidektomie. a Ansicht des lateralen Kompartments rechts nach Thyreoidektomie und Lymphknotendissektion. Man erkennt neben den von rechts (kaudal) nach links (kranial) ziehenden Leitstrukturen Arteria carotis und Nervus vagus, zahlreiche Nervenstrukturen, kurz vor Vollendung der Lymphknotendissektion. Am rechten Bildrand ist teilweise ein Thoraxsperrer zu sehen nach partieller medianer Sternotomie, die zur besseren Übersicht vorgenommen wurde. Der M. sternocleidomastoideus ist nach lateral (unterer Bildrand) weggehalten. b Situs des gleichen Patienten (kranialer Abschnitt des Operationssitus). Man erkennt den als obere Grenze der Präparation geltenden Nervus hypoglossus und den zur besseren Übersicht mobilisierten und an einem Zügel nach rechts und links verlagerbaren M. sternocleidomastoideus und die nervalen Strukturen

Bei **Verletzungen der Pleura** wird in die jeweilige Pleurahöhle eine Thoraxdrainage eingelegt, wohingegen das Mediastinum über eine 14′-Redon-Drainage ausreichend entlastet werden kann. Der Verschluss des Sternums geschieht über 6 Drahtcerclagen, die eine gute, straffe Adaptation der Sternumränder gewährleisten müssen, um Pseudarthrosen bzw. Infekte aufgrund weiterhin vorhandener Wackelbewegungen zu verhindern. Die darauf erfolgende Drainage des Halses ist lateral mit 10′-Redon-Drainage ausreichend gegeben.

Wichtig ist außerdem eine **Antibiotikaprophylaxe** (Einmalgabe) für jede transsternale Tumorausräumung, jeden Rezidiveingriff und besonders bei lateraler Halsdissektion wenn ein postoperatives Lymphödem zu erwarten ist.

Erweitertes Vorgehen bei infiltrativ wachsendem Primärtumor

In seltenen Fällen zunehmend entdifferenzierter papillärer und follikulärer Karzinome kann eine Infiltration der Trachea und des Ösophagus vorliegen. Hier ist entweder die nicht radikale chirurgische Tumorentfernung mit nachfolgender Radiojodtherapie und perkutaner Bestrahlung oder die En-bloc-Resektion mit Teilen des Ösophagus und der Trachea sinnvoll. Da eine kompartmentorientierte radikale Operation bei diesen oft älteren Patienten selten gerechtfertigt ist, führen wir meist eine knappe Exzision der befallenen Tracheal- bzw. Ösophaguswand durch und decken die Defekte entsprechend.

Im Fall eines rein lateralen Trachealdefekts kann dieser mit einer Knochenlamelle der Klavikula am distalen Ansatz des M. sternocleidomastoideus gedeckt werden und der Muskelansatz als gut vaskularisiertes Gewebe eine zusätzliche Sicherung bewirken. Entsprechende Operationen sollten jedoch nur von in der Trachealchirurgie erfahrenen Kollegen durchgeführt werden. Dies trifft auch für die zirkuläre Resektion von 2–5 Knorpelspangen zu, die nachfolgend eine direkte Naht verlangt. Hier kann mit Freipräparation der Trachealbifurkation vom Herzbeutel und Lösen der Ligamenta pulmonale sowie der lateralen Begrenzung des Os hyoideus Spannungsfreiheit der Anastomose gewährleistet werden.

Die Infiltration des Ösophagus durch differenzierte Schilddrüsenkarzinome beschränkt sich meist auf den Muskel und kann nach Tumorresektion auch über direkte Muskeladaptation versorgt werden. Eine Verletzung der Schleimhaut über einen weiteren Bereich ist selten, erfordert dann aber die Resektion eines Teils des Ösophagus, die am ehesten über ein freies Dünndarmtransplantat oder eine ausgedehnte Ösophagusresektion mit Magenhochzug überbrückt wird. Die Implantation eines freien Dünndarmsegmentes mit Anastomose der segmentalen Arterie an die Karotis bzw. der Vene an die V. jugularis verlangt entsprechende mikrochirurgische bzw. mikrogefäßchirurgische Erfahrung.

Chirurgische Therapie lokoregionärer Rezidive

Lokoregionäre Rezidive nach unvollständiger Tumor- bzw. Schilddrüsenentfernung oder reiner Thyreoidektomie ohne Lymphknotendissektion sind bei differenzierten Schilddrüsenkarzinomen nicht selten (Tab. 2.32). So befürworten wir die laterale Lymphknotendissektion für alle T3-Tumoren schon beim Primäreingriff, wie oben dargestellt. **Zervikale Lymphknotenrezidive** sind primär einer chirurgischen Therapie zugänglich und sollten erst sekundär mittels Radiojod therapiert werden. Dies gilt besonders für alle wenig differenzierten Schilddrüsenkarzinome und auch für die onkozytären Karzinome, bei denen eine effektive Radiojodaufnahme nur bei unter 10 % anzusetzen ist.

Tab. 2.34 Ergebnisse der Reoperation mit nachfolgender Radiojodtherapie beim differenzierten Schilddrüsenkarzinom (Heinrich-Heine-Universität Düsseldorf)

Tumorstadium	n	Tumorfrei		Mit Tumor lebend		Gestorben	
		n	%	n	%	n	%
T1–2N0–1M0	63	52	81	11	19	0	–
T3–4N1M0	25	12	48	12	48	1	4
TxNxM1	22	0	–	15	68	7	32
Gesamt	110	64	59	37	34	8	7

Für Patienten mit **mediastinalen Lymphknotenmetastasen** differenzierter Schilddrüsenkarzinome und für alle Patienten mit lokoregionären Rezidiven und Fernmetastasen wird primär die Radiojodtherapie angestrebt. Sollte ein lokal invasives Wachstum zur Infiltration der Trachea führen, kann im Einzelfall die Operationserweiterung bis zur Tracheateilresektion notwendig werden. Eine allgemein verbindliche Aussage über die Operationsindikation kann hierbei jedoch nicht abgegeben werden.

Das operative Vorgehen ist bei lokalen Rezidiven dasselbe wie beim Primäreingriff, wobei besonders auf den Erhalt der oberen Epithelkörperchen und auf die frühzeitige Darstellung des N. recurrens geachtet werden sollte.

Im Falle rein **lateraler Rezidive** hat sich der laterale Zugang entlang des M. sternocleidomastoideus bewährt, da so die gesamte Lymphknotenkette ohne Darstellung und Gefährdung des N. recurrens entfernt werden kann und Komplikationen bei dieser Operation relativ selten auftreten. Im Falle von Rezidivoperationen nach vollständiger Halsdissektion ist die isolierte Vorgehensweise im Sinne einer sehr umschriebenen Tumorresektion zu akzeptieren, während in allen übrigen Fällen vom sog. „berry-picking“ Abstand genommen und immer das Kompartiment vollständig ausgeräumt werden sollte (Tab. 2.34).

Eine postoperative Radiojodtherapie ist für alle Patienten mit differenzierten Schilddrüsenkarzinomen nach Thyreoidektomie mit und ohne laterale Lymphknotendissektion angezeigt.

Ergebnisse

Langzeituntersuchungen an Patienten mit differenzierten Schilddrüsenkarzinomen belegen die gute Prognose dieser Tumoren im Falle junger Patienten mit kleinem Tumor und fehlenden Fernmetastasen. Auch gekapselte minimalinvasive follikuläre Karzinome weisen eine 20-Jahres-Überlebensrate von über 90 % auf. Weniger günstig ist die Prognose dagegen im Falle grob invasiver Histologie, bei Patienten mit Fernmetastasen und bei älteren Patienten (Hay et al. 1989; Ito et al. 2006). Während sich für junge Patienten mit Tumoren unter 1 cm aufgrund der hervorragenden Prognose die eingeschränkte radikale Vorgehensweise als ebenso effektiv erwiesen hat wie die totale Thyreoidektomie, wird mit zunehmender Gefährdung auch ein chirurgisch aggressiveres Vorgehen notwendig. Dies beinhaltet immer die Thyreoidektomie und die zentrale Lymphknotendissektion, teilweise die gleichzeitige laterale Halsdissektion und selten die transsternale mediastinale Dissektion oder eine En-bloc-Entfernung auch angrenzender Strukturen wie Trachea und Ösophagus (Machens et al. 2002).

> **Es sollte immer darauf geachtet werden, dass unter Einschluss der Möglichkeit einer postoperativen Radiojodtherapie mit hoher Strahlendosis vor Ort die Eingriffsmorbidität in entsprechender Relation zum Gewinn für den Patienten stehen muss.**

Therapie von Fernmetastasen

Fernmetastasen differenzierter Schilddrüsenkarzinome können als multiple oder isolierte Organmetastasen auftreten. Prinzipiell gilt die Indikation zur operativen Entfernung nur für isolierte Metastasen aus kurativem Anspruch und bei allen anderen Metastasen bei Gefährdung lebenswichtiger Strukturen aus rein palliativen Gesichtspunkten. Letzteres ist besonders im Fall drohender pathologischer Frakturen zu akzeptieren, da die Patienten auch bei eingetretener Fernmetastasierung meist eine Lebenserwartung von Jahren haben und die Radiojodtherapie der Knochenmetastasen nur unbefriedigende lokale Effekte zeigt. Zusätzlich ist die Tumorreduktion bei großen Metastasen zu vertreten, um eine Einsparung der nachfolgenden notwendigen Radiojodgabe gewährleisten zu können. Die Resektion entsprechend befallener Knochenabschnitte mit nachfolgender Verbundosteosynthese oder Überbrückung des Defektes durch Implantate ist somit für Patienten mit Knochenmetastasen differenzierter Schilddrüsenkarzinome zu akzeptieren, verlangt aber die Kooperation mit entsprechend ausgebildeten orthopädisch-traumatologischen Kollegen. Dagegen scheint die Resektion multipler parenchymatöser Fernmetastasen in Lunge und Leber nicht indiziert. Hier kann kein chirurgisch kurativer Anspruch erhoben werden. Die subjektive Beeinträchtigung ist nicht gegeben. Zusätzlich hat die Radiojodtherapie besonders bei Lungenmetastasen Erfolge zu verzeichnen.

Komplikationen und deren Behandlung

Die Therapie einer einseitigen **Rekurrensparese** besteht in der frühzeitigen logopädischen Behandlung, die einer beidseitigen Rekurrensparese in der Anlage einer Tracheotomie. Bei anhaltendem beidseitigem Stimmbandstillstand über mehr als 1 Jahr wird die Laterofixation der Stimmbänder notwendig, bevor die Tracheotomie wieder verschlossen werden kann. Eine dauerhafte Schädigung auch der normalen Alltagssprache ist hierbei unvermeidbar. Zur Minimierung dieser Komplikationsmöglichkeit ist der Einsatz des intraoperativen Neuromonitorings unbedingt zu fordern.

Ein möglicher **Hypoparathyreoidismus** wird postoperativ ausreichend mit Kalzium und Vitamin-D-Metaboliten behandelt, wobei langfristig auf Serumwerte von über 2 mmol Ca/l geachtet werden sollte, um bei sonst fehlender Symptomatik einer Kataraktentwicklung des Auges vorzubeugen.

Chylusfisteln nach lateraler Halsdissektion können zunächst konservativ behandelt werden und unter parenteraler Ernährung spontan sistieren. Bei hoher Fistelsekretion (>500 ml/Tag) erscheint dagegen die Revision frühzeitig indiziert. Hierdurch kann die Dyspnoe, eine sekundäre Infektion bis hin zur Mediastinitis und zum Pleuraempyem sowie eine mögliche arterielle Arrosionsblutung verhindert werden. Im Falle konservativen Vorgehens wird nach entsprechender Nahrungskarenz primär mit fettarmer Kost begonnen und die Ernährung dann mittels mittelkettiger Fettsäuren vor Aufnahme normaler Kost gesteigert.

Ein- bzw. beidseitige **Phrenikusparesen** mit nachfolgender Ateminsuffizienz erfordern teilweise intensive krankengymnastische Therapie und können im Extremfall die Anlage eines Tracheostomas zur Verminderung des zu überwindenden Totraums notwendig werden lassen.

Bei Verdacht auf **Sternuminfekt** nach transsternaler Mediastinektomie sollte die sofortige Revision mit Ausspülen des Bereichs, Einlegen von Antibiotikaketten und Anlage einer Vacuum-Therapie erfolgen, um die Entwicklung einer Mediastinitis zu verhindern.

Bei Auftreten eines **Horner-Syndroms** kann eine Linderung der subjektiven Missempfindung durch hochdosierte Vitamin-B-Gabe und eine objektive Besserung der gefährdeten Hornhaut durch Schutz der Hornhaut mit synthetischem Tränenersatz erreicht werden. Eine entsprechende augenfachärztliche Kontrolle ist hierbei notwendig.

Prognose

Die Prognose von Patienten mit papillären Karzinomen ist insgesamt besser als die der Patienten mit follikulären Karzinomen. Dies liegt unter anderem daran, dass Patienten mit papillären Karzinomen jünger sind und follikuläre Karzinome eine größere genetische Instabilität und vermehrt Fernmetastasen aufweisen (Goretzki et al. 1999). In der Gruppe der Patienten mit papillären Karzinomen wurden als prognostische Faktoren das Auftreten von Fernmetastasen, das Alter der Patienten, das Vorlegen spezifischer histologischer Subtypen, die vollständige Tumorentfernung sowie die Invasion und Größe des Tumors dargestellt (Hay et al. 2010; Davis et al. 10).

Postoperative Radiojodtherapie

M. Luster, F.A. Verburg

Die operative Entfernung des Tumors sowie der gesamten Schilddrüse und aller befallenen Lymphknoten stellt die Basistherapie differenzierter Schilddrüsenkarzinome (DTC) dar (Cooper et al. 2009). In der Behandlung papillärer und follikulärer Schilddrüsenkarzinome folgt der Operation in der Regel eine Radiojodtherapie (RIT) zur Ablation des Schilddrüsenrests bzw. zur Elimination evtl. verbliebenen Tumorgewebes oder von Metastasen (Luster et al. 2008). Die Radiojodtherapie stellt eine spezifische und effektive Behandlungsmethode für differenzierte Schilddrüsenkarzinome dar.

Generell unterliegen Diagnostik und Therapie des DTC jedoch einem Wandel, der insbesondere in den letzten Jahren, zu Veränderungen im Management der Patienten führte. Aufgrund der hohen Heilungsraten der Erkrankung rücken vermehrt Aspekte der Lebensqualität der Patienten in den Vordergrund. Indikation und Frequenz der Radiojodtherapie bzw. der nachfolgenden Diagnostik orientieren sich am individuellen Risikoprofil und werden je nach aktuellem Befund adaptiert (Tuttle et al. 2008).

Nach der Verfahrensanweisung der Deutschen Gesellschaft für Nuklearmedizin wird eine ^{131}I-Therapie für alle differenzierten Schilddrüsenkarzinome mit einem Tumordurchmesser >1 cm empfohlen; auch bei DTC mit einem Tumordurchmesser <1 cm kann eine Ablation im Einzelfall sinnvoll sein (Dietlein et al. 2007a). International wird die Indikation zur ablativen Radiojodgabe eher zurückhaltender gestellt; so empfiehlt das Konsensus-Statement der europäischen Schilddrüsen-Gesellschaft (ETA) den Verzicht auf eine solche Therapie beim Tumorstadium pT1 (Durchmesser <10 bis maximal 15 mm) (Pacini et al. 2006b), während US-amerikanische Leitlinien eine Radiojodbehandlung bei Patienten jünger als 45 Jahre in jedem unifokalen intrathyreoidalen T-Stadium ohne Vorliegen von Lymphknoten- oder Fernmetastasen als nicht zwingend notwendig erachten (Cooper et al. 2009).

In einer aktuellen Metaanalyse konnte ein signifikant geringeres Risiko für das Auftreten von Fernmetastasen nach ^{131}I-Ablation bei Patienten mit einem Tumordurchmesser >1 cm im Vergleich zu nicht radiojodtherapierten gezeigt werden (Sawka et al. 2008). Demzufolge profitieren auch Patienten im Stadium pT2 und pT3 von der adjuvanten ^{131}I-Therapie. Außer Frage steht der Vorteil dieses Vorgehens bei Hochrisiko-Patienten oder im Falle einer inkompletten Thyreodektomie (Cooper et al. 2009; Hay et al. 2002; Luster et al. 2008; Mazzaferri u. Jhiang 1994; Pacini et al. 2006a). Offensichtlich ist, dass der Einfluss der Radiojodtherapie bezüglich des Krankheitsverlaufs der Patienten schwer dokumentierbar bleibt. Hintergrund hierfür ist die überwiegend exzellente Prognose des differenzierten Schilddrüsenkarzinoms; eine Überlegenheit des oben beschriebenen Procederes ließ sich jedoch in einigen Verlaufsstudien mit einem Beobachtungszeitraum von mindestens 10 Jahren dokumentieren (Hackshaw et al. 2007; Hay et al. 2002; Mazzaferri u. Jhiang 1994).

Die Radiojodtherapie beinhaltet die systemische Applikation von ^{131}I als Natriumiodid. Die kurzreichende Betastrahlung (Halbwertschicht 0,5 mm, maximale Reichweite 2 mm in Weichteilgewebe) des relativ langlebigen ^{131}I (HWZ 8 Tage) erlaubt es im Einzelfall, bei jodspeichernden Schilddrüsenkarzinomen Tumordosen von mehr als 500 Gy zu applizieren (zum Vergleich: die maximal erzielbare Tumordosis bei der perkutanen Strahlentherapie liegt bei etwa 70 Gy). Der Erfolg der Radiojodtherapie ist an verschiedene Voraussetzungen gebunden, deren Einhaltung eine enge Zusammenarbeit zwischen Chirurgen, Nuklearmedizinern, Endokrinologen und Hausarzt erfordert.

Indikationsstellung und Vorbereitung

Vom Follikelepithel ausgehende follikuläre und papilläre Karzinome der Schilddrüse exprimieren in der Regel den **Natrium-Jodid-Symporter** (NIS) und sind damit in der Lage, radioaktives Jod aufzunehmen und zu speichern (Caillou et al. 1998). Allerdings zeichnet sich das Tumorgewebe gegenüber gesundem Schilddrüsengewebe durch eine quantitativ geringere Jodspeicherung aus. Dies kommt u. a. dadurch zum Ausdruck, dass sich ein maligne Läsion in der Schilddrüse szintigraphisch als hypofunktionelles Areal („kalter Knoten") manifestiert. Nach operativer Entfernung des Organs kann auch das im Vergleich zum normalen Schilddrüsengewebe geringer differenzierte Karzinomgewebe meist ausreichend radioaktives Jod aufnehmen.

Grundsätzlich gibt es bei der Radiojodtherapie der Schilddrüsenkarzinome zwei unterschiedliche Ansätze und entsprechende **Indikationen**:

- die Beseitigung von postoperativ verbliebenem Restschilddrüsengewebe
- die Zerstörung von (mikroskopischem) Resttumorgewebe

Initial erfolgt eine **Risikostratifizierung** der Schilddrüsenkarzinome anhand der histopathologischen Tumorklassifikation nach UICC 2009 (Sobin et al. 2009). Bei Patienten der sog. „Very-low-risk"-Gruppe mit einem unifokalen, papillären Karzinom von weniger als 1 cm Durchmesser erfolgt nicht regelhaft eine Thyreoidektomie bzw. eine Komplettierungsoperation; bei einem größeren verbliebenen Schilddrüsenrest ist eine ablative ^{131}I-Therapie nicht indiziert. Zwar haben einzelne retrospektive Beobachtungsstudien eine Verringerung der lokoregionären Rezidivrate nach adjuvanter ablativer ^{131}I-Therapie gezeigt (Mazzaferri u. Jhiang 1994), jedoch gilt der generelle Einsatz der ablativen ^{131}I-Gabe als nicht gerechtfertigt. Hingegen stieg die Wahrscheinlichkeit lymphogener Mikrometastasen beim PTC in einer neueren Untersuchung bereits ab einem Schwellenwert von 5 mm Tumordurchmesser an (Machens et al. 2005).

Nach einer **weitgehenden Thyreoidektomie** vereinfacht eine ablative ^{131}I-Therapie die Nachsorge und kann dann in Abhängigkeit von anderen prognostischen Faktoren (Nähe des Tumors zur Schilddrüsenkapsel, Familiarität, perkutane Vorbestrahlung der Halsweichteile, Tumordurchmesser 5–10 mm, ggf. histologische Varianten des differenzierten Schilddrüsenkarzinoms, ggf. molekulargenetische Marker) mit dem Patienten diskutiert werden. Darüber hinaus ist das individuelle Sicherheitsbedürfnis des Patienten zu berücksichtigen (Dietlein et al. 2007b). Entsprechende Abwägungen gelten für das kleine follikuläre Schilddrüsenkarzinom <1 cm, cN0, cM0, das in praxi eine Rarität darstellt.

Auch im Falle von **lokoregionären** oder **Fernmetastasen** kann die Radiojodtherapie kurativ wirksam sein. Die Ergebnisse der Radiojodtherapie sind umso besser, je kleiner die Tumormasse (u. U. chirurgisches „debulking" sinnvoll) und je höher der Differenzierungsgrad des Tumors ist. Auch bei inoperablen sowie nicht vollständig operativ entfernbaren Metastasen sind mit der Radiojodtherapie gute palliative Effekte erreichbar, sofern eine Jodspeicherung besteht.

Allerdings ist bei lokoregionären Lymphknotenmetastasen primäre Therapieoption zunächst die Operation. Die Radiojodtherapie wird dann in der Nachbehandlung oder ggf. primär beim gleichzeitigen Vorliegen von Fernmetastasen eingesetzt. Besonders effektiv in der Behandlung von Fernmetastasen ist die Radiojodtherapie bei mikronodulären oder disseminierten jodspeichernden Lungenmetastasen (Durante et al. 2006). Makronoduläre Lungenmetastasen sprechen deutlich schlechter auf die Radiojodbehandlung an; dennoch lassen sich langfristige Teilremissionen erzielen. Beim Vorliegen von Knochen- oder Hirnmetastasen sollte zunächst geprüft werden, ob eine operative Entfernung des Tumorgewebes möglich ist. Bei erhaltener Jodspeicherung kann die Radiojodtherapie dann ggf. zur Nachbehandlung eingesetzt werden.

Die Einhaltung einer **jodarmen Diät** (<50 µg/Tag alimentäres Jod, Verzicht auf Seefisch, Jodsalz) in der Vorbereitung der RIT spielt im (ehemaligen) Jodmangelgebiet Deutschland eine vergleichsweise geringere Rolle, wird aber 2 Wochen vor einer ablativen ^{131}I-Therapie bzw. der evtl. Behandlung von Metastasen empfohlen, da „stabiles" Jod die Aufnahme des radioaktiven Arzneimittels in Schilddrüsenresten und in evtl. Filiae vermindern kann.

Jodhaltige Medikamente (Röntgenkontrastmittel, Desinfektionsmittel, Augentropfen, etc.) oder stark jodhaltige Nahrungsmittel (Multivitamin- und Spurenelementkombinationen, Seetang) sollten über einen Zeitraum von 4–8 Wochen unbedingt gemieden werden.

Die Eigenschaft den Natrium-Jodid-Symporter exprimieren ist die Voraussetzung für eine selektive Jodaufnahme des Schilddrüsengewebes und damit auch für die Aufnahme von radioaktivem Jod. Die Expression des NIS wird durch **Thyreoidea-stimulierendes Hormon** (TSH) angeregt. Eine hohe NIS-Expression resultiert also in einer entsprechend erhöhten ^{131}I-Akkumulation im Gewebe. Um eine hinreichende Aufnahme des radioaktiven Jods im Restschilddrüsengewebe und ggf. im Tumorgewebe zu gewährleisten wird eine TSH-Stimulation >25–30 mU/l gefordert (Cooper et al. 2009; Edmonds et al. 1977; Luster et al. 2008; Pacini et al. 2006b). Diese TSH-Stimulation ist auf 2 Wegen zu erreichen:

- **Endogen:** mehrwöchiger Verzicht auf eine Schilddrüsenhormon-Medikation mit der Konsequenz einer vorübergehenden, manifesten Hypothyreose oder
- **Exogen:** TSH-Stimulation durch Injektion von rekombinantem, humanem TSH (rhTSH) unter fortgesetzter Levothyroxingabe verbunden mit klinisch euthyreoter Stoffwechsellage

Mit der Zulassung von rekombinantem humanem TSH steht seit einigen Jahren ein schonendes Verfahren zur Verfügung, welches bei gleichwertigen therapeutischen Ergebnissen die Lebensqualität der Patienten durch die fortbestehende Euthyreose sichert (Pacini et al. 2006a; Schroeder et al. 2006) und zudem strahlenhygienisch günstige Voraussetzungen mit sich bringt, da die unerwünschte Strahlenexposition des Restkörpers um etwa 35 % geringer ist; Ursache ist die uneingeschränkt erhaltene Nierenfunktion in Euthyreose (Hänscheid et al. 2006; Remy et al. 2008). Die Datenlage zum Einsatz von rhTSH hat sich in den letzten Jahren weitgehend stabilisiert, die „publizierte" Zahl der Patienten umfasst mehrere hundert Anwendungen und führte zu einer Indikationserweiterung durch die European Medicines Agency (EMA). Die bisherige Beschränkung der Ablationsindikation auf sog. „Low-risk"-Tumoren besteht nicht mehr, es ist dem behandelnden Arzt freigestellt, ob die Behandlung unter endo- oder exogener TSH-Stimulation erfolgt.

Absolute Kontraindikationen für die therapeutische Anwendung radioaktiven Jods sind Gravidität und Stillperiode. Um eine Strahlenexposition für das Kind und für die Brust zu minimieren, sollte das Stillen mindestens 6–8 Wochen vor einer ^{131}I-Therapie beendet worden sein.

Relative Kontraindikationen ergeben sich aus folgenden Konstellationen:

- Höhergradige Knochenmarkdepression, sofern eine Hochdosistherapie geplant ist
- Erhebliche Einschränkung der Lungenfunktion, sofern eine relevante pulmonale ^{131}I-Speicherung zu erwarten ist
- Erhebliche Xerostomie bei nachgewiesener Funktionseinschränkung der Speicheldrüsen, insbesondere bei fraglicher ^{131}I-Speicherung

Durchführung

Auf eine prätherapeutische ^{131}I-Diagnostik wird wegen des sog. **Stunning-Effekts** zunehmend verzichtet, geringe Aktivitätsmengen um 10–20 MBq zur Szintigraphie oder der Bestimmung der Radiojodkinetik erscheinen weiterhin vertretbar; eine diagnostische Alternative ist der Einsatz von ^{123}I zur Bildgebung mit Aktivitäten um 40–200 MBq (Lassmann et al. 2004; Medvedec et al. 2005) (Abb. 2.50).

Die ^{131}I-(NaI)-Behandlung dient zur selektiven Bestrahlung von postoperativ verbliebenem Schilddrüsenrestgewebe, persistierenden oder rezidivierenden DTC, inoperablen oder nur teilweise entfernbaren Metastasen (Schlumberger 1998b). Radiojod wird üblicherweise oral in Kapselform verabreicht, eine Applikation in flüssiger Form (oral oder intravenös) ist z. B. beim Vorliegen einer Schluckstörung möglich. Zur Prophylaxe einer radiogenen Gastritis bei der oralen Gabe höherer Aktivitäten können eine begleitende Medikation zum Schutz der Magenschleimhaut und evtl. auch der Einsatz von H2-Blockern sinnvoll sein. Eine rasche renale Ausscheidung des nicht im Schilddrüsen- bzw. Tumorgewebe gespeicherten Radiojods ist in der Regel durch ausreichende Flüssigkeitszufuhr gewährleistet. Bei z. B. aufgrund der klinischen Hypothyreose obstipierten Patienten sollten zur Beschleunigung der intestinalen Ausscheidung Laxanzien eingesetzt werden (Luster et al. 2008).

Zur Linderung der Beschwerden infolge einer radiogenen Thyreoiditis – insbesondere bei Patienten mit großem Schilddrüsenrest – kann ein nichtsteroidales Antiphlogistikum verwendet werden. Kortikosteroide sind regelhaft bei Patienten mit zerebralen oder spinalen Metastasen indiziert, aber ggf. auch beim Vorliegen von großen Schilddrüsenresten oder einer ausgedehnten pulmonalen Filialisierung sinnvoll, um ein Kompressionssyndrom bzw. eine Ödembildung unter der Radiojodtherapie zu vermeiden. In der Regel erstreckt sich der stationäre Aufenthalt im Kontrollbereich bis zur Unterschreitung der in der „Richtlinie Strahlenschutz in der Medizin" vorgegebenen Restkörperaktivität von 250 MBq ^{131}I auf einen Zeitraum von 2–4 Tagen. Der Patient ist dazu anzuhalten, in der Zeit unmittelbar nach Entlassung den Kontakt zu Schwangeren und Kleinkindern zu meiden.

Zwingend gehört die Anfertigung eines sog. **Posttherapieszintigramms** zur fachgerechten Durchführung einer Radiojodtherapie, bei dem einige Tage nach Verabreichung der therapeutischen Aktivität ein ^{131}I-Ganzkörperscan durchgeführt wird; moderne Gammakamera-Systeme erlauben eine frühzeitige Bildgebung nach wenigen Tagen (Hänscheid et al. 2011). Das Posttherapieszintigramm ist die spezifischste bildgebende Methode zum Tumorstaging, häufig ist das klinisch-pathologisch vorläufig definierte Tumorstadium anhand des szintigraphischen Bildes zu korrigieren. Zum Zeitpunkt der Szintigraphie kann der Effekt der aktuell erfolgten Radiojodtherapie noch nicht vollständig beurteilt werden, da dieser protrahiert im Verlauf der folgenden 6–8 Wochen eintritt. Zur Überprüfung des Erfolgs einer vorangegangenen Radiojodbehandlung ist somit ein Kontrollszintigramm 6–12 Monate später erforderlich (Cooper et al. 2009).

Dosierung Auch 65 Jahre nach der ersten RIT besteht in der Literatur kein Konsens zur Frage der zur Ablation notwendigen Menge von ^{131}I. Für die erste Radiojodtherapie werden, je nach Zentrum, 1100–3700 MBq ^{131}I verwendet; manche Kliniken verabreichen in fortgeschrittenen Tumorstadien, z. B. bei Vorliegen von Lymphknotenmetastasen, höhere Aktivitäten. In einer Literaturübersicht ließen sich tendenziell bessere Ergebnisse bei höheren Aktivitäten feststellen von (Hackshaw et al. 2007), eine andere Untersuchung zeigte jedoch keinen Unterschied der Ergebnisse bei Verwendung von Aktivitäten zwischen 1100 und 1850 MBq ^{131}I oder höheren Dosierungen (Bal et al. 2004). Derzeit werden in England und Frankreich groß angelegte prospektive Studien abgeschlossen, um die „optimale" Aktivitätsmenge zu ermitteln. Vorläufige Ergebnisse scheinen eine zurückhaltendere Dosierung von ^{131}I bei den meisten Niedrigrisiko-Patienten zu erlauben, die Übertragbarkeit dieser Daten auf Jodmangelgebiete mit traditionell größeren Strumen bleibt abzuwarten. Während die Organdosisermittlung für ^{131}I bisher nicht routinemäßig erfolgt, so ist es heute ohne großen Aufwand möglich eine patientenspezifische Dosisabschätzung für das Knochenmark als dosislimitierendes Organ durchzuführen. Dieses Vorgehen ermöglicht die Ermittlung der jeweils individuell erforderlichen bzw. der maximal tolerablen Aktivitätsmenge (Benua et al. 1962; Benua u. Leeper 1986; Dorn et al. 2003; Hänscheid et al. 2009; Lassmann et al. 2008; Verburg et al. 2010a). In jüngerer Vergangenheit wird die Positronenemissionstomographie (PET)/CT mit ^{124}I erfolgreich für die läsionsspezifische (Tumor-)Dosimetrie sowie zur Abschätzung der Knochenmarksexposition eingesetzt (Freudenberg et al. 2007; Sgouros et al. 2004).

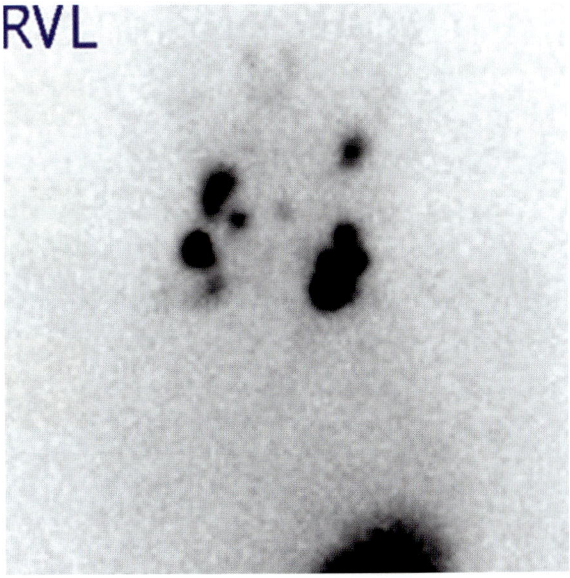

Abb. 2.50 ^{123}I-Szintigraphie eines Patienten mit papillärem Schilddrüsenkarzinom und bilateralen Lymphknotenfiliae

Ablation unter rhTSH, falls:
- Komorbidität
- Ablation >3 Wochen postoperativ
- Jodexzess
- Logistische Gründe: z. B. Abwarten einer Referenzhistologie

Ablation in Hypothyreose, falls:
- TSH >20 mU/l bei Erstvorstellung
- Vorliegen einer M1-Situation

Ergebnisse

Die Ergebnisse der kombinierten Therapie differenzierter Schilddrüsenkarzinome durch Thyreoidektomie, Radiojodbehandlung und Schilddrüsenhormontherapie (Abb. 2.51) sind ausgezeichnet (Reiners et al. 2011; Schlumberger 1998a; Verburg et al. 2010b). Abb. 2.52 zeigt die Überlebenskurven von Patienten mit Schilddrüsenkarzinom aus dem Einzugsgebiet der Universitätsklinik Würzburg. Patienten im UICC-Stadium I und II, hierzu zählen auch unter 45-Jährige mit Fernmetastasen, zeigen ein vergleichbares Überleben wie ein altersgematchtes Vergleichskollektiv, während das Überleben im Stadium III mit der „Normalpopulation" vergleichbar ist. Hintergrund dieses auf den ersten Blick überraschenden Ergebnisses dürften eine intensivere medizinische Betreuung bzw. ein höheres Gesundheitsbewusstsein der Betroffenen sein. Lediglich ältere Patienten (>45 Jahre) mit distanten Metastasen, oft einhergehend mit dem Verlust der Fähigkeit zur Jodspeicherung, zeigen eine eingeschränkte Lebenserwartung. Es ist zu erkennen, dass die 15-Jahres-Überlebensraten papillärer und follikulärer Karzinome bei über 90 % liegen (Reiners et al. 2011).

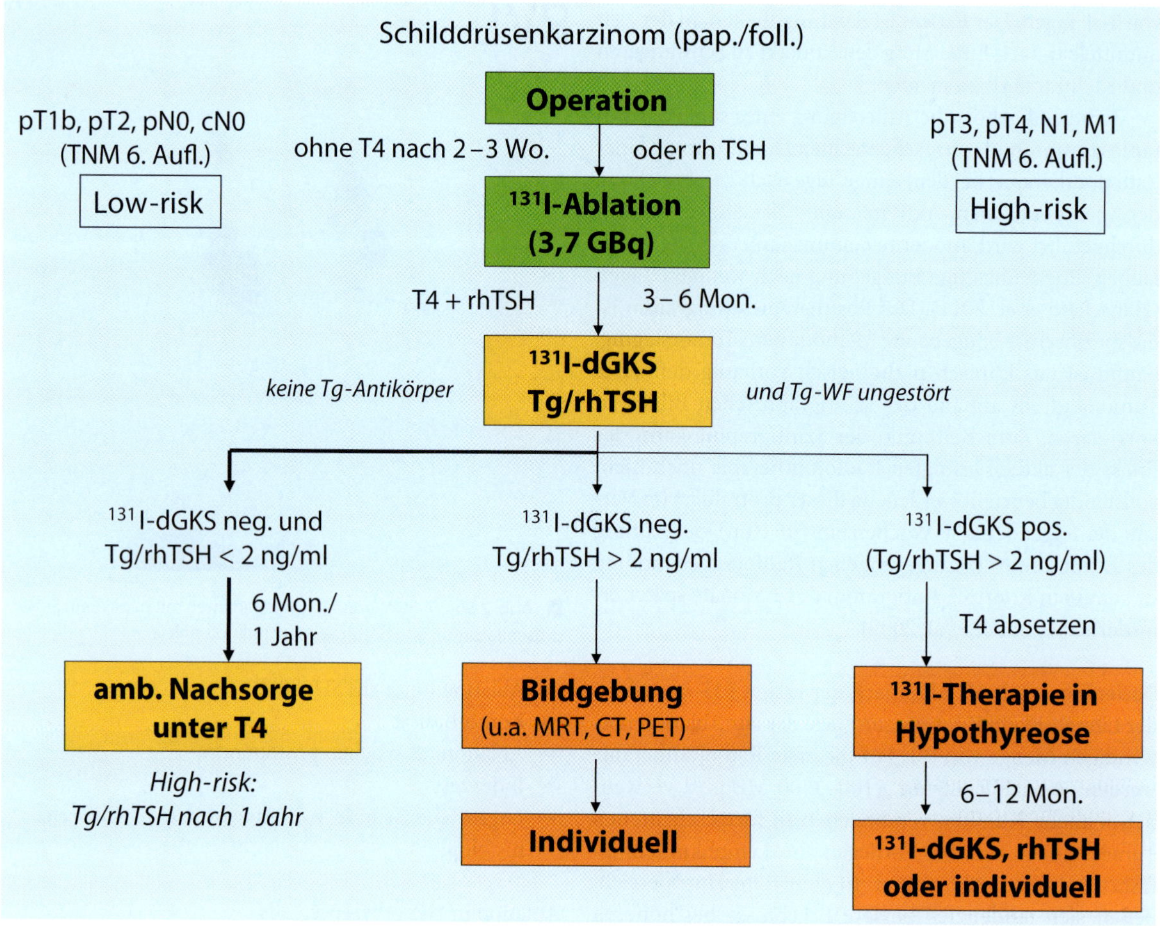

Abb. 2.51 Behandlungsalgorithmus beim differenzierten Schilddrüsenkarzinom in der Klinik für Nuklearmedizin des Universitätsklinikums Köln (mod. nach Dietlein et al. 2007a). *dGKS* diagnostische Ganzkörperszintigraphie; *Tg* Thyreoglobulin; *WF* Wiederfindung

Die Analyse der Prognoseparameter mittels multivariater Diskriminanzanalyse belegen den entscheidenden Einfluss des lokalen Tumorstadiums und einer evtl. Metastasierung (pT4-Tumoren und Fernmetastasen zeigen eine signifikant schlechtere Prognose). Eine Metaanalyse zur Frage der Effektivität der prophylaktischen Ablation von Schilddrüsenresten nach Thyreoidektomie ergab einen signifikant positiven Effekt bezüglich der 10-Jahres-Ergebnisse im Hinblick auf lokoregionäre Rezidive und Fernmetastasen (Sawka et al. 2004), auch weitere Übersichtsarbeiten bestätigen die Effektivität der Radiojodtherapie (Robbins u. Schlumberger 2005). Zu unterscheiden ist zwischen der adjuvanten Therapie bei R0N0M0-Stadien und der unter kurativem Ansatz durchgeführten Therapie im R1-, N1- bzw. M1-Stadium.

Abb. 2.53 zeigt das Beispiel einer erfolgreichen Radiojodtherapie bei differenziertem Schilddrüsenkarzinom.

Nebenwirkungen und Risiken

Bei den Nebenwirkungen und Risiken der Radiojodtherapie ist zwischen frühen, mittelfristigen und späten Folgen der Behandlung zu unterscheiden (Reiners 1998). Zu den **frühen Nebenwirkungen** zählt eine kurzfristige, vorübergehende **Gastritis**, die bei etwa 30 % der Patienten nach oraler Gabe höher ^{131}I-Aktivitäten auftritt. Hier sind zur Vorbeugung Schleimhautschutzmittel und evtl. auch H2-Blocker indiziert. Abhängig von der ^{131}I-Aktivität und der postoperativ verbliebenen Gewebsmasse werden eine lokale, schmerzhafte Schwellung und eine Sialadenitis, Radiojod wird von ekkrinen Drüsen aktiv sezerniert, als passagere Begleiteffekte häufig beobachtet, die ggf. die Gabe von Antiphlogistika erfordern. Lokale Kühlung und reichliche Flüssigkeitszufuhr verschaffen eine weitere Linderung der Beschwerden. Die Behandlung von jodaviden Metastasen kann zu entzündlichen Reaktionen im Tumorgewebe führen, die beim Vorliegen von Hirn- oder Rückenmarkmetastasen ohne prophylaktische Gabe von Steroiden ernsthafte Kompressionserscheinungen hervorrufen kann.

Mittelfristig zeigen sich bei rund 30 % der Karzinompatienten schmerzhafte Schwellungen der großen Kopfspeicheldrüsen aufgrund einer **Strahlensialadenitis**. Bei der Mehrzahl der Patienten kommt es jedoch nach einigen

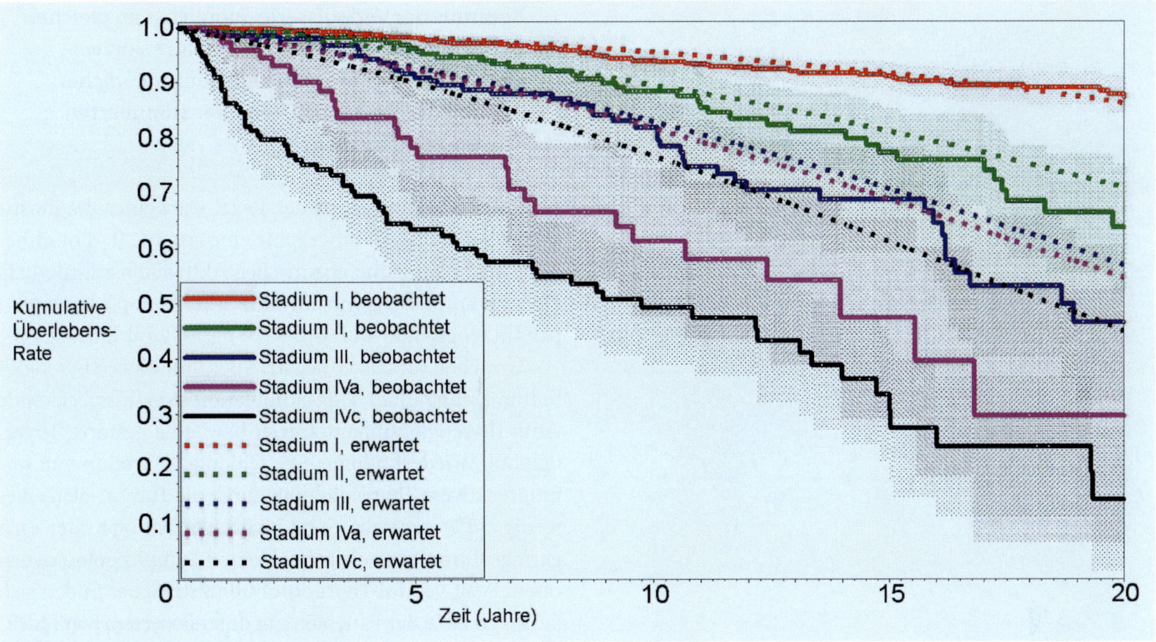

Abb. 2.52 Beobachtetes Überleben mit 95 %-Zuverlässigkeitsintervall und erwartetes Überleben für unterschiedliche TNM-Stadien; Daten aus dem Würzburger Schilddrüsenkarzinom-Register (1980–2011). Stadium IVb fehlt wegen geringer Fallzahl (n=6)

Monaten zur Verringerung des Speichelflusses. Neben einer möglichen Reduktion der Therapieaktivität wird eine Stimulation der Speicheldrüsen (z. B. durch Zitronensaft oder saure Drops) inzwischen hinterfragt, hier sind weitere Studienergebnisse abzuwarten (Jentzen et al. 2010; Van Nostrand 2011). Eine weitere, wissenschaftlich bisher kaum systematisch betrachtete Nebenwirkung der Radiojodtherapie ist eine transiente Thrombo-/Leukopenie. Diese macht in der Regel keine besonderen Interventionen erforderlich.

Eine gefürchtete **Spätkomplikation** ist die bei hohen Knochenmarkdosen aufgrund wiederholt erforderlicher Radiojodtherapie mögliche strahleninduzierte **Leukämie**, die mit einer Inzidenz von ca. 1 % im Vergleich zur Spontaninzidenz infolge der RIT mit einer Latenz von über 5 Jahren auftritt. Das Auftreten solider Tumoren als Folge der RIT wird in jüngerer Vergangenheit intensiv diskutiert und sollte weitere Motivation sein insbesondere bei jungen „Low-risk"-Patienten niedrigere Therapieaktivitäten zu evaluieren (Brown et al. 2008; Iyer et al. 2011). Mit einer Lungenfibrose muss insbesondere bei disseminierten Lungenmetastasen und hohen kumulativen Aktivitäten bei etwa 1 % der Patienten gerechnet werden, Kinder sind hier besonders gefährdet (Rivkees et al. 2011).

Bei gebärfähigen Patientinnen wird eine konsequente Kontrazeption für 6–12 Monate empfohlen. Männlichen Patienten wird geraten, innerhalb von 4 Monaten nach ^{131}I-Therapie eine Zeugung zu vermeiden; Hintergrund ist der natürliche Lebenszyklus der Spermatozoen. Eine prophylaktische Kryokonservierung von Sperma ist für Patienten ohne abgeschlossene Familienplanung und hohen zu erwartenden Therapieaktivitäten (>15 GBq ^{131}I) (Krassas u. Pontikides 2005) zu erwägen.

Nachsorge

M. Luster, F.A. Verburg

Die Nachsorge des differenzierten Schilddrüsenkarzinoms (DTC), die definitionsgemäß nach Erreichen einer Vollremission beginnt, erfolgt in der Regel lebenslang und sollte sich am Risiko des individuellen Patienten orientieren. Ein nennenswerter Anteil der Patienten entwickelt teilweise erst nach vielen Jahren lokale Rezidive oder Metastasen, insgesamt scheinen die in der Literatur berichteten Rezidivraten von bis zu 30 % nach heutigen Standards jedoch überzogen (Biermann et al. 2009; Kloos u. Mazzaferri 2005; Mazzaferri u. Jhiang 1994, Verburg et al. 2010).

Neben der evtl. Behandlung von Nebenwirkungen der vorangegangenen Therapien (z. B. logopädische Therapie bei Rekurrensparese oder Substitution von Vitamin D und Kalzium beim postoperativen Hypoparathyreoidismus) ist die Erfassung von Tumorrezidiven oder Metastasen Hauptaufgabe der Nachsorge. Die Prognose von wiederauftretenden Tumoren hängt nicht zuletzt von einer frühzeitigen Diagnosestellung ab. Eine optimale Nachsorge erfordert eine enge Zusammenarbeit zwischen Hausarzt und Spezialisten.

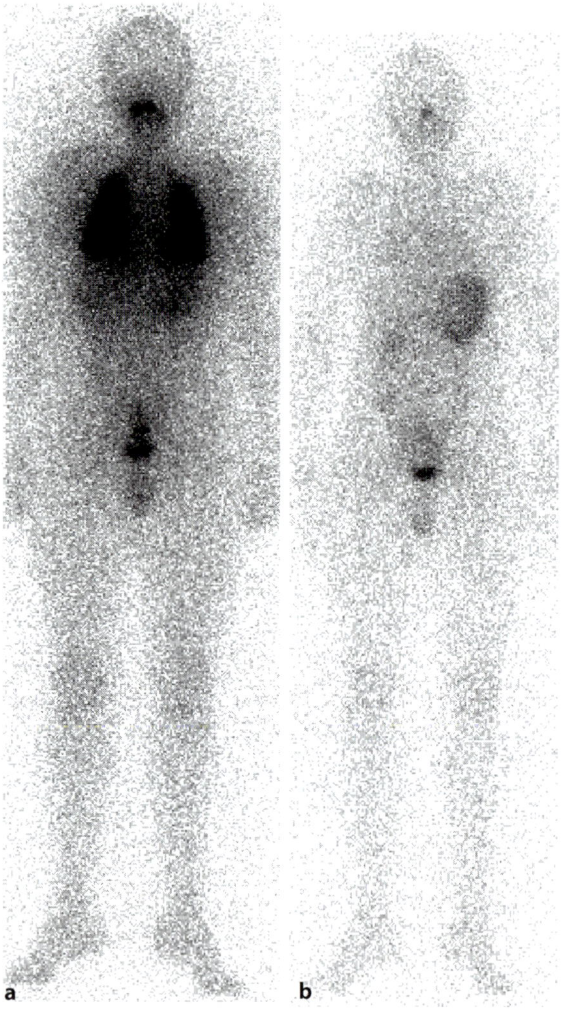

■ **Abb. 2.53a,b** Erfolgreiche Behandlung von Lungenmetastasen bei einem Patienten mit differenziertem Schilddrüsenkarzinom. Szintigramm vor (**a**) und nach (**b**) Radiojodtherapie

Verschiedene diagnostische Verfahren kommen in der Nachsorge risikoadaptiert zum Einsatz. Basisuntersuchungen im Rahmen der Nachsorge sind die Sonographie der Halsweichteile, die Messung des Tumormarkers Thyreoglobulin im Serum (einschließlich der Bestimmung von Thyreoglobulinantikörpern und der Thyreoglobulinwiederfindung), die Bestimmung der Schilddrüsenfunktionsparameter sowie die Bestimmung des Serumkalziums und -phosphats bei Hypoparathyreoidismus.

Thyreoglobulinbestimmung

> **Thyreoglobulin ist nach ablativer Behandlung des DTC mittels Thyreoidektomie und ^{131}I-Therapie ein hochsensitiver und spezifischer Tumormarker, wobei die Sensitivität unter TSH-Stimulation weiter gesteigert werden kann (Eustatia-Rutten et al. 2004). Wesentlich ist die Kenntnis der Verlaufsserie, möglichst im gleichen Labor mit dem gleichen Assay. Als rezidivverdächtig gilt insbesondere ein kontinuierlicher Anstieg des unstimulierten oder stimulierten Thyreoglobulinspiegels.**

In dieser Situation ist in der Regel statt einer diagnostischen Ganzkörperszintigraphie eine erneute Radiojodtherapie mit höheren therapeutischen Aktivitäten erforderlich. Dabei kommt die „probatorische" ^{131}I-Therapie bevorzugt bei Thyreoglobulinwerten >5–10 ng/ml zum Einsatz.

Ursachen für falsch-negative Befunde einer Thyreoglobulinmessung unter TSH-Stimulation sind interferierende Anti-Thyreoglobulinantikörper bzw. eine gestörte Thyreoglobulinwiederfindung, eine fehlende Sekretion von immunreaktivem Thyreoglobulin durch die Tumorzellen eines wenig differenzierten Schilddrüsenkarzinoms oder eine geringe Tumormasse wie bei kleinen Lymphknotenmetastasen. Positive **Anti-Thyreoglobulinantikörper** finden sich bei bis zu 20 % der Patienten mit differenziertem Schilddrüsenkarzinom und bei etwa 10 % der Allgemeinbevölkerung. Ein rückläufiger Antikörper-Titer wird vielfach innerhalb von 2–3 Jahren nach initialer Behandlung beobachtet, sodass eine Persistenz oder ein erneutes Auftreten zirkulierender Anti-Thyreoglobulinantikörper als ein indirekter Hinweis auf vitales Tumorgewebe zu deuten ist.

Messtechnisch erfordert die Thyreoglobulinbestimmung die Verwendung eines sensitiven Assays (funktionelle Sensitivität <1 ng/ml), standardisiert nach dem Europäischen Referenz Standard (CRM 457) (Feldt-Rasmussen et al. 1996). Supersensitive TG-Assays (mit einem Referenzbereich <0,1 ng/ml) werden im Routineeinsatz erprobt. Insbesondere bei einer flächendeckenden Verwendung in der „Low-risk"-Gruppe könnten falsch-positive Testinterpretationen zu unnötiger Folgediagnostik und ggf. zu einer unnötigen ^{131}I-Therapie führen (Schlumberger et al. 2007).

Bildgebende Verfahren

Die Sonographie stellt weiterhin die sensitivste Methode zur Diagnostik von Raumforderungen in der Schilddrüse oder von vergrößerten Halslymphknoten dar. Hierzu sollte ein Ultraschallkopf mit einer Sendefrequenz ≥ 7,5 MHz verwendet werden. Als **Malignitätskriterien** bei Schilddrüsenknoten gelten eine unregelmäßige Randkontur, das Fehlen eines Halo-Zeichens (echoarmer Randsaum) sowie der Nachweis von Mikroverkalkungen. Bei der Duplexsonographie kann eine vermehrte Binnenperfusion von Knoten als Malignitätszeichen interpretiert werden. Auch bei der zervikalen Lymphknotendiagnostik, in der Rezidivsituation ein häufig betroffener Manifestationsort, ist die Sonographie das Verfahren der ersten Wahl; hypoechogene, rundlich konfigurierte Läsionen ggf. mit vermehrter Binnenperfusion sind als suspekt einzustufen und sollten mittels Feinnadelpunktion weiter abgeklärt werden.

^{131}I-Ganzkörper-Szintigraphie Eine posttherapeutische ^{131}I-Ganzkörper-Szintigraphie zum definitiven Staging der Erkrankung ist obligat, da die Bildgebung mit einer „Therapieaktivität" sensitiver ist als eine Szintigraphie mit diagnostischer Aktivität. Der Einsatz tomographischer Verfahren (SPECT, „single photon emission computed tomography") und insbesondere der Hybridverfahren (SPECT/CT) kann die Sensitivität und die Spezifität gegenüber dem planaren Szintigramm steigern (Kohlfuerst et al. 2009; Schmidt et al. 2009). Bei größeren Schilddrüsenresten wird die Postablationsszintigraphie oft durch den thyroidalen Uptake dominiert, wodurch Jodspeicherherde zervikal, mediastinal oder im oberen Thorax potenziell überlagert werden können und der planaren Szintigraphie entgehen. Hier liegt der Vorteil der Schnittbildverfahren in Kombination mit der funktionellen Bildgebung.

Eine spätere, diagnostische ^{131}I-Ganzkörper-Szintigraphie etwa 6–9 Monate nach der Ablation erlaubt dann meist eine optimale Beurteilung. Die Erfolgskontrolle anhand der Radiojoddiagnostik und des Thyreoglobulinspiegels unter (exogener oder endogener) TSH-Stimulation zeigt, ob die gewünschte Beseitigung des Schilddrüsenrestgewebes gelungen ist.

Die Frage nach der Sinnhaftigkeit des diagnostischen Scans und des zusätzlichen Informationsgewinns im Vergleich zur Thyreoglobulinbestimmung wird international kontrovers diskutiert und nach den aktuellen Empfehlungen von ATA und ETA als nicht mehr erforderlich betrachtet (Cooper et al. 2009; Pacini et al. 2006).

In der Regel sind bei kompletter Remission der Erkrankung weitere diagnostische Radiojodgaben nicht mehr indiziert, und die Nachsorge stützt sich auf Tumormarkerkontrollen und Ultraschalluntersuchungen des Halsbereiches (Verburg et al. 2010); wiederholte diagnostische Ganzkörperszintigraphien liefern keinen wesentlichen Beitrag für die Erfassung eines möglichen Rezidivs. Bei bestimmten Risikokonstellationen können Wiederholungen der Diagnostik jedoch sinnvoll sein (z. B. bei störender Interferenz von Thyreoglobulinantikörpern im Thyreoglobulin-Assay).

Diese Betrachtungen stehen aber teilweise im Widerspruch zu der aus den deutschen Strahlenschutzregelungen ableitbaren Forderung, dass der Erfolg einer ablativen Radiojodtherapie ohnehin zumindest einmal durch eine diagnostische Ganzkörperszintigraphie dokumentiert werden sollte.

Weitere Bildgebung Zusätzliche bildgebende Verfahren, wie Röntgen- bzw. computertomographische Untersuchungen, die Magnetresonanztomographie und die ^{18}F-Fluor-Deoxy-Glukose- (FDG) Positronenemissionstomographie, ggf. als Hybridverfahren (PET/CT), ergänzen die vorgenannten etablierten Methoden, vor allem bei „High-risk"-Patienten. Die PET(CT)-Bildgebung gewinnt im Management des DTC zunehmend an Bedeutung. Insbesondere in der Rezidivsituation, bei residuellem Tumor und in der Nachsorge bei ansteigendem Tumormarker Thyreoglobulin und fehlender Jodspeicherung des Karzinoms spielt die PET/CT-Lokalisation der Tumorläsionen eine zentrale Rolle (Abb. 2.54). Aber auch bei Patienten mit jodaviden Filiae sollte zumindest eine FDG-PET-Untersuchung zum Ausschluss zusätzlicher nichtspeichernder Absiedlungen erwogen werden; unter Kostenaspekten scheint dieses Vorgehen aufgrund der geringen Zahl der betroffenen Patienten vertretbar. Eine exakte Tumorlokalisation ist von entscheidender Bedeutung, um die in erster Linie chirurgischen oder ggf. anderweitigen interventionellen Optionen zu prüfen und in ihrem Umfang abschätzen zu können. Dabei sind die Identifikation der Tumorläsionen und die Abgrenzung gegenüber benignen Foci in der PET, aber auch die anatomisch-topographische Korrelation mit der Computertomographie gleichermaßen wichtig. Mithilfe der FDG-PET/CT-Diagnostik können die Lokalisation jodnegativer Rezidive verbessert und Rezidivoperationen befundgerecht ausgerichtet werden, Lymphknoten- und Weichteilrezidive gezielt angegangen und Fernmetastasen identifiziert werden (Weber et al. 2012).

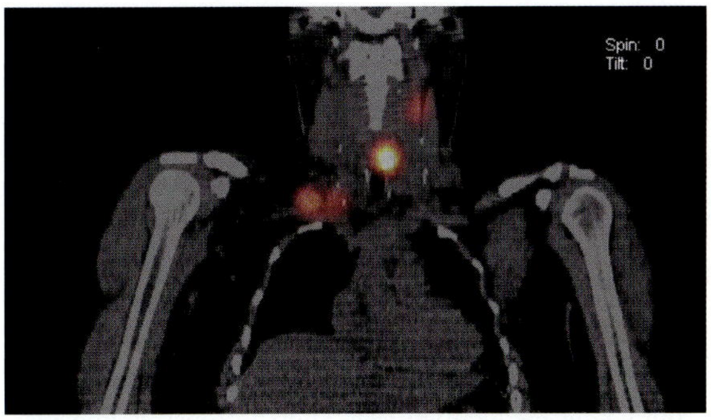

Abb. 2.54 ^{131}I-SPECT/CT eines Patienten mit papillärem Schilddrüsenkarzinom und Schilddrüsenrest und Lymphknotenfiliae

Schilddrüsenhormonsubstitution

Die Zellen des differenzierten Schilddrüsenkarzinoms exprimieren in der Regel den TSH-Rezeptor. Ein TSH-Stimulus führt zur einer therapeutisch und diagnostisch nutzbaren vermehrten Radiojodaufnahme und Thyreoglobulinsynthese, aber auch zum unerwünschten Wachstum von Tumorzellen. Aus diesem Grund ist, zumindest initial bis zum Erreichen einer kompletten Remission, die TSH-Suppression mit Levothyroxin wichtiger Bestandteil der Therapie des differenzierten Schilddrüsenkarzinoms (Hovens et al. 2007). Allerdings scheinen in erster Linie Patienten in Hochrisikostadien von einer dauerhaften TSH-

Suppression zu profitieren. Im Falle eines niedrigen Risikos (Tumorstadium T1–T2 ohne Lymphknoten- und Fernmetastasen) erscheint die Einstellung auf einen niedrignormalen bis leicht erniedrigten TSH-Spiegel ausreichend. Bei Patienten aus der Gruppe mit sehr niedrigem Risiko (solitäre papilläre Karzinome mit einem Durchmesser <1 cm im Stadium N0 M0) sind höhere TSH-Spiegel unter Levothyroxin vertretbar (0,3–1,0 mU/l). In allen anderen Fällen sollte eine TSH-suppressive Therapie erfolgen (TSH <0,1 mU/l).

Bei 5–10 % der Patienten nach Thyreoidektomie ist im Rahmen der medikamentösen Substitutionstherapie auch ein postoperativer Hypoparathyreoidismus zu behandeln. Hierzu reicht in der Regel die alleinige Gabe von Kalzium nicht aus, vielmehr sollte die Ersatztherapie mit Vitamin-D-Präparaten erfolgen. Calcitriol hat gegenüber Dihydrotachysterol den Vorteil der besseren Steuerbarkeit der Therapie; allerdings ist Calcitriol wesentlich teurer. Ziel ist eine Serumkalzium-Einstellung im niedrig normalen Bereich.

Ausblick

In den letzten Jahren haben sich Diagnostik und Therapie des Schilddrüsenkarzinoms weiter differenziert. Dieser Fortschritt lässt sich unmittelbar an den verbesserten Heilungsaussichten der Betroffenen ablesen, so ist trotz steigender Inzidenz die tumorassoziierte Mortalitätsrate gesunken. Eine Verschiebung hin zu einem jüngeren Erkrankungsalter und geringeren Tumorstadien führt zur Etablierung neuer Konzepte im Patientenmanagement, die z. T. weniger aggressive Behandlungs- und Nachsorgeregime bedingen. Das gesamte Methodenspektrum bei verschiedenen Krankheitsverläufen wird in modernen, multidisziplinären Behandlungs-Algorithmen neu definiert. Die Auswirkungen dieser Veränderungen werden aufgrund der weiterhin exzellenten Prognose der Erkrankung erst in Jahren und Jahrzehnten sichtbar werden.

2.9.3 Medulläre Schilddrüsenkarzinome

Klinische Symptomatik und Diagnostik

A. Machens, O. Gimm, H. Dralle

Mit einer altersstandardisierten Inzidenz von 0,18 für Männer bzw. 0,23 für Frauen pro 100.000 Einwohner macht das medulläre (bzw. C-Zell-)Karzinom der Schilddrüse (MTC) etwa 5–10 % aller Neuerkrankungen innerhalb des Spektrums der Schilddrüsenkarzinome aus (Bergholm et al. 1990). Während die Mehrzahl der medullären Schilddrüsenkarzinome (70–75 %) sporadisch durch somatische Neumutationen entsteht, liegen bei der hereditären Variante Keimbahnmutationen im RET-Protoonkogen vor. Daher erfordert die Diagnose eines sporadischen medullären Schilddrüsenkarzinoms auch bei negativer Familienanamnese den Ausschluss einer solchen Keimbahnmutation mittels Gentest (► Kap. 6.2.1). Da die parafollikulären neuroendokrinen C-Zellen der Schilddrüse Kalzitonin sezernieren, neuroendokrine Zellen anderer Organe jedoch nur in Ausnahmefällen (Machens et al. 2000b), eignet sich die Kalzitoninbestimmung im Serum zur Frühdiagnostik ebenso wie zur Verlaufskontrolle.

Im Gegensatz zu papillären und follikulären Schilddrüsenkarzinomen exprimieren medulläre Schilddrüsenkarzinome wie andere neuroendokrine Tumoren nicht den Natrium-Jodid-Symporter, sodass eine Radiojodtherapie beim medullären Karzinom aufgrund fehlender Jodspeicherung unwirksam ist. Da auch Radio- und Chemotherapie wenig effektiv sind, ist die chirurgische Therapie beim medullären Schilddrüsenkarzinom von entscheidender Bedeutung. Erhebliche Fortschritte in der Früherkennung (konsequentes Screening von Schilddrüsenpatienten unter Verwendung hochsensitiver Kalzitonin-Assays) und chirurgischen Technik (Mikrodissektion der Halsweichteile mittels Lupenbrille und bipolarer Koagulation) als Voraussetzung für eine komplikationsarme systematische Lymphadenektomie haben die Heilungschancen beim sporadischen medullären Schilddrüsenkarzinom wesentlich verbessert. Die Einführung des Konzepts zentraler, lateraler und mediastinaler Lymphknotenkompartimente (■ Abb. 2.55) und die Etablierung der Kompartiment-orientierten Lymphadenektomie (Dralle et al. 1992; Dralle et al. 1994) ermöglichten erstmals die systematische histopathologische Analyse des lokoregionären Lymphknotenbefalls und dessen Korrelation mit dem klinischen Krankheitsverlauf. Die Synopsis dieser klinisch-pathologischen Befunde führte zur Identifizierung aussagekräftiger Prognosefaktoren, deren Kenntnis wiederum eine Optimierung der klinisch-chirurgischen Therapie erlaubt.

Erstmanifestation

Die klassische Erstmanifestation des medullären Schilddrüsenkarzinoms war lange Zeit der tastbare Schilddrüsenknoten bzw. vergrößerte Halslymphknoten. Fehlende Schluckverschieblichkeit der Schilddrüse bzw. plötzlich auftretende Heiserkeit infolge Rekurrensparese weisen auf ein schon bestehendes organüberschreitendes Wachstum des Schilddrüsenkarzinoms hin. Mit zunehmender Verbreitung des hochauflösenden Ultraschalls sowie des Kalzitonin-Screenings können sporadische medulläre Schilddrüsenkarzinome heute immer häufiger im asymptomatischen Frühstadium entdeckt werden (Karges et al. 2004). Bildgebend nachweisbare Fernmetastasen in Lunge bzw. Knochen stellen nur selten die Erstmanifestation des medullären Schilddrüsenkarzinoms dar. Bei fortgeschrittenen medullären Karzinomen, die dank besserer Frühdiagnostik zunehmend seltener werden, kann gelegentlich Durchfall oder vereinzelt ein Cushing-Syndrom auftreten. Während die pathophysiologische Grundlage des Durchfalls noch weitgehend unklar ist, wird das mit dem medullären Schilddrüsenkarzinom assoziierte Cushing-Syndrom mit der Synthese eines gemeinsamen

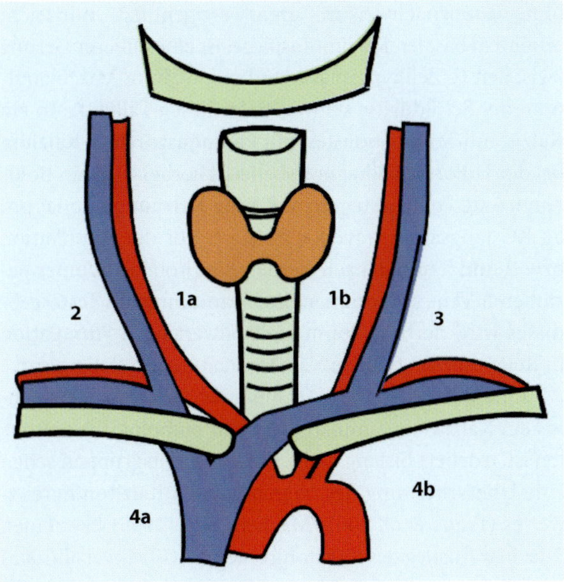

Abb. 2.55 Kompartimenteinteilung des zervikomediastinalen Lymphsystems. 1 zervikozentrales Kompartiment, *1a* rechts, *1b* links; *2* zervikolaterales Kompartiment rechts; *3* zervikolaterales Kompartiment links; *4* mediastinales Kompartiment (infrabrachiozephal), *4a* rechts, *4b* links

Vorläufers von adrenokortikotropem Hormon (ACTH) und Kalzitonin erklärt. Da die Entwicklung sporadischer gegenüber hereditären medullären Karzinomen zusätzliche Spontanmutationen erfordert, erkranken die meisten Patienten an einem sporadischen medullären Karzinom in einem höherem Lebensalter als Genträger (Indexpatienten), typischerweise in der 3. bis 5. Lebensdekade.

Größe des Primärtumors

Zunehmendes Größenwachstum des Primärtumors korreliert mit steigenden Kalzitoninspiegeln (Cohen et al. 2000; Machens et al. 2000a; Machens et al. 2010), Durchbruch des Tumors durch die Schilddrüsenkapsel, Infiltration von Trachea und Ösophagus (Machens et al. 2001), Lymphknotenbefall (Gimm et al. 1998; Machens et al. 2002; Machens et al. 2003; Scollo et al. 2003; Weber et al. 2001; Machens et al. 2010) und Fernmetastasierung (Machens et al. 2000a; Machens et al. 2003). Die einzelnen Ausbreitungsstadien können als Ergebnis aufeinander folgender Schritte der Tumorprogression vom Erweb erster somatischer Genmutationen in der parafollikulären C-Zelle bis zum metastasierten medullären Schilddrüsenkarzinom aufgefasst werden: Je mehr Progressionsstufen ein Tumor zum Zeitpunkt der Erstoperation schon durchlaufen hat, desto schlechter sind die Heilungschancen des Patienten (Machens et al. 2003).

Organüberschreitendes Wachstum Nach Durchbruch des Schilddrüsenkarzinoms durch die Schilddrüsenkapsel und Anschluss an das Lymph- und Blutgefäßsystem der Halsweichteile erhöht sich das Risiko einer Infiltration von Trachea und Ösophagus 22-fach (Machens et al. 2001), das Risiko einer Fernmetastasierung 16-fach (Machens et al. 2003), und das Risiko eines Befalls der Mediastinallymphknoten 5-fach (Machens et al. 2004a). Bei organüberschreitendem Tumorwachstum finden sich nahezu immer Lymphknotenmetastasen (Machens et al. 2003; Scollo et al. 2003; Weber et al. 2001). Die Chancen einer postoperativen Normalisierung des Kalzitoninspiegels, die bei organüberschreitendem Primärtumorwachstum noch 20 % betragen (Machens et al. 2000a; Machens et al. 2002), sinken auf 0–5 % bei beidseitigem oder mediastinalem Lymphknotenbefall bzw. Fernmetastasierung (Machens et al. 2000a). Bei extranodalem Tumorwachstum oder Befall von Nachbarorganen ist eine biochemische Heilung nicht mehr zu erreichen (Machens et al. 1999; Moley et al. 1997).

Lymphknotenmetastasierung

Zunächst werden die Lymphknoten des zentralen (48–52 %) und lateralen Kompartiments (43–49 %) auf der Tumorseite befallen (Machens et al. 2002; Scollo et al. 2003). Bei mehr als 10 mm großen Tumoren liegen häufig auch Lymphknotenmetastasen in den lateralen Kompartimenten der Gegenseite (19–25 %) und im mediastinalen Kompartiment (17 %) vor (Fleming et al. 1999; Machens et al. 2002; Scollo et al. 2003). Dabei korreliert der Befall der gleichseitigen zentralen und lateralen Lymphknotenkompartimente eng ($r=0{,}59–0{,}63$) miteinander (Machens et al. 2002). So liegt ein >70%iger bzw. ≈100%iger Befall des lateralen Kompartiments der Tumorseite bei Nachweis von nur 1–3 bzw. >3 Lymphknotenmetastasen im zentralen Kompartiment vor (Machens et al. 2008). Für die nur 20- bis 50 %-ige bzw. 77%ige Mitbeteiligung des lateralen Kompartiments der Gegenseite müssen schon 1–9 bzw. ≥10 zentrale Lymphknoten tumorbefallen sein (Machens et al. 2008). Beim Wiederholungseingriff ist bei prinzipiell gleichem Befallsmuster von einer häufigeren Lymphknotenmetastasierung als beim Ersteingriff auszugehen (▪ Abb. 2.56; Machens et al. 2002). Der histopathologische Nachweis zentraler Lymphknotenmetastasen gelingt in 21 % der Fälle trotz Befalls der lateralen oder mediastinalen Lymphknotenkompartimente nicht („Metastasensprung"; Machens et al. 2004b). In diesen Fällen sind die Zahl der insgesamt befallenen Lymphknoten und die Fernmetastasierungsrate geringer als bei fehlendem „Metastasensprung". Sind mehr als 2 Lymphknotenkompartimente oder 10 und mehr Lymphknoten tumorbefallen, so ist eine Normalisierung des Kalzitoninspiegels kaum noch möglich (Machens et al. 2000a; Scollo et al. 2003; Weber et al. 2001). Diese ungünstige Konstellation findet sich oft bei Befall des lateralen Kompartiments der tumorabgewandten Seite bzw. des mediastinalen Lymphknotenkompartiments (Machens et al. 2006).

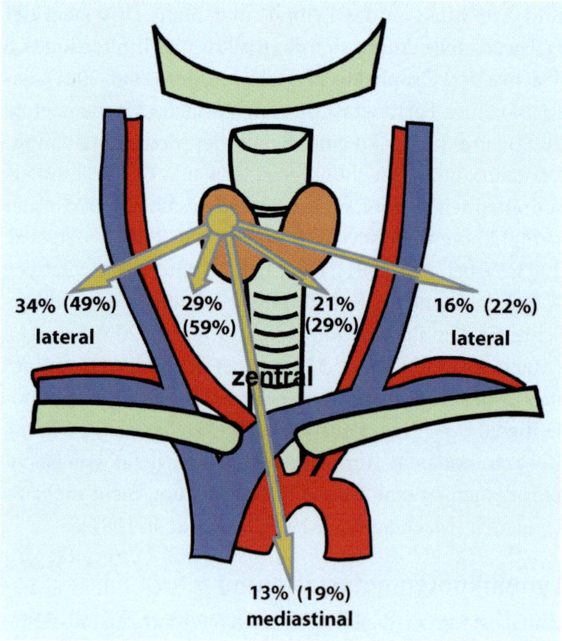

Abb. 2.56 Befall der Lymphknotenkompartmente beim medullären Schilddrüsenkarzinom. Die Prozentangaben beziehen sich auf den Ersteingriff (n=68) bzw. – in Klammern – auf den Wiederholungseingriff (n=93). (Nach Machens et al. 2002)

Fernmetastasierung

Sind Fernmetastasen schon vorhanden, ist eine biochemische Heilung des Patienten praktisch ausgeschlossen (Machens et al. 2005). Das Vorliegen von Fernmetastasen ist beim medullären Schilddrüsenkarzinom mit einem längeren Überleben vereinbar als bei vielen anderen soliden Tumoren. Daher stellen Fernmetastasen grundsätzlich keine Kontraindikation für eine operative Sanierung eines lokalen Tumorbefundes dar (▶ Abschn. 2.9.3.4). Je höher der basale Kalzitoninspiegel und die Anzahl der befallenen Lymphknoten, desto häufiger liegen Fernmetastasen vor (Machens et al. 2000a; Machens et al. 2005; Machens et al. 2010; Scollo et al. 2003; Weber et al. 2001). Besteht die Hyperkalzitoninämie trotz totaler Thyreoidektomie und ausgedehnter Lymphadenektomie fort, ohne dass Lymphknotenmetastasen nachweisbar waren, so ist von einer okkulten Fernmetastasierung auszugehen. Diese Konstellation fand sich bei 38 % unserer Patienten mit nodalnegativem medullären Schilddrüsenkarzinom (Machens et al. 2005).

Biochemische Diagnostik

Die Höhe des **basalen Kalzitoninspiegel** spiegelt bei Patienten mit medullärem Schilddrüsenkarzinom die Sekretionsleistung aller vorhandenen C-Zellen und damit die Tumorlast des Patienten besser wider als die Höhe des CEA- (carcinoembryonales Antigen) bzw. des stimulierten Kalzitonin-Spiegels (Machens et al. 2010). Bei Patienten ohne Tumornachweis mit grenzwertigem bzw. nur leicht erhöhtem basalen Kalzitoninspiegel ist eine Differenzierung zwischen C-Zellhyperplasie und medullärem Mikrokarzinom der Schilddrüse schwierig. In diesen Fällen kann ein Kalzitonin-Stimulationstest mit **Pentagastrin** bzw. **Kalzium** bei der Differenzialdiagnose helfen. Hierbei wird ein Bolus von 0,5 µg Pentagastrin bzw. 2,5 mg Kalziumglukonat pro kg KG langsam intravenös injiziert. Vor der Applikation bzw. 2 und 5 min danach werden Blutproben aus einer peripheren Vene entnommen. Zur Ermittlung des Testergebnisses wird der Kalzitoninmaximalwert nach Stimulation in Relation zum basalen Kalzitoninausgangswert gesetzt.

Eine weltweit gültige Definition, ab welchem Testergebnis ein Kalzitoninstimulationstest als pathologisch zu werten ist, existiert bislang nicht. Einige Arbeitsgruppen sehen eine Überschreitung des oberen basalen Kalzitoningrenzwertes (Franc et al. 2001; Machens et al. 2005) bzw. einen 3-fachen Anstieg des Kalzitoninspiegels (Gibelin et al. 2005) nach Pentagastrin-Stimulation als pathologisch an. Für die langsame intravenöse Kalzium-Injektion, die einen deutlich höheren Kalzitonin-Anstieg bewirkt (Doyle et al. 2009) und nicht mit der früher zur Kalzitoninstimulation verwendeten 30-minütigen Kalzium-Kurzinfusion zu vergleichen ist, müssen solche Grenzwerte erst noch erarbeitet werden.

Wie in biologischen Systemen häufig, stellt auch die Kalzitoninerhöhung bei C-Zellhyperplasie und medullärem Mikrokarzinom ein Beispiel für ein biologisches Kontinuum dar. Kontinuum bezieht sich hierbei ausschließlich auf die bislang fehlende laborchemische Abgrenzung der beiden Krankheitsentitäten C-Zellhyperplasie und medulläres Schilddrüsenkarzinom. Da Männer physiologischerweise über eine höhere C-Zellmasse als Frauen verfügen, sind ihre absoluten Kalzitonin-Grenzwerte für Vorliegen eines medullären Schilddrüsenkarzinoms auch höher anzusetzen als bei Frauen: 100 pg/ml gegenüber 50 pg/ml basal und 500 pg/ml gegenüber 250 pg/ml nach Pentagastrinstimulation (Machens et al. 2009). Pathogenetisch und morphologisch ist das Hervorgehen sporadischer medullärer Karzinome aus C-Zellhyperplasien bisher nicht gesichert. Daher kann derzeit die sporadische C-Zellhyperplasie nicht als Risikofaktor für das medulläre Schilddrüsenkarzinom angesehen werden.

> **In der Praxis ist jeder Kalzitoninwert oberhalb des für den jeweiligen Kalzitonin-Assay geltenden Normbereiches abklärungsbedürftig.**

Für Patienten ohne Tumornachweis und mit Verdacht auf C-Zellhyperplasie oder medulläres Schilddrüsenkarzinom gelten die Empfehlungen der Sektion Schilddrüse der deutschen Gesellschaft für Endokrinologie (Karges et al. 2004; ▶ Abschn. 2.9.3.2). Bei Patienten mit bekanntem und bereits operiertem medullären Schilddrüsenkarzinom müssen

Kalzitoninwerte oberhalb der Nachweisgrenze als Rezidivmanifestation bzw. Tumorpersistenz interpretiert werden. Extrathyreoidale Tumoren mit zu Hyperkalzitoninämie führender Kalzitoninsekretion (Larynxkarzinoid, kleinzelliges Bronchialkarzinom, neuroendokrines Pankreaskarzinom) sind selten und lassen sich von medullären Schilddrüsenkarzinomen in der Regel durch einen weniger als 2-fachen Kalzitoninanstieg nach Pentagastrinstimulation biochemisch abgrenzen (Machens et al. 2000b).

Ziel der operativen Intervention ist die vollständige Normalisierung erhöhter Kalzitoninspiegel. Da die parafollikulären C-Zellen der Schilddrüse im Allgemeinen die einzige Kalzitoninquelle des menschlichen Körper bilden, ist nach totaler Thyreoidektomie bei Normalisierung präoperativ erhöhter Kalzitoninspiegel bzw. fehlender Nachweisbarkeit von Kalzitonin im Serum von einer biochemischen Heilung auszugehen. Allerdings kann es nach anfänglicher Normalisierung bei 3,3 % der ursprünglich biochemisch „geheilten" Patienten 0,7–7,5 Jahre nach der Operation zu einem erneuten Anstieg des Kalzitoninspiegels kommen (Franc et al. 2001).

Liegt präoperativ schon ein basal erhöhter Serumkalzitoninspiegel vor, sinken die Heilungsraten mit zunehmenden basalen Kalzitoninspiegeln trotz systematischer Lymphknotendissektion kontinuierlich: von 100 % bei ≤100 pg/ml auf 18 % bei 2.000–10.000 pg/ml (Machens et al. 2010). Oberhalb eines Kalzitoninspiegels von 10.000 pg/ml (Normwert <10 pg/ml) bzw. eines Tumordurchmessers von 4 cm lässt sich keine Normalisierung des Serumkalzitonins mehr erreichen (Machens et al. 2005; Machens et al. 2010). Lymphknotenmetastasen können im zentralen Kompartiment auf der Tumorseite schon ab einem basalen Kalzitoninspiegel von 20 pg/ml, im lateralen Kompartiment der Tumorseite bzw. der Gegenseite ab 50 pg/ml bzw. 200 pg/ml und im vorderen oberen Mediastinum schon ab 500 pg/ml vor Erstoperation vorliegen (Machens et al. 2010). Fernmetastasen können ebenfalls ab einem basalen Kalzitoninspiegel von 500 pg/ml (Normwert <10 pg/ml) vor Erstoperation histologisch nachgewiesen werden (Machens et al. 2010). In einer multivariaten Analyse war die prognostische Aussagekraft eines basalen Kalzitoninspiegels ≥500 pg/ml vor Operation größer als die Aussagekraft des histopathologischen Lymphknotenbefalls oder Rezidivstatus (Machens et al. 2005). Bei dieser Höhe des basalen Kalzitoninspiegels nach dem Ersteingriff geht man vom Vorliegen einer Fernmetastasierung aus (Leboulleux et al. 2004). Bei basalen Kalzitoninspiegeln unterhalb von 250 pg/ml lassen sich Tumorherde, von wenigen Ausnahmen abgesehen, bildgebend nicht nachweisen (Yen et al. 2003).

Gendiagnostik

Aufgrund der Tragweite der Diagnose eines MEN-2-Syndroms und der Seltenheit der mit dem MEN-2-Syndrom assoziierten Tumoren sollte bei jedem Patienten mit medullärem Schilddrüsenkarzinom, insbesondere bei zusätzlichem Nachweis eines Phäochromozytom oder primären Hyperparathyreoidismus, nach entsprechender humangenetischer Beratung und Einwilligung ein Gentest auf Keimbahnmutationen im RET-Protoonkogen vorgenommen werden (▶ Kap. 6.2.1). Bei negativem Gentest kann sich die weitere Nachsorge auf Verlaufskontrollen des medullären Schilddrüsenkarzinoms beschränken.

Nicht-invasive bildgebende Diagnostik

Aufgrund ihres hohen Auflösungsvermögens ist die **Ultraschalluntersuchung** der Halsweichteile erste Wahl zur Bestimmung von Größe und Lage des echoarmen Primärtumors, zum Ausschluss bzw. Nachweis breitflächigen organüberschreitenden Tumorwachstums und eines Befalls der Halslymphknoten.

Bei kleinen Tumoren unter 5 mm und im Mediastinum stößt der Ultraschall jedoch an seine Grenzen. In unklaren Fällen kommen **Computertomographie** und **Kernspintomographie** aufgrund ihres besseren Auflösungsvermögens in tieferen Körperregionen, nach Voroperationen und bei organüberschreitendem Wachstum zum Einsatz. Hinsichtlich der Unterscheidung zwischen Kompression und Infiltration von Trachea, Ösophagus und Gefäßnervenscheide ist die Kernspintomographie der kontrastmittelverstärkten Computertomographie vorzuziehen. Beide Verfahren eignen sich zum Nachweis von Fernmetastasen. Bei persistierender Hyperkalzitoninämie können Resttumor und Rezidive durch die **[^{18}F]Fluor-2-Desoxy-D-Glukose-Positronenemissionstomographie** (^{18}FDG-PET) oder **[^{18}F] Fluor-L-Dihyroxyphenylalanin-PET-CT** (^{18}F-DOPA-PET-CT) lokalisiert werden. Andere in der klinischen Routine eingesetzte szintigraphische Verfahren (^{131}I-MIBG-, ^{99m}Tc-DMSA- und ^{111}In-Octreotid-Szintigraphie) sind in ihrer Sensitivität der Positronenemissionstomographie meist unterlegen.

Invasive Diagnostik

Nach Lokalisation eines suspekten echoarmen Schilddrüsenknoten bzw. vergrößerter Halslymphknoten sollte die Verdachtsdiagnose mittels **ultraschallgestützter Feinnadelpunktion** zytologisch gesichert werden. In Anbetracht der hohen Treffsicherheit und Sensitivität der Feinnadelpunktionszytologie (Forrest et al. 1998) sind offene Biopien heute nur noch in seltenen Ausnahmefällen indiziert. Bei bildgebendem Verdacht auf Infiltration von Larynx, Trachea und Ösophagus sind eine **Laryngo-**, **Tracheo-** bzw. **Ösophagoskopie** zum Ausschluss einer Tumorinfiltration durchzuführen und endoskopisch Biopsien von verdächtigen Arealen zu entnehmen und histologisch zu untersuchen.

Bei persistierender Hyperkalzitoninämie unter 500 pg/ml nach Erstoperation und negativer Bildgebung kann die

selektive Venenkatheterisierung bei der Eingrenzung mikroskopisch kleiner Tumorrezidive helfen (Leboulleux et al. 2004). Hierbei werden nach Katheterisierung der beiden Venae jugulares internae, der oberen Hohlvene und der rechten oder linken Lebervene peripher und aus allen Kathetern Blutproben basal und nach Kalzitoninstimulation gewonnen. Infolge Venenligatur und -resektion im Halsbereich kann bei voroperierten Patienten der venöse Abstrom jedoch so stark verändert sein, dass eine eindeutige Interpretation der Befunde schwierig werden kann.

Bei Kalzitoningradienten über 2,5 (zentral gegenüber peripher) liegt in der venös drainierten Region in 100 % und bei Gradienten zwischen 1,5 und 2,5 in 27 % der Fälle histologisch ein Tumor vor (Ben Mrad et al. 1989). Bei erhöhtem Lebervenengradienten ist von Mikrometastasen der Leber auszugehen (Tung et al. 1995). Bei ohnehin geplanter systematischer Revision der zentralen und lateralen Lymphknotenkompartimente erscheint die selektive Venenkatheterisierung entbehrlich. Auf der Leber- und Lungenoberfläche gelegene Mikrometastasen können mittels **Thorakoskopie** bzw. **Laparoskopie** und endoskopischer Biopsie histologisch gesichert werden. So konnten bei 19 % von 36 Patienten miliäre Lebermetastasen, die bildgebend nicht nachweisbar waren, laparoskopisch festgestellt werden (Tung et al. 1995). In einer anderen Serie von 32 Patienten mit medullärem Schilddrüsenkarzinom konnten Lebermetastasen, die sich dem Nachweis in anderen bildgebenden Verfahren entzogen hatten, mittels **arterieller Angiographie der Leber** in 89 % der Fälle dargestellt werden (Esik et al. 2001).

Therapie sporadischer Karzinome

O. Gimm, A. Machens, H. Dralle

Therapie der Wahl medullärer Schilddrüsenkarzinome ist die Operation. Ziel der Operation ist die komplette Entfernung des Primärtumors und der befallenen lokoregionären Lymphknoten.

Ungefähr 75 % aller Patienten mit medullärem Schilddrüsenkarzinom haben keine Keimbahnmutation im RET-Protoonkogen und müssen bei negativer Familienanamnese und fehlenden Hinweisen für ein MEN-2-Syndrom (▶ Kap. 6.2) als sporadische medulläre Schilddrüsenkarzinome eingestuft werden.

Der Operationserfolg wird frühpostoperativ durch einen Vergleich von präoperativem und postoperativem Kalzitoninwert beurteilt. Generell ist die Rate stimuliert normalisierter Kalzitoninwerte (sog. biochemische Heilung) nach Primäreingriffen höher als nach Reoperationen (Gimm et al. 1998). Dem adäquaten Primäreingriff kommt deshalb eine besondere Bedeutung zu. Aus diesem Grund sollte die Diagnose eines medullären Schilddrüsenkarzinoms bereits präoperativ, spätestens jedoch intraoperativ gestellt werden.

Operative Therapie

Indikationsstellung

Die präoperative Diagnose eines sporadischen medullären Schilddrüsenkarzinoms kann im Unterschied zur hereditären Form nicht durch eine Keimbahnmutationsanalyse von RET erfolgen. Sie erfolgt hingegen durch den Nachweis eines erhöhten und stimulierbaren Serumkalzitoninwertes, welcher die Tumorlast des Patienten besser widerspiegelt als der CEA-Wert (Machens et al. 2010). Kalzitonin kann mit Pentagastrin (0,5 µg//kg KG, verdünnt auf 5–10 ml, injiziert in 5–15 Sekunden) oder Kalzium (2–2,5 mg/kg KG von einer 10 % Ca^{2+}-Lösung, injiziert in ca. 1 min) stimuliert werden. Neuere Untersuchungen haben zudem nachgewiesen, dass es seitens des Kalzitoninwertes Geschlechtsunterschiede gibt. Aufgrund des Umstandes, dass die Schilddrüsen von Männern mehr C-Zellen als die Schilddrüsen von Frauen haben, liegt bei Männern der physiologische Kalzitoninspiegel höher als bei Frauen (Machens et al. 2009). Die basalen Kalzitoningrenzwerte, welche für das Vorliegen eines medullären Schilddrüsenkarzinoms sprechen, liegen daher bei Frauen bei 50 pg/ml (ca. 15 pmol/l) und bei Männern bei 100 pg/ml (ca. 29 pmol/l). Stimuliert liegen die Kalzitonin-Grenzwerte bei 250 pg/ml bzw. 500 pg/ml (Machens et al. 2009). Liegen die Kalzitoninwerte hingegen unter den angegebenen Grenzwerten, kann zunächst eine erneute Evaluation nach 4–6 Monaten erfolgen. Wahrscheinlich haben die meisten Patienten mit einer sporadischen und stimulierbaren Hyperkalzitoninämie unterhalb der Grenzwerte eine **C-Zellhyperplasie** (CCH), von der bisher nicht bekannt ist, dass sie einen signifikanten Risikofaktor für die Entstehung eines medullären Schilddrüsenkarzinoms darstellt. Bei Hyperkalzitoninämie und gleichzeitig bestehendem Knoten sollte aus malignitätsverdächtigen Knoten in Zweifelsfällen eine Aspirationszytologie gewonnen werden.

Beim medullären Schilddrüsenkarzinom stellen der Primärtumor und die lokoregionären Lymphknotenmetastasen die Schrittmacher der Erkrankung dar. Auch bei Vorliegen von Fernmetastasen kommt der lokalen Tumorkontrolle daher eine wichtige Bedeutung zu, da Fernmetastasen lange stationär bleiben können, und zervikomediastinale Komplikationen wie Trachea- bzw. Ösophagusinfiltration unbedingt zu vermeiden sind (Gimm et al. 1997; Machens et al. 1999; Machens et al. 2004).

Patientenaufklärung und Anästhesie

Bei der präoperativen Aufklärung ist auf die bekannten Risiken einer Schilddrüsenoperation einzugehen. Dabei muss die im Einzelfall besondere Bedeutung einer möglichen Rekurrensparese speziell berücksichtigt werden. Die prä- und postoperative Untersuchung der Stimmbandfunktion ist daher obligat. Auch muss der Patient auf das Risiko einer Hypokalzämie und die damit verbundenen Folgen hingewiesen werden. Besondere Bedeutung kommt dabei der Begründung des erforderlichen Ausmaßes der Lymphknotendissektion zu, da diese das Risiko einer Hypokalzämie deutlich erhöht (Cheah et al. 2002). Bei ausgedehnter Lymphknotendissektionen besteht darüber hinaus u. a. das Risiko einer Phrenicusparese oder eines Horner-Syndroms.

Thyreoidektomie

Bei sporadischen Karzinomen sollte stets eine totale Thyreoidektomie durchgeführt werden. Bei erst postoperativem Nachweis eines sporadischen medullären Schilddrüsenkarzinoms und nur subtotaler Schilddrüsenresektion kann auf eine komplettierende Thyreoidektomie verzichtet werden, wenn der Primärtumor <10 mm groß und Kalzitonin postoperativ stimuliert im Normbereich ist (Miyauchi et al. 2000; Dralle et al. 2005).

Technik Der Zugang erfolgt über den Kocher-Kragenschnitt, bei gleichzeitiger zervikolateraler Lymphknotendissektion mit Erweiterung lateral und/oder kranial. Die totale Thyreoidektomie erfolgt im eigenen Vorgehen bei sicherer Diagnose immer en bloc und zusammen mit dem zervikozentralen Kompartiment (■ Abb. 2.55; Dralle et al. 1996).

Eine Darstellung des **N. laryngeus recurrens** sowie der Nebenschilddrüsen ist obligat. Die Nervdarstellung gelingt am einfachsten kaudal der Kreuzungsstelle von A. thyreoidea inferior und N. laryngeus recurrens. Ein Anschlingen oder Ergreifen des Nervs mit der Pinzette sollte unbedingt vermieden werden. Die gesamte Operation erfolgt im eigenen Vorgehen mit Lupenbrille, bipolarer Koagulation und Neuromonitoring.

Die oberen **Nebenschilddrüsen** können meist in situ belassen werden, bei den unteren Nebenschilddrüsen ist dies wegen der im Rahmen einer Lymphknotendissektion oftmals verminderten und somit unzureichenden Blutversorung nur selten möglich. Nicht-tumorbefallene, devaskularisierte Nebenschilddrüsen sollten entnommen und in mehrere Partikel zerkleinert autotransplantiert werden. Wir bevorzugen dafür den rechten M. sternocleidomastoideus (bessere Wiedererkennung bei Reeingriffen), die entsprechende Stelle wird mit einem nicht resorbierbaren Faden markiert.

Lymphknotendissektion

> **Da bereits zum Zeitpunkt der Diagnosestellung bei 50–80 % aller Patienten einem sporadischen medullären Schilddrüsenkarzinom lokoregionäre Lymphknotenmetastasen vorliegen, ist stets eine Lymphknotendissektion durchzuführen.**

In der Regel liegt eine Mikrometastasierung vor, die sich dem prä- aber auch dem intraoperativen Nachweis entzieht. Die Lymphknotenmetastasen treten zudem ebenso wie Fernmetastasen multipel auf. Dies schließt eine selektive Dissektionstechnik, wie z. B. das „berry picking" unter kurativer Intention, aus. Es ist hingegen stets eine systematische Dissektionstechnik anzuwenden, bei der das die Lymphknoten enthaltende Fettgewebe en bloc entfernt wird. Nerven, Gefäße und Muskeln bleiben dabei erhalten, sofern nicht eine unmittelbare Tumorinfiltration vorliegt.

Ausmaß der Lymphknotendissektion Da eine ipsilaterale laterale Lymphknotenmetastasierung bereits bei prätherapeutischen basalen Werten >20 pg/ml vorliegen kann (Machens et al. 2010), sollte im Rahmen der Primäroperation neben einer zervikozentralen Lymphknotendissektion (K1) stets die ipsilaterale laterale Lymphknotendissektion (K2 bzw. K3) synchron erfolgen (■ Abb. 2.55). Bei basalen Kalzitonin-Werten >200 pg/ml sollte wegen der hohen Wahrscheinlichkeit auch kontralateraler lateraler Lymphknotenmetastasen stets eine komplette zervikale Lymphknotendissektion (zervikozentral und zervikolateral beidseits; K1+K2+K3) vorgenommem werden (Machens et al. 2010).

Ein mediastinaler Lymphknotenbefall wurde im Rahmen der Primäroperation außer bei Tumoren mit extrathyreoidaler Ausbreitung nur selten (<10 %) nachgewiesen (Gimm et al. 1998; Machens et al. 2002). Dies gilt nicht für Reoperationen, bei denen ca. 1/3 aller Patienten eine mediastinale Lymphknotenmetastasierung aufweist, die sich der bildgebenden Darstellung meist entzieht (Gimm et al. 1997). Die Indikation zur mediastinalen Dissektion ist bei Nachweis von mediastinalen Lymphknotenmetastasen bzw. Lymphknotenmetastasen im zervikomediastinalen Übergang gegeben. Risikofaktoren für einen mediastinalen Lymphknotenbefall sind eine extrathyreoidale Tumorausbreitung des Primärtumors, ein kontralateraler sowie ein bilateraler zervikaler Lymphknotenbefall, ein präoperativer Kalzitoninwert >6000 pg/ml sowie das Vorhandensein von Fernmetastasen (Machens et al. 2004), in diesen Fällen sollte eine mediastinale Dissektion erwogen werden.

Schwierig kann die Entscheidung über Indikation und Ausmaß einer Lymphknotendissektion sein, wenn primär bildgebend gleichzeitig Fernmetastasen nachgewiesen wurden. In diesen Fällen muss die Entscheidung über das Ausmaß der Lymphknotendissektion auf der Einschätzung der Krankheitssituation insgesamt basieren (Dynamik der Erkrankung, Allgemeinzustand, Patientenalter). Hinsichtlich der Abschätzung der individuellen Tumordynamik ist die Bestimmung der Verdoppelungszeit der Tumormarker Kalzitonin und CEA sehr hilfreich (Saad et al. 1984; Jackson et al. 1984). Eine Verdopplungszeit von mehr als 2 Jahren spricht nicht für eine progressive Tumordynamik (Barbet et al. 2005; Laure Giraudet et al. 2008). Eine lokale Tumorkontrolle ist anzustreben, da der lokale Tumorprogress subjektiv und objektiv nicht selten als Schrittmacher der Erkrankung wirkt.

Technik Die zervikozentrale Lymphknotendissektion erfolgt *en bloc* mit der Thyreoidektomie, d. h., die Schilddrüse und das zervikozentrale Lymphknotenkompartiment werden als eine Einheit entfernt. Dabei wird zunächst die Schilddrüse mobilisiert, anschließend erfolgt die zentrale Lymphknotendissektion in kaudokranialer Richtung, zunächst ipsilateral, dann kontralateral (Dralle et al. 1996; Dralle et al. 2001).

Bei gegebener Indikation zur zervikolateralen Lymphknotendissektion ist der Kocher-Kragenschnitt nach lateral und/oder kranial zu erweitern. Die Dissektion kann bei ausgedehntem Lymphknotenbefall durch Inzision des M. sternocleidomastoideus erleichtert werden. Die Präparation der Kompartimente erfolgt in zentripetaler (zuerst zervikolateral, dann zentral) sowie kaudokranialer Richtung. Wichtig bei der zervikolateralen Ausräumung ist auch die Dissektion inter- und retrofaszikulärer Lymphknoten im Bereich des zervikobrachialen Nervenplexus.

Ist die mediastinale Dissektion indiziert, so führen wir diese stets transsternal durch. Zunächst erfolgt die Auslösung des Thymus, anschließend die Präparation kaudal bis an die V. azygos und lateral bis an die Grenze der mediastinalen Pleura. Auch die Präparation des mediastinalen Kompartiments erfolgt in kaudokranialer Richtung. Die Dissektion des Mediastinums erfolgt vor der Lymphknotendissektion des zervikozentralen Kompartiments, das – nach der Lymphknotendissektion der zervikolateralen Kompartimente – en bloc mit dem mediastinalen Kompartiment entfernt wird.

Nichtoperative Therapie

Zur Behandlung nicht-resektabler bzw. metastasierter medullärer Schilddrüsenkarzinome stehen eine Reihe nichtoperativer Therapieverfahren zur Verfügung.

Radiojodtherapie Zwar ist die routinemäßige postoperative Radiojodtherapie wie sonst bei Patienten mit differenziertem Schilddrüsenkarzinom wegen der fehlenden Jodspeicherung der Tumorzellen nicht indiziert. Experimentelle Kombinationstherapien einer Radioimmunotherapie mit radiojodmarkierten CEA-Antikörper und einer Chemotherapie (Dacarbazin, Paclitaxel) sind jedoch sehr vielversprechend (Stein et al. 2002; Stein et al. 2004). Eine Vorbehandlung mit Angiogenese-hemmenden Subtanzen scheint die Wirksamkeit der Radioimmunotherapie weiter zu steigern (Kraeber-Bodéré et al. 2010). Klinische Ergebnisse liegen bisweilen allerdings nicht vor. Erste klinische Erfahrungen mit der Yttrium-markierten Radioligandentherapie (**DOTATOC**) bei fortgeschrittenem medullären Schilddrüsenkarzinom sind vielversprechend. So wurde bei bis zu 10 % der Patienten eine bildgebend komplette Remission und bei gut 50 % eine Stabilisierung erreicht (Bodei et al. 2004). Nach Behandlung mit radiojodmakiertem Metaiodobenzylguanidine (MIBG) wurde eine partielle Remission bzw. Stabilisierung bei jeweils 30 % der Patienten beobachtet (Castellani et al. 2008).

Externe Radiatio Der Erfolg der externen Radiatio ist sehr eingeschränkt, ihr Einsatz ist limitiert, und Reoperationen sind nach einer Radiatio erheblich erschwert. Des Weiteren kann die externe Radiatio mit erheblichen Nebenwirkungen verbunden sein (Nguyen et al. 1992). Die routinemäßige postoperative Radiatio muss daher unbedingt vermieden werden (Samaan et al. 1988). Solange die Möglichkeit zur Reoperation besteht, sollte diese genutzt werden. Bei inoperablen Karzinomen oder nicht-resektablen ossären Fernmetastasen hat die externe Radiatio jedoch durchaus ihren Stellenwert (Simpson 1990), ohne jedoch die Überlebensrate zu beeinflussen (Martinez et al. 2010).

Chemotherapie Die Anwendung verschiedener Chemotherapeutika hat bisher nur in Einzelfällen zu Remissionen geführt (Schlumberger et al. 1995). Experimentelle Untersuchungen mit neuen Chemotherapeutika wie z. B. Camptothecin und Paclitaxel sind vielversprechend, jedoch müssen Studien erst noch die klinische Effektivität zeigen (Kaczirek et al. 2004). Die besten klinischen Erfolge werden derzeit mit Dacarbazine, Fluorouracil und Doxorubicin erzielt (Kloos et al. 2009).

Octreotid Das Somatostatinanalogon Octreotid hat sich zwar in der Diagnostik medullärer Schilddrüsenkarzinome bewährt, ein therapeutischer Nutzen bei der Behandlung von Metastasen konnte bisher jedoch nicht nachgewiesen werden (Frank-Raue et al. 1993). Bei einigen Patienten konnte Octreotid zu einer Besserung von Symptomen führen, die durch einen erhöhten Kalzitoninspiegel verursacht werden (z. B. Diarrhö), jedoch ohne dass dadurch eine Verminderung der Tumormasse erzielt wurde (Mahler et al. 1990). Vor kurzem wurde über eine erhöhte Toxizität von Irinotecan in Octreotid-markierten Liposomen gegenüber freiem Irinotecan in vitro berichtet (Iwase et al. 2011).

Tyrosinkinaseinhibitoren Inzwischen wurden einige Phase-II-Studien veröffentlicht (de Groot et al. 2007; Schlumberger et al. 2009; Lam et al. 2010; Wells et al. 2010). Die Ergebnisse zeigen, dass eine Behandlung mit den derzeit zur Verfügung stehenden Tyrosinkinaseinhibitoren zum Teil ausgeprägte Nebenwirkungen mit sich bringt. Die Remissionsraten liegen insgesamt unter den

Erwartungen. Eine Behandlung ist derzeit nur innerhalb Studien möglich.

Ergebnisse

Dem frühpostoperativen Kalzitoninwert kommt eine prognostisch signifikante Bedeutung zu (Girelli et al. 1994; Dottorini et al. 1996; Bergholm et al. 1997). Bei Vorliegen von Fernmetastasen, einer extrathyreoidalen Tumorausbreitung, mehr als 10 Lymphknotenmetastasen oder einem Lymphknotenbefall von mehr als 2 lokoregionären Kompartimenten ist eine postoperative Normalisierung des Kalzitoninwerts nicht zu erwarten (Gimm et al. 1998; Machens et al. 2000).

In Einzelfällen wurde im Rahmen der Nachsorge von einem erneuten Anstieg eines initial normalen Kalzitoninwertes berichtet (Block et al. 1980; Jackson et al. 1983). Anderseits kann es auch zu einem Abfall des Kalzitoninwertes ohne weitere therapeutische Maßnahmen kommen. Letzteres muss nicht unbedingt eine Verminderung der Tumormasse bedeuten, sondern kann vielmehr eine Dedifferenzierung des Karzinoms mit konsekutiver Minderexpression von Kalzitonin bedeuten, was eher mit einer Prognoseverschlechterung einhergeht (Busnardo et al. 1984).

Die biochemische Heilungsrate hängt sehr von dem Metastasierungspotenzial des Primärtumors ab. So können ca. 60 % der Patienten ohne Lymphknotenmetastasen, hingegen aber nur ca. 10 % der Patienten mit Lymphknotenmetastasen biochemisch geheilt werden (Machens et al. 2005).

Auch bei Vorliegen von mediastinalen Lymphknotenmetastasen kann nach 4-Kompartment-Lymphknotendissektion (zervikozentral, zervikolateral beidseits, zervikomediastinal; K1+K2+K3+K4) in bis zu 10 % der Fälle eine biochemische Heilung erreicht werden (Gimm et al. 1997).

Nachsorge

Nach totaler Thyreoidektomie ist stets eine **Schilddrüsenhormonsubstitution** notwendig. Die Substitution hat sich nach dem TSH-Wert zu richten, eine TSH-Suppression wird im Unterschied zum differenzierten Schilddrüsenkarzinom jedoch nicht angestrebt.

Die Tumornachsorge ist lebenslang durchzuführen. Dabei sollten sowohl **Kalzitonin** und **CEA** bestimmt werden. Kalzitonin sollte bei basal grenzwertig erhöhtem Wert unter Stimulationsbedingungen untersucht werden. Bei einem Anstieg des Kalzitonins oder bei Symptomen, die auf ein Rezidiv deuten, sollten entsprechende diagnostische Lokalisationsverfahren eingesetzt werden. Bei einem Patienten mit nachgewiesenen Fernmetastasen und bereits basal pathologischem Kalzitonin kann der Kalzitoninstimulationstest entfallen, weil sich daraus kein Informationsgewinn mit therapeutischen Konsequenzen ergibt.

Therapie familiärer Karzinome

O. Gimm, A. Machens, H. Dralle

Bei ungefähr 25 % aller Patienten mit medullärem Schilddrüsenkarzinom ist eine Keimbahnmutation des RET-Protoonkogens nachweisbar. In diesen Fällen liegt ein hereditäres medulläres Schilddrüsenkarzinom vor, welches Bestandteil der multiplen endokrinen Neoplasie Typ 2 (MEN 2) ist. Dieses autosomal-dominante Syndrom umfasst aus klinischer Sicht 3 unterschiedliche Erkrankungsformen: FMTC (familiäres MTC; „MTC-only"), MEN 2a und MEN 2b (▶ Kap. 6.1).

Operative Therapie

Indikationsstellung Bezüglich der Indikation zur Operation unterscheidet man beim hereditären medullären Schilddrüsenkarzinom Indexpatienten von Screening-Patienten. Indexpatienten sind die Patienten in einer Familie mit hereditärem medullären Schilddrüsenkarzinom, bei denen die Diagnose als erstes gestellt wird. Bei diesen Patienten liegt zum Zeitpunkt der Diagnose bereits ein klinisch manifestes medulläres Schilddrüsenkarzinom vor, somit ist die Indikation zur Operation gegeben. Screening-Patienten sind die Patienten in einer Familie mit hereditärem medullären Schilddrüsenkarzinom, bei denen nach Identifizierung des Indexpatienten die familienspezifische RET-Keimbahnmutation nachgewiesen wird. Bei diesen Patienten muss noch kein medulläres Schilddrüsenkarzinom vorliegen. Da bekannt ist, dass bis zu 70 % aller Mutationsträger bis zu ihrem 70. Lebenjahr ein klinisch manifestes Karzinom entwickeln (Ponder et al. 1988), wird bei den Screening-Patienten ein MEN-2-spezifischer RET-Mutationsnachweis als ausreichend für die Operationsindikation angesehen.

Bereits früh konnte eine Genotyp-Phänotyp-Korrelation nachgewiesen werden (Eng et al. 1996). Für die Klinik bedeutet dies, dass die Wahrscheinlichkeit für die Transformation einer C-Zellhyperplasie als benigne Vorstufe zum medullären Schilddrüsenkarzinom altersabhängig von der jeweiligen Mutation abhängt (Machens et al. 2003b). So können Patienten mit einer Mutation in Kodon 634 bereits im Alter von unter 1 Jahr ein medulläres Schilddrüsenkarzinom entwickeln, wohingegen Patienten mit einer Mutation in Kodon 791 dies offensichtlich erst jenseits des 15. Lebensjahres tun (Machens et al. 2003b, ▶ Kap. 6.2). Auch hinsichtlich der weiteren Progression vom nodal-negativen medullären Schilddrüsenkarzinom zum nodal-positiven medullären Schilddrüsenkarzinom wurde eine Kodon-Abhängigkeit nachgewiesen (Machens et al. 2003b). Von großer klinischer Bedeutung ist der basale Kalzitoninwert, ein normaler basaler Kalzitoninspiegel vor der Erstoperation schließt Lymphknotenmetastasen mit an Sicherheit grenzender Wahrscheinlichkeit aus (Machens et al. 2009).

2

◘ Abb. 6.10 in Kap. 6.2.3 veranschaulicht die derzeitige Empfehlung bezüglich Zeitpunkt und Operationsausmaß bei Patienten mit hereditärem medullären Schilddrüsenkarzinom.

Thyreoidektomie Es ist stets eine totale Thyreoidektomie durchzuführen. Dies insbesondere, da 80–90 % der hereditären medullären Schilddrüsenkarzinome multifokal und bilateral auftreten und prinzipiell jede C-Zelle die Potenz zur Karzinogenese in sich birgt.

Lymphknotendissektion Die Technik der Lymphknotendissektion weicht nicht von der des sporadischen Karzinoms ab. Im Rahmen einer prophylaktischen Thyreoidektomie kann bei jungen, asymptomatischen Genträgern von einer routinemäßigen zervikozentralen Lymphknotendissektion abgesehen werden, wenn das basale Kalzitonin im Normbereich liegt (Machens et al. 2009).

MEN 2b Abweichend von dem Vorgehen bei FMTC bzw. MEN-2a-MTC ist bei Vorliegen eines MEN-2b-Syndroms die Indikation zur Operation baldmöglichst nach Diagnosestellung gegeben, da ein medulläres Schilddrüsenkarzinom hier bereits wenige Monate postpartal auftreten kann (Telander et al. 1989; Machens et al. 2003b) und aufgrund des erkrankungsspezifisch wesentlich frühzeitigeren Beginns der Karzinomentwicklung zum Diagnosezeitpunkt meist eine fortgeschrittene lokoregionäre, nicht selten auch hämatogene Metastasierung vorliegt. In jedem Fall sollte bei MEN-2b-Patienten mit nachweisbarem Tumor eine komplette zervikale Lymphknotendissektion (K1+K2+K3) durchgeführt werden.

Adjuvante Therapie

Ausführungen zu adjuvanten Therapien finden sich in ▶ Abschn. 2.9.3.2.

Nachsorge

Die sich aus dem Nachweis einer MEN-2-spezifischen Mutation von RET ergebenden Konsequenzen werden in ▶ Kap. 6.2 näher erläutert.

Therapie von Lokalrezidiven und Metastasen

H. Dralle, O. Gimm, A. Machens

Der postoperative Nachweis einer Hyperkalzitoninämie stellt aufgrund der Sensitivität des Tumormarkers Kalzitonin das biochemische Korrelat persistierender Tumorzellen dar. Die Höhe der Kalzitoninspiegel korreliert bis auf seltene Fälle bei dedifferenzierten medullären Karzinomen mit der Tumorzellmasse. Asymptomatische Hyperkalzitoninämien sind ein häufiger postoperativer Befund (>60 %) und meist Folge einer lymphogenen und/oder hämatogenen Mikrodissemination. Tumorassoziierte Symptome, wie z. B. Diarrhö, entwickeln sich bei Patienten mit persistierender Hyperkalzitoninämie meist erst beim Auftreten progredienter Makrometastasen. Aufgrund der nicht ungünstigen Prognose mit 10-Jahres-Überlebensraten von über 80 % bei symptomloser postoperativer Hyperkalzitoninämie erfolgt die Indikationsstellung zur Operation in jedem Einzelfall nach sorgfältiger Prüfung der individuellen Risiken, der Art und Ausdehnung der Voroperation(en) sowie der bildgebenden Befunde zur Lokalisation des Rezidivs.

Das medulläre Karzinom (MTC) ist tumorbiologisch im Gegensatz zum papillären Schilddrüsenkarzinom nicht nur durch eine frühzeitige lymphogene, sondern auch hämatogene Metastasierung gekennzeichnet. Systematische Untersuchungen haben gezeigt, dass trotz radikaler Chirurgie nur bei ca. 40 % der nodal-negativen und 10 % der nodal-positiven Patienten mit sporadischem oder hereditärem medullärem Karzinom eine biochemische Heilung, d. h. Normalisierung stimulierter Kalzitoninspiegel erreicht werden kann (Machens et al. 2005). Auf der anderen Seite ist lange bekannt, dass trotz persistierender Hyperkalzitoninämie auch nach konventioneller Chirurgie 5- und 10-Jahres-Überlebensraten von 60–90 % erreicht werden können (van Heerden et al. 1990; Pellegriti et al. 2003). Da bildgebend nachweisbare Fernmetastasen beim medullären Karznom den stärksten Risikofaktor für das Überleben darstellen (Esik et al. 2002), kommt dem bildgebenden Fernmetastasennachweis in Verbindung mit der klinischen Verlaufsbeurteilung eine entscheidende Bedeutung in der Entscheidungsfindung zur Reoperation beim medullären Karzinom zu. Externe Bestrahlung, Chemotherapie, Radioligandentherapie und medikamentös-symptomatische Therapie haben ihren Hauptindikationsbereich in der Palliation, nicht jedoch als Alternative zur potenziell-kurativen lokoregionären Rezidivchirurgie (Schuck et al. 2005; Mann et al. 2005; Baum et al. 2004).

Bildgebende Rezidivdiagnostik

Neben den konventionellen Verfahren der Rezidivdiagnostik (Sonographie, Feinnadelaspirationszytologie, Computer- und Magnetresonanzsonographie, Szintigraphie mit radioaktivem MIBG, Penta-DMSA und Octreotid), die ihren unveränderten Stellenwert in der Stufendiagnostik haben, kommen nicht-invasive (FDG-PET, PET-CT, DOPA-PET/CT, Somatostatinrezeptor-PET, Immunszintigraphie; Baum u. Hofmann 2004; Mirallie et al. 2005; Brückel et al. 2001), selten auch invasive Verfahren (selektiver Venenkatheter, Angiographie, Laparoskopie, Thorakoskopie) (Ben Mrad et al. 1989; Frank-Raue et al. 1992; Tung et al. 1995; Gautvik et al. 1989; Szavcsur et al. 2005) zum Einsatz, die die Nachweisgrenze von Rezidiven bis in den Bereich unter 1 cm erweitert haben.

Mit Hilfe dieser Techniken konnte allerdings nicht nur eine bessere Treffsicherheit in der Metastasenlokalisation erzielt werden, sondern es zeigte sich auch, dass in bis zu 90 % der Patienten mit persistierender Hyperkalzitoninämie disseminierte peripher-systemische (Mikro-) Metastasen vorliegen (Szavcsur et al. 2005; Mirallie et al. 2005). Der Anteil Patienten mit persistierender Hyperkalzitoninämie, die von Therapiebeginn an eine Systemerkrankung aufweisen, ist somit sehr viel höher, als bislang angenommen.

Indikationen zur chirurgischen Therapie

Da **Fernmetastasen** beim MTC nahezu ausschließlich multipel auftreten, besteht selten eine Indikation zur Fernmetastasenentfernung. Eigene Erfahrungen in der viszeralen Metastasenchirurgie beim MTC beziehen sich daher auf seltene Indikationen unter palliativer Intention, bei denen z. B. Leberresektionen dominanter Lebermetastasen oder Resektionen bei Lungenmetastasen bzw. mediastinal-parahilären Lymphknotenmetastasen durchgeführt wurden, wenn durch nicht-operative Therapiemaßnahmen eine Beschwerde- und Symptomverbesserung nicht erreicht werden konnte und der Zustand des Patienten unter Berücksichtigung der Belastung des Eingriffs erwartungsgemäß zumindest für eine gewisse Zeit gebessert werden konnte. Unter diesen Voraussetzungen ist die Indikation zur Metastasenresektion beim MTC immer eine individuelle Ausnahmeindikation.

Hinsichtlich der Indikation zur Reoperation von **Lokalrezidiven** und **lokoregionären Lymphknotenrezidiven** sind unabhängig von dem im Einzelfall die Therapieentscheidung modifizierenden Allgemeinzustand des Patienten folgende Tumorkonstellationen zu unterscheiden:

- Lokoregionäres Rezidiv ohne bildgebendem Nachweis von Fernmetastasen
- Lokoregionäres Rezidiv mit bildgebenden nicht-progredienten Fernmetastasen
- Lokoregionäres Rezidiv mit bildgebendem Nachweis progredienter Fernmetastasen

Im eigenen Vorgehen wird nach dem in ◘ Abb. 2.57 skizzierten Therapiealgorithmus verfahren. Bei postoperativ stimuliert **normalem Kalzitonin** ist auch nach inadäquater Erstoperation eine Komplettierungsoperation in der Regel nicht erforderlich, wenn es sich um ein sporadisches MTC handelt (Miyauchi et al. 2002). Beim hereditären MTC sollte dagegen in jedem Fall eine Komplettierungsoperation durchgeführt werden, da ansonsten die potenziell neoplastische Potenz der in situ verbliebenen C-Zellen unverändert bestehen bliebe. Als adäquater Ersteingriff beim MTC ist entsprechend den Leitlinien der Deutschen Gesellschaft für Chirurgie die primäre Durchführung einer totalen Thyreoidektomie mit zervikozentraler und bilateral-zervikolateraler Kompartment-orientierter Lymphadenektomie anzusehen (Dralle 2005).

Bei **erhöhten Kalzitoninspiegeln** ist nach inkompletter Voroperation eine lokoregionär-systematische, d. h. Kompartment-orientierte Komplettierung in der Regel auch dann zu empfehlen, wenn bildgebend kein lokoregionärer Rezidivnachweis erbracht werden konnte, da trotz negativer Bildgebung meist lokoregionäre Mikrometastasen nachgewiesen werden (Tisell et al. 1986). Die biochemische Heilungsrate ist jedoch auch bei diesen Patienten relativ niedrig (10–40 %), eine Situation, die eine umfassende präoperative Patienteninformation erfordert.

Transsternale mediastinale Lymphadenektomien und Reexplorationen sind nur bei prä- oder intraoperativem Nachweis von Tumorrezidiven im zervikomediastinalen Übergangsbereich oder im Mediastinum indiziert (Machens et al. 1999; Dralle 2002; Machens et al. 2004). **Zervikoviszerale Resektionen** bei Nachweis einer zervikoviszeralen Infiltration sind nur dann sinnvoll, wenn Fernmetastasen nicht nachgewiesen wurden oder bei Nachweis von Fernmetastasen keine signifikante Tumorprogredienz besteht bzw. nicht-operative Alternativtherapien zur Beherrschung gravierender zervikoviszeraler Obstruktionen nicht möglich sind, und wenn eine lokal-radikale Tumorresektion möglich erscheint (Machens et al. 2001a; Machens et al. 2001b; Chen et al. 1998). Bei zervikoviszeraler Infiltration mit signifikanter bzw. symptomatischer Tumorprogredienz sollten palliativ-symptomatische Therapieoptionen bevorzugt zum Einsatz kommen (externe Bestrahlung, Stentimplantation, Laserablation).

Inwieweit lokoregionäre Rezidiveingriffe nicht nur das lokale Rezidivrisiko senken, sondern auch das krankheitsfreie Überleben verlängern können, konnte bislang nicht nachgewiesen werden, da die Patientenkollektive aufgrund der Seltenheit des Tumors klein sind und Vergleichsgruppen im Rahmen eines prospektiven Studienkonzepts kaum gebildet werden können. Die Prognose nach operativer Behandlung eines MTC korreliert jedoch mit der Höhe des postoperativen Kalzitoninspiegels (Miyauchi et al. 1988; Dottorini et al. 1996), sodass geschlussfolgert werden kann, dass zumindest bei Fehlen signifikanter Fernmetastasen lokoregionäre Rezidiveingriffe einen positiven Effekt auf die Prognose haben können.

2.9.4 Undifferenzierte Schilddrüsenkarzinome

S. Hofmann

Undifferenzierte (anaplastische) Schilddrüsenkarzinome gehören zu den aggressivsten Tumorerkrankungen überhaupt, was sich auch heute noch durch eine infauste Prognose aus-

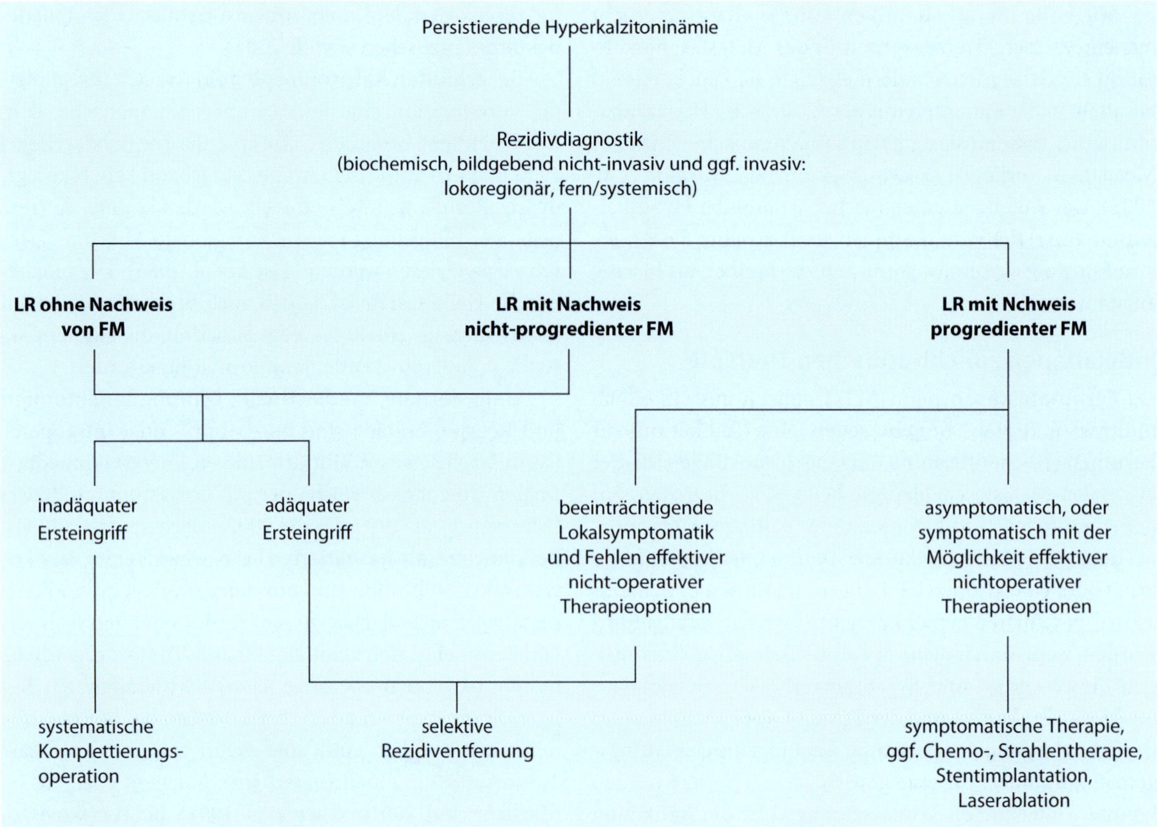

Abb. 2.57 Therapiealgorithmus bei persistierender Hyperkalzitoninämie

drückt. Sie machen mit einer Inzidenz von 1,6 % aller Schilddrüsenkarzinome bei einem Altersgipfel zwischen 60 und 70 Jahren nur einen kleinen Teil dieser Tumoren aus, sind aber für einen erheblichen Teil der tumorbedingten Todesfälle verantwortlich (Aschebrook-Kilfoy et al. 2011). Das mittlere Überleben beträgt in den größeren publizierten Serien, die häufig jedoch recht heterogen und über lange Zeit retrospektiv Daten zusammenfassen, zwischen 3 und 8 Monate (Tab. 2.35). Kleinere klinische Serien mit multimodalem Behandlungskonzept erreichen etwas höhere Überlebenszeiten von bis zu 10 Monaten (De Crevoisier et al. 2004). Die klinische Präsentation undifferenzierter Schilddrüsenkarzinome umfasst eine rasch wachsende Tumormasse am Hals mit häufig bereits zum Zeitpunkt der Diagnosestellung lokal fortgeschrittener Invasion, Lymphknoten- und Fernmetastasierung. Die Diagnostik umfasst neben einem akkuraten Staging durch moderne Bildgebung die histologische Sicherung der Diagnose und die Abgrenzung gegenüber differenzierten Schilddrüsentumoren, Sarkomen oder Lymphomen der Schilddrüse. Wenngleich keine systematischen Daten für eine evidenzbasierte Therapieempfehlung vorliegen, wird derzeit ein multimodaler Behandlungsansatz, bestehend aus Operation, hyperfraktionierter Strahlentherapie und Chemotherapie empfohlen.

Epidemiologie, Ätiologie und Pathogenese

Epidemiologie

Das Fehlen einer systematischen nationalen Tumordatenbank macht exakte Angaben zur Häufigkeit anaplastischer Schilddrüsenkarzinome in Deutschland schwierig, bei einer Inzidenz von 1–2 % aller malignen Schilddrüsentumoren kann etwa mit einer Häufigkeit von 50–100 Fällen pro Jahr gerechnet werden. Eine systematische Erhebung amerikanischer Datenbanken hat, basierend auf einer Fallzahl von 43.644 Patienten eine Inzidenz anaplastischer Karzinome von 1,6 % errechnet (Aschebrook-Kilfoy et al. 2011). Diese machten gleichwohl bis zu 40 % der tumorbedingten Todesfälle beim Schilddrüsenkarzinom aus, was die Aggressivität dieser Erkrankung unterstreicht. Insgesamt scheint die Häufigkeit anaplastischer Karzinome bei steigender Inzidenz differenzierter Schilddrüsenkarzinome konstant zu bleiben oder sich zu verringern (Agraval et al. 1996). Die Gründe für dieses Phänomen sind nicht exakt geklärt, es wird jedoch ein multifaktorielles Geschehen angenommen. Zum einen wurde eine Vielzahl vormals als anaplastische Schilddrüsenkarzinome diagnostizierter Tumoren mit differenzierten Untersuchungsmethoden reklassifiziert (Holting et al. 1990). Als ein weiterer Faktor wird die systematische und aggressivere Behandlung differenzierter Tumoren angesehen, die eine Entdifferenzierung zu anaplastischen Tumoren unwahrscheinlicher macht (McIver et al. 2001). Schließlich wurde, basierend auf dem Phänomen, dass anaplastische Schilddrüsenkarzinome in Jodmangelgebieten doppelt so häufig sind wie in solchen mit ausreichender Jodzufuhr, eine verbesserte Jodalimentation sowie darüber hinaus eine Verbesserung sozioökonomischer Faktoren als ein weiterer Faktor für die gleichbleibende bzw. sinkende Inzidenz anaplastischer Tumoren angenommen (Bakiri et al. 1998; Besic et al. 2010).

Ätiopathogenese Die Ätiopathogenese anaplastischer Schilddrüsenkarzinome wird als ein multifaktorielles Geschehen angesehen. Grundsätzlich unterscheidet man zwischen einer De-novo-Genese und einem Entstehen auf dem Boden eines vor- oder gleichzeitig bestehenden differenzierten Schilddrüsenkarzinoms (Demeter et al. 1991). Für das aggressive und invasive Wachstumsverhalten undifferenzierter Tumoren werden Mutationen in Tumorsuppressorgenen wie p53, der Verlust der physiologischen Regulation durch Wegfallen des TSH-Rezeptors sowie Aktivierung wachstumsfördernder und apoptosehemmender Signalkaskaden (z. B. B-Raf), wie auch gesteigerter Tumorneoangiogenese als ursächlich angesehen (Hoffmann et al. 2004; Smallridge et al. 2009; Woyach et al. 2009).

Klassifikation und klinische Symptomatologie

Wenngleich anaplastische Schilddrüsenkarzinome häufig viele der klassischen Differenzierungsmerkmale der Schilddrüsenzelle verloren haben, so ist dennoch davon auszugehen, dass sie ihren Ursprung in Follikelzellen haben. Die WHO unterscheidet neben der typischen spindelzelligen und epitheloidzelligen Form noch vier weitere Varianten anaplastischer Karzinome, diese scheinen jedoch keinen Unterschiede in der Prognose der Erkrankung auszumachen (Schmid et al. 2010). In der TNM-Klassifikation der UICC aus dem Jahre 2010 unterscheidet sich die Einteilung der anaplastischen Karzinome von der differenzierter Tumoren dadurch, dass alle entdifferenzierten Tumoren mit intrathyreoidaler Manifestation ins Stadium T4a und solche mit extrathyreoidaler Manifestation ins Stadium T4b eingeteilt werden.

Anaplastische Schilddrüsenkarzinome sind Tumoren der **höheren Lebensdekaden**, so liegt der Erkrankungsgipfel dieser Patienten bei 60–70 Jahren, in der größten Serie im Mittel bei 71 Jahren (Kebebew et al. 2005). Analog zu den differenzierten Schilddrüsenkarzinomen erkranken Frauen häufiger als Männer, etwa im Verhältnis 1/3 Männer zu 2/3 Frauen. In 25–35 % finden sich gleichzeitig oder in der Vorgeschichte differenzierte Schilddrüsenkarzinome, was die Hypothese einer möglichen Entdifferenzierung im Verlauf einer Erkrankung mit differenzierten Schilddrüsentumoren unterstreicht. In manchen Serien sind bis zu 71 % inzidentelle differenzierte Tumoren beschrieben (De Meter et al. 1991; McIver et al. 2001; Besic et al. 2005).

Das klinisch führende Symptom ist in nahezu allen Fällen anaplastischer Karzinome eine innerhalb weniger Wochen zunehmende **derbe Schwellung der Halsweichteile**. Die mittlere Tumorgröße betrug in der größten Serie zum Zeitpunkt der Erstvorstellung im Mittel 6,5 cm (Kebebew et al. 2005). Weitere klinische Symptome, bedingt durch lokale Kompression und Invasion, sind eine Fixation des Tumors gegen die Halsweichteile und manchmal auch gegen die Haut, Dysphagie, Dysphonie, Dyspnoe in Kombination mit Stridor, Schmerzen der Zervikalregion sowie gelegentlich eine obere Einflussstauung. Regional pathologisch vergrößerte Lymphknoten finden sich bei bis zu 40 % der Patienten und eine Rekurrensparese bei bis zu 30 %, häufig ein Zeichen lokaler Invasion und damit von Inoperabilität. Von wenigen Ausnahmen abgesehen, sind Patienten mit undifferenzierten Schilddrüsenkarzinomen euthyreot. Über 70 % der Patienten mit undifferenzierten Schilddrüsenkarzinomen haben zum Zeitpunkt der Diagnosestellung eine lokale Invasion der Halsweichteile, bis zu 75 % präsentieren Fernmetastasen (Ain et al. 1998). Die Prognose wird in den meisten Fällen durch lokale Affektion der Luftwege und Asphyxie und weniger durch die Fernmetastasierung bestimmt.

Eine nähere Aufschlüsselung zur Frage koexistierender Schilddrüsenpathologien ermöglicht eine Serie aus dem Jahre 2001 von McIver und Mitarbeitern. In 134 Fällen von undifferenzierten Schilddrüsenkarzinomen fanden sich 6 Patienten mit differenzierten Schilddrüsentumoren in der Anamnese (4,5 %). All diese Patienten waren durch Operation und postoperative Radiojodbehandlung therapiert worden. Die Diagnose des anaplastischen Schilddrüsenkarzinoms wurde in dieser Gruppe im Mittel 9,5 Jahre nach der Diagnose des differenzierten Tumors gestellt. Bei 25 Patienten fand sich zum Zeitpunkt der operativen Behandlung des anaplastischen Karzinoms koinzidentell ein differenziertes Schilddrüsenkarzinom im Präparat (19 %). Weitere 27 Patienten (20 %) hatten vorbestehend oder koexistent eine Knotenstruma, so dass bei insgesamt 43 % der Patienten eine präexistente oder koexistente Schilddrüsenpathologie vorlag (McIver et al. 2001). Eine Aufstellung klinischer und demographischer Faktoren, basierend auf der größten Fallserie anaplastischer Schilddrüsenkarzinome (Kebebew et al. 2005) ist in ◘ Tab. 2.35 zusammengefasst.

Diagnostik

Zumeist geben die detaillierte Anamneseerhebung und die klinische Untersuchung bereits Hinweise auf ein lokal fortgeschrittenes Tumorleiden. In 80–90 % der Fälle

2

Tab. 2.35 Patientencharakteristika bei anaplastischem Schilddrüsenkarzinom

Merkmal		Patientenzahl
Geschlecht (männlich:weiblich)		171:354
Alter	Mittelwert ± SD	71,3±12,7
	Bereich	15–95
Diagnosesicherung	Histologie	454
	Zytologie	58
	Klinisch/radiologisch	4
Tumorausdehnung	Lokal	39
	Regional	194
	Fernmetastasiert	222
	Unbekannt	61

Quelle: SEER Database, Kebebew et al. Cancer 2005, Stichprobe n=516 Patienten, Zeitraum 1973–2000

besteht zum Zeitpunkt der Diagnosestellung bereits eine **Infiltration der die Schilddrüse umgebenden Weichteile** durch den Tumor und in bis zu 60 % eine zervikale Lymphknotenmetastasierung (McIver et al. 2001; Besic et al. 2001; Kebebew et al. 2005). Um die lokale Ausbreitung besser zu definieren, wird die klinische Untersuchung durch eine Sonographie der Halsweichteile ergänzt. Diese ist hervorragend geeignet, Tumorausdehnungen im Bereich des Halses und die zervikale Lymphmetastasierung zu beurteilen, hat aber ihre Grenzen in der Einschätzung der retrosternalen Ausdehnung sowie der Infiltration angrenzender Halsweichteile. Insbesondere zur Beurteilung der Beziehung des Tumors zu den wichtigen Nachbarorganen im Halsbereich (Ösophagus, Larynx, Trachea und große Gefäße sowie dorsale Halsfaszie) ist die Durchführung einer kontrastmittelverstärkten Kernspintomographie das geeignetste Verfahren. Dabei kann im Vergleich zur Computertomographie auf jodhaltige Kontrastmittel verzichtet und somit die Möglichkeit einer Radiojodbehandlung, falls differenzierte Tumoranteile vorliegen, offengehalten werden. Szintigraphische Verfahren haben bei der Primärdiagnostik undifferenzierter Tumoren im Halsbereich keinen Stellenwert.

Auch bei entdifferenzierten Schilddrüsenkarzinomen sollte eine Jodapplikation in der Diagnostikphase vermieden werden, um die Möglichkeit einer adjuvanten Radiojodtherapie zu erhalten, falls differenzierte Tumoranteile vorhanden sind.

An die Lokaldiagnostik im Halsbereich schließt sich eine sinnvolle Bildgebung zum Ausschluss bzw. Nachweis von **Fernmetastasen** an. Zum Zeitpunkt der Diagnosestellung ist bei Patienten mit undifferenzierten Schilddrüsenkarzinomen in 40–60 % mit einer Fernmetastasierung zu rechnen (McIver et al. 2001; Kebebew et al. 2005). Der häufigste Ort der Fernmetastasierung ist mit 80 % der Fälle die Lunge, gefolgt von Knochenmetastasen in 6–15 % und Hirnmetastasen in 5–13 % (Nell et al. 1985). Mit etwa 5–10 % machen Lebermetastasen nur einen geringen Anteil der Fernmetastasierung aus. Entsprechend ist eine Bildgebung des zentralen Nervensystems sowie eine szintigraphische Untersuchung des Skelettsystems von untergeordneter Bedeutung, da diese Lokalisationen klinisch nicht im Vordergrund stehen. Lediglich bei in Ausnahmefällen begründetem Entschluss zu einer erweiterten Resektion im Halsbereich ist ein umfängliches präoperatives Staging anzuraten. Der Einsatz der FDG-Positronenemissionstomographie (PET) wurde klinisch erfolgreich getestet und wird, speziell vor dem Hintergrund einer möglichen Verlaufsbeobachtung unter multimodaler Therapie, positiv bewertet (Poisson et al. 2010).

Ergibt sich in der Bildgebung ein Anhalt für eine Infiltration der angrenzenden Halsweichteile durch den Tumor, so stellt die endoskopische Untersuchung eine sinnvolle Ergänzung der Diagnostik dar. Wenngleich der fehlende Nachweis einer endoluminalen Tumorinfiltration einen Befall von Larynx, Trachea oder Ösophagus nicht ausschließt, so spricht der Nachweis von endoluminalem Tumorwachstum mit bioptischer Sicherung gegen eine operative Behandlung und für eine Palliativtherapie, z. B. durch Thermoablation oder, bei Verlegung der Atemwege, durch Einlage von selbstexpandierenden Stents. Im Gegensatz zu bei differenzierten Schilddrüsentumoren durchaus vorhandener Möglichkeit einer multiviszeralen Resektion mit Teilentfernung von Trachea oder Ösophagus ist dies bei undifferenzierten Schilddrüsenkarzinomen aus onkologischer Sicht in der Regel nicht gerechtfertigt.

Prätherapeutische Sicherung der Histologie

Zur Komplettierung der Diagnostik sollte bei Verdacht auf undifferenzierte Schilddrüsentumoren eine prätherapeutische Feinnadelbiopsie aus dem Tumor entnommen werden. Dies erfolgt insbesondere zur Abgrenzung gegenüber Lymphomen oder Sarkomen der Schilddrüse. Speziell bei Nachweis eines Lymphoms in der Feinnadelbiopsie bestünde die Therapie der Wahl in einer Strahlen- bzw. Strahlen-Chemotherapie und nicht in einer Operation. Die Treffsicherheit der prätherapeutischen Feinnadelpunktion belegt eine Untersuchung an 113 Biopsaten, bei denen in 95 % die Diagnose eines malignen Tumors und in 90 % der Nachweis eines anaplastischen Schilddrüsenkarzinoms gelang (Us-Krasovec et al. 1996). Für den Fall eines nicht die Diagnose sichernden Ergebnisses der Punktion sollte entweder prätherapeutisch eine Biopsie entnommen werden oder intraoperativ eine Schnellschnittuntersuchung zu Beginn des Eingriffs erfolgen, um nach Sicherung der Histologie eine weitere Therapieplanung vornehmen zu können (primäre/sekundäre Operation oder nicht-operative Behandlung).

Prognose

Nach Komplettierung der Diagnostik kann die weitere Therapieplanung unter Einschätzung der gewonnenen prognostischen Parameter erfolgen. So wurden in den größeren Fallsammlungen Lebensalter, Geschlecht, Tumorgröße, Resektabilität und die Ausdehnung des Tumorbefalls als für den Verlauf der Erkrankung relevant vorgeschlagen. Als signifikante prognostische Faktoren wurden akute präoperative Beschwerden wie Dyspnoe oder Dysphagie, Tumorausdehnung (zervikal versus extrazervikal), belassen von Resttumor (R0 versus R1/R2-Resektion), Größe des Primärtumors (<5 bzw. <6 cm), Dosis der zervikalen Strahlentherapie, Leukozytose $<10.000/mm^3$ sowie Alters jünger als 60 Jahre identifiziert (Passler et al. 1999; Venkatesh et al. 1990; McIver et al. 2001; Sugitani et al. 2001). Darüber hinaus wurde in einer multivariaten Analyse die Vollständigkeit der Resektion als signifikanter Parameter vorgeschlagen (Haigh et al. 2001). Es ist kritisch anzumerken, dass die Datenbasis für diese Faktoren ausschließlich retrospektive Fallsammlungen mit entsprechend schwer einschätzbaren Einflussfaktoren darstellen. In diesem Licht ist auch die Entwicklung eines prognostischen Index, basierend auf einer multivariaten Analyse einer Stichprobe von 47 Patienten über 23 Jahre zu werten (Aktualisierung mit 74 Patienten über 35 Jahre), bei denen Faktoren identifiziert wurden, die Eingang in einen Index von fünf Stufen fanden, der entwickelt wurde, um Patienten für eine aggressive Therapie zu selektionieren (Sugitani et al. 2001; Orita et al. 2011). Die bislang größte gepoolte Fallserie von 516 Patienten bestätigte lediglich, dass ein niedriges Patientenalter zum Zeitpunkt der Diagnosestellung und eine auf die Schilddrüse beschränkte Tumorerkrankung als unabhängige Prognosefaktoren gelten können, die eine geringere tumorassoziierte Mortalität voraussagen lassen. In Bezug auf die behandlungsassoziierte Prognose scheint darüber hinaus die chirurgische Therapie, kombiniert mit einer externen Strahlenbehandlung bei anaplastischen Schilddrüsenkarzinomen mit einer Verringerung der tumorbedingten Mortalität einherzugehen (Kebebew et al. 2005). Eine Übersicht von publizierten Serien mit mehr als 50 Patienten und den dazugehörien Überlebensdaten ist in ◘ Tab. 2.36 zusammengefasst.

Operative Therapie

Der klinisch führende und in den meisten Fällen zum Tode führende Befund bei Patienten mit undifferenzierten Schilddrüsenkarzinomen ist die zervikolokale Tumorprogression mit Affektion der oberen Atemwege. So konnten in einer Autopsiestudie aus den 80er Jahren in einer Serie von 57 Patienten mit undifferenziertem Schilddrüsenkarzinom lediglich eine kleine Gruppe von 11 Patienten identifiziert werden, die als Folge eines Progresses der Tumorerkrankung durch Fernmetastasen verstarben. Bei allen übrigen Patienten war es der zervikolokale Tumorprogress oder das Lokalrezidiv, das die Todesursache darstellte (Carcangiu et al. 1985). Dass die lokale Tumorkontrolle am Hals direkten Einfluss auf das Überleben der Patienten hat, belegt eine Untersuchung an 33 operativ behandelten Patienten mit undifferenziertem Schilddrüsenkarzinom, bei der die komplette Resektion (R0) einer inkompletten Resektion (R1 oder R2) gegenübergestellt wurde. Dabei hatten die Patienten mit R0-Resektion ein signifikant längeres medianes Überleben verglichen mit den nicht R0-Resezierten (43 versus 3 Monate, $p=0{,}001$; Haigh et al. 2001). Dies bestätigt eine frühere Untersuchung an 120 Patienten mit undifferenzierten Schilddrüsenkarzinomen, bei denen eine R0-Resektion mit einem verbesserten Gesamtüberleben assoziiert war (Passler et al. 1999). Selbst eine chirur gische Debulking-Operation, wenn kombiniert mit einer postoperativen Strahlenbehandlung, scheint ein besseres kumulatives Überleben zu erwirken (Sugino et al. 2002). Die Durchführung einer chirurgischen Therapie kombiniert mit einer externen Strahlenbehandlung wurde darüber hinaus auch in der größten bislang veröffentlichten Serie von 513 Patienten als prognoseverbessernder Faktor identifiziert (Kebebew et al. 2005).

Patientenaufklärung

Wie bei jeder Schilddrüsenresektion muss präoperativ die Erläuterung des individuellen Patientenrisikos unter Berücksichtigung der Ausdehnung des Tumors und der operationsspezifischen Risiken dargelegt werden. In Bezug auf undifferenzierte Schilddrüsenkarzinome müssen insbesondere die folgenden Faktoren beachtet werden:

2

Tab. 2.36 Behandlungsergebnisse in klinischen Serien mit mehr als 50 Patienten

Autor	Jahr	Patientenzahl	Behandlung	Medianes Überleben (Monate)	1-Jahres (2-Jahres)-Überleben (%)
Auersperg	1990	89	OSC	KA	7,9
Venkatesh	1990	121	OSC	7,2*	KA
Junor	1992	91	OR	5	(11)
Levendag	1993	51	SC	7,5	NA
Nilsson	1998	81	OSC	4,3*	(10)
Passler	1999	120	OSC	3,1	12
McIver	2001	134	OSC	3	9,7
Besic	2001	79	OSC	6	13 (6)
Pierie	2002	67	OSC	7	35 (20)
Kebebew	2005	516	OS	3	19,3
Goutsouliak	2005	75	OSC	5,1	19
Besic	2005	188	OSC	3	13

O Operation, *S* Strahlentherapie, *C* Chemotherapie, *KA* keine Angabe, * mittleres Überleben

- Bei Nachweis oder hochgradigem Verdacht auf undifferenzierte Tumoren muss die im Vergleich zu anderen Schilddrüsenkarzinomen deutlich schlechtere Prognose erläutert werden.
- Es ist die hohe Wahrscheinlichkeit von nicht vollständiger Tumorresektion bzw. Belassen von Tumorresten anzuführen.
- Ein deutlich erhöhtes Risiko lokaler Komplikationen wie Verletzung des Rekurrensnerven oder Verletzung wichtiger Strukturen wie Trachea oder Ösophagus ist zu erwähnen.
- Die besondere Notwendigkeit der Behandlung im Rahmen eines multimodalen Konzepts mit zusätzlicher Strahlentherapie und/oder medikamentöser Behandlung sollte erläutert werden.

Operatives Vorgehen

Standardresektion Für den Fall einer lokal resektablen Situation ist die Standardoperation auch bei undifferenziertem Schilddrüsenkarzinom die komplette Thyreoidektomie mit Ausräumung des zentralen Lymphknotenkompartiments (Kompartiment VI nach Robins). Manche Autoren empfehlen zusätzlich eine Mitentfernung der geraden Halsmuskulatur (Dralle et al. 1996). Da in bis zu 30–40 % der Fälle ein lokoregionärer Lymphknotenbefall zu verzeichnen ist, sollte die systematische Lymphadenektomie obligat sein und kann bei intraoperativ festgestelltem Befall weiterer Kompartimente bedarfsorientiert erweitert werden (Dralle et al. 1996; Passler et al. 1999; McIver et al. 2001). Diese Prinzipien gelten auch nach vorangegangener inkompletter Operation, sofern hierbei nach Operationsbericht und histologischem Befund Tumorreste zurückgeblieben sind und nicht präoperativ Zeichen der Inoperabilität vorliegen.

Erweiterte Resektion Wegen der bereits erwähnten prognostischen Relevanz einer R0-Resektion sollte diese, wann immer möglich, angestrebt werden. Wenn im präoperativen Staging Fernmetastasen ausgeschlossen werden können, ist eine erweiterte Resektion mit Anstreben einer R0-Resektion gerechtfertigt. Ziel dieser erweiterten Resektionen ist es, lokal eine bestmögliche Tumorkontrolle zu erreichen, das Risiko eines Lokalrezidivs zu senken und günstige Voraussetzungen für eine postoperative adjuvante multimodale Therapie zu schaffen. Dies gilt vor allem vor dem Hintergrund der Verfügbarkeit neuer medikamentös-adjuvanter Konzepte. Bei präoperativ bereits feststehender Infiltration der Trachea, des Ösophagus, der Gefäßnervenscheide oder des Larynx durch den Tumor ist jedoch eine größere multiviszerale Resektion aus onkologischer Sicht nicht gerechtfertigt, da sie mit erheblicher Komorbidität verbunden ist und nicht zu einer Verlängerung des Überlebens führt. Nicht selten jedoch kann eine lokale Infiltration jedoch erst bei der intraoperativen Exploration durch Schnellschnittuntersuchung festgestellt werden. In einem solchen Fall bzw. bei aus anderen Gründen lokal nicht vollständig resektablen Tumor ist insofern, wenn mit geringer Komorbidität durchführbar, eine R1/R2- bzw. Debulking-Operation gerechtfertigt, da sie möglicherweise mit einer Verbesserung der Gesamtprognose im Rahmen eines multimodalen Konzepts verbunden ist (Sugino et al. 2002; Kebebew et al. 2005; Foote et al. 2011). Einige Autoren empfehlen dabei einseitig eine geplante subtotale Resektion, um eine mögliche beidseitige Rekurrensparese zu vermeiden.

Das häufig lokal nicht mehr begrenzte Tumorwachstum entdifferenzierter Schilddrüsenkarzinome erfordert in der Regel ein interdisziplinär-multimodales Behandlungskonzept unter Berücksichtigung von Alter und Allgemeinzustand des Patienten, so dass die Therapie in auf die Behandlung dieser Erkrankung spezialisierten Zentren vorgenommen werden sollte. Nur in entsprechenden Zentren steht das gesamte Therapiespektrum zur Verfügung, das vom operativ-rekonstruktiven Eingriff zur lokalen Tumorkontrolle bis zum palliativ-interventionellen Verfahren (Laserablation, intraluminäre Stentapplikation) reicht. Die Anlage eines Tracheostomas ist nach Möglichkeit zu vermeiden, da die Lebensqualität dadurch erheblich beeinträchtigt wird. Zudem ist dies bei sehr großen Tumormassen häufig auch technisch kaum möglich. Nicht zuletzt spricht die Akkumulation von Expertise und die kontrollierte Systematisierung in der Anwendung neuer Behandlungskonzepte für die Konzentration dieser seltenen Tumorerkrankung in spezialisierten Zentren.

Multimodale Therapie

Die Vielzahl der in den letzten Dekaden neu entwickelten Substanzen hat die Behandlung in einer Reihe von Tumorentitäten grundsätzlich verändert. Hier sei beispielsweise der Einsatz von Antikörpern (Cetuximab, Bevacicumab) beim kolorektalen Karzinomen oder von Tyrosinkinaseinhibitoren beim Nierenzellkarzinom oder neuroendokrinen Tumoren genannt. Dies macht eine detaillierte Kenntnis der Tumorbiologie der jeweiligen Tumorentität notwendig. Auch für das entdifferenzierte Schilddrüsenkarzinom sind eine Vielzahl neuer Therapieoptionen aus der präklinischen Forschung bekannt, von denen einige mittlerweile Einzug in klinische Studien gefunden haben und erste vielversprechende Ergebnisse zeigen. Auch erbrachten neuere Analysen von Protokollen mit Strahlentherapie und Kombinationschemotherapien eine bessere Wirksamkeit als bislang angenommen, eine Tatsache, die die Notwendigkeit belastbarer Daten unterstreicht, die bislang bei entdifferenzierten Schilddrüsenkarzinomen häufig fehlen. Aus diesen Gründen kann die Empfehlung einer Fokussierung dieser Patienten auf wenige Zentren nicht oft genug betont werden.

> **Die Behandlung von Patienten mit entdifferenziertem Schilddrüsenkarzinom sollte im Rahmen eines multimodalen Konzepts, bestehend aus Operation – sofern möglich –, Strahlentherapie und medikamentöser Behandlung erfolgen.**

Perioperative Radiochemotherapie

Die Mehrzahl der retrospektiven Fallsammlungen von Patienten mit entdifferenziertem Schilddrüsenkarzinom, häufig über viele Jahre zusammengestellt, umfasst eine Vielzahl verschiedener Behandlungskonzepte kombiniert aus Chirurgie, Strahlen- und Chemotherapie auch innerhalb der einzelnen Serien. Dies macht eine Vergleichbarkeit der Therapiekombinationen nahezu unmöglich und resultiert in, unabhängig von den einzelnen Behandlungen ähnlich infausten Prognosen, wie auch in größeren Serien, beispielsweise der der Majo-Klinik, entsprechend publiziert (McIver et al. 2001). Strahlentherapeutisch wurden meist perkutane Applikationen mit Dosisleistungen zwischen 45 und 60 Gy eingesetzt. Als Komponente der Chemotherapie wurden eine Vielzahl unterschiedlicher Protokolle mit Adriamycin, Mitomycin C, Cyclophosphamid, Doxorubicin, Etoposid und Cisplatin allein oder als Wirkstoffkombination gewählt, die in der Regel weder zu einer relevanten Verbesserung des Gesamtüberlebens, noch zu einer lokalen Kontrolle führten (Übersicht bei Miccoli et al. 2007). Gleichwohl kann festgehalten werden, das leichte Verbesserungen der Prognose nur in solchen Serien vorkamen, in denen ein modernes multimodales Konzept aus allen drei Behandlungskomponenten umgesetzt wurde (▣ Tab. 2.36). Zunächst scheint die Applikationsform der perkutanen Strahlentherapie durch Intensivierung und Hyperfraktionierung eine größere lokale Kontrolle, jedoch keine Verbesserung des Überlebens zu ermöglichen (Tennvall et al. 2002). Sie erfährt jedoch durch deutlich vermehrte Toxizität oberhalb bestimmter Dosisleistungen ihre Grenzen (Mitchell et al. 1999).

Neue Hoffnung auf Verbesserung der Überlebensprognose erwächst aus der Optimierung der systemischen Chemotherapie. So wurde eine Verbesserung des 1-Jahres-Überlebens von 9 % auf 23 % durch Intensivieren der Chemotherapie im Rahmen eines multimodalen Protokolls erreicht (Swaak-Kragten et al. 2009). Einen weiteren Vorteil scheint ein Einschluss von Taxanen in multimodale Konzepte zu erbringen. So war es möglich, ein 1-Jahres-Überleben von 44 % in einer Serie von Patienten mit Stadium-IVB-Karzinomen unter Hinzunahme von Paclitaxel zu erreichen (Higashiyama et al. 2010). Ähnlich hoffnungsvolle Ergebnisse fanden sich in zwei Pilotstudien unter Verwendung von Docetaxel mit im günstigsten Fall 5 von 6 überlebenden Patienten bei einem Follow-up von 21,5 Monaten (Kawada et al. 2010; Troch et al. 2010). Die vielversprechendsten Ergebnisse jedoch erbrachte eine Studie unter Kombination von chirurgischer Therapie, hyperfraktionierter Bestrahlung und einer Kombinationschemotherapie von Doxorubicin/Taxan bzw. Doxorubicin/Platin im Stadium VIA oder VIB. Dabei konnte, wenngleich es sich um eine kleine Gruppe

2

Tab. 2.37 Mutationen bei anaplastischem Schilddrüsenkarzinom

Mutation	Häufigkeit
Ras	22 %
BRAF	26 %
TP53	55 %
Catenin-β1	38 %
PIK3CA	17 %
Axin	82 %
APC	9 %
PTEN	12 %

Quelle: Smallridge et al. Endocrine-Related Cancer 2009

von 10 Patienten handelte, ein 1-Jahres-Überleben von 70 %, ein 2-Jahres-Überleben von 60 % sowie ein mittleres Überleben von 60 Monaten erzielt werden (Foote et al. 2011).

Neue Therapiestrategien

Basierend auf der präklinischen Forschung an in vitro und in vivo Modellen wie auch an klinischen Serien entdifferenzierter Schilddrüsenkarzinome konnte eine Fülle zusätzlicher Informationen zur Tumorgenese und Tumorbiologie dieser Tumoren gewonnen werden. Diese Ergebnisse bilden die Grundlage zur Entwicklung neuer therapeutischer Konzepte die derzeit in ersten klinischen Studien aber auch in „Off-label"-Anwendungen Einzug in die Praxis finden.

Analog zu differenzierten (DTC) und medullären Schilddrüsenkarzinomen (MTC) konnten auch bei anaplastischen Tumoren Mutationen identifiziert werden (Tab. 2.37), deren biologische Auswirkungen auf die Aktivierung von Signalwegen oder Unterdrückung von Tumorsuppressoren mögliche Ansätze zur medikamentösen Intervention darstellen. Auch zytogenetische Analysen, Untersuchungen zu miRNA und Tumorangiogenese, aber vor allem Proteinanalysen wachstumsaktivierender Signalwege eröffnen mögliche neue therapeutische Ansatzpunkte (Übersicht bei Smallridge et al. 2009). Dies insbesondere vor dem Hintergrund der Verfügbarkeit einer Fülle neuer, gezielt einzelne Signalwege beeinflussender Substanzen. So liegen für entdifferenzierte Schilddrüsenkarzinome mittlerweile präklinische Daten zu verschiedenen Tyrosinkinase-, Mikrotubuli-, Proteasomen-, Heat-Shock-Protein-, Histone-Deacetylase- sowie verschiedenen weiteren Inhibitoren vor (Übersicht bei Woyach et al. 2009). Gleichwohl haben naturgemäß wegen der Seltenheit der Erkrankung im Gegensatz zu DTC oder MTC bislang nur wenige Substanzen Eingang in klinische Studien gefunden.

In einer prospektiven Phase-II-Studie mit **Fosbretabulin**, einem Angiogeneseinhibitor, zeigte sich bei 1/3 der Patienten eine stabile Erkrankung mit einem progressionsfreien Intervall von 12 Monaten und einem mittleren Überleben von 5 Monaten (Mooney et al. 2009). In einer weiteren Phase II Studie mit Imatinib, einem Tyrosinkinaseinhibitor, zeigten 25 % der Patienten ein partielles Ansprechen und 50 % eine stabile Erkrankung (Ha et al. 2010). Die Resultate beider Studien signalisieren eine nur geringe Effektivität von Monotherapien.

Zusammenfassend erlauben die bisherigen Ergebnisse klinischer Studien noch keine Einschätzung der Wirksamkeit der neueren Substanzen in der Behandlung entdifferenzierter Schilddrüsenkarzinome. Ein entscheidender Durchbruch durch eine Monosubstanz erscheint derzeit unwahrscheinlich und die Erforschung wirksamer Kombinationen basierend auf den Erkenntnissen der Tumorbiologie des anaplastischen Schilddrüsenkarzinoms aus der präklinischen Forschung dringend geboten.

2.9.5 Nichtepitheliale Schilddrüsentumoren und Metastasen

A. Zielke, S. Hoffmann

Nichtepitheliale Tumoren der Schilddrüse und Metastasen sind im Alltag selten. Sie machen etwa 1 % aller klinisch apparenten Schilddrüsenneoplasien aus (Tab. 2.38). Alle Gewebeanteile in der Schilddrüse können maligne erkranken. Entsprechend vielfältig ist das Spektrum dieser seltenen Tumoren. Ihr klinisches Bild ist oft sehr verschieden von dem der häufigeren differenzierten Schilddrüsenkarzinome. So findet sich nahezu immer ein aggressiver klinischer Verlauf. Auch die Therapie ist in der Regel eine multimodale und multidiszip-

Tab. 2.38 Prävalenzorientierte Auflistung nicht epithelialer Tumoren der Schilddrüse

Klassifikation	Häufigkeiten
Lymphom	1–2 %
Sarkome – Hämangioendotheliom – Karzinosarkom – Leiomyosarkom – Liposarkom – Adenolipome – Leiomyom – Hämangiom	<1 % – 0,25–2,5 % in alpinen Regionen, sonst sporadisch – <20 Fälle – <15 Fälle – Kasuistisch – <20 Fälle – Kasuistisch – Kasuistisch
Plasmozytom	<100 Fälle
Teratom	<70 Fälle
Mukoepidemoidkarzinom	≈35 Fälle
Plattenepithelkarzinom	≈20 Fälle
Thymom	≈20 Fälle
Paragangliom	<20 Fälle
Peripherer Nervenscheidentumor	≈10 Fälle
Neurilemom	<20 Fälle
Hämangioperizytom	Kasuistisch

linäre. Es ist für den endokrinologischen Chirurgen wichtig, die klinische Präsentation dieser Tumoren, ihr biologisches Verhalten und ihre prognostische Relevanz zu kennen, um im multimodalen Therapiekonzept den chirurgischen Behandlungsarm differenziert vertreten zu können.

Maligne Tumoren der lymphatischen Zellen

Lymphome

Unter allen nichtepithelialen Tumoren der Schilddrüse sind die seltenen Lymphome noch die häufigsten. Ihre Prävalenz wird in größeren Übersichten mit 1,25–5 % angegeben. Ihr Anteil an allen extralymphatischen Lymphomen beträgt etwa 1,25–2,5 %. Die meisten Schilddrüsenlymphome sind Non-Hodgkin-Lymphome (NHL) der B-Zellreihe. Sie verteilen sich in etwa zur Hälfte auf diffus-großzellige B-Zell Lymphome (DLBCL) und zur anderen Hälfte auf Lymphome vom mukosaassoziierten Typ (MALT). Nur etwa 2 % entfallen auf andere Formen, so sind u. a. etwa 20 T-Zell-Lymphome beschrieben, prinzipiell sind jedoch alle Lymphomformen möglich (Watanabe 2011). MALT-Lymphome sind mit autoimmunen Erkrankungen und chronischen Entzündungen assoziiert (Isaacson 1995). Es überrascht deshalb nicht, dass diese häufig mit der Hashimoto-Thyreoiditis vergesellschaftet und gelegentlich schwer von dieser zu trennen sind (Hamburger et al. 1983). Patienten, die an einer chronischen lymphozytären Thyreoiditis leiden, haben ein bis 80-fach höheres Risiko, an einem Schilddrüsenlymphom zu erkranken (Derringer et al. 2000). Gleichwohl sollte diese Beziehung nicht überbewertet werden, denn angesichts der großen Patientenzahl mit Autoimmunerkrankungen der Schilddrüse ist das Lymphom selten.

Klinische Symptomatik Das Haupterkrankungsalter der NHL liegt in der 7. Dekade, und es sind häufiger Frauen als Männer betroffen. In der Untergruppe der HL sind Frauen und Männer gleichhäufig betroffen und häufiger auch jüngere Patienten anzutreffen. Bei der klinischen Untersuchung findet sich eine feste, gelegentlich fixierte und schmerzlose Drüse, die eine langsame Größenzunahme erfahren haben kann. Nur etwa ein Drittel der Patienten hatte eine kurzfriste Größenzunahme. Dann berichten die Patienten häufiger über Heiserkeit und Dysphagie. Eine zervikale Lymphadenopathie ist nicht selten. Aufgrund des langjährigen Verlaufs einer zuvor bestehenden lymphozytären Thyreoiditis kann eine Hypothyreose vorliegen. In der Szintigraphie sind regelhaft kalte Areale darstellbar (Hamburger et al. 1983).

Die zielführende diagnostische Modalität ist die Feinnadelaspirationszytologie (FNAC). Das primäre Schilddrüsenlymphom kann gelegentlich in der FNAC diagnostisch problematisch sein, wenn es nicht vom kleinzelligen anaplastischen Karzinom oder von der Hashimoto-Thyreoiditis unterschieden werden kann (Hamburger et al. 1983; Morgen et al. 2010). Ist anhand von Markerbestimmungen wie CD3, CD4, CD10, CD20, TCA, MUM1, Bcl/2 und

Bcl/6 (Morgen et al. 2010; Watanabe et al. 2011) die Diagnose nicht zu sichern, muss eine offene Biopsie erfolgen, die häufig als Entfernung des betroffenen Schilddrüsenlappens durchgeführt wird. Gleichwohl hat die „Radikalität" des chirurgischen Vorgehens keinen Einfluss auf den Behandlungserfolg (Pyke et al. 1992). Ist die Diagnose des Schilddrüsenlymphoms bestätigt, müssen weitere Untersuchungen zum Grading des Lymphoms und Staging der Patienten folgen. Hier ist die MRT das überlegene bildgebende Verfahren. Zum Staging wird die Ann-Arbor-Modifikation der **Rye-Klassifikation** genutzt (Carbone et al. 1971). Diese fügt dem Stadium das Subskript „e" für die extralymphatische Lokalisation hinzu:

- Stage Ie: Auf die Schilddrüse lokalisierte Lymphome, einschließlich des organüberschreitenden Wachstums
- Stage IIe: Lymphome der Schilddrüse mit Einbeziehung lokaler Lymphknoten
- Stage IIIe: Lymphknotenbefall zu beiden Seiten des Zwerchfells
- Stage IVe: Disseminierte Erkrankung

Therapie Die Frage der optimalen Therapie des Schilddrüsenlymphoms wird in der Literatur kontrovers diskutiert. Da die Krankheit selten ist, ist die Interpretation der Literatur vor dem Hintergrund der sich sukzessive entwickelnden therapeutischen Ansätze nicht leicht. Erkennbar ist jedoch, dass der chirurgischen Therapie weniger Stellenwert zugunsten der kombinierten Radiochemotherapie zukommt, mit welcher günstige Rezidivraten um 10–30 % erreicht werden können (Doria et al. 1994). Sicher ist, dass die alleinige Resektion eines Lymphoms ohne weiteres Staging und ohne weitere Therapie nicht mehr akzeptabel ist. Die meisten der jüngeren Berichte konnten keine Vorteile einer aggressiven chirurgischen Therapie im Vergleich mit der kombinierten Radiochemotherapie zeigen. Einschränkend muss angemerkt werden, dass bei der Mehrzahl der so behandelten Patienten ein Stadium IIE und höhere Tumorstadien vorlagen (Skarsgard et al. 1991; Pyke et al. 1992). In diesen Tumorstadien ist eine alleinige Radio- oder Chemotherapie ebenfalls nicht ausreichend, da systemische Rezidive bei bis zu 30 % der so behandelten Patienten auftraten (Doria et al. 1994; Burton et al. 1990). In Situationen mit dringlichem Handlungsbedarf, wie z. B. bei Asphyxiegefahr, ist die chirurgische Tumorentlastung gegenüber anderen konservativen (Intubation und Radiochemotherapie) oder interventionellen (Tracheastent-Einlage) Vorgehen abzuwägen. Hier sollte sich an einen eventuellen Notfalleingriff eine weitere multimodale Therapie anschließen (Sarinah et al. 2010).

> **Die chirurgische Therapie von Lymphomen der Schilddrüse wird als kurativ therapeutische Indikation nur für auf die Schilddrüse beschränkte Tumoren (Stadium IE) diskutiert. In Notfallsituationen, wie z. B. bei Asphyxiegefahr, ist die chirurgische Tumorentlastung gegenüber anderen konservativen oder interventionellen Vorgehen abzuwägen.**

Die optimale Therapie der Schilddrüsenlymphome ist demnach eine multimodale und multidisziplinäre. Generell kann folgendes Vorgehen empfohlen werden:

Beim **Stadium Ie ohne Organüberschreitung** ist die chirurgische Resektion unter kurativem Ansatz gerechtfertigt und sinnvoll, insbesondere wenn ein MALT-Lymphom vorliegt (Friedberg et al. 1994; Thieblemont 2002). Beim **Stadium Ie mit organüberschreitendem Wachstum** und insbesondere bei den „High-grade-NHL" kann die alleinige Resektion derzeit nicht mehr vertreten werden. Hier führt die Kombination mit der Radiatio (als „involved field radiation therapy", IFRT) bei 88 % der Patienten im Stadium Ie zu einer kompletten und anhaltenden Remission (Pyke et al. 1992). Nach derzeitiger Datenlage wird bei **höheren Tumorstadien** eine kombinierte Radiochemotherapie, z. B. mit CHOP-Protokollen, am häufigsten durchgeführt (Doria et al. 1994; Thieblemont 2002; Widder u. Pasieka 2004).

In einer retrospektiven Analyse mit 87 primären Schilddrüsenlymphomen zeigte sich ein Prognosevorteil einer multimodalen Therapie vor allem für aggressive Lymphome (Onal et al. 2010), eine Tatsache, die sich auch in einer kleineren Studie mit 48 Patienten und ausschließlich diffus-großzelligen B-Zell-Lymphomen der Schilddrüse bestätigte (Mian 2011). Eine Änderung der bisherigen Chemotherapie-Protokolle ist bei NHL in Zukunft durch den Einsatz spezifischer Tyrosinkinase-Rezeptor-Antagonisten und -Rezeptor-Antikörper (z. B. Retuximab etc.) zu erwarten (Jonak et al. 2010).

Die globalen **Überlebensraten** betragen 50–70 %. Sie sind einerseits stadienabhängig (5-Jahres-Überlebensraten: Ie 80–89 %, IIe 50–83 %, IIIe und IVe 36–64 %), andererseits abhängig von der histologischen Art des Lymphoms. MALT-Lymphome haben die besten 5-Jahres-Überlebensraten mit nahezu 100 % (diffuses großzelliges BCL mit MALT 78 %, diffuses großzelliges BCL 70 %; Skarsgard et al. 1991; Pyke et al. 1992; Friedberg et al. 1994; Doria et al. 1994; Belal et al. 2001 Thieblemont et al. 2002; Widder u. Pasieka 2004).

Plasmozytome

In der Schilddrüse werden solitäre extramedulläre Plasmozytome extrem selten angetroffen: Weniger als 100 Fälle wurden bislang berichtet. Die Diagnose eines solitären Plasmozytoms der Schilddrüse wird dadurch erschwert, dass der sichere Ausschluss eines multiplen Plasmozytoms oft erst im Verlauf gelingt.

Klinische Symptomatik Betroffen sind überwiegend Frauen in der 6. Dekade (Beguin et al. 1987). In aller Regel lag eine euthyreote, schmerzlose, diffuse oder noduläre Struma vor. In einigen Fällen fand sich eine schnelle Größenzunahme der Struma als führendes klinisches Merkmal. Bei der klinischen Untersuchung imponiert eine feste, schmerzlose, verschiebliche Schilddrüsenvergrößerung ohne zervikale Lymphadenopathie. Gelegentlich wurden erhöhte antithyreoidale Antikörper festgestellt (Aihira et al. 1992; Beguin et al. 1987).

Diagnostik In der Regel ist das solitäre Plasmozytom der Schilddrüse eine postoperative Diagnose. Weil es so selten ist, liegen keine zuverlässigen Daten über den Stellenwert der FNAC oder anderer präoperativ-diagnostischer Modalitäten vor. Bestätigt wird das solitäre Plasmozytom durch eine negative Knochenmarkbiopsie im Sinne einer Ausschlussdiagnose. Abzugrenzen ist das Plasmozytom gegen das noch seltenere Plasmazellgranulom (Fontenot et al. 2008).

Therapie Die Therapie des solitären Plasmozytoms besteht in der totalen Thyreoidektomie in Kombination mit lokaler Bestrahlung. Ein lokales Rezidiv beeinflusst das Überleben der Patienten offenbar nicht. In den meisten Fällen konnten Lokalrezidive durch erneute Bestrahlung kontrolliert werden. Die 5/15-Jahres-Überlebensraten werden mit 85 % bzw. 78 % angegeben (Galieni et al. 2000).

Sarkome der Schilddrüsengefäße, des Binde- und Fettgewebes

Die Kontroverse, ob primär mesenchymale Tumoren in der Schilddrüse wirklich vorkommen oder ob es sich um sarkomatös differenzierte anaplastische Schilddrüsenkarzinome handelt, darf als beendet gelten. Heute können diese Tumoren aufgrund ihres immunhistochemischen und zytogenetischen Profils eindeutig der Schilddrüse zugeordnet werden. Insgesamt finden sich ca. 320 Berichte über verschiedene Sarkome der Schilddrüse. Berichtet wurden, in der Reihenfolge des häufigsten Auftretens, Hämangiosarkome, Leiomyosarkome, Karzinosarkome und Liposarkome.

Hämangiosarkom (epitheloides Angiosarkom, malignes Hämangioendotheliom)

Diese Tumoren wurden erstmalig 1898 von Limacher beschrieben (Limacher 1898). Der Ausdruck epitheloides Angiosarkom wurde 1990 von Eusebi geprägt (Eusebi et al. 1990). Die Tumoren sind häufig mit den undifferenzierten anaplastischen Schilddrüsenkarzinomen verwechselt worden. Spezifische Merkmale, die sie von den epithelialen Tumoren klar abgrenzen, sind u. a. der Nachweis von Faktor-VIII-Antigen, CD34, CD31 und Ulexeuropaeus-I-Lektin sowie die Identifikation von Weibel-Palade-Körperchen per Elektronenmikroskopie (Maiorana et al. 1996). Das immunhistochemische Profil des Tumors ist identisch zu den malignen Hämangioendotheliomen, was gelegentlich die Abgrenzung erschwert. Ein Überblick zur histopathologischen Differenzialdiagnostik findet sich bei Papotti et al. (Papotti et al. 2008). Die Inzidenz dieser Tumoren wird in den alpinen Regionen Europas mit 0,25–2,5 angegeben. Derart hohe Inzidenzen wurden nahezu ausschließlich in diesen Regionen beobachtet. In anderen Regionen tritt der Tumor nur sporadisch auf.

Klinische Symptomatik Es handelt sich überwiegend um Patienten in der 6. und 7. Dekade, Männer sind etwas häufiger betroffen als Frauen. Die Patienten berichten über eine rasche Zunahme des Halsumfangs bei einer langjährig bestehenden Struma, gelegentlich mit spontaner Rekurrensparese oder Spontanschmerzen. In der klinischen Untersuchung imponiert eine harte, derbe, druckdolente und oft fixierte Schilddrüse. In der Regel besteht eine Euthyreose; szintigraphisch sind die Tumoren kalt. Durch die Feinnadelaspirationszytologie kann der Tumor als undifferenzierter maligner Tumor diagnostiziert werden. Eine Präzisierung des Tumortyps ist nicht möglich. Metastasen sind häufig und in der Regel hämatogen.

Therapie Es handelt sich um einen prognostisch äußerst aggressiven Tumor, vergleichbar mit dem entdifferenzierten anaplastischen Karzinom. Bei jedem 2. Patienten liegen zum Zeitpunkt der Diagnosestellung Metastasen oder technische Inoperabilität vor. In einzelnen Fällen wurden lokale Bestrahlung und Chemotherapie versucht, allerdings ohne dass eine wesentliche Lebensverlängerung erreicht worden wäre. Nahezu alle Patienten zeigten in kurzer Zeit Lokalrezidive und eine Fernmetastasierung. Die berichteten Überlebenszeiten betrugen im Mittel 2,5–4,5 Monate. Länger währende klinische Verläufe wurden in den Fällen beobachtet, in denen kein das Organ überschreitendes Wachstum bestand (Maiorana et al. 1996). Deshalb ist die frühe Diagnosestellung von entscheidender Bedeutung und die totale Thyreoidektomie mit Lymphknotendissektion bei technischer Operabilität sinnvoll. Kasuistisch wurden Überlebenszeiten von 2,3 und 4,5 Jahren nach R0-Resektionen mitgeteilt (Eusebi et al. 1990; Ladurner et al. 1990; Lamovec et al. 1994). Bei malignen Hämangioendotheliomen wurde durch ein multimodales Vorgehen mit radikaler Chirurgie, Radiochemotherapie mit dem Radiosensitizer Razoxane, der zugleich antiangiogene Eigenschaften hat, ein mittleres Überleben von 14 Monaten (0,5–196 Monate) erreicht (Rhomberg et al. 2004). Möglicherweise eröffnen präklinische Daten zu Cox-2-Überexpression bei diesen Tumoren und deren selektive Inhibition zukünftig neue therapeutische Optionen (Sheu et al. 2009).

Seltene Tumoren der Schilddrüsengefäße, des Binde- und Fettgewebes

Leiomyosarkome In der Weltliteratur finden sich weniger als 15 Fälle dieses sehr seltenen Tumors. Histogenetisch entsteht der Tumor auf dem Boden einer malignen Transformation glatter Muskelzellen der Schilddrüsengefäße (Thompson et al. 1997; Wang et al. 2008). Meist waren ältere Patienten oberhalb der 6. Dekade betroffen. Stets fanden sich solitäre, rasch wachsende, große Tumoren in der Schilddrüse. Nahezu ausnahmslos wurde organüberschreitendes, infiltratives Wachstum berichtet. Die effektivste diagnostische Modalität ist die MRT und FNAC (Takayama et al. 2001). Immunhistochemisch ist der Tumor positiv für muskelspezifisches Aktin, Vimentin und Desmin. Der Verlauf ist ohne Ausnahme letal mit Überlebenszeiten zwischen 1 und 51 Monaten (Thompson et al. 1997; Wang et al. 2008).

Karzinosarkome Die Erstbeschreibung dieses extrem bösartigen Tumors geht auf Saltykow im Jahre 1905 zurück (Saltykow 1905). Bislang wurden lediglich 22 Fälle in der Weltliteratur mitgeteilt (Al-Shobi et al. 1997; Giufrida et al. 2000). Der Tumor wurde überwiegend bei Frauen in der 5. bis 6. Dekade beobachtet. Klinisches Leitsymptom ist eine rasant an Größe zunehmende Struma. Sofern lokale Resektabilität bestand, wurde eine totale Thyreoidektomie mit Lymphknotendissektion durchgeführt. Auch nach chirurgischer Intervention lagen die Überlebenszeiten bei nur 2–8 Monaten; kein Patient lebte länger als 2 Jahre nach Diagnosestellung. In Einzelfällen sind externe Bestrahlungsbehandlung und Chemotherapie ohne Erfolg versucht worden.

Adenolipome (Thyrolipome) Derzeit sind etwa 25 Fälle dieses lipomatösen Tumors der Schilddrüse publiziert. Überwiegend waren diese Tumoren postoperative Zufallsbefunde. Anders als bei der häufigeren Adenolipomatose der Schilddrüse, bei der eine diffuse Durchsetzung der Drüse mit Adipozyten vorliegt, sind Adenolipome durch eine bindegewebige Kapsel vom Schilddrüsenparenchym abgegrenzt. Diese ist wiederum gegen eine Mischform aus beiden abzugrenzen (Ge et al. 2009). Aufgrund des Nachweises von Thyreoglobin und anderen thyreoidalen Differenzierungsmarken, imponieren die meisten dieser Tumoren histomorphologich als Variante eines follikulären Adenoms (Kitagawa et al. 2004). Die Tumoren traten in allen Altersklassen ohne Geschlechtsbevorzugung auf, waren stets solitär und insbesondere mit der MRT gut abbildbar. Alle Verläufe waren nach alleiniger Resektion benigne.

Liposarkome Derzeit gibt es nur 6 gesicherte Fälle in der Weltliteratur. Der wahrscheinlich erste Fall wurde 1986 beschrieben (Nielsen et al. 1986; Mitra et al. 2004; Huang et al. 2009). In allen Fällen lag eine schnell wachsende Veränderung einer vorbestehenden Struma vor. Die Histogenese der Tumoren wurde durch immunhistochemische Methoden und Elektronenmikroskopie bestätigt. Die Patienten überlebten weniger als 2 Jahre, nur in einem Fall ist ein längeres Überleben publiziert. Eine adjuvante Strahlentherapie nach Radikaloperation wurde empfohlen (Mitra et al. 2004).

Leiomyome Bisher wurden lediglich 5 Fälle in der Weltliteratur beschrieben (Erkilic et al. 2003). Alle Tumoren wurden bei weiblichen Patienten beobachtet. Nach lokaler Resektion fand sich in allen Fällen ein rezidivfreier Verlauf.

Hämangiome Weniger als 10 Fälle von Hämangiomen der Schilddrüse als unilaterale, weiche, szintigraphisch kalte Knoten sind bislang beschreiben. Fast alle bisher berichteten Fälle waren postoperative Diagnosen (Kumar et al. 2000). Diese Läsionen sind schwer per FNAC diagnostizierbar, da meist lediglich Blut aspiriert wird, der Einsatz einer Farbdoppler-Ultraschalluntersuchung kann hilfreich sein (Gutzeit 2011).

Solitäre fibröse Tumoren der Schilddrüse, Hämangioperizytome Solitäre fibröse Tumoren (SFT) der Schilddrüse sind seltene, meist erst postoperativ diagnostizierte Tumoren von spindelzelligem, teils zellreichem-, teils zellarmen Wachstumsmuster mit hyalinen Arealen und teils hämangioperizytomartigen Anteilen. Etwa 25 dieser Tumoren in der Schilddrüse sind bislang publiziert, die Diagnose wird immunhistochemisch durch Expressionsnachweis von CD34, CD99, Bcl-2 und Vimentin gestellt und erlaubt die Abgrenzung gegenüber dem noch selteneren Hämangioperizytomen, von denen bislang 5 Fälle, teils in Assoziation mit einer Thyreoiditis Hashimoto, berichtet wurden (Hansen 2004; Santeusanio et al. 2008). Die Therapie besteht in der Operation in kurativer Intention.

Maligne Tumoren des ultimobranchialen Körpers

Mukoepidermoidkarzinom (MEC)

Derzeit sind 35 Fälle dieses seltenen, 1977 von Rathigan et al. beschriebenen (Rathigan et al. 1977) Tumors beschrieben. Es ist nicht sicher ob die MEC von soliden Zellnestern (SCN) oder atypischen follikulären Zellen ausgehen. Sehr selten wurde eine sklerosierende Variante mit einer Eosinophilie (SMECE) beschrieben (Bhandarkar et al. 2005). Die Tumoren traten im Verhältnis 2:1 häufiger bei Frauen auf, waren solide, nicht bekapselt und zeigen sowohl Plattenepithelien als auch Schleimzellen. Obgleich MEC überwiegend als niedrig maligne Karzinome imponierten, sind metastasierende Tumoren mit dann regelhaft fatalem Ausgang berichtet worden. In der Regel jedoch konnte nach totaler Thyroidektomie mit lokaler Lymphadenektomie eine anhaltende Tumorkontrolle erreicht werden (Steele et al. 2001). Einige Autoren raten zu einem multimodalen Vorgehen mit einer Radiochemotherapie (Bhandarkar et al. 2005).

Plattenepithelkarzinome Etwa 20 Fälle sind bislang bekannt geworden, wobei gelegentlich die Abgrenzung von einer Metastase in der Schilddrüse schwierig war und der fehlende Nachweis eines Primarius an anderem Ort die Schilddrüse als primären Sitz wahrscheinlich machte. Ihre Entstehung aus Metaplasien papillärer oder follikulärer Zellen ist umstritten – jedoch die Klassifikation der Tumoren durch z. B. Nachweis von Keratin recht einfach und auch per FNAC möglich (Kleer et al. 2000; Rosa u. Toronczyk 2010). Die Tumoren waren alle sehr schnell wachsend, zeigten eine ausgeprägte lokale Invasion und einen äußerst aggressiven klinischen Verlauf. Die noch besten Überlebenszeiten wurden nach ausgedehnter Resektion und nachfolgender externer Bestrahlung erreicht. Sie liegen dennoch in der Regel bei weniger als einem Jahr (Zhou et al. 2002).

Primäre Schilddrüsenthymome Die maligne Transformation intrathyroidaler Reste der Thymusanlage führt zur Entstehung primärer Thymome der Schilddrüse. Es können maligne spindelzellige epitheliale Tumoren mit thymusartiger Differenzierung (SETTLE) von Karzinomen mit thymusartiger Differenzierung (CASTLE) unterschieden werden (Chan u. Rosai 1991). Von den etwa 30 Fällen mit SETTLE waren nahezu alle unter 20 Jahren alt (im Median 13,2 Jahre) und hatten seit 6–12 Monaten einen Knoten in der Schilddrüse bemerkt. Etwa zwei Drittel der Patienten entwickelte Metastasen innerhalb von 5–10 Jahren, davon in zwei Fällen nach 22 und 25 Jahren. Die Metastasen fanden sich lokoregionär in Mediastinum und Halslymphknoten und als Fernmetastasen vor allem in Lunge und Niere (Filho et al. 2010). Aufgrund der unterschiedlichen Beobachtungszeiten und der offensichtlich recht langsamen Tumorprogression fehlen präzise Angaben zur Mortalität. Jedoch verstarben mehr als 15 % der Betroffenen innerhalb der berichteten Beobachtungsperioden an der Erkrankung (Erickson et al. 2005).

Teratome Die erstmalig 1854 von Hess beschriebenen Teratome der Schilddrüse sind außerordentlich seltene Tumoren (Hess 1854). Die embryologischen Zusammenhänge ihrer Entstehung in der Schilddrüse sind unklar. In einigen der Kasuistiken ist auch nicht zweifelsfrei belegt, dass es sich um primäre Tumoren der Schilddrüse und nicht etwa um infiltrierende Teratome des Halses und des Mediastinums handelte. Die meisten Teratome fanden sich bei Neugeborenen und Kleinkindern. Unter diesen werde reife und unreife Formen unterschieden, die publizierten Todesfälle scheinen aber nicht tumorbedingt (Thompson et al. 2000; Riedlinger et al. 2005). Bei Erwachsenen sind Teratome extrem ungewöhnlich und oft maligne. Das Erkrankungsalter liegt etwa bei 40 Jahren. Es finden sich große, zentral nekrotische und hämorrhagische Tumoren, die häufig lokal infiltrativ wuchsen und systemisch metastasieren. Der Nachweis von Anteilen aller 3 Keimblätter beweist das Teratom. Die Diagnose kann durch die FNAC gestellt werden. In den wenigen berichteten Fällen wurden sowohl subtotale als auch totale Thyreoidektomien mit oder ohne Lymphknotendissektion, in einigen Fällen mit adjuvanter Radiochemotherapie durchgeführt. Der Verlauf der malignen Tumoren im Erwachsenenalter zeigte in 30 % tumorbedingte Todesfälle und in 60 % ein tumorfreies Überleben bei einem medianen follow-up von 12,9 Jahren (Thompson et al. 2000). In einem in jüngerer Zeit publizierten Fall konnte durch eine multimodale Therapie mit radikaler Operation, platinhaltiger Chemotherapie und lokaler Halsbetrahlung ein rezidivfreies 10-Jahres-Überleben erreicht werden (Tsang et al. 2003).

Maligne Tumoren der Nervenzellen

Paragangliome Paragangliome der Schilddrüse wurden im Jahr 1964 erstmals beschrieben, bis heute sind etwa 25 Einzelfälle berichtet (Ferri et al. 2009). Es ist in den Kasuistiken teilweise unklar, ob es sich dabei um primäre Paragangliome der Schilddrüse handelte oder um Karzinome mit einer den Paragangliomen ähnlichen Differenzierung (Bronner et al. 1988). Die Verunsicherung über die Histogenese der Tumoren findet u. a. in der Namensvielfalt Ausdruck („hyalinisierende trabekuläre Adenome", „paraganglioma-like-adenoma"). Es handelte sich um solitäre, nichtdolente Knoten, die überwiegend bei Frauen auftraten. Einige dieser Läsionen waren szintigraphisch speichernd. In allen Fällen waren es postoperative histologische Befunde bei Schilddrüseneingriffen. Es liegen keine Berichte über Rezidive vor. In drei Fällen fand sich lokalinvasives Wachstum, wobei im Einzelfall möglicherweise eine Infiltration der Schilddrüse durch ein extrathyreoidales Paragangliom vorgelegen hat (Mitsudo et al. 1987). Die wenige Literatur lässt ein chirurgisches Behandlungskonzept ähnlich dem Vorgehen bei der follikulären Neoplasie sinnvoll erscheinen.

Primäre periphere Nervenscheidentumoren (PNST) Weniger als 10 dieser Tumoren wurden bislang in der Schilddrüse beschrieben, wobei Schwannome und auch maligne PNST diagnostiziert wurden. Die benignen Tumoren waren regelhaft gut enkapsulierte, nicht invasive, unilaterale Tumoren, die nach Resektion (in der Regel eine Lobektomie auf der betroffenen Seite) nicht rezidivierten. Die malignen PNST waren stets lokal invasiv, rezidivierten und metasta-

2

Tab. 2.39 Metastasen in der Schilddrüse in Biopsie oder Resektat vs. Autopsiestudien. Prozentangaben beziehen sich auf die Gesamtheit aller Tumormetastasen in der Schilddrüse. Kasuistisch mitgeteilte Metastasen: Adenokarzinome des Kolon, Ovar, Magen. Einzelfallberichte: Embyonales Hodenkarzinom, Choriokarzinom, Prostatakarzinom, synoviales Karzinom, Chondrosarkom, Osteosarkom, Leiomyosarkom, Rhabdomyosarkom, Gravitz-Tumor, malignes Phylloid, malignes Pleuramesotheliom, malignes fibröses Histiozytom

	Diagnose durch Biopsie/Resektat		Diagnose durch Autopsie	
Primärtumor	Häufigkeit (%)	Referenz	Häufigkeit (%)	Referenz
Nieren	56	Nakhjavani 1997	12	Hull 1955
	40	Ivy 1984	10	Willis 1931
	33	Lam 1998	10	Nakhjavani 1997
	32	Berge 1977		
Lunge	43	McCabe 1985	28	Willis 1931
	28	Berge 1977	25	Nakhjavani 1997
	16	Lam 1998	10	Hull 1955
	16	Ivy 1984		
	11	Nakhjavani 1997		
Brust	20	Berge 1977	26	Nakhjavani 1997
	20	Ivy 1984	21	Hull 1955
	16	Lam 1998	20	Ivy 1984
	12	Nakhjavani 1997		
Ösophagus	9	Lam 1998		
Uterus, Zervix	7	Lam 1998		
Melanom	8	Berge 1977	39	Hull 1955
	3	Nakhjavani 1997	17	Willis 1931
			11	Nakhjavani 1997

sierten früh. Die Überlebenszeiten der malignen Tumoren betrugen 8–42 Monate. Eine einheitliche Behandlungsstrategie ist derzeit nicht erkennbar (Thompson et al. 1996).

Neurilemmom Die 15 in der Weltliteratur mitgeteilten Fälle, allesamt unerwartete postoperative Diagnosen, waren nach lokaler Resektion stets rezidivfrei (Balagai et al. 2004). Die Tumoren können entsprechend der Antoni-Klassifikation weiter differenziert werden.

Metastasen in der Schilddrüse

Metastasen in der Schilddrüse sind sehr viel häufiger als vielfach vermutet. Ihre Inzidenz ist in Autopsiestudien höher als die der primären Schilddrüsenkarzinome (v. Goumoens 1968; Willis 1931; Shimaoka et al. 1962; Hull 1955; Mortensen et al. 1956; Schröder et al. 1987). Bereits in ungerichteten Autopsieserien wurden in 1,25 % der Fälle Metastasen gefunden (Berge u. Lundberg 1977). Bei Patienten, die an einem zuvor bekannten, metastasierenden Leiden verstarben, wurden in 4–25 % der Fälle Metastasen in der Schilddrüse nachgewiesen (Mortensen et al. 1956; Silverberg u. Vidone 1966). Lediglich in 5–10 % der Fälle war die Metastase in der Schilddrüse auch klinisch bekannt (Shimaoka et al. 1962; Haugen et al. 1994). Während in Autopsiestudien die Metastasen von Mamma- und Lungentumoren überwiegen, finden sich unter den klinisch apparenten Fällen bei nahezu der Hälfte der Patienten Metastasen von Nierenzellkarzinomen (Tab. 2.39).

Klinische Symptomatik Das klinische Bild von Metastasen in der Schilddrüse wird durch zwei wesentliche Umstände beherrscht:

- Die Häufigkeit klinisch evidenter Metastasen wird von der Prognose und dem klinischen Verlauf der Grundkrankheit bestimmt. In der Regel sind Metastasen in der Schilddrüse das Zeichen einer fortgeschrittenen, disseminierten Tumorerkrankung und verbunden mit einer schlechten Prognose.
- Zwischen dem Auftreten der metastatischen Schilddrüsenläsion und der Behandlung des Primärtumors können erhebliche Intervalle liegen. Zwar beträgt

die globale Latenzzeit im Mittel nur 9 Monate nach Entdeckung des Primärtumors, jedoch können bei bestimmten Tumoren deutlich längere Zeiträume auftreten (Lam u. Lo 1998). Bei Adenokarzinomen der Nieren wurden Latenzzeiten von im Mittel 9 Jahren mitgeteilt (Heffes et al. 2002). Die längsten Latenzzeiten betrugen 22 und 24 Jahre (Schröder et al. 1987; Wada et al. 2005). Auch bei Adenokarzinomen der Mamma und des Uterus betrugen die Latenzzeiten zwischen 1,5 und 12, im Mittel 11 Jahre; beim malignen Melanom zwischen 1 und 5, im Mittel 3,5 Jahre (Schröder et al. 1987; Nakhjavani et al. 1997; Miiji u. Nguyen 2005). Je nach Differenziertheit des präoperativen Stagings ist bei 75 % der Patienten die Diagnose einer sekundären Neoplasie der Schilddrüse gesichert.

Diagnostik Viele der Metastasen imponieren klinisch als solitäre oder dominante Läsion in der Schilddrüse. Entscheidend ist die Untersuchung des Knotens mittels FNAC. Diese ist in der Lage, 75–85 % der Neoplasien als sekundäre metastatische Läsionen zu klassifizieren (Nakhjavani et al. 1997; Kim et al. 2005). Im Einzelfall kann die immunhistochemische Aufarbeitung des Punktats entscheidende Bedeutung erlangen (Miiji u. Nguyen 2005). Ist die Metastase gesichert, muss mit geeigneten und in Abhängigkeit vom Primärtumor individuell auszuwählenden diagnostischen Modalitäten eruiert werden, ob es sich um eine solitäre Metastase handelt oder ob eine disseminierte Erkrankung vorliegt. Im idealen Fall wird erst danach über das einzelfallorientierte Vorgehen entschieden

„Bei jedem Patienten mit einer malignen Erkrankung in der Anamnese, unabhängig davon, wie weit diese auch zurückliegt, muss ein neu aufgetretener solitärer oder dominanter Schilddrüsenknoten bis zum Beweis des Gegenteils als Metastase angesehen werden".

Dieser Grundsatz leitet das diagnostische Vorgehen (McCabe et al. 1985). Ein möglicher diagnostischer Algorithmus ist in Abb. 2.58 dargestellt.

Therapie Oft bedeuten Metastasen in der Schilddrüse, dass das Endstadium einer Tumorerkrankung erreicht wurde. Diese Auffassung ist u. a. gesichert für Lungenkarzinome, bei denen Schilddrüsenmetastasen präterminale Ereignisse sind. Die Indikation zur Operation dient häufig lediglich der Vermeidung lokaler Komplikationen. Die durchschnittliche Überlebenszeit vom Zeitpunkt der Entdeckung der Metastasen übersteigt hier selten 2 Monate (Brady et al. 1977). Auch Metastasen von Melanomen und Ösophaguskarzinomen hatten, mit wenigen Ausnahmen, eine vergleichbar schlechte Prognose (Nakhjavani et al. 1997; Miiji u. Nguyen 2005). Etwas günstiger erscheinen die Überlebenszeiten bei Adenokarzinomen der Mamma mit 1,5–6 Jahren (Schröder et al. 1987; Nakhjavani et al. 1997) und bei Adenokarzinomen des Uterus mit 3–6 Jahren (Nakhjavani et al. 1997). Selbst beim Melanom kann im Einzelfall eine Lebensverlängerung erreicht werden (Blaloch et al. 1999). Der Entschluss zur Resektion sollte aber in jedem Fall in ein multidisziplinäres Behandlungskonzept eingebunden sein, das die Notwendigkeit einer Radio- oder Chemotherapie prüfen muss.

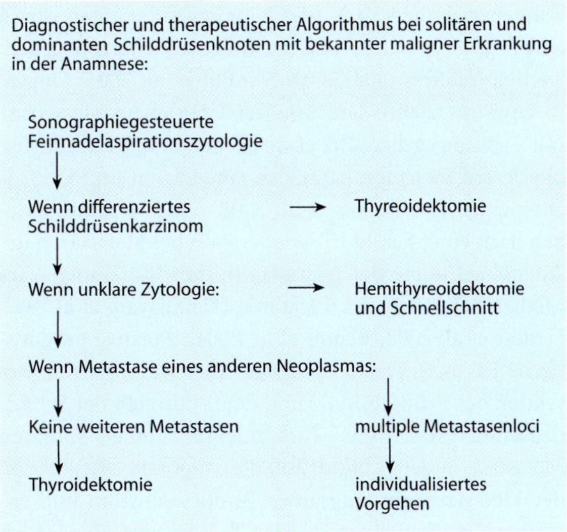

Abb. 2.58 Diagnostischer und therapeutischer Algorithmus bei solitären und dominanten Schilddrüsenknoten mit bekannter maligner Erkrankung in der Anamnese

Metastasen von Lungen, Brust und anderen Tumoren solider Organe habe eine schlechte Prognose. Die Operationsindikation ist häufig die Vermeidung lokaler Komplikationen. Eine Operation sollte in ein multidisziplinäres Behandlungskonzept eingebunden werden.

Nierenzellkarzinome scheinen eine besondere Affinität zum Schilddrüsengewebe zu haben und nehmen aufgrund ihrer Tumorbiologie eine Sonderstellung ein. So können diese Metastasen in der Schilddrüse Jahrzehnte nach der Operation des Primärtumors auftreten. In bis zu 36 % der Patienten führt die Metastase des Nierenzellkarzinoms in der Schilddrüse erst zur Diagnose des Primums (Nakhjavani et al.1997; Heffess et al. 2002; Wada et al. 2005). Häufig handelt es sich um die einzigen Tumorabsiedlungen außerhalb der Nieren (Heffess et al. 2002). Aus diesem Grund und dem guten Ansprechen auf medikamentöse Therapien, beispielsweise mit Tyrosinkinaseinhibitoren, können zwischen 14 % und 37%dieser Patienten durch eine zweite Operation und nachfolgende Therapie geheilt werden (Heffess et al. 2002; Mirallie et al. 2005; Duggal u. Horattas 2008). Die 5-Jahres-Überlebensrate wurde mit 51 % angegeben. Bei etwa 1/3 der an der Schilddrüse operierten Patienten kann sich eine Läsion im Pankreas entwickeln (Lesalnieks et al. 2008). Das Gesamtüberleben nach einer Schilddrüsenoperation bei Metastasen der Adenokarzinome der Niere lag in drei Mitteilungen im Median bei 3, 3,5 und 6,4 Jahren (Nakhjavani et al.1997; Heffess et al. 2002; Benoir et al. 2004). Positive prognostische Faktoren waren ein langes Intervall zwischen Resektion des Primärtumors und dem Auftreten der Schilddrüsenmetastase, das Vorhandensein einer solitären Metastase in der Schilddrüse, die „spontane" Regression der Metastase, ein langsames Tumorwachstum und extensive Nekrosen im resezierten Tumor, sowie das Fehlen klinischer Symptome (Heffess et al. 2002). Prognostisch ungünstige Faktoren sind dagegen der Nachweis eines extrathyroidalen Wachstums (mittleres Überleben 15 vs. 69 Monate) und das Vorhandensein einer Parese des Nervus recurrens (mittleres Überleben 10 vs. 56 Monate) (Machens et al. 2010).

2.10 Thyreoiditis

J. Feldkamp

Der Begriff Thyreoiditis steht für eine Reihe ätiologisch sehr unterschiedlicher entzündlicher Erkrankungen der Schilddrüse. Allen Erkrankungen ist der histologische Nachweis inflammatorischer Zellen gemein. Die primär entzündlichen Erkrankungen der Schilddrüse lassen sich zunächst in infektiöse, parainfektiöse und autoimmune Thyreoiditiden einteilen. Alle anderen entzündlichen Erkrankungen werden entsprechend einer Einteilung der Deutschen Gesellschaft für Endokrinologie als Sonderform der Thyreoiditis klassifiziert (s. Übersicht).

Formen der Thyreoiditis

- Akute (putride) Thyreoiditis
- Subakute Thyreoiditis (de Quervain), häufig postinfektiös auftretend
- Autoimmunthyreoiditis (chronische lymphozytäre Thyreoiditis)
  - Hypertrophe Form (Hashimoto-Thyreoiditis)
  - Atrophische Form (primäres Myxödem)
  - Post-partum-Thyreoiditis
  - „Silent" Thyreoiditis
  - Fibrosierende Thyreoiditis (Riedel-Struma)
- Sonderformen
  - Traumatische Thyreoiditis
  - Strahlenthyreoiditis
  - Granulomatöse Thyreoiditis (z. B. Sarkoidose)
  - Thyreoiditis bei Karzinom
  - Medikamentös induzierte Thyreoiditis

2.10.1 Akute Thyreoiditis

Ätiopathogenese

Die akute Thyreoiditis ist eine der seltensten Erkrankungen der Schilddrüse. Sie wird bakteriell oder durch eine Pilzinfektion hervorgerufen (Paes 2010). Bisher sind erst wenige hundert akute (putride) Thyreoiditiden beschrieben worden. Durch die sehr gute Durchblutung des Organs und durch einen sehr guten Lymphabfluss scheint die Schilddrüse gegenüber einer Besiedlung durch Bakterien und Pilze sehr resistent zu sein. Immunkompromittierte Patienten sind stärker gefährdet, eine akute Thyreoiditis zu erwerben. HIV-Infektion und Tuberkulose sind dabei besonders zu erwähnen. Die häufigsten Erreger sind Streptococcus pyogenes und Staphylococcus aureus. Eine Reihe weiterer Erreger einschließlich Pneumocystis jiroveci kann jedoch ebenfalls die akute Thyreoiditis hervorrufen (Berger et al. 1983).

Die Infektionswege umfassen eine hämatogene Besiedlung, eine lymphogene Erregerausbreitung und die Ausbreitung per continuitatem. Einen relativ guten Schutz gegen die Durchwanderung lokaler Entzündungen im Bereich der Halsweichteile bietet dabei die Organkapsel der Schilddrüse. Präexistente Erkrankungen der Schilddrüse, insbesondere die nodöse Struma, begünstigen ein intrathyreoidales Angehen einer Infektion. Betroffen von der akuten Thyreoiditis sind fast ausschließlich immunkompromittierte Patienten.

Klinische Symptomatik

Die Patienten beklagen meist einseitige, bei komplettem Organbefall auch beidseitige Halsschmerzen. Die Schmerzen können zu den Ohren, in die Unterkieferregion und nach retrosternal ausstrahlen. Der Erkrankungsbeginn ist sehr oft akut und begleitet von Fieber, lokaler Rötung und Schwellung, die auch fluktuierend sein kann. Erhebliche Schluckbeschwerden und Heiserkeit können das Krankheitsbild begleiten.

Diagnostik

Anamnestische Hinweise auf eine akute Thyreoiditis sind chronische Infektionserkrankungen wie HIV-Infektion oder Tuberkulose. Der klinische Befund zeigt die lokale Rötung und Schwellung der Schilddrüse. Die Palpation ist schmerzhaft und kann einen fluktuierenden Befund ergeben.

Labordiagnostik Das Blutbild weist eine Leukozytose mit Linksverschiebung auf. Die Blutsenkungsgeschwindigkeit ist beschleunigt und das C-reaktive Protein erhöht. Die Eiweißelektrophorese kann eine Erhöhung der Akute-Phase-Proteine anzeigen. Bereits 1–2 Tage nach Erkrankungsbeginn kann es zu einer Erhöhung der peripheren Schilddrüsenhormone durch eine Freisetzung präformierten Hormons aus den entzündungsbedingt zerstörten Schilddrüsenfollikeln kommen. Die Hyperthyreose ist nur vorübergehend und selbstlimitierend durch die Halbwertszeit der im Serum zirkulierenden Menge an Thyroxin. TSH ist supprimiert. Je nach Ausmaß der Organbeteiligung kann sich später eine hypothyreote Stoffwechsellage entwickeln mit Erniedrigung von T3 und T4 sowie Erhöhung von TSH.

Sonographie Die sonographische Untersuchung zeigt ein inhomogenes Bild mit echoarmen Arealen. Je nach Ausmaß der putriden Veränderungen können sich auch echoreiche Zonen zeigen.

Szintigraphie Zur Diagnosestellung ist die Szintigraphie nicht notwendig. Wird sie durchgeführt, ist sie durch eine verminderte Aufnahme der Tracersubstanz gekennzeichnet. Ist nur ein Schilddrüsenlappen oder einzelne Bezirke eines Schilddrüsenlappens betroffen, kann eine völlig fehlende Anreicherung im Sinne „kalter" Areale bestehen.

Computertomographie Um einschmelzende Prozesse und organübergreifende entzündliche Prozesse besser erkennen zu können, kann die Computertomographie ergänzend zur Feststellung des Ausbreitungsgrades der Erkrankung eingesetzt werden.

Bariumbreischluck Da bei einem Teil der Patienten mit akuter Thyreoiditis Fisteln des Sinus piriforme als Ursache zugrunde liegen, kann die Bariumbreischluck wegweisende Ergebnisse liefern (Matsuoka et al. 2011).

Feinnadelpunktion Die Feinnadelaspirationspunktion stellt eine gute Möglichkeit zur Diagnosesicherung dar. In jedem Falle sollte das Punktionsmaterial neben der zytologischen in erster Linie einer mikrobiologischen Untersuchung unterzogen werden, um den Erregernachweis zu führen.

Therapie

Die Therapie der akuten Thyreoiditis orientiert sich wesentlich am Ausmaß des entzündlichen Prozesses, der Grunderkrankung und möglichst am Erregernachweis (Szabo u. Allen 1989). Sofern keine größeren fluktuierend-putriden Anteile vorliegen, kann eine intravenöse Antibiose erfolgen. Gelingt ein Erregernachweis, so sollte gezielt antibiotisch therapiert werden. Bei unbekanntem Erreger muss eine breit wirksame antibiotische Therapie durchgeführt werden, die insbesondere auch staphylokokkenwirksam sein muss und gramnegative Spezies einschließt. Die antibiotische Therapie muss mindestens 10–14 Tage konsequent fortgeführt werden. Lokal kühlende Maßnahmen können das subjektive Beschwerdebild neben einer ausreichenden Analgesie lindern.

2.10.2 Subakute Thyreoiditis (de Quervain)

Die subakute Thyreoiditis ist histologisch durch den Nachweis granulomatöser Veränderungen und mehrkerniger Riesenzellen gekennzeichnet. Daher resultieren die Synonyme granulomatöse oder subakute granulomatöse Thyreoiditis. Die subakute Thyreoiditis macht etwa 5 % des Krankengutes einer Schilddrüsensprechstunde aus und ist neben der akut aufgetretenen Schilddrüsenzyste die häufigste Ursache für schmerzhafte Schilddrüsenerkrankungen.

Ätiopathogenese

Der subakuten Thyreoiditis geht oft eine wenige Wochen bis mehrere Monate zurückliegende akute Virusinfektion der oberen Atemwege voraus. In klinischen Studien konnten bei vielen Patienten abfallende Immunglobulintiter gegen häufig vorkommende Viren (Influenza-, Adeno-, Coxsackie-Viren u. a.) zum Zeitpunkt der Krankheitsmanifestation festgestellt werden (Desaillud 2009). Die subakute Thyreoiditis kann ebenfalls mit einer Mononukleose-, Mumps- oder Maserninfektion assoziiert sein. Manchmal können passager Antikörper gegen Thyreoglobulin oder thyreoidale Peroxidase nachgewiesen werden. Dies ist jedoch Ausdruck der inflammatorisch bedingten Antigenfreisetzung und nicht mit der kausalen Entstehung einer subakuten Thyreoiditis verbunden. Die Erkrankung betrifft überwiegend Frauen mit deutlicher Bevorzugung der 4. und 5. Lebensdekade und hat eine saisonale Häufung im Frühherbst (Nishihara et al. 2008). Es scheint eine gewisse genetische Prädisposition bei Vorhandensein des HLA-Antigens Bw 35 vorzuliegen. Gelegentlich findet man eine endemische Ausbreitung der Erkrankung, wobei die Anzahl der Erkrankten jedoch meist niedrig bleibt (Bruin et al. 1990).

Klinische Symptomatik

Die subakute Thyreoiditis beginnt meist plötzlich mit ein- oder beidseitigen Halsschmerzen. Oft führen die Symptome die Patienten zunächst zum Hals-Nasen-Ohrenarzt. Typisch ist ein ein- oder beidseitig von der Schilddrüsenloge in die Ohren ausstrahlender Schmerz. Die Schmerzsymptomatik kann sich aber auch in die Unterkieferregion oder nach retrosternal ausbreiten (Peter 1992). Weitere Symptome sind in der folgenden Übersicht aufgeführt.

Symptome bei subakuter Thyreoiditis de Quervain

- Ein- oder beidseitiger Halsschmerz
- Schmerzausstrahlung (Ohren, Unterkiefer, Retrosternalraum)
- Subfebrile Temperaturen
- Schluckstörungen
- Leichte Heiserkeit
- Virale Prodromalsymptome wie Muskelschmerzen, allgemeines Krankheitsgefühl

Zu Beginn der Erkrankung liegt bei 40–50 % der Patienten eine meist milde Hyperthyreose vor, die durch die mit dem Zellzerfall verknüpfte Hormonfreisetzung entsteht. Nach peripherer Utilisation der freigesetzten Hormone geht die Stoffwechsellage über eine passagere Euthyreose zunächst meist in eine leichte Hypothyreose über. Nach Abklingen der inflammatorischen Veränderungen resultiert binnen 6–12 Wochen bei fast allen Patienten eine euthyreote Stoffwechsellage (Lio et al. 1984). Selten ist die Erkrankungsdauer wesentlich länger als 3 Monate, kann jedoch bei einem Teil der Fälle (10–20 %) rezidivieren (Erdem et al. 2007). Nach dem 2. Krankheitsschub ist die subakute Thyreoiditis meist dauerhaft ausgeheilt. Bei etwa 1–3 % der Patienten persistiert die Erkrankung über mehr als 1–2 Jahre.

Diagnostik

Die Inspektion zeigt in der Regel keine Auffälligkeiten. Palpatorisch ist die Schilddrüse von fester Konsistenz und sehr druckschmerzempfindlich. Von einigen Patienten wird ein Abtasten des Organs daher nicht toleriert.

Labordiagnostik Typisch und zusammen mit der Anamnese fast pathognomonisch ist eine extrem stark beschleunigte Blutsenkungsgeschwindigkeit (Sturzsenkung) mit meist über 100 mm in der 1. Stunde. Eine leichte Leukozytose ist selten vorhanden, bisweilen findet sich auch eine Leukozytopenie. C-reaktives Protein kann erhöht messbar sein. Eine entzündungsbedingte normochrome, normozytäre Anämie kann in milder Ausprägung vorliegen. Durch die Destruktion von Schilddrüsenfollikeln kommt es zur vermehrten Freisetzung von Schilddrüsenhormonen in die Peripherie. Durch den Zellzerfall können die Thyreoglobulinspiegel erhöht sein.

Abhängig vom Ausprägungsgrad der Entzündung und dem Zeitpunkt der Vorstellung des Patienten finden sich erhöhte T3- und T4-Werte bei supprimiertem TSH. Durch die unzureichende Neuproduktion von Schilddrüsenhormonen bei persistierender inflammatorischer Reaktion kommt es zum Abbau der erhöhten Hormonspiegel und über eine kurze Phase der Euthyreose zu einer Hypothyreose. Diese ist nahezu immer passager. Mit Wiedereinsetzen der Hormonproduktion kommt es zur Normalisierung der Stoffwechsellage.

Sonographie Die subakute Thyreoiditis stellt sich sonographisch mit einem sehr charakteristischen Bild dar (Brandner 1992). Landkartenartig grenzen echoarme Bezirke an echonormale Areale der Schilddrüse, die noch nicht vom entzündlichen Prozess betroffen sind (▣ Abb. 2.59).

Szintigraphie Die Aufnahme der radioaktiven Testsubstanz (^{99m}Technetium) ist deutlich erniedrigt. Bei Befall nur eines Schilddrüsenlappens wird der nichtbetroffene Lappen regelhaft abgebildet.

Feinnadelpunktion Die Feinnadelpunktion zeigt zytologisch die für die subakute Thyreoiditis typischen granulomatösen Veränderungen mit mehrkernigen Riesenzellen.

Therapie

Leichte Verläufe der subakuten Thyreoiditis sprechen gut auf eine Therapie mit nichtsteroidalen Antiphlogistika an. Azetylsalizylsäure ist in einer Dosis von 2- bis 3-mal 500 mg/Tag ausreichend wirksam. Alternativ kann Ibuprofen (400–1200 mg/Tag) oder Diclofenac (50–150 mg) gegeben werden. Bei stärkerer Schmerzsymptomatik ist eine Glukokortikoidtherapie indiziert. Diese bewirkt eine fast schlagartige Linderung der Beschwerden innerhalb von 1–2 Tagen. Eine Dosis von 60 mg Prednisolonäquivalent ist hierfür ausreichend. Die Therapie muss über 6–12 Wochen durchgeführt werden. Über diesen Zeitraum wird die Steroidtherapie langsam ausschleichend beendet. Beim Rezidiv kann das gleiche Therapieregime bis zur Beschwerdefreiheit noch einmal angewendet werden.

Lediglich in den sehr seltenen Fällen eines dauerhaften konservativen Therapieversagens ist eine operative Sanierung des Befundes nötig. Die nicht selten initiale selbstlimitierende Hyperthyreose wird rein symptomatisch durch die Gabe eines nicht kardioselektiven Betablockers (z. B. 3-mal 40 mg Propanolol) behandelt.

Eine thyreostatische Therapie ist nicht indiziert und unwirksam. Entwickelt sich eine (latent) hypothyreote Stoffwechsellage, muss mit L-Thyroxin vorübergehend substituiert werden (Volpé 1993). Meist sind Dosen zwischen 50 und 100 µg L-Thyroxin/Tag ausreichend. Nach Ausheilen der Erkrankung resultiert fast immer eine euthyreote Stoffwechsellage, sodass auf Dauer keine schilddrüsenspezifische Medikation notwendig ist.

2.10.3 Autoimmunthyreoiditis

Zu den autoimmunen Thyreoiditiden werden die hypertrophe Autoimmunthyreoiditis (Hashimoto-Thyreoiditis),

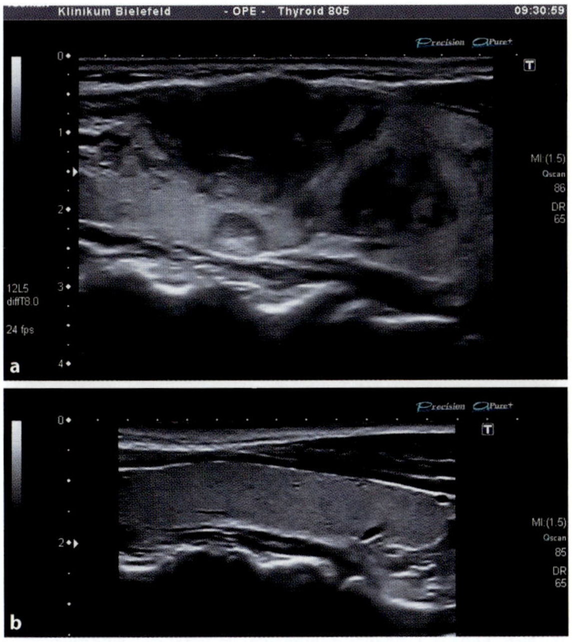

Abb. 2.59a,b Subakute Thyreoiditis. **a** Landkartenartig angeordnete Echoarmut im Ultraschallbild. **b** Im Vergleich dazu normale Schilddrüse

die atrophische Autoimmunthyreoiditis (primäres Myxödem), die Post-partum-Thyreoiditis und die asymptomatische („silent") Thyreoiditis gerechnet (Hay 1985). Allen gemeinsam ist die deutliche lymphozytäre Organinfiltration und in den meisten Fällen der positive Nachweis von Antikörpern gegen thyreoidale Peroxidase und Thyreoglobulin (Dayen u. Daniels 1996). Im weiteren Sinne gehört auch der M. Basedow zu den autoimmunen Schilddrüsenerkrankungen (Schott et al. 2005). Bei dieser Krankheit finden sich regelmäßig fokale lymphozytäre Infiltrate in der Schilddrüse. Wegen seiner klinischen und pathophysiologischen Besonderheiten wird der M. Basedow jedoch als eigene Entität an anderer Stelle behandelt (▶ Abschn. 2.6.2).

Ätiopathogenese

Die genauen Ursachen der autoimmunen Schilddrüsenerkrankungen sind nicht bekannt (DeGroot u. Quintans 1990). In einer kürzlich erschienen Arbeit an einem transgenen Mausmodell konnte jedoch erstmals gezeigt werden, dass die Thyreoperoxidase das entscheidende Zielantigen im Rahmen des Autoimmunprozesses zu sein scheint (Quaratino et al. 2004). Dies ist im Einklang mit der höheren Prävalenz von Anti-Thyreoperoxidase-Antikörpern gegenüber Anti-Thyreoglobulinautoantikörpern und der erhöhten Inzidenz einer Hypothyreose bei erstgenannten gegenüber zweitgenannten. Weitere Faktoren sind die genetische Prädisposition sowie Umwelteinflüsse, Ernährungsgewohnheiten, Infekte, Alter, Sexualhormonstatus und Geschlecht begünstigt (Tomer u. Davies 1993). Frauen sind von der Erkrankung weitaus häufiger betroffen als Männer (etwa 7–10:1). In verschiedenen Untersuchungen wurde eine Assoziation mit bestimmten HLA-Merkmalen (DR3, DR4, DR5 und B8) bei Hashimoto-Thyreoiditis festgestellt (Badenhoop et al. 1990). Die atrophische Thyreoiditis wurde gehäuft bei Patienten mit den Merkmalen HLA-A1, B8, DR3, DQw2 (DPw1) gefunden. Die Unterschiede zwischen einzelnen Bevölkerungsgruppen und -rassen sind jedoch sehr groß, sodass die Korrelation dieser genetischen Marker mit der Wahrscheinlichkeit des Auftretens einer Autoimmunthyreoiditis insgesamt schwach bleibt.

Tierexperimentelle und epidemiologische Studien geben Hinweise, dass Viren und ein hoher intrathyreoidaler Jodgehalt den Immunprozess triggern können, ohne dass dies heute klinisch im Einzelfall nachweisbar ist. Die Autoimmunthyreoiditis kann mit anderen Autoimmunerkrankungen wie Vitiligo, einem Typ-1-Diabetes oder einem M. Addison vergesellschaftet auftreten.

Klinische Symptomatik

In den meisten Fällen wird die Hashimoto-Thyreoiditis zufällig entdeckt. Häufig wird bei der körperlichen Untersuchung oder bei der Sonographie der Schilddrüse eine Vergrößerung des Organs festgestellt. Selten klagen die Patienten über ein Druck- oder leichtes Schmerzgefühl im Halsbereich oder haben selbst eine Schilddrüsenschwellung bemerkt. Die atrophische Verlaufsform der Autoimmunthyreoiditis ist zusammen mit der hypertrophen Hashimoto-Thyreoiditis die häufigste Ursache der primären Hypothyreose im Erwachsenenalter, wenn man von der iatrogen verursachten Hypothyreose nach Schilddrüsenoperation oder Radiojodtherapie absieht (Rapoport 1991; Hollowell et al. 2002; Tunbridge et al. 1981). Etwa 20 % der Patienten mit Autoimmunthyreoiditis fallen durch hypothyreosebedingte Symptome auf. Diese sind in der folgenden Übersicht zusammengefasst.

Hypothyreosesymptome

- Adynamie, Depression, Müdigkeit
- Haarausfall
- Gewichtszunahme, Gesichtsödeme
- Hyporeflexie
- Hypothermie
- Tiefe, heisere Stimme
- Blass-gelbliches Hautkolorit
- Muskelschwäche
- Obstipation
- Bradykardie
- Hypotonie
- Hypercholesterinämie

- Zyklusstörungen, Libidoverlust
- Hypothyreotes Koma: Zusätzlich Bewusstseinseintrübung, Bradypnoe

Diagnostik

Die Krankengeschichte kann bei positiver Familienanamnese auf eine Autoimmunthyreoiditis hinweisen, ebenso wie ein Druckgefühl im Halsbereich oder das Vorliegen anderer Autoimmunerkrankungen, insbesondere eines M. Addison. Die Inspektion kann bei Hashimoto-Thyreoiditis in einigen Fällen bereits die Schilddrüsenvergrößerung zeigen.

Palpatorisch ist die Schilddrüse von fester Konsistenz und gelegentlich leicht druckschmerzhaft. In vielen Fällen ist die Schilddrüse nicht vergrößert und eher klein zu palpieren. Vergrößerungen der Halslymphknoten bei Autoimmunthyreoiditis sind äußerst selten und müssen auch an ein Schilddrüsenmalignom denken lassen.

Sonographie Im Ultraschallbild imponiert eine das ganze Organ erfassende diffuse Echoarmut (Abb. 2.60). Mit Abnahme der lymphozytären Infiltration kann es auch wieder zu einer zunehmenden Normalisierung des Echomusters kommen (Gutekunst et al. 1989).

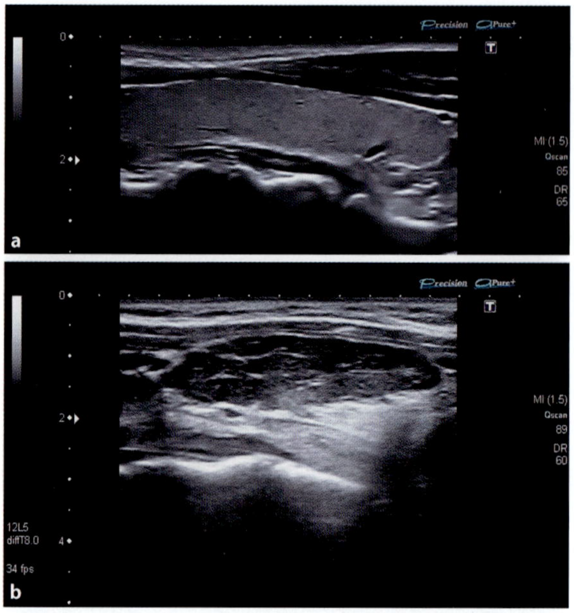

Abb. 2.60a,b Autoimmunthyreoiditis. **a** Normale Schilddrüse. **b** Diffuse Echoarmut im Ultraschallbild bei Autoimmunthyreoiditis

Szintigraphie Die szintigraphische Untersuchung zeigt eine diffuse Minderanreicherung des Tracers. Der Technetium-Uptake liegt im floriden Stadium fast immer unter 1,5 %.

Labordiagnostik Typische Veränderungen wie bei allgemein-entzündlichen Erkrankungen fehlen. Eine Veränderung der Leukozytenzahl oder eine beschleunigte Blutsenkungsgeschwindigkeit wird in der Regel nicht beobachtet. In der überwiegenden Mehrzahl der Fälle lässt sich jedoch eine Erhöhung der Antikörper gegen thyreoidale Peroxidase (TPO) und seltener gegen Thyreoglobulin nachweisen (Scherbaum u. Paschke 1995). Die Anti-TPO-Antikörper gehen im Verlauf häufiger mit einer Hypothyreose einher als Anti-Tg-Antikörper. Zugleich besteht auch eine Korrelation zur Antikörperhöhe. Zu Beginn der Erkrankung kann es selten einmal zu einer kurzfristigen und meist milden Hyperthyreose kommen, deren Ursache wie bei der akuten und subakuten Thyreoiditis in einer Freisetzung von präformierten Schilddrüsenhormonen aus den entzündlich destruierten Follikelzellen zu suchen ist (Feldkamp 2009). Nach 2–4 Wochen kommt es dann zu einer Normalisierung oder zu einer Erniedrigung der anfangs erhöhten Schilddrüsenhormonwerte im Blut. Insgesamt kommt es in ca. 5 % der Fälle pro Jahr zu einer dauerhaften Hypothyreose mit lebenslanger Substitutionspflichtigkeit für L-Thyroxin.

Therapie

Liegt eine hypothyreote Stoffwechsellage vor, so ist eine Substitutionstherapie mit L-Thyroxin notwendig. Bei typisch atrophischer Verlaufsform mit deutlicher Organverkleinerung ist von einer lebenslangen Hormonsubstitution auszugehen, und die Patienten können entsprechend aufgeklärt werden. Bei einer TSH-Erhöhung bis ca. 10 µU/ml kann sich die Stoffwechsellage durchaus wieder normalisieren, und nach gegebener Zeit (3–6 Monate) kann bei sonographisch dokumentierter ausreichender Organgröße (>8 ml) ein Auslassversuch unternommen werden (Takasu et al. 1990). Bleibt eine euthyreote Stoffwechsellage bestehen, ist keine weitere Therapie notwendig. Ansonsten muss die Behandlung mit Thyroxin wieder aufgenommen werden (Fatourechi et al. 2003). Die sehr seltene initiale Hyperthyreose bedarf einer kurz dauernden symptomatischen Therapie mit nicht kardioselektiven Betablockern (3-mal 20–40 mg Propanolol). Eine thyreostatische Behandlung würde zu einer schnellen und deutlichen Hypothyreose führen, da keine vermehrte Neuproduktion von Schilddrüsenhormonen besteht. Eine kausale Therapie des Autoimmunprozesses existiert nicht. Eine Behandlung mit Glukokortikoiden führt weder zu einem verkürzten Verlauf der Erkrankung noch zu einem verbesserten Endergebnis. Einige Studien zeigen eine positive Beeinflussung des Antikörperstatus unter einer Therapie mit Selen. Ob langfristig auch das Hypothyreoserisiko durch Selen gesenkt werden kann, ist noch nicht abschließend geklärt. Bei lokaler Schmerzhaftigkeit der Schilddrüse, die fast ausnahmslos bei starker Organvergrößerung oder sehr florider atrophischer Verlaufsform beobachtet wird, ist in nahezu allen Fällen eine analgetisch-antiphlogistische Therapie mit Azetylsalizylsäure (1–3 g) oder mit Diclofenac (50–150 mg) ausreichend wirksam.

Post-partum-Thyreoiditis

Auch die Post-partum-Thyreoiditis kann zu den autoimmunen Schilddrüsenerkrankungen gerechnet werden. Sie tritt bei ca. 3–11 % aller Frauen im Anschluss an eine Schwangerschaft auf. Präpartal erhöhte Antikörper gegen Schilddrüsenantigene prädisponieren zu dieser Erkrankung (Lazarus 2005). Die Erkrankung nimmt oft einen biphasischen Verlauf: Nach Beendigung der Schwangerschaft entsteht häufig eine passagere leichte Hyperthyreose (Amino et al. 1982). Über eine Phase mit euthyreoter Stoffwechsellage kann sich dann bei einigen Frauen eine Hypothyreose manifestieren (Othman et al. 1990). Frauen mit bereits vor der Geburt erhöhten Antikörpern gegen Schilddrüsenantigene sind häufiger von permanenten Funktionsbeeinträchtigungen betroffen (Glinoer et al. 1994). Die initial hyperthyreote Stoffwechsellage als Ausdruck der Autoimmunthyreoiditis wird nicht selten fehlgedeutet und kann sogar Ursache für die sog. Wochenbettdepression sein.

„Silent" Thyreoiditis

Die Diagnose stille („silent") Thyreoiditis ist fast immer ein reiner Zufallsbefund mit Schilddrüsenvergrößerung und erniedrigtem Technetium-Uptake. Häufig können bei diesen Patienten Antikörper gegen thyreoidale Peroxidase oder Thyreoglobulin nachgewiesen werden (Klein u. Levey 1982; Nikolai et al. 1982). In einem Teil der Fälle können Hyperthyreosen durch eine Freisetzung von präformiertem Schilddrüsenhormon auch mit rezidivierendem Verlauf auftreten (Mittra 2007).

Riedel-Struma

Die sich kapselüberschreitend und infiltrierend ausbreitende Thyreoiditis („Riedel-Struma") zeigt im floriden Stadium histologisch neben der fibrosierenden Komponente eine diffuse lymphozytäre Infiltration (Heufelder u. Hay 1994). Diese Erkrankung muss daher als Sonderform der Autoimmunthyreoiditis angesehen werden. Die Riedel-Struma spricht auf Glukokortikoide an, wird aber meist chirurgisch behandelt, da ein Karzinom sicher ausgeschlossen werden muss.

2.10.4 Sonderformen der Thyreoiditis

Traumatische Thyreoiditis

Die traumatische Thyreoiditis ist durch eine exogene Läsion der Schilddrüse bedingt. Eine Untergruppe ist die Strahlenthyreoiditis nach Radiojodtherapie. Diese tritt meist 24–48 h nach Applikation der Therapiedosis radioaktiven ^{131}I auf. Es besteht eine schmerzhafte Schwellung des Organs und gelegentlich auch eine passager bedingte Hyperthyreose, bedingt durch eine Zerstörung von Thyreozyten. Eine analgetisch-antiphlogistische Behandlung ist hier meist ausreichend. Eine lokale Kühlung kann hilfreich sein. In manchen Fällen muss vorübergehend mit Glukokortikoiden behandelt werden. Gleiches gilt für die Thyreoiditis nach externer Radiatio der Halsweichteile. Hier beträgt die Latenzzeit bis zum Auftreten von Symptomen jedoch meist mehrere Wochen.

Medikamentös induzierte Thyreoiditis

Mit zunehmendem Einsatz von Zytokinen in der Therapie (Interferone, IL-2, „granulocytes-makrophages-colony-stimulating factor") werden vermehrt medikamenteninduzierte Thyreoiditiden gesehen, die insbesondere bei vorbestehendem positivem Antikörpernachweis gegen Thyreoglobulin und gegen thyreoidale Peroxidase auftreten können (Marazuela et al. 1996; Helelr et al. 1996).

Permanente Funktionsstörungen der Schilddrüse sind möglich. Eine operative Therapie ist bei den zytokininduzierten Thyreoiditiden fast nie indiziert. Auch das Antiarrhythmikum Amiodaron (Cordarex) mit einem hohen Jodanteil kann eine Thyreoiditis auslösen. Sowohl hyper- wie auch hypothyreote Funktionsstörungen sind möglich und treten in ca. 25 % der Fälle auf. Eine Hyperthyreose bedarf dann gelegentlich der chirurgischen Sanierung.

2.10.5 Perineoplastische Thyreoiditis

Bei primären Schilddrüsentumoren und Metastasen organfremder Tumoren kann sich eine lymphozytäre Infiltrationsreaktion im umgebenden Gewebe ausbilden. Manchmal sind bei diesen Patienten unspezifisch Antikörper gegen Thyreoglobulin und gegen thyreoidale Peroxidase erhöht. Neben der Behandlung der Grunderkrankung ist keine spezifische Therapie notwendig.

2.10.6 Operative Therapie der Thyreoiditis

K.-M. Schulte

Die Thyreoiditis gilt von Alters her nicht als Betätigungsfeld des Chirurgen, vor allem mit Blick auf etwaige Komplikationen. Dieser Ansatz bedarf einer gewissen Revision. Große Serien haben nachgewiesen, dass der chirurgische Eingriff auch bei Vorliegen einer Entzündung komplikationsarm durchgeführt werden kann. In diesem Licht sollte die Indikation zur chirurgischen Therapie sich in erster Linie an klaren Therapiezielen orientieren, wenn diese nicht oder nicht

2

zufriedenstellend durch konservative Maßnahmen allein erreicht werden können. Im Rahmen einer Thyreoiditis sind diese Therapieziele: Beherrschung eines Infektes, Linderung von lokalen Symptomen, Erreichen einer Euthyreose und ggf. Behandlung einer malignen Entartung.

Akute bakterielle Thyreoiditis

Die akute bakterielle Thyreoiditis verursacht weniger als 0,1 % aller Schilddrüsenerkrankungen. 2010 fand eine Übersicht 415 Fälle akuter suppurativer bakterieller Thyreoiditis. Der Grund für die Seltenheit thyreoidaler bakterieller Infekte wird in der ausgeprägten Vaskularisation, guten Lymphdrainage und inhärenten protektiven Eigenschaften wie etwa intensiver Produktion von Wasserstoffperoxid und bakteriziden Radikalen gesehen.

Bei der sehr seltenen, durch Bakterien oder Pilze hervorgerufenen akuten Thyreoiditis kann es zu einer Einschmelzung im Sinne eines **Abszesses** mit meist einseitiger Schwellung, Fluktuation und Hautrötung kommen. In solchen Fällen ist die großzügige ausgedehnte Inzision und Drainage unumgänglich (◘ Abb. 2.61). Analog zum Vorgehen der Abszessspaltung wird über der Kuppe der Einschmelzung eine Inzision angelegt. Im Gegensatz zur sonstigen Verfahrensweise wird allerdings die Abszessmembran belassen und die Höhle nur stumpf vollständig entleert und gesäubert. Verletzungen der Abszessmembran haben starke, schwer beherrschbare Blutungen aus dem Schilddrüsenparenchym zur Folge. Die Drainage der Abszesshöhle wird bis zum Sistieren der Sekretion belassen und auch dann nur schrittweise zurückgezogen, sodass die Wundheilung per secundam intentionem erfolgt. Besonders im Kindesalter ist die Bildung von Fisteln zwischen Sinus piriformis und Schilddrüse für die Entstehung der suppurativen Thyreoiditis von großer Bedeutung. Die Kenntnis dieses Umstandes erzwingt die sorgfältige Fistelsuche und Fistelverödung bei jedem jungen oder jugendlichen Patienten. Eine einzelne Abszesshöhle kann heute durch interventionelle Drainage beherrscht werden. Bei Fällen phlegmonös-abszedierender Thyreoiditis in immunkompromittierten Patienten ist unter Umständen der Infekt schwer zu beherrschen. Hier sollte rechtzeitig die Indikation zur chirurgischen Infektsanierung im Sinne einer Ausräumung des infizierten Kompartimentes erfolgen. Die vollständige Entfernung der Schilddrüse wird hierbei oft zur Beherrschung der Blutungsneigung erforderlich.

Es ist elementar, zum frühesten Zeitpunkt bakterielle Kulturen des Infektmaterials zu gewinnen, bei septischen Krankheitsbildern Blutkulturen anzulegen, und durch direkte Mikroskopie und Gram-Färbung eine frühe, hochdosierte empirische antibiotische Therapie einzuleiten. Das **Keimspektrum** bewegt sich überwiegend im gram-positiven Bereich: Staphylococcus aureus, Streptococcus species, Streptococcus pyogenes, Staphylococcus epidermidis und Streptococcus pneumoniae werden in abnehmender Häufigkeit gefunden. Gram negative Keime wie Klebsiella pneumoniae, Salmonella species, Pasteurella multocida, Brucella, Escherichia coli, und Haemophilus influenzae sind seltener, aber ebenfalls von Bedeutung. Das Keimspektrum in immunkompromittierten Patienten beinhaltet Pneumocystis jiroveci, Aspergillus und Candida species oder auch andere Pilze wie Blastomyces dermatitidis.

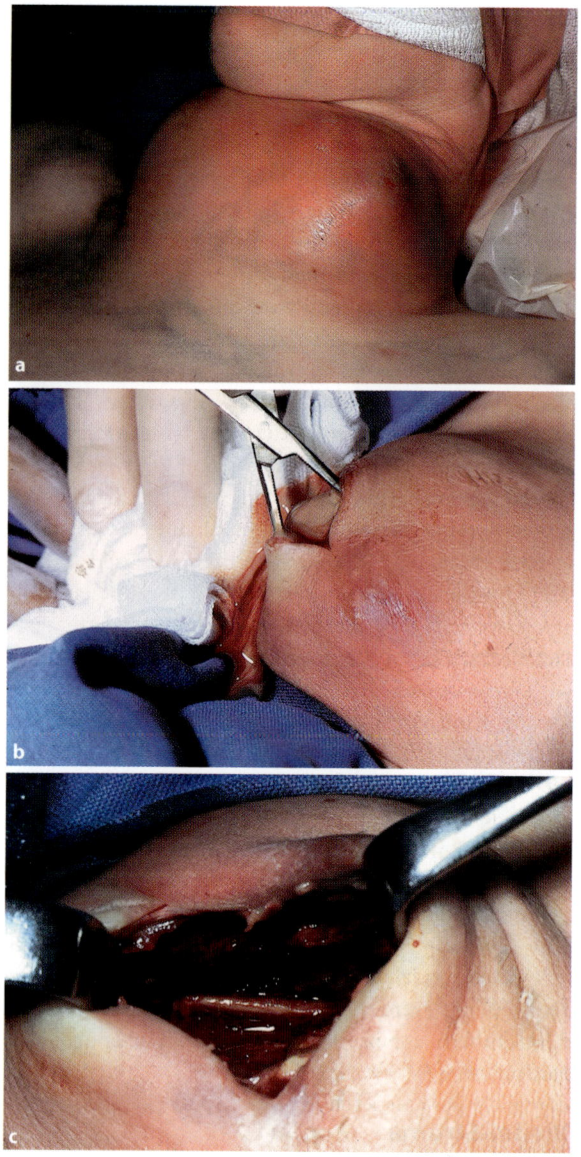

◘ **Abb. 2.61a–c** Wesentliche Schritte der Operation eines Strumaabszesses. **a** Calor, Rubor, Dolor und Fluktuation an der linken Halsseite einer Patientin mit Strumaabszess. **b** Inzision über dem Punctum maximum des Prozesses mit Entlastung des Eiters. **c** Darstellung der nun gesäuberten Halsloge vor Einlage einer suffizienten Drainage

Die **antibiotische Therapie** greift im Wesentlichen auf Betalaktamase-resistente Penicillinderivate ggf. in Kombination mit Aminoglykosiden zurück. Ihr Einsatz sollte frühzeitig, hochdosiert und sodann kultur- und erfolgsadaptiert erfolgen. Ziel dieser kombinierten chirurgischen und antibiotischen Therapie ist zunächst die Vermeidung einer Halsphlegmone, der septischen Jugularvenenthrombose und der Mediastinitis, sowie schließlich die radikale Sanierung des Infektherdes.

Chronische bakterielle Thyreoiditis

Bei der pathologischen Untersuchung sollte insbesondere auch nach den Zeichen einer Tuberkulose inkl. säurefesten Stäbchen gefahndet werden, da diese Erkrankung bei Patienten aus Endemiegebieten auch heute noch eine Rolle spielt. Bacteroides, Actinomyces species and Clostridium septicum, Mykobakterien, wie etwa M. tuberculosis koennen zu „kalten" Abszessen, rein anaeroben Verläufen oder fistulierenden chronischen Entzündungen führen, die oft nur einer kombinierten Chirurgie mit Langzeitantibiotikatherapie zugänglich sind.

Subakute Thyreoiditis de Quervain

Die Therapie der subakuten Thyreoiditis ist eine Domäne der konservativen Behandlung. In ganz besonderen Fällen aber kann auch die operative Therapie – im Gegensatz zu selbst unter Endokrinologen weit verbreiteten Ansichten- nötig und sinnvoll sein, um den Patienten von einem langen und konservativ nicht beherrschbaren Leiden zu befreien.

Die **Indikationsstellung** zur Operation setzt eine erfolglose medikamentöse Therapie über mindestens 6 Monate voraus. Dabei sollte zunächst mit Thyroxin und dann mit nichtsteroidalen Antiphlogistika die Entzündung zurückgedrängt werden. Schließlich können ein oder zwei Kortisonstöße appliziert werden. Kommt es unter diesen Maßnahmen nicht zur Beschwerdefreiheit und insbesondere nicht zum Sistieren der oft unerträglichen seitlichen Halsschmerzen mit Ausstrahlung in den Gehörgang, so vermag die Chirurgie definitive Heilung durch Entfernung des Organs zu bewirken.

Grundsätzlich wird die Operation als **Thyreoidektomie** ausgeführt. Die Rationale für die komplette Entfernung der Drüse sind Beschwerdepersistenz und Schmerzrezidiv in belassenen Schilddrüsenresidua. Eine Abweichung von dieser Regel kann in klinisch und morphologisch streng einseitigen Verlaufsformen sinnvoll sein. Hier kann eine Lobektomie mit erweiterter Isthmusresektion den Therapieerfolg sichern. Für die Thyreoidektomie ist der Standard einer differenzierten Operationspraxis mit Sichtschonung des N. recurrens und sorgfältiger Schonung der Nebenschilddrüsen, ggf. inklusive Autotransplantation zum Funktionserhalt, besonders angesichts der grundsätzlich benignen Natur des Leidens unabdingbar.

Unsere eigene Erfahrung mit dem operativen Vorgehen bei subakuter Thyreoiditis ist aufgrund strenger Indikationsstellung begrenzt. Sie ist allerdings durchgängig durch den verlässlichen Erfolg bezüglich der Schmerzbeseitigung gekennzeichnet (◘ Tab. 2.40). Die 35-Jahres-Erfahrung der Mayo-Klinik an 17 Fällen zeigt, dass eine Thyreoidektomie sicher und erfolgreich durchgeführt werden kann.

Autoimmunthyreoiditis vom Typ Hashimoto

Auch bei der Hashimoto-Thyreoiditis ist Operationsbedürftigkeit eher die Ausnahme dar. Es finden sich 3 prinzipiell verschiedene Gründe, die regelhaft zur Operation führen.

Mechanische Kompression Verläuft die Autoimmunthyreoiditis in ihrer hypertrophen Form, so kann eine erhebliche Strumabildung infolge mechanischer Kompression und subjektiver Belastung der Patienten ein operatives Vorgehen im Sinne einer weitreichenden Resektion mit dem Ziel der Dekompression erforderlich machen. Der Eingriff wird hier nach den Prinzipien der Chirurgie der diffusen oder multinodösen Struma vorgenommen.

Malignomverdacht Bilden sich bei der atrophen oder normotrophen Verlaufsform der Hashimoto-Thyreoiditis funktionsinaktive Knoten mit szintigraphisch fehlender Belegung, so besteht Malignomverdacht. Die Inzidenz von differenzierten Schilddrüsenkarzinomen ist im Kollektiv der Hashimoto Patienten deutlich erhöht, sodass jeder suspekte Knoten dringlicher Anlass zu einer Feinnadelpunktionszytologie mit ggf. nachfolgender Operation sein sollte. Unter 1 cm durchmessende papilläre Schilddrüsenkarzinome können mit einer Lobektomie therapiert werden, alle anderen Malignomformen erzwingen die Thyreoidektomie mit Einbeziehung zumindest des zentralen Lymphknotenkompartimentes. Grundsätzlich ist angesichts hoher Raten von Multifokalität die komplette Thyreoidektomie der Regeleingriff, wenn die Malignomdiagnose bereits präoperativ etwa durch Feinnadelaspirationsbiopsie gestellt werden konnte. Die operative Verfahrensweise entspricht hierbei dem Standard der Chirurgie des differenzierten Schilddrüsenkarzinoms. Ebenso ist bei nodulären Verlaufsformen der Hashimoto-Thyreoiditis die Assoziation mit primären Lymphomen der Schilddrüse zu beachten. Hier ist die radikale Entfernung der Schilddrüse der erste Schritt vor einer nachfolgenden Radiatio und ggf. systemischen Therapie. Das Auffinden eines malignen Befundes im Gefolge der Operation wegen einer follikulären und Huerthle-Zellzytologie des Knotens in einer Hashimoto-Schilddrüse ist weniger häufig (etwa 10 %) als in anderem Zusammenhang (25 %). Wird ein Lymphom im Rahmen einer Thyreoiditis identifiziert, so muss bei der Indikationsstellung streng beachtet werden, dass eine chirurgische Therapie nur Im Stadium I erfolgversprechend ist.

2

Tab. 2.40 Indikationen zur Operation bei der subakuten Thyreoiditis de Quervain

Operationsindikation	Wolf (1983) (n)	Schnyder (1986) (n)	HHU-Düsseldorf (n)	Dauer bis zur Operation (Monate)
Beschwerden/Schmerz	3	1	8	8–120
Malignomverdacht	4	10	3	1–4
Andere (mechanische Beschwerden/Struma)	4	2	6	1–4

Hashitoxikosis Sehr selten kann es im Rahmen der Hashimoto-Thyreoiditis zu einer akuten Überfunktion als Hashitoxikosis kommen. Hier kann bei Nichtansprechen auf die konservative thyreostatische Therapie die Operation zur Beseitigung der hyperthyreoten Krise erforderlich sein. Operationsziel ist dann die sehr weitgehende Resektion der Schilddrüse unter Hinnahme der postoperativ langfristigen Hypothyreose.

Empirisch ist der Ansatz der Symptomskontrolle der Hashimoto-Thyreoiditis nur retrospektiv, dort aber eindrücklich belegt. In einer Gruppe von 170 Patienten mit Kompressionssymptomen im Rahmen einer Hashimoto-Thyreoiditis, mittleres Alter 46±1 Jahre, 90 % weiblich, fand sich eine symptomatische Verbesserung in 90 % nach einer Thyreoidektomie. Kernsymptome waren hier Kompression, Stimmprobleme, und Störungen der endokrinen Homöostase. Man muss allerdings im Auge behalten, dass Frauen mit einer Hashimoto-Thyreoiditis insgesamt eine hohe Symptomlast aufweisen, und dass im Wesentlichen nur die lokalen und dysthyreoten Symptome einer Therapie zugänglich sind.

Riedel-Struma Die Riedel-Struma stellt als Ergebnis der fibrosierenden Thyreoiditis schon an sich eine Rarität dar. Seltener noch ist die Erfordernis zu einer operativen Therapie bei diesem Krankheitsbild. Ziel der Operation ist ausnahmslos die Dekompression der durch das eisenharte Schilddrüsenorgan strangulierten Trachea. Aufgrund des in allen Teilen der Schilddrüse abgelaufenen derb fibrosierenden bindegewebigen Umbaus ist der Eingriff risikoreich und komplikationsbehaftet. Leicht kommt es zur Verletzung der Epithelkörperchen oder des N. recurrens. Eine vollständige Entfernung sollte nur gewagt werden, wenn beide Strukturen sicher geschont werden können. In allen anderen Fällen ist die Beschränkung auf eine einseitige Resektion oder eine Durchtrennung des Isthmus mit oder ohne Isthmusresektion zu bevorzugen.

Sonderformen der Thyreoiditis

Externe Radiatio vermag ebenso wie die Radiojodtherapie des jodaviden Organs eine Strahlenthyreoiditis hervorzurufen. Hier sollte die Therapie wenn immer möglich konservativ erfolgen. Eine Operationsindikation haben wir selbst in über 30 Jahren bei dieser Problematik nie stellen müssen. Eine zunehmende Wichtigkeit hat die **Amiodaron-assoziierte Thyreoiditis** (AAT) mit komplexer Pathophysiologie. Typ-I-AAT tritt in Struma und M. Basedow auf und führt zu vermehrter Hormonsynthese mit Hyperthyreose. Die Therapie erfolgt mittels Beendung der Amiodarontherapie mit oft fehlendem Erfolg aufgrund der langen Halbwertszeit. Sodann kommen Thionamide, und Perchlorat zum Einsatz. Typ-II-AAT führt zur Entspeicherungshyperthyreose und kann erfolgreich mit Prednison behandelt werden. Die Thyreoidektomie ist zur definitiven Therapie immer dann indiziert, wenn medikamentöse Verfahren versagen.

Im Rahmen der globalen Migration kann es zu einer Begegnung mit der Amyloid-Thyreoiditis bei familiärem mediterranem Fieber kommen.

Literatur

Literatur zu Kap. 2.1

Aghini-Lombardi F, Antonangeli L, Martino E, Vitti P, Maccherini D, Leoli F, Rago T, Grasso L, Valeriano R, Balestrieri A, Pinchera A (1999) The spectrum of thyroid disorders in an iodine-deficient community: the Pescopagano survey. J Clin Endocrinol Metab 84:561–566

Bauch K (1998) Epidemiology of functional autonomy. Exp Clin Endocrinol Diabetes 106 Suppl 4:S16–22

Berglund J, Christensen, SB, Hallengren B (1990) Total and age-specific incidence of Graves' thyrotoxicosis, toxic nodular goitre and solitary toxic adenoma in Malmö, 1970–1974. J Intern Med 227 137–141

Bjoro T, Holmen J, Krüger O, Midthjel, K, Hunstad K, Schreiner T, Sandnes L, Brochmann H (2000) Prevalence of thyroid disease, thyroid dysfunction and thyroid peroxidase antibodies in a large, unselected population. The health study of Nord-Trondelag (HUNT). Eur J Endocrinol 143:639–647

Brabant G, Prank K, Ranft U, Schuermeyer T, Wagner TO, Hauser H, Kummer B, Feistner H, Hesch RD, von zur Mühlen A (1990) Physiological regulation of circadian and pulsatile thyrotropin secretion in normal man and woman. J Clin Endocrinol Metab 70:403–409

Brand OJ, Barrett JC, Simmonds MJ, Newby PR, McCabe CJ, Bruce CK, Kysela B et al. (2009) Association of the thyroid stimulating hormone receptor gene (TSHR) with Graves' disease. Hum Mol Genet 18:1704–13

Bryhni B, Aanderud S, Sundsfjord J, Rekvig OP, Jorde R (1996) Thyroid antibodies in northern Norway: prevalence, persistence and relevance. J Intern Med 239:517–523

Bürgi H (2010) Iodide excess. Best Pract Res Clin Endocrinol Metab 24:107–15. Review

Carlé A, Pedersen IB, Knudsen N, Perrild H, Ovesen L, Rasmussen LB, Laurberg P (2011) Epidemiology of subtypes of hyperthyroidism in Denmark: a population-based study. Eur J Endocrinol 164:801–809

Chiamolera MI, Wondisford FE (2009) Minireview: Thyrotropin-releasing hormone and the thyroid hormone feedback mechanism. Endocrinology 150:1091–1096

Davies TF, Yin X, Latif R (2010) The genetics of the thyroid stimulating hormone receptor: history and relevance. Thyroid 20:727–36. Review

Feldkamp J. Autoimmunthyreoiditis. (2009) Diagnose und Therapie. Dtsch Med Wochenschr 134:2504–2509

Fujiwara H, Tatsumi K, Miki K, Harada T, Miyai K, Takai S, Amino N (1997) Congenital hypothyroidism caused by a mutation in the Na+/I-symporter Nature Gen. 16:124–125

Gärtner R, Dugrillon A (1998) Vom Jodmangel zur Struma – Pathophysiologie der Jodmangelstruma. Internist 39:566–573

Gereben B, Zavacki A, Ribich S, Kim BW, Huang SA, Simonides WS, Zeöld A, Bianco AC (2008) Cellular and Molecular Basis of Deiodinase-Regulated Thyroid Hormone Signaling. Endocr Rev. 2008 29: 898–938

Gesundheitsberichterstattung des Bundes, Robert Koch Institut 2011

Gnidehou S, Caillou B, Talbot M, Ohayon R, Kaniewski J, Noel-Hudson MS, Morand S, Agnangji D, Sezan A, Courtin F, Virion A, Dupuy C (2004) Iodotyrosine dehalogenase 1 (DEHAL1) is a transmembrane protein involved in the recycling of iodide close to the thyroglobulin iodination site. FASEB J 18: 1574–1576

Hegedüs L, Bonnema SJ, Bennedbaek FN (2003) Management of simple nodular goiter: Current status and future perspectives. Endocr Rev 24:102–132

Höppner W, Ritter M (2002) in: Feldkamp J, Scott M, Scherbaum WA: Medulläres Schilddrüsenkarzinom. de Gruyter, Berlin New York, S 3–15

Kahaly GJ, Dietlein M, Gärtner R, Mann K, Dralle H (2007) Amiodaron und Schilddrüsendysfunktion. Dtsch Ärztebl 104(51–52): A-3550/B-3129/C-3021

Köhrle J, Brabant G (2010) Synthese, Transport und Stoffwechsel der Schilddrüsenhormone. Der Internist 51:559–567

Kopp P, Kimura ET, Aeschimann S, Oestreicher M, Tobler A, Fey MF, Studer H (1994) Polyclonal and monoclonal thyroid nodules coexist within human multinodular goiters. J Clin Endocrinol Metab 79:134–139

Krohn K, Führer D, Holzapfel HP, Paschke R (1998) Clonal origin of toxic thyroid nodules with constitutively activating thyrotropin receptor mutations. J Clin Endocrinol Metab 83:130–134

Krohn K, Führer D, Bayer Y, Eszlinger M, Brauer V, Neumann S, Paschke R (2005) Molecular Pathogenesis of Euthyroid and Toxic Multinodular Goiter. Endocr Rev. 26: 504–524

Lan L, Cui D, Nowka K, Derwahl M (2007) Stem cells derived from goiters in adults form spheres in response to intense growth stimulation and require thyrotropin for differentiation into thyrocytes J Clin Endocrinol Metab 92: 3681–3688

Meng W, Scriba P (2002) Jodversorgung in Deutschland. Probleme und erforderliche Maßnahmen: Update 2002. Dtsch Ärzteblatt 99:A2560–A2564

Morreale de Escobar G, Obregon MF Escobar del Rey (2004) Role of thyroid hormone during early brain development. Eur J Endocrinol 151 Suppl 3:U25–37

Pacini F, Castagna MG, Cipri C, Schlumberger M (2010) Medullary thyroid carcinoma. Clin Oncol (R Coll Radiol) 2010 22:475–85. Review

Patel J, Landers K, Li H, Mortimer RH, Richard K (2011) Delivery of maternal thyroid hormones to the fetus. Trends Endocrinol Metab 22:164–70

Rendl J, Juhran N, Reiners C (2001) Thyroid volumes and urinary iodine in German school children. Exp Clin Endocrinol Diabetes 109:8–12

Reiners C, Wegscheider K, Schicha H, Theissen P, Vaupel R, Wrbitzky R, Schumm-Draeger PM (2004) Prevalence of thyroid disorders in the working population of Germany: ultrasonography screening in 96,278 unselected employees. Thyroid 14:926–932

Ringold DA, Nicoloff JT, Kesler M, Davis H, Hamilton A, Mack T (2002) Further evidence for a strong genetic influence on the development of autoimmune thyroid disease: the California twin study. Thyroid 12:647–53

Schmid KW (2010) Molekularpathologie von Schilddrüsentumoren. Pathologe [Suppl 2] 31:229–233

Thamm M, Ellert U, Liesenkötter K-P, Völzke H (2007) Jodversorgung in Deutschland. Ergebnisse des Jodmonitorings im Kinder- und Jugendgesundheitssurvey. Bundesgesundhbl – Gesundheitsforsch –Gesundheitsschutz 50:744–749

Tomer Y (2010) Genetic Susceptibility to Autoimmune Thyroid Disease: Past, Present, and Future. Thyroid 20: 715–725

Völzke H, Lüdemann J, Robinson DM, Spieker KW, Schwahn C, Kramer A, John U, Meng W (2003) The prevalence of undiagnosed thyroid disorders in a previously iodine-deficient area. Thyroid 13:803–10

Weetman AP (2009) The genetics of autoimmune disease thyroid thyroid disease. Horm Metab Res 2009 41:421–5 Review

Xing M (2007) BRAF Mutation in Papillary Thyroid Cancer: Pathogenic Role, Molecular Bases, and Clinical Implications. Endocr Rev 28:742–762

Yu XM, Wan Y, Sippel RS, Chen H (2011) Should all papillary thyroid microcarcinomas be aggressively treated? An analysis of 18,445 cases. Ann Surg 254:653–660

Literatur zu Kap. 2.2

Ferlito A, Robbins KT, Shah JP, Medina JE, Silver CE, Al-Tamimi S, Fagan JJ, Paleri V, Takes RP, Bradford CR, Devaney KO, Stoeckli SJ, Weber RS, Bradley PJ, Suárez C, Leemans CR, Coskun HH, Pitman KT, Shaha AR, de Bree R, Hartl DM, Haigentz M Jr, Rodrigo JP, Hamoir M, Khafif A, Langendijk JA, Owen RP, Sanabria A, Strojan P, Vander Poorten V, Werner JA, Bień S, Woolgar JA, Zbären P, Betka J, Folz BJ, Genden EM, Talmi YP, Strome M, González Botas JH, Olofsson J, Kowalski LP, Holmes JD, Hisa Y, Rinaldo A (2011) Proposal for a rational classification of neck dissections. Head Neck 33(3):445–50

Lanz T von, Wachsmuth W (1955) Die Schilddrüse. In: Lanz T von, Wachsmuth W (Hrsg) Praktische Anatomie, 1. Band, 2. Teil „Hals". Springer, Berlin Göttingen Heidelberg

Lenquist S, Cahlin C, Smeds S (1987) The superior laryngeal nerve in thyroid surgery. Surgery 102:999

Robbins KT, Shaha AR, Medina JE, Califano JA, Wolf GT, Ferlito A, Som PM, Day TA (2008) Committee for Neck Dissection Classification, American Head and Neck Society Consensus statement on the classification and terminology of neck dissection. Arch Otolaryngol Head Neck Surg. 134(5):536–8. Review

Seiler CA, Wagner I IE (1994) The non-recurrent inferior laryngeal nerve. An important rarity in thyroid gland surgery. Chirurg 65:358

Whitfield P, Morton RP, Al-Ali S (2010) Surgical anatomy of the external branch of the superior laryngeal nerve. ANZ J Surg 80(11):813–6

Literatur zu Kap. 2.3

Amino N, Tada H, Hidaka Y (1999) Postpartum autoimmune thyroid syndrome: a model of aggravation of autoimmune disease. Thyroid 9: 705–713

Baloch ZW, Puttaswamy K, Brose M, LiVolsi VA (2006) Lack of BRAF mutations in hyalinizing trabecular neoplasm. Cytojournal 3:17

Carney JA, Hirokawa M, Lloyd RV et al. (2008) Hyalinizing trabecular tumors of the thyroid gland are almost all benign. Am J Surg Pathol 32:1877–1889

Carney JA, Ryan J, Goellner JR (1987) Hyalinizing trabecular adenoma of the thyroid gland. Am J Surg Pathol 11: 583–91

Chazenbalk GD, Pichurin P, Chen CR, Latrofa F, Johnstone AP, McLachlan SM et al. (2002) Thyroid-stimulating autoantibodies in Graves

disease preferentially recognize the free A subunit, not the thyrotropin holoreceptor. J Clin Invest 110: 209–217
Cheung CC, Boerner SL, MacMillan CM et al (2000) Hyalinizing trabecular tumor of the thyroid: a variant of papillary carcinoma proved by molecular genetics. Am J Surg Pathol 24:1622–1626
Collins J, Gough S (2002) Autoimmunity in thyroid disease. Eur J Nucl Med Mol Imaging 29 Suppl 2: S417–S424
Dahlgren M, Khosroshahi A, Nielson GP, Deshpande V, Stone JH (2010) Riedel's Thyroiditis and multifocal fibrosclerosis are part of the IgG4-related systemic disease spectrum. Arth Care Res 62: 1312–1318
Fagin JA (2002) Minireview: branded from the start-distinct oncogenic initiating events may determine tumor fate in the thyroid. Mol Endocrinol 16:903–911
Fonseca E, Nesland JM, Sobrinho-Simoes M (1997) Expression of stratified epithelial-type cytokeratins in hyalinizing trabecular adenomas supports their relationship with papillary carcinomas of the thyroid. Histopathology 31:330–335
Ghossein RA, Rosai J, Heffess C (1997) Dyshormonogenetic Goiter: A Clinicopathologic Study of 56 Cases. Endocr Pathol 8: 283–292
Grüters-Kieslich A, Karges W, Schmid KW (2011) Kongenitale Schilddrüsenerkrankungen. In: Rationelle Diagnostik und Therapie in Endokrinologie, Diabetologie und Stoffwechsel. Brabant G, Karges W (Kapitelkoordinatoren). Thieme, Stuttgart New York, Sonderauszugsausgabe Schilddrüsenerkrankungen pp 6–12
Harach HR, Williams ED (1990) The pathology of granulomatous diseases of the thyroid gland. Sarcoidosis 7:19–27
Kahaly G, Dralle H, Mann K, Reiners C (2011) Autoimmunthyreopathien. In: Brabant G, Karges W (Kapitelkoordinatoren) Rationelle Diagnostik und Therapie in Endokrinologie, Diabetologie und Stoffwechsel. Thieme, Stuttgart New York, Sonderauszugsausgabe Schilddrüsenerkrankungen pp 12–22
Krause K, Führer D (2008) Molekulare Mechanismen der Schilddrüsentumorgenese. Der Nuklearmediziner 31: 209–215
Krohn K, Führer D, Bayer Y, Eszlinger M, Brauer V, Neumann S, Paschke R (2005) Molecular pathogenesis of euthyroid and toxic multinodular goiter. Endocr Rev 26:504–524
Krohn K, Maier J, Paschke R (2007) Mechanisms of disease: Hydrogen peroxide, DNA damage and mutagenesis in the development of thyroid tumors. Nat Clin Pract Endocrinol Metab 3:713–720
McNicol AM, Lewis PD (1996) The thyroid gland. In: Lewis PD (ed) Systemic pathology, vol 12: The endocrine system. Churchill Livingstone, New York Edinburgh London Madrid Melbourne San Francisco Tokyo, pp 131–185
Molberg K, Albores-Saavedra J (1994) Hyalinizing trabecular carcinoma of the thyroid gland. Hum Pathol 25: 192-7. (1994) Hyalinizing trabecular carcinoma of the thyroid gland. Hum Pathol 25: 192–7
Musholt TJ, Clerici T, Dralle H, et al. (2011) German Association of Endocrine Surgeons practice guidelines for the surgical treatment of benign thyroid disease. Langenbecks Arch Surg 396:639–649
Ozdemir D, Dagdelen S, Erbas T (2010) Endocrine involvement in systemic amyloidosis. Endocr Pract 16:1056–1063
Papi G, LiVolsi V (2004) Current concepts on Riedel Thyreoiditis. Am J Clin Pathol 121 (Suppl 1): S50–S63
Paschke R, Brabant G, Dralle H, Reiners C (2011) Struma diffusa und Knotenstruma. In: Rationelle Diagnostik und Therapie in Endokrinologie, Diabetologie und Stoffwechsel. Brabant G, Karges W (Kapitelkoordinatoren). Georg Thieme Verlag Stuttgart New York, Sonderauszugsausgabe Schilddrüsenerkrankungen pp 22–28
Quadbeck B, Eckstein AK, Tews S, Walz M, Hoermann R, Mann K et al. (2002) Maturation of thyroidal dendritic cells in Graves' disease. Scand J Immunol 55: 612–620
Rakover YT, Chertok Shacham E, Ishay A, Elmalah I, Joachim P (2012) Minimal Invasive Follicular Thyroid Carcinoma Developed in Dyshormonogenetic Multinodular Goiter Due to Thyroid Peroxidase Gene Mutation. Thyroid [Epub ahead of print]
Reiners C, Wegscheider K, Schicha H, et al. (2004) Prevalence of thyroid disorders in the working population of Germany: ultrasonography screening in 96,278 unselected employees. Thyroid 14: 926–932
Reiners C, Paschke R, Mann K (2011) Funktionelle Autonomie. In: Rationelle Diagnostik und Therapie in Endokrinologie, Diabetologie und Stoffwechsel. Brabant G, Karges W (Kapitelkoordinatoren). Georg Thieme Verlag Stuttgart New York, Sonderauszugsausgabe Schilddrüsenerkrankungen pp 28–30
Rosai J, Carcangiu M, DeLellis RA (1992) Tumors of the thyroid gland. In: Atlas of Tumor Pathology, Vol 5. AFIP, Washington/DC
Russo D, Arturi F, Wicker R, Chazenbalk GD, Schlumberger M, DuVillard JA et al. (1995) Genetic alterations in thyroid hyperfunctioning adenomas. J Clin Endocrinol Metab 80: 1347–51
Salvatore G, Chiappetta G, Nikiforov YE et al (2005) Molecular profile of hyalinizing trabecular tumours of the thyroid: high prevalence of RET/PTC rearrangements and absence of B-raf and N-ras point mutations. Eur J Cancer 41:816–821
Schmid KW (1993) Subacute granulomatous (deQuervain´s) thyroiditis. Am Soc Clin Pathol , Check Sample Continuing Education Program AP 93–7: 1–4
Schmid KW, Sheu SY, Görges R, Enzinger C, Tötsch M (2003) Tumoren der Schilddrüse. Pathologe 24:357–372
Sheu SY, Schmid KW (2003) Entzündungen der Schilddrüse. Pathologe 24:339–347
Sheu SY, Görges R, Schmid KW (2003) Hyperplasien der Schilddrüse. Pathologe 24:348–356
Sheu SY, Levin S, Schmid KW (2006) Therapiebedingte Veränderungen der Schilddrüse. Pathologe 27:13–18
Sheu SY, Vogel E, Worm K et al (2010) Hyalinizing trabecular tumour of the thyroid-differential expression of distinct miRNAs compared with papillary thyroid carcinoma. Histopathology 56:632–640
Ting S, Puttinger C, Schmid KW, Sheu SY (2012) Der hyalinisierender trabekuläre Tumor der Schilddrüse. Eine übertrieben vorsichtige Bezeichnung für einen gutartigen Tumor? Pathologe 33:135–141
Villa F, Dionigi G, Tanda ML, Rovera F, Boni L (2008) Amyloid goiter. Int J Surg 6 Suppl 1:S16–18
Weetman AP (2001) Determinants of autoimmune thyroid disease. Nat Immunol 2: 769–770
WHO histological classification of thyroid and parathyroid tumours (2004) In: DeLellis RA, Lloyd RV, Heitz PU, Eng C (eds) World Health Organization Classification of Tumours. Pathology & Genetics. Tumours of Endocrine Organs. IARC Press, Lyon, pp 49–123

Literatur zu Kap. 2.4.1

Allahabadia A, Weetman AP (2003) Dynamic thyroid stimulating hormone tests: do they still have a role? J Endocrinol Invest 26:31–38. Review
Brabant G, Kahaly GJ Schicha, H, Reiners C (2006) Milde Formen der Schilddrüsenfehlfunktion: Ursachen, Diagnostik, Vorgehen. Dtsch Arztebl 103(31–32): A-2110
Demers LM, Spencer CA (2003) Laboratory medicine practice guidelines: laboratory support for the diagnosis and monitoring of thyroid disease. Clin Endocrinol (Oxf) 58:138–140
Giovannini S, Zucchelli GC, Iervasi G, Iervasi A, Chiesa MR, Mercuri A, Renieri A, Prontera C, Conte R, Clerico A (2011) Multicentre comparison of free thyroid hormones immunoassays: the Immunocheck study. Clin Chem Lab Med 49:1669–1676
Hollowell JG, Staehling NW, Flanders WD, Hannon WH, Gunter EW, Spencer CA, Braverman LE (2002) Serum TSH, T(4), and thyroid antibodies in the United States population (1988 to 1994): National Health

and Nutrition Examination Survey (NHANES III). J Clin Endocrinol Metab 87:489–499
Jones DD, May KE, Geraci SA (2010) Subclinical thyroid disease Am J Med 123:502–504 Review
Mebis L, Van den Berghe G (2011) Thyroid axis function and dysfunction in critical illness. Best Pract Res Clin Endocrinol Metab 25:745–757
Owen WE, Gantzer ML, Lyons JM, Rockwood AL, Roberts WL (2011) Functional sensitivity of seven automated thyroid stimulating hormone immunoassays. Clin Chim Acta 412:2336–2339
Petersenn S, Quabbe HJ, Schöfl C, Stalla GK, von Werder K, Buchfelder M (2010) Sinnvolle Hypophysenstimulationstests. Dtsch Arztebl Int 107:437–443
Surks MI, Goswami G, Daniels GH (2005) The thyrotropin reference range should remain unchanged. J Clin Endocrinol Metab 90: 5489–5496
Völzke H, Ludemann J, Robinson DM, Spieker KW, Schwahn C, Kramer A, John U, Meng W (2003) The prevalence of undiagnosed thyroid disorders in a previously iodine-deficient area. Thyroid 13: 803–810

Literatur zu Kap. 2.4.2

WHO (1997) Recommended normative values for thyroid volume in children aged 6 15 years. World Health Organization and international Council for Control of Iodine Deficiency Disorders. Bull World Health Organ 75: 95–7
Bojunga J, Herrmann E, Meyer G, Weber S, Zeuzem S, Friedrich-Rust M. (2010) Real-time elastography for the differentiation of benign and malignant thyroid nodules: a meta-analysis. Thyroid 20:1145–50
Frates MC, Benson CB, Charboneau JW, Cibas ES, Clark OH, Coleman BG, Cronan JJ, Doubilet PM, Evans DB, Goellner JR, Hay ID, Hertzberg BS, Intenzo CM, Jeffrey RB, Langer JE, Larsen PR, Mandel SJ, Middleton WD, Reading CC, Sherman SI, Tessler FN (2005) Management of thyroid nodules detected at US: Society of Radiologists in Ultrasound consensus conference statement. Radiology 237:794–800
Friedrich-Rust M, Romenski O, Meyer G, Dauth N, Holzer K, Grünwald F, Kriener S, Herrmann E, Zeuzem S, Bojunga J (2011) Acoustic Radiation Force Impulse-Imaging for the evaluation of the thyroid gland: A limited patient feasibility study. Ultrasonics 52:69–74
Horvath E, Majlis S, Ricardo Rossi R, Franco C, Niedmann JP, Castro A, Dominguez M(2009) An Ultrasonogram Reporting System for Thyroid Nodules Stratifying Cancer Risk for Clinical Management. JCEM 2009 94:1748–1751
Papini E, Guglielmi R, Bianchini A, Crescenzi A,Taccogna S, Nardi F, Panunzi C, Rinaldi R, Toscano V, Pacella CM (2002) Risk of Malignancy in Nonpalpable Thyroid Nodules: Predictive Value of Ultrasound and Color-Doppler Features. JCEM 87:1941–1946
Paschke R (2009) Abklärung des euthyreoten Schilddrüsenknotens: Wann punktieren? Stellenwert der Sonographie Dtsch Med Wochenschr 134:2498–2503
Rago T, Vitti P (2008) Role of thyroid ultrasound in the diagnostic evaluation of thyroid nodules. Best Pract Res Clin Endocrinol Metab 22:913–28. Review
Reiners C, Wegscheider K, Schicha H, Theissen P, Vaupel R, Wrbitzky R, Schumm-Dräger PM (2004) Prevalence of thyroid disorders in the working population of Germany: ultrasonography screening in 96 278 unselected employees. Thyroid 14:926–932
Saleh A, Santen R, Malms J, Feldkamp J, Fürst G, Scherbaum WA, Mödder U (1998) B-Mode-Sonographie und moderne dopplersonographische Methoden bei Krankheiten der Schilddrüse und der Nebenschilddrüsen. Radiologe 38:344–354
Saller B, Moeller L, Görges R, Janssen OE, Mann K (2002) Role of conventional ultrasound and color Doppler sonography in the diagnosis of medullary thyroid carcinoma. Exp Clin Endocrinol Diabetes 110:403–407
Sebag F, Vaillant-Lombard J, Berbis J, Griset V, Henry JF, Petit P, Oliver C (2010) Shear Wave Elastography: A New Ultrasound Imaging Mode for the Differential Diagnosis of Benign and Malignant Thyroid Nodules. JCEM 95:5281–5288
Zhang B, Jiang YX, Liu JB, Yang M, Dai Q, Zhu QL, Gao P (2010) Utility of contrast-enhanced ultrasound for evaluation of thyroid nodules. Thyroid 20:51–7

Literatur zu Kap. 2.4.3

Gotway M, Higgins C (2000) MR imaging of the thyroid and parathyroid glands. Magn Reson. Imaging Clin N Am 8:163–182
Kaplan S, Mandel S, Muller R et al. (2009) The role of MR imaging in detecting nodal disease in thyroidectomy patients with rising thyroglobulin levels. AJNR Am J Neuroradiol 30:608–612
Loevner L, Kaplan S, Cunnane M et al. (2008) Cross-sectional imaging of the thyroid gland. Neuroimaging Clin N Am 18:445–461
Nitz W., Balzer T, Grosu D, Allkemper T (2010) Principles of Magnetic Resonance. In: Reimer P, Parizel P, Meaney J, Stichnoth F (eds) Clinical MR Imaging, 3rd ed. Springer, Berlin Heidelberg New York, pp 1–106
Prokop M (2011) Grundlagen. In: Prokop M, Galanski M, Schaefer-Prokop C, Molen A van der (Hrsg) Gankörper-Computertomographie, 2. Aufl. Thieme, Stuttgart New York, S 2–50
Steger-Hartmann T, Hofmeister R, Ernst R et al. (2010) A review of preclinical safety data for magnevist (gadopentetate dimeglumine) in the context of nephrogenic systemic fibrosis. Invest Radiol 45:520–528
Weber A, Randolph G, Aksoy F (2000) The thyroid and parathyroid glands. CT and MR imaging and correlation with pathology and clinical findings. Radiol Clin North Am 38:1105–1129

Literatur zu Kap. 2.4.4

Bähre M, Hilgers R, Lindemann C, Emrich D (1987) Physiological aspect of the thyroid trapping function and its suppression in iodine deficiency using 99mTc-pertechnetate. Acta Endocrinol 115:175–182
Brom M, Joosten L, Laverman P, Oyen WJ, Béhé M, Gotthardt M, Boerman OC (2011) Preclinical Evaluation of 68Ga-DOTA-Minigastrin for the Detection of Cholecystokinin-2/Gastrin Receptor-Positive Tumors. Mol Imaging 10(2):144–152
Campennì A, Violi MA, Ruggeri RM, Sindoni A, Moleti M, Vermiglio F, Baldari S (2010) Clinical usefulness of 99mTc-MIBI scintigraphy in the postsurgical evaluation of patients with differentiated thyroid cancer. Nucl Med Commun 31(4):274–9
Chin BB, Patel P, Cohade C, Ewertz M, Wahl R, Ladenson P (2004) Recombinant human thyrotropin stimulation of fluoro-D-oxy-glucose positron emission tomography uptake in well-differentiated thyroid carcinoma. J Clin Endocrinol Metab 89:91–95
Davidson J, McDougall IR (2000) How frequently is the thymus seen on whole-body iodine-131 diagnostic and post-treatment scans? Eur J Nucl Med 27(4):425–430
Dietlein M, Dressler J, Eschner W, Leisner B, Reiners C, Schicha H, Deutsche Gesellschaft für Nuklearmedizin, Deutsche Gesellschaft für Medizinische Physik (2007a) Verfahrensanweisung für die Schilddrüsenszintigraphie (Version 3). Nuklearmedizin 46(5):203–205
Dietlein M, Dressler J, Grünwald F, Leisner B, Moser E, Reiners C, Schicha H, Schneider P, Schober O; Deutsche Gesellschaft für Nuklearmedizin (2007b) Leitlinie zur Radioiodtherapie (RIT) bei benignen Schilddrüsenerkrankungen (Version 4). Nuklearmedizin 46(5):220–223
Dietlein M, Dressler J, Eschner W, Lassmann M, Leisner B, Reiners C, Schicha H, Deutsche Gesellschaft für Nuklearmedizin, Deutsche Gesellschaft für Medizinische Physik (2007c) Verfahrensanweisung zum Radioiodtest (Version 3). Nuklearmedizin 46(5):198–202

Feine U, Lietzenmayer R, Hanke JP, Wöhrle H, Müller-Schauenburg W (1995) 18FDG Ganzkörper-PET bei differenzierten Schilddrüsenkarzinomen – Flipflop im Speichermuster von 18FDG und 131J. Nuklearmedizin 34(4):127–34

Freudenberg LS, Antoch G, Jentzen W, Pink R, Knust J, Gorges R, Muller SP, Bockisch A, Debatin JF, Brandau W (2004) Value of 124I-PET/CT in staging of patients with differentiated thyroid cancer. Eur Radiol 14:2092–2098

Freudenberg LS, Jentzen W, Lind T, Bockisch A, Görges R (2007a) Schilddrüsenkarzinome. In: Krause BJ, Schwaiger M, Buck K (Hrsg) Nuklearmedizinische Onkologie. Verlagsgruppe Hüthig Jehle Rehm GmbH, ecomed Medizin

Freudenberg LS, Jentzen W, Görges R, Petrich T, Marlowe RJ, Knust J, Bockisch A (2007b) 124I-PET dosimetry in advanced differentiated thyroid cancer: therapeutic impact. Nuklearmedizin 46(4):121–128

Freudenberg LS, Jentzen W, Stahl A, Bockisch A, Rosenbaum-Krumme SJ (2011) Clinical applications of (124)I-PET/CT in patients with differentiated thyroid cancer. Eur J Nucl Med Mol Imaging 12 (im Druck)

Gotthardt M, Stübinger M, Pansegrau J, Buchwald B, Goecke J, Pfestroff A, Corstens FH, Behr TM (2006) Decrease of 99mTc-uptake in autonomous thyroid tissue in Germany since the 1970 s: clinical implications for radioiodine therapy. Nuklearmedizin 45:122–125

Jang HW, Choi JY, Lee JI, Kim HK, Shin HW, Shin JH, Kim SW, Chung JH (2010) Localization of medullary thyroid carcinoma after surgery using 11 C-methionine PET/CT: comparison with (18)F-FDG PET/CT. Endocr J 57(12):1045–1054

Joseph K (1995) Quantifizierte Schilddrüsenszintigraphie. Der Nuklearmediziner 18:228–236

Lassmann M, Luster M, Hänscheid H, Reiners C (2004) Impact of 131I diagnostic activities on the biokinetics of thyroid remnants. J Nucl Med 45:619–625

Luster M, Karges W, Zeich K, Pauls S, Verburg FA, Dralle H, Glatting G, Buck AK, Solbach C, Neumaier B, Reske SN, Mottaghy FM (2010) Clinical Value of 18-Fluorine-Fluorodihydroxyphenylalanine Positron Emission Tomography/Computed Tomography in the Follow-Up of Medullary Thyroid Carcinoma. Thyroid 20(5):527–533

Mahlstedt J, Schmidt H, Joseph K (1979) Untersuchungen zur Verlässlichkeit der 99mTc-Speichertests als Schätzer der thyreoidalen Stimulation. Fortsch Röntgenstr 131:536–544

Literatur zu Kap. 2.4.5

Bennebaek FN, Perrild H, Hegedüs L (1999) Diagnosis and treatment of the solitary thyroid nodule: results of a European survey. Clin Endocrinol (Oxf) 50:357–363

Danese D, Sciacchitano S, Farsetti A, Andreoli M, Pontecorvi A (1998) Diagnostic accuracy of conventional versus sonography-guided fine-needle aspiration biopsy of thyroid nodules. Thyroid 8:15–21

Dietmaier W, Hartmann A, Wallinger S et al. (1999) Multiple mutation analyses in single tumor cells enabled by improved whole genome amplification. Am J Pathol 154:83–95

Droese M (1995) Punktionszytologie der Schilddrüse, 2. Aufl. Schattauer, Stuttgart New York

Ersöz C, Firat P, Uguz A, Kuzey GM (2004) Fine-needle aspiration cytology of solitary thyroid nodules. Cancer Cytopathology 102:302–307

Gharib H (1994) Current evaluation of thyroid nodules. Trends Endocrinol Metab 5:365–369

Gharib H, Goellner (1993) Fine needle aspiration biopsy of the thyroid: an appraisal. Ann Int Med 118:282–289

Harms H, Hofmann M, Ruschenburg I (2002) Fine Needle Aspiration of the Thyroid. Can an Image Processing System Improve differentiation? Analyt Quant Cytol Histol 24:147–153

Hermus AR, Huysmans DA (1998) Treatment of benign nodular thyroid disease. New Engl J Med 338:1438–1447

Hofstädter F, Schullian W, Unterkircher S (1979) Die Feinnadelaspiration der Schilddrüse. Wien Klin Wochenschr 91:748–751

Karges W (2005) Klinische und molekulare Genetik des Schilddrüsenkarzinoms. Onkologe 11:20–28

Langsteger W, Költringer P, Buchinger W, Dominik K, Binter G, Eber O (1993) Epidemiological and etiological aspects in thyroid carcinoma. In: Pimpl W, Galvan G, Kogelnik HD, Manfreda D, Niederle B, Schlag P, Waclawiczek HW (eds) Struma maligna. Springer, Berlin Heidelberg New York Tokyo, S 3–11

Mandreker SRS, Nadkarni NS, Pinto RGW, Menezes S (1995) Role of fine needle aspiration cytology as the initial modality in the investigation of thyroid lesions. Acta Cytol 39:898–904

Mazzaferri (1993) Management of solitary thyroid nodule. N Engl J Med 328:553–559

McHenry CR, Walfish PG, Rosen IB (1993) Non-diagnostic fine needle aspiration biopsy: a dilemma in management of nodular thyroid disease. Am Surg 59:415–419

Rüschoff J, Hofstädter F (1997) Wertigkeit der Schilddrüsenpunktionszytologie zur Selektion verdächtiger Knoten. Onkologe 3:16–21

Suen K (1996) Guidelines of the Papanicolaou society of cytopathology of the examination of fine-needle aspiration specimens from thyroid nodules. Mod Pathol 9:710–715

Literatur zu Kap. 2.5.1 und 2.5.2

Badillo J, Shimaoka K, Lessmann EM, Marchetta FC, Sokal JE (1963) Treatment of nontoxic goiter with sodium liothyronine. JAMA 184:151–158

Bennedbaek FN, Karstrup S, Hegedus L (1997) Percutaneous ethanol injection therapy in the treatment of thyroid and parathyroid diseases. Eur J Endocrinol 136:240–250

Berghout A, Wiersinga WM, Drexhage HA, Smits NJ, Touber JL (1990) Comparison of placebo with L-thyroxine alone or with carbimazole for treatment of sporadic non-toxic goitre. Lancet 336:193–197

Caraccio N, Goletti O, Lippolis PV, Casolaro A, Cavina E, Miccoli P, Monzani F (1997) Is percutaneous ethanol injection a useful alternative for the treatment of the cold benign thyroid nodule? Five years' experience. Thyroid 7:699–704

Celani MF (1993) Levothyroxine suppressive therapy in the medical management of nontoxic benign multinodular goiter. Exp Clin Endocrinol Diabetes 101:326–332

Celani MF, Mariani M, Mariani G (1990) On the usefulness of levothyroxine suppressive therapy in the medical treatment of benign solitary, solid or predominantly solid, thyroid nodules. Acta Endocrinol (Copenh) 123:603–608

Cheung PS, Lee JM, Boey JH (1989) Thyroxine suppressive therapy of benign solitary thyroid nodules: a prospective randomized study. World J Surg 13:818–822

Cooper DS (1995) Clinical review 66: Thyroxine suppression therapy for benign nodular diseas. J Clin Endocrinol Metab 80:331–334

Cooper DS, Doherty GM, Haugen BR, Kloos RT, Lee SL, Mandel SJ, Mazzaferri EL, McIver B, Pacini F, Schlumberger M, Sherman SI, Steward DL, Tuttle RM (2009) Revised American Thyroid Association management guidelines for patients with thyroid nodules and differentiated thyroid cancer. Thyroid 19(11):1167–214

Derwahl M (1995) Spezielle Laboruntersuchungen bei der Diagnose und Therapie von Schilddrüsenkrankheiten. Nuklearmediziner 18:95–103

Derwahl M (1996) Molecular aspects of the pathogenesis of nodular goiters, thyroid nodules and adenomas. Exp Clin Endocrinol Diabetes 104:32–35

Derwahl M, Studer H (1998) Pathogenesis and treatment of multinodular goiter. In: Fagin J (ed) (1998) Thyroid cancer. Kluwer, Boston Dordrecht London, pp 155–186

Derwahl M, Studer H (2000) Multinodular goitre: "much more to it than simply iodine deficiency". Baillieres Best Pract Res Clin Endocrinol Metab 14:577–600

Derwahl, M Studer H (2001) Nodular goiter and goiter nodules: Where iodine deficiency falls short of explaining the facts. Exp Clin Endocrinol Diabetes 109:250–260

Derwahl M, Studer H (2002) Hyperplasia versus adenoma in endocrine tissues: are they different? Trends Endocrinol Metab 13:23–28

Derwahl M (2011) Linking stem cells to thyroid cancer, J Clin Endocrinol Metab 96:610–613

Doyle P, Düren C, Nerlich K, Verburg FA, Grelle I, Jahn H, Fassnacht M, Mäder U, Reiners C, Luster M (2009) Potency and tolerance of calcitonin stimulation with high-dose calcium versus pentagastrin in normal adults. J Clin Endocrinol Metab 94(8):2970–4

Feldkamp J, Seppel T, Muhlmeyer M, Becker A, Santen R, Schlaghecke R, Horster FA (1996) Therapie der endemischen Sturma mit Jodid oder L-Thyroxin bei älteren Patienten. Med Wochenschr 121:1587–1591

Ferrari C, Reschini E, Paacchi A (1996) Treatment of the autonomous thyroid nodule: a review. Eur J Endocrinol 135:383–390

Frates MC, Benson CB, Doubilet PM, Cibas ES, Marqusee E. Can color Doppler sonography aid in the prediction of malignancy of thyroid nodules? J Ultrasound Med. 2003 Feb;22(2):127–31;

Grussendorf M, Reiners C, Paschke R, Wegscheider K; LISA Investigators (2011) Reduction of thyroid nodule volume by levothyroxine and iodine alone and in combination: a randomized, placebo-controlled trial. J Clin Endocrinol Metab 96(9):2786–95

Gharib H, Mazzaferri EL (1998) Thyroxine suppressive therapy in patients with nodular thyroid disease. Ann Intern Med 128:386–394

Gharib H, James EM, Charboneau JW, Naesens JM, Offord KP, Gorman CA (1987) Suppressive therapy with levothyroxine for solitary thyroid nodules. A double-blind controlled clinical study. N Engl J Med 317:70–75

Guglielmi R, Pacella CM, Bianchini A, Bizzarri G, Rinaldi R, Graziano FM, Petrucci L, Toscano V, Palma E, Poggi M, Papini E (2004) Percutaneous ethanol injection treatment in benign thyroid lesions: role and efficacy. Thyroid 14:125–131

Hedinger C, Williams ED, Sobin LH (1988) Histological typing of thyroid tumors. In: WHO (ed) International histological classification of tumors, 2nd edn. Springer, Berlin Heidelberg New York Tokyo, pp 5–6

Hintze G Emrich D Köbberling J (1989) Treatment of endemic goitre due to iodine deficiency with iodine, levothyroxine or both: results of a multicentre trial. Eur J Clin Invest 19:527–534

Horvath E, Majlis S, Rossi R, Franco C, Niedmann JP, Castro A, Dominguez M (2009) An ultrasonogram reporting system for thyroid nodules stratifying cancer risk for clinical management. J Clin Endocrinol Metab 94(5):1748–51

Karges W, Dralle H, Raue F, Mann K, Reiners C, Grussendorf M, Hufner M, Niederle B, Brabant G; German Society for Endocrinology (DGE) – Thyroid Section (2004) Calcitonin measurement to detect medullary thyroid carcinoma in nodular goiter: German evidence-based consensus recommendation. Exp Clin Endocrinol Diabetes 112:52–58

La Rosa GL, Lupo L, Giuffrida D, Gullo D, Vigneri R, Belfiore A (1995) Levothyroxine and potassium iodide are both effective in treating benign solid cold nodules of the thyroid. Ann Intern Med 122:1–8

La Rosa GL, Ippolito AM, Lupo L, Cercabene G, Santonocito MG, Vigneri R, Belfiore A (1996) Cold thyroid nodule reduction with L-thyroxine can be predicted by initial nodule volume and cytological characteristics. J Clin Endocrinol Metab 81:4385–4387

Lima N, Knobel M, Cavaliere H, Sztejnsznajd C, Tomimori E, Medeiros-Neto G (1997) Levothyroxine suppressive therapy is partially effective in treating patients with benign, solid thyroid nodules and multinodular goiters. Thyroid 7:691–697

Lippi F, Ferrari C, Manetti L et al. (1996) Treatment of solitary autonomous thyroid nodules by percutaneous ethanol injection: results of an Italian multicenter study. The Multicenter study group. J Clin Endocrinol Metab 81:3261–3264

Livraghi T, Paracchi A, Ferrari C, Bergonzi M, Grarvaglia G, Ranieri P, Vetorri C (1990) Treatment of autonomous thyroid nodules with percutaneous ethanol injection: preliminary results. Work in progress. Radiology 175:827–829

Monzani F, Caraccio N, Goletti O et al. (1997) Five-year follow-up of percutaneous ethanol injection for the treatment of hyperfunctioning thyroid nodules: a study of 117 patients. Clin Endocrinol (Oxf) 46:9–15

Morita T, Tamai H, Ohshima A, Komaki G, Matsubayashi S, Kuma K, Nakagawa T (1989) Changes in serum thyroid hormone, thyrotropin and thyroglobulin concentration during thyroxine therapy in patients with solitary thyroid nodules. J Clin Endocrinol Metab 69:227–230

Olbricht Th (1995) Schilddrüsensonographie. Nuklearmediziner 18:79–86

Papini E, Bacci V, Panunzi C et al. (1993) A prospective randomized trial of levothyroxine suppressive therapy for solitary thyroid nodules. Clin Endocrinol (Oxf) 38:507–513

Papini E, Pacella CM, Verde G (1995) Percutaneous ethanol injection (PEI): what is the role in the treatment of benign thyroid nodules? Thyroid 5:147–150

Papini E, Guglielmi R, Bianchini A, Crescenzi A, Taccogna S, Nardi F, Panunzi C, Rinaldi R, Toscano V, Pacella CM (2002) Risk of malignancy in nonpalpable thyroid nodules: predictive value of ultrasound and color-Doppler features. J Clin Endocrinol Metab 87:1941–1946

Quadbeck B, Prüllage J, Mann K, Hoermann R (1998) Long-term course of thyroid nodules in euthryoid goiter. Exp Clin Endocrinol Diabetes 106 (suppl 1) (abstract p014)

Reinwein D, Benker G, Windeck R et al. (1989) Erstymptome bei Schilddrüsenmalignomen: Einfluß von Alter und Geschlecht in einem Jodmangelgebiet. Dtsch Med Wochenschr 114:775–782

Spencer CA, Schwarzbein D, Guttler RB, LoPresti JS, Nicoloff JT (1993) Thyrotropin (TSH)-releasing hormone stimulation test responses employing third and fourth generation TSH assays. J Clin Endocrinol Metab 76:494–498

Studer H, Derwahl M (1995) Mechanisms of nonneoplastic endocrine hyperplasia – a changing concept: a review focused on the thyroid gland. Endocr Rev 16:411–426

Studer H, Ramelli F (1982) Simple goiter and its variants: euthyroid and hyperthyroid multinodular goiter. Endocr Rev 3:40–62

Studer H, Huber G, Derwahl M, Frey P (1989) Die Umwandlung von Basedowstrumen in Knotenkröpfe: ein Grund des Hyperthyreoserezidivs. Schweiz Med Wochenschr 119:203–208

Tonacchera M, Pinchera A, Vitti P (2010) Assessment of nodular goitre. Best Pract Res Clin Endocrinol Metab 24(1):51–61. Review

Trivalle C, Doucet J, Chassagne P, Landrin I, Kadir N, Meard JF, Bercoff E (1996) Differences in the signs and symptoms of hyperthyroidism in older and younger patients. J Am Geriatr Soc 44:50–53

Verde G, Papini E, Pacell CM et al. (1994) Ultrasound guided percutaneous ethanol injection in the treatment of cystic thyroid nodules. Clin Endocrinol (Oxf) 41:719–724

Wemeau JL, Caron P, Schvartz C, Schlienger JL, Orgiazzi J, Cousty C, Vlaeminck-Guillem V (2002) Effects of thyroid-stimulating hormone suppression with levothyroxine in reducing the volume of solitary thyroid nodules and improving extranodular nonpalpable changes: a randomized, double-blind, placebo-controlled trial by the French Thyroid Research Group. J Clin Endocrinol Metab 87:4928–4934

Literatur zu Kap. 2.5.3

Bellatone R et al. (2002) Total thyroidectomy for management of benign thyroid disease: review of 526 cases. World J Surg 26:1468–1471

Bellatone R, Lombardi CP, Bossola M et al. (2002) Videoassisted versus conventional thyroid lobectomy. A randomized trial. Arch Surg 137:301–304

Derwahl M (1994) Molekulare Aspekte in der Pathogenese von Knoten und Adenomen der Schilddrüse. Schweiz Med Wochenschr 124:1613–1618

Dralle H, Kruse E, Hamelmann WH et al. (2004) Nicht alle Stimmbandfehlfunktionen nach Schilddrüsenoperationen sind Recurrensparesen infolge intraoperativer Schädigung. Stellungnahme der „Interdisziplinären Studiengruppe Intraoperatives Neuromonitoring Schilddrüsenchirurgie". Chirurg 75:810–822

Fey MF, Peter HJ, Hinds HL, Zimmermann A, Liechti-Gallati S (1992) Clonal analysis of human tumors with M27b, a highly informative polymorphic x chromosomal probe. J Clin Invest 89:1438–1444

Gemsenjäger E (1983) Anatomie, chirurgische Verfahrenswahl und funktionelle Resultate bei multinodöser Struma. In: Röher HD, Wahl RA (Hrsg) Chirurgische Endokrinologie. Thieme, Stuttgart New York, S 47–57

Gollwitzer M, Matthes P, Nagel B (1987) Über die Rückbildungsfähigkeit der Recurrensparese nach Strumaoperationen. Med Welt 33:172–174

Jatzko GR, Lisborg PH, Müller M, Wette VM (1994) Recurrent nerve palsy after thyroid operations – principal nerve identification and a literature review. Surgery 115:139–144

Joosten U, Brune E, Kersting U, Hohlbach (1997) Risikofaktoren und Verlauf von Recurrensparesen nach Erstoperationen benigner Schilddrüsenerkrankungen. Ergebnisse einer retrospektiven Untersuchung von 1556 Patienten. Zentralbl Chir 122:236–245

Krohn K, Führer D, Bayer Y, Eszlinger M, Brauer V, Neumann S, Paschke R (2005) Molecular pathogenesis of euthoyroid and toxic multinodular goiter. Endocrine Rev 26:504–524

Ladurner D (1990) Das Schilddrüsenszintigramm. Eine Entscheidungshilfe für die Operationstaktik bei Schilddrüsenerkrankungen? Chirurg 61:647–650

Müller C, Dienemann H, Hoffmann et al. (1993) Expandierende Metallmaschenstents zur Behandlung von Trachealstenosen und Tracheomalazie. Zentralbl Chir 118:543–548

Namba H, Matsudo K, Fagin JA (1990) Clonal composition of benign and malignant thyroid tumors J Clin Invest 86:120–125

Nies C, Sitter H, Zielke A et al. (1994) Parathyroid function following ligation of the inferior thyroid artery during bilateral subtotal thyroidectomy. Br J Surg 81:1757–1759

Ortega J, Sala C, Flor B, Iledo S (2004) Efficacy and cost effectiveness of the Ultra Cision Harmonic scalpel in thyroid surgery: an analysis of 200 cases in a randomized trial. J Laparoendosc Adv Surg Tech 14:9–12

Paschke R (2011) Molecular Pathogenesis of nodular goiter. Langb Arch Surg 396(8):1127–36

Reeve TS, Delbridge L, Cohen A et al. (1987) Total thyroidectomy: the preferred option for multinodular goiter. Ann Surg 206:782–785

Stelzner F (1988) Die chirurgische Anatomie der Grenzlamellen der Schilddrüse und die Nn. laryngei. Langenbecks Arch Chir 373:355–361

Studer H, Derwahl M (1995) Mechanisms of nonneoplastic endocrine hyperplasia – a changing concept: a review focused on the thyroid gland. Endocr Rev 16:411–426

Thomusch O, Dralle H (2000) Endokrine Chirurgie und evidenzbasierte Medizin. Chirurg 71:635–645

Timmermann W, Hamelmann WH, Thomusch O et al. (2004) Zuverlässigkeit und Konsequenzen des intraoperativen Neuromonitorings in der Schilddrüsenchirurgie. Stellungnahme der „Interdisziplinären Studiengruppe Intraoperatives Neuromonitoring Schilddrüsenchirurgie". Chirurg 75:916–922

Wheeler MH (1998) Total thyroidectomy for benign thyroid disease. Lancet 351:1526–1527

Zielke A, Clark OH (1995) Benign diseases of the thyroid-parathyroid-adrenal. In: Ritchie WP Jr, Steele GD, Dean RH (eds) General surgery: essentials of practice. Lippincott, Philadelphia

Literatur zu Kap. 2.5.4

Anderson PE, Hurley PR, Rosswick P (1990) Conservative treatment and long term prophylactic T4 in the prevention of recurence of multinodular goiter. SGO 171:309–313

Bellantone R, Celestino PL, Boschierini M et al. (2004) Predictive factors for recurrence after thyroid lobectomy for unilateral non-toxic goiter in an endemic area: results of a multivariate analysis Surgery 136:1247–51

hjBergfeld G, Risholm L (1963) Postoperative thyroid hormone therapy in non-toxic goiter. Acta Chir Scand 126:531–534

Berglund J, Bondeson L, Christiansen SB et al. (1990) Indications for thyroxine therapy after surgery for non toxic goiter. Eur J Surg 156:433–437

Bistrup C, Nielsen JD, Gregersen G et al. (1994) Preventive effect of levothyroxine in patients operated for non toxic goiter: a randomized trial of one hundred patients with nine year follow up. Clin Endocrinol (Oxf) 40:323–327

Carella C, Mazziotti G, Rotondi M et al. (2002) Iodine improves the effectiveness of thyroxine therapy after surgery for nontoxic goiter: a prospective randomized study. Clin Endocrinol 57:507–513

Feldkamp J, Seppel T, Becker A et al. (1997) Iodide or L-Thyroxine to prevent recurrent goiter in an iodine-deficient area: prospective sonographic study. World J Surg 21:10–14

Geerdsen JP, Frolund L (1986) Thyroid function after surgical treatment of non-toxic goiter. A randomized study of postoperative thyroxine administration. Acta Med Scand 220:341–345

Grussendorf M, Reiners C, Paschke R, Wegscheider K; on behalf of the LISA investigators (2011) Reduction of Thyroid Nodule Volume by Levothyroxine and Iodine Alone and in Combination: A Randomized, Placebo-Controlled Trial. J Clin Endocrinol Metab 96(9)2786–2795

Hedman I, Jansson S, Lindberg S et al. (1986) Need for thyroxine in patients lobectomized for benign thyroid diseases as assessed by follow up on average 15 years after surgery. Eur J Surg 152:481–485

Hegedus L, Hansen JN, Veriergang D et al. (1987) Does prophylactic thyroixine therapy after operation for non toxic goiter influence thyroid size? BMJ 294:801–804

Kann P, Jocham A, Beyer J (1997) Hypothyreose, Hyperthyreose und Therapie mit Schilddrüsenhormonen: Einflüsse auf das Skelettsystem. Dtsch Med Wochenschr 122:1392–1397

Kraimps JL, Marechaud R, Ginseste D et al. (1993) Analysis and prevention of recurrent goiter. SGO 176:319–322

Miccoli P, Antonelli A, Iacconi P et al. (1993) Prospective randomized double blind study about the effectiveness of levothyroxine suppressive therapy in prevention and recurrence after operation: results at the third year of follow up. Surgery 114:1097–1101

Michie W, Pegg CAS, Benscher PD (1972) Prediction of hypothyroidism after partial thyroidectomy for toxic hyperthyroidism. BMJ 1:13–17

Niepomniszcze H, Garcia A, Faure E, Castellanos A, del Carmen Zalazar M, Bur G, Elsner B (2001) Long-term follow-up of contralateral lobe in patients hemithyroidectomized for solitary follicular adenomas. Clin Endocrinol 55:509–513

Peters H, Hackel D, Schleusener H (1996) Rezidivprophylaxe der endemischen Struma. Dtsch Med Wochenschr 121:752–756

Röher HD, Goretzki P (1987) Management of goiter and thyroid nodules in an area of endemic goiter. Surg Clin North Am 67:233–236

Sawin CT, Geller A, Wolf PA et al. (1994) Low serum thyreotropin concentrations as a risk factor for atrial fibrillation in older persons. N Engl J Med 331:1249–1252

Schumm-Draeger PM, Encke A, Usadel KH (2003) Optimal recurrence prevention of iodine deficiency related goiter after thyroid gland operation. A prospective clinical study. Internist 44:420–426; 429–432

Uzzan B, Campos J, Cucherat M et al. (1996) Effects on bone mass of long-term treatment with thyroid hormones: a meta-analysis. J Clin Endocrinol Metab 81:4278–4289

Literatur zu Kap. 2.6.1.1

Bähre M, Hilgers R, Lindemann C, Emrich D (1988) Thyroid autonomy, sensitive detection in vivo and estimation of its functional relavance using quantified high-resolution scintigraphy. Acta Endocrinol (Copenh) 117:145

Baltisberger BL, Minder, CE, Bürgi H (1995) Decrease of incidence of toxic nodular goitre in a region of Switzerland after full correction of mild iodine deficiency. Eur J Endocrinol 132:546–549

Belfiore A, Sava L, Runello F, Tomaselli L, Vigneri R (1983) Solitary autonomously functioning thyroid nodules and iodine deficiency. J Clin Endocrinol Metab 56:283

Blum M, Shenkman L, Hollander CS (1975) The autonomous nodule of the thyroid: correlation of patient age, nodule size and functional status. Am J Med Sci 269:43

Coindet JE (1821) Nouvelles recherches sur les effets de l'iode, et sur les précautions a suivre dens le traitement du goitre par ce nouveau remède. Ann Chim Phys (Paris) 16:252

Connolly RJ, Vidor GI, Stewart JC (1970) Increase in thyrotocicosis in endemic goitre after iodination of bread. Lancet 1:500–502

Derwahl M, Manole D, Sobke D, Broecker M (1998) Pathogenesis of toxic thyroid adenomas and nodules: relevance of activating mutations in the TSH-receptor and Gs-alpha gene, the possible role of iodine deficiency and secondary and TSH-independent molecular mechanisms. Exp Clin Endocrinol Diabetes 106 (suppl 4):6–9

Dremier S, Coppée F, Delange F, Vassart G, Dumont JE, Sande J van (1996) Thyroid autonomy: mechanism and clinical effects. J Clin Endocrinol Metab 81:4187–4193

Emrich D, Bähre M (1978) Autonomy in euthyroid goitre: maladaption to iodine deficiency. Clin Endocrinol (Oxf) 8:257

Eszlinger M, Krohn K, Frenzel R, Kropf S, Tonjes A, Paschke R (2004) Gene expression analsis reveals evidence for inactivation of the TGF-beta signaling cascade in autonomously functioning thyroid nodules. Oncogene 23:795–804

Hamburger JI (1981) Should all autonomously functioning thyroid nodules be ablated to prevent the subsequent development of thyrotoxicosis? In: Hamburger JI, Miller JM (eds) Controversies in clinical thyroidology. Springer, Berlin Heidelberg New York Tokyo, p 69

Hampel R, Kulberg T, Klein K, Jerichow JU, Pichmann EG, Clausen V, Schmidt I (1995) Goiter incidence in Germany is greater than previously suspected. Med Klin 90:324–329

Joseph K (1992) Funktionelle Autonomie und jodinduzierte Hyperthyreose. Jodmedikation und Hyperthyreose. Akt Endokr Stoffw 13:102

Joseph K (1994) Estimation of the volume of autonomously functioning thyroid tissue. Exp Clin Endocrinol Diabetes 102 (suppl 2):12–19

Joseph K, Mahlstedt J, Gonnermann R, Herbert K, Welcke U (1980a) Early recognition and evaluation of the risk of hyperthyroidism in thyroid autonomy in an endemic goiter area. J Mol Med 4:21

Joseph K, Mahlstedt J, Welcke U (1980b) Autonomously functioning thyroid tissue (AFTT) during iodide prophylaxis. J Mol Med 4:87

Kreisig T, Pickardt CR, Vaitl C, Kirsch CM, Knesewitsch P (1991) Regionaler 99mTc-Uptake der Schilddrüse (TcTU) in Kombination mit Sonographie bei fokaler Autonomie. In: Börner W, Weinheimer B (Hrsg) Schilddrüse 1989. De Gruyter, Berlin, S 208–213

Krohn K, Paschke R (2001) Progression in understanding the etiology of thyroid autonomy. J Clin Endocrinol Metab 86:3336–3345

Krohn K, Führer F, Bayer Y, Enzlinger M, Brauer V, Neumann S, Paschke R (2005) Molecular Pathogenesis of Euthyroid and toxic multinodular goiter. Endocrine Reviews 26: 504–24

Laurberg P, Petersen KM, Vestergaard H, Sigurdsson G (1991) High incidence of multinodular toxic goitre in the elderly population in a low iodine intake area vs. high incidence of Graves' disease in the young in a high iodine intake area: comparative surveys of thyrotoxicosis epidemiology in East Jutland, Denmark and Iceland. J Intern Med 229:415–420

Lividas DP, Koutras DA, Souvatzoglu A, Beckers C (1977) The toxic effect of small iodine supplements in patient with autonomous thyroid nodules. Clin Endocrinol (Oxf) 7:121

Mahlstedt J, Joseph K (1973) Dekompensation autonomer Adenome der Schilddrüse nach prolongierter Jodzufuhr. Dtsch Med Wochenschr 98:1748

Miller JM, Horn RC, Block MA (1967) The autonomous functioning thyroid nodule in the evolution of nodular goiter. J Clin Endocrinol Metab 27:1264

Mostbeck A, Galvan G, Bauer P et al. (1998) The incidence of hyperthyroidism in Austria from 1987 to 1995 before and after an increase in salt iodization in 1990. Eur J Nucl Med 25:367–374

Paschke R, Ludgate M (1997) The thyrotropin receptor in thyroid disease. N Engl J Med 337:1675–1681

Pickardt CR (1982) Therapie autonomer Adenome und disseminierter Autonomie. Therapiewoche 32:1015–1018

Plummer HS (1913) The clinical and pathological relationship of simple and exophtalmic goiter. Am J Med Sci 146:790–795

Sandrock D, Olbricht T, Emrich D, Benker G, Reinwein D (1993) Long-term follow-up in patients with autonomous thyroid adenoma. Acta Endocrinol (Copenh) 128:51

Spitzweg C, Joba W, Heufelder AE (1997) Analysis of human sodium iodide symporter gene expression in patients with thyroid diseases. Progr. and Abstr. The Endocrine Society Meeting 1997, Minneapolis, MN, USA p 108

Stanbury JB, Ermans AE, Bourdoux P et al. (1998) Iodine-induced hyperthyroidism: occurrence and epidemiology. Thyroid 8:83–100

Studer H, Derwahl M (1995) Mechanisms of nonneoplastic endocrine hyperplasia – a changing concept: a review focused on the thyroid gland. Endocr Rev 16:411–426

Tonacchera M, Chiovato L, Pinchera A et al. (1998) Hyperfunctioning thyroid nodules in toxic multinodular goiter share activating thyrotropin receptor mutations with solitary toxic adenoma. J Clin Endocrinol Metab 83:492–498

Vidor GI, Stewart JC, Wall JR, Wangel A, Hetzel BS (1973) Pathogenesis of iodine-induced thyrotoxicosis: studies in nothern Tasmania. J Clin Endocrinol Metab 37:901–909

Literatur zu Kap. 2.6.1.2

Blum M, Shenkman L, Hollander CS (1975) The autonomous nodule of the thyroid: correlation of patient age, nodule size and functional status. Am J Med Sci 269:43

Bachmann J, Kobe C, Bor S, Rahlff I, Dietlein M, Schicha H, Schmidt M (2009) Radioiodine therapy for thyroid volume reduction of large goitres. Nucl Med Commun 30: 466–71

De Benoist B,Andersson M, Egli I, Takkouche B, Allen H (editors) (2004) Iodine status worldwide: WHO Global Database on Iodine. WHO, Geneva

Emrich D (1994) Estimation of the autonomous volume. Exp Clin Endocrinol Diabetes 102 (suppl 3):20
Gotthardt M, Stübinger M, Pansegrau J, Buchwald B, Pfestroff A, Goecke J, Corstens FHM, Behr TM (2006) Decrease of ^{99m}Tc uptake in autonomous thyroid tissue in Germany since the 1970 s. Clinical implications for radioiodine therapy. Nuklearmedizin 45:122–125
Hillenhinrichs H, Emrich D (1998) Euthyroid goiter with and without functional autonomy in the euthyroid phase: a comparison. Nuklearmedizin 37:95–100
Joseph K, Mahlstedt J, Gonnermann R, Herbert K, Welcke U (1980a) Early recognition and evaluation of the risk of hyperthyroidism in thyroid autonomy in an endemic goiter area. J Mol Med 4:21
Joseph K, Mahlstedt J, Welcke U (1980b) Autonomously functioning thyroid tissue (AFTT) during iodide prophylaxis. J Mol Med 4:87
Joseph K (1994) Estimation of the volume of autonomously functioning thyroid tissue. Exp Clin Endocrinol Diabetes 102 (suppl 2):12–19
Kinser JA, Roesler H, Furrer T, Grütter D, Zimmermann H (1989) Nonimmunogenic hyperthyroidism: cumulative hyperthyroidism incidence after radioiodine and surgical treatment. J Nucl Med 30:1960–1965
Kreisig T, Pickardt CR, Vaitl C, Kirsch CM, Knesewitsch P (1991) Regionaler 99mTc-Uptake der Schilddrüse (TcTU) in Kombination mit Sonographie bei fokaler Autonomie. In: Börner W, Weinheimer B (Hrsg) Schilddrüse 1989. De Gruyter, Berlin, S 208–213
Pfannenstiel P, Hotze LA, Saller B (1997) Schilddrüsenkrankheiten – Diagnose und Therapie. 3. Aufl. BMV, Berlin
Sandrock D, Olbricht T, Emrich D, Benker G, Reinwein D (1993) Long-term follow-up in patients with autonomous thyroid adenoma. Acta Endocrinol (Copenh) 128:51
Sawin CT, Geller A, Wolf PA, Belanger AJ, Baker E, Bacharach P, Wilson PW (1994) Low serum thyrotropin concentrations as a risk factor for atrial fibrillation. N Engl J Med 331:1249–1252
Schaller U, Hölzel D, Kirsch C, Engelhardt D (1991) Spontanverlauf von kompensierten autonomen Adenomen. Klein Wochenschr 69:786–792
Zemella V, Leisner B, Calvi J (1989) Spontanverlauf bei der Schilddrüsenautonomie. Der Nuklearmediziner 12:237–249

Literatur zu Kap. 2.6.1.3

Becker W, Hohenberger N, Wolf F (1990) Nebenwirkungen und Risiken bei der Radiojodtherapie gutartiger Schilddrüsenerkrankungen. Nuklearmediziner 13:273–280
Bell E, Grünwald F (2000) Radiojodtherapie. Springer, Berlin Heidelberg New York Tokyo
Bachmann J, Kobe C, Bor S, Rahlff I, Dietlein M, Schicha H, Schmidt M (2009) Radioiodine therapy for thyroid volume reduction of large goitres. Nucl Med Commun. 30: 466–71
Bogner L, Czempiel H (1993) Näherungsfehler bei der physikalischen Planung der Radiojodtherapie der Schilddrüse. Nuklearmedizin 32:236–246
Fassbender WJ, Schlutter S, Stracke H, Bretzel RG, Waas W, Tillmans H. Thyroid function after iodine-containing contrast agent administration in coronary angiography: 20 A prospective study of euthyroid patiënts. Z Kardiol 2001; 90: 751 – 9
Fricke E, Fricke H, Esdorn E, Kammeier A, Lindner O, Kleesiek K, Horstkotte D, Burchert W (2004) Scintigraphy for risk stratification of iodine-induced thyrotoxicosis in patiënts receiving contrast agent for coronary angiography: A prospective study of patiënts with low thyrotropin. J Clin Endocrinol Metab 89:6092–6
Gotthardt M, Nowack M, Béhé MP, Schipper ML, Schlieck A, Höffken H, Behr TM (2003) Negative correlation between therapeutic success in radioiodine therapy and TcTUs: are TcTUs-adapted dose concepts the only possible answer? Eur J Nucl Med Mol Imag 30:1165–1168
Gotthardt M, Stübinger M, Pansegrau J, Buchwald B, Goecke J, Pfestroff A, Corstens FH, Behr TM (2006a) Decrease of ^{99m}Tc uptake in autonomous thyroid tissue in Germany since the 1970 s. Clinical implications for radioiodine therapy. Nuklearmedizin 45:122–125
Gotthardt M, Rubner C, Bauhofer A, Berce F, Oyen WJG, Goecke J, Pfestroff A, Schlieck A, Corstens FH, Béhé M, Behr TM (2006b) What is the best pretherapeutic dosimetry for successful radioiodine therapy of multifocal autonomy? Nuklearmedizin 45(5):206–12
Huysmans DA, Hermus AR, Corstens FH, Barentz JO, Kloppenburg PWC (1994) Large, compressive goitres treated with rdioiodine. Ann Int Med Clin 121:757–762
Mann K (1998) Evaluation of risk in autonomously funtioning thyroid nodules. Exp Clin Endocrinol Diabetes 106 (suppl 4):23–26
Meller J, Wisheu S, Munzel U, Béhé M, Gratz S, Becker W (2000) Radioiodine therapy for Plummer´s disease based on the thyroid uptake of technetium-99 m-pertechnetate. Eur J Nucl Med 27:1286–1291
Reiners C (1993) Radiojodtherapie – Indikation, Durchführung und Risiken. Dtsch Ärztebl 90:2217–2221
Sandrock D, Olbricht T, Emrich D, Benker G, Reinwein D (1993) Long-term follow-up in patients with autonomous thyroid adenoma. Acta Endocrinol (Copenh) 128:51
Sawin CT, Geller A, Wolf PA, Belanger AJ, Baker E, Bacharach P, Wilson PW (1994) Low serum thyrotropin concentrations as a risk factor for atrial fibrillation. N Engl J Med 331:1249–1252
Schaller U, Hölzel D, Kirsch C, Engelhardt D (1991) Spontanverlauf von kompensierten autonomen Adenomen. Klein Wochenschr 69:78792
Schober O, Lerch H (1992) Radiojodtherapie der diffusen Jodmangelstruma. In: Röher HD, Weinheimer B (Hrsg) Schilddrüse 1991. de Gruyter, Berlin New York, S 110–116

Literatur zu Kap. 2.6.1.4

Bahn Chair RS, Burch HB, Cooper DS, Garber JR, Greenlee MC, Klein I, Laurberg P, McDougall IR, Montori VM, Rivkees SA, Ross DS, Sosa JA, Stan MN (2011) Hyperthyroidism and other causes of thyrotoxicosis: management guidelines of the American Thyroid Association and American Association of Clinical Endocrinologists. Thyroid 21(6):593–646
Bay V (1980) Operationsindikation, präoperative Vorbereitung. Operation und Nachbehandlung des Morbus Basedow und anderer Hyperthyreoseformen. Chirurg 51:619–624
Burch HB, Wartofsky L (1993) Life-threatening thyreotoxicosis. Thyroid storm. Endocrinol Metab North Am 22:263–268
Brooks MH, Waldstein SS (1980) Free thyroxine concentrations in thyroid storm. Ann Intern Med 93:694–697
Chong HW, See KC, Phua J (2010) Thyroid storm with multiorgan failure. Thyroid 20(3):333–6
Dralle H, Schneyer U, Scharbert G (1998) Chirurgie der jodinduzierten Hyperthyreose. In: Reiners C, Weinheimer B (Hrsg.) Schilddrüse. de Gruyter, Berlin, S 310–318
Frilling A, Goretzki P, Horster A, Gussendorf M, Röher HD (1990) Subtotale Thyroidektomie als Therapiekonzept der thyreotoxischen Krise. Dtsch Med Wochenschr 115:735–739
Hamburger JI (1980) Evolution of toxicity in solitary nontoxic functioning thyroid nodules. J Clin Endocrinol Metab 50:1089–1093
Hehrmann R (1996) Die thyreotoxische Krise: Fallstricke in der Diagnostik-Intensivtherapie. Fortschr Med 114:26–31
Hintze G (1992) Thyreotoxische Krise: Stellenwert der chirurgischen Therapie. Akt Endokr Stoffw 13:89–91
Karger S, Führer D (2008) Thyreotoxische Krise – ein Update. Dtsch Med Wochenschr 133(10):479–84. Review

Koball S, Hickstein H, Gloger M, Hinz M, Henschel J, Stange J, Mitzner S (2010) Treatment of thyrotoxic crisis with plasmapheresis and single pass albumin dialysis: a case report. Artif Organs 34(2):E55–8
Kocher T (1874) Ueber Kropf Extirpation und ihre Folgen. Arch Klin Chir (Berlin) 29:539
Kokott P. (2009) Thyreotoxische Krise. MMW Fortschr Med. 151(19):40
Krohn K, Führer D, Bayer Y, Eszlinger M, Brauer V, Neumann S, Paschke R (2005) Molecular pathogenesis of euthoyroid and toxic multinodular goiter Endocrine Rev 26:504–524
Lederbogen S, Reinwein D (1992) Epidemiologische Daten zur thyreotoxischen Krise. Akt Endokr Stoffw 13:82–84
Meurisse M, Gollogly L, Degauque C, Fumal I, Defechereux T, Hamoir E (2000) Iatrogenic thyreotoxicosis: causal circumstances, pathophysiology and principles of treatment:review of the literature. World J Surg 24:1377–1385
Mikulicz (1886) Beitrag zur Operation des Kropfes. WMW 36:1–6; 40–44, 70–74, 97–101
Müller-Gärtner HW, Scheider C, Riechert B, Kayser D, Kremer B (1989) Langzeitergebnisse nach Operation oder Radiojodtherapie des solitären autonomen Adenoms der Schilddrüse. Chirurg 60:33–35
Muller AF, Berghout A, Wiersinga WM, Kooy A, Smits JW, Hermus AR; working group Thyroid Function Disorders of the Netherlands Association of Thyroid function disorders (2008) Guidelines of the Netherlands Association of Internal Medicine. Internal Medicine. Neth J Med. 66(3):134–42
Namba H, Matsudo K, Fagin JA (1990) Clonal composition of benign and malignant thyroid tumors. J Clin Invest 86:120–125
Paschke R, Hegedüs L, Alexander E, Valcavi R, Papini E, Gharib H (2011) Thyroid nodule guidelines: agreement, disagreement and need for future research. Nat Rev Endocrinol 7: 354–361
Plummer HS, Boothby WM (1923) Value of iodin in exophtalmic goiter. Collected papers Mayo Clin 15:565–567
Porterfield JR Jr, Thompson GB, Farley DR, Grant CS, Richards ML (2008) Evidence-based management of toxic multinodular goiter (Plummer's Disease). World J Surg 32(7):1278–84
Reichmann I, Frilling A, Hormann R, Krause U, Broelsch CE (2001) Frühoperation als Behandlungsmassnahme der thyreotoxischen Krise. Chirurg 72:402–407
Reinwein D, Benker G, Alexander WD, Lazarus JH (1993) and the european multicenter study group of antithyroid drugs in the management of Graves' hyperthyroidism. J Clin Endocrinol Metab 76:1516–1522
Röher HD, Goretzki P (1987) Management of goiter and thyroid nodules in an area of endemic goiter. Surg Clin North Am 67:233–236
Röher HD, Hiorster FA, Frilling A, Goretzki P (1991) Morphologie und funktionsgerechte Chirurgie verschiedener Hyperthyreoseformen. Chirurg 62:176–181
Scholz GH, Hageman E, Arkenau C et al. (2003) Is there a place for thyroidectomy in older patients with thyrotoxic storm and cardiorespiratory failure? Thyroid 13:933–940
Stålberg P, Svensson A, Hessman O, Akerström G, Hellman P. (2008) Surgical treatment of Graves' disease: evidence-based approach. World J Surg 32(7):1269–77
Studer H, Derwahl M (1995) Mechanisms of nonneoplastic endocrine hyperplasia – a changing concept: a review focused on the thyroid gland. Endocr Rev 16:411–426
Sugino K, Ito K, Nagahama M, Kitagawa W, Shibuya H, Ito K (2008) Surgical management of Graves' disease -10-year prospective trial at a single institution. Endocr J 55(1):161–7
Trivalle C, Doucet J, Chassagne P et al. (1996) Differences in the signs and symptoms of hyperthyroidism in older and younger patients. J Am Geriatr Soc 44:50–53
Weber C, Scholz GH, Lamesch P, Paschke R (1999) Thyroidectomy in iodine induced thyrotoxic storm. Exp Clin Endocrinol Diabetes 107:468–472

Literatur zu Kap. 2.6.1.5

Bay V (1980) Operationsindikation, präoperative Vorbereitung, Operation und Nachbehandlung des Morbus Basedow und anderer Hyperthyreoseformen. Chirurg 51:619–624
Dorbach M, Schicha H (1993) Frequenz und zeitliches Auftreten der funktionellen Autonomie in Rezidivstrumen. Nuklearmedizin 32:316–319
Emrich D, Reinhardt M (1989) Ergebnisse der definitiven Behandlung der Autonomie bei Jodmangelstruma. Nuklearmedizin 28:11–17
Joseph K (1986) Thyreoidale Autonomie: Diagnostik, Therapie und Nachsorge. Therapiewoche 36:1711–1716
Röher HD, Goretzki P (1987) Management of goiter and thyroid nodules in an area of endemic goiter. Surg Clin North Am 67:233–236
Röher HD, Horster FA, Frilling A, Goretzki P (1991) Morphologie und funktionsgerechte Chirurgie verschiedener Hyperthyreoseformen. Chirurg 62:176–181
Sugino K, Ito K, Nagahama M, Kitagawa W, Shibuya H, Ito K (2008) Surgical management of Graves' disease -10-year prospective trial at a single institution. Endocr J 55(1):161–7
Wahl RA, Joseph K, Bögner E et al. (1985) Thyroid function after surgery for autonomous nodular endemic goitre effect of iodide substitution. Klin Wochenschr 63:812–820

Literatur zu Kap. 2.6.2.2

Andermann P, Schlögl S, Mäder U, Luster M, Lassmann M, Reiners C (2007) Intra- and interobserver variability of thyroid volume measurements in healthy adults by 2D versus 3D ultrasound. Nuklearmedizin 46:1–7
Eckstein A, Mann K, Kahaly GJ, Grussendorf M, Reiners C, Feldkamp J, Quadbeck B, Bockisch A, Schott M (2009) Role of TSH receptor autoantibodies for the diagnosis of Graves' disease and for the prediction of the course of hyperthyroidism and ophthalmopathy. Recommendations of the Thyroid Section of the German Society of Endocrinology. Med Klin 15:343–348
Eckstein A, Esser J, Mann K, Schott M (2010) Clinical value of TSH receptor antibodies measurement in patients with Graves' orbitopathy. Pediatr Endocrinol 7 Suppl 2:198–203
Gharib H, Papini E, Paschke R, et al.; (2010) AACE/AME/ETA Task Force on Thyroid Nodules. American Association of Clinical Endocrinologists, Associazione Medici Endocrinologi, and European Thyroid Association Medical Guidelines for Clinical Practice for the Diagnosis and Management of Thyroid Nodules. Endocr Pract 16 Suppl 1:1–43
Hemminki K, Li X, Sundquist J, Sundquist K (2010) The epidemiology of Graves' disease: evidence of a genetic and an environmental contribution. J Autoimmun 34:307–313
Michalek K, Morshed SA, Latif R, Davies TF (2009) TSH receptor autoantibodies. Autoimmun Rev 9:113–116
Mizokami T, Wu Li A, El-Kaissi S, Wall JR (2004) Stress and thyroid autoimmunity. Thyroid 14:1047–1055
Quadbeck B, Roggenbuck U, Janssen OE, Hahn S, Mann K, Hoermann R, Basedow Study Group (2006) Impact of smoking on the course of Graves' disease after withdrawal of antithyroid drugs. Exp Clin Endocrinol Diabetes 114:406–411
Putta-Manohar S, Perros P (2010) Epidemiology of Graves' orbitopathy. Pediatr Endocrinol Rev 7 Suppl 2: 182–185
Rivkees SA (2006) The treatment of Graves' disease in childre. J Pediatr Endocrinol Metab 19:1095–1111
Stan MN, Bahn RS (2010) Risk factors for development or deterioration of Graves' ophthalmopathy. Thyroid 20:777–783

Tomer Y (2010) Genetic susceptibility to autoimmune thyroid disease: past, present, and future. Thyroid. 20: 715–725
Weetman AP (2000) Graves' disease. N Engl J Med 343:1236–1248
Weetman AP (2011) Autoimmune thyroid disease. In: Wass JAH, Stewart PM (eds) Oxford Textbook of Endocrinology and Diabetes, London, pp 416–431
Zöphel K, Roggenbuck D, Wunderlich G, Schott M (2010) Continuously increasing sensitivity over three generations of TSH receptor autoantibody assays. Horm Metab Res 42:900–902
Zöphel K, Roggenbuck D, Schott M (2010) Clinical review about TRAb assay's history. Autoimmun Rev 9:695–700

Literatur zu Kap. 2.6.3

Allanic H, Fauchet R, Orgiazzi J et al. (1990) Antithyroid drugs and Graves' disease: A prospective randomized evaluation of the efficacy of treatment duration. J Clin Endocrinol Metab 70:675–679
Balazs C, Stenszky V, Farid NR (1999) Association between Graves´ ophthalmopathy and smoking. Lancet 22:336–354
Cooper DS (1998) Antithyroid drugs for the treatment of hyperthyroidism caused by Graves' disease. Endocrinol Metab Clin North Am 27:225–247
Costagliola S, Morgenthaler NG, Hoermann R (1999) Second generation assay for TSH-receptor antibodies has superior diagnostic sensitivity in Graves´disease. J Clin Endocrinol Metab 84:90–97
Edmonds CJ, Tellez M (1994) Treatment of Graves' disease by carbimazole: High dose with thyroxine compared to titration dose. Eur J Endocrinol 131:120–124
Feldt-Rasmussen U, Schleusener H, Carayon P (1994) Meta-analysis: Evaluation of the impact of thyrotropin receptor antibodies on long term remission after medical therapy of Graves' disease. J Clin Endocrinol Metab 78:98–102
Glaser NS, Styne DM (1997) Predictors of early remission of hyperthyroidism in children. JCEM 82:1719–1726
Glinoer D, de Nayer P, Bex M, Belgian Collaboration Study Group on Graves´disease (2002) Effects of L-thyroxine administration, TSH-receptor antibodies and smoking on the risk of recurrence in Graves´hyperthyroidism treated with antithyroid drugs: a double blind prospective randomized study. Eur J Endocrinol 144:475–483
Hashizume K, Ichikawa K, Sakurai A et al. (1991) Administration of thyroxine in treated Graves' disease. Effects on the level of antibodies to thyroid-stimulating receptors and on the risk of recurrence of hyperthyroidism. N Engl J Med 324:947–953
Hoermann R, Quadbeck B, Roggenbruck U, Basedow Study Group (2002) Relapse of Graves´disease after successful outcome of antithyroid drug therapy: Results of a prospective randomized study on the use of levothyroxine. Thyroid 12:1119–1128
Mann K, Dralle H, Gärtner R et al. (1997) Schilddrüse. In: Rationelle Therapie in der Endokrinologie. Thieme, Stuttgart New York, S 35–98
McIver B, Rae P, Beckett G, Wilkinson E, Gold A, Toft A (1996) Lack of effect of thyroxine patients with Graves' hyperthyroidism who are treated with an antithyroid drug. N Engl J Med 334:220–224
Meng W, Meng S, Männchen E, Hampel R, Kirsch, Dannenberg GJ, Krabbe S (1991) Effect of therapy duration and low and highly dosed thiamazole treatment in Basedow-Graves' disease. Exp Clin Endocrinol Diabetes 97:257–260
Quadbeck B, Hoermann R, Janssen O E, Mann K (2003) Medikamentöse Behandlung der Immunhyperthyreose (Typ Morbus Basedow). Internist 44:440–448
Reinwein D, Benker G, Alexander WD, Lazarus JH and the European multicenter study group of antithyroid drug treatment (1993) A prospective randomized trial of antithyroid drug dose in Graves' disease therapy. J Clin Endocrinol Metab 76:1516–1521
Rittmaster RS, Abbott EC, Douglas R et al. (1998) Effect of methimazole, with or without L-Thyroxine, on remission rates in Graves' disease. JCEM 83:814–818
Schleusener H, Schwander J, Fischer C et al. (1989) Prospective multicentre study on the prediction of relapse after antithyroid drug treatment in patients with Graves' disease. Acta Endocrinol 120:689–701
Schumm-Draeger P-M, Müller O-A (2003) Therapie der Hyperthyreose. Dtsch Med Wschr 128:500–502
Wilson JD, Forster DW (1998) William's textbook of endocrinology, 9th ed. Saunders, Philadelphia
Zimmermann-Belsing T, Nygaard B, Rasmussen AK, Feldt-Rasmussen U (2002) Use of the 2nd generation TRAK human assay did not improve prediction of relapse after antithyroid medical therapy of Graves´disease. Eur J Endocrinol 146:173–177

Literatur zu Kap. 2.6.2.4

Allahabadia A, Daykin J, Holder RL et al. (2000) Age and gender predict the outcome of treatment for Graves' hyperthyroidism. J Clin Endocrinol Metab 85:1038–1042
Bartalena L, Marcocci C, Fausto B et al. (1998) Relation between therapy for hyperthyroidism and the course of Graves' ophthalmopathy. N Engl J Med 338:73–78
Dederichs B, Otte R, Klink JE, Schicha H (1996) Volumenreduktion der Schilddrüse nach Radiojodtherapie bei Patienten mit Schilddrüsenautonomie und Morbus Basedow. Nuklearmedizin 35:164–169
Dederichs B, Dietlein M, Jenniches-Kloth B et al. (2006) Radioiodine therapy of Graves' hyperthyroidism in patients without pre-existing ophthalmopathy: can glucocorticoids prevent the development of new ophthalmopathy? Exp Clin Endocrinol Diabetes 114:366–370
Dietlein M, Dressler J, Grünwald F et al. (2003) Leitlinien zur Schilddrüsendiagnostik (Version 2). Nuklearmedizin 42:109–115
Dietlein M, Dressler J, Eschner W et al. (2007a) Verfahrensanweisung zum Radioiodtest (Version 3). Nuklearmedizin 46: 198–202
Dietlein M, Dressler J, Grünwald F et al. (2007b) Leitlinie zur Radioiodtherapie bei benignen Schilddrüsenerkrankungen (Version 4). Nuklearmedizin 46:220–223
Dunkelmann S, Wolf R, Koch A et al. (2004) Incidence of radiation-induced Graves' disease in patients treated with radioiodine for thyroid autonomy before and after introduction of a high-sensitivity TSH receptor antibody assay. Eur J Nucl Med Mol Imaging 31:1428–1434
Franklyn JA, Maisonneuve P, Sheppard M et al. (1999) Cancer incidence and mortality after radioiodine treatment for hyperthyroidism: a population-based cohort study. Lancet 353:2111–2115
Kobe C, Eschner W, Sudbrock F et al. (2008) Graves' disease and radioiodine therapy: is success of ablation dependent on the absorbed dose above 200 Gy? Nuklearmedizin 47:13–17
Kobe C, Weber I, Eschner W et al. (2008) Graves' disease and radioiodine therapy: is success of ablation dependent on the choice of thyreostatic medication? Nuklearmedizin 47:153–166
Kobe C, Eschner W, Wild M et al. (2010) Radioiodine therapy of benign thyroid disorders: what are the effective thyroidal half-life and uptake of 131I? Nucl Med Commun 31:201–205
Michelangeli V, Poon C, Taft J et al. (1998) The prognostic value of thyrotropin receptor antibody measurement in the early stages of treatment of Graves' disease with antithyroid drugs. Thyroid 8:119–124
Nieuwlaat WA, Hermus AR, Sivro-Prndelj F et al. (2001) Pretreatment with recombinant human TSH changes the regional distribution of radioiodine on thyroid scintigrams of nodular goiters. J Clin Endocrinol Metab 86:5330--5336
Peters H, Fischer C, Bogner U, Reiners C, Schleusener H (1995) Radioiodine therapy of Graves' hyperthyroidism: standard vs. calculated 131 iodine activity. Results from a prospective, randomized multicentre study. Eur J Clin Invest 25:186–193

Reiners Chr (1993) Radiojodtherapie. Dtsch Ärzteblatt 90:B-2217–2221
Richtlinie Strahlenschutz in der Medizin 2011. Richtlinie nach der Verordnung über den Schutz vor Schäden durch ionisierende Strahlen (Strahlenschutzverordnung – StrlSchV). Veröffentlicht am 30.11.2011 im Gemeinsamen Ministerialblatt S. 867 [www.bmu.de/strahlenschutz]
Ron E, Doody MM, Becker DV et al. (1998) Cancer mortality following treatment for adult hyperthyroidism. Cooperative Thyrotoxicosis Therapy Follow-up Study Group. JAMA 280:347–355
Schicha H, Scheidhauer K (1993) Radiojodtherapie in Europa – eine Umfrage. Nuklearmedizin 32:321–324
Schicha H (1997) Muss die hohe Hypothyreoserate nach Radiojodtherapie einer immunogenen Hyperthyreose in Kauf genommen werden? Nuklearmedizin 36:6
Schicha H, Dietlein M (2002) Morbus Basedow und Autonomie – Radioiodtherapie. Nuklearmedizin 41:63–70
Schicha H, Dietlein M, Scheidhauer K (1999) Therapie mit offenen radioaktiven Stoffen. In: Büll U, Schicha H, Biersack HJ, Knapp WH, Reiners Chr, Schober O (Hrsg) Nuklearmedizin, 3. Aufl. Thieme, Stuttgart New York, S 512–545
Schicha H, Reiners C, Moser E, Schober O (2004) Subclinical thyroid disease. Nuklearmedizin 43:69–104
Silva MNC, Rubio IGS, Romao R et al. (2004) Administration of a single dose of recombinant human thyrotrophin enhances the efficacy of radioiodine treatment of large compressive multinodular goitres. Clin Endocrinol 60:300–308
Strahlenschutzkommission „Ambulante, fraktionierte Radioiodtherapie", Empfehlung der Strahlenschutzkommission vom 22./23. Februar 1996. Bundesanzeiger Nr. 132 (18.7.1996)
Strahlenschutzkommission „Strahlenschutzgrundsätze für die Radioiodtherapie", Empfehlung der Strahlenschutzkommission vom 5./6. Dezember 1996. Bundesanzeiger Nr. 68 (11.4.1997)
Strahlenschutzverordnung (StrlSchV) (2011) Verordnung über den Schutz vor Schäden durch ionisierende Strahlen vom 20. Juli 2001 (BGBL. I S. 1714), die zuletzt durch Artikel 1 der Verordnung vom 4. Oktober 2011 (BGBl. I S. 2000) geändert worden ist [www.juris.de]
Vitti P, Rago T, Chiovato L (1997) Clinical features of patients with Graves' disease undergoing remission after antithyroid drug treatment. Thyroid 7:369–375
Wesche MF, Tiel-Van Buul MM, Lips P, Smits NJ, Wiersinga WM (2001) A randomized trial comparing levothyroxine with radioactive iodine in the treatment of sporadic nontoxic goiter. J Clin Endocrinol Metab 86:998–1005
Weigand A, Hinzpeter B, Schicha H (1998) Verschlechterung einer endokrinen Orbitopathie nach Radioiodtherapie bei M. Basedow? Nuklearmedizin 37:234–238

Literatur zu Kap. 2.6.2.5

Acharya SH, Avenell A, Philip S et al. (2008) Radioiodine therapy (RAI) for Graves' disease (GD) and the effect on ophthalmopathy: a systematic review. Clin Endocrinol (Oxf) 69:943–950
Anonymous (1998) Leitlinie zur Therapie der benignen Struma. In: Mitteilungen der Dt. Ges. f. Chirurgie. Stuttgart
Bahn Chair RS, Burch HB, Cooper DS et al. (2011) Hyperthyroidism and other causes of thyrotoxicosis: management guidelines of the American Thyroid Association and American Association of Clinical Endocrinologists. Thyroid 21:593–646
Barakate MS, Agarwal G, Reeve TS et al. (2002) Total thyroidectomy is now the preferred option for the surgical management of Graves' disease. ANZ J Surg 72:321–324
Biet A, Zaatar R, Strunski V et al. (2009) [Postoperative complications in total thyroidectomy for Graves disease: comparison with multinodular benign goiter surgery]. Ann Otolaryngol Chir Cervicofac 126:190–195
Boostrom S, Richards ML (2007) Total thyroidectomy is the preferred treatment for patients with Graves' disease and a thyroid nodule. Otolaryngol Head Neck Surg 136:278–281
Cappelli C, Braga M, De Martino E et al. (2006) Outcome of patients surgically treated for various forms of hyperthyroidism with differentiated thyroid cancer: experience at an endocrine center in Italy. Surg Today 36:125–130
Cardis E, Kesminiene A, Ivanov V et al. (2005) Risk of thyroid cancer after exposure to 131I in childhood. J Natl Cancer Inst 97:724–732
Chung JO, Cho DH, Chung DJ et al. (2010) Ultrasonographic features of papillary thyroid carcinoma in patients with Graves' disease. Korean J Intern Med 25:71–76
Cooper DS (2003) Hyperthyroidism. Lancet 362:459–468
Digonnet A, Willemse E, Dekeyser C et al. (2010) Near total thyroidectomy is an optimal treatment for graves' disease. Eur Arch Otorhinolaryngol 267:955–960
Dralle H (1999) Current status of total thyroidectomy in thyroid-associated orbitopathy. Exp Clin Endocrinol Diabetes 107 Suppl 5:S195–197
Dralle H, Sekulla C (2004) [Morbidity after subtotal and total thyroidectomy in patients with Graves' disease: the basis for decision-making regarding surgical indication and extent of resection]. Z Arztl Fortbild Qualitatssich 98 Suppl 5:45–53
Erbil Y, Barbaros U, Ozbey N et al. (2008) Graves' disease, with and without nodules, and the risk of thyroid carcinoma. J Laryngol Otol 122:291–295
Erbil Y, Ozluk Y, Giris M et al. (2007) Effect of lugol solution on thyroid gland blood flow and microvessel density in the patients with Graves' disease. J Clin Endocrinol Metab 92:2182–2189
Feliciano DV, Lyons JD (2011) Thyroidectomy is optimal treatment for Graves' disease. J Am Coll Surg 212:714–720; discussion 720–711
Gerenova J, Buysschaert M, De Burbure CY et al. (2003) Prevalence of thyroid cancer in Graves' disease: a retrospective study of a cohort of 103 patients treated surgically. Eur J Intern Med 14:321–325
Kasuga Y, Sugenoya A, Kobayashi S et al. (1993) The outcome of patients with thyroid carcinoma and Graves' disease. Surg Today 23:9–12
Kinkel B, Bucerius J, Risse JH (2007) [Graves' disease and papillary thyroid cancer--coincidence or association?]. Dtsch Med Wochenschr 132:983–986
Koyuncu A, Aydin C, Topcu O et al. (2010) Could total thyroidectomy become the standard treatment for Graves' disease? Surg Today 40:22–25
Ku CF, Lo CY, Chan WF et al. (2005) Total thyroidectomy replaces subtotal thyroidectomy as the preferred surgical treatment for Graves' disease. ANZ J Surg 75:528–531
Laurberg P, Bournaud C, Karmisholt J et al. (2009) Management of Graves' hyperthyroidism in pregnancy: focus on both maternal and foetal thyroid function, and caution against surgical thyroidectomy in pregnancy. Eur J Endocrinol 160:1–8
Lepner U, Seire I, Palmiste V et al. (2008) Surgical treatment of Graves' disease: subtotal thyroidectomy might still be the preferred option. Medicina (Kaunas) 44:22–26
Liu J, Bargren A, Schaefer S et al. (2011) Total Thyroidectomy: A Safe and Effective Treatment for Graves' Disease. J Surg Res
Musholt TJ, Clerici T, Dralle H et al. (2011) German Association of Endocrine Surgeons practice guidelines for the surgical treatment of benign thyroid disease. Langenbecks Arch Surg 396:639–649
Palit TK, Miller CC, 3rd, Miltenburg DM (2000) The efficacy of thyroidectomy for Graves' disease: A meta-analysis. J Surg Res 90:161–165
Patil-Sisodia K, Mestman JH (2010) Graves hyperthyroidism and pregnancy: a clinical update. Endocr Pract 16:118–129

Pesce CE, Shiue Z, Tsai HL et al. (2010) Postoperative hypocalcemia after thyroidectomy for Graves' disease. Thyroid 20:1279–1283

Phitayakorn R, Mchenry CR (2008) Incidental thyroid carcinoma in patients with Graves' disease. Am J Surg 195:292–297; discussion 297

Rivkees SA (2006) The treatment of Graves' disease in children. J Pediatr Endocrinol Metab 19:1095–1111

Rivkees SA, Dinauer C (2007) An optimal treatment for pediatric Graves' disease is radioiodine. J Clin Endocrinol Metab 92:797–800

Robert J, Mariethoz S, Pache JC et al. (2001) Short- and long-term results of total vs subtotal thyroidectomies in the surgical treatment of Graves' disease. Swiss Surg 7:20–24

Rotondi M, Cappelli C, Pirali B et al. (2008) The effect of pregnancy on subsequent relapse from Graves' disease after a successful course of antithyroid drug therapy. J Clin Endocrinol Metab 93:3985–3988

Rubio Cabezas O, Munoz Calvo MT, Pozo Roman J et al. (2004) [Graves' disease in children: management and review of 20 patients]. An Pediatr (Barc) 61:131–136

Stalberg P, Svensson A, Hessman O et al. (2008) Surgical treatment of Graves' disease: evidence-based approach. World J Surg 32:1269–1277

Sugino K, Ito K, Nagahama M et al. (2008) Surgical management of Graves' disease -10-year prospective trial at a single institution. Endocr J 55:161–167

Wilhelm SM, Mchenry CR (2010) Total thyroidectomy is superior to subtotal thyroidectomy for management of Graves' disease in the United States. World J Surg 34:1261–1264

Yabuta T, Ito Y, Hirokawa M et al. (2009) Preoperative administration of excess iodide increases thyroid volume of patients with Graves' disease. Endocr J 56:371–375

Yano Y, Shibuya H, Kitagawa W et al. (2007) Recent outcome of Graves' disease patients with papillary thyroid cancer. Eur J Endocrinol 157:325–329

Literatur zu Kap. 2.6.3

Adams PC, Holt DW, Storey GC et al. (1985) Amiodarone and its desethyl metabolite: tissue distribution and morphologic changes during long-term therapy. Circulation 72:1064–1075

Bähre M, Hilgers R, Lindemann C et al. (1987) Physiological aspects of the thyroid trapping function and its suppression in iodine deficiency using 99mTc pertechnetate. Acta Endocrinol 115:175–182

Bogazzi F,Bartalena L,Martino E (2010) Approach to the Patient with Amiodarone-Induced Thyrotoxicosis. J Clin Endocrinol Metab 95:2529–2535

Bogazzi F, Martino E, Dell'Unto E et al. (2003) Thyroid color flow Doppler sonography and radioiodine uptake in consecutive patients with amiodarone-induced thyrotoxicosis. J Endocrinol Invest 26:635–640

Broussolle C, Ducottet X, Martin C et al. (1989) Rapid effectiveness of prednisone and thionamides combined therapy in severe amiodarone iodine-induced thyrotoxicosis. Comparison of two groups of patients with apparently normal thyroid glands. J Endocrinol Invest 12:37–42

Fricke E, Fricke H, Esdorn E, et al. (2004) Szintigraphy for Risk Stratification of Iodine-Induced Thyrotoxicosis in Patients Recieving Contrasast Agent for Coronary Angiography:A Prospective Study of Patients with Low Thyrotropin. J Clin Endocrinol Metab 89(12):6092–6096

Gärtner R (1989) Wirkungen von Amiodaron auf die Schilddrüsenfunktion. Med Klin 84:396–399

Gotthardt M,Stübinger M,Pansegrau J, et al. (2006) Abfall des 99Tc-Uptakes in autonomen Schilddrüsengewebe in Deutschland seit den 1970er Jahren:Implikationen für die Radiojodtherapie. Nuklearmedizin 45(3):122–125

Kishore J, Licata A (1998) Effects of amiodarone on thyroid function. Ann Intern Med 126:63–73

Köbberling J, Hintze G, Becker HD (1985) Iodine-induced thyrotoxicosis – a case for subtotal thyroidectomy in severeley ill patients. Klin Wochenschr 63:1–7

Le Heuzey J Y,De Ferrari G M, Radzik D et al. (2010) A short-term, randomized,double-blind,parallel-group study to evaluate the efficacy and safety of dronedarone versus amiodarone in patients with persistent atrial fibrillation:the DIONYSOS study

Nolte W, Müller R, Siggelkow H et al. (1996) Prophylactic application of thyrostatic drugs during excessive iodine exposure in euthyroid patients with thyroid autonomy: a randomized study. Eur J Endocrinol 134:337–341

Pitsiavas V, Smerdely P, Li M, Boyages StC (1997) Amiodarone induces a different pattern of ultrastructural change in the thyroid to iodine excess alone in the BB/W rat and the Wistar rat. Eur J Endocrinol 137:89–98

Reinwein D, Benker G, König MP (1987) Klinische Aspekte der Hyperthyreose in Gebieten unterschiedlicher Jodversorgung. Schweiz Med Wochenschr 117:1245–1255

Taurog A (1976) The mechanism of action of the thioureylene antithyroid drugs. Endocrinology 98(4):1031–46

Literatur zu Kap. 2.7

AACE/AME/ETA (2010) Thyroid Nodule guidelines. Endocr Pract 16(Suppl 1)

Baloch ZW, LiVosli VA, Asa SI et al. (2008) Diagnostic terminology and morphologic criteria for cytologic diagnosis of thyroid lesions: A synopsis of the National Cancer Institute Thyoid Fine Needle Aspiration State of the Science Conference. Diagn Cytopathol 36:425–437

Barroeta JE, Wang H, Shiina N, Gupta PK, Livolsi VA, Baloch ZW (2006) Is fine-needle aspiration (FNA) of multiple thyroid nodules justified? Endocr Pathol 17(1):61–65

Belfiore A, La Rosa GL, Padova G, Sava L, Ippolito O, Vigneri R (1987) The frequency of cold thyroid nodules and thyroid malignancies in patients from an iodine-deficient area. Cancer 15(60):3096–3102

Brauer VFH, Hentschel B, Paschke R (2003) Der euthyreote Schilddrüsenknoten. DMW 128:2381–2387

Brooks JR, Starnes HF, Brooks CD, Pelkey JN (1988) Surgical therapy for thyroid carcinoma. A review of 1249 solitary thyroid nodules. Surgery 104:940–946

Castro MR, Caraballo PJ, Morris JC (2002) Effectiveness of thyroid homone suppressive therapy in benign solitary thyroid nodules: a meta analysis. J Clin Endocrinol Metab 87:4154–4159

Corrias A, Einaudi S, Chiorboli E et al. (2001) Accuracy of fine needle aspiration biopsy of thyroid nodules in detecting malignancy in childhood: Comparism with conventional clinical, laboratory and imaging approaches. J Clin Endocrinol Metab 86:4644–4648

Dietlein M, Dressler J, Joseph K et al. (1999) Guidelines in a thyroid diagnosis. Nuklearmedizin 38:215–218

Frates MC, Benson CB, Doubilet PM et al. (2006) Prevalence and distribution of carcinoma in patients with solitary and multiple thyroid nodules on sonography. J Clin Endorcinol Metab 91:3411–3417

Führer D, Holzapfel HP, Ruschenberg I, Paschke R (2001) Diagnostik des Schilddrüsenknotens. Dtsch Arzteblatt 38:2427–2437

Gharib H, Papini E, Paschke R et al. (2010) American Association of Clinical Endocrinologists, Italian Association of Clinical Endocrinologists and European Thyroid Association medical guidelines for clinical practice for the diagnosis and management of thyroid nodules. Endocr Pract 16 (Suppl 2):1–20

Gussendorf M, Vaupel R, Reiners C, Wegschneider K (2005) Die LISA-Studie – eine randomisierte, doppelblinde, vierarmige, plazebokontrollierte, multizentrische Studie an 1000 Patienten über die

medikamentöse Therapie der Struma in Deutschland. Med Klinik 100:542–546
Hagag P, Strauss S, Weiss M (1998) Role of ultrasound-guided fine-needle aspiration biopsy in evaluation of nonpalpable thyorid nodules. Thyroid 8: 989–995
Hegedus L (2001) Thyroid ultrasound. Endocrinol Metab Clin North Am 30:339–360
Horvath E, Majlis S, Rossi R et al. (2009) An ultrasonogram reporting system for thyroid nodules stratifying cancer risk for clinical management. J Clin Endocrinol Metab 94:1748–1751
Loh KC (1997) Familiar nonmedullary thyroid carcinoma: A metre-review of case series. Thyroid 7:107–113
Mandel SJ (2004) Diagnostic use of ultrasonography in patients with nodular thyroid disease. Endocr Pract 10:246–252
McCoy KL, Jabbour N, Ogilvie JB, Ohori NP, Carty SE,Yim JH (2008) The incidence of cancer and rate of false-negative cytology in thyroid nodules greater than or equal to 4 cm in size. Surgery 142(6):837–844. Discussion 844 e1–3
Papini E, Guglielmi R, Bianchini A et al. (2002) Risk of malignancy in non-palpable thyroid nodules: Predictive value of ultrasound and color-Doppler features. J Clin Endocrinol Metab 87:1941–1946
Paschke R, Reiners C, Führer D, Schmid KW, Dralle H Brabant G (2005) Empfehlungen und offenen Fragen inder Diagnostik und Therapie von Schilddrüsenknoten. DMW 130:1831–1836
Pfannenstiel P (1988) Sonographie und gezielte Feinnadelpunktion der Schilddrüse. Internist 29:545–549
Pfannenstiel P (1989) Wertigkeit der Sonographie bei der Diagnostik bei Schilddrüsenknoten. In: Röher HD, Rothmund M (Hrsg) Endokrine Chirurgie. Urban & Schwarzenberg, München
Punales MK, da Rocha AP, Meotti C, Gross JL, Maia AL (2008) Clinical and oncological features of children and young adults with multiple endocrine neoplasia type 2 A. Thyroid 18:1261–1268
Raza SN, Shah MD, Palme CE, Hall FT, Eski S, Freeman JL (2008) Risk factors for well-differentiated thyroid carcinoma in patients with thyroid nodular desease. Otolaryngol Head Neck Surg 139(1):21–26
Reinwein D, Benker G, Windeck R et al. (1989) Erstbefunde beim Schilddrüsenkarzinom. Einfluss von Alter und Geschlecht in einem Jodmangelgebiet. Dtsch Med Wochenschr 114:775–779
Richter B, Neuises G, Clar C (2002) Pharmacotherapy for thyroid nodules. A systematic review and meta-analysis. Endocrinol Metab Clin North Am 31:699–722
Röher, HD, Goretzki P (1986) Der „kalte" Schilddrüsenknoten. Langenbecks Arch Chir 369:191–194
Rosai J, Carcangiu ML, DeLellis RA (1992) Tumors of the thyroid gland. Washington DC: Armed Forces Institute of Pathology
Rosenbaum MA, McHenry CR (2009) Contemporary management of papillary carcinoma of the thyroid gland, Expert Rev Anticancer Ther 9:317–329
Ross DS (2012) Diagnostic approach to an treatment of thyroid nodules. In: Rose BD (ed) UpToDate. Wellesley, MA: UpToDate. Last accessed April 2012
Rothmund M, Zielke A (1991) Der solitäre Schilddrüsenknoten – befundgerechte Operation. Chirurg 62:162–168
Slowinska-Klencka D, Klencki M, Sporny S, Lewinski A (2002) Fine-needle aspiration biopsy of the thyroid in an area of endemic goitre: Influence of restored sufficient iodine supplementation on the clinical significance of cytological results. Eur J Endocrinol 146:19–26
Volzke H, Ludemann J, Robinson DM et al. (2003) The prevalence of undiagnosed thyroid disorders in a previously iodine-deficient area. Thyroid 13:803–810
Zedenius J, Auer G, Bäckdahl C et al. (1992) Follicular tumors of the thyroid gland: diagnosis, clinical aspects and nuclear DNA analysis. World J Surg 16:589–594
Zielke A, Clark OH (1995) Benign diseases of the thyroid-parathyroid-adrenal. In: Ritchie WP Jr, Steele GD, Dean RH (eds) General surgery: essentials of practice. Lippincott, Philadelphia

Literatur zu Kap. 2.8

Hegazy MA, Khater AA et al. (2007) Minimally invasive video-assisted thyroidectomy for small follicular thyroid nodules. World J Surg 31:1743–50
Henry JF et al. (2008) Minimally invasive thyroid and parathyroid surgery is not a question of length of the incision. Langenbecks Arch Surg 393:621–26
Ikeda Y et al. (2000) Endoscopic neck surgery by the axillary approach. J Am Coll Surg 191:336
Lombardi CP, Raffaelli M et al. (2005) Safety of video-assisted thyroidectomy versus conventional surgery. Head Neck 27:58–64
Miccoli P, Berti P, Bendinelli C, Marcocci C (1999) Minimally invasive surgery for thyroid small nodules: preliminary report. J Endocrinol Invest 22:849–51
Miccoli P, Berti P et al. (2001) Comparison between minimally invasive video-assisted thyroidectomy and conventional thyroidectomy: a prospective randomized study. Surgery 130:1039–43
Miccoli P, Bellantone R et al. (2002) Minimally invasive video-assisted thyroidectomy: multiinstitutional experience. World J Surg 26:972–5
Miccoli P et al. (2002) Minimally invasive video-assisted thyroidectomy for papillary carcinoma: a prospective study of ist completeness. Surgery 132:1070–3
Ohgami M, Ishii S et al. (2000) Scarless endoscopic thyroidectomy: breast approach for better cosmesisi. Surg Laparosc Endosc Percutan Tech 10:1–4
Park CS et al. (2001) Minimally invasive open thyroid surgery Surgery Today 31:665–69
Radford PD, Ferguson MS et al. (2011) Metaanalysis of minimally invasive video-assisted thyroidectomy. Laryngoscope 121:1675–81
Schabram J et al. (2004) Differentiated operative strategy in minimally invasive, video-assisted thyroid surgery results in 196 patients. World J Surg 28:1282–6
Schardey HM, Schopf C et al. (2008) Invisible scar endoscopic thyroidectomy by the dorsal approach: experimental development of a new technique with human cadavers and preliminary clinical results. Surg Endosc 22:813–20
Witzel K et al. (2008) Transoral access for endoscopic thyroid resection. Surg Endosc 22:1871–5

Literatur zu Kap. 2.9.1

American Thyroid Association (ATA) Guidelines Taskforce on Thyroid Nodules and Differentiated Thyroid Cancer, Cooper DS, Doherty GM, Haugen BR, et al. (2009) Revised American Thyroid Association management guidelines for patients with thyroid nodules and differentiated thyroid cancer. Thyroid 19:1167–1214
Arora N, Scognamiglio T, Zhu B, Fahey TJ 3rd (2008) Do benign thyroid nodules have malignant potential? An evidence-based review. World J Surg 32:1237–1246
Bongarzone I, Butti MG, Fugazzola L, et al. (1997) Comparison of the breakpoint regions of ELE1 and RET genes involved in the generation of RET/PTC3 oncogene in sporadic and in radiation-associated papillary thyroid carcinomas. Genomics 42:252–259
Bülow C, Bülow S (1997) Is screening for thyroid carcinoma indicated in familial adenomatous polyposis? The Leeds Castle Polyposis Group. Int J Colorectal Dis 12:240–242
Carcangiu ML, Zampi G, Rosai J (1984) Poorly differentiated ("insular") thyroid carcinoma. A reinterpretation of Langhans' "wuchernde Struma". Am J Surg Pathol 8:655–668

Cavaco BM, Batista PF, Martins C, et al. (2008) Familial non-medullary thyroid carcinoma (FNMTC): analysis of fPTC/PRN, NMTC1, MNG1 and TCO susceptibility loci and identification of somatic BRAF and RAS mutations. Endocr Relat Cancer 15:207–215

Chan JK, Rosai J (1991) Tumors of the neck showing thymic or related branchial pouch differentiation: a unifying concept. Hum Pathol 22:349–367

Charkes ND (2006) On the prevalence of familial nonmedullary thyroid cancer in multiply affected kindreds. Thyroid 16: 181–186

Cheung L, Messina M, Gill A, et al. (2003) Detection of the PAX8-PPAR gamma fusion oncogene in both follicular thyroid carcinomas and adenomas. J Clin Endocrinol Metab 88:354–357

Clerici T, Kolb W, Beutner U, et al. (2010) Diagnosis and treatment of small follicular thyroid carcinomas. Br J Surg 97:839–844

Collini P, Sampietro G, Pilotti S (2004) Extensive vascular invasion is a marker of risk of relapse in encapsulated non-Hürthle cell follicular carcinoma of the thyroid gland: a clinicopathological study of 18 consecutive cases from a single institution with a 11-year median follow-up. Histopathology 44:35-39

Elisei R, Cosci B, Romei C, et al. (2008) Prognostic significance of somatic RET oncogene mutations in sporadic medullary thyroid cancer: a 10-year follow-up study. J Clin Endocrinol Metab 93:682–687

Franc B, de la Salmonière P, Lange F, et al. (2003) Interobserver and intraobserver reproducibility in the histopathology of follicular thyroid carcinoma. Hum Pathol 34:1092–1100

Führer D, Schmid KW (2010) Benigner oder maligner Schilddrüsenknoten? Internist 51:611–619

Harach HR, Franssila KO, Wasenius VM (1985) Occult papillary carcinoma of the thyroid. A „normal" finding in Finland. A systematic autopsy study. Cancer 56: 531–538

Harach HR, Wilander E, Grimelius L, et al. (1992) Chromogranin A immunoreactivity compared with argyrophilia, calcitonin immunoreactivity, and amyloid as tumour markers in the histopathological diagnosis of medullary (C-cell) thyroid carcinoma. Pathol Res Pract 188:123–130

Harach HR (1997) Histogenesis of thyroid C-cell carcinoma. Curr Top Pathol 91:15–20

Harb WJ, Sturgis EM (2009) Differentiated thyroid cancer associated with intestinal polyposis syndromes: a review. Head Neck 31:1511–1519

He H, Jazdzewski K, Li W, Liyanarachchi S, et al. (2005) The role of microRNA genes in papillary thyroid carcinoma. Proc Natl Acad Sci U S A 102: 19075- 19080

Hermann M, Tonninger K, Kober F, Furtlehner EM, Schultheis A, Neuhold N (2010) Minimally invasive follicular thyroid carcinoma: Not always total thyroidectomy. Chirurg 81:627–30

Hofman V, Lassalle S, Bonnetaud C, et al. (2009) Thyroid tumours of uncertain malignant potential: frequency and diagnostic reproducibility. Virchows Arch 455:21–33

Jochum W, Padberg BC, Schröder S (1994) Lymphoepitheliales Karzinom der Schilddrüse. Pathologe 15: 361–365

Karger S, Weidinger C, Krause K, et al. (2009) FOXO3a: a novel player in thyroid carcinogenesis? Endocr Relat Cancer 16:189–199

Koperek O, Scheuba C, Cherenko M, et al. (2008) Desmoplasia in medullary thyroid carcinoma: a reliable indicator of metastatic potential. Histopathology 52:623–630

Liaw D, Marsh DJ, Li J, Dahia PL, et al. (1997) Germline mutations of the PTEN gene in Cowden disease, an inherited breast and thyroid cancer syndrome. Nat Genet 16:64–67

Machens A, Holzhausen HJ, Dralle H (2005) The prognostic value of primary tumor size in papillary and follicular thyroid carcinoma. Cancer 103:2269–2273

Mulligan LM, Eng C, Healey CS, et al. (1994) Specific mutations of the RET proto-oncogene are related to disease phenotype in MEN 2 A and FMTC. Nat Genet 6: 70–74

Musholt PB, Musholt TJ, Morgenstern SC, et al. (2008) Follicular histotypes of oncocytic thyroid carcinomas do not carry mutations of the BRAF hot-spot. World J Surg 32:722–728

Musholt TJ, Musholt PB, Petrich T, et al. (2000) Familial papillary thyroid carcinoma: genetics, criteria for diagnosis, clinical features, and surgical treatment. World J Surg 24:1409–1417

Nikiforova MN, Lynch RA, Biddinger PW, et al. (2003) RAS point mutations and PAX8-PPAR gamma rearrangement in thyroid tumors: evidence for distinct molecular pathways in thyroid follicular carcinoma. J Clin Endocrinol Metab 88:2318–2326

Nikiforova MN, Nikiforov YE (2008) Molecular genetics of thyroid cancer: implications for diagnosis, treatment and prognosis. Expert Rev Mol Diagn 8:83–95

Pilarsky R (2009) Cowden Syndrome: a critical review of the clinical literature. J Gent Counsel 18:13–27

Roka S, Kornek G, Schuller J, et al. (2004) Carcinoma showing thymic-like elements – a rare malignancy of the thyroid gland. Br J Surg 91:142–145

Rosai J, Carcangiu M, DeLellis RA (1992) Tumors of the thyroid gland. In: Atlas of Tumor Pathology, Vol 5. AFIP, Washington/DC

Rosai J (2005) Handling of thyroid follicular patterned lesions. Endocr Pathol 16:279–283

Saggiorato E, Rapa I, Garino F, et al. (2007) Absence of RET gene point mutations in sporadic thyroid C-cell hyperplasia. J Mol Diagn 9:214–219

Sakamoto A, Kasai N, Sugano H (1983) Poorly differentiated carcinoma of the thyroid. A clinicopathologic entity for a high-risk group of papillary and follicular carcinomas. Cancer 52:1849–1855

Schmid KW, Tötsch M, Öfner D, Böcker W, Ladurner D (1997) Minimally invasive follicular thyroid carcinoma: a clinico-pathological study. Curr Top Pathol 91:37–43

Schmid KW, Ensinger C (1998) "Atypical" medullary thyroid carcinoma with little or no calcitonin expression. Virchows Arch 433: 209–215

Schmid KW, Sheu SY, Görges R, Ensinger C, Tötsch M (2003) Tumoren der Schilddrüse. Pathologe 24: 357–372

Schmid KW, Farid NR (2006) How to define follicular thyroid carcinoma? Virchows Arch 448: 385–393

Schmid KW (2010) Pathogenese, Klassifikation und Histologie von Schilddrüsenkarzinomen. Onkologe 16:644–656

Schmid KW, Ting S, Sheu SY (2010) Familiäre Karzinome der Schilddrüse. Pathologe 31:485–488

Schmid KW, Reiners C (2011) Wann ist die Feinnadelbiopsie der Schilddrüse am effektivsten? Pathologe 32:169–173

Schwertheim S, Sheu SY, Worm K, et al. (2009) Analysis of deregulated miRNAs is helpful to distinguish poorly differentiated thyroid carcinoma from papillary thyroid carcinoma. Horm Metab Res 41:475–481

Sheu SY, Schwertheim S, Worm K, et al. (2007) Diffuse sclerosing variant of papillary thyroid carcinoma: lack of BRAF mutation but occurrence of RET/PTC rearrangements. Mod Pathol 20:779–787

Sheu SY, Grabellus F, Schwertheim S, et al. (2009) Lack of correlation between BRAF V600E mutational status and the expression profile of a distinct set of miRNAs in papillary thyroid carcinoma. Horm Metab Res 41: 482–487

Sheu SY, Grabellus F, Schwertheim S, et al. (2010) Differential miRNA expression profiles in variants of papillary thyroid carcinoma and encapsulated follicular thyroid tumours. Br J Cancer 102: 376–382

Sheu SY, Schmid KW (2010) Multiple endokrine Neoplasien Typ 2. Pathologe 31:449–454

Sippel RS, Caron NR, Clark OH (2007) An evidence-based approach to familial nonmedullary thyroid cancer: screening, clinical management, and follow-up. World J Surg 31:924–933

Sobin LH, Gospodarowicz MK, Wittekind C (2009) TNM Classification of Malignant Tumours. 7th ed. Wiley-Blackwell, pp 60–62

Sobrinho-Simões M, Máximo V, Rocha AS, et al. (2008) Intragenic mutations in thyroid cancer. Endocrinol Metab Clin North Am 37:333–362

Stratakis CA, Courcoutsakis NA, Abati A, et al. (1997) Thyroid gland abnormalities in patients with the syndrome of spotty skin pigmentation, myxomas, endocrine overactivity, and schwannomas (Carney complex). J Clin Endocrinol Metab 82:2037–2043

Ting S, Bockisch A, Führer-Sakel D, Tötsch M, Schmid KW (2012) Feinnadelbiopsie (FNB) der Schilddrüse. Nuklearmediziner, im Druck

Volante M, Collini P, Nikiforov YE, et al. (2007) Poorly differentiated thyroid carcinoma: the Turin proposal for the use of uniform diagnostic criteria and an algorithmic diagnostic approach. Am J Surg Pathol 31:1256–1264

Volante M, Rapa I, Gandhi M, et al. (2009) RAS mutations are the predominant molecular alteration in poorly differentiated thyroid carcinomas and bear prognostic impact. J Clin Endocrinol Metab 94:4735–4741

Vriens MR, Schreinemakers JM, Suh I, et al. (2009) Diagnostic markers and prognostic factors in thyroid cancer. Future Oncol 5:1283–1293

Weber A, Schmid KW, Tannapfel A, Wittekind C (2010) Neuerungen der TNM-Klassifikation der Kopf-Hals-Tumoren. Pathologe 31:339–343

Williams ED (2000) Guest Editorial: Two proposals regarding the terminology of thyroid tumors. Int J Surg Pathol 8:181–183

Wittekind C, Greene FL, Henson DE, et al. (2003) TNM Supplement. A commentary on uniform use. 3rd ed. Wiley-Liss, New York, p138

WHO histological classification of thyroid and parathyroid tumours. In: World Health Organization Classification of Tumours. Pathology & Genetics. Tumours of Endocrine Organs (2004) DeLellis RA, Lloyd RV, Heitz PU, Eng C (eds). IARC Press, Lyon, pp49–123

Wollihk N, Schweizer H, Erlic Z, et al. (2010) Multiple endocrine neoplasia type 2. Best Pract Res Clin Endocrinol Metab 24:371–387

Xing M (2008) Recent advances in molecular biology of thyroid cancer and their clinical implications. Otolaryngol Clin North Am 41:1135–114

Xu X, Quiros RM, Gattuso P, et al. (2003) High prevalence of BRAF gene mutation in papillary thyroid carcinomas and thyroid tumor cell lines. Cancer Res 63:4561–4567

Literatur zu Kap. 2.9.2.1 bis 2.9.2.3

Asari R, Koperek O, Scheuba et al. (2009) Follicular thyroid catcinoma in an iodine-repleted endemic goiter region. Ann Surg 249:1023–1031

Bargren AE, Meyer-Rochow GY, Sywak MS et al. (2010) Diagnostic utility of fine needle aspiration cytology in pediatric differentiated thyroid cancer. World J Surg 34:1254–60

Boelaert K (2010) Revised guidelines for the management of thyroid cancer. Nature Reviews Endocrinology 6:185–6

Bonavita JA, Mayo J, Babb J et al. (2009) Pattern recognition of benign nodules at ultrasound of the thyroid: which nodules can be left alone? AJR 193:207–213

Donnellan KA, Carron JD, Bigler SA et al. (2009) Metastatic insulat thyroid carcinoma in the pediatric patient. Head and Neck Medicine and Surgery 30:61–64

Chrishol EJ, Kulinskaya E, Tolley NS (2009) Systemic review and meta-analysis of the adverse effects of thyroidectomy combined with central neck dissection as compared with thyroidectomy alone. Laryngoscopy 119:1135–1129

Cibas ES, Ali SZ (2009) The Bethesda System for Thyroid Cytopathology. Thyroid 19:1159–65

Cooper DS, Doherty GM, Haugen BR et al. (2009) Revised American Thyroid Association management guidelines for patients with thyroid nodules and differentiated thyroid cancer. Thyroid 19:1167–1214

Davies L, Welch HG (2010) Thyroid cancer survival in the United States – observational data from 1973 to 2005. Arch Otolaryngol Head Neck Surg 136(5):440–444

Dralle H, Lorenz K, Machens A (2009) Chirurgie der Schilddrüsenkarzinome. Chirurg 80:1069–1083

Eng CY, Quraishi MS, Bradley PJ (2010) Management of thyroid nodules in adult patients. Head & Neck Oncology 2:11–18

Falvo L, Catania A, A Àndrea V et al. (2004) Prognostic factors of insular versus papillary/follicular thyroid carcinoma. Am Surg 70:461–466

Goretzki PE, Wirowski D, Schwarz K, Pohl P, Böhner H, Starke A, Lammers BJ (2009) Indikation und Durchführung endokrin-chirurgischer Operationen – Bedeutung molekulargenetischer Untersuchungen. Chirurg 80:122–129

Hay ID, Hutchinson ME, Gonzalez-Losada T (2008) Papillary thyroid microcarcinoma: a study of 900 cases observed in a 60-year period. Surgery 144:980–988

Hay ID, Gonzalez-Losada T, Reinalda MS et al. (2010) Long-term outcome in 215 children and adolescents with papillary thyroid cancer treated during 1940 through 2008. World J Surg 34: 1192–1202

Hayashi Y, Lagarde F, Tsuda N et al. (2010) Papillary microcarcinoma of the thyroid among atomic bomb survivors. Cancer 116: 1646–55

Ito Y, Masuoka H, Fukushima M et al. (2008) Differentiation and histologic subgroups influencing the prognosis of papillary thyroid carcinoma. World J Surg 32:1535–43

Ito Y, Miyauchi A, Inoue H et al. (2010) An observational trial for papillary thyroid microcarcinoma in Japanese patients. World J Surg 34: 28–35

Iyer NG, Shaha AR, Silver CE (2010) Thyroid incidentalomas: treat or not to treat. Eur Arch Otorhinolaryngo 267: 1019–26

Lin X, Zhu B, Liu Y et al. (2010) Follicular thyroid carcinoma invades venous rather than lymphatic vessels. Diagnostic Pathology 5: 8–14

Lin HW, Bhattacharyya N (2010) Clinical behaviour of follicular variant of papillary thyroid carcinoma: presentation and survival. Laryngoscope 120: 712–6

Moon HJ, Kwak JY, Kim MJ et al. (2010) Can vascularity at power Doppler US help predict thyroid malignancy? Radiology 255: 260–8

Morris LGT, Myssiorek D (2010) Improved detection does not fully explain the rising incidence of well-differentiated thyroid cancer: a population-based analysis. Am J Surg 200: 454–61

Pacini F, Castagna MG, Brilli L et al. (2010) Thyroid cancer: ESMO clinical practice guidelines for diagnosis, treatment and follow-up. Annals of Oncology 5: v214–v219

Piana S, Frasoldati A, Di Felice E et al. (2010) Encapsulated well-differentiated follicular-patterned thyroid carcinomas do not play a significant role in the fatality rates from thyroid carcinoma. Am J Surg Pathol 34:868–872

Pisanu A, Chiara BD, Reccia I et al. (2010) Oncocytic cell tumors of the thyroid: factors predicting malignancy and influencing prognosis, treatment decisions, and outcome. World J Surg 34: 836–43

Razfari A, Branstetter BF, Christopoulos A et al. (2010) Clinical usefulness of positron emission tomography-computed tomography in recurrent thyroid carcinoma. Arch Otolaryngol Head Neck Surg 136: 120–5

Sillery JC, Reading CC, Charboneau JW et al. (2010) Thyroid follicular carcinoma: sonographic features of 50 cases. AJR 194: 44–54

Sipos JA, Mazzaferri EL (2010) Thyroid cancer epidemiology and prognostic variables. Clinical Oncology 22: 395–404

So YK, Son YI, Hong SD et al. (2010) Subclinical lymph node metastasis in papillary thyroid microcarcinoma : a study of 551 resections. Surgery 148: 526.31

D`Souza MM, Marwahn RK, Sharma R et al. (2010) Prospective evaluation of solitary thyroid nodule on 18 F-FDG PET/CT and high-resolution ultrasonography. Ann Nucl Med 24: 345–55

Sugitani I, Fujimoto Y (2010) Management of low-risk papillary thyroid carcinoma: unique conventional policy in Japan and our efforts to improve the level of evidence. Surg Today 40: 199–215

Volante M, Papotti M (2010) Poorly differentiated thyroid carcinoma: 5 years after the 2004 WHO classification of endocrine tumours. Endocr Pathol 21:1–6

Ward EM, Jemal A, Chen A (2010) Increased incidence of thyroid cancer: is diagnostic scrutiny the sole explanation? Future Oncol 6: 185–8

Literatur zu Kap. 2.9.4

Bal CS, Kumar A, Pant GS (2004) Radioiodine dose for remnant ablation in differentiated thyroid carcinoma: a randomized clinical trial in 509 patients. J Clin Endocrinol Metab 89:1666–1673

Benua RS, Cicale NR, Sonenberg M, Rawson RW (1962) The relation of radioiodine dosimetry to results and complications in the treatment of metastatic thyroid cancer. AJR 1962:171–182

Benua RS, Leeper RD (1986) A method and rationale for treating metastatic thyroid carcinoma with the largest safe dose of I-131. In: Medeiros-Neto G, Gaitan G (eds) Frontiers in Thyroidology. Plenum Medical Book, New York, pp 1317–1321

Brown AP, Chen J, Hitchcock YJ, Szabo A, Shrieve DC, Tward JD (2008) The risk of second primary malignancies up to three decades after the treatment of differentiated thyroid cancer. J Clin Endocrinol Metab 93:504–515

Caillou B, Troalen F, Baudin E, Talbot M, Filetti S, Schlumberger M, Bidart JM (1998) Na+/I- symporter distribution in human thyroid tissues: an immunohistochemical study. J Clin Endocrinol Metab 83:4102–4106

Cooper DS, Doherty GM, Haugen BR, Kloos RT, Lee SL, Mandel SJ, Mazzaferri EL, McIver B, Pacini F, Schlumberger M, Sherman SI, Steward DL, Tuttle RM (2009) Revised American Thyroid Association management guidelines for patients with thyroid nodules and differentiated thyroid cancer. Thyroid 19:1167–1214

Dietlein M, Dressler J, Eschner W, Grunwald F, Lassmann M, Leisner B, Luster M, Moser E, Reiners C, Schicha H, Schober O (2007a) [Procedure guidelines for radioiodine therapy of differentiated thyroid cancer (version 3)]. Nuklearmedizin 46:213–219

Dietlein M, Dressler J, Eschner W, Grunwald F, Lassmann M, Leisner B, Luster M, Reiners C, Schicha H, Schober O, Deutsche Gesellschaft für Nuklearmedizin, Deutsche Gesellschaft für Medizinische Physik (2007b) [Procedure guideline for iodine-131 whole-body scintigraphy for differentiated thyroid cancer (version 3)]. Nuklearmedizin 46:206–212

Dorn R, Kopp J, Vogt H, Heidenreich P, Carroll RG, Gulec SA (2003) Dosimetry-guided radioactive iodine treatment in patients with metastatic differentiated thyroid cancer: largest safe dose using a risk-adapted approach. J Nucl Med 44:451–456

Durante C, Haddy N, Baudin E, Leboulleux S, Hartl D, Travagli JP, Caillou B, Ricard M, Lumbroso JD, De Vathaire F, Schlumberger M (2006) Long-term outcome of 444 patients with distant metastases from papillary and follicular thyroid carcinoma: benefits and limits of radioiodine therapy. J Clin Endocrinol Metab 91:2892–2899

Edmonds CJ, Hayes S, Kermode JC, Thompson BD (1977) Measurement of serum TSH and thyroid hormones in the management of treatment of thyroid carcinoma with radioiodine. Br J Radiol 50:799–807

Freudenberg LS, Jentzen W, Görges R, Petrich T, Marlowe RJ, Knust J, Bockisch A (2007) I-124-PET dosimetry in advanced differentiated thyroid cancer: therapeutic impact. Nuklearmedizin:121–128

Hackshaw A, Harmer C, Mallick U, Haq M, Franklyn JA (2007) I-131 activity for remnant ablation in patients with differentiated thyroid cancer: A systematic review. J Clin Endocrinol Metab 92:28–38

Hänscheid H, Lassmann M, Luster M, Kloos R, Reiners C (2009) Blood dosimetry from a single measurement of the whole body radioiodine retention in patients with differentiated thyroid carcinoma. Endocr Relat Cancer 16:1283–1289

Hänscheid H, Lassmann M, Luster M, Thomas SR, Pacini F, Ceccarelli C, Ladenson PW, Wahl RL, Schlumberger M, Ricard M, Driedger A, Kloos RT, Sherman SI, Haugen BR, Carriere V, Corone C, Reiners C (2006) Iodine biokinetics and dosimetry in radioiodine therapy of thyroid cancer: procedures and results of a prospective international controlled study of ablation after rhTSH or hormone withdrawal. J Nucl Med 47:654

Hänscheid H, Verburg FA, Lassmann M, Reiners C (2011) Nachweisgrenzen für Aktivitäten in der Schilddrüsenloge bei der Radioioddiagnostik nach ablativer Therapie. Nuklearmedizin 50:A25

Hay ID, Thompson GB, Grant CS, Bergstralh EJ, Dvorak CE, Gorman CA, Maurer MS, McIver B, Mullan BP, Oberg AL, Powell CC, van Heerden JA, Goellner JR (2002) Papillary thyroid carcinoma managed at the Mayo Clinic during six decades (1940-1999): temporal trends in initial therapy and long-term outcome in 2444 consecutively treated patients. World J Surg 26:879–885

Iyer NG, Morris LG, Tuttle RM, Shaha AR, Ganly I (2011) Rising incidence of second cancers in patients with low-risk (T1N0) thyroid cancer who receive radioactive iodine therapy. Cancer 117(19):4439–46

Jentzen W, Schmitz J, Freudenberg L, Eising E, Hilbel T, Bockisch A, Stahl A (2010) The influence of saliva flow stimulation on the absorbed radiation dose to the salivary glands during radioiodine therapy of thyroid cancer using I-124 PET(/CT) imaging. Eur J Nucl Med Mol Imaging 37:2298–2306

Krassas GE, Pontikides N (2005) Gonadal effect of radiation from I-131 in male patients with thyroid carcinoma. Arch Androl 51:171–175

Lassmann M, Haenscheid H, Chiesa C, Hindorf C, Flux G, Luster M (2008) EANM dosimetry committee series on standard operational procedures for pre-therapeutic dosimetry I: blood and bone marrow dosimetry in differentiated thyroid cancer therapy. Eur J Nucl Med Mol Imaging 35:1405–1412

Lassmann M, Luster M, Hänscheid H, Reiners C (2004) Impact of I-131 diagnostic activities on the biokinetics of thyroid remnants. J Nucl Med 45:619–625

Luster M, Clarke SE, Dietlein M, Lassmann M, Lind P, Oyen WJ, Tennvall J, Bombardieri E (2008) Guidelines for radioiodine therapy of differentiated thyroid cancer. Eur J Nucl Med Mol Imaging 35:1941–1959

Machens A, Holzhusen HJ, Dralle H (2005) The prognostic value of primary tumor size in papillary and follicular thyroid carcinoma. A comparative analysis. Cancer 103:2269–2273

Mazzaferri EL, Jhiang SM (1994) Long-term impact of initial surgical and medical therapy on papillary and follicular thyroid cancer. Am J Med 97:418–428

Medvedec M (2005) Thyroid stunning in vivo and in vitro. Nucl Med Commun 26:731–735

Pacini F, Ladenson PW, Schlumberger M, Driedger A, Luster M, Kloos RT, Sherman S, Haugen B, Corone C, Molinaro E, Elisei R, Ceccarelli C, Pinchera A, Wahl RL, Leboulleux S, Ricard M, Yoo J, Busaidy NL, Delpassand E, Hänscheid H, Felbinger R, Lassmann M, Reiners C (2006a) Radioiodine ablation of thyroid remnants after preparation with recombinant human thyrotropin in differentiated thyroid carcinoma: results of an international, randomized, controlled study. J Clin Endocrinol Metab 91:926–932

Pacini F, Schlumberger M, Dralle H, Elisei R, Smit JW, Wiersinga W (2006b) European consensus for the management of patients with differentiated thyroid carcinoma of the follicular epithelium. Eur J Endocrinol 154:787–803

Reiners C (1998) [Sequelae of Czernobyl]. Internist (Berl) 39:592–593

Reiners C, Hänscheid H, Luster M, Lassmann M, Verburg FA (2011) Radioiodine for remnant ablation and therapy of metastatic disease. Nat Rev Endocrinol 7(10):589–95

Remy H, Borget I, Leboulleux S, Guilabert N, Lavielle F, Garsi J, Bournaud C, Gupta S, Schlumberger M, Ricard M (2008) I-131 effective half-life and dosimetry in thyroid cancer patients. J Nucl Med 49:1445–1450

Rivkees S, Mazzaferri EL, Verburg FA, Reiners C, M.D., Luster M, Breuer CK, Dinauer CA, Udelsman R (2011) Treatment of differentiated thyroid cancer in children. Endocr Rev accepted

Robbins RJ, Schlumberger MJ (2005) The evolving role of (131)I for the treatment of differentiated thyroid carcinoma. J Nucl Med 46:28S–37S

Sawka AM, Brierley JD, Tsang RW, Thabane L, Rotstein L, Gafni A, Straus S, Goldstein DP (2008) An updated systematic review and commentary examining the effectiveness of radioactive iodine remnant ablation in well-differentiated thyroid cancer. Endocrinol Metab Clin North Am 37:457–480

Sawka AM, Thephamongkhol K, Brouwers M, Thabane L, Browman G, Gerstein HC (2004) Clinical review 170: a systematic review and metaanalysis of the effectiveness of radioactive iodine remnant ablation for well-differentiated thyroid cancer. J Clin Endocrinol Metab 89:3668–3676

Schlumberger M, Baudin E (1998a) Serum thyroglobulin determination in the follow-up of patients with differentiated thyroid carcinoma. Eur J Endocrinol 138:249–252

Schlumberger MJ (1998b) Papillary and follicular thyroid carcinoma. N Engl J Med 338:297–306

Schroeder PR, Haugen BR, Pacini F, Reiners C, Schlumberger M, Sherman SI, Cooper DS, Schuff KG, Braverman LE, Skarulis MC, Davies TF, Mazzaferri EL, Daniels GH, Ross DS, Luster M, Samuels MH, Weintraub BD, Ridgway EC, Ladenson PW (2006) A comparison of short-term changes in health-related quality of life in thyroid carcinoma patients undergoing diagnostic evaluation with recombinant human thyrotropin compared with thyroid hormone withdrawal. J Clin Endocrinol Metab 91:878–884

Sgouros G, Kolbert KS, Sheikh A, Pentlow KS, Mun EF, Barth A, Robbins RJ, Larson SM (2004) Patient-specific dosimetry for I-131 thyroid cancer therapy using I-124 PET and 3-dimensional-internal dosimetry (3D-ID) software. J Nucl Med 45:1366–1372

Sobin LH, Gospodarowicz MK, Wittekind C. TNM classification of malignant tumours. 7th ed. New-York: Wiley-Blackwell, 2009

Tuttle RM, Leboeuf R, Shaha AR (2008) Medical Management of thyroid cancer: a risk adapted approach. J Surg Oncol 97:712–716

Van Nostrand D (2011) Sialoadenitis secondary to (1)(3)(1)I therapy for well-differentiated thyroid cancer. Oral Dis 17:154–161

Verburg FA, Hänscheid H, Biko J, Hategan MC, Lassmann M, Kreissl MC, Reiners C, Luster M (2010a) Dosimetry-guided high-activity (131) I therapy in patients with advanced differentiated thyroid carcinoma: initial experience. Eur J Nucl Med Mol Imaging 37:896–903

Verburg FA, Stokkel MP, Duren C, Verkooijen RB, Mader U, van Isselt JW, Marlowe RJ, Smit JW, Reiners C, Luster M (2010b) No survival difference after successful (131)I ablation between patients with initially low-risk and high-risk differentiated thyroid cancer. Eur J Nucl Med Mol Imaging 37:276–283

Literatur zu Kap. 2.9.2.5

Biermann M, Pixberg M, Riemann B, Schuck A, Heinecke A, Schmid KW, Willich N, Dralle H, Schober O (2009) Clinical outcomes of adjuvant external-beam radiotherapy for differentiated thyroid cancer – results after 874 patient-years of follow-up in the MSDS-trial. Nuklearmedizin 48: 89–98

Cooper DS, Doherty GM, Haugen BR, Kloos RT, Lee SL, Mandel SJ, Mazzaferri EL, McIver B, Pacini F, Schlumberger M, Sherman SI, Steward DL, Tuttle RM (2009) Revised American Thyroid Association management guidelines for patients with thyroid nodules and differentiated thyroid cancer. Thyroid 19: 1167–1214

Eustatia-Rutten CF, Smit JW, Romijn JA, van der Kleij-Corssmit EP, Pereira AM, Stokkel MP, Kievit J (2004) Diagnostic value of serum thyroglobulin measurements in the follow-up of differentiated thyroid carcinoma, a structured meta-analysis. Clin Endocrinol (Oxf) 61: 61–74

Feldt-Rasmussen U, Profilis C, Colinet E, Black E, Bornet H, Bourdoux P, Carayon P, Ericsson UB, Koutras DA, Lamas de Leon L, DeNayer P, Pacini F, Palumbo G, Santos A, Schlumberger M, Seidel C, Van Herle AJ, de Vijlder JJ (1996) Human thyroglobulin reference material (CRM 457). 1st Part: Assessment of homogeneity, stability and immunoreactivity. Ann Biol Clin (Paris) 54:337–342

Hovens GC, Stokkel MP, Kievit J, Corssmit EP, Pereira AM, Romijn JA, Smit JW (2007) Associations of serum thyrotropin concentrations with recurrence and death in differentiated thyroid cancer. J Clin Endocrinol Metab 92:2610–2615

Kloos RT, Mazzaferri EL (2005) A single recombinant human thyrotropin-stimulated serum thyroglobulin measurement predicts differentiated thyroid carcinoma metastases three to five years later. J Clin Endocrinol Metab 90:5047–5057

Kohlfuerst S, Igerc I, Lobnig M, Gallowitsch HJ, Gomez-Segovia I, Matschnig S, Mayr J, Mikosch P, Beheshti M, Lind P (2009) Posttherapeutic (^{131})I SPECT-CT offers high diagnostic accuracy when the findings on conventional planar imaging are inconclusive and allows a tailored patient treatment regimen. Eur J Nucl Med Mol Imaging 36:886–893

Mazzaferri EL, Jhiang SM (1994) Long-term impact of initial surgical and medical therapy on papillary and follicular thyroid cancer. Am J Med 97:418–428

Pacini F, Schlumberger M, Dralle H, Elisei R, Smit JW, Wiersinga W (2006) European consensus for the management of patients with differentiated thyroid carcinoma of the follicular epithelium. Eur J Endocrinol 154: 787–803

Schlumberger M, Hitzel A, Toubert ME, Corone C, Troalen F, Schlageter MH, Claustrat F, Koscielny S, Taieb D, Toubeau M, Bonichon F, Borson-Chazot F, Leenhardt L, Schvartz C, Dejax C, Brenot-Rossi I, Torlontano M, Tenenbaum F, Bardet S, Bussiere F, Girard JJ, Morel O, Schneegans O, Schlienger JL, Prost A, So D, Archambeaud F, Ricard M, Benhamou E (2007) Comparison of seven serum thyroglobulin assays in the follow-up of papillary and follicular thyroid cancer patients. J Clin Endocrinol Metab 92:2487–2495

Schmidt D, Szikszai A, Linke R, Bautz W, Kuwert T (2009) Impact of 131I SPECT/Spiral CT on nodal staging of differentiated thyroid carcinoma at first radioablation. J Nucl Med 50:18–23

Verburg FA, Stokkel MP, Duren C, Verkooijen RB, Mader U, van Isselt JW, Marlowe RJ, Smit JW, Reiners C, Luster M (2010) No survival difference after successful (^{131})I ablation between patients with initially low-risk and high-risk differentiated thyroid cancer. Eur J Nucl Med Mol Imaging 37:276–283

Weber T, Ohlhauser D, Hillenbrand A, Henne-Bruns D, Reske SN, Luster M (2012) Impact of FDG-PET computed tomography for surgery of recurrent or persistent differentiated thyroid carcinoma. Hormone Metabolic Research, im Druck

Literatur zu Kap. 2.9.3.1

Ben Mrad MD, Gardet P, Roche A et al. (1989) Value of venous catheterization and calcitonin studies in the treatment and manage-

2

ment of clinically inapparent medullary thyroid carcinoma. Cancer 63:133–138
Bergholm U, Adami HO, Telenius-Berg M, Johansson H, Wilander E (1990) Incidence of sporadic and familial medullary thyroid carcinoma in Sweden 1959 through 1981. A nationwide study in 126 patients. Swedish MCT Study Group. Acta Oncol 29:9–15
Cohen R, Campos JM, Salaun C et al. (2000) Preoperative calcitonin levels are predictive of tumor size and postoperative calcitonin normalization in medullary thyroid carcinoma. Groupe d'Etude des Tumeurs à Calcitonine (GETC). J Clin Endocrinol Metab 85:919–922
Doyle P, Düren C, Nerlich K et al. (2009) Potency and tolerance of calcitonin stimulation with high-dose calcium versus pentagastrin in normal adults. J Clin Endocrinol Metab 94:2970–2974
Dralle H, Scheumann GFW, Hundeshagen H, Massmann J, Pichlmayr R (1992) Die transsternale zervikomediastinale Primärtumorresektion und Lymphadenektomie beim Schilddrüsenkarzinom. Langenbecks Arch Chir 377:34–44
Dralle H, Damm I, Scheumann GF, Kotzerke J, Kupsch E, Geerlings H, Pichlmayr R (1994) Compartment-oriented microdissection of regional lymph nodes in medullary thyroid carcinoma. Surg Today 24:112–121
Esik O, Szavcsur P, Szakáll S Jr et al. (2001) Angiography effectively supports the diagnosis of hepatic metastases in medullary thyroid carcinoma. Cancer 91:2084–2095
Fleming JB, Lee JE, Bouvet M et al. (1999) Surgical strategy for the treatment of medullary thyroid carcinoma. Ann Surg 230:697–707
Forrest CH, Frost FA, de Boer WB et al. (1998) Medullary carcinoma of the thyroid: accuracy of diagnosis of fine-needle aspiration cytology. Cancer 25:295–302
Franc S, Niccoli-Sire P, Cohen R et al. (2001) Complete surgical lymph node resection does not prevent authentic recurrences of medullary thyroid carcinoma. Clin Endocrinol 55:403–409
Gibelin H, Essique D, Jones C, Levillain P, Maréchaud R, Kraimps JL (2005) Increased calcitonin level in thyroid nodules without medullary carcinoma. Br J Surg 92:574–578
Gimm O, Ukkat J, Dralle H (1998) Determinative factors of biochemical cure after primary and reoperative surgery for sporadic medullary thyroid carcinoma. World J Surg 22:562–568
Karges W, Dralle H, Raue F et al. (2004) Calcitonin measurement to detect medullary thyroid carcinoma in nodular goiter: German evidence-based consensus recommendation. Exp Clin Endocrinol Diabetes 112:52–58
Leboulleux S, Baudin E, Travagli JP, Schlumberger M (2004) Medullary thyroid carcinoma. Clin Endocrinol 61:299–310
Machens A, Gimm O, Ukkat J, Sutter T, Dralle H (1999) Repeat mediastinal lymph-node dissection for palliation in advanced medullary thyroid carcinoma. Langenbecks Arch Surg 384:271–276
Machens A, Gimm O, Ukkat J, Hinze R, Schneyer U, Dralle H (2000a) Improved prediction of calcitonin normalization in medullary thyroid carcinoma patients by quantitative lymph node analysis. Cancer 88:1909–1915
Machens A, Haedecke J, Holzhausen HJ, Thomusch O, Schneyer U, Dralle H (2000b) Differential diagnosis of calcitonin-secreting neuroendocrine carcinoma of the foregut by pentagastrin stimulation. Langenbecks Arch Surg 385:398–401
Machens A, Hinze R, Lautenschläger C, Thomusch O, Dralle H (2001) Thyroid carcinoma invading the cervicovisceral axis: routes of invasion and clinical implications. Surgery 129:23–28
Machens A, Hinze R, Thomusch O, Dralle H (2002) Pattern of nodal metastasis for primary and reoperative thyroid cancer. World J Surg 26:22–28
Machens A, Holzhausen HJ, Lautenschläger C, Thanh PN, Dralle H (2003) Enhancement of lymph node metastasis and distant metastasis of thyroid carcinoma. A multivariate analysis of clinical risk factors. Cancer 98:712–719
Machens A, Holzhausen HJ, Dralle H (2004a) Prediction of mediastinal lymph node metastasis in medullary thyroid carcinoma. Br J Surg 91:709–712
Machens A, Holzhausen HJ, Dralle H (2004b) Skip metastases in thyroid cancer leaping the central lymph node compartment. Arch Surg 139:43–45
Machens A, Holzhausen HJ, Dralle H (2006) Contralateral cervical and mediastinal lymph node metastasis in medullary thyroid cancer: Systemic disease? Surgery 139:28–32
Machens A, Schneyer U, Holzhausen HJ, Dralle H (2005) Prospects of remission in medullary thyroid carcinoma according to basal calcitonin level. J Clin Endocrinol Metab 90:3999–4003
Machens A, Hauptmann S, Dralle H (2008) Prediction of lateral lymph node metastases in medullary thyroid cancer. Br J Surg 95:586–591
Machens A, Hoffmann F, Sekulla C, Dralle H (2009) Importance of gender-specific calcitonin thresholds in screening for occult sporadic medullary thyroid cancer. Endocr Relat Cancer 16:1291–1298
Machens A, Dralle H (2010) Biomarker-based risk stratification for previously untreated medullary thyroid cancer. J Clin Endocrinol Metab 95:2665–2663
Moley JF, Dilley WG, DeBenedetti MK (1997) Improved results of cervical reoperation for medullary thyroid carcinoma. Ann Surg 225:734–743
Scollo C, Baudin E, Travagli JP, Caillou B, Bellon N, Leboulleux S, Schlumberger M (2003) Rationale for central and bilateral lymph node dissection in sporadic and hereditary medullary thyroid cancer. J Clin Endocrinol Metab 88:2070–2075
Tung WS, Vesely TM, Moley JF (1995) Laparoscopic detection of hepatic metastases in patients with residual or recurrent medullary thyroid cancer. Surgery 118:1024–1029; discussion 1029–1030
Weber T, Schilling T, Frank-Raue K, Colombo-Benkmann M, Hinz U, Ziegler R, Klar E (2001) Impact of modified radical neck dissection on biochemical cure in medullary thyroid carcinomas. Surgery 130:1044–1049
Yen TW, Shapiro SE, Gagel RF, Sherman SI, Lee JE, Evans DB (2003) Medullary thyroid carcinoma: results of a standardized surgical approach in a contemporary series of 80 consecutive patients. Surgery 134:890–901

Literatur zu Kap. 2.9.3.2

Barbet J, Campion L, Kraeber-Bodéré F, Chatal JF; GTE Study Group (2005) Prognostic impact of serum calcitonin and carcinoembryonic antigen doubling-times in patients with medullary thyroid carcinoma. J Clin Endocrinol Metab 90:6077–6084
Bergholm U, Bergstrom R, Ekbom A (1997) Long-term follow-up of patients with medullary carcinoma of the thyroid. Cancer 79:132–138
Block MA, Jackson CE, Greenawald KA, Yott JB, Tashjian AH Jr (1980) Clinical characteristics distinguishing hereditary from sporadic medullary thyroid carcinoma. Treatment implications. Arch Surg 115:142–148
Bodei L, Handkiewicz-Junak D, Grana C, Mazzetta C, Rocca P, Bartolomei M, Lopera Sierra M, Cremonesi M, Chinol M, Macke HR, Paganelli G (2004) Receptor radionuclide therapy with 90Y-DOTATOC in patients with medullary thyroid carcinomas. Cancer Biother Radiopharm 19:65–71
Busnardo B, Girelli ME, Simioni N, Nacamulli D, Busetto E (1984) Nonparallel patterns of calcitonin and carcinoembryonic antigen levels in the follow-up of medullary thyroid carcinoma. Cancer 53:278–285
Castellani MR, Seregni E, Maccauro M, Chiesa C, Aliberti G, Orunesu E, Bombardieri E (2008) MIBG for diagnosis and therapy of medullary

thyroid carcinoma: is there still a role? Q J Nucl Med Mol Imaging 52:430–440

Cheah WK, Arici C, Ituarte PH, Siperstein AE, Duh QY, Clark OH (2002) Complications of neck dissection for thyroid cancer. World J Surg 26:1013–1016

de Groot JW, Zonnenberg BA, van Ufford-Mannesse PQ, de Vries MM, Links TP, Lips CJ, Voest EE (2007) A phase II trial of imatinib therapy for metastatic medullary thyroid carcinoma. J Clin Endocrinol Metab 92:3466–3469

Dottorini ME, Assi A, Sironi M, Sangalli G, Spreafico G, Colombo L (1996) Multivariate analysis of patients with medullary thyroid carcinoma. Prognostic significance and impact on treatment of clinical and pathologic variables. Cancer 77:1556–1565

Dralle H, Damm I, Scheumann GF, Kotzerke J, Kupsch E, Geerlings H, Pichlmayr R (1994) Compartment-oriented microdissection of regional lymph nodes in medullary thyroid carcinoma. Surg Today 24:112–121

Dralle H, Gimm O (1996) Lymphadenektomie beim Schilddrüsencarcinom. Chirurg 67:788–806

Dralle H, Gimm O, Machens A (2001) Sporadic medullary thyroid carcinoma. In: Doherty GM, Skogseid B (eds) Surgical endocrinology. Lippincott Williams & Wilkins, pp 109–126

Dralle H, Machens A, Brauckhoff M, Ukkat J, Sekulla C, Nguyen-Thanh P, Lorenz K, Gimm O (2005) Chirurgie der Schilddrüsenkarzinome. Onkologe 11:58–69

Frank-Raue K, Ziegler R, Raue F (1993) The use of octreotide in the treatment of medullary thyroid carcinoma. Horm Metab Res Suppl 27:44–47

Gimm O, Dralle H (1997) Reoperation in metastasizing medullary thyroid carcinoma: is a tumor stage-oriented approach justified? Surgery 122:1124–1130/discussion 1130–1131

Gimm O, Ukkat J, Dralle H (1998) Determinative factors of biochemical cure after primary and reoperative surgery for sporadic medullary thyroid carcinoma. World J Surg 22:562–567/discussion 567–568

Girelli ME, Dotto S, Nacamulli D et al. (1994) Prognostic value of early postoperative calcitonin level in medullary thyroid carcinoma. Tumori 80:113–117

Iwase Y, Maitani Y (2011) Octreotide-Targeted Liposomes Loaded with CPT-11 Enhanced Cytotoxicity for the Treatment of Medullary Thyroid Carcinoma. Mol Pharm (im Druck)

Jackson CE, Talpos GB, Kambouris A, Yott JB, Tashjian AH Jr, Block MA (1983) The clinical course after definitive operation for medullary thyroid carcinoma. Surgery 94:995–1001

Jackson CE, Talpos GB, Block MA, Norum RA, Lloyd RV, Tashjian AH (1984) Clinical value of tumor doubling estimations in multiple endocrine neoplasia type II. Surgery. 96:981–987

Kaczirek K, Schindl M, Weinhausel A, Scheuba C, Passler C, Prager G, raderer M, Hamilton G, Mittlbock M, Siegl V, Pfragner R, Niederle B (2004) Cytotoxic activity of camptothecin and paclitaxel in newly established continuous human medullary thyroid carcinoma cell lines. J Clin Endocrinol Metab 89:2397–2401

Karges W, Dralle H, Raue F, Mann K, Reiners C, Grussendorf M, Hüfner M, Niederle B, Brabant G (2004) Calcitonin measurement to detect medullary thyroid carcinomain nodular goiter: German evidence-based consensus recommendation. Exp Clin Endocrinol Diabetes 112:52–58

Kloos RT, Eng C, Evans DB, Francis GL, Gagel RF, Gharib H, Moley JF, Pacini F, Ringel MD, Schlumberger M, Wells SA (2009) Medullary thyroid cancer: management guidelines of the American Thyroid Association. Thyroid 19:565–612

Kraeber-Bodéré F, Bodet-Milin C, Niaudet C, Saï-Maurel C, Moreau A, Faivre-Chauvet A, Thomare P, Deleris G, Estieu-Gionnet K, Bikfalvi A, Barbet J, Paris F (2010) Comparative toxicity and efficacy of combined radioimmunotherapy and antiangiogenic therapy in carcinoembryonic antigen-expressing medullary thyroid cancer xenograft. J Nucl Med 51:624–631

Lam ET, Ringel MD, Kloos RT, Prior TW, Knopp MV, Liang J, Sammet S, Hall NC, Wakely PE Jr, Vasko VV, Saji M, Snyder PJ, Wei L, Arbogast D, Collamore M, Wright JJ, Moley JF, Villalona-Calero MA, Shah MH (2010) Phase II clinical trial of sorafenib in metastatic medullary thyroid cancer. J Clin Oncol 28:2323–2330

Laure Giraudet A, Al Ghulzan A, Aupérin A, Leboulleux S, Chehboun A, Troalen F, Dromain C, Lumbroso J, Baudin E, Schlumberger M (2008) Progression of medullary thyroid carcinoma: assessment with calcitonin and carcinoembryonic antigen doubling times. Eur J Endocrinol 158:239–246

Machens A, Gimm O, Ukkat J, Sutter T, Dralle H (1999) Repeat mediastinal lymph-node dissection for palliation in advanced medullary thyroid carcinoma. Langenbecks Arch Surg. 384:271–276

Machens A, Gimm O, Ukkat J, Hinze R, Schneryer U, Dralle H (2000) Improved prediction of calcitonin normalization in medullary thyroid carcinoma patients by quantitative lymph node analysis. Cancer 88:1909–1915

Machens A, Hinze R, Thmousch O, Dralle H (2002) Pattern of nodal metastasis for primary and reoperative thyroid cancer. World J Surg 26:22–28

Machens A, Holzhausen HJ, Lautenschlager C, Thanh PN, Dralle H (2003) Enhancement of lymph node metastasis and distant metastasis of thyroid carcinoma. Cancer 98:712–719

Machens A, Holzhausen HJ, Dralle H (2004) Prediction of mediastinal lymph node metastasis in medullary thyroid carcinoma. Br J Surg 91:709–712

Machens A, Schneyer U, Holzhausen HJ, Dralle H (2005) Prospects of remission in medullary thyroid carcinoma according to basal calcitonin level. J Clin Endocrinol Metab 90:2029–2034

Machens A, Hoffman F, Sekulla C, Dralle H (2009) Importance of gender-specific calcitonin thresholds in screening for occult sporadic medullary thyroid cancer. Endocr Relat Cancer 16:1291–1298

Machens A, Dralle H (2010) Biomarker-based risk stratification for previously untreated medullary thyroid cancer. J Clin Endocrinol Metab 95:2655–2663

Mahler C, Verhelst J, Longueville M de, Harris A (1990) Long-term treatment of metastatic medullary thyroid carcinoma with the somatostatin analogue octreotide. Clin Endocrinol (Oxf) 33:261–269

Martinez SR, Beal SH, Chen A, Chen SL, Schneider PD (2010) Adjuvant external beam radiation for medullary thyroid carcinoma. J Surg Oncol 102:175–178

Miyauchi A, Matsuzuka F, Hirai K, Yokozawa T, Kobayashi K, Kuma S, Kuma K, Futami H, Yamaguchi K (2000) Unilateral surgery supported by germline RET oncogene mutation analysis in patients with sporadic medullary thyroid carcinoma. World J Surg 24:1367–1372

Nguyen TD, Chassard JL, Lagarde P et al. (1992) Results of postoperative radiation therapy in medullary carcinoma of the thyroid: a retrospective study by the French Federation of Cancer Institutes – the Radiotherapy Cooperative Group. Radiother Oncol 23:1–5

Raue F, Kotzerke J, Reinwein D et al. (1993) Prognostic factors in medullary thyroid carcinoma: evaluation of 741 patients from the German medullary thyroid carcinoma register. J Clin Invest 71:7–12

Saad MF, Fritsche HA Jr, Samaan NA (1984) Diagnostic and prognostic values of carcinoembryonic antigen in medullary carcinoma of the thyroid. J Clin Endocrinol Metab 58:889–894

Samaan NA, Schultz PN, Hickey RC (1988) Medullary thyroid carcinoma: prognosis of familial versus sporadic disease and the role of radiotherapy. J Clin Endocrinol Metab 67:801–805

Schlumberger M, Abdelmoumene N, Delisle MJ, Couette JE (1995) Treatment of advanced medullary thyroid cancer with an alternating combination of 5 FU-streptozocin and 5 FU-dacarbazine. The Groupe d'Etude des Tumeurs a Calcitonine (GETC). Br J Cancer 71:363–365

Schlumberger MJ, Elisei R, Bastholt L, Wirth LJ, Martins RG, Locati LD, Jarzab B, Pacini F, Daumerie C, Droz JP, Eschenberg MJ, Sun YN, Juan T, Stepan DE, Sherman SI (2009) Phase II study of safety and efficacy of motesanib in patients with progressive or symptomatic, advanced or metastatic medullary thyroid cancer. J Clin Oncol 27:3794–3801

Simpson WJ (1990) Radioiodine and radiotherapy in the management of thyroid cancers. Otolaryngol Clin North Am 23:509–521

Skinner MA, Safford SD, Freemerman AJ (2003) RET tyrosine kinase and medullary thyroid cells are unaffected by clinical doses of STI571. Anticancer Res 23:3601–3606

Stein R, Chen S, Reed L, Richel H, Goldenberg DM (2002) Combining radioimmunotherapy and chemotherapy for treatment of medullary thyroid carcinoma: effectiveness of dacarbazine. Cancer 94:51–61

Stein R, Goldenberg DM (2004) A humanized monoclonal antibody to carcinoembryonic antigen, labetuzumab, inhibits tumor growth and sensitizes human medullary thyroid cancer xenografts to dacarbazine chemotherapy. Mol Cancer Ther 3:1559–1564

Wells SA Jr, Gosnell JE, Gagel RF, Moley J, Pfister D, Sosa JA, Skinner M, Krebs A, Vasselli J, Schlumberger M (2010) Vandetanib for the treatment of patients with locally advanced or metastatic hereditary medullary thyroid cancer. J Clin Oncol 28:767–772

Literatur zu Kap. 2.9.3.3

Brauckhoff M, Gimm O, Weiss CL, Ukkat J, Sekulla C, Brauckhoff, K, Thanh PN, Dralle H (2004) Multiple endocrine neoplasia 2B sindrome due to codon 918 mutation: clinical manifestation and corse in early and late onset disease. World J Surg 28:1305–1311

Dralle H, Gimm O, Simon D et al. (1998) Prophylactic thyroidectomy in 75 children and adolescents with hereditary medullary thyroid carcinoma: German and Austrian experience. World J Surg 22:744–750/ discussion 750–751

Eng C, Clayton D, Schuffenecker I, Lenoir G, Cote G, Gagel RF, Ploos van Amstel HK, Lips CJ, Nishisho I, Takai SI, Marsh DJ, Robinson BG, Frank-Raue K, Raue F, Xue F, Noll WW, Romei C, Pacini F, Fink M, Niederle B, Zedenius J, Nordenskjold M, Komminoth P, Hendy GN, Gharib H, Thibodeau SN, Lacroix A, Frilling A, Ponder BA, Mulligan LM (1996) The relationship between specific RET proto-oncogene mutations and disease phenotype in multiple endocrine neoplasia type 2. JAMA 276:1575–1579

Gimm O, Niederle BE, Weber T, Bockhorn M, Ukkat J, Brauckhoff M, Thanh PN, Frilling A, Klar E, Niederle B, Dralle H (2002) RET protooncogene mutations affecting codon 790/791: A mild form of multiple endocrine neoplasia type 2 A syndrome? Surgery 132:952–959

Machens A, Holzhausen HJ, Thanh PN, Dralle H (2003a) Malignant progression from C-cell hyperplasia to medullary thyroid carcinoma in 167 carriers of RET germline mutations. Surgery 134:42–431

Machens A, Niccoli-Sire P, Hoegel J, Frank-Raue K, van Vroonhoven TJ, Roeher HD, Wahl RA, Lamesch P, Raue F, Conte-Devolx B, Dralle H (2003b) Early malignant progression of hereditary medullary thyroid cancer. N Engl J Med 349:1517–1525

Machens A, Ukkat U, Brauckhoff M, Gimm O, Dralle H (2005) Advances in the management of hereditary medullary thyroid cancer. J Intern Med 257:5–59

Machens A, Lorenz K, Dralle H (2009) Individualization of lymph node dissection in RET (Rearranged during Transfection) carriers at risk for medullary thyroid cancer. Ann Surg 250:305–310

Ponder BA, Ponder MA, Coffey R et al. (1988) Risk estimation and screening in families of patients with medullary thyroid carcinoma. Lancet 1:397–401

Telander RL, Zimmerman D, Sizemore GW, Heerden JA van, Grant CS (1989) Medullary carcinoma in children. Results of early detection and surgery. Arch Surg 124:84–843

Literatur zu Kap. 2.9.3.4

AWMF online – Leitlinie Chirurgie/Onkologie: Maligne Schilddrüsentumoren: http://www.uni-duesseldorf.de/AWMF/ll/032–014.htm

Baum RP, Hofmann M (2004) Nuklearmedizinische Diagnostik neuroendokriner Tumoren. Onkologe 10:598–610

Baum RP, Söldner J, Schmücking M, Niesen A (2004) Peptidrezeptorvermittelte Radiotherapie (PRRT) neuroendokriner Tumoren. Onkologe 10:1098–1110

Brückel J, Kotzerke J, Reske SN, Dralle H, Böhm BO (2001) Lokalisation von Lymphknotenfiliae bei persistierendem medullären Schilddrüsenkarzinom mit ^{18}F-DOPA-Positronen-Emissions-Tomographie. Tumordiagn u Ther 22:121–125

Chen H, Roberts JR, Ball DW, Eisele DW, Baylin SB, Udelsman R, Bulkley GB (1998) Effectivie long-term palliation of symptomatic, incurable metastatic medullary thyroid cancer by operative resection. Ann Surg 227:887–895

Dottorini ME, assi A, Sironi M (1996) Multivariate analysis of patients with medullary thyroid carcinoma. Prognostic significance and impact on treatment of clinical and pathological variables. Cancer 77:1556–1565

Dralle H (2002) Lymph node dissection and medullary thyroid carcinoma. Br J Surg 89:1073–1075

Dralle H, Machens A, Brauckhoff M, Ukkat J, Sekulla C, Nguyen-Thanh P, Lorenz K, Gimm O (2005) Chirurgie der Schilddrüsenkarzinome. Onkologe 11:58–69

Esik O, Tusnady G, Tron L, Boer A, Szentirmay Z, Szablocs I, Racz K, Lengyel E, Szekely J, Kasler M (2002) Markov model-based estimation of individual survival probability for medullary thyroid cancer patients. Pathol Oncol Res 8: 3–104

Frank-Raue K, Raue F, Buhr HJ (1992) Localization of occult persisting medullary thyroid carcinoma before microsurgical reoperation: high sensitivity of selective venous catheterisation. Thyroid 2:113–117

Gautvik KM, Talle K, Hager B (1989) Early liver metastases in patients with medullary carcinoma of the thyroid gland. Cancer 63:175–180

Machens A, Gimm O, Ukkat J, Sutter T, Dralle H (1999) Repeat mediastinal lymph node dissection for palliation in advanced medullary thyroid carcinoma. Langenbeck's Arch Surg 384:271–286

Machens A, Hinze R, Dralle H (2001a) Surgery on the cervicovisceral axis for invasive thyroid cancer. Langenbeck's Arch Surg 386:318–323

Machens A, Hinze R, Lautenschläger C, Thomusch O, Dralle H (2001b) Thyroid carcinoma invading the cervicovisceral axis: routes of invasin and clinical implications. Surgery 129:23–28

Machens A, Holzhausen HJ, Dralle H (2004) Prediction of mediastinal lymph node metastasis in medullary thyrid carcinoma. Br J Surg 91:709–712

Machens A, Schneyer U, Holzhausen HJ, Dralle H (2005) Prospects of remission in medullary thyroid carcinoma according to basal calcitonin level. J Clin Endcrinol Metab 90:2029–2034

Mann K, Möller LC, Bockisch A, Quadbeck B, Schmid KW, Janssen OE (2005) Chemotherapie beim Schilddrüsenkarzinom. Onkologe 11:78–86

Mirallie E, Vuilez JP, Bardet S, Frampas E, Dupas B, Ferrer L, Faivre-Chauvet A, murat A, Charbonnel B, Barbet J, Goldenberg DM, Chatal JF, Kraeber-Bodere F (2005) High frequency of bone/bone marrow involvement in advanced medullary thyroid cancer. J Clin Endocrinol Metab 90:779–788

Miyuachi A Matsuzuka F, Hirai K, Yokozawa T, Kobayashi K, Ito Y, Nakano K, Kuma K, Futami H, Yamaguchi K (2002) Prospective trial of unilateral surgery for nonhereditary medullary thyroid carcinoma in patients without germline RET mutations. World J Surg 26:1023–1028

Miyauchi A, Matsuzuka F, Kuma K (1988) Evaluation of surgical results and prediction of prognostic in patients with medullary thyroid carcinoma by analysis of serum calcitonin levels. World J Surg 12:610–615

Mrad Ben MD, Gardet P, Roche A (1989) Value of venous catheterization and calcitonin studies in the treatment and management of clinically inapparent medullary thyroid carcinoma. Cancer 63:133–138

Pellegriti G, Leboulieux S, Baudin E, Bellon N, Scollo C, Travagli JP, Schlumberger M (2003) Long-term outcome of medullary thyroid carcinoma in patients with normal postoperative medical imaging. Br J Cancer 88:153 –1542

Schuck A, Biermann M, Schober O, Willich N (2005) Strahlentherapie des Schilddrüsenkarzinoms. Onkologe 11:87–92

Szavcsur P, Gödeny M, Bajzik G, Lengyel E, Repa I, Tron L, Boer A, Vincze B, Poti Z, Szabolcs I, Esik O (2005) Angiography-proven liver metastases explain low efficacy of lymph node dissections in medullary thyroid cancer patients. EJSO 31:183–190

Tisell L, Hansson G, Jansson S, Salander H (1986) Reoperation in the treatment of asymptomatic metastasizing medullary thyroid carcinoma. Surgery 99:60–66

Tung WS, Vesely TM, Moley JF (1995) Laparoscopic detection of hepatic metastases in patients with residual or recurrent medullary thyroid cancer. Surgery 118:1024–1030

van Heerden JA, Grant CS, Gharib H, Hay ID, Ilstrup DM (1990) Long-term course of patients with persistent hypercalcitoninemia after apparent curative primary surgery for medullary thyroid carcinoma. Ann Surg 212:395–401

Literatur zu Kap. 2.9.4

Aschebrook-Kilfoy B, Ward MH, Sabra MM, Devesa SS (2011) Thyroid cancer incidence patterns in the United States by histologic type, 1992–2006. Thyroid 21(2):125–34

Agrawal S, Rao RS, Parikh DM, Parikh HK, Borges AM, Sampat MB (1996) Histologic trends in thyroid cancer 1969–1993: a clinico-pathologic analysis of the relative proportion of anaplastic carcinoma of the thyroid. J Surg Oncol 63(4):251–5

Auersperg M, Us-Krasovec M, Petric G, Pogacnik A, Besic N (1990) Results of combined modality treatment in poorly differentiated and anaplastic thyroid carcinoma. Wien Klin Wochenschr 102(9):267–70

Bakiri F, Djemli FK, Mokrane LA, Djidel FK (1998) The relative roles of endemic goiter and socioeconomic development status in the prognosis of thyroid carcinoma Cancer 82(6):1146–53

Besic N, Hocevar M, Zgajnar J, Pogacnik A, Grazio-Frkovic S, Auersperg M (2005) Prognostic factors in anaplastic carcinoma of the thyroid-a multivariate survival analysis of 188 patients. Langenbecks Arch Surg 390(3):203–8

Besic N, Hocevar M, Zgajnar J (2010) Lower incidence of anaplastic carcinoma after higher iodination of salt in Slovenia. Thyroid 20(6):623–6

Carcangiu ML, Steeper T, Zampi G, Rosai J (1985) Anaplastic thyroid carcinoma. A study of 70 cases. Am J Clin Pathol 83(2):135–58

De Crevoisier R, Baudin E, Bachelot A, Leboulleux S, Travagli JP, Caillou B, Schlumberger M (2004) Combined treatment of anaplastic thyroid carcinoma with surgery, chemotherapy, and hyperfractiontated accelerated external radiotherapy. Int J Radiation Oncology Biol Phys 60:1137–1143

Demeter JG, De Jong SA, Lawrence AM, Paloyan E (1991) Anaplastic thyroid carcinoma: risk factors and outcome. Surgery 110(6):956–61

Foote RL, Molina JR, Kasperbauer JL, Lloyd RV, McIver B, Morris JC, Grant CS, Thompson GB, Richards ML, Hay ID, Smallridge RC, Bible KC (2011) Enhanced survival in locoregionally confined anaplastic thyroid carcinoma: a single-institution experience using aggressive multimodal therapy. Thyroid 21(1):25–30

Goutsouliak V, Hay JH (2005) Anaplastic thyroid cancer in British Columbia 1985–1999: a population-based study. Clin Oncol (R Coll Radiol) 17(2):75–8

Ha HT, Lee JS, Urba S, Koenig RJ, Sisson J, Giordano T, Worden FP (2010) A phase II study of imatinib in patients with advanced anaplastic thyroid cancer. Thyroid 20(9):975–80

Higashiyama T, Ito Y, Hirokawa M, Fukushima M, Uruno T, Miya A, Matsuzuka F, Miyauchi A (2010) Induction chemotherapy with weekly paclitaxel administration for anaplastic thyroid carcinoma. Thyroid 20(1):7–14

Hoffmann S, Hofbauer LC, Scharrenbach V, Wunderlich A, Hassan I, Lingelbach S, Zielke A (2004) Thyrotropin (TSH)-induced production of vascular endothelial growth factor in thyroid cancer cells in vitro: evaluation of TSH signal transduction and of angiogenesis-stimulating growth factors. J Clin Endocrinol Metab 89(12):6139–45

Junor EJ, Paul J, Reed NS (1992) Anaplastic thyroid carcinoma: 91 patients treated by surgery and radiotherapy. Eur J Surg Oncol 18(2):83–8

Kawada K, Kitagawa K, Kamei S, Inada M, Mitsuma A, Sawaki M, Kikumori T, Fujimoto Y, Arima H, Imai T, Ando Y (2010) The feasibility study of docetaxel in patients with anaplastic thyroid cancer. Jpn J Clin Oncol 40(6):596–9

Kebebew E, Greenspan FS, Clark OH, Woeber KA, McMillan A (2005) Anaplastic thyroid carcinoma. Treatment outcome and prognostic factors. Cancer 103(7):1330–5

Levendag PC, De Porre PM, van Putten WL (1993) Anaplastic carcinoma of the thyroid gland treated by radiation therapy. Int J Radiat Oncol Biol Phys 26(1):125–8

McIver B, Hay ID, Giuffrida DF, Dvorak CE, Grant CS, Thompson GB, van Heerden JA, Goellner JR (2001) Anaplastic thyroid carcinoma: a 50-year experience at a single institution. Surgery 130(6):1028–34

Miccoli P, Materazzi G, Antonelli A, Panicucci E, Frustaci G, Berti P (2007) New trends in the treatment of undifferentiated carcinomas of the thyroid. Langenbecks Arch Surg 392(4):397–404

Mooney CJ, Nagaiah G, Fu P, Wasman JK, Cooney MM, Savvides PS, Bokar JA, Dowlati A, Wang D, Agarwala SS, Flick SM, Hartman PH, Ortiz JD, Lavertu PN, Remick SC (2009) A phase II trial of fosbretabulin in advanced anaplastic thyroid carcinoma and correlation of baseline serum-soluble intracellular adhesion molecule-1 with outcome. Thyroid 19(3):233–40

Nilsson O, Lindeberg J, Zedenius J, Ekman E, Tennvall J, Blomgren H, Grimelius L, Lundell G, Wallin G (1998) Anaplastic giant cell carcinoma of the thyroid gland: treatment and survival over a 25-year period. World J Surg 22(7):725–30

Orita Y, Sugitani I, Amemiya T, Fujimoto Y (2011) Prospective application of our novel prognostic index in the treatment of anaplastic thyroid carcinoma. Surgery 150(6):1212–9

Passler C, Scheuba C, Prager G, Kaserer K, Flores JA, Vierhapper H, Niederle B (1999) Anaplastic (undifferentiated) thyroid carcinoma (ATC). A retrospective analysis. Langenbecks Arch Surg 384(3):284–93

Pierie JP, Muzikansky A, Gaz RD, Faquin WC, Ott MJ (2002) The effect of surgery and radiotherapy on outcome of anaplastic thyroid carcinoma. Ann Surg Oncol 9(1):57–64

Poisson T, Deandreis D, Leboulleux S, Bidault F, Bonniaud G, Baillot S, Aupérin A, Al Ghuzlan A, Travagli JP, Lumbroso J, Baudin E, Schlumberger M (2010) 18 F-fluorodeoxyglucose positron emission tomography and computed tomography in anaplastic thyroid cancer. Eur J Nucl Med Mol Imaging ;37(12):2277–85

Schmid KW (2010) Molekularpathologie von Schilddrüsentumoren [Molecular pathology of thyroid tumors]. Pathologe Suppl 2:229–33

Smallridge RC, Marlow LA, Copland JA (2009) Anaplastic thyroid cancer: molecular pathogenesis and emerging therapies. Endocr Relat Cancer. Mar;16(1):17–44

Sugino K, Ito K, Mimura T, Nagahama M, Fukunari N, Kubo A, Iwasaki H, Ito K (2002) The important role of operations in the management of anaplastic thyroid carcinoma. Surgery 131(3):245–8

Sugitani I, Kasai N, Fujimoto Y, Yanagisawa A (2001) Prognostic factors and therapeutic strategy for anaplastic carcinoma of the thyroid. World J Surg 25(5):617–22

Swaak-Kragten AT, de Wilt JH, Schmitz PI, Bontenbal M, Levendag PC (2009) Multimodality treatment for anaplastic thyroid carcinoma--treatment outcome in 75 patients. Radiother Oncol 92(1):100–4

Troch M, Koperek O, Scheuba C, Dieckmann K, Hoffmann M, Niederle B, Raderer M (2010) High efficacy of concomitant treatment of undifferentiated (anaplastic) thyroid cancer with radiation and docetaxel. J Clin Endocrinol Metab 95(9):E54–7

Us-Krasovec M, Golouh R, Auersperg M, Besic N, Ruparcic-Oblak L (1996) Anaplastic thyroid carcinoma in fine needle aspirates. Acta Cytol 40(5):953–8

Venkatesh YS, Ordonez NG, Schultz PN, Hickey RC, Goepfert H, Samaan NA (1990) Anaplastic carcinoma of the thyroid. A clinicopathologic study of 121 cases. Cancer 66(2):321–30

WHO histological classification of thyroid and parathyroid tumours (2004) In: DeLellis RA, Lloyd RV, Heitz PU, Eng C (Hrsg) World Health Organization Classification of Tumours. Pathology & Genetics. Tumours of Endocrine Organs IARC, Lyon, S 49–123

Woyach JA, Shah MH (2009) New therapeutic advances in the management of progressive thyroid cancer. Endocr Relat Cancer 16(3):715–31

Literatur zu Kap. 2.9.5

Aihira H, Tsutsumi Y, Ishikawa H (1992) Extramedullary plasmacytoma of the thyroid associated with follicular colonization and stromal deposition of polytypic immunoglobulins and major histocompatibility antigens. Acta Cytopathol Jpn 42:672–682

Al-Shobi S, Novosolov F, Sabanci U, Epstein HE, Greenspan FS, Clark OH (1997) Management of thyroid carcinosarcoma. Surgery 122:548–552

Aozasa K, Inoue A, Yoshimura H et al. (1986) Plasmacytoma of the thyroid gland. Cancer 58:105–112

Bhandarkar ND, Chan J, Strime M (2005) A rare case of mucoepidermoid carcinoma of the thyroid. Am J Otolaryngol 26:138–141

Beguin Y, Boniver J, Bury J et al. (1987) Plasmacytoma of the thyroid: a case report with use of the immunoperoxidase technique and a review of the literature. Surgery 101:496–500

Belal AB, Ayman A, Kandil A et al. (2001) Primary thyroid lymphoma: a retrospective analysis of prognostic factors. Am J Clin Oncol 24:299–305

Benoit L, Favoulet P, Arnould L, Margarot A, Franceschini C, Collin F, Fraisse J, Cuisenier J, Cougard P (2004) Metastatic renal cell carcinoma to the thyroid gland. Ann Chir 129:218–223

Berge T, Lundberg S (1977) Cancer in Malmo 1958–1969. An autopsy study. Acta Pathol Microbiol Scand (suppl) 260:1–235

Blaloch ZN, Sack MJ, Yu GH, Gupta PK (1999) Papillary formation in metastatic melanoma. Diagn Cytopathol 20:148–151

Brady LW, O'Neill EA, Farber SH (1977) Unusual sites of metastases. Semin Oncol 4:59–64

Bronner MP, LiVolsi VA, Jennings TA (1988) PLAT: paraganglioma like adenomas of the thyroid. Surg Pathol 1:383–390

Burton GV, Altwater S, Borowitz MJ, Huang AT (1990) Extranodal head and neck lymphomas: prognosis and patterns of recurrence. Arch Otolaryngol Head Neck Surg 116:69–73

Carbone PP, Kaplan HS, Musshoff K, Smithers DW, Tubiana M (1971) Report of the committee of Hodgkin's disease staging classification. Cancer Res 31:1860–1861

Chan JKC, Rosai J (1991) Tumors of the neck showing thymic or related branchial pouch differentiation a unifying concept. Hum Pathol 22:349–367

Compagno J, Oertel JE (1980) Malignant lymphoma and other lymphoproliferative disorders of the thyroid gland: a clinicopathological study of 245 cases. Am J Clin Pathol 74:1–8

Derringer GA, Thompson LD, Frommelt RA, Bijwaard KE, Heffess CS, Abbondanzo SL. (2000) Malignant lymphoma of the thyroid gland: a clinicopathologic study of 108 cases. Am J Surg Pathol. 2000 May;24(5):623–39

Doria R, Jekel JF, Cooper DL (1994) Thyroid lymphoma. The case for combined modality therapy. Cancer 73:200–206

Duggal NM, Horattas MC (2008) Metastatic renal cell carcinoma to the thyroid gland. Endocr Pract 14:1040–6

Erkilic S, Erkilic A, Bayazit YA (2003) Primary leiomyoma of the thyroid gland. J Laryngol Otol 117:832–834

Erickson ML, Tapia B, Moreno ER, McKee MA, Kowalski DP, Reyes-Mugia M (2005) Early metastasizing SETTLE of the thyroid. Ped Develop Pathol 8:599–606

Eusebi V, Carcangiu ML, Dina R, Rosai J (1990) Keratin-positive epitheloid angiosarcoma of the thyroid. A report of four cases. Am J Surg Pathol 14:737–747

Ferri E, Manconi R, Armato E, Ianniello F. Primary paraganglioma of thyroid gland: a clinicopathologic and immunohistochemical study with review of the literature. (2009) Acta Otorhinolaryngol Ital 29:97–102

Filho Magnata LA, Bordallo MA, Pessoa CH, Corbo R, Bulzico DA, Dias FL, Machado AL, Soares AB, Ferman S (2010) Thyroid spindle epithelial tumor with thymus-like differentiation (SETTLE): case report and review. Arq Bras Endocrinol Metabol 54:657–62

Fontenot JW, Levine SN, Adegboyega PA, Cotelingam JD (2008) Plasma cell granuloma of the thyroid: report of case and review of literature. Endocr Pract 14:611–7

Friedberg MH, Coburn MC, Monchik JM (1994) Role of surgery in stage IE non-Hodgkin's lymphoma of the thyroid. Surgery 116:1061–1067

Galieni P, Cavo M, Pulsoni A et al. (2000) Clinical outcome of extramedullary plasmacytoma. Haematologica 85:47–51

Ge Y, Luna MA, Cowan DF, Truong LD, Ayala AG. (2009) Thyrolipoma and thyrolipomatosis: 5 case reports and historical review of the literature. Ann Diagn Pathol 13:384–9

Goumoens E von (1968) Sekundäre Geschwülste der Schilddrüse. Schweiz Med Wochenschr 98:19–25

Gutzeit A, Stuckmann G, Tosoni I, Erdin D, Binkert CA. (2011) A cavernous hemangioma of the thyroid gland: First documentation by ultrasound of a rare pathology. J Clin Ultrasound 39:172–4

Hamburger JI, Miller JM, Kini SR (1983) Lymphoma of the thyroid. Ann Intern Med 99:685–690

Hansen T, Gaumann A, Ghalibafian M, Höferlin A, Heintz A, Kirkpatrick CJ. (2004) Haemangiopericytoma of the thyroid gland in combination with Hashimoto's disease. Virchows Arch 445:315–9

Haugen BR, Nawaz S, Cohn A, Shryder K, Bunn PA, Liechty DR, Ridgeway EC (1994) Secondary malignancy of the thyroid gland: a case report and review of the literature. Thyroid 4:297–300

Heffess CS, Wenig BM, Thompson LD (2002) Metastatic renal cell carcinoma to the thyroid gland. Cancer 95:1869–1878

Hess W (1854) Beitrag zur Casuistik der Geschwülste mit zeugungsähnlichem Inhalte. Inauguraldissertation, Gießen

Huang GW, Li YX, Hu ZL. (2009) Primary myxoid liposarcoma of the thyroid gland. J Clin Pathol 62:1037–8

Hull OF (1955) Critical analysis of 221 thyroid glands: study of thyroid glands obtained at necropsy in Colorado. Arch Pathol 59:291–335

Hyjek E, Isaacson PG (1988) Primary B-cell lymphoma of the thyroid and its relationship to Hashimoto's thyroiditis. Hum Pathol 19:1315–1326

Isaacson PG (1995) The Malt lymphoma concept updated. Ann Oncol 6:319–320

Jonak C, Troch M, Müllauer L et al. (2010) Ritumximab plus dose-reduced Cyclophosphamide, Metoxantrone, Vincristine and Prednisolone are effective in elderly patients with diffuse large-cell B-cell lymphomas of the thyroid. Thyroid 20:193 –195

Kleer CG, Giordano TJ, Merino MJ et al. (2000) Squamous cell carinoma of the thyroid: an aggressive tumor associated with tall cell variant of papillary thyroid carcinoma. Mod Pathol 13:742–746

Kim TY, Kim WB, Gong G, Hong SJ, Shong YK (2005) Metastasis to the thyroid diagnosed by fine-needle aspiration biopsy. Clin Endocrinol Oxf 62:236–241

Kitagawa W, Kameyama K, Tamai S, Shimizu K, Ito K, Akasu H (2004) Adenolipoma of the thyroid gland. Surg Today 34:593–596

Kumar R, Gupta R, Khullar S, Dasan B, Malhorta A (2000) Thyroid hemangioma. Clin Nucl Med 10:769–771

Ladurner D, Toesch M, Lutze T, Bangerl I, Sanbichler P, Schmid KW (1990) Das maligne Hämangioendotheliom der Schilddrüse. Pathologie, Klinik und Prognose. Wien Klin Wochenschr 102:256–259

Lam KY, Lo CY (1998) Metastatic tumors of the thyroid gland: a study of 79 cases in chinese patients. Arch Pathol Lab Med 122:37–41

Lamovec J, Zidar A, Zidanik B (1994) Epitheloid angiosarcomas of the thyroid gland. Report of two cases. Arch Pathol Lab Med 118:642–646

Lesalnieks I, Winter H, Bareck E, Sotiropoulos GC, Goretzki PE, Klinkhammer-Schalke M, Bröckner S, Trupka A, Anthuber M, Rupprecht H, Raab M, Meyer W, Reichmann F, Kästel M, Mayr M, Braun W, Schlitt HJ, Agha A. (2008) Thyroid metastases of renal cell carcinoma: clinical course in 45 patients undergoing surgery. Assessment of factors affecting patients' survival. Thyroid 18:615 – 24

Limacher F (1898) Über Blutgefäßendotheliome der Struma mit einem Anhang über Knochenmetastasen bei Struma maligna. In: Virchow R (Hrsg) Beiträge zur Geschwulstlehre. Arch Pathol Anat Physiol Klin Med (Suppl) 151:113–150

Machens A, Dralle H Outcome after thyroid surgery for metastasis from renal cell cancer (2010) Surgery 147:65–71

Maiorana A, Collina G, Cesinaro AM, Fano RA, Eusebi V (1996) Epitheloid angiosarcoma of the thyroid. Virchows Arch 429:131–137

McCabe DP, Farrar WB, Petkov TM, Finkelmeyer W, O'Dwyer P, James A (1985) Clinical and pathological correlations in diseases metastatic to the thyroid gland. Am J Surg 150:519–523

Mian M, Gaidano G, Conconi A, Tsang R, Gospodarowicz MK, Rambaldi A, Rossi A, Oldani E, Federico M, Luminari S, Bellei M, Pogliani EM, Rossini F, Cabrera ME, Martelli M, Lopez-Guillermo A, Busetto M, Cavalli F, Zucca E, Cortelazzo S. (2011) High response rate and improvement of long-term survival with combined treatment modalities in patients with poor-risk primary thyroid diffuse large B-cell lymphoma: an International Extranodal Lymphoma Study Group and Intergruppo Italiano Linfomi study. Leuk Lymphoma 52:823–32

Mirallié E, Rigaud J, Mathonnet M, Gibelin H, Regenet N, Hamy A, Bretagnol F, de Calan L, Le Néel JC, Kraimps JL (2005) Management and prognosis of metastases to the thyroid gland. J Am Coll Surg 200: 203 - 207

Miiji LO, Nguyen GK (2005) Metastatic melanoma of the thyroid mimicking a papillary carcinoma on fine needle aspiration. Diagn Cytopathol 32:374–376

Mitra A, Fisher C, Rhys-Evans P, Harmer C (2004) Liposarcoma of the thyroid. Sarcoma 8:91–6

Mitsudo SM, Grajower MM, Balbi H et al. (1987) Malignant paraganglioma of the thyroid gland. Arch Pathol Lab Med 111:378–381

Morgen EK, Geddie W, Boerner S, Bailey D, Santos Gda C. (2010) The role of fine-needle aspiration in the diagnosis of thyroid lymphoma: a retrospective study of nine cases and review of published series. J Clin Pathol 63:129–33

Mortensen JD, Woolner LB, Bennett Wa (1956) Secondary malignant tumory of the thyroid gland. Cancer 9:306–310

Nakhjavani MK, Gharib H, Goellner JR, Heerden JA van (1997) Metastasis to the thyroid gland. A report of 43 cases. Cancer 79:574–578

Nielsen VT, Knudsen N, Holm IE (1986) Liposarcoma of the thyroid gland. Tumori 72:499–502

Onal C, Li YX, Miller RC, Poortmans P, Constantinou N, Weber DC, Atasoy BM, Igdem S, Ozsahin M, Ozyar E. (2010) Treatment results and prognostic factors in primary thyroid lymphoma patients: a rare cancer network study. Ann Oncol 22:156–64

Papotti M, Arrondini M, Tavaglione V, Veltri A, Volante M (2008) Diagnostic controversies in vascular proliferations of the thyroid gland. Endocr Pathol 19:175–83

Pupovac D (1896) Ein Fall von Teratoma Colli mit Veränderungen in den regionären Lymphdrüsen. Arch Klin Chir 53:59–67

Pyke CM, Grantt CS, Habermann TM et al. (1992) Non-Hodgkin's lymphoma of the thyroid: is more than biopsy necessary? World J Surg 16:604–608

Riedlinger WF, Lack EE, Robson CD, Rahbar R, Nosé V (2005) Primary thyroid teratomas in children: a report of 11 cases with a proposal of criteria for their diagnosis. Am J Surg Pathol 29:700–6

Rosa M, Toronczyk K (2010) Fine needle aspiration biopsy of three cases of squamous cell carcinoma presenting as a thyroid mass: cytological findings and differential diagnosis. Cytopathology. 28 Epub ahead of print

Rhatigan RM, Roque JL, Bucher RL (1977) Mucoepidermoid carcinoma of the thyroid gland. Cancer 39:210–249

Rhomberg W, Boehler E, Eiter H, Fritzsche H, Breitfellner G (2004) Treatment options for malignant haemangioendothelioma of the thyroid. In J Radiat Oncol Biol Phys 60:401–405

Saltykow S (1905) Über das gleichzeitige Vorkommen des Sarkoms und des Carcinomas in der Schilddrüse. Zentralbl Allg Pathol 12:561–570

Santeusanio G, Schiaroli S, Ortenzi A, Mulè A, Perrone G, Fadda G. (2008) Solitary fibrous tumour of thyroid: report of two cases with immunohistochemical features and literature review. Head Neck Pathol 2:231–5

Sarinah B, Hisham AN (2010) Primary lymphoma of the thyroid: diagnostic and therapeutic considerations. Asian J Surg 33:20–4

Schröder S, Bürck CD, Heer K de (1987) Metastasen in der Schilddrüse – Morphologie und Klinik von 25 sekundären Schilddrüsengeschwülsten. Langenbecks Arch Chir 370:25–35

Sheu SY, Grabellus F, Schwertheim S, Mann K, Ensinger C, Ofner D, Bockhorn M, Fuhrer D, Schmid KW (2009) COX-2 expression in highly aggressive thyroid malignancies - indication for a possible therapeutic option? Horm Metab Res 41:314–9

Shimaoka K, Sokal JE, Pickren JW (1962) Metastatic neoplasms in the thyroid gland: pathological and clinical findings. Cancer 15:557–562

Silverberg SG, Vidone RA (1966) Metastatic tumors in the thyroid. Pacific Med Surg 74:175–185

Skarsgard ED, Connors JM, Robins RE (1991) A current analysis of primary lymphoma of the thyroid. Arch Surg 126:1199–1204

Steele SR, Royer M, Brown TA et al. (2001) Mucoepidermoid carcinoma of the thyroid gland: suggested surgical approach. Am J Otolaryngol Head Neck Med Surg 26:138–141

Takayama F, Takashima S, Mastuba H, Kobayashi S, Ito N, Sone S (2001) MR imaging of primary leiomyosarcoma of the thyroid gland. Eur J Radiol 37:36–41

Thieblemont C, Mayer A, Dumonet C et al. (2002) Primary thyroid lymphoma is a heterogenous disease. J Clin Endocrinol Metab 87:105–111

Thompson LDR, Wenig BM, Adair CF, Heffess CS (1996) Peripheral Nerve Sheath tumors of the thyroid gland: a series of four cases and a review of the literature. Endocr Pathol 7:309–318

Thompson LDR, Wenig BM, Adair CF, Shmookler BM, Heffess CS (1997) Primary smooth muscle tumors of the thyroid gland. Cancer 79:579–587

Tsang RW, Brierlev JD, Asa SL, Sturgeon JF (2003) Malignant teratoma of the thyroid: Aggressive chemoradiation therapy is required after surgery. Thyroid 13:401–404

Wada N, Hirakawa S, Rino Y, Hasuo K, Kawachi K, Nakatani Y, Inui K, Takanashi Y. (2005) Solitary metachronous metastasis to the thyroid from renal clear cell carcinoma 19 years after nephrectomy. Surg Today 35:483–487

Wang TS, Ocal IT, Oxley K, Sosa JA (2008) Primary leiomyosarcoma of the thyroid gland. Thyroid 18:425–8

Widder S, Pasieka JL (2004) Primary thyroid lymphomas. Curr Treat Opin Oncol 5:301–313

Willis RA (1931) Metastatic tumors in the thyroid gland. Am J Pathol 7:187–208

Zhou XH (2002) Primary squamous cell carcinoma of the thyroid. EJSO 28:42–45

Literatur zu Kap. 2.10.1 bis 2.10.5

Amino N, Mori H, Iwatani Y et al. (1982) High prevalence of transient postpartum thyrotoxicosis and hypothyroidism. N Engl J Med 306:849–852

Badenhoop K, Schwarz G, Walfish PG et al. (1990) Susceptibility to thyroid autoimmune disease: molecular analysis of HLA-D region genes identifies new markers for goitrous Hashimoto's thyroiditis. J Clin Endocrinol Metab 71:1131–1137

Berger SA, Zonzein J, Villamena P, Mittman N (1983) Infectious diseases of the thyroid gland. Rev Infect Dis 5:108–122

Brander A (1992) Ultrasound appearances in de Quervain's subacute thyroiditis with longterm follow-up. J Intern Med 232:321–325

Bruin TWA de, Rieckhoff FPM, DeBoer JJ (1990) An outbreak of thyrotoxicosis due to atypical subacute thyroiditis. J Clin Endocrinol Metab 70:396–402

Dayan CM, Daniels GH (1996) Chronic autoimmune thyroiditis. N Engl J Med 335:99–107

DeGroot LJ, Quintans J (1990) The causes of autoimmune thyroid disease. Endocr Rev 10:537–562

Desailloud R, Hober D (2009) Viruses and thyroiditis: an update. Virol J 12:6:5

Duntas LH (2010) Selenium and the thyroid: a close-knit connection. J Clin Endocrinol Metab 95:5180–5188

Erdem N, Erdogan M, Ozbek M, Karadeniz M, Cetinkalp S, Ozgen AG, Saygili F, Yilmaz C, Tuzun M, Kabalak TJ (2007) Demographic and clinical features of patients with subacute thyroiditis: results of 169 patients from a single university center in Turkey. Endocrinol Invest 30:546–550

Fatourechi V, Aniszewski JP, Fatourechi GZ, Atkinson EJ, Jacobsen SJ (2003) Clinical features and outcome of subacute thyroiditis in an incidence cohort: Olmsted County, Minnesota, study. J Clin Endocrinol Metab 88:2100–2105

Feldkamp J (2009) Autoimmunthyreoiditis. Diagnose und Therapie. Dtsch Med Wochenschr 134:2504–2509

Glinoer D, Riahi M, Grün JP (1994) Risk of subclinical hypothyroidism in pregnant women with asymptomatic autoimmune thyroid disorders. J Clin Endocrinol Metab 79:197–204

Gutekunst R, Hafermann W, Mansky T, Scriba PC (1989) Ultrasonography related to clinical and laboratory findings in lymphocytic thyroiditis. Acta Endocrinol 121:129–135

Hay ID (1985) Thyroiditis: a clinical update. Mayo Clin Proc 60:836–843

Heller J, Musiolik J, Homrighausen A, Sauerbruch T, Spengler U (1996) Vorkommen und Bedeutung von Autoantikörpern im Rahmen der Interferontherapie der chronischen Hepatitis C. Dtsch Med Wochenschr 121:1179–1183

Heufelder A, Hay ID (1994) Evidence for autoimmune mechanisms in the evolution of invasive fibrous thyroiditis (Riedel's struma). J Clin Invest 72:788–793

Hollowell JG, Staehling NW, Flanders D et al. (2002) Serum TSH, T4, and Thyroid Autoantibodies in the United States Population (1988 to 1994): National Health and Nutrition Examination Survey (NHANES III). J Clin Endocrinol Metab 87:489–499

Klein I, Levey GS (1982) Silent thyrotoxic thyroiditis. Ann Intern Med 96:242–244

Lazarus JH (2005) Thyroid disorders associated with pregnancy: etiology, diagnosis, and management. Treat Endocrinol 4(1):31–41. Review

Lio S, Pontocorvi A, Caruso M et al. (1984) Transitory subclinical and permanent hypothyroidism in the course of subacute thyroiditis (de Quervain). Acta Endocrinol 106:67–70

Marazuela M, Garcia-Buey L, Gonzalez-Fernandez B et al.(1996) Thyroid autoimmune disorders in patients with chronic hepatitis C before and during interferon-α-therapy. Clin Endocrinol (Oxf) 44:635–642

Mittra ES, McDougall IR (2007) Recurrent silent thyroiditis: a report of four patients and review of the literature. Thyroid 17:671–675

Masuoka H, Miyauchi A, Tomoda C, Inoue H, Takamura Y, Ito Y, Kobayashi K, Miya A (2011) Imaging studies in sixty patients with acute suppurative thyroiditis. Thyroid 21:1075–1080

Nikolai TF, Coombs GJ, McKenzie AK et al. (1982) Treatment of lymphocytic thyroiditis with spontaneously resolving hyperthyroidism (silent thyroiditis). Arch Int Med 142:2281–2283

Nishihara E, Ohye H, Amino N, Takata K, Arishima T, Kudo T, Ito M, Kubota S, Fukata S, Miyauchi A (2008) Clinical characteristics of 852 patients with subacute thyroiditis before treatment. Intern Med 47:725–729

Othman S, Phillips DI, Parkes AB et al. (1990) A long-term follow-up of postpartum thyroiditis. Clin Endocrinol (Oxf) 32:559–564

Paes JE, Burman KD, Cohen J, Franklyn J, McHenry CR, Shoham S, Kloos RT (2010) Acute bacterial suppurative thyroiditis: a clinical review and expert opinion. Thyroid 20:247–255

Peter SA (1992) Painful subacute thyroiditis (de Quervain's thyroiditis). J Natl Med Assoc 84:877–879

Quaratino S, Badami E, Pang YY et al. (2004) Degenerative self-reactive human T-cell receptor causes spontaneous autoimmune disease in mice. Nat Med 10:929–926

Rapoport B (1991) Pathophysiology of Hashimoto's thyroiditis and hypothyroidism. Ann Rev Med 42:91–96

Scherbaum WA, Paschke R (1995) Bedeutung der Schilddrüsenantikörper für Diagnostik und Verlaufsbeurteilung von Schilddrüsenerkrankungen. Internist 36:303–309

Schott M, Scherbaum WA, Morgenthaler NG (2005) TSH-receptor autoantibodies in Graves' disease. Trends Endocrinol Metab 6:243–248

Szabo SM, Allen DB (1989) Thyroiditis. Differentiation of acute suppurative and subacute. Case report and review of the literature. Clin Pediatr 28:171–174

Takasu N, Komiya I, Asawa T, Nagasawa Y, Yamada T (1990) Test for recovery from hypothyroidism during thyroxine therapy in Hashimoto's thyroiditis. Lancet 336:1084–1086

Tomer Y, Davies TF (1993) Infection, thyroid disease, and autoimmunity. Endocr Rev 14:107–120

Tunbridge WM, Brewis M, French JM et al. (1981) Natural history of autoimmune thyroiditis. BMJ 282:258–262

Volpé R (1993) The management of subacute (de Quervain's) thyroiditis. Thyroid 3:253–255

Literatur zu Kap. 2.10.6

Bogazzi F, Bartalena L, Martino E (2010) Approach to the patient with amiodarone-induced thyrotoxicosis. J Clin Endocrinol Metab 95(6):2529–35

Diggins B, Diaz-Cano SJ, Schulte KM (submitted) Campylobacter jejuni as a Cause of Acute Suppurative Thyroiditis, on a Background of SLE-related End Stage Renal Failure and CMV viraemia: A Case Report and Review of the Literature Thyroid

Duininck TM, van Heerden JA, Fatourechi V, Curlee KJ, Farley DR, Thompson GB, Grant CS, Lloyd RV (2002) de Quervain's thyroiditis: surgical experience. Endocr Pract 8:255–258

Graff-Baker A, Roman SA, Thomas DC, Udelsman R, Sosa JA (2009) Prognosis of primary thyroid lymphoma: demographic, clinical, and pathologic predictors of survival in 1,408 cases. Surgery 146(6):1105–15

McManus C, Luo J, Sippel R, Chen H (2011) Should Patients with Symptomatic Hashimoto's Thyroiditis Pursue Surgery? J Surg Res. Feb 20. [Epub ahead of print]

Okayasu I, Fujiwara M, Hara Y, Tanaka Y, Rose NR (1995) Association of chronic lymphocytic thyroiditis and thyroid papillary carcinoma. A study of surgical cases among Japanese, white and African. Cancer 76:2312–2318

Paes JE, Burman KD, Cohen J, Franklyn J, McHenry CR, Shoham S, Kloos RT (2010) Acute bacterial suppurative thyroiditis: A clinical review and expert opinion. Thyroid 20(3):247–255

Shih ML, Lee JA, Hsieh CB, Yu JC, Liu HD, Kebebew E, Clark OH, Duh QY (2008) Thyroidectomy for Hashimoto's thyroiditis: complications and associated cancers. Thyroid 18(7):729–34

Takami H, Kozokai M (1994) Tuberculous thyroiditis: report of a case with a review of the literature. Endocr J 41:743–747

Nebenschilddrüsen

A. Bergenfelz, E. Blind, Th. Clerici, M. Dietel, C. Franzius, M. Gotthardt, E. Karakas, K. Lorenz, B. Niederle, M.B. Niederle, T. Schilling, K. Schlosser, R. Schneider, M. Rothmund, H.J. Wagner, D. Weismann, A. Zielke

J. R. Siewert, M. Rothmund, V. Schumpelick, Praxis der Viszeralchirurgie,
DOI 10.1007/978-3-642-14285-7_3, © Springer-Verlag Berlin Heidelberg 2013

3.1 Pathophysiologie

T. Schilling

Die Nebenschilddrüsen stellen das Serumkalzium im Sinne einer „biologischen Konstante" ein. Mittels der raschen Anpassung der Parathormonsekretion justieren sie das Serumkalzium auf einen Sollwert. Jede Abweichung des Serumkalziums nach oben oder nach unten zeigt eine Fehlfunktion dieses Regelkreises an und bedarf einer Abklärung. Die Beurteilung dieses Regelkreises ist nur durch eine gleichzeitige Bestimmung des Parathormons und des Serumkalziums möglich. Beim primären und tertiären Hyperparathyreoidismus kommt es durch eine Übersekretion von Parathormon (PTH) zu einer Hyperkalzämie, beim sekundären Hyperparathyreoidismus versuchen die Nebenschilddrüsen, durch eine Erhöhung der PTH-Sekretion einen Kalzium oder Vitamin-D-Mangel auszugleichen – hier ist das Serumkalzium erniedrigt.

3.1.1 Regulation des Kalziumhaushaltes

Das Serumkalzium wird von den Nebenschilddrüsen konstant zwischen 2,2 und 2,6 mmol/l einreguliert. Hierbei lassen die Nebenschilddrüsen nur Schwankungen von unter 0,025 mmol/l zu. Dies ist notwendig, da Kalzium eine wichtige physiologische Rolle bei folgenden Vorgängen hat:

- Muskelkontraktion
- Nervenerregungsleitung
- Zellstoffwechsel
- Second messenger
- Gerinnung

Die Kalziumhomöostase funktioniert nach einem einfachen Prinzip. Sie wird von 4 Organen, der Nebenschilddrüse, dem Darm, dem Knochen und der Niere, geregelt. Hierbei haben die Organe folgende Funktion:

- Nebenschilddrüse = Regulation
- Darm = Aufnahme
- Knochen = Speicher
- Niere = Ausscheidung

Die physiologisch beteiligten Hormone sind hierbei Parathormon und sekundär das von der Niere gebildete 1,25-Dihydroxy-Vitamin-D_3-Hormon. ◘ Abb. 3.1 stellt den physiologischen Regelkreis der Kalziumhomöostase dar.

Serumkalzium wird als biologische Konstante durch eine kontinuierliche Anpassung der Parathormonsekretion der Nebenschilddrüsen eingestellt.

3.1.2 Parathormon

Parathormon (PTH) ist ein einkettiges Polypeptid aus 84 Aminosäuren. Es wird im Organismus nur von den Nebenschilddrüsen gebildet und bedarfsgerecht sezerniert. Dabei spielt der **„Calcium-sensing"-Rezeptor** (CaSR) der Nebenschilddrüsen eine entscheidende Rolle. Die Halbwertszeit von PTH ist sehr kurz; sie beträgt nur ca. 4 min; spätestens bei der Passage durch die Leber wird das biologisch sehr wirksame intakte PTH in mehrere inaktive PTH-Fragmente gespalten. Nur durch diese kurze Halbwertszeit ist es für die Nebenschilddrüsen möglich, das Serumkalzium so genau einzustellen. Wie in ◘ Abb. 3.1 zu sehen, hat das intakte Parathormon 2 Zielorgane:

- **Knochen**: Hier führt PTH zu einer raschen und quantitativ bedeutenden Freisetzung von Kalzium **und** Phosphat.
- **Niere**: Hier führt PTH
  - zu einer vermehrten Phosphatausscheidung,
  - zu einer Stimulation der 1-α-Hydroxylase (Bildung von 1,25-Dihydroxy-Vitamin D_3),
  - zu einer vermehrten Kalziumrückresorption aus dem Harn (die jedoch quantitativ nicht so bedeutend ist).

Sehr wichtig für den Organismus ist die phosphaturische Wirkung von Parathormon: dadurch wird verhindert, dass das freigesetzte Kalzium und Phosphat aus dem Knochen sich an Weichteilen des Organismus wieder verbindet und es zu Verkalkungen kommt.

3.1.3 Regulation der Parathormonsekretion

Wie in ◘ Abb. 3.1 dargestellt ist die Konzentration des Serumkalziums die wichtigste Stellgröße für die PTH-Sekretion der Nebenschilddrüsen. Daneben wird die PTH-Sekretion jedoch auch noch durch 1,25-Dihydroxy-Vitamin D_3 und Phosphat beeinflusst. Zusammenfassend wird die PTH-Sekretion also durch die folgenden 3 Faktoren beeinflusst:

- **Kalzium (Ca^{2+})**: eine Erniedrigung steigert die PTH-Sekretion
- **Phosphat (PO_4)**: eine Erhöhung steigert die PTH-Sekretion
- **1,25-Dihydroxy-Vitamin D_3** ($1{,}25(OH)_2D_3$): eine Erniedrigung steigert die PTH-Sekretion

Bei der chronischen Niereninsuffizienz sind neben dem niedrigen Kalzium pathophysiologisch vor allem die Hyperphosphatämie und das verminderte 1,25-Dihydroxy-Vitamin-D_3-Hormon für die vermehrte Parathor-

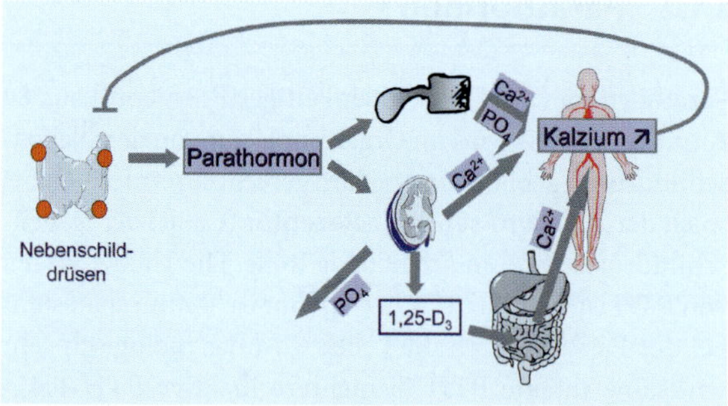

Abb. 3.1 Regulation der Kalziumhomöostase. Parathormon löst Kalzium und Phosphat aus dem Knochen und führt an der Niere zu einer vermehrten Kalziumrückresorption und zu einer verstärkten Phosphatausscheidung. Weiterhin stimuliert es in der Niere die 1-α-Hydroxylase zur Bildung des 1,25-Dihydroxy-Vitamin-D_3-Hormons. Das 1,25-Dihydroxy-Vitamin-D_3-Hormon führt zu einer Steigerung der Kalziumresorption aus dem Darm. Alle Mechanismen tragen zu einer Erhöhung des Serumkalziums bei. Das gestiegene Serumkalzium hemmt die Parathormonsekretion: der Regelkreis ist geschlossen

monsekretion des sekundären Hyperparathyreoidismus verantwortlich.

Die Parathormonsekretion wird minütlich geändert. Eine alleinige Parathormonbestimmung hat deshalb keinen Sinn: Nur die gleichzeitige Bestimmung des Serumkalziums lässt eine diagnostische Beurteilung des Regelkreises zu.

3.1.4 1,25-Dihydroxy-Vitamin-D_3-Hormon

Vitamin D_3 (Cholecalciferol), die Vorstufe zum 1,25-Dihydroxy-Vtamin-D_3-Hormon, wird durch die Nahrung aufgenommen oder in der Haut unter UV-Bestrahlung gebildet. In der Leber findet eine erste Hydroxylierung durch die 25-Hydroxylase zu 25-Hydroxyvitamin D_3 statt. Erst durch eine zweite Hydroxylierung durch die 1-α-Hydroxylase der Niere wird daraus das aktive Vitamin-D-Hormon, das 1,25-Dihydroxy-Vitamin D_3. Die 1-α-Hydroxylierung stellt hierbei das Nadelöhr dar: die 1-α-Hydroxylase ist bereits bei einer geringen Niereninsuffizienz in der Kapazität beeinträchtigt. Die 1-α-Hydroxylase der Niere steht unter der Kontrolle von PTH und wird durch PTH stimuliert. PTH sorgt somit über das 1,25-Dihydroxy-Vitamin-D_3-Hormon zu einer Steigerung der Kalziumaufnahme aus dem Darm.

3.1.5 Kalzitonin

Kalzitonin spielt beim Kalziumstoffwechsel in vivo keine Rolle. Die noch immer verbreitete Meinung, dass Kalzitonin „Gegenspieler" von Parathormon sei, und das Serumkalzium senke, ist in vivo falsch. So führt eine Übersekretion von Kalzitonin, wie sie z. B. beim medullären Schilddrüsenkarzinom auftritt, nicht zu einer Änderung des Serumkalziumspiegels, d. h. Kalzitonin spielt pathophysiologisch keine Rolle beim Kalziumstoffwechsel.

3.1.6 „Parathormon-related"-Protein

„Parathormon-related"-Protein (PTHrP) ist ein Polypeptid und spielt eine wichtige Rolle bei der Tumorhyperkalzämie. PTHrP ist ein Zytokin und parakriner Wachstumsfaktor der das Tumorwachstum fördert. Physiologisch spielt PTHrP während der Embryogenese eine wichtige Rolle bei Wachstum und Differenzierung von Zellen. Vor allem bei soliden Tumoren (Mamma, Lunge, Niere, Urogenitalkarzinom, Kopf- und Halskarzinom) wird es manchmal in großen Mengen sezerniert und kann ins Blut gelangen. PTHrP ist am N-terminalen Ende dem PTH ähnlich und bindet wie dieses an den Parathormonrezeptor, wo es die gleichen Effekte wie PTH auslöst. Es kommt dadurch zu einer Hyperkalzämie. Diese beruht auf dem gleichen pathophysiologischen Mechanismus wie beim primären Hyperparathyreoidismus. Der wesentliche Unterschied zum primären Hyperparathyreoidismus ist, dass bei der Tumorhyperkalzämie das intakte Parathormon eindeutig supprimiert ist.

3.1.7 Einteilung der Kalziumstoffwechselstörungen

Wichtigste Zielgröße für den Organismus ist die Höhe des Serumkalziums. Es ist deshalb sinnvoll die Einteilung, Diagnostik und Differenzialdiagnostik der Kalziumstoffwechselstörungen von der Art der Kalziumstörung, der Hyperkalzämie und der Hypokalzämie, abhängig zu machen.

Hyperkalzämie Häufigste Ursachen sind der primäre Hyperparathyreoidismus und die Tumorhyperkalzämie, die zusammen ca. 80 % ausmachen. Andere Ursachen sind seltener.

Hypokalzämie Die wichtigsten Ursachen einer Hypokalzämie sind der Hypoparathyreoidismus, die chronische Niereninsuffizienz und der Vitamin-D-Mangel (Osteomalazie im Erwachsenenalter, Rachitis im Kindesalter).

Jede Erhöhung oder Erniedrigung des Serumkalziums hat eine krankhafte Ursache und bedarf einer differenzialdiagnostischen Abklärung.

Differenzialdiagnose der Hyperkalzämie (nach Schipani et al. 1996)

- **Tumorhyperkalzämie** (paraneoplastisch)
  - Solide Tumoren
    - Lungenkarzinom (30 % der Tumorhyperkalzämie, vermutete Ätiologie: PTHrP, seltener Zytokine)
    - Mammakarzinom (23 %, PTHrP, seltener Zytokine)
    - Urogenitalkarzinom (12 %, PTHrP, seltener Zytokine)
    - Kopf- und Halskarzinom (6 %, PTHrP, seltener Zytokine)
  - Hämatologische Malignome (1,2 %)
    - Multiples Myelom (3,2 %, Zytokine wie TNF, IL-6 etc.)
    - Non-Hodgkin-Lymphom (1 %, 1,25-Dihydroxy-Vitamin D_3)
    - Leukämie (1,3 %, unklare Ätiologie) Hodgkin-Lymphom (0,5 %, 1,25-Dihydroxy-Vitamin D_3)
- Primärer **Hyperparathyreoidismus** und tertiärer Hyperparathyreoidismus
- **Andere Ursachen**
  - Hyperthyreose
  - Sarkoidose (durch 1,25-Dihydroxy-Vitamin D_3)
  - Medikamente
  - Vitamin D
  - Thiaziddiuretika
  - Lithium
  - Östrogene, Antiöstrogene
  - Androgene (Mammakarzinomtherapie)
  - Vitamin A
  - Aluminiumintoxikation (chronische Niereninsuffizienz)
  - Azetylsalizylsäure
  - Theophyllin
  - Immobilisation
- **Selten**
  - Phäochromozytom (malignes durch PTHrP-Sekretion)
  - Familiäre hypokalziurische Hyperkalzämie
  - Granulomatosen (durch 1,25-Dihydroxy-Vitamin D_3)
  - Tuberkulose u. a.
  - Milchalkalisyndrom
  - Hypophosphatasie (bei der perinatalen und infantilen Form)
  - AIDS
  - Jansen's metaphysale Chondrodyplasie (aktivierende Mutation des PTH-Rezeptors)

Differenzialdiagnose der Hypokalzämie

- Verschiedene Formen des Hypoparathyreoidismus
- Verschiedene Formen des Pseudohypoparathyreoidismus
- Kalziummangel
  - Mangelernährung
  - Malabsorption/Maldigestion
- Vitamin-D-Mangel (Rachitis/Osteomalazie)
  - Mangelernährung
  - Mangelnde Sonnenlichtexposition
  - Malabsorption
  - Vitamin-D-Katabolismus durch Antiepileptika
  - Vitamin-D-abhängige Rachitis Typ I (1-α-Hydroxylasemangel)
- Vitamin-D-Resistenz
  - Vitamin-D-abhängige Rachitis Typ II (Vitamin-D-Endorganresistenz)
- Medikamente
  - Antiepileptika
  - Bisphosphonate, Phosphat
  - Colchicin-Überdosierung
- Chronische Niereninsuffizienz
- Hypoproteinämie
- Hypomagnesiämie
- Akute Pankreatitis
- Oft bei Intensivpatienten (unklare Ätiologie)

3.1.8 Formen des Hyperparathyreoidismus

Pathophysiologisch wird zwischen einem primären, sekundären und tertiären Hyperparathyreoidismus unterschieden. Die alleinige Angabe „Hyperparathyreoidismus" beschreibt lediglich eine Erhöhung des Parathormons und hat per se keinen Krankheitswert. Die alleinige Bezeichnung „Hyperparathyreoidismus" ohne Nennung der Art der Erhöhung „primär", „sekundär" oder „tertiär" sollte im klinischen Alltag vermieden werden.

Primärer Hyperparathyreoidismus

Der Begriff primärer Hyperparathyreoidismus beschreibt eine funktionelle Übersekretion von PTH. Sie führt zu einer Hyperkalzämie. Pathophysiologisch liegt die Krankheitsursache in den Nebenschilddrüsen. Eine funktionelle Übersekretion von PTH durch die Nebenschilddrüsen ist die Ursache der Erkrankung. Am häufigsten liegt ein **solitäres Nebenschilddrüsenadenom** vor: Hier hat sich sporadisch ein Adenom in einem der 4 Nebenschilddrüsen gebildet. Eine maligne Entartung zu einem Nebenschilddrüsenkarzinom ist dabei äußerst selten.

Davon abzugrenzen sind familiäre, vererbbare Formen, des primären Hyperparathyreoidismus: hier kommt es genetisch bedingt zum Auftreten von Nebenschilddrüsentumoren, meist Hyperplasien, in allen 4 Nebenschilddrüsen. **Familiäre Formen** des primären Hyperparathyreoidismus sind:

- Multiple endokrine Neoplasie Typ 1 (MEN 1)
- Multiple endokrine Neoplasie Typ 2 (MEN 2)
- Familiärer Hyperparathyreoidismus (fHPT)
- Hyperparathyreoidismus-Kiefertumor-Syndrom („hyperparathyroidism jaw tumor syndrome"; HPT-JT)

Alle Formen werden autosomal-dominant vererbt. Bei den multiplen endokrinen Neoplasien treten Adenome und/oder Karzinome in weiteren endokrinen Organen auf (bei der MEN 1: Pankreas, Hypophyse, Nebenniere; bei der MEN 2: medulläres Schilddrüsenkarzinom, Phäochromozytom). Beim HPT-JT-Syndrom kommen ossifizierende Fibrome der Mandibula, renale Zysten, Hamartome und Wilms-Tumoren vor. Der primäre HPT entwickelt sich beim HPT-JT in den ersten 20 Lebensjahren mit multiplen zum Teil zystischen Epithelkörperchenadenomen und der Gefahr von Nebenschilddrüsenkarzinomen (▶ Abschn. 3.3.9).

Sekundärer Hyperparathyreoidismus (▶ Abschn. 3.5)

Entgegen dem primären HPT mit hohem Serumkalzium ist beim sekundären HPT das Serumkalzium niedrig oder niedrig normal. Um die Hypokalzämie auszugleichen, wird von den Nebenschilddrüsen vermehrt PTH sezerniert. Durch diese chronisch vermehrte PTH-Sekretion wird Kalzium im Wesentlichen aus dem Knochen, dem Kalziumspeicher, mobilisiert. Dieser Pathomechanismus führt über kurz oder lang zur Osteomalazie oder Osteoporose. Neben einem zu niedrigen Serumkalzium führen auch ein niedriger Serumspiegel von 1,25-Dihydroxy-Vitamin D_3 und ein erhöhtes Serumphosphat zu einer Stimulation der PTH-Sekretion. Alle diese Bedingungen kommen bei der chronischen Niereninsuffizienz zusammen, nämlich:

- 1,25-Dihydroxy-Vitamin D_3-Hormonmangel: durch verminderte 1-α-Hydroxylaseaktivität
- Hypokalzämie: als Folge des 1,25-Dihydroxy-Vitamin-D_3-Hormonmangels
- Hyperphosphatämie: im weiteren Verlauf der Niereninsuffizienz durch Phosphatretention

Dies führt zu einer ständigen Stimulation der PTH-Sekretion. Es kommt zu einem Wachstumsreiz aller Nebenschilddrüsen, zu einer Nebenschilddrüsenhyperplasie. Schließlich kann es im Verlauf der Erkrankung zu einer Autonomisierung dieser hyperplastischen Nebenschilddrüsen kommen, es wird mehr PTH als notwendig sezerniert und das Serumkalzium steigt. Aus dem sekundären Hyperparathyreoidismus wird langsam ein tertiärer Hyperparathyreoidismus, der wie der primäre Hyperparathyreoidismus durch eine Hyperkalzämie charakterisiert ist.

Die chronische Niereninsuffizienz ist die häufigste und wichtigste Ursache des sekundären HPT. Vor allem im englischsprachigen Raum wird oft das Synonym „renaler Hyperparathyreoidismus" dafür benutzt.

Tertiärer Hyperparathyreoidismus

Der tertiäre Hyperparathyreoidismus ist pathophysiologisch als primärer Hyperparathyreoidismus zu verstehen, der jedoch aus einem sekundären HPT entstanden ist. Im Gegensatz zum sporadischen primären Hyperparathyreoidismus sind beim tertiären HPT jedoch alle Nebenschilddrüsen hyperplastisch/adenomatös verändert. Auch hier wird häufig das Synonym renaler Hyperparathyreoidismus benutzt. Der renale Hyperparathyreoidismus führt zu einer Reihe von Komplikationen, vor allem am Knochen, und muss deshalb oft operiert werden. Operationsprinzip ist eine fast vollständige Resektion des Nebenschilddrüsengewebes. In der englischsprachigen Literatur wird als „tertiärer" Hyperparathyreoidismus die hyperkalzämische Erkrankung nach Nierentransplantation bezeichnet.

3.1.9 Familiäre hypokalziurische Hyperkalzämie

Die familiäre hypokalziurische Hyperkalzämie (FHH) stellt eine wichtige Differenzialdiagnose zum primären Hyperparathyreoidismus dar und muss vor jeder Operation eines primären HPT ausgeschlossen werden (◘ Tab. 3.1).

Ursache dieser autosomal-dominant vererbbaren Störung sind Keimbahnmutationen im „Calcium-sensing-Rezeptor" (CaSR) der Nebenschilddrüse. Patienten mit FHH haben seit Geburt eine asymptomatische Hyperkalzämie. Eine Resektion der Nebenschilddrüsen führt nicht zu einer Normalisierung des Serumkalziumspiegels. Ursache ist eine „Set-point"-Verstellung der physiologischen inversen Regulation von Kalzium und PTH durch den CaSR auf ein höheres Niveau, d. h. erst bei höheren Kalziumspiegeln kommt es zu einer Suppression von PTH. Laborchemisch (anhand des Serumkalzium und PTH) lassen sich deshalb Patienten mit FHH nicht von Patienten mit pHPT unterscheiden (▶ Abschn. 3.4.2). Der einzige Unterschied zum pHPT ist die niedrige Kalziumausscheidung bei der FHH. Häufig wird die Diagnose erst postoperativ bei Persistenz der Hyperkalzämie diskutiert, deshalb sollte bei allen Patienten mit Verdacht auf pHPT die Kalziumausscheidung bereits präoperativ überprüft werden. Patienten mit einer FHH entwickeln keine Hy-

Tab. 3.1 Differenzialdiagnostische Unterscheidung des primären Hyperparathyreoidismus (pHPT) von der familiären hypokalziurischen Hyperkalzämie (FHH)

	pHPT	FHH
Serumkalzium	>2,6 mmol/l	2,6 bis ≈2,9 mmol/l
PTH	Mäßig bis stark erhöht	Mäßig erhöht, bei sekundärem HPT auch stark
Serumphosphat	Stark erniedrigt	Nur leicht erniedrigt
Serummagnesium	Unterer Normbereich	Oberer Normbereich
Quotient Kalzium-Clearance/Kreatinin-Clearance	>≈0,02	<≈0,01 (in 80 % der FHH)
Symptome	Symptome des pHPT	In der Regel keine Symptome
Genetische Keimbahnuntersuchung	Keine Mutation	„Calcium-sensing"-Rezepto-Mutation ist beweisend

perkalzämiesymptome, sind asymptomatisch und bedürfen keiner operativen Therapie.

Die FHH lässt sich anhand von Serumkalzium und PTH nicht vom pHPT unterscheiden. Diskriminierend ist die Kalziumkonzentration im Urin.

Bei FHH darf nicht parathyreoidektomiert werden. Eine Normalisierung des Kalziumstoffwechsels wird dadurch nicht erreicht.

3.2 Chirurgische Anatomie

M. Rothmund

Unter chirurgischer Anatomie ist die Zusammenfassung der Kenntnisse über die Entwicklungsgeschichte, topographische Anatomie und makroskopische Pathologie der Nebenschilddrüsen zu verstehen. Sie ist zur erfolgreichen Durchführung eines operativen Eingriffs an diesen Organen von elementarer Bedeutung, um den Chirurgen nicht an der bekanntermaßen variablen Zahl und Lage der Nebenschilddrüsen und ihrer Tumoren scheitern zu lassen. Form, Größe und Lage der Nebenschilddrüsen folgen bestimmten Charakteristika und Gesetzmäßigkeiten.. Ihre Kenntnis ist Grundlage für den Erfolg einer Operation wegen eines primären oder sekundären HPT. Fehlende Kenntnisse auf diesem Gebiet können auf keinen Fall durch noch so aufwendige radiologische Lokalisationsmaßnahmen kompensiert werden. Es gilt der Satz von John Doppman, einem der erfahrensten Radiologen auf dem Gebiet der Nebenschilddrüsenlokalisationsdiagnostik: „Das wichtigste lokalisationsdiagnostische Verfahren bei der Behandlung des Hyperparathyreoidismus ist die Lokalisation eines erfahrenen Chirurgen." Nicht jeder Chirurg kann erfahren sein, und keiner war es von Anfang an, aber belesen kann er sein; dies zur Ermunterung für das folgende Kapitel.

3.2.1 Entwicklungsgeschichte

In Abb. 3.2 ist die entwicklungsgeschichtliche Wanderung der Nebenschilddrüsen dargestellt.

Die Nebenschilddrüsen entstehen aus einer Aussprossung der 3. und 4. Schlundtasche des primitiven Vorderdarms. Beide Schlundtaschen, die dem Entoderm zuzuordnen sind, entwickeln in der 4. und 5. Embryonalwoche paarige ventrale und dorsale Aussackungen. Die dorsalen Aussackungen enthalten epitheliale (ektodermale) Zellen, aus denen sich die Nebenschilddrüsen entwickeln (Bargmann 1939; Altenähr 1980). Der zweite gebräuchliche Name für diese Drüsen, „Epithelkörperchen", leitet sich von dieser embryologischen Besonderheit ab. Hierdurch würde auch die noch nicht ganz geklärte Zugehörigkeit der Nebenschilddrüsen zum System der neuroendokrinen Zellen verständlich.

Die **oberen Nebenschilddrüsen** stammen aus den dorsalen Aussprossungen der **4. Schlundtasche**. Im Laufe des Embryonalstadiums legen sie nur einen kurzen Weg nach kaudal zurück und sind schon beim Kleinkind dorsal des oberen Schilddrüsendrittels zu finden. Obwohl in der Literatur meist zu lesen ist, dass aus den ventralen Aussprossungen der 4. Schlundtasche die lateralen Randteile der Schilddrüse **entstehen**, ist dies nicht ganz geklärt. Möglicherweise gehen hiervon rudimentäre Thymusdrüsen aus, die nach dem Embryonalstadium verkümmern, oder auch der ultimobranchiale Körper, möglicherweise auch die laterale Schilddrüsenanlage. Die letztgenannte Variante erklärt auch, warum die parafollikulären Zellen (C-Zellen), die mit dem Gewebe der ventralen Aussprossungen wandern, sich später in den posterioren Abschnitten der Schilddrüse wiederfinden (Thompson 1986).

Die **unteren Nebenschilddrüsen** entwickeln sich aus den dorsalen Abschnitten der **3. Schlundtasche**. Sie überholen während ihrer embryonalen Entwicklung die aus der 4. Schlundtasche stammenden oberen Nebenschilddrüsen und finden sich häufig dorsal des unteren Schilddrüsendrittels oder in naher Beziehung zur Thymusdrüse, die sich paarig aus der ventralen Anlage der 3. Schlundtasche, also der gleichen wie die unteren Nebenschilddrüsen, entwickelt. Wahrscheinlich ist die ausgedehnte Migration der unteren Nebenschilddrüsen im Embryonalstadium Ursache für ihre variablere Lage gegenüber der mehr konstanten der oberen. Auch die Tatsache, dass die unteren Nebenschilddrüsen oberhalb der oberen Nebenschilddrüsen liegen können, findet ihre Erklärung dadurch, dass die Migration der unteren Nebenschilddrüse von der 3. Schlundtasche aus in die normale Position aus nicht näher bekannten Gründen unterbleiben kann. Es handelt sich dann um „nicht deszendierte" untere Nebenschilddrüsen, die meist nach längerer Suche oberhalb des oberen Schilddrüsenpols gefunden werden (Edis et al. 1979; Akerström et al. 1984).

Der gemeinsame Ursprung der unteren Nebenschilddrüsen und der Thymusdrüsen aus der dorsalen bzw. ventralen Aussprossung der 3. Schlundtasche führt, obwohl beide anatomischen Strukturen üblicherweise getrennt voneinander vorzufinden sind, häufig zu einer gemeinsamen topographischen Beziehung. Etwa 20–40 % der unteren Nebenschilddrüsen liegen in naher Beziehung zur Thymusdrüse (meist in den Gefäßstrukturen zwischen dem unteren Schilddrüsenpol und der Thymuszunge, dem sog. Ligamentum thyreothymicum) oder in der Thymusdrüse selbst, hier häufiger kranial in den Thymuszungen, seltener tiefer in den intramediastinalen Anteilen der Thymusdrüse. Selten sind untere Nebenschilddrüsen im vorderen Mediastinum unabhängig von der Thymusdrüse zu finden. Sie sitzen dann entweder der Pleura oder dem Perikard auf oder können – extrem selten – nach intraperikardial oder in das aortopulmonale Fenster verschleppt sein (Thompson 1986).

3.2.2 Makroskopische Anatomie der normalen Nebenschilddrüsen

Die häufigste Situation, die bei einer Halsexploration wegen eines primären Hyperparathyreoidismus (pHPT) angetroffen wird, ist die eines solitären Adenoms. Meist ist es leicht, den Nebenschilddrüsentumor zu finden, schwerer ist jedoch die Identifikation der übrigen 3 normal großen Nebenschilddrüsen. Sie ist jedoch bei bilateraler Halsexploration und fehlender Erfolgskontrolle durch eine Schnellbestimmung von Parathormon (quickPTH) notwendig, um den präoperativ nie sicher bekannten Befund eines solitären Adenoms zu bestätigen. Obwohl die normalen Nebenschilddrüsen bezüglich ihrer Größe, Form, Konsistenz, Farbe und bezüglich ihres Gewichts variabel

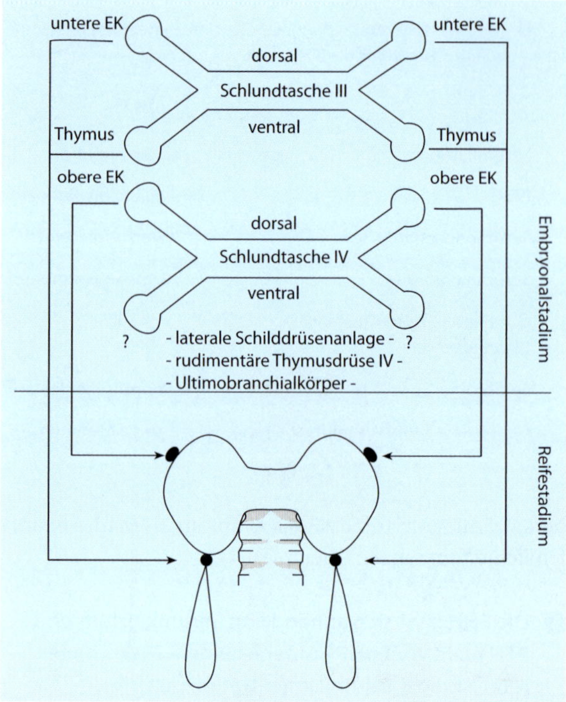

Abb. 3.2 Schematische Darstellung der entwicklungsgeschichtlichen Wanderung der Nebenschilddrüsen

sind (Abb. 3.3b), ermöglicht es die Beurteilung der genannten Parameter zusammengenommen, eine normale Nebenschilddrüse zu identifizieren (► Abschn. 3.4.3). Zunächst müssen die normalen Nebenschilddrüsen, die meist in Fettgewebe, das dorsal der Schilddrüsenkapsel aufliegt, verborgen sind, dargestellt werden. Dies geschieht durch vorsichtiges Zupfen am Fettgewebe oder durch Spalten der dünnen bindegewebigen Membran, die über dem Fettgewebe und der Nebenschilddrüse ausgespannt ist. Häufig schlüpft dann die gesuchte Nebenschilddrüse aus dem Fett heraus und kommt auf ihm zu liegen wie ein Eigelb auf dem Eiweiß eines Spiegeleis (Abb. 3.3b).

Größe und Form

Die Größe der Nebenschilddrüsen hängt verständlicherweise mit ihrer Form zusammen. Eine flach über der Schilddrüsenkapsel ausgespannte Nebenschilddrüse wird größer erscheinen als eine sphärische. Wichtig ist es, die variablen Formen der Nebenschilddrüsen zu kennen (Abb. 3.3a). Die Größe der Nebenschilddrüsen ist einigermaßen konstant unter Berücksichtigung der Tatsache, dass Frauen etwas größere Nebenschilddrüsen haben als Männer und dass die unteren Nebenschilddrüsen die oberen häufig an Größe übertreffen (Gilmour 1938). Lässt man extreme Formvarianten außer Acht, wird die Größe der Nebenschilddrüsen von den meisten Autoren ähnlich beschrieben. Wang gibt sie mit 5×3×1 mm an und liegt dabei unwesentlich abweichend in der Größenordnung, die auch

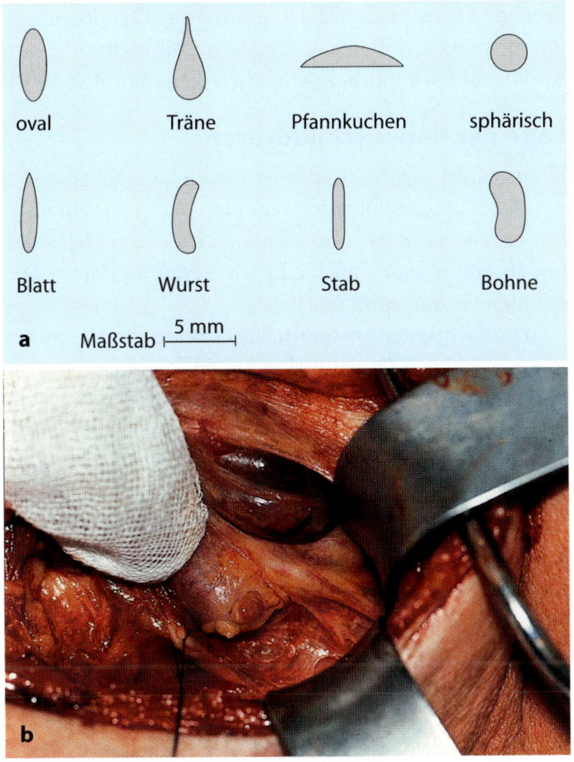

Abb. 3.3a,b Nebenschilddrüsen. **a** Äußere Formen normaler Nebenschilddrüsen nach Wang (1976). **b** Normale Nebenschilddrüsen sind meist von Fett umgeben oder auch von ihm überzogen. Wenn man mit zwei Pinzetten die dünne Bindegewebsschicht über dem Fett auseinanderzieht, kommen sie zum Vorschein und liegen dann im Fett wie das Eigelb im Eiweiß eines Spiegeleis

andere Autoren beschreiben (Gilmour 1938; Wang 1976; Altenähr 1980; Akerström et al. 1984).

Gewicht

In den Untersuchungen von Gilmour u. Martin (1937) bei mehr als 1000 Autopsien lag das minimale Gewicht einer normalen Nebenschilddrüse bei 15, das maximale bei 75 mg. Durchschnittlich wogen alle 4 Drüsen 140 mg. Altenähr (1980) beschreibt das durchschnittliche Gewicht einer normalen Nebenschilddrüse mit 20–30 mg und das aller Nebenschilddrüsen mit 80–150 mg und liegt dabei in einem ähnlichen Bereich wie Wang (1976), der die entsprechenden Gewichte mit 35–40 mg bzw. mit 140–160 mg beschreibt. In den Untersuchungen von Thompson et al. (1982) wird ein ähnliches Gesamtgewicht der Nebenschilddrüsen angegeben. Andererseits muss jede Nebenschilddrüse, die mehr als 70–80 mg wiegt, als vergrößert und damit tumorverdächtig betrachtet werden. Zu beachten ist hierbei, dass bei alten Menschen durch eine starke Fettdurchsetzung der Nebenschilddrüse ein höheres Gesamtgewicht gemessen werden kann, obwohl das Gewicht des endokrinen Gewebes im Normbereich liegt.

Farbe und Konsistenz

Beide Merkmale verändern sich während des Lebens. Beim Kleinkind sind die Nebenschilddrüsen graugelblich und relativ fest, während sie beim Jugendlichen und Erwachsenen eine rötlichbraune Farbe annehmen und beim alten Menschen wegen des höheren Fettgehalts auf der Schnittfläche überwiegend gelblichbraun aussehen. Die Tumoren sind wie die normalen Nebenschilddrüsen dann meist so weich, dass sie kaum mit einem Instrument festgehalten werden können, ohne dass die Kapsel aufbricht und sich der Inhalt von puddingartiger Konsistenz entleert.

Unterscheidung von anderem Gewebe

Praktisch wichtig ist die Differenzierung eines als Nebenschilddrüse angesehenen Gebildes gegenüber Fett, Lymphknoten oder Schilddrüsengewebe. Eine Nebenschilddrüse erkennt man am besten dadurch, dass sie – wie oben beschrieben – eingebettet in Fett liegt (Abb. 3.3b), beim Erwachsenen eine rötlichbraune Farbe hat, in einer der in Abb. 3.3a dargestellten Formen vorliegt und dass auf der Oberfläche ein feines Gefäßnetz vorhanden ist.

Nimmt man eine Biopsie von einer normalen Nebenschilddrüse, kommt es zu einer relativ kräftigen diffusen Blutung aus der Schnittfläche (Epithelkörperchen-Flush). Dies ist nicht der Fall bei Fett- oder Lymphknotengewebe, jedoch kräftiger aus einem durchbluteten Schilddrüsenknoten. Die Konsistenz einer Nebenschilddrüse oder einer Biopsie aus ihr ist weich. Eine Nebenschilddrüse lässt sich zwischen behandschuhten Fingern kaum tasten, während ein Lymphknoten oder ein Schilddrüsenknoten derb ist und sich zwischen den palpierenden Fingern in seiner Form kaum verändert. Fettgewebe ist weich und kann im Gegensatz zu einem Epithelkörperchen zwischen den Fingern zerrieben oder mit der Pinzette aufgefasert werden.

Der beste Test zur Untersuchung, ob es sich bei verdächtigem Gewebe um Nebenschilddrüsen- oder Fettgewebe handelt, ist die **Schwimmprobe**. Das verdächtige Gewebe wird in ein Schälchen mit Kochsalzlösung gegeben: Fett schwimmt, Nebenschilddrüsengewebe geht unter.

Zur Differenzierung dient auch die Farbe eines verdächtigen Gebildes auf der Schnittfläche. Lymphknotengewebe ist meist gelblich oder weißlich, Schilddrüsengewebe glasig, fischfleischartig und meist intensiv rötlich im Gegensatz zu dem oben geschilderten, mit dem Lebensalter wechselnden farblichen Aspekt einer Nebenschilddrüse.

Anzahl der Nebenschilddrüsen

Vor der systematischen Erfassung der unterschiedlichen Anzahl der Nebenschilddrüsen und ihrer Lagevarianten führten v. a. diese beiden Aspekte zur Verunsicherung vieler Chirurgen, für die die Nebenschilddrüsenchirurgie eine „Terra incognita" mit vielen Unwägbarkeiten und unangenehmen Überraschungen blieb und zur Ablehnung dieser

Art von Chirurgie führte.. Die Beschreibung von 8 Nebenschilddrüsen bei einem Verstorbenen durch Zuckerkandl und gar von 12 durch Erdheim bei einem anderen konnte nur das Unsicherheitsgefühl desjenigen schüren, der bei einem Eingriff 1 oder 2 vergrößerte Nebenschilddrüsen entfernt hatte (Altenähr 1980).

Genauere Daten verdanken wir Gilmour u. Martin (1937), Gilmour (1938), Alveryd (1968), Wang (1976) und in jüngerer Zeit Thompson et al. (1982) sowie Akerström et al. (1984). Aus diesen Untersuchungen, ob sie nun auf Autopsien oder chirurgischem Krankengut beruhen, geht das bekannte Faktum hervor, dass die meisten Menschen 4 Nebenschilddrüsen haben. Akerström et al. fanden 4 Nebenschilddrüsen bei 84 % der über 500 untersuchten Fälle, Gilmour bei 87 % und Wang in einer chirurgischen Serie sogar bei 97,5 %. Sowohl Gilmour als auch Akerström et al. geben an, dass im Falle der 3,6 bzw. 3 % der untersuchten Leichen, bei denen nur 3 Nebenschilddrüsen gefunden wurden, das Gesamtgewicht dieser 3 Nebenschilddrüsen darauf hinwies, dass eine 4. Nebenschilddrüse vorlag, diese jedoch nicht gefunden werden konnte.

Etwa 90 % der Menschen haben 4 Nebenschilddrüsen. Bei den übrigen sind etwa hälftig weniger oder mehr als 4 Nebenschilddrüsen zu finden.

Überzählige Drüsen wurden in der Vergangenheit bei 2,5–6,5 % der Patienten gefunden (Gilmour 1938; Alvery 1968; Wang 1976). In der neuesten anatomischen Untersuchung wird die Zahl der Patienten, bei denen mehr als 4 Nebenschilddrüsen gefunden wurden, mit 13 % angegeben. Dies war bei 64 von 503 Autopsien, die von Akerström et al. (1984) durchgeführt wurden, der Fall.

Die Autoren gehen auf das Problem der überzähligen Drüsen im Gegensatz zu den zuvor zitierten Autoren in sehr akribischer und das Problem beleuchtender Weise ein. Von den 64 Autopsiefällen hatten nur 24 wirklich überzählige Drüsen, d. h. 5 % des gesamten Autopsiegutes. Dabei wurden bei 18 Patienten 5, bei 3 Patienten 6 und bei je einem 7, 8 bzw. 11 Drüsen gefunden. Bei den anderen Fällen handelte es sich 11-mal um Zellnester von Epithelkörperchengewebe in der Umgebung einer normalen Drüse und in 32 Fällen um kleine, unmittelbar nebeneinander liegende Drüsen, die die Autoren als „geteilte Drüsen“ bezeichnen. Generell muss man davon ausgehen, dass bei Patienten mit sporadischem pHPT in 5 % der Fälle mehr als 4 Nebenschilddrüsen vorliegen. Versprengte Zellnester in der Nähe einer vergrößerten Nebenschilddrüse oder auch in den Thymuszungen kommen häufiger bei Patienten mit familiärem pHPT oder mit pHPT im Rahmen der MEN-Syndrome vor oder bei Patienten mit sekundärer Nebenschilddrüsenhyperplasie bei chronischer Niereninsuffizienz. Hier wird empfohlen, das die gefundenen Nebenschilddrüsen umgebende Fett mitzuentfernen, ebenso die Thymuszungen, um versprengte rudimentäre Zellnester, die später zu einem Rezidiv führen können, zu erfassen (Akerström et al. 1984).

Lage der Nebenschilddrüsen

Die Lage der Nebenschilddrüsen kann variabel sein. Die normalen und pathologisch veränderten Nebenschilddrüsen lassen sich jedoch bei fast allen Patienten verlässlich finden, wenn man einfache Regeln kennt und die vorgenannten Grundkenntnisse hat.

Die wichtigsten anatomischen Gebilde, die hierbei zur topographischen Orientierung dienen, sind der N. recurrens und die A. thyreoidea inferior bzw. die Kreuzungsstelle dieser beiden Gebilde. Voraussetzung zu ihrer Darstellung ist eine Mobilisation der jeweiligen Schilddrüsenhälfte nach ventral und medial nach vorheriger Clippung und Durchtrennung der Kocher-Venen und eine Freipräparation von Arterie und Nerv aus dem retrothyreoidalen Bindegewebe. Mit diesen Schritten sollte jede offene oder endoskopische Halsexploration wegen HPT beginnen.

Die Faustregel, die in den meisten Fällen zum Auffinden der Nebenschilddrüsen führt, ist folgende: Die obere Nebenschilddrüse liegt kranial der A. thyreoidea inferior und dorsal des N. recurrens. Die untere Nebenschilddrüse liegt kaudal der A. thyreoidea inferior und ventral des N. recurrens (Abb. 3.4).

Obere Nebenschilddrüsen

Analysiert man die Zahlen der letzten publizierten Autopsiestudie, wird klar, dass 80 % der oberen Nebenschilddrüsen in der normalen oder durch diese Faustregel angegebene Position liegen. Akerström et al. (1984) definieren diese Gegend als einen Kreis von etwa 2 cm Durchmesser, dessen Zentrum 1 cm oberhalb der Kreuzungsstelle zwischen N. recurrens und A. thyreoidea inferior liegt. Unmittelbar kranial dieses Kreises wurden 5 % der Nebenschilddrüsen gefunden, nur 4 % der oberen Nebenschilddrüsen lagen kaudal der A. thyreoidea inferior, 2 % um den oberen Schilddrüsenpol herum und 0,8 % oberhalb des oberen Schilddrüsenpols. Nur 1 % der oberen Nebenschilddrüsen lag retropharyngeal oder retroösophageal, und nur in 0,2 % fand sich eine Nebenschilddrüse vollständig umgeben von Schilddrüsengewebe, also intrathyreoidal (Abb. 3.5). Nach Aussagen der Autoren handelt es sich um obere Nebenschilddrüsen.

Gilmour u. Martin (1937) und Gilmour (1938) fanden in ihrem Material von mehr als 1500 Nebenschilddrüsen 2 (!), deren Lage sie als intrathyreoidal bezeichneten. Sie glaubten allerdings, dass es sich um untere Nebenschilddrüsen handele. Eine ähnliche Beobachtung machten

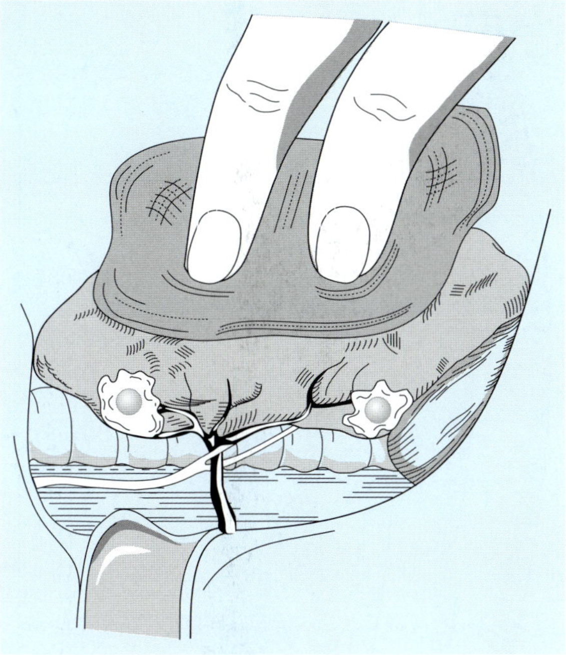

Abb. 3.4 Normale Lage der Epithelkörperchen in Beziehung zur A. thyreoidea inferior und zum N. recurrens. Das untere Epithelkörperchen liegt kaudal der Arterie und ventral des Nervs, das obere Epithelkörperchen kranial der Arterie und dorsal des Nervs

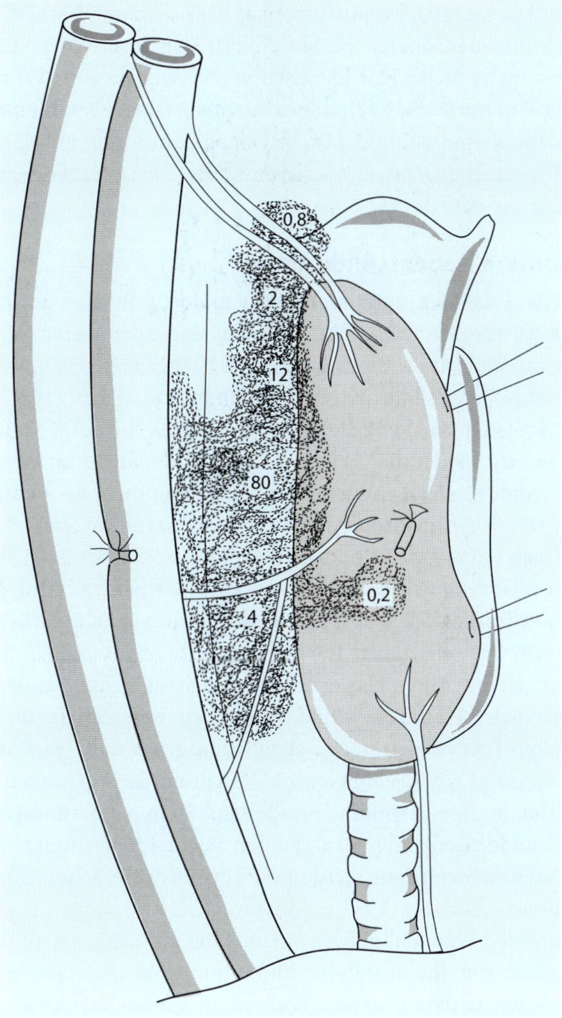

Abb. 3.5 Normale Lage und Lagevarianten der oberen Nebenschilddrüsen auf der Grundlage einer umfangreichen Autopsiestudie. Die Zahlen entsprechen Angaben in Prozent. (Nach Akerström et al. 1984)

auch Thompson et al. (1982) und Thompson (1986). Wie bereits im Abschnitt „Entwicklungsgeschichte" erläutert, ist es wahrscheinlicher, dass intrathyreoidal gelegene Nebenschilddrüsen oberen Nebenschilddrüsen entsprechen. Praktisch wichtig ist jedoch, dass wirklich allseits von Schilddrüsengewebe umgebene Nebenschilddrüsen extrem selten sind. Wang fand in seinem Material keine einzige intrathyreoidal gelegene Nebenschilddrüse, wobei er ebenfalls die Meinung äußerte, dass, falls es in das Schilddrüsengewebe verschleppte Nebenschilddrüsen gäbe, diese oberen entsprechen müssten. Die extrem geringe Inzidenz intrathyreoidal gelegener Nebenschilddrüsen hat die praktische Konsequenz, dass man auf der Suche nach einem Nebenschilddrüsentumor bei erfolgloser Revision des Halsgebietes und der Thymusdrüse mit einer Hemithyreoidektomie einseits oder beidseits sehr zurückhaltend sein sollte, es sei denn, man tastet einen verdächtigen Befund in einer normalen Schilddrüse oder die intraoperative Sonographie zeigt einen deutlichen, vom Schilddrüsengewebe abgesetzten echoarmen Befund.

Bei Vorliegen einer multinodösen Struma sollte man die Schilddrüse intakt lassen, da die Wahrscheinlichkeit, dass der gesuchte Nebenschilddrüsentumor außerhalb der Schilddrüse, evtl. in dorsalen Abschnitten des Halsgebietes oder im vorderen Mediastinum liegt, viel größer ist als eine möglicherweise intrathyreoidale Lage. Die Schilddrüsenresektion führt zu zusätzlichen Verwachsungen, unübersichtlichen anatomischen Verhältnissen und Narbenbildungen, die dem Zweitoperateur die Situation erschweren. Zuletzt muss gesagt werden, dass Nebenschilddrüsen, die unter der äußeren Schilddrüsenkapsel liegen und auf der Schilddrüse frei beweglich sind, nicht einer intrathyreoidalen Lage entsprechen, da die äußere Nebenschilddrüsenkapsel eine Fortsetzung der prätrachealen Faszie ist und die darunterliegenden Nebenschilddrüsen vom eigentlichen Schilddrüsenparenchym noch durch die eigentliche Schilddrüsenfaszie getrennt sind. Außerdem kommt es bei multinodösen Strumen und gerade bei oberen Nebenschilddrüsen vor, dass diese tief eingezogen in einem Graben zwischen 2 Schilddrüsenknoten liegen können, sodass eine intrathyreoidale Lage vorgetäuscht wird.

Die relativ konstante Lage der oberen Nebenschilddrüsen wird auch in der früheren Untersuchung von Gilmour

u. Martin (1937) und Gilmour (1938) bestätigt. Von 787 gefundenen oberen Nebenschilddrüsen lagen 74 % an normaler Stelle. Fast identisch ist die Angabe von Wang (1976) mit 77 %. Nach seinen Angaben lagen 22 % hinter dem oberen Pol und 1 %, in Übereinstimmung mit den Untersuchungen von Akerström et al. (1984), hinter dem Larynx oder dem Ösophagus.

Untere Nebenschilddrüsen

Die Lage der unteren Nebenschilddrüsen ist, wie in ▶ Abschn. 3.2.1 ausgeführt, variabler als die der oberen Nebenschilddrüsen. Bei insgesamt 792 nachgewiesenen unteren Nebenschilddrüsen fanden Gilmour u. Martin (1937) 54 % an normaler Stelle, d. h. im Umkreis von 0,5 % vom unteren Schilddrüsenpol; 13 % lagen unterhalb des unteren Schilddrüsenpols mit einem Abstand von mehr als 1 cm, 7 % mit einem Abstand von mehr als 2 cm. Weitere 7 % lagen weiter kranial an der Rückseite der Schilddrüse, 6 % medial des unteren Schilddrüsenpols zwischen Schilddrüse und Trachea, 5,2 % dorsal und mit Distanz zur Schilddrüse im Fettgewebe neben Trachea oder Ösophagus und 2,3 % an der anterioren Fläche der unteren Schilddrüse. An der medialen Fläche der Schilddrüse 1,5 cm oberhalb des unteren Pols wiederum zwischen Schilddrüse und Trachea wurden 1,6 % der unteren Nebenschilddrüsen gefunden. Tief im Mediastinum, mindestens 2 cm vom unteren Schilddrüsenpol entfernt, fanden sich 2,4 % der unteren Nebenschilddrüsen, meist in der Thymusdrüse. Schon Gilmour u. Martin (1937) und Gilmour (1938) fanden eine untere Nebenschilddrüse in Höhe der Karotisgabel, umgeben von Thymusgewebe und unmittelbar oberhalb des oberen Schilddrüsenpols. Dies war in diesem Krankengut die am höchsten gelegene untere Nebenschilddrüse. Die am tiefsten gelegene Nebenschilddrüse lag nach der Beschreibung von Gilmour u. Martin auf dem Perikard auf Höhe des oberen Abschnitts der Ventrikel.

Auch im Krankengut von Wang (1976) lagen nur 42 % der unteren Nebenschilddrüsen an normaler Stelle, 39 % im sog. Ligamentum thyreothymicum, der gefäßführenden Struktur zwischen dem unteren Schilddrüsenpol und der Thymuszunge, oder in der Thymuszunge selbst. Im mediastinalen Anteil der Thymusdrüse lagen 2 % der Nebenschilddrüsen, 16 % im Fettgewebe neben dem unteren Schilddrüsenpol. Nur 2 % der unteren Nebenschilddrüsen wurden von Wang als „ektopisch" bezeichnet und entsprechen nicht deszendierten unteren Drüsen, d. h., sie lagen hoch in Höhe der Karotisbifurkation und waren von Thymusgewebe umgeben.

In der Untersuchung von Akerström et al. (1984) ist die normale Lage unterer Nebenschilddrüsen fast identisch mit der von Wang beschriebenen und liegt bei 44 % (◘ Abb. 3.6). An der anterioren Fläche des unteren Schilddrüsenpols lagen 17 % der unteren Nebenschilddrüsen,

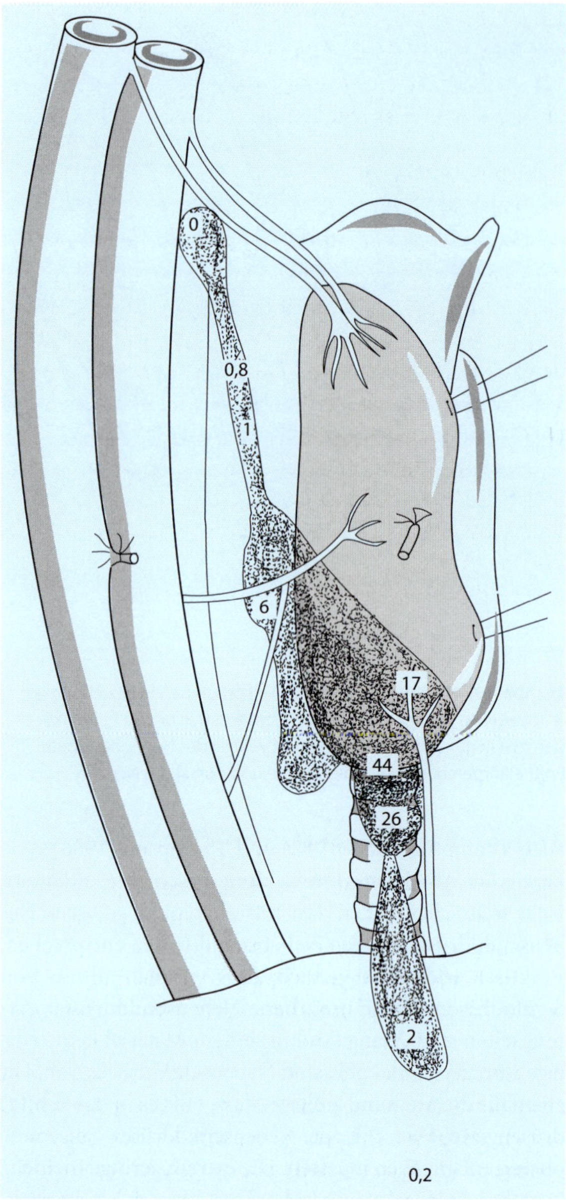

◘ **Abb. 3.6** Normale Lage und Lagevarianten der unteren Nebenschilddrüsen auf der Grundlage einer umfangreichen Autopsiestudie. Die Zahlen entsprechen Angaben in Prozent. (Nach Akerström et al. 1984)

26 % befanden sich im Ligamentum thyreothymicum oder in der Thymuszunge, 2 % tief in der mediastinalen Thymusdrüse und 0,2 % distaler als die Thymusdrüse im vorderen Mediastinum. Kranial der typischen Stelle, aber noch kaudal der A. thyreoidea inferior lagen 6 % der unteren Nebenschilddrüsen; 1,8 % wurden oberhalb der A. thyreoidea inferior gefunden und entsprachen also der normalen Lage oberer Nebenschilddrüsen. Sie wurden jedoch identifiziert durch sie umgebendes Thymusgewebe, was bei oberen Nebenschilddrüsen nie nachgewiesen werden kann. Auch hier handelt es sich um nicht deszendierte untere Neben-

schilddrüsen (Edis et al. 1977). Nach den Untersuchungen von Gilmour u. Martin (1937) und Gilmour (1938) lagen 121 der 792 gefundenen unteren Nebenschilddrüsen in der Thymusdrüse, davon bei 44 Fällen bilateral.

Symmetrieprinzip

Das Symmetrieprinzip bei der Suche nach Nebenschilddrüsen ist Chirurgen, die häufig auf diesem Gebiet tätig sind, geläufig. Gemeint ist die Beobachtung, dass dann, wenn man 2 Nebenschilddrüsen auf einer Seite gefunden hat, die beiden Nebenschilddrüsen auf der anderen Seite in der gleichen Position liegen. Dies ist bei normaler und bei von dem Normalen abweichender Lage so. Akerström et al. (1984) fanden bei 5 % der Patienten beide Nebenschilddrüsen auf einer Seite unterhalb der A. thyreoidea inferior bzw. in 2 % der Fälle oberhalb der A. thyreoidea inferior. Dies war in allen Fällen auf der Gegenseite ebenso. Gleiches gilt für eine Nebenschilddrüse in der Thymuszunge oder auch in tieferen Abschnitten der Thymusdrüse.

> **Wenn sich auf einer Seite eine Nebenschilddrüse im Thymus findet, ist es wahrscheinlich, dass die kontralaterale Thymusdrüse ebenfalls eine Nebenschilddrüse enthält.**

Blutversorgung der Nebenschilddrüsen

Die Blutversorgung der Nebenschilddrüsen wurde bereits 1907 von Halsted u. Evans (1907) in einem „Klassiker" der einschlägigen Literatur beschrieben.

Die arterielle Durchblutung der Nebenschilddrüsen erfolgt fast ausschließlich über die Äste der A. thyreoidea inferior. Die oberen Nebenschilddrüsen erhalten selten ihre Blutversorgung aus der A. thyreoidea superior bzw. aus einer Anastomose zwischen Ästen der unteren und oberen Schilddrüsenarterie. Die zu den Nebenschilddrüsen ziehenden Arterien sind Endarterien, die an einem Hilus in die Nebenschilddrüsen eintreten (Altenähr 1980). Der Hilus und das von ihm ausgehende Gefäßnetz sind bei normalen Nebenschilddrüsen endoskopisch oder mit Hilfe einer Lupenbrille erkennbar oder auch ohne Sehhilfe bei Nebenschilddrüsentumoren. Werden die Gefäße im Hilus bei der Tumorexstirpation ligiert, kann die Nebenschilddrüse ohne weitere Blutstillung entfernt werden.

Die Nebenschilddrüsen erhalten eine weitere Blutversorgung über kleine Äste aus der Schilddrüsenkapsel. Das Vorhandensein dieser kleinen Gefäße führt dazu, dass nach subtotaler Schilddrüsenresektion beidseits und Ligatur des Stammes der A. thyreoidea inferior nicht häufiger ein postoperativer Hypoparathyreoidismus auftritt als bei einer Resektionstechnik der Schilddrüse, die auf eine Ligatur der A. thyreoidea inferior an ihrem Stamm verzichtet (Nies 1994). Anders sind jedoch die Verhältnisse bei Lobektomien. Hier müssen die Äste der A. thyreoidea inferior möglichst schilddrüsennah, d. h. von der Blutversorgung aus gesehen möglichst peripher, unterbunden werden, um die Durchblutung der Nebenschilddrüsen zu erhalten. Wird trotz dieser Technik die Durchblutung gestört oder findet man eine Nebenschilddrüse, die nicht richtig durchblutet erscheint, sollte sie in kleine Stückchen geschnitten und in die Muskulatur eines M. sternocleidomastoideus implantiert werden. Prinzipiell gilt jedoch, dass eine gut durchblutete Nebenschilddrüse in situ eine bessere Funktion hat als eine autotransplantierte.

Untere Nebenschilddrüsen, die im Mediastinum gelegen sind, werden meistens von einem Ast der A. thyreoidea inferior, der im Ligamentum thyreothymicum verläuft, versorgt. In den kaudalen Abschnitten der Thymusdrüse liegende oder unabhängig von der Thymusdrüse tief im Mediastinum befindliche Nebenschilddrüsen können ihre Blutversorgung über Äste der A. mammaria interna erhalten. Diese anatomische Besonderheit muss beachtet werden, wenn heute noch ausnahmsweise und nur vor Reoperationen von der Arteriographie Gebrauch gemacht wird (Doppman et al. 1977).

3.2.3 Makroskopische Pathologie der Nebenschilddrüsen

Die makroskopische Beurteilung der Nebenschilddrüsen erlaubt die einfachste und beste Unterscheidung zwischen pathologischem und normalem Gewebe. Sie geschieht allein auf der Basis der Größe und des Gewichts einer Drüse. Die am häufigsten anzutreffende pathologische Veränderung, das solitäre Adenom, wird diagnostiziert durch das Vorhandensein einer vergrößerten und dreier normaler Drüsen. Die entnommene Drüse sollte gewogen werden und mehr als 70 mg schwer sein. Nach Exzision der vergrößerten Nebenschilddrüse bleiben fast alle Patienten langfristig normokalzämisch.

Epithelkörperchentumoren können im Gegensatz zu normalen Nebenschilddrüsen häufiger atypische Lokalisationen einnehmen. Während, wie oben beschrieben, die retropharyngeale oder retroösophageale Lage einer normalen Nebenschilddrüse bei etwa 1 % der Patienten vorkommt, ist dies bei Adenomen, die von oberen Nebenschilddrüsen ausgehen, im eigenen Krankengut bei etwa 20 % der Fall. Die Adenome sind dann meist nach dorsal und kaudal disloziert und liegen, unter der A. thyreoidea inferior hindurchgeschlüpft, neben dem Ösophagus vor der Wirbelsäule in Höhe der mittleren oder unteren Nebenschilddrüse (Abb. 3.7). Sehr große Adenome können noch weiter kaudal bis in das hintere Mediastinum disloziert sein.

Adenome, ausgehend von der unteren Nebenschilddrüse, liegen in ähnlicher Häufigkeit wie normale untere

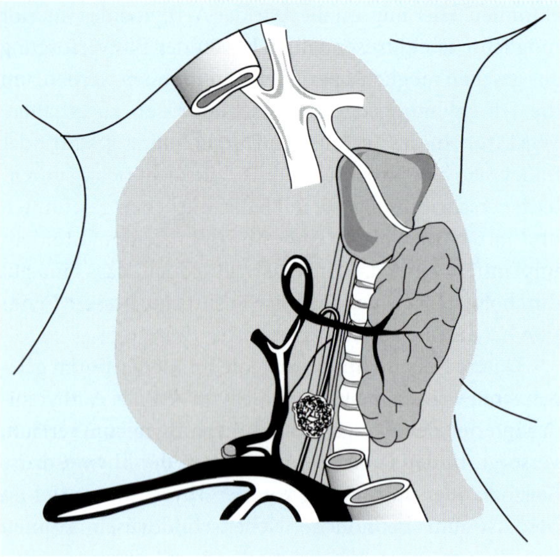

Abb. 3.7 Typische Lage eines dislozierten Adenoms, ausgehend von der oberen Nebenschilddrüse. Es ist unter der A. thyreoidea inferior hindurchgeschlüpft und liegt neben dem Ösophagus und vor der Wirbelsäule

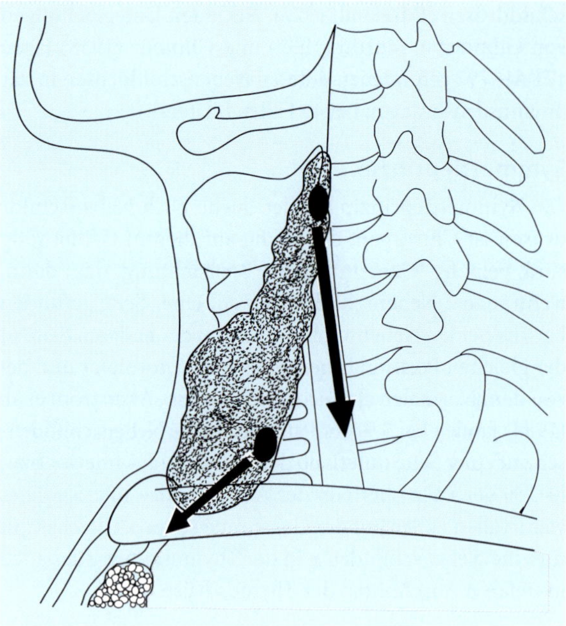

Abb. 3.8 Typische Verlagerungsrichtung der oberen und unteren Nebenschilddrüsen. Die oberen sind – wenn sie nicht an normaler Stelle liegen – in Richtung auf das hintere Mediastinum, die unteren in Richtung auf das vordere Mediastinum, d. h. die Thymusdrüse, disloziert

Nebenschilddrüsen in Höhe des unteren Schilddrüsenpols dorsal der Schilddrüse, im Ligamentum thyreothymicum oder in der Thymusdrüse (Abb. 3.8). Nach eigenen Erfahrungen und nach Untersuchungen von Thompson (1986) müssen nur 2 % der in der Thymusdrüse oder im vorderen Mediastinum in der Nähe der Thymusdrüse liegenden Epithelkörperchenadenome durch partielle Sternotomie entfernt werden.

Etwa 10–15 % aller Patienten mit einem pHPT und alle Patienten mit der renalen Form der Erkrankung (sHPT) haben eine Hyperplasie mehrerer oder aller Drüsen. Ihre Position kann sich, ähnlich wie bei solitären Adenomen, bei entsprechender Größe und Lage verändern. Im Unterschied zum solitären Tumor ist jedoch bei einer primären oder sekundären Hyperplasie häufiger mit dem Vorkommen überzähliger Drüsen, meist im Sinne von rudimentär versprengtem Drüsengewebe, zu rechnen (Akerström et al. 1984; Rothmund u. Wagner 1988; Thompson et al. 1982). Es empfiehlt sich v. a. bei familiärer primärer Hyperplasie oder bei Patienten mit pHPT im Rahmen des MEN-1- oder MEN-2-Syndroms und bei sHPT, nicht nur die 4 vergrößerten Nebenschilddrüsen aufzusuchen, sondern mit den Nebenschilddrüsen das umgebende Fett und die Thymusdrüsen vom zervikalen Zugang aus zu entfernen. Hier ist in 6–13 % der Fälle mit überzähligem Nebenschilddrüsengewebe zu rechnen, das, wenn es belassen wird und ausreichend groß ist, zu einer Persistenz führt.

Bei familiärer Hyperplasie oder Hyperplasie im Rahmen der MEN-Syndrome kommt es zu sog. asymmetrischen Hyperplasien, d. h. Vergrößerungen von 2 oder 3 Drüsen (Wells et al. 1985). Diese Erkrankungen sind abzugrenzen von tatsächlichen Doppeladenomen, die in 2–4 % der Fälle vorkommen und definiert sind als pathologisch vergrößerte Nebenschilddrüsen in Anwesenheit von 2 normalen Nebenschilddrüsen (Bartsch et al. 1995). Diese Fälle sind schwierig zu behandeln und werden von einer hohen Rate an Persistenz und Rezidiv der Hyperkalzämie begleitet.

Nebenschilddrüsenkarzinome sind eine seltene Ursache des pHPT. Im eigenen Krankengut von mehr als 1000 Patienten sind 6 gesicherte Fälle von Nebenschilddrüsenkarzinomen zu verzeichnen. Thompson (1986) beobachtete bei mehr als 1000 Patienten mit pHPT nur bei 0,5 % ein Karzinom als Ursache der Erkrankung. Der Verdacht auf ein Nebenschilddrüsenkarzinom muss erhoben werden, wenn der Tumor mit der Umgebung verbacken ist, seine Kapsel dicker erscheint und das Parenchym auf der Schnittfläche weißlichgrau aussieht (▶ Abschn. 3.4.3 und ▶ Abschn. 3.5).

3.3 Pathologie

M. Dietel

Die Behandlung tumorös veränderter Nebenschilddrüsen (NSD) ist das Primat des Chirurgen, der über ausreichende Kenntnisse in der operativen Behandlung des Hyperparathyreoidismus verfügen sollte. Medikamentöse Therapiestrategien (Bisphosphonate, Kalzimimetika) haben seit kurzem zwar erste Erfolge gezeitigt, allerdings ohne dass bisher eine langfristige Wirkung bei der Behandlung des Hyperparathyreoidismus gesichert wurde. Aufgrund des Nachweises des Kalziumrezeptors („Calcium-sensing"-Rezeptor, CaSR) in der Membran von Nebenschilddüsenzellen können sich hier zukünftig neue Möglichkeiten ergeben. Voraussetzungen für eine adäquate Operationsplanung und -durchführung sind fundierte Kenntnisse der Lagevariationen, der unterschiedlichen Tumorentitäten (Adenom, Hyperplasie, Karzinom) und der jeweils angepassten operativen Eingriffe, ggf. nach präoperativer Lokalisationsdiagnostik. Als Partner dafür ist ein in der endokrinen Pathologie erfahrener Pathologe notwendig. Beide müssen über die möglichen Probleme der Diagnostik, insbesondere die des Schnellschnitts, informiert sein, um entsprechend handeln zu können. Ist die fachliche Qualifikation auf beiden Seiten gegeben und werden die im Weiteren definierten Vorgehensweisen eingehalten, sollten mehr als 90 % aller Nebenschilddrüsenoperationen kurativ verlaufen.

3.3.1 Regulation

Das zweiwertige Ion Kalzium (Ca^{2+}) spielt bei zahlreichen regulatorischen, intrazellulär-funktionellen und strukturgebenden Prozessen des menschlichen Körpers eine Schlüsselrolle. So ist die Konstanz der Serumkalziumkonzentration für enzymatische, nervale, kontraktile und sekretorische Prozesse essenziell. Daher ist es verständlich, dass der Kalziumwert, auch unter extremen äußeren Bedingungen wie lang dauernde kalziumarme Diät oder chronische Überbelastung, praktisch nicht schwankt. Dazu bedarf es eines komplexen Steuerungssystems. Daran beteiligt sind die Nebenschilddrüsen, die C-Zellen der Schilddrüse (spielen beim Menschen eine untergeordnete Rolle), Niere, Skelettsystem und Darm. Die Informationen zwischen den Organen werden hauptsächlich mittels der Proteohormone Parathormon (PTH) und Kalzitonin (CT) sowie des Steroidhormons 1,25-Dihydroxy-Vitamin D3 ausgetauscht. Das Konzert dieser Hormone steuert die intestinale Resorption, die ossäre Mobilisation und die renale Rückresorption sowie – in bestimmten Grenzen – den zellulären Verbrauch des Kalziums, das seinerseits für Bildung und Freisetzung der kalziotropen Hormone die dominierende Stellgröße ist (▶ Abschn. 3.1). Als wesentliches Element konnte in der Membran von Nebenschilddüsenzellen der **Kalziumrezeptor** („Calcium-sensing"-Rezeptor, CaSR) nachgewiesen werden, der die Hormonsynthese und -sekretion sowie die Zellproliferation beeinflusst (Übersicht siehe Chen u. Goodman 2004).

Die Nebenschilddrüsen (Glandulae parathyreoideae) sind bei Mensch und Tier, soweit bisher bekannt, einziger Produktionsort des Parathormons (PTH) und spielen somit die Schlüsselrolle in der Regulation der Kalziumhomöostase.

3.3.2 Historie

1849 hat Sir Richard Owen während der Sektion eines Nilpferdes NSD erstmals beschrieben und als kompakte gelbliche Körperchen dargestellt. Beim Menschen hat offenbar Rudolf Virchow (1863) die glandulae parathyreoideae als erster wahrgenommen, ohne ihnen allerdings größere Beachtung zu schenken (Albright 1948). Die erste ausführliche anatomische Beschreibung wurde 1880 von Sandström vorgelegt. Dieser Erstbeschreibung folgten systematische Untersuchungen zu Phylogenese (Bargmann 1939), die den Nachweis von Nebenschilddrüsen bei Amphibien und sämtlichen landlebenden Wirbeltieren ergab. Ob der Entwicklung eine besondere Bedeutung bei der Umstellung vom Leben im Wasser auf das Leben zu Lande zukommt, ist bisher nicht gesichert. Bezeichnend ist, dass die den Nebenschilddrüsen antagonistisch wirkenden C-Zellen der Schilddrüse mit ihrem Hormon Kalzitonin entwicklungsgeschichtlich bereits bei phylogenetisch alten Fischen (z. B. Lachs) nachweisbar sind.

Den Zusammenhang zwischen Nebenschilddrüsen und Kalziumstoffwechsel beschrieben erstmals ebenfalls Albright et al. 1934. Sie konnten zeigen, dass die Entfernung der 4 Drüsen zu Tetanie und Hypokalzämie führt und dass durch die Gabe von Nebenschilddrüsenextrakt eine Normalisierung erreicht werden kann. Damit war der kausale Zusammenhang zweifelsfrei nachgewiesen.

3.3.3 Entwicklungsgeschichte

Grundkenntnisse in der Embryologie der Nebenschilddrüsen sind insbesondere für den Chirurgen notwendig, da er darauf aufbauend die Lagevariationen, mit denen er während einer Operation konfrontiert sein könnte, nachvollziehen kann. Ob sich die Nebenschilddrüsen ontogenetisch aus dem Entoderm oder aus dem Ektoderm ableiten, ist nicht vollständig geklärt. Bargmann (1939) meinte, dass die Epithelkörperchen aus der 3. und 4. Schlundtasche entstehen und somit entodermaler Herkunft sind. Gilmour (1937) schrieb jedoch, dass bei der embryonalen Entwicklung ein kurzer Kontakt zwischen dem Entoderm der Schlundtasche und dem Ektoderm besteht. Es ist somit durchaus möglich, dass ektodermale Epithelien einwandern und die Nebenschilddrüsen bilden.

Da eine Beteiligung der Nebenschilddrüsen an der **multiplen endokrinen Neoplasie** (MEN 1, MEN 2) häufig beobachtet wird und die anderen in diesem Syndrom vorkommenden Organe (Inselzellen, Hypophyse, Schilddrüse, Nebenniere) neuroektodermalen Ursprungs sind, wird dies in neueren Untersuchungen auch für Nebenschilddrüsen angenommen (Pearse 1975). Bei menschlichen Embryonen kann die Nebenschilddrüsenanlage erstmals bei einer Länge von 7–9 mm (entsprechend einem Alter von 5–6 Wochen) histologisch erkannt werden. Dabei geht aus der 3. Schlundtasche neben der Anlage für Nebenschilddrüsen auch die der Schilddrüse und des Thymus hervor. Vom Thymus trennen sich die unteren Nebenschilddrüsen im 18-mm-Stadium des Fetus – der Zeitpunkt, an dem sie sich am unteren Pol der Schilddrüse befinden. Findet die Trennung vom Thymus nicht oder verspätet statt, so folgen die unteren Drüsen – gemeinsam oder einzeln – dem Thymusdeszensus und können somit im unteren Halsbereich, retrosternal, selten auch im posterioren Mediastinum oder an der Perikardkuppe gefunden werden. Diese entwicklungsgeschichtliche Assoziation erklärt die nicht selten zu beobachtenden Variationen der Organtopographie.

Ein vollständiges Fehlen der Nebenschilddrüsen ist mit dem Leben nicht vereinbar. Beim **DiGeorge-Syndrom** liegt eine hochgradige Hypoplasie der Nebenschilddrüsen sowie des Thymus und der C-Zellen der Schilddrüse vor. Dies führt zu skelettalen, kardiovaskulären und neuronalen Störungen sowie zu einer abnormalen Entwicklung des Gesichtschädels und zu Intelligenzdefekten erheblichen Ausmaßes. Die Ursache liegt in der Deletion von Chromosom 22q11.2 (Leana-Cox 1997).

3.3.4 Makroskopische Anatomie

Der Mensch besitzt 4 paarig angeordnete Nebenschilddrüsen. Sie sind länglich-ovale, gelegentlich bohnenförmige oder länglich ausgezogene etwas abgeplattete Gebilde, die bi- oder multilobuläre Varianten aufweisen können. Sie sind von einer glatten, zarten, regelhaft spiegelnden Kapsel umgeben. Die Farbe der Schnittfläche variiert, bei Kindern und Jugendlichen ist sie rosarot bis braunrot, wegen des im Alter zunehmenden Fettzellgehaltes erscheinen sie bei Erwachsenen mehr rehbraun bis braungelb. Die Durchschnittsmaße betragen 5×4×2 mm und können bis maximal 8×5×3 mm betragen, das Gewicht ist 25–30 mg bei Frauen und 15 % höher bei Männern. Das Gesamtgewicht aller 4 Epithelkörperchen liegt zwischen 90 und 140±5 mg. Das Gewicht einer Drüse von 40 mg und mehr ist eindeutig pathologisch und sollte als Zeichen der Überfunktion gewertet werden.

! Die makroskopische Gewebsdifferenzierung stellt intraoperativ häufig ein schwieriges Problem dar. Abzugrenzen von einander sind Nebenschilddrüsen-, Fett-, Schilddrüsen- und Lymphknotengewebe.

3.3.5 Topographie und Lagevariationen

Das **obere Drüsenpaar** liegt normalerweise in einem umschriebenen Bezirk von ca. 1 cm an der dorsalen Fläche des medialen Abschnitts der Schilddrüse, etwas oberhalb der Kreuzung von A. thyreoidea inferior und N. recurrens. Bei der Präparation kann die Arterie als Leitschiene genutzt werden. Gelegentlich können die Drüsen mit der einmündenden Arterie tief im Hilus der Schilddrüse verborgen sein. Allseits von Schilddrüsengewebe umgebene, intrathyreoidale Nebenschilddrüsen sind beim Menschen selten. Deformationen und knotige Proliferationen der Schilddrüse erschweren verständlicherweise das operative Auffinden. Sehr selten liegen sie retropharyngeal oder retroösophageal.

Aufgrund des längeren Deszensus und der entwicklungsgeschichtlichen Assoziation mit dem ebenfalls sehr variablen Thymus ist die Lage der **unteren beiden Nebenschilddrüsen** weniger konstant. Sie liegen zu etwa 75 % im lockeren Stromagewebe an der dorsalen Fläche des kaudalen Schilddrüsenpols mit einer räumlichen Verteilung von ca. 2 cm im Durchmesser, 15 % werden deutlich höher und nahe der anterioren Fläche der Schilddrüse gefunden. Dies sind in der Regel die entwicklungsgeschichtlich gesehen unteren Nebenschilddrüsen, die während der Verlagerung „liegengeblieben" sind. Der Wanderung des Thymus folgend sind die verbleibenden Lokalisationen an der oberen Thymuszunge, im vorderen und hinteren Mediastinum bis zur kranialen Kuppe des Herzbeutels entwickelt. So finden sich gelegentlich auch intrathymal gelegene Epithelkörperchen, die im Falle eines tumorösen Wachstums dann chirurgisch außerordentlich schwierig zu finden sind.

Ektopische Positionen ergeben sich auch in der Karotisscheide, am N. phrenicus sowie an der Pharynx- oder Ösophaguswand. Etwa 10 % der Bevölkerung haben mehr als 4 Nebenschilddrüsen, während etwa 3 % nur 3 besitzen.

Die Aa. parathyreoidae entspringen den Ästen der A. thyreoidea inferior, selten auch der A. thyreoidea superior. Sie sind Endarterien ohne Anastomosen, die an einem Hilus in die Drüse eintreten. Kleinere Arterien können an anderen Stellen durch die Kapsel in die Drüsen führen. Die Venen treten am Hilus aus und werden meist über die unteren Schilddrüsenvenen drainiert. Trachea- oder Ösophagusvenen können am venösen Abfluss beteiligt sein.

3.3.6 Mikroskopische Anatomie

Nebenschilddrüsen besitzen den für endokrine Organe typischen soliden epithelialen Aufbau, gelegentlich sind sie lobuliert. Sie sind peripher von einer dünnen Bindegewebskapsel umgeben, von der filigrane, kleine Gefäße führende Septen ins Parenchym einstrahlen. Die kapillären

Gefäße bilden ein feines, das Drüsenparenchym gleichmäßig durchsetzendes Netzwerk, sodass jede endokrine Zelle direkten Zugang zum Gefäßsystem hat. Dies ist notwendig, um den schnellen Abtransport des Parathormons und somit die präzise Regulation des Kalziumstoffwechsels sicherzustellen. Nerval werden die Nebenschilddrüsen von den zervikalen Ganglien des sympathischen Grenzstrangs versorgt. Die marklosen Nervenfaserbündel verlaufen perivaskulär entlang der Kapillaren. Die Rolle des neuronalen Netzwerks für die Regulation der endokrinen Funktion der Nebenschilddrüsen ist unklar.

Der dominierende endokrin aktive Zelltyp ist die **Hauptzelle**, die in soliden, angedeutet glandulär/azinären oder trabekulären Formationen angeordnet ist. Die Formation der Hauptzellen variiert zwischen einzelnen Drüsen und innerhalb einer Drüse stark. Es werden gleichmäßig kompakte und lobuläre Wachstumsmuster unterschieden. Zum Teil finden sich auch alveolär oder azinär angeordnete Zellformationen. Herdförmig können Follikel mit kolloidalem Inhalt vorhanden sein. Größere Mengen von Parathormon sind im Kolloid nicht nachweisbar. Gelegentlich finden sich auch kleine Hohlräume, sog. **Mikrozysten**. Lichtmikroskopisch lassen sich verschiedene Typen endokriner Zellen differenzieren (Dietel 1982). Die dunklen Hauptzellen besitzen im eosinophilen Zytoplasma wenig, die hellen Hauptzellen dagegen viel Glykogen, wie in der Sudan-Fettfärbung und elektronenmikroskopisch gezeigt wurde (◘ Abb. 3.9). Dabei handelt es sich nicht um qualitativ unterschiedliche Zellen, sondern um einen einheitlichen Zelltyp in unterschiedlichem Aktivitätszustand. Die Hauptzellen sind zumeist mehreckig, besitzen runde, zentral gelegene Zellkerne mit dichtem Chromatin. Mitosen werden in normalen Hauptzellen praktisch nie beobachtet.

Zusätzlich finden sich im Nebenschilddrüsenparenchym häufig kleine Zellgruppen mit verstärkt azidophil gefärbtem Zytoplasma, die vermehrt Mitochondrien und oxydierende Enzyme enthalten, sog. **oxyphile Zellen**. Die Anzahl der oxyphilen Zellen steigt im Alter und kann zu größeren Knotenbildungen führen. Aufgrund immunhistologischer Untersuchungen zeigte sich, dass eine endokrine Aktivität von diesen Zellen nicht oder nur in geringem Umfang ausgeht.

Nicht selten finden sich histologisch außerhalb der Kapselbegrenzung kleine Gruppen versprengter Hauptzellen, die im umgebenden Fett- oder Bindegewebe liegen. Diese können bei hyperplastischen oder adenomatösen Veränderungen der Nebenschilddrüsen proliferieren und dann in der diagnostischen Arbeit erhebliche Schwierigkeiten bereiten. Der Zustand wird auch **Parathyromatosis** genannt.

In Abhängigkeit vom Alter steigt der Stromafettgehalt und kann im Senium etwa 1/3 bis maximal die Hälfte (in ca. 10 % der adulten Drüsen) des Parenchyms einnehmen.

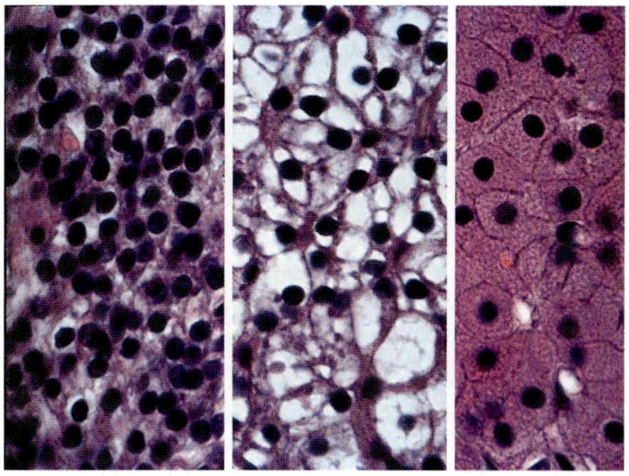

◘ **Abb. 3.9** Histologische Darstellung der 3 Zelltypen in normalen Nebenschilddrüsen. Endokrin aktive Hauptzelle mit eosinophilem Zytoplasma und runden euchromatischen Zellkernen *(links)*, wasserhelle Zelle mit glykogenreichem Zytoplasma, kleine Zellkerne *(Mitte)*, mitochondrienreiche oxyphile Zelle (Onkozyt) mit vermehrt basophilem Zytoplasma und kleinen runden Zellkernen *(rechts)*

Die reifen Fettzellen sind zumeist irregulär verteilt, sie können in größeren Gruppen oder auch als gleichmäßig verteilte Einzelzellen beobachtet werden.

3.3.7 Funktionelle Mikroskopie

Das hormonelle Sekretionsprodukt der Nebenschilddrüsen ist das 84 Aminosäuren lange Proteohormon **Parathormon** (PTH, MG 9.500). Mittels Immunhistologie ist eine Lokalisation und Quantifizierung von PTH in strukturell erhaltenem Gewebe möglich. Dabei sollten Antikörper verwendet werden, die den C- oder mid-terminale Teil des Moleküls detektieren. In normaktiven humanen Nebenschilddrüsen ergibt die funktionelle Auswertung, dass 30 % der Hauptzellen einen hohen zytoplasmatischen Gehalt an PTH, 40 % eine geringe Menge und 30 % der Zellen fast keine detektierbaren Hormonmoleküle aufweisen. Auffallend ist der unterschiedliche PTH-Gehalt von direkt benachbarten Zellen (◘ Abb. 3.10), der eine hohe bzw. niedrige endokrine Aktivität der Drüsenzellen widerspiegelt und als Sekretionszyklus bezeichnet wird (Dietel et al. 1979).

Die zentrale Funktion der Nebenschilddrüsen ist die geregelte Synthese und Sekretion des PTH, das über seine kalziummobilisierende Wirkung eine zentrale Rolle in der Regulation der Kalziumhomöostase besitzt. Im Zellkern der Hauptzellen findet die Transkription PTH-kodierender Genabschnitte auf dem kurzen Arm von Chromosom 11 zur PTH-spezifischen mRNA statt. Im Elektronenmikroskop sieht man im Kern der Hauptzellen locker verteiltes, peripher konzentriertes Kernchromatin als Ort der mRNA-Synthese. Durch Poren der Zellkernmembran wird die mRNA ins Zytoplasma transportiert. Dort heftet

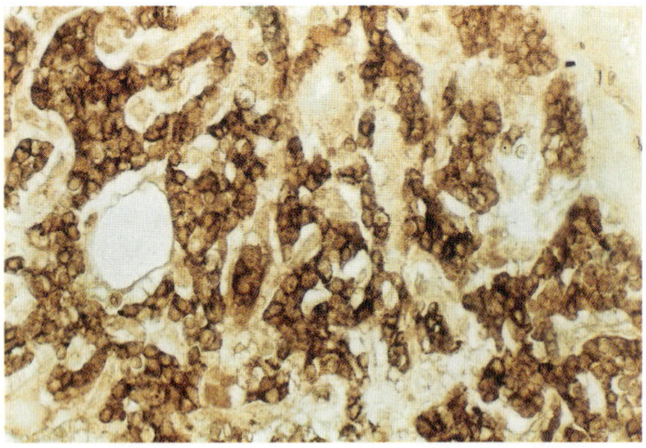

Abb. 3.10 Immunhistologische Darstellung von Parathormon in Nebenschilddrüsengewebe. Von Zelle zu Zelle deutlich unterschiedliche Hormonexpression als Zeichen des sekretorischen Zyklus

sie sich an Ribosomen und bildet Polysomen. Mit Beginn der PTH-Synthese verbinden sich die Polysomen mit den Membranen des endoplasmatischen Retikulums. Hier wird zunächst eine längerkettige Vorstufe des reifen PTH synthetisiert, das Prä-Pro-PTH mit 115 Aminosäuren (AS). Dieses setzt sich zusammen aus dem 25 AS langen Präpeptid, dem 6 AS langen Propeptid und dem 84 AS langen PTH-Molekül. Das Präpeptid hat eine Signalfunktion, die den Transport des Proteins vom Ribosom durch die Membran des ER ins zysternale Lumen induziert. Während dieses Weges wird die Prä-Sequenz durch eine Endopeptidase abgespalten. Es entsteht das Pro-PTH, das bei den Transportvorgängen zum Golgi-Apparat und der dort stattfindenden proteolytischen Umwandlung zum reifen PTH Markierungsfunktionen besitzt. Das biologisch aktive Hormon wird in Sekretgranula verpackt. Diese sind von einer dünnen Membran begrenzt, die durch einen schmalen, hellen Ring vom elektronendichten Zentrum getrennt sind. In den Sekretgranula konnte mittels Doppelimmunelektronenmikroskopie gezeigt werden, dass nicht nur PTH, sondern auch das PTH-assoziierte sekretorische Protein vorhanden ist. Dieses wird als Stabilisierungsprotein beim Transport und beim Ausschleusungsmechanismus angesehen. Die Sekretgranula selber können entweder zur Zellperipherie wandern und dort den Inhalt ins den Interzellularraum abgeben oder intrazellulär in Lysosomen abgebaut werden (Abb. 3.11).

Neben der Sekretion mittels Sekretgranula ist eine sog. **Bypass-Sekretion** nachgewiesen worden (Cohn u. Hamilton 1976; Dietel 1982). Dabei wird durch eine plötzliche Stimulation der Hauptzellen eine schnelle PTH-Freisetzung ermöglicht, die unabhängig von der vorherigen Bildung von Sekretgranula ist. Durch diesen Mechanismus kann die Drüse ungewöhnlich schnell auf akute Schwankungen des Kalziumspiegels reagieren.

Die Signalkopplung zwischen der extrazelluären Serumkalzium und der zellulären Parathormonfreisetzung erfolgt durch den Kalziumrezeptors („Calcium-sensing"-Rezeptor, CaSR), der ein Mitglied der Superfamilie der G-Protein-gekoppelten Rezeptoren ist und in der Zellmembran der Hauptzellen lokalisiert ist. Eine Reduktion des Serumkalziums führt zur Stimulation des CaSR und somit zur vermehrten Parathormonsynthese und -sekretion (Chattopadhaya et al. 1996; Carling 2001; Chen u. Goodman 2004).

3.3.8 Systematik des Hyperparathyreoidismus

Primärer Hyperparathyreoidismus

Die autonome Überfunktion von Nebenschilddrüsen mit unphysiologisch gesteigerter PTH-Produktion wird primärer Hyperparathyreoidismus (pHPT) genannt. Dieser ist nach dem Diabetes die zweithäufigste endokrine Dysfunktion, die mit 17,7 Fällen auf 1.000.000 Personen eine deutlich steigende Inzidenz aufweist (Rosai 2004; Carlson 2010). Das klinische Leitsymptom ist die **Hyperkalzämie**, gepaart mit einer **Hypophosphatämie**. Die weiteren klinischen Veränderungen manifestieren sich in heute nur noch selten auftretenden Knochenläsionen (Ostitis fibrosa cystica bzw. Recklinghausen-Erkrankung oder braune Tumoren), Nephrokalzinose, Chondrokalzinose, Weichgewebsverkalkungen und neuromuskulären sowie psychischen Abnormalitäten unterschiedlicher Ausprägung. Dem pHPT können als pathomorphologische Entitäten Nebenschilddrüsenadenome, primäre Hauptzellhyperplasien, primäre wasserhelle Zellhyperplasien und Nebenschilddrüsenkarzinome zugrunde liegen. Nur vereinzelt ist eine (Immun-)Parathyreoiditis mit Überfunktion beobachtet worden. Der pHPT kann sporadisch, familiär oder im Rahmen multipler endokriner Neoplasien (MEN) auftreten.

Pathogenese des primären Hyperparathyreoidismus Nebenschilddrüsenadenome und primäre Hyperplasien sind ganz überwiegend monoklonale Läsionen. In der Mehrzahl ist eine Aktivierung des Proto-Onkogens **Cyclin D1/PRAD1** („parathyroid adenoma gene-1") gegeben, die durch inverses Rearrangement das PRAD1 – normalerweise auf Chromosom 11q – unter die Kontrolle der das PTH-Gen flankierenden Region des Chromosom 11p gebracht hat (Hendy 2000). Damit verbunden ist die Überexpression des PRAD1/Cyclin-D1-Proteins. Ein Verlust der Heterozygotie als Zeichen der Inaktivierung von Tumorsuppressorgenen, konnte bisher für 70 % der Nebenschilddrüsenadenome gezeigt werden. Dabei ist offenbar insbesondere das MEN-1-Gen (Chromosom 11q13) eingebunden.

Ein funktionell-morphologischer Unterschied zwischen normalen und adenomatösen Nebenschilddrüsen konnte durch die ultrahistochemische Darstellung von Kalziumionen aufgezeigt werden (Dietel et al. 1987). In

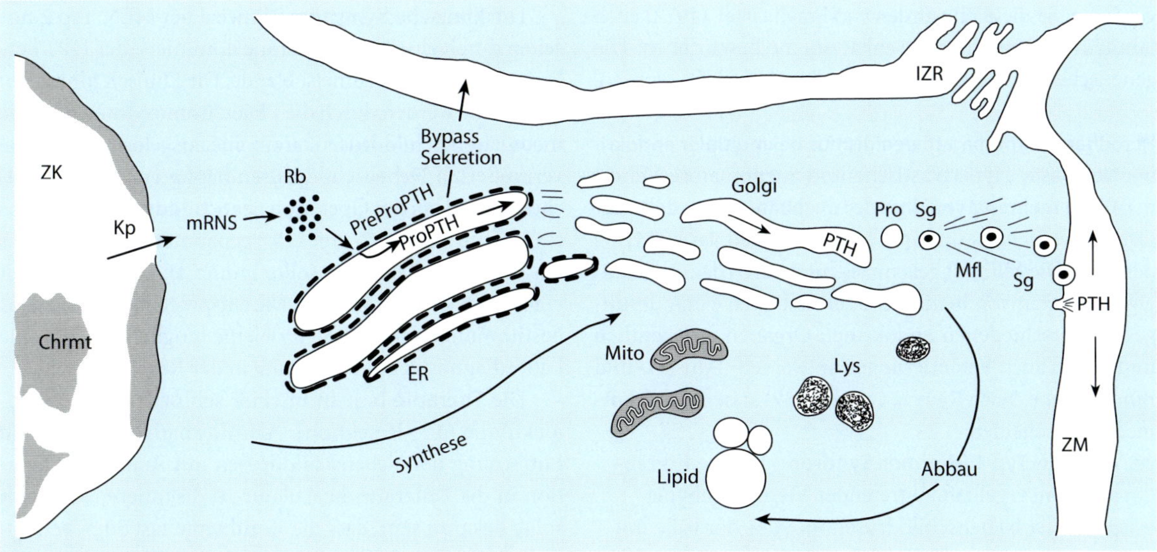

Abb. 3.11 Synthese, Sekretion und Abbau von Parathormon in Hauptzellen der Nebenschilddrüse. *IZR* Interzellularraum, *Chrmt* Chromatin, *ZK* Zellkern, *Kp* Kernpore, *Rb* Ribosomen, *ER* endoplasmatisches Retikulum, *Mito* Mitochondrien, *Pro Sg* Pro-Sekretgranula, *Sg* reife Sekretgranula, *Mfl* Mikrofilamente, *ZM* Zellmembran, *Lys* Lysosomen

normalen Drüsen ist eine relativ homogene Kalziumverteilung zu beobachten, während in Hauptzelladenomen eine ausgesprochen geringe intrazytoplasmatische Kalziumkonzentration nachweisbar ist. Im Zellkern, im Zytoplasma und in den hormonsynthetisierenden und sezernierenden Organellen sind die Präzipitate spärlich entwickelt. Die Zellmembran der adenomatösen Hauptzellen hingegen zeigt einen dichten Besatz mit Kalziumniederschlägen, der in normalen Nebenschilddrüsenzellen nicht zu beobachten ist. In den schmalen Interzellularspalten ist ebenfalls eine dichte Ansammlung von Kalziumpräzipitaten zu erkennen. Auch das Nebenschilddrüsenstroma zeigt einen vermehrten Kalziumgehalt. Die hohe extrazelluläre Kalziumkonzentration ist das Korrelat zur Hyperkalzämie beim pHPT. Auffallend ist, dass der intrazelluläre Kalziumgehalt der adenomatösen Hauptzellen ausgesprochen niedrig ist. Es besteht offensichtlich ein transmembranöser Transportdefekt der Zellmembran für Kalzium, der u. a. zu einem verringerten Influx in die Nebenschilddrüsenzelle und zur Insensitivität gegenüber Kalzium führt. Dieser zellmembrangebundene Defekt spielt eine wichtige Rolle in der Pathogenese des pHPT. Folgendes Modell wurde entwickelt:

In der Zellmembran von Adenomzellen besteht ein Transportdefekt für Kalzium, der zu einem verringerten Influx von Kalziumionen in die Zelle und zu einer erhöhten Kalziumablagerung an der Außenseite der Zellmembran führt. Der erschwerte transmembranöse Kalziumtransport bedingt eine Erniedrigung der Sensitivität der Adenomzelle für Kalzium und somit eine Erhöhung des zellulären Kalziumsollwertes. Hinzu kommt die verminderte Expression des CaSR in der Zellmembran von parathyreoidalen Tumorzellen (Kifor et al. 1996). Eine Normokalzämie stellt also für die Tumorzelle eine relative Hypokalzämie dar. Da Nebenschilddrüsenadenome endokrin nicht vollständig autonom sind, wie Zellkulturuntersuchungen bei hypophysiologischen Kalziumkonzentrationen und reaktiv gesteigerter PTH-Sekretion zeigten, bedingt die relative Hypokalzämie eine chronische Stimulation mit gesteigerter PTH-Sekretion und erniedrigter zellulärer PTH-Speicherung. Die vermehrte PTH-Sekretion wird z. T. durch eine beschleunigte Bypass-Sekretion ohne Verpackung in Sekretgranula ermöglicht. Die chronische Stimulation stellt darüber hinaus einen Wachstumsstimulus für Adenomzellen dar (Dietel et al. 1987; Carling 2001). Zusätzlich scheint der in hyperparathyreoidoten Nebenschilddrüsenzellen erniedrigte Level des Vitamin-D_3-Rezeptors (VDR) die Proliferation anzuregen (Carling et al. 2000).

Familiärer Hyperparathyreoidismus In etwa 5 % der Fälle tritt der pHPT in Form eines familiären HPT-Syndromes mit autosomal-dominantem Vererbungsmuster von unterschiedlicher Penetranz auf (Marx et al. 1973; Sharretts u. Simonds 2010). Familien mit vererblichem Hyperparathyreoidismus ohne MEN-Syndrom (s. unten) sind außerordentlich selten. In der Literatur sind lediglich einzelne Fallbeispiele dargestellt. Zumeist sind mehrere Nebenschilddrüsen in Form einer diffusen oder nodulären (adenomatösen) Hauptzellhyperplasie beteiligt. Schachner et al. (1966) fanden in einer Sippe auch 3 Patienten mit solitären Nebenschilddrüsenadenomen. Ein Nebenschilddrüsenkarzinom wurde ebenfalls in einer Familie mit familiärem HPT nachgewiesen. Schließlich wurden von Fraglia et al. (1972) auch familiäre Nebenschilddrüsenkarzinome beschrieben. Die genetischen Ursachen sind bisher nicht aufgeklärt worden.

Hereditärer Hyperparathyreoidismus bei multipler endokriner Neoplasie Hyperplastische und adenomatöse Veränderungen mehrerer voneinander unabhängiger endokriner Organe werden als multiple endokrine Neoplasie (MEN) definiert. Die MEN ist gekennzeichnet durch das unabhängige Auftreten von benignen oder malignen Veränderungen an verschiedenen endokrinen Organen, gelegentlich finden sich auch Veränderungen an Nerven-, Muskel- und Bindegewebe. Nach Raue u. Gagel (1989) lassen sich 3 Formen unterscheiden:

- Die **MEN Typ 1 (Wermer-Syndrom)** ist eine Erkrankung mit regelhaft auftretender Vierdrüsenhyperplasie der Nebenschilddrüsen (in 90 % der Fälle mit Hyperparathyreoidismus) und Inselzelltumoren des Pankreas (80 %). Gehäuft finden sich auch Hypophysentumoren (54 %) und seltener Schilddrüsen- oder Nebennierenadenome sowie bronchogene oder gastrointestinale neuroendokrine Tumoren. Vereinzelt werden weitere Tumoren endokriner und nichtendokriner Organe beobachtet. Die Mutationen, die zu der Erkrankung führen, wurden im Tumorsuppressorgen MEN 1 auf Chromosom 11q13 beschrieben.
- Die **MEN Typ 2a (Sippel-Syndrom)** ist ebenfalls eine autosomal-dominant vererbte Erkrankung (Chromosom 10, perizentromerische Region) und wird vom parallelen Auftreten eines medullären Schilddrüsenkarzinoms (100 %) und eines Phäochromozytoms des Nebennierenmarks (60 %) gekennzeichnet. In ca. 20 % der Fälle sind Nebenschilddrüsen in Form einer primären Hyperplasie beteiligt. Selten finden sich solitäre Nebenschilddrüsenadenome. Die Mutationen im RET-Protoonkogen auf Chromosom 10q21, die Ursache des MEN-2a- und des MEN-2b-Syndroms sind, wurden 1993 beschrieben (▶ Kap. 6).
- Die **MEN Typ 2b (Elleberg-Syndrom)** ist eine Kombination von medullärem Schilddrüsenkarzinom, Phäochromozytom und multiplen Schleimhautneuromen. Ein Megakolon kann ebenfalls entwickelt sein. Die Nebenschilddrüsen sind nicht beteiligt.

Untersuchungen an Kindern mit MEN 1 und dem **Hyperparathyreoidismus-Kiefertumor-Syndrom** („hyperparathyroidism jaw tumor syndrome"; HPT-JT) führten zur Entdeckung der Tumorsuppressorgene MEN 1 und HRPT2 (Sharretts u. Simonds 2010). Keimbahn-inaktivierende Mutationen dieser Gene zeigten eine starke Assoziation mit familiären Nebenschilddrüsentumoren (Marx 2005) und dem sog. **„Familial-isolated-hyperparathyroidism"-Syndrom** (FIHP; Fraser 2009).

Die **klinische Symptomatik** wird bei MEN Typ 2 nur selten durch eine Hyperkalzämie dominiert, der HPT verläuft somit klinisch zumeist blande. Die klinisch führenden Symptome werden durch die Phäochromozytome oder die medullären Schilddrüsenkarzinome ausgelöst, so dass die vergrößerten Nebenschilddrüsen häufig erst ein zusätzlicher Befund bei der Operation des Schilddrüsenkarzinoms sind. Beim Vorliegen eines der genannten Tumoren oder bei familiärer Belastung sollte immer an die Möglichkeit einer MEN gedacht werden. Die entsprechenden Hormonbestimmungen sind ohne Probleme möglich, so dass eine Labordiagnostik zur Abklärung in der Regel ausreicht.

Die **Therapie** besteht in einer subtotalen Parathyreoidektomie ($3^1/_2$-Resektion). Als Alternative ist die totale Entfernung der Nebenschilddrüsen mit Autotransplantation in die Unterarmmuskulatur zu diskutieren. Klinisch sollte bekannt sein, dass die Rezidivrate fast 50 % beträgt, da bei MEN häufig ein multizentrisches Tumorwachstum nachweisbar ist.

Konnataler Hyperparathyreoidismus Diese Form des HPT ist ebenfalls eine sehr seltene Erkrankung, die vereinzelt sporadisch, zumeist jedoch familiär auftritt. Bei den beobachteten Fällen eines familiären konnatalen HPT ist die Vererbung autosomal-rezessiv, so dass kein Unterschied zum familiären HPT besteht. Histologisch besteht zumeist eine diffuse Vierdrüsenhyperplasie. Diese wurde in einigen Fällen als Hauptzellhyperplasie, in anderen Fällen als Klarzellhyperplasie beschrieben. Die Erkrankung ist bei voller Entwicklung lebensbedrohlich. Die Mehrzahl der Kinder stirbt innerhalb von 2–7 Monaten. Eine frühe Diagnose und Operation sind daher lebenswichtig. Die Symptome sind deutliche Hyperkalzämie, schwere Demineralisationsdefekte, subperiostale Resorption und pathologische Frakturen sowie renale Kalzinose.

Sekundärer Hyperparathyreoidismus

Vom pHPT abzugrenzen ist der reaktive oder sekundäre HPT (sHPT), bei dem die häufigste Grunderkrankung eine chronische Niereninsuffizienz mit exkretorischem Kalziumverlust ist. Die weiteren Ursachen können in einer Vitamin-D-Insuffizienz liegen, die durch eine mangelhafte Vitamin-D_3-Produktion oder einen Vitamin-D_3-Rezeptordefekt verursacht wird, oder in einem Pseudohypoparathyreoidismus mit reduzierter peripherer PTH-Wirkung bzw. PTH-Rezeptordefekt in den Zielorganen. In der folgenden Übersicht sind die Ursachen zusammengefasst.

Ursachen des sekundären Hyperparathyreoidismus
- Chronische Niereninsuffizienz
- Diätetischer Mangel an Vitamin D oder Kalzium (zumeist geographisch/regional bedingt)

- Malabsorptionssyndrom (z. B. Sprue, Dünndarmläsionen etc.)
- Vitamin-D-Resistenz (Rezeptorinsuffizienz)
- Ausgeprägte Hypomagnesiämie
- Pseudohypoparathyreoidismus (Rezeptordefekt)

Die makromorphologische Veränderung stellt sich hierbei als sekundäre, d. h. adaptative Hauptzellhyperplasie aller 4 Drüsen dar. Der Serumkalziumspiegel ist regelhaft normokalzämisch, gelegentlich auch gering hypokalzämisch, nie aber hyperkalzämisch – ein wichtiges klinisches Kriterium, um primären und sekundären HPT differenzialdiagnostisch abzugrenzen.

Die lang dauernde Behandlung psychischer Erkrankungen mit **Lithium** führt bei etwa 10 % der Patienten zu einem induzierten HPT. Dieser ist morphologisch durch eine Vierdrüsenhyperplasie gekennzeichnet. Dies spricht für die chronische Stimulation der Nebenschilddrüsen durch Lithium, so dass hier eine **iatrogene Form** des sekundären HPT vorliegt. Nach Absetzen des Lithiums wird in der Regel eine Normalisierung der Kalziumwerte beobachtet (Nordenstrom et al. 1992).

Tertiärer Hyperparathyreoidismus

Wenn sich aus einem sekundären HPT ein autonomer, nicht mehr adaptativer, sondern autonomer, also hyperkalzämischer HPT entwickelt, spricht man vom tertiären HPT. Dieser kann also nur im Falle von Patienten mit zuvor nachgewiesenem sHPT entstehen. Morphologisch ist der tHPT durch eine besonders starke Vergrößerung aller 4 Drüsen gekennzeichnet. Histologisch treten keine Charakteristika auf.

Paraneoplastischer Hyperparathyreoidismus

> **Eine paraneoplastische Hormonsekretion ist definiert als eine atypische oder ektope Hormonbildung eines malignen Tumors, der von Gewebe ausgeht, das normalerweise dieses Hormon nicht sezerniert.**

Eine ektope Sekretion von intaktem physiologischen PTH mit klinischem Hyperparathyreoidismus ist äußerst selten. In Karzinomen der Niere, des Bronchialsystems, der Leber, des Kolons, der Mamma und der Schilddrüse sind einzlne Fälle nachgewiesen worden. Ferner konnte bei Plattenepithelkarzinomen der Lunge und des Ösophagus, bei Sarkoidose, einem Rhabdomyosarkom und einem malignen Melanom eine paraneoplastische PTH-Sekretion immunhistochemisch verifiziert werden.

Davon abzugrenzen ist die **tumorassoziierte Hyperkalzämie**, bei der maligne Tumoren ein Proteohormon, das PTHrP („parathyroid hormone related peptide"), sezernieren, dessen erste 8–12 Aminosäuren eine hohe Sequenzhomologie mit denen des physiologischen PTH aufweisen. Dieses hat ein MG von 16.000–17.000. Aufgrund der Bindung des PTHrP an die peripheren PTH-Rezeptoren weist es ein ähnliches Wirkungsspektrum wie das physiologische PTH auf und führt bei ungeregelt hoher Sekretion zwangsweise zur Hyperkalzämie, einem sog. **Pseudohyperparathyreoidismus** (Mosley et al. 1987; Suva et al. 1987).

Systematische Untersuchungen an Patienten mit tumorassoziierter Hyperkalzämie ergaben, dass etwa 10 % aller malignen Tumoren PTHrP sezernieren und sich bei entsprechender Serumkonzentration eine tumorassoziierte Hyperkalzämie entwickeln kann. Die häufigsten Tumoren sind in ◻ Tab. 3.2 aufgeführt.

Die differenzialdiagnostische Abgrenzung einer tumorassoziierten von einer parathyreoidalen Hyperkalzämie ist klinisch von erheblicher Bedeutung. Um den Nachweis einer ektopischen Hormonbildung führen zu können, sollte neben laborchemischen Methoden die Immunhistochemie eingesetzt werden. Mit den paraffingängigen Antikörpern ist der direkte Nachweis am Biopsiematerial, ggf. auch retrospektiv, möglich. Diese Differenzierung ist für das therapeutische Vorgehen – Nebenschilddrüsenoperation oder Malignombehandlung – bedeutsam und sollte beim klinischen Leitsymptom der Hyperkalzämie stets beachtet werden.

3.3.9 Pathologie des primären Hyperparathyreoidismus

Nebenschilddrüsenadenome

Klinische Symptomatik Nebenschilddrüsenadenome sind mit Abstand die häufigste Ursache des pHPT. In der eigenen Serie von 435 Fällen mit pHPT hatten die Adenome einen Anteil von >80 % (◻ Tab. 3.3). Das Verhältnis Männer zu Frauen beträgt in allen großen Serien ca. 1:3. Der Altersgipfel liegt am Ende der 4. Dekade; wobei Kinder ebenso betroffen sein können wie Greise.

Die Nebenschilddrüsenadenome entstehen auf dem Boden einer solitären, gutartigen Proliferation der endokrinen Epithelzellen (◻ Abb. 3.12). Diese beruht, soweit bisher bekannt, auf einer monoklonalen Expansion hochaktiver, dem normalen Regulationskreislauf entzogener Hauptzellen (Einzelheiten s. oben).

Das Gewicht von Nebenschilddrüsenadenomen kann von 0,1–300 g reichen. Das durchschnittliche Gewicht beträgt im eigenen Material von 364 Adenomen 1,8 g. Die Größe variiert erheblich. So wurde das kleinste eindeutig mit einem pHPT verbundene Adenom mit 5 mm, das

3

Tab. 3.2 Malignome mit tumorassoziierter (paraneoplastischer) Hyperkalzämie bei PTHrP-Sekretion, sog. Pseudohyperparathyreodismus (Auswahl)

Organ	Histologischer Tumortyp
Kopf-Hals-Tumoren	Plattenepithelkarzinome
Lunge	Plattenepithelkarzinome, kleinzellige Lungenkarzinome, großzellig-anaplastische Bronchialkarzinome
Niere	Hellzellige Nierenkarzinome
Ovar	Kleinzellige und hellzellige Ovarialkarzinome
Mamma	Duktale Mammakarzinome
Harnblase	Plattenepithelkarzinome, Urothelkarzinome
Kolon	Adenokarzinome
Ösophagus	Plattenepithelkarzinome, kleinzellige Karzinome
Pankreas	Duktale Adenokarzinome
Leber	Hepatozelluläres Karzinom
Prostata	Adenokarzinome

Tab. 3.3 Systematik der Nebenschilddrüsenläsionen[a]

Art der Läsion	n	%	n (Frauen)	n (Männer)	Alter	Gewicht (∅ in g)	Kalziumgehalt (∅ in mg/dl)
Adenome	364	83,6	232	132	49,2	1,8	11,7
Hyperplasie	57	13,2	37	20	46,7	6,3	12,9
Karzinom	14	3,2	7	7	48,7	>8,0	16,2
Total	435	100,0	185	86	49,3	4,8	

[a] An den Instituten für Pathologie der Universitäten Hamburg, Kiel und Berlin untersucht, Zeitraum 1965–1997

größte mit 40 mm Durchmesser gefunden. Die Adenome bei pHPT-Patienten mit vorwiegend ossärer Manifestation (klassische Ostitis fibrosa) sind in der Regel größer als die Adenome bei Patienten mit vorwiegend renaler Manifestation, dabei ergibt sich eine grobe Korrelation zwischen Tumorgewicht und Serumkalziumkonzentration.

Makroskopie Nebenschilddrüsenadenome entstehen fast immer aus einer Drüse und weisen dabei die gleiche Lagevariabilität wie normale Nebenschilddrüsen auf. Nach eigenen Untersuchungen sind etwa 85 % der Adenome im Bereich der Schilddrüse zu finden, 15 % liegen im Mediastinum, im Weichgewebe der Halsregion, periösophageal oder an der kranialen Herzbeutelkuppe.

Die Form der Nebenschilddrüsenadenome reicht von ovoid bis länglich ausgezogen, von bilobulär bis stark gyriert und multilobulär. Sie sind zumeist vom umgebenden Gewebe scharf getrennt und somit chirurgisch leicht entfernbar (**cave**: Voroperationen). Die Farbe variiert von dunkel- bis orangebraun. Die Konsistenz ist weich. Bei der makroskopischen Betrachtung sollte stets auf die in ca. 70 % der Fälle erkennbare normale Nebenschilddrüsen mit stärker gelb getönter Ober- und Schnittfläche (erhöhter Fettgehalt) geachtet werden. Diese ist für die differenzialdiagnostische Abgrenzung zwischen Adenom und Hyperplasie hilfreich. Der fehlende Nachweis einer normalen bzw. atrophischen Drüse schließt allerdings die Diagnose eines Nebenschilddrüsenadenoms nicht aus.

Im Zentrum von Nebenschilddrüsenadenomen können regressive Veränderungen auftreten, die mit Einblutungen einhergehen. Später ist dann in Makrophagen gespeichertes Siderinpigment nachweisbar. Schließlich kann die Regression zur Bildung einer adenomatösen Nebenschilddrüsenzyste oder zu breiten bindegewebigen Bändern innerhalb des Tumors führen. Randlich sind häufig Kalkinkrustrationen und Verknöcherungen zu finden, die gelegentlich röntgenologisch fassbar sind.

Mikroskopie Bei den Nebenschilddrüsenadenomen werden histologisch 3 Typen unterschieden (Altenähr 1980): Hauptzelladenom, oxyphiles Adenom und Lipoadenom.

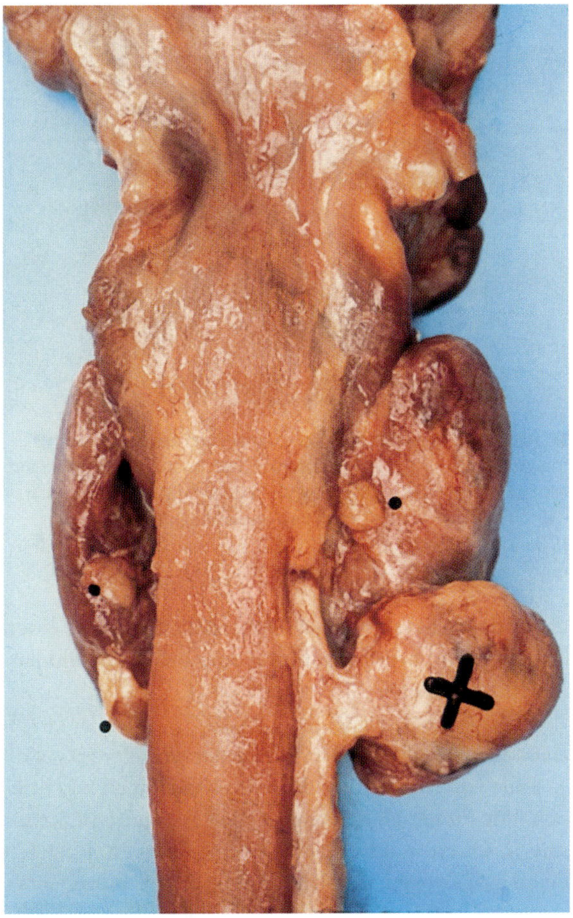

▣ **Abb. 3.12** Nebenschilddrüsenadenom links unten (*großes Kreuz*); drei atrophische Nebenschilddrüsen (•). Ansicht von dorsal

Hauptzelladenome Die meisten Nebenschilddrüsenadenome sind vom Typ der Hauptzelladenome. Histologisch bestehen sie aus dicht gelagerten, kompakt angeordneten Hauptzellen (▣ Abb. 3.13). Trabekuläre, glanduläre und tubuläre Formationen sind häufig. Die Architektur ist bedingt durch die Anordnung des zwischen den Epithelzellen gelegenen schmalen gefäßführenden Stromas. Die umgebende Bindegewebskapsel ist zart und zumeist kontinuierlich entwickelt, nicht selten ist die Kontinuität allerdings unterbrochen, oder sie fehlt ganz. Dies darf nicht als invasives Wachstum fehlgedeutet werden. Ein nodulärer Aufbau innerhalb eines Adenoms ist die Ausnahme. Gelegentlich kommen auch follikuläre Strukturen mit kolloidähnlichem Inhalt vor, die das Bild derart beherrschen können, dass eine Abgrenzung von Schilddrüsenadenomen schwierig wird. Zur Differenzierung kann in solchen Fällen z. B. während der Schnellschnittdiagnostik der Glykogennachweis herangezogen werden, da dieses in Nebenschilddrüsenzellen vorhanden ist, in Follikelepithelien der Schilddrüse jedoch fehlt. Auch mittels immunhistologischer Darstellung von PTH bzw. Thyreoglobulin kann

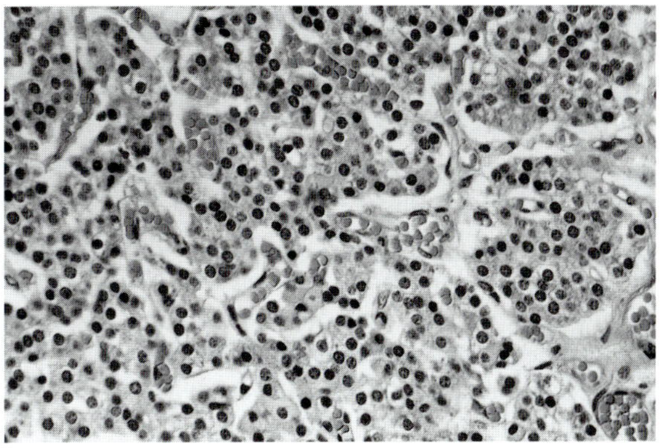

▣ **Abb. 3.13** Histologie eines humanen Nebenschilddrüsenadenoms mit charakteristischen, kompakten Epithelformationen der endokrin aktiven Hauptzellen

eine eindeutige Zuordnung erfolgen, allerdings nicht im Schnellschnittlabor. Zur Gewebsidentifikation kann auch die Positivität für Chromogranin A, Keratin 8, 18 und 19 beitragen.

In der Hämatoxylin-Eosin-Färbung ist die Hauptzelle eines Adenoms in der Regel nicht von einer normalen Hauptzelle zu unterscheiden, allenfalls durch die geringere Größe der atrophischen Zellen. Das Zytoplasma der Adenomzellen ist deutlich eosinophil, häufig auch relativ hell und glykogenreich. Die Zellkerne sind mittelständig, besitzen ein dichtes Chromatin und zeigen kleine Nukleolen, gelegentlich sind mehrkernige Zellen eingestreut. Auch können hyperchromatische Zellkerne in bis zu 25 % der Adenome nachgewiesen werden, ohne dass dies ein Hinweis auf Malignität ist.

In der histologischen Diagnostik ist als positives Nachweiskriterium eines solitären Adenoms die Bindegewebskapsel mit randlich gelegenem normalem Epithelkörperchen außerhalb der Kapsel zu werten. In der Fettfärbung sollte intrazytoplasmatisch in den adenomatösen Hauptzellen kein Fett nachweisbar sein, in den atrophischen Anteilen hingegen deutliche Fettvakuolen. Auch das interstitielle Fett ist in Adenomen nur gering entwickelt.

In fast allen Adenomen sind kleine oxyphile Zellgruppen eingestreut, ohne dass eine funktionelle Bedeutung vorliegt Sie bestehen überwiegend aus Hauptzellen, deren Kerne und Zytoplasma meist größer sind als in normalen Hauptzellen. Dabei besteht eine große Variabilität der Kerngröße und Chromatindichte. Schon 1971 beschrieben Altenähr u. Dammann eine hohe Varianz der Zellkerndurchmesser in Epithelkörperchenadenomen, die einer hohen Pleomorphie des DNA-Gehaltes entspricht, ohne dass dies als Indiz für Malignität gewertet werden darf. Mitosen werden in Nebenschilddrüsen nur ganz selten beobachtet und gelten als Verdachtsmoment für Malignität.

Innerhalb eines Hauptzelladenoms bestehen erhebliche Unterschiede hinsichtlich der hormonellen Aktivität der Tumorzellen. Dies wird durch unterschiedliche Größe, Anfärbbarkeit, Organellendichte und Parathormongehalt verdeutlicht. Es lassen sich elektronenmikroskopisch 2 extreme Zelltypen beschreiben, zwischen denen alle Übergänge möglich sind: Auf der einen Seite stehen große, relativ organellenarme und glykogenreiche Zellen, die somit ein helles Zytoplasma aufweisen und gleichzeitig runde euchromatische Zellkerne mit geringer Chromatindichte besitzen. Auf der anderen Seite stehen Zellen mit einem sehr organellenreichen Zytoplasma und hoher Volumendichte an hormonproduzierenden und -verarbeitenden Organellen. Dies betrifft sowohl die Ribosomen (Protein- und Proteohormonbildung) als auch das rauhe endoplasmatische Retikulum (Hormontransport) und den Golgi-Apparat (Hormonverpackung). Die energieliefernden Mitochondrien sind unterschiedlich zahlreich. Diese Zellen weisen häufig etwas entrundete Zellkerne mit scholliger, heterochromatischer Kernstruktur auf. Der erste Zelltyp entspricht einer funktionell relativ inaktiven Hauptzelle, während der zweite Zelltyp hormonell aktiv ist. Das Nebeneinander beider Zelltypen spricht für das Vorliegen eines sekretorischen Zyklus in Nebenschilddrüsenadenomen (Dietel 1982).

Immunhistologische Untersuchungen zur spezifischen Darstellung des zellulären PTH zeigten, dass in Adenomen die Hauptzellen mit wenig PTH gegenüber der Norm deutlich vermehrt sind. Eine geringe PTH-Konzentration im Zytoplasma spricht für hohe endokrine Aktivität, da das synthetisierte PTH nicht gespeichert, sondern direkt ausgeschleust wird (◘ Abb. 3.14). Der geringe PTH-Gehalt in den Hauptzellen der Adenome ist mit der verminderten PTH-Lagerung in experimentell stimulierten, nichttumorösen Hauptzellen vergleichbar und kann somit als Ausdruck der Aktivierung gewertet werden. Diese Interpretation wird durch die analoge immunhistologische Darstellung von PTH in adenomatösen und randlich gelegenen, inaktiven Nebenschilddrüsen erhärtet (Dietel u. Hölzel 1983).

Oxyphile Adenome Die oxyphilen Adenome bestehen überwiegend oder ausschließlich aus oxyphilen Zellen, deren eosinophile Granulierung durch ihren hohen Mitochondriengehalt bedingt ist. Die elektronenmikroskopisch untersuchten endokrin aktiven Tumoren enthielten im Zytoplasma jedoch neben den Mitochondrien auch andere Organellen, insbesondere solche des proteohormonbildenden Apparates (Altenähr 1972), so dass eine Hormonüberproduktion durchaus plausibel erscheint. Von Bondeson 1993 wurden oxyphile Adenome beschrieben, die klinisch durch eine hyperkalzämische Krise imponierten. Sehr selten finden sich reine oxyphile Adenome,

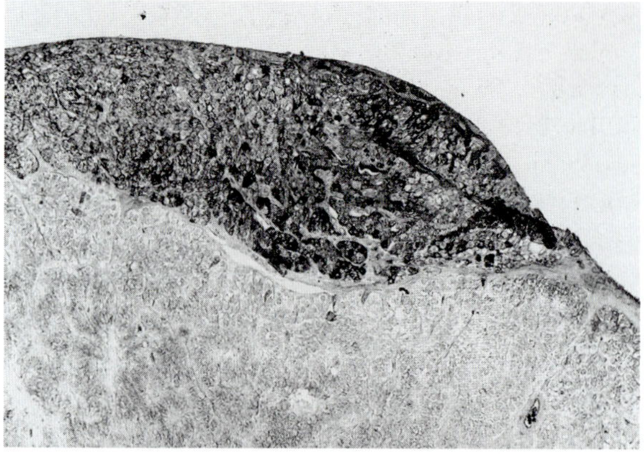

◘ **Abb. 3.14** Immunhistologische Darstellung des hohen intrazytoplasmatischen PTH-Gehaltes (dunkle Zellformationen) in einer randlich gelegenen Nebenschilddrüse als Zeichen endokriner Inaktivität, deutlich geringerer PTH-Gehalt im angrenzenden adenomatösen Nebenschilddrüsengewebe als Zeichen funktioneller Überaktivität

die endokrin inaktiv sind. Diese stellen zumeist einen Zufallsbefund bei der Autopsie oder bei der Schilddrüsenchirurgie dar.

Lipoadenome Im Jahre 1988 wurden von Perosio et al. 17 Fälle von Nebenschilddrüsenlipoadenomen beschrieben. Von diesen 17 Tumoren zeigten 11 eine Hyperkalzämie, 2 waren inaktiv und die verbleibenden 4 zeigten einen ausgewogenen Kalziumwert. Weitere Einzelfallberichte aus der Literatur und eigene Untersuchungen bestätigen diese Beobachtungen. In diesen Fällen handelte es sich um besonders stark vergrößerte Nebenschilddrüsen, die in einer bindegewebigen Kapsel überwiegend Fettgewebe und dazwischen zumeist nur kleine Inseln von Nebenschilddrüsengewebe enthielten, die auch histologisch schwierig zu identifizieren waren (◘ Abb. 3.15). In diese Gruppe sind auch Kombinationstumoren einzuordnen, bei denen statt reifen Fettgewebes überwiegend feinfibrilläres oder myxomatöses Bindegewebsstroma entwickelt ist. Formal-pathogenetisch wird entweder eine gleichzeitige Proliferation von epithelialem und mesenchymalem Fett- bzw. Stromagewebe angenommen, oder die Tumoren werden als Hamartome aufgefasst (LeGolvan et al. 1977). Gelegentlich können Schilddrüsenadenome Fettzellen aufweisen, sodass die Abgrenzung zum Lipoadenom schwierig wird.

Nebenschilddrüsenkarzinome

Klinische Symptomatik Maligne Tumoren der Nebenschilddrüsen sind selten und betragen zwischen 0,5 % und 4 % aller Fälle mit primärem Hyperparathyreoidismus (Schantz 1973). In einer eigenen Serie von 435 parathyreoidalen Tumoren waren 3,2 % Karzinome (◘ Tab. 3.3). Das durchschnittliche Alter betrug 49,3 Jahre (12–85 Jahre),

Frauen waren im Verhältnis 2:1 häufiger betroffen. Alle Tumoren waren mit den klinischen Zeichen des pHPT assoziiert. Nur vereinzelt sind endokrin stumme Nebenschilddrüsenkarzinome beschrieben worden.

Die klinische **Differenzialdiagnose** erlaubt aufgrund der Symptome keine sichere Unterscheidung zwischen Adenom und Karzinom. Allerdings ermöglichen die in ◘ Tab. 3.4 dargestellten Kriterien die klinische Verdachtsdiagnose. Dabei ist das herausragende Merkmal der schwere, häufig variierende und rezidivierende HPT, zum Teil assoziiert mit hyperkalzämischen Krisen. Tritt ein Rezidiv innerhalb von Monaten auf, so ist dies besonders verdächtig auf ein Karzinom. Serumkalziumkonzentrationen über 14 mg/dl sind ebenfalls suspekt. Ein Drittel der Tumoren ist palpabel.

Aus eigener Erfahrung muss betont werden, dass Nebenschilddrüsenläsionen gelegentlich die genannten Kriterien nicht zeigten und sich trotzdem, wie der spätere klinische Verlauf zeigte, als eindeutig maligne, metastasierende Tumoren herausstellten. Diese seltene Möglichkeit sollte Pathologen und Chirurgen gleichermaßen bekannt sein.

Die **Prognose** der Nebenschilddrüsenkarzinome ist relativ gut, so variiert dies 5-Jahres-Überlebensrate von <50 % bis 85 % und das 10-Jahres-Überleben von 35–49 %. Sie wachsen relativ langsam und metastasieren in ca. 50 % der Fälle. Die Metastasierung erfolgt zunächst lymphogen in die regionalen Halslymphknoten. Erst später kommt es zu Organmetastasen, die v. a. die Lunge betreffen, selten auch andere Organe wie Leber, Skelett, Pankreas oder Nebenniere. Kommt es nach der Operation eines Nebenschilddrüsenkarzinoms zum rekurrierenden HPT, so zeigt dieser das Auftreten eines Rezidivs bzw. von Metastasen an. Die Todesursache bei Nebenschilddrüsenkarzinomen sind Komplikationen der endokrinen Stoffwechselstörung, insbesondere die hyperkalzämische Krise oder die dadurch bedingte akute Pankreatitis.

Makroskopie Sollte sich aufgrund der präoperativen klinischen Parameter und des chirurgischen In-situ-Befundes der Verdacht auf ein Nebenschilddrüsenkarzinom ergeben, so sind folgende Kriterien bei der makroskopischen Identifizierung hilfreich: Der Tumor ist meistens relativ groß, die Konsistenz ist infolge einer derben Kapsel und einer vermehrten interstitiellen Sklerose, z. T. mit Verkalkungen, vermehrt und derb. Die Farbe ist grauweißlich (und nicht rehbraun wie in benignen Läsionen). Aufgrund des infiltrativen Wachstums in benachbartes Gewebe und der Stromasklerose bieten sich dem Chirurgen oft eine unscharfe Begrenzung des Tumors und ein entzündungs- oder vernarbungsähnlicher Aspekt, sodass sich die Karzinome im Gegensatz zu Adenomen oder Hyperplasien nicht stumpf präparieren lassen.

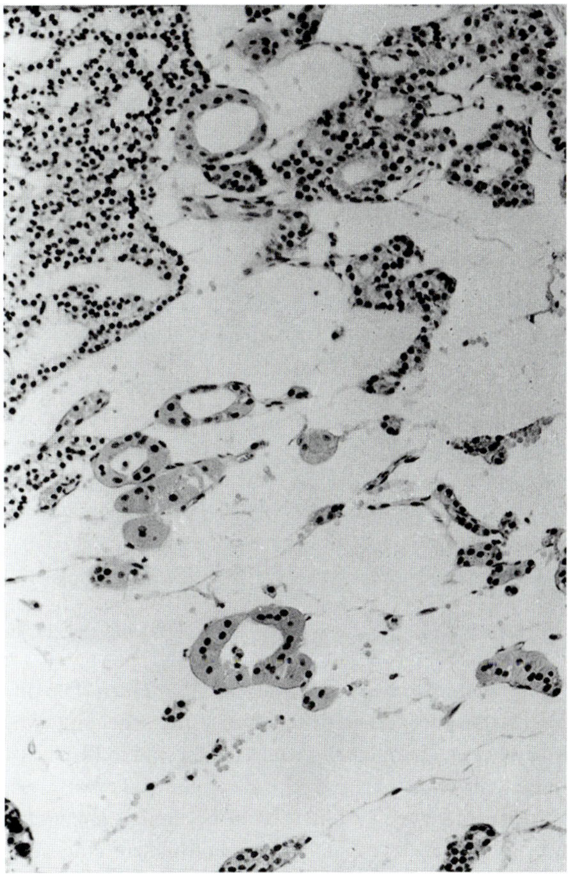

◘ **Abb. 3.15** Endokrin aktives Lipoadenom der Nebenschilddrüsen mit ausgeprägter lipomatöser Durchsetzung des Parenchyms

Mikroskopie Die histologische Diagnose eines parathyreoidalen Karzinoms kann eindeutig nur gestellt werden, wenn eines der folgenden Kriterien zweifelsfrei erfüllt ist: invasives Wachstum in Blutgefäße oder in das angrenzende Gewebe, Ruptur oder Penetration der umgebenden Bindegewebskapsel, metastatische Infiltration benachbarter Lymphknoten oder anderer Organe (◘ Abb. 3.16). Die Diagnose eines Nebenschilddrüsenkarzinoms ist intraoperativ mittels Schnellschnittdiagnostik ebenfalls nur dann zu fällen, wenn die Kriterien der eindeutigen Gefäßinfiltration bzw. Metastasierung vorliegen.

Die Kapselinfiltration kann bei narbig indurierten Adenomen vorgetäuscht werden und ist somit für den weniger erfahrenen Diagnostiker nur ein unsicheres Malignitätskriterium. Zytologisch sind Kernatypien kein Beweis für Malignität (Altenähr u. Dammann 1971). Mitosen können hingegen, auch wenn sie nur vereinzelt auftreten, als Verdachtsmoment für Malignität gewertet werden, hier sollte speziell auf atypische Mitosen als sicheres Malignitätskriterium geachtet werden. Typisch sind auch die breiten, das Gewebe septierenden Bindegewebsbänder, die aus relativ azellulärem hyalinen Kollagematerial bestehen. Auch die

3

■ Tab. 3.4 Kriterien zur Diagnose eines malignen Nebenschilddrüsentumors

Methode	Verdacht auf Malignität	Sichere Malignität
Klinisch	Ausgeprägter HPT Stark erhöhte Serumkalziumwerte Rezidivierender HPT Palpabler parathyreoidaler Tumor Rekurrensparese	Keine
Makroskopisch	Adhärenz mit angrenzenden Geweben Relativ große Tumoren, häufig >2,5 cm im Durchmesser Vermehrte Konsistenz Derbe Kapsel mit Verwachsungen Grau-weißliches Tumorgewebe	Sichtbare Invasion von Schilddrüse, Ösophagus, Skelettmuskel, Lymphknoten etc. Fernmetastasen
Histologisch	Mitosen Breite kollagene Septen Palisading der Tumorzellen	Invasives Wachstum Penetration der fibrösen Kapsel Metastatische Ausbreitung
Zytologisch	Mitosen Hyperchromasie Uniformität der Tumorzellen Heteroploidie der nukleären DNA	Keine

Tumorkapsel ist meist breiter als bei Adenomen. Die differenzialdiagnostischen Kriterien zur Unterscheidung zwischen benignen und malignen Läsionen sind in ■ Tab. 3.4 dargestellt.

Um maligne Läsionen von benignen abzugrenzen, wurde auch die DNA-Zytophotometrie eingesetzt (Bengtsson et al. 1977; eigene Beobachtung). Diese zeigte eine verstärkte nukleäre Heteroploidie als Zeichen eines Nebenschilddrüsenkarzinoms, ohne allerdings beweisend zu sein.

Die Unterscheidung zwischen Nebenschilddrüsenkarzinomzellen, Histiozyten und Lymphozyten kann im Einzelfall schwierig sein. Dies gilt besonders für Lymphknotenmetastasen. In diesen Fällen ist die Immunhistologie für PTH (Dietel u. Hölzel 1983) eine wichtige diagnostische Hilfe.

3.3.10 Primäre Nebenschilddrüsenhyperplasie

Erstmals 1934 berichteten Albright et al. über eine diffuse Vergrößerung aller 4 Nebenschilddrüsen als Ursache eines pHPT. Die sorgfältig beschriebene und dokumentierte Morphologie der tumorösen Nebenschilddrüsenproliferation mit hellen, großen, vakuolär aufgelockerten Zellen lässt den Schluss zu, dass es sich um die Erstbeschreibung der Nebenschilddrüsenhyperplasie vom Typ der wasserhellen Zellhyperplasie oder Klarzellhyperplasie handelt (s. unten). Knapp 25 Jahre später beschreiben Cope et al. (1958) eine weitere Form der primären Hyperplasie der Nebenschilddrüsen, die auf einer extensiven Proliferation normaler Hauptzellen beruht. Es müssen bei der primären Hyperplasie also 2 Formen differenziert werden: die wasserhelle Zellhyperplasie und die Hauptzellhyperplasie.

Primäre Hauptzellhyperplasie

In der klassischen Form wird die primäre Hauptzellhyperplasie in verschiedenen Serien in einer Häufigkeit von 10–15 % beobachtet. Dabei sind alle 4 Nebenschilddrüsen betroffen und – wenn auch ungleich – vergrößert. Der Stimulus für das gleichzeitige Wachstum aller 4 Drüsen ist unbekannt. Einzelne Autoren (Brandi et al. 1986) beschreiben einen mitogenen, allerdings bisher nicht näher charakterisierten Faktor für parathyreoidale Zellen, während andere eine pathologische Veränderung des Kalziumstellwertes befürworten (DeLellis et al. 1991). Auffällig ist die hohe (bis 20 %) Assoziation mit dem MEN-Syndrom (s. oben). Bei keinem der Patienten lagen Erkrankungen der anderen am Kalziumstoffwechsel beteiligten Organe vor (Niere, Darm, Knochen etc.).

Makroskopie Das Gesamtgewicht beträgt im Durchschnitt in der eigenen Serie 6,8 g, darunter ein Maximalwert von 22 g (■ Abb. 3.17). Die Nebenschilddrüsen sind diffus proliferiert oder nodulär umgewandelt (■ Abb. 3.18). Die Vergrößerung der Einzeldrüse kann sehr unterschiedlich ausfallen, d. h., es kann 1 oder 2 Drüsen erheblich vergrößert sein, während die verbleibenden 3 oder 2 fast normal groß sind. Die makroskopische Erfassung dieses Befundes ist intraoperativ häufig schwierig und muss histologisch im Schnellschnittpräparat untermauert werden.

Die Farbe der Drüsen ist gelbbraun bis rotbraun. Die Oberfläche und die Schnittfläche sind gleichmäßig homo-

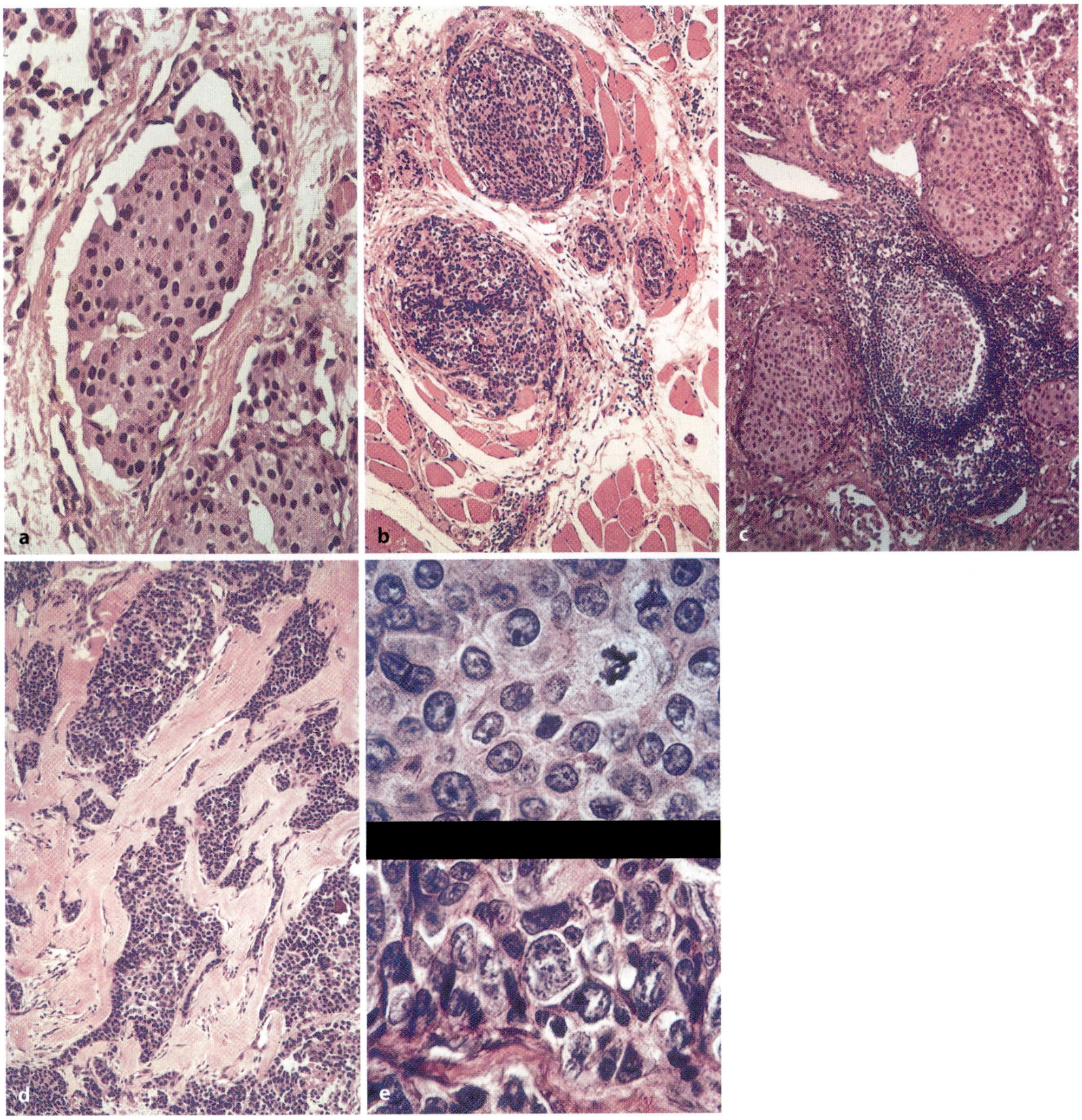

Abb. 3.16a–e Histologische Darstellung eines Nebenschilddrüsenkarzinoms mit mehreren Mitosen, Gefäßinfiltrationen und peripherinfiltrativem Wachstum als sicherem Zeichen der Malignität. **a** Gefäßinfiltration, **b** Muskelinfiltration, **c** Lymphknoteninfiltration, **d** typische breite fibröse Bänder, **e** atypische Mitosen

gen oder knotig. Zysten sind relativ häufig. Die einzelne vergrößerte Nebenschilddrüse bei primärer Hauptzellhyperlasie kann makroskopisch nicht von einem Nebenschilddrüsenadenom unterschieden werden.

Mikroskopie Histologisch zeigen sich solide, kompakte Zellverbände. Häufig findet man kleine Gruppen von oxyphilen Zellen und oxyphilen Übergangszellen. Die Epithelien sind entweder in Form solider Zellgruppen, trabekulärer Stränge oder follikulärer Bildungen angeordnet. Gelegentlich ist ein lobulärer Aufbau entwickelt. Mitosen sind selten. Der Gehalt an Lipidvakuolen ist gegenüber den Hauptzellen normaler Nebenschilddrüsen reduziert. Elektronenoptisch und immunhistologisch weisen die hyperplastischen Drüsen eine gesteigerte Hormonsynthese auf (Dietel et al. 1982). Auch der Anteil von Stromazellen in den hyperplastischen Nebenschilddrüsen ist relativ vermindert. Fettgewebsinseln sind jedoch häufig vorhanden, und ihr Nachweis ist ein differenzialdiagnostisches Merkmal in der Abgrenzung zum Adenom. Ein Randsaum von normalem Nebenschilddrüsengewebe liegt grundsätzlich nicht vor, kann jedoch durch einen nodulären Aufbau vorgetäuscht werden.

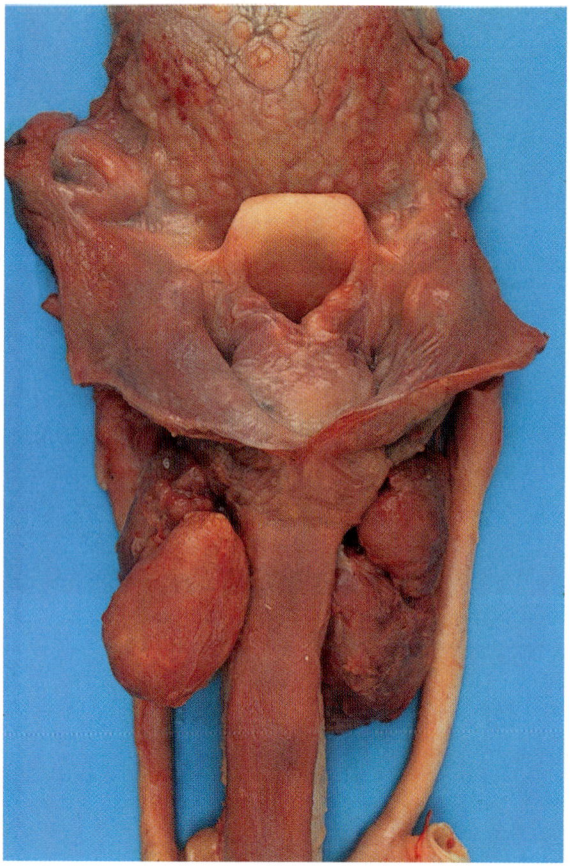

Abb. 3.17 Multiglanduläre Hyperplasie der Nebenschilddrüsen mit deutlicher Vergrößerung aller 4 Epithelkörperchen (nur 3 sichtbar)

Reddick (1977) berichtet, dass in knapp 10 % der Fälle im umgebenden Weichgewebe kleine Nester von Nebenschilddrüsenzellen zu finden sind, die sog. **Parathyromatose**. Diese können Ausgangspunkt für ein Rezidiv sein.

Primäre Klarzellhyperplasie

Über die Ätiologie dieser Erkrankung bestehen unterschiedliche Ansichten. Zum einen wird die Entwicklung des wasserhellen Zelltyps aus Hauptzellen angenommen (Roth 1970). Die Hauptzellhyperplasie und die Klarzellhyperplasie stellen nach Auffassung dieser Autoren nur eine unterschiedliche Differenzierung der gleichen Erkrankung dar. Zum anderen wird darauf hingewiesen, dass Übergangsformen nur selten beobachtet werden und dass es sich somit auch um 2 unterschiedliche Entitäten handeln kann. Formal-pathogenetisch kommt eine vakuoläre Degeneration der Zellen vom ursprünglichen Hauptzelltyp in Betracht. Die Klarzellhyperplasie ist nach eigenen Befunden selten. Die in der Literatur beschriebene Häufigkeit von ca. 10 % konnte von uns nicht nachvollzogen werden.

Makroskopie Die von Albright et al. (1934) erstmals beschriebene primäre Klarzell- oder wasserhelle Zellhyperplasie verursacht wesentlich geringere differenzialdiagnostische Schwierigkeiten als die primäre Hauptzellhyperplasie. Zunächst ist die Vergrößerung mehrerer Nebenschilddrüsen eindeutig, wobei das Gesamtgewicht aller 4 Drüsen meist über 5 g liegt und bis zu 50 g betragen kann. Dietel (1982) berichtet über einen Patienten mit insgesamt 8 vorhandenen Nebenschilddrüsen, von denen 6 Drüsen im Sinne einer Klarzellhyperplasie verändert waren und ein Gesamtgewicht von 63 g aufwiesen. Charakteristisch sind ferner ihre blassbraune bis schokoladenbraune Farbe und das häufige Vorhandensein von randlichen Ausläufern oder Läppchen.

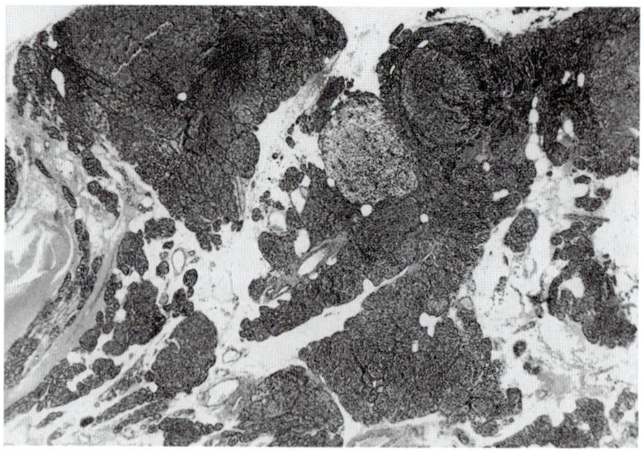

Abb. 3.18 Nebenschilddrüsenhyperplasie mit Parenchymumbau

Mikroskopie Histologisch finden sich große Zellen mit einem wasserhellen oder schaumig hellen, leer erscheinenden Zytoplasma (Abb. 3.19). Sie sind gleichmäßig diffus angeordnet und besitzen deutlich erkennbare Zellmembranen. Elektronenmikroskopisch ist dies auf zahlreiche große Zytoplasmavakuolen zurückzuführen, die sich vermutlich vom Golgi-Apparat oder vom rauhen endoplasmatischen Retikulum ableiten. Daneben enthalten diese Zellen membranbegrenzte sekretorische Granula (Roth 1970). Die wasserhellen Zellen sind häufig in follikulären oder tubulären Formationen angeordnet und besitzen einen basalständigen Zellkern.

3.3.11 Pathologie des sekundären Hyperparathyreoidismus

Sekundäre Nebenschilddüsenhyperplasie

Der durch eine chronische Niereninsuffizienz oder eine andere Kalziumverlusterkrankung ausgelöste sHPT ist pathologisch-anatomisch mit einer adaptativen oder reaktiven sekundären Nebenschilddrüsenhyperplasie assoziiert.

Makroskopie Die Vergrößerung der Nebenschilddrüsen ist bei der sekundären Form des HPT zumeist homogener

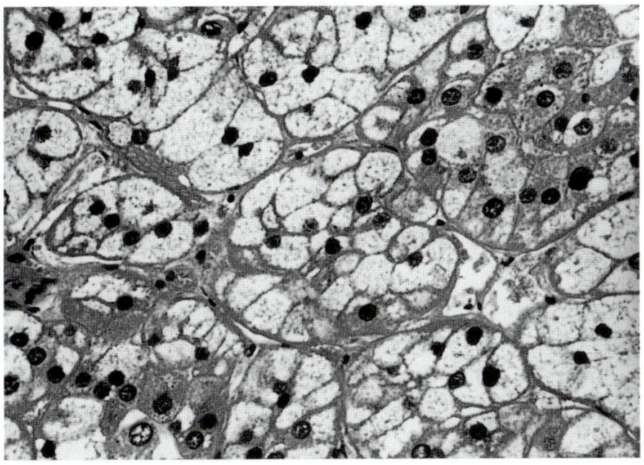

Abb. 3.19 Histologische Darstellung einer wasserhellen Zellhyperplasie mit den charakteristischen großen, weitgehend ungefärbten Hauptzellen

als bei der primären Vierdrüsenhyperplasie. Das Ausmaß der Proliferation spiegelt zumeist die Dauer und den Grad der Erkrankung wider. Die Vergrößerung kann mehrere Gramm erreichen und entspricht makroskopisch weitgehend der primären Hauptzellhyperplasie.

Mikroskopie Auch histologisch und elektronenmikroskopisch sind primäre und sekundäre Hyperplasie nicht unterscheidbar. Der früheste mikroskopische Befund ist die relative Vermehrung aktivierter Hauptzellen. Es besteht eine diffuse oder noduläre Wachstumsform. Randlich können Vernarbungen und fibröse Bindegewebssepten der Kapsel auftreten, durch die ein invasives Wachstum vorgetäuscht werden kann. Auch Mitosen sind ganz vereinzelt nachweisbar. Um differenzialdiagnostische Fehlinterpretationen zu vermeiden, bedarf es bei der Behandlung der engen Kooperation zwischen Chirurg und Pathologe (s. unten).

3.3.12 Weitere Nebenschilddrüsenläsionen

Nebenschilddrüsenzysten

Bei der chirurgischen Revision der Halsweichteile können dem Chirurgen Nebenschilddrüsenzysten auffallen. Diese sind in der Regel endokrin inaktiv. Die zystischen Läsionen können einen Durchmesser von 1–10 cm haben und sind peripher von regulärem Nebenschilddrüsenparenchym begrenzt. Randlich finden sich häufig derbe Bindegewebskapseln. Die Topographie der Zysten ist variabel. Sie können bis ins obere vordere Mediastinum reichen oder vollständig mediastinal verlagert sein. Gelegentlich imponieren sie auch als laterale Halszysten. Der Zysteninhalt ist zumeist dünnflüssig. Pathogenetisch werden die Zysten in erster Linie als dysgenetische brachiogene Zysten aus Resten der 3. und 4. Schlundtasche angesehen. Die klinischen Symptome sind entsprechend der unterschiedlichen Lokalisation nicht einheitlich, sie können Verlagerung der Trachea, des Ösophagus, der Schilddrüse und anderer Halsweichteile umfassen, auch wurden Alterationen des N. recurrens beschrieben.

Parathyreoiditis

Die akute Parathyreoiditis kann mit einem Hyperparathyreoidismus verbunden sein, der stark schwankende Kalziumwerte aufweist. Im weiteren Verlauf der Erkrankung tritt zumeist wieder eine Normokalzämie auf, da die betroffenen Nebenschilddrüsen weitgehend vernarben und die verbleibenden Nebenschilddrüsen die Funktion übernehmen.

Verschiedene Veränderungen

Seltene Erkrankungen der Nebenschilddrüsen sind Sklerose, Lipomatose, Angiomatose, Infarkte, Amyloidose und Siderose. Sämtliche Läsionen sind in der Regel nicht mit einer endokrinen Überfunktion assoziiert. Vereinzelt wurden Metastasen in Nebenschilddrüsen gefunden, ohne allerdings funktionell bedeutsam zu sein.

3.3.13 Kooperation zwischen Chirurgen und Pathologen bei der operativen Therapie des Hyperparathyreoidismus

Um Patienten mit pHPT optimal zu behandeln zu können, ist eine enge Kooperation zwischen dem Endokrinologen, Chirurgen und Pathologen zwingend erforderlich. Der Ablauf der Zusammenarbeit ist zu unterteilen in:
- Präoperative Bestimmung der laborchemischen Parameter mit Verifizierung der Diagnose
- (Optionale) Lokalisationsdiagnostik vergrößerter Nebenschilddrüsen
- Entschluss zur Operation
- Intraoperative Schnellschnitthistologie (SS)
- Postoperative Kontrolle der Serumwerte sowie der Morphologie an Paraffinschnitten (ggf. mit PTH-spezifischer Immunhistologie).

Um einen erfolgreichen Operationsverlauf zu erreichen, muss eine enge Zusammenarbeit mit direkter Kommunikation zwischen Chirurg und Pathologe gewährleistet sein. Besonders wichtig ist, dass beide Seiten gleichermaßen die Probleme kennen, um die übermittelten Befunde richtig einordnen zu können. Für den Chirurgen kann es prima vista schwierig sein, Nebenschilddrüsengewebe von anderen Gewebsarten (Fett, Lymphknoten, Schilddrüse) zu unterscheiden. Dies gilt insbesondere bei Rezidivoperationen mit unklarem Operationssitus, bei atypisch verlagerten Nebenschilddrüsen (Mediastinum, obere Halsregion, Pleurakuppen) oder Strumabildung mit teilweiser oder vollständiger Umhüllung der Nebenschilddrüsen durch

Schilddrüsengewebe. Die makroskopischen Kriterien sind in ◘ Tab. 3.5 aufgeführt. Während der Operation können multiple SS-Untersuchungen notwendig werden, ohne dass Nebenschilddrüsengewebe vom Pathologen gefunden wird. Dann hilft nur geduldiges Weitersuchen, ggf. mit Sternotomie und Revision des Mediastinums oder der Pleurakuppen.

Intraoperative Schnellschnittuntersuchungen

Schickt der Chirurg während der Operation ein Exzisat zur Schnellschnittuntersuchung, so müssen folgende klinische Angaben vorliegen:

- Liegt der Verdacht auf einen primären, sekundären oder tertiären HPT vor?
- Stammt die Biopsie von einer vergrößerten Nebenschilddrüse?
- Sind weitere Nebenschilddrüsen operativ dargestellt, und, wenn ja, welche Größe weisen sie auf?
- An welcher Stelle (genaue Lokalisation) wurde die Biopsie entnommen?

Danach erwartet der Chirurg vom Pathologen Antworten auf folgende Fragen:

Handelt es sich um Nebenschilddrüsengewebe? Diese Frage ist in der Regel leicht zu beantworten. Vereinzelt allerdings können follikulär differenzierte Nebenschilddrüsenadenome Schwierigkeiten bei der Abgrenzung zu Schilddrüsengewebe machen, speziell zu follikulären Schilddrüsenadenomen. Ergibt der SS kein Nebenschilddrüsengewebe, so muss die Suche fortgesetzt werden. Wurde Drüsengewebe eingesendet, so stellt sich die Frage nach der Art der tumorösen Läsion.

Entspricht die Exzision einem Nebenschilddrüsentumor? Die Differenzierung zwischen normalem und tumorösem Nebenschilddrüsengewebe ist im SS in aller Regel möglich. Die Tumoren zeigen ein deutlich aktiviertes Zellbild mit dicht aneinander liegenden endokrin aktiven Hauptzellen (◘ Abb. 3.13), während normale Nebenschilddrüsen zumeist reichlich intrazytoplasmatisches und interstitielles Fettgewebe aufweisen. Die Sudan-IV-Fettfärbung (Roth u. Gallagher 1976) bzw. die „Oil-red-O"-Technik kann im SS hilfreich sein. Zur Absicherung sollte das Nebenschilddrüsengewebe immer gewogen werden, da mehr als 50 mg für einen Tumor sprechen. Extraglanduläres Weichgewebe muss vor der Gewichtsbestimmung naturgemäß entfernt worden sein.

Wenn ja, welche Tumorart liegt vor: ein solitäres Adenom, eine primäre Hyperplasie aller 4 Nebenschilddrüsen oder ein Nebenschilddrüsenkarzinom? Die Frage nach der Tumorart ist anhand einer Biopsie nicht zu beantworten, da zwischen solitärem Nebenschilddrüsenadenom und primärer multiglandulärer Hyperplasie histologisch nicht differenziert werden kann. Eine (seltene) Ausnahme liegt vor, wenn im SS die normale Nebenschilddrüse im Randbereich des Nebenschilddrüsentumors nachzuweisen ist; dann entspricht die tumoröse Läsion einem solitären Adenom.

Die intraoperative Fettfärbung kann eine gewisse Hilfe darstellen: Bei Nachweis von interstitiellen und intrazytoplasmatischen Fettvakuolen liegt eher eine Hyperplasie als ein Adenom vor. In der von uns aufgearbeiteten Serie (n=350) war dies jedoch keineswegs regelhaft der Fall, sodass die Fettfärbung nur mit Einschränkung herangezogen werden kann.

> **Voraussetzung für eine präzise Differenzialdiagnose sind mindestens 2 Biopsien von verschiedenen Nebenschilddrüsen.**

In ca. 85 % der Fälle ergibt sich im 1. SS die Diagnose Nebenschilddrüsentumor, dann sollte regelhaft einr2. SS von einer anderen Nebenschilddrüse untersucht werden. Zeigt dieser normales Drüsengewebe, liegt ein solitäres Nebenschilddrüsenadenom vor (sog. Doppeladenome sind, wenn es sie überhaupt gibt, außerordentlich selten). Die einfache Ektomie des Adenoms führt dann zur Heilung des Patienten.

Als zweite Möglichkeit findet sich in ca. 13 % der Fälle im ersten SS die Diagnose Nebenschilddrüsentumor und im zweiten SS ebenfalls ein Nebenschilddrüsentumor. Bei dieser Konstellation muss davon ausgegangen werden, dass eine primäre Hyperplasie aller 4 Drüsen vorliegt und die beiden noch in situ verbliebenen Nebenschilddrüsen auch hyperplastisch und damit exzisionsbedürftig sind. In diesem Fall muss die Suche nach den beiden verbliebenen Nebenschilddrüsen aufgenommen werden.

Sollte die zweite Biopsie allerdings aus einer makroskopisch normal großen Nebenschilddrüse stammen und dennoch eine aktivierte Zellmorphologie zeigen, so ist dies nur eingeschränkt als Indiz für eine Hyperplasie zu werten. Eine herdförmig unterschiedliche Zelldichte der Epithelzellen findet sich in vielen Nebenschilddrüsen. Daher sollte dann eine weitere repräsentative Probe gewonnen und im Zweifelsfall ein drittes Epithelkörperchen biopsiert (nicht entfernt!) werden.

Die definitive Diagnose eines Nebenschilddrüsenkarzinoms im Schnellschnitt kann nur bei eindeutig invasivem Wachstum, Gefäßinfiltration oder Nachweis einer Metastase gestellt werden. Zu beachten sind dabei stets die sich intraoperativ ergebenden Verdachtsmomente, die im entsprechenden Kapitel dargestellt sind.

Tab. 3.5 Kriterien zur makroskopischen Differenzierung zwischen Nebenschilddrüsen und anderen Gewebsarten

Kriterien	Nebenschilddrüse	Schilddrüse	Fett	Lymphknoten
Schnittfläche	Braunrot bis gelb, fleckige Einblutungen	Granuliert, körnig, kolloidal, glänzend, rötlich	Gelb, leuchtend	Dunkelrot, bunte Schnittfläche
Konsistenz	Weich, markig, gering elastisch	Hart, festgefügt	Weich, zerdrückbar	Prall-elastisch
Kapsel	Dünn, Gewebe vollständig umhüllend	Nicht sicher an allen Seiten entwickelt	Keine zusammenhängende Kapsel	Derb, relativ dick
Gefäßstiel	Vorhanden	Fehlt	Fehlt in der Regel	–
Größe	Von linsen- bis pflaumengroß, selten größer	Alle Größen möglich	Alle Größen möglich	Alle Größen möglich, bei Stimulation Follikel
Adhäsionen	Fehlen, DD: NSD-Karzinom	Häufig	Selten, bei Voroperation häufig-	Fehlen
Aufbau	Homogener Knoten, selten Narben	Knotig, klein bis zum Teil narbig	Gelappt	Homogen, selten follikulär
Zysten	Gelegentlich	Selten	Nie	Nie
Schwimmprobe in NaCl oder Formol	Sinkt	Sinkt	Schwimmt	Sinkt

Im Regelfall kann mit dem beschriebenen Vorgehen eine erfolgreiche Operation erreicht werden. Allerdings können sich Probleme ergeben, die dann nur mit aufwendigen Methoden (Immunhistologie, Elektronenmikroskopie) zu klären sind. Ist im SS und in der Paraffinhistologie ein Nebenschilddrüsentumor diagnostiziert worden und fällt der Serumkalziumspiegel postoperativ nicht ab, dann liegt es nahe, dass die histologische Diagnose falsch war und entweder kein Nebenschilddrüsentumor, sondern Schilddrüsengewebe oder eine unerkannte Nebenschilddrüsenhyperplasie vorlag. Eine Verwechslung von follikulär differenzierten Nebenschilddrüsenadenomen und morphologisch sehr ähnlichen Schilddrüsenadenomen ist im SS häufiger als allgemein bekannt. Die Immunhistologie mit spezifischer PTH- oder Thyreoglobulindarstellung kann dann zweifelsfrei klären, ob eine Fehldiagnose dieser Art vorliegt. Findet sich hingegen bei der postoperativ persistierenden Hyperkalzämie auch immunhistologisch Nebenschilddrüsengewebe, so muss noch relativ aktives Nebenschilddrüsengewebe in situ verblieben sein, und eine Nebenschilddrüsenhyperplasie ist wahrscheinlich. In beiden Fällen ist eine Reoperation notwendig. Die dritte Möglichkeit, postoperativ erhöhte Serumkalziumspiegel zu erklären, besteht – besonders bei nicht eindeutiger histologischer Diagnose (kleines Adenom, möglicherweise Hyperplasie) – darin, das Vorliegen eines paraneoplastischen HPT mit einem PTHrP- oder (selten) PTH-sezernierenden malignen Tumor anzunehmen.

Der chronologische Ablauf der Zusammenarbeit von Chirurg und Pathologe ist in der folgenden Übersicht noch einmal schematisch dargestellt.

Zusammenarbeit von Chirurg und Pathologe bei Nebenschilddrüsenoperationen zur Therapie des Hyperparathyreoidismus

- Chirurgische Tumorsuche mit Entfernung einer eindeutig vergrößerten Nebenschilddrüse
- Erste Schnellschnittuntersuchung (SS), ggf. Fettfärbung („oilred-O")
- Fortsetzung der chirurgischen Revision zum Auffinden weiterer Nebenschilddrüsen
- Normal große Nebenschilddrüsen → zweiter SS → Diagnose: Normale Nebenschilddrüsen, d. h., der unter 2. gefundene Tumor ist ein solitäres Nebenschilddrüsenadenom
- Vergrößerte Nebenschilddrüsen → zweiter SS → Diagnose: Tumoröse Nebenschilddrüsen, d. h., beide gefundenen Tumoren sind Teil einer primären Vierdrüsenhyperplasie
- Bei Hyperplasie: Suche nach 2 weiteren vergrößerten Nebenschilddrüsen mit anschließender Exstirpation und Autotransplantation in den Unterarm und Kryopräservation des Restgewebes oder 3 1/2-Resektion mit Clip-Markierung
- Paraffineinbettung zur Sicherung der SS-Diagnose
- Abklärung der Dignität
- Bei Malignität: Reoperation mit Entfernung der Halslymphknoten und ggf. Fernmetastasen

Wissen Chirurg und Pathologe gleichermaßen von den Schwierigkeiten des anderen bei der Operation und Di-

3

Tab. 3.6 Histopathologische Diagnosen

Diagnose	Kommentar
Tumoröses endokrin aktiviertes Nebenschilddrüsengewebe rechts oben, randlich normale Nebenschilddrüse	Der Befund entspricht einem Adenom der rechten oberen Nebenschilddrüse bei primärem Hyperparathyreoidismus.
Tumoröses endokrin aktiviertes Nebenschilddrüsengewebe rechts oben, Anteile einer normalen Nebenschilddrüse links unten	Der Befund zu rechts entspricht einem Adenom der rechten oberen Nebenschilddrüse bei primärem Hyperparathyreoidismus.
Tumoröses endokrin aktiviertes Nebenschilddrüsengewebe rechts und links oben sowie rechts und links unten	Der Befund spricht für das Vorliegen einer Nebenschilddrüsenhyperplasie bei primärem Hyperparathyreoidismus.
Tumoröses endokrin aktiviertes Nebenschilddrüsengewebe rechts oben und links unten	Der Befund spricht für das Vorliegen einer Nebenschilddrüsenhyperplasie bei primärem Hyperparathyreoidismus. Da nicht alle hyperplastischen Drüsen entfernt wurden, ist eine engmaschige Kontrolle der Serumkalziumwerte angezeigt. Ein Rezidiv ist wahrscheinlich.

agnostik von Nebenschilddrüsenläsionen, sollte bei guter Kommunikation in der weitaus überwiegenden Mehrzahl eine primär kurative Therapie möglich sein.

In Tab. 3.6 sind die Formulierungen zusammengefasst, die für die histopathologische Diagnostik von Nebenschilddrüsenläsionen empfohlen werden.

3.4 Primärer Hyperparathyreoidismus

3.4.1 Epidemiologie und Klinik

T. Schilling

Der primäre Hyperparathyreoidismus ist eine häufige endokrine Erkrankung. Patienten sind oft lange asymptomatisch. Beim Fortschreiten führt die Hyperkalzämie des primären Hyperparathyreoidismus zu einer Reihe von funktionellen Symptomen, die oft fehlgedeutet werden. An der Niere führt der primäre Hyperparathyreoidismus zu einer Nephrolithiasis, am Knochen zu einer Osteoporose. Steigt das Serumkalzium über 3,5 mmol/l droht eine hyperkalzämische Krise.

Epidemiologie

Der primäre Hyperparathyreoidismus (pHPT) gehört zu den häufigen endokrinen Erkrankungen mit einer Prävalenz von 3 in 1000 der Allgemeinbevölkerung und 21 in 1000 unter 55- bis 75-jährigen Frauen (Wermers et al. 1997). In 80 % der Fälle handelt es sich um ein solitäres Adenom der Nebenschilddrüse, das durch operative singuläre Adenomentfernung kurativ behandelt werden kann; seltener liegen multiple Adenome oder eine Hyperplasie der Nebenschilddrüsen vor, die in 25 % durch ein vererbbares Syndrom hervorgerufen werden.

Der primäre Hyperparathyreoidismus macht zusammen mit der Tumorhyperkalzämie die beiden häufigsten Differenzialdiagnosen einer Hyperkalzämie aus.

Klinische Symptomatik

Die Klinik des primären Hyperparathyreoidismus wird in erster Linie durch die **Hyperkalzämie** bestimmt. Durch eine langsame Entwicklung über Monate bis Jahre, gewöhnt sich der Patient in der Regel an fast alle Symptome und sucht dementsprechend keinen Arzt auf. Man muss also gezielt nach Symptomen eines primären Hyperparathyreoidismus fahnden.

Am Ende der Krankheitsskala steht die **hyperkalzämische Krise**. Steigt das Serumkalzium über ca. 4 mmol/l liegt eine lebensbedrohliche Situation vor; es entwickelt sich ein Koma und ein hypovolämischer Schock. Hier ist eine schnelle interdisziplinäre Diagnostik und Therapie notwendig (▶ Abschn. 3.4.4).

Die Klinik des primären Hyperparathyreoidismus ist durch die Hyperkalzämie bestimmt und führt zu den in der Übersicht aufgeführten Funktionsstörungen und Organveränderungen.

Funktionsstörungen und Organveränderungen bei primärem Hyperparathyreoidismus

- Funktionsstörungen
  - Renal: Polyurie, Dehydratation, konsekutive Polydipsie
  - Gastrointestinal: Obstipation, Übelkeit, Erbrechen
  - Muskulär: Schwäche
  - ZNS: Antriebslosigkeit, Depression, Desorientiertheit, Somnolenz bis Koma

- Kardial: Bradykardie, AV-Block, QT-Zeit-Verkürzung
- Organmanifestationen
  - Renal: Nephrolithiasis (Nierenkoliken!), Nephrokalzinose, Niereninsuffizienz
  - Ossär: Knochenschmerzen, Osteoporose, Osteitis fibrosa cystica, brauner Knochentumor
  - Gastrointestinal: Pankreatitis, peptisches Ulkus, Cholelithiasis (diese Organmanifestationen lassen sich nicht sicher der Hyperkalzämie zuordnen)

Funktionsstörungen der Hyperkalzämie Durch die Hyperkalzämie kommt es unter anderem durch die Beeinträchtigung der Nierenfunktion zu einer Reihe von Störungen.

- An **neurologischen Symptomen** stehen eine Antriebslosigkeit, Depression und Desorientiertheit im Vordergrund (Solomon et al. 1994). Diese entwickeln sich sehr langsam und werden oft nicht bemerkt oder beklagt. Vor allem im Alter wird eine gewisse Antriebslosigkeit oft als normal empfunden – nicht selten steckt aber ein behandelbarer primärer Hyperparathyreoidismus dahinter. Ab einem Serumkalzium von über 3,5 mmol/l droht eine hyperkalzämische Krise mit Somnolenz die rasch dekompensieren und in ein Koma führen kann.
- Die **Skelettmuskulatur** wird durch die Hyperkalzämie in der Funktion beeinträchtigt, es kommt zu einer Muskelschwäche.
- **Gastrointestinal** führt die Hyperkalzämie zu unspezifischen Symptomen wie Obstipation, Übelkeit und Erbrechen. Bei einer hyperkalzämischen Krise stehen zu Beginn oft Übelkeit und Erbrechen, nicht selten als Gastroenteritis fehlgedeutet, im Vordergrund.
- Die **renalen** Funktionsstörungen sind in erster Linie durch einen renalen Wasserverlust geprägt: es kommt zu einer Polyurie, Dehydratation und konsekutiv zu einer Polydipsie. Die Unfähigkeit der Niere den Urin zu konzentrieren kann schnell zu einer hyperkalzämischen Krise führen: durch die Dehydratation steigt das Serumkalzium weiter an, der renale Wasserverlust steigt weiter, die Dehydratation eskaliert und der Patient kommt in einen Volumenmangelschock.

Organveränderungen der Hyperkalzämie Die funktionellen Störungen des ZNS sind in der Regel voll reversibel. Dagegen führt der primäre Hyperparathyreoidismus an der Niere und am Knochen zu teilweise nicht reversibel Organveränderungen.

- **Renal** kommt es durch die Hyperkalziurie sehr häufig zu einer Nephrolithiasis mit Nierenkoliken. Durch einen Harnaufstau und Infektionen ist die Niere organisch bedroht. Weiterhin führt die Hyperkalzämie zu einer Nephrokalzinose; das Nierenparenchym verkalkt schmerzlos. Es bildet sich eine Niereninsuffizienz aus, die rasch bis zum Nierenversagen führen kann (Abb. 3.20).
- **Ossär** führt das erhöhte Parathormon zu einem vermehrten Knochenabbau. Es entwickelt sich eine Osteoporose. Diese lässt sich mittels einer Knochendichtemessung diagnostizieren. Weiterhin kann der Parathormonexzess im fortgeschrittenen Stadium zu einer Osteitis fibrosa cystica führen. Diese ist gekennzeichnet durch subperiostale Resorptionen der distalen Phalangen, Knochenzysten und braune Tumoren der langen Röhrenknochen (Abb. 3.21 und Abb. 3.22)
- **Gastrointestinal** wird an organischen Veränderungen eine Pankreatitis, ein peptisches Ulkus oder eine Cholelithiasis diskutiert. Diese Veränderungen sind jedoch nicht sicher als direkte Folge der Hyperkalzämie anerkannt.

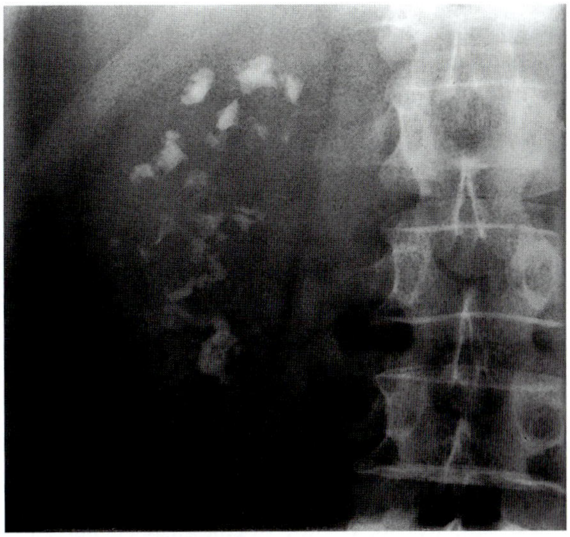

Abb. 3.20 Röntgenologische Darstellung einer Nephrokalzinose

Asymptomatischer primärer Hyperparathyreoidismus

Die Symptome des primären Hyperparathyreoidismus entstehen langsam über Jahre. Nicht jeder Hyperparathyreoidismus macht zwangsläufig Symptome und muss operiert werden. Man grenzt deshalb den asymptomatischen primären Hyperparathyreoidismus vom symptomatischen ab. Er ist in der Regel eine Zufallsdiagnose im Labor; die Patienten haben keine spezifischen Symptome. Im Falle eines asymptomatischen primären Hyperparathyreoidismus kann von einer Operation Abstand genommen werden. Ein konservatives Vorgehen

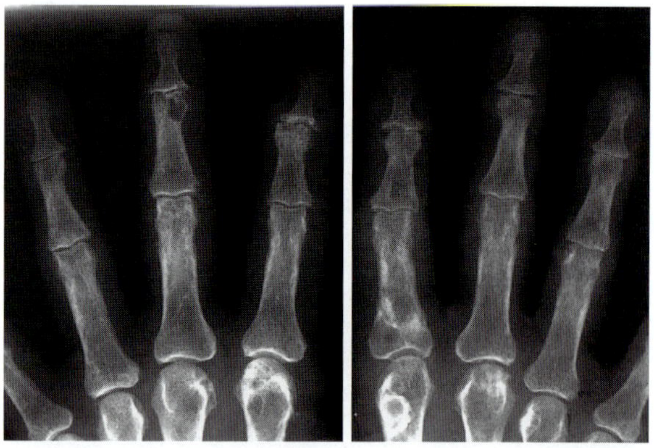

Abb. 3.21 Subperiostale Usuren an der Radialseite der Fingerphalangen und Zyste der Mittelphalanx des Mittelfingers (*links*) bei pHPT

mit halbjährlichen Kontrollen von Kalzium und Kreatinin ist ausreichend. Wichtig ist eine ausreichende Flüssigkeitszufuhr und Kalzium- und Vitamin-D-Zufuhr (500–1000 mg Kalzium, 800 IE Vitamin D), denn ein Kalzium- und Vitamin-D-Mangel stimuliert die Parathormonsekretion auch beim primären Hyperparathyreoidismus, was zu einem schnelleren Fortschreiten des primären Hyperparathyreoidismus führt. Ob der asymptomatische primäre Hyperparathyreoidismus eine Frühform eines primären Hyperparathyreoidismus oder aber ein eigenes Krankheitsbild ist, das nicht in einen symptomatischen primären Hyperparathyreoidismus übergeht, ist nicht bekannt und muss weiter untersucht werden (Selby 2011).

Kriterien des asymptomatischen primären Hyperparathyreoidismus (NIH Consensus Development Conference 2002; Mahadevia et al. 2003; Sywak et al. 2002; Bilezikian et al. 2009)

- Ausschluss funktioneller und morphologischer Organveränderungen
- Leichte Erhöhung des Serumkalziumwertes (<0,25 mmol/l über oberen Normbereich)
- Kalziurie <10 mmol/24 h
- Kreatinin-Clearance >60 ml/min
- Knochendichte (T) nicht ≤2,5 SD der Norm
- Anamnestisch keine hyperkalzämischen Krisen

Bis auf eine alleinige Erhöhung der Kalziurie stellt jede andere Überschreitung der Kriterien des asymptomatischen primären Hyperparathyreoidismus eine Indikation für die Parathyreoidektomie dar (Bilezikian et al. 2009).

3.4.2 Labordiagnostik

E. Blind

Der pHPT ist im ambulanten Bereich die häufigste Ursache der Hyperkalzämie, sodass deren Abklärung und die Kenntnis des differenzialdiagnostischen Spektrums ein wichtiger Teil der präoperativen Untersuchungen bei pHPT darstellt. Der Nachweis eines pHPT kann nur mit Laboruntersuchungen erfolgen. Dies ist heutzutage aber mit hoher Zuverlässigkeit möglich, sofern einige Fallstricke bedacht werden.

Bestimmung des Serumkalziums

Der Verdacht auf das Vorliegen einer Hyperkalzämie kann sich aufgrund typischer Symptome des Patienten ergeben (▶ Abschn. 3.4.1). Außerdem können Hinweise auf das Vorliegen eines primären Hyperparathyreoidismus (pHPT) bestehen: (rezidivierendes) Auftreten von Nierensteinen, Knochenschmerzen oder Osteopenie. Am häufigsten führt heutzutage jedoch nicht die Symptomatik des Patienten, sondern das routinemäßig erfolgende Screening des Serumkalziums zur Aufdeckung einer Hyperkalzämie.

Zuerst ist zu klären, ob tatsächlich eine Hyperkalzämie besteht. Obwohl nur das freie (= ionisierte) Kalzium im Plasma biologisch relevant ist, wird aus messtechnischen Gründen meist das Gesamtkalzium bestimmt. Der freie Kalziumanteil macht aber nur etwa 50 % des Gesamtserumkalziums (Normalwert: 2,1–2,65 mmol/l, etwas methodenabhängig) aus, der Rest ist überwiegend an Albumin gebunden (ca. 40 %). Daher muss bei einer Hyperkalzämie/Hypokalzämie Albumin oder Gesamtprotein mitgemessen und bei einer Abweichung von der Norm der proteingebundene Kalziumanteil korrigiert werden (gilt auch für Hypokalzämien):

Korrigiertes Kalzium = gemessenes Kalzium [mmol/l] – 0,025 × Albumin [g/l] + 1

Bei einer grenzgradigen Serumkalziumerhöhung sollte die Abnahme einfach wiederholt werden (**cave**: nicht zu lange stauen). Immer sollte Albumin und/oder Gesamtprotein mitbestimmt werden.

Die Diagnose eines pHPT kann nicht ohne Nachweis eines erhöhten Serumkalziums gestellt werden.

Bestimmung des intakten Parathormons (PTH)

Bei bestätigter Hyperkalzämie ist der entscheidende nächste Schritt die Bestimmung des intakten PTH. Die Messung erfolgt mittels sog. „Two-site"-Assays, die eine exklusive Erfassung des biologisch aktiven, intakten PTH-Peptids ermöglichen und deren Ergebnisse sehr gut un-

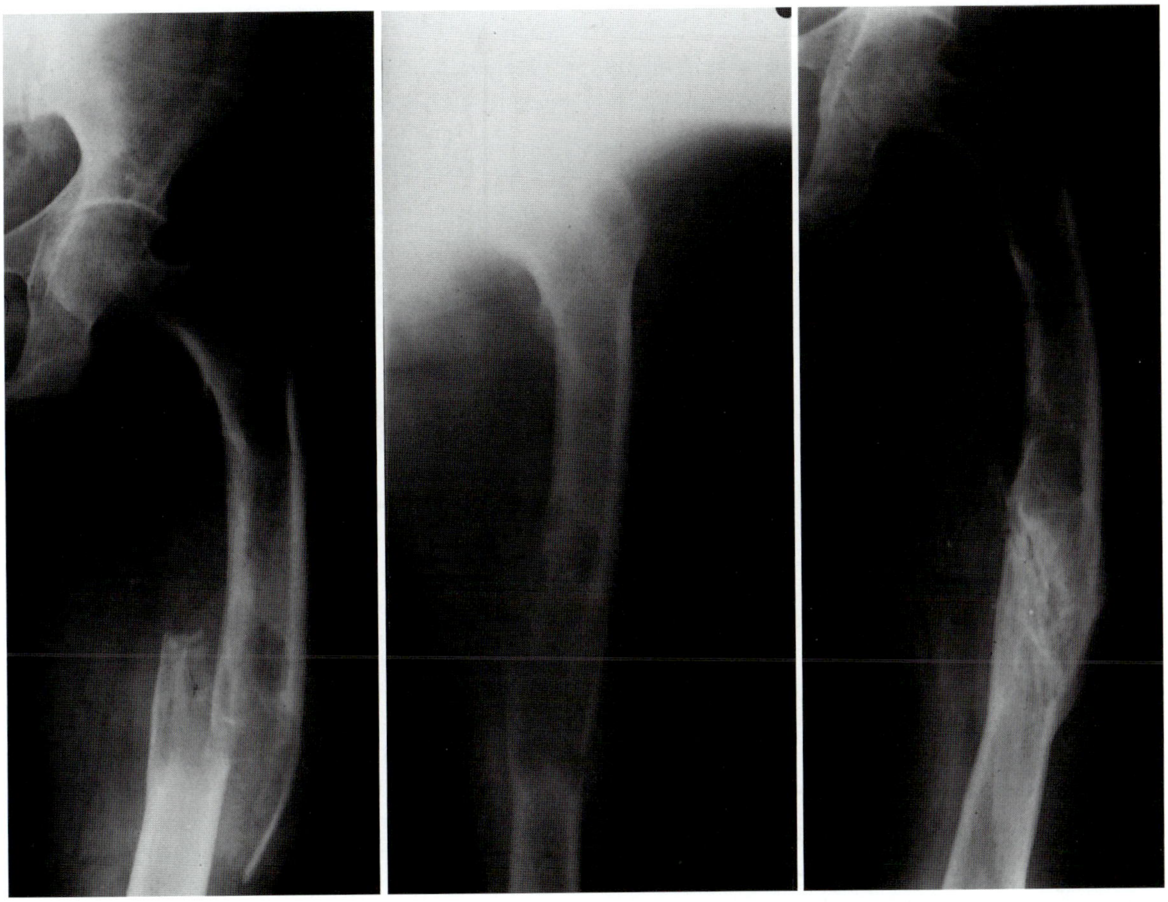

Abb. 3.22 Recklinghausen-Zyste bei pHPT als Ursache einer pathologischen Fraktur. Gute stabilisierte Überbrückung und funktionelle Heilung innerhalb von 6 Monaten nach operativer Entfernung des verantwortlichen Nebenschilddrüsenadenoms

tereinander vergleichbar sind (Normbereich: 10–65 ng/l, entspricht ca. 1–6 pmol/l; Blind 2008). Ein nicht durch die Nebenschilddrüse verursachter Anstieg des Spiegels an freiem Kalzium im Serum führt zu einer drastischen Reduktion, ein Abfall zu einer Mehrsekretion von PTH durch die Nebenschilddrüsen. Hierdurch ist in der Regel die zuverlässige Abgrenzung einer parathyreogenen Ursache von anderen Hyperkalzämieursachen möglich (Abb. 3.23 und Abb. 3.24). Intaktes PTH ist bei Patienten mit pHPT in mehr als 95 % der Fälle erhöht.

Seit kurzem sind Assays für intaktes Parathormon erhältlich, die exklusiv das „Full-length-intact-PTH" detektieren, und nicht kreuzreagieren mit leicht aminoterminal gekürzten Formen des PTH (im Bereich der Aminosäuren 1–7). Diese Assays werden auch als „Intakt-PTH-Assays der 2. Generation" oder als „ Assays der 3. Generation" bezeichnet und vermarktet. Da das vollständig erhaltene PTH-Molekül den größten Teil des zirkulierenden „intakt PTH" ausmacht, liegen die damit erhaltenen Messwerte bei pHPT ca. 20 % niedriger als bei Assays der „1. Generation" (Gao et al. 2001). Eine Verbesserung der Diagnostik des pHPT ergab sich mit diesen neuen Assays nicht (Carnevale et al. 2004; Jüppner u. Potts 2002). Ob sie jedoch eine diagnostische Verbesserung bei sekundärem HPT und Dialysepatienten darstellen könnten, ist derzeit offen (Blind 2008).

Differenzialdiagnose der Hyperkalzämie

Ergänzende Laboruntersuchungen sind:

- Serumphosphat
- Alkalische Phosphatase
- Kreatinin und Harnstoff
- Blutkörperchensenkungsgeschwindigkeit
- Blutbild
- Serumeiweißelektrophorese
- Schilddrüsenhormonwerte
- 25-Hydroxyvitamin D (Vitamin-D-Mangel kann Kalzium und PTH-Werte beinflussen; erhöhte Spiegel bei Intoxikation mit Vitamin D)

Darüber hinaus können in sehr seltenen Fällen nützlich sein:

- „Angiotensin-converting"-Enzym (Verdacht auf Sarkoidose)

3

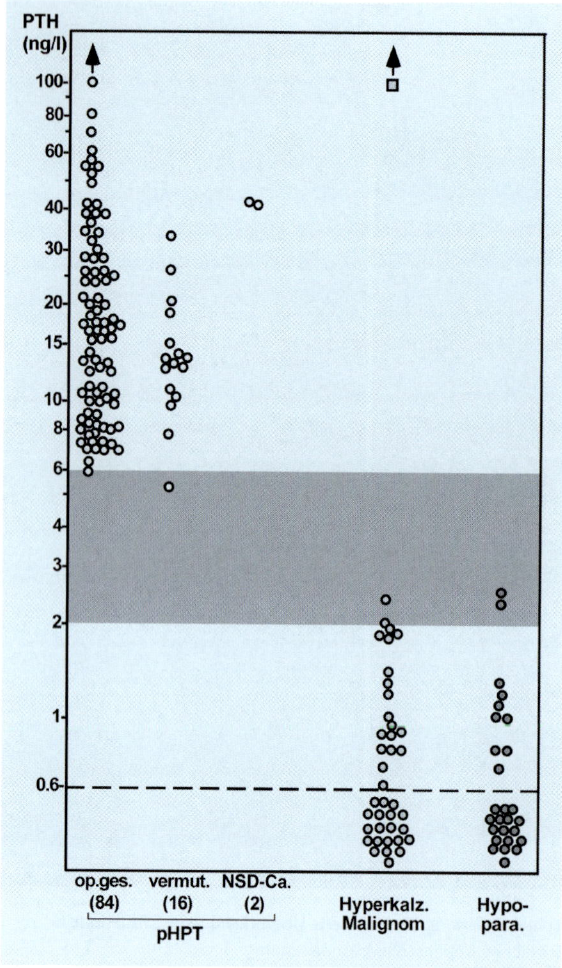

Abb. 3.23 Spiegel von intaktem PTH bei 102 Patienten mit pHPT (84 operativ gesichert, 19 operativ nicht gesichert, 2 Nebenschilddrüsenkarzinom, Tumorhyperkalzämie und Hypoparathyreoidismus. (Mod. nach Blind 1997, mit Erlaubnis des Verlags)

- 1,25-Dihydroxy-Vitamin D_3 (Verdacht auf Lymphom oder granulomatöse Erkrankung)

Einen Überblick über die Ursachen einer Hyperkalzämie und differenzialdiagnostisch nützliche Hinweise gibt Tab. 3.7. Zwei Ursachen stellen den Großteil der Fälle (ca. 85 %): zum einen der primäre Hyperparathyreoidismus (pHPT), zum anderen die Tumorhyperkalzämie.

Bei erheblich erhöhtem Serumkalzium (>3 mmol/l) liegt mit hoher Wahrscheinlichkeit entweder ein pHPT oder eine Tumorhyperkalzämie zugrunde.

Das gleichzeitige Vorliegen eines deutlich erhöhten Kalziums und eines deutlich erhöhten PTH ist nahezu beweisend für einen pHPT.

Während beim pHPT eine autonome Mehrsekretion eines oder mehrerer Epithelkörperchen vorliegt, besteht bei der

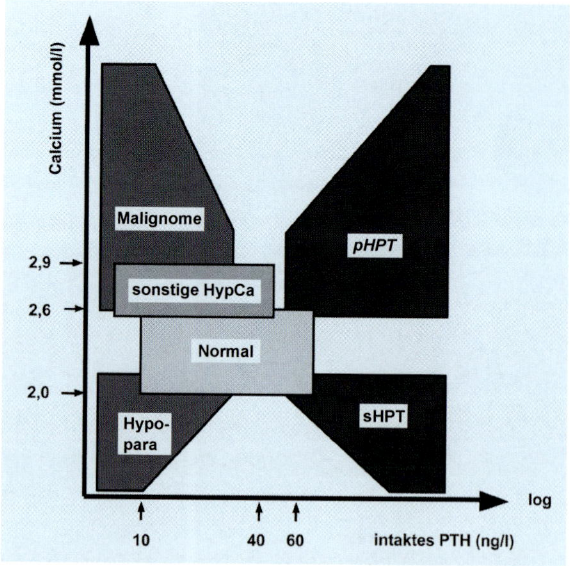

Abb. 3.24 Halbschematische Darstellung der Abgrenzung wichtiger Kalziumstoffwechselstörungen mittels der 2 Laborparameter Serumkalzium und intaktes PTH. *HypCa* Hyperkalzämien, *Hypopara* Hypoparathyreoidismus, *sHPT* sekundärer Hyperparathyreoidismus

Tumorhyperkalzämie eine paraneoplastische Sekretion des PTH-ähnlichen PTH-related Proteins (PTHrP; z. B. beim Plattenepithelkarzinomen; Blind u. Raue 2005) oder von lokal osteolytischen Faktoren (z. B. beim Plasmozytom). Die Anamnese lässt oft bereits die wahrscheinliche Ursache vermuten: Eine schon lange bekannte Hyperkalzämie ist beim pHPT häufiger eruierbar, wohingegen bei einer Tumorhyperkalzämie fast immer das Vorhandensein eines fortgeschrittenen Tumorstadiums offensichtlich ist. Ist ein Tumorleiden bereits bekannt, so ist beim Vorliegen eines „typischen" Tumors (Mammakarzinom, Bronchialkarzinom, Hypernephrom, Plasmozytom, Malignom mit Plattenepithelhistologie) und erniedrigtem oder niedrignormalem intakten PTH eine weitere Suche nach einer Hyperkalzämieursache nicht nötig. Wenn weder ein pHPT noch ein Tumorleiden vorliegt, ist die komplette Differenzialdiagnose der Hyperkalzämie notwendig, die in der Regel einen Spezialisten (z. B. Endokrinologen) erfordert (Pfeilschifter u. Schatz 2000; Ventz u. Quinkler 2010). Selbiges gilt für Konstellationen mit Verdacht auf pHPT, bei denen PTH und/oder Serumkalzium nur leicht erhöht sind, da hier zusätzliche Hyperkalzämieursachen und die familiäre hypokalziurische Hyperkalzämie (FHH) bedacht werden müssen.

Familiäre hypokalziurische Hyperkalzämie

Die familiäre hypokalziurische Hyperkalzämie (FHH) ist eine seltene, aber wichtige Differenzialdiagnose der Hyperkalzämie. Dieser autosomal-dominanten Erkrankung liegt ein genetischer Defekt („Loss-of-function"-Mutation) des

Tab. 3.7 Differenzialdiagnose der Hyperkalzämie. Eingruppierung anhand des PTH-Wertes, diagnostische Hinweise

PTH	Ursache	Bedeutung	Diagnostische Hinweise
Erhöht	**Hyperparathyreoidismus**		Erhöhtes PTH
	Primärer Hyperparathyeroidismus	+++	Hyperkalzämie häufig lange bestehend, familiäre Formen (MEN 1, MEN 2a), Serumphosphat häufig erniedrigt
	Tertiärer Hyperparathyreoidismus	+	Autonomer HPT nach langjährigem sekundärem HPT (fast immer renaler Genese)
	Familiäre hypokalziurische Hyperkalzämie (FHH)	+	Selten, wichtige Differenzialdiagnose; PTH hochnormal oder leicht erhöht, Urinkalziumausscheidung erniedrigt, familiär, Mutation des Kalzium-Sensors
	Ektop PTH-sezernierender Tumor	–	Extreme Rarität
PTH erniedrigt oder niedrignormal	**Malignom**		Hyperkalzämie neu, bei Auftreten Tumor meist evident, immer fortgeschrittenes Tumorstadium
	Oft Mamma-, Bronchial-, Nierenkarzinome; Plattenepithel-Histologie	+++	„Parathormon-related"-Protein (PTHrP) erhöht
	Hämatologische Tumoren, vor allem Plasmozytom	+++	„Parathormon-related"-Protein (PTHrP) normal
	Granulomatöse Erkrankungen, Lymphome		1,25-Dihydroxycholecalciferol meist erhöht
	Sarkoidose	+	Röntgen-Thorax, „Angiotensin-converting"-Enzym
	Tuberkulose	(+)	Tb-Diagnostik
	Histoplasmose	?	Serologie
	Hodgkin-/Non-Hodgkin-Lymphom	(+)	Hyperkalzämie hier unter Umständen Frühzeichen
	Endokrine Ursachen		Jeweils spezifische Laborbestimmungen
	Hyperthyreose	+	
	Akuter Glukokortikoidentzug (neuer M. Addison, postoperativ nach Cushing)	(+)	
	Phäochromozytom, Akromegalie	(+)	
	Chondrodysplasie Jansen	–	Zwergwuchs, „Gain-of-function"-Mutation des PTH-Rezeptors, extreme Rarität
	Medikamente		Anamnese
	Thiaziddiuretika	++	Wichtig als hyperkalzämieverstärkender Kofaktor
	Lithiumtherapie	++	Bis zu 15 % der Patienten
	Vitamin-D-, AT10-Intoxikation	+	25-Hydroxy-Vitamin D erhöht (nicht bei AT10)
	Freisetzung aus dem Knochen		Wichtig als Kofaktor
	Immobilisation	+	
	M. Paget	+	
	Weitere Ursachen		
	Nach Nierentransplantation	+	Passager, bei plötzlicher normalen Nierenfunktion und 1,25-Dihydroxycholecalciferol-Synthese
	Akutes Nierenversagen	(+)	
	Fortgeschrittene chronische Lebererkrankungen	(+)	Weder PTH- noch 1,25-Dihydroxycholecalciferol-vermittelt

Kalziumsensors zugrunde mit einer Verstellung des „set points" hin zu etwas höheren Serumkalziumwerten. Der Serumkalziumspiegel der betroffenen Patienten stellt sich auf einen höheren Kalziumwert ein, das intakte PTH liegt im oberen Normbereich oder ist leicht erhöht. Erkennen lässt sich das Syndrom durch das familiäre Auftreten mit autosomal-dominantem Erbgang und die relativ zu niedrigen Urinkalziumausscheidung der Patienten (häufig deutlich unter 2,5 mmol/Tag). Eine 24-h-Urinkalziumbestimmung ist daher bei grenzwertigen Befunden obligat, wenn auch damit nicht immer eine 100 %-ige Abgrenzung zwischen pHPT und FHH möglich ist (Fuleihan 2002). Eine molekulargenetische Diagnostik ist möglich, aber aufwändig.

Da die Kalziumsensoren nicht nur der Nebenschilddrüse, sondern aller Gewebe von dieser Verstellung betroffen sind, bleibt die Hyperkalzämie weitgehend folgenlos und eine Parathyreoidektomie ist nicht indiziert.

Rolle von Laboruntersuchungen bei der Stellung der Operationsindikation

Aufgrund der heute häufigen oligo- oder asymptomatischen Formen des pHPT und deren Behandlungswürdigkeit wurden auf Konsensuskonferenzen wiederholt Leitlinien zur Indikationsstellung für die Parathyreoidektomie vorgeschlagen, zuletzt 2008 (Bilezikian et al. 2002). Hierbei relevante Laborgrenzwerte, bei denen dem Patienten zur Operation geraten werden sollte, sind:

- Einschränkung der Nierenfunktion mit einer Kreatinin-Clearance <60 ml/min
- Erhöhung des Serumkalziums um mehr als 1 mg% (entsprechend 0,25 mmol/l) über die Normobergrenze der benutzten Messmethode

3.4.3 Lokalisationsdiagnostik

M. Gotthardt, H.J. Wagner, C. Franzius, A. Zielke, M. Rothmund

Bei Patienten mit primärem Hyperparathyreoidismus (pHPT) sollte eine rationelle Lokalisationsdiagnostik erfolgen. Auch wenn grundsätzlich eine Reihe von Verfahren zur Verfügung steht, so müssen der Aufwand der präoperativen Lokalisationsdiagnostik und der dadurch erzielbare Effekt in Hinsicht auf Umfang, Dauer und Erfolg der Operation in einer sinnvollen Relation zueinander stehen. An Verfahren stehen neben dem Ultraschall von Seiten der Nuklearmedizin die Nebenschilddrüsenszintigraphie mit ^{99m}Tc-MIBI als planare Szintigraphie sowie als dreidimensionale SPECT (Single Photon Emission Computed Tomography) sowie die PET mit ^{11}C-Methionin zur Verfügung, letztere allerdings nur an Zentren, die über ein Zyklotron verfügen. Von Seiten der anatomischen Schnittbildverfahren kommen die Magnetresonanztomographie (MRT) und die Computertomographie (CT) zum Einsatz. Eine relativ neu verfügbare Technik ist die kombinierte SPECT-CT, die die funktionelle nuklearmedizinische Information mit der morphologischen Information der CT in einem Untersuchungsgang verbindet. Sollten die vorgenannten Techniken keine Lokalisation des Nebenschilddrüsenadenoms ermöglichen, ist als invasive Regionalisierungsmethode die selektive venöse Blutentnahme (SVS) möglich.

Aus Kostengründen ist sicherlich die Sonographie als Basisuntersuchung anzusehen, die allerdings von einem in der Nebenschilddrüsensonographie sehr erfahrenen Untersucher durchgeführt werden muss. Für die präoperative Diagnostik bei geplanter minimal-invasiver Operation bzw. einem Eingriff in Lokalanästhesie ist die sichere Lokalisation des (oder der) Nebenschilddrüsenadenoms(/e) von Bedeutung. Hier werden neben der Sonographie häufig andere Verfahren eingesetzt, wobei die ^{99m}Tc-MIBI-Szintigraphie mit der Sonographie die Ergebnisse der funktionellen und morphologischen Bildgebung effektiv miteinander kombiniert. Bei bereits voroperierten Patienten spielt die präoperative Lokalisation eine wesentlich wichtigere Rolle, genau wie bei ektop gelegenen Adenomen, insbesondere bei solchen, die tief im Mediastinum liegen.

Notwendigkeit einer Lokalisationsdiagnostik

Die Notwendigkeit einer generellen präoperativen Lokalisationsdiagnostik wird nach wie vor kontrovers diskutiert. Ein stichhaltiges Argument gegen eine generelle präoperative Lokalisationsdiagnostik ist die Tatsache, dass als Goldstandard in den allermeisten Studien das Ergebnis der Operation dient – die, als beidseitige Exploration des Halses durchgeführt, in erfahrener Hand eine Erfolgsrate von stets oberhalb von 95 % hat (Nies 2004). Bei bilateraler Halsexploration durch einen erfahrenen Chirurgen ergibt sich somit keine zwingende Notwendigkeit für eine präoperative Bildgebung. Anders hingegen sieht die Situation aus, wenn entweder nur eine Seite exploriert werden, minimal-invasiv oder bei Persistenz oder Rezidiv erneut operiert werden soll. In diesen Fällen muss die Lokalisation des Nebenschilddrüsentumors bekannt sein.

Es existieren weiterhin keine endgültigen methodisch zufrieden stellenden Studien zu der Frage, was – in Hinblick auf Kosteneffektivität, Ergebnis der Operation und Belastung des Patienten – die optimale Lokalisationsdiagnostik darstellt. Ein nach den Kriterien der besten verfügbaren Evidenz erstellter Ansatz ist, eine Sonographie des Halses mit einer ^{99m}Tc-MIBI-SPECT durchzuführen und bei positivem Ergebnis fokussiert und/oder minimal-invasiv zu operieren (Mihai et al. 2009). Bei entsprechender (großer) Erfahrung des Untersuchers kann in Ausnahmefällen auch auf Basis des Ultraschalls oder der Szintigraphie alleine minimal-invasiv operiert werden, jedoch besteht hierbei die Gefahr falsch-negativer Befunde bei Vorliegen mehrerer Nebenschilddrüsenadenome (NSDAd) was eine Reoperation nach sich zöge und daher nicht als Standardverfahren gewertet werden kann. Wenn ohnehin eine bilaterale Exploration des Halses geplant ist, kann auf die vorhergehende Lokalisationsdiagnostik verzichtet werden (s. unten).

Grundsätzlich muss auch bedacht werden, dass derzeit keines der genannten Verfahren in der Lage ist, eine Mehrdrüsenerkrankung sicher zu beweisen oder auszuschließen, auch nicht, wenn man mehrere Verfahren kombiniert (Siperstein et al. 2004). „Notwendigkeit" und Einsatz der verschiedenen lokalisationsdiagnostischen Verfahren hängen natürlich auch von den Vorlieben erfahrener Operateure oder der Diagnostiker ab und nicht nur von der Studienlage. Über die Sonographie und die Szintigraphie mit MIBI hinausgehende Lokalisationsdiagnostik ist jedoch bei primären Eingriffen nicht indiziert (Mihai et al. 2009).

In diesem Kapitel werden deshalb die bildgebenden Verfahren in der Lokalisationsdiagnostik von Nebenschilddrüsen vorgestellt, ihre Leistungsfähigkeit anhand der verfügbaren Literatur bewertet und ein Handlungsalgorithmus, wie er an den Kliniken der Autoren durchgeführt wird, vorgeschlagen.

Nebenschilddrüsensonographie

Durchführung Bei der Sonographie benutzt man Linearschallköpfe ab einer Frequenz von mindestens 10 MHz. Nebenschilddrüsenadenome stellen sich üblicherweise echoarm dar, wobei dezente Binnenreflexe vorliegen können. Auch sind zystische Areale möglich, die dann völlig echofrei imponieren. Seltener sind Nebenschilddrüsenadenome, die eine Echogenität aufweisen, die annähernd derjenigen des normalen Schilddrüsengewebes entspricht. Die Form des Adenoms ist häufig unregelmäßig – eine ovale oder gar runde Form ist fast nur bei kleinen Adenomen anzutreffen. Für die Untersuchung fährt man die Halsregion auf beiden Seiten der Schilddrüse ab und dokumentiert auch Veränderungen der Schilddrüse selbst. Bei der Suche nach Nebenschilddrüsenadenomen muss man insbesondere auf Strukturen achten, die dorsal der Schilddrüse gelegen sind. Sie müssen dieser nicht direkt anliegen. Es können sich Adenome finden, die prävertebral oder etwas dorsal lateral der Schilddrüse lokalisiert sind. Auch muss man damit rechnen, dass der Befund der Trachea anliegt und hier durch die Trachea bedingte Artefakte eine Detektion erschweren.

Nachdem man die unmittelbare anatomische Umgebung der Schilddrüse abgesucht hat, sollte man auch die Region um die großen Gefäße absuchen (Truncus brachiocephalicus, Truncus thyrocervicalis, Aa. carotides communes bis über die Bifurkation nach kranial hinaus etc.), da sich hier ektope Nebenschilddrüsenadenome befinden können. Retrosternal gelegenen Nebenschilddrüsenadenome, beispielsweise im Bereich des Thymus, lassen sich naturgemäß nicht gut darstellen, auch wenn man bei schlanken Patienten zu weilen weit in den Retrosternalraum hinein schallen kann.

Bildinterpretation Die Sonographie von Nebenschilddrüsenadenomen erfordert eine große Erfahrung. Sie ist insbesondere erschwert, wenn große Strumen vorliegen. Es kommt nicht selten vor, dass selbst ein erfahrener Untersucher erst beim wiederholten Einschallen in ein Gebiet das hier gelegene Nebenschilddrüsenadenom findet. Allerdings ist es für den geübten Untersucher in der Regel unproblematisch, Schilddrüsenknoten von Nebenschilddrüsenadenomen zu unterscheiden. Nebenschilddrüsenadenome sind üblicherweise durch eine zarte Bindegewebsschicht von der Schilddrüse getrennt, die sich sonographisch echoreich darstellt. Auch intrathyreoidal gelegene Nebenschilddrüsenadenome unterscheiden sich in ihrer Form und Echogenität üblicherweise so stark von Schilddrüsenknoten, dass erfahrene Untersucher zumindest in der Lage sind, hier eine Verdachtsdiagnose zu stellen. Einige Autoren haben in Zweifelsfällen mit der sonographisch gesteuerten Punktion („fine needle aspiration cytology", FNAC) und/oder Bestimmung der PTH-mRNA im Punktat eine erhebliche Verbesserung der Spezifität erreicht (Cavaco et al. 2002; Tseng et al. 2003), die jedoch nicht über der der Szintigraphie lag.

Ergebnisse Aufgrund der unterschiedlichen Art und Weise, wie der Ultraschall in verschiedenen Ländern der Welt genutzt wird, muss die Wertigkeit des Ultraschalls kritisch betrachtet werden. Im amerikanischen Raum, aber auch in vielen europäischen Ländern, wird die Sonographie häufig noch immer von medizinisch-technischem Personal durchgeführt mit nachfolgender Beurteilung durch den Arzt. Somit ist das Ergebnis der Untersuchung für den beurteilenden Arzt von gänzlich anderer Bedeutung als wenn der gleiche Untersucher Sonographie und Szintigraphie durchführt und beurteilt. Daher muss man die Primärliteratur zum Thema vor diesem Hintergrund kritisch betrachten (s. unten). Die Sensitivität und Spezifität der Sonographie in der Lokalisationsdiagnostik von Nebenschilddrüsenadenomen wird in der Literatur mit entsprechend großer Varianz angegeben, die von 40 % bis über 90 % reicht (Ghaheri et al. 2004; Hajioff et al. 2004; Mihai et al. 2009).

Nuklearmedizinische Nebenschilddrüsendiagnostik

An nuklearmedizinischen Methoden stehen die Szintigraphie mit ^{99m}Tc-MIBI (^{99m}Technetium-Methoxyisobutyl-Isonitril), auch in Kombination mit der dreidimensionalen

Darstellung in SPECT-Technik (Single-Photon-Emissionscomputertomographie), und die Positronenemissionstomographie mit ^{11}C-Methionin zur Verfügung. Die ^{18}F-FDG-PET hat sich nicht bewährt, da sie keine ausreichende Sensitivität aufweist. Mit ^{99m}Tc-Tetrofosmin wurden bei der Nebenschilddrüsenszintigraphie im Vergleich zu MIBI keine besseren Ergebnisse gezeigt.

^{99m}Tc-MIBI-Szintigraphie MIBI (Methoxyisobutyl-Isonitril) wird mitochondrial gespeichert und reichert sich damit besonders in stoffwechselaktiven Zellen an. Es dient daher beispielsweise der Untersuchung der myokardialen Vitalität bzw. Perfusion, kann aber auch dazu eingesetzt werden, stoffwechselaktive Tumoren darzustellen. Diese Anwendung ist allerdings selten, weil die PET hier meistens überlegen ist. Der Vorteil von ^{99m}Tc-MIBI in der Nebenschilddrüsenszintigraphie gegenüber dem früher benutzten ^{201}Tl (Thallium) ist die für die Patienten deutlich geringere Strahlenexposition bei gleichzeitiger Verbesserung der Bildqualität durch die günstigere Gammaenergie von ^{99m}Tc. Die Lokalisationsdiagnostik von Nebenschilddrüsenadenomen mittels ^{99m}Tc-MIBI wurde erstmals 1992 von Taillefer et al. beschrieben. Entscheidend ist hierbei die Retention des Radiopharmakons in den Nebenschilddrüsenadenomen bei schnellerem Auswasch aus Schilddrüsengewebe, womit die Unterscheidung von Nebenschilddrüsenadenom und Schilddrüsengewebe ermöglicht wird. Alternativ zu MIBI kann auch mit ^{99m}Tc markiertes **Tetrofosmin** verwendet werden, dieses scheint für die Szintigraphie MIBI ebenbürtig zu sein.

Durchführung Nach Injektion von ca. 600–800 MBq ^{99m}Tc-MIBI werden Bilder in zwei Phasen angefertigt, einmal kurz nach der Injektion des Radiopharmakons, d. h. nach 5–15 min und dann wieder später, d. h. nach ca. 120 min – alternativ können zwei Frühaufnahmen im Abstand von ca. 10 min gemacht werden (z. B. 5 und 15 min), um die Dynamik zu diesen Zeitpunkten zu dokumentieren. Üblicherweise werden planare Aufnahmen der Kopf-Hals-Region angefertigt unter Einbeziehung des Thorax, um hier ektop gelegene Adenome zu detektieren, wobei der Patient in Rückenlage positioniert ist. Zusätzlich werden SPECT-Aufnahmen angefertigt, die eine bessere räumliche Zuordnung der Befunde ermöglichen. Auch dabei wird der gesamte Thorax bis zum Zwerchfell und der Hals bis zur Schädelbasis einbezogen. Da sich gezeigt hat, dass auch Nebenschilddrüsenadenome einen Auswasch vergleichbar dem des Schilddrüsengewebes aufweisen können, ist es sinnvoll, die SPECT-Untersuchung nicht nach der Spätphase zu machen, sondern im Anschluss an die Frühaufnahmen, um eine kräftige Darstellung der Nebenschilddrüsenadenome zu erreichen. Dabei ist die Art der Bildrekonstruktion für das Ergebnis der Untersuchung wichtig. Während die gefilterte Rückprojektion die Gefahr von falsch-positiven Befunden birgt, erhöht die iterative Rekonstruktion die Sensitivität ohne die Spezifität zu senken (Altenvoerde et al. 2004). Die gefilterte Rückprojektion ist inzwischen obsolet.

Weiterhin ist es möglich, Aufnahmen mit sog. **Pinhole-Kollimatoren** zu machen, die nach dem Prinzip der „Camera obscura" arbeiten und entsprechend ein scharfes, detailreiches Bild auf den Kristall der Gammakamera projizieren. Diese Kollimatoren ergeben eine Verbesserung der Auflösung, führen aber zu einer deutlichen Verschlechterung der Empfindlichkeit des Aufnahmesystems (also der registrierten Zerfälle pro Zeiteinheit). Aus diesem Grunde steigen die Untersuchungszeiten sowohl für planare als auch für SPECT-Aufnahmen deutlich an. Zudem entstehen durch die Pinhole-Kollimatoren, die nicht zur Standardausstattung der meisten Gammakameras gehören, in der Anschaffung erhebliche Kosten. Die Sensitivität der Szintigraphie ist durch diese Kollimatoren aber zu verbessern.

Bei der **Subtraktionsszintigraphie** setzt man zusätzlich zu ^{99m}Tc-MIBI sequenziell ^{99m}Tc oder ^{123}I für die Darstellung der Schilddrüse ein. Dabei wird zunächst ein Szintigramm der Schilddrüse angefertigt und danach die Nebenschilddrüsenszintigraphie durchgeführt. Die planaren Bilder kann man nun so überlagern, dass das Schilddrüsenszintigramm vom Nebenschilddrüsenszintigramm subtrahiert wird. Da die Schilddrüse in beiden Verfahren eine Speicherung zeigt, ein Nebenschilddrüsenadenom jedoch in der Schilddrüsenszintigraphie „kalt", also nicht speichernd imponiert, bleibt nach der Subtraktion nur noch das speichernde Nebenschilddrüsenadenom sichtbar. Durch diese technische Erweiterung sollen Befunde mit größerer Sicherheit der Schilddrüse zugeordnet werden können, was insbesondere in Strumaendemiegebieten von Bedeutung sein könnte. In Studien zeigte sich jedoch kein eindeutiger Vorteil der Subtraktionsszintigraphie (Schommartz et al. 2006). Ob aber der technische und zeitliche Aufwand in Zeiten der verbesserten Ultraschalldiagnostik gerechtfertigt ist, ist fraglich, da man das in der Szintigraphie gefundene Adenom in der Regel mittels Ultraschall von Schilddrüsenknoten unterscheiden kann. Weiterhin kann ein kalter Schilddrüsenknoten, der MIBI speichert (z. B. das Onkozytom, der Hürthle-Zelltumor der Schilddrüse), zu falsch-positiven Befunden führen.

SPECT-CT Bei der kombinierten SPECT-CT handelt es sich um eine SPECT-Kamera, die mit einem CT kombiniert ist. Auf diese Weise ist es möglich, mittels CT die Schwächung der vom Radiopharmakon emittierten Gammastrahlung zu berechnen und man erhält simultan eine klare anatomische Information, bei der die morphologische Information des CT mit der funktionellen der SPECT überlagert ist.

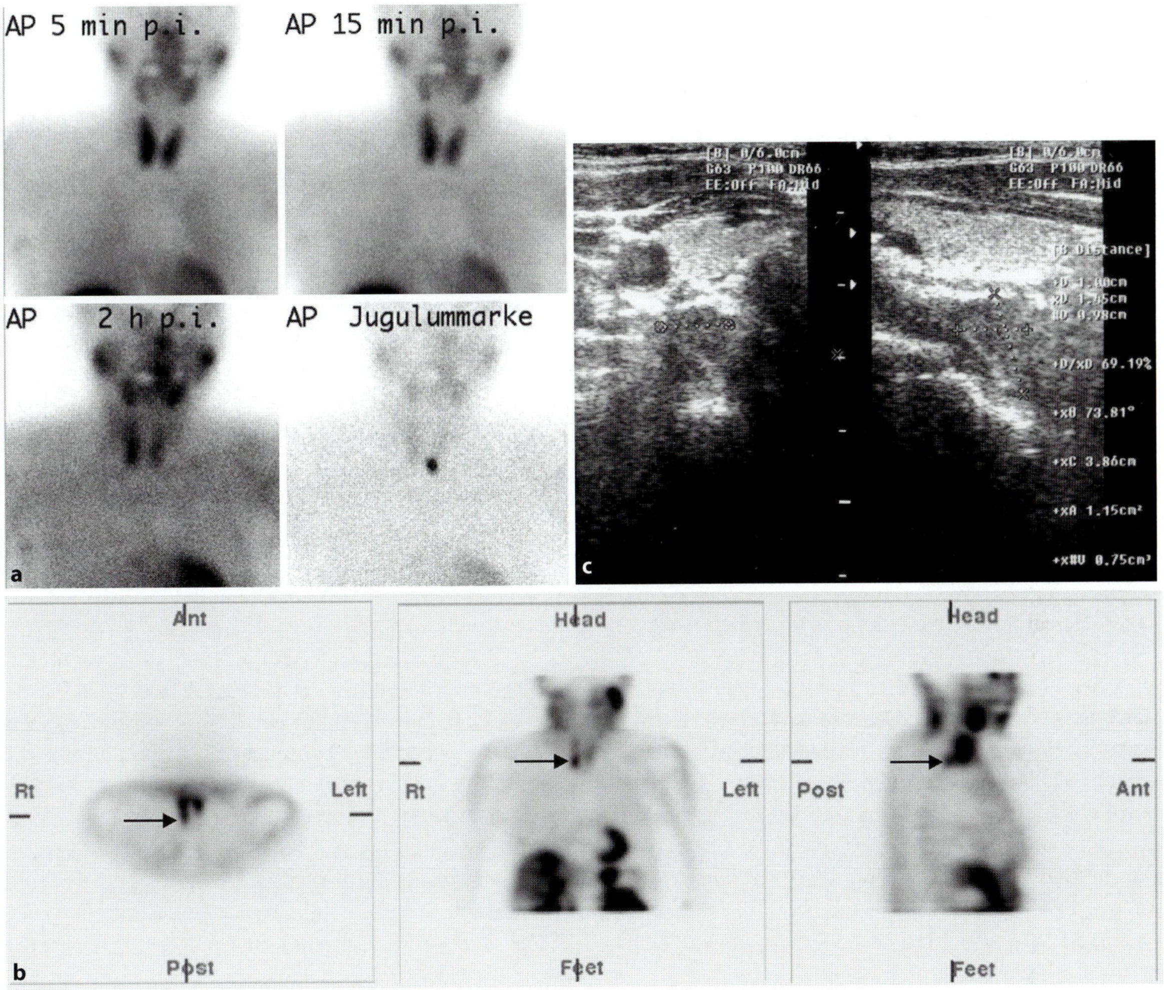

Abb. 3.25a–c Planare Szintigramme der Kopf-Hals-Region 5, 15 und 120 min nach Injektion von ^{99m}Tc-MIBI in anteriorer Ansicht (**a**). Ein eindeutiger fokaler Befund ist nicht feststellbar, der Uptake im rechten unteren Schilddrüsenlappen ist kaum merklich erhöht, zeigt jedoch keine klar höhere Retention als das restliche Schilddrüsengewebe. In den dreidimensionalen iterativ rekonstruierten SPECT-Aufnahmen erkennt man klar einen fokalen Befund hinter dem Unterpol des rechten Schilddrüsenlappens (**b**). Der Befund lässt sich sonographisch eindeutig nachweisen (**c**) und entspricht einem Nebenschilddrüsenadenom. Dieser Fall zeigt die Unerlässlichkeit der SPECT für die korrekte szintigraphische Diagnose, da das Nebenschilddrüsenadenom keine höhere Retention als die Schilddrüse zeigt und von dieser überdeckt wird

Somit ist die Interpretation der Szintigramme deutlich vereinfacht, jedoch ist das Verfahren mit einer höheren Strahlenexposition verbunden. Vielfach wird deshalb das CT als niedrig-Dosis-CTmit einer gering verringerten Auflösung und dadurch deutlich reduzierten Strahlenexposition durchgeführt. Der diagnostische Nutzen der Fusionsbildgebung liegt hierbei insbesondere in der Bildqualität und der verbesserten Lokalisationsdiagnostik intrathorakaler und intraabdomineller Befunde (Levine et al. 2009; Patel et al. 2009) (Abb. 3.25 und Abb. 3.26).

Bildinterpretation Bei der Auswertung der Aufnahmen achtet man auf Foci, die gegenüber der Schilddrüse eine kräftigere Anreicherung des Radiopharmakons aufweisen. Wie bereits gesagt, ist ein Auswasch des Radiopharmakons vergleichbar dem des Schilddrüsengewebes keinesfalls ein Ausschlusskriterium für ein Nebenschilddrüsenadenom! Bei den SPECT-Aufnahmen achtet man auf fokale Befunde, die entweder gegenüber der Schilddrüse eine stärkere Speicherung aufweisen oder aber über die Schilddrüsenkontur herausragen oder deutlich von ihr abgesetzt sind. Dabei ist es sinnvoll, die Intensität der Bilder am Monitor aktiv heller oder dunkler zu regeln und die Schnitte mehrfach zu durchfahren, da sich manchmal das Nebenschilddrüsenadenom in hellerer, manchmal in dunklerer Einstellung am besten abgrenzen lässt. Ein Nebenschilddrüsenadenom, das in den planaren Aufnahmen gar nicht zu sehen ist, ist selten, sodass man die SPECT-Aufnahmen nochmals mit den planaren Aufnahmen abgleichen sowie mit dem Ultraschall überprüfen sollte. Ansonsten kann man gerade

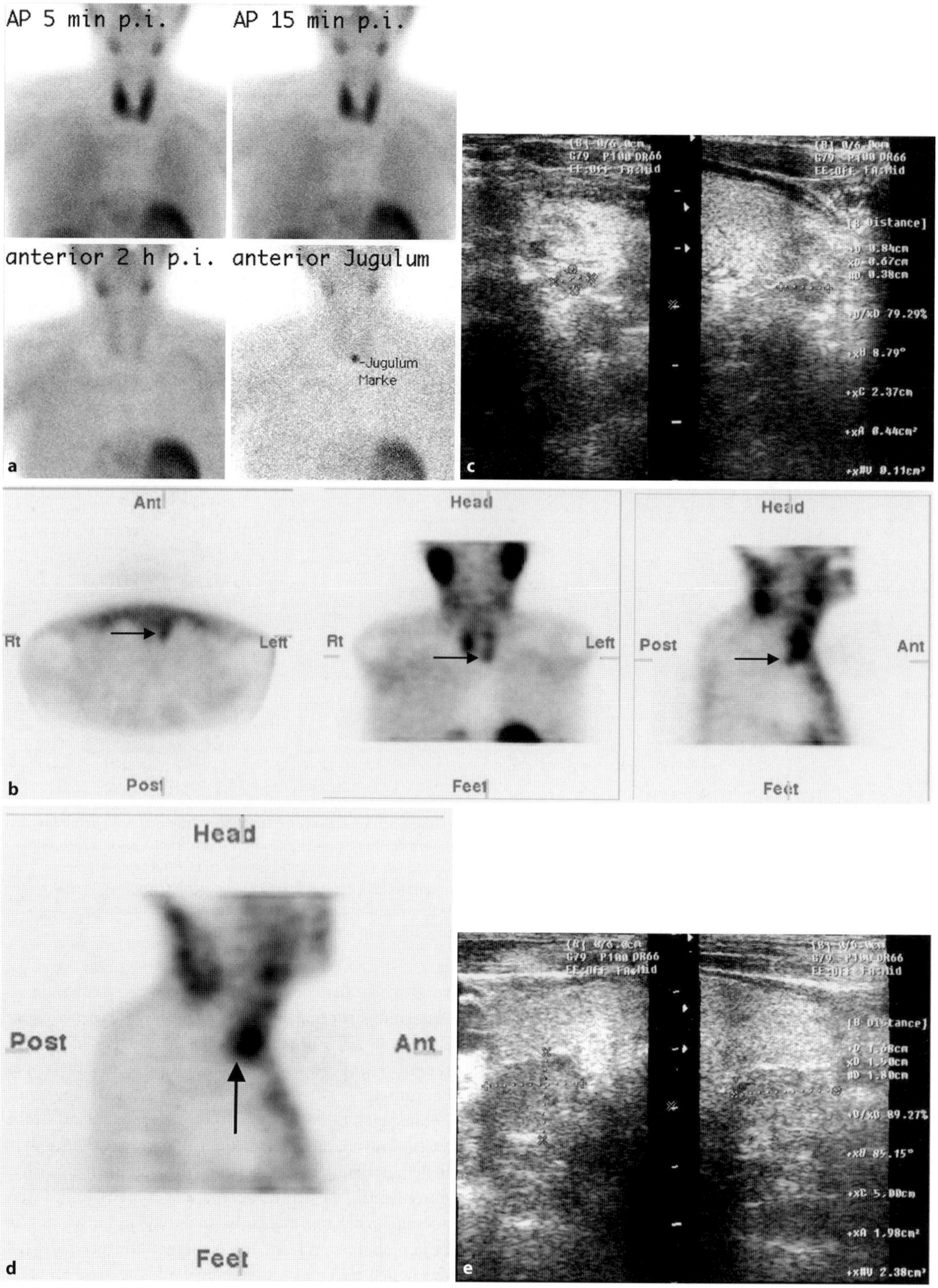
AP 5 min p.i.
AP 15 min p.i.
anterior 2 h p.i.
anterior Jugulum
*-Jugulum Marke
a
Ant
Rt
Left
Post
b
Head
Rt
Left
Feet
Head
Post
Ant
Feet
c
Head
Post
Ant
Feet
d
e

bei knotig veränderten Strumen falsch-positive Resultate erhalten (◘ Abb. 3.27).

Ergebnisse der Nebenschilddrüsenszintigraphie Bezüglich der in der Literatur gefundenen **Sensitivitäten** der Nebenschilddrüsenszintigraphie vor Erstoperation ergibt sich eine große Spannbreite, die von rund 40 % bis hin zu 100 % reicht. Um die tatsächliche Wertigkeit der Nebenschilddrüsenszintigraphie einschätzen zu können, müssen bei der Interpretation der Primärliteratur eine Reihe von Faktoren bedacht werden. Die wichtigsten Punkte, die zu erheblichen Unterschieden zwischen den publizierten Studien führen, sind Auswahl der Patienten, technische Durchführung der Untersuchung, Auswertung der Szintigramme und Definition eines richtig-positiven Befundes. Erkennbar ist, dass sich die Szintigraphie mit ^{99m}Tc-MIBI zum Standardverfahren entwickelt hat, weswegen auf dieses Verfahren näher eingegangen werden soll.

Ein Vergleich der verschiedenen Studien ergibt erhebliche Unterschiede im Studiendesign sowie in der Interpretation der Ergebnisse (Gotthardt et al. 2004a). So war teilweise die Angabe der richtigen Seite als richtig-positiv bewertet worden, während in anderen Studien die exakte Lokalisation (z. B. rechts oben) detektiert worden sein musste. Gerade dieser Punkt ist insofern strittig, als für die Zwecke der Operationsplanung zwar die Angabe der richtigen Seite ausreichen mag, ein falsch-positiver Befund, der zufällig auf der richtigen Seite liegt (also z. B. szintigraphisch ein Fokus am linken Schilddrüsenoberpol während das Nebenschilddrüsenadenom operativ links unten gefunden wurde) gleichwohl noch ein falsch-positiver Befund ist. Allein durch diese „Unschärfe" in der ex post Interpretation eines „positiven Befundes", lässt sich die Sensitivität des Verfahrens um 10–20 % hochrechnen (Martin et al. 2000; Gotthardt et al. 2004a). Weiterhin sind die Einschlusskriterien in der Literatur häufig nicht klar definiert, sodass auch durch die Auswahl der Patienten ein Einfluss auf die Ergebnisse haben könnte. Auch ist zu bedenken, dass ein Publikations-Bias dazu führt, dass eher Publikationen mit guten Ergebnissen Eingang in die Primärliteratur finden. Die häufig geäußerte Vermutung, dass bei Vorliegen von Knotenstrumen mehr falsch-positive Befunde in der Nebenschilddrüsenszintigraphie erhalten würden (Kebapci et al. 2004), wird in der Literatur allerdings nicht bestätigt (Gotthardt et al. 2004b; Siperstein et al. 2008).

Alle publizierten Studien geben eine hohe **Spezifität** der Nebenschilddrüsenszintigraphie an, die zwischen 85 % und 95 % liegt. Die Größe der Nebenschilddrüsenadenome spielt bei der Sensitivität eine Rolle, wobei kleine Adenome unter 0,5 g Gewicht szintigraphisch schlechter nachweisbar sind (Gotthardt et al. 2004a). Weitere Faktoren, die sich auf die Ergebnisse der Nebenschilddrüsenszintigraphie auswirken sind der präoperative Parathormonspiegel (positive Korrelation) (Calva-Cerqueira et al. 2007; Mihai et al. 2009) und ein Vitamin-D-Mangel (positive Korrelation) (Kandil et al. 2008). Kalziumkanal-Blocker hingegen scheinen die Sensitivität der Nebenschilddrüsenszintigraphie negativ zu beeinflussen (Friedmann et al. 2004).

Eine Alternative zur MIBI-Szintigraphie stellt die **^{11}C-Methionin-PET** dar, die in Studien eine Verbesserung der Sensitivität erbringt (Otto et al. 2004). Eine verbreitete Anwendung bleibt dieser Methode jedoch zur Zeit verwehrt, da nur in wenigen Zentren ein zur Produktion von ^{11}C erforderliches Zyklotron vorhanden ist.

Weitere Verfahren bei persistierendem oder rezidivierendem pHPT

Computertomographie Die Computertomographie wurde bereits vor Jahrzehnten zur Lokalisationsdiagnostik von Nebenschilddrüsenadenomen genutzt (Adams et al. 1981). Wegen der guten Sensitivität der hochauflösenden Ultraschalltomographie im Halsbereich ist die Methode heutzutage in den Hintergrund getreten. Moderne Mehrzeilendetektorgeräte gestatten eine Volumendatenakquisition mit Schichtdicken im Submillimeterbereich und entsprechend verbesserter Ortsauflösung. Dargestellt werden sollten der gesamte Halsbereich vom Zungengrund bis zur oberen Thoraxapertur und das obere Mediastinum bis zur Trachealbifurkation. Ein Spiraldatensatz sollte dabei nach intravenöser Bolusinjektion eines iodierten Kontrastmittels aufgenommen werden, da Nebenschilddrüsenadenome typischerweise als kontrastmittelaufnehmende, hyperdense Raumforderungen zur Darstellung kommen (Gotway et al.

◘ **Abb. 3.26a–e** Planare Szintigramme der Kopf-Hals-Region 5, 15 und 120 min nach Injektion von ^{99m}Tc-MIBI in anteriorer Ansicht (**a**). Auch hier ist kein eindeutiger fokaler Befund nachweisbar. Die iterativ rekonstruierte SPECT-Aufnahme zeigt einen kleinen fokalen Befund hinter dem Unterpol des linken Schilddrüsenlappens, der einem Nebenschilddrüsenadenom entspricht (**b**). Der Uptake liegt unter dem Uptake der Schilddrüse, auch hier kommt es zu einem negativen Befund in den planaren Szintigrammen, da die Schilddrüse das Nebenschilddrüsenadenom überlagert. Der Grund ist vermutlich die fehlende Retention des Radipharmakons in Relation zur Schilddrüse und die geringe Größe des Befundes, der ein Volumen von 0,11 ml hat (**c**). Auf der rechten Seite ist szintigraphisch schwach angedeutet eine Konturunregelmäßigkeit auf der Dorsalseite der Schilddrüse zu erkennen (**d**), die sonographisch einem im Vergleich zur Schilddrüse echoarmen Knoten entspricht (**e**). Bei diesem Befund könnte es sich ebenfalls um ein Nebenschilddrüsenadenom handeln, sowohl szintigraphisch als auch sonographisch. Aufgrund des Alters des Patienten wurde eine Operation in lokaler Anästhesie durchgeführt, zunächst wurde der Befund auf der linken Seite entfernt, der als sicher interpretiert worden war. Danach kam es zu einem deutlichen Abfall des Parathormons im Serum, der Befund rechts wurde belassen. Der Patient ist laborchemisch geheilt, der Befund rechts ist also am ehesten ein Schilddrüsenknoten. Das Beispiel zeigt, dass auch bei Einsatz zweier sich ergänzender Verfahren eine eindeutige Diagnose schwer fallen kann

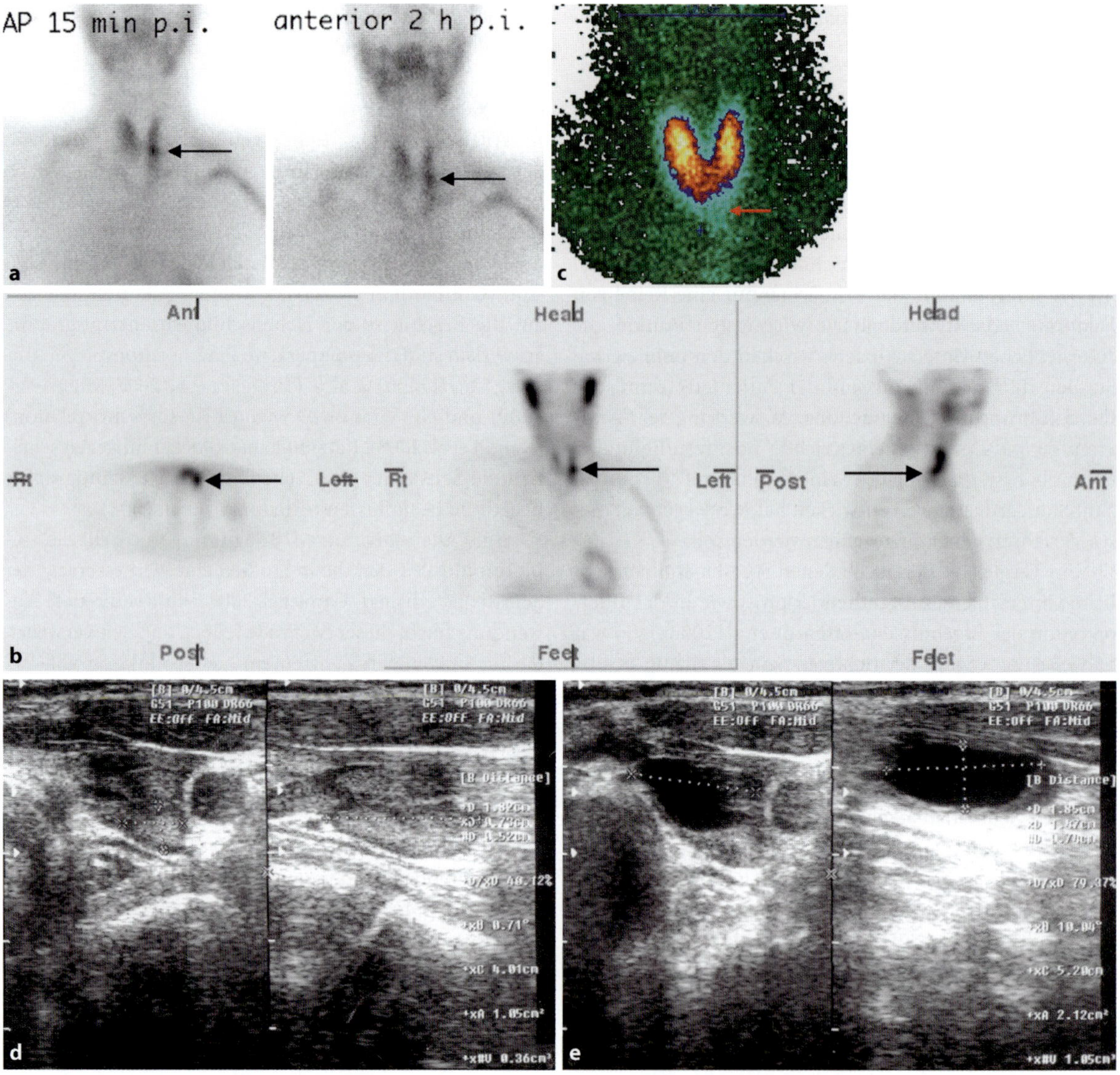

Abb. 3.27a,b In diesem Falle ist bereits auf den planaren Szintigrammen ein Befund erkennbar, der in Sicht auf den Unterpolbereich der linken Schilddrüse liegt (**a**). Dieser Befund ist in den SPECT-Aufnahmen ebenfalls darstellbar (**b**), das Radiopharmakon wir gegenüber der Schilddrüse besser gespeichert und retiniert. Ein Schilddrüsenszintigramm der Patientin zeigt einen kalten Knoten links unten (**c**). Sonographisch handelt es sich um einen Knoten, der anscheinend aus einem vorderen und einem hinteren (**d**, ausgemessener Bereich) Anteil besteht sowie aus einem zystischen Anteil (**e**). Dieser Befund zeigt, wie unterschiedlich Nebenschilddrüsenadenome sonographisch erscheinen können (Abb. 3.25c und Abb. 3.26c)

2002). Man sucht sowohl in typischer Position als auch ektope Adenome, die entsprechend der embryologischen Entwicklung im gesamten Halsbereich und oberen Mediastinum vorkommen können. Kleine Befunde entziehen sich dem Nachweis, entzündlich aktivierte Lymphknoten können als Adenome fehlgedeutet werden.

Die Sensitivität für den Nachweis hyperfunktionierender Glandule parathyroideae für die Computertomographie liegt zwischen 46 und 87 % (Gotway u. Higgins 2000). Die große Spannweite ergibt sich aus unterschiedlicher Technik (inkrementelle Scanner versus Spiral-CT), unterschiedliche Datenerhebung (prospektiv versus retrospektiv), unterschiedliche Kollektive (voroperierte und nicht voroperierte Patienten; primärer versus persistierender oder rekurrierender HPT) und unterschiedlicher Erfahrung der Untersucher. Da die Ergebnisse der MRT vergleichbar sind, sollte dieser aus strahlenhygienischen Gründen der Vorzug gegeben werden. Bei spezifischen Kontraindikationen zur MRT (Herzschrittmacher etc.) kann die Methode in moderner Technik (s. oben) aber insbesondere gut zur Darstellung ektoper mediastinaler Nebenschilddrüsenadenome genutzt werden.

Eine neue Entwicklung auf dem Gebiet der CT stellt die **vierdimensionale CT** (4D-CT) dar, bei der eine dynamische Messung der Kontrastmittelverteilung erfolgt. Erste Daten weisen auf eine gute Sensitivität dieser Technologie hin, die noch nicht flächendeckend verfügbar ist. Es bleibt abzuwarten, ob die guten initialen Ergebnisse in größeren Studien bestätigt werden können (Rodgers et al. 2006).

Magnetresonanztomographie Die Magnetresonanztomographie ist ein weiteres schnittbildgebendes Verfahren zur Detektion hyperfunktionaler Nebenschilddrüsen. In verschiedenen Studien werden Sensitivitäten von 42–88 % angegeben (Übersicht bei Gotway u. Higgins 2000). Für die Darstellung von Nebenschilddrüsenadenomen ist sowohl eine Untersuchung des Halses, die vom Mundboden bis zur oberen Thoraxapertur in 3–5 mm dicken Schichten durchgeführt wird, als auch eine Untersuchung des Mediastinums, die in 5 mm Schichten von der oberen Thoraxapertur bis zur Herzbasis erfolgt, erforderlich. Beide Untersuchungsregionen werden mit Oberflächenspulen abgebildet. Bei der Thoraxuntersuchung ist eine EKG-Triggerung zur Minimierung vaskulärer Pulsationsartefakte sinnvoll. T2- und T1-gewichtete Sequenzen mit Fettsättigung werden akquiriert, die T1-gewichteten Sequenzen werden nach Gabe von Kontrastmittel wiederholt. Neben der transversalen Schnittführung wird eine weitere Aufnahme in (meist) koronarer Ebene aufgenommen.

Nebenschilddrüsenadenome imponieren typisch als hyperintense Läsionen auf den T2-gewichteten Bildern und zeigen ein deutliches Kontrastmittelenhancement in den T1-gewichteten Aufnahmen nach Kontrastmittelapplikation (▣ Abb. 3.28). In einigen Fällen (ca. 8 %) zeigen Adenomne aber auch ein atypisches Signalverhalten (▣ Abb. 3.29; Gotway et al. 2001). Die Ursachen für falsch-positive Befunde sind am häufigsten begleitende thyroidale Veränderungen, insbesondere exophytisch wachsende Schilddrüsenknoten, die dann als Parathyroidea fehlgedeutet werden. Falsch-negative Befunde ergeben sich bei Adenomen, die nahe an einer Struma liegen.

Sowohl Verbesserungen der MR-Bildgebungstechnik als auch eine zunehmende Erfahrung der Untersucher sind verantwortlich für die zunehmende Sensitivität des Verfahrens in jüngeren Studien (Numerow et al. 1995; Fayet et al. 1997; Gotway et al. 2001) im Vergleich zu älteren Studien (Peck et al. 1987; Aufferamnn et al. 1988). Kritisch anzumerken ist, dass fast keine Daten aus prospektiven Untersuchungen vorliegen. Eine retrospektive Analyse im Konsensusverfahren unter geübten Befundern erhöht nicht nur falsch die Sensitivität, sondern bildet auch den klinischen Alltag nicht korrekt ab.

Der Wert der MRT-Untersuchung liegt besonders in der Darstellung ektoper Glandulae parathyroideae, die in einer Studie in 94 % der Fälle korrekt lokalisiert werden konnten (Gotway et al. 2001).

Die MRT sollte zum Einsatz kommen, wenn Ultraschalltomographie und Sesta-MIBI-Scan kein Adenom finden oder widersprüchliche Ergebnisse liefern; insbesondere wenn ein ektopes Adenom vermutet wird.

Selektive venöse Blutentnahme Die selektive venöse Blutentnahme (SVS) ist eine der ältesten Lokalisationstechniken der Nebenschilddrüsenadenome (Doppman 1976). Sie wurde früher in Kombination mit der selektiven Angiographie der A. thyroidea inferior und superior, der A. thoracica interna und der A. subclavia durchgeführt. Die Angiographie ist wegen der Invasivität und geringen Sensitivität verlassen worden. Die selektive Venenblutentnahme gilt in endokrinen Zentren weiterhin als geeignete Technik, um bei voroperierten Patienten und nicht-zielführenden non-invasiven bildgebenden Verfahren (Ultraschall, CT, MRT, Sesta-MIBI, ^{11}C-Methionin-PET) oder diskordanten Ergebnissen dieser Methoden eine Regionalisierung zu ermöglichen (Jones et al. 2002; Karakas et al. 2005).

Die ambulant durchführbare Untersuchung erfolgt über einen meist femoralen Zugang. Die Vena jugularis interna beider Seiten wird selektiv sondiert und es erfolgen multiple Blutentnahmen in verschiedener Höhe von kranial nach kaudal. Weitere Blutproben werden beidseits mutlilokulär aus der Vena subclavia, der Vena thoracica interna, der Vena brachiocephalica, der Vena cava superior und aus der Vena azygos entnommen. Die verschiedenen Entnahmeorte werden auf einer Zeichnung, die die individuelle zerviko-mediastinale venöse Drainage des Patienten wiederspiegelt, vermerkt. Nach Bestimmung des intakten Parathormons werden die Werte eingezeichnet und analysiert. Bei positiven Befunden findet sich an einer zirkumskripten Stelle ein Parathormon-Peak und im Abflussgebiet ein typischer Verdünnungseffekt (▣ Abb. 3.30). Dabei ergibt sich keine direkte Lokalisation des Nebenschilddrüsenadenoms, aber eine Regionalisierung im Sinne einer zervikalen Seitenlokalisation oder einer mediastinalen Lokalisation (▣ Abb. 3.30).

Verschiedene Studien haben Sensitivitäten von 33–83 % gezeigt (Übersicht bei Karakas et al. 2005). Studien der letzen Jahre, die die selektive Blutentnahme für Patienten mit sonst unklarer Lokalisationsdiagnostik verschiedener bildgebender Verfahren reserviert haben, fanden relativ konstant eine Sensitivität von ca. 75 % (Fayet et al. 1977; Jones et al. 2002; Karakas et al. 2005). Der besondere Wert der Methode zeigte sich in der Studie von Jones et al. mit einer Sensitivität von 87 % bei Patienten, die einen inkorrekten Sesta-MIBI-Scan hatten (Jones et al. 2002).

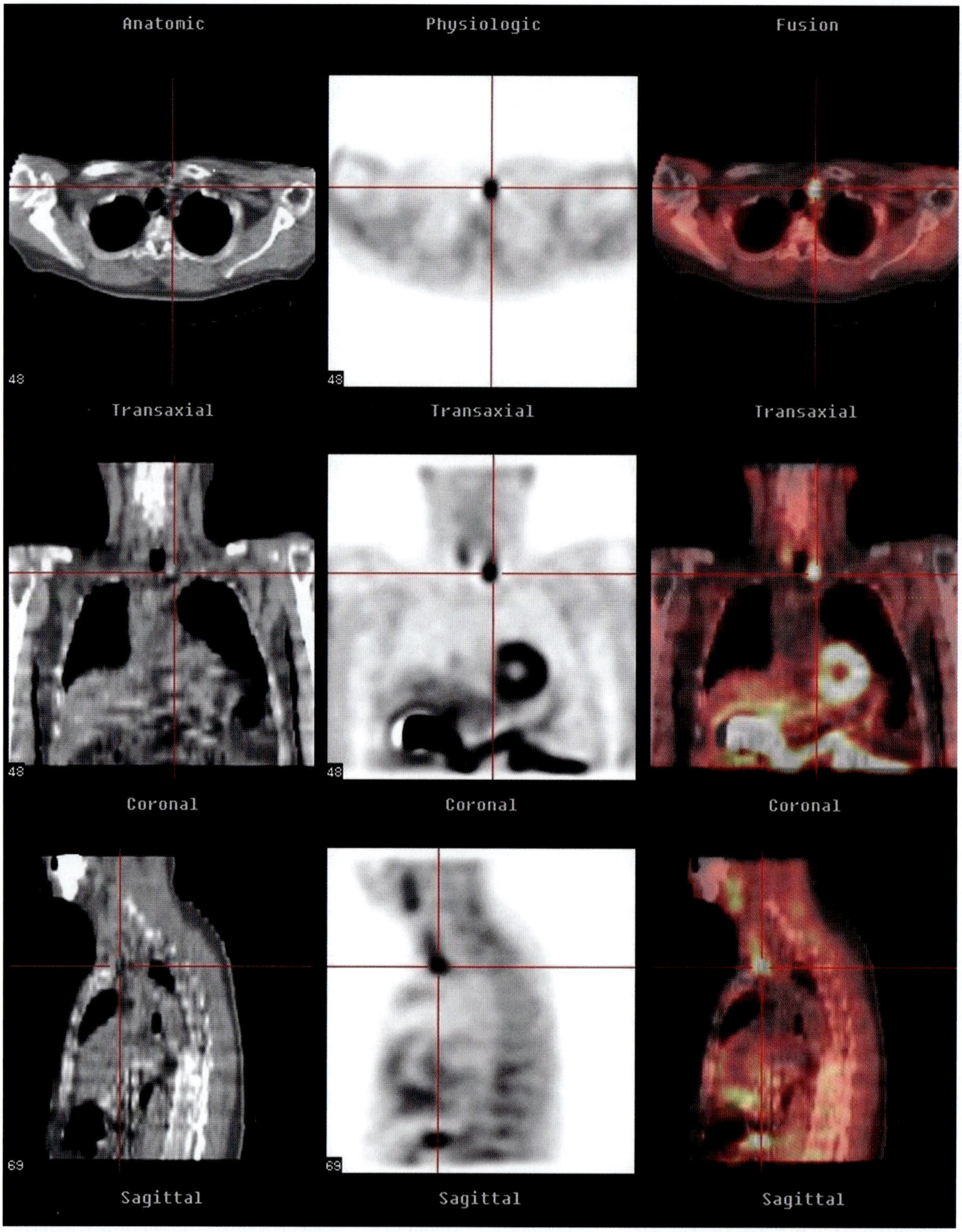

Abb. 3.28 SPECT-CT (Niedrigdosis-CT) eines Patienten mit Nebenschilddrüsenadenom. Inwieweit die nicht überall verfügbare SPECT-CT der Kombination aus SPECT und Ultraschall überlegen ist, muss in Studien geklärt werden. Diese Untersuchungstechnik dürfte ihr wahres Potenzial bei der Lokalisationsdiagnostik intrathorakal und intraabdominell gelegener Raumforderungen ausspielen

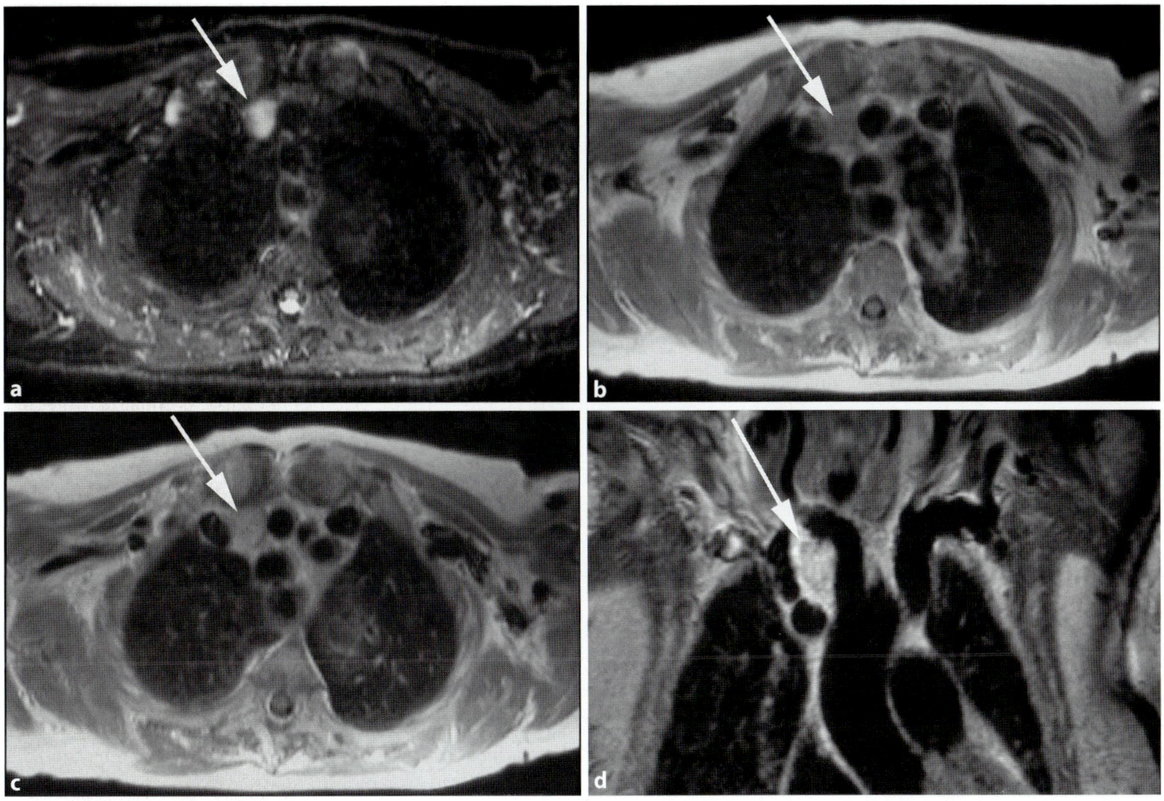

Abb. 3.29a–d Magnetresonanztomographie des Halses und Mediastinums. Das ektope (im oberen vorderen Mediastinum gelegene) Parathyreoidea-Adenom (*Pfeil*) zeigt ein hyperintenses Signal im T2-gewichteten Bild (**a**) und eine deutliche Kontrastmittelanreicherung im T1-gewichteten Bild (**b** und **c**). Darstellung des Befundes auch in koronarer Ebene (**d**)

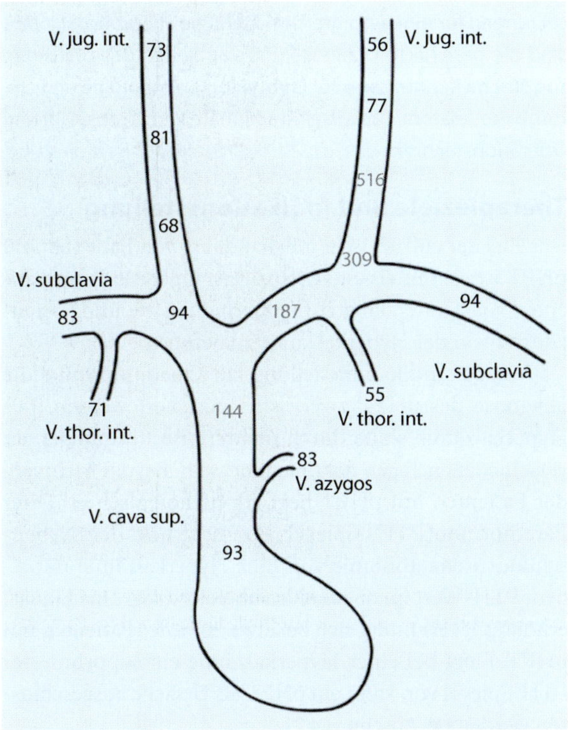

Abb. 3.30 Selektive venöse Blutentnahme zur Regionalisierung der Parathormonproduktion. Typisches Bild eines umschriebenen Spitzenwertes des intakten Parathormons in der kaudalen Vena jugularis interna links mit typischem „Verdünnungseffekt" im weiteren Drainagebereich

Lokalisationsdiagnostik von Nebenschilddrüsenadenomen

Ein gut begründbares Vorgehen, wie es von den Autoren im eigenen Vorgehen bei Erstoperation eingesetzt wird, ist in Abb. 3.31 wiedergegeben: Die initiale Untersuchung bei einem Patienten mit einem primären Hyperparathyreoidismus, der sich prinzipiell für ein fokussiertes Vorgehen qualifiziert, ist die regionale Ultraschalluntersuchung des Halses. Zeigt sich im Ultraschall – der von einem in der Nebenschilddrüsensonographie erfahrenen Untersucher durchgeführt werden muss – bereits ein eindeutiger Befund, so bedarf es keiner weiteren bildgebenden Diagnostik wenn eine Operation in Vollnarkose erfolgen soll. Ist eine minimal-invasive Operation in Lokalanästhesie geplant, so sollte vor der Operation die Lokalisation des Adenoms sehr sicher sein. Hier sollte zusätzlich die Nebenschilddrüsenszintigraphie durchgeführt werden.

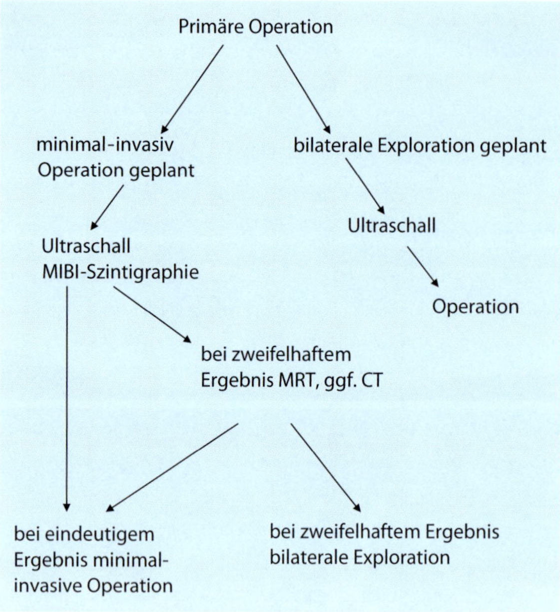

Abb. 3.31 Algorithmus der Bildgebung beim Hyperparathyreoidismus und primärer Operation

Ergeben Sonographie und Szintigraphie einen kongruenten Befund, so kann man mit hoher Sicherheit davon ausgehen, dass dieser Befund das Adenom korrekt zeigt.

Die optimale Vorgehensweise in Bezug auf die Kosten-Nutzen-Relation ist allerdings nicht bekannt. Einerseits ergibt sich durch die Kombination von Sonographie und Szintigraphie zwar die Option, auf den intraoperativen PTH-Assay zu verzichten, was Operationszeit spart. Es ist allerdings noch nicht durch Studien geklärt, wie häufig bei diesem Vorgehen ein Nebenschilddrüsenadenom übersehen würde und ob die zusätzliche Szintigraphie in Relation zur eingesparten Operationszeit zu einer Kostenreduktion führt.

Bei bereits voroperierten Patienten ist der Nutzen der Lokalisationsdiagnostik eindeutiger. Hier muss eine präoperative Lokalisationsdiagnostik erfolgen. Hierfür eignet sich die Szintigraphie besonders gut, da sie in ihrer Aussage nicht durch Narbengewebe gestört wird, was bei den morphologisch orientierten Verfahren häufig der Fall ist. Weiterhin ist die Lokalisationsdiagnostik durch gezieltes Heranführen des Operateurs an den Befund vermutlich in der Lage, die Morbidität der Operation zu senken. Falls die Sesta-MIBI-Szintigraphie in Kombination mit dem Ultraschall das Nebenschilddrüsenadenom nicht lokalisieren kann, sollte die MRT eingesetzt werden, insbesondere auch um ektope Nebenschilddrüsenadenome darzustellen. Liegen Kontraindikationen für eine MRT vor, ist alternativ eine CT-Untersuchung indiziert. Gelingt auch damit kein Nachweis, muss eine selektive Venenblutentnahme zur Regionalisierungsdiagnostik folgen. Alternativ kann intraoperativ durch ein seitengetrenntes zervikales PTH-Mapping eine Regionalisierung erfolgen.

3.4.4 Operative Therapie – konventionelle und minimal-invasive Verfahren

Th. Clerici, K. Lorenz

Der primäre Hyperparathyreoidismus (pHPT) ist eine endokrine Erkrankung der Nebenschilddrüsen mit hoher Prävalenz (1:500–1:1000). Nach dem Diabetes mellitus und den Schilddrüsenerkrankungen nimmt er die dritte Stelle in der Häufigkeit endokriner Erkrankungen ein. Das Spektrum des klinischen Erscheinungsbildes hat sich seit Einführung der Labor-Autoanalyzer in den 1970er-Jahren und der damit verbundenen häufigeren und zufälligen Entdeckung von hyperkalzämischen Patienten geändert. Es reicht von subjektiv symptomfreien Patienten, die nur die Laborkonstellation eines pHPT aufweisen (biochemischer pHPT), bis zu Patienten mit seit vielen Jahren bestehenden Folgeerkrankungen des pHPT wie Nephrolithiasis und Knochenerkrankung, wobei der Anteil der a- bzw. oligosymptomatischen Patienten durch die verbesserte Diagnostik zugenommen hat.
Die chirurgische Behandlung des pHPT ist die einzige kurative Therapieoption, die langfristig die Hyperkalzämie von Patienten mit pHPT korrigiert. Patienten mit pHPT können durch eine Operation in über 95 % der Fälle geheilt werden. Voraussetzungen für eine erfolgreiche operative Therapie des pHPT sind die gesicherte Diagnose und von Seiten des Chirurgen spezifische Kenntnisse über Embryologie, Pathologie und chirurgische Anatomie sowie eine adäquate Verfahrenswahl und Operationstechnik.

Therapieziele und Indikationsstellung

Das Ziel der chirurgischen Behandlung von Patienten mit pHPT ist es, mittels einer (einzigen) Operation den Patienten vollständig, langfristig, morbiditätsfrei und kosteneffektiv von der Hyperkalzämie zu befreien.

Vor der Indikationsstellung zur Operation muss die Diagnose des pHPT zweifelsfrei gesichert werden. Die Hyperkalzämie sollte durch mehrere Bestimmungen an verschiedenen Tagen dokumentiert sein. Bei der Mehrzahl der Patienten mit pHPT liegt ein pathologisch erhöhter Parathormon(PTH)-Spiegel als Ausdruck der Nebenschilddrüsenautonomie vor. Eine Hyperkalzämie mit einem PTH-Wert im oberen Normbereich (sog. „inadäquat" erhöhtes PTH) findet sich bei etwa 20 % der Patienten mit pHPT. Liegt bei einer Hyperkalzämie ein supprimierter PTH-Spiegel vor, kann ein pHPT als Ursache ausgeschlossen werden (▶ Abschn. 3.4.2).

Lediglich die familiäre hypokalziurische Hyperkalzämie (FHH) kann mit einer milden Hyperkalzämie, einer relativen Hypophosphatämie sowie hochnormalen oder gar leicht erhöhten PTH-Werten laborchemisch das Vorliegen eines pHPT vortäuschen. Hier liegt eine autosomal-dominant vererbbare Alteration des Calcium-sensing-Rezeptors vor. Sie äußert sich durch eine lebenslange, nicht progrediente Hyperkalzämie. Entscheidendes Merkmal für die Differenzialdiagnose gegenüber dem pHPT ist eine Hypokalziurie. Zur Differenzierung gegenüber dem pHPT kann das Verhältnis zwischen Kalzium- und Kreatinin-Clearance beigezogen werden ($Ca_{(Urin)} \times Krea_{(Serum)}/Ca_{(Serum)} \times Krea_{(Urin)}$). Typischerweise beträgt das Verhältnis weniger als 0,01 bei der FHH und mehr als 0,01 beim pHPT (▶ Abschn. 3.1.9). Eine Parathyreoidektomie ist bei der FHH nicht indiziert. Familienanamnestisch fallen Patienten mit einer FHH evtl. dadurch auf, dass ein Familienmitglied „erfolglos" wegen eines vermeintlichen pHPT operiert worden ist.

Indikation beim symptomatischen Hyperparathyreoidismus Es besteht Konsens, dass Patienten mit gesicherter Diagnose eines pHPT operiert werden sollen, wenn eine gut dokumentierte Hyperkalzämie (>2,6 mmol/l), hyperkalzämie-assoziierte Symptome oder Folgeerkrankungen des Hyperparathyreoidimus vorliegen.

Indikation beim asymptomatischen Hyperparathyreoidismus Im Gegensatz zum pHPT mit manifesten hyperkalzämie-assoziierten Symptomen oder Folgeerkrankungen wird beim „asymptomatischen" pHPT die Indikation zur chirurgischen Therapie kontrovers beurteilt. Zum Thema „Diagnostik und Management des asymptomatischen pHPT" fanden 1990 und 2002 Konsensuskonferenzen der National Institutes of Health (NIH) statt (Bilezikian et al. 2002). Anlässlich eines internationalen Nachfolge-Workshops 2008 wurden die Empfehlungen zur Indikationsstellung beim „asymptomatischen" pHPT erneut angepasst. Ein operatives Vorgehen wird demnach bei asymptomatischen Patienten empfohlen, wenn mindestens eines der folgenden Kriterien erfüllt ist (Bilezikian et al. 2008):

- Serumkalzium: 0,25 mmol/l über dem oberen Normwert
- Kreatinin-Clearance: <60ml/min
- Knochendichte: T-Score ≤2,5 (lumbal, an Hüfte oder Radius)
- Alter: <50 Jahre
- Fehlende Compliance für konservative Verlaufsbeobachtung

Die verbreitete Skepsis gegenüber diesen Konsensusempfehlungen gründet im Wesentlichen auf zwei Argumenten. Einerseits gibt es gute Gründe zu bezweifeln, dass die meisten dieser vermeintlich asymptomatischen Patienten wirklich asymptomatisch sind. Bereits 1966 hielt O. Cope fest: „...when these (symptoms) are present only in mild degree, as they most often are, the patient does not know that they exist until their correction". In den letzten Jahren wurden zunehmend Arbeiten publiziert, die diese Feststellung wissenschaftlich untermauern (Talpos et al. 2000; Sywak et al. 2002; Eigelberger et al. 2004; Caron et al. 2009; Morris et al. 2010). Hasse et al. (2000) z. B. berichteten, dass bei lediglich 9,3 % von präoperativ als „asymptomatisch" beurteilten Patienten in der retrospektiven Betrachtung nach erfolgreicher Korrektur der Hyperkalzämie in der Tat keine hyperkalzämie-assoziierten Symptome zu erheben waren. Meistens handelt es sich bei den retrospektiv erkannten Symptomen um neuropsychologische Manifestationen wie Energielosigkeit, Leistungsschwäche, depressive Verstimmungen oder Müdigkeit, die einen nachhaltigen Einfluss auf die Lebensqualität haben. Obwohl kaum Level I-Evidenz dafür besteht, gibt es sehr viele Studien, welche auf einen Benefit der Parathyreoidektomie bei Patienten mit vermeintlich „asymptomatischem" oder mildem pHPT hinweisen.

Zum anderen gibt es zunehmend Evidenz dafür, dass eine unbehandelte Hyperkalzämie ungeachtet der manifesten Symptome eine längerfristige Morbidität oder gar Mortalität hat und auch asymptomatische oder oligosymptomatische Patienten von einer frühen Korrektur der Hyperkalzämie profitieren. So ist zum Beispiel bekannt, dass eine erfolgreiche Parathyreoidektomie auch bei a- bzw. oligosymptomatischen Patienten einen günstigen Einfluss auf die Knochendichte hat (Silverberg et al. 1995, 2009). Der Nutzen der Parathyreoidektomie bezüglich koronarer Herzkrankheit und Mortalität wurde insbesondere von skandinavischen Arbeitsgruppen untersucht und ist gut dokumentiert (Nilsson et al. 2000; Vestergaard et al. 2003; Øgard et al. 2004; Nilsson et al. 2004).

Die vermeintliche Symptomfreiheit erfordert einen hohen Anspruch an die Abwägung von Operationsgewinn und chirurgischer Morbidität in der Indikation zur Operation des pHPT. Erfreulicherweise steht einer hohen Heilungsrate (~95 %) in erfahrenen Händen eine sehr geringe Morbidität und Mortalität gegenüber (<1 % Rekurrensparesen, <1 % Nachblutungen, <1 % persistierender postoperativer Hypoparathyreoidismus (van Heerden et al. 1991; Funke et al. 1997; Henry et al. 2004; Miccoli et al. 2004; Udelsman et al. 2011).

Aus den erwähnten Überlegungen empfehlen endokrine Chirurgen bei Patienten mit asymptomatischem pHPT, die Indikation zur Operation großzügiger zu stellen als es die NIH-Guidelines formulieren.

Indikationsstellung bei normokalzämischem Hyperparathyreoidismus Bis zu 10 % der Patienten mit pHPT weisen bei pathologischem PTH-Spiegel hochnormale Serumkalziumspiegel auf. In einer Screeninguntersuchung von mehr als 5000 schwedischen Frauen fanden sich 109 Untersuchte (2,1 %), bei denen ein pHPT nach zuvor festgelegten Kriterien für Kalzium- und PTH-Spiegel diagnostiziert wurde. Davon hatten etwa 2/3 einen normalen Serumkalziumspiegel, meistens jedoch im hochnormalen Bereich zwischen 2,50 und 2,60 mmol/l. Von den 109 Patientinnen wurden 60 operiert. Mit Ausnahme einer Patientin wurde bei allen das histopathologische Korrelat eines pHPT, Adenom oder Hyperplasie, gefunden (Lundgren et al. 1997). Diese Daten belegen, dass es in der Tat Patienten mit normokalzämischem pHPT gibt und dass die Indikationsstellung zur Operation wie bei hyperkalzämischen Patienten gestellt werden sollte. Bevor allerdings die Diagnose eines normokalzämen pHPT gestellt werden kann, müssen sämtliche Ursachen einer sekundären PTH-Erhöhung ausgeschlossen werden. Diese umfassen die renale Insuffizienz, gastrointestinale Erkrankungen mit Malabsorbtion sowie alimentäre Defizite (Mangel an 25(OH)-Vitamin D_3).

Indikationsstellung bei betagten Patienten Spezielle Beachtung verdient der pHPT bei betagten Patienten. In dieser Patientengruppe sind üblicherweise nicht Symptome wie Polydipsie, Nephro- bzw. Urolithiasis und funktionelle abdominale Symptome zu erwarten. Es überwiegen neuropsychologische Symptome wie Energielosigkeit, Müdigkeit, Leistungsknick, depressive Verstimmung, Vergesslichkeit, Gefühlslabilität und Angstzustände. Gerade diese Symptome werden häufig fälschlicherweise dem normalen Alterungsprozess zugeordnet und werden als Symptome des pHPT verkannt. Oft lässt sich durch Korrektur dieser Symptome mit der erfolgreichen Operation sehr viel Lebensqualität für betagte Patienten gewinnen, was durch die Verbesserung des Allgemeinbefindens gelegentlich eine selbstständige Lebensform verlängern kann.

Chirurgische Strategie und Verfahrenswahl

Generelle Aspekte Das Ziel der Operation ist die gezielte Entfernung des Nebenschilddrüsengewebes, das für die autonome, exzessive Sekretion von PTH verantwortlich ist. Dabei gilt es mit einer restriktiven Resektionspraxis zu vermeiden, dass normales Nebenschilddrüsengewebe mit entfernt und damit das Risiko einer definitiven Nebenschilddrüsenunterfunktion erhöht wird. Als Therapieerfolg gilt eine dauerhafte Normokalzämie sowie Normophosphatämie.

Zur intraoperativen Identifikation der für den PTH-Exzess verantwortlichen Nebenschilddrüsen stehen dem Chirurgen zwei Beurteilungskriterien zu Verfügung: die morphologische Beurteilung der Nebenschilddrüsen sowie die funktionelle Beurteilung des Resektionsresultates durch Überprüfung des intraoperativen PTH-Verlaufs.

Morphologische Beurteilung Bei der morphologischen Beurteilung wird auf die Größe, das Gewicht und die Form der explorierten Drüse geachtet. Ist diese zu groß, wird davon ausgegangen, dass sie pathologisch aufgebaut und für den Hormonexzess verantwortlich ist. Am häufigsten liegt beim pHPT ein solitäres, funktional autonomes Adenom vor. Deutlich seltener ist das Korrelat von Doppeladenomen. Bei Auftreten von 3 und mehr pathologisch vergrößerten Nebenschilddrüsen spricht man von einer multiglandulären Erkrankung. Meistens liegt einer Mehrdrüsenerkrankung eine genetisch bedingte Form des pHPT (isolierter familiärer pHPT, pHPT im Rahmen von MEN 1/2) oder eine toxische Form (Lithium-induzierter pHPT) zu Grunde. Bei unerwartet vorgefundener Mehrdrüsenerkrankung ist postoperativ eine Abklärung der erwähnten pathogenetischen Ursachen aus diesen Überlegungen obligat (Familienanamnese, Medikamentenanamnese, biochemische Abklärung anderweitiger im Zusammenhang mit hereditären Formen des pHPT auftretenden Endokrinopathien).

Funktionelle Beurteilung Die funktionelle Beurteilung des Resektionserfolges kann durch die intraoperative PTH Verlaufsbestimmung (Parathormon-Monitoring) erreicht werden. Dabei macht man sich die sehr kurze Halbwertszeit von PTH (2–3 min) zunutze, um die Dynamik des PTH-Spiegels nach Entfernung der nach morphologischen Kriterien pathologischen Nebenschilddrüse zu überprüfen. Moderne PTH-Assays benötigen lediglich sehr kurze Untersuchungszeiten (7–20 min), so dass die Resultate der PTH-Abnahmen noch während der Operation in den Operationssaal vermittelt werden können. Erfüllt der PTH-Verlauf die Kriterien für einen kurativen Abfall, darf man davon ausgehen, dass sämtliches hypersekretorisches, autonomes Nebenschilddrüsengewebe entfernt und der Patient damit geheilt ist. Auf eine Exploration der anderen Nebenschilddrüsen basierend auf morphologischen Kriterien kann daher in dieser Situation verzichtet werden. Ein inadäquater PTH-Verlauf macht aber eine bilaterale, vollständige Exploration notwendig, da mit hoher Wahrscheinlichkeit eine weitere pathologische Nebenschilddrüse im Rahmen einer Doppeladenomkonstellation oder einer multiglandulären Erkrankung vorliegt. Als Abnahmeort für intraoperativen PTH-Bestimmungen ist eine periphere Vene zu empfehlen.

Das Ziel der Monitoring-Kriterien ist die möglichst sichere Vorhersage einer biochemischen Heilung des pHPT. Zudem sollen die Kriterien die Möglichkeit sowohl falsch-

Tab. 3.8 Erfolgskriterien des intraoperativen PTH-Monitorings

Kriterium	Definition	Vorteile	Nachteile
„Miami" (Irvin et al. 1991, 1999)	Abfall >50 % vom höchsten Präexzisionswert (Baseline-/Manipulationswert) nach 10 min	Guter „Allrounder", ideales Verhältnis zwischen Nutzen/Risiken für vermutete EDE	Etwas unsicherer bei MDE
„Halle" (Lorenz et al. 2010)	Abfall bis zur Hälfte des oberen Normwertes (<36 pg/ml) nach 15 min	Sehr sicherer Ausschluss MDE	Ungünstig bei Manipulation, „Langsamnormalisierer" bei fPx
„Wien" (Riss et al. 2007)	Abfall >50 % vom Baselinewert nach 10 min	Guter „Allrounder"	Ungünstig bei Manipulation, „Langsamnormalisierer" bei fPx
„Ann Arbor" (Miller et al. 2006)	Abfall >50 % vom höchsten Präexzisionswert (Baseline-/Manipulationswert) nach 5 min oder 10 min + Erreichen des Normbereichs	Guter Ausschluss MDE	Etwas variable Definition ohne klare Präferenzkriterien, ungünstig bei Manipulation, „Langsamnormalisierer" bei fPx
„Rom" (Lombardi et al. 2008)	Abfall auf <35 pg/ml oder Abfall>90 % vom Baselinewert	Sehr sicherer Ausschluss MDE	Etwas variable Definition ohne klare Präferenzkriterien, ungünstig bei Manipulation, „Langsamnormalisierer" bei fPx

EDE Eindrüsenerkrankung, *MDE* Mehrdrüsenerkrankung, *fPx* fokussierte Parathyreoidektomie)

positiver Abfälle, welche zur postoperativen Persistenz der pHPT führen, als auch falsch-negativer Abfälle, die zur unnötigen Konversion und bilateralen Exploration zwingen, möglichst gering halten. Bisher wurden keine allgemein gültigen Leitlinien erstellt, die Anzahl, Zeitpunkte und Intervalle der intraoperativen PTH-Bestimmungen festlegen. Die erste Blutentnahme wird regelhaft vor Operationsbeginn durchgeführt (Baseline-Wert), eine Weitere unmittelbar bei Entfernung einer pathologischen Drüse (Manipulationswert). Die meisten Arbeitsgruppen streben beim Wert 10 min nach Entfernung eines Adenoms einen Abfall von mindestens 50 % des höheren der beiden vorher abgenommen Werte (Baseline-Wert, Manipulationswert) an (Irvin et al. 1991, 1994).

In den letzten Jahren wurden in verschiedenen Experten-Zentren unterschiedliche PTH-Monitoring-Kriterien entwickelt und validiert, welche nach ihren Herkunftsstädtenamen benannt werden. Über die wichtigsten verschiedenen Erfolgskriterien mit ihren spezifischen Vor- und Nachteilen orientiert Tab. 3.8 (aus Lorenz et al. 2010, modifiziert nach Harrison et al. 2009).

Aus der Sicht des weniger erfahrenen Operateurs ist es empfehlenswert, sich anfangs möglichst viel Erfahrungen mit einem einzigen Erfolgskriterium im Bewusstsein um dessen Stärken und Schwächen anzueignen.

Es ist sehr wohl bekannt, dass bei bilateralen Explorationen mit morphologischer Beurteilung der Nebenschilddrüsen viel häufiger eine Mehrdrüsenerkrankung diagnostiziert wird als im Rahmen von fokussierten Parathyreoidektomien mit funktionaler Beurteilung des Therapieerfolges. Als Beispiel seien in Tab. 3.9 die Verhältnisse wiedergegeben, wie sie von Mazzaglia beim Vergleich zweier hinsichtlich operativer Strategie verschiedener Kliniken vorgefunden wurden (Mazzaglia et al. 2010).

Der Unterschied ergibt sich zum einen aus der Tatsache, dass man als Operateur bei einer bilateralen Exploration aus Sicherheitsüberlegungen dazu neigt, nicht nur jede offensichtlich zu große Drüse zu resezieren sondern auch grenzwertige vergrößerte Drüsen, da man nicht Gefahr laufen will, eine Persistenz durch Belassung einer solchen Drüse mit unbekanntem Funktionsverhalten zu verursachen. Aus Arbeiten, die das den PTH-Verlauf bei bilateralen Explorationen sequentiell nach jeder Entfernung makroskopisch vergrößerter Drüsen untersuchten (Gauger et al. 2001; Clerici et al. 2004), wissen wir aber auch, dass nicht jedes histologisch gesicherte Nebenschilddrüsenadenom funktional autonom ist und zum PTH-Exzess beim pHPT beiträgt. So man bei einem fokussierten Vorgehen beim ersten aufgesuchten Adenom einen adäquaten Abfall des PTH beobachten kann, wird man deskriptiv die Situation als solitäre Adenomkonstellation bezeichnen. Auf Grund der erwähnten Umstände ist aber davon auszugehen, dass in einem relevanten Anteil der Patienten nicht autonom sezernierende Nebenschilddrüsenadenome belassen werden, welche im Falle einer bilateralen Exploration zur Diagnose von Doppeladenomen oder einer Mehrdrüsenerkrankung geführt hätten.

Voraussetzung zur operativen Therapie von Seiten des Chirurgen Das Resultat einer Halsexploration bei pHPT bzw. die Heilungsrate eines Chirurgen oder einer chirurgischen Institution korreliert mit dem Wissen und der Erfahrung

3

Tab. 3.9 Verteilung der pathologisch-anatomischen Veränderungen bei fokussierter Parathyreoidektomie sowie bilateraler zervikaler Exploration bei pHPT

	Fokussierte Parathyreoidektomie (Rhode Island Hospital)	Bilaterale Exploration (Cleveland Clinic)
Solitäre Adenome	94,5 %	78,1 %
Doppeladenome	4,2 %	12,4 %
Mehrdrüsenerkrankung	1,3 %	9,5 %

der Operateure. In einer frühen skandinavischen Studie wurde dieser Umstand eindrücklich mit Zahlen belegt. Die Hyperkalzämie persistierte demnach in 6 % der Fälle, wenn die Patienten in einer speziell endokrin-chirurgisch orientierten Abteilung operiert wurden. Wurden sie von einem speziell interessierten und erfahrenen Chirurgen in einem Allgemeinkrankenhaus operiert, änderte sich dieser Prozentsatz nicht. Es blieben jedoch 15 % der Patienten postoperativ hyperkalzämisch, wenn sie in Krankenhäusern operativ behandelt wurden, die maximal 10 Operationen pro Jahr wegen eines pHPT vornahmen (Malmaeus et al. 1988). Eine neuere Arbeit von Chen (Chen et al. 2010) bestätigt den Einfluss des „hospital-volumes" und damit der chirurgischen Erfahrung auf den Therapieerfolg auch in der Ära nach Einführung des PTH-Monitorings und fokussierter Parathyreoidektomien.

Erfahrungen bei Reoperationen wegen persistierendem pHPT zeigen, dass in diesen Fällen häufig pathologische Nebenschilddrüsen nicht in ektopen, schwer zu findenden Positionen zurückgelassen wurden, sondern dass auf Grund fehlender chirurgischer Grundlagenkenntnisse die meisten Nebenschilddrüsentumoren an normalen Positionen im Halsgebiet oder in typischen Lagevarianten nicht erkannt wurden.

Es ist deshalb wünschenswert, dass nur Chirurgen, die sich mit der Erkrankung eingehend befasst haben, die Diagnostik und Pathologie kennen und sich Kenntnisse in der chirurgischen Anatomie der Nebenschilddrüsen einschließlich ihrer variablen Lagen verschafft haben, solche Eingriffe vornehmen. Es kann sich jedoch auch der weniger Erfahrene, wenn er sich adäquat beliest, Kenntnisse verschaffen, die eine erfolgreiche operative Behandlung erwarten lassen (M. Rothmund: „Nicht jeder ist erfahren – und keiner war es von Anfang an, aber belesen sollte er sein").

Aus diesen Überlegungen sollten Patienten nach erfolgloser Voroperation unbedingt in entsprechende Zentren eingewiesen werden, die sich mit der Erkrankung häufig befassen und ein entsprechendes Operationsvolumen aufweisen. Dies gilt auch grundsätzlich für Erstoperationen von Patienten mit einem isolierten familiären oder im Rahmen der MEN-Syndrome auftretenden pHPT.

Fokussierte Parathyreoidektomie versus bilaterale zervikale Exploration Seit ihrer Erstbeschreibung 1933 (Mandl 1933) galt die bilaterale zervikale Exploration mit Darstellung sämtlicher 4 Nebenschilddrüsen als die Standardoperation zur Behandlung des pHPT. In geübter Hand erbringt die bilaterale Exploration ausgezeichnete Resultate mit Heilungsraten von über 95 % sowie einer minimalen Morbidität und Mortalität (van Heerden et al. 1991). Die Tatsache, dass in ungefähr 85 % der Patienten mit pHPT lediglich eine Nebenschilddrüse im Sinne eines solitären Adenoms erkrankt ist, legt es nahe, dass diese Patienten mit einer limitieren Exploration (also unter Verzicht auf die Darstellung sämtlicher 4 Drüsen) geheilt werden könnten, wenn man präoperativ weiss, wo das Adenom lokalisiert ist. Das Prinzip der limitierten, unilateralen Exploration zur Behandlung des pHPT wurde erstmals 1982 beschrieben (Tibblin et al. 1982). Die Autoren machten bereits damals auf die möglichen Vorteile limitierter Explorationen aufmerksam wie verkürzte Operationszeit, geringeres Komplikationsrisiko sowie weniger frühpostoperative Hypokalzämien. Diese in Bezug auf die Standardoperation inkompletten Explorationen wurden initial von endokrinologisch orientierten Chirurgen jedoch weitestgehend mit dem Argument abgelehnt, dass diese bei nicht erkannten multiglandulären Erkrankungen zu einer inakzeptablen Rate von Persistenzen bzw. Reoperationen führen würden.

Zwei Faktoren haben in den 1990er-Jahren dennoch und gerade bei endokrinologisch orientierten Chirurgen zu einer massiven Verbreitung limitierter bzw. fokussierter Operationsmethoden geführt. Zum einen haben Fortschritte in der präoperativen Bildgebung (Ultraschall, ^{99m}Technetium-MIBI-Szintigraphie) dazu geführt, dass bei einem relevanten Anteil der Patienten vor Operationsbeginn die Lokalisation eines Adenoms mit großer Wahrscheinlichkeit bekannt ist. Zum anderen ermöglichte die Einführung schneller PTH-Assays eine intraoperative Erfolgskontrolle mittels intraoperativem PTH-Monitoring, womit die Wahrscheinlichkeit einer Persistenz der Erkrankung bei limitierter Exploration gesenkt werden konnte.

Heutzutage wird die Mehrheit der Patienten mit einem pHPT mittels eines fokussierten Verfahrens operiert. Diesen fokussierten Operationsmethoden sind folgende

Aspekte gemeinsam: vorausgehende, erfolgreiche Lokalisationsdiagnostik mit Lokalisation einer pathologischen Nebenschilddrüse, limitierte Inzision/Exploration mit Resektion der vordiagnostizierten Drüse sowie intraoperative Erfolgskontrolle mittels PTH-Monitoring. Auf die technischen Details der verschiedenen Interventionen wird später eingegangen. Mindestens mittelfristig scheinen alle limitierten Techniken die gleichen Normokalzämieraten zu erreichen wie die konventionelle bilaterale Exploration in geübten Händen (Miccoli et al. 2004; Henry et al. 2004; Carneiro et al. 2004; Udelsman et al. 2002, 2004, 2011). Als bislang in prospektiv randomisierten Studien dokumentierte Vorteile gegenüber der bilateralen Exploration gelten die verkürzte Operationszeit, eine Reduktion des Traumas bzw. der Schmerzen, eine niedrigere Rate früh-postoperativer Hypokalzämien sowie ein besseres kosmetisches Resultat (Miccoli et al. 1999; Bergenfelz et al. 2002, 2005).

Wenn auch die bilaterale Exploration heutzutage für die meisten Patienten mit vorausgegangener Lokalisationsdiagnostik nicht mehr als die Operation der Wahl für die Behandlung des pHPTs bezeichnet werden kann, so gilt es doch festzuhalten, dass ein Teil der Patienten ihrer immer noch bedarf und sie als „Reserveoperation" einer PTH-orientierten Strategie mit all ihren Nuancen vom Operateur beherrscht werden muss. Bei nicht zu Verfügung stehendem PTH-Monitoring bzw. prinzipieller Nicht-Verwendung desselben oder präoperativ nicht lokalisierbarer Pathologie ist die bilaterale Exploration nach wie vor die Operation der Wahl.

Präoperative Maßnahmen und Aufklärung Ungeachtet des geplanten Operationsverfahrens empfiehlt sich die Durchführung einer präoperativen **zervikalen Sonographie**. Einerseits ist ein erfahrener Untersucher in der Lage, in ungefähr zwei Drittel der Fälle eine Nebenschilddrüsenpathologie darzustellen, was auch bei konventionellen bilateralen Explorationen eine deutliche Vereinfachung und Beschleunigung des Eingriffs zur Folge hat. Andererseits kann damit auch die Schilddrüse hinsichtlich einer relevanten Pathologie untersucht werden, die zu einer ergänzenden Abklärung (z. B. FNP) und zu einer korrekt indizierten Erweiterung der Operation im Sinne einer begleitenden Schilddrüsenresektion Anlass geben kann. Zur korrekten präoperativen Dokumentation ist eine präoperative **Laryngoskopie** durch einen HNO-Facharzt durchzuführen, um bei eventuellen präoperativen Pathologien die chirurgische Strategie anzupassen und bei postoperativen Funktionsstörungen der Stimmbänder den präoperativen Befund dokumentiert zu haben.

Ist der Serumkalziumspiegel über 3,5 mmol/l erhöht, sollte eine möglichst baldige Operation angestrebt werden, da die Patienten Gefahr laufen, eine hyperkalzämische Krise zu erleiden. Verzögert sich der Operationstermin (z. B. zur präoperativen Korrektur eines Vitamin-D-Defizits), ist zur Prävention einer hyperkalzämischen Krise bis zum Operationstermin eine Senkung des Kalziums aus dem Gefahrenbereich mittels Einsatz von Bisphosphonaten oder Cinacalcet (Mimpara) erforderlich.

Empfehlenswert ist sowohl bei fokussiertem wie auch bilateralem Zugang das präoperative Anzeichnen des geplanten Zugangs an kosmetisch optimaler Position.

Vor der Operation müssen die Patienten schriftlich über die Operation und ihre Risiken aufgeklärt werden. Nebst den allgemeinen operationsbezogenen Risiken (Nachblutung, Infektion) sind sie über folgende operationsspezifische Morbiditäten zu orientieren: passagere oder permanente Rekurrensparese, passagere postoperative Hypokalzämie, permanenter postoperativer Hypoparathyreoidismus, Persistenz und Rezidiv des pHPT. Ist ein fokussiertes Verfahren geplant, muss der Patient über die eventuelle Notwendigkeit einer bilateralen Exploration informiert sein. Zudem soll der Patient über die unterschiedlichen Resektionsausmasse in Abhängigkeit des Befundes (singuläres Adenom, Doppeladenome, Vierdrüsenerkrankung) orientiert sein.

Vielerorts wird der Erhalt des Resultates der intraoperativ abgenommenen PTH-Werte nicht mehr in Narkose abgewartet und der Patient unmittelbar nach der fokussierten Parathyreoidektomie extubiert. Bei inadäquaten PTH-Erfolgskriterien im Rahmen eines intraoperativen PTH-Monitorings wird in diesen Kliniken am gleichen Tag in einer Zweitnarkose die bilaterale Exploration ergänzt. Über die Möglichkeit dieser „Zweizeitigkeit" der Exploration muss der Patient auf jeden Fall präoperativ aufgeklärt sein. Mancherorts wird bei sonographisch und szintigraphisch konkordantem präoperativen Befund gänzlich auf die intraoperative Verlaufsüberprüfung des PTH verzichtet und das PTH erstmals frühpostoperativ oder am ersten postoperativen Tag abgenommen und im Falle einer biochemischen Persistenz die notwendige bilaterale Exploration ergänzt. Auch bei dieser Vorgehensweise muss der Patient über die allfällige Notwendigkeit einer Folgeoperation im Bilde sein.

Anästhesie In Europa erfolgen sowohl die fokussierten wie auch bilateralen Halsexplorationen wegen pHPT im Regelfall in Allgemeinnarkose. Insbesondere in den USA werden aber bis zu zwei Drittel aller fokussierten Parathyreoidektomien in Lokalanästhesie unter Sedation durchgeführt. Die Akzeptanz für die Durchführung der Operation in Lokalanästhesie scheint in Europa sowohl von Seiten der Chirurgen wie auch der Patienten geringer zu sein. Nichts desto weniger wird dieser Option in Zukunft mehr

Bedeutung zukommen, da sie ein erhebliches Potenzial zu Kosteneinsparungen darstellt. (Udelsman et al. 2002; Bergenfelz et al. 2005).

Operationstechnik der bilateralen zervikalen Exploration

Für Patienten mit präoperativ nicht lokalisierbarer Erkrankung, familiären Formen des pHPT sowie sekundärem Hyperparathyreoidismus stellt die bilaterale Exploration nach wie vor das Verfahren der Wahl dar. Zudem entspricht sie der notwendigen Ergänzungsintervention im Falle eines initial fokussierten Vorgehens mit inadäquatem PTH-Verlauf. Aus diesen Gründen soll zunächst die bilaterale Exploration mit all ihren chirurgisch-taktischen Aspekten hier ausführlich abgehandelt werden. Hinsichtlich lokaler Taktik und Präparationstechnik entsprechen die fokussierten Verfahren stets einem Teilaspekt der beschriebenen Vierdrüsenexploration.

Lagerung Prinzipiell wird der Patient wie für eine Schilddrüsenresektion gelagert, wobei es sich empfiehlt die Reklination so minimal wie möglich zu halten, um postoperativen Nackenschmerzen vorzubeugen. Einige chirurgische Schulen bevorzugen einen allseitigen Zugang zum steril abgedeckten Kopf für die Operateure, was bedingt, dass die Anästhesie sich idealerweise am Fußende des Operationstisches installiert.

Instrumente Je nach Chirurgenschule und persönlicher Präferenz werden unterschiedliche Instrumente für die Nebenschilddrüsenchirurgie verwendet. Wie auch in der Schilddrüsenchirurgie wird auch die Nebenschilddrüsenexploration durch die Verwendung einer Lupenbrille massgeblich erleichtert. Prinzipiell werden eher feine, kleinere Instrumente (Klemmen, Pinzetten, Dissektoren) sowie die bipolare Diathermie eingesetzt. Bei Reoperationen ist der Einsatz eines Neuromonitoring-Gerätes zur Erleichterung der Identifikation und Schonung des N. laryngeus recurrens angezeigt.

Dokumentation Reoperationen wegen persistierendem pHPT werden durch eine ungenügende Dokumentation der Erstoperation deutlich erschwert. Es ist daher wichtig, am gleichen Tag den Operationsbericht zu diktieren, wenn die Fakten noch frisch im Gedächtnis sind. Hierbei sind die Positionen und das Aussehen der identifizierten Nebenschilddrüsen exakt zu beschreiben und in Beziehung zu setzen mit der A. thyreoidea inferior, dem N. laryngeus recurrens, der Schilddrüse und der Thymusdrüse. Es empfiehlt sich zur Dokumentation eine Zeichnung des Operationssitus anzufertigen, aus der hervorgeht, wie viele Drüsen gefunden wurden, wo sie lagen und welche entfernt wurden (Abb. 3.32). Zudem sollte das Gewicht entnommener Drüsen mittels einer Präzisionswaage intraoperativ bestimmt und im Operationsbericht festgehalten werden. Alternativ kann das Gewicht auch in Absprache mit den Pathologen durch diese erhoben und im Pathologiebefund dokumentiert werden.

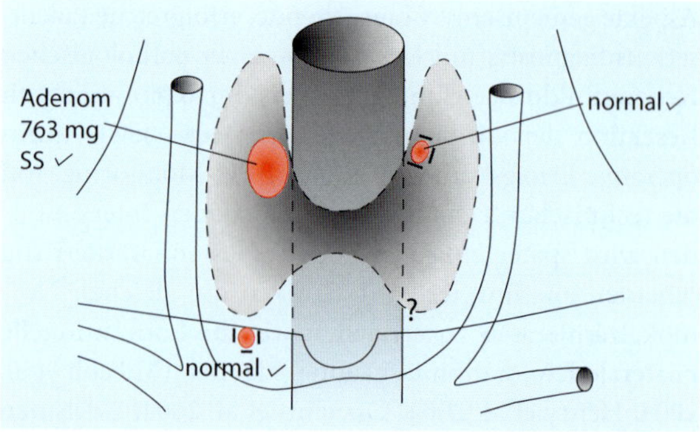

Abb. 3.32 Postoperative Skizze zur Dokumentation des Situs nach bilateraler Exploration bei Struma I mit solitärem Adenom der Lokalisation kranial rechts, nicht identifizierter Nebenschilddrüse kaudal links sowie Clipmarkierung der Nebenschilddrüsen kranial links und kaudal rechts

Zusammenarbeit mit dem Pathologen Die Rolle des Pathologen wird ausführlich in ► Abschn. 3.3.13 beschrieben. Aus chirurgischer Sicht sei nur an Folgendes erinnert: Während der Operation ist der Pathologe auf der Basis des Schnellschnittes lediglich in der Lage, eingesandtes Gewebe seiner Organzugehörigkeit zuzuordnen, d. h., er kann die Identität von Nebenschilddrüsengewebe, Schilddrüsengewebe, Lymphknoten, Fett usw. nachweisen. Es ist ihm kaum möglich, mittels Schnellschnitt Auskunft zu darüber zu geben, ob ein Adenom oder eine Hyperplasie vorliegt. Auch die intraoperative Diagnose eines Nebenschilddrüsenkarzinoms ist selten möglich.

Zugang zu den Nebenschilddrüsen

Die Operation beginnt mit einem Kocher-Kragenschnitt und der Durchtrennung von Subkutangewebe und Platysma an zuvor bezeichneter Stelle. Der Haut-Platysma-Lappen wird nach oben bis zur Kehlkopfspitze und gegen kaudal mobilisiert.

Anschließend wird das Bindegewebe der Mittellinie zwischen der geraden Halsmuskulatur bis auf den Schilddrüsenisthmus durchtrennt (Linea alba colli) und die gerade Halsmuskulatur nach rechts bzw. links weggehalten. Eine quere Durchtrennung der geraden Halsmuskulatur ist lediglich in Ausnahmesituationen („Riesen"-Adenome, Rezidivsituation) angezeigt. Vorzugweise wird die Exploration auf jener Seite begonnen, auf welcher ein lokalisationstechnischer Verdacht auf eine Nebenschilddrüsenpathologie vorliegt. Es erfolgt die sukzessive Mobilisation des entsprechenden Schilddrüsenlappens unter

Abpräparation der Stelzner-Lamelle. Im Rahmen dessen werden die Kocher-Venen isoliert und durchtrennt. Zur besseren Exposition des Raumes hinter dem Schilddrüsenlappen können Haltefäden an die Schilddrüse gesetzt werden, mittels welcher sich der Lappen ventralisieren und medialisieren lässt.

Es sei betont, dass die Mobilisation der Schilddrüsenlappen absolut blutungsfrei erfolgen soll, auf dass die Farbcharakteristika der verschiedenen Gewebe bzw. Organe für die weitere Exploration gewahrt bleiben (Ch. Proye: „La chirurgie des couleurs"). Der Erhalt der Farbcharakteristika ist für die Erkennung pathologischer Nebenschilddrüsen und damit für den Operationserfolg von Wichtigkeit. Im eingebluteten Gewebe kann eine Nebenschilddrüse nur zu leicht übersehen werden.

Das erste taktische Ziel der Operation ist die Darstellung A. thyreoidea inferior und den N. laryngeus recurrens in deren Verlauf, da diese beiden Strukturen wichtige Orientierungspunkte für die weitere Suche nach den Nebenschilddrüsen darstellen. Der Stimmbandnerv wird kaudal der A. thyreoidea inferior aufgesucht. Auf der linken Seite verläuft er streng in der ösophagotrachealen Grube – rechtsseitig kommt er eher von lateral und ist allseitig von Fett- und Lymphgewebe umgeben.

Der Zugangsverschluss erfolgt durch die mittelständige Adaptation der geraden Halsmuskulatur sowie der oberflächlichen Halsfaszie mittels resorbierbarem Nahtmaterial. Auf eine Drainage des Situs kann regelhaft verzichtet werden. Der Hautverschluss erfolgt nach klinikühlichem Usus und kann mittels intrakutaner, resorbierbarer Nähte oder durch einen Wundkleber erfolgen.

Identifikation von normalen Nebenschilddrüsen

Die Nebenschilddrüsen sind an ihrer Größe, Form, Farbe, Konsistenz und auch an ihrer Lage erkennbar. Sie sind meist von Fettgewebe umgeben. Ihre Identifikation gelingt, in dem man die sie bedeckende Fettkapsel mit zwei Pinzetten vorsichtig auseinanderzupft oder mit einer feinen Schere durchtrennt (◘ Abb. 3.33).

Reguläre Nebenschilddrüsen sind meist flach, rundlich oder oval, im Durchmesser 2–5 mm groß und wiegen jeweils 20–70 mg. Ihre Farbe ist beim Jugendlichen und jungen Erwachsenen rötlichbraun, beim älteren Menschen wegen des zunehmenden Fettgehaltes eher gelblichbraun. Gegenüber dem Fett sind sie daran zu erkennen, dass sie einen Gefäßhilus haben.

Ist man sich nicht sicher, ob es sich um eine Nebenschilddrüse, einen Lymphknoten oder Fett handelt, kann eine möglichst kleinvolumige Biopsie entnommen und zur Schnellschnittuntersuchung und Bestimmung der Organ- bzw. Gewebsdiagnose eingesandt werden. Hierfür kann ein 6-0-Haltefaden gegenüber dem Gefäßhilus eingestochen werden, mittels welchem das zu untersuchende Präparat

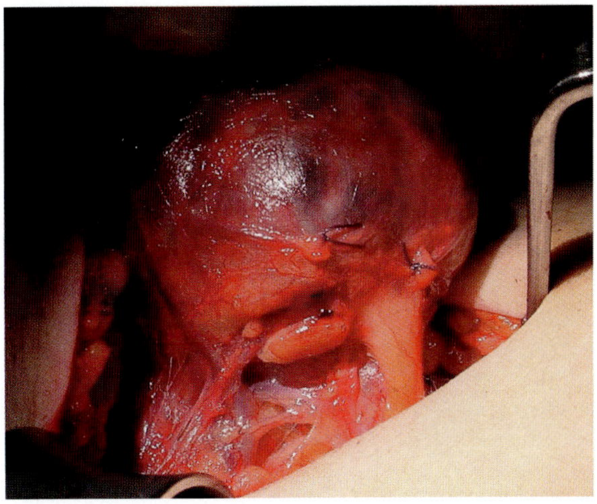

◘ **Abb. 3.33** Von Fett umgebene normale Nebenschilddrüse kaudal links

hochgehoben und mit einer kleinen Schere abgetragen wird. Beim Vorliegen einer Nebenschilddrüse oder einem Lymphknoten kommt es nach dieser Maßnahme im Gegensatz zum Fettgewebe auf der Schnittfläche sofort zu einer diffusen Blutung („Flush"). Das Resektat kann dann in ein Schälchen mit Kochsalzlösung gegeben werden. Schwimmt es, handelt es sich in der Regel um Fett. Diese Regel ist allerdings nicht absolut – in Abhängigkeit von ihrem Fettgehalt können auch Nebenschilddrüsen ausnahmsweise oben auf schwimmen. Die Differenzierung zwischen Nebenschilddrüse und anderen Geweben kann auch auf Grund der Konsistenz erfolgen: Nebenschilddrüsengewebe ist weich, während Schilddrüsen- und Lymphknoten derb sind (◘ Tab. 3.5 in ▶ Abschn. 3.3). Biopsien sollten sehr restriktiv vorgenommen werden, da mit zunehmender Zahl an Biopsien und Entfernung ganzer Nebenschilddrüsen die Gefahr eines permanenten postoperativen Hypoparathyreoidismus wächst. Steht intraoperativ PTH-Monitoring zu Verfügung, kann zur Bestätigung der Organdiagnose aus einer Nebenschilddrüse auch mit einer feinen Nadel ein Punktat gewonnen und dieses mit ca. 2 ml verdünnt zur PTH-Bestimmung eingesandt werden. Ergibt das Resultat ein mehrfach erhöhtes PTH gegenüber dem systemischen PTH-Wert ist die Organdiagnose einer Nebenschilddrüse gesichert.

Identifikation von Nebenschilddrüsentumoren

Tumoröse Nebenschilddrüsen wiegen meist zwischen 100 mg und mehreren Gramm und sind kugelig, ovalär, tropfenförmig, manchmal auch langgestreckt wie eine kleine Wurst oder selten flach und rund wie eine dicke Münze (▶ Abschn. 3.2) (◘ Abb. 3.34). Ihre Farbe gleicht derjenigen normaler Nebenschilddrüsen. Fast immer sind sie auf der Schnittfläche homogen, selten zystisch durchsetzt. Zystische Nebenschilddrüsenadenome sind

3

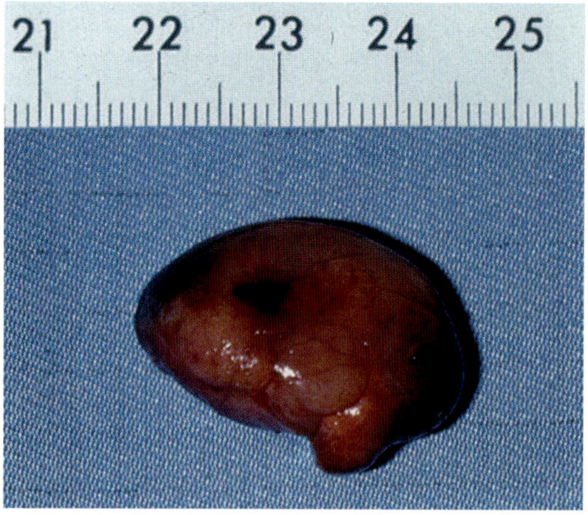

◘ **Abb. 3.34** Nebenschilddrüsenadenom

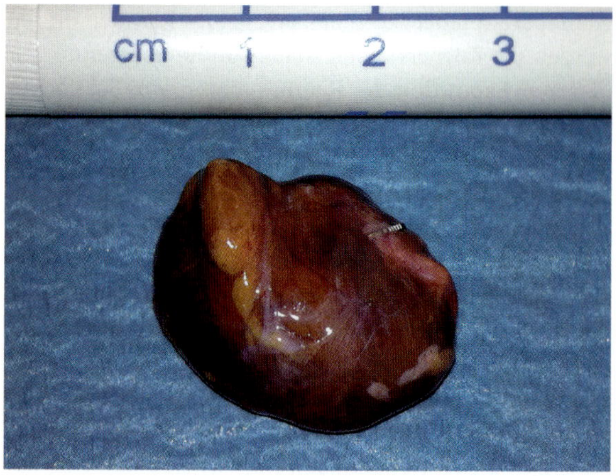

◘ **Abb. 3.35** Vorwiegend zystisches Nebenschilddrüsenadenom (solide Anteile oben links)

eine sehr seltene, jedoch bekannte Entität. Sie können einen Durchmesser von mehreren Zentimetern erreichen (◘ Abb. 3.35). Nebenschilddrüsentumoren haben einen Gefäßstiel, der gut identifiziert, gefasst und geclipt werden kann. Benigne Nebenschilddrüsentumore lassen sich stets in einer gut demarkierten Schicht von der Schilddrüse abpräparieren.

Systematische Suche nach Nebenschilddrüsen bzw. Nebenschilddrüsentumoren

Bei der Suche nach den Nebenschilddrüsen sollte basierend auf der Embryologie zwischen oberen und unteren Nebenschilddrüsen unterschieden und systematisch vorgegangen werden.

Es empfiehlt sich, zunächst nach den **oberen Nebenschilddrüsen** zu suchen, da ihre Lagevariabilität im Vergleich zu den unteren geringer ausgeprägt ist. Fast immer ist die Drüse in einem Bezirk zu finden, der kaudal durch die A. thyreoidea inferior, ventral durch den N. recurrens und dorsal durch den Ösophagus begrenzt ist (◘ Abb. 3.36). Als Faustregel gilt:

> **Die oberen Nebenschilddrüsen liegen kranial der A. thyreoidea inferior und dorsal des N. recurrens (◘ Abb. 3.36 und ► Abschn. 3.2).**

Verfolgt man den N. recurrens bis zu seiner Einmündung in die Membrana cricothyreoidea, wird man in 90 % der Fälle dorsal davon auf die obere Nebenschilddrüse stoßen, wobei bei diesem Manöver darauf zu achten ist, dass man die dort vermutete Nebenschilddrüse nicht akzidentell devaskularisiert. Lässt sich die Nebenschilddrüse hier nicht finden, ist die Exploration von kranial des Arterienverlaufs kommend im Raum vor der Wirbelsäule paraösophageal gegen kaudal bis zum hinteren Mediastinum weiterzuführen. Ist die obere Nebenschilddrüse tumorartig verändert, kann sie unter der Arterie gegen kaudal in Richtung posteriores Mediastinum „durchluxiert" sein und auf diese Weise dort gefunden werden. Diese Situation entspricht der zweiten Faustregel für das Auffinden der oberen Nebenschilddrüsen:

> **Ist die obere Nebenschilddrüse nicht an normaler Stelle gelegen, so kann sie nach dorsal neben dem Ösophagus vor der Wirbelsäule in Richtung auf das hintere Mediastinum disloziert sein (► Abschn. 3.2, ◘ Abb. 3.7 und 3.8).**

Diese Lagevariante gilt für obere Nebenschilddrüsen, wenn sie tumorartig verändert sind, in etwa 20 % der Fälle. Sind die oberen Nebenschilddrüsen an den bisher beschriebenen Positionen nicht zu finden, empfiehlt es sich, die oberen Polgefäße der Schilddrüse zu durchtrennen und damit den oberen Pol zu mobilisieren. Gelegentlich finden sich Nebenschilddrüsen im Bereich der Einmündung der oberen Polgefäße in die Schilddrüse oder dorsal, selten auch medial davon zwischen oberem Schilddrüsenpol und Kehlkopf.

Die **unteren Nebenschilddrüsen** unterliegen einer größeren Lagevariabilität als die oberen. Nur ungefähr die Hälfte der unteren Nebenschilddrüsen befindet sich an normaler Stelle, d. h. in der laterodorsalen Zirkumferenz auf der Kapsel des Schilddrüsenunterpoles.

> **Die unteren Nebenschilddrüsen liegen kaudal der A. thyreoidea inferior und ventral des N. recurrens (◘ Abb. 3.37). Liegen sie dort nicht, sind die unteren Nebenschilddrüsen in Richtung auf das vordere Mediastinum verlagert und befinden sich in 20–40 % der Fälle im Lig. thyreothymicum oder in der Thymuszunge (◘ Abb. 3.38, ► Abschn. 3.2, ◘ Abb. 3.8).**

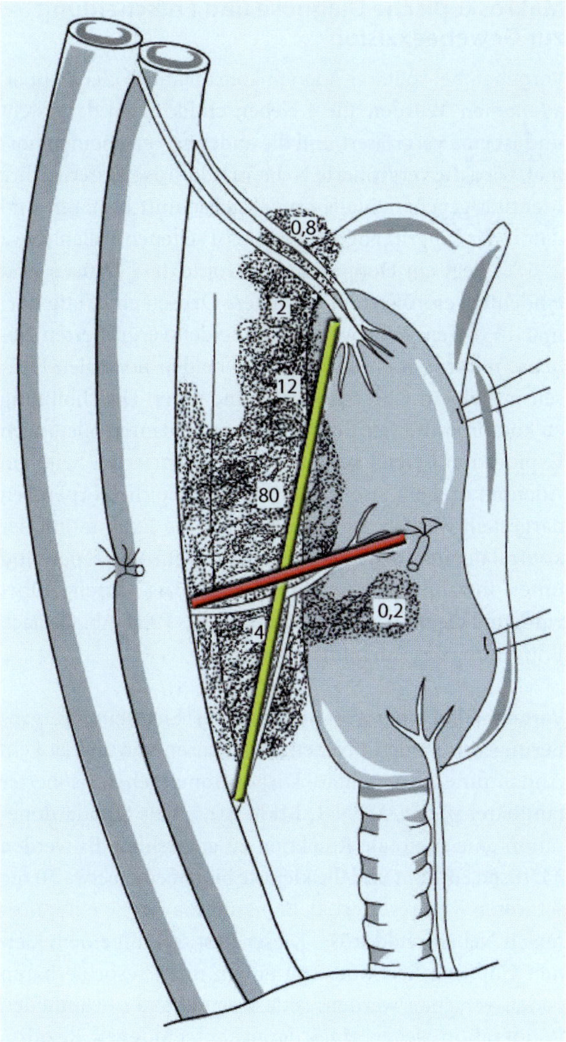

Abb. 3.36 Typische Verteilung der Lagen kranialer Nebenschilddrüsen in Bezug auf den Verlauf der A. thyroidea inferior und des N. laryngeus recurrens

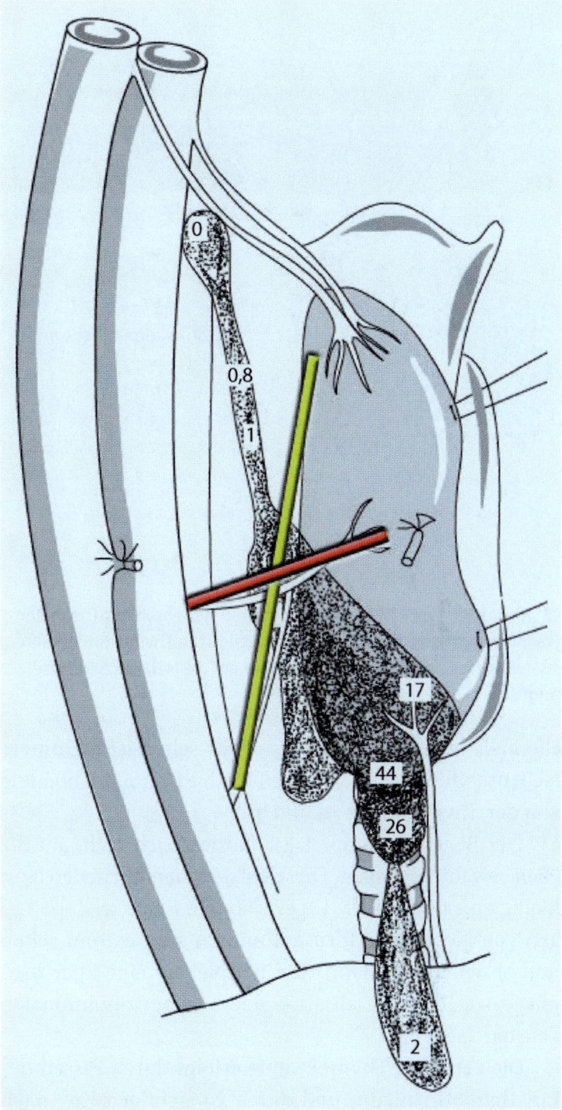

Abb. 3.37 Typische Verteilung der Lagen kaudaler Nebenschilddrüsen in Bezug auf den Verlauf der A. thyroidea inferior und des N. laryngeus recurrens

Die Thymuszunge lässt sich leicht identifizieren, indem man den unteren Schilddrüsenpol mobilisiert, die Gefäße, die von hier nach kaudal abgehen, verfolgt und das beim jüngeren Patienten weißgelbe, das beim älteren fettartig gelbliche Thymusgewebe ventral der A. subclavia und dorsal des Manubrium sterni aufsucht. Der Abstand zwischen der Thymuszunge und dem unteren Schilddrüsenpol ist meist 1–2 cm groß. Manchmal liegen beide Strukturen näher beieinander. Die Thymusdrüse kann als „Zeigefinger", der auf die untere Nebenschilddrüse zeigt, bezeichnet werden. Oft liegt die Nebenschilddrüse auch „unter dem Fingernagel", also in der Thymuszunge. Kaudalere Lagen im Thymus sind selten (Abb. 3.38).

Wie in ▶ Abschn. 3.2 beschrieben, ist die enge Beziehung vieler unterer Nebenschilddrüsen zur Thymusdrüse mit ihrem gemeinsamen embryologischen Ursprung und Deszensus aus der 3. Schlundtasche zu erklären. Liegen die unteren Nebenschilddrüsen nicht an normaler Stelle und auch nicht im Lig. thyreothymicum oder der Thymusdrüse, muss an eine nicht deszendierte untere Nebenschilddrüse gedacht werden. Wie in ▶ Abschn. 3.2 geschildert „starten" die unteren Nebenschilddrüsen während der Embryogenese aus der dritten Schlundtasche und „überholen" die aus der vierten Schlundtasche stammenden oberen Nebenschilddrüsen. Bleibt dieser Deszensus aus oder ist er unvollständig, finden sich diese unteren Nebenschilddrüsen kranial der oberen Nebenschilddrüsen meist im Bereiche des Schilddrüsenoberpoles oder gar höher lateral auf der Gefäßnervenscheide. Gelegentlich sind sie dann auch von Thymusgewebe umgeben, das

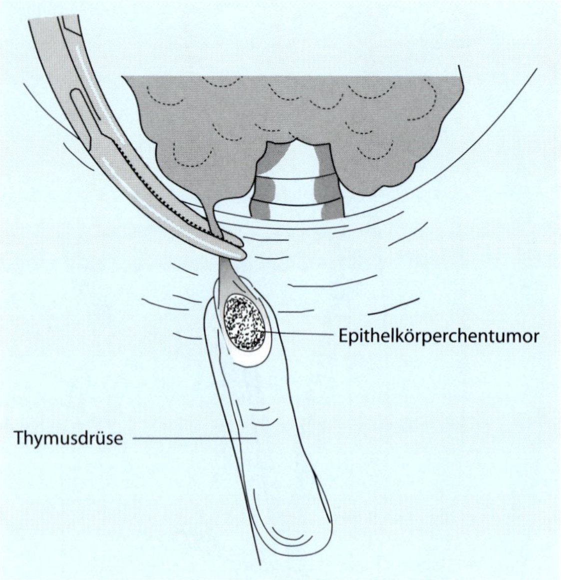

■ **Abb. 3.38** Typische Lage einer unteren Nebenschilddrüse in der Thymuszunge bzw. im Lig. thyreothymicum. Die Thymusdrüse kann als Zeigefinger interpretiert werden, der auf die Nebenschilddrüse zeigt

ebenfalls nicht deszendiert ist. Sehr selten ist die untere Nebenschilddrüse im vorderen Mediastinum unabhängig von der Thymusdrüse zu finden.

Der Begriff „dystope Lage" bezieht sich nicht auf die eben erwähnten Lagen. Diese entsprechen normalen bzw. häufig zu erwartenden Lagevarianten. Echte dystope Lagen von Nebenschilddrüsentumoren sind extrem selten und beziehen sich dann zum Beispiel auf eine inter-ösophago-tracheale Lokalisation oder das aortopulmonalen Fenster.

Die zervikale Thymektomie erfolgt durch Fassen des Lig. thyreothymicum und durch vorsichtigen Zug nach kranial bis sich die Thymuszunge gelblichweiß dargestellt. Durch vorsichtiges Abschieben der Strukturen, welche der Thymuszunge anliegen, kann diese durch weiteren wohldosierten Zug nach kranial weiter entwickelt werden. Am jeweils tiefsten sichtbaren Punkt wird jeweils eine Klemme nachgesetzt und die stumpfe Präparation so weit wie möglich fortgeführt, bis möglichst der ganze zervikale Ausläufer der Thymusdrüse entfernt ist.

Für die Suche nach der oberen wie auch der unteren Nebenschilddrüse ist es wichtig, das **Symmetrieprinzip** zu erwähnen. Hat man eine Seite exploriert und die Nebenschilddrüsen gefunden, so ist es wahrscheinlich, dass auf der gegenüberliegenden Seite die Nebenschilddrüsen in gleicher Position liegen – bei normaler Lage, aber auch im Falle der oben beschriebenen, vom Normalen abweichenden Lokalisationen.

Makroskopische Diagnose und Entscheidung zur Gewebeexzision

Vorgehen bei solitärer Adenomkonstellation oder Doppeladenomen Wurden alle 4 Nebenschilddrüsen dargestellt und ist eine vergrößert und die anderen 3 erscheinen normal, wird die vergrößerte Nebenschilddrüse entfernt, ihre Identität gegebenenfalls im Schnellschnitt bestätigt und damit der Eingriff abgeschlossen. In seltenen Fällen (etwa 2–6 %) liegt ein Doppeladenom vor, d. h. 2 Drüsen sind eindeutig vergrößert und 2 weitere Drüsen eindeutig normal. In diesem Falle werden die beiden vergrößerten Nebenschilddrüsen entfernt und die beiden normalen Drüsen mit einem Clip markiert, ohne deren Durchblutung zu kompromittieren. Sollte bei einer geplanten bilateralen Exploration bereits auf der ersten explorierten Seite ein Adenom und ein zweites unauffälliges Epithelkörperchen dargestellt werden, ist es richtig, auf die Exploration der kontralateralen Seite zu verzichten, wenn die Operation unter intraoperativem PTH-Monitoring durchgeführt wird, und die notwendigen Kriterien des PTH-Abfalls nach Entfernung des Adenoms erfüllt sind.

Vorgehen bei Mehrdrüsenerkrankung Liegt eine Vergrößerung von 3 oder 4 Nebenschilddrüsen vor und ist kein Anhalt für eine hereditäre Disposition gegeben (isolierter familiärer pHPT, MEN 1, MEN 2a), ist als Standardoperation eine subtotale Resektion zu empfehlen: Es werden 3 Drüsen entfernt und die kleinste bis auf einen etwa 50 mg schweren Rest reseziert, d. h. bis auf die Größe einer normalen Nebenschilddrüse. Dieser Rest soll mit einem kleinen Clip markiert oder mit einem nicht resorbierbaren Faden versehen werden, sodass er bei einer eventuellen Reoperation wegen eines daraus entstandenen Rezidivs leichter gefunden werden kann. Manche Autoren haben bei einer Vergrößerung von 3 Nebenschilddrüsen gute Erfahrungen mit der Entfernung nur dieser 3 Drüsen gemacht. Auf jeden Fall ist bei einer Mehrdrüsenerkrankung, sei sie nun sporadisch oder familiär, eine Entfernung der Thymusdrüsen vorzunehmen, da hier häufig überzähliges Nebenschilddrüsengewebe vorkommt.

Liegt eine familiäre Form des pHPT vor (isolierter familiärer pHPT, MEN 1), ist die Entfernung aller 4 Nebenschilddrüsen einschließlich der Thymuszungen und des die Nebenschilddrüsen umgebenden Fettes zu empfehlen. Zudem wird aus der kleinsten Drüse das Korrelat eines normalen Nebenschilddrüsenvolumens fragmentiert in die Unterarmmuskulatur reimplantiert (totale Parathyreoidektomie mit Autotransplantation). Die Empfehlung rührt daher, dass Rezidive des pHPT bei Hyperplasie im Rahmen hereditären Syndrome häufig und diese am Arm einfacher sowie morbiditätsärmer resektabel sind als am voroperierten Hals. Als Alternative kann auch eine subtotale Resektion (3½ Drüsen-Resektion) ohne Autotransplantation erwogen werden.

Der pHPT im Rahmen eines MEN-2a-Syndroms führt selten zu einer eigenständigen Operationsindikation. Auf Grund des sehr milden Verlaufes der Erkrankung ist hier ein konservatives Vorgehen unter Erhalt normaler Nebenschilddrüsen indiziert.

Vorgehen bei Nichtauffinden einer Nebenschilddrüse Wurde bei einer offensichtlichen solitären Adenomkonstellation eine der vier Nebenschilddrüsen im Laufe der Exploration nicht gefunden, obwohl die normalen Positionen und die erwähnten Lagevarianten abgesucht wurden, sollte man die Suche nach der vermissten Drüse nicht forcieren. Die Operation darf auch ohne Beurteilung der Situation mittels PTH-Monitoring mit der Entfernung des Tumors beendet werden. Das Risiko, dass eine zweite, autonome Nebenschilddrüse in dieser Situation in situ verbleiben würde, ist sehr gering.

Wird eine Nebenschilddrüse vermisst und die 3 dargestellten sind normal groß, entspricht die 4. Drüse bei gesicherter Diagnose eines pHPT wahrscheinlich einem Adenom. Bei Fehlen einer oberen Drüse muss in den dorsalen Halspartien bis in das hintere Mediastinum hinein gesucht werden. Meistens ist sie – wie oben ausgeführt – unter der A. thyreoidea inferior nach dorso-kaudal disloziert und liegt neben dem Ösophagus und vor der Wirbelsäule (▶ Abschn. 3.2, ◘ Abb. 3.7).

Entspricht die neben 3 normalen dargestellten Drüsen gesuchte 4. Drüse einer unteren Nebenschilddrüse, muss entsprechend der o. g. Empfehlung für die Suche nach den unteren Nebenschilddrüsen verfahren werden. Es wird zunächst eine zervikale Thymektomie vorgenommen und anschließend nach einer nicht deszendierten unteren Nebenschilddrüse weit kranial neben dem Kehlkopf in der Höhe des Zungenbeins und der Karotisbifurkation gesucht.

Eine primäre Sternotomie während des Ersteingriffs wegen pHPT auf der Suche nach einer kaudalen Nebenschilddrüse sollte nicht vorgenommen werden. Sollte aufgrund der taktischen Situation oder gar eines Palpationsbefundes der Verdacht auf ein retrosternales Adenom bestehen, das durch den zervikalen Zugang nicht erreicht werden kann, empfiehlt es sich, nach Sicherstellung der drei weiteren Nebenschilddrüsen die Exploration an dieser Stelle abzubrechen und vor einem Zweiteingriff mit Sternotomie oder Thorakoskopie eine erweiterte Lokalisationsdiagnostik (Sesta-MIBI-Szintigraphie, MRT), durchzuführen.

Ebenso sollte die Indikation zu einer primären „blinden" Schilddrüsenresektion im Rahmen einer Halsexploration wegen pHPT sehr restriktiv gehandhabt werden. In der Schilddrüse gelegene Nebenschilddrüsen bzw. Nebenschilddrüsenadenome sind extrem selten. In einer sehr sorgfältigen, mehr als 500 Präparate umfassenden Autopsiestudie wurde die Häufigkeit mit 0,2 % angegeben (Akerström et al. 1984). Andere Autoren geben Häufigkeiten bis zu 2 % an. Hierbei ist jedoch zu berücksichtigen, dass Nebenschilddrüsentumoren oft intrathyreoidal zu liegen scheinen, d. h. entweder unter der inneren Schilddrüsenkapsel liegen oder bei Knotenstrumen in Einziehungen zwischen Knoten zu finden sind. In Ausnahmefällen (3 normale Nebenschilddrüsen dargestellt, vollständige Exploration der klassischen Lokalisation der fehlenden Drüse einschliesslich Lagevarianten, knotig alterierte Struma auf der Seite der fehlenden Nebenschilddrüse) kann die Indikation zu einer entsprechenden Erweiterung der Operation gegeben sein.

Vorgehen beim Nachweis von 4 eindeutig identifizierten, normalen Drüsen In diesem Fall sollten die oben genannten Lagevarianten der oberen und unteren Nebenschilddrüsen auch unter Zuhilfenahme der zervikalen Thymektomie abgesucht werden, um eine überzählige Drüse entdecken zu können. Wird keine weitere Drüse gefunden, ist der Eingriff abzuschließen, um die Diagnose erneut zu überprüfen und eine erweiterte Lokalisationsdiagnostik gegebenenfalls anzuschließen.

Vorgehen bei Verdacht auf das Vorliegen eines Nebenschilddrüsenkarzinoms Auf diesen seltenen Tumor wird im ▶ Abschn. 3.4.7 ausführlich eingegangen. Sprechen mehrere klinische Fakten (exzessive Kalzium- und PTH-Werte) sowie der Situs für das Vorliegen eines Nebenschilddrüsenkarzinoms, muss die Operation unter radikalen, onkologischen Gesichtspunkten erfolgen, d. h., der Tumor muss en bloc mit der gleichseitigen Schilddrüsenhälfte und dem umgebenden Fett und Bindegewebe sowie einer ipsilateralen zervikozentralen Lymphadenektomie entfernt werden. Dieses radikale Vorgehen ist auch ohne vorherige entsprechende Patientenaufklärung gerechtfertigt, da es einerseits keine wirksamen adjuvanten Therapiealternativen zur chirurgischen Therapie gibt und andererseits damit ein morbiditätsträchtiger sekundärer Eingriff zur onkologischen Nachresektion verhindert werden kann.

Fokussierte Operationsverfahren

Parallel zu der Verfeinerung lokalisationsdiagnostischer Verfahren sowie der Verbreitung des intraoperativen PTH-Monitorings entwickelten sich in der zweiten Hälfte der 1990er-Jahre zunehmend Operationsverfahren, die nicht wie die bilaterale Exploration darauf ausgerichtet waren, alle Nebenschilddrüsen darzustellen, sondern **selektiv** oder **fokussiert** diejenige Nebenschilddrüse aufzusuchen und zu resezieren, die aufgrund der präopera-

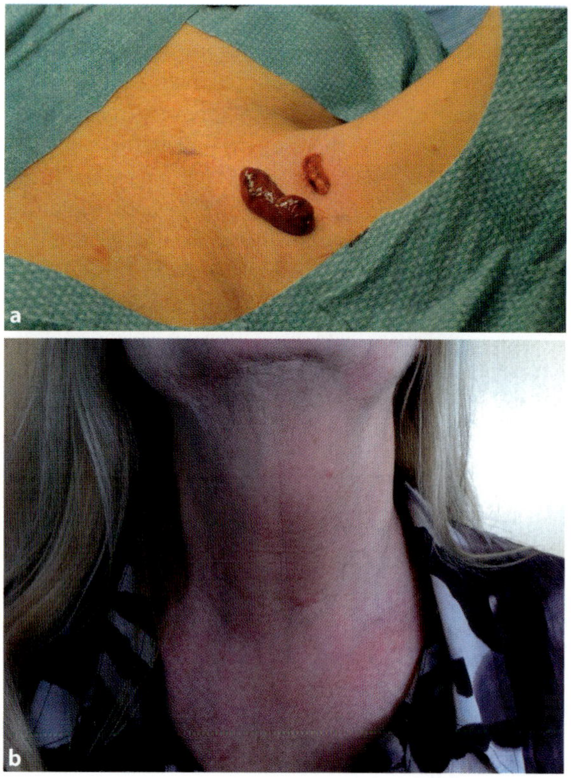

Abb. 3.39a,b Offene minimal-invasive Parathyreoidektomie (OMIP). **a** Intraoperativer Situs bei OMIP eines Nebenschilddrüsenadenoms kranial links (3025 mg) über einen lateralen Zugang. **b** Zustand 6 Wochen postoperativ

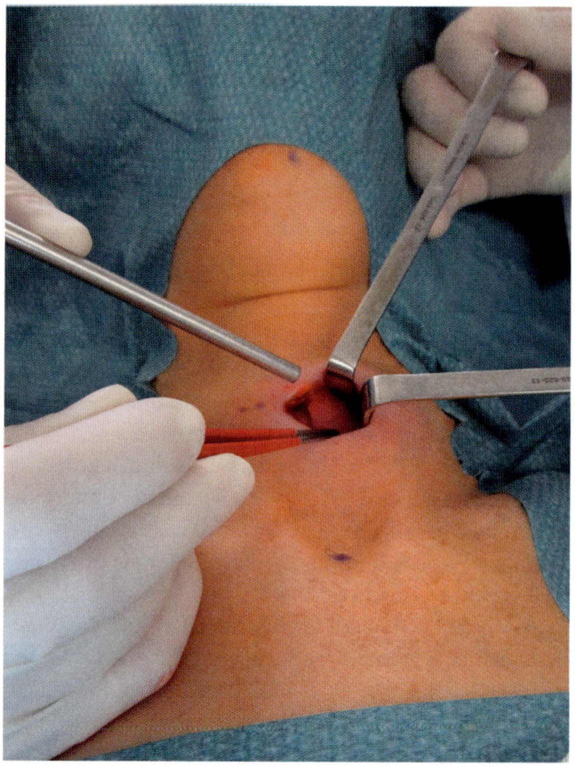

Abb. 3.40 Zugang zu MIVAP

tiven Lokalisationsdiagnostik als pathologisch beurteilt worden war. Begriffstechnisch werden diese Eingriffe oft auch „minimal-invasive" Parathyreoidektomien genannt. Unseres Erachtens sollten jedoch in der Terminologie die Begriffe „fokussiert" oder „selektiv" bevorzugt werden, da sie nicht nur auf ein reduziertes chirurgisches Trauma sondern auch auf den taktischen Charakter der Intervention hinweisen. Es sei darauf verwiesen, dass insbesondere in den USA mit dem Ausdruck „minimal-invasiv" oft auch die Durchführung der Operation in Lokalanästhesie gemeint ist.

Wie bereits erwähnt, haben diese Operationen 4 Eigenschaften gemeinsam:

- Vorausgegangene Lokalisationsdiagnostik mit lokalisierter pathologischer Drüse
- Klein gehaltener chirurgischer Zugang
- Limitierte Darstellung der Nebenschilddrüsen (maximal zwei)
- Biochemische Erfolgskontrolle mittels intra-, peri- oder früh-postoperativer PTH-Kontrolle

Im Wesentlichen unterscheiden sich diese Operationen lediglich im chirurgischen Zugangsweg sowie dem unterschiedlichen Einsatz videoendoskopischer Techniken. Der Zugang zu den Nebenschilddrüsen kann über einen klein gehaltenen (2–3 cm) Kocher-Kragenschnitt in der Mittellinie zwischen der geraden Halsmuskulatur erfolgen. Eine Alternative stellt der sog. laterale Zugang dar. Dabei wird über eine Hautinzision etwas lateral der Mittellinie sowie ventral der Vorderkante des M. sternocleidomastoideus lateral der geraden Halsmuskulatur auf die Schilddrüse bzw. auf die Nebenschilddrüsen zu präpariert.

Beim Einsatz der **Videoendoskopie** unterscheidet man grundlegend zwischen rein endoskopischen und endoskopisch-assistierten Verfahren. Bei den rein endoskopischen Operationen wird primär offen bis auf die Schilddrüse präpariert und in der Folge nach Einbringen eines Trokars „parathyreoidal" ein Raum mittels Präparation und CO_2-Insufflation geschaffen („Pneumocollum"). Die endoskopisch-assistierten Eingriffe bedürfen keines Pneumocollums. Bei der endoskopisch-assistierten Technik werden sowohl die Endoskopie-Optik wie auch die zur Präparation benötigten Instrumente durch eine einzige Hautinzision eingebracht.

Historisch gesehen wurden die ersten limitierten Explorationen beim pHPT unter Verwendung des intraoperativen PTH-Monitorings zur Erfolgskontrolle von Chapuis et al. (1990) und Irvin et al. (1991) durchgeführt. Chapuis (1992) war zudem der Erstbeschreiber der limitierten Parathyreoidektomie unter Lokalanästhesie. Die Erstbeschreibung der rein videoendoskopischen limitierten

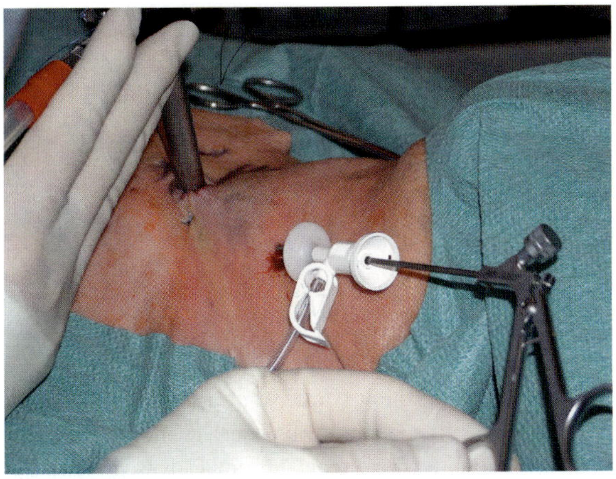

Abb. 3.41 EPLA mit gesetztem 10-mm-Trokar und 2-mm-Trokar an kranialer Position links

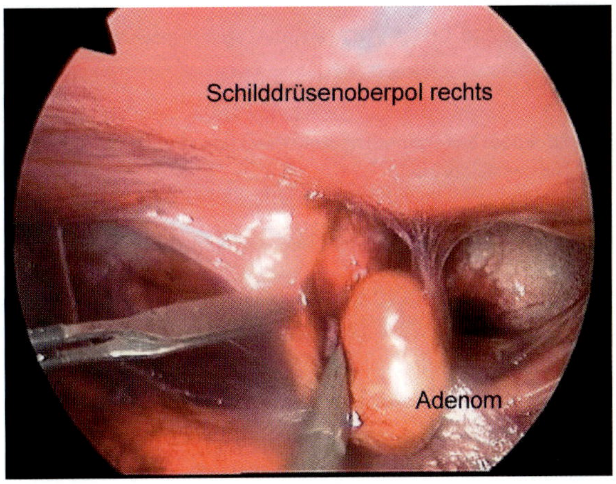

Abb. 3.42 EPLA: Bipolare Koagulation der zuführenden Gefäße eines Adenoms der Lokalisation kranial rechts

Exploration geht auf Gagner (1996) zurück. Die videoendoskopisch assistierte Form der Operation wurde durch Miccoli et al. (1997) erstmals beschrieben.

Zurzeit werden im Wesentlichen drei differente Formen fokussierter Explorationen durchgeführt. Sie sollen unter Erwähnung der aktuell üblichen Nomenklatur, Abkürzung sowie Exponenten der entsprechenden Technik aufgeführt werden.

Offene minimal-invasive Parathyreoidektomie (OMIP) Bei den sog. offenen minimal-invasiven Verfahren erfolgt die Präparation konventionell über eine möglichst klein gehaltene Inzision. Dabei wird entweder über die Mittellinie oder über den lateralen Weg auf die pathologische Nebenschilddrüse zu präpariert. Einige Arbeitsgruppen wählen ungeachtet der Lage der aufzusuchenden Nebenschilddrüse standardmäßig einen klein gehaltenen Kocher-Zugang – andere Zentren ziehen es auf Grund der topographischen differenten Lage der Nebenschilddrüsen vor, für eine kraniale Nebenschilddrüse den lateralen und für die kaudalen Nebenschilddrüsen den mittelständigen Zugang zu wählen. Global dürfte die OMIP der am häufigsten verwendeten fokussierten Operationstechnik entsprechen. Insbesondere Verfechter von Parathyreoidektomien in Regional- oder Lokalanästhesie verwenden diese limitierten konventionellen, offenen Zugänge (Chen et al. 1999; Udelsman et al. 2002, 2011; Bergenfelz et al. 2005; Abb. 3.39).

Minimal-invasive videoassistierte Parathyreoidektomie (MIVAP) In dieser von P. Miccoli erstmals beschriebenen Technik (Miccoli et al. 1997) wird über dem Jugulum eine ungefähr 1,5–2 cm lange Inzision angelegt. Die Operation erfolgt durch diese eine Inzision, über die sowohl ein 5-mm-Videoendoskop (30°) wie auch die Instrumente eingebracht werden (Abb. 3.40).

Endoskopische Parathyreoidektomie über einen lateralen Zugang (EPLA) Bei dieser Operationstechnik handelt es sich um ein voll endoskopisches Verfahren (Henry et al. 1999). In dieser Technik wird am Vorderrand der M. sternocleidomastoideus eine 12-mm-Inzision durchgeführt und über den lateralen Zugang die Präparation vor bzw. hinter die Schilddrüse geführt. In diese Inzision wird ein 10-mm-Trokar eingeführt und ein Pneumocollum von 8 mmHg angelegt. Die Darstellung des Situs erfolgt über ein 10-mm-Videoendoskops. Für das Einbringen der Arbeitsinstrumente werden zwei 2- bis 3-mm-Trokare verwendet (Abb. 3.41 und Abb. 3.42).

Kontraindikationen Patienten mit sporadischem pHPT und sonographisch wie auch szintigraphisch lokalisierter Nebenschilddrüsenpathologie sind die Idealpatienten für die Anwendung fokussierter Operationstechniken. Liegt eine Krankheitsform des pHPT vor, die zu Veränderungen aller Nebenschilddrüsen führen kann (familiäre Formen des pHPT, lithiuminduzierter pHPT) oder besteht bereits auf Grund der Lokalisationsdiagnostik der Verdacht auf eine multiglanduläre Erkrankung, soll primär eine bilaterale Exploration angestrebt und auf ein fokussiertes Verfahren verzichtet werden. Üblicherweise aufgeführte Kontraindikationen wie Voroperationen oder Vorbestrahlung im Bereiche des Operationssitus sind in Abhängigkeit von der Erfahrung des Operateurs nicht als absolut sondern als relativ zu werten.

Die Dissektion eines großen Nebenschilddrüsenadenoms (>2 cm) über einen klein gehaltenen Zugang kann technisch sehr anspruchsvoll sein. Eine Kapselruptur, welche durch Präparation über einen inadäquat kleinen Zugang erfolgt, ist als schwerwiegende Komplikation einzustufen, da es auf Grund der Dissemination des Adenominhaltes in das Operationsgebiet (Parathyreomatose) zu äußerst schwierig zu korrigierenden Rezidiven des

3

Tab. 3.10 Ursachen für Persistenz oder Rezidiv des pHPT (benigne Formen)

Persistenz	Rezidiv
Erfolglose Erstexploration ohne Resektion einer pathologischen Nebenschilddrüse	Stete Zunahme hyperplastischen Nebenschilddrüsengewebes bei verkannter multiglandulärer Erkrankung anlässlich der Erstoperation (meistens familiäre Formen)
Inkomplette Resektion eines Nebenschilddrüsenadenoms	Parathyreomatose
Inkomplette Resektion des autonomen Nebenschilddrüsengewebes bei verkannter multiglandulärer Erkrankung	

pHPT kommen kann. Um eine inadäquate Traumatisierung des Adenoms zu verhindern, sollen deshalb frühzeitig Zugangsverhältnisse geschaffen werden, die eine sichere Entfernung der Nebenschilddrüse gestatten. Große Nebenschilddrüsenadenome stellen somit in Abhängigkeit von ihrer Größe, ihrer topographischen Lage sowie der Erfahrung des Operateurs eine relative Kontraindikation für einen limitierten Zugang dar. Als absolute Kontraindikation ist der Verdacht auf das Vorliegen eines Nebenschilddrüsenmalignoms zu betrachten.

Intra- und postoperative Komplikationen

Bilaterale zervikale Exploration Bei Explorationen wegen eines pHPT besteht eine sehr niedrige Morbidität und Mortalität. So ist nach Ersteingriffen mit einer Rate von weniger als 1 % an permanenten Rekurrensparesen zu rechnen; unspezifische Komplikationen wie Wundinfekte oder Hämatome finden sich in ähnlicher Häufigkeit. In der oft als „golden standard" bezeichneten Publikation der Mayo-Klinik (van Heerden et al. 1991) wird eine Rekurrensspareserate von 0,8 %, eine Wundinfektrate von 1,6 % sowie eine Mortalität von 0,3 % beschrieben.

Es kommt extrem selten vor, dass Patienten nach einer Parathyreoidektomie sterben. Meistens handelt es sich um Todesfälle im Rahmen erheblicher, insbesondere kardiovaskulärer Komorbiditäten oder im Rahmen einer akuten hämorrhagisch-nekrotisierenden Pankreatitis.

Limitierte bzw. fokussierte Verfahren Anlässlich der Tagung der International Association of Endocrine Surgeons (IAES) im Jahre 2004 wurden von den Exponenten (J.F. Henry, P. Miccoli, R. Udelsman) der drei erwähnten fokussierten Verfahren die Ergebnisse ihrer Technik präsentiert und in der Folge publiziert. Für die voll-endoskopische Exploration wurden bei 365 operierten Patienten folgende Komplikationen festgestellt (Henry et al. 2004): Rekurrensparesen 0,3 %, Hämatome 0,5 %, Verletzung der V. jugularis interna 0,3 %, Kapselrupturen 1,6 % und Mortalität 0 %. Die endoskopisch-assistierte Operation verzeichnete bei 350 Patienten in 0,8 % eine Rekurrensparese und in 0,3 % eine revisionswürdige Nachblutung. Die Mortalität betrug 0 % (Miccoli et al. 2004). Für die limitierte Exploration in Regional- bzw. Lokalanästhesie wurde von Udelsman erst kürzlich eine Nachfolgeuntersuchung publiziert, die das Krankengut von 1037 Patienten mit offener, minimal-invasiver Parathyreoidektomie umfasst (Udelsman et al. 2002, 2004, 2011). Diese Kohorte wies eine Rekurrensspareserate von 0,77 %, eine Hämatomausbildung, einen Krampfanfall sowie einen zerebrovaskulären Insult in 0,19 % sowie keine Mortalität auf. Es kann also festgehalten werden, dass die fokussierten Eingriffe in den Händen ihrer Promotoren im Vergleich zu den von der Mayo Klinik bei der bilateralen Exploration erreichten Resultaten keine höhere Morbidität haben.

Heilungsraten

Wie eingangs dieses Kapitels erwähnt besteht das Ziel der chirurgischen Behandlung in einer vollständigen und dauerhaften Korrektur der Hyperkalzämie. Der Therapieerfolg muss mit laborchemischen Verlaufskontrollen postoperativ überprüft werden. Die ersten Kontrollen erfolgen üblicherweise nach 2 und 6 Monaten. Allgemein wird „Heilung" definiert durch das Vorliegen einer Normokalzämie 6 Monate nach der Operation. Stellt man vor Ablauf dieser Frist bereits wieder eine Hyperkalzämie als Ausdruck der primären Nebenschilddrüsenautonomie fest, spricht man von einer Persistenz des pHPT. Manifestiert sich jedoch erst nach Ablauf von 6 Monaten wieder eine Hyperkalzämie, bezeichnet man die Situation als Rezidiv. Es obliegt aus diesem Gründen der Verantwortung des operierenden Chirurgen sowohl im Interesse des Patienten wie auch zu seinem eigenen Leistungsausweis, zumindest die Verlaufskontrolle 6 Monate postoperativ sicherzustellen.

Die Differenzierung zwischen Persistenz und Rezidiv ist deshalb auch für das weitere Management von Wichtigkeit, da den beiden Entitäten verschiedene Ursachen zu Grunde liegen (Tab. 3.10).

Üblicherweise wird der Ausdruck „Heilungsrate" in der Literatur so verwendet, dass damit die Rate aller Patienten gemeint ist, die im Beobachtungszeitraum keine Persistenz oder ein Rezidiv erfahren haben. Die Heilungsraten durch bilaterale Explorationen dürfen als exzellent bezeichnet werden und sind seit Jahrzehnten gut dokumentiert. So wurden von Kliniken mit adäquater Erfahrung mittels bilateraler Explorationen regelhaft Heilungsraten von 92–98 % erreicht.

Tab. 3.11 Heilungsraten nach fokussierter Parathyreoidektomie bei pHPT

Autor	Publikationsjahr	Patientenzahl	Heilungsrate	Follow-up-Dauer (Monate)
Henry et al.	2004	365	98.9 %	16,9 (2–63)
Miccoli et al.	2004	370	98.3 %	35,1 (2–82)
Carneiro et al.	2004	423	97 %	27 (6–118)
Mihai et al.	2007	146	97 %	16 (3–48)
Riss et al.	2009	308	98.3 %	45,5 (24–108)
Udelsman et al.	2011	986	99.4 %	Nicht angegeben

Die meisten Arbeiten geben Heilungsraten bezogen auf das gesamte operierte Patientenkollektiv an und differenzieren selten zwischen den Heilungsraten unterschiedlicher histopathologischer Entitäten. Auf Grund der Tatsache, dass bei einem Nebenschilddrüsenadenom eine monoklonale Autonomie vorliegt und bei einer Nebenschilddrüsenhyperplasie andere pathogenetische Mechanismen verantwortlich sind, die sämtliche Drüsen betreffen, ist bei der Diagnose einer Hyperplasie eine höhere Rezidivrate zu erwarten. Diesen Sachverhalt widerspiegeln auch die Resultate einer Arbeit von Rudberg (Rudberg et al. 1986), welcher in der Ära standardmäßiger bilateraler Explorationen die Rezidivrate im Langzeitverlauf in Abhängigkeit der histopathologischen Diagnose untersuchte. Dabei fand sich bei den 77 % der Patienten, bei denen ein Adenom diagnostiziert worden war, in 3 % ein Rezidiv; dagegen erhöhte sich die Rezidivrate in den 18 % der Patienten mit gesicherter Hyperplasiediagnose auf 16 %. Arbeiten, die die Rezidivraten bei Patienten mit pHPT im Rahmen eines MEN-1-Syndroms untersuchten, fanden ebenfalls relevant erhöhte Werte zwischen 16 und 33 % (O'Riordain et al. 1993; Elaraj et al. 2003).

Im Rahmen der Einführung fokussierter Parathyreoidektomien wurden Bedenken über eine mögliche Zunahme der postoperativen Rezidivrate geäußert, da durch die unvollständige Visualisierung des Situs die Gefahr besteht, multiglanduläre Erkrankungen zu verkennen, sofern zum Zeitpunkt der Exploration keine weitere Drüse bereits funktional autonom und damit hypersekretorisch ist. Zudem musste auf Grund mehrerer Arbeiten (Gauger et al. 2001; Clerici et al. 2004) davon ausgegangen werden, dass bei fokussierten Parathyreoidektomien in relevanten Anteilen Zweitadenome belassen werden, welche zum Zeitpunkt der Operation nicht hypersekretorisch sind, von denen man aber nicht weiss, ob diese zu einem späteren Zeitpunkt nach Wegfall des funktional „dominanten" Adenoms erst klinisch manifest sprich hypersekretorisch werden könnten.

Die bisher publizierten Heilungsraten fokussierter Operationsverfahren beweisen jedoch, dass zumindest für mittelfristige Nachbeobachtungsperioden die initial geäusserten Bedenken ausgeräumt werden können, da sich die Heilungsraten im gleichem Bereich bewegen wie die besten publizierten Ergebnisse konventioneller bilateraler Explorationen (Tab. 3.11).

Bei der Beurteilung dieser hervorragenden Resultate müssen wir uns aber bewusst machen, dass es sich bei den Kollektiven mit fokussierten Parathyreoidektomien um eine durch die positive Lokalisationsdiagnostik selektionierte Patientengruppe mit einem überdurchschnittlichen Anteil an prognostisch günstigeren solitären Adenomerkrankungen handelt. Bedauerlicherweise werden von den Arbeitsgruppen die präsentierten Resultate nicht in Bezug zur Heilungsrate der primär oder nach Konversion konventionell bilateral explorierten Patienten oder zur Gesamtzahl der durch die Institution operierten Patienten gesetzt. Es darf aber auf Grund der vorliegenden Resultate zumindest abgeleitet werden, dass fokussiert operierte Patienten mittelfristig keine Nachteile hinsichtlich der zu erwartenden Heilungsrate im Vergleich zu früheren Kollektiven haben, die standardmässig bilateral exploriert worden sind.

Klinischer Verlauf

Eine erfolgreiche Parathyreoidektomie mit Erreichen einer langfristigen Normokalzämie beeinflusst sowohl den Verlauf der Hyperkalzämie-assoziierten Symptome wie auch die Folgeerkrankungen. Insbesondere bei den Hyperkalzämie-assoziierten Symptomen (Energielosigkeit, Müdigkeit, Vergesslichkeit, Polydipsie, Polyurie etc.) ist eine „Restitutio ad integrum" zu erwarten.

Nephrolithiasis/Nephrokalzinose Gut untersucht ist der Einfluss der Parathyreoidektomie auf die Nephrolithiasis. Kommt es hier unmittelbar vor oder nach der Operation zu einer Steinsanierung durch ESWL oder andere Maßnahmen, ist nicht mit einem Rezidiv einer Nephrolithiasis zu rechnen. Vorhandene asymptomatische Steine werden nicht größer (Niederle et al. 1986). Die Prognose hinsichtlich der Nephrokalzinose ist ungünstig. Sie wurde früher bei etwa 5–10 % der Patienten gefunden und ist heute durch die frühere Erkennung der Erkrankung zu einer Seltenheit geworden. Die Nephrokalzinose und die damit verbundene Funktionsstörung lassen sich durch die Parathyreoidektomie nicht beeinflussen und werden als irreversibel beurteilt.

Knochenaffektion Eine Knochenerkrankung im Sinne einer Ostitis fibrosa generalisata, wie sie früher beobachtet wurde, ist heute eine Rarität. Wenn heutzutage überhaupt eine Knochenaffektion vorliegt, handelt es sich um das osteodensitometrische Korrelat einer Osteopenie oder Osteoporose. Es ist gut belegt, dass sich bei einer erfolgreichen chirurgischen Korrektur des pHPT die biochemischen Parameter normalisieren und eine nachhaltige Verbesserung der Knochendichte an Hüfte, lumbaler Wirbelsäule und distalem Radius eintritt. In vielen Fällen ist eine „restitutio ad integrum" zu erwarten, sofern nicht auch andere prädisponierende Faktoren für eine Osteoporose (z. B. hereditär, postmenopausal) vorliegen (Silverberg el al. 1995, 1999; VanderWalde et al. 2009; Sitges-Serrra et al. 2010). Zudem verringert sich das Frakturrisiko nach erfolgreicher Parathyreoidektomie (Verstergaard et al. 2003; VanderWalde et al. 2009) im Vergleich zu nicht operierten Patienten.

Kardiovaskuläre Erkrankungen und Sterblichkeit Wie im Abschnitt zur Indikationsstellung beim a- bzw. oligosymptomatischen pHPT bereits angesprochen, haben insbesondere skandinavische Studien gezeigt, dass eine erfolgreiche Operation des pHPT zu einer Reduktion kardiovaskulärer Risiken und zur Reduktion der Mortalität führt. Der Effekt scheint jedoch nicht einheitlich zu sein, sondern kann in Abhängigkeit des präoperativen Ausmaßes der Erkrankung sowie auch mit der präoperativen Erkrankungsdauer variieren (Silverberg et al. 2009).

Eine arterielle Hypertonie wird häufig mit einem pHPT assoziiert. Wenige Studien haben jedoch eine unmittelbare Verbesserung des Bluthochdruckes nach Parathyreoidektomie nachweisen können. Hingegen ist sehr gut dokumentiert, dass sich die Mortalität von pHPT-Patienten insbesondere dann reduziert, wenn präoperativ eine etablierte Hypertonie vorlag (Hedbäck et al. 2002).

Hinsichtlich koronarer Herzerkrankung hat die Korrektur der Hyperkalzämie auch einen positiven Einfluss auf das Risiko für das Auftreten eines akuten Myokardinfarktes. Vestergaard (Vestergaard et al. 2003) zeigte auf, dass das Risiko einen Myokardinfarkt zu erleiden bei pHPT-Patienten sowohl in den 10 Jahren vor der Operation wie auch im Jahr nach der Operation im Vergleich zur Normalbevölkerung erhöht ist. Dieses Risiko sinkt nach erfolgreicher Operation innerhalb eines Jahres wieder auf das Risiko der Kontrollgruppe. Diese Arbeiten zeigen also, dass der unbehandelte pHPT einen kardiovaskulären Risikofaktor darstellt und eine erfolgreiche Parathyreoidektomie dieses Risiko reduziert.

3.4.5 Diagnostik und Therapie des persistierenden und rezidivierenden primären Hyperparathyreoidismus

E. Karakas, A. Bergenfelz

Operationen wegen persistierendem oder rezidivierendem primärem Hyperparathyreoidismus (pHPT) können außerordentlich schwierig und zeitaufwändig sein. Voraussetzungen für das Gelingen einer Reoperation sind die unzweifelhafte Sicherung der Diagnose sowie das Vorliegen des Operationsberichtes von der Voroperation und der histologischen Befunde über die dabei entnommenen Gewebe. Eine präoperative Lokalisationsdiagnostik des/der gesuchten Tumors/Tumoren ist äußerst hilfreich. Es werden viele Verfahren angeboten, nur wenige sind wirklich gut geeignet. Wesentlich ist auch die persönliche Erfahrung des Untersuchers. Bei positiver Lokalisation und wahrscheinlich solitärem Adenom kann gezielt nach Lokalisation vorgegangen werden. Bei Verdacht auf eine Mehrdrüsenerkrankung oder negativer Lokalisationsdiagnostik muss eine komplette Halsexploration, evtl. unter Einbeziehung des Mediastinums, erfolgen. Zur intraoperativen Kontrolle der Vollständigkeit der Resektion des hormonaktiven Gewebes ist die Möglichkeit einer Schnellbestimmung von Parathormon vorzuhalten. In Abhängigkeit vom Ersteingriff sollte entnommenes Nebenschilddrüsengewebe kältekonserviert werden, damit bei persistierender Unterfunktion eine Replantation erfolgen kann. Die Ergebnisse von Reoperationen wegen pHPT erreichen heutzutage in spezialisierten Zentren die von Erstoperationen; die perioperative Morbidität ist jedoch deutlich erhöht.

Häufigkeit, Definition und Kosten

Erfahrene endokrine Chirurgen sind in der Lage, mehr als 95 % der Patienten mit primärem Hyperparathyreoidismus (pHPT) beim Ersteingriff erfolgreich zu operieren, d. h. die Hyperkalzämie zu beseitigen (Funke et al. 1997). Reoperationen sind dennoch ein relativ häufiges Problem, da die Rate an erfolglosen Erstoperationen bei Chirurgen, die nur gelegentlich in diesem Gebiet der Chirurgie tätig werden, höher ist. Hinzu kommt, dass die Zahl der Erstoperationen in den Zentren mit Erfahrung zugenommen hat und damit auch die Reoperationen, wenn auch auf niedrigem Niveau. In vielen europäischen Zentren liegt der Anteil von Reoperationen am Gesamtkrankengut der Patienten mit pHPT bei 5 %, in der eigenen Klinik jedoch bei etwa 10 % (Funke et al. 1997; van Heerden 1997; Karakas et al. 2012).

Reoperationen können einfach und schnell durchführbar, aber auch sehr schwierig sein und das ganze Repertoire an Wissen und Techniken vor und während der Operation benötigen, das Endokrinologen, Radiologen und endokrine Chirurgen zur Verfügung haben. Aus diesem Grund sollten sie grundsätzlich in Zentren, die spezielle Erfahrung in dieser Art von Chirurgie haben, vorgenommen werden. Dies gilt umso mehr, als mit der Zunahme minimal-invasiver Parathyreoidektomien die Erfahrung mit der klassischen bilateralen Halsexploration und der variablen topographischen Anatomie der Nebenschilddrüsen abnimmt.

Zu unterscheiden ist zwischen persistierendem und rezidivierendem pHPT. Mehr als 90 % der Patienten, bei denen eine Reoperation in Betracht gezogen wird, haben eine persistierende Erkrankung, d. h. der Serumkalziumspiegel ist nach der Erstoperation nicht abgesunken oder postoperativ schon bald wieder hoch.

Definitionsgemäß liegt Persistenz vor, wenn innerhalb des ersten halben Jahres nach der Operation wieder erhöhte Serumkalziumwerte gemessen werden. Als pHPT-Rezidiv gilt, wenn Patienten mindestens 6 Monate nach der Operation normokalzämisch waren und der Serumkalziumspiegel erst später wieder ansteigt.

Auch in unserem Medizinsystem werden Kostenaspekte immer wichtiger. Frühere Erfahrungen aus dem Ausland zeigen, dass erfolgreiche Erstoperationen entscheidend zur Kostenreduktion beitragen, da die Kosten für eine Reoperation etwa doppelt so hoch sind wie für eine Erstoperation (Fahy et al. 2002; Morris et al. 2010). Dies ist sowohl auf die hier angewandte präoperative Lokalisationsdiagnostik zurückzuführen als auch auf eine höhere Zahl an Laboruntersuchungen und den größeren Aufwand des Pathologen. Außerdem ist die Arbeitsunfähigkeit der Patienten durchschnittlich länger und die Rate an Komplikationen höher (Doherty et al. 1994).

Ursachen für erfolglose Erstoperationen

Eine große Zahl von Studien zu diesem Problem belegt, dass nicht etwa extreme dystope Lagen von Nebenschilddrüsentumoren Ursache der Persistenz der Hyperkalzämie sind, sondern sehr häufig das mangelnde Wissen des Operateurs über die chirurgische Anatomie der Nebenschilddrüsen und ihre in der Literatur gut beschriebenen normalen und abweichenden Lagevarianten. Demnach wird bei den meisten Patienten (>50 %), die sich einer Reoperation unterziehen müssen, ein solitäres Adenom in normaler Lage gefunden. Diese Situation ist dann wahrscheinlich, wenn bei der Voroperation keine oder nur normale Epithelkörperchen angetroffen wurden.

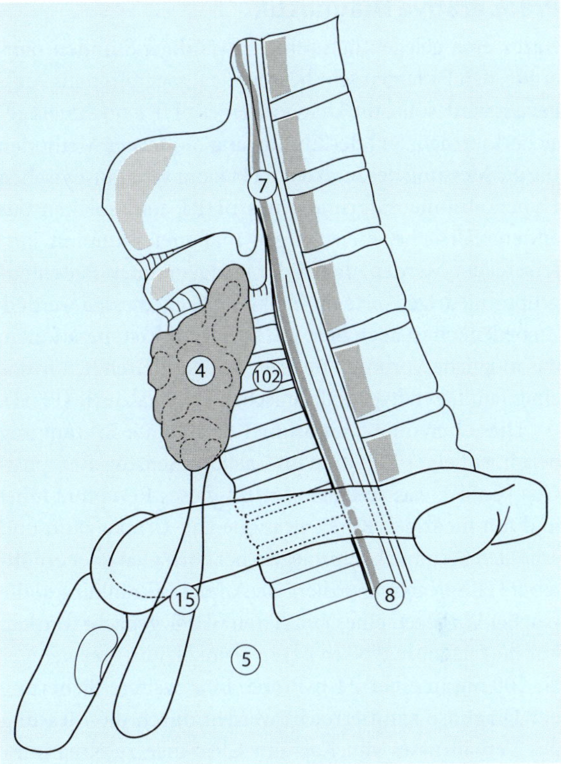

Abb. 3.43 Lokalisation von beim Ersteingriff nicht entdeckten bzw. nicht entfernten Nebenschilddrüsentumoren bei 125 in der eigenen Klinik durchgeführten Reexplorationen wegen persistierendem oder rezidivierendem pHPT (1987–2008). Die Zahlen entsprechen der Anzahl entdeckter Tumoren

Der zweithäufigste Grund für Persistenz des pHPT ist der, dass zwar ein Nebenschilddrüsentumor bei der Erstoperation entfernt wurde, aber übersehen wurde, dass mehrere vergrößerte Nebenschilddrüsen, entweder ein zweites Adenom oder weitere hyperplastische Drüsen, vorhanden waren. Mitbeteiligt an diesem Problem sind auch Pathologen, die bei Untersuchung nur einer vergrößerten Drüse nicht zwischen Hyperplasie und Adenom unterscheiden können, es aber doch gelegentlich tun. Erst an dritter Stelle sind seltene Lagevarianten – wie die Position eines Nebenschilddrüsentumors im aortopulmonalen Fenster oder im vorderen Mediastinum unabhängig von der Thymusdrüse oder sehr hoch im Halsgebiet in Höhe des Kieferwinkels – Ursachen für einen Misserfolg der Erstoperation. In großen Serien ist immer wieder feststellbar, dass bei Reexplorationen die meisten Nebenschilddrüsentumoren im Halsgebiet in üblichen Positionen angetroffen werden (Abb. 3.43). Mediastinale Lokalisationen sind auch bei erfolglos voroperierten Patienten selten (Brennan u. Norton 1985; Carty u. Norton 1991; Grant et al. 1986; Levin u. Clark 1989; van Heerden 1997; Wang 1977; Karakas et al. 2005, 2012).

Präoperative Diagnostik

Bevor eine gelegentlich sehr aufwändige, Stunden dauernde, den Patienten sehr belastende Reoperation ins Auge gefasst wird, sollte die Diagnose eines pHPT nochmals gesichert werden. Seit der Einführung moderner Methoden für die Messung des intakten PTH kann sehr gut zwischen Hyperkalzämie aufgrund eines pHPT und solchen aus anderer Ursache, meist wegen maligner Tumoren, unterschieden werden, da bei der letztgenannten Patientengruppe niedrige Werte für intaktes PTH gemessen werden. Zu bedenken ist auch hier, wie schon vor Erstoperationen, das mögliche Vorliegen des seltenen familiären Syndroms einer familiären hyperkalzämischen Hypokalziurie (FHH).

Diese hereditäre, autosomal-dominante Erkrankung beruht auf einer Mutation im Calcium-Sensing-Rezeptor-Gen (CaSR), was zu einem Defekt dieses Rezeptors führt und mit niedrigen Konzentrationen an Urinkalzium und erhöhten Serumkalziumspiegeln bei normalen oder erhöhten PTH-Spiegeln assoziiert ist. An die Erkrankung sollte v. a. bei Vorliegen eines familiären pHPT gedacht werden. Für die Diagnose typisch ist ein Urinkalzium von weniger als 100 mg in einer 24-h-Probe. Eine weitere Sicherung der Diagnose kann erreicht werden durch die Messung des Verhältnisses von Kalzium-Clearance zu Kreatinin-Clearance. Patienten mit einer FHH haben ein Verhältnis von weniger als 0,01 (► Abschn. 3.4.2). Eine Operation bei diesen Patienten ist nicht oder nur in extremen Ausnahmefällen indiziert (Marx et al. 1980; van Heerden 1997; Varghese et al. 2011).

Indikation

Die Indikation zur einer Reoperation wegen pHPT muss strenger gestellt werden als die zu einer Erstoperation, da der Eingriff für den Patienten schwerer und komplikationsträchtiger ist. Es steht außer Frage, dass Patienten mit Folgeerkrankungen des pHPT (Nephrolithiasis, Knochenerkrankungen, etc.) einer Reoperation unterzogen werden sollten. Patienten, die nur milde, evtl. neuromuskuläre Symptome haben oder Patienten, die als asymptomatisch bezeichnet werden müssen, sind viel kritischer zu betrachten. Untersuchungen zur Lebensqualität unter Benutzung des SF-36-Fragebogens zeigen, dass Patienten nach Reoperationen wegen pHPT häufiger über eine schlechte Lebensqualität klagen als solche nach Erstoperationen. Weiterhin berichten nur etwa 2/3 der Patienten über einen Rückgang ihrer Symptome nach der Reoperation. Wichtig ist auch zu wissen, dass Patienten nach Reoperationen häufiger unzufrieden mit dem Operationsergebnis sind als solche nach Primäroperationen. Vor allem solche Patienten, die bei erfolgloser Lokalisationsdiagnostik ausgedehnte Operationen, incl. Sternotomie und Revision des Mediastinum, über sich ergehen lassen müssen (Hasse et al. 2002). Entscheidend ist in dieser Situation der Serumkalziumspiegel. Ist er nur leicht erhöht, d. h. weniger als 0,25 mmol/l über dem oberen Normwert, kann mit einer Reoperation abgewartet werden. Dies gilt insbesondere für Patienten mit negativer präoperativer Lokalisationsdiagnostik. Bei Serumkalziumspiegeln die mehr als 0,25 mmol/l über dem oberen Normwert liegen, ist eine klare Indikation zur Reoperation gegeben. Hilfreich können hier die Empfehlungen der amerikanischen Konsensuskonferenz sein, die zwar für Erstoperationen gedacht, aber hier zu streng sind.

Wir empfehlen eine Reoperation bei Patienten, die jünger als 70 Jahre sind und einen Serumkalziumspiegel von 2,95 mmol/l und mehr aufweisen sowie weitere, in der genannten Konsensuskonferenz festgelegte Kriterien, z. B. eine verminderte Kreatininclearance, eine erniedrigte Knochendichte sowie bei Patienten, die jünger als 50 Jahre alt sind (► Abschn. 3.4.4).

Der Grund für diese Empfehlung ist, dass gezeigt werden konnte, dass nach Langzeitnachbeobachtung (im Mittel etwa 10 Jahre) Patienten mit persistierendem oder rezidivierendem Hyperparathyreoidismus eine sehr viel höhere kardiovaskuläre Morbidität haben als nomokalzämische Patienten sowie einen schlechteren allgemeinen Gesundheitsstatus (Hedback et. al. 2004). Selbstverständlich ist bei der Indikationsstellung auch das allgemeine Risikoprofil des Patienten zu berücksichtigen (ASA-Klassifikation), wobei man bei Patienten der Gruppe III und IV gute Gründe haben muss, eine Operation zu empfehlen.

Präoperative Lokalisationsdiagnostik

Im Gegensatz zur Situation vor Erstoperationen, wo lokalisationsdiagnostische Verfahren nur bei Patienten nötig sind, die für ein minimal-invasives Verfahren in Frage kommen, sollte vor allen Reoperationen versucht werden, das bei der Erstoperation zurückgelassene Gewebe zu lokalisieren. Dies geschieht durch bildgebende Verfahren oder durch selektive Blutentnahme aus den Halsvenen und Hormonbestimmung, wobei von Seiten der Radiologie verschiedene Verfahren angeboten werden, die jedoch gerade vor Reoperationen aus chirurgischer Sicht nicht so erfolgreich sind, wie sie manchmal von radiologischer Seite dargestellt werden.

Wichtiger als bildgebende Verfahren ist die Kenntnis des Berichtes von der Erstoperation und des Berichtes des Pathologen über die entnommenen Gewebe. Liegt ein guter Operationsbericht vor, kann er bezüglich der Lokalisation des gesuchten Gewebes hilfreicher sein als bildgebende Verfahren. Leider wird jedoch häufig in diesen Operationsberichten nicht klar zwischen oberen und unteren Nebenschilddrüsen unterschieden. Außerdem stimmen die Angaben über entnommenes oder verifiziertes Nebenschilddrüsengewebe im Operationsbericht nur selten mit dem Befund des Pathologen überein. Als verifizierte Nebenschilddrüsen können nur solche Gewebe gewertet werden, die auch vom Pathologen als solche bestätigt wurden. Da die genannten Informationen sehr wichtig sind, sollte man sich hier der Mühe unterziehen, den Operationsbericht und die Pathologiebefunde von der Erstoperation zu haben, bevor die bildgebenden lokalisationsdiagnostischen Maßnahmen einsetzen.

Grundsätzlich sollten nicht-invasive Verfahren vor invasiven Verfahren eingesetzt werden. Das von uns derzeit empfohlene lokalisationsdiagnostische Vorgehen ist in dem Flussdiagramm (◘ Abb. 3.44) dargestellt.

Als erstes sollte eine hoch auflösende **Sonographie des Halses** von einem möglichst erfahrenen Sonographeur durchgeführt werden sowie eine **Sesta-MIBI-Szintigraphie** inklusive einer Dual-Phasen **Single-Photon-Emissions-Computertomographie (SPECT)**. Wenn beide Verfahren die gleiche Lokalisation ergeben, kann die Lokalisation als gesichert angesehen und die Lokalisationsdiagnostik beendet werden.

Ultraschall-gesteuerte Feinnadel-Punktionen und PTH-Bestimmung im Aspirat haben eine exzellente Sensitivität und können weitere invasive Methoden vermeiden, wenn das Ergebnis positiv ist (Erbil et al. 2006). Die Marburger Gruppe hat jedoch keine Erfahrung mit der Methode.

Hat nur eines dieser Verfahren oder weder die Sonographie noch die Sesta-MIBI-Szintigraphie/SPECT einen Tumornachweis führen können, empfehlen wir als nächsten Schritt die MRT oder CT Untersuchung. Die in vielen Studien berichteten schlechten Ergebnisse sind möglicherweise darin begründet, dass beide nichtinvasive Verfahren nur dann zum Einsatz kommen, wenn Ultraschall und die Sesta-MIBI-Szintigraphie/SPECT nicht erfolgreich waren. Das schon in den 1970er Jahren eingeführte Verfahren der **selektiven Blutentnahme** aus den Halsvenen hat an Bedeutung gewonnen, seitdem intaktes PTH gemessen werden kann. Obwohl bei exzessiven Voroperationen viele kleine Halsvenen unterbunden sind, erlaubt auch die Blutentnahme in den großen Venen des Halses und des Mediastinums häufig eine gute Lokalisation der Tumoren. Darüber hinaus kann die Bestimmung von Quick-PTH bei der selektiven Blutentnahme Vorteile bringen und die Region der gesteigerten Hormonproduktion näher eingrenzen (Udelsman et al. 2003). Stimmt die Lokalisation durch die selektive PTH-Bestimmung mit einem der vorgenannten Verfahren überein, kann ebenfalls die Lokalisationsdiagnostik beendet werden.

Weitere lokalisationsdiagnostische Maßnahmen halten wir nicht für sinnvoll, da, wie oben beschrieben, die Kenntnisse der chirurgischen Anatomie der Nebenschilddrüsen und die operative Erfahrung in entsprechenden Zentren auch während der Operation noch diagnostische

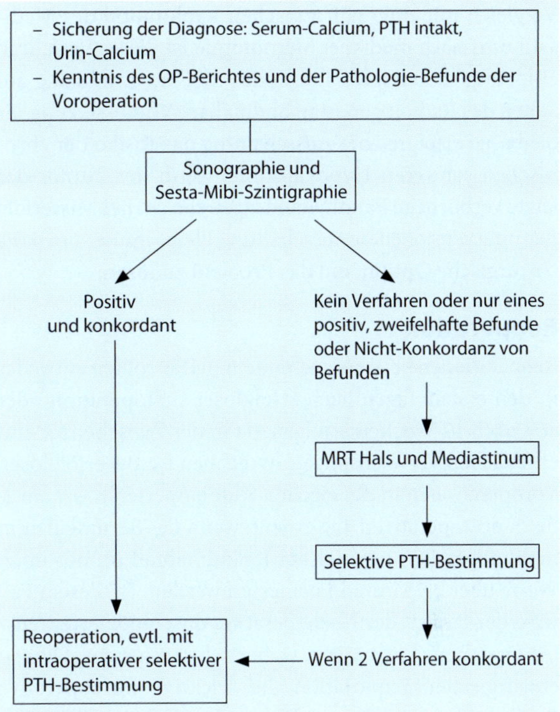

◘ **Abb. 3.44** Marburger Algorithmus zur Lokalisationsdiagnostik vor Reoperationen wegen pHPT

Maßnahmen erlauben, wobei die selektive Blutentnahme aus den Halsvenen auch intraoperativ erfolgen kann unter Verwendung der Quick-PTH-Bestimmung. In der eigenen Erfahrung hat diese Methode ein hohes Maß an diagnostischem Zugewinn während der Reoperation gebracht.

Interventionelle Behandlung von Parathyreoideatumoren

Eine interventionelle Behandlung von Parathyreoidatumoren ist grundsätzlich bei persistierendem und rezidivierendem Hyperparathyreoidismus begrüßenswert. Allerdings kommen derartige Verfahren heutzutage kaum noch vor, da bei Patienten, die sich nicht für eine Reoperation qualifizieren einer symptomatischen medikamentösen Therapie der Hyperkalzämie mittels Bisphosphonaten oder Kalzimimetika Vorrang gegeben wird. Die am häufigsten verwendete Alkoholinjektion hat in den letzten Jahren an Bedeutung verloren, vor allem wegen der Nebenwirkungen (Rekurrensparese) und kann sich neben den doch relativ schonenden Verfahren, wenn sie gezielt am Hals vorgenommen werden, nicht behaupten.

Ein attraktives Verfahren ist die **interventionelle arteriographische Ausschaltung** von mediastinalen Nebenschilddrüsentumoren. Ist nach einer erfolglosen Voroperation ein solcher Tumor durch superselektive Arteriographie lokalisiert worden, kann der Tumor durch eine Kontrastmittelüberflutung ausgeschaltet werden. Im

Vergleich mit einer chirurgischen Exploration des Mediastinums nach medianer Sternotomie ist dieses Verfahren eindeutig schonender. Ein hohes Maß an Erfahrung auf Seiten des Radiologen ist unabdingbare Voraussetzung. Es bleibt bei erfolgreicher Ausschaltung das Risiko der chronischen schweren Hypokalzämie, wenn der Tumor das letzte verbliebene Parathyreoideagewebe ist. Bei Misserfolg der interventionellen Ausschaltung bleibt immer noch die chirurgische Option, um das Problem zu lösen.

Reoperation

Reoperationen bei persistierendem pHPT sollten entweder in den ersten Tagen nach erfolgloser Erstoperation oder erst nach 12 Wochen erfolgen, da in der Zwischenzeit mit erheblichen Verwachsungen zu rechnen ist. Bei erfolglosen Voroperationen in der eigenen Klinik operieren wir am 3. bis 5. postoperativen Tag erneut, wenn das Serumkalzium nicht abgefallen ist oder bei Kalziumabfall immer noch Werte über 2,95 mmol/l gemessen werden. In diesem Fall wird der Patient der Nachoperation durch den erfahrensten Operateur unterzogen, wobei neben einer sorgfältigen chirurgischen Exploration die selektive intraoperative Blutentnahme in den Halsvenen und Quick-PTH Bestimmung eingesetzt wird. Zuvor muss ein mediastinaler Tumor durch Sesta-MIBI-Szintigraphie ausgeschlossen werden (◘ Abb. 3.45). Bei Patienten, die von außerhalb kommen, ist die Frist von 3–5 Tagen meist überschritten, sodass erst später operiert wird.

Als **Zugang zur Reoperation** empfehlen wir generell die Neuanlage oder Wiederverwendung des Kocher-Kragenschnitts und eine bilaterale Halsexploration, insbesondere, wenn in den ersten Tagen nach erfolgloser Voroperation operiert wird, aber auch später, wenn unklar ist, ob unilateral oder bilateral Gewebe verblieben ist. Ein unilateraler Zugang ist bei Reoperationen dann sinnvoll, wenn der Bericht über die Voroperation und die Lokalisationsverfahren nahelegen, dass nur auf einer Seite reexploriert werden muss. Man sollte dann nach Inzision vor dem M. sternocleidomastoideus dorsal der geraden Halsmuskulatur unmittelbar auf den retrothyreoidalen Raum zugehen, um die Verwachsungen durch die Voroperation zu umgehen.

Wie schon ausgeführt, sollte eine Reoperation nur von einem Operateur durchgeführt werden, der detaillierte Kenntnisse über die Lagevarianten der Nebenschilddrüsentumoren hat und der in der Lage ist, auch im verwachsenen Gebiet anatomische Strukturen darzustellen und sich an ihnen zu orientieren.

Bei bilateraler Halsexploration, aber auch wenn man gezielt auf einen durch die Lokalisation dargestellten Tumor zugehen muss, ist die **Darstellung des N. recurrens** auf der entsprechenden Seite unabdingbare Voraussetzung. Hilfreich ist hier das Neuromonitoring, das in der Lage ist, den N. recurrens im Narbengewebe zu identifizieren und seine Intaktheit am Ende der Operation zu dokumentieren. Zur Orientierungshilfe empfehlen sich auch die Darstellung der A. thyreoidea inferior und die Mobilisation des oberen Schilddrüsenpols nach Durchtrennung der oberen Polgefäße. Auch hier muss, wie bei der Erstoperation, nach den beiden folgenden Faustregeln vorgegangen werden:

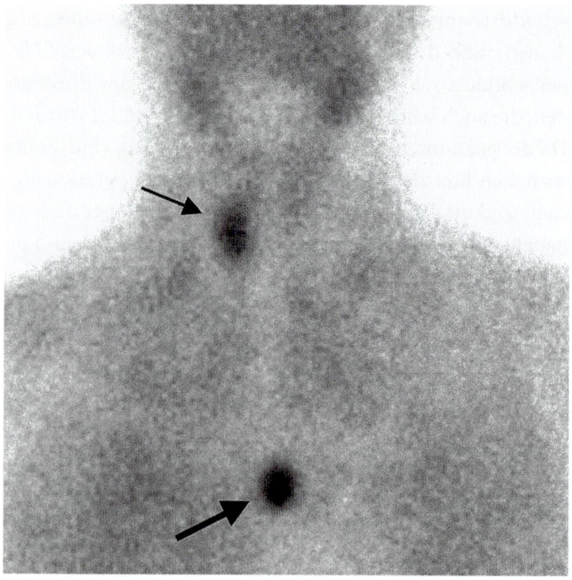

◘ **Abb. 3.45** Szintigraphie bei einem Patienten mit mediastinalem Nebenschilddrüsentumor bei Zustand nach erfolgloser Halsexploration mit Hemithyreoidektomie links, Aufnahme 15 min nach Injektion von 12 mCi ^{99m}Tc-Sesta-MIBI. Der Tumor lag tief in der Thymusdrüse, *Pfeile* zeigen auf Schilddrüsenrest rechts und den mediastinalen Epithelkörperchentumor

> **Die obere Nebenschilddrüse liegt dorsal des N. recurrens und kranial der A. thyreoidea inferior, die untere ventral des N. recurrens und kaudal der A. thyreoidea inferior. Ist die obere Nebenschilddrüse nicht in dieser Position gelegen, ist sie meist nach dorsal und kaudal verlagert und liegt unter der A. thyreoidea inferior hindurchgeschlüpft vor der Wirbelsäule und neben dem Ösophagus bzw. im Sulcus oesophagotrachealis. Ist die untere Nebenschilddrüse nicht an normaler Stelle gelegen, befindet sie sich meist in der Thymusdrüse, am häufigsten kranial in der Thymuszunge.**

Hat man einen lokalisationsdiagnostischen Hinweis, wird man natürlich auf dieser Seite und in der angegebenen Höhe beginnen. Ist dies nicht der Fall, muss eine systematische Halsexploration erfolgen unter Absuchen der normalen und dystopen Lokalisationsmöglichkeiten. Spezielle Lagevarianten außer den eben genannten sind:

- Position einer Nebenschilddrüse **sehr weit oben** im Halsgebiet (nicht deszendierte untere Nebenschilddrüse): Aus embryologischen Gründen kann eine untere Nebenschilddrüse, die aus der 3. Schlundtasche stammt und normalerweise die obere Nebenschilddrüse, die aus der 4. Schlundtasche stammt, „überholt" und weiter nach unten in Richtung Thymus wandert, auf diesem Weg stehengeblieben sein. Diese unteren Nebenschilddrüsen liegen dann sehr hoch im Halsgebiet in Höhe des Kieferwinkels oberhalb des oberen Schilddrüsenpols, in der Nähe der Glandula submandibularis, medial der V. jugularis interna oder in der

- **Gefäßnervenscheide** zwischen A. carotis communis und V. jugularis interna bzw. ventral oder dorsal davon. Es gilt der Merksatz: „Wenn man an den üblichen normalen und dystopen Stellen nichts gefunden hat, sollte man ganz weit oben nachschauen."
- Position eines Tumors **im Mediastinum** unabhängig von der Thymusdrüse (▣ Abb. 3.46): Mediastinale Tumoren unabhängig von der Thymusdrüse können selten vom Hals aus entfernt werden. Hier empfiehlt sich bei positiver Lokalisationsdiagnostik die Möglichkeit einer thorakoskopischen Resektion zu prüfen (Randone et al. 2010). Des Weiteren können eine angiographische Ablation oder, falls eine Exploration vom Hals aus fehlschlägt, die mediane Sternotomie und Entnahme durchgeführt werden. Gelegentlich können Nebenschilddrüsentumoren auch im mittleren Mediastinum liegen, dann meist im sog. aortopulmonalen Fenster. Im Marburger Krankengut wurden bei 7 Patienten, der Tumor im aortopulmonalen Fenster, in 8 Fällen zwischen Larynx und Pharynx oder retroösophageal vor der Wirbelsäule gelegen gefunden.
- Die extrem seltene **intrathyreoidale Lage**: Innerhalb der Schilddrüse gelegene Nebenschilddrüsentumoren sind extrem selten, in Autopsiestudien in 0,2 % aller Fälle. Meist sind intrathyreoidal gelegene Nebenschilddrüsen nicht wirklich intrathyreoidal gelegen, sondern entsprechen tief in einer Einziehung der Schilddrüse zwischen knotigen Veränderungen liegenden Nebenschilddrüsen. Letztlich muss, wenn man beide Halsseiten und das Mediastinum intensiv abgesucht hat, auf der Seite, wo man nicht 2 Nebenschilddrüsen nachgewiesen hat – eine Hemithyreoidektomie erfolgen. Dies sollte jedoch als letzter Schritt geschehen, nachdem man die anderen beschriebenen Möglichkeiten in Erwägung gezogen hat (Libutti et al. 1997; Karakas et al. 2012).

Ein seltenes, spezielles Problem, das zu einem rezidivierenden pHPT führt, ist die **Parathyromatose**. Darunter ist eine Aussaat von Parathyreoideazellen zu verstehen, die bei der erfolgreichen Erstoperation durch Verletzung

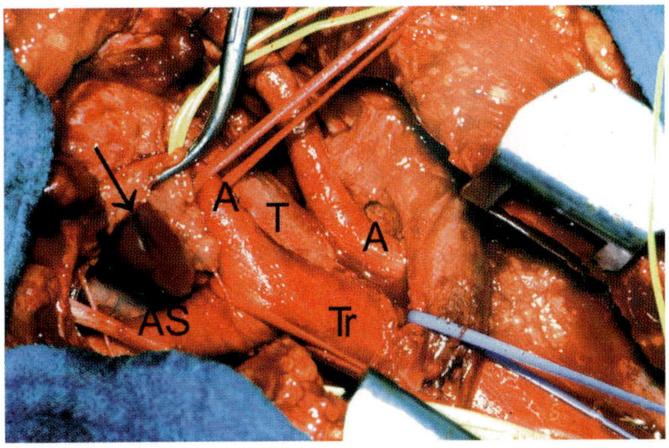

▣ **Abb. 3.46** Reoperation wegen Persistenz des pHPT bei einer 75-jährigen Patientin. Nach auswärtiger Erstoperation 8 Monate zuvor war es trotz Resektion eines Nebenschilddrüsenadenoms links nicht zum adäquaten Abfall des Serumkalziums gekommen. Ursächlich hierfür war ein zweites, ektop auf der rechten A. subclavia gelegenes, 1,5 g schweres Adenom (*Pfeil*). Die präoperative Lokalisationsdiagnostik konnte keinen Hinweis liefern. Eine Sternotomie war aufgrund von Verwachsungen notwendig. Schilddrüse sowie Thymus wurden reseziert *T* Trachea, *Tr* Truncus brachiocephalicus, *A* Aa. carotis communes, *AS* A. subclavia

der Drüsenkapsel geschieht. Die Zellen wachsen im Fett- und Bindegewebe sowie in der Muskulatur der jeweiligen Halsseite ein und infiltrieren die genannten Strukturen. Bei der Reoperation ist diese Situation dadurch zu erkennen, dass im Narbengewebe zahlreiche winzige, 1–2 mm große, weiche Knötchen zu erkennen sind, die sich im Schnellschnitt als Nebenschilddrüsengewebe erweisen. Hier ist die möglichst großzügige Exzision von sämtlichem Fett- und Bindegewebe sowie der einbezogenen Muskulatur anzustreben, wobei selten eine Heilung auf Dauer erzielt wird. Meist sind weitere Reoperationen nötig (Kollmorgen et al. 1994).

Intraoperative Parathormonbestimmung (► Abschn. 3.4.4)

In den letzten Jahren hat die intraoperative Quick-PTH-Bestimmung die Erfolgskontrolle bei Reoperationen erleichtert bzw. ermöglicht. Das für uns entscheidende Kriterium ist der Abfall von intaktem PTH um mehr als 50 % des Ausgangswertes nach einem Minimum von 5 min nach der Exzision des Nebenschilddrüsentumors und einen Abfall in den Normbereich nach 15 min. Um die Genauigkeit zu erhöhen, ist es notwendig, zwei Ausgangswerte zu entnehmen, den ersten bei der Narkoseeinleitung und den zweiten kurz bevor der Tumor exzidiert wird. Der Abfall von Quick-PTH sollte errechnet werden, ausgehend vom höchsten der beiden Ausgangswerte. Die Sensitivität beträgt 84 % für die 5-min-Untersuchung und 96 % für die 15-min-Untersuchung mit einer Spezifität von 100 % (Bergenfelz et al. 1994; Barczynski et al. 2009). Die Methode ist in der Lage, bei Reoperationen anzuzeigen, ob ein solitärer

Tumor gefunden und entfernt wurde. Sie ist in der Lage, bei Patienten, bei denen bei der Voroperation ein „Adenom" entfernt wurde, ein Doppeladenom oder gar eine Mehrdrüsenhyperplasie nachzuweisen, wobei nach Entfernung jeder vergrößerten Drüse ein Abfall des PTH und nach Entfernung der letzten Drüse ein Abfall in den Normalbereich nachgewiesen werden kann. Entscheidend ist, dass der Abfall des PTH-Spiegels die erfolgreiche Reexploration vorhersagen kann, auch bei Patienten, die ein Serumkalzium im oberen Normbereich haben (▶ Abschn. 3.4.4).

Zudem kann das Ergebnis der Quick-PTH-Messung eine schwere postoperative Hypokalzämie nach Reoperationen vorhersagen. Dies ist der Fall, wenn der Abfall von Quick-PTH größer als 84 % war (Elaraj et al. 2002). Die Quick-PTH-Messung ermöglicht die Lokalisation von Parathyreoidatumoren durch ein intraoperativ vorgenommenes venöses Sampling aus den in der Operation freigelegten Vv. jugulares internae beidseitig. Hierbei wird mit einer Nadel möglichst weit kaudal und kranial Blut zur PTH-Bestimmung abgenommen und die PTH-Spiegel verglichen. Die Sensitivität, mit der die Untersuchung einen Nebenschilddrüsentumor lateralisieren kann, ist bis zu 77 % (Bergenfelz et al. 1996, Karakas et al. 2005, 2012). Wichtig ist, dass man den Test wiederholt während der Operation durchführen kann, insbesondere, wenn präoperativ keine Lokalisation gelang oder diese nur durch ein Verfahren möglich war. Zuletzt kann der Quick-PTH-Assay genutzt werden zur Untersuchung von Feinnadelaspiraten von verdächtigen Läsionen während der Reoperation. Es konnte belegt werden, dass mit dieser Methode zwischen Nebenschilddrüsengewebe und anderen Strukturen unterschieden werden kann (Kiblut et al. 2004).

Die intraoperative Bestimmung von intaktem PTH kann die Erfolgsaussichten von Reexplorationen verbessern (Irvin et al. 1999) und zusammen mit einer sinnvoll genutzten präoperativen Diagnostik und intraoperativ angewandtem Wissen des Chirurgen eine entscheidende Rolle spielen (Bergenfelz et al. 1998).

Replantation von kältekonserviertem Gewebe

Gerade in der Situation der Reoperation muss die Möglichkeit der Kältekonservierung von Nebenschilddrüsengewebe bestehen – auch dies ist ein Argument dafür, solche Patienten in spezialisierten Zentren operieren zu lassen. Es kann sein, dass durch Voroperation und Reoperation die Durchblutung von normalem Nebenschilddrüsengewebe gestört und/oder bei der Reoperation das letzte verbliebene Nebenschilddrüsengewebe entfernt wird, sodass die Patienten einen permanenten Hypoparathyreoidismus erleiden und postoperativ lebenslang mit Kalzium und Vitamin-D-Metaboliten substituiert werden müssen. Dies gelingt relativ häufig zufriedenstellend, kann die Lebensqualität jedoch auch dann deutlich einschränken, wenn eine adäquate Dosis von Kalzium und Vitamin D zugeführt wird. Die bessere Alternative zu dieser lebenslänglich notwendigen Substitutionstherapie ist die Autotransplantation von autologem, kältekonserviertem Gewebe. In der eigenen Arbeitsgruppe und auch gemäß der Erfahrung anderer Autoren weltweit ist bei adäquat angewandter Technik mit einer Funktionsaufnahme von kältekonserviertem Gewebe bei etwa 2/3 der Patienten zu rechnen. Sinnvoll ist die Anschaffung einer Einfriereinheit, wie in hämatologischen Laboratorien vorhanden, und die Einweisung von medizinisch-technischem Personal in einen adäquaten Einfrier- und Auftauvorgang sowie die Bestimmung der Nekroserate vor der Replantation.

Die Replantation von frischem Gewebe ist von einer höheren Funktionsrate gefolgt. Es empfiehlt sich jedoch, zunächst abzuwarten, um klarzustellen, dass tatsächlich kein vitales Nebenschilddrüsengewebe in situ verblieben ist, und dann auf das kryopräservierte Gewebe zurückzugreifen. Im Falle einer sofortigen Autotransplantation und eines danach auftretenden Rezidivs der Erkrankung ist immer unklar, ob das Rezidiv vom Autotransplantat ausgeht oder von noch verbliebenem Gewebe im Halsgebiet.

Als Implantationsort empfiehlt sich die Muskulatur eines Unterarms. Winzige Nebenschilddrüsenstückchen von etwa 1 mm Kantenlänge werden separat in Muskeltaschen eingebracht, wobei mindestens 20, bei hoher Nekroserate bis zu 40 Stückchen autotransplantiert werden sollten.

Ergebnisse der Reoperationen

Während in den siebziger und achtiger Jahren des letzten Jahrhunderts, d. h. vor Einführung und routinemäßiger Etablierung präoperativer lokalisationsdiagnostischer Verfahren sowie intraoperativer Techniken, wie der Quick-PTH-Messung, Erfolgsraten (Häufigkeit der Beseitigung der Hyperkalzämie) von bis zu 90 % angegeben wurden (◘ Tab. 3.12), werden in aktuellen Untersuchungen Erfolgsraten erreicht, die denen der Erstoperation entsprechen. Zudem ist die Rate der Komplikationen geringer. Dies wird in erster Linie dadurch erreicht, dass immer häufiger eine fokussierte Reoperation aufgrund verbesserter lokalisationsdiagnostischer Verfahren möglich ist. (Richards et al. 2008, Hessman et al. 2008; Karakas et al. 2012). Die Ergebnisse von Reoperationen sind auch abhängig davon, ob ein sporadischer oder hereditärer pHPT vorliegt, oder eine präoperative Lokalisation gelungen ist

Tab. 3.12 Ergebnisse nach Reoperationen aufgrund von persistierendem und rezidivierendem pHPT. Angegeben ist neben der Zahl der behandelten Patienten der Anteil an persistierenden Erkrankungen unter allen Reoperationen, der Anteil an permanenten Rekurrensparesen und Hypokalzämien sowie die Erfolgsrate, verstanden als Beseitigung der Hyperkalzämie

Autor	Jahr	n	Persistierend (%)	Rekurrensparese (%)	Permanente Hypokalzamie (%)	Erfolgsrate (%)
Brennan u. Norton	1985	175	87	6,3	35	90
Grant et al.	1986	157	88	3,8	14	89
Jaskowiak et al.	1996	222	92	1,3	5,3	97
Hessman et al	2008	144	73	1,4	6,5	93
Richards et al.	2008	228	73	<1	3	89
Eigene Daten	2012	125	83	9	13	98

und ob eine intraoperative PTH-Bestimmung erfolgte (Abb. 3.47).

Trotz geringerer Komplikationsraten sind diese auch weiterhin nicht zu vernachlässigen, v. a. was die Rekurrensparesen und die permanenten Hypokalzämien angeht. Im eigenen Krankengut waren in den letzten 20 Jahren 8 von 129 Reoperationen nicht erfolgreich, wobei in 3 Fällen bei weiteren Reoperationen das hormonüberaktive Gewebe doch noch gefunden werden konnte (Karakas et al. 2012).

Zusammengefasst sind im Rahmen von Reoperationen folgende **Leitsätze** zu beachten:
- Vor einer Reoperation muss die Diagnose „primärer Hyperparathyreoidismus" eindeutig gesichert sein.
- Wichtiger als lokalisationsdiagnostische Maßnahmen ist die genaue Kenntnis des Operationsberichtes von der Voroperation und des Pathologiebefundes des entnommenen Gewebes.
- Lokalisationsdiagnostische Methoden sollten schrittweise und systematisch eingesetzt werden. Beachtet werden muss die Möglichkeit von falsch-positiven Befunden bei allen in Frage kommenden Verfahren.
- Die gesuchten Drüsen sind fast immer im Halsgebiet und dann in einer dorsalen Lage zu finden. Liegen sie nicht dort, sind untere Nebenschilddrüsen in der Thymusdrüse oder seltener weit oben (oberhalb der oberen Nebenschilddrüsen) zu suchen. Obere Nebenschilddrüsen sind meist nach dorsal in Richtung auf das hintere Mediastinum disloziert und liegen neben dem Ösophagus bzw. vor der Wirbelsäule.
- Bei Reoperationen sollte man eine Lupenbrille und ein Neuromonitoring benutzen und die Möglichkeit der Quick-PTH Bestimmung haben. Die Operation sollte v. a. in einem Zentrum mit Erfahrung erfolgen und die Möglichkeit der Kryokonservierung vorhalten.

3.4.6 Nichtoperative Therapieoptionen

E. Blind

Für den pHPT gibt es bislang keine befriedigende medikamentöse Dauerbehandlungsmöglichkeit. Ziel der nichtoperativen Therapie ist deshalb vorwiegend die Absenkung des erhöhten Serumkalziums (für begrenzte Zeit) sowie die Verbesserung der Nierenfunktion in schwereren Fällen. Nur in Einzelfällen kommt eine unterstützende medikamentöse Dauerbehandlung des pHPT in Betracht.

Therapie der Hyperkalzämie

Bei Hyperkalzämien besteht aufgrund der initialen Polyurie oft eine konsekutive Dehydratation. Die **Rehydrierung** und ausreichende **Diurese** ist daher eine zentrale und oft erstaunlich wirksame Maßnahme zur Absenkung des Serumkalziums:
- Reichliches Trinken von mehr als 3 l p.o. und/oder zusätzlich NaCl 0,9 % i.v. pro Tag. Erzielt werden sollte ein Umsatz von wenigstens 3–5 l pro Tag. Therapeutisches Ziel ist dabei, die drohende oder bereits bestehende, hyperkalzämiebedingt eingeschränkte Konzentrationsfähigkeit der Niere zu beseitigen, die ansonsten im Sinne eines Teufelskreises wiederum die Fähigkeit der Niere beeinträchtigt, Kalzium auszuscheiden (Abb. 3.48).
- Förderung der Diurese, soweit erforderlich, mit einem Schleifendiuretikum, z. B. Furosemid (Lasix, dies hat aber eine direkte kalziurische Wirkung erst bei >1 g pro Tag).

Keine Verwendung von Thiaziddiuretika, da diese die Kalziumausscheidung durch die Niere hemmen. Zu beachten ist eine mögliche Hypokaliämie; ggf. Substitution mit z. B. 80 mval KCl i.v. über 24 h.

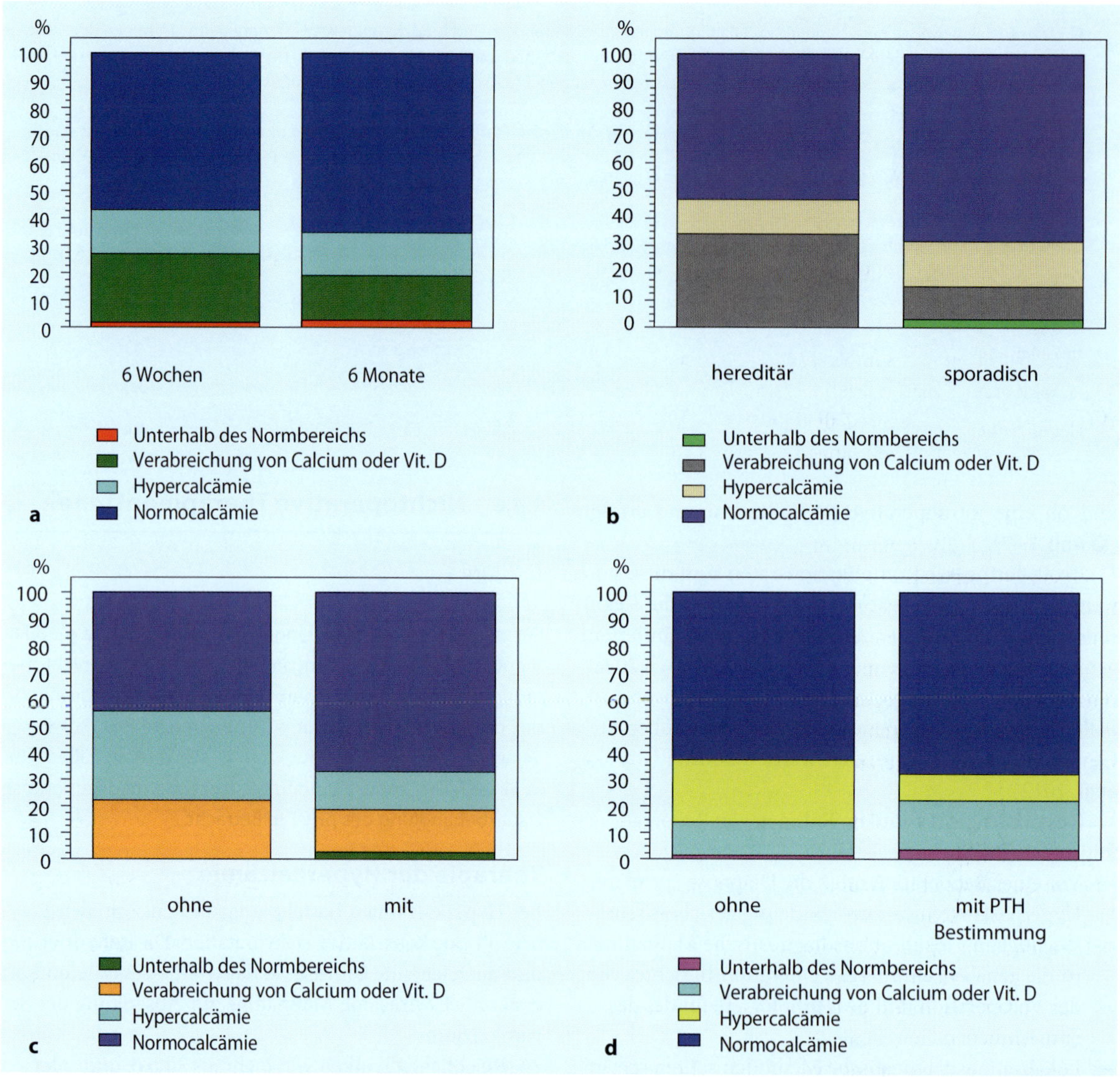

Abb. 3.47a–d Ergebnisse der Reoperationen 2004–2010. **a** Kalziumstatus 6 Wochen und 6 Monate nach Reoperationen. **b** Unterschiedlicher Kalziumstatus bei Patienten mit hereditärem und sporadischem primären Hyperparathyreoidismus 6 Monate postoperativ. **c** Einfluss der präoperativen Lokalisationsdiagnostik auf den Kalziumstatus 6 Monate postoperativ. **d** Einfluss der intraoperativen Parathormonbestimmung auf den Kalziumstatus 6 Monate postoperativ. (Aus dem Skandinavischen Qualitätsregister für Schilddrüsen- und Nebenschilddrüsenchirurgie, mit freundlicher Genehmigung von A. Bergenfelz)

Bei einer **hyperkalzämischen Krise** (Bewusstseinsstörungen, gastrointestinale Störungen wie Erbrechen, etc., meist bei Kalziumwerten über etwa 3,5 mmol/l, bei besonders jungen Patienten aber auch oft erst bei noch höheren Werten, Notfall!) müssen intensivierte Maßnahmen ergriffen werden:

- Erhöhung der Flüssigkeitszufuhr auf 6–8 l 0,9 % NaCl + 20 mmol/l KCl pro 24 h i.v.
- Bilanz, Furosemid (Lasix) bis 50 mg/h i.v. (zur Aufrechterhaltung der Diurese (**cave**: erst nach erfolgter Rehydratation).
- Effektiv und frühzeitig einzusetzen sind intravenös als Infusion zu verabreichende Bisphosphonate (typischerweise verwendete Einzeldosen sind: z. B. Pamidronat (Aredia) 15–45 mg (wiederholbar), Ibandronat (Bondronat) 2–4 mg oder Zoledronat (Zometa) 4 mg, die Wirkung tritt nach 1–2 Tagen ein).
- Als Reservemedikament evtl. Kalzitonin, mit allerdings begrenzter Wirksamkeit
- Als Ultima ratio bei Nierenversagen Hämodialyse gegen kalziumarmes Dialysat. Der damit erzielte Effekt hält aber jeweils nur sehr kurz an.

- Bei einer parathyreogenen hyperkalzämischen Krise sollte eine Parathyreoidektomie innerhalb von 24–48 h angestrebt werden und darf nicht durch den meist frustranen Versuch, zuerst eine vollständige Normalisierung des Serumkalziums zu erreichen, unnötig verzögert werden. Im Falle von differenzialdiagnostischen Schwierigkeiten muss eine PTH-Bestimmung, möglichst als Schnellbestimmung, durchgeführt werden, um die Diagnose zu klären.

Postoperatives Management des pHPT

Eine tägliche Serumkalziumbestimmung in den ersten 2–3 Tagen postoperativ und dann noch einmal nach mehreren Wochen erscheint in jedem Fall sinnvoll. Nach Operation eines schweren und schon lange bestehenden HPT kann es zum „Hungry-bone"-Syndrom kommen, bei dem die Knochenmatrix nach dem Abfall des hohen PTH-Spiegels sehr avide Mineralsalz aufnimmt und so eine ausgeprägte Hypokalzämie entsteht. Es ist dann eine Behandlung mit hochdosiertem Kalzium- und Vitamin-D-Präparaten erforderlich. Diese müssen individuell dosiert und häufig engmaschig kontrolliert und angepasst werden. Hiervon muss ein möglicher postoperativer Hypoparathyreoidismus differenzialdiagnostisch abgegrenzt werden. Weitere Informationen finden sich hierzu in ▶ Abschn. 3.6.

Behandlungsrichtlinien bei konservativem Management des pHPT

Kommt es, aus welchen Gründen auch immer, beim Vorliegen eines pHPT nicht zu einer Operation, so empfehlen sich folgende therapeutischen Ratschläge zur Langzeitbehandlung bei milder Hyperkalzämie:

- Normale Kalziumzufuhr (eine streng kalziumarme Ernährung ist nicht sinnvoll)
- Ausreichende Trinkmenge von >2 l pro Tag (zur Vermeidung einer Dehydratation)
- Ein eventueller Vitamin-D-Mangel sollte ausgeglichen werden.

Kontraindiziert sind Digitalispräparate und Thiaziddiuretika. Eine Exazerbation droht bei Immobilisation und bei Dehydratation.

Um Komplikationen rechtzeitig erkennen zu können und ggf. doch die Operationsindikation zu stellen, sind folgende regelmäßige Verlaufskontrollen notwendig (in Anlehnung an die letzte Konsensus-Konferenz zu diesem Thema im Jahre 2008; Bilezikian et al. 2009):

- Zwischenanamnese und körperliche Untersuchung (jährlich)
- Serumkalzium (jährlich)
- Serumkreatinin (jährlich)

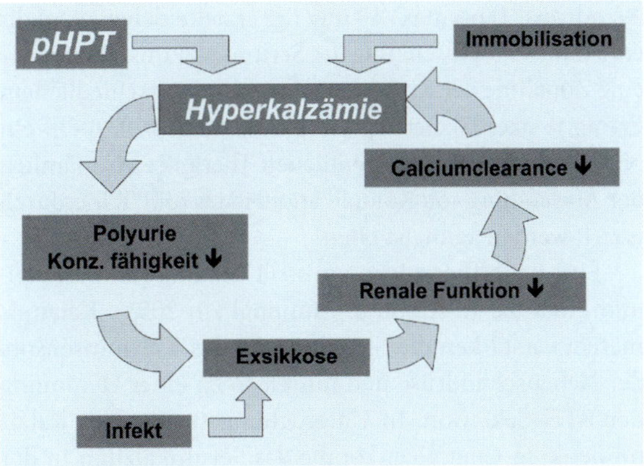

Abb. 3.48 Hyperkalzämie und Nierenfunktion: Circulus vitiosus aus sich verschlechternder Nierenfunktion und Zunahme der Hyperkalzämie, getriggert durch weitere Einflüsse

- Osteodensitometrie (an 3 Stellen: Lendenwirbelsäule, Hüfte, distaler Radius; ein- bis zwei-jährlich)

Dem Patienten sollte von der Erwägung oder ggf. Fortführung eines konservativen Prozedere spätestens dann abgeraten werden, wenn es zu einer Überschreitung der in ▶ Abschn. 3.4.2 genannten Laborgrenzwerte (Kalzium, GFR) kommt und/oder einer der folgenden Punkte zutrifft:

- Ossäre Manifestation des pHPT, z. B. Frakturen, radiologisch Zysten, subperiostale Knochenresorption
- Verminderung der Knochendichte um mehr als 2,5 Standardabweichungen im Vergleich zu einem jungen Vergleichskollektiv (T-Score) gemessen an der Lendenwirbelsäule, Schenkelhals, oder dem distalen Radius (mittels der DXA-Methode)
- Renale Manifestation des pHPT als Nephrolithiasis oder Nephrokalzinose
- Lebensalter <50 Jahre
- Unmöglichkeit oder Ablehnung einer regelmäßige Verlaufskontrolle

Medikamentöse Behandlung des pHPT

Eine befriedigende medikamentöse Langzeitbehandlung des pHPT existiert derzeit nicht. Bei postmenopausalen Frauen führen **Östrogenpräparate** zu einer leichten Absenkung des Serumkalziums (um ca. 0,5 mg% oder 0,125 mmol/l); eine ähnliche Effektivität hat der selektive **Östrogenrezeptormodulator** Raloxifen (Evista) bei Frauen mit mildem pHPT gezeigt. Ob diese Absenkung des Serumkalziums und der ebenfalls beobachtete positive Effekt auf die Knochendichte aber überhaupt einen Nutzen für die Patientinnen bringen, ist nicht gezeigt.

Die Möglichkeit einer Dauerbehandlung mit einem **Bisphosphonat** wurde in mehreren Studien untersucht.

Alendronat (Fosamax) 10 mg/Tag erzielte dabei allenfalls eine transiente Absenkung des Serumkalziums, zeigte aber eine Zunahme der Knochendichte, mit unterschiedlichem Erfolg je nach Skelettregion (Chow et al. 2003). Ob ein Nutzen bezüglich des eigentlichen Therapieziels, nämlich der Abwendung von Komplikationen des pHPT, hierdurch erzielt werden kann, ist offen.

Eine neue Therapieoption stellt der Einsatz von **Kalzimimetika** dar (Steddon u. Cunningham 2005). Kalzimimetika verstärken die Signalgebung des Kalziumsensors der Nebenschilddrüse und führen so zu einer Hemmung der PTH-Sekretion. In Unteruchungen mit dem Kalzimimetikum Cinacalcet konnte das Serumkalzium in der Mehrzahl der Patienten mit mildem pHPT dauerhaft über 4 Jahre normalisiert werden (Peacock et al. 2011). Cinacalcet (Mimpara) wurde 2004 in Europa für die Indikationen sekundärer Hyperparathyreoidismus und Nebenschilddrüsenkarzinom zugelassen und erhielt 2008 auch die Zulassung zur Absenkung des Serumkalziums bei pHPT in Fällen, in denen eine Parathreoidektomie aufgrund des erhöhten Serumkalziumwertes zwar indiziert wäre aber nicht durchgeführt werden kann (weitere Informationen darüber finden sich auf der Website der European Medicines Agency). Einen wesentlichen Einfluss auf die Knochendichte hat diese Behandlung allerdings nicht, und ob und in welchem Ausmaß Komplikationen eines pHPT verhindert werden können, ist bisher noch nicht bekannt.

3.4.7 Nebenschilddrüsenkarzinom

M.B. Niederle, B. Niederle

Maligne Tumoren der Nebenschilddrüse sind selten. Sie sind in knapp 1 % der Fälle Ursache für das typische klinische und laborchemische Bild des primären Hyperparathyreoidismus (pHPT). Hormoninaktive Malignome der Nebenschilddrüse sind noch seltener (Koea u. Shaw 1999). Nebenschilddrüsenkarzinome werden im 5. und 6. Lebensjahrzehnt diagnostiziert. Einzelne Fälle wurden aber auch bei Kindern und Jugendlichen beobachtet. Überall dort, wo Nebenschilddrüsengewebe lokalisiert ist, kann ein Nebenschilddrüsenkarzinom entstehen, also auch ektop (Sawady et al. 1989).

Inzidenz und Epidemiologie

Die erste Dokumentation eines **hormonaktiven Parathyreoideakarzinoms** findet sich in der Literatur 1933 (Sainton u. Millot 1933). Nur etwa 1000 Patienten sind in der Literatur genauer beschrieben (Talat u. Schulte 2010). Einige wenige Zentren berichten von ausgedehnterer diagnostischer und therapeutischer Erfahrung (Witteveen et al. 2010). Darum werden klinische und pathohistologische Charakteristika sowie Hinweise zur frühen Diagnose bzw. Empfehlungen zur adäquaten Therapie nach wie vor unterschiedlich diskutiert (Okamoto et al. 2009)

Hormonaktive Nebenschilddrüsenkarzinome sind bei rund 1 % der Patienten mit primärem Hyperparathyreoidismus (pHPT) Ursache für das typische klinische und laborchemische Bild der Erkrankung (Ruda et al. 2005). **Hormoninaktive Malignome** der Nebenschilddrüse sind besonders selten (Koea u. Shaw 1999; Wilkins u. Lewis 2009).

Frauen und Männer sind gleich häufig betroffen. Der Häufigkeitsgipfel liegt im 5. und 6. Lebensjahrzehnt (▪ Tab. 3.13). Einzelne Fälle wurden aber auch bei Kindern und Jugendlichen beobachtet. Nebenschilddrüsenkarzinome können in orthotop oder ektop (z. B. im Thymus) gelegenen Nebenschilddrüsen lokalisiert sein (Sawady et al. 1989).

Ätiologie und Pathogenese

Die Ätiologie des Nebenschilddrüsenkarzinoms ist unbekannt. Als möglicher Ursache wird eine Bestrahlung des Halses (wie für den pHPT) diskutiert, obwohl dafür keine eindeutigen Beweise vorliegen. Parathyreoideakarzinome können auch im Rahmen einer reaktiven, renalen Nebenschilddrüsenüberfunktion auftreten. In einer Literaturübersicht werden 17 Patienten näher beschrieben (Khan et al. 2004).

Auf molekularer Ebene wird vermutet, dass bei der Entstehung des Nebenschilddrüsenkarzinoms das Onkogen „Cyclin D1" oder „PRAD1", das „Retinoblastom-Gen" oder das „p53"-Tumorsuppressorgen mitverantwortlich sein könnten (Sharretts u. Simonds 2010).

Jüngst wurde das **„Hyperparathyreoidismus-Kiefertumor-Syndrom"** („hyperparathyroidism jaw tumor syndrome"; HPT-J) beschrieben (Shane 2001; Mittendorf u. McHenry 2005; Carpten et al. 2002). Das autosomal-dominant vererbte Syndrom wird durch Mutationen im Parafibromin-Gen (HRPT2, CDC73; bisher mehr als 37 verschiedene Mutationen bekannt) ausgelöst.

Klinisch steht der pHPT, der bei 10–15 % der Patienten durch ein häufig zystisch degeneriertes Nebenschilddrüsenkarzinom verursacht wird, im Vordergrund. Der pHPT ist mit ossifizierenden Fibromen der Mandibula (Maxilla), renalen Zysten, Hamartomen und Wilms-Tumoren assoziiert. Inaktivierende Mutationen im CDC37-Gen (lokalisiert im Chromosom 1q25-q31) sollen aber auch den „familiären isolierten pHPT" und Nebenschilddrüsenkarzinome auslösen (Pichardo-Lowden et al. 2011). Somatische Mutationen im CDC73-Gen sind häufiger in Nebenschilddrüsenkarzinomen als in -adenomen zu finden (Okamoto et al. 2009).

Diagnostik und Klinik

Eindeutige präoperative klinische oder laborchemische Kriterien für das Vorliegen eines Epithelkörperchenkar-

Tab. 3.13 Demographische Unterschiede: primärer Hyperparathyreoidismus bei gutartigem (Adenom) und bösartigem (Karzinom) Verlauf. (Mod. nach Shane 2001)

	Gutartig (Adenom)	Bösartig (Karzinom)
Männer : Frauen	3,5:1	1:1
Alter (Jahre)	56 (17–85)	47 (12–80)
Serum-Kalzium	<3,5 mmol/l	Häufig >3,5 mmol/l
PTH	Mild erhöht	Sehr stark erhöht (>5× obere Norm bei normaler Nierenfunktion)
Palpabler Halstumor	Selten	32–80 %
Renale Manifstation	4–37 %	35–80 %
Nephrolithiasis	20 %	49 %
Nephrokalzinose	Selten	23–56 %
Nierenfunktion eingeschränkt	10–14 %	51–84 %
Knochenmanifestation	<5 %	34–91 %
Ostitis fibrosa cystica	4 %	36 %
Niere-/Knochenmanifestationen	Selten	24–45 %
Begleitsymptome		
Ulcus pepticum	8 %	11 %
Pankreatitis	Selten	5–15 %
Asymptomatisch/minimal symptomatisch	50–80 %	2–3 %
Familiär/MEN-assoziiert	Vereinzelt	HPT-Jaw-Syndrom 10–15 %

zinoms gibt es nicht. In der Literatur sind zwar einige laborchemische Verdachtsmomente beschrieben, diese sind aber nur vage Anhaltspunkte und präoperativ nicht beweisend (Okamoto et al. 2009). Hinweisend auf einen malignen Nebenschilddrüsentumor sind ein hoher Kalzium- (>3,5 mmol/l) und Parathormonspiegel (mehr als das 5-Fache der Norm bei normaler Nierenfunktion; Shane 2001), ein tastbarer Halstumor (**Cave**: gutartiger/bösartiger Schilddrüsentumor) oder eine Parese des Nervus lanygeus recurrens (**Cave**: bösartiger Schilddrüsentumor). Üblicherweise wird der pHPT aber wegen der ausgeprägten klinischen Manifestationen (Kombination Knochen- und Nierenmanifestationen, ausgeprägtes Hyperkalzämiesyndrom) schon vor Erreichen einer palpablen Tumorgröße diagnostiziert und der Patient unter der Diagnose pHPT einer Operation zugeführt (Tab. 3.13).

Das hormoninaktive Nebenschilddrüsenkarzinom wird als derber klinisch maligner Tumor auffällig (Fang et Lal 2011).

Ultraschall – MIBI-Szintigraphie Zur Lokalisation der hyperfunktionellen Nebenschilddrüse und zur Therapieplanung kommen Ultraschall und MIBI-Szintigraphie unabhängig von der eventuell vorliegenden Morphologie bei laborchemisch nachgewiesenem pHPT zum Einsatz. Häufig zeigen maligne Nebenschilddrüsentumoren eine Größe über 25 mm. Tumoren mit unregelmäßiger Abgrenzung zu umgebenden Strukturen und mit dem Verdacht auf organüberschreitendes Wachstum bzw. Infiltration in Nachbarorgane können erste Hinweise auf ein Nebenschilddrüsenkarzinom sein (Sidhu et al. 2011).

Die MIBI-Szintigraphie kann erste Hinweise auf regionale Lymphknoten- und Fernmetastasen geben und ist bei biochemischem Verdacht auf Rezidiv bzw. vor einem Rezidiveingriff zum onkologischen Staging unerlässlich (Kebebew et al. 2001).

Feinnadelaspirationsbiopsie Sehr kritisch ist die Indikation zur Feinnadelaspirationsbiopsie bei primärem Hyperparathyreoidismus allgemein und besonders bei Verdacht auf Malignität zu stellen. Da es keine sicheren zytologischen Charakteristika malignen Wachstums gibt, erweitert die Feinnadelaspiration nicht das diagnostische Spektrum und hat somit keinen diagnostischen Stellenwert.

3

Tab. 3.14 Differenzialdiagnose Adenom – Karzinom. (Mod. nach Sheu et al. 2003)

	Adenom	Karzinom
Gewicht	0,3–1 (mehrere) g	>1,5 g (bis 30 g)
Kapsel	Dünn, komplett	Dick, fibrös
Supprimiertes Gewebe	In ~50 %	Selten
Schnittfläche	Rötlich-braun Homogen Verdichtete Konsistenz	Grau-weißlich Irregulär lobuliert Fibröse Septen
Intrazytoplasmatisches Fett	Vermindert	Meist fehlend
Stromale Fettzellen	Meist fehlend	Fehlend
Histologie	Homogener Tumor Keine Septen	Septierter Tumor Nekrosen Verkalkungen
Mitosen	Selten ≥1/10 HPF	≥1/10 HPF
Kapselinvasion	Fehlend	In 2/3 der Fälle
Gefäßinvasion	Fehlend	Beweisend
Somatische CDC73 (HRPT2) Mutation	0–4 %	15–100 %
Lokalrezidiv	Bei adäquater Therapie nicht zu beobachten	2/3 der Patienten innerhalb von 3 Jahren
Fernmetastasen	Keine	In 1/3

Eine Ruptur der Tumorkapsel kann zu Autoimplantation sowohl von gutartigen, vor allem aber von bösartigen Nebenschilddrüsenzellen („seeding") führen.

Pathologie (▶ Abschn. 3.3)

Makroskopie und Mikroskopie

Intraoperative makroskopische Hinweise auf ein Nebenschilddrüsenkarzinom sind ein derber, grauweißer, unscharf begrenzter Tumor mit dicker, fibröser Kapsel und straffer Verbindung zur Umgebung insbesondere zur Schilddrüse als Zeichen einer Invasion. Damit verbunden sind (meist) Schwierigkeiten bei der Mobilisierung dieser vergrößerten Drüse (**Cave**: Fehlende Schicht zur Präparation auch bei lang bestehendem degenerativ veränderten Adenom möglich). Die eindeutige Invasion in die Schilddrüse, den Ösophagus oder in die Halsweichteile ist beweisend für Malignität.

Auf der Schnittfläche ist der maligne Tumor grau bis gelb-braun. Er zeigt eine für einen malignen Tumor typische, körnige Struktur und eine von einer derben, fibrösen Tumorkapsel ausgehende Septierung (Tab. 3.14; Sheu et al. 2003).

Das Vorkommen von Fibrosen, Verkalkungen, Nekrosen, zellulären Atypien (insbesondere Makronukleolen), Kapseleinbrüchen und Mitosen ist lediglich malignitätsverdächtig, wenngleich diese Kriterien statistisch signifikant häufiger bei Karzinomen vorkommen (Okamoto et al. 2009).

Basierend auf den ersten Detailbeschreibungen des Nebenschilddrüsenkarzinoms von Schantz und Castleman (1973) ist nur der histologische Nachweis einer **Tumorinvasion** ins umgebende Gewebe sowie in Gefäße (= Tumor findet sich in Kapselgefäßen oder in Gefäßen des umgebenden Weichteilgewebes) für die Malignität eines Nebenschilddrüsentumors beweisend (DeLellis 2011).

Vom Nebenschilddrüsenkarzinom ist das „**atypische Nebenschilddrüsenadenom**" abzugrenzen. Es beschreibt einen Nebenschilddrüsentumor, der einige dem Nebenschilddrüsenkarzinom ähnliche Charakteristika wie (inkomplette) Kapselinvasion, Fibrosen (dicke Tumorkapsel, Tumorsepten aus kollagenem Gewebe teilen den Tumor in Tumorabschnitte mit inhomogenem Gewebemuster), trabekuläres Wachstum, Mitosen [>1/10 Gesichtsfelder × 100]) aber kein lokal infiltrierendes Wachstum oder Gefäßinvasion zeigt (DeLellis 2011).

In vielen Fällen ist ein Karzinom erst im Verlauf durch metachrone Metastasierung beweisbar (Sandelin et al. 1992; Sheu et al. 2003).

Das Auftreten eines **lokalen Rezidivs** innerhalb weniger Monate nach Entfernung eines Nebenschilddrüsentumors kann auf einen malignen Tumor hinweisen. Ursache des Rezidivs können aber auch lokal verbliebene Zellen eines

Tab. 3.15 Nebenschilddrüsenkarzinom: Vorschlag zur TNM-Klassifikation nach Shaha u. Shah 1999 und Talat u. Schulte 2010

		Shaha 1999	Talat u. Schulte 2010	
			a	b
T	x	?	Keine Information	„Low risk"
	1	Primärtumor ≤30 mm	Kapselinvasion	
	2	Primärtumor >30 mm	Weichteilinfiltration (keine Infiltration von Trachea, Larynx, Ösophagus)	
	3	Jede Größe mit Infiltration des Umgebungsgewebes (Schilddrüse, gerade Halsmuskulatur, etc.)	Gefäßinvasion	„High risk"
	4	Ausgedehnter Befall des zentralen Halskompartments mit Infiltration von Trachea und Ösophagus oder Rezidivtumor	Infiltration vitaler Strukturen (Hypopharynx, Trachea, Ösophagus, Larynx, N. laryngeus rec., A. carotis)	
N	x	?	Keine Untersuchung durchgeführt	
	0	Keine Lymphknotenmetastasen		
	1	Lymphknotenmetastasen		
M	x	?	Keine Untersuchung durchgeführt	
	0	Keine Fernmetastasen		
	1	Fernmetastasen		

Adenoms sein, wenn bei der Entnahme die Kapsel verletzt oder der gutartige Tumor unvollständig entfernt wurde.

TNM-Klassifikation und Tumorstaging

Da das Nebenschilddrüsenkarzinom zu den besonders seltenen Krankheitsbildern zählt (Lee et al. 2007), wurde neuerlich in der jüngsten (7.) Auflage des „American Joint Committee on Cancer (AJCC) – Cancer Staging Manuals" weder eine TNM-Klassifikation noch ein TNM-Staging für das Nebenschilddrüsenkarzinom aufgenommen (Edge et al. 2010). Allerdings gibt es Vorschläge zu einer TNM-Klassifikation und einem TNM-Staging von Shaha und Shah (Shaha u. Shah 1999) und jüngst eine Modifikation von Talat und Schulte (Talat u. Schulte 2010; Tab. 3.15 und Tab. 3.16). Die Modifikation wurde vorgeschlagen, da die Größe des Nebenschilddrüsenkarzinoms (in der T-Klassifikation von Shaha und Shah wichtiges Kriterium) die Prognose nicht beeinflusst. Zumindest sollten „Low-risk"- (Kapselinvasion/Infiltration in umgebende Weichteile) von „High-risk"-Patienten (Gefäßinvasion und/oder Invasion in Nachbarorgane und/oder Lymphknotenmetastasen und/oder Fernmetastasen) unterschieden werden (Talat u. Schulte 2010; Tab. 3.15). Definitionsgemäß wurden 21 % als „Low-risk"-, 79 % als „High-risk"-Patienten klassifiziert. Zum Zeitpunkt der Erstdiagnose finden sich bei zumindest 8 % Lymphknoten- und bei 1 % Fernmetastasen. Diese sind überwiegend in der Lunge, gefolgt von Knochen und Leber lokalisiert. (Talat u. Schulte 2010).

Therapie

Chirurgische Therapie

Im Zentrum der Therapie steht die chirurgische Entfernung des Primärtumors, infiltrierter Gewebeanteile und befallener Lymphknoten. Den weiteren klinischen Verlauf und die Prognose entscheidet der Ersteingriff.

Ersteingiff Die radikale En-bloc-Resektion des Tumors mit dem umgebenden Gewebe (ipsilaterale Hemithyreoidektomie und zentraler Halsdissektion = Minimaleingriff) ist das angestrebte chirurgische Behandlungsziel im Ersteingriff (Hundahl et al. 1999; Iacobone et al. 2004; Kirkby-Bott et al. 2005; Schulte et al. 2010). Da die Gefrierschnittuntersuchung (**Cave**: keine Biopsie!) außer zur Dokumentation von Lymphknotenmetastasen keinen sicheren Malignitätsnachweis liefern kann, muss die Entscheidung über die Ausdehnung des chirurgischen Eingriffs vom makroskopischen Eindruck des Chirurgen abhängig gemacht werden.

Bereits beim geringsten (makroskopischen) Verdacht auf ein Nebenschilddrüsenkarzinom sollte immer der beschriebene „Minimaleingriff" ausgeführt werden (Talat u. Schulte 2010).

Bei eindeutiger, direkter **Infiltration des N. laryngeus recurrens** muss dieser mitentfernt werden, da eine Eröffnung der Tumorkapsel signifikant häufiger ein Lokalrezidiv

Tab. 3.16 Nebenschilddrüsenkarzinom: Vorschlag zu TNM-Stadien nach Shaha u. Shah 1999 und Talat u. Schulte 2010)

Stadium		Shaha 1999	Talat u.Schulte 2010
I		T1N0M0	T1 oder T2
II		T2N0M0	T3N0M0
III	A	T3N0M0	T4N0M0 Jedes T, N1M0
	B	T4N0M0	
	C	Jedes T, N1M0	
IV		Jedes T, jedes N, M1	Jedes T, jedes N, M1

durch Autoimplantation induziert. Eine laterale Halsdissektion ist nur bei histologisch nachgewiesenem Tumorbefall indiziert (Fujimoto et al. 1984; Schulte et al. 2010).

Befindet sich ein Epithelkörperchenkarzinom an **ektoper Stelle** im vorderen Mediastinum oder reicht der Tumor nach retrosternal, sollte eine radikale Entfernung en bloc mit Fett- und Thymusgewebe erfolgen. Je nach Ausdehnung und Übersicht kann dies transzervikal oder offen durch transsternale Mediastinaldissektion erfolgen. Erweiterte Eingriffe mit Resektionen aus Ösophagus und/oder Trachea sind beim Ersteingriff selten notwendig, sollten jedoch in das therapeutische Konzept miteinbezogen werden, falls damit R0-Radikalität erreicht werden kann.

Wird das Nebenschilddrüsenkarzinom erst postoperativ histologisch diagnostiziert (Gefäßinvasion!), sollte eine „Komplettierungsoperation" innerhalb der ersten 7 Tage durchgeführt werden, wenn der pHPT laborchemisch persistiert bzw. wenn eine ausgedehnte Gefäßinvasion nachgewiesen wurde. Reoperationen nach dem 10 Tag sind wegen der Narbenbildung mit einer deutlich höheren Morbidität verbunden Laborchemisch „geheilte" Patienten müssen kurzfristig überwacht werde (s. unten, „Nachsorge").

Rezidiveingriff Rezidive stellen den Chirurgen vor größere Probleme als der Ersteingriff. Erklärtes Ziel ist zumeist nicht nur das Erreichen von lokaler Radikalität, sondern die Reduktion der „endokrin wirksamen" Tumormasse. Dabei können auch im begründeten Einzelfall erweiterte Tracheal- oder Ösophagus-Teilresektionen notwendig sein. Auch bei Vorliegen von Fernmetastasen können mit lokalradikalen Resektionen langanhaltende, palliative Effekte erreicht werden.

Fernmetastasen Eine Resektion von Fernmetastasen zur Prognoseverbesserung ist je nach individuellem Verlauf zu überlegen (Koea u. Shaw 1999). In der Literatur finden sich vereinzelt Berichte über eine chirurgische Entfernungen von Lungenmetastasen (Obara et al. 1993; Sandelin et al. 1994) aber auch über die Therapie von Lebermetastasen durch laparoskopische oder offene Radiofrequenz-Ablationen (Ahmad et al. 2005), im Intervall kombiniert mit einer transarteriellen Embolisation nicht ablierbarer Lebermetastasen (Artinyan et al. 2008).

Intraoperatives PTH-Monitoring Ein intraoperatives Parathormon-Monitoring kann sowohl beim Erst- wie auch beim Rezidiveingriff sinnvoll sein. Damit kann eine vollständige Resektion des malignen Tumors dokumentiert werden. Vor lokaler Erweiterung des Ersteingriffs (z. B. in das vordere, obere Mediastinum) muss ein mögliches Vorliegen einer Mehrdrüsenerkrankung durch Darstellung der weiteren Epithelkörperchen ausgeschlossen werden. Allerdings ist die Voraussage einer Dauerheilung im Vergleich zum pHPT mit gutartiger Morphologie unsicher (Solorzano et al. 2007).

Adjuvante Therapie

Radiotherapie Der Nutzen einer prophylaktischen Bestrahlung nach radikaler Tumorentfernung ist nicht bewiesen und erscheint darum auch nicht sinnvoll. Bestehen Zweifel an der lokalen Radikalität oder lässt sich diese nicht erreichen, kann eine perkutane Radiotherapie zur Verhinderung lokaler Rezidive eingesetzt werden (Munson et al. 2003; Busaidy et al. 2004; Fang u. Lal 2011). Die Radiotherapie kann auch zur Schmerzreduktion inoperabler Knochenmetastasen eingesetzt werden.

Immunotherapie Vereinzelte Erfolge sind nach Induktion der zellulären Immunabwehr durch tumorpulsierte dendritische Zellen (Schott et al. 2000) bzw. durch Anti-PTH-Immunotherapie (Betea et al. 2004; Fang u. Lal 2011) beschrieben.

Chemotherapie Herkömmliche Chemotherapieschemata haben – wenn überhaupt – nur eine kurzfristige Beeinflussung des Tumorwachstums und seiner biochemischen Auswirkungen gezeigt. Sie haben zurzeit wenig Aussicht auf Erfolg (Fang u. Lal 2011; Witteveen et al. 2010).

Medikamentöse Therapie Nebenschilddrüsenkarzimome zeigen mehrheitlich ein langsames Wachstum. Weniger das Tumorwachstum, vielmehr die metabolische Komplikationen der chronischen Hyperkalzämie beeinflussen den klinischen Verlauf (Busaidy u. Jimenez et al. 2004). Zur pharmakologsichen Beeinflussung des Hyperkalzämiesyndroms wurden viele Substanzen und Substanzgruppen mit unterschiedlichen Angriffspunkten und Wirkungen eingesetzt (z. B. Kalzitonin; Bisphosphanate; Mithramycin; Übersicht bei Witteveen et al. 2010).

Immer häufiger ist die erfolgreiche Senkung des Serumkalziumspiegels durch Kalziumsenker (z. B. **Kalzimimetika**) dokumentiert (Collins et al. 1998; de Francisco 2005). Mit „Cinacalcet" kam kürzlich das erste Kalzimi-

Tab. 3.17 Prognosefaktoren nach Koea u. Shaw 1999

Prognosefaktor	n	Am Tumor verstorben (n)	Univariate Analyse	Multivariate Analyse
Einfache Parathyreoidektomie	179	83	p<0,0001	p<0,0001
Lymphknoten positiv	10	10	p<0,00017	p<0,001
Fernmetastase	9	9	p<0,0001	p<0,0001
Tumor hormoninaktiv	7	5	p<0,0001	p<0,005

metikum zum Einsatz, das die Ausschüttung von Parathormon effizient reduzieren kann. Der kalziumsensitive Rezeptor auf der Oberfläche der Nebenschilddrüsen stellt einen Steuerrezeptor dar, über den die Parathormonabgabe primär reguliert wird. Das Medikament ist in der Lage, sich spezifisch an den kalziumsensitiven Rezeptor der Nebenschilddrüse zu binden. Dort führt es eine allosterische Konformationsänderung herbei, die die Empfindlichkeit des Rezeptors auf exogenes Kalzium erhöht. Die so „vorgetäuschten" höheren Kalziumspiegel bewirken, dass weniger Parathormon freigesetzt wird, wobei die Parathormonspiegel unmittelbar mit der Medikamentenkonzentration korrelieren. In 2/3 der behandelten Patienten mit inoperablem Nebenschilddrüsenkarzinom konnten der Serumkalziumspiegel signifikant gesenkt und die ungünstigen klinischen Auswirkungen des erhöhten Serumkalziumspiegels nachhaltig beeinflusst werden (Silverberg et al. 2007).

Nachsorge

Tumormarker für das hormonaktive Nebenschilddrüsenkarzinom sind Kalzium und der Parathormon. Für das hormoninaktive Nebenschilddrüsenkarzinom existiert kein Tumormarker. Es gibt keine einheitlichen Empfehlungen zur Nachuntersuchung. Je nach individuellem Risiko sollten „High-risk"-Patienten laborchemisch alle 3 Monate, mit Halsultraschall alle 6 Monate kontrolliert werden. Bei „Low-risk"-Patienten können die Intervalle auf 6 Monate (Labor, Ultraschall) ausgedehnt werden. Die laborchemischen Kontrollintervalle können nach einem Rezidiv freien 1-Jahres-Intervall auf 6 bzw. 12 Monate erweitert werden. Auch bei Patienten mit „atypische Nebenschilddrüsenadenomen" sollten wegen der nicht immer ganz eindeutigen mikroskopischen Unterscheidung zum Nebenschilddrüsenkarzinom alle 12 Monate laborchemische Verlaufsuntersuchungen durchgeführt werden, obwohl Rezidive bei „atypischen Nebenschilddrüsenadenomen" sehr selten beobachtet werden (Übersicht bei Okamoto et al. 2009).

Prognose

Unabhängig von der Ausdehnung des Ersteingriffs wird bei 60 % ein Lokalrezidiv, bei 30 % ein Lymphknotenrezidiv, bei 35 % ein Versterben am Nebenschilddrüsenkarzinom beobachtet (Talat u. Schulte 2010).

Das nach Kaplan-Meier geschätzten 5-Jahres-Überleben liegt bei 50 %, nach 10 Jahren bei 27 % (Koea et Shaw 1999). Die „Surveillance, Epidemiology and End Results" (SEER)-Statistik beschreibt eine 10-Jahres-Überlebensrate sogar von 68 % (Lee et al. 2007).

In uni- und multivariaten Analysen sind negative Prognosefaktoren die alleinige Tumorexstirpation (ohne weiterer Maßnahmen), Lymphknoten- und Fernmetastasen sowie ein **hormoninaktiver** Tumor (Talat u. Schulte 2010; Koea u. Shaw 1999; Schulte et al. 2010) (Tab. 3.17).

3.5 Sekundärer Hyperparathyreoidismus

K. Schlosser

Der sekundäre Hyperparathyreoidismus (sHPT) ist als eine kompensatorische Überfunktion der Nebenschilddrüsen in Folge eines gestörten Kalzium- und Phosphathaushaltes zu verstehen. Diese entsteht zumeist im Verlauf einer chronischen Niereninsuffizienz (renale Form) oder, weitaus seltener, durch eine gestörte intestinale Kalziumaufnahme (intestinale Form). Bei der renalen Form kommt es durch die gestörte Bildung des aktivierten 1,25-Dihydroxycholecalciferol (Calcitriol, Vitamin D_3) in der Niere sowohl zu einer verminderten Kalziumwiederaufnahme aus dem Urin als auch zu einer verminderten Kalziumaufnahme aus dem Darm, wodurch eine negative Kalziumbalance resultiert. Zudem bedingt die chronische Niereninsuffizienz eine verminderte renale Phosphatausscheidung. Sowohl die verminderte Calcitriolbildung, die konsekutiv entstehende Hypokalzämie als auch die erhöhten Phosphatspiegel im Blut führen zu einer Aktivierung der Nebenschilddrüsen mit einer Mehrsekretion von Parathormon (PTH) und damit zu einem sHPT.
Während der sHPT in frühen Stadien der chronischen Niereninsuffizienz dazu beiträgt, den Kalzium- und Phosphathaushalt im Normbereich zu halten, führt er in späteren Stadien der Nierenerkrankung zu einer exzessiv erhöhten Morbidität und Mortalität der Patienten. Diese wird zum einen durch Gefäß- und Herzklappenverkalkungen und zum anderen durch eine zunehmende Entkalkung und bindegewebige Transformation des Knochens (renale Osteopathie)

und Verkalkungen von gelenknahen Weichteilgeweben verursacht.
Die Diagnosestellung erfolgt durch die Bestimmung von Kalzium, Phosphat und Parathormon. Eine Aufnahme des Handskelettes in Weichstrahltechnik kann typische Veränderungen wie Akroosteolysen und subperiostale Resorptionszonen als Zeichen einer renalen Osteopathie nachweisen. Zum definitiven Nachweis einer renalen Osteopathie ist im Zweifel die Durchführung einer Knochenstanze indiziert, durch die typische Knochenveränderungen als Mischform einer Ostitis fibrosa, Osteomalazie und Osteoporose nachgewiesen werden können. Prophylaktisch ist lediglich die Gabe von Vitamin D und eine strikte Phosphatrestriktion möglich. Die Gabe von Vitamin D als wirkungsvolle Prophylaxe scheitert zumeist an der späten Diagnosestellung einer chronischen Niereninsuffizienz, die Phosphatrestriktion gelingt meist aufgrund einer geringen Patientencompliance nicht. Die Therapie des sHPT besteht in der medikamentösen Gabe von kalziumhaltigen- und kalziumfreien Phosphatbindern, Calcitriol, neueren Vitamin-D-Analoga und Kalzimimetika. Zur Senkung der Hyperphosphatämie kann auch eine Steigerung der Dialysefrequenz und -dauer in Betracht gezogen werden.
Führen diese konservativen Therapiemaßnahmen nicht zu einer Reduktion der Nebenschilddrüsenüberfunktion, ist eine Parathyreoidektomie indiziert.

3.5.1 Pathophysiologie

Der sekundäre Hyperparathyreoidismus (sHPT) entsteht zumeist als Folge einer chronischen Niereninsuffizienz (renale Form) oder, weitaus seltener, in Folge einer gestörten intestinalen Kalziumaufnahme (intestinale Form).

Ursache der **renalen Form des sHPT** ist eine chronische Niereninsuffizienz, die über eine Hypokalzämie, Hyperphosphatämie und eine verminderte renale Bildung von aktivem 1,25-Dihydroxyvitamin D_3 (Calcitriol) zu einer vermehrten Synthese und Sekretion von Parathormon (PTH) und einer Nebenschilddrüsenzellproliferation führt.

Mit zunehmender Dauer einer chronischen Niereninsuffizienz kann es zu einer Regelkreis-unabhängigen, autonomen Nebenschilddrüsenüberfunktion kommen, bei der keine hemmende Rückkopplung auf die PTH-Bildung bei ansteigenden Kalziumkonzentrationen besteht und die im deutschsprachigen Raum als **tertiärer Hyperparathyreoidismus** (tHPT) bezeichnet wird. Im klinischen Alltag bleibt infolgedessen die Parathormonproduktion unverändert hoch, selbst wenn durch adäquate Phosphatsenkung, Calcitriol- oder Kalzimimetikagabe oder durch eine gute Nierenfunktion nach Transplantation ein Ausgleich der Störungen des Kalzium- und Phosphathaushaltes erzielt werden kann. Im englischsprachigen Raum wird unter einem tHPT eine Persistenz einer erhöhten PTH-Synthese und -Sekretion nach einer erfolgreichen Nierentransplantation verstanden. Gemeinsam ist beiden Definitionen die Tatsache einer Regelkreis-unabhängigen, also autonomen Nebenschilddrüsenüberfunktion.

Bei der **intestinalen Form des sHPT** besteht eine chronische Hypokalzämie aufgrund einer mangelnden Kalziumaufnahme durch den Darm. Ursachen können eine ernährungsbedingte Unterversorgung mit Kalzium oder aber alle Krankheitsbilder sein, die mit einer Malabsorption oder Maldigestion einhergehen.

PTH-Synthese, PTH-Sekretion und Proliferation der Zellen im Rahmen eines sekundären Hyperparathyreoidismus werden durch chronische Störungen im Kalzium- und Phosphathaushalt beeinflusst. Die pathophysiologisch bedeutenden Veränderungen bestehen in:
- Initial bestehenden Kalziummangel
- Mangel an aktiviertem Vitamin D3 (Calcitriol)
- Hyperphosphatämie

Mit zunehmender Aktivierung der Nebenschilddrüsen entwickeln sich:
- Zunahme der PTH-Sekretion pro Zelle
- Zunahme der PTH-Produktion pro Zelle durch eine verstärkte Genexpression und zelluläre Hypertrophie
- Zunahme der Gesamtzellzahl der Nebenschilddrüsen (Goodman et al. 2008), wobei diese Zellhyperplasie teilweise auf Zellen mit einem monoklonalen Stammzellphänotyp zurückzuführen ist
- Reduktion der Rezeptoren für Calcitriol am Nukleus der Nebenschilddrüsenzellen
- Reduktion der Rezeptoren für ionisiertes Kalzium an der Nebenschilddrüsenzellmembran

Ionisiertes Kalzium und Kalzium-regulierender Rezeptor („calcium sensing receptor", CaSR)

Von den bis zu 2000 g Kalzium im menschlichen Körper befinden sich nur ca. 2 % „frei" im Extrazellulärraum und 98 % gebunden in Knochen und Zähnen. Zur Beurteilung des Kalzium-Phosphat-Stoffwechsels gehört zwangsläufig die Bestimmung des freien Kalziums (Ca). Dieses wird als Gesamtkalzium oder als ionisiertes Kalzium (iCa) gemessen. Kalzium wird im Blut zu etwa 50 % an Eiweiß (davon 80–90 % an Albumin) gebunden. Verantwortlich für die biologische Wirkung ist nur das ionisierte Kalzium. Daher sollte im Zweifelsfall immer die Bestimmung des ionisierten Kalziums durchgeführt werden. Richtige Messergebnisse setzen die Abnahme am nüchternen, sitzenden Patienten (Werte im Liegen niedriger) mit ungestautem

Arm (bei langer Stauung kommt es zu falsch hohen Werten) voraus. Eine Azidose erhöht, eine Alkalose vermindert das ionisierte Kalzium. Intestinale Kalziumabsorptionsstorungen wie etwa bei M. Crohn, Colitis ulcerosa, Zöliakie oder chronischer Pankreatitis können eine Hypokalzämie verursachen. Bei einer chronischen Niereninsuffizienz kommt es zu einer verminderten Kalziumwiederaufnahme aus dem Urin als auch zu einer verminderten Kalziumaufnahme aus dem Darm, wodurch eine negative Kalziumbalance resultiert.

Die Ursachen einer **Hyperkalzämie** umfassen viele verschiedene Diagnosen. Bei Patienten mit chronischer Niereninsuffizienz sind ein Hyperparathyreoidismus sowie eine Vitamin-D-Übertherapie am häufigsten. Immer ist jedoch auch an paraneoplastische Phänomene zu denken, da Karzinome bei Dialysepatienten häufiger sind als in der übrigen Bevölkerung (Scherberich 2008).

An der Nebenschilddrüsenzelle wirkt das ionisierte Kalzium über einen **zellwandständigen Kalziumrezeptor** (CaSR), der 1993 erstmals beschrieben wurde (Brown et al. 1993). Bindet ionisiertes Kalzium an den CaSR, so wird der Rezeptor aktiviert und inhibiert über diverse Signalwege die PTH-Sekretion und -Synthese (z. B. durch Hemmung der Prä-Pro-PTH-Genexpression und PTH-mRNA-Expression; Moallem et al. 1998). So wird über den CaSR bei **Hypokalzämie** ein stimulierender, bei Hyperkalzämie ein hemmender Effekt auf die Nebenschilddrüsenzellaktivität vermittelt (Goodman u. Quarles 2008; Okazaki et al. 1991; Ramirez et al. 1993; ◘ Abb. 3.49a, ◘ Abb. 3.52).

Theoretisch könnte also die erhöhte PTH-Synthese und -Sekretion bei chronischer Niereninsuffizienz alleine durch eine Hypokalzämie erklärt werden. Allerdings bleiben die ionisierten Kalziumspiegel üblicherweise im Normbereich, auch wenn die glomeruläre Filtrationsrate (GFR) bereits weit abgefallen ist und bereits ein sHPT besteht. Zudem gelang es in einem Schlüsselexperiment nicht, durch die Gabe von Kalzium die Entwicklung eines sHPT bei Patienten mit chronischer Niereninsuffizienz zu verhindern (Lopez-Hilker et al. 1986). Bei gesunden Freiwilligen senkt eine Kalziuminfusion, die den Serumkalziumspiegel um 0,1–0,15 mmol/l anhebt, den PTH-Wert auf ca. 15 % des Ausgangswertes. Allerdings sinkt hiernach der PTH-Wert nicht weiter, auch wenn die Serumkalziumspiegel weiter ansteigen (Ramirez et al. 1993). Diese durch Kalzium nicht unterdrückbare PTH-Aktivität ist bei Patienten mit sHPT und tHPT deutlich erhöht und korreliert mit der Größe der Nebenschilddrüsen (Goodman et al. 1998; Indridason et al. 1996).

Eine bedeutende Rolle in der Pathogenese des Hyperparathyreoidismus wird einer Fehlregulation des CaSR zugeschrieben, die sich über mehrere Monate bis Jahre entwickelt (Mallya et al. 2005) und durch eine Veränderung des CaSR-gesteuerten Schwellenwertes für die PTH-Sekretion und -Synthese gekennzeichnet ist (Mallya et al. 2005). Zudem kommt es im Laufe einer progressiven Nebenschilddrüsenhyperplasie zu einer verminderten Expression des CaSR (Brown et al. 1999; Kifor et al. 1996).

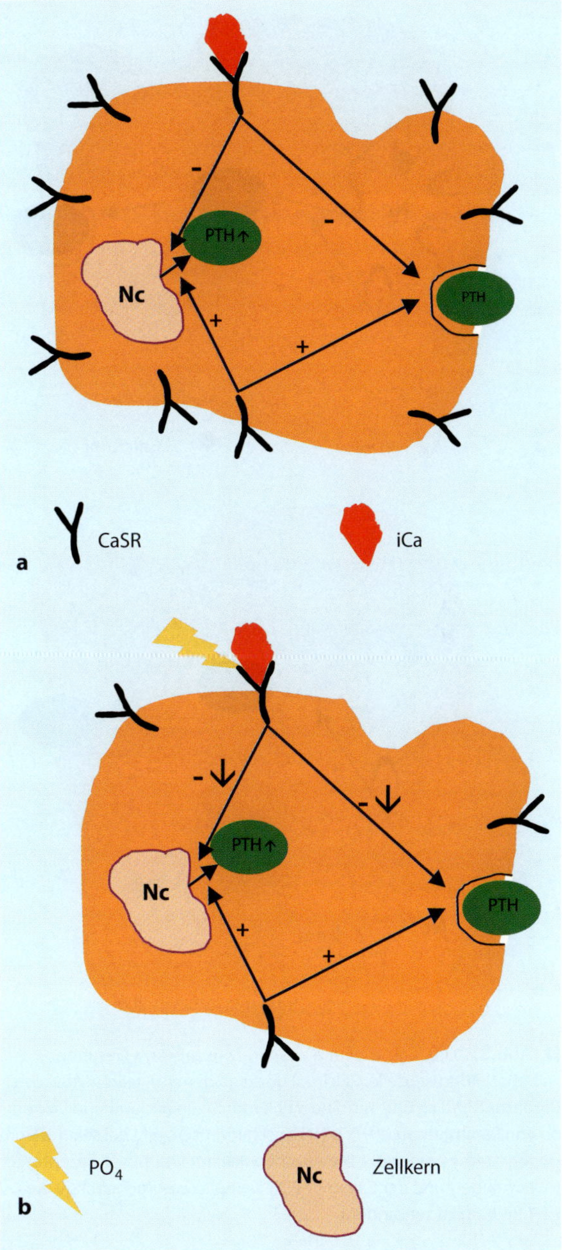

◘ **Abb. 3.49a,b** Pathophysiologie des sekundären Hypoparathyreoidismus. **a** Gesunde Nebenschilddrüsenzelle. Ionisiertes Kalzium (*iCA*) dockt an dem Kalzium-regulierenden Rezeptor (*CaSR*) an und vermindert hierdurch die Bildung und Sekretion von Parathormon (*PTH*). **b** Nebenschilddrüsenzelle bei sekundärem Hyperparathyreoidismus. Die Anzahl Kalzium-regulierender Rezeptoren (*Y*) ist vermindert, der Schwellenwert der durch den CaSR vermittelten PTH-Bildung und Sekretion ist verändert und hohe Phosphatwerte (PO_4) vermögen die Bindung von ionisiertem Kalzium an den CaSR zu stören

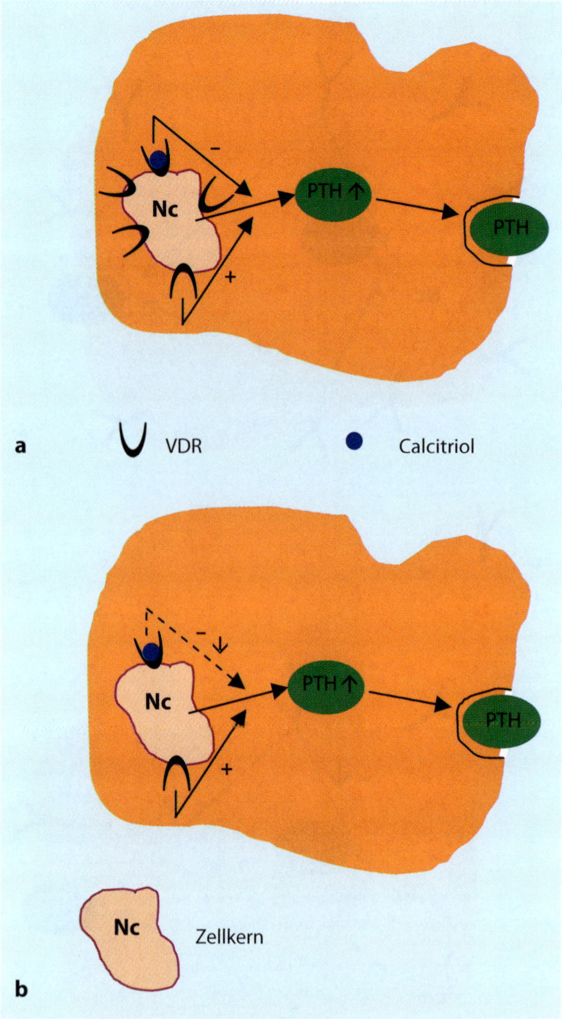

Abb. 3.50a,b Calcitriol und Vitamin-D-Rezeptor. **a** Gesunde Nebenschilddrüsenzelle. Calcitriol dockt an dem nukleären Vitamin-D-Rezeptor (*VDR*) an und vermindert hierdurch die Bildung und Sekretion von Parathormon (*PTH*). **b** Nebenschilddrüsenzelle bei sekundärem Hyperparathyreoidismus. Die Anzahl nukleärer Vitamin-D-Rezeptoren ist vermindert und der Calcitriol-VDR-Komplex weniger effektiv die PTH-Bildung zu vermindern

Weiterhin ist die Beeinflussung der CaSR-Empfindlichkeit durch Phosphat und Magnesium zu nennen. Hohe Phosphat- und Magnesiumspiegel vermindern die Empfindlichkeit des CaSR und vermögen dadurch eine erhöhte PTH-Sekretion und -Synthese zu induzieren (Scherberich 2008).

Die pathophysiologischen Zusammenhänge bei Patienten mit sHPT sind in Abb. 3.49b veranschaulicht.

Calcitriol und Vitamin-D-Rezeptor (VDR)

Calcitriol (1,25-Dihydroxycholecalciferol), die aktive Form des Vitamin D, wird vom proximalen Nephron nach der Reabsorption von 25-Hydroxyvitamin D und des dazugehörigen Bindungsproteins aus der Tubulusflüssigkeit nach Konversion durch die 1α-Hydroxylase freigesetzt und spielt eine wesentliche Rolle in der Regulation der Kalzium- und Phosphathomöostase (Holick 2007) Wesentlicher Steuerungsfaktor für die Calcitriolbildung ist die Syntheserate der für die Hydroxylierung notwendigen 1α-Hydroxylase, die ihrerseits einer Regulation durch PTH, Serum-Phosphat und Calcitriol selbst unterliegt (Portale et al. 1989; Szabo et al. 1989). Der Vorgang ist streng an die Niere gebunden (Fraser u. Kodicek 1970), weshalb Erkrankungen, die mit einem Funktionsverlust oder Gewebsuntergang der Niere (vor allem im Bereich des proximalen Tubulus) einhergehen, häufig mit Störungen des Vitamin-D-Haushaltes und allen daraus resultierenden Folgen verbunden sind.

Calcitriol reguliert die intestinale Kalzium- und Phosphatabsorption und kontrolliert die Serumspiegel von PTH. Durch Bindung an einen spezifischen nukleären Vitamin-D-Rezeptor (VDR) wirkt es, unabhängig von Veränderungen der intestinalen Kalziumresorption und des Serum-Kalziumspiegels, als Transkriptionsfaktor am Prä-Pro PTH Gen der Nebenschilddrüsenzelle. Nach Bindung an den VDR wird in der Nebenschilddrüsenzelle die PTH-Transkription und -Synthese inhibiert (Abb. 3.50 und Abb. 3.52). Diese Calcitriol-vermittelte PTH-Genexpression wird möglicherweise auch über das kalziumabhängige, sich im endoplasmatischen Retikulum befindliche Protein Calreticulin beeinflusst. Calreticulin vermag an einer Bindungsstelle am Prä-Pro-PTH-Gen anzudocken und hemmt auf diese Weise vermutlich die Calcitriol-vermittelten Effekte auf die PTH-Transkription (Sela-Brown et al. 1998). Dieser Mechanismus könnte erklären, warum bei manchen Patienten mit einem sHPT trotz adäquater Calcitriolsubstitution erhöhte PTH Werte gemessen werden (Calcitriolresistenz).

Die Expression des VDR wird jedoch, unabhängig von der Calcitriolkonzentration, auch von der extrazellulären Kalziumkonzentration beeinflusst: Während eine Hypokalzämie die VDR-Expression vermindert, wird sie durch eine Hyperkalzämie erhöht (Garfia et al. 2002).

Leider sind die Effekte von Calcitriol, wie auch jene von Phosphat, auf das Wachstum der Nebenschilddrüse nicht so genau untersucht, wie jene, die über den CaSR vermittelt werden. Es ist nur sehr schwer möglich, die Effekte von Vitamin D auf die Nebenschilddrüsenzellfunktion in vitro direkt zu bestimmen, da kaum stabile Zelllinien zur Verfügung stehen. Daher bleibt bislang unklar, ob nun Veränderungen in der Vitamin-D-Homöostase oder in der Aktivität des VDR die primäre Rolle in der Hyperplasie von Nebenschilddrüsengewebe spielen (Li et al. 1998; Shiizaki et al. 2009).

Phosphat, Fibroblasten-Wachstumsfaktor 23 (FGF2323) und Klotho

Phosphat liegt im Körper von Mensch und Tier hauptsächlich in oxygenierter Form als Phosphatsalz vor und ist, neben Kalzium, essenzieller Bestandteil der Knochensubstanz. Die Phosphatkonzentration im Serum liegt beim erwachsenen gesunden Menschen zwischen 0,80 und 1,45 mmol/l (2,5–4,5 mg/dl). Die Blutwerte unterliegen geringfügigen biphasischen Tagesschwankungen (0,2±0,03 mmol/l) mit Tiefstwerten am Vormittag und Höchstwerten nachmittags und in den frühen Nachtstunden (Portale et al. 1996). Die Regulation des Phosphathaushaltes erfolgt über die intestinale Aufnahme aus der Nahrung, die renal-tubuläre Reabsorption und die interne Verschiebung zwischen Intra- und Extrazellulärraum. Normalerweise werden 10–15 % des glomerulär filtrierten Phosphates auch ausgeschieden, jedoch kann dieser Anteil bei einer phosphatreduzierten Diät erheblich reduziert werden, indem der Typ-2-natriumabhängige Phosphattransporter in proximalen Tubulusepithelzellen der Niere aktiviert wird (Tenenhouse u. Murer 2003).

In dem vergangenen Jahrzehnt wurden wesentliche neue Stellgrößen in der Regulation der Kalzium- und Phosphat-Homöostase entdeckt. Vor allem die Entdeckung des **Fibroblasten-Wachstumsfaktors 23** (FGF-23) im Jahr 2000 (ADHR Consortium 2000) revolutionierte das Verständnis im Phosphat- und Vitamin-D-Metabolismus entscheidend. FGF-23 hat die Funktion eines phosphaturischen Hormons und wird von Osteoblasten gebildet, bei erhöhten Serum-Phosphatspiegeln vermehrt sezerniert und führt nach Bindung an seinen Rezeptor („FGF-binding receptor") – der mit dem membranständigen Protein **Klotho** komplexieren muss, um FGF-23 binden zu können – zu einer Phosphaturie. Parallel dazu führt FGF-23 zu einer verminderten Aktivität der 1α-Hydroxylase und damit zu erniedrigten aktiven Vitamin-D3-Spiegeln (◘ Abb. 3.51). Bei chronisch niereninsuffizienten Patienten sind die FGF-23-Spiegel schon sehr früh (bereits im Stadium II–III der chronischen Niereninsuffizienz) erhöht, lange bevor die Serum-Phosphat- und Serum-PTH-Spiegel ansteigen (Seiler et al. 2009).

Wahrscheinlich wird in früheren Stadien der Niereninsuffizienz eine Hyperphosphatämie über eine Mehrproduktion von PTH im Rahmen des sHPT und eine Mehrsynthese des FGF-23 zunächst kompensiert. FGF-23 akkumuliert im Serum bei fortgeschrittener Niereninsuffizienz, hemmt die renale 1α-Hydroxylase und vermindert damit die Biosynthese von Calcitriol, was zu einer verminderten intestinalen Phosphatresorption, aber auch zu einer weiteren Aktivierung der PTH-Produktion an der Nebenschilddrüsenzelle führt (◘ Abb. 3.50).

Allerdings ist bei chronischer Nierenerkrankung die Interaktion zwischen PTH und FGF-23 verändert (Westerberg et al. 2007). Obwohl die FGF-23-Spiegel bereits sehr früh ansteigen, führt dies nicht zu einem Abfall des Serum-PTH. Dies ist möglicherweise auf eine reduzierte Klotho-FGF-Rezeptorkomplex-Expression im hyperplastischen Nebenschilddrüsengewebe zurückzuführen (◘ Abb. 3.51b; Galitzer et al. 2010; Komaba et al. 2010a, b; Komaba u. Fukagawa 2010).

Das komplexe Zusammenspiel zwischen wird in ◘ Abb. 3.52 veranschaulicht.

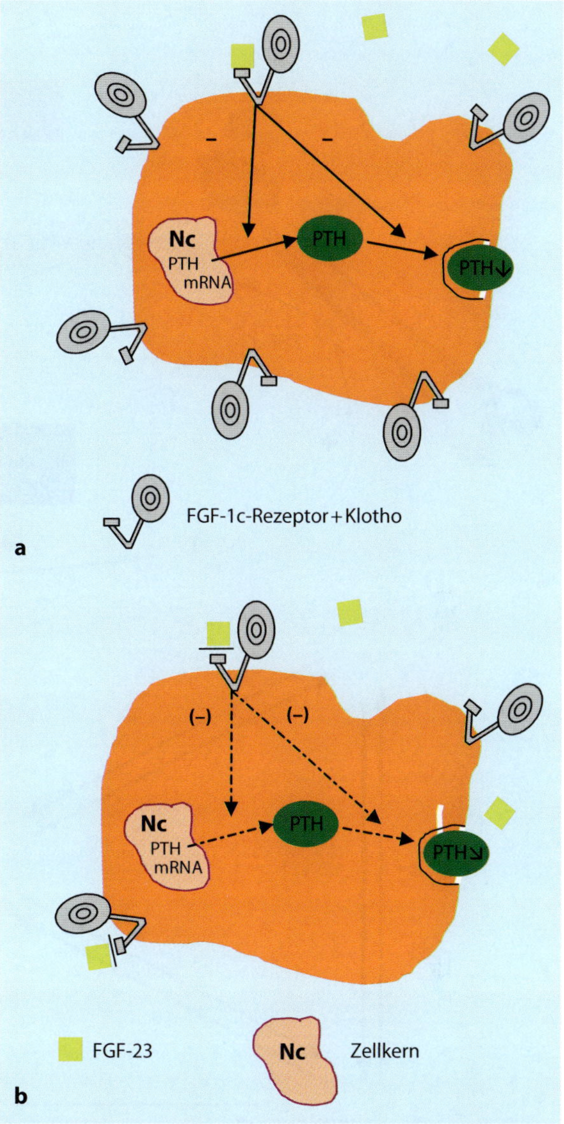

◘ **Abb. 3.51a,b** Fibroblasten-Wachstumsfaktors 23 und Klotho. **a** Gesunde Nebenschilddrüsenzelle. FGF-23 dockt an dem membranständigen FGF-1c-Klotho-Rezeptorkomplex an und vermindert hierdurch die Bildung und Sekretion von Parathormon (*PTH*). **b** Nebenschilddrüsenzelle bei sekundärem Hyperparathyreoidismus. Die Anzahl membranständiger FGF1c-Klotho-Rezeptorkomplexe ist reduziert und die Interaktion von FGF-23 mit dem Komplex gestört, so dass die PTH-Bildung weniger effektiv vermindert wird

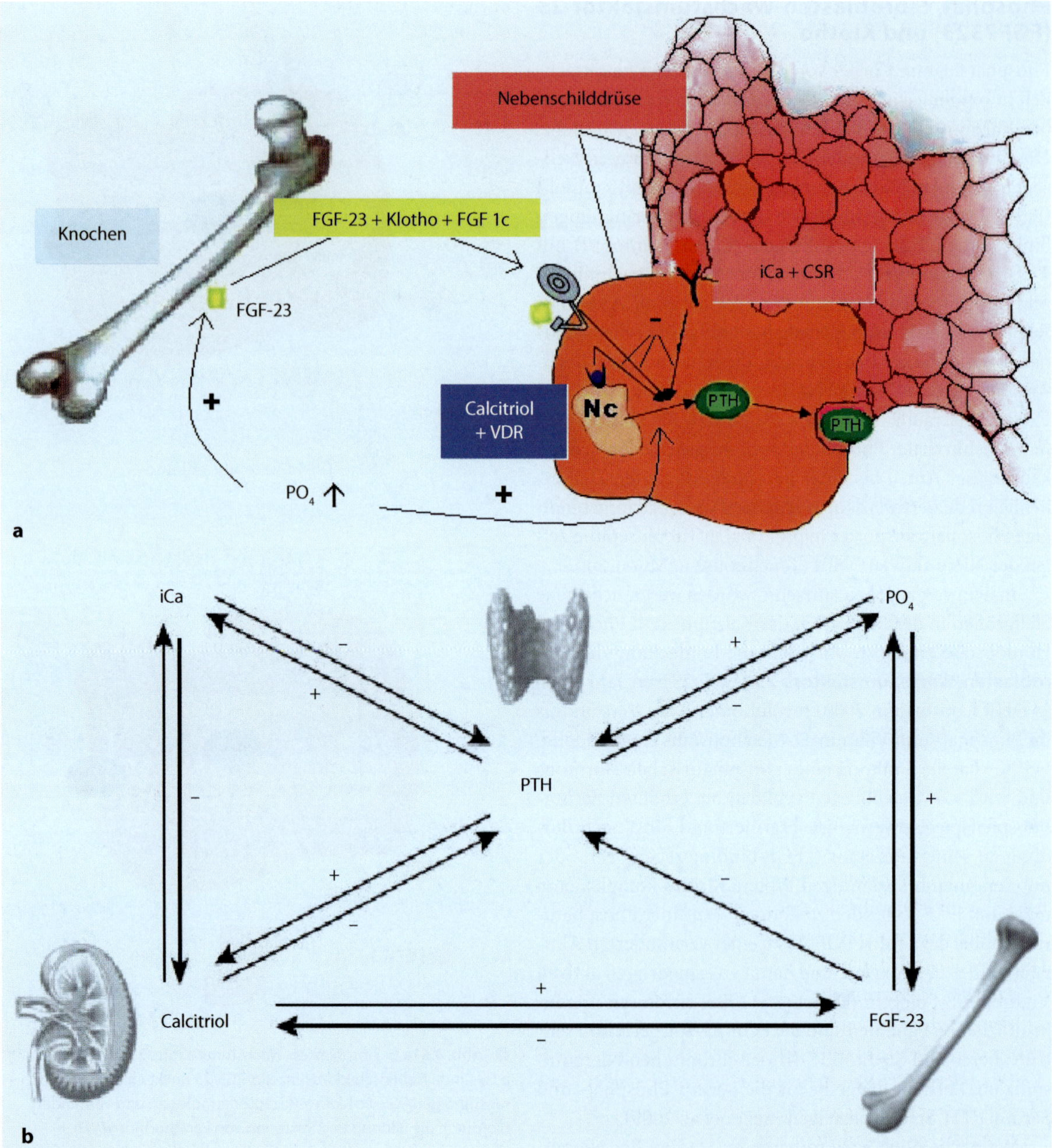

Abb. 3.52a,b Die komplexen Zusammenhänge zwischen Phosphat, Calcitriol, Fibroblasten-Wachstumsfaktor 23 (*FGF-23*) und Parathormon (*PTH*). **a** Erhöhte Phosphat (PO_4)-Spiegel erhöhen die PTH- und FGF-23-Konzentrationen. FGF-23 wiederum bindet gemeinsam mit Klotho an dem Fibroblastenrezeptor FGF1c und hemmt hierüber die PTH-Produktion. Calcitriol bindet an den nukleären Vitamin-D-Rezeptor (*VDR*) und hemmt so die PTH-Produktion. Ionisiertes Kalzium (*iCa*) bindet an den membranständigen Kalziumrezeptor (*CaSR*) und hemmt hierüber die PTH-Produktion. **b** Erhöhte Calcitriolspiegel hemmen die Parathormon (*PTH*)-Bildung, erhöhen die FGF-23-Ausschüttung aus dem Knochen sowie die Rückresorption von Kalzium (*iCa*) aus dem Intestinum und dem Urin. Erhöhte Phosphatwerte (PO_4) führen zu einer vermehrten Freisetzung von PTH und FGF-23. Wird im Rahmen einer chronischen Niereninsuffizienz zu wenig Calcitriol gebildet, so verursacht dies einen Anstieg der Parathormonbildung sowie eine vermehrte Ausschüttung des FGF-23 aus dem Knochen. Erniedrigte Kalzium- als auch erhöhte Phosphatspiegel erhöhen die Parathormonproduktion. Zwar führt die im Rahmen der chronischen Niereninsuffizienz auftretende Hyperphosphatämie zu einer vermehrten Freisetzung von FGF-23, welche an einer gesunden Nebenschilddrüsenzelle zu einer verminderten Ausschüttung von PTH führt, allerdings überwiegt in diesem Zusammenhang dann die Hemmung der für die Bildung von Calcitriol notwendigen 1α-Hydoxylase, so dass über den hierdurch verstärkten Calcitriolmangel wiederum eine Mehrsekretion von PTH resultiert

Ursachen der Entwicklung einer Nebenschilddrüsenhyperplasie im Rahmen des sekundären Hyperparathyreoidismus

Nebenschilddrüsenzellen in gesundem Gewebe weisen nur eine geringe Mitoserate auf (Parfitt 1997). Allerdings bleibt das Potenzial zum erneuten Eintritt in den Zellzyklus erhalten. Die im Zuge einer chronischen Niereninsuffizienz auftretende initiale Hypokalzämie sowie die anhaltende Hyperphosphatämie und verminderte Calcitriolbiosynthese führen zunächst zu einer gleichförmigen (diffusen) Hyperplasie aller Nebenschilddrüsenzellen, wodurch die Kapazität der PTH-Biosynthese erhöht und eine Normalisierung des Kalzium- und Phosphatstoffwechsels erzielt werden soll. Im Rahmen des sekundären Hyperparathyreoidismus steigt die Rate der proliferierenden Zellen dementsprechend mit dem Fortschreiten der chronischen Niereninsuffizienz an (Naveh-Many et al. 1995).

Neuere Erkenntnisse zur Entwicklung der Nebenschilddrüsenzellhyperplasie stammen vornehmlich aus Tiermodellen mit 5/6-nephrektomierten Ratten, in denen die mitogenen Signale, die zu der ausgeprägten Proliferation des Nebenschilddrüsengewebes der betroffenen Tiere führten, weiter evaluiert und charakterisiert werden konnten (Dusso et al. 2006). In den nephrektomierten Ratten konnte bereits eine Woche nach der Nephrektomie ein zunehmendes Nebenschilddrüsenzellwachstum nachgewiesen werden, bei dem die Phosphatretention eine wesentliche Rolle zu spielen scheint (Takahashi et al. 2002). Die Phosphatretention führt zu einer verstärkten Expression des pro-proliferativen „transforming growth factors α" (**TGFα**) und dessen Rezeptor **EGFR** („epidermal growth factor receptor"), während eine Hypophosphatämie Zellzyklusinhibitoren wie p21 aktiviert (Arcidiacono et al. 2008; Dusso et al. 2001; Liu et al. 1996).

Die TGFα-vermittelte Aktivierung des EGFR geht zudem mit einer ausgeprägten Reduktion der Vitamin-D-Rezeptor (VDR)-mRNA einher und vermittelt somit auch die in späteren Stadien der Niereninsuffizienz auch beim Menschen nachweisbare Calcitriolresistenz (Dusso et al. 2006; Arcidiacono et al. 2008).

Die chronische Aktivierung der Nebenschilddrüsen verursacht zunächst eine diffuse Hyperplasie und geht schließlich in eine noduläre Hyperplasie mit fehlender Proliferationskontrolle über, die durch molekulare Veränderungen geprägt ist. Bereits 1995 konnte ein monoklonales Zellwachstum in Arealen nodulären Nebenschilddrüsentransformation nachgewiesen werden (Arnold et al. 1995). Zudem konnten durch Mikrosatellitenanalysen in dem nodulären Gewebe Deletionen an Genen nachgewiesen werden, durch die die Ausschaltung von Tumorsuppressorgenen vermittelt wird (Chudek et al. 1998). Zwischenzeitlich wurden durch Studien an menschlichem Nebenschilddrüsengewebe weitere Faktoren nachgewiesen, die für die noduläre monoklonale Transformation diffus hyperplastischer, chronisch aktivierter Nebenschilddrüsen verantwortlich sind. Zu nennen ist hier im Wesentlichen der Transkriptionsfaktor „**CCAAT enhancer binding protein (C/EBP)β**", der für die Transkription zahlreicher für die Differenzierung, Proliferation, Tumorigenese und Apoptose verantwortlichen Gene verantwortlich ist. Die Expression von (C/EBP)β ist in nodulärer Nebenschilddrüsenarealen extrem erhöht und in allen monoklonalen Zellen nachweisbar, während sie in Arealen diffuser Hyperplasie variabel auftritt (Sato et al. 2011).

3.5.2 Epidemiologie und klinische Symptomatik

K. Schlosser, R. Schneider

Epidemiologie

Schätzungsweise 1,3 Millionen Patienten weltweit müssen aufgrund einer chronischen Niereninsuffizienz eine regelmäßige Dialyse durchführen (Lameire et al. 2005). In Deutschland entwickeln jährlich etwa 175 Personen pro einer Million Einwohner eine terminale Niereninsuffizienz. Die Anzahl der Betroffenen steigt in Deutschland pro Jahr um etwa 3–5 %. Derzeit werden in Deutschland etwa 70.000 Patienten langfristig mittels Dialyse behandelt, dazu kommen noch ca. 25.000 Patienten mit einem funktionierendem Transplantat nach Nierentransplantation. Die Behandlung erfolgt in drei Viertel der Fälle ambulant. Die Kosten betragen pro Patient und Jahr je nach Dialyseart ca. 40.000 Euro und werden in Deutschland von den Krankenversicherungen übernommen (Deutsche Gesellschaft für Nephrologie 2011).

Fast alle Patienten mit einer terminalen Niereninsuffizienz haben eine mehr oder weniger ausgeprägte Nebenschilddrüsenüberfunktion, die durch eine übermäßige Parathormonproduktion und -sekretion gekennzeichnet ist (de Francisco 2004). Die Entstehung des sekundären Hyperparathyreoidismus (sHPT) im Rahmen der chronischen Niereninsuffizienz ist ein komplexer multifaktorieller Prozess, der im Wesentlichen durch eine Abnahme des Serumkalziums, eine reduzierte renale Phosphatausscheidung und eine verminderte renale Calcitriolbildung ausgelöst wird (► Abschn. 3.5.1). Eine Zunahme des Parathormons (PTH) im Blut ist zu beobachten, wenn die Kreatininclearance unter 70 ml/min fällt.

Aktuelle epidemiologische Daten zur Prävalenz des sekundären Hyperparathyreoidismus (sHPT) sowie zur Häufigkeit durchgeführter Parathyreoidektomien in der deutschen Dialysepopulation fehlen.

Unbestritten ist, dass weltweit die Ausprägung eines sHPT und damit auch die Notwendigkeit der Durchführung einer **Parathyreoidektomie** mit der Zeitdauer der Dialyse ansteigt (Fukagawa et al. 2011; Malberti et al. 2001; Slinin et al. 2007). In einer Studie aus dem Jahr 2001 verzehnfachte sich die Notwendigkeit der Durchführung einer Parathyreoidektomie bei Patienten mit einer Dialysedauer größer 10 Jahre im Vergleich zu solchen, die sich weniger als 5 Jahre einem chronischen Nierenersatzverfahren unterzogen hatten (Malberti et al. 2001). Die Parathyreoidektomieinzidenz scheint zudem von der Verfügbarkeit neuerer medikamentöser Therapieoptionen (wie der Einführung von Vitamin D oder Cinacalcet, ▶ Abschn. 3.5.5) abhängig zu sein. Aktuelle Daten aus den USA zur Parathyreoidektomieinzidenz zeigen die höchsten Parathyreoidektomieinzidenzen in den Jahren 1994 und 2002 sowie die niedrigsten Inzidenzen in den Jahren 1998 und 2005. Zwischen 1994 und 1998 ist der Inzidenz-Abfall am ehesten der Einführung von oralem Calcitriol, zwischen 2002 und 2005 der Einführung von Vitamin-D-Analoga und Kalzimimetika zuzuordnen. Seit 2006 ist allerdings wieder ein erneuter Anstieg der Parathyreoidektomieinzidenz zu verzeichnen (8,6 und 8,8 pro 1000 Patientenjahre in den Jahren 2006 und 2007; Li et al. 2011).

Mortalität

Erhöhungen des (intakten) PTH, des Serum-Phosphat- und Kalziumspiegels sowie des Kalzium-Phosphat-Produktes (CaxP) sind unabhängig voneinander mit einer Erhöhung des relativen Mortalitätsrisikos der betroffenen Dialysepatienten assoziiert (Canaud et al. 2006; Young et al. 2004; Young et al. 2005).

Dabei unterscheiden sich epidemiologische Daten (und auch die Mortalitätsraten) von Dialysepatienten beträchtlich zwischen und innerhalb von Ländern. In einer Studie aus dem Jahr 1990 wurde die Mortalität unter Dialysepatienten in den USA als um 33 % höher als die der japanischen und um 15 % höher als die der europäischen Dialysepopulation angegeben (Held et al. 1990). Fehlende demographische Daten und Angaben zu Begleiterkrankungen schränkten die Aussagekraft dieser Studie jedoch erheblich ein, weshalb die internationale Beobachtungsstudie DOPPS (Dialysis Outcomes and Practice Patterns Study) initiiert wurde, in der prospektiv Hämodialysepatienten aus Frankreich, Deutschland, Italien, Japan, Spanien, England und den USA hinsichtlich Mortalität, Hospitalisation, Auftreten kardiovaskulärer Ereignisse und Lebensqualität untersucht wurden. In der DOPPS-Studie konnten die unterschiedlichen Mortalitätsraten der Studie aus 1990 bestätigt werden (Rayner et al. 2004; Tentori et al. 2008). Eine mögliche Ursache hierfür sind unterschiedliche Empfehlungen bzw. Leitlinien zur Behandlung der Störungen des Kalzium- und Mineralhaushaltes. So gilt zum Beispiel in Japan ein (intakter) **Parathormonwert** von >500 ng/l als gute Indikation zur Durchführung einer Parathyreoidektomie (Kakuta et al. 2009), während in Europa und den USA entsprechend der Leitlinien der KDIGO (Kidney Disease: Improving Global Outcomes) Foundation intakte PTH-Werte bis zu dem 9-fachen des oberen Normwertes (bei einem Normwert bis 65 ng/l entsprechend 585 ng/l) noch als akzeptabel gelten (Moe u. Drueke 2008).

Die durch die Niereninsuffizienz wie auch durch die sekundär gesteigerte Nebenschilddrüsenfunktion entstehenden **Störungen des Kalzium- und Phosphathaushaltes** führen zu Knochenentkalkungen und extraossären Verkalkungen, insbesondere im Bereich der Gefäße. Erhöhte PTH- und Phosphatspiegel sind assoziiert mit einem deutlich erhöhten Risiko für kardiovaskuläre Ereignisse (zerebrale, koronare oder periphere arterielle Gefäßerkrankungen mit deren möglichen Folgen) und durch Frakturen bedingte Hospitalisationen.

Vor Dialysebeginn wird bei Erwachsenen ein **symptomatischer sHPT** nur in Ausnahmefällen gesehen. Auch nach Beginn der Dialysetherapie bleibt eine Erhöhung des PTH lange Zeit klinisch inapparent. Mit einer zunehmenden Nebenschilddrüsenüberfunktion stellen sich jedoch Knochenschmerzen, Frakturen, Sehnenabrisse, Muskelschwäche (vor allem im Bereich der Oberschenkel und Oberarme) und Juckreiz ein (Bardin 2003; Narita et al. 2008; Shiota et al. 2002; West et al. 2010). Der sHPT kann zu einer Exazerbation einer vorbestehenden arteriellen Hypertonie (Fliser et al. 1997; Sedighi et al. 2011) und renalen Anämie führen (Fusaro et al. 2011; Limrick u. Nichols-Thomas 2009; Trunzo et al. 2008) sowie mit Störungen des Zentralnervensystems (z. B. Neuropathien, Restless-Legs-Syndrom, Schlafstörungen) verbunden sein (Chou et al. 2005; Esposito et al. 2008).

Früher wurde der sHPT primär als eine Erkrankung des Knochens und des Bewegungsapparates betrachtet. In letzter Zeit konzentriert sich die Aufmerksamkeit jedoch auf den Zusammenhang zwischen sHPT, Störungen des **Kalzium-Phosphat-Produktes** und der **(kardiovaskulären) Mortalität**. Erste Hinweise auf einen Zusammenhang zwischen einem sekundären Hyperparathyreoidismus und einer hierdurch erhöhten Mortalität wurden in einer Studie von Block und Mitarbeitern im Jahre 2004 beschrieben. In dieser Studie wurden bei mehr als 40.000 Patienten aus den USA mit terminaler Niereninsuffizienz zu Studienbeginn eine Reihe von klinischen Daten und Laborparametern erhoben. Nach einem Nachsorgezeitraum von 12–18 Monaten wurde untersucht, mit welchen Faktoren die mehr als 10.000 Todesfälle, die in diesem Zeitraum aufgetreten waren, assoziiert waren. Es konnte eine hochsignifikante Korrelation zwischen erhöhten Serum-Phosphatwerten und einem erhöhten relativen Mortalitätsrisiko nachgewiesen werden. Ein ähnlicher Zusammenhang konnte für die Kalzium-Konzentration im Serum nachgewiesen werden, welche ebenfalls positiv mit einem erhöhten Mortalitätsrisiko korrelierte. Während mäßige intakt-PTH-Erhöhungen nicht mit einem erhöhten Mortalitätsrisiko verbunden waren, konnte ein Zusammenhang zwischen einem erhöhten relativen Mortalitätsrisiko und intakten PTH-Werten über 600 pg/ml nachgewiesen werden (Block et al. 2004). Die Ergebnisse dieser Studie konnten in einer kanadischen Studie an 515 Hämodialysepatienten bestätigt werden (Stevens et al. 2004).

Sekundärer Hyperparathyreoidismus und Knochenstoffwechsel

Die Knochenbeteiligung beim sHPT ist vor allem durch eine erhöhte Aktivität der Osteoklasten gekennzeichnet. Die Knochenmanifestationen lassen sich in subperiosteale, intrakortikale, endosteale, trabekuläre, subchondrale, oder subligamentäre Beteiligungen differenzieren (Jevtic 2003):

- Die für den sHPT am meisten charakteristische Form entspricht der **subperiostalen Knochenresorption** und lässt sich vor allem im Bereich der Phalangen, des Humerus und des distalen Klavikulaendes nachweisen (Gavelli u. Zompatori 1997).
- Der Verlust an Knochensubstanz ist beim sHPT kortikal stärker ausgeprägt als trabekulär, so dass in fortgeschrittenen Krankheitstadien ein **trabekulärer Knochenaufbau** dominiert.
- **sHPT-typische subchondrale Veränderungen** finden sich im Bereich der Sakroiliakalgelenke, der Symphyse sowie an den sternoklavikulären und akromioklavikulären Gelenken.
- **Intrakortikale und endosteale Resorptionen** verursachen Unregelmäßigkeiten innerhalb der kortikalen Kontur, die sich am Schädel als sog. **„Salz- und Pfeffer"-Schädel** manifestieren.
- **Subligamentäre Knochenresorptionen** finden sich im Bereich der Tuberositas tibiae, an den femoralen Trochanteren und an den Ansatzstellen der korakoklavikulären Ligamente. Der Körper versucht, dem Knochenabbau mittels einem vermehrten Aufbau von minderwertigem Faser- und Lamellenknochen sowie einer vermehrten Bildung von mineralisiertem Osteoid zu begegnen, so dass zu dem typischen Erscheinungsbild des sHPT auch eine vermehrte, wenn auch der Knochenresorption unterlegene Osteosklerose gehört (Jevtic 2003). Am Achsenskelett zeigt sich röntgenologisch eine Dreischichtung mit vermehrter Mineraldichte im Bereich der Grundplatten und verminderter Mineraldichte im Wirbelkörperzentrum (Abb. 3.53). Die hierdurch entstehenden horizontalen Streifen erinnern an die Musterung der Trikots von Rugby-Spielern, weshalb dieses radiologische Zeichen auch **„rugger jersey spine"** genannt wird (Wittenberg 2004). Am Schultereckgelenk tritt häufig eine Akroosteolyse der distalen Klavikula auf.

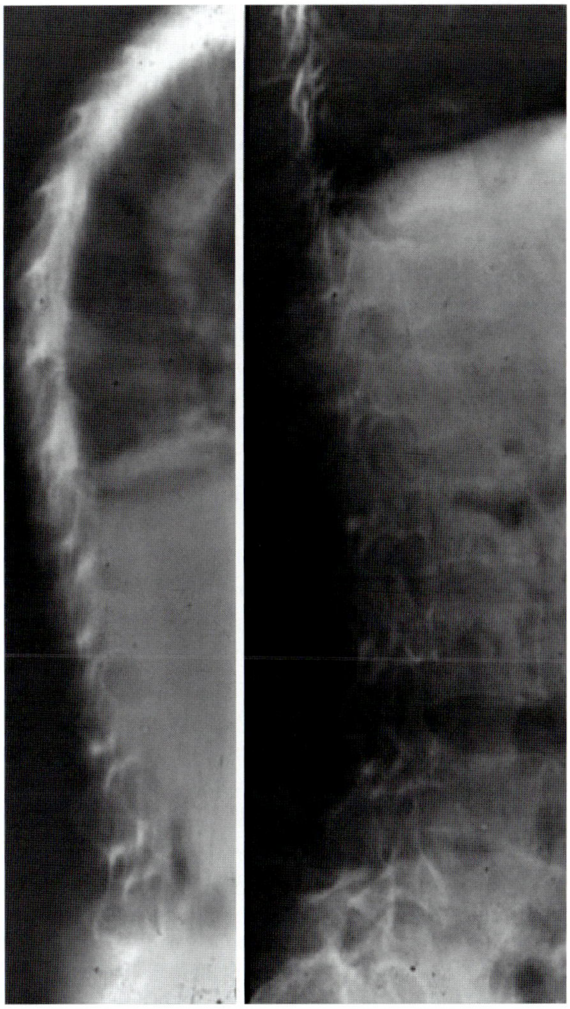

Abb. 3.53 Bei einem sHPT findet man charakteristischerweise ein Nebeneinander von verstärktem Knochenabbau sowie Neubau von minderwertigem Faser- und Lamellenknochen. Dieser Umbau führt an der Wirbelsäule zu einer horizontalen Dreischichtung, die an die Musterung der Trikots von Rugby-Spielern erinnert und daher „rugger jersey spine" genannt wird

Schreitet die Knochenentkalkung fort, können Knochendeformierungen und pathologische Frakturen die Folge sein, wobei diese klinischen Manifestationen in der heutigen Zeit äußerst selten sind.

Bei Erwachsenen mit fortgeschrittenem sHPT zeigen sich die ersten röntgenologischen Hinweise auf das Vorliegen einer Knochenbeteiligung am Handskelett, welches in Weichstrahltechnik aufgenommen werden sollte. Es finden sich dann meist an der Mittelphalanx des Zeigefingers radialseitig gelegene subperiostale Resorptionszonen, begleitet von periostaler Knochenneubildung, Längsstreifung

3

(durch Erweiterung der Havers-Kanäle) und Rarefizierung der Kortikalis (durch endostale Resorption) sowie an der Endphalanx Resorptionszonen mit Verlust der Grenzlamelle (Akroosteolysen; ◘ Abb. 3.54; Jevtic 2003).

Sind die **Sakroiliakalgelenke** betroffen, können die hierdurch resultierenden Deformitäten zu einer Bewegungsunfähigkeit führen. Frakturen im Bereich der Brustwirbelkörper mit abnormen Verkippungen der Wirbel oder Rotation derselben können zu einer Kyphoskoliose und asymmetrischen Brustkorbdeformierungen führen.

Pathologische Frakturen entstehen meist auf dem Boden ausgeprägter Knochenresorptionen, welche „**braune Tumoren**" genannt werden. Im Bereich dieser braunen Tumoren findet sich neben der ausgeprägten Knochenresorption eine peritrabekuläre Fibrose. Die benachbarte Kortikalis ist ausgedünnt. Diese Knochenveränderungen werden gewöhnlich erst diagnostiziert, wenn durch sie eine pathologische Fraktur entsteht. Man findet sie hauptsächlich im Bereich des Beckens, der Rippen, der Klavikula, im Bereich des Unterkiefers und an den langen Röhrenknochen der Extremitäten (Fineman et al. 1999; Leal et al. 2006). Die sHPT-typischen Knochenveränderungen werden unter dem Begriff „renale Osteopathie" zusammengefasst. Der Goldstandard zur Bestätigung des Vorliegens einer renalen Osteopathie bei fehlenden typischen Zeichen (wie Akroosteolysen oder subperiostalen Resorptionszonen oder typischen Wirbelveränderungen) besteht in der histologischen Aufarbeitung einer Knochenbiopsie.

Knochendeformierungen und spontane Knochenfrakturen sind ebenso wie braune Tumoren selten. Gelegentlich werden ausgeprägte Osteolysen im Bereich der Insertion großer Sehnen beobachtet (Enthesiose), bei schwerer Ostitis fibrosa finden sich auch Quadrizeps- und Bizepssehnenrupturen. Die Beziehung zwischen intakten PTH-Spiegeln und feingeweblichen Knochenveränderungen ist dabei außerordentlich variabel und spiegelt nicht den Schweregrad der Knochenbeteiligung wieder.

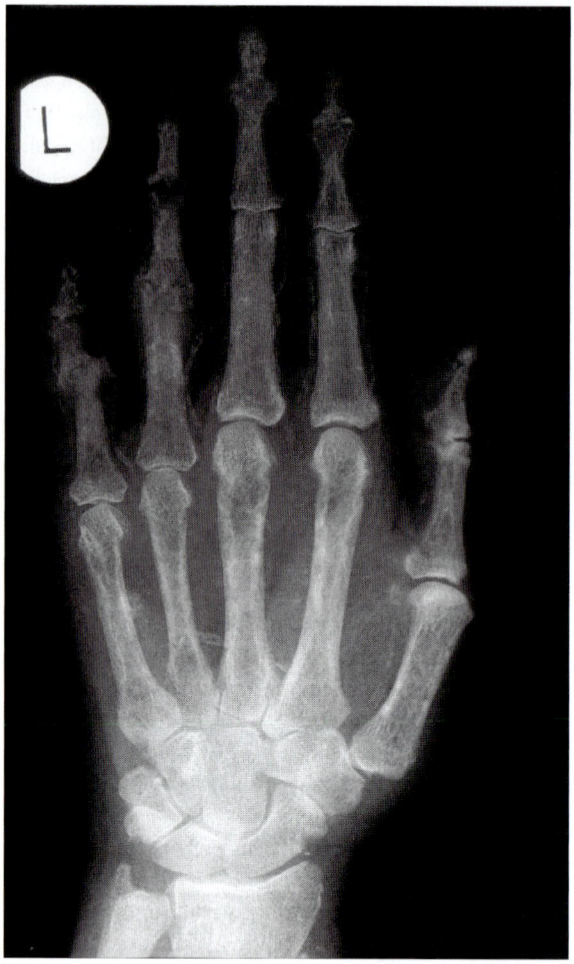

◘ **Abb. 3.54** Auf dieser Abbildung sind typische Zeichen einer Ostitis fibrosa bei Knochenbeteiligung im Rahmen eines sekundären Hyperparathyreoidismus abgebildet. Typisch sind vor allem die radialseitig betonten Arrosionen der Mittelphalangen (subperiostale Resorptionszonen) sowie die zystischen Auflockerungen im Bereich der Endphalangen (Akroosteolysen). Zudem zeigen sich erhebliche Gelenkarrosionen im Bereich der distalen und proximalen Interphalangealgelenke mit teilweiser Stauchung und Achsenabweichung und ein fleckig unruhiges Muster der Spongiosa. Nebenbefundlich sind Arterienverkalkungen sichtbar

Sekundärer Hyperparathyreoidismus und kardiovaskuläre Folgeerkrankungen

Veränderungen der myokardialen Feinstruktur und -funktion bei Patienten mit terminaler Niereninsuffizienz sind seit vielen Jahren bekannt (Parfrey et al. 1991). Bei einem hohen Anteil der Patienten zeigen sich bereits zu Dialysebeginn kardiale Funktionsstörungen, von denen der Nachweis einer **linksventrikulären Hypertrophie** (LVH) am häufigsten ist. Ca. 70 % aller dialysepflichtigen Patienten weisen eine LVH auf (Ayus et al. 2005; Barletta et al. 2000; Foley et al. 1995). Für die Pathogenese werden ein renaler Hypertonus, die durch den Erythropoetinmangel bedingte chronische renale Anämie, arteriovenöse Fisteln, Hypalbuminämien infolge der meist verminderten oder sistierten Wasserausscheidung und konsekutiven Blutverdünnung zwischen den Dialysen sowie eine koronare Herzerkrankung verantwortlich gemacht. Alle diese Faktoren beeinflussen die myokardiale Funktion unabhängig voneinander und tragen synergistisch zur Ausbildung einer LVH inklusive der durch diese bedingten erhöhten Morbidität und Mortalität bei (Foley u. Parfrey 1997). Verma und Mitarbeiter konnten nachweisen, das durch die LVH kleinere Ventrikelvolumina bei vergrößerten atrialen Blutmengen resultieren und das vor allem die verminderte diastolische Füllung der Ventrikel mit der daraus resultierenden Herzinsuffizienz ein wesentlicher Risikofaktor für die innerhalb der Dialysepopulation erhöhte Morbidität und Mortalität verantwortlich ist (Verma et al. 2007).

PTH wird von einigen Autoren als „Kardiotoxin" bezeichnet, da eine direkte Beeinflussung der myokardialen Funktion und des Metabolismus nachgewiesen werden konnte. PTH-Rezeptoren wurden an myokardialen Muskelzellen nachgewiesen und in experimentellen Studien konnte eine Kardiomyozytenhypertrophie durch erhöhte PTH-Spiegel in vitro induziert werden (Schluter u. Piper 1998). Auch in klinischen Studien wurde ein Zusammenhang zwischen der LVH und erhöhten intakten PTH-Spiegeln (>200 pg/ml) nachgewiesen (Hara et al. 1995; Piovesan et al. 1999). Zwei klinische Studien konnten eine Reversibilität einer präoperativ verdickten Myokardmuskulatur nach Parathyreoidektomie nachweisen (Nappi et al. 2000; Stefenelli et al. 1997). Eine weitere Studie konnte nach Parathyreoidektomie eine Verbesserung der Herzfunktion, Herzmasse und des Blutdrucks nachweisen (Scharer et al. 1999). Auch eine medikamentöse sHPT-Therapie in Form von intravenösen Calcitriolgaben konnte eine Regression einer zuvor vorhandenen Myokardhypertrophie induzieren (Park et al. 1999). 50 % der erhöhten Mortalität der Patienten mit terminaler Niereninsuffizienz ist der Ausbildung einer LVH zuzuschreiben. Durch die Korrelation der PTH-Erhöhung mit der Entwicklung einer LVH besteht konsekutiv auch ein erheblicher Einfluss eines sHPT auf die Mortalität dialysepflichtiger Patienten (Pilz et al. 2010; Strozecki et al. 2001).

Die mit einem sHPT assoziierte kardiovaskuläre Mortalität wird neben der Ausbildung einer LVH zudem bedingt durch Verkalkungen der Herzkranzgefäße und der Herzklappen (Raggi et al. 2011). Am häufigsten werden dabei die Mitral- und Aortenklappe befallen. Die Prävalenz von **Mitralklappenerkrankungen** bei terminaler Niereninsuffizienz wird in der Literatur mit 40 %, Erkrankungen der Aortenklappe mit 28 bis 55 % angegeben (Cottone et al. 2007; Zapolski et al. 2008). In der Regel führen die kalzifizierenden Herzklappenveränderungen zu Insuffizienzen der Klappen, Stenosen treten wesentlich seltener auf. Meist entwickeln sich nur mittelschweren Vitien. Bezüglich der Ausbildung einer **koronaren Herzerkrankung** (◘ Abb. 3.55) im Zusammenhang mit einem sHPT wird der Hyperphosphatämie, der Erhöhung der FGF-23-Spiegel, dem Calcitriolmangel und der Erhöhung des Kalzium-Phosphat-Produktes eine entscheidende Rolle zugeschrieben (Srivaths et al. 2011; Zoccali et al. 2004).

Sekundärer Hyperparathyreoidismus und Haut- und Bindegewebe

Extraossäre Verkalkungen entstehen dann, wenn das Kalzium- und Phosphat- Löslichkeitsprodukt innerhalb des Extrazellularraumes überschritten wird und stellen ein Warnzeichen dar, da eine Erhöhung des Kalzium-Phosphat-Produktes mit einer Erhöhung der Mortalität verbunden ist (Block et al. 1998; Whyte 1999). Typisch sind

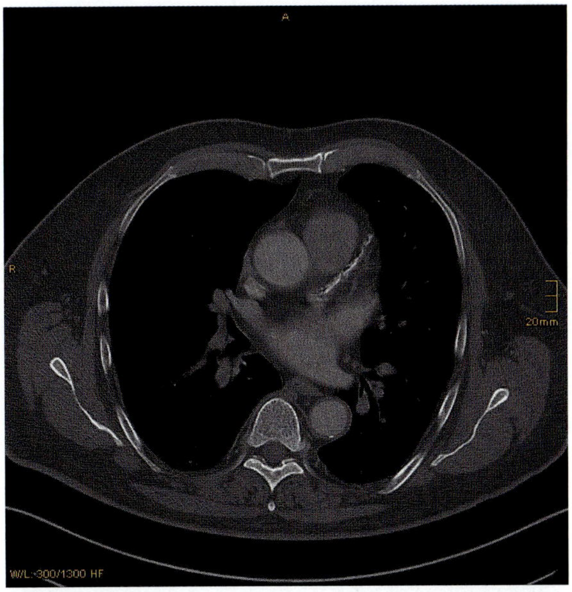

◘ **Abb. 3.55** In diesem CT-Schnittbild sieht man eine völlig verkalkte Koronararterie bei einem Patienten mit ausgeprägtem sekundärem Hyperparathyreoidismus bei langjährig bestehender Niereninsuffizienz infolge chronischer Glomerulonephritis

periartikuläre Verkalkungen im Bereich der Schulter- oder Hüftgelenke, seltener im Bereich der Ellenbogen, Hände, Füße und im Bereich der Handgelenke und Organverkalkungen (Baums et al. 2003; Drueke 1996).

Im Bereich der kleinen Fingergelenke äußern sich diese Verkalkungen mit einer schubweisen akuten Entzündung (Pseudogicht, ◘ Abb. 3.56). Von den größeren Gelenken ist bevorzugt das Schultergelenk (◘ Abb. 3.57) betroffen. Hinzu treten Gefäßverkalkungen (Mediaverkalkung vom Mönckeberg-Typ sowie Verkalkung von Plaques der Intima- gut sichtbar oft im Bereich der Hand, ◘ Abb. 3.54 und ◘ Abb. 3.56).

Eine weniger häufige jedoch sehr charakteristische Hautveränderung bei urämischen Patienten mit sHPT ist die ebenfalls durch die Überschreitung des Löslichkeitsproduktes für Kalzium und Phosphat auftretende **Calcinosis cutis**, die in drei Varianten beobachtet wird: als Mikrokalzifikationen in der tieferen Dermis (nur histologisch erkennbar), als Ablagerung in den dermalen Gefäßen mit sekundärer Intimaproliferation und ischämischer Nekrotisierung der Haut (**Kalziphylaxie**) sowie als palpable, auch röntgenologisch nachweisbare Kalkdepots unter dem Bild einer kalzifizierenden **Pannikulitis**. Unter bestimmten Umständen (kurzfristige starke Erhöhung von Kalzium und/oder Phosphat, Virusinfekte, Bagatelltraumen, Medikamente und andere) kann rasch das lebensbedrohliche Bild einer als „metastasierende Kalzinose" bezeichneten Kalziphylaxie entstehen, die durch großflächige, tiefreichende Nekrosen mit einer charakteristischen livid-rötlichen Ge-

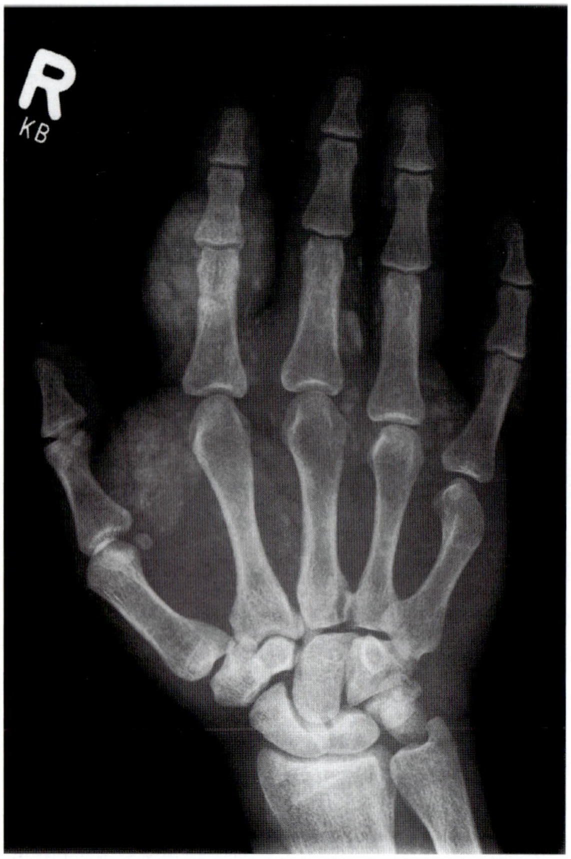

Abb. 3.56 Ausgedehnte periartikuläre Verkalkungen im Bereich der proximalen und distalen Interphalangealgelenke und im Bereich der Fingergrundgelenke mit einer begleitenden, diskontinuierlich ausgeprägten Mediasklerose der Handarterien

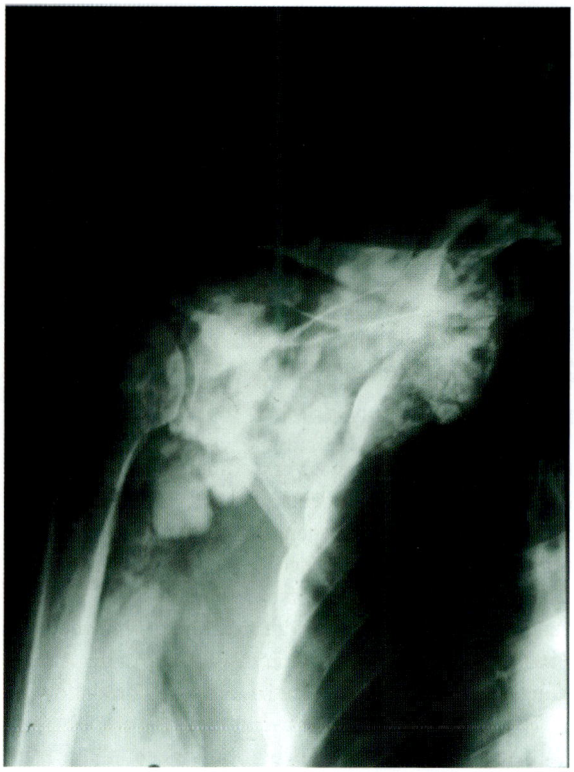

Abb. 3.57 Ausgeprägte Verkalkung im Bereich des rechten Schultergelenkes im Rahmen eines langjährig bestehenden sekundären Hyperparathyreoidismus

fäßzeichnung in der direkten Umgebung gekennzeichnet ist (Abb. 3.59; Henschel et al. 1999; Hoeft et al. 2004). Die Prognose ist besonders schlecht bei Frauen mit hellem Hauttyp, Diabetes und Adipositas. Etwa die Hälfte der betroffenen Patienten weist einen Protein-C-Mangel auf (Schwarz et al. 2000). Bei hohem intakten Parathormon kann eine Parathyreoidektomie lebensrettend sein (Voigtländer 2005).

Juckreiz gilt als weiteres Symptom eines sHPT, da in zahlreichen Studien berichtet wurde, dass sich ein präoperativ vorhandener Pruritus nach Parathyreoidektomie deutlich bessert (Chou et al. 2000; Denman 1986; Hampers et al. 1968; Kleeman et al. 1968; Massry et al. 1968; Ponticelli u. Bencini 1992). Weiterführende Untersuchungen konnten nachweisen, dass bei Dialysepatienten mit Pruritus signifikant höhere PTH-Werte als bei solchen ohne Pruritus nachzuweisen waren, wobei sich die Serumkonzentrationen von Kalzium, Phosphat und Magnesium sich zwischen den beiden Gruppen nicht unterschieden (Stahle-Backdahl et al. 1989). Immunhistologische Untersuchungen der Haut von den betroffenen Patienten mit verschiedenen Antikörpern gegen PTH waren negativ, so dass PTH offenbar kein direkter peripherer Mediator für den urämischen Pruritus darstellt. In einer Studie konnten bei Dialysepatienten mit Pruritus degranulierte, diffus verbreiterte und vermehrte Mastzellen in der Haut mit signifikant höheren Histamin- und PTH-Werten nachgewiesen werden (Dimkovic et al. 1992; Durrant-Finn et al. 2009). Der Zusammenhang zwischen einem sHPT und einem Histamin-vermittelten Pruritus konnte in einer anderen Studie wiederum nicht nachgewiesen werden (Hiroshige et al. 1995), so dass der genaue pathophysiologische Zusammenhang zwischen einem sHPT und dem Phänomen „Juckreiz“ weiterhin als bislang nicht aufgeschlüsselt gelten muss.

Sekundärer Hyperparathyreoidismus und hämatopoetisches System

Ein ausgeprägter sHPT kann mit einem verminderten Ansprechen einer Therapie mit **Erythropoetin** oder **Darb-Erythropoetin** assoziiert sein. Klinisch sieht man dann nach einer chirurgischen Parathyreoidektomie einen Anstieg des Hämatokrits, wobei das Ausmaß der Besserung einer Anämie von dem initialen Ausmaß einer sHPT-bedingten Knochenmarksfibrose abhängig ist (Drueke u. Eckardt 2002; Trunzo et al. 2008). Ein Vitamin-D-Mangel beein-

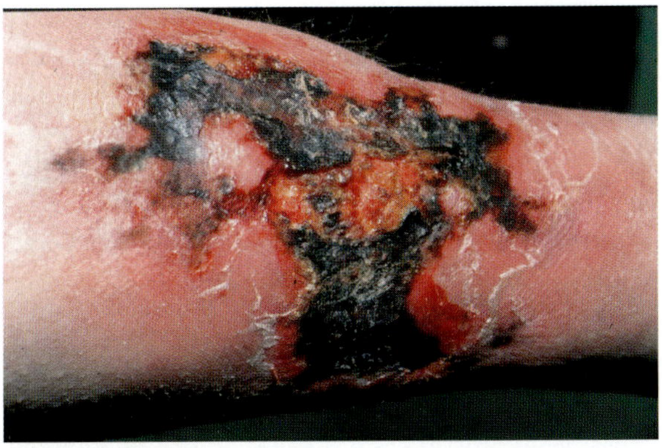

Abb. 3.58 Kalziphylaxie im Bereich des Unterschenkels

flusst ebenfalls negativ das Ausmaß und die Therapie einer renalen Anämie. Umgekehrt erlaubt eine Therapie mit aktiven Vitamin-D-Analoga oft eine Dosisreduktion von Erythropoetin oder Darb-Erythropoetin. Calcitriol steigert die Proliferation roter Vorstufen, vor allem in Kombination mit Erythropoetin. Calcitriol erhöht in Stammzellen die Zahl der Erythropoetinrezeptoren und die mRNA für diese Rezeptoren (Alon et al. 2002). Diese Befunde erklären die additive Wirkung von Erythropoetin und Calcitriol auch ohne PTH-Senkung (Battistella et al. 2011; Taddei et al. 2011).

Bei Patienten mit sHPT ist zudem die **Funktion neutrophiler Granulozyten** nachhaltig gestört. Eine Inaktivierung neutrophiler Granulozyten erfolgt parallel mit Anstieg der intrazellulären Kalziumkonzentration. Mit Reduktion der intrazellulären Kalziumkonzentration, z. B. durch Parathyreoidektomie, Calcitrioltherapie oder Therapie mit Kalziumantagonisten, bessern sich die Funktionsstörungen dieser Zellen (Horl et al. 1995).

3.5.3 Diagnostik

K. Schlosser

Anamnese und körperliche Untersuchung

Anamnestisch sollten die typischen Symptome eines sekundären Hyperparathyreoidismus (sHPT) erhoben werden. Neben der Erfassung kardiovaskulärer Folgeerkrankungen (Anzeichen für eine Herzinsuffizienz, koronare Herzerkrankung, periphere arterielle Verschlusskrankheit, zerebrale Durchblutungsstörungen) sind die Beschwerden bei ausgeprägter Beteiligung des Knochen- und Bindegewebes (Muskelschwäche, Knochenschmerzen, Juckreiz) zu erfragen. Eine kurze Zusammenfassung der Folgeerkrankungen und deren Symptome zeigt Tab. 3.18.

Die **körperliche Untersuchung** beginnt mit der Inspektion des bis auf die Unterwäsche entkleideten Patienten. Hier ist insbesondere auf Kratzeffloreszenzen infolge von Juckreiz, Knochendeformitäten im Bereich der Wirbelsäule und der Extremitäten und auf das Vorhandensein von Ödemen als Zeichen einer Herzinsuffizienz zu achten.

Es folgt die Blutdruckmessung, da eine arterielle Hypertonie der einzige Hinweis auf eine linksventrikuläre Hypertrophie sein kann. Die Auskultation des Herzens kann bei pathologischen Geräuschen das Vorhandensein von Klappenvitien (Aortenklappen- oder Mitralklappenstenosen oder -insuffizienzen) anzeigen. Die Auskultation der Karotiden sowie die Erhebung des peripheren Pulsstatus können auf das Vorliegen einer peripheren Arterienbeteiligung hinweisen.

> **Eine eingeschränkte Beweglichkeit im Bereich der größeren Gelenke (Schulter, Hüfte, Knie) kann das erste Symptom einer periartikulären Verkalkung sein.**

Laborchemische Veränderungen

Die wichtigsten laborchemischen Veränderungen sind in Tab. 3.19 zusammengefasst.

Für den sHPT kennzeichnend ist eine Erhöhung des intakten Parathormons (iPTH). Diese Erhöhung ist in geringerem Ausmaß (bis zu 300 ng/l) als physiologisch im Sinne eines Kompensationsmechanismus zu werten und gewinnt erst bei ausgeprägteren Erhöhungen (>500 ng/l) Krankheitsbedeutung (▶ Abschn. 3.5.5).

Eine Hypokalzämie, infolge eines durch die Niereninsuffizienz entstehenden Calcitriolmangels, führt zu einer Nebenschilddrüsenüberfunktion (▶ Abschn. 3.5.2). Initial gelingt durch die Mehrausschüttung von PTH eine Normalisierung des Serumkalziumspiegels. Schreitet die Nebenschilddrüsenüberfunktion fort, kommt es meist zu einer Hyperkalzämie. Diese kann bei einer Erniedrigung des Plasma-Gesamteiweiß oder durch Medikamentengabe (Kalzimimetika) maskiert sein. Wird die Indikation zu einer Parathyreoidektomie oder Kalzimimetikatherapie in erster Linie wegen einer therapierefraktären Hyperkalzämie gestellt, müssen folgende Ursachen für eine Hyperkalzämie ausgeschlossen werden:
- Überhöhtes Dialysatkalzium
- Überhöhte Dosierung oral gegebener kalziumhaltiger Phosphatbinder
- Vitamin-D-Intoxikation
- Endogen überhöhte Calcitriolspiegel bei granulomatösen Erkrankungen (z. B. Sarkoidose, Tuberkulose)
- Osteolysen (Myelom, Skelettmetastasen)
- Aluminiumintoxikation
- Immobilisationshyperkalzämie

Eine fortgeschrittene Niereninsuffizienz ist praktisch immer mit einer ausgeprägten Hyperphosphatämie mit kon-

3

Tab. 3.18 Folgeerkrankungen des sekundären Hyperparathyreoidismus

Folgeerkrankung	Symptome
Koronare Herzerkrankung	Brustschmerzen, Druck und Engegefühl hinter dem Brustbein bei Belastung
Linksventrikuläre Hypertrophie mit Herzinsuffizienz	Dyspnoe, Ödeme, Nykturie
Periphere arterielle Verschlusskrankheit	Schmerzen im Bereich der Beinmuskulatur beim Gehen, limitierte Gehstrecke
Myopathie	Muskelschwäche meist im Bereich der Oberschenkel, bemerkbar vor allem beim Treppenaufstieg oder beim Aufstehen aus sitzender Position
Renale Osteopathie	Knochenschmerzen vor allem im Bereich größerer Gelenke (Schulter/Ellenbogen, Hüfte, Knie, Sprunggelenke), Frakturen nach Bagatelltraumen
Hautbeteiligung	Juckreiz – hierbei ubiquitäre Manifestation möglich, meist jedoch am Stamm (Brustkorb/Rücken) Kalziphylaxie – Hautnekrosen meist im Bereich der Extremitäten mit livid-rötlicher Umgebung

sekutiver Erhöhung der FGF-23-Spiegel verbunden, welche durch einen sHPT verstärkt werden. Die Bestimmung von FGF-23 gehört noch nicht zu den Routineblutuntersuchungen bei sHPT.

Sonographie der Nebenschilddrüsen

Im Normalzustand sind die Nebenschilddrüsen im Ultraschall schwer zu erkennen. Wenn sie die kritische Größe von etwa 500 mm^3 erreicht haben, können sie jedoch meist dargestellt und vermessen werden. In einer aktuellen Studie der Universität Pisa an 40 dialysepflichtigen Patienten mit Nebenschilddrüsenüberfunktion wurde festgestellt, dass die diagnostische Treffsicherheit des Ultraschalls die anderer Untersuchungen übersteigt. Hinzu kommt, dass die Sonographie mittels Farbdopplerultraschall auch eine Einschätzung der Nebenschilddrüsendurchblutung ermöglicht, die bei einer Hormonüberproduktion deutlich gesteigert ist (Meola et al. 2011a). Die Sonographie der Nebenschilddrüsen eignet sich zur Einschätzung der Ausprägung eines sHPT. 85 % der Nebenschilddrüsen, die über 500 mg wiegen, haben in der histologischen Untersuchung noduläre Areale, welche auf eine medikamentös- konservative Therapie schlechter ansprechen als diffus-hyperlastisches Nebenschilddrüsengewebe (▶ Abschn. 3.5.5 und ▶ Abschn. 3.5.6). Da sich das Gewicht der Nebenschilddrüsen im Ultraschall anhand deren Größe einschätzen lässt, stellt die Sonographie eine Stütze in der Entscheidung für oder gegen bestimmte Therapiemaßnahmen dar und eignet sich auch, um den Erfolg von konservativen Therapiemaßnahmen zu beurteilen (Hirai et al. 2010; Matsuoka et al. 2008; Meola et al. 2011b; Okada et al. 2011; Ozcan u. Oktay 2009; Tominaga et al. 2005; Vulpio et al. 2010).

Andere bildgebende Verfahren wie Sesta-MIBI-Szintigraphie und SPECT („single-photon emission computed tomography"), Computertomographie, Magnetresonanztomographie, PET (Positronenemissionstomographie) oder invasive Untersuchungsverfahren wie die selektive Venenkatheterisierung mit PTH-Bestimmung aus den Halsvenen haben keine Wertigkeit hinsichtlich der Diagnosestellung eines sHPT, sondern werden lediglich zur Lokalisationsdiagnostik vor operativen Maßnahmen veranlasst (▶ Abschn. 3.5.6).

Diagnosestellung einer renalen Osteopathie

Knochenhistologie Der Goldstandard zur Diagnose einer renalen Osteopathie besteht in dem histologischen Nachweises sowohl einer vermehrten Knochenresorption mit Rarefizierung der Knochenbälkchen, als auch einem vermehrten Knochenaufbau (Fibrose) durch Bildung von minderwertigem Faser- und Lamellenknochen. Eine Probengewinnung zur histologischen Untersuchung gelingt meist durch eine Knochenstanze im Bereich des Beckenkamms. Wesentlicher Nachteil dieser Untersuchung ist die Schmerzhaftigkeit dieser meist nur in Lokalanästhesie durchgeführten diagnostischen Maßnahme sowie die durch die Invasivität bedingten möglichen Komplikationen (Hämatom, Infektion, Blutung).

Konventionelle Röntgenaufnahmen Alternativ zur Durchführung einer Knochenhistologie kann eine Kombination aus konventionellen Röntgenaufnahmen, die sHPT-typische Knochenveränderungen zeigen, gemeinsam mit einer Erhöhung der weiter unten beschriebenen Knochenresorptionsmarker eine renale Osteopathie nachweisen. Als Screening eignen sich Röntgenaufnahmen des Handskelettes in Weichstrahltechnik, bei der als sHPT-typische Veränderungen radialseitig betont subperiostale Resorptionszonen, sowie an den Endgliedern Akroosteolysen nachweisbar sein können. Konventionelle Thoraxaufnah-

Tab. 3.19 Serumchemie bei sekundärem Hyperparathyreoidismus

Parameter	Kommentar	Normalbereich
Kalzium	Niedrig, normal oder erhöht (erhöht bei schwerem HPT, Aluminium-Intoxikation, Vitamin-D-Exzess, Therapie mit kalziumhaltigen oralen Phosphatbindern, hohem Dialysatkalzium, Immobilisation)	2,2–2,6 mmol/l
Phosphat	Erhöht erst bei fortgeschrittener Niereninsuffizienz (GFR <30 ml/min), aggraviert durch HPT	0,8–1,4 mmol/l
PTH	Erhöht, differenzialdiagnostisch normal oder erniedrigt bei Aluminiumintoxikation, adynamer Knochenerkrankung, Überbehandlung mit Calcitriol Fehlerquelle: Assay für intaktes PTH erfasst Fragmente, deren biologische Wirkung nicht sicher bekannt ist	1–6 mmol/l, 11–65 ng/l (mg/ml)
25(OH)-D3	Normal oder niedrig (erhöhter Katabolismus in Leber; geringe Sonnenexposition; Vitamin-D-Verluste in Urin (nephrotische Proteinurie) oder Peritonealdialyseflüssigkeit (bei CAPD); falls 25(OH)-D3 stark erhöht, exogene Zufuhr ausschließen	50–200 nmol/l (saisonale Schwankung der Normalwerte
Calcitriol	Erniedrigt (selten niedrig-normal); bei erhöhten Werten Zufuhr von Calcitriol oder gelegentlich endogene Überproduktion (granulomatöse Erkrankung) ausschließen	25–75 pg/ml

men können Veränderungen an Klavikula und Wirbelsäule aufzeigen (▶ Abschn. 3.5.3).

Knochendichtemessung Die Knochendichte wird meist durch die **DXA-Methode** („dual energy X-ray absorptiometry") bestimmt. Diese beruht darauf, dass energieärmere („weiche") Röntgenstrahlen in Gewebe geringerer Dichte stärker absorbiert werden als energiereichere („harte"), während es in dichterem Gewebe gerade umgekehrt ist. Mit anderen Worten, aus zwei mit unterschiedlicher Energie aufgenommenen Röntgenbildern kann man auf die Knochendichte rückschließen. Angegeben wird das Ergebnis als das Vielfache der Standardabweichung vom Durchschnitt der 30-Jährigen des entsprechenden Geschlechts, dem sog. T-Wert. Ein T-Wert kleiner als −2,5 (also eine Knochendichte, die mehr als zweieinhalb Standardabweichungen unter der durchschnittlichen Knochendichte einer/s Dreißigjährigen liegt) bedeutet definitionsgemäß den Nachweis einer Osteopenie. Nachteilig ist, dass durch eine Knochendichtemessung nicht zwischen den pathophysiologischen Ursachen einer Osteopenie unterschieden werden kann. Das heißt, dass eine Differenzierung zwischen einer altersbedingten schweren Osteoporose und einer renalen Osteopathie alleine durch eine Knochendichtemessung nicht möglich ist.

Knochenstoffwechselparameter in Urin und Blut Eine Erhöhung der gesamten **alkalischen Phosphatase** (AP) im Serum kann auf eine Knochenbeteiligung im Rahmen eines sHPT hinweisen, beweist diese jedoch nicht. Ist die Gesamt-AP erhöht, muss eine begleitende Lebererkrankung durch Bestimmung der γ-GT ausgeschlossen werden. Die Gesamt-AP kann normal oder erniedrigt sein bei einer Aluminiumosteopathie oder im Rahmen einer adynamischen Knochenerkrankung. Als sensitiverer, wenn auch ebenso wenig beweisender Knochenmarker kann das Knochenisoenzym der alkalischen Phosphatase („bone specific alkaline phosphatase", BAP) bestimmt werden.

An dem Knochenstoffwechsel sind weitere Hormone beteiligt. **Kalzitonin** aus den C-Zellen der Schilddrüse wird bei einer Erhöhung des Kalziumpiegels freigesetzt, hemmt direkt die Aktivität der Osteoklasten und steigert so den Einbau von Kalzium in den Knochen. Ist das Kalzitonin reaktiv erhöht, findet sich meist keine renale Osteopathie.

Auch Insulin, Wachstumshormone und Östrogene sind an der Regulation des Knochenstoffwechsels beteiligt (Ernst et al. 1989; Mehl et al. 2002; Turner et al. 1994). Als sog. „**Knochenmarker**" werden Stoffe in Blut oder Urin bezeichnet, die entweder als Marker des Knochenaufbaus (Formationsmarker) oder des Knochenabbaus (Resorptionsmarker) dienen. Es handelt sich dabei um eine heterogene Gruppe, bestehend aus Enzymen der knochenauf- oder abbauenden Zellen, oder um Bestandteile des Knochens, die beim Knochenauf- und -abbau freigesetzt werden. Der Vorteil des Markerscreenings ist, dass dynamische Umbauvorgänge im Knochen bestimmt werden können. Eine Strahlenexposition wie z. B. beim Röntgen oder der Computertomographie entfällt. Das Markerscreening ersetzt weder eine histologische Untersuchung noch eine Knochendichtemessung, kann diese aber unterstützend ergänzen. Eine Übersicht über die gebräuchlichsten Knochenstoffwechselparameter gibt Tab. 3.20.

Ausschluss einer Aluminiumosteopathie Von besonderer Wichtigkeit ist der Ausschluss einer (heute allerdings selten gewordenen) Aluminiumbeladung des Skeletts, da nach einer Parathyreoidektomie und der damit verbundenen Verminderung der Knochenumsatzrate („low bone turnover") die Aluminiumosteopathie aggraviert wird. Als Suchtest hat sich die Messung der Plasma-Aluminium-

Tab. 3.20 Knochenstoffwechselparameter

Knochenformation	Herkunftsgewebe	Medium	Nachweismethode
Knochenspezifische alkalische Phosphatase	Knochen	Serum	ELISA
Osteokalzin (OC)	Knochen, Thrombozyten	Serum	ELISA, RIA
Carboxyterminales Propeptid	Knochen, Haut, Bindegewebe	Serum	ELISA
Knochenresorption	Herkunftsgewebe	Medium	Nachweismethode
Hydroxyprolin	Knochen, Knorpel, Bindegewebe, Haut, Nahrung	Urin	Kolorimetrie, HPLC
Pyridinolin (PYD)	Knochen, Knorpel, Bänder, Sehnen	Urin	HPLC, ELISA, RIA
Desoxypyridinolin (DPD)	Knochen	Urin	HPLC, ELISA, RIA
Quervernetzte Telopeptide (NTx, CTx und ICTP)	Knochen (Haut)	Urin, Serum	ELISA, RIA
Receptor activator of nuclear factor κB-ligand (RANKL)	Knochen, Knorpel, Synovia	Serum	ELISA
Osteoprotegerin	Knochen, Knorpel, Synovia	Serum	ELISA

konzentration bewährt, ggf. mit vorheriger Infusion von Desferral (Aluminiummobilisationstest; Felsenfeld et al. 1989). Stellen Knochenläsionen die Hauptindikation zur Durchführung einer Parathyreoidektomie dar, müssen differenzialdiagnostisch alternative Knochenerkrankungen ausgeschlossen werden, wie z. B. β2 m-Amyloidose (gelenknahe Osteolyseherde), Schenkelhalsfraktur durch amyloidhaltige Knochenzyste, Spondylarthropathie mit Wirbelkörperdestruktion, Aluminiumosteopathie (Osteomalazie mit Looser-Zonen), Skelettmetastasen, Myelom, Oxalose.

3.5.4 Konservative Therapie

K. Schlosser

Bei der sekundären Nebenschilddrüsenüberfunktion sollte, wenn möglich, die Grunderkrankung behandelt werden, welche den Parathormonüberschuss bewirkt hat. Dies kann bedeuten, dass durch eine **Nierentransplantation** die Niereninsuffizienz behandelt wird, welche zu einem sekundären Hyperparathyreoidismus (sHPT) geführt hat, oder das Absorptions- oder Digestionsstörungen behandelt werden, welche zu einem, im Vergleich zur renalen Genese sehr viel selteneren, intestinal bedingten sHPT geführt haben. Nach erfolgreicher Therapie der Grunderkrankung wird sich die Kalziummenge im Blut und in der Folge auch die Parathormonproduktion in den Nebenschilddrüsen normalisieren. Kann die Grunderkrankung eines sHPT nicht geheilt werden, sollte zunächst versucht werden, die sHPT-bedingte Kalzium- und Phosphat-Stoffwechselstörung durch medikamentös-konservative Maßnahmen zu behandeln.

Mittels Gabe von **Kalzium** kann eine, meist nur im initialen Stadium eines sHPT bestehende Hypokalzämie ausgeglichen werden. Durch diätetische **Phosphatrestriktion** sowie eine erhöhte Dialysedauer oder -frequenz kann eine Hyperphosphatämie behandelt werden. Zusätzlich können **Phosphatbinder** verabreicht werden. Die Einnahme von **Calcitriol** oder 25(OH)-Vitamin D erhöht die Kalziummenge im Blut und vermindert die Parathormonproduktion in den Nebenschilddrüsen. Besteht bei dem Patienten bereits eine Hyperkalzämie, können kalziumfreie Phosphatbinder, Vitamin-D-Analoga oder Kalzimimetika zur Anwendung kommen.

Bleibt die Nebenschilddrüsenüberfunktion trotz einer maximalen, medikamentös-konservativen Therapie bestehen, so ist von einer autonomen, d. h. dem Regelkreislauf nicht mehr unterstehenden Nebenschilddrüsenfehlfunktion auszugehen, die lediglich mittels einer Nebenschilddrüsenentfernung behandelt werden kann. Diese kann als subtotale (3½- bzw. 4/5-Drüsen-)Resektion oder als totale **Parathyreoidektomie** mit und ohne Autotransplantation ausgeführt werden.

Zur Senkung eines exzessiv erhöhten Kalziumspiegels im Blut können präoperativ **Bisphosphonate** und **Kalzitonin** zum Einsatz kommen.

Da der intestinal bedingte sHPT extrem selten ist und durch eine orale oder intravenöse Substitution von aktiven Vitamin-D-Präparaten gut behandelt werden kann, beschränken sich die weiteren Ausführungen auf den renal bedingten sHPT.

Eine negative Kalziumbilanz, eine Hyperphosphatämie und ein Mangel an aktivem Vitamin D3 (1,25(OH)-Vitamin D, Calcitriol) sind für die Entstehung eines renalen sHPT entscheidend (▶ Abschn. 3.5.2). Soll ein sHPT verhindert werden, so müssen die Kalzium-, Phosphat- und Vitamin-D-Mangelzustände möglichst frühzeitig korrigiert werden. Eine Prophylaxe ist erst möglich, wenn die Diagnose einer chronischen Niereninsuffizienz gestellt ist.

Chronische Niereninsuffizienz

Eine chronische Niereninsuffizienz entwickelt sich meist schleichend, verursacht dabei unspezifische Symptome und nur selten Schmerzen. Weltweit leiden mehr als 500 Mio. Menschen an einer chronischen Nierenkrankheit, dies entspricht einem von zehn Erwachsenen. Die weltweit häufigsten Ursachen sind Entzündungen und Infektionen der Nieren, Verengungen der ableitenden Harnwege und angeborene Nierenkrankheiten. In den Industrienationen sind Diabetes mellitus Typ 2 (in 30–40 % der Fälle) und Bluthochdruck (15 %) aufgrund von Bewegungsmangel und Fehlernährung die häufigsten Ursachen. Die Zahl der Patienten mit chronischer Niereninsuffizienz steigt jährlich um ca. 5 %. Während in Deutschland derzeit ca. 70.000 Patienten langfristig mittels Dialyse behandelt werden müssen und zudem ca. 25.000 Patienten mit einem funktionierenden Transplantat nach Nierentransplantation behandelt sind (▶ Abschn. 3.5.3) stellen diese Patienten nur die Spitze eines Eisbergs dar. Es ist davon auszugehen, dass eine chronische Nierenerkrankung etwa 50-mal häufiger als die terminale Niereninsuffizienz vorkommt. Die späte Diagnosestellung einer chronischen Niereninsuffizienz hat nicht nur für die Prophylaxe der Ausbildung eines sHPT fatale Folgen, auch der Schaden an den Nieren selber ist dann meist nicht mehr zu beheben bzw. aufzuhalten.

Als Screeninguntersuchung für das Vorliegen einer Niereninsuffizienz hat sich die Bestimmung der Mikroalbumine im Urin bewährt, welche im Rahmen einer jährlichen hausärztlichen Routineuntersuchung durchgeführt werden sollte. Allerdings liegt nicht bei allen Patienten mit eingeschränkter Nierenfunktion eine Proteinurie vor. Eine erhöhte Eiweißausscheidung findet sich bei etwa 65 % der Diabetiker (Macisaac et al. 2004; Thomas et al. 2009) und nur etwa 30 % der Nichtdiabetiker mit eingeschränkter Nierenfunktion (Levey et al. 2009). Liegt jedoch eine Proteinurie vor, so besteht ein erhöhtes Risiko, dass die Nierenfunktionseinschränkung fortschreitet, es zu einem Herzinfarkt kommt und die Sterblichkeit erhöht ist (Hemmelgarn et al. 2010).

Eine chronische Niereninsuffizienz liegt vor, wenn im Urin Eiweiß (Proteinurie) oder Albumin (Mikroalbuminurie) nachweisbar ist, wenn die Nierenfunktion (gemessen anhand der glomerulären Filtrationsrate) unter 60 % der Norm abgefallen ist, wenn bei bildgebenden Verfahren (Sonographie, Computertomographie) krankhafte Veränderungen an den Nieren festgestellt werden und wenn dieser Zustand länger als drei Monate anhält.

Im Jahre 2002 wurde zur besseren Einschätzung des Schweregrades einer chronischen Niereninsuffizienz und zur Etablierung von Therapierichtlinien von der amerikanischen Nierenstiftung (National Kidney Foundation) der Begriff chronische Nierenkrankheit in der Kidney Disease Outcomes Quality Initiative (KDOQI) neu definiert (NKF 2002). Diese Definition hat sich mittlerweile weltweit durchgesetzt (◘ Tab. 3.21).

Die chronische Niereninsuffizienz (CKD) muss als mehr als eine reine Nierenerkrankung verstanden werden, da sie im ganzen Organismus zu komplexen Folge- und Begleiterscheinungen führt. Die internationale Bezeichnung „CKD-MBD" („chronic kidney disease" – „mineral bone disease") trägt den schweren Schäden an Knochen und Gefäßen Rechnung, die durch den gestörten Mineralhaushalt entstehen und durch klinische, biochemische und bildgebende Methoden fassbar sind (▶ Abschn. 3.5.2 bis ▶ Abschn. 3.5.4). Parallel zum Mineralverlust im Knochen entsteht bei den Patienten eine extraossäre Kalzifizierung bzw. eine die Prognose bestimmende Gefäßverkalkung, die sich in einer um das bis zu 40-fach erhöhten Mortalität bei Dialysepatienten im Vergleich zur nierengesunden Population widerspiegelt. Die Zusammenhänge zwischen Knochenstoffwechselstörungen und Gefäßkalzifizierung sowie deren Korrelation mit Gesamt- und kardiovaskulärer Mortalität sind seit Beginn des 21. Jahrhunderts Hauptschwerpunkt der nephrologischen Forschung. Bewiesen ist mittlerweile, dass Veränderungen von Kalzium, Phosphat und Parathormon unabhängig voneinander für diese erhöhte Mortalität verantwortlich sind (Floege et al. 2011). Zahlreiche **Leitlinien** wurden entwickelt, um eine Therapieoptimierung zu erzielen, die letztlich auch mit einer Verbesserung der Morbidität und Mortalität chronisch nierenkranker Patienten einhergehen sollte (Kestenbaum u. Belozeroff 2007; Komaba et al. 2008; Locatelli 2004). Hier sind insbesondere die Leitlinien der Amerikanischen National Kidney Foundation (NKF 2003) sowie die Leitlinien der internationalen „Kidney Disease: Improving Global Outcomes" (**KDIGO**) zu nennen. Die KDIGO wurde als unabhängige, gemeinnützige Organisation 2003 mit dem Ziel gegründet, weltweit die Behandlung von Patienten mit Nierenkrankheiten zu verbessern und die Entwicklung von evidenzbasierten klinischen Leitlinien auf dem Gebiet der Nierenkrankheiten zu koordinieren (Levey et al. 2005).

3

Tab. 3.21 Einteilung der chronischen Niereninsuffizienz entsprechend dem Vorhandensein einer Proteinurie und der glomerulären Fitrationsrate (GFR) nach den Richtlinien der Amerikanischen National Kidney Foundation aus dem Jahr 2002

Stadium	GFR[a] in ml/min/1,73 m^2	Proteinurie nachweisbar	Keine Proteinurie nachweisbar
1[b]	>89	Nierenkrankheit mit normaler Nierenfunktion*	Normalbefund
2[b]	60–89	Nierenkrankheit mit milder Nierenfunktionseinschränkung[b]	Milde Nierenfunktionseinschränkung, aber keine Nierenkrankheit[c]
3	30–59	Nierenkrankheit mit moderater Nierenfunktionseinschränkung[d]	
4	15–29	Nierenkrankheit mit schwerer Nierenfunktionseinschränkung[d]	
5	<15	Chronisches Nierenversagen[d]	

[a] GFR = glomeruläre Filtrationsrate
[b] Im Stadium 1 und 2 ist zur Diagnose einer Nierenkrankheit immer der Nachweis von Eiweiß im Urin oder ein krankhafter Befund in einem bildgebenden Verfahren erforderlich.
[c] Menschen mit einer milden Nierenfunktionseinschränkung (GFR 60–89 ml/min/1,73 m^2), bei denen keine Proteinurie oder andere krankhafte Veränderungen an den Nieren festgestellt werden, sind nicht nierenkrank.
[d] In den Stadien 3–5 gründet sich die Diagnose ausschließlich auf eine glomeruläre Filtrationsrate unter 60 ml/min/1,73 m^2.

Bei allen Patienten mit einer chronischen Nierenerkrankung und einer GFR unter 60 ml/min/1,73 m^2 sollten die Serumspiegel von Kalzium, Phosphat und intaktem Parathormon (iPTH) bestimmt werden. Die Untersuchungshäufigkeit richtet sich nach dem Erkrankungsstadium. Bei Patienten, die aufgrund von pathologischen Veränderungen des Kalzium-, Phosphat- und iPTH-Spiegels behandelt werden sowie bei Transplantatempfängern sollten diese Untersuchungen häufiger durchgeführt werden. Die Bestimmungshäufigkeit von Kalzium, Phosphat und iPTH, sowie der sich nach den verschiedenen Erkrankungsstadien richtende **Zielbereich für iPTH** sind in Tab. 3.22 aufgeführt.

Kalziumstoffwechsel

Die Therapie der Kalziumstoffwechselstörungen richtet sich nach dem Erkrankungsstadium der chronischen Niereninsuffizienz und den Gesamt- und ionisierten Kalziumspiegeln im Blut. Das Gesamtkalzium im Plasma bzw. Serum setzt sich aus folgenden 3 Fraktionen zusammen:

- Ca. 15 % sind an organische und anorganische Anionen (HCO_3^-,Zitrat^{3-},HPO_4^{2-}, Laktat) gebunden.
- Ca. 40 % sind an Albumin gebunden (Verhältnis 0,2 mmol/l (0,8 mg/dl) Kalzium pro 10 g/l Albumin.
- Ca. 45 % zirkulieren als aktives (ionisiertes) Kalzium.

Die Konzentration des Gesamtkalziums im Plasma/Serum hängt somit ganz entscheidend von der Albuminkonzentration ab. Im Falle einer Hypoalbuminämie (z. B. renaler Verlust, hepatische Synthesestörung) kommt es zu einem Abfall des Gesamtkalziums. Die Konzentration des ionisierten und an Anionen gebundenen Kalziums bleibt in dieser Situation unverändert. Umgekehrt führen eine Hämokonzentration bedingt durch Dehydratation oder Infusionen großer Mengen von Plasma zu einem Anstieg der Albumin- und damit zu einem Anstieg der Gesamtkalziumkonzentration (Pseudohyperkalzämie).

Die präzise Beurteilung der Gesamtkalziumkonzentration setzt also die gleichzeitige Bestimmung der Albumin- und/oder Gesamtproteinkonzentration voraus. Die Gesamtkalziumkonzentration kann mit Hilfe der folgenden Formel „korrigiert" werden:

Kalzium (korrigiert) : Kalzium (mmol/l) – 0,025 × [(Albumin (g/l)] + 1 (gültig für Albuminwerte ≤40 g/l)

> **Zu Beginn einer chronischen Niereninsuffizienz steht eine negative Kalziumbilanz im Vordergrund, die sich durch Nachweis einer verminderten Konzentration des Gesamt- oder ionisierten Kalziums nachweisen lässt.**

Dieser Kalziummangel wird durch eine verminderte Vitamin-D-abhängige Kalziumabsorption im oberen Dünndarm erklärt. Als weitere Ursachen gelten ein konvektiver Kalziumverlust durch Ultrafiltration an der Dialyse und ein intestinaler Kalziumverlust durch verminderte Rückresorption von Kalzium aus den Darmsekreten.

In den siebziger Jahren wurde propagiert, dass zu einer Prophylaxe und Behandlung eines sHPT die Korrektur eines Kalziummangels unabdingbar sei (David 1977). Dies sollte durch eine Erhöhung der diätetischen Kalziumzufuhr (zur Erhöhung der Vitamin-D-unabhängigen intestinalen Kalziumabsorption im unteren Dünndarm), durch orale Zufuhr von Vitamin D und durch Supplementation von Kalzium über das Dialysat erfolgen.

Die Theorie der negativen Kalziumbilanz als relevante Ursache für die Entstehung eines sHPT wurde angesichts

Tab. 3.22 Zielbereiche für das intakte Parathormon (iPTH) und Empfehlungen zur Bestimmungshäufigkeit von iPTH, Kalzium und Phosphat in Bezug auf das Stadium einer chronischen Niereninsuffizienz

Stadium	GFR in ml/min/1,73 m²	Zielbereich iPTH in pg/ml [pmol/l]	Bestimmungshäufigkeit iPTH	Bestimmungshäufigkeit von Kalzium, Phosphat
3	30–59	35–70 [3,85–7,7]	Jährlich	Jährlich
4	15–29	70–110 [7,7–12,1]	Vierteljährlich	Vierteljährlich
5	<15/Dialyse	150–300 [16,5–33,0]	Vierteljährlich	Monatlich

der sich im Verlaufe der Erkrankung entwickelnden extraossären und GefäßvVerkalkungen in Frage gestellt. Einige Autoren bezweifeln gar ihr Vorhandensein, da das Gesamtkalzium im Serum nur 1 % des Gesamtkörperkalziums wiederspiegelt, die Messwerte von dem Albuminspiegel im Blut abhängig sind und die verminderte intestinale Kalziumaufnahme durch die verminderte renale Kalziumausscheidung kompensiert wird (Moe u. Chertow 2006). Entsprechend dieser, auch von den KDOQI-Leitlinien der NKF unterstützten Theorie muss daher die Kalziumzufuhr überwacht werden, um durch ein Übermaß an Kalzium möglicherweise entstehenden Gefäßverkalkungen zu verhindern. Entsprechend der KDOQI- und KDIGO-Leitlinien sollte die orale Kalziumzufuhr 2000 mg/Tag (500 mg/Tag mit der Nahrung und 1500 mg/Tag in Form von kalziumhaltigen Phosphatbindern) nicht überschreiten. Die Dialysatkalziumkonzentration bei Hämo- oder Peritonealdialysen sollte 2,5–3 mEq/l (1,25–1,5 mmol/l) betragen (NKF 2003). Die Supplementation von höheren Kalziumkonzentrationen mit der Dialysatflüssigkeit ist kritisch zu überdenken, da hierdurch insbesondere bei Patienten mit einer Hyperphosphatämie der Progress von Gefäßverkalkungen und einer adynamen Knochenerkrankung begünstigt wird (Moe u. Drueke 2011; Ok et al. 2008; Seyffart et al. 2009; Yamada et al. 2007).

Entsprechend den KDOQI- und KDIGO-Leitlinien sollten bei Patienten mit chronischer Nierenerkrankung im Stadium 3 und 4 die Serumspiegel des Gesamtkalziums innerhalb des „Normbereichs" des jeweiligen Labors gehalten werden.

Bei Patienten mit Nierenversagen (Stadium 5) sollten die Serumspiegel des Gesamtkalziums innerhalb und hier vorzugsweise am unteren Ende des „Normbereichs" des jeweiligen Labors gehalten werden.

Sofern der Gesamtkalziumspiegel 10,2 mg/dl (2,54 mmol/l) übersteigt, sollte die Dosis kalziumhaltiger Phosphatbinder reduziert oder die Therapie auf einen kalzium-, aluminium- und magnesiumfreien Phosphatbinder umgestellt werden. Zudem sollte die Dosis aktiver Vitamin-D-Sterole reduziert oder die Therapie unterbrochen werden, bis der Gesamtkalziumspiegel wieder im Normbereich liegt. Bleibt die Hyperkalzämie trotz modifizierter Vitamin-D-Therapie und/oder Absetzen kalziumhaltiger Phosphatbinder bestehen, kann über 3–4 Wochen eine Dialysatflüssigkeit mit niedrigem Dialysatkalzium eingesetzt werden. Das Kalzium-Phosphat-Produkt sollte kleiner 55 mg²/dl² gehalten werden, was sich am besten durch eine Normalisierung der Phosphatspiegel erreichen lässt. Patienten, deren Gesamtkalzium den unteren Grenzwert für das jeweilige Labor unterschreitet, sollten mittels Erhöhung des Dialysatkalziums, Einnahme kalziumhaltiger Phosphatbinder oder aktiver Vitamin-D-Sterole behandelt werden, wenn klinische Zeichen einer Hypokalzämie vorliegen (Parästhesien, positives Chvostek- und Trousseau-Zeichen, Bronchospasmus, Laryngospasmus, Tetanie, Krampfanfälle) oder wenn der iPTH-Spiegel oberhalb des Zielbereichs für das jeweilige Erkrankungsstadium liegt.

Eine Übersicht über die Maßnahmen bei Störungen des Kalziumstoffwechsels gibt Tab. 3.23.

Phosphatstoffwechsel

Die Serumphosphatspiegel sind von der renalen Clearance, von der Höhe der diätetischen Phosphatzufuhr, dem Proteinkatabolismus und anderen Faktoren abhängig. Fast alle Patienten mit einem sHPT haben eine mehr oder minder schwere Hyperphosphatämie. Eine Hypophosphatämie tritt lediglich bei einer Persistenz eines Hyperparathyreoidismus nach einer erfolgreichen Nierentransplantation oder (weitaus seltener) durch zu intensive Dialysen auf.

Nach den KDOQI-Leitlinien sollte der Serum-Phosphatspiegel bei Patienten mit chronischer Nierenerkrankung (CKD) Stadium 3 und 4 im Bereich von mindestens 2,7 mg/dl (0,87 mmol/l) bis maximal 4,6 mg/dl (1,49 mmol/l) gehalten werden. Bei Patienten mit Nierenversagen (Stadium 5) sowie bei Hämo- und Peritonealdialysepatienten wird ein Serum-Phosphatspiegel bis zu 5,5 mg/dl (1,78 mmol/l) toleriert.

Eine Hyperphosphatämie sollte korrigiert werden, um eine verminderte Aktivitat der renalen 1-α-Hydroxylase, eine negative Kalziumbilanz, eine Erhöhung der FGF-23-Spiegel sowie eine direkte Stimulation der Parathyreoideazellen

Tab. 3.23 Übersicht über die möglichen Maßnahmen zur Korrektur einer Hypo- bzw. Hyperkalzämie im Rahmen einer chronischen Niereninsuffizienz

Maßnahmen bei Hypokalzämie	Maßnahmen bei Hyperkalzämie
Erhöhung der oralen Kalziumzufuhr (z. B. durch kalziumhaltige Phosphatbinder bei gleichzeitig bestehender Hyperphosphatämie) Erhöhung der Dialysatkalziumkonzentration Gabe von aktiven Vitamin-D-Sterolen (1,25(OH)-Vitamin D, 25(OH)Vitamin D) Absetzen Kalziumsenkender Medikamente (z. B. Kalzimimetika)	Verminderung der oralen Kalziumzufuhr Verminderung der Dialysatkalziumkonzentration Absetzen kalziumhaltiger Phosphatbinder (stattdessen Gabe von kalzium-, aluminium- und magnesiumfreien Phosphatbindern) Absetzen aktiver Vitamin-D-Präparate (stattdessen ggf. Gabe neuerer Vitamin-D-Analoga) Kalzimimetika Bei Therapieresistenz: Parathyreoidektomie

durch ein Zuviel an Phosphat zu verhindern (▶ Abschn. 3.5.3).

Zur Verhinderung einer Hyperphosphatämie ist, sobald die Serum-Phosphatspiegel in den Stadien 3 und 4 auf Werte >4,6 mg/dl (1,49 mmol/l) bzw. im Stadium 5 auf >5,5 mg/dl (1,78 mmol/l) ansteigen und die iPTH Spiegel über dem Zielbereich für das jeweilige Erkrankungsstadium liegen, eine **Phosphatrestriktion** auf etwa 800–1000 mg/Tag notwendig. Da in fast allen Nahrungsmitteln Phosphat enthalten ist, gestaltet sich die Einhaltung einer solchen Diät oft schwierig und wird häufig durch eine **geringe Compliance** der betroffenen Patienten erschwert. Zudem besteht durch die Verminderung der diätetischen Phosphatzufuhr das Risiko einer Malnutrition. Man sollte den Patienten jedoch nahe legen, wegen des hohen Phosphatgehalts Kuhmilch und Milchprodukte wie beispielsweise Hart- und Schmelzkäse, Joghurt, Kefir und Buttermilch sowie Fleisch, Wurstwaren und Innereien, Fisch und Meeresfrüchte, Hülsenfrüchte und Nüsse, sowie Vollkornprodukte, Eigelb, Dörrobst, Pilze und Coca-Cola zu vermeiden.

Durch eine Veränderung der Dialyseeffizienz mittels Veränderung des Blutflusses, der Dialysedauer und der Häufigkeit der Dialysebehandlungen ist ebenfalls eine gute Phosphatkontrolle zu erzielen. Durch eine solche „intensivierte Hämodialyse" ist zudem eine verbesserte Blutdruckeinstellung, eine Abnahme einer linksventrikulären Hypertrophie, eine Reduktion der Hospitalisationsrate und eine Verringerung der Mortalität möglich (Bergman et al. 2008; Fagugli et al. 2001; Kjellstrand et al. 2010; Kjellstrand et al. 2011; Kooienga 2007; Kraus 2011; Saran et al. 2006; Tonelli et al. 2009; Troidle et al. 2007; Weinreich et al. 2006).

Eine einheitliche Definition der intensivierten Hämodialyse gibt es leider bislang nicht. Sowohl eine Verlängerung der Behandlungszeit/Sitzung bei gleich bleibender Frequenz (3×7–8 h/Woche, in der Regel über Nacht), als auch eine Erhöhung der Frequenz bei gleich bleibender wöchentlicher Stundenzahl (statt 3×4 h/Woche, 6×2 h/Woche, „short daily hemodialysis") oder eine Erhöhung von Dauer und Frequenz der Sitzungen (6×7–8 h, meist während der Nacht zuhause) wurden beschrieben.

Da die diätetische Phosphatrestriktion aus den weiter oben genannten Gründen schwierig ist und eine häufigere oder verlängerte Dialyse nicht immer in den Alltag zu integrieren ist, ist bei fast allen niereninsuffizienten Patienten eine **Phosphatbindertherapie** erforderlich. In Studien konnte gezeigt werden, dass neu in die Dialyse aufgenommene Patienten von einer Phosphatbindertherapie profitieren. Den Daten zufolge verbessert eine Phosphatbindertherapie das 1-Jahres-Überleben unabhängig von den Serum-Phosphatwerten der Patienten (Isakova et al. 2009).

Die KDIGO-Arbeitsgruppe hat keine Empfehlung für einen bestimmten Phosphatbinder abgegeben. In den KDOQI-Leitlinien werden, in Abhängigkeit von dem Serumgesamtkalziumspiegel, sowohl kalziumhaltige Phosphatbinder (Kalziumkarbonat, Kalziumazetat) als auch kalzium-, aluminium- und magnesiumfreie Phosphatbinder (Sevelamer, Lanthankarbonat) für die Erstbehandlung einer Hyperphosphatämie empfohlen. Die wichtigste Nebenwirkung kalziumhaltiger Phosphatbinder besteht in der Ausbildung einer Hyperkalzämie. Das Risiko ist besonders hoch bei gleichzeitiger Gabe von aktiven Vitamin-D-Sterolen, Aluminiumintoxikation, niedrigem Knochenumsatz (adynamer Knochenerkrankung) sowie Immobilisation der Patienten. Noch kann nicht abschließend gesagt werden, ob eine kalziumfreie Phosphatbindertherapie hinsichtlich der Mortalität einer kalziumhaltigen Therapie überlegen ist.

Bei Dialysepatienten, die auch nach Einnahme eines kalziumhaltigen oder kalzium-, aluminium- bzw. magnesiumfreien Phosphatbinders eine Hyperphosphatämie aufweisen (Serum-Phosphatwerte >5,5 mg/dl [1,78 mmol/l]), sollte eine Kombination dieser Phosphatbinder eingesetzt werden. Kalziumhaltige Phosphatbinder sind bei Dialysepatienten, die eine Hyperkalzämie aufweisen oder deren iPTH-Werte bei zwei aufeinanderfolgenden Messungen unter 150 pg/ml (16,5 pmol/l) liegen kontraindiziert. Kalziumfreie Phosphatbinder sind bei Dialysepatienten mit schweren Gefäß- und/oder anderen Weichteilverkalkungen zu bevorzugen. Aluminiumhaltige Phosphatbinder sind wegen ihrer Toxizität (Enzephalopathie, Osteopathie, Anämie etc.) heute in der Langzeittherapie kontraindiziert, können aber bei Serum-Phosphatspiegeln >7 mg/dl (2,26 mmol/l) einmalig als Kurzzeittherapie (über 4 Wochen) eingesetzt werden.

Weitere phosphatsenkende Substanzen (Sevelamercarbonat, Magnesiumcarbonat, eisenhaltige Phosphatbinder, Resine wie Colestimid (Colestilan), Niceritrol (eine Vorstufe der Nikotinsäure), Niacin (Nikotinsäure, Vitamin B_3), Nikotonsäuremetabolite, die den intestinalen und renalen Natrium-abhängigen Phosphat-Kotransporter hemmen, neuere Polymere und Polypeptid- Phosphatonine) werden derzeit in Studien untersucht und haben noch keinen festen Platz in der Routinetherapie der Hyperphosphatämie (Bover et al. 2005; Cheng et al. 2008; Date et al. 2003; Itoh et al. 2008; Restrepo Valencia u. Cruz 2008; Sampathkumar et al. 2006; Takahashi et al. 2004). Die meisten Studien behandeln den Effekt von Niacin auf den Phosphatspiegel. Eine Zulassung für Niacin-Hochdosis-Vitaminpräpate gibt es in Deutschland nur zur Behandlung von Fettstoffwechselstörungen, bei denen andere Wirkstoffe (zum Beispiel Statine) versagen und nicht eingenommen werden können. Niacin hat zur Kontrolle des Phosphatspiegels gegenüber den neuen aluminium- und kalziumfreien Phosphatbindern den entscheidenden Nachteil, dass es vom Körper aufgenommen wird und eine Vielzahl von unerwünschten Nebenwirkungen (wie schwere Leberschäden) verursachen kann. Daher wird Niacin sicher nicht die endgültige Lösung des Hyperphosphatämie-Problems sein, könnte aber zukünftig bei einigen Patienten eine therapieunterstützende Bedeutung bekommen (Muller et al. 2007).

Bei Patienten mit fortbestehender Hyperphosphatämie trotz maximaler Therapie sind eine schlechte Compliance der Patienten hinsichtlich der Medikamenteneinnahme, eine vermehrte Phosphatfreisetzung aus dem Skelett durch vermehrte Knochenresorption (z. B. bei ausgeprägter Ostitis fibrosa) und eine ungenügende Dialyseeffizienz in Betracht zu ziehen.

Versagen all diese Therapiemaßnahmen, so ist die Gabe von **Kalzimimetika** oder eine **Parathyreoidektomie** zu erwägen. Durch beide Therapiemaßnahmen kommt es (bei Kalzimimetika in Abhängigkeit von der vorbestehenden Nebenschilddrüsenproliferation [siehe weiter unten], bei Parathyreoidektomie immer) infolge der iPTH-Reduktion zu einem verminderten Abbau von Kalziumphosphat aus dem Knochen und konsekutiv zu einer Senkung der Phosphatspiegel. Die effektivste Phosphatsenkung besteht jedoch selbstverständlich in einer Korrektur der chronischen Niereninsuffizienz durch eine erfolgreiche Nierentransplantation.

Maßnahmen bei Hyperphosphatämie im Rahmen einer chronischen Niereninsuffizienz

- Diätetische Phosphatrestriktion (800–1000 mg/Tag über die Nahrung)
- Erhöhung der Dialyseeffizienz durch Intensivierung von Frequenz und/oder Dialysedauer/Sitzung
- Gabe kalziumhaltiger Phosphatbinder (Kalziumkarbonat, Kalziumazetat) bei Normo-oder Hypokalzämie
- Gabe kalzium-, aluminium- und magnesiumfreier Phosphatbinder bei Hyperkalzämie, extraossären oder Gefäßverkalkungen
- Kalzimimetika (iPTH ↓ → Kalziumphosphatfreisetzung aus Knochen ↓ → Phosphat ↓)
- Parathyreoidektomie (identischer Mechanismus wie bei Kalzimimetika)
- Nierentransplantation

Ausgleich eines Vitamin-D-Mangels

Die Calcitriolspiegel sind bei niereninsuffizienten Patienten erniedrigt, was durch die verminderte renale 1α-Hydroxylase-Aktivität erklärbar ist. Viele Patienten weisen jedoch auch einen 25(OH)-Vitamin-D-Mangel auf, wobei die Konzentration des 25(OH) Vitamin D als Marker für die Gesamtmenge an Vitamin D gilt. Von vielen Autoren wird gar der 25(OH)-Vitamin-D-Mangel per se als ein Hauptrisikofaktor für die Entstehung eines sHPT angesehen (Ghazali et al. 1999; Lomonte et al. 2005; Torres et al. 1995).

Ursächlich für einen 25(OH) Vitamin-D-Mangel kommen eine verminderte Sonnenexposition, eine durch die „urämische Haut" verminderte Vitamin-D-Synthese, eine Mangelernährung oder ein vermehrter Abbau von 25(OH) Vitamin D zu 24,25 (OH)- und 1,24,25(OH)-Vitamin D über die durch erhöhte FGF-23-Spiegel aktivierte 24-Hydroxylase in Frage. Möglich ist auch ein vermehrter Vitamin-D-Verlust, z. B. über den Harn bei nephrotischer Proteinurie, oder über die Peritonealflüssigkeit bei kontinuierlicher ambulanter Peritonealdialyse (CAPD). Da bei Niereninsuffizienz die Bildung von 1,25(OH)-Vitamin D (Calcitriol) besonders ausgeprägt von der Konzentration der Vorläufersubstanz 25(OH)-Vitamin D abhängt („substrate dependency"), erfolgt nach Ausgleich eines 25(OH) Vitamin-D-Defizits, z. B. mit 1000–4000 IE 25(OH)-Vitamin D/Tag p.o., auch ein Anstieg der Calcitriolspiegel.

Ein Vitamin-D-Mangel wird definiert als eine 25(OH)-Vitamin-D-Konzentration <20 ng/ml (<50 nmol/l), eine Vitamin-D-Insuffizienz liegt bei Werten zwischen 20 und 30 ng/ml (50–80 nmol/l) vor. Zur Detektion eines Vitamin-D-Mangels sollte bereits zu Diagnosestellung einer chronischen Nierenerkrankung (CKD) sowohl iPTH als auch 25(OH) Vitamin D bestimmt werden. Liegt bei Patienten im Stadium 3 und 4 kein Vitamin-D-Mangel vor, so sollte die 25(OH) Vitamin-D-Bestimmung in jährlichen Abständen wiederholt werden. Der Normbereich bei Nierengesunden liegt zwischen 30 und 100 ng/ml (80–250 nmol/l) (Biggar et al. 2011).

Unklar ist, ob der Normbereich auch für Patienten mit einer chronischen Niereninsuffizienz gilt, welche 25(OH)-Spiegel bei Patienten mit chronischer Nierenerkrankung supplementiert werden sollen und ob Besonderheiten des Vitamin-D-Rezeptors und der Mangel an 1α-Hydroxylase bei Urämie nicht eher eine Therapie mit 1,25(OH)-Vitamin D bzw. neueren Vitamin D Analoga erforderlich machen (Messa et al. 2011). In vielen Studien konnte mittlerweile bei bis zu 75 % der Patienten mit einer chronischen Niereninsuffizienz ein Vitamin-D-Mangel oder eine Vitamin-D-Insuffizienz nachgewiesen werden und in den meisten Studien war ein solcher Mangel mit einer erhöhten Mortalität assoziiert (Drechsler et al. 2010; Hofman-Bang et al. 2010; Jean et al. 2009; Kandula et al. 2011; Lewin u. Olgaard 2009).

Trotz der bezüglich der „Normalwerte" für Vitamin D bei urämischen Patienten bestehenden Unsicherheiten sollte, gerade durch den wahrscheinlichen Einfluss auf die Mortalität und dem Erzielen einer guten sHPT-Prophylaxe, zumindest im Stadium 3 und 4 der CKD bei erniedrigten 25(OH)-Vitamin-D-Spiegeln (<30 ng/ml) unabhängig vom iPTH-Spiegel eine orale 25(OH)-Vitamin-D-Supplementierung von 20.000 IE/Woche oder 1000–4000 IE/Tag oder 100.000 IE/Monat bis zum Erreichen der Zielspiegel für 25(OH)- und 1,25(OH)-Vitamin D erfolgen. Die Gabe von 25(OH)-Vitamin D bei Patienten mit einer chronischen Niereninsuffizienz im Stadium 5 wird derzeit im Rahmen randomisierter klinischer Studien evaluiert (National Institute of Diabetes and Digestive and Kidney Diseases [NIDDK] 2011).

Die Gabe aktiver Vitamin-D-Präparate bei niedrigen iPTH-Werten wird kontrovers diskutiert (Wolf 2011). Gefürchtet ist eine weitere PTH-Suppression mit der möglichen Ausbildung einer adynamen Knochenerkrankung (Hendy et al. 2006; Kalantar-Zadeh et al. 2010), allerdings genügen für die Prophylaxe eines sHPT relativ geringe Dosen an aktivem Vitamin D. Bereits 0,125 µg Calcitriol täglich reichen aus, um einen Anstieg von iPTH zu verhindern, wobei in dieser niedrigen Dosis meist keine Veränderungen der Kalzium- und Phosphatspiegel oder der Urinkalziumausscheidung auftreten. Derzeit besteht ein Trend zu einer zumindest niedrigen Dosierung von 1,25(OH)-Vitamin D, um, ggf. in Kombination mit der Supplementation von 25(OH)-Vitamin D, eine sHPT-Prophylaxe und Verringerung der sHPT-assoziierten Mortalität zu erzielen, auch wenn die iPTH noch im Zielbereich des jeweiligen Erkrankungsstadiums liegen (Heaf et al. 2011; Jean et al. 2010; Kim et al. 2011; Stubbs u. Wetmore 2011).

> **Aktive Vitamin-D-Präparate sollten bei Patienten mit einer CKD spätestens dann verabreicht werden, wenn der iPTH-Spiegel oberhalb des entsprechenden Zielbereiches für das Erkrankungsstadium liegt.**

Die Dosierung von 25(OH)- oder 1,25(OH)-Vitamin D oder von Vitamin-D-Analoga richtet sich nach dem Stadium der CKD, nach den (korrigierten) Kalzium- und Phosphatwerten, dem iPTH und dem 25(OH)-Vitamin-D-Spiegel selbst.

Ein den KDOQI-Leitlinien angelehnter Algorithmus für die Vitamin-D-Therapie bei Patienten mit CKD Stadium 3 und 4 ist in der Grafik 1, bei terminal niereninsuffizienten Patienten (CKD Stadium 5) in Grafik 2 wiedergegeben.

Zu beachten ist, dass die Therapie mit 1,25-Vitamin D (Calcitriol) nicht nur den Parathormonspiegel reduziert, sondern auch durch Steigerung der intestinalen Resorption zu einer Erhöhung der Kalzium- und Phosphatkonzentration mit konsekutiver Tendenz zu Weichteil- und Gefäßverkalkungen führt und damit zur erhöhten Mortalität bei Patienten mit chronischer Niereninsuffizienz beitragen kann. Zudem führt eine durch Calcitriol gesteigerte intestinale Phosphataufnahme mit konsekutiver Hyperphosphatämie auch zu einer weiteren Aktivierung der Nebenschilddrüsenfunktion. Daher sollte bei der Supplementation aktiver Vitamin-D-Präparate der Gesamtkalziumspiegel kleiner als 2,375 mmol/l und der Phosphatspiegel kleiner als 1,78 mmol/l sein.

> **Eine Normalisierung von Plasmakalzium und Plasmaphosphat ist absolut notwendig, bevor mit der Gabe aktiver Vitamin-D-Präparate begonnen wird.**

Trotz der Nebenwirkungen auf den Kalzium- und Phosphatstoffwechsel sollte nicht auf die Supplementation von aktivem Vitamin D verzichtet werden, da Calcitriol offensichtlich neben seiner Effekte auf Nebenschilddrüse und Skelettsystem das Überleben von Dialysepatienten günstig beeinflusst. In einer retrospektiven Studie an 51.037 US-amerikanischen inzidenten Hämodialysepatienten, wurde der Einfluss einer Therapie mit intravenösen Vitamin-D-Präparaten auf das Überleben der Betroffenen untersucht. 37.173 Patienten wurden mit einem intravenösen aktiven Vitamin-D-Präparat (Calcitriol oder Paricalcitol) behandelt, 13.864 Patienten erhielten keine Vitamin-D-Substitution. In der Vitamin-D-Gruppe betrug das Zweijahres-

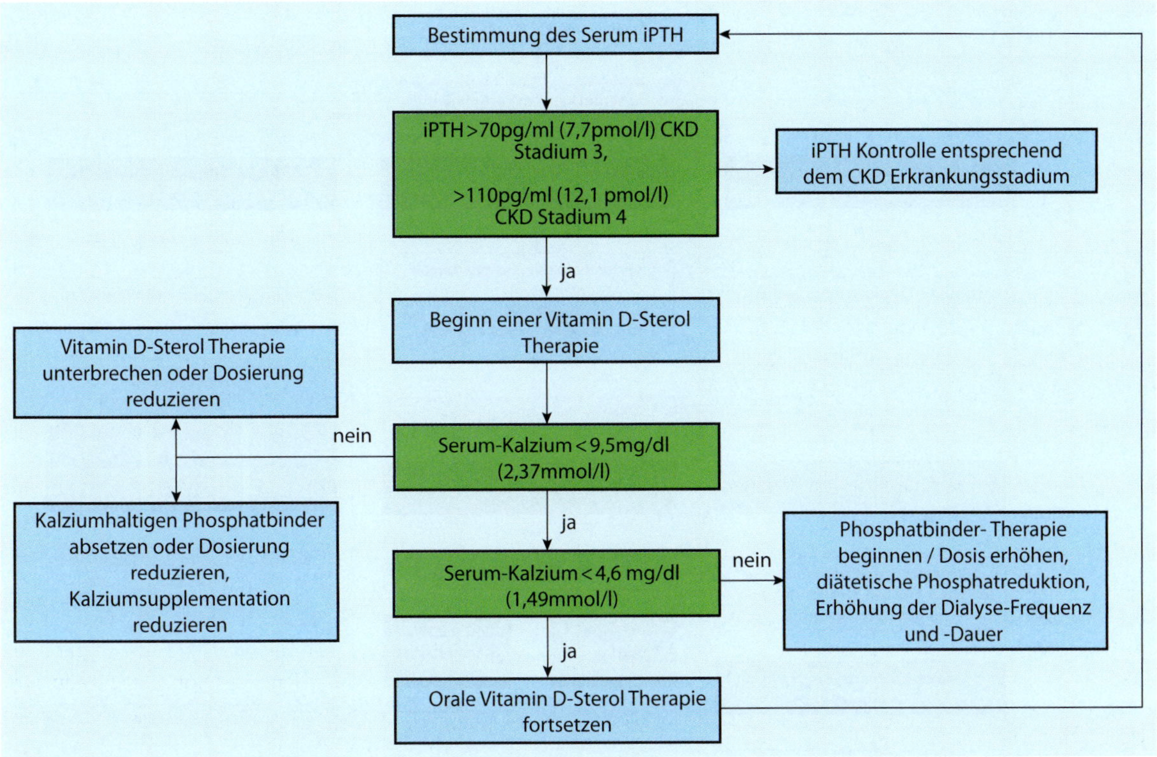

Abb. 3.59 Algorithmus für die Vitamin-D-Therapie bei Patienten mit einer chronischen Niereninsuffizienz im Stadium 3 und 4 mit stabiler Nierenfunktion und guter Compliance sowie Serum-Phosphatwerten <4,6 mg/dl (1,49 mmol/l), Serum-Kalziumwerten <9,5 mg/dl (2,37 mmol/l) und 25(OH)-Vitamin D ≥30 ng/ml (80 nmol/l). Als orale aktive Vitamin-D-Sterole stehen Calcitriol, oder Vitamin-D-Analoga der zweiten (Alfacalcidol) bzw. dritten Generation (Doxercalciferal) zur Verfügung. Calcitriol und Alfacalcidol sind zum Einsatz bei chronischer Nierenerkrankung im Stadium 3 und 4 zugelassen. Die Initialdosen sollten gering sein (Calcitriol oder Alfacalcidol 0,25 µg/Tag). Die Calcitrioldosis sollte nur in Ausnahmefällen 0,5 µg/Tag überschreiten und dann nur, wenn die korrigierten Kalziumspiegel unter Therapie um weniger als 0,2–0,3 mg/dl steigen

überleben 76 % versus 59 % in der Gruppe ohne Vitamin D. Nach statistischer Korrektur für Komorbidität und demographische Unterschiede betrug der Überlebensvorteil in der Vitamin-D-Gruppe unabhängig von den initialen Serum-Kalzium, -Phosphat und iPTH-Werten immerhin 25 % (Teng et al. 2005). Ähnliche Befunde wurden in einer weiteren retrospektiven Analyse aus den Vereinigten Staaten bei 7731 Hämodialysepatienten erhoben (Tentori et al. 2006). Innerhalb einer 5-jährigen Beobachtungsperiode hatten die Patienten, die intravenöses Vitamin D erhielten, einen signifikanten Überlebensvorteil gegenüber den Patienten ohne Vitamin D. In einer Reanalyse von Daten aus der DOPPS-Erhebung bezüglich des Einflusses von Vitamin D auf die Mortalität von Dialysepatienten hatten Patienten, die mit aktivem Vitamin D substituiert wurden, einen signifikanten Überlebensbenefit gegenüber Patienten ohne Vitamin-D-Therapie (Tentori et al. 2009).

Auch wenn es sich bei diesen Untersuchungen zum Einfluss von Vitamin D auf Morbidität und Mortalität nicht um kontrollierte prospektive Studien handelt, sind die erhobenen Befunde gerade vor dem Hintergrund der hohen Mortalität von Dialysepatienten doch von erheblicher klinischer Relevanz (Lemmila et al. 1998; Li et al. 1998; Li et al. 2004; Park et al. 1999; Reichel et al. 1989; Tanaka et al. 2011).

Aufgrund der unerwünschten Wirkung von Calcitriol auf den Kalzium- und Phosphatmetabolismus lag es nahe, Vitamin-D-Rezeptor-Aktivatoren (Analoga) zu entwickeln, welche optimalerweise die Nebenschilddrüsen supprimieren und die intestinale Kalzium- und Phosphatabsorption möglichst wenig stimulieren sollten.

In Deutschland finden derzeit vor allem zwei dieser synthetischen Vitamin D- Analoga Anwendung. Das am besten untersuchte Präparat enthält den Wirkstoff Paricalcitol (19-nor-1,25(OH)2D2) und ist ein Derivat des in der Nahrung vorkommenden Ergocalciferols (Vitamin D2). Paricalcitol suppremiert die intestinale Vitamin-D-Rezeptor (VDR)-Anzahl, möglicherweise durch Unterdrückung der endogenen Synthese von Cholecalciferol. Paricalcitol (Zemplar) ist seit 2005 in Deutschland für die Therapie des sHPT zugelassen. Weiterhin findet Alfacalcidol (1α(OH) D3) Anwendung, ein synthetisches Vitamin-D-Prohor-

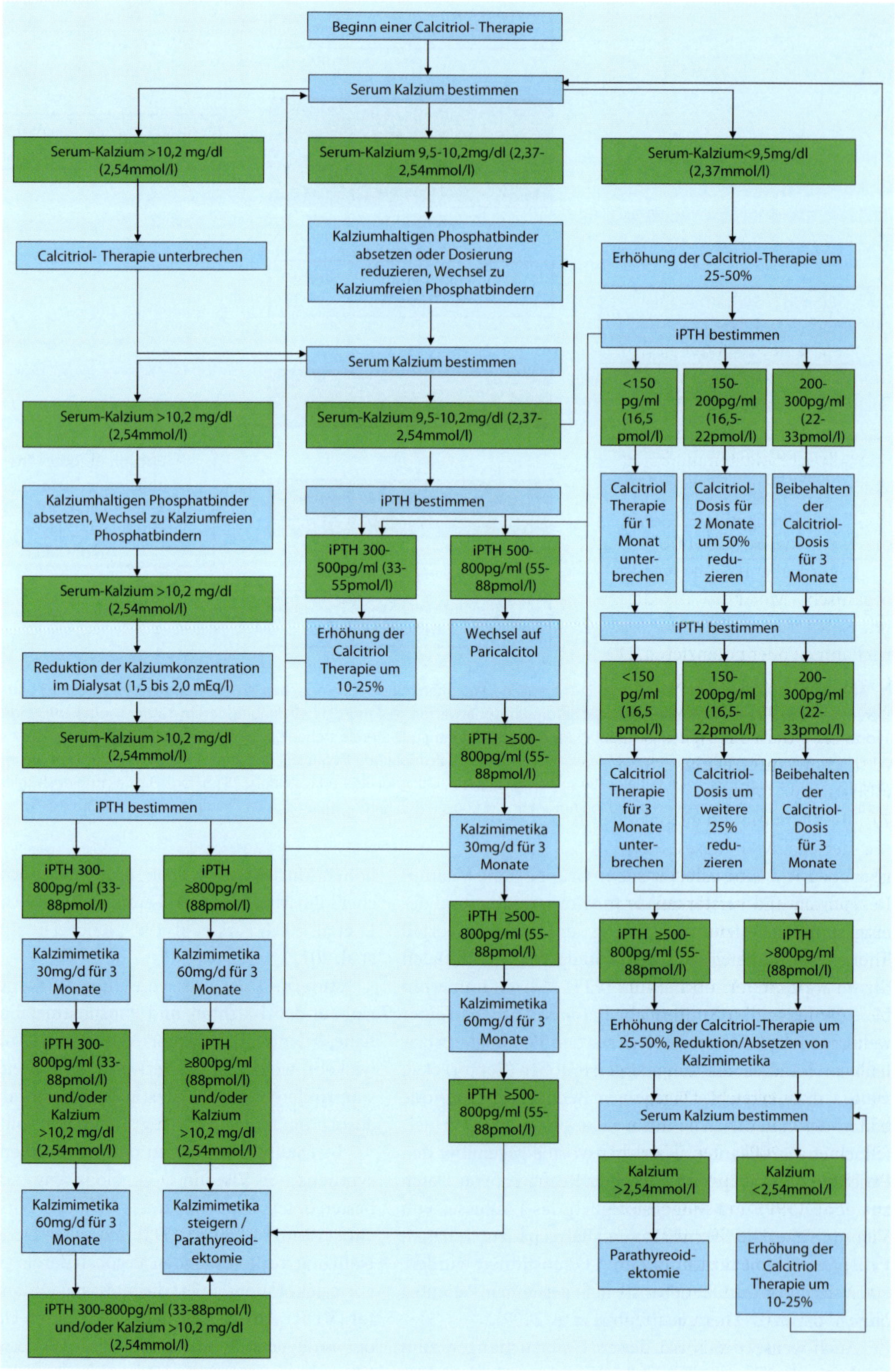

Abb. 3.60 Algorithmus für die Vitamin-D-Therapie bei Patienten mit einer chronischen Niereninsuffizienz im Stadium 5 sowie Serum-Phosphatwerten <4,6 mg/dl (1,49 mmol/l) und 25(OH)-Vitamin D ≥30 ng/ml (80 nmol/l). Die Therapie richtet sich nach den Serum-Kalzium- und iPTH-Spiegeln

mon, welches in Position 1α bereits hydroxyliert ist und lediglich in der Leber zu 1,25(OH)-Vitamin D hydroxyliert werden muss, um seine volle biologische Aktivität zu erreichen.

Kalzimimetika

Bleibt trotz Ausgleich einer Hypokalzämie, einer maximalen Therapie einer Hyperphosphatämie und einem Ausgleich eines Vitamin-D-Mangels die Konzentration des intakten Parathormons (iPTH) über das 3-fache des jeweiligen Normbereiches erhöht, so sollten Kalzimimetika zum Einsatz kommen. Kalzimimetika haben gegenüber Vitamin D und Vitamin-D-Analoga den großen Vorteil, die Parathormonproduktion und -sekretion ohne Steigerung des Serum-Kalzium- und -Phosphatspiegels zu vermindern und eignen sich daher auch zur Nebenschilddrüsensuppression bei Patienten mit bereits fortgeschrittenem sHPT. Vor allem Patienten mit einer gesteigerter Neigung zu Hyperphosphatämie und/oder Hyperkalzämie profitieren von dieser neuen Therapieoption.

Unter Kalzimimetika versteht man niedermolekulare organische Moleküle, die die Effekte der extrazellulären Kalziumkonzentration am Kalziumrezeptor (CaSR) nachahmen oder potenzieren. Der Kalziumrezeptor ist ein G-Protein gekoppelter Rezeptor auf der Oberfläche der Nebenschilddrüse. Die Rezeptoraktivierung bewirkt eine Hemmung der PTH-Synthese und PTH-Sekretion durch Aktivierung intrazellulärer Signalüberträger. **Typ-I-Kalzimimetika** sind Agonisten des Kalziumrezeptors, während **Typ-II-Kalzimimetika** als positiv-allosterische Modulatoren die Sensitivität dieses Rezeptors erhöhen. Kalzimimetika bewirken eine allosterische Transformation dieser Rezeptoren und verstärken deren Sensitivität gegenüber extrazellulären Kalziumionen. Unter einer Kalzimimetika-Therapie wird daher bei gleicher Kalziumkonzentration die PTH-Sekretion und -Synthese stärker gehemmt als bei einer Behandlung ohne Kalzimimetika. Kalzimimetika reduzieren die PTH-Spiegel nach oraler Aufnahme innerhalb von Minuten, allerdings sind nach 24 h die Ausgangswerte wieder erreicht. Dagegen dauert die Hemmung der PTH-Sekretion durch Vitamin-D-Analoga mehrere Tage (Block et al. 2004). Der Kalziumrezeptor wird nicht nur durch Kalzium, sondern auch durch Aluminium (Spurney et al. 1999) und Magnesium aktiviert. Dadurch lässt sich auch die akute Hemmung der PTH-Sekretion bei Patienten mit Hypermagnesiämie erklären (Schomig u. Ritz 2000). Der Kalziumrezeptor ist auf den Hauptzellen der Nebenschilddrüse lokalisiert, aber auch auf den C-Zellen der Schilddrüse, der Niere, des Skelettsystems, des Gastrointestinaltraktes und anderen Organen. Dadurch lässt sich herleiten, dass Kalzimimetika nicht nur die Nebenschilddrüse, sondern auch andere Organe beeinflussen (Goodman 2002).

Im Tierversuch konnte eine Suppression der Zellproliferation der Nebenschilddrüse sowie ein Rückgang einer vorbestehenden Osteitis fibrosa nachgewiesen werden (Wada et al. 1999; Wada u. Nagano 2003). Selbst eine Reversibilität einer Nebenschilddrüsenhyperplasie konnte im Tiermodell gezeigt werden (Miller et al. 2011).

Cinacalcet (Mimpara) ist der bislang einzige für die Behandlung des sHPT zugelassene und am besten untersuchte Vertreter dieser neuen Stoffklasse. Zudem ist die Substanz mittlerweile zur Behandlung der Hyperkalzämie bei Patienten mit Nebenschilddrüsenkarzinom und bei nicht operablem primärem Hyperparathyreoidismus zugelassen. Das Präparat steht als Filmtabletten in einer Dosierung von 30, 60 und 90 mg zur Verfügung.

Die empfohlene Anfangsdosis für Erwachsene beträgt einmal täglich 30 mg. Dabei sollten die Filmtabletten mit oder kurz nach einer Mahlzeit eingenommen werden, da sich die Bioverfügbarkeit bei gleichzeitiger Nahrungsaufnahme um 50–80 % erhöht. Maximale Plasmakonzentrationen werden nach 2–6 h erreicht. Die initiale Halbwertszeit beträgt 6 h. Die Dosis wird nach Behandlungsbeginn in Abhängigkeit von den Spiegeln des iPTH alle 2–4 Wochen bis auf maximal 180 mg 1-mal/Tag erhöht, um im Stadium 5 der CKD einen iPTH-Wert zwischen 150–300 pg/ml (15,9–31,8 pmol/l) zu erreichen. Die Serumkalziumspiegel sollten sowohl während der Dosistitration als auch innerhalb der ersten Woche nach Beginn der Therapie oder Dosisanpassung häufig kontrolliert werden. Nachdem die Erhaltungsdosis ermittelt wurde, sollte der Serumkalziumspiegel monatlich gemessen werden. Wenn der Serumkalziumspiegel unter den Normwert fallt, sollte entweder eine Dosisreduktion des Kalzimimetikums, eine orale Kalziumzufuhr, eine Erhöhung eines kalziumhaltigen Phosphatbinders oder eine Kombination mit einem aktiven Vitamin-D-Präparat erfolgen. Der Parathormonspiegel sollte 1–4 Wochen nach Beginn der Therapie oder Dosisanpassung von Cinacalcet gemessen werden. Während der Erhaltungsphase ist eine Kontrolle des iPTH alle 1–3 Monate notwendig.

Cinacalcet wurde in drei sechsmonatigen, randomisierten, placebokontrollierten Doppelblindstudien mit identischem Design an 1136 Dialysepatienten untersucht. Der mittlere Parathormon-Plasmaspiegel lag zu Beginn bei 733 pg/ml für die Cinacalcet-Gruppe beziehungsweise bei 683 pg/ml für die Placebogruppe. 66 % der Patienten erhielten bei Studienstart Vitamin D und mehr als 90 % Phosphatbinder. Die Behandlung bestand aus einer 12-wöchigen Dosistitrations- und einer anschließenden 14-wöchigen Wirksamkeitsprüfungs-Phase. Cinacalcet wurde einmal täglich oral eingenommen. Die Dosis durfte von 30 mg bis auf 180 mg gesteigert werden, um den Parathormon-Spiegel auf maximal 250 pg/ml (primärer Endpunkt) abzusenken.

3

Die Resultate stimmten in den drei Studien weitgehend überein. Nach sechs Monaten erreichten 41, 46 und 35 % der Verumgruppe einen Parathormonspiegel unter 250 pg/ml, verglichen mit 4, 7 und 6 % unter Placebo. Ungefähr 60 % der mit Cinacalcet behandelten Patienten erreichten eine mindestens 30 %-ige Reduktion der Parathormonspiegel. Unter der Behandlung gingen Kalzium- und Phosphatspiegel im Serum leicht zurück (14, 7 und 8 %).

Nebenwirkungen wie Übelkeit und Erbrechen traten mit 32 % gegenüber 19 % und 30 % gegenüber 16 % in der Verumgruppe etwas häufiger auf als in der Placebogruppe. In den meisten Fällen waren sie nur mäßig stark ausgeprägt. Zum Therapieabbruch führten sie in der Cinacalcetgruppe bei weniger als 5 % und in der Placebogruppe bei weniger als 1 %. Hypokalzämien betrafen ebenfalls nur 5 % der mit Cinacalcet und 1 % der mit Placebo behandelten Patienten.

Zudem ließ sich eine Risikoreduktion für die Entwicklung von Frakturen, Hospitalisationen aufgrund kardiovaskulärer Ereignisse und der Notwendigkeit der Durchführung einer Parathyreoidektomie nachweisen (Cunningham et al. 2005; Moe et al. 2005a, 2005b).

Unbestritten führte die Einbindung der Kalzimimetika in das medikamentöse Armamentarium bei Patienten mit sHPT zu einer erheblichen Verbesserung der konservativen Therapie und damit auch zu einer Reduktion der tatsächlich notwendigen Parathyreoidektomien. Allerdings werden nicht bei allen Patienten die von der KDOQI festgelegten Zielwerte für Kalzium, Phosphat, Kalzium-Phosphat-Produkt und iPTH erreicht. Der Effekt der Kalzimimetika am Menschen ist zumindest teilweise an eine kontinuierliche Medikation gebunden und von der Morphologie der Nebenschilddrüsen vor Therapiebeginn abhängig. Dabei scheinen diffus hyperplastische, nicht knotig transformierte Nebenschilddrüsen besser auf eine Cinacalcet-Therapie anzusprechen als nodulär veränderte Epithekörperchen. Diese **Cinacalcet-Resistenz** lässt sich unter Umständen durch eine veränderte Konzentration des CaSR bzw. eine Transformation des Rezeptors in nodulärem Gewebe erklären (Okada et al. 2011; Sumida et al. 2011; Yamamoto et al. 2011).

Zu beachten ist, dass Cinacalcet für die Therapie des sHPT bei Kindern und Jugendlichen nicht zugelassen ist und auch nach einer Nierentransplantation nicht angewendet werden darf.

Die Anwendungsbeschränkung auf Erwachsene gründet sich zum einen auf eine nicht vorhandene adäquate Datenlage und zum anderen auf die möglichen Effekte von Cinacalcet. Cinacalcet senkt die Testosteronspiegel, so dass mögliche Auswirkungen auf die Entwicklung der Geschlechtsorgane oder die Pubertät nicht auszuschließen sind. Zudem findet sich der CaSR an den Chondrozyten der Wachstumsfuge, so dass mögliche Auswirkungen auf das Wachstum nicht vorhersehbar sind (Burton et al. 2005).

Cinacalcet ist für Patienten mit einem **persistierenden Hyperparathyreoidismus nach Nierentransplantation** nicht zugelassen, da sowohl eine Einschränkung der Nierentransplantatfunktion durch Ausbildung einer Nephrolithiasis/Nephrokalzinose, eine negative Beeinflussung der Knochenneubildung und eine Interferenz mit der notwendigen immunsuppressiven Therapie nicht ausgeschlossen werden kann und die Datenlage zur sicheren Anwendung von Cinacalcet nach Nierentransplantation nicht ausreichend ist. Lässt sich bei Patienten mit einer chronischen Niereninsuffizienz im Stadium 5 unter der Gabe von Cinacalcet eine adäquate Suppression der iPTH-Spiegel erzielen, so ist davon auszugehen, dass sich die Nebenschilddrüsenüberfunktion nach einer Nierentransplantation zurückbilden wird.

Bleiben die iPTH-Werte unter einer Therapie mit Cinacalcet bei Patienten mit einer chronischen Niereninsuffizienz im Stadium 5 erhöht (>8- bis 9-fachen des jeweiligen oberen Normwertes), so sollte vor einer Nierentransplantation eine Parathyreoidektomie durchgeführt werden (Borchhardt et al. 2008; Borchhardt et al. 2010; Copley u. Wuthrich 2011; Falck et al. 2008; Henschkowski et al. 2011; Maass et al. 2007; Schwarz et al. 2011; Zitt et al. 2011).

Es existiert bislang keine Leitlinienempfehlung, wie mit der Therapie dialysepflichtiger Patienten verfahren werden soll, wenn unter der Gabe von Kalzimimetika zwar eine adäquate Einstellung des Kalzium- und Phosphatspiegels, nicht aber des iPTH-Spiegels erzielt wird. Dies gilt insbesondere für die Therapie bei Patienten, die zu einer Nierentransplantation gemeldet sind oder bei denen eine Lebendnierenspende geplant ist, da eine Hyperkalzämie post transplantationem mit einem schlechteren Outcome verbunden ist und ein Hyperparathyreoidismus nach Nierentransplantation deutlich ungünstiger zu behandeln ist. Diese Patienten sollten einer operativen Parathyreoidektomie zugeführt werden.

Maßnahmen zur Prophylaxe und Behandlung des urämischen Patienten mit sHPT

- Laborchemisches Monitoring (Blut): Kalzium, Albumin, Phosphat, Calcitriol, 25-(OH) Vitamin D, Aluminium, 1,84-iPTH
- Prophylaxe des sHPT
  - Hyperphosphatämie vermeiden durch diätetische Phosphatrestriktion, Steigerung der Dialysefrequenz und -dauer, frühzeitigen Einsatz von Phospatbindern
  - Wenn 25-(OH) Vitamin D niedrig, d. h. <30 ng/ml): orale 25(OH) Vitamin-D-Supplementierung von 20.000 IE/Woche oder 1000–4000 IE/Tag oder 100.000 IE/Monat

- Wenn Kalzium niedrig und/oder Phosphat hoch: 0,5–1,5 g CaC03 mit jeder Mahlzeit
- Wenn iPTH konstant über 12–18 pmol/l bzw über 180 ng/l (>2- bis 3-fachem des oberen Normwertes) und Kalzium/Phosphat normal (bzw. normalisiert): 0,125–0,25 µg Calcitriol/Tag bzw. äquivalente Dosis anderer aktiver Vitamin-D-Präparate
- Behandlung des fortgeschrittenen sHPT (meist Dialysepatienten), wenn iPTH konstant über etwa 20 pmol/l bzw. >200 ng/l erhöht ist:
  - Kalzium und Phosphat normalisieren
  - Bei Hyperphosphatämie: orale Gabe von Kalziumkarbonat oder Kalziumazetat resp. kalziumfreie Phosphatbinder (Sevelamer, Lanthankarbonat), diätetische Phosphatrestriktion, Steigerung der Dialysefrequenz und -dauer
  - Bei Hyperkalzämie: kein aktives Vitamin D, Reduktion des Dialysatkalziums auf 6 oder 5 mg/dl, Reduktion bzw. Absetzen kalziumhaltiger oraler Phosphatbinder, Einsatz kalziumfreier Phosphatbinder und neuerer Vitamin D-Analoga (Paricalcitol)
  - Wenn Kalzium und Phosphat normalisiert sind: steigende Dosen von Calcitriol (0,5–3 µg) bzw. alternativen aktiven Vitamin-D-Präparaten, 1- bis 3-mal/Woche abhängig vom Ausmaß der iPTH-Erhöhung; enges laborchemisches Monitoring (Blut): Kalzium, Phosphat, iPTH
  - Cinacalcet (Kalzimimetikum), Startdosis 30 mg/Tag p.o., Maximaldosis 180 mg, schrittweise Dosissteigerung unter Serumkalziumkontrolle
  - Wenn 1,84-iPTH hierunter nicht abfällt: Parathyreoidektomie erwägen
  - Wenn iPTH unter 20 pmol/l bzw. 200 ng/l abfällt: Behandlung unterbrechen, iPTH-Spiegel messen, ggf. niedrig dosierte Langzeitprophylaxe mit Calcitriol (z. B. 0,125–0,25 µg 1- bis 3-mal/Woche)

3.5.5 Operative Therapie

M.B. Niederle, B. Niederle

Patienten in den Stadien 3–5D einer chronischen Nierenerkrankung mit „schwerem HPT", die nicht auf eine medikamentöse/pharmakologische Therapie ansprechen, sind Kandidaten für eine „chirurgische" Parathyreoidektomie (Group 2009).

Im Rahmen einer zunehmenden chronischen Niereninsuffizienz entwickelt jeder Patient durch Stimulation des Epithelkörperchengewebes (Phosphatretention, reaktive Hypokalzämie, mangelhafte Aktivierung von Vitamin D [25-Hydroxylierung von 1-Hydroxy-Cholecalceferol]; ► Abschn. 0) eine Störung des Knochen- und Mineralstoffwechsels (= reaktive, renale [= sekundäre] Nebenschilddrüsenüberfunktion sHPT (De Francisco et al. 2002; Felsenfeld 1997; Salem 1997; Silver 2000; Brancaccio u. Cozzolino 2011).

Der sHPT manifestiert sich laborchemisch und klinisch in einer unterschiedlich ausgeprägten „renalen Osteodystrophie" (Abnahme der Knochendichte mit strukturellem Knochenumbau), welche die Lebensqualität der betroffenen Patienten negativ beeinflusst, und in extra-ossären Weichteil- und Gefäßverkalkungen, die mit einem erhöhten kardiovaskulären Risiko und einer damit verbundenen deutlich verringerten Lebenserwartung einhergehen (Drüeke 1995).

Die „chronische Nierenerkrankung und die Mineral- und Knochenstoffwechselstörungen" („chronic kidney disease" – „mineral and bone disorders" [CKD-MBD]) wurden jüngst neu definiert und aktuelle Therapieempfehlungen zusammengefasst (Group 2009; Moe et al. 2006).

Der neue Begriff berücksichtigt, dass die renale Osteopathie nur einen Teil einer Systemerkrankung darstellt, die einerseits mit Veränderungen im Knochenumsatz, Knochenvolumen und im Mineralisationsgrad einhergeht, aber auch durch Veränderungen im Bereich des Mineralstoffwechsels (Kalzium-, Phosphat-, PTH-, Vitamin-D-Spiegel) sowie durch vaskuläre bzw. Weichteilverkalkungen gekennzeichnet ist.

Das frühzeitige Erkennen der chronischen Niereninsuffizienz und ein frühes Gegensteuern durch konsequente (prophylaktische) Kalzium- und (orale/intravenöse) Vitamin-D-Substitution helfen den Serumkalziumspiegel anzuheben (Brown 2001; Coburn u. Salusky 1994). Durch Phosphatbinder gelingt das Senken des Serumphosphats auf normale Werte. Diese medikamentösen Maßnahmen reduzieren die Proliferation der Nebenschilddrüsen und somit die Parathormon (PTH)-Sekretion und verhindern oder verringern die schweren klinischen Manifestationen des sHPT (Drueke 2000; Drueke u. Zingraff 1994; Group 2009).

Die dem Patienten und der Schwere der Störung des Kalzium-Phosphat- und Knochenstoffwechsels individuell angepasste „medikamentöse" Parathyreoidektomie mit Einsatz von potenten Vitamin-D-Metaboliten und Phosphatbindern (konservative Standardtherapie) hat zunächst zu einer Reduktion der „chirurgischen" Parathyreoidektomie geführt (Cohen u. Moulder 2001; Kestenbaum et al. 2004). Ihre Frequenz ist in Folge aber wieder angestiegen (Foley et al. 2005; Li et al. 2011).

Erfahrungen mit dem neuen Kalzimimetikum Cinacalcet (Block et al. 2004; Chertow u. Moe 2005; Cunningham 2004; Wada u. Nagano 2003) in Kombination mit der eta-

3

blierten „konservativen Standardtherapie" lassen erwarten, dass die Notwendigkeit einer chirurgischen Reduktion des hyperaktiven Nebenschilddrüsengewebes in Zukunft wieder abnimmt (Plosker 2011).

Trotz Ausschöpfen konservativer Maßnahmen versagt die „medikamentöse" Parathyreoidektomie je nach Statistik in bis zu 14 % der Patienten (Drueke u. Zingraff 1994; Niederle et al. 1982; Valderrabano et al. 1996; Young et al. 2005; Jorna et al. 2004).

Nach 3–10 Jahre an der Dialyse besteht bei 10 %, nach 20 Jahren bei 40 % der Patienten die Notwendigkeit einer „chirurgischen" Parathyreoidektomie" (Coburn u. Salusky 1994; Drueke u. Zingraff 1994; Felsenfeld A 1997; Tominaga et al. 2001; Fassbinder et al. 1991).

Obwohl nach erfolgreicher Nierentransplantation viele Symptome und Befunde des sHPT in wenigen Wochen, Monaten, selten erst nach einem Jahr, weitgehend verschwunden sind (Malberti et al. 2001), persistiert der sHPT trotz guter Transplantatfunktion (= tertiärer HPT; tHPT) bei bis 39 % der Patienten (Evenepoel et al. 2004; Kerby et al. 1998; Niederle et al. 1982) (Evenepoel et al. 2007; Kandil et al. 2010).

Operationsindikation

Bislang fehlen prospektive, randomisierte Studien mit Vergleichen des Langzeitverlaufs einer rein „medikamentösen oder „chirurgischen Therapie, die es somit evidenzbasiert ermöglichen könnten, die Indikation zur „chirurgischen" Parathyreoidektomie genauer festzulegen. Die derzeitigen Empfehlungen basieren alle auf Erfahrungen mehrerer größerer Zentren unter besonderer Berücksichtigung individueller Krankheitsverläufe (Group 2009).

Chronische Niereninsuffizienz mit therapierefraktärer, schwerer Störung des Mineral- und Knochenstoffwechsels

Nach den KDIGO Leitlinien 2009 zur Therapie der CKD–MBD wird bei Patienten in den Stadien 3-5D einer chronischen Nierenerkrankung mit „schwerem HPT", der nicht auf eine medikamentöse/pharmakologische Therapie anspricht, die „chirurgische" Parathyreoidektomie empfohlen (Group 2009).

Der Begriff „**schwerer sHPT**" ist nicht genau definiert (Tominaga et al. 2009). Zurzeit versteht man unter „schwerem sHPT" Patienten mit Hyperkalzämie, mit schwerer renaler Osteopathie (radiologisch oder histologisch gesichert – verringerte Knochendichte, Spontanfrakturen, starke Knochenschmerzen) bzw. Patienten mit medikamentös nicht supprimierbarem intakt PTH >800 pg/ml (>88 pmol/l) (Kinder: >1000 pg/ml [110 pmol/l]) und schwerer Hyperphosphatämie (mit Überschreiten des Kalzium-Phosphat-Löslichkeitsprodukts – als Folge davon: Gefäß-/Weichteilverkalkungen, Kalziphylaxie = ischämische Ulzera und Nekrosen) oder mit therapieresistentem Pruritus (Dotzenrath 2010).

Operationsindikationen bei therapierefraktärem „schweren sHPT" (nach Dotzenrath 2010)

- Hyperkalzämie (radiologisch oder histologisch gesichert)
- Schwere renaler Osteopathie*
- Intakt-PTH-Spiegel >800 pg/ml und
  - Hyperphosphatämie (medikamentös nicht beeinflussbar)
  - Gefäß-/Weichteilverkalkungen
  - Kalzyphylaxie
  - Pruritus (therapieresistent)

* Nach der morphologischen Untersuchung einer großen Anzahl von Knochenbiopsien von Patienten mit eingeschränkter Nierenfunktion nahm Delling eine Typeneinteilung der renalen Osteopathie vor, die neben dem Vorhandensein von Osteoidose und/oder Fibroosteoklasie auch den Knochenumsatz und die sich daraus ergebende Knochenmasse (= Volumendichte; Osteopenie = Abnahme) berücksichtigt. Absolute Operationsindikationen zusammen mit dem klinischen Bild und der Entwicklung der Erkrankung:

- Typ III Osteoidose und Fibroosteoklasie Typ IIIb: Spongiosa-Umbau normal oder gering erhöht;
- Typ IIIc: Spongiosa-Umbau stark erhöht

Viele angeführte klinische Symptome werden im Rahmen der Dialyse beobachtet, müssen aber nicht Zeichen eines „schweren sHPT" sein. Die „chirurgische" Parathyreoidektomie ist nur bei stark erhöhtem intakt PTH (s. oben) indiziert. Wird der intakt PTH Spiegel <100 pg/ml gemessen, liegt eine „adyname Knochenerkrankung" vor. Eine chirurgische Intervention ist in dieser Situation trotz klinischer Symptome kontraindiziert.

Überschreitet das Volumen einer Nebenschilddrüse 500 mm^3 oder beträgt der größte Durchmesser einer Drüse mehr als 10 mm, so sind diese Drüsen sehr wahrscheinlich bereits nodulär-hyperplastisch (monoklonal) verändert und somit kaum medikamentös beeinflussbar (Matsuoka et al. 2008).

Tominaga und Mitarbeiter (Tominaga et al. 2009) leiten vom sonographischen Befund der Nebenschilddrüsen die Indikation zur chirurgischen Intervention ab.

Erfolgreiche Nierentransplantation und Persistieren der Störungen des Mineral- und Knochenstoffwechsels

Normalisiert sich eine „milde" Hyperkalzämie (-2,8 mmol/l) trotz guter Nierentransplantatfunktion innerhalb von 12 Monaten nicht bzw. tritt eine Hyperkalzämie >3,0 mmol/l auf (= tertiärer Hyperparathyreoidismus [tPTH]), muss bei diesen Patienten zum Schutz vor einer Funktionsverschlechterung bzw. Nephrolithiasis oder Nephrokalzinose des Nierentransplantats bzw. einer Verschlechterung der Knochendichte eine Nebenschilddrüsenoperation diskutiert werden (DeAlessandro 1989; Kerby et al. 1998).

Die Indikation zur operativen Korrektur des tHPT ist sehr streng und individuell zu stellen, da unabhängig vom gewählten operativen Vorgehen (siehe später) eine signifikante Verschlechterung der Nierentransplantatfunktion (vor allem bei eingeschränkter Nierentransplantatfunktion), vereinzelt bis zum Transplantatversagen, beobachtet wurde (Schlosser et al. 2007).

Meist ist ein „schwerer sHPT" vor der Nierentransplantation (NTX) die Ursache für einen tHPT (Evenepoel et al. 2007). Nach einer jüngst publizierten Analyse bestand bei 49 (6,2 %) von 794 Patienten vor Nierentransplantation ein „schwerer sHPT". Bei 19 (38,8 %) entwickelte sich ein tHPT mit Operationsindikation (Kandil et al. 2010).

Eine nach der Nierentransplantation akut auftretende Hyperkalzämie >3,0 mmol/l (mit/ohne Symptome) stellt eine akute Operationsindikation dar (Kerby et al. 1998).

Nur die adäquate Reduktion des Parathormons beeinflusst nachhaltig positiv den nach der Nierentransplantation gestörten Mineral- und Knochenstoffwechsel (Triponez et al. 2008).

Präoperative Lokalisationsuntersuchungen

Lokalisationsuntersuchungen haben im Vergleich zum pHPT beim sHPT einen geringeren Stellenwert (► Abschn. 3.4.3). Da beim Primäreingriff immer alle Nebenschilddrüsen dargestellt und makroskopisch beurteilt werden müssen, sind sie überwiegend vor Reoperationen indiziert. Dabei werden Ultraschall (Größe, Ultraschallmorphologie) und Tc-Sesta-MIBI-Szintigraphie (Funktion) immer gemeinsam eingesetzt und beurteilt (Gasparri et al. 2009; Périé et al. 2005; Vulpio et al. 2010).

Ultraschall Der Ultraschall erlaubt neben der Lokalisation vergrößerter Nebenschilddrüsen die Beurteilung der Schilddrüse und kann erste Hinweise auf zusätzliche, behandlungsbedürftige Schilddrüsenerkrankungen geben. Der Ultraschall erlaubt Angaben zur Nebenschilddrüsengröße und ermöglicht präoperative indirekte Hinweise auf ihr Sekretionsverhalten und kann bei der Auswahl zur Autotransplantation helfen (Kakuta et al. 2008; Périé et al. 2005).

Sesta-MIBI-Szintigraphie Die Sesta-MIBI-Szintigraphie kann präoperativ wichtige Hinweise auf ektop lokalisierte „überzählige" Drüsen geben (de la Rosa et al. 2008). Nodulär-hyperplastisch veränderte Drüsen können im Vergleich zu diffuse-hyperplastischen Drüsen besser dargestellt werden (Lomonte et al. 2006).

Operative Methoden

Die ersten Überlegungen zur Parathyreoidektomie erarbeiteten Stanbury et al. im Jahre 1960 (Stanbury et al. 1960) sowie Fordham et al. 1963, Felts et al. 1965 und Ogg 1967 (Felts et al. 1965; Fordham u. Williams 1963; Ogg 1967). Die Autoren empfahlen eine **subtotale** (Stanbury et al. 1960) bzw. **totale Entfernung** (Felts et al. 1965; Fordham u. Williams 1963; Ogg 1967) des hyperaktiven Epithelkörperchengewebes bei chronischen Dialysepatienten.

McPhaul berichtete 1964 erstmals über eine erfolgreiche subtotale Parathyreoidektomie bei tPHT (McPhaul et al. 1964). Durch die Operation soll die erhöhte PTH-Sekretion mit seiner verstärkten Wirkung am Knochen reduziert und Voraussetzung für eine weiterführende Therapie mit Kalzium, Vitamin D und seiner Metaboliten geliefert werden (Drueke u. Zingraff 1994).

Vor- und Nachteile etablierter chirurgischer Methoden

Beide Methoden, totale oder subtotale Parathyreoidektomie, haben Vor- und Nachteile (■ Tab. 3.24).

Nach **totaler Entfernung des gesamten Nebenschilddrüsengewebes** (totale PTX) fehlt das PTH vollständig. Der durch den sHPT demineralisierte Knochen kann sich nicht mehr remineralisieren. Aus der „High-turnover"-Ostitis wird eine latente Osteomalazie und somit eine adyname Knochenerkrankung. Zusätzlich ist eine lebenslange Substitutionstherapie mit Kalzium und (aktiven) Vitamin-D-Metaboliten notwendig. Vor allem nach erfolgreicher Nierentransplantation können bei nun wieder normaler renaler Kalziumelimination beträchtliche Probleme durch unkontrolliert auftretende Hypokalzämien auftreten. Die totale PTX ohne weiterer Maßnahmen (Autotransplantation) ist somit nur ausnahmsweise indiziert (s. unten).

Nach **subtotaler (3½) Parathyreoidektomie** (subtotale PTX) verbleibt Nebenschilddrüsengewebe in situ. Die postoperative Nebenschilddrüsenfunktion hängt von der Größe des Drüsenrests und somit von der Menge des verbliebenen Nebenschilddrüsengewebes ab. Bei zu klein bemessenen Resten ist mit einer Unterfunktion, bei zu großem Rest mit einem Persistieren bzw. nach wechselnd langem Intervall, mit einem Rezidiv der Nebenschilddrüsenüberfunktion zu rechnen.

Die postoperative Hypokalzämie-Phase ist nach subtotaler PTX meist kurz oder fehlt bei präoperativ gering ausgeprägten Knochenveränderungen.

3

Tab. 3.24 Operative Techniken zur Behandlung des reaktiven Hyperparathyreoidismus (sHPT) – Vor- und Nachteile

Operatives Vorgehen	Vorteile	Nachteile
Totale PTX	Geringe Persistenz/Rezidiv? Bei Persistenz/Rezidiv: Morphologisches Substrat zervikal oder mediastinal	Fehlen von PTH → Osteomalazie – „adyname" Knochenerkrankung Lebenslange Substitution Unvorhersehbare Tetanie
Subtotale PTX	Kurze oder fehlende postoperative Hypokalzämieperiode Bei Persistenz/Rezidiv: Morphologisches Substrat zervikal oder mediastinal	Keine Gewebeauswahl Zervikal „Seeding"/„Parathyromatose" Zervikale Rezidiveingriffe mit höherer Morbidität
Totale PTX mit AT	Gewebeauswahl möglich Rezidiveingriffe mit geringer Morbidität	Längere postoperative Hypokalzämieperiode Bei Rezidiv: Lokalisation des Substrats schwierig (zervikal? mediastinal? Autotransplantat? Zervikal/mediastinal und Autotransplantat? „Seeding"/„Parathyreomatose" am Implatationsort

total PTX totale Parathyreoidektomie; *subtotale PTX* subtotale (3 ½) Parathyreoidektomie; *AT* Autotransplantation

Die Nachteile der alleinigen totalen PTX (ohne Autotransplantation [AT]; adynamer Knochen) sowie der subtotalen PTX (zervikale Rezidiveingriffe mit höherer Morbidität) versucht die technisch einfachere **totale PTX mit simultaner orthotoper oder heterotoper Autotransplantation** (AT) auszugleichen. Als weitere Vorteile dieses Verfahrens, vor allem bei heterotoper AT z. B. in die Unterarmmuskulatur, beschreiben Wells et al. (Wells et al. 1975) nach Analyse der ersten Erfahrungen eine niedrigere Rezidivrate im Vergleich zur subtotalen Parathyreoidektomie, die Überprüfung der Transplantatfunktion durch seitengetrennte PTH-Bestimmung im Blut der Kubitalvenen, sowie die einfache komplikationslose Transplantatreduktion in Lokalanästhesie bei Auftreten eines transplantatabhängigen Rezidivs. Diese Operationstechnik wird von zahlreichen Arbeitsgruppen als Operationsmethode der Wahl empfohlen (Wagner et al. 1991; Tominaga et al. 2009).

Technisches Vorgehen bei subtotaler PTX und totaler PTX mit AT

Ziel der Parathyreoidektomie ist die bleibende Normalisierung des Kalziumstoffwechsels in einem Eingriff. Somit sollte funktionsfähiges Nebenschilddrüsengewebe in ausreichender Menge im Körper verbleiben. Der Eingriff erfolgt an einem dialysefreien Tag. Im sorgfältigen gewählten Ersteingriff liegt auch das Verhindern von Rezidiven und Persistenz mit komplizierten Re-Eingriffen (▶ Abschn. 3.5.6).

Subtotale Parathyreoidektomie (subtotale PTX)

Nach sorgfältiger Präparation des Nervus laryngeus recurrens und der Arteria thyreoidea inferior werden (zumindest) vier Nebenschilddrüsen an den typischen Lokalisationen unter Beachtung aller möglichen Lagevariationen dargestellt und in situ belassen. Sie finden sich bei über 80 % aller Patienten in unmittelbarer Nähe der Kreuzungsstelle der obengenannten Strukturen. Nur ausnahmsweise sind alle Epithelkörperchen in demselben Ausmaß vergrößert. Meist liegt eine asymmetrische Hyperplasie vor. Findet sich eine obere Nebenschilddrüse nicht an normaler Stelle, so wird sie in Richtung auf das hintere Mediastinum gesucht; ektope untere liegen bevorzugt im vorderen Mediastinum (Thymus).

Nach der Darstellung der Nebenschilddrüsen wird der „kleinste" Epithelkörperchentumor soweit reseziert, dass etwa 50–60 mg mit intakter Blutversorgung in situ verbleiben. Dies entspricht etwa der Größe von zwei gesunden „normalen" Nebenschilddrüsen. Um die Größe des belassenen Rests richtig abschätzen zu können, muss die Drüse ausreichend freigelegt werden. Aufgrund der häufig in der Längsachse gekippten Epithelkörperchen ist die „adäquate" Größe des Drüsenrests oft schwer abschätzbar. Die subtotale PTX ist somit eine technisch aufwändige Operation und erfordert viel Erfahrung. Ist der subtotal belassene Drüsenrest gut durchblutet, werden die übrigen Epithelkörperchen vorsichtig vollständig entfernt. Die Organdiagnose „Nebenschilddrüse" ist intraoperativ an jeder einzelnen Drüse im Schnellschnitt zu sichern und der intraoperative Situs detailliert zu dokumentieren.

Im Rahmen der subtotalen PTX können von der Schnittfläche oder bei Eröffnung der Epithelkörperchenkapsel Zellen „abtropfen". Unbeabsichtigte Autotransplantationen („Seeding", Akerstrom et al. 1988) „Parathyromatose"; Matsuoka et al. 2007b) können daraus resultieren. Thompson (persönliche Mitteilung) versuchte durch „Abdichten" der Resektionsfläche mit einem Tantalclips die Implantation von Zellen im Operationsgebiet zu vermeiden. Dieser dient gleichzeitig zur Markierung des verkleinerten Epithelkörperchens. Abgesehen von der Größe kann die Schnittfläche der in situ belassenen Drüse nicht beurteilt werden. Somit sind Rückschlüsse auf ihre mögliche Funktion, vor allem Hinweise auf die Gefahr eines Rezidivs, unmöglich.

Werden nach Exploration auch der ektopen Lagemöglichkeiten zervikal und mediastinal weniger als vier Drüsen gefunden, so sind die dargestellten Epithelkörperchen komplett zu entfernen. Eine Sternotomie ist beim Ersteingriff zur Entfernung einer fehlenden Drüse nicht indiziert. Zunächst wird der postoperative Verlauf abgewartet (s. unten).

Durchblutungsstörungen des Epithelkörperchenrests am Hals haben einen anhaltenden postoperativen Hypoparathyreoidismus, ein zu großer Drüsenrest oder eine neuerliche Hyperplasie mit Persistenz bzw. ein Rezidiv zur Folge.

Totale Parathyreoidektomie mit Autotransplantation (totale PTX mit AT)

Die Präparation erfolgt wie oben beschrieben. Die lokalisierten Nebenschilddrüsen werden alle komplett entfernt. Ein „Seeding" ist sorgfältig zu vermeiden! Die Nebenschilddrüsen werden bis zur Beendigung des zervikalen Eingriffes in physiologischer Kochsalzlösung bei +4 °C gekühlt. Durch die niedrigen Temperaturen wird das Epithelkörperchengewebe in seiner Konsistenz härter und wird so besser zur Autotransplantation vorbereitet. Mit einer scharfen Klinge werden anschließend 1×1×3 mm große Fragmente geschnitten (ca. 60 mg Gewebe). Hierbei sollte man homogenes Gewebe aus einer diffus hyperplastischen Nebenschilddrüse (siehe „Gewebeauswahl") den Vorzug geben. Knotig veränderte Drüsenareale aus nodulär-hyperplastischen Epithelkörperchen führen gehäuft zu einer Transplantatüberfunktion. Ihre Verwendung ist zu vermeiden (s. unten, Gewebeauswahl).

Implantationsort für die 20 Gewebspartikel ist der M. brachioradialis des nicht-dominanten oder nicht-shunttragenden Unterarmes. Nach Durchtrennung der Faszie werden die Muskelfasern auseinandergedrängt und die vorher bereiteten Gewebeteile in einzelne Muskeltaschen eingebettet. Die Muskeltaschen werden vor Verschluss der Muskelfaszie mit einem nicht resorbierbaren Faden markiert.

Weitere beschriebene mögliche Implantationsorte zur heterotopen AT sind neben dem M. brachioradialis des nicht-shuntragenden Unterarms (Rothmund u. Wagner 1983; Takagi et al. 1984; Wells et al. 1975) der M. tibialis anterior (Seiler, persönliche Mitteilung), durch Injektion der M. deltoideus (Tan et al. 2010) oder das subkutane Gewebe im Unterarm durch Injektion (Yoon et al. 2006) oder Implantation (Chou et al. 1998; Hidai et al. 1998; Monchik et al. 1999) bzw. prästernal (Echenique-Elizondo et al. 2007; Echenique-Elizondo et al. 2006; Kinnaert et al. 1993; Kinnaert et al. 2000).

Bei der orthotopen Nebenschilddrüsenautotransplantation werden Nebenschilddrüsenfragmente in den M. sternocleidomastoideus implantiert (Lando et al. 1988; Lieu et al. 1998).

Die klinischen und laborchemischen Kurz- und Langzeitergebnisse der beschriebenen AT-Techniken sind gleich! Argumente für den subkutanen Transplantationsort (Unterarm, prästernal) im Gegensatz zur intramuskulären Implantation sind eine einfachere Autotransplantatreduktion oder -explantation eines Rezidivs aus dem subkutanen Fettgewebe. Implantektomien aus dem Muskelgewebe sind immer aufgrund des lokalen „Seedings" bei der Implantation „inkomplett" (Niederle et al. 1989b; Tominaga et al. 2010).

Weniger als vier Drüsen lokalisierbar?

Können die unteren Nebenschilddrüsen an typischer Stelle nicht dargestellt werden, muss zur Komplettierung des zervikalen Eingriffs immer zumindest auf beide Thymushörner erweitert werden, um dort lokalisierte „ektope Drüsen" zu entfernen (Schneider et al. 2011; Uno et al. 2008).

Kann eine obere Nebenschilddrüse an „typischer Stelle" nicht lokalisiert werden oder kann eine untere Nebenschilddrüse nach transzervikaler Thymektomie nicht aufgefunden werden, ist an eine „nicht deszendierte Nebenschilddrüse" zu denken und es muss die Gefäßnervenscheide freigelegt werden (16/1750; 0,91 %; Matsuoka et al. 2006). Diese Situation wird vor allem links zervikal beschrieben (Matsuoka et al. 2006).

Werden weniger als vier Nebenschilddrüsen gefunden, erfolgt zunächst keine simultane Autotransplantation und keine transzervikale Thymektomie. Der postoperative laborchemische PTH Verlauf wird abgewartet (Donckier et al. 1997).

Je nach laborchemischen und klinischen Verlauf kann die Indikation zur „verzögerten" Autotransplantation kryopräservierten Gewebes bestehen. Diese Empfehlung steht im Gegensatz zu Hibi et al. (Hibi et al. 2002) und zu Blomme et al. (Blomme et al. 2010), die nach negativer transzervikaler Thymektomie in dieser Situation immer eine synchrone Autotransplantation empfehlen.

Die intraoperativen Entscheidung kann bei Anwendung durch das Ergebnis des intraoperative PTH-Monitorings (IOPTH; s. unten) beeinflusst werden.

Autotransplantatunterfunktion

Inadäquate niedere AT-Funktionen werden unter 10 % beschrieben (Rothmund u. Wagner 1988; Burgstaller et al. 2012; Wagner et al. 1991). Bei über 6 Monaten anhaltender Hypokalzämie und nicht messbaren PTH-Spiegeln ist eine verzögerte Autotransplantation kältekonservierten Nebenschilddrüsengewebes zu überlegen (Rothmund u. Wagner 1988).

Transzervikale Thymektomie

Gemäß der embryonalen Entwicklung (▶ Abschn. 3.2) können die unteren Nebenschilddrüsen bei nicht typischer zervikaler Lage in bis zu 39,3 % „**ektop**" im Thymusgewebe (meist im linken und/oder rechten Thymushorn) lokalisiert sein (Schneider et al. 2011; Uno et al. 2008).

Überzählige Drüsen werden in systematisch anatomischen und funktionellen Studien in bis zu 33 % beschrieben (Akerstrom et al. 1984; Liechty u. Weil 1984; Meakins et al. 1984; Pattou et al. 2000; Uno et al. 2008). Sie sind überwiegend im Thymusfettgewebe lokalisiert (92,1 %; Uno et al. 2008), können aber auch im paratrachealen/retrothyreoidalen Fettgewebe entlang des Nervus laryngeus recurrens gelegen sein (Akerstrom et al. 1984; Aly u. Douglas 2003; Niederle 1996a; Thompson et al. 1982; Uno et al. 2008).

Um ein Persistieren bzw. Rezidivieren der Stoffwechselstörung vor allem bei chronischen Dialysepatienten zu verhindern, wird bei geplanter subtotaler PTX oder totaler PTX mit AT trotz Lokalisation von vier hyperplastischen Nebenschilddrüsen eine routinemäßig transzervikale Thymektomie (Aly u. Douglas 2003; Gomes et al. 2007; Pattou et al. 2000; Debruyne et al. 2008; Moor et al. 2011; Richards et al. 2006; Tominaga et al. 2010) zumindest der beiden Thymushörner empfohlen, da mikroskopisch kleine Nebenschilddrüsennester erst im Rahmen der vollständigen histologischen Aufarbeitung des entnommenen Gewebes dokumentiert werden (Aly u. Douglas 2003; Uno et al. 2008).

Ob diese mikroskopisch kleinen Fragmente bei Patienten, die noch vor der Dialyse stehen, bei chronischen Dialysepatienten oder nach erfolgreicher Nierentransplantation tatsächlich funktionell relevant sind oder werden und somit eine routinemäßige Erweiterung auf den Retrosternalraum immer notwendig ist, kann Mangels prospektiver Untersuchungen zurzeit nicht beantwortet werden (Schneider et al. 2011). Eine prospektive Multicenterstudie wurde dazu initiiert (Schlosser et al. 2007).

Nach totaler PTX mit AT wurde ein Rezidiv-Hyperparathyreoidismus (nach Normalisierung neuerlicher Anstieg des intakt PTH Spiegels über 60 pg/ml 6 Monate und später nach Nebenschilddrüsenoperation) bei Patienten mit transzervikaler Thymektomie zwischen 0 und 76,5 %, ohne transzervikaler Thymektomie zwischen 10 % und 45 % beobachtet.

Die alleinige totale PTX ohne Thymektomie zeigt eine Rezidivhäufigkeit zwischen 0 und 80 %. Je länger die Nachbeobachtungszeit, umso höher die Rezidivrate (Schlosser et al. 2007). Auch scheint eine Erweiterung des zervikalen Halseingriffs durch transzervikale Thymektomie und beidseitige Entfernung des Lymph-Fettgewebes paratracheal/paraösophageal (= zentrale Halsdissektion (Niederle 1996a; Moor et al. 2011) von untergeordneter Bedeutung, da durch dieses ultraradikale Vorgehen nur zwischen 66,1 % (Moor et al. 2011) und 73,4 % der Patienten biochemisch eine totale PTX (= postoperativ nicht messbares intakt PTH) gelang (Burgstaller et al. 2012).

Minimal-invasive Operationstechniken

In jüngster Zeit erschienen vermehrt Berichte zur endoskopischen (Ikeda et al. 2002; Sun et al. 2009) und videoassisierten (Barbaros et al. 2009; Mourad et al. 2001) Freilegung der Nebenschilddrüsen bei subtotaler HPT. Dabei wurden ausschließlich die vergrößerten Nebenschilddrüsen aufgesucht und die Operation ohne Thymektomie als totale PTX (Ikeda et al. 2002) oder als subtotale PTX mit/ohne Thymektomie (Barbaros et al. 2009; Mourad et al. 2001) mit herkömmlicher heterotoper Autotransplantation (Sun et al. 2009) abgeschlossen. Die minimal-invasive Freilegung aller vier Nebenschilddrüsen ist technisch machbar. Ihr Stellenwert ist aber mangels Langzeitbeobachtungen zurzeit noch nicht abschätzbar.

Gewebeauswahl vor der Autotransplantation

Morphologische Untersuchungen der im Rahmen der totalen PTX entfernten Epithelkörperchen zeigten alle (orthotop wie ektop lokalisierten) Nebenschilddrüsen durch die chronische Niereninsuffizienz mit chronischer Stimulation verändert (Niederle et al. 1988a; Kebebew et al. 2004).

Bei ein und demselben Patienten konnte ein unterschiedlicher, ultrastruktureller Aufbau einzelner Drüsen und Drüsenanteile (Niederle et al. 1988a) dokumentiert werden. Dieser unterschiedliche zytologische Aufbau bewirkt auch ein unterschiedliches, kalziumabhängiges Parathormonsekretionsverhalten. Bei Auswahl einer schlecht supprimierbaren Drüse oder von schlecht supprimierbaren Drüsenanteilen scheint das transplantatabhängige Rezidiv, wie mehrfach gezeigt, bereits vorprogrammiert (Niederle et al. 1988a, 1989a; Niederle et al. 1988b).

Tominaga et al. (Tominaga et al. 1992), sowie Ohta et al. (Ohta et al. 1994) empfehlen, basierend auf DNA- bzw. PCNA-Analysen, möglichst keine knotigen Drüsenanteile zur Autotransplantation zu verwenden. Wallfelt et al. und Aston et al. (Aston et al. 1988; Wallfelt et al. 1988) bevorzugen, basierend auf In-vitro-Untersuchungen, die Verwendung hyperplastischer Gewebeanteile. Welsh et al. (Welsh et al. 1984) verwendeten zur Gewebeauswahl den

„Density-Test". Basierend auf der Erkenntnis, dass normales Parathyreoideagewebe aufgrund des höheren Fettgehalts schwimmt, gelang eine Differenzierung von normalen Epithelkörperchen, Hyperplasie und Adenom.

Letztlich stehen alle diese Meinungen in Einklang mit eigenen Untersuchungen, die ergeben, dass vor allem diffus veränderte Drüsen oder Drüsenanteile, hier aber wieder solche mit Stromafett (polyklonales Wachstum; sog. A-Areale (Niederle et al. 1989a) zur AT verwendet und knotige Areale (Fehlen von Stromafett; monoklonales Wachstum; verringerte Vitamin-D-Rezeptoren-Dichte; sog. B- bzw. C-Areale) vermieden werden sollten (Niederle 1996b). Differenzierung dieser unterschiedlich zur AT geeigneten Drüsenanteile ist mit einiger Erfahrung intraoperativ unter Verwendung einer Lupe möglich (Neyer et al. 2002).

Rothmund et al., Akerström et al. sowie Tominaga et al. (Akerstrom et al. 1991; Rothmund u. Wagner 1987; Tominaga et al. 1992) wählen zur AT jeweils die kleinste Drüse, in der Vorstellung, dass diese morphologisch und funktionell am ehesten einem „normalen" Drüsenverhalten entspricht.

Die Bestimmung des **Nebenschilddrüsenvolumens durch Ultraschall** erlaubt Aussagen über deren Gewicht und indirekt über deren PTH-Sekretionsverhalten (Kakuta et al. 2008).

Je größer eine Nebenschilddrüse umso eher ist sie nodulär-hyperplastisch verändert. Nodulär-hyperplastische Drüsen sind aufgrund ihres monoklonalen Wachstumsverhaltens, damit verbunden eine verringerte Vitamin-D- und Calcium-sensing-Rezeptorendichte, kaum medikamentös beeinflussbar und sollten wegen der möglicherweise größeren Neigung zum Rezidiv nicht autotransplantiert werden (Tominaga et al. 2008).

Welches chirurgische Vorgehen bei welcher Indikation?

Bei Durchsicht der Literatur gibt es für die operative Therapie des sHPT weder eine evidenzbasiert empfohlene „Operationstechnik der Wahl" noch existieren genau definierte Indikationen für die verschiedenen Operationstechniken. Gemäß der Definitionen des Evidenzlevels und der „Therapieempfehlungsgrade („Agency for Health Care Policy and Research (AHCPR) gibt es nur eine Studie (Rothmund et al. 1991; Wagner et al. 1991) mit einem Evidenzgrad Ib (= Evidenz durch eine randomisierte kontrollierte Studie) mit einem Therapieempfehlungsgrad „A". Alle anderen Litertaturberichte entsprechen einem „Evidenzgrad IV" (Evidenz durch Expertengremien und/oder klinische Erfahrungen durch anerkannte Fachautoritäten), selten einem „Evidenzgrad III" (Evidenz durch gut geplante, nichtexperimentelle Studie [Vergleichsstudie, Beziehungsstudie, Fallstudie]) mit „Therapieempfehlungsgrad B oder C" (Tominaga et al. 2010).

Subtotale Operationsverfahren (subtotale PTX; totale PTX mit AT)

Subtotale PTX und totale PTX mit AT („subtotale Operationsverfahren" = funktionierendes Nebenschilddrüsengewebe verbleibt in situ) zeigen klinisch und biochemisch identische Ergebnisse und sind zwei etablierte Operationsmethoden zur Behandlung des therapieresistenten sHPT (Wagner et al. 1991). Somit lässt sich die Frage, welches dieser beiden etablierte Verfahren das bessere und somit zu bevorzugen ist, nicht objektiv beantworten. Alle Erfahrungen basieren auf retrospektiven Untersuchungen mit inhomogenem Krankengut und unterschiedlich langer Nachbeobachtung. Somit sind die publizierten Berichte nur bedingt vergleichbar (Tominaga et al. 2009).

In der Literatur findet sich nur eine randomisierte Studie, welche versucht, die oben gestellte Frage möglichst objektiv zu klären (Wagner et al. 1991). Bei 40 Patienten mit einem sHPT wurden nach Randomisierung bei 20 eine subtotale PTX (3½-Resektion) und bei 20 eine totale PTX mit AT in die Unterarm(beuge)muskulatur durchgeführt. Beide Patientengruppen wurden biochemisch und klinisch zweimal nachuntersucht. Die totale PTX mit AT von frischem Nebenschilddrüsengewebe ergab hinsichtlich der Laborparameter Kalzium und alkalischer Phosphatase, der klinischen Symptomatik und der radiologischen Veränderungen der renalen Osteopathie günstigere Ergebnisse (◘ Tab. 3.25), die Anzahl der Re-Eingriffe war niedriger, komplikationsärmer und für den Patienten weniger belastend als eine Exstirpation des Drüsenrestes am Hals nach subtotaler PTX. Zusammenfassend kommen die Autoren in dieser kleinen Serie zum Schluss, dass die totale PTX mit AT das Verfahren der Wahl in der operativen Behandlung des sHPT zu sein scheint. In Serien von mehr als 1700 Patienten wird diese Empfehlung für den chronischen Dialysepatienten bestätigt (Tominaga et al. 2005). Die Erfahrungen haben gezeigt, dass nach subtotaler PTX bei 5,8 % und nach totaler PTX mit AT bei 6,6 % mit einer Persistenz oder einem Rezidiv zu rechnen ist. Eine anhaltende Hypokalzämie wurde bei 6,3 % bzw. bei 1,4 % dokumentiert (Niederle et al. 1982; Rothmund et al. 1991; Wagner et al. 1991).

Postoperative objektive Verbesserung klinischer Symptome und radiologischer Zeichen der renalen Osteopathie rund 40 Monate nach erfolgreicher Normalisierung der Nebenschilddrüsenüberfunktion durch subtotale PTX bzw. totale PTX mit AT (Rothmund et al. 1991). Die präoperativen Beschwerden und radiologischen Befunde waren durch jede der beiden Operationsmethoden zum großen Teil zufriedenstellend zu beeinflussen, in manchen Bereichen jedoch signifikant besser durch totale PTX mit AT.

Bei annähernd gleichen laborchemischen und klinischen Erfolgen oblag es somit lange Zeit dem endokrinen

3

Tab. 3.25 Postoperativer klinischer Verlauf: subtotale PTX versus totale PTX mit AT

Symptom	Subtotale PTX	Totale PTX mit AT	p*
Knochenschmerzen	8/13 (61 %)	13/15 (87 %)	Nicht signifikant
Juckreiz	5/11 (45 %)	10/10 (100 %)	p<0,005
Muskelschwäche	1/5 (20 %)	5/6 (83 %)	p<0,04
Radiologische Zeichen der renalen Osteopathie	5/13 (33 %)	11/16 (69 %)	p<0,05
Reoperation (Persistenz bei Nachuntersuchung)	2 (+2)	0	

PTX Parathyreoidektomie; *AT* Autotransplantation
* chi²-Test

Chirurgen und seinen Erfahrungen, welche Operationstaktik letztlich von ihm gewählt wurde (Niederle 1996a; Tominaga et al. 2009). Die weiteren Erfahrungen, vor allem aber die längeren Nachbeobachtungen, haben gezeigt, dass die Operationsstrategie individuell festgelegt werden sollte.

Ein Operationsverfahren gilt als „erfolgreich", wenn durch nur einen Eingriff die vielfältigen laborchemischen und klinischen Manifestationen der CKD-MBD weitgehend positiv beeinflusst werden können und keine Reoperationen wegen Persistenz, Rezidiv oder persistierender Unterfunktion notwendig sind. Auch sollen wenig lokale und allgemeine Komplikationen auftreten. Die gewählte Operationsstrategie soll adäquat niedrige, aber ausreichend hohe, der klinischen Situation angepasste, PTH-Spiegel schaffen, die optimale Voraussetzungen für einen (fast) normalen Knochenstoffwechsel ermöglichen.

Zwei bis dreifach über der Norm liegende PTH-Spiegel (bis maximal 180 pg/ml) werden gemäß der Leitlinien bei chronischen Dialysepatienten empfohlen (Group 2009). Welches „subtotale Operationsverfahren" auch immer gewählt wird, der für den Knochen empfohlenen optimale PTH-Spiegel lässt sich schwer erreichen. Bei optimaler Nierenfunktion nach Nierentransplantation wird ein PTH-Spiegel im Normbereich angestrebt (Craver et al. 2007; Group 2009; Mazzaferro et al. 2008).

Die Wahl der Operationsstrategie sollte vom Grad der chronischen Niereninsuffizienz, vom Allgemeinzustand des Patienten und seiner Lebenserwartung und somit von der Chance auf eine Nierentransplantation abhängen. Auch beeinflusst die Nierenfunktion nach Transplantation und ein theoretisch möglicher Nierentransplantatverlust mit neuerlich notwendiger Nierenersatztherapie und neuerlichem sHPT die Operationstaktik (Tab. 3.26)

Bei Patienten mit chronischer Niereninsuffizienz im Stadium 3–5 (Definition Tab. 3.26; Group 2009) in einem sehr guten Allgemeinzustand und der großen Chance auf eine Nierentransplantation sind subtotale PTX und totale PTX mit AT gleichwertige chirurgische Verfahren zur Behandlung des therapieresistenten „schweren" sHPT. Diese Überlegungen gelten auch bei Patienten mit einer chronischen Nierenfunktionseinschränkung im Stadium 3–4 nach Nierentransplantation.

Wegen der anhaltenden chronischen Stimulation ektop lokalisierter „überzähliger" Nebenschilddrüsen sollte bei Prädialyse- und Dialysepatienten bzw. bei Patienten mit chronischer Niereninsuffizienz (und aufgrund des Alters und Allgemeinzustands adäquater Lebenserwartung) sowie bei chronischer Niereninsuffizienz im Stadium 3 nach Nierentransplantation eine transzervikale Thymektomie neben der subtotalen bzw. totalen PTX mit AT erfolgen (Triponez et al. 2008; Triponez et al. 2005; Uno et al. 2008).

Bei tHPT (Nierenfunktion Stadium 1–3) sollte der subtotalen PTX gegenüber der totalen PTX mit AT der Vorzug geben werden (Park et al. 2011; Schlosser et al. 2007; Triponez et al. 2008). Das vorübergehenden Fehlen von PTH und die damit verbundene längere Hypokalzämiephase nach totaler PTX mit AT verschlechtert signifikant die Nierentransplantatfunktion (Evenepoel et al. 2007; Kandil et al. 2010; Park et al. 2011; Schwarz et al. 2007).

Eingeschränkte Operationsverfahren

Ein tHPT entsteht nach Stimulation des im Körper befindlichen Nebenschilddrüsengewebes vor der Nierentransplantation. Wie durch systematische Untersuchungen nachgewiesen, verändern sich die Drüsen morphologisch unterschiedlich (siehe „Gewebeauswahl vor Autotransplantation") (Kebebew et al. 2004; Niederle et al. 1988a). Vereinzelt zeigen sich ein oder zwei „dominante" vergrößerte Nebenschilddrüsen nach deren „selektiver" Entfernung („eingeschränktes [limited] Operationsverfahren"; d. h. weniger als subtotale PTX) eine weitgehende Norma-

Tab. 3.26 Empfohlene Operationsausdehnung/-strategie in Abhängigkeit vom pathophysiologischen Hintergrund (Stadium der chronischen Niereninsuffizienz) und vom individuellen Allgemeinzustand (Transplantationskandidat) des Patienten

Operationsstrategie		(Prä-)/Dialyse		Nach NTX	
		Transplantationskandidat		Transplantatfunktion	
		CKD-Stage 3–5		CKD-Stage 1–2	CKD-Stage 3–4
		Ja	Nein		
<Subtotale („limited") PTX				(+)	
Subtotale PTX		+		+	+
Totale PTX mit AT		+			+
Totale PTX ohne AT			+		
Additiv	TCT	+		+	+
	Kryo*	+	+	+	+

NTX Nierentransplantation; *subtotale PTX* subtotale (3½) Parathyreoidektomie; *totale PTX* totale Parathreoidektomie; *AT* Autotransplantation; *TCT* transzervikale Thymemektomie; *Kryo* Kryopräservation; *CKD* "chronic kidney disease"

CKD-Stadien:
Stage 1: Glomeruläre Filtrationsrate (GFR; ml/min/1,73 m^2) ≥90 ml/min
Stage 2: GFR 60–89 ml/min
Stage 3: GFR 30–59 ml/min
Stage 4: GFR 15–29 ml/min
Stage 5: GFR <15 ml/min oder Dialyse

* Empfohlen, wenn logistisch in Institution möglich

+ Vorgehen empfohlen
(+) Vorgehen zu diskutieren, wenn Nierentransplantatfunktion optimal (CKD 1–2)

lisierung des tHPT bei Fortbestehen einer normalen Transplantatfunktion beobachtet wurde (Nichol et al. 2002; Pitt et al. 2009). Es ist im Langzeitverlauf bei Verschlechterung der Nierentransplantationsfunktion nach „eingeschränkter Operation" allerdings vermehrt mit zervikalen Rezidiven zu rechnen (Kebebew et al. 2004; Triponez et al. 2010; Triponez et al. 2006b).

Totale Parathyreoidektomie ohne Autotransplantation

Beeinflusst durch die hohe Zahl an Autotransplanatrezidiven nach PTX mit AT (38–77 %) empfahlen Hampel et al. und Skinner et al. (Hampl et al. 1991; Skinner u. Zuckerbraun 1996) bei strenger Indikation die totale PTX ohne AT. Trotz Entfernung von vier vergrößerten Nebenschilddrüsen wurden vor allem bei Patienten ohne transzervikaler Thymektomie normale, bis zu 80 % sogar erhöhte PTH Spiegel beobachtet (Schlosser et al. 2007).

Bei Patienten mit schwerer Kalziphylaxie ist die frühzeitige totale PTX die Methode der Wahl (Girotto et al. 2001; Matsuoka et al. 2005).

Nach Vergleich der totalen PTX ohne AT mit der totalen PTX mit AT werden ohne Autotransplantation weniger häufig Rezidive des sHPT beobachtet (Ockert et al. 2002).

Das vollständige Fehlen von PTH führt zu einem „adynamen Knochenstoffwechsel", hat aber bei chronischen Dialysepatienten mit „schwerem sHPT" und konsequenter postoperativer Kalzium- und Vitamin-D-Substitution nach totaler PTX nicht die ursprünglich gefürchteten, knochenmetabolischen Nachteile (De Francisco et al. 2002; Chan et al. 2010).

Abgesehen von einer höheren Kalzium- und Vitamin-D-Medikation in der Patientengruppe mit Hypoparathyreoidismus (PTH <10 pg/ml) zeigten sich im Vergleich zu Patienten mit PTH >10 pg/ml keine Unterschiede in der Besserung der klinischen Symptome und der Knochendichte. Auch waren Kalzium- und Phosphatspiegel sowie die Werte der alkalischen Phosphatase gleich (Chou et al. 1998).

Bei jenen Patienten, die keine Kandidaten für eine Nierentransplantation sind, erscheint die totale PTX ohne AT und ohne Thymektomie (somit große Chance auf „Nebenschilddrüsenrestfunktion") eine Therapieoption (Farrington et al. 1987; Higgins et al. 1991; Kaye et al. 1989; Ljutic et al. 1994; Hampl et al. 1991; Nicholson et al. 1996; Stracke et al. 1999; Chan et al. 2010; Conzo et al. 2011; Coulston et al. 2010; De Francisco et al. 2002; Drakopoulos et al. 2009; Lorenz et al. 2006; Ockert et al. 2002; Puccini et al. 2010; Rayes et al. 2008; Saunders et al. 2005; Shih et al. 2009; Stracke et al. 2009).

Vereinzelt finden sich in der Literatur sehr ermutigende biochemische und klinische Kurzzeitergebnisse bei Patienten mit totaler PTX ohne Thymektomie und Nierentransplantation. Die analysierten Patienten zeigen keine entscheidenden klinischen Nachteile bei Vergleich mit Patienten nach subtotaler PTX (Rayes et al. 2008; Saunders et al. 2005).

Die totale PTX ohne AT und ohne Thymektomie wird allerdings wegen der überwiegend notwendigen Langzeittherapie mit Kalzium und aktiven Vitamin-D-Metaboliten und des nicht abschätzbaren Knochenstoffwechsel trotz ausreichender Substitution zurzeit bei Patienten mit Nierentransplantaten nicht empfohlen (Grant 2008).

Intraoperatives PTH-Monitoring (IOPTH)

Das IOPTH soll beim primären Hyperparathyreoidismus die „Eindrüsenerkrankung" im Rahmen der „gezielten" Exploration nach erfolgreicher präoperativer Lokalisationsdiagnostik der hyperfunktionellen Drüse beweisen und die Ausdehnung der Exploration und somit das Operationstrauma reduzieren helfen. Zur Interpretation der PTH Kurve und zur Voraussage „Dauerheilung" (= permanente Normalisierung des Kalziumspiegels) ist die Definition eines „Basalwerts" und von diesem abhängig die Definition des prozentuellen bzw. absoluten Abfalls des iPTH-Spiegels notwendig. Beim primären Hyperparathyreoidismus wird der definierte intraoperative PTH-Abfall durch sehr hohe Basalwerte, durch die Manipulation an der (den) hyperaktiven Drüse(n) vor der Entfernung und durch die Nierenfunktion beeinflusst. Im Regelfall dokumentiert bei normaler Nierenfunktion ein Abfall des PTH-Basalwerts (PTH-Spiegel vor Operationsbeginn) um >50 % gemessen 10 min nach Entfernung der vermeintlich hyperaktiven Drüse die „Dauerheilung" (Harrison u. Triponez 2009).

Beim sHPT und beim tHPT sind im Vergleich zum primären Hyperparathyreoidismus die Grundvoraussetzungen aber auch die angestrebten Operationsziele und davon abhängig die gewählte Operationsstrategie und damit auch die Fragestellungen an ein IOPTH unterschiedlich (Lorenz u. Dralle 2005). Der intraoperative PTH-Abfall und der PTH-Kurvenverlauf und somit die Dokumentation einer ausreichenden subtotalen Resektion bzw. vollständigen Entfernung des hyperaktiven Nebenschilddrüsengewebes werden einerseits durch die fehlende bzw. eingeschränkte Nierenfunktion (und damit auch das verlängerte Zirkulieren von PTH-Fragmenten), andererseits durch die unterschiedliche veränderten Drüsen mit unterschiedlichen Sekretionsverhalten maßgeblich beeinflusst (Bieglmayer et al. 2006; Lokey et al. 2000).

Auch könnte der Einsatz eines „Bio-Assays" die Aussagekraft des IOPTH bei chronischer Niereninsuffizienz verbessern (Bieglmayer et al. 2006; Freriks et al. 2010; Ikeda et al. 2007a; Kaczirek et al. 2006; Kaczirek et al. 2005; Yamashita et al. 2005; Yamashita et al. 2004).

Sowohl bei **subtotaler PTX** als auch bei **totaler PTX** (mit/ohne AT) ist jedoch eine beidseitige Halsexploration mit Freilegung von zumindest vier Nebenschilddrüsen beim Ersteingriff grundsätzlich gefordert. Somit wird der Nutzen des IOPTH in Abhängigkeit von der Fragestellung an das IOPTH unterschiedlich gesehen (Barczyński et al. 2005; Clary et al. 1997; Gasparri et al. 2009; Starr et al. 2000; Triponez et al. 2006a). Das IOPTH sollte Hinweise geben, ob die subtotale PTX „ausreichend" bzw. die totale PTX „komplett" ist und somit eine Ausweitung der Operation nicht notwendig ist. Auch sollte das IOPTH den weiteren laborchemische Verlauf voraussagen helfen.

Der PTH-Abfall in den „Normbereich" nach subtotaler PTX bzw. totaler PTX soll anzeigen, dass weder eine Ausweitung der Operation z. B. auf den Thymus (Barczyński et al. 2005; Gioviale et al. 2006; Gioviale et al. 2007; Ikeda et al. 2007b; Kara et al. 2010) noch nach selektiver Entfernung nur vergrößerter Nebenschilddrüsen („eingeschränkter Parathyreoidektomie" bei tHPT – s. oben) (Gioviale et al. 2006; Haustein et al. 2005; Pitt et al. 2009) eine weitere Exploration notwendig ist.

Ein intraoperativer Abfall des PTH-Spiegels in den „Normbereich" nach Entfernung von vier vergrößerten Nebenschilddrüsen wäre Hinweis auf eine Restfunktion durch „ektope", „überzählige" Drüsen. Eine Ausdehnung der Operation (z. B. transzervikale Thymektomie) wäre daraus abzuleiten. Fällt der PTH-Spiegel unter die Nachweisgrenze (<10 pg/ml) sollte eine „komplette Parathyreoidektomie" dokumentiert sein. Je nach gewähltem Behandlungskonzept (totale PTX mit AT vs. totale PTX ohne AT) könnte das weitere Vorgehen („synchrone" oder „metachrone AT) abgeleitet werden (Chou et al. 2002; Kaczirek et al. 2006; Kara et al. 2010; Lorenz et al. 2006; Matsuoka et al. 2007a; Müller-Stich et al. 2007; Roshan et al. 2006; Stracke et al. 2009; Echenique Elizondo et al. 2005).

Noch schwieriger als die Beantwortung oben gestellter intraoperativer Fragen ist die Voraussage des weiteren Verlaufs (Lokey et al. 2000; Pitt et al. 2010; Roshan et al. 2006; Seehofer et al. 2005; Weber et al. 2005). Die postoperativ weiter bestehende chronische Stimulation verbliebenen Nebenschilddrüsengewebes (mit unterschiedlichem nicht vorhersagbaren Sekretionsverhalten) im Rahmen der chronischen Niereninsuffizienz nach subtotaler PTX oder nach (vermeintlicher) totaler PTX erschwert die Vorhersage der „Dauerheilung“ bzw. macht diese unmöglich (Moor et al. 2011; Müller-Stich et al. 2007). Nur bei normaler Nierentransplantatfunktion und somit bei fehlender Sekretionsstimulation verbliebener Nebenschilddrüsengewebeanteile könnte das IOPTH zum Zeitpunkt der subtotaler PTX die „Dauerheilung“ voraussagen (Gasparri et al. 2009).

Nach Durchsicht der Literatur finden sich beim Dialysepatienten keine einheitlichen Kriterien, um die Fragen zur Operationsausweitung bzw. zur Änderung der Operationsstrategie basierend auf dem IOPTH zu beantworten. Es gibt keine klaren Empfehlungen bei welchen Bedingungen eine subtotale PTX ausreichend oder ob die Operation nach Entfernung aller makroskopisch dargestellter Drüsen (totale PTX) „komplett“ und, je nach gesetztem Ziel und Definition, die Operation „erfolgreich“ sein wird. Zu inhomogen sind die analysierten Patientengruppen. Nicht selten werden chronisch niereninsuffiziente Patienten mit nierentransplantierten Patienten gemeinsam ausgewertet bzw. kamen unterschiedliche Operationskonzepte zur Anwendung.

Postoperativer Verlauf

Der unmittelbare postoperative Verlauf ist unabhängig vom gewählten Operationsverfahren und von der Ausprägung der klinischen Manifestation durch den Abfall des Serumkalziums charakterisiert. In den ersten Tagen nach der Operation sind engmaschige Kontrollen des Kalziumspiegels durch täglich zweimalige Bestimmungen zu empfehlen. Oral werden Kalzium und Vitamin-D-Präparate (bevorzugt 1α,25(OH)2-Cholecalciferol = Calcitriol) verabreicht. Bei ausgeprägter renaler Osteopathie ist wegen des „Kalziumhungers“ des Skeletts eine hochdosierte, parenterale Kalziumsubstitution an den dialysefreien Tagen erforderlich. Beim chronischen Dialysepatienten wird das Dialysatkalzium angehoben, um so den erhöhten Kalziumbedarf auszugleichen.

Der alleinige postoperative **Kalziumverlauf** erlaubt keinen eindeutigen Hinweis auf eine ausreichende Reduktion oder komplette Entfernung des hyperaktiven Nebenschilddrüsengewebes. Nur der in den ersten postoperativen Tagen gemessene **PTH-Spiegel** definiert das Ergebnis der Operation: PTH-Werte <10 pg/ml sprechen für eine „totale PTX“, PTH Werte im Normbereich (10–60 pg/ml) für eine normale Funktion bei „adäquater“ Operation, Werte über 60 pg/ml für eine persistierende Nebenschilddrüsenfunktion und somit „inadäquate“ Operation (Hibi et al. 2002).

Ist das Parathormon am ersten postoperativen Tag nach totaler **tPTX mit AT** nicht messbar, wurde das gesamte hyperplastische Nebenschilddrüsengewebe entfernt. Jedes neuerliche biochemische und klinische Auftreten eines sHPT wird somit sehr wahrscheinlich durch das AT verursacht (Kinnaert et al. 1998).

Wird bei anfangs nicht messbarem PTH-Spiegel nach totaler **PTX ohne AT** der PTH Spiegel normal oder erhöht gemessen, so liegt die Ursache in einer „überzähligen“ Drüse.

PTH-Spiegel im oberen Normbereich bahnen nach **subtotalen Operationsverfahren** und fortbestehender chronischer Niereninsuffizienz einen Rezidiv-sHPT.

> **zur Dokumentation des Serumkalziums und des PTH-Spiegels empfiehlt sich die engmaschige Kontrolle der Nierenfunktion bei Patienten mit Nierentransplantat.**

In den anschließenden Wochen kann die Kalzium-Substitutionstherapie bei geringer werdendem Kalziumbedarf des Skeletts und in Abhängigkeit von der Funktion des Epithelkörperchenrestes am Hals bzw. Funktionsaufnahme des Autotransplantats schrittweise reduziert werden. Trotz einer normalen Nebenschilddrüsenfunktion kann darüber hinaus eine langfristige Behandlung der renalen Osteopathie mit niedrig dosiertem Kalzium und/oder Vitamin-D-Medikation erforderlich sein.

> **Laufende PTH- und Kalziumbestimmungen sind postoperativ zur Überwachung des Nebenschilddrüsenstoffwechsels und zum Erkennen eines Rezidivs notwendig.**

Komplikationen

Die postoperative Morbidität, bezogen auf Wundheilungsstörungen, Rekurrensparese und Nachblutung liegt deutlich unter 5 %. Trotz der Multimorbidität dieser Patienten beträgt die Operationsletalität weniger als 1 %.

Postoperative klinische Ergebnisse

Über 90 % der Beschwerden verschwinden fast vollständig nach erfolgreicher Operation innerhalb weniger Wochen. Die Knochen- und Gelenksschmerzen bessern sich in wenigen Tagen bis zu 90 % (Stein et al. 1997), der Juckreiz verschwindet vollständig. Weichteilverkalkungen können weniger günstig (60 %) beeinflusst werden (Niederle et al. 1989b).

Die Beeinflussung der klinischen Symptome und radiologischen Veränderungen durch eine erfolgreiche subtotaler PTX oder totaler PTX mit AT zeigt objektiv die prospektive, randomisierte Studie von Wagner et al. (Wagner et al. 1991). Rund 40 Monate nach erfolgreicher Korrektur der Nebenschilddrüsenüberfunktion waren je nach klinischem Symptom 20– 61 % nach subtotaler PTX bzw. 69–100 % nach totaler PTX mit AT deutlich gebessert (■ Tab. 3.25; ■ Abb. 3.61).

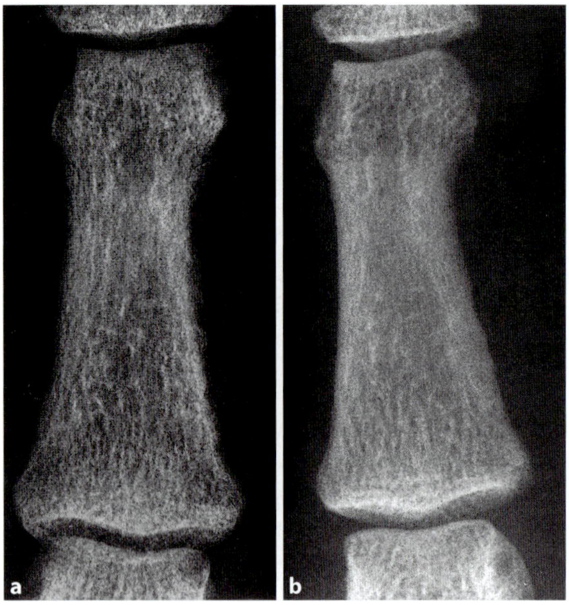

Abb. 3.61a,b Radiologische Verlaufsbeobachtung der renalen Osteopathie (Weichteiltechnik): **a** Typische subperiostale Resorption und Knochenlamellierung der Mittelphalanx einer Patientin mit sHPT und renaler Osteopathie. **b** Zwei Jahre nach erfolgreicher totaler PTX mit AT die identische Aufnahme mit Heilung der subperiostalen Resorptionszone, bessere Kalzifizierung des Knochens. (aus der Fallsammlung von M. Rothmund zur Verfügung gestellt)

Kältekonservierung

Im Gegensatz zur subtotalen PTX (6,3 %, Wagner et al. 1991) werden nach totaler PTX und AT transplantatabhängige Unterfunktionen kaum beobachtet (1,4 %; Wagner et al. 1991). Darum ist die Replantationsrate kältekonservierten Gewebes sehr gering und liegt bei nur 1,6 % (Borot et al. 2010; Moffett u. Suliburk 2011). Aus diesem Grund verzichten manche Zentren nicht zuletzt wegen des logistischen Aufwands und wegen der fehlenden Erfahrung auf eine konsequente Kältekonservierung nach jeder subtotaler PTX bzw. totaler PTX mit AT (Borot et al. 2010).

Die Kältekonservierung von Nebenschilddrüsengewebe ist eine Sicherheitsmaßnahme in der Chirurgie des sHPT und kann den Patienten unter Umständen vor einer lebenslangen notwendigen Substitution mit Kalzium und Vitamin D bewahren, falls unerwartet ein zervikaler Drüsenrest oder das AT nicht die gewünschte Funktion aufrecht erhalten kann.

Dauert eine substitutionsbedürftige Hypokalzämie mehr als 6 Monate und zeigt sich ein nicht messbarer PTH-Spiegel ist die Indikation zur Replantation von kältekonserviertem Nebenschilddrüsengewebe zu überlegen.

Die funktionellen Ergebnisse (40–80 % Normokalzämie ohne Kalzium- und/oder Vitamin-D-Medikation) der verzögerten AT rechtfertigen dieses Vorgehen in Zentren (Niederle 1996b; Cohen et al. 2005). Bei geringer Erfahrung mit Gewebekryopräservation sinkt die Funktionsaufnahme unter 20 % (Borot et al. 2010).

Die funktionellen Ergebnisse sind wenig zufriedenstellend und hängen neben der Erfahrung vor allem von der Dauer der Kältekonservierung ab. Nach 24 Monaten ist kaum mit einer suffizienten Aufnahme einer Transplantatfunktion zu rechnen (Cohen et al. 2005; Guerrero et al. 2008).

Technik der Kältekonservierung und des Auftauens

Das entnommene Epithelkörperchengewebe wird in kleine 1×1×3 mm große Partikel geteilt. Jeweils 10 dieser Fragmente werden in ein verschraubbares Kunstoffröhrchen (Nunc-Cryo-Röhrchen, 2 ml Fassungsvolumen) gefüllt. Dieses enthält 0,8 ml Zellkulturmedium RPMI 1640, 0,1 ml autologes oder AB-Serum. Unmittelbar vor Beginn des Einfriervorgangs wird 0,1 ml DMSO (Gewebegefrierschutzmittel) zugesetzt. Mindestens 60 Partikel werden mit einer Geschwindigkeit von 1°C pro Minute eingefroren. Die Proben werden dann in flüssigem Stickstoff (–196°C) aufbewahrt.
Der Auftauvorgang erfolgt im Wasserbad bei +37 °C. Das DMSO-haltige Medium wird abpipettiert und durch eine DMSO-freie Lösung ersetzt. Anschließend können die Partikel transplantiert werden.

Ein Teil der Nebenschilddrüsenzellen nekrotisiert infolge der Kältekonservierung oder des Auftauvorganges. Um trotzdem ähnlich gute Langzeitergebnisse wie nach Transplantation von frischem Material zu erreichen, sollten 30 statt 20 Gewebestückchen verwendet werden (Wagner et al. 1991). Die Operationstechnik, der Transplantationsort und der postoperative Verlauf sind analog zur Autotransplantation von frischem Nebenschilddrüsengewebe (Niederle 1996b).

3.5.6 Therapie des persistierenden und rezidivierenden sekundären Hyperparathyreoidismus

M.B. Niederle, B. Niederle

Bei unveränderter pathophysiologischer Grundsituation kann trotz Ausschöpfen aller konservativer Maßnahmen die reaktive, renale (sekundäre) Nebenschilddrüsenstoffwechselstörung (sHPT) weiter bestehen oder neuerlich auftreten. Die Wahrscheinlichkeit des Wiederauftretens nimmt mit dem Abstand zur chirurgischen Therapie zu (Tominaga et al. 2010).

Begriffsbestimmungen

Persistierender sHPT Eine Fortbestehen (Persistenz) des sHPT liegt dann vor, wenn nach einer vorübergehenden Besserung innerhalb der ersten 6 Monate nach dem Ersteingriff erneut typische klinische Symptome, klassische Röntgenbefunde und/oder Laborparameter des sHPT auftreten.

Erster Hinweis auf eine Persistenz durch eine „überzählige" Drüse ist ein nicht adäquates Absinken des PTH-Spiegels in den ersten postoperativen Tagen (Hibi et al. 2002; Kinnaert et al. 1998; Low et al. 2009) definiert den persistierenden sHPT (unabhängig von der Operationsstrategie) biochemisch, wenn der PTH-Spiegel am ersten postoperativen Tagen nicht unter 60 pg/ml absinkt.

Eine totale PTX wurde dann erreicht, wenn ein PTH-Spiegel am ersten postoperativen Tag unter 10 pg/ml gemessen wird (Kinnaert et al. 1998; Low et al. 2009) Bei einem PTH-Spiegel unter 10 pg/ml ist der positive Vorhersagewert auf tatsächlich „vollständige" Parathyreoidektomie 97,5 % (Low et al. 2009).

Rezidivierender sHPT Eine neuerliche klinische und/oder laborchemische Manifestation der Stoffwechselstörung 6 Monate oder später nach Normalisierung der reaktiven Nebenschilddrüsenüberfunktion gilt als **Rezidiv** des sHPT. Ein Rezidiv wird laborchemisch als Wiederanstieg des intakt-PTH über 60 pg/ml 6 Monate und später nach Nebenschilddrüsenoperation definiert (Hibi et al. 2002).

Pathophysiologischer Hintergrund und mögliche Ursachen

Persistenz und Rezidiv treten sowohl nach subtotaler PTX wie auch nach totaler PTX mit und ohne AT auf (Schlosser et al. 2007). Nach subtotaler PTX ist bei zumindest 5,8 % nach totaler PTX mit AT bei zumindest 6,6 % mit einer Persistenz oder einem Rezidiv zu rechnen (Wagner et al. 1991).

Ein **Persistieren** der Stoffwechselstörung kann bei chronischen Dialysepatienten und trotz erfolgreicher Nierentransplantation (▶ Abschn. 3.5.5) beobachtet werden.

Rezidive werden überwiegend bei chronischen Dialysepatienten, nicht aber bei Patienten mit gut funktionierendem Nierentransplantat beobachtet, bei denen **nach** erfolgreicher Nierentransplantation wegen tHPT (Definition und Operationsindikation ▶ Abschn. 3.5.5) eine Nebenschilddrüsenoperation (subtotale PTX oder totale PTX mit AT) durchgeführt wurde (Niederle et al. 1989; Higgins et al. 1991).

Allerdings gibt es vereinzelt Patienten, die nach totaler PTX mit AT einen Rezidiv-sHPT entwickeln und bei denen **ohne vorheriger chirurgische Behandlung des Rezidiv-sHPT** eine Nierentransplantation durchgeführt wird. Jüngst wurden 8 Patienten beschrieben, bei denen in dieser Situation das gut funktionierende Nierentransplantat den Rezidiv-sHPT (definitionsgemäß ein tertiärer HPT) nicht „korrigieren" konnte und darum eine Autotransplantatreduktion erfolgen musste (Schlosser et al. 2008).

Risikofaktoren für das Auftreten eines Rezidivs sind eine präoperativ ausgeprägte Hyperkalzämie, Kalziphylaxie/Weichteilverkalkungen sowie postoperative hoch normale bzw. erhöhte intakt-PTH Spiegel (Low et al. 2009).

Die **Operationsindikationen** für einen Rezidiveingriff entsprechen denen der Erstoperation (▶ Abschn. 3.5.5). Nach genauer Lokalisation der Persistenz- oder Rezidivursache erfolgt die Planung des Re-Eingriffs.

In einer Metaanalyse (53 Publikationen) werden 501 Reoperationen wegen persistierendem oder rezidivierendem sHPT nach subtotaler oder totaler PTX mit AT aus der Literatur analysiert (Richards et al. 2006). Bei 82 (17 %) der 485 analysierten Patienten wurde definitionsgemäß eine Persistenz, bei 403 (83 %) ein Rezidiv beschrieben.

Bei 64 % der aus der Literatur zusammengestellten Patienten fand sich als Ursache für das Fortbestehen oder das neuerliches Auftreten der Stoffwechselstörung das Autotransplantat (49 %), „überzählige" Drüsen (20 %), hyperplastische In-situ-Drüsenreste (17 %), in situ nicht entfernte (übersehne) Drüsen (7 %) bzw. negative Erstoperationen (5 %) (Richards et al. 2006). Eine ähnliche Verteilung der Rezidvursachen beschreiben Dotzenrath et al. (Dotzenrath et al. 2003).

Nach totaler PTX mit AT wurde bei 242 (66 %) von 365 Patienten, nach subtotaler PTX bei 80 (58 %) von 138 Patienten ein Rezidiv dokumentiert. Das Autotransplantat nach totaler PTX mit AT war in dieser Analyse signifikant häufiger für das Rezidiv verantwortlich als der in situ verbliebene neuerlich hyperplasierte Drüsenrest nach subtotaler PTX (49 % vs. 17 %; $p<0{,}05$; Richards et al. 2006) Die Zahl negativer Explorationen und „überzähliger" Drüsen wurde in beiden Patientengruppen gleich häufig dokumentiert.

Die Autoren kommen zum Schluss, dass eine nicht adäquat radikale Ausdehnung der Primäroperation sowohl Persistenz wie auch Rezidiv begünstigen (Richards et al. 2006).

Um das Risiko der Persistenz bzw. eines zerviko-mediastinales Rezidivs durch „überzählige" Drüsen und Drüsennester zu verhindern, zumindest aber zu reduzieren, empfehlen einige Autoren (Debruyne et al. 2008; Moor et al. 2011; Richards et al. 2006; Tominaga et al. 2010) beim jungen chronischen Dialysepatienten (vorallem mit der Chance auf Nierentransplantation) nach Darstellung von vier Nebenschilddrüsen sowohl bei subtotaler PTX wie auch bei totaler PTX mit AT die Ausdehnung der Exploration transzervikal auf den Thymus (Debruyne et al. 2008;

Moor et al. 2011; Niederle 1996; Richards et al. 2006; Tominaga et al. 2010), auf das zentrale Lymph-Fettgewebes paratracheal/paraösophageal beidseits (= zentrale Halsdissektion; Moor et al. 2011; Niederle 1996) sowie die Revision der Gefäßnervenscheide (Debruyne et al. 2008; Moor et al. 2011; Richards et al. 2006; Tominaga et al. 2010). Allerdings konnte durch dieses ultraradikale Vorgehen nur zwischen 66.1 % (Moor et al. 2011) und 73,4 % (Burgstaller et al. 2012) ein nicht messbarer intakt-PTH Spiegel und somit definitionsgemäß eine totale PTX dokumentiert werden. Diese Beobachtungen relativieren die Empfehlung zur Routineausweitung des Eingriffs auf den zentralen Hals und/oder die Gefäßnervenscheide (▶ Abschn. 3.5.5).

Persistenz/Rezidiv nach subtotaler PTX

Ursache für Persistenz oder Rezidiv nach subtotaler PTX ist meist ein zu großer, in situ verbliebener Drüsenrest (Henry et al. 1990) oder zervikal bzw. mediastinal gelegene „überzählige" Drüsen (Cattan et al. 2000), seltener „lokal implantierte" Nebenschilddrüsenfragmente nach subtotaler Drüsenresektion oder nach unbeabsichtigter Eröffnung der Drüsenkapsel (Seeding, Parathyreomatose; 1/20; 5 %; Matsuoka et al. 2007; ▶ Abschn. 3.5.5)

Henry et al. sowie Cattan et al. (Cattan et al. 2000; Henry et al. 1990) kommen nach subtotaler PTX zum Schluss, dass neben der einfacheren Lokalisation des hyperaktiven Nebenschilddrüsengewebes die Rezidiveingriffe selbst zahlenmäßig gering (z. B. 2 von 79 = 2,5 %; Henry et al. 1990) und bei subtiler Technik auch ohne wesentlicher Komplikationen erfolgreich ausführbar sind (Cattan et al. 2000; Henry et al. 1990).

Persistenz nach totaler PTX mit/ohne AT

Nach totaler PTX mit Entfernung von zumindest vier vergrößerten Nebenschilddrüsen liegt die Ursache für Persistenz immer in einer zervikalen oder mediastinal gelegenen „überzähligen" Drüse. Wurde eine synchrone AT durchgeführt, liegt die Ursache für Persistenz praktisch nie im AT, da die Funktionsaufnahme des autotransplantierten Gewebes erst im Intervall erfolgt (Cattan et al. 2000).

Hibi et al. (Hibi et al. 2002) beobachten bei 44 (4,4 %) von 1110 Patienten nach totaler PTX mit AT eine Persistenz. Nur bei 15 (34,1 %) war die Lokalisation des hyperaktiven Nebenschilddrüsengewebes erfolgreich und somit eine Reoperation möglich. Bei 11 (73,3 %) der 15 Patienten fanden sich „überzählige" Drüsen mediastinal, bei vier (26,7 %) Patienten zervikal. Wegen anhaltend erhöhter intakt-PTH-Spiegel wurde bei drei Patienten nach zusätzlicher Autotransplantatreduktion eine deutlicher Verringerung aber keine Normalisierung des intakt-PTH erreicht (Hibi et al. 2002).

Rezidiv nach totaler PTX mit/ohne AT

Henry et al. (Henry et al. 1990) beobachteten nach totaler PTX mit AT nur unwesentlich mehr Rezidive (4 von 152 = 2,6 %) als nach subtotaler PTX. Durch Reduktion des Autotransplantats, als Rezidivursache vermutet, konnte der sHPT aber nicht bei allen Patienten durch AT Reduktion korrigiert werden.

Nach totaler PTX mit AT wurde in einer jüngst publizierten Analyse bei 238 (9,3 %) von 2660 Patienten definitionsgemäß ein Rezidiv-sHPT beobachtet (Tominaga et al. 2010).

Die Ursachen für Rezidive liegen entweder in einer ektopen, „überzähligen" Drüse zervikal bzw. mediastinal (bei Hibi 1 %; Hibi et al. 2002) oder im AT (Cattan et al. 2000; Hibi et al. 2002). Es wurden auch Patienten beobachtet, bei denen die Ursachen für das Rezidiv sowohl zerviko-mediastinal wie auch im AT lagen (Cattan et al. 2000; Henry et al. 1990; Hibi et al. 2002; Schlosser et al. 2004; Tominaga et al. 2010).

Bei 216 (87,1 %) Patienten fand sich als Ursache das Transplantat. Nach einer Transplantatreduktion mussten 32 (12,9 %) Patienten zusätzlich zervikal und/oder mediastinal reoperiert werden (Tominaga et al. 2010).

Hibi et al. (Hibi et al. 2002) führte bei 15 (1,4 %) von 1110 Patienten nach totaler PTX mit AT wegen Rezidiv eine zervikale/mediastinale Reoperationen durch, bei denen 19 Drüsen entfernt wurden. Alle nicht entfernten Drüsen fanden sich zervikal oder in einem der Thymushörner. Bei 8 Patienten war erfolglos eine Autotransplantatreduktion vor der zervikalen Reoperation ausgeführt worden.

Als Zeichen weiter verbliebenen Nebenschilddrüsengewebes wurde bei keinem der Patienten nach der Reoperation ein persistierender Hypoparathyreoidismus beobachtet.

Nach totaler PTX ohne Transplantation werden Rezidive durch „überzählige" Drüsen zervikal oder mediastinal in bis zu 20 % beobachtet (Conzo et al. 2011).

Voraussetzungen für eine erfolgreiche Reoperation

Der Operateur muss vor Planung der Reoperation frühere Operationsberichte, die eine genaue Beschreibung des chirurgischen Vorgehens der Erstoperation enthalten sollten, dazugehörigen Histologiebefunden sowie den laborchemischen postoperativen Verlauf im Detail kennen (Debruyne et al. 2008).

Neben der Differenzialdiagnose – „persistierender" oder „rezidivierender" Hyperparathyreoidismus – durch Analyse des postoperativen PTH Verlaufs in den ersten postoperativen Tagen (Hibi et al. 2002; Kinnaert et al. 1998; Low et al. 2009) – ist die **Lokalisation** der Ursache für Persistenz oder Rezidiv von besonderer Bedeutung.

Die übereinstimmende Lokalisation durch zumindest zwei Lokalisationsverfahren (funktionelle Darstellung bestätigt durch ein Schnittbildverfahren) ist vor der Operation gefordert, um die Ergebnisse der Reoperation im Hals/Mediastinum zu optimieren.

In Kombination kommen nicht invasive Lokalisationsmethoden wie Sonographie (Tominaga et al. 1992; Wagner u. Rothmund 1987) Technetium-99 m-Sesta-MIBI (^{99m}Tc-MIBI)-Scan (mit SPECT) des Halses und Mediastinums (Baker et al. 1991; Krutak-Krol et al. 1989) sowie Sonographie bzw. Magnetresonanztomographie des Autotransplantats (Hergan et al. 1995; Takebayashi et al. 1990; Wagner u. Rothmund 1987; Winkelbauer et al. 1993) zur Anwendung.

Die „region of interest" im ^{99m}Tc-MIBI-Scan wird mit Schnittbilduntersuchungen wie Computertomographie oder Magnetresonanztomographie weiter untersucht. Diese erlaubt in der Folge die detaillierte Operationsplanung (Zugang; Ausdehnung) im Hals oder Mediastinum (Hibi et al. 2002).

Die selektive Blutentnahme aus den Hals- und Mediastinalvenen gibt im Einzelfall nach negativer ^{99m}Tc-MIBI-Szintigraphie wertvolle Hinweise zur „Regionalisierung" des hyperaktiven Gewebes (Nakatsuka et al. 1989). Allerdings erlaubt auch hier erst die Computertomographie oder Magnetresonanztomographie nach räumlicher Einordnung der vergrößerten Nebenschilddrüse die Planung des weiteren Vorgehens. Der alleinige Einsatz von Computertomographie oder Magnetresonanztomographie ist allerdings wegen der Trefferquote von nur knapp 50 % von geringerer Bedeutung (Seehofer et al. 2004).

Falls bei dem Patienten eine Autotransplantation durchgeführt wurde, ist vor einer Reoperation zu klären, ob die Überfunktion vom AT oder von einer zervikal bzw. mediastinal lokalisierten Nebenschilddrüse (bzw. von beiden) (Henry et al. 1990; Hibi et al. 2002; Tominaga et al. 2010).

Die exakte Lokalisation des Nebenschilddrüsengewebes und somit die adäquate Wahl des chirurgischen Vorgehens ist zur Vermeidung unnötiger Re-Eingriffe am Hals, Mediastinum oder im Bereich des Autotransplantats zu fordern (Casanova et al. 1991), mitunter aber ein großes Problem (Baker et al. 1991; Krutak-Krol et al. 1989; Nakatsuka et al. 1989) (■ Abb. 3.62), da die Lokalisation der Überfunktionsursache nicht immer eindeutig möglich ist. So wurden letztlich nur 30 (43,5 %) der 69 Patienten mit Persistenz und Rezidiv nach totaler PTX mit AT einer Reoperation unterzogen (Hibi et al. 2002).

Temporäre Implantektomie (Casanova-Test)

Die zurzeit beste Möglichkeit zur Unterscheidung zwischen Rezidivursache am Hals (oder im Mediastinum) nach totaler PTX mit AT bietet die **„vorübergehende (temporäre) Implantektomie"** (De Francisco et al. 1991). Ursprünglich wurden die Untersuchungen mit Blutabnahmen und PTH Bestimmungen nach 30-minütiger Ischämie am transplantattragendem Arm durchgeführt. Bei Transplantatüberfunktion ist ein deutlicher Abfall des PTH-Spiegels im Kubitalvenenblut des kontralateralen, nicht AT-tragenden Arms zu beobachten („Casanova-Test"; Casanova et al. 1991; De Francisco et al. 1991).

Infolge der kurzen Halbwertszeit des intakt PTH (rund 4 min) gelingt nach 10 min Ischämie bereits eine verlässlicher Nachweis der Lokalisation des Rezidivs (Schlosser et al. 2004). Zeigt sich nach Anlegen einer Ischämie mit einem Tourniquetdruck von zumindest 80mmHg über dem systolischen Blutdruck nach 5 bzw. 10 min ein PTH-Abfall von mehr als 50 % des PTH-Werts vor Anlegen des Tourniquets, ist als Rezidivursache das Transplantat anzunehmen. Kommt es nur zu einem geringen (unter 20 %) oder keinem PTH-Abfall, so ist das Rezidiv im Hals oder Mediastinum lokalisiert (Schlosser et al. 2004). Unter Anwendung dieser Kriterien konnte bei 90 % der untersuchten Patienten die Lokalisation des Rezidivs durch den modifizierten „Casanova Test" genau vorausgesagt und der Rezidiv-sHPT durch Ultraschall-geleitete Autotransplantatentfernung (15 [50 %]/30 Patienten) oder zervikale bzw. mediastinale Re-Exploration mit Entfernung übersehener oder „überzähliger" Drüsen (12 [40 %]/30 Patienten) korrigiert werden. Im Vergleich zur Erstbeschreibung ist diese Testmodifikation weniger zeitaufwändig und einfacher ambulant durchführbar (Schlosser et al. 2004).

Die seitengetrennte Parathormon-Bestimmung in beiden Ellenbeugen ist im Vergleich zur temporären Implantektomie weniger zuverlässig (Hibi et al. 2002).

Autotransplantatabhängiges Rezidiv

Wurde anfangs nur vereinzelt von einem AT-Rezidiv berichtet, hat sich ihre Zahl verdoppelt (Niederle et al. 1988b). Insgesamt fanden sich in einer ersten Literaturübersicht unter 783 Patienten 61 (7,8 %) mit einem AT-abhängigen Rezidiv (Niederle et al. 1988b). Die längeren postoperativen Nachbeobachtungszeiten und die genauere laborchemische Nachuntersuchung sind in erster Linie für die Zunahme der Patientenzahl verantwortlich (Niederle 1996; Tominaga et al. 1997). Die Intervalle bis zum Auftreten eines Rezidivs sind nicht einheitlich. Zeiträume bis zu 80 Monaten werden beschrieben (Niederle et al. 1988b). Nach 17,6 Jahren tritt bei 25 % der Patienten ein Rezidiv auf (25 % „recurrent period") (Tominaga et al. 2010).

Korzets et al. mussten bei 5 von 9 Patienten (26 %) wegen transplantatabhängigem Rezidiv 6 bis 66 Monate postoperativ das Autotransplantat entfernen (Korzets et al. 1987).

Nach 6 Jahren beobachteten Higgins et al. bei 34 der 49 Hämodialysepatienten (69 %!) einen Rezidiv-Hyper-

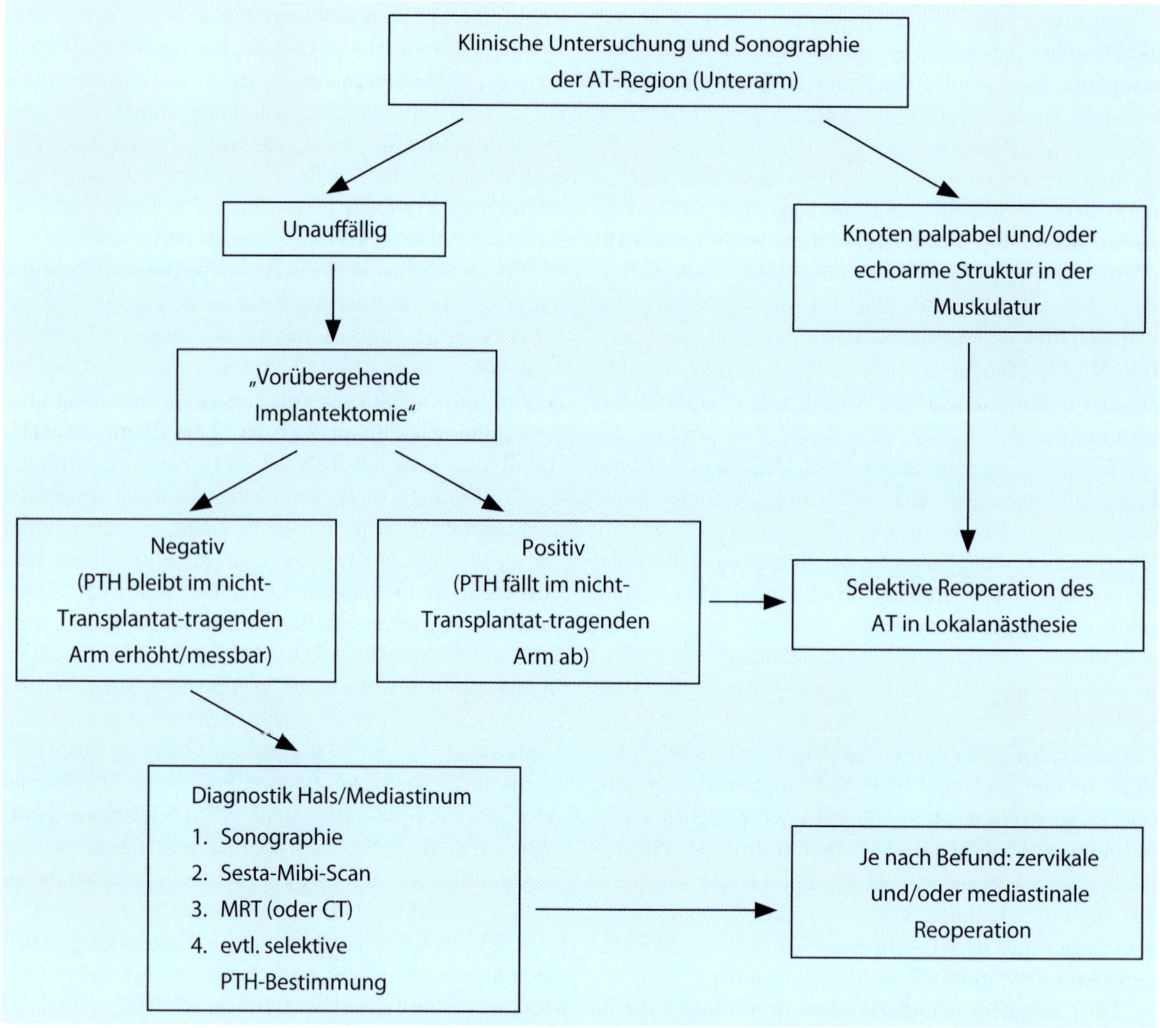

Abb. 3.62 Lokalisationsdiagnostik und operatives Vorgehen bei rezidivierendem oder persistierendem SHPT nach totaler PTX mit AT

parathyreoidismus (50 % asymptomatisch, 30 % symptomatisch mit Transplantatreduktion) (Higgins et al. 1991).

Hampl et al. 1991 beschrieben sogar bei 10 von 13 Patienten (77 %) klinische und biochemische Rezidive (Hampl et al. 1991).

Autotransplantat-Rezidive nehmen langsam mit längerer Nachbeobachtungszeit zu. So liegt die nach Kaplan-Meier geschätzte Rezidivhäufigkeit nach 5 Jahren bei 7,5 %, nach 10, 15, 20 und 25 Jahren bei 17,4 %, 23,3 %, 25,8 % bzw. 16,6 % (Tominaga et al. 2010).

Reoperation am Autotransplantat

Ein Rezidiv wird durch Hyperplasie einiger, meist nicht durch alle transplantierter Epithelkörperchenfragmente ausgelöst. Sie sind manchmal als knotige Vorwölbungen am Unterarm sichtbar, noch häufiger palpabel. Sonographisch finden sich echoarme Knötchen zwischen den Muskelfasern (Winkelbauer et al. 1993).

Bei Durchsicht der ersten Literatur berichten 24 der 38 analysierten Arbeitsgruppen von 61 Rezidiven im Autotransplantat (Niederle et al. 1988b). Zur neuerlichen Normalisierung des erhöhten Nebenschilddrüsenstoffwechsels wurde überwiegend (84 %) eine subtotale Resektion oft in mehreren Schritten (= „Titration der Nebenschilddrüsenfunktion", Niederle et al. 1988b) durchgeführt.

Nach totaler PTX mit AT wurde in einer jüngst publizierten Analyse bei 238 (9,3 %) von 2660 Patienten definitionsgemäß ein Rezidiv-sHPT beobachtet (Tominaga et al. 2010). Bei 216 (87,1 %) Patienten fand sich als Ursache das Transplantat.

Bei 173 (80,1 %) war eine, bei 31 (14,6 %) zwei, bei 9 (4,2 %) drei, bei 2 (0,9 %) sogar vier AT-Reduktionen notwendig (Tominaga et al. 2010).

Neben einer Transplantatreduktion mussten 32 (12,9 %) Patienten zusätzlich zervikal und/oder mediastinal reoperiert werden.

Bei 18 (7,3 %) von 248 Patienten wurde nach Revision des AT eine neuerliche Persistenz bzw. ein neuerliches Rezidiv beobachtet. Eine Entfernung von hyperaktivem Nebenschilddrüsengewebe vom Hals bzw. Mediastinum wurde angeschlossen (Tominaga et al. 2010). Bei 14 (5,5 %) von 248 Patienten trat eine neuerliche Persistenz bzw. ein Rezidiv nach Hals- bzw. Mediastinalrevision auf. Eine weitere Autotransplantationsreduktion wurde notwendig (Tominaga et al. 2010).

Ergebnisse der Reoperation am Autotransplantat

Die Normalisierung der neuerlich aufgetretenen Stoffwechselstörung lag bei 89 % und war abhängig von der operativen Strategie der Erstoperation (Cattan et al. 2000). Reoperationen waren nach subtotaler PTX nicht nur einfacher (Ursache am verbliebener Drüsenrest am Hals bzw. überzählige Drüsen zervikal oder mediastinal) sondern bei Vergleich mit Reoperationen nach totaler PTX mit AT auch erfolgreicher (87 % vs. 70 %; p=0,02) (Cattan et al. 2000).

Die Ergebnisse der Re-Eingriffe am Autotransplantat sind, egal welches operative Vorgehen zur Anwendung kam, insgesamt unbefriedigend. Bei nur 17 der 27 detailliert beschriebenen Patienten (63 %) lag ein normaler Nebenschilddrüsenstoffwechsel im Anschluss an den Eingriff am Autotransplantat vor (Niederle et al. 1988b). Trotz mehrfachen Reoperationen wurden bei 33 % (9 von 27 Patienten) ein Persistieren und bei 4 % (1 von 27 Patienten) eine Unterfunktion des Autotransplantats dokumentiert (Niederle et al. 1988b).

Es sollten ausschließlich vergrößerte, knotig veränderte evtl. ultraschallmarkierte Fragmente (Winkelbauer et al. 1993; „selektives Vorgehen" – Niederle et al. 1988b; Schlosser et al. 2008) entfernt werden. Die nicht vergrößerten Nebenschilddrüsenfragmente werden in situ belassen (Niederle et al. 1988b; Schlosser et al. 2008). Der Eingriff kann ambulant in Lokalanästhesie durchgeführt werden.

Tominaga et al. empfehlen bei Nachweis eines AT-Rezidivs eine radikale Revision der gesamten Autotransplantationsloge mit Entfernung aller sichtbarer Nebenschilddrüsenfragmente, um mehrfache Re-Eingriffe am Autotransplantat zu vermeiden (Tominaga et al. 2008a).

In jedem Fall sollten Teile des entfernten Parathyreoideagewebes kryopräserviert werden, obwohl selbst nach radikaler AT-Entfernung Unterfunktionen selten bis gar nicht beobachtet wurden (Tominaga et al. 2008a).

Bei Fortbestehen der Niereninsuffizienz ist jederzeit mit einem Rezidivhyperparathyreoidismus zu rechnen. AT-Rezidive sind per se keine Komplikation der Technik sondern Ursache einer zuwenig konsequent eingesetzten und überwachten medikamentösen Prophylaxe des sHPT. Eine gezielte Gewebeauswahl vor AT kann die Bereitschaft zur Rezidiventstehung verringern (Neyer et al. 2002) (▶ Abschn. 3.5.5 – Gewebeauswahl).

Trotz radikaler Revision des AT persistierte der PTH-Spiegel bei 31 von 169 Patienten (18,9 %) über 300 pg/ml. Der Rezidiv-sHPT ist trotz kombiniertem Einsatz aller medikamentöser Maßnahmen konservativ schwer kontrollierbar (Tominaga et al. 2008a).

Morphologie des Autotransplantats

Bei der Mehrzahl der Patienten finden sich unterschiedlich große Autotransplantatrezidive (Niederle et al. 1989). Eine unterschiedliche Proliferationsbereitschaft ist dafür verantwortlich, die aber weitgehend jener vor Autotransplantation entspricht (Gasparri et al. 2001; Schlosser et al. 2008).

Die morphologische Untersuchung der im Rahmen der „Transplantattitration" (Niederle et al. 1989) gewonnenen Fragmente zeigten unabhängig von ihrer Größe ein expansives, in keinem Fall ein invasives Wachstum. Die vereinzelt beobachteten Epithelkörperchennester um größere Fragmente oder zwischen Muskelfasern, von Klempa et al. (Klempa et al. 1982), Korzets et al. (Korzets et al. 1987), Hampl et al. (Hampl et al. 1991) sowie Tominaga et al. (Tominaga et al. 2010) als Zeichen eines invasiven Wachstums interpretiert, könnten im Rahmen der AT aus Zellen, die sich von der Fragmentschnittfläche abgelöst haben, proliferiert sein. Außerdem ist es definitionsgemäß schwierig, ein echtes invasives Wachstum zu diagnostizieren, da die AT ja bewusst zwischen die Muskelfasern erfolgt und somit ein invasives Wachstum in jedem Fall vorgetäuscht wird (Niederle et al. 1989).

Das „unkontrollierte" Wachstum von im Rahmen der AT abgelöster Zellen dürfte nur bei primär erhöhter Proliferationstendenz einzelner Drüsen oder Drüsenanteile (proliferierende Knoten; Niederle et al. 1988a; Niederle et al. 1988b) entstehen. Die Wahl des subkutanen Fettgewebes als Implantationsort oder die geänderte Aufbereitung der Drüse selbst könnte eine Entfernung erleichtern. „Abgetropfte" Parathyreoidea-Inseln unterhalten im Einzelfalle selbst nach ausgedehnter Revision der Transplantatloge einen normalen, persistierenden oder rezidivierenden Hyperparathyreoidismus (Niederle et al. 1988b). Letztlich ist ein ähnlicher Mechanismus auch für ein zervikales Rezidiv bei Eröffnung der Drüsenkapsel im Rahmen der Parathyreoidektomie verantwortlich (Akerstrom et al. 1988; Rattner et al. 1985).

Gefäßinvasionen als echtes Malignitätskriterium, wie erstmals von Klempa et al. 1982 (Klempa et al. 1982) sowie von Korzets et al. 1987 (Korzets et al. 1987) und Hampl et al. 1991 (Hampl et al. 1991) beschrieben oder gar Fernmetastasen wurden weder bei den genau histologisch dokumentierten Kasuistiken der Literatur noch in größeren Einzelserien (Tominaga et al. 2010) beobachtet. Bei größeren Fragmenten zeigt sich ein höherer Proliferationsindex als Hinweis auf eine besondere Proliferationstendenz, keineswegs als Hinweis auf ein malignes Wachstum. Vor allem in Drüsen oder Drüsenarealen mit Hauptzellen in follikulärer Anordnung zeigen sich besonders häufig Mitosen (Niederle et al. 1988a). Diese Areale sind am Fehlen von Stromafettzellen zu erkennen und sollten auf jeden Fall nicht zur AT verwendet werden. Ergebnisse eigener morphologischer und funktioneller Untersuchungen bestätigen somit, dass der zytologische Aufbau der zur AT verwendeten Fragmente die Rezidiventstehung selbst induzieren kann. In keinem Fall konnte ein malignes Wachstum (= lokal infiltratives Wachstum, Gefäßinvasion, Metastasen) per se beobachtet werden. Allerdings ist im seltenen Einzelfall trotz mehrfacher Reduktion oder gar vollständiger Entfernung des Transplantates ein Fortbestehen oder neuerliches Auftreten der Nebenschilddrüsenüberfunktion durch die vielfach auftretende unkontrollierte Selbstimplantation ein nicht zu vernachlässigendes klinisches Problem (Niederle et al. 1989).

Parathyreoideakarzinome werden sehr selten bei Patienten mit primärem Hyperparathyreoidismus gefunden. Kasuistisch (Dionisio et al. 1996; Khan et al. 2004; Miki et al. 1996; Tominaga et al. 1995) wurden maligne Nebenschilddrüsen bei Patienten mit chronischer Niereninsuffizienz beschrieben. Tominaga (Tominaga et al. 2008b) beobachtete in 5 (0,23 %) von 2142 Patienten nach PTX und AT Fernmetastasen maligner Nebenschilddrüsen. Parathyreoideakarzinome sind mitunter makroskopisch nicht einfach erkennbar und auch mikroskopisch oft nicht genau klassifizierbar. Erst der postoperative Verlauf (Lokalrezidive, vor allem aber Fernmetastasen) beweist das Vorliegen maligner Epithelkörperchenveränderungen. Theoretisch kann makroskopisch und mikroskopisch unerkanntes, maligen verändertes Parathyreoideagewebe zur AT Verwendung finden.

Zervikale Reoperation

Zervikale Reoperationen können nach subtotaler PTX und totaler PTX mit AT, meist erweitert auf das Mediastinum, notwendig werden (Dubost et al. 1986; Gasparri et al. 2001; Henry et al. 1990; Wagner u. Rothmund 1987).

Findet sich nach subtotaler PTX eine Hyperplasie des Drüsenrestes, so wird dieser exstirpiert. Frisches Epithelkörperchengewebe wird wie oben beschrieben in die Unterarmmuskulatur transplantiert, der Rest wird kryopräserviert. Ist der Drüsenrest nur gering vergrößert, so muss sich eine Exploration zum Ausschluss einer überzähligen Drüse anschließen, diese wird dann komplett entfernt.

Vor einer transsternalen Mediastinalfreilegung sollte das hyperaktive Nebenschilddrüsengewebe dort lokalisiert sein. Eine Alternative zum transsternalen Vorgehen ist die thorakoskopische Entfernung des lokalisierten hyperfunktionellen Nebenschilddrüsengewebes (Kumar et al. 2002).

Wenn die Überfunktion des Autotransplantates nach totaler PTX mit AT ausgeschlossen ist, erfolgt die zervikale Reoperation zum Ausschluss einer überzähligen Drüse nach den üblichen Regeln. Ein Ausschöpfen aller Lokalisationsmöglichkeiten ist anzustreben.

Erfolg der Reoperation

Die postoperativen Erfolge der zerviko-mediastinalen Reoperation lagen zwischen 75 % (Kessler et al. 1991) und 89 % (Cattan et al. 2000) und war abhängig von der operativen Strategie der Erstoperation. Reoperationen waren nach subtotaler PTX nicht nur einfacher (Ursache am verbliebener Drüsenrest am Hals bzw. überzählige Drüsen zervikal oder mediastinal) sondern nach Vergleich mit Reoperationen nach totaler PTX mit AT auch erfolgreicher (87 % vs. 70 %; p=0,02) (Cattan et al. 2000).

3.6 Hypoparathyreoidismus

D. Weismann

Ein Hypoparathyreoidismus entsteht meist iatrogen im Rahmen einer Thyreoidektomie und geht mit einer erheblichen Beschwerdelast einher. Hypokalzämien werden mit Kribbelparästhesien und Tetanien symptomatisch und können sich krisenhaft zuspitzen. Therapeutisch wird Kalzium und aktives Vitamin D (z. B. Calcitriol, Alfacalcidol) eingesetzt.

3.6.1 Definition

Der Hypoparathyreoidismus ist durch Hypokalzamie mit gleichzeitig vermindertem oder fehlendem Parathormon definiert. Ursächlich liegt eine Resektion oder Destruktion von Nebenschilddrüsengewebe oder eine Beeinträchtigung der Nebenschilddrüsenfunktion zugrunde.

- Der **primäre Hypoparathyreoidismus** wird meist in der Kindheit manifest oder kann im Rahmen syndromaler Erkrankungen angeboren sein.
- Der **sekundäre Hypoparathyreoidismus** umfasst die erworbenen Formen, vor allem den iatrogen verursachten Funktionsverlust.
- Ein **transienter Hypoparathyreoidismus** tritt insbesondere nach Schilddrüsenoperationen auf, wobei es in der Regel kurzfristig zu einer Remission kommt.
- Bleibt die Erholung über 6 Monate aus, muss von einem dauerhaften Funktionsverlust ausgegangen werden (**permanenter Hypoparathyreoidismus**).

Tab. 3.27 Ursachen des Hypoparathyreoidismus

Nebenschilddrüsenagenesie	Primär	Isoliert oder Teil eines Syndroms (z. B. DiGeorge-Syndrom, Kearns-Sayre-Syndrom)
Autoimmunerkrankung	Primär	Isoliert
		Polyglanduläre Endokrinopathie Typ I
Funktionsstörung der Nebenschilddrüsen	Primär	Gendefekte (autosomal-dominanter Hypoparathyreoidismus [ADHP], Pseudohypoparathyreoidismus)
		„Calcium-sensing"-Rezeptor-Mutationen
	Sekundär	Hypomagnesiämie
		Neonatale Hypokalzämie (z. B. bei mütterlicher Hyperkaliämie
Destruktion von Nebenschilddrüsengewebe	Sekundär	Operationen im Halsbereich
		Bestrahlung, Radiojodtherapie (selten)
		Lokale Infiltration, Metastasen
		Beteiligung bei systemischen Erkrankungen (Hämochromatose, Amyloidose, Sarkoidose, M. Wilson und Thalassämien)

- Finden sich tetanische Beschwerden, spricht man von einem **manifesten Hypoparathyreoidismus**.
- Findet sich hingegen lediglich eine auffällige Laborkonstellation bei einem stets asymptomatischen Patienten (häufig nach Nebenschilddrüsenautotransplantation), kann dies als **latenter Hypoparathyreoidismus** bezeichnet werden.

3.6.2 Ätiologie und Inzidenz

Die wichtigsten Ursachen des Hypoparathyreoidismus sind in Tab. 3.27 zusammengefasst. Mit Abstand die häufigste Ursache im Erwachsenenalter ist der iatrogen bedingte Verlust von funktionellem Nebenschilddrüsengewebe, entweder akzidentell im Rahmen einer Schilddrüsenresektion (etwa 1–1,5 %; Thomusch et al. 2000) oder – seltener – als Folge der Behandlung eines primären oder tertiären Hyperparathyreoidismus. Die Häufigkeit des Hypoparathyreoidismus korreliert mit dem Umfang des operativen Eingriffes und steigt bei Rezidiv-Eingriffen noch einmal an. Risiken stellen vor allem totale Thyreoidektomien (bis zu 9 %) dar, naheliegenderweise bei Schilddrüsenkarzinomen mit Lymphadenektomie, aber auch nach Thyreoidektomie bei Morbus Basedow. Bei über 100.000 Strumaoperationen im Jahr bedeutet dies jährlich ca. 1000–1500 neue Patienten mit Hypoparathyreoidismus.

Die seltenen Entwicklungsstörungen der Nebenschilddrüsen werden entweder als isolierter Hypoparathyreoidismus manifest oder als Teil einer komplexen Entwicklungsstörung (Tab. 3.27). Diese manifestieren sich in der Regel im Kindesalter. Wichtig ist hierbei, nach der Diagnose des Hypoparathyreoidismus eine sich entwickelnde Nebenniereninsuffizienz nicht zu übersehen. Sehr selten kommt differenzialdiagnostisch ein Pseudohypoparathyreoidismus in Betracht, wobei an dieser Stelle auf entsprechende Fachliteratur verwiesen werden muss.

Hungry-bone-Syndrom Das Hungry-bone-Syndrom ist kein Hypoparathyreoidismus im eigentlichen Sinne, kann aber zu schweren Hypokalzämien führen und muss differenzialdiagnostisch bedacht werden. Es tritt insbesondere nach Adenomresektion bei tertiärem Hyperparathyreoidismus auf und ist postoperativ durch ein rasches Absinken der Kalziumspiegel gekennzeichnet. Pathophysiologisch kommt es zu einer massiven Aufnahme von Kalzium in den Knochen. Es liegt ein erhebliches Risiko für Tetanien und zerebrale Krampfanfälle vor, wobei letztere aufgrund der Fragilität des Knochens Frakturen begünstigen. Häufig reicht die orale Gabe von Kalzium und Calcitriol nicht aus, sodass eine intravenöse Substitution erfolgen muss. Dies ist gelegentlich über mehrere Tage notwendig und sollte insbesondere nicht verzögert begonnen werden.

3.6.3 Pathophysiologie

Der Gesamtkalziumbestand des normalen Erwachsenenkörpers liegt bei über 1000 g, wovon über 99 % als Hydroxylapatit im Knochen gebunden sind. Weniger als 1 % liegt in löslicher Form im Extra- bzw. Intrazellulärraum vor. 50 % des Kalziums in der extrazellulären Flüssigkeit liegen als freies, ionisiertes Kalzium vor, während der übrige Anteil überwiegend an Albumin gebunden ist.

Die extrazelluläre Kalziumkonzentration ist in einem schmalen physiologischen Fenster reguliert. Bei ausgeglichener Kalziumbilanz wird das gesamte resorbierte Kalzium über die Nieren (10 %) und über den Darm (90 %) wieder ausgeschieden. Die wichtigsten Regulatoren sind Parathormon und Calcitriol (1,25$(OH)_2D_3$). Unter anderem stimuliert PTH die osteoklastäre Knochenresorption, wodurch Kalzium aus dem Knochen mobilisiert und der Serumkalziumspiegel angehoben wird. Am distalen Tubulus steigert Parathormon die Resorption von Kalzium und Magnesium und wirkt gleichzeitig phosphaturisch. PTH stimuliert außerdem die 1-α-Hydroxylase in der Niere, die die Hydroxylierung von 25(OH)-Vitamin D_3 (Calcidol) zu 1,25$(OH)_2D_3$ (Calcitriol) katalysiert. Das PTH abhängig synthetisierte Calcitriol steigert die intestinale Kalziumresorption und ist maßgeblich für die Resorption von Kalzium aus der Nahrung verantwortlich. Da bei fehlender PTH-Wirkung nicht nur die enterale Kalziumaufnahme und die Mobilisierung aus dem Knochen vermindert ist, sondern auch die Phosphatausscheidung reduziert ist, findet sich regelhaft eine Hyperphosphatämie. Hier kommt es bei zu hoher Kalziumsubstitution leicht zur Überschreitung des Kalzium-Phosphat-Produktes, sodass es zu extraossären Kalzifikationen kommen kann. Umgekehrt führt die Hypokalzämie zu einer gesteigerten neuromuskulären Erregbarkeit, die mit Tetanien symptomatisch wird. Eine Alkalose, z. B. respiratorisch bedingt bei Hyperventilation, führt zu einer stärkeren Bindung von Kalzium an Albumin, wodurch ebenfalls das funktionell wichtige freie Kalzium reduziert und die neuromuskuläre Erregbarkeit gesteigert wird.

3.6.4 Klinische Symptomatik

Das klassische Leitsymptom der Hypokalzämie ist die Tetanie. Hierbei kommt es zu **Spasmen**, insbesondere im Bereich der Hand- und Fußmuskulatur, die zu der typischen Pfötchenstellung führen. Spasmen der perioralen Muskulatur führen zur „Fischmaul-" oder „Karpfenstellung". Die Krämpfe können auch Larynx, Bronchien und Atemmuskulatur betreffen und zu akuter Dyspnoe führen. Eine Hypokalzämie induziert gelegentlich krampfartige Bauchschmerzen, die sog. „viszerale Tetanie", die sowohl mit **Diarrhöen** wie auch mit Obstipation einhergehen kann. Bei schweren Hypokalzämien kommt es zu **zerebralen Krampfanfällen**. Selten wird über eine reversible Kardiomyopathie berichtet (Avsar et al. 2004). Ausgedehnte Tetanien können mit einem beträchtlichen Anstieg der CK einhergehen. Tetanien gehen häufig mit **Angst** bis hin zur Todesangst einher. Kribbelparästhesien und Angst können als Prodromi nachfolgende Tetanien ankündigen. Die regelhaft bestehenden **Kribbelparästhesien** treten vor allem an den Fingern und perioral sowie an den Zehenspitzen auf. Ein schwerer tetanischer Anfall ist ein eindrucksvolles, ängstigendes Erlebnis für den Patienten und triggert die Angst vor weiteren Tetanien. Untersuchungen zur Lebensqualität zeigen, dass viele Patienten mit Hypoparathyreoidismus unter der derzeitigen Standardtherapie eine ängstlich-depressive Störung aufweisen (Arlt et al. 2002).

Bei der körperlichen Untersuchung lässt sich das **Chvostek-Zeichen** durch Beklopfen des N. facialis vor dem Ohr auslösen. Nach Aufpumpen einer Blutdruckmanschette über den diastolischen Blutdruck kann es nach Sekunden bis Minuten zu einer Pfötchenstellung der Hand kommen (**Trousseau-Zeichen**).

Die häufig nachweisbare Hyperkalziurie führt zu einer **Nephrokalzinose**, die die Nierenfunktion bis hin zur Dialysepflichtigkeit beeinträchtigen kann ◘ Abb. 3.63). Durch den stark veränderten Knochenmetabolismus kommt es zu einer **gesteigerten Knochendichte** (Chan et al. 2003). Zur Knochenstabilität liegen keine Daten vor. Der lange bestehende Hypoparathyreoidismus begünstigt das Auftreten einer tetanischen Katarakt. Charakteristisch sind **symmetrische Verkalkungen der Basalganglien** (Rastogi et al. 2003), seltener auch im Bereich des Thalamus, des Kortex und ausnahmsweise auch der grauen Substanz. Syndromatisch wird dies als **Morbus Fahr** bezeichnet ◘ Abb. 3.64). Gelegentlich gehen diese Befunde mit extrapyramidalen neurologischen Symptomen einher, in den meisten Fällen bleiben sie asymptomatisch.

3.6.5 Diagnostik

> **Ein vermindertes intaktes PTH (iPTH) und ein vermindertes Kalzium sind bei einem symptomatischen Patienten diagnostisch.**

Labordiagnostik Der Normalbereich für das Gesamtkalzium im Serum (gebunden und ungebunden) liegt laborabhängig zwischen 2,0–2,7 mmol/l. Bei grenzwertig vermindertem Serumkalzium muss Albumin bestimmt werden. Bei einem Serumalbumin außerhalb der Norm sollte der Kalziumwert korrigiert werden: Korrigiertes Kalzium = gemessenes Kalzium (mmol/l) + 0,025 × (40–Albumin [g/l]). Die direkte Messung des ionisierten Kalziums wird nur selten durchgeführt und die Abschätzung nach der aufgeführten Formel ist in der Regel genügend.

Die Bestimmung von Kalzium und iPTH muss zeitgleich erfolgen. Bei einem latenten Hypoparathyreoidismus ist das Kalzium niedrignormal bis leichtgradig vermindert und das iPTH möglicherweise noch im unteren Normbereich, aber in Relation zu den Kalziumspiegeln zu niedrig. Eine Bestimmung der Kalziumausscheidung im

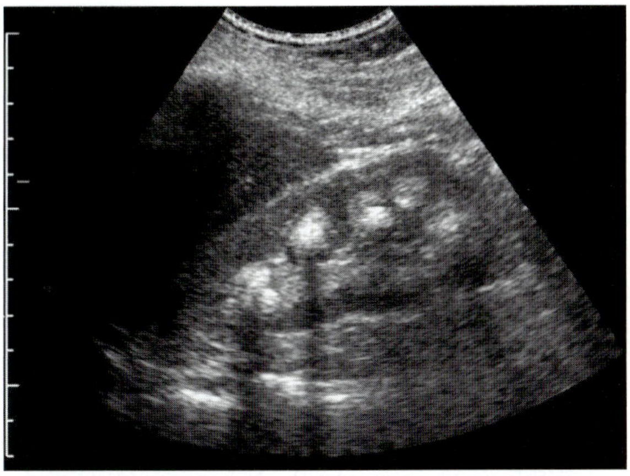

Abb. 3.63 Sonographische Darstellung einer Nephrokalzinose. (Mit freundlicher Genehmigung von Dr. M. Jenett, Institut für Röntgendiagnostik, Universität Würzburg)

Urin sollte erfolgen und muss zur Therapiekontrolle regelmäßig wiederholt werden.

Bildgebende Verfahren Nach biochemischer Sicherung der Diagnose muss zur frühzeitigen Diagnose einer Nephrokalzinose regelmäßig eine Abdomensonographie durchgeführt werden. Die Retentionsparameter müssen hierbei kontrolliert werden. Eine Spaltlampenuntersuchung ist bei langjährig bestehendem Hypoparathyreoidismus anzuraten, um eine tetanische Katarakt zu erkennen. Eine cCT-Untersuchung zur Frage eines M. Fahr sollte nicht routinemäßig erfolgen, da der Befund ohne extrapyramidal-motorischen Beschwerden konsequenzlos bleibt.

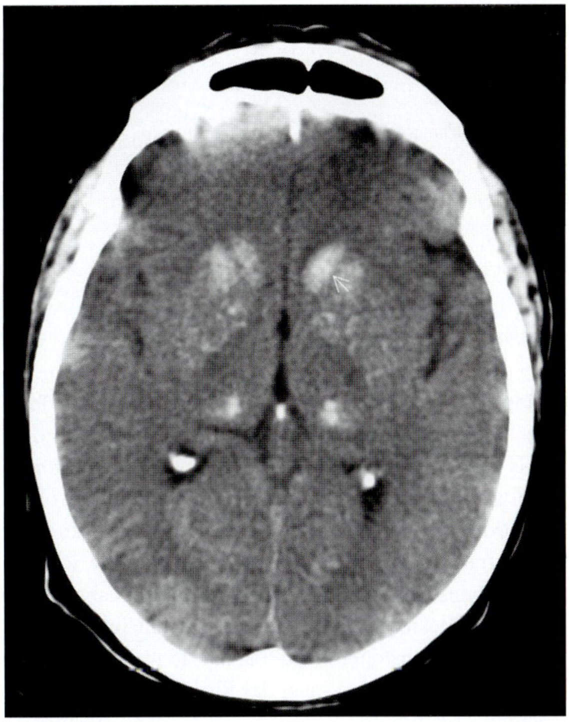

Abb. 3.64 Basalganglienverkalkung (M. Fahr) in der kraniellen Computertomographie (Institut für Röntgendiagnostik, Universität Würzburg)

3.6.6 Therapie

Hypokalziämische Krise – akute Tetanie Es sollten zunächst 1–2 Ampullen 10 %-ige Kalziumlösung als Kurzinfusion über 10–20 min verabreicht werden. Die Infusionsgeschwindigkeit sollte wegen möglicher Arrythmien nicht schneller gewählt werden. Eine Ampulle 10%ige Kalziumlösung enthält 4,5 mmol Kalzium in 10 ml Flüssigkeit. Der Effekt dieser Infusion sollte etwa 2–3 h anhalten. Falls notwendig, können zusätzlich 6–8 Ampullen 10 % Kalziumlösung in einem Gesamtvolumen von 1000 ml über 24 h infundiert werden. Bei einer laufenden Digitalistherapie müssen die Kalziumwerte engmaschig überprüft werden, da insbesondere eine Hyperkalzämie in Kombination mit Digitalis höhergradige Rhythmusstörungen provozieren kann. Eine Überwachung am Monitor ist notwendig.

Kalzium und Vitamin D Neben der Symptomfreiheit ist die Vermeidung einer Niereninsuffizienz das wichtigste Therapieziel. Um die Hyperkalziurie zu minimieren wird ein Serumkalzium im unteren Normbereich angestrebt. Hier ist auch das Risiko für extraossäre Kalzifikationen niedrig. Therapeutisch werden 1000–3000 mg Kalzium/Tag in Kombination mit Vitamin D gegeben (Tab. 3.28). Calcitriol ist der aktive Metabolit, Alfacalcidol wird aber quantitativ und PTH unabhängig in Calcitriol umgesetzt, sodass sich diese Substanzen beide in der Therapie bewährt haben. Dihydrotachysterol akkumuliert und kann bei einer Halbwertszeit von Wochen zu anhaltenden und lebensbedrohlichen Intoxikationen mit erheblichen Hyperkalzämien führen (Quack et al. 2005). Aus diesem Grunde sollte eine Langzeittherapie mit dieser Substanz nur von einem Erfahrenen durchgeführt werden, der eine engmaschige Kontrolle sicherstellt.

Sollte trotz eines niedrig-normalen Kalziumspiegels eine Hyperkalziurie bestehen, kann der kalziumretinierende Effekt von Thiaziddiuretika ausgenutzt werden (Hydrochlorothiazid 12,5 mg/d). Hierbei sind Kontrollen des Serumkaliums geboten. Zur Kontrolle der Hyperphosphatämie wird die Phosphatzufuhr reduziert. Da diätetische Maßnahmen allerdings rasch zu Compliance-Problemen führen, empfiehlt es sich, frühzeitig den Einsatz von Phosphatbindern zu erwägen (z. B. Kalziumazetat 500–1000 mg vor den Mahlzeiten). Ein Magnesiummangel alleine kann bereits zu Muskelkrämpfen führen und wird deshalb ausgeglichen (Magnesiumkarbonat 670 mg 1- bis 2-mal/Tag).

3

Tab. 3.28 Häufig verwendete Vitamin-D-Präparate bei Hypoparathyreoidismus

Präparat	Handelsname	Relative Potenz	Ungefähre Tagesdosis	Tagestherapiekosten
Cholecalciferol (Vitamin D_3)	Vigantol	1	0,5–2,5 mg (=20.000–100.000 IE)	0,4–2 €
Alfacalcidol (1-α-Hydroxy-Vitamin D_3)	Bondiol, Doss, Eins-Alpha	≈1000	1–3 µg	1,3–3,8 €
Calcitriol (1-α-25-Dihydroxy-Vitamin D_3)	Rocaltrol, Calcitriol	1000–1500	0,5–2 µg	1,1–4,5 €
Dihydrotachysterol	AT 10	2,5	0,5–1,5 mg	0,8–2,5 €

Perioperatives Management zur Prävention von Tetanien Hypokalzämien finden sich nach Thyreoidektomien in bis zu 70 % der Fälle (Kihara et al. 2005). Symptomatisch werden 15–25 % der Patienten nach Schilddrüsenoperation (Hermann et al. 2008). Risikofaktoren für einen Hypoparathyreoidismus sind Lymphadenektomie, weniger als 3 Nebenschilddrüsen in situ und die unbeabsichtigte Parathyreoidektomie. Typischerweise treten Tetanien frühestens am 2. postoperativen Tag auf. Je rascher das Kalzium fällt, desto stärker steigt das Risiko für Tetanien. Ein Kalzium <1,8 mmol/l (7,5 mg/dl) am 2. oder 3. postoperativen Tag ist mit einem erhöhten Risiko für Tetanien behaftet, sodass eine prophylaktische Therapie indiziert ist. Eine Prophylaxe gelingt durch Gabe von Calcitriol 2×1 µg/d in Kombination mit Kalzium 3×500 mg/d (Tartaglia et al. 2005). Im Regelfall kann die Behandlung nach 2 Wochen beendet werden, wobei die Kontrolle von Kalzium und iPTH gewährleistet sein sollte. Auch wenn hierdurch eine effektive Prävention der perioperativen Tetanien möglich war, fielen dennoch bis zu 10 % der Patienten mit dem Kalzium <1,8 mmol/l. Umgekehrt scheint ein normales Kalzium am 1. postoperativen Tag einen Hypoparathyreoidismus sehr unwahrscheinlich zu machen (Hermann et al. 2008). Konzeptionell interessant ist die Hypothese, dass durch eine prophylaktische Behandlung die Inzidenz auch des permanenten Hypoparathyreoidismus gesenkt werden könnte („parathyroid splinting"; Sitges-Serra et al. 2010).

Parathormon Eine Substitutionstherapie für den Hypoparathyreoidismus ist nicht verfügbar. Mit Teriparatid und rekombinantem humanen Parathormon stehen zwar grundsätzlich Substanzen mit entsprechender Wirkung zur Verfügung. Eine Zulassung besteht aber nur für die Osteoporose-Behandlung. In kleinen Studien fand sich zudem keine bessere Symptomkontrolle mit Teriparatid (Winer et al. 2003). Zwar fand sich ein günstiger Effekt auf die Hyperkalziurie, es liegen jedoch keine Daten vor, die eine Beurteilung des langfristigen Effektes auf die Nierenfunktion zulassen würden. Die Behandlung ist teuer und müsste im Einzelfall ausführlich begründet und beantragt werden.

Transplantation Die **Autotransplantation** ist das Mittel der Wahl, wenn intraoperativ Nebenschilddrüsen devaskularisiert werden. Dennoch steigt die Häufigkeit des Hypoparathyreoidismus bereits an, wenn weniger als 3 Nebenschilddrüsen in situ belassen wurden. Somit ist die Autotransplantation nur das Mittel der Wahl, um die Komplikation der Devaskularisation zu behandeln (Kihara et al. 2005).

Die **Allotransplantation** bleibt mit dem Problem der Immunsuppression verknüpft, die nur bei gleichzeitiger Transplantation weiterer Organe zu rechtfertigen ist.

Literatur

Literatur zu Kap. 3.1

Bilezikian JP, Silverberg SJ (2003) Primary hyperparathyroidism. In: Favus MJ (ed) Primer on the metabolic bone diseases and disorders of mineral metabolism, 5th ed. American Society for Bone and Mineral Research, Washington, DC, pp 230–234

Meryl S et al. (2003) Hypercalcemia: clinical manifestations, pathogenesis, diagnosis, and management. In: Favus MJ (ed) Primer on the metabolic bone diseases and disorders of mineral metabolism, 5th ed. American Society for Bone and Mineral Research, Washington, DC, pp 225–229

Pecherstorfer M et al. (1994) Parathyroid hormone-related protein and life expectancy in hypercalcemic cancer patients. J Clin Endocrinol Metab 78:1268–1270

Schilling T et al. (1993) Parathyroid hormone-related protein (PTHrP) does not regulate 1,25-dihydroxyvitamin D serum levels in hypercalcemia of malignancy. J Clin Endocrinol Metab 76:801–803

Schipani E et al. (1996) Constitutively activated receptors for parathyroid hormone and parathyroid hormone-related peptide in Jansen's metaphyseal chondrodysplasia. N Engl J Med 335:708–714

Wook J (2010) Fluid and electrolyte disturbances in critically ill patients. Electrolyte Blood Press 8:72–81

Literatur zu Kap. 3.2

Akerström G, Malmaeus J, Bergström R (1984) Surgical anatomy of human parathyroid glands. Surgery 95:14–21

Altenähr E (1980) Entwicklungsgeschichte und Anatomie der Nebenschilddrüsen. In: Rothmund M (Hrsg) Hyperparathyreoidismus. Thieme, Stuttgart, S 104–111

Alveryd A (1968) Parathyroid glands in thyroid surgery. I. Anatomy of glands. II. Postoperative hypoparathyroidism – identification

and autotransplantation of parathyroid glands. Acta Clin Scand 389:1–120
Bargmann W (1939) Die Epithelkörperchen. In: Möllendorff W von (Hrsg) Handbuch der mikroskopischen Anatomie des Menschen, Bd VIf/2. Springer, Berlin, S 137–196
Bartsch D, Nies C, Hasse C et al. (1995) Clinical and surgical aspects of double adenoma in patients with primary hyperparathyroidism. Br J Surg 82:926–929
Doppman JL, Marx SJ, Brennan MF, Beazley RM, Geelhoed G et al. (1977) The blood supply of mediastinal parathyroid adenomas. Ann Surg 185:488–490
Edis AJ (1977) Surgical anatomy and technique of neck exploration for primary hyperparathyroidism. Surg Clin North Am 57:495–504
Edis AJ, Beahrs OH, Heerden JA van, Akwari OE (1977) „Concervative" versus „liberal" approach to parathyroid neck exploration. Surgery 82:466–473
Edis AJ, Purnell DC, Heerden JA van (1979) The undescended „parathymus". An occasional cause of failed neck exploration for hyperparathyroidism. Ann Surg 190:64–68
Gilmour JR (1938) The gross anatomy of the parathyroid glands. J Pathol 46:133–149
Gilmour JR, Martin WJ (1937) The weight of parathyroid glands. J Pathol 44:431–462
Halsted W, Evans H (1907) The parathyroid glandules. Their blood supply and their preservation in operation upon the thyroid gland. Ann Surg 46:489–506
Nies C, Sitter H, Zielke A et al. (1994) Parathyroid function following ligation of the inferior thyroid arteries during bilateral subtotal thyroidectomy. Br J Surg 81:1757–1759
Rothmund M, Wagner PK (1988) Reoperations for persistent and recurrent secondary hyperparathyroidism. Ann Surg 207:310–314
Thompson NW (1986) Surgical anatomy of hyperparathyroidism. Prog Surg 18:59–79
Thompson NW, Eckhauser FE, Harness JK (1982) The anatomy of primary hyperparathyroidism. Surgery 92:814–821
Wang CA (1976) The anatomic basis of parathyroid surgery. Ann Surg 183:271–275
Wells SA, Leight GS, Hensley M, Dilley WD (1985) Hyperparathyroidism associated with the enlargement of two or three parathyroid glands. Ann Surg 202:533–538

Literatur zu Kap. 3.3

Albright F (1948) A page out of the history of parathyroidism. Endocrinol Metab Clin North Am 8:637–57
Albright F, Bloomberg E, Castleman B, Churchill ED (1934) Hyperparathyroidism due to a diffuse hyperplasia of all parathyroid glands rather than adenoma of one. Arch Intern Med 54:315–329
Altenähr E (1972) Ultrastructural pathology of parathyroid glands. Curr Top Pathol 56:1–54
Altenähr E (1980) Normale und pathologische Anatomie der NSD. In: Rothmund M (Hrsg) Hyperparathyreoidismus. Thieme, Stuttgart New York, S 112
Altenähr E, Dammann HJ (1971) Über Beziehungen zwischen Zelltyp und Kernstruktur in Epithelkörperchen. Virchows Arch A 352:111–121
Bargmann W (1939) Die Epithelkörperchen. In: Möllendorf W von (Hrsg) Handbuch der mikroskopischen Anatomie des Menschen, Bd. VI/2. Springer, Berlin, S 137–196
Bengtsson AL, Grimelius L, Johansson H, Ponten J (1977) Nuclear DNA-content of parathyroid cells in adenomas, hyperplastic, and normal glands. Acta Pathol Microbiol Scand 85:455–460
Billingsley KG, Fraker DL, Doppman JL et al. (1994) Localization and operative management of undescended parathyroid adenomas in patients with persistent primary hyperparathyroidism. Surgery 116:982–989
Bondeson AG, Bondeson L, Thompson NW (1993) Clinicopathological peculiarities in parathyroid disease with hypercalcaemic crisis. Eur J Surg 159:613–617
Brandi ML, Aurbach GD, Fitzpatrick LA et al. (1986) Parathyroid mitogenic activity in plasma from patients with familial multiple endocrine neoplasia type 1. N Engl J Med 314:1287–1293
Carling T, Rastad J, Szabo E, Westin G, Akerstrom G (2000) Reduced parathyroid vitamin D receptor messenger ribonucleic acid levels in primary and secondary hyperparathyroidism. J Clin Endocinol Metab 85:2000–2003
Carling T (2001) Molecular pathology of parathyroid tumors. Trends Endocrinol Metab 12:23–28
Carlson D (2010) Parathyroid Pathology – Hyperparathyroidism and Parathyroid Tumors. Arch Pathol Lab Med 134:1639–1644
Castleman B, Schantz SI, Roth SI (1976) Parathyroid hyperplasia in primary hyperparathyroidism. Review of 85 cases. Cancer 38:1668–1675
Chattopadhaya N, Mithal A, Brown EM(1996) The calcium-sensing receptor: a window into the physiology and pathophysiology of mineral ion metabolism. Endcor Rev 17:289–307
Chen RA, Goodman WG (2004) Role of the calcium-sensing receptor in parathyroid gland physiology. Am J Physiol Renal Physiol 286:F1005–1011
Cohn DV, Hamilton JW (1976) Newer aspect of parathyroid chemistry and physiology. Cornell Vet 66:271
Cope OW, Keynes WM, Roth SI, Castleman B (1958) Primary chief cell-hyperplasia of the parathyroid glands: a new entity in the surgery of hyperparathyroidism. Ann Surg 148:375–388
DeLellis RA, Dayal Y, Tischler AS, Lee AK, Wolfe HJ (1986) Multiple endocrine neoplasia (MEN) syndromes: cellular origins and interrelationships. Int Rev Exp Pathol 28:163–215
Dietel M (1982) Functional morphology and pathology of parathyroid glands. Fischer, Stuttgart
Dietel M, Altenähr E (1981) Distribution of PTH in normal and pathological parathyroid glands. An immunohistochemical study. Acta Endocrinol (Copenh) 96:27–28
Dietel M, Hölzel F (1983) Influence on parathyroid hormone storage in normal and adenomatous parathyroid tissue by stimulation and inhibition in vitro. J Histochem Cytochem 31:275–284
Dietel M, Dorn G, Montz R, Altenähr E (1979) Influence of vitamin D3, 1,25 dihydroxyvitamin D3 and 24,25-dihydroxyvitamin D3 on parathyroid hormone secretion, adenosine 3',5'-monophosphate release, and ultrastructure of parathyroid glands in organe culture. Endocrinology 105:237–245
Dietel M, Arps H, Niendorf A, Schäfer H-J, Hölzel F (1987) Abnormal calcium distribution in human parathyroid adenomas as possible cause of primary hyperparathyroidism. Horm Metab Res 19:177–181
Dorado AE, Hensley G, Castleman B (1976) Water clear cell hyperplasia of parathyroid – autopsy report of a case with supernumerary glands. Cancer 38:1676–1683
Dubost C, Jehanno C, Lavergne A, Le Charpentier Y (1984) Successful resection of intrathoracic metastases from two patients with parathyroid carcinoma. World J Surg 8:547
Fraglia RA, Nassar VH, Dagher F, Salti IS (1972) Familial parathyroid carcinoma. J Med Liban 25:299–309
Fraser WD (2009) Hyperparathyroidism. Lancet 374:145–158
Gilmour JR (1937) The embryology of the parathyroid glands, the thymus, and certain associated rudiments. J Pathol Bacteriol 45:502—522
Hendy GM (2000) Molecular mechanisms of primary hyperparathyroidism. Rev Endcor Metab Disord 1:297–305

Janson KL, Roberts JA, Varela M (1978) Multiple endocrine adenomatosis: in support of the common origin theories. J Urol 119:161
Johnson S (2010) Changing clinicopathological practice in parathyroid disease Histopathology 56:835–851
Kifor O, Moore FD Jr, Wang P, Goldstein M, Vassilev P, Kifor I, Hebert SC, Brown EM (1996) Reduced immunostaining for the extracellular Ca $^{2+}$-sensing receptor in primary an uremic secondary hyperparathyroidism. J Clin Endocrinol Metab 81:1598–1606
Leana-Cox J, Pangkanon S, Eanet KR, Curtin MS, Wulfsberg EA (1996) Familial DiGeorge/velocardiofacial syndrome with deletions of chromosome area 22q11.2: report of five families with a review of the literature. J Med Genet 65:309–316
LeGolvan DP, Moore BP, Nishiyama RH (1977) Parathyroid hamartoma. Report of two cases and review of the literature. Am J Clin Pathol 67:31–35
Marx JS, Fedak SA, Aurbach GD (1972) Preparation and characterization of a hormone-responsive renal plasma membrane fraction. J Biol Chem 247:6913
Marx SJ (2005) Molecular genetics of multiple endocrine neoplasia types 1 and 2. Nature Reviews Cancer 5: 367–375
Moseley JM, Kubota M, Diefenbach-Jagger H et al. (1987) Parathyroid hormone-related protein purified from a human lung cancer cell line. Proc Natl Acad Sci USA 84:5048–5050
Nordenstrom J, Strigard K, Perbeck L, Willems J, Bagedahl-Strindlund M, Linder J (1992) Hyperparathyroidism associated with treatment of manic-depressive disorders by lithium. Eur J Surg 158:207–211
Pearse AGE (1975) Neurocristopathy, neuroendocrine pathology and the APUD concept. Z Krebsforsch 84:1–18
Perosio P, Brooks JJ, LiVolsi VA (1988) Orbital brown tumor as the initial manifestation of parathyroid lipoadenoma. Surg Pathol 1:77–82
Rasmussen H (1968) The parathyroids. In: Williams R (ed) Textbook of endocrinology. Saunders, Philadelphia, p 922
Raue F, Gagel RF (1989) Multiple endokrine Neoplasie. In: Hesch RD (Hrsg) Endokrinologie. Urban & Schwarzenberg, München Wien Baltimore, S 1109
Reddick RL, Costa JC, Marx SJ (1977) Parathyroid hyperplasia and parathyromatosis [letter]. Lancet 1:549
Rosai J (2004) Parathyroid glands. In: Rosai J. Rosai and Ackerman's Surgical Pathology (eds) 9th ed., New York, pp 595–619
Roth SI (1970) The ultrastructure of primary water-clear cell hyperplasia of the parathyroid glands. Am J Pathol 61:233–248
Roth SI, Gallagher MJ (1976) The rapid identification of abnormal parathyroid glands by the presence of intracellular fat. Am J Pathol 84:521–527
Rothmund M (1980) Operative Behandlung des sekundären Hyperparathyreoidismus. In: Rothmund M (Hrsg) Hyperparathyreoidismus. Thieme, Stuttgart New York, S 234–246
Sandström J (1879-80) On a new gland in man and several mammals (glandulae parathyreoideae). Ups Läk Fören Förh 15:441
Schachner SH, Riley TR, Old JW, Taft DA, Hamwi GJ (1966) Familial hyperparathyroidism. Arch Intern Med 117:417–422
Schantz A, Castleman B (1973) Parathyroid carcinomas: a study of 70 cases. Cancer 31:600
Sharretts JM, Simonds WF (2010) Clinical and molecular genetics of parathyroid neoplasms Best Practice & Research Clinical Endocrinology & Metabolism 24:491–502
Suva LJ, Winslow G, Wettenhall R et al. (1987) A parathyroid hormone-related protein implicated in malignant hypercalcemia: cloning and expression. Science 237:893–895

Literatur zu Kap. 3.4.1

Bilezikian JP, Khan AA, Potts JT on behalf of the Third International Workshop on the Management of Asymptomatic Primary Hyperparathyroidism (2009) Guidelines for the management of asymptomatic primary hyperparathyroidism: summary statement from the third international workshop. J Clin Endocrinol Metab 94:335–339
Mahadevia PJ, Sosa JA, Levine MA et al. (2003) Clinical management of primary hyperparathyroidism andthresholds for surgical referral: a national study examining concordance between practice patterns and consensus panel recommendations. Endocr Pract 9:494–503
Selby P (2011) Asymptomatic primary hyperparathyroidism – we have half the answers. Clin Endocrinol 75:156–157
Silverberg SJ, Shane E, Jacobs TP et al. (1990) Nephrolithiasis and bone involvement in primary hyperparathyroidism. Am J Med 89:327–334
Solomon BL, Schaaf M, Smallridge RC (1994) Psychologic symptoms before and after parathyroid surgery. Am J Med 96:101–106
Sywak MS, Knowlton ST, Pasieka JL et al. (2002) Do the National Institutes of Health consensus guidelines for parathyroidectomy predict symptom severity and surgical outcome in patients with primary hyperparathyroidism? Surgery 132:1013–1019
Wermers RA, Khosla S, Atkinson EJ et al. (1997) The rise and fall of primary hyperparathyroidism: a population-based study in Rochester, Minnesota, 1965–1992. Ann Intern Med 126:433–440

Literatur zu Kap. 3.4.2

Bilezikian JP, Khan AA, Potts JT jr (2009) Guidelines for the management of asymptomatic primary hyperparathyroidism: summary statement from the third international workshop. J Clin Endocrinol Metab 94:335–339
Blind E (1997) Introduction to the use of intact parathyroid hormone (PTH) determination. In: Schmidt-Gayk H, Blind E, Roth HJ (eds) Calcium regulating hormones and markers of bone metabolism: measurement and interpretation. Clin Lab Publications, Heidelberg
Blind E, Raue F (2005) Parathormon-related protein (PTHrP). In: Thomas L (Hrsg) Labor und Diagnose. TH-Books, Frankfurt, pp 361–364
Blind E (2008) Twenty years of progress with parathyroid hormone (PTH): from specialized and „difficult" measurement to common laboratory parameter and treatment option in osteoporosis. Clin Lab 54:439–449
Carnevale V, Dionisi S, Nofroni I, Romagnoli E, Paglia F, De Geronimo S, Pepe J, Clemente G, Tonnarini G, Minisola S (2004) Potential clinical utility of a new IRMA for parathyroid hormone in postmenopausal patients with primary hyperparathyroidism. Clin Chem 50:626–631
El-Hajj Fuleihan G (2002) Familial benign hypocalciuric hypercalcemia. J Bone Miner Res 17 (Suppl 2):N51–56
Gao P, Scheibel S, D'AmourP, John MR, Rao SD, Schmidt-Gayk H, Cantor TL (2001) Development of a novel immunoradiometric assay exclusively for biologically active whole parathyroid hormone 1–84: Implications for improvement of accurate assessment of parathyroid function. J Bone Miner Res 16:605–614
Jüppner H, Potts JT Jr (2002) Immunoassays for the detection of parathyroid hormone. J Bone Miner Res 17 (Suppl 2):N81–86
Pfeilschifter J, Schatz H (2000) Differentialdiagnose der Hyperkalzämie bei Erwachsenen. Med Klin 95:143–150
Ventz M, Quinkler M (2010) Primärer Hyperparathyreoidismus. Dtsch Med Wochenschr 135:2024–2030

Literatur zu Kap. 3.4.3

Adams JE, Adams PH, Mamtora H, Isherhodd I (1981) Computed tomography and localization of parathyroid tumors. Clin Radiol 32: 720–726
Altenvoerde A, Sahlmann CO, Altenvoerde G, Lehmann K, Meller J (2004) Diagnostischer Zugewinn durch iterativ rekonstruierte SPECT bei er Nebenschilddrüsen-Szintigraphie mit Tc-99 m-MIBI. Nuclear Med 43:A140

Auffermann W, Gooding GA, Okerlund MD et al. (1988) Diagnosis of recurrent hyperparathyroidism: comparison of MR imaging and other imaging techniques. Am J Roentgenol 150:1027–1033

Calva-Cerqueira D, Smith BJ, Hostetler ML, Lal G, Menda Y, O'Dorisio TM, Howe JR (2007) Minimally invasive parathyroidectomy and preoperative MIBI scans: correlation of gland weight and preoperative PTH. J Am Coll Surg 205:S38–44

Cavaco BM, Torrinha F, Mendonca E, Pratas S, Boavida J, Sobrinho LG, Leite V (2003). Preoperative diagnosis of suspicious parathyroid adenomas by RT-PCR using mRNA extracted from leftover cells in a needle used for ultrasonically guided fine needle aspiration cytology. Acta Cytol 47: 5–12

Doppman JL (1976) Parathyroid localization: arteriography and venous sampling. Radiol Clin North Am 14:163–188

Fayet P, Hoeffel C, Fulla Y, Legmann P, Hazebroucq V, Luton JP, Chapuis Y, Richard B, Bonnin A (1997) Technetium-99 m-sestamibi scintigraphy, magnetic resonance imaging and venous blodd sampling in persistent and recurrent hyperparathyroidism. Br J Radiol 70:459–464

Friedman K, Somervell H, Patel P, Melton GB, Garrett-Mayer E, Dackiw AP, Civelek AC, Zeiger MA (2004) Effect of calcium channel blockers on the sensitivity of preoperative 99mTc-MIBI SPECT for hyperparathyroidism. Surgery 136:1199–1204

Ghaberi BA, Koslin DB, Wood AH, Cohen JL (2004) Preoperative ultrasound is worthwhile for reoperative parathyroid surgery. Laryngoscope 114:2168–2171

Gotthardt M, Lohmann B, Behr TM, Bauhofer A, Franzius C, Schipper ML, Wagner M, Höffken H, Sitter H, Rothmund M, Jospeh K, Nies C (2004a) Clinical value of parathyroid scintigraphy with Technetium-99 m- Methoxyisobutylisonitrile: discrepancies in clinical data and a systematic metaanalysis of the literature. World J Surg 28:100–107

Gotthardt M, Sieber V, Zielke A, Karakas E, Heinis J, Höffken H, Behr TM (2004b) Ergebnisse der Nebenschilddrüsenszintigaphie mit ^{99m}Tc-MIBI: Einfluss von Schilddrüsengröße, Schilddrüsenknoten und SPECT. Nuklearmedizin 43:140

Gotway MB, Higgins CB (2000) MR imaging of the thyroid and parathyroid glands. Magn Reson Imaging Clin N Am 8:163–182

Gotway MB, Reddy GP, Webb WR, Morita ET, Clark OH, Higgins CB (2001) Comparison between MR imaging and 99mTC MIBI scintigraphy in the evaluation of recurrent or persistent hyperparathyroidism. Radiology 218:783–790

Gotway MB, Leung JWT, Gooding GA, Reddy GP, Morita ET, Webb WR, Clark OH, Higgins CB (2002) Hyperfunctioning parathyroid tissue: spectrum of appearances on non-invasive imaging. Amer J Roentgenol 179:495–502

Hajioff D, Iyngkaran T, Panagamuwa C, Hill D, Stearns MP (2004) Preoperative localization of parathyroid adenomas: ultrasonography, sestamibi scintigraphy, or both? Clin Otolaryngol 29:549–552

Jones JJ, Brunaud L, Dowd CF, Duh QY, Morita E, Clark OH (2002) Accuracy of selective venous sampling for intact parathyroid hormone in difficult patients with recurrent or persistent hyperparathyroidism. Surgery 132:944–951

Kandil E, Tufaro AP, Carson KA, Lin F, Somervell H, Farrag T, Dackiw A, Zeiger M, Tufano RP (2008) Correlation of plasma 25-hydroxyvitamin D levels with severity of primary hyperparathyroidism and likelihood of parathyroid adenoma localization on sestamibi scan. Arch Otolaryngol Head Neck Surg 134:1071–1075

Karakas E, Zielke A, Dietz C, Rothmund M (2005) Reoperationen beim primären Hyperparathyreoidismus. Erfahrungen aus der Literatur und 106 eigenen Reoperationen. Chirurg 76:207–216

Kebapci M, Entok E, Kebapci N, Adapinar B (2004) Preoperative evaluation of parathyroid lesions in patients with concomitant thyroid disease:role of high resolution ultrasonography and dual phase technetium 99 m sestamibi scintigraphy. J Endocrinol Invest 27:24–30

Levine DS, Belzberg AS, Wiseman SM (2009) Hybrid SPECT/CT imaging for primary hyperparathyroidism. Clin Nucl Med 34: 779–784

Martin RCG, Greenwell D, Flynn MB (2000) Initial neck exploration for untreated hyperparathyroidism. Am Surg 66:269–272

Nies C (2004) Primary hyperparathyroidism: is there a role for imaging? Eur J Nucl Med Mol Imag 31:1324–1326

Numerow IM, Morita ET, Clark OH, Higgins CB (1995) Persistent/recurrent hyperparathroidism: a comparison of sestamibi scintigraphy, MRI, and ultrasonography. J Magn Reson Imaging 5:702–708

Otto D, Boerner AR, Hofmann M, Brunkhorst T, Meyer GJ, Petrich T, Scheumann GF, Knapp WH (2004) Pre-operative localisation of hyperfunctional parathyroid tissue with ^{11}C-methionine PET Eur J Nucl Med Mol Imaging 31:1405–1412

Patel CN, Scarsbrook AF (2009) Multimodality imaging in hyperparathyroidism. Postgrad Med 85: 597-605

Rodgers SE, Hunter GJ, Hamberg LM, Schellingerhout D, Doherty DB, Ayers GD, Shapiro SE, Edeiken BS, Truong MT, Evans DB, Lee JE, Perrier ND (2006) Improved preoperative planning for directed parathyroidectomy with 4-dimensional computed tomography. Surgery 140:932–941

Peck WW, Higgins CB, Fisher MR, Ling M, Okerlund MD, Clark OH (1987) Hyperparathyroidism: comparison of MR imaging with radionuclide scanning. Radiology 163:415–420

Schommartz B, Cupisti K, Antike C, Schmidt D, Knoefel W-T, Müller H-W (2006) Lokalisation von Nebenschilddrüsenadenomen mit planerer 99mTc-Sestamibi-Szintigraphie: Vergleich von Subtraktions- und 2-Phasen-Technik. Nuklearmedizin 45:115–121

Siperstein A, Berber E, Mackey R, Alghoul M, Wagner K, Milas M (2004) Prospective evaluation of sestamibi scan, ultrasonography, and rapid PTH to predict the success of limited exploration for sporadic primary hyperthyroidism. Surgery 136:872–880

Siperstein A, Berber E, Barbosa GF, Tsinberg M, Greene AB, Mitchell J, Milas M (2008) Predicting the success of limited exploration for primary hyperparathyroidism using ultrasound, sestamibi, and intraoperative parathyroid hormone: analysis of 1158 cases. Ann Surg 248:420–428

Taillefer R, Boucher Y, Potvoiuc C, Lambert R (1992) Detection and localization of parathyroid adenomas in patients with hyperparathyroidism using a single radionuclide imaging procedure with ^{99m}Tc-sestamibi (double phase study). J Nucl Med 33:1891–1897

Tseng FY, Hsiao YL, Chang TC (2002) Ultrasound-guided fine needle aspiration cytology of parathyroid lesions. A review of 72 cases. Acta Cytol 46:1029–1036

Walgenbach S, Dutkowski P, Andreas J et al. (1999) 99mTc-MIBI Szintigraphie vor Eingriffen wegen Hyperparathyreoidismus? Zentralblatt f Chirurgie 124:214–219

Literatur zu Kap. 3.4.4

Akerström G, Malmaeus J, Bergström R (1984) Surgical anatomy of human parathyroid glands. Surgery 95:14–21

Almquist EG, Becker C, Bondeson AG, Bondeson L et al. (2004) Early parathyroidectomy increases bone mineral density in patients with mild primary hyperparathyroidism: prospective randomized study. Surgery 136:1281–1288

Bergenfelz A, Lindblom P, Tibblin S, Westerdahl J (2002) Unilateral versus bilateral neck exploration for primary hyperparathyroidism: a prospective randomized controlled trial. Ann Surg 236:543–551

Bergenfelz A, Kanngiesser V, Zielke A, Nies C, Rothmund M (2005) Conventional bilateral cervical exploration versus open minimally

invasive parathyroidectomy under local anaesthesia for primary hyperparathyroidism. Br J Surg 92:190–197
Bilezikian JP, Potts JT Jr, Fuleihan G,Kleerekoper M et al. (2002) Summary statement from a workshop on asymptomatic primary hyperparathyroidisma perspective for the 21st century. J Clin Endocrinol Metab 87:5353–5361
Bilezikian JP, Khan A., Potts J et al. (2009) Guidelines for the Management of Asymptomatic Primary Hyperparathyroidism: Summary Statement from the Third International Workshop. J Clin Endocrinol Metab 94:335–339
Carneiro DL, Solorzano,CC, Irvin GL (2004) Recurrent disease after limited parathyroidectomy for sporadic primary hyperparathyroidism. J Am Coll Surg 199:849–855
Caron NR, Pasieka JL (2009) What symptom improvement can be expected after operation for primary hyperparathyroidism?. World J Surg 33:2244–2255
Chapuis Y, Fulla Y, Icard P et al. (1990) Peroperative assay of active parathormone 1-84 in surgery of primary hyperparathyreoidism. Press Med 19:1461–1462
Chapuis Y, Icard P, Fulla Y, Nonnenmacher L et al. (1992) Parathyroid adenomectomy under local anesthesia with intra-operative monitoring of UcAMP and/or 1-84 PTH. World J Surg 16:570–575
Chen H, Sokoll LJ, Udelsman R (1999) Outpatient minimally invasive parathyroidectomy: a combination of sestamibi-SPECT localization, cervical block anesthesia, and intraoperative parathyroid hormone assay. Surgery 126:1016–1021
Chen H, Wang TS, Yen TW, Doffek K, Krzywda E et al. (2010) Operative failures after parathyroidectomy for hyperparathyroidism: the influence of surgical volume. Ann Surg 252:691–695
Clerici T, Brandle M, Lange J, Doherty GM et al. (2004) Impact of intraoperative parathyroid hormone monitoring on the prediction of multiglandular parathyroid disease. World J Surg 28:187–192
Eigelberger MS, Cheah WK, Ituarte PH, Streja L et al. (2004) The NIH criteria for parathyroidectomy in asymptomatic primary hyperparathyroidism: are they too limited? Ann Surg 239:528–535
Elaraj DM, Skarulis MC, Libutti SK, Norton JA, Bartlett DL, Pingpank JF, Gibril F, Weinstein LS, Jensen RT, Marx SJ, Alexander HR (2003) Results of initial operation for hyperparathyroidism in patients with multiple endocrine neoplasia type 1. Surgery 134:858–864
Funke M, Kim M, Hasse Ch, Bartsch D, Rothmund M (1997) Ergebnisse eines standardisierten Therapiekonzepts bei primärem Hyperparathyreoidismus. Dtsch Med Wochenschr 122:1475–1481
Gagner M (1996) Endoscopic subtotal parathyroidectomy in patients with primary hyperparathyroidism. Br J Surg 83:875
Gauger PG, Agerwal G, England BG, Delbridge LW et al. (2001) Intraoperative parathyroid hormone monitoring fails to detect double parathyroid adenomas: a 2-institution experience. Surgery 130:1005–1010
Harrison B, Triponez F (2009) Intraoperative adjuncts in surgery for primary hyperparathyroidism. Langenbecks Arch Surg 394:799–809
Hasse C, Sitter H, Bachmann S, Zielke A et al. (2000) How asymptomatic is asymptomatic primary hyperparathyroidism? Exp Clin Endocrinol Diabetes 108:265–274
Hedback GM, Oden AS (2002) Cardiovascular disease, hypertension and renal function in primary hyperparathyroidism. J.Intern.Med. 251:476–483
Henry JF, Defechereux T, Gramatica L, de Boissezon C (1999) Minimally invasive videoscopic parathyroidectomy by lateral approach. Langenbecks Arch Surg 384:298–301
Henry JF, Sebag F, Tamagnini P, Forman C et al. (2004) Endosopic parathyroid surgery: results of 365 conseutive procedures. World J Surg 28:1219–1223
Irvin GL, Dembrow VD, Prudhomme DL (1991) Operative monitoring of parathyroid gland hyperfunction. Am J Surg 162:299–302
Irvin GL, Deriso GT (1994) A new, practical intraoperative parathyroid hormone assay. Am J Surg 168:466–468
Irvin GL, Molinari AS, Figueroa C, Carneiro DM (1999) Improved success rate in reoperative parathyroidectomy with intraoperative PTH assay. Ann Surg 229:874–879
Lundgren E, Rastad J, Thurfjell E, Akerström G et al. (1997) Population-based screening for primary hyperparathyroidism with serum calcium and parathyroid hormone values in menopausal women. Surgery 121:287–294
Lombardi CP, Raffaelli M, Traini E, Di Stasio E, Carrozza C, De Crea C, Zuppi C, Bellantone R (2008) Intraoperative PTH monitoring during parathyroidectomy: the need for stricter criteria to detect multiglandular disease. Langenbecks Arch.Surg 393:639–645
Lorenz K, Dralle H (2010) [Intraoperative parathyroid hormone determination for primary hyperparathyroidism] Intraoperative Parathormonbestimmung beim primaren Hyperparathyreoidismus. Chirurg 81:636, 638–636, 642
Malmaeus J, Granberg PO, Halvorsen G, Akerström G et al. (1988) Parathyroid surgery in Scandinavia. Acta Chir Scand 154:409–413
Mandl F. (1933) Zur Technik der Parathyreoidectomie bei Osteitis fibrosa aufgrund neuerer Beobachtungen. Dtsch Z Chir 240:362
Mazzaglia PJ, Milas M, Berber E, Siperstein A, Monchik JM (2010) Normalization of 2-week postoperative parathyroid hormone values in patients with primary hyperparathyroidism: four-gland exploration compared to focused-approach surgery. World J Surg 34:1318–1324
Miccoli P, Bendinelli C, Berti P, Vignali E et al. (1999) Video-assisted versus conventional parathyroidectomy in primary hyperparathyroidism: a prospective randomized study. Surgery 126:1117–1121
Miccoli P, Berti P, Materazzi G, Massi M et al. (2004) Results of video-assisted parathyroidectomy: single institution's six-year experience. World J Surg 28:1216–1218
Miccoli P, Pinchera A, Cecchini G, Conte M et al. (1997) Minimally invasive, video-assisted parathyroid surgery for primary hyperparathyroidism. J Endocrinol Invest 20:429–430
Mihai R, Palazzo FF, Gleeson FV, Sadler GP (2007) Minimally invasive parathyroidectomy without intraoperative parathyroid hormone monitoring in patients with primary hyperparathyroidism. Br.J Surg 94:42–47
Miller BS, England BG, Nehs M, Burney RE, Doherty GM, Gauger PG (2006) Interpretation of intraoperative parathyroid hormone monitoring in patients with baseline parathyroid hormone levels of <100 pg/mL. Surgery 140:883–890
Morris GS, Grubbs EG, Hearon CM, Gantela S, Lee JE, Evans DB, Holmes HM, Busaidy NL, Jimenez C, Perrier ND (2010) Parathyroidectomy improves functional capacity in „asymptomatic" older patients with primary hyperparathyroidism: a randomized control trial. Ann.Surg. 251:832–837
Niederle B, Roka R, Fritsch A (1986) Long-term results after surgical treatment of primary hyperparathyroidism. In: Rothmund M, Wells SA (eds) Parathyroid surgery. Prog Surg 18:146–164
Nilsson IL (2004) Mortality in sporadic primary hyperparathyroidism: nationwide cohort study of multiple parathyroid gland disease. Surgery 136:981
Nilsson IL, Aberg J,Rastad J,Lind L (2000) Left ventricular systolic and diastolic function and exercise testing in primary hyperparathyroidism-effects of parathyroidectomy. Surgery 128:895–902
Øgard CG,Engholm G, Almdal TP, Vestergaard H(2004) Increased mortality in patients hospitalized with primary hyperparathyroidism during the period 1977–1993 in Denmark. World J Surg 28:108–111

O Riordain DS, O Brien T, Grant CS, Weaver A, Gharib H, van HJA (1993) Surgical management of primary hyperparathyroidism in multiple endocrine neoplasia types 1 and 2. Surgery 114:1031–1037

Riss P, Kaczirek K, Heinz G, Bieglmayer C, Niederle B (2007) A „defined baseline" in PTH monitoring increases surgical success in patients with multiple gland disease. Surgery 142:398–404

Riss P, Scheuba C, Asari R, Bieglmayer C, Niederle B (2009) Is minimally invasive parathyroidectomy without QPTH monitoring justified? Langenbecks Arch.Surg 394:875–880

Rudberg C, Akerstrom G, Palmer M, Ljunghall S, Adami HO, Johansson H, Grimelius L, Thoren L, Bergstrom R (1986) Late results of operation for primary hyperparathyroidism in 441 patients. Surgery 99:643–651

Silverberg SJ, Gartenberg F, Jacobs ThP, Shane E et al. (1995) Increased bone mineral density after parathyroidectomy in primary hyperparathyroidism. J Clin Endocrinol Metab 80:729–734

Silverberg SJ, Shane E, Jacobs TP, Siris E et al. (1999) A 10-year prospective study of primary hyperparathyroidism with or without parathyroid surgery. New England J Med 341:1249

Silverberg SJ, Lewiecki EM, Mosekilde L, Peacock M, Rubin MR (2009) Presentation of Asymptomatic Primary Hyperparathyroidism: Proceedings of the Third International Workshop. J Clin Endocrinol Metab 94:351–365

Sitges-Serra A, Garcia L, Prieto R, Pena MJ, Nogues X, Sancho JJ (2010) Effect of parathyroidectomy for primary hyperparathyroidism on bone mineral density in postmenopausal women. Br J Surg 97:1013–1019

Sywak MS, Knowlton ST, Pasieka JL,Parsons LL et al. (2002) Do the National Institutes of Health consensus guidelines for parathyroidectomy predict symptom severity and surgical outcome in patients with primary hyperparathyroidism? Surgery 132:1013–1019

Talpos GB, Bone HG, Kleerekoper M, Phillips ER et al. (2000) Randomized trial of parathyroidectomy in mild asymptomatic primary hyperparathyroidism: patient description and effects on the SF-36 health survey. Surgery 128:1013–1021

Tibblin S, Bondeson AG, Ljungberg O (1982) Unilateral parathyroidectomy in hyperparathyreoidism due to a single adenoma. Ann Surg 195:245–252

Udelsman R (2002) Six hundred fifty-six consecutive explorations for primary hyperparathyroidism. Ann Surg 235:665–672

Udelsman R, Donovan PI (2004) Open minimally invasive parathyroid surgery. World J Surg 28:1224–1226

Udelsman R, Lin Z, Donovan P (2011) The superiority of minimally invasive parathyroidectomy based on 1650 consecutive patients with primary hyperparathyroidism. Ann Surg 253:585–591

VanderWalde LH, Liu IL, Haigh PI (2009) Effect of bone mineral density and parathyroidectomy on fracture risk in primary hyperparathyroidism. World J Surg 33:406–411

Van Heerden JA, Grant CS (1991) Surgical treatment of primary hyperparathyroidism: an institutional perspective. World J Surg 15:688–692

Vestergaard P, Mosekilde L (2003) Cohort study on effects of parathyroid surgery on multiple outcomes in primary hyperparathyroidism. BMJ 327:530–534

Vestergaard P, Mollerup CL, Frokjaer VG, Christiansen P et al. (2003) Cardiovascular events before and after surgery for primary hyperparathyroidism. World J Surg 27:216–222

Literatur zu Kap. 3.4.5

Barczynski M, Konturek A, Hubalewska-Dydejczyk A, Cichon S, Nowak W (2009) Evaluation of Halle, Miami, Rome and Vienna intraoperative iPTH assay criteria in guiding minimally invasive parathyroidectomy. Langenbecks Arch Surg 394: 843–849

Bergenfelz A, Isaksson A, Ahren B (1994) Intraoperative monitoring of intact PTH during surgery for primary hyperparathyroidism. Langenbecks Arch Chir 379:50–53

Bergenfelz A, Algotsson L, Roth B, Isaksson A et al. (1996) Side localization of parathyroid adenomas by simplified intraoperative venous sampling for parathyroid hormone. World J Surg 20:358–360

Bergenfelz A, Isaksson A, Lindblom P, Westerdahl J et al. (1998) Measurement of parathyroid hormone in patients with primary hyperparathyroidism undergoing first and re-operative surgery. Br J Surg 85:221

Bilezikian JP, Khan AA, Potts JT (2009) Guidelines for the Management of Asymptomatic Primary Hyperparathyroidism: Summary Statement from the third International Group. J Endocrinol Metab 94:335–339

Billingsley KG, Fraker DL, Doppman JL, Norton JA et al. (1994) Localization and operative management of undescended parathyroid adenomas in patients with persistent primary hyperparathyroidism. Surgery 116:982–990

Brennan MF, Norton JA (1985) Reoperation for persistent and recurrent hyperparathyroidism. Ann Surg 201:40–44

Doherty GM, Doppman JL, Miller DL, Gee MS et al. (1992) Results of a multidisciplinary strategy for management of mediastinal parathyroid adenoma as a cause of persistent primary hyperparathyroidism. Ann Surg 215:101–106

Doherty GM, Weber B, Norton JA (1994) Cost of unsuccessful surgery for primary hyperparathyroidism. Surgery 116:954–958

Elaraj DM, Remaley AT, Simonds WF, Skarulis MC, Libutti SK, Bartlett DL, Venzon DJ, Marx SJ, Alexander HR (2002) Utility of rapid intraoperative parathyroid hormone assay to predict severe postoperative hypocalcemia after reoperation for hyperparahyroidism. Surgery 132:1028–1033

Erbil Y, Salmashoglu A, Kabul E, Issever H et al. (2006) Use of preoperative fine-needle aspiration and parathormone assay in the primary hyperparathyroidism with concomitant thyroid nodules. Am J Surg 193:665–671

Fahy BN, Bold RJ, Beckett L, Schneider PD (2002) Modern Parathyroid surgery. A cost-benefit analysis of localization strategies. Arch Surg 137:917–923

Funke M, Kim M, Hasse Ch, Bartsch D, Rothmund M (1997) Ergebnisse eines standardisierten Therapiekonzepts bei primärem Hyperparathyreoidismus. Dtsch Med Wochenschr 122:1475–1481

Grant C S, Heerden JA van, Charboneau JW, James EM et al. (1986) Clinical management of persistent and/or recurrent primary hyperparathyroidism. World J Surg 10:555–565

Hasse C, Sitter H, Brune M, Wollenteit I, Nies C, Rothmund M (2002) Quality of life and patient satisfaction after reoperation for primary hyperparathyroidism:analysis of long term results. World J Surg 26:1029–1036

Hedbäck G, Oden A (2004) Persistent disease after surgery for primary hyperparathyroidism: the lon- term outcome. Eur J Endocrinol 150:19–25

Heerden JA van (1997) American Association of Endocrine Surgeons Presidential address: lessons learned. Surgery 122:979–988

Hessman O,, Stalberg P, Sundin A, Garske U, Rudberg C, Eriksson LG, Hellman P, Akerström G (2008) High success rate of parathyroid reoperation may be achieved with improved localization diagnosis. World J Surg 32:774–781.

Irvin GL 3rd, Molinari AS, Figueroa C, Carneiro DM (1999) Improved success rate in reoperative parathyroidectomy with intraoperative PTH assay. Ann Surg 229:874–878

Jaskowiak N, Norton JA, Alexander HR et al. (1996) A prospective trial evaluating a standard approach to reoperation for missed parathyroid adenoma. Ann Surg 224:308–322

3

Karakas E, Zielke A, Dietz C, Rothmund M (2005) Reoperationen beim primären Hyperparathyreoidismus. Chirurg 76:207–216

Karakas E, Schlosshauer T, Rothmund M, Bartsch DK (2012) Reoperations for primary hyperparathyroidism – does routine use of modern imaging and intraoperative PTH measurement improve results? Langenbecks Arch Surg (submitted)

Kiblut NK, Cussac JF, Soudan B, Farrell SG, Armstrong JA, Arnalsteen L, Biechlin A, Delattre AA, Proye CA (2004) Fine needle aspiration and intraparathyroid intact parathyroid hormone measurement for reoperative parathyroid surgery. World J Surg 28:1143–1147

Kollmorgen CF, Aust MR, Ferreiro JA, McCarthy JT et al. (1994) Parathyromatosis: a rare yet important cause of persistent or recurrent hyperparathyroidism. Surgery 116:111–115

Levin KE, Clark OH (1989) The reasons for failure in parathyroid operations. Arch Surg 124:911–917

Libutti SK, Bartlett DL, Jaskowiak NT, Skarulis M et al. (1997) The role of thyroid resection during reoperation for persistent or recurrent hyperparathyroidism. Surgery 122:1183–1188

Marx SJ, Stock LJ, Attie MF, Downs RW et al. (1980) Familial hypocalciuric hypercalcemia: recognition among patients referred after unsuccessful parathyroid exploration. Ann Intern Med 92:351–356

McBiles M, Lambert AT, Cote MG, Kim SY (1995) Sestamibi parathyroid imaging. Nucl Med 25:221–234

Morris LF, Zanocco K, Ituarte PHG, Ro K, Duh QY et al. (2010) The value of intraoperative parathyroid hormone monitoring in localized primary hyperparathyroidism: a cost analysis. Ann Surg oncol 17:679–685

Nussbaum SR, Thompson AR, Hutcheson KA, Gaz RD (1988) Intraoperative measurement of parathyroid hormone in the surgical management of hyperparathyroidism. Surgery 104:1121–1127

Randone B, Costi R, Scatton O, Fulla Y, Bertagna X, Soubrane O, Bonnichon P (2010) Thoracoscopic reoval of mediastinal parathyroid glands A critical appraisal of an emerging technique. Ann Surg 251:717–721

Richards ML, Thompson GB, Farley DR, Grant CS (2008) Reoperative parathyroidectomy in 228 patients during the era of minimal-access surgery and intraoperative parathyroid hormone monitoring. Am J Surg 196:937–943

Udelsman R, Aruny JE, Donovan PI, Sokoll LJ, Santos F, Donabedian R, Venbrux AC. (2003) Rapid parathyroid hormone analysis during venous localization. World J Surg 237:714–719

Varghese J, Rich T, Jimenez C (2011) Benign familial hypocalciuric hypercalcemia. Endocr Pract 17:13–17

Wagner PK, Seesko HG, Rothmund M (1991) Replantation of cryopreserved human parathyroid tissue. World J Surg 15:751–755

Wang Ch (1977) Parathyroid re-exploration. A clinical and pathological study of 112 cases. Ann Surg 186:140–145

Literatur zu Kap. 3.4.6

Bilezikian JP, Khan AA, Potts JT jr (2009) Guidelines for the management of asymptomatic primary hyperparathyroidism: summary statement from the third international workshop. J Clin Endocrinol Metab 94:335–339

Chow CC, Chan WB, Li JK, Chan NN, Chan MH, Ko GT, Lo KW, Cockram CS (2003) Oral alendronate increases bone mineral density in postmenopausal women with primary hyperparathyroidism. J Clin Endocrinol Metab 88:581–587

Peacock M, Bilezikian JP, Bolognese MA, Borofsky M, Scumpia S, Sterling LR, Cheng S, Shoback D (2011) Cinacalcet HCl reduces hypercalcemia in primary hyperparathyroidism across a wide spectrum of disease severity. J Clin Endocrinol Metab 96:E9–18

Steddon SJ, Cunningham J (2005) Calcimimetics and calcilytics – fooling the calcium receptor. Lancet 365:2237–2239

Literatur zu Kap. 3.4.7

Ahmad F, Strickland AD, Wright GM, Elabassy M, Kiruparan P, Bell PR, Lloyd DM (2005) Laparoscopic microwave tissue ablation of hepatic metastasis from a parathyroid carcinoma. Eur J Surg Oncol 31 (3):321–322

Artinyan A, Guzman E, Maghami E, Al-Sayed M, D'Apuzzo M, Wagman L, Kim J (2008) Metastatic parathyroid carcinoma to the liver treated with radiofrequency ablation and transcatheter arterial embolization. J Clin Oncol 26 (24):4039-4041

Betea D, Bradwell AR, Harvey TC, Mead GP, Schmidt-Gayk H, Ghaye B, Daly AF, Beckers A (2004) Hormonal and biochemical normalization and tumor shrinkage induced by anti-parathyroid hormone immunotherapy in a patient with metastatic parathyroid carcinoma. J Clin Endocrinol Metab 89 (7):3413–3420

Busaidy NL, Jimenez C, Habra MA, Schultz PN, El-Naggar AK, Clayman GL, Asper JA, Diaz EM, Jr., Evans DB, Gagel RF, Garden A, Hoff AO, Lee JE, Morrison WH, Rosenthal DI, Sherman SI, Sturgis EM, Waguespack SG, Weber RS, Wirfel K, Vassilopoulou-Sellin R (2004) Parathyroid carcinoma: a 22-year experience. Head Neck 26 (8):716–726

Carpten JD, Robbins CM, Villablanca A, Forsberg L, Presciuttini S, Bailey-Wilson J, Simonds WF, Gillanders EM, Kennedy AM, Chen JD, Agarwal SK, Sood R, Jones MP, Moses TY, Haven C, Petillo D, Leotlela PD, Harding B, Cameron D, Pannett AA, Hoog A, Heath H, 3rd, James-Newton LA, Robinson B, Zarbo RJ, Cavaco BM, Wassif W, Perrier ND, Rosen IB, Kristoffersson U, Turnpenny PD, Farnebo LO, Besser GM, Jackson CE, Morreau H, Trent JM, Thakker RV, Marx SJ, Teh BT, Larsson C, Hobbs MR (2002) HRPT2, encoding parafibromin, is mutated in hyperparathyroidism-jaw tumor syndrome. Nat Genet 32 (4):676-680

Collins MT, Skarulis MC, Bilezikian JP, Silverberg SJ, Spiegel AM, Marx SJ (1998) Treatment of hypercalcemia secondary to parathyroid carcinoma with a novel calcimimetic agent. J Clin Endocrinol Metab 83 (4):1083–1088

de Francisco AL (2005) Cinacalcet HCl: a novel therapeutic for hyperparathyroidism. Expert Opin Pharmacother 6 (3):441–452

DeLellis RA (2011) Parathyroid tumors and related disorders. Mod Pathol 24 Suppl 2:S78–93

Edge SB, Byrd DR, Compton CC, Fritz AG, Greene FL, Trotti A (eds) (2010) AJCC cancer staging manual (7th ed). Springer, New York

Fang SH, Lal G (2011) Parathyroid cancer. Endocr Pract 17 Suppl 1:36–43

Fujimoto Y, Obara T, Ito Y, Kanazawa K, Aiyoshi Y, Nobori M (1984) Surgical treatment of ten cases of parathyroid carcinoma: importance of an initial en bloc tumor resection. World J Surg 8 (3):392–400

Hundahl SA, Fleming ID, Fremgen AM, Menck HR (1999) Two hundred eighty-six cases of parathyroid carcinoma treated in the U.S. between 1985-1995: a National Cancer Data Base Report. The American College of Surgeons Commission on Cancer and the American Cancer Society. Cancer 86 (3):538–544

Iacobone M, Lumachi F, Favia G (2004) Up-to-date on parathyroid carcinoma: analysis of an experience of 19 cases. J Surg Oncol 88 (4):223–228

Kebebew E, Arici C, Duh QY, Clark OH (2001) Localization and reoperation results for persistent and recurrent parathyroid carcinoma. Arch Surg 136 (8):878–885

Khan MW, Worcester EM, Straus FH, 2nd, Khan S, Staszak V, Kaplan EL (2004) Parathyroid carcinoma in secondary and tertiary hyperparathyroidism. J Am Coll Surg 199 (2):312–319

Kirkby-Bott J, Lewis P, Harmer CL, Smellie WJ (2005) One stage treatment of parathyroid cancer. Eur J Surg Oncol 31 (1):78–83

Koea JB, Shaw JH (1999) Parathyroid cancer: biology and management. Surg Oncol 8 (3):155–165

Kulkarni PS, Parikh PM (2004) The carcinoma of parathyroid gland. Indian J Cancer 41 (2):51–59

Lee PK, Jarosek SL, Virnig BA, Evasovich M, Tuttle TM (2007) Trends in the incidence and treatment of parathyroid cancer in the United States. Cancer 109 (9):1736–741

Mittendorf EA, McHenry CR (2005) Parathyroid carcinoma. J Surg Oncol 89 (3):136–142

Munson ND, Foote RL, Northcutt RC, Tiegs RD, Fitzpatrick LA, Grant CS, van Heerden JA, Thompson GB, Lloyd RV (2003) Parathyroid carcinoma: is there a role for adjuvant radiation therapy? Cancer 98 (11):2378–2384

Obara T, Okamoto T, Ito Y, Yamashita T, Kawano M, Nishi T, Tani M, Sato K, Demura H, Fujimoto Y (1993) Surgical and medical management of patients with pulmonary metastasis from parathyroid carcinoma. Surgery 114 (6):1040–1048; discussion 1048–1049

Okamoto T, Iihara M, Obara T, Tsukada T (2009) Parathyroid carcinoma: etiology, diagnosis, and treatment. World J Surg 33 (11):2343–2354

Pichardo-Lowden AR, Manni A, Saunders BD, Baker MJ (2011) Familial Hyperparathyroidism Due to a Germline Mutation of the CDC73 gene: Implications for Management and Age-Appropriate Testing of Relatives at Risk. Endocr Pract:1–20

Ruda JM, Hollenbeak CS, Stack BC, Jr. (2005) A systematic review of the diagnosis and treatment of primary hyperparathyroidism from 1995 to 2003. Otolaryngol Head Neck Surg 132 (3):359–372

Sainton P, Millot J (1933) Malegne d'un adenoma parathyroidiene eosinophile. Pathologique 10:813

Sandelin K, Auer G, Bondeson L, Grimelius L, Farnebo LO (1992) Prognostic factors in parathyroid cancer: a review of 95 cases. World J Surg 16 (4):724–731

Sandelin K, Tullgren O, Farnebo LO (1994) Clinical course of metastatic parathyroid cancer. World J Surg 18 (4):594–598; discussion 599

Sawady J, Mendelsohn G, Sirota RL, Taxy JB (1989) The intrathyroidal hyperfunctioning parathyroid gland. Mod Pathol 2 (6):652–657

Schantz A, Castleman B (1973) Parathyroid carcinoma. A study of 70 cases. Cancer 31 (3):600–605

Schott M, Feldkamp J, Schattenberg D, Krueger T, Dotzenrath C, Seissler J, Scherbaum WA (2000) Induction of cellular immunity in a parathyroid carcinoma treated with tumor lysate-pulsed dendritic cells. Eur J Endocrinol 142 (3):300–306

Schulte KM, Talat N, Miell J, Moniz C, Sinha P, Diaz-Cano S (2010) Lymph node involvement and surgical approach in parathyroid cancer. World J Surg 34 (11):2611–2620

Shaha AR, Shah JP (1999) Parathyroid carcinoma: a diagnostic and therapeutic challenge. Cancer 86 (3):378–380Shane E (2001) Clinical review 122: Parathyroid carcinoma. J Clin Endocrinol Metab 86 (2):485–493

Sharretts JM, Simonds WF (2010) Clinical and molecular genetics of parathyroid neoplasms. Best Pract Res Clin Endocrinol Metab 24 (3):491–502

Sheu SY, Otterbach F, Frilling A, Schmid KW (2003) [Hyperplasia and tumors of the parathyroid glands]. Pathologe 24 (5):373–381

Sidhu PS, Talat N, Patel P, Mulholland NJ, Schulte KM (2011) Ultrasound features of malignancy in the preoperative diagnosis of parathyroid cancer: a retrospective analysis of parathyroid tumours larger than 15 mm. Eur Radiol 21 (9):1865–1873

Silverberg SJ, Rubin MR, Faiman C, Peacock M, Shoback DM, Smallridge RC, Schwanauer LE, Olson KA, Klassen P, Bilezikian JP (2007) Cinacalcet hydrochloride reduces the serum calcium concentration in inoperable parathyroid carcinoma. J Clin Endocrinol Metab 92 (10):3803–3808

Solorzano CC, Carneiro-Pla DM, Lew JI, Rodgers SE, Montano R, Irvin GL, 3rd (2007) Intra-operative parathyroid hormone monitoring in patients with parathyroid cancer. Ann Surg Oncol 14 (11):3216–3222

Talat N, Schulte KM (2010) Clinical presentation, staging and long-term evolution of parathyroid cancer. Ann Surg Oncol 17 (8):2156–2174

Wilkins BJ, Lewis JS, Jr. (2009) Non-functional parathyroid carcinoma: a review of the literature and report of a case requiring extensive surgery. Head Neck Pathol 3 (2):140–149

Witteveen JE, Haak HR, Kievit J, Morreau H, Romijn JA, Hamdy NA (2010) Challenges and pitfalls in the management of parathyroid carcinoma: 17-year follow-up of a case and review of the literature. Horm Cancer 1 (4):205–214

Literatur zu Kap. 3.5.1

ADHR Consortium (2000) Autosomal dominant hypophosphataemic rickets is associated with mutations in FGF23. Nat Genet 26:345–348

Arcidiacono MV, Sato T, Varez-Hernandez D, et al. (2008) EGFR activation increases parathyroid hyperplasia and calcitriol resistance in kidney disease. J Am Soc Nephrol 19:310–320

Arnold, A, Brown, MF, Urena, P, et al. (1995) Monoclonality of parathyroid tumors in chronic renal failure and in primary parathyroid hyperplasia. J Clin Invest 95:2047–2053

Ben-Dov IZ, Galitzer H, Lavi-Moshayoff V, et al. (2007) The parathyroid is a target organ for FGF23 in rats. J Clin Invest 117:4003–4008

Brown AJ, Ritter CS, Finch JL, et al. (1999) Decreased calcium-sensing receptor expression in hyperplastic parathyroid glands of uremic rats: role of dietary phosphate. Kidney Int 55:1284–1292

Brown AJ, Zhong M, Finch J, et al. (1996) Rat calcium-sensing receptor is regulated by vitamin D but not by calcium. Am J Physiol 270:F454–F460

Brown EM, Gamba G, Riccardi D, et al. (1993) Cloning and characterization of an extracellular Ca(2+)-sensing receptor from bovine parathyroid. Nature 366:575–580

Chudek J, Ritz E, Kovacs G (1998) Genetic abnormalities in parathyroid nodules of uremic patients. Clin Cancer Res 4:211–214

Cozzolino M, Pasho S, Fallabrino G, et al. (2009) Pathogenesis of secondary hyperparathyroidism. Int J Artif Organs 32:75–80

Dusso AS (2003) Vitamin D receptor: mechanisms for vitamin D resistance in renal failure Kidney Int Suppl:S6–S9

Dusso AS, Pavlopoulos T, Naumovich L, et al. (2001) p21(WAF1) and transforming growth factor-alpha mediate dietary phosphate regulation of parathyroid cell growth Kidney. Int 59:855–865

Dusso AS, Sato T, Arcidiacono MV, et al. (2006) Pathogenic mechanisms for parathyroid hyperplasia Kidney. Int Suppl:S8–11

Fraser DR, Kodicek, E (1970) Unique biosynthesis by kidney of a biological active vitamin D metabolite. Nature 228:764–766

Fukuda N, Tanaka H, Tominaga Y, et al. (1993) Decreased 1,25-dihydroxyvitamin D3 receptor density is associated with a more severe form of parathyroid hyperplasia in chronic uremic patients. J Clin Invest 92:1436–1443

Galitzer H, Ben-Dov IZ, Silver J, et al. (2010) Parathyroid cell resistance to fibroblast growth factor 23 in secondary hyperparathyroidism of chronic kidney disease. Kidney Int 77:211–218

Garfia B, Canadillas S, Canalejo A, et al. (2002) Regulation of parathyroid vitamin D receptor expression by extracellular calcium. J Am Soc Nephrol 13:2945–2952

Godyn JJ, Xu H, Zhang F, et al. (1994) A dual block to cell cycle progression in HL60 cells exposed to analogues of vitamin D3. Cell Prolif 27:37–46

Goodman WG, Quarles LD (2008) Development and progression of secondary hyperparathyroidism in chronic kidney disease: lessons from molecular genetics. Kidney Int 74:276–288

Goodman WG, Veldhuis JD, Belin, TR, et al. (1998) Calcium-sensing by parathyroid glands in secondary hyperparathyroidism. J Clin Endocrinol Metab 83:2765–2772

Holick MF (2007) Vitamin D deficiency. N Engl J Med 357:266–281

Hsu CY, Chertow GM (2002) Elevations of serum phosphorus and potassium in mild to moderate chronic renal insufficiency. Nephrol Dial Transplant 17:1419–1425
Indridason OS, Heath H III, Khosla S, et al. (1996) Non-suppressible parathyroid hormone secretion is related to gland size in uremic secondary hyperparathyroidism. Kidney Int 50:1663–1671
Kifor O, Moore FD, Jr, Wang P, et al. (1996) Reduced immunostaining for the extracellular Ca2+-sensing receptor in primary and uremic secondary hyperparathyroidism J Clin Endocrinol Metab 81:1598–1606
Komaba H, Fukagawa M (2010) FGF23-parathyroid interaction: implications in chronic kidney disease. Kidney Int 77:292–298
Komaba H, Goto S, Fujii H, et al. (2010a) Depressed expression of Klotho and FGF receptor 1 in hyperplastic parathyroid glands from uremic patients. Kidney Int 77:232–238
Komaba H, Koizumi M, Fukagawa M (2010b) Parathyroid resistance to FGF23 in kidney transplant recipients: back to the past or ahead to the future? Kidney Int 78:953–955
Levin A, Bakris GL, Molitch M, et al. (2007) Prevalence of abnormal serum vitamin D, PTH, calcium, and phosphorus in patients with chronic kidney disease: results of the study to evaluate early kidney disease. Kidney Int 71:31–38
Li YC, Amling M, Pirro AE, et al. (1998) Normalization of mineral ion homeostasis by dietary means prevents hyperparathyroidism, rickets, and osteomalacia, but not alopecia in vitamin D receptor-ablated mice. Endocrinology 139:4391–4396
Liu M, Lee MH, Cohen M, et al. (1996) Transcriptional activation of the Cdk inhibitor p21 by vitamin D3 leads to the induced differentiation of the myelomonocytic cell line U937. Genes Dev 10:142–153
Lopez-Hilker S, Galceran T, Chan, YL, et al. (1986) Hypocalcemia may not be essential for the development of secondary hyperparathyroidism in chronic renal failure. J Clin Invest 78:1097–1102
Mallya SM, Gallagher JJ, Wild YK, et al. (2005) Abnormal parathyroid cell proliferation precedes biochemical abnormalities in a mouse model of primary hyperparathyroidism. Mol Endocrinol 19:2603–2609
Martinez I, Saracho R, Montenegro J, et al. (1997) The importance of dietary calcium and phosphorous in the secondary hyperparathyroidism of patients with early renal failure. Am J Kidney Dis 29:496–502
Mendoza FJ, Lopez I, Canalejo R, et al. (2009) Direct upregulation of parathyroid calcium-sensing receptor and vitamin D receptor by calcimimetics in uremic rats. Am J Physiol Renal Physiol 296:F605–F613
Moallem E, Kilav R, Silver J, et al. (1998) RNA-Protein binding and post-transcriptional regulation of parathyroid hormone gene expression by calcium and phosphate. J Biol Chem 273:5253–5259
Naveh-Many, T, Rahamimov, R, Livni, N, et al. (1995) Parathyroid cell proliferation in normal and chronic renal failure rats The effects of calcium, phosphate, and vitami.n D J Clin Invest 96:1786–1793
Okazaki T, Zajac JD, Igarashi T, et al. (1991) Negative regulatory elements in the human parathyroid hormone gene. J Biol Chem 266:21903–21910
Parfitt A (1997) The hyperparathyroidism of chronic renal failure: a disorder of growth. Kidney Int 52:3–9
Patel SR, Ke HQ, Vanholder R, et al. (1995) Inhibition of calcitriol receptor binding to vitamin D response elements by uremic toxins. J Clin Invest 96:50–59
Portale AA, Halloran BP, Morris RC, Jr (1989) Physiologic regulation of the serum concentration of 1,25-dihydroxyvitamin D by phosphorus in normal men. J Clin Invest 83:1494–1499
Portale AA, Halloran BP, Morris RC, Jr, et al. (1996) Effect of aging on the metabolism of phosphorus and 1,25-dihydroxyvitamin D in healthy men. Am J Physiol, 270:E483–E490
Ramirez JA, Goodman WG, Gornbein J, et al. (1993) Direct in vivo comparison of calcium-regulated parathyroid hormone secretion in normal volunteers and patients with secondary hyperparathyroidism. J Clin Endocrinol Metab 76:1489–1494
Sato T, Kikkawa Y, Hiramitsu T, et al. (2011) Role of multifunctional cell cycle modulators in advanced secondary hyperparathyroidism. Ther Apher Dial 15 Suppl 1:26–32
Scherberich JE (2008) Kalzium-Phosphat- und Knochenstoffwechsel Surrogatparameter und ihr Bezug bei chronischer Niereninsuffizienz. Der Nephrologe 507–517
Seiler S, Heine GH, Fliser D (2009) Clinical relevance of FGF-23 in chronic kidney disease Kidney. Int Suppl S34–S42
Sela-Brown A, Russell J, Koszewski NJ, et al. (1998) Calreticulin inhibits vitamin D's action on the PTH gene in vitro and may prevent vitamin D's effect in vivo in hypocalcemic rats. Mol Endocrinol 12:1193–1200
Shiizaki K, Hatamura I, Imazeki I, et al. (2009) Improvement of impaired calcium and skeletal homeostasis in vitamin D receptor knockout mice by a high dose of calcitriol and maxacalcitol. Bone 45:964–971
Szabo A, Merke J, Beier E, et al. (1989) 1,25(OH)2 vitamin D3 inhibits parathyroid cell proliferation in experimental uremia Kidney Int 35:1049–1056
Takahashi F, Denda M, Finch JL, et al. (2002) Hyperplasia of the parathyroid gland without secondary hyperparathyroidism. Kidney Int 61:1332–1338
Tenenhouse HS, Murer H (2003) Disorders of renal tubular phosphate transport. J Am Soc Nephrol 14:240–248

Literatur zu Kap. 3.5.2

Alon DB, Chaimovitz C, Dvilansky A, et al. (2002) Novel role of 1,25(OH)(2)D(3) in induction of erythroid progenitor cell proliferation. Exp Hematol 30:403–409
Ayus JC, Go AS, Valderrabano F, et al. (2005) Effects of erythropoietin on left ventricular hypertrophy in adults with severe chronic renal failure and hemoglobin <10 g/dL. Kidney Int 68:788–795
Bardin T (2003) Musculoskeletal manifestations of chronic renal failure. Curr Opin Rheumatol 15:48–54
Barletta G, De Feo ML, Del BR, et al. (2000) Cardiovascular effects of parathyroid hormone: a study in healthy subjects and normotensive patients with mild primary hyperparathyroidism. J Clin Endocrinol Metab 85:1815–1821
Battistella M, Richardson RM, Bargman JM, et al. (2011) Improved parathyroid hormone control by cinacalcet is associated with reduction in darbepoetin requirement in patients with end-stage renal disease. Clin Nephrol 76:99–103
Baums MH, Klinger HM, Otte S (2003) Morbus Teutschlander – a massive soft-tissue calcification of the foot in a patient on long-term hemodialysis. Arch Orthop Trauma Surg 123:51–53
Block GA, Hulbert-Shearon TE, Levin NW, et al. (1998) Association of serum phosphorus and calcium x phosphate product with mortality risk in chronic hemodialysis patients: a national study. Am J Kidney Dis 31:607–617
Block GA, Klassen PS, Lazarus JM, et al. (2004) Mineral metabolism, mortality, and morbidity in maintenance hemodialysis. J Am Soc Nephrol 15:2208–2218
Canaud B, Bragg-Gresham, JL, Marshall, MR, et al. (2006) Mortality risk for patients receiving hemodiafiltration versus hemodialysis: European results from the DOPPS Kidney. Int 69:2087–2093
Chou FF, Ho JC, Huang SC, et al. (2000) A study on pruritus after parathyroidectomy for secondary hyperparathyroidism. J Am Coll Surg 190:65–70

Chou FF, Lee CH, Chen JB, et al. (2005) Sleep disturbances before and after parathyroidectomy for secondary hyperparathyroidism. Surgery 137:426–430
Cottone S, Nardi E, Mule G, et al. (2007) Association between biomarkers of inflammation and left ventricular hypertrophy in moderate chronic kidney disease. Clin Nephrol 67:209–216
de Francisco AL (2004) Secondary hyperparathyroidism: review of the disease and its treatment. Clin Ther 26:1976–1993
Denman ST (1986) A review of pruritus. J Am Acad Dermatol, 14:375–392
Deutsche Gesellschaft für Nephrologie (2011) Daten und Fakten zur Niere und zu Nierenersatzverfahren
Dimkovic, N, Djukanovic, L, Radmilovic, A, et al. (1992) Uremic pruritus and skin mast cells. Nephron 61:5–9
Drueke TB (1996) A clinical approach to the uraemic patient with extraskeletal calcifications. Nephrol Dial Transplant 11 Suppl 3:37–42
Drueke TB, Eckard, K (2002) Role of secondary hyperparathyroidism in erythropoietin resistance of chronic renal failure patients. Nephrol Dial Transplant 17 Suppl 5:28–31
Durrant-Finn U, Osten B, Mugge C, et al. (2009) [Pruritus and dryness of the skin in chronic kidney insufficiency and dialysis patients – a review]. Wien Med Wochenschr 159:317–326
Esposito MG, Cesare CM, De Santo RM, et al. (2008) Parathyroidectomy improves the quality of sleep in maintenance hemodialysis patients with severe hyperparathyroidism. J Nephrol 21 Suppl 13:S92–S96
Fineman I, Johnson JP, Di-Patre PL, et al. (1999) Chronic renal failure causing brown tumors and myelopathy Case report and review of pathophysiology and treatment. J Neurosurg 90:242–246
Fliser D, Franek E, Fode P, et al. (1997) Subacute infusion of physiological doses of parathyroid hormone raises blood pressure in humans Nephrol Dial Transplant 12:933–938
Foley RN, Parfrey PS (1997) Cardiac disease in chronic uremia: clinical outcome and risk factors Adv Ren Replace Ther 4:234–248
Foley RN, Parfrey PS, Harnett JD, et al. (1995) Clinical and echocardiographic disease in patients starting end-stage renal disease therapy Kidney Int 47:186–192
Fukagawa M, Komab, H, Onishi Y, et al. (2011) Mineral metabolism management in hemodialysis patients with secondary hyperparathyroidism in Japan: baseline data from the MBD-5D Am J Nephrol 33:427–437
Fusaro M, D'Angelo A, Naso A, et al. (2011) Treatment with calcimimetic (cinacalcet) alters epoetin dosage requirements in dialysis patients: preliminary report Ren Fail 33:732–735
Gavelli G, Zompatori M (1997) Thoracic complications in uremic patients and in patients undergoing dialytic treatment: state of the art Eur Radiol 7:708–717
Hampers CL, Katz AI, Wilson RE, et al. (1968) Disappearance of „uremic" itching after subtotal parathyroidectomy. N Engl J Med 279:695–697
Hara, S, Ubara Y, Arizono K, et al. (1995) Relation between parathyroid hormone and cardiac function in long-term hemodialysis patients. Miner Electrolyte Metab 21:72–76
Held PJ, Brunner F, Odaka M, et al. (1990) Five-year survival for end-stage renal disease patients in the United States, Europe, and Japan, 1982 to 1987. Am J Kidney Dis 15:451–457
Henschel A, Dannenberg L, Gobel U, et al. (1999) [Disseminated ischemic necrosis and livedo racemosa in a chronic dialysis patient with calciphylaxis]. Hautarzt 50:439–444
Hiroshige K, Kabashima N, Takasugi M, et al. (1995) Optimal dialysis improves uremic pruritus. Am J Kidney Dis 25:413–419
Hoeft D, Hillen U, Goos M, et al. (2004) [Painful ulcerating livid erythema in a 58-year old patient]. Hautarzt 55:562-566
Horl WH, Haag-Weber M, Mai B, et al. (1995) Verapamil reverses abnormal [Ca2+]i and carbohydrate metabolism of PMNL of dialysis patients. Kidney Int 47:1741–1745
Jevtic V (2003) Imaging of renal osteodystrophy. Eur J Radiol 46:85–95
Kakuta T, Tanaka, R, Kanai, G, et al. (2009) Can cinacalcet replace parathyroid intervention in severe secondary hyperparathyroidism? Ther Apher Dial 13 Suppl 1:S20–S27
Kleeman CR, Massry SG, Popovtzer MM, et al. (1968) The disappearance of intractable pruritus after parathyroidectomy in uremic patients with secondary hyperparathyroidism. Trans Assoc Am Physicians 81:203–212
Lameire N, Jager K, Van BW, et al. (2005) Chronic kidney disease: a European perspective. Kidney Int Suppl:S30–S38
Leal CT, Lacativ, PG, Gomes, EM, et al. (2006) Surgical approach and clinical outcome of a deforming brown tumor at the maxilla in a patient with secondary hyperparathyroidism due to chronic renal failure. Arq Bras Endocrinol Metabol 50:963–967
Li S, Chen YW, Peng Y, et al. (2011) Trends in parathyroidectomy rates in US hemodialysis patients from 1992 to 2007. Am J Kidney Di, 57:602–611
Limrick C, Nichols-Thomas C (2009) Anaemia and mineral bone disorder in chronic kidney disease: a review of the current literature and implications for clinical nursing practice. J Ren Care 35 Suppl 1:94–100
Malberti F, Marcelli D, Conte F, et al. (2001) Parathyroidectomy in patients on renal replacement therapy: an epidemiologic study. J Am Soc Nephrol 12:1242–1248
Massry SG, Popovtzer MM, Coburn JW, et al. (1968) Intractable pruritus as a manifestation of secondary hyperparathyroidism in uremia Disappearance of itching after subtotal parathyroidectomy. N Engl J Med 279:697–700
Moe SM, Druek T (2008) Improving global outcomes in mineral and bone disorders. Clin J Am Soc Nephrol 3 Suppl 3:S127–S130
Nappi S, Saha H, Virtanen V, et al. (2000) Left ventricular structure and function in primary hyperparathyroidism before and after parathyroidectomy. Cardiology 93:229–233
Narita I, Iguchi S, Omori K, et al. (2008) Uremic pruritus in chronic hemodialysis patients. J Nephrol 21:161–165
Parfrey PS, Harnett JD, Barre PE (1991) The natural history of myocardial disease in dialysis patients. J Am Soc Nephrol 2:2–12
Par CW, Oh YS, Shin YS, et al. (1999) Intravenous calcitriol regresses myocardial hypertrophy in hemodialysis patients with secondary hyperparathyroidism. Am J Kidney Dis 33:73–81
Pilz S, Tomaschitz, A, Drechsler, C, et al. (2010) Parathyroid hormone level is associated with mortality and cardiovascular events in patients undergoing coronary angiography. Eur Heart J 31:1591–1598
Piovesan A, Molineri N, Casasso F, et al. (1999) Left ventricular hypertrophy in primary hyperparathyroidism Effects of successful parathyroidectomy. Clin Endocrinol (Oxf) 50:321–328
Ponticell C, Bencini PL (1992) Uremic pruritus: a review. Nephron 60:1–5
Raggi P, Chertow GM, Torres PU, et al. (2011) The ADVANCE study: a randomized study to evaluate the effects of cinacalcet plus low-dose vitamin D on vascular calcification in patients on hemodialysis. Nephrol Dial Transplant 26:1327–1339
Rayner HC, Pisoni RL, Bommer J, et al. (2004) Mortality and hospitalization in haemodialysis patients in five European countries: results from the Dialysis Outcomes and Practice Patterns Study (DOPPS). Nephrol Dial Transplant 19:108–120
Scharer K, Schmidt KG, Soergel M (1999) Cardiac function and structure in patients with chronic renal failure. Pediatr Nephrol 13:951–965
Schluter KD, Piper HM (1998) Cardiovascular actions of parathyroid hormone and parathyroid hormone-related peptide. Cardiovasc Res 37:34–41

Schwarz G, Laukhuf F, Bittinger F, et al. (2000) [Calciphylaxis: ischemic tissue necrosis in chronic renal failure Case report and review of the literature]. Hautarzt 51:36–40

Sedighi O, Makhlough A, Kashi Z, et al. (2011) Relationship between serum parathyroid hormone and hypertension in hemodialysis patients. Iran J Kidney Dis 5:267–270

Shiota E, Tsuchiya K, Yamaoka K, et al. (2002) Spontaneous major tendon ruptures in patients receiving long-term hemodialysis. Clin Orthop Relat Res:236–242

Slinin Y, Foley RN, Collins AJ (2007) Clinical epidemiology of parathyroidectomy in hemodialysis patients: the USRDS waves 1, 3, and 4 study. Hemodial Int 11:62–71

Srivaths PR, Goldstei, SL, Silverstein DM, et al. (2011) Elevated FGF 23 and phosphorus are associated with coronary calcification in hemodialysis patients. Pediatr Nephrol 26:945–951

Stahle-Backdahl M, Hagermark O, Lins LE, et al. (1989) Experimental and immunohistochemical studies on the possible role of parathyroid hormone in uraemic pruritus. J Intern Med 225:411–415

Stefenelli T, Abela C Frank H, et al. (1997) Cardiac abnormalities in patients with primary hyperparathyroidism: implications for follow-up J Clin Endocrinol Metab 82:106–112

Stevens LA, Djurdje, O, Cardew S, et al. (2004) Calcium, phosphate, and parathyroid hormone levels in combination and as a function of dialysis duration predict mortality: evidence for the complexity of the association between mineral metabolism and outcomes. J Am Soc Nephro, 15:770–779

Strozecki P, Adamowicz A, Nartowic, E, et al. (2001) Parathormon, calcium, phosphorus, and left ventricular structure and function in normotensive hemodialysis patients. Ren Fail 23:115–126

Taddei S, Nami R, Brun, RM, et al. (2011) Hypertension, left ventricular hypertrophy and chronic kidney disease. Heart Fail Rev 16:615–620

Tentori F, Blayney MJ, Albert, JM, et al. (2008) Mortality risk for dialysis patients with different levels of serum calcium, phosphorus, and PTH: the Dialysis Outcomes and Practice Patterns Study (DOPPS). Am J Kidney Dis 52:519–530

Trunzo JA, McHenry CR, Schulak JA, et al. (2008) Effect of parathyroidectomy on anemia and erythropoietin dosing in end-stage renal disease patients with hyperparathyroidism. Surgery 144:915–918

Verma A Anavekar NS, Meris A, et al. (2007) The relationship between renal function and cardiac structure, function, and prognosis after myocardial infarction: the VALIANT Echo Study. J Am Coll Cardiol 50:1238–1245

Voigtländer V (2005) Haut und Niere. In: Plewig P (Hrsg) Fortschritte der praktischen Dermatologie und Venerologie 2004. Springer, Berlin Heidelberg New York, pp 147–149.

West SL, Lok CE, Jamal SA (2010) Fracture Risk Assessment in Chronic Kidney Disease, Prospective Testing Under Real World Environments (FRACTURE): a prospective study. BMC Nephrol 11:17

Whyte MP (1999) Extraskeletal (ectopic) calcification and ossification In Primer on the metabolic bone diseases and disorders of mineral metabolism (ed Whyte MP). Lippincott Williams & Wilkins, Philadelphia, pp 427–429

Wittenberg, A (2004) The rugger jersey spine sign. Radiolog, 230:491–492

Young EW, Akiba T, Albert JM, et al. (2004) Magnitude and impact of abnormal mineral metabolism in hemodialysis patients in the Dialysis Outcomes and Practice Patterns Study (DOPPS). Am J Kidney Di, 44:34–38

Young EW, Albert JM, Satayathum S, et al. (2005) Predictors and consequences of altered mineral metabolism: the Dialysis Outcomes and Practice Patterns Study. Kidney Int 67:1179–1187

Zapolski T, Wysokinski A, Janicka L, et al. (2008) Aortic stiffness and valvular calcifications in patients with end-stage renal disease. Pol Arch Med Wewn 118:111–118

Zoccali C, Mallamaci F, Tripepi G (2004) Novel cardiovascular risk factors in end-stage renal disease. J Am Soc Nephrol, 15 Suppl 1:S77–S80

Literatur zu Kap. 3.5.3

Ernst M, Heath JK, Rodan GA (1989) Estradiol effects on proliferation, messenger ribonucleic acid for collagen and insulin-like growth factor-I, and parathyroid hormone-stimulated adenylate cyclase activity in osteoblastic cells from calvariae and long bones. Endocrinology 125:825–833

Felsenfeld AJ, Rodriguez M, Coleman M, et al. (1989) Desferrioxamine therapy in hemodialysis patients with aluminum-associated bone disease. Kidney Int 35:1371–1378

Hirai T, Nakashima A, Takasugi N, et al. (2010) Response of secondary hyperparathyroidism to cinacalcet depends on parathyroid size. Nephron Clin Pract 114:c187–c193

Matsuoka S, Tominaga Y, Sato T, et al. (2008) Relationship between the dimension of parathyroid glands estimated by ultrasonography and the hyperplastic pattern in patients with renal hyperparathyroidism. Ther Apher Dial 12:391–395

Mehl B, Delling G, Schlindwein I, et al. (2002) [Do markers of bone metabolism reflect the presence of a high- or low-turnover state of bone metabolism?]. Med Klin (Munich) 97:588–594

Meola M, Petrucci I, Calliada F, et al. (2011a) Presurgical setting of secondary hyperparathyroidism using high-resolution sonography and color Doppler. Ultraschall Med 32 Suppl 1:S74–S82

Meola M, Petrucci I, Colombini E, et al. (2011b) Use of ultrasound to assess the response to therapy for secondary hyperparathyroidism. Am J Kidney Dis 58:485–491

Okada M, Tominaga Y, Izumi K, et al. (2011) Tertiary hyperparathyroidism resistant to cinacalcet treatment. Ther Apher Dial 15 Suppl 1:33–37

Ozcan UA, Okta, I (2009) Assessment of parathyroid glands in hemodialysis patients by using color Doppler sonography. Eur Radiol 19:2750–2755

Tominaga Y, Matsuoka S, Sato T (2005) Surgical indications and procedures of parathyroidectomy in patients with chronic kidney disease. Ther Apher Dial 9:44–47

Turner RT, Riggs BL, Spelsberg TC (1994) Skeletal effects of estrogen. Endocr Rev 15:275–300

Vulpio C, Bossola M, De GA, et al. (2010) Usefulness of the combination of ultrasonography and 99mTc-sestamibi scintigraphy in the preoperative evaluation of uremic secondary hyperparathyroidism. Head Neck 32:1226-1235

Literatur zu Kap. 3.5.4

Bergman A, Fenton SS, Richardson RM, et al. (2008) Reduction in cardiovascular related hospitalization with nocturnal home hemodialysis. Clin Nephrol 69:33–39

Biggar PH, Liangos O, Fey H, et al. (2011) Vitamin D, chronic kidney disease and survival: a pluripotent hormone or just another bone drug? Pediatr Nephrol 26:7–18

Block GA, Martin KJ, de Francisco AL, et al. (2004) Cinacalcet for secondary hyperparathyroidism in patients receiving hemodialysis. N Engl J Med 350:1516–1525

Borchhardt KA, Diarra D, Sulzbacher I, et al. (2010) Cinacalcet decreases bone formation rate in hypercalcemic hyperparathyroidism after kidney transplantation. Am J Nephrol 31:482–489

Borchhardt KA, Heinzl H, Mayerwoger E, et al. (2008) Cinacalcet increases calcium excretion in hypercalcemic hyperparathyroidism after kidney transplantation Transplantation 86:919–924

Bover J, Ortiz-Herbener F, Ballarin J, et al. (2005) [New therapy strategies in secondary hyperparathyroidism on dialysis (I): new concepts, new treatments]. Nefrologia 25 Suppl 2:100–108
Burton DW, Foster M, Johnson KA, et al. (2005) Chondrocyte calcium-sensing receptor expression is up-regulated in early guinea pig knee osteoarthritis and modulates PTHrP, MMP-13, and TIMP-3 expression. Osteoarthritis Cartilage 13:395–404
Cheng, S C, Young, D O, Huang, Y, et al. (2008) A randomized, double-blind, placebo-controlled trial of niacinamide for reduction of phosphorus in hemodialysis patients. Clin J Am Soc Nephrol 3:1131–1138
Copley JB, Wuthrich RP (2011) Therapeutic management of post-kidney transplant hyperparathyroidism. Clin Transplant 25:24–39
Cunningham J, Danese M, Olson K, et al. (2005) Effects of the calcimimetic cinacalcet HCl on cardiovascular disease, fracture, and health-related quality of life in secondary hyperparathyroidism. Kidney Int 68:1793–1800
Date T, Shigematsu T, Kawashita Y, et al. (2003) Colestimide can be used as a phosphate binder to treat uraemia in end-stage renal disease patients. Nephrol Dial Transplant 18 Suppl 3:iii90–iii93
David DS (1977) Mineral and Bone Homeostasis in Renal Failure: Pathophysiology and Management. In: Davis DS (eds) Calcium Metabolism in Renal Failure and Nephrolithiasis. John Wiley & Sons, New York, pp 1–76
Drechsler C, Pilz S, Obermayer-Pietsch B, et al. (2010) Vitamin D deficiency is associated with sudden cardiac death, combined cardiovascular events, and mortality in haemodialysis patients. Eur Heart J 3: 2253–2261
Fagugli RM, Reboldi G, Quintaliani G, et al. (2001) Short daily hemodialysis: blood pressure control and left ventricular mass reduction in hypertensive hemodialysis patients. Am J Kidney Dis 38:371–376
Falck P, Vethe NT, Asberg A, et al. (2008) Cinacalcet's effect on the pharmacokinetics of tacrolimus, cyclosporine and mycophenolate in renal transplant recipients. Nephrol Dial Transplant 23:1048–1053
Floege J, Kim J, Ireland E, et al. (2011) Serum iPTH, calcium and phosphate, and the risk of mortality in a European haemodialysis population. Nephrol Dial Transplant 26:1948–1955
Ghazali A, Fardellone P, Pruna A, et al. (1999) Is low plasma 25-(OH)vitamin D a major risk factor for hyperparathyroidism and Looser's zones independent of calcitriol? Kidney Int 55, 2169–2177
Goodman WG (2002) Calcimimetic agents and secondary hyperparathyroidism: treatment and prevention Nephrol Dial Transplant, 17:204–207
Heaf JG, Joffe P, Marckmann P (2011) Vitamin D and Stage 5 Chronic Kidney Disease: A New Paradigm? Semin Dial
Hemmelgarn BR, Manns BJ, Lloyd A, et al. (2010) Relation between kidney function, proteinuria, and adverse outcomes. JAMA 303:423–429
Hendy GN, Hruska KA, Mathew S, et al. (2006) New insights into mineral and skeletal regulation by active forms of vitamin D. Kidney Int 6:218–223
Henschkowski J, Bischoff-Ferrari HA, Wuthrich RP, et al. (2011) Renal function in patients treated with cinacalcet for persistent hyperparathyroidism after kidney transplantation. Kidney Blood Press Res 34:97–103
Hofman-Bang J, Martuseviciene G, Santini MA, et al. (2010) Increased parathyroid expression of klotho in uremic rats. Kidney Int 78:1119–1127
Isakova T, Gutierrez OM, Chang Y, et al. (2009) Phosphorus binders and survival on hemodialysis. J Am Soc Nephrol 20:388–396
Itoh K, Tanaka M, Hashiguchi J, et al. (2008) Comparison of sevelamer hydrochloride with colestimide, administered alone or in combination with calcium carbonate, in patients on hemodialysis. Ther Apher Dial 12:126–132
Jean G, Souberbielle JC, Chazot C (2009) Monthly cholecalciferol administration in haemodialysis patients: a simple and efficient strategy for vitamin D supplementation. Nephrol Dial Transplant 24:3799–3805
Jean, G, Vanel, T, Terrat, J C, et al. (2010) Prevention of secondary hyperparathyroidism in hemodialysis patients: the key role of native vitamin D supplementation. Hemodial Int 14, 486–491
Kalantar-Zadeh K, Shah A, Duong U, et al. (2010) Kidney bone disease and mortality in CKD: revisiting the role of vitamin D, calcimimetics, alkaline phosphatase, and minerals. Kidney Int Suppl: S10–S21
Kandula P, Dobre M, Schold JD, et al. (2011) Vitamin D supplementation in chronic kidney disease: a systematic review and meta-analysis of observational studies and randomized controlled trials. Clin J Am Soc Nephrol 6:50–62
Kestenbaum B, Belozeroff V (2007) Mineral metabolism disturbances in patients with chronic kidney disease. Eur J Clin Invest 37:607–622
Kim HS, Chung W, Kim S (2011) Vitamin d, and kidney disease Electrolyte. Blood Press 9:1–6
Kjellstrand C, Buoncristiani U, Ting G, et al. (2010) Survival with short-daily hemodialysis: association of time, site, and dose of dialysis. Hemodial Int 14:464–470
Kjellstrand CM, Ing TS, Kjellstrand PT, et al. (2011) Phosphorus dynamics during hemodialysis. Hemodial Int 15:226–233
Komaba H, Tanaka M, Fukagawa M (2008) Treatment of chronic kidney disease-mineral and bone disorder (CKD-MBD) Intern Med, 4: 989–994
Kooienga L (2007) Phosphorus balance with daily dialysis. Semin Dial 20:342–345
Kraus MA (2011) What hemodialysis strategy affords the longest patient survival? Semin Dial 24:420–421
Lemmila S, Saha H, Virtanen V, et al. (1998) Effect of intravenous calcitriol on cardiac systolic and diastolic function in patients on hemodialysis. Am J Nephrol 18:404–410
Levey AS, Eckardt KU, Tsukamoto Y, et al. (2005) Definition and classification of chronic kidney disease: a position statement from Kidney Disease: Improving Global Outcomes (KDIGO) Kidney Int 67:2089–2100
Levey AS, Stevens LA, Coresh J (2009) Conceptual model of CKD: applications and implications. Am J Kidney Dis 53:S4–16
Lewin E, Olgaard K (2009) When is Vitamin D contraindicated in dialysis patients? Semin Dia 22:240–242
Li YC, Amling M, Pirro AE, et al. (1998) Normalization of mineral ion homeostasis by dietary means prevents hyperparathyroidism, rickets, and osteomalacia, but not alopecia in vitamin D receptor-ablated mice. Endocrinology 139:4391–4396
Li YC, Qiao G, Uskokovic M, et al. (2004) Vitamin D: a negative endocrine regulator of the renin-angiotensin system and blood pressure. J Steroid Biochem Mol Biol 89–90:387–392
Locatelli F (2004) The need for better control of secondary hyperparathyroidism. Nephrol Dial Transplant, 19 Suppl 5:V15–V19
Lomonte C, Antonelli M, Vernaglione L, et al. (2005) Are low plasma levels of 25-(OH)vitamin D a major risk factor for hyperparathyroidism independent of calcitriol in renal transplant patients? J Nephrol 18:96–101
Maass E, Mueller GA, Heller T, et al. (2007) Decrease in serum tacrolimus level and rise in serum creatinine under late addition of cinacalcet in a renal transplant recipient with hyperparathyroidism: a case report. Transplant Proc 39:3468–3470
Macisaac RJ, Tsalamandris C, Panagiotopoulos S, et al. (2004) Nonalbuminuric renal insufficiency in type 2 diabetes. Diabetes Care 27:195–200

Messa P, Alfieri C, Rastaldi MP (2011) Recent insights into vitamin D and its receptor. J Nephrol 24 Suppl 18:S30–S37
Miller, G, Davis, J, Shatzen, E, et al. (2011) Cinacalcet HCl prevents development of parathyroid gland hyperplasia and reverses established parathyroid gland hyperplasia in a rodent model of CKD Nephrol Dial Transplant
Moe SM, Chertow GM (2006) The case against calcium-based phosphate binders. Clin J Am Soc Nephrol 1:697–703
Moe SM, Chertow, GM, Coburn JW, et al. (2005a) Achieving NKF-K/DOQI bone metabolism and disease treatment goals with cinacalcet HCl. Kidney Int 67:760–771
Moe SM, Cunningham J, Bommer J, et al. (2005b) Long-term treatment of secondary hyperparathyroidism with the calcimimetic cinacalcet HCl. Nephrol Dial Transplant 20:2186–2193
Moe SM, Drueke TB (2011) The KDIGO guideline on dialysate calcium and patient outcomes: need for hard evidence. Kidney Int 79:478–479
Muller D, Mehling H, Otto B, et al. (2007) Niacin lowers serum phosphate and increases HDL cholesterol in dialysis patients. Clin J. Am Soc Nephrol 2:1249–1254
National Institute of Diabetes and Digestive and Kidney Diseases (NIDDK) (2011) DIVINE: Dialysis Infection and Vitamin D In New England
NKF (2002) K/DOQI clinical practice guidelines for chronic kidney disease: evaluation, classification, and stratification. Am J Kidney Dis 39:S1–266
NN (2003) K/DOQI clinical practice guidelines for bone metabolism and disease in chronic kidney disease. Am J Kidney Dis 42:S1–201
Ok E, Asci G, Duman S, et al. (2008) Reduction of Calcium Exposure Slows down Progression of Vascular Calcification and Improves. Adynamic Bone Disease
Okada M, Tominaga Y, Izumi K, et al. (2011) Tertiary hyperparathyroidism resistant to cinacalcet treatment Ther Apher Dial 15 Suppl 1:33–37
Park CW, Oh YS, Shin YS, et al. (1999) Intravenous calcitriol regresses myocardial hypertrophy in hemodialysis patients with secondary hyperparathyroidism. Am J Kidney Dis 33:73–81
Reichel H, Koeffle HP, Norman AW (1989) The role of the vitamin D endocrine system in health and disease. N Engl J Med 320:980–991
Restrepo Valencia, CA, Cruz, J (2008) [Safety and effectiveness of nicotinic acid in the management of patients with chronic renal disease and hyperlipidemia associated to hyperphosphatemia]. Nefrologia 28:61–66
Sampathkumar K, Selvam M, Sooraj YS, et al. (2006) Extended release nicotinic acid – a novel oral agent for phosphate control. Int Urol Nephrol, 38:171–174
Saran R, Bragg-Gresham JL, Levin NW, et al. (2006) Longer treatment time and slower ultrafiltration in hemodialysis: associations with reduced mortality in the DOPPS. Kidney Int 69:1222–1228
Schomig M, Ritz E (2000) Management of disturbed calcium metabolism in uraemic patients: 3 Potential perspectives – calcimimetics. Nephrol Dial Transplant 15 Suppl 5:30–31
Schwarz A, Merkel S, Leitolf H, et al. (2011) The effect of cinacalcet on bone remodeling and renal function in transplant patients with persistent hyperparathyroidism. Transplantation 91:560–565
Seyffart G, Schulz T, Stiller S (2009) Use of two calcium concentrations in hemodialysis--report of a 20-year clinical experience. Clin Nephrol 71:296–305
Spurney RF, Pi M, Flannery P, et al. (1999) Aluminum is a weak agonist for the calcium-sensing receptor. Kidney Int 55:1750–1758
Stubbs JR, Wetmore JB (2011) Does it matter how parathyroid hormone levels are suppressed in secondary hyperparathyroidism? Semin Dial 24:298–306
Sumida K, Nakamura M, Ubara Y, et al. (2011) Histopathological alterations of the parathyroid glands in haemodialysis patients with secondary hyperparathyroidism refractory to cinacalcet hydrochloride. J Clin Pathol 64:756–760
Takahashi Y, Tanaka A, Nakamura T, et al. (2004) Nicotinamide suppresses hyperphosphatemia in hemodialysis patients. Kidney Int 65:1099–1104
Tanaka M, Tokunaga K, Komaba H, et al. (2011) Vitamin D receptor activator reduces oxidative stress in hemodialysis patients with secondary hyperparathyroidism. Ther Apher Dial 15:161–168
Teng M, Wolf M, Ofsthun MN, et al. (2005) Activated injectable vitamin D and hemodialysis survival: a historical cohort study. J Am Soc Nephrol 16:1115–1125
Tentori F, Albert JM, Young EW, et al. (2009) The survival advantage for haemodialysis patients taking vitamin D is questioned: findings from the Dialysis Outcomes and Practice Patterns Study. Nephrol Dial Transplant 24:963–972
Tentori F, Hunt WC, Stidley CA, et al. (2006) Mortality risk among hemodialysis patients receiving different vitamin D analogs. Kidney Int 70:1858–1865
Thomas MC, Macisaac RJ, Jerums G, et al. (2009) Nonalbuminuric renal impairment in type 2 diabetic patients and in the general population (national evaluation of the frequency of renal impairment cO-existing with NIDDM [NEFRON] 11). Diabetes Care 32:1497–1502
Tonelli M, Wang W, Hemmelgarn B, et al. (2009) Phosphate removal with several thrice-weekly dialysis methods in overweight hemodialysis patients. Am J Kidney Dis 54:1108–1115
Torres A, Lorenzo V, Hernandez D, et al. (1995) Bone disease in predialysis, hemodialysis, and CAPD patients: evidence of a better bone response to PTH. Kidney Int 47:1434–1442
Troidle L, Hotchkiss M, Finkelstein F (2007) A thrice weekly in-center nocturnal hemodialysis program Adv Chronic Kidney Dis 14:244–248
Wada M, Nagano N (2003) Control of parathyroid cell growth by calcimimetics. Nephrol Dial Transplant 18 Suppl 3:iii13–iii17
Wada M, Nagano N, Nemeth EF (1999) The calcium receptor and calcimimetics. Curr Opin Nephrol Hypertens 8:429–433
Weinreich T, De los,RT, Gauly A, et al. (2006) Effects of an increase in time vs frequency on cardiovascular parameters in chronic hemodialysis patients. Clin Nephrol 66:433–439
Wolf M (2011) Should activated vitamin D be used in patients with end-stage renal disease and low levels of parathyroid hormone? Semin Dial 24:428–430
Yamada K, Fujimoto S, Nishiura R, et al. (2007) Risk factors of the progression of abdominal aortic calcification in patients on chronic haemodialysis. Nephrol Dial Transplant 22:2032–2037
Yamamoto M, Ogata H, Mizobuchi M, et al. (2011) Number of enlarged parathyroid glands might be a predictor of cinacalcet response in advanced secondary hyperparathyroidism. Clin Exp Nephrol
Zitt E, Woess E, Mayer G, et al. (2011) Effect of cinacalcet on renal electrolyte handling and systemic arterial blood pressure in kidney transplant patients with persistent hyperparathyroidism. Transplantation 92:883–889

Literatur zu Kap. 3.5.5

Akerstrom G, Malmaeus J, Bergstrom R (1984) Surgical anatomy of human parathyroid glands. Surgery 95 (1):14–21
Akerstrom G, Rastad J, Ljunghall S, Ridefelt P, Juhlin C, Gylfe E (1991) Cellular physiology and pathophysiology of the parathyroid glands. World J Surg 15 (6):672–680
Akerstrom G, Rudberg C, Grimelius L, Rastad J (1988) Recurrent hyperparathyroidism due to peroperative seeding of neoplastic or hyperplastic parathyroid tissue. Case report. Acta Chir Scand 154 (9):549–552

Aly A, Douglas M (2003) Embryonic parathyroid rests occur commonly and have implications in the management of secondary hyperparathyroidism. ANZ J Surg 73 (5):284–288

Aston JP, Wheeler MH, Brown RC, Curley IR, Woodhead JS (1988) Studies on in vivo and in vitro release of intact parathyroid hormone using a new two-site immunochemiluminometric assay. World J Surg 12 (4):454–462

Barbaros U, Erbil Y, Yildirim A, Saricam G, Yazici H, Ozarmağan S (2009) Minimally invasive video-assisted subtotal parathyroidectomy with thymectomy for secondary hyperparathyroidism. Langenbecks Arch Surg 394 (3):451–455

Barczyński M, Cichoń S, Konturek A, Cichoń W (2005) A randomised study on a new cost-effective algorithm of quick intraoperative intact parathyroid hormone assay in secondary hyperparathyroidism. Langenbecks Arch Surg 390 (2):121–127

Bieglmayer C, Kaczirek K, Prager G, Niederle B (2006) Parathyroid hormone monitoring during total parathyroidectomy for renal hyperparathyroidism: pilot study of the impact of renal function and assay specificity. Clin Chem 52 (6):1112–1119

Block GA, Martin KJ, de Francisco AL, Turner SA, Avram MM, Suranyi MG, Hercz G, Cunningham J, Abu-Alfa AK, Messa P, Coyne DW, Locatelli F, Cohen RM, Evenepoel P, Moe SM, Fournier A, Braun J, McCary LC, Zani VJ, Olson KA, Drueke TB, Goodman WG (2004) Cinacalcet for secondary hyperparathyroidism in patients receiving hemodialysis. N Engl J Med 350 (15):1516–1525

Blomme RA, Blomme AM, Rinkes IH, Meerwaldt R, van der Wal MB, Valk GD, Vriens MR (2010) Surgical strategy in patients with secondary and tertiary hyperparathyroidism. A bi-institutional series. Acta Chir Belg 110 (1):35–39

Borot S, Lapierre V, Carnaille B, Goudet P, Penfornis A (2010) Results of cryopreserved parathyroid autografts: a retrospective multicenter study. Surgery 147 (4):529–535

Brancaccio D, Cozzolino M (2011) CKD-MBD: an endless story. J Nephrol 24 Suppl 18:S42–48

Brown AJ (2001) Therapeutic uses of vitamin D analogues. Am J Kidney Dis 38 (5 Suppl 5):S3–S19

Burgstaller T, Riss P, Asari R, Scheuba C, Bieglmayer C, Kaczirek K, Niederle B (2012) Does technically defined „total parathyroidectomy" stand the biochemical test? – A short and long-term follow-up of patients with secondary hyperparathyroidism. sent for publication

Chan HW, Chu KH, Fung SK, Tang HL, Lee W, Cheuk A, Yim KF, Tong MK, Lee KC (2010) Prospective study on dialysis patients after total parathyroidectomy without autoimplant. Nephrology (Carlton) 15 (4):441–447

Chertow GM, Moe SM (2005) Calcification or classification? J Am Soc Nephrol 16 (2):293–295

Chou FF, Chan HM, Huang TJ, Lee CH, Hsu KT (1998) Autotransplantation of parathyroid glands into subcutaneous forearm tissue for renal hyperparathyroidism. Surgery 124 (1):1–5

Chou FF, Lee CH, Chen JB, Hsu KT, Sheen-Chen SM (2002) Intraoperative parathyroid hormone measurement in patients with secondary hyperparathyroidism. Arch Surg 137 (3):341–344

Clary BM, Garner SC, Leight GS, Jr. (1997) Intraoperative parathyroid hormone monitoring during parathyroidectomy for secondary hyperparathyroidism. Surgery 122 (6):1034–1038; discussion 1038–1039

Coburn JW, Salusky IB (1994) Hyperparathyroidism in Renal Failure. In: The Parathyroids. Reve Press, New Yok

Cohen EP, Moulder JE (2001) Parathyroidectomy in chronic renal failure: has medical care reduced the need for surgery? Nephron 89 (3):271–273

Cohen MS, Dilley WG, Wells SA, Moley JF, Doherty GM, Sicard GA, Skinner MA, Norton JA, DeBenedetti MK, Lairmore TC (2005) Long-term functionality of cryopreserved parathyroid autografts: a 13-year prospective analysis. Surgery 138 (6):1033–1040; discussion 1040–1031

Conzo G, Perna AF, Sinisi AA, Palazzo A, Stanzione F, Della Pietra C, Livrea A (2011) Total parathyroidectomy without autotransplantation in the surgical treatment of secondary hyperparathyroidism of chronic kidney disease. J Endocrinol Invest doi:7621 [pii] 10.3275/7621

Coulston JE, Egan R, Willis E, Morgan JD (2010) Total parathyroidectomy without autotransplantation for renal hyperparathyroidism. Br J Surg 97 (11):1674–1679

Craver L, Marco MP, Martinez I, Rue M, Borras M, Martin ML, Sarro F, Valdivielso JM, Fernandez E (2007) Mineral metabolism parameters throughout chronic kidney disease stages 1-5 – achievement of K/DOQI target ranges. Nephrol Dial Transplant 22 (4):1171–1176

Cunningham J (2004) Achieving therapeutic targets in the treatment of secondary hyperparathyroidism. Nephrol Dial Transplant 19 Suppl 5:V9–14

De Francisco AL, Fresnedo GF, Rodrigo E, Pinera C, Amado JA, Arias M (2002) Parathyroidectomy in dialysis patients. Kidney Int Suppl (80):161–166

de la Rosa A, Jimeno J, Membrilla E, Sancho JJ, Pereira JA, Sitges-Serra A (2008) Usefulness of preoperative Tc-mibi parathyroid scintigraphy in secondary hyperparathyroidism. Langenbecks Arch Surg 393 (1):21–24

DeAlessandro AM MJ, Pirsch JD, Sollinger HW, Kalayoglu M, Vernon WB, Belzer FO, Starling JR (1989) Tertiary hyperparathyroidism after renal transplation: Operative indications. Surgery 106:1049

Debruyne F, Geuens G, Vander Poorten V, Delaere P (2008) Re-operation for secondary hyperparathyroidism. J Laryngol Otol 122 (9):942-947

Donckier V, Decoster-Gervy C, Kinnaert P (1997) Long-term results after surgical treatment of renal hyperparathyroidism when fewer than four glands are identified at operation. J Am Coll Surg 184 (1):70–74

Dotzenrath C (2010) [Indications for parathyroidectomy in renal hyperparathyroidism: comments on the significance of new therapeutics]. Chirurg 81 (10):902–908

Drakopoulos S, Koukoulaki M, Apostolou T, Pistolas D, Balaska K, Gavriil S, Hadjiconstantinou V (2009) Total parathyroidectomy without autotransplantation in dialysis patients and renal transplant recipients, long-term follow-up evaluation. Am J Surg 198 (2):178–183

Drueke TB (2000) Cell biology of parathyroid gland hyperplasia in chronic renal failure. J Am Soc Nephrol 11 (6):1141–1152

Drüeke TB (1995) The pathogenesis of parathyroid gland hyperplasia in chronic renal failure. Kidney Int 48 (1):259–272

Drueke TB, Zingraff J (1994) The dilemma of parathyroidectomy in chronic renal failure. Curr Opin Nephrol Hypertens 3 (4):386–395

Echenique-Elizondo M, Amondarain JA, Vidaur F, Olalla C, Aribe F, Garrido A, Molina J, Rodrigo MT (2007) Parathyroid subcutaneous pre-sternal transplantation after parathyroidectomy for renal hyperparathyroidism. Long-term graft function. World J Surg 31 (7):1403–1409

Echenique-Elizondo M, Díaz-Aguirregoitia FJ, Amondarain JA, Vidaur F (2006) Parathyroid graft function after presternal subcutaneous autotransplantation for renal hyperparathyroidism. Arch Surg 141 (1):33–38

Echenique Elizondo M, Diaz-Aguirregoitia FJ, Amondarain JA, Vidaur F (2005) Intraoperative monitoring of intact PTH in surgery for renal hyperparathyroidism as an indicator of complete parathyroid removal. World J Surg 29 (11):1504–1509

Evenepoel P, Claes K, Kuypers D, Maes B, Bammens B, Vanrenterghem Y (2004) Natural history of parathyroid function and calcium metabolism after kidney transplantation: a single-centre study. Nephrol Dial Transplant 19 (5):1281–1287

Evenepoel P, Claes K, Kuypers DR, Debruyne F, Vanrenterghem Y (2007) Parathyroidectomy after successful kidney transplantation: a single centre study. Nephrol Dial Transplant 22 (6):1730–1737

Farrington K, Varghese Z, Chan MK, Fernando ON, Baillod RA, Sweny P, Moorhead JF (1987) How complete is a total parathyroidectomy in uraemia? Br Med J (Clin Res Ed) 294 (6574):743

Fassbinder W, Brunner FP, Brynger H, Ehrich JH, Geerlings W, Raine AE, Rizzoni G, Selwood NH, Tufveson G, Wing AJ (1991) Combined report on regular dialysis and transplantation in Europe, XX, 1989. Nephrol Dial Transplant 6 Suppl 1:5–35

Felsenfeld A (1997) Considerations for the Treatment of Secondary Hyperparathyroidsm in Renal Failure. J Am Soc Nephrol 7:993

Felts JH, Whitley JE, Anderson DD, Carpenter HM, Bradshaw HH (1965) Medical and Surgical Treatment of Azotemic Osteodystrophy. Ann Intern Med 62:1272–1279

Foley RN, Li S, Liu J, Gilbertson DT, Chen SC, Collins AJ (2005) The fall and rise of parathyroidectomy in U.S. hemodialysis patients, 1992 to 2002. J Am Soc Nephrol 16 (1):210–218

Fordham CC, 3rd, Williams TF (1963) Brown tumor and secondary hyperparathyroidism. N Engl J Med 269:129–131

Freriks K, Hermus AR, de Sévaux RG, Bonenkamp HJ, Biert J, den Heijer M, Sweep FC, van Hamersvelt HW (2010) Usefulness of intraoperative parathyroid hormone measurements in patients with renal hyperparathyroidism. Head Neck 32 (10):1328–1335

Gasparri G, Camandona M, Bertoldo U, Sargiotto A, Papotti M, Raggio E, Nati L, Martino P, Felletti G, Mengozzi G (2009) The usefulness of preoperative dual-phase 99mTc MIBI-scintigraphy and IO-PTH assay in the treatment of secondary and tertiary hyperparathyroidism. Ann Surg 250 (6):868–871

Gioviale MC, Gambino G, Maione C, Luna E, Calderone F, Di Bona A, Buscemi G, Romano M, Lo Monte AI (2006) Intraoperative parathyroid hormone monitoring during parathyroidectomy for hyperparathyroidism in waiting list and kidney transplant patients. Transplant Proc 38 (4):1003–1005

Gioviale MC, Gambino G, Maione C, Romano G, Damiano G, Cocchiara G, Pirrotta C, Moscato F, Lo Monte AI, Buscemi G, Romano M (2007) Use of monitoring intraoperative parathyroid hormone during parathyroidectomy in patients on waiting list for renal transplantation. Transplant Proc 39 (6):1775–1778

Girotto JA, Harmon JW, Ratner LE, Nicol TL, Wong L, Chen H (2001) Parathyroidectomy promotes wound healing and prolongs survival in patients with calciphylaxis from secondary hyperparathyroidism. Surgery 130 (4):645–650; discussion 650–641

Gomes EM, Nunes RC, Lacativa PG, Almeida MH, Franco FM, Leal CT, Patrício Filho PJ, Farias ML, Gonçalves MD (2007) Ectopic and extranumerary parathyroid glands location in patients with hyperparathyroidism secondary to end stage renal disease. Acta Cir Bras 22 (2):105–109

Grant CS (2008) Long-term Results of Subtotal vs Total Parathyroidectomy Without Autotransplantation in Kidney Transplant Recipients – Invited Critique. Arch Surg 143 (8)

Group KDIGOC-MW (2009) KDIGO clinical practice guideline for the diagnosis, evaluation, prevention, and treatment of Chronic Kidney Disease-Mineral and Bone Disorder (CKD-MBD). Kidney Int Suppl (113):S1–130

Guerrero MA, Evans DB, Lee JE, Bao R, Bereket A, Gantela S, Griffin GD, Perrier ND (2008) Viability of cryopreserved parathyroid tissue: when is continued storage versus disposal indicated? World J Surg 32 (5):836–839

Hampl H, Steinmuller T, Stabell U, Klingenberg HJ, Schnoy N, Neuhaus P (1991) Recurrent hyperparathyroidism after total parathyroidectomy and autotransplantation in patients with long-term hemodialysis. Miner Electrolyte Metab 17 (4):256–260

Harrison BJ, Triponez F (2009) Intraoperative adjuncts in surgery for primary hyperparathyroidism. Langenbecks Arch Surg 394 (5):799–809

Haustein SV, Mack E, Starling JR, Chen H (2005) The role of intraoperative parathyroid hormone testing in patients with tertiary hyperparathyroidism after renal transplantation. Surgery 138 (6):1066–1071; discussion 1071

Hibi Y, Tominaga Y, Uchida K, Takagi H, Imai T, Funahashi H, Nakao A (2002) Cases with fewer than four parathyroid glands in patients with renal hyperparathyroidism at initial parathyroidectomy. World J Surg 26 (3):314–317

Hidai H, Chiba T, Takagi Y, Mori T, Taniguchi T, Hyodo T (1998) Percutaneous autotransplantation of parathyroid tissue into the forearm muscles. Surg Today 28 (1):114–116

Higgins RM, Richardson AJ, Ratcliffe PJ, Woods CG, Oliver DO, Morris PJ (1991) Total parathyroidectomy alone or with autograft for renal hyperparathyroidism? Q J Med 79 (288):323–332

Ikeda Y, Kurihara H, Morita N, Miyabe R, Takami H (2007a) The role of quick bio-intact PTH(1-84) assay during parathyroidectomy for secondary hyperparathyroidism. J Surg Res 141 (2):306–310

Ikeda Y, Kurihara H, Morita N, Miyabe R, Takami H (2007b) Significance of monitoring Bio-Intact PTH (1-84) during parathyroidectomy for secondary hyperparathyroidism. J Surg Res 139 (1):83–87

Ikeda Y, Takami H, Niimi M, Kan S, Sasaki Y, Takayama J (2002) Endoscopic total parathyroidectomy by the anterior chest approach for renal hyperparathyroidism. Surg Endosc 16 (2):320–322

Jorna FH, Tobe TJ, Huisman RM, de Jong PE, Plukker JT, Stegeman CA (2004) Early identification of risk factors for refractory secondary hyperparathyroidism in patients with long-term renal replacement therapy. Nephrol Dial Transplant 19 (5):1168–1173

Kaczirek K, Prager G, Riss P, Wunderer G, Asari R, Scheuba C, Bieglmayer C, Niederle B (2006) Novel parathyroid hormone (1–84) assay as basis for parathyroid hormone monitoring in renal hyperparathyroidism. Arch Surg 141 (2):129–134; discussion 134

Kaczirek K, Riss P, Wunderer G, Prager G, Asari R, Scheuba C, Bieglmayer C, Niederle B (2005) Quick PTH assay cannot predict incomplete parathyroidectomy in patients with renal hyperparathyroidism. Surgery 137 (4):431–435

Kakuta T, Tanaka R, Kanai G, Miyamoto Y, Inagaki M, Suzuki H, Fukagawa M, Saito A (2008) Relationship between the weight of parathyroid glands and their secretion of parathyroid hormone in hemodialysis patients with secondary hyperparathyroidism. Ther Apher Dial 12 (5):385–390

Kandil E, Florman S, Alabbas H, Abdullah O, McGee J, Noureldine S, Slakey D, Zhang R (2010) Exploring the effect of parathyroidectomy for tertiary hyperparathyroidism after kidney transplantation. Am J Med Sci 339 (5):420–424

Kara M, Tellioglu G, Bugan U, Krand O, Berber I, Seymen P, Eren PA, Ozel L, Titiz I (2010) Evaluation of intraoperative parathormone measurement for predicting successful surgery in patients undergoing subtotal/total parathyroidectomy due to secondary hyperparathyroidism. Laryngoscope 120 (8):1538–1544

Kaye M, D'Amour P, Henderson J (1989) Elective total parathyroidectomy without autotransplant in end-stage renal disease. Kidney Int 35 (6):1390–1399

Kebebew E, Duh QY, Clark OH (2004) Tertiary hyperparathyroidism: histologic patterns of disease and results of parathyroidectomy. Arch Surg 139 (9):974–977

Kerby JD, Rue LW, Blair H, Hudson S, Sellers MT, Diethelm AG (1998) Operative treatment of tertiary hyperparathyroidism: a single-center experience. Ann Surg 227 (6):878–886

Kestenbaum B, Seliger SL, Gillen DL, Wasse H, Young B, Sherrard DJ, Weiss NS, Stehman-Breen CO (2004) Parathyroidectomy rates

among United States dialysis patients: 1990-1999. Kidney Int 65 (1):282–288
Kinnaert P, Salmon I, Decoster-Gervy C, Bergman P, Hooghe L, De Pauw L, Van Geertruyden J (1993) Total parathyroidectomy and presternal subcutaneous implantation of parathyroid tissue for renal hyperparathyroidism. Surg Gynecol Obstet 176 (2):135–138
Kinnaert P, Salmon I, Decoster-Gervy C, Vienne A, De Pauw L, Hooghe L, Tielemans C (2000) Long-term results of subcutaneous parathyroid grafts in uremic patients. Arch Surg 135 (2):186–190
Lando MJ, Hoover LA, Zuckerbraun L, Goodman D (1988) Autotransplantation of parathyroid tissue into sternocleidomastoid muscle. Arch Otolaryngol Head Neck Surg 114 (5):557–560
Li S, Chen YW, Peng Y, Foley RN, St Peter WL (2011) Trends in parathyroidectomy rates in US hemodialysis patients from 1992 to 2007. Am J Kidney Dis 57 (4):602–611
Liechty RD, Weil R, 3rd (1984) The anatomy of parathyroid hyperplasia. Surgery 96 (6):1099–1102
Lieu D, Hirschowitz SL, Skinner KA, Zuckerbraun L (1998) Recurrent secondary hyperparathyroidism after autotransplantation into the sternocleidomastoid muscle: report of a case with fine needle aspiration findings. Acta Cytol 42 (5):1195–1198
Ljutic D, Cameron JS, Ogg CS, Turner C, Hicks JA, Owen WJ (1994) Long-term follow-up after total parathyroidectomy without parathyroid reimplantation in chronic renal failure. QJM 87 (11):685–692
Lokey J, Pattou F, Mondragon-Sanchez A, Minuto M, Mullineris B, Wambergue F, Foissac-Geroux P, Noel C, de Sagazan HL, VanHille P, Proye CA (2000) Intraoperative decay profile of intact (1-84) parathyroid hormone in surgery for renal hyperparathyroidism--a consecutive series of 80 patients. Surgery 128 (6):1029–1034
Lomonte C, Buonvino N, Selvaggiolo M, Dassira M, Grasso G, Vernaglione L, Basile C (2006) Sestamibi scintigraphy, topography, and histopathology of parathyroid glands in secondary hyperparathyroidism. Am J Kidney Dis 48 (4):638–644
Lorenz K, Dralle H (2005) Will intra-operative measurement of parathyroid hormone alter the surgical concept of renal hyperparathyroidism? Langenbecks Arch Surg 390 (4):277–279
Lorenz K, Ukkat J, Sekulla C, Gimm O, Brauckhoff M, Dralle H (2006) Total parathyroidectomy without autotransplantation for renal hyperparathyroidism: experience with a qPTH-controlled protocol. World J Surg 30 (5):743–751
Malberti F, Marcelli D, Conte F, Limido A, Spotti D, Locatelli F (2001) Parathyroidectomy in patients on renal replacement therapy: an epidemiologic study. J Am Soc Nephrol 12 (6):1242–1248
Matsuoka S, Tominaga Y, Sato T, Uno N, Goto N, Katayama A, Uchida K, Takami H (2007a) QuiCk-IntraOperative Bio-Intact PTH assay at parathyroidectomy for secondary hyperparathyroidism. World J Surg 31 (4):824–831
Matsuoka S, Tominaga Y, Sato T, Uno N, Goto N, Katayama A, Uchida K, Tsuzuki T (2007b) Recurrent renal hyperparathyroidism caused by parathyromatosis. World J Surg 31 (2):299–305
Matsuoka S, Tominaga Y, Sato T, Uno N, Hiramitu T, Goto N, Nagasaka T, Uchida K (2008) Relationship between the dimension of parathyroid glands estimated by ultrasonography and the hyperplastic pattern in patients with renal hyperparathyroidism. Ther Apher Dial 12 (5):391–395
Matsuoka S, Tominaga Y, Uno N, Goto N, Sato T, Katayama A, Haba T, Uchida K, Kobayashi K, Nakao A (2005) Calciphylaxis: a rare complication of patients who required parathyroidectomy for advanced renal hyperparathyroidism. World J Surg 29 (5):632–635
Matsuoka S, Tominaga Y, Uno N, Goto N, Sato T, Katayama A, Uchida K, Nakao A (2006) Surgical significance of undescended parathyroid gland in renal hyperparathyroidism. Surgery 139 (6):815–820
Mazzaferro S, Pasquali M, Farcomeni A, Vestri AR, Filippini A, Romani AM, Barresi G, Pugliese F (2008) Parathyroidectomy as a therapeutic tool for targeting the recommended NKF-K/DOQI ranges for serum calcium, phosphate and parathyroid hormone in dialysis patients. Nephrol Dial Transplant 23 (7):2319–2323
McPhaul JJ, Jr., McIntosh DA, Hammond WS, Park OK (1964) Autonomous Secondary (Renal) Parathyroid Hyperplasia. N Engl J Med 271:1342–1345
Meakins JL, Milne CA, Hollomby DJ, Goltzman D (1984) Total parathyroidectomy: parathyroid hormone levels and supernumerary glands in hemodialysis patients. Clin Invest Med 7 (1):21–25
Moe S, Drüeke T, Cunningham J, Goodman W, Martin K, Olgaard K, Ott S, Sprague S, Lameire N, Eknoyan G, KDIGO (2006) Definition, evaluation, and classification of renal osteodystrophy: a position statement from Kidney Disease: Improving Global Outcomes (KDIGO). Kidney Int 69 (11):1945–1953
Moffett JM, Suliburk J (2011) Parathyroid autotransplantation. Endocr Pract 17 Suppl 1:83–89
Monchik JM, Bendinelli C, Passero MA, Roggin KK (1999) Subcutaneous forearm transplantation of autologous parathyroid tissue in patients with renal hyperparathyroidism. Surgery 126 (6):1152–1158; discussion 1158–1159
Moor JW, Roberts S, Atkin SL, England RJ (2011) Intraoperative parathyroid hormone monitoring to determine long-term success of total parathyroidectomy for secondary hyperparathyroidism. Head Neck 33 (3):293–296
Mourad M, Ngongang C, Saab N, Coche E, Jamar F, Michel JM, Maiter D, Malaise J, Squifflet JP (2001) Video-assisted neck exploration for primary and secondary hyperparathyroidism: initial experience. Surg Endosc 15 (10):1112–1115
Müller-Stich BP, Brändle M, Binet I, Warschkow R, Lange J, Clerici T (2007) To autotransplant simultaneously or not – can intraoperative parathyroid hormone monitoring reliably predict early postoperative parathyroid hormone levels after total parathyroidectomy for hyperplasia? Surgery 142 (1):47–56
Neyer U, Hoerandner H, Haid A, Zimmermann G, Niederle B (2002) Total parathyroidectomy with autotransplantation in renal hyperparathyroidism: low recurrence after intra-operative tissue selection. Nephrol Dial Transplant 17 (4):625–629
Nichol PF, Starling JR, Mack E, Klovning JJ, Becker BN, Chen H (2002) Long-term follow-up of patients with tertiary hyperparathyroidism treated by resection of a single or double adenoma. Ann Surg 235 (5):673–678; discussion 678–680
Nicholson ML, Veitch PS, Feehally J (1996) Parathyroidectomy in chronic renal failure: comparison of three operative strategies. J R Coll Surg Edinb 41 (6):382–387
Niederle B (1996a) Secondary parathyroid hyperplasia surgical strategy: subtotal or total parathyroidectomy with autograft. Acta Chir Austriaca 28 Supp (124):4
Niederle B (1996b) The technique of parathyroid cryopreservation and results of delayed autotransplantation. Acta Chir Austriaca 28 Supp (124):6
Niederle B, Horandner H, Roka R, Woloszczuk W (1988a) [Parathyroidectomy and autotransplantation in renal hyperparathyroidism. I. Morphologic studies for tissue selection]. Langenbecks Arch Chir 373 (6):325–336
Niederle B, Horandner H, Roka R, Woloszczuk W (1989a) Morphologic and functional studies to prevent graft-dependent recurrence in renal osteodystrophy. Surgery 106 (6):1043–1048
Niederle B, Horandner H, Roka R, Woloszczuk W (1989b) [Parathyroidectomy and autotransplantation in renal hyperparathyroidism. I. Clinical and chemical laboratory studies following tissue selection]. Chirurg 60 (10):665–670

Niederle B, Roka R, Brennan MF (1982) The transplantation of parathyroid tissue in man: development, indications, technique, and results. Endocr Rev 3 (3):245–279

Niederle B, Roka R, Horandner H (1988b) [Recurrent renal hyperparathyroidism: reoperation on the autograft]. Wien Klin Wochenschr 100 (11):369–372

Ockert S, Willeke F, Richter A, Jonescheit J, Schnuelle P, Van Der Woude F, Post S (2002) Total parathyroidectomy without autotransplantation as a standard procedure in the treatment of secondary hyperparathyroidism. Langenbecks Arch Surg 387 (5–6):204-209

Ogg CS (1967) Total parathyroidectomy in treatment of secondary (renal) hyperparathyroidism. Br Med J 4 (5575):331–334

Ohta K, Manabe T, Katagiri M, Harada T (1994) Expression of proliferating cell nuclear antigens in parathyroid glands of renal hyperparathyroidism. World J Surg 18 (4):625–628; discussion 628–629

Park JH, Kang SW, Jeong JJ, Nam KH, Chang HS, Chung WY, Park CS (2011) Surgical treatment of tertiary hyperparathyroidism after renal transplantation: A 31-year experience in a single institution. Endocr J doi:JST.JSTAGE/endocrj/EJ11-0053 [pii]

Pattou FN, Pellissier LC, Noël C, Wambergue F, Huglo DG, Proye CA (2000) Supernumerary parathyroid glands: frequency and surgical significance in treatment of renal hyperparathyroidism. World J Surg 24 (11):1330–1334

Périé S, Fessi H, Tassart M, Younsi N, Poli I, St Guily JL, Talbot JN (2005) Usefulness of combination of high-resolution ultrasonography and dual-phase dual-isotope iodine 123/technetium Tc 99 m sestamibi scintigraphy for the preoperative localization of hyperplastic parathyroid glands in renal hyperparathyroidism. Am J Kidney Dis 45 (2):344–352

Pitt SC, Panneerselvan R, Chen H, Sippel RS (2009) Tertiary hyperparathyroidism: is less than a subtotal resection ever appropriate? A study of long term outcomes. Surgery 146 (6):1130–1137

Pitt SC, Panneerselvan R, Chen H, Sippel RS (2010) Secondary and tertiary hyperparathyroidism: the utility of ioPTH monitoring. World J Surg 34 (6):1343–1349

Plosker GL (2011) Cinacalcet: a pharmacoeconomic review of its use in secondary hyperparathyroidism in end-stage renal disease. Pharmacoeconomics 29 (9):807–821

Puccini M, Carpi A, Cupisti A, Caprioli R, Iacconi P, Barsotti M, Buccianti P, Mechanick J, Nicolini A, Miccoli P (2010) Total parathyroidectomy without autotransplantation for the treatment of secondary hyperparathyroidism associated with chronic kidney disease: clinical and laboratory long-term follow-up. Biomed Pharmacother 64 (5):359–362

Rayes N, Seehofer D, Schindler R, Reinke P, Kahl A, Ulrich F, Neuhaus P, Nussler NC (2008) Long-term results of subtotal vs total parathyroidectomy without autotransplantation in kidney transplant recipients. Arch Surg 143 (8):756–761; discussion 761

Richards ML, Wormuth J, Bingener J, Sirinek K (2006) Parathyroidectomy in secondary hyperparathyroidism: Is there an optimal operative management? Surgery 139 (2):174–180

Roshan A, Kamath B, Roberts S, Atkin SL, England RJ (2006) Intra-operative parathyroid hormone monitoring in secondary hyperparathyroidism: is it useful? Clin Otolaryngol 31 (3):198–203

Rothmund M, Wagner PK (1983) Total parathyroidectomy and autotransplantation of parathyroid tissue for renal hyperparathyroidism. A one- to six-year follow-up. Ann Surg 197 (1):7–16

Rothmund M, Wagner PK (1987) Epithelkörperchentransplantation. Endokrine Chirurgie. Thieme, Stuttgart New York

Rothmund M, Wagner PK (1988) Reoperations for persistent and recurrent secondary hyperparathyroidism. Ann Surg 207 (3):310–314

Rothmund M, Wagner PK, Schark C (1991) Subtotal parathyroidectomy versus total parathyroidectomy and autotransplantation in secondary hyperparathyroidism: a randomized trial. World J Surg 15 (6):745–750

Salem MM (1997) Hyperparathyroidism in the hemodialysis population: a survey of 612 patients. Am J Kidney Dis 29 (6):862-865

Saunders RN, Karoo R, Metcalfe MS, Nicholson ML (2005) Four gland parathyroidectomy without reimplantation in patients with chronic renal failure. Postgrad Med J 81 (954):255–258

Schlosser K, Endres N, Celik I, Fendrich V, Rothmund M, Fernandez ED (2007) Surgical treatment of tertiary hyperparathyroidism: the choice of procedure matters! World J Surg 31 (10):1947–1953

Schneider R, Waldmann J, Ramaswamy A, Fernández ED, Bartsch DK, Schlosser K (2011) Frequency of ectopic and supernumerary intrathymic parathyroid glands in patients with renal hyperparathyroidism: analysis of 461 patients undergoing initial parathyroidectomy with bilateral cervical thymectomy. World J Surg 35 (6):1260–1265

Schwarz A, Rustien G, Merkel S, Radermacher J, Haller H (2007) Decreased renal transplant function after parathyroidectomy. Nephrol Dial Transplant 22 (2):584–591

Seehofer D, Rayes N, Klupp J, Steinmüller T, Ulrich F, Müller C, Schindler R, Frei U, Neuhaus P (2005) Predictive value of intact parathyroid hormone measurement during surgery for renal hyperparathyroidism. Langenbecks Arch Surg 390 (3):222–229

Shih ML, Duh QY, Hsieh CB, Lin SH, Wu HS, Chu PL, Chen TY, Yu JC (2009) Total parathyroidectomy without autotransplantation for secondary hyperparathyroidism. World J Surg 33 (2):248–254

Silver J (2000) Molecular mechanisms of secondary hyperparathyroidism. Nephrol Dial Transplant 15 Suppl 5:2–7

Skinner KA, Zuckerbraun L (1996) Recurrent secondary hyperparathyroidism. An argument for total parathyroidectomy. Arch Surg 131 (7):724–727

Stanbury SW, Lumb GA, Nicholson WF (1960) Selective subtotal parathyroidectomy for renal hyperparathyroidism. Lancet 1:793

Starr FL, DeCresce R, Prinz RA (2000) Normalization of intraoperative parathyroid hormone does not predict normal postoperative parathyroid hormone levels. Surgery 128 (6):930–935; discussion 935–936

Stein MS, Packham DK, Wark JD, Ebeling PR, Becker GJ (1997) Large, rapid skeletal changes after parathyroidectomy. Clin Nephrol 48 (3):191–194

Stracke S, Jehle PM, Sturm D, Schoenberg MH, Widmaier U, Beger HG, Keller F (1999) Clinical course after total parathyroidectomy without autotransplantation in patients with end-stage renal failure. Am J Kidney Dis 33 (2):304–311

Stracke S, Keller F, Steinbach G, Henne-Bruns D, Wuerl P (2009) Long-term outcome after total parathyroidectomy for the management of secondary hyperparathyroidism. Nephron Clin Pract 111 (2):c102–109

Sun Y, Cai H, Bai J, Zhao H, Miao Y (2009) Endoscopic total parathyroidectomy and partial parathyroid tissue autotransplantation for patients with secondary hyperparathyroidism: a new surgical approach. World J Surg 33 (8):1674–1679

Takagi H, Tominaga Y, Uchida K, Yamada N, Kawai M, Kano T, Morimoto T (1984) Subtotal versus total parathyroidectomy with forearm autograft for secondary hyperparathyroidism in chronic renal failure. Ann Surg 200 (1):18–23

Tan CC, Cheah WK, Tan CT, Rauff A (2010) Intramuscular injection of parathyroid autografts is a viable option after total parathyroidectomy. World J Surg 34 (6):1332–1336

Thompson NW, Eckhauser FE, Harness JK (1982) The anatomy of primary hyperparathyroidism. Surgery 92 (5):814–821

Tominaga Y, Matsuoka S, Sato T (2005) Surgical indications and procedures of parathyroidectomy in patients with chronic kidney disease. Ther Apher Dial 9 (1):44–47

Tominaga Y, Matsuoka S, Uno N (2009) Surgical and medical treatment of secondary hyperparathyroidism in patients on continuous dialysis. World J Surg 33 (11):2335–2342

Tominaga Y, Matsuoka S, Uno N, Sato T (2008) Parathyroidectomy for secondary hyperparathyroidism in the era of calcimimetics. Ther Apher Dial 12 Suppl 1:S21–26

Tominaga Y, Matsuoka S, Uno N, Tsuzuki T, Hiramitsu T, Goto N, Nagasaka T, Watarai Y, Uchida K (2010) Removal of autografted parathyroid tissue for recurrent renal hyperparathyroidism in hemodialysis patients. World J Surg 34 (6):1312–1317

Tominaga Y, Tanaka Y, Sato K, Numano M, Uchida K, Falkmer U, Grimelius L, Johansson H, Takagi H (1992) Recurrent renal hyperparathyroidism and DNA analysis of autografted parathyroid tissue. World J Surg 16 (4):595–602; discussion 602–593

Tominaga Y, Uchida K, Haba T, Katayama A, Sato T, Hibi Y, Numano M, Tanaka Y, Inagaki H, Watanabe I, Hachisuka T, Takagi H (2001) More than 1,000 cases of total parathyroidectomy with forearm autograft for renal hyperparathyroidism. Am J Kidney Dis 38 (4 Suppl 1):S168–171

Triponez F, Clark OH, Evenepoel P (2010) Response to „tertiary hyperparathyroidism: is less than a subtotal resection ever appropriate? A study on long-term outcomes". Surgery 148 (5):1044–1045; author reply 1045

Triponez F, Clark OH, Vanrenthergem Y, Evenepoel P (2008) Surgical treatment of persistent hyperparathyroidism after renal transplantation. Ann Surg 248 (1):18–30

Triponez F, Dosseh D, Hazzan M, Noel C, Soudan B, Lokey J, Mozzon M, Proye CA (2006a) Accuracy of intra-operative PTH measurement during subtotal parathyroidectomy for tertiary hyperparathyroidism after renal transplantation. Langenbecks Arch Surg 391 (6):561–565

Triponez F, Dosseh D, Hazzan M, Noel C, Vanhille P, Proye CA (2005) Subtotal parathyroidectomy with thymectomy for autonomous hyperparathyroidism after renal transplantation. Br J Surg 92 (10):1282–1287

Triponez F, Kebebew E, Dosseh D, Duh QY, Hazzan M, Noel C, Chertow GM, Wambergue F, Fleury D, Lemaitre V, Proye CA, Clark OH (2006b) Less-than-subtotal parathyroidectomy increases the risk of persistent/recurrent hyperparathyroidism after parathyroidectomy in tertiary hyperparathyroidism after renal transplantation. Surgery 140 (6):990–997; discussion 997–999

Uno N, Tominaga Y, Matsuoka S, Tsuzuki T, Shimabukuro S, Sato T, Goto N, Nagasaka T, Katayama A, Uchida K (2008) Incidence of parathyroid glands located in thymus in patients with renal hyperparathyroidism. World J Surg 32 (11):2516–2519

Valderrabano F, Berthoux FC, Jones EH, Mehls O (1996) Report on management of renal failure in Europe, XXV, 1994 end stage renal disease and dialysis report. The EDTA-ERA Registry. European Dialysis and Transplant Association-European Renal Association. Nephrol Dial Transplant 11 Suppl 1:2–21

Vulpio C, Bossola M, De Gaetano A, Maresca G, Bruno I, Fadda G, Morassi F, Magalini SC, Giordano A, Castagneto M (2010) Usefulness of the combination of ultrasonography and 99mTc-sestamibi scintigraphy in the preoperative evaluation of uremic secondary hyperparathyroidism. Head Neck 32 (9):1226–1235

Wada M, Nagano N (2003) Control of parathyroid cell growth by calcimimetics. Nephrol Dial Transplant 18 Suppl 3:iii13–17

Wagner PK, Eckhardt J, Rothmund M (1991) [Subtotal parathyroidectomy versus total parathyroidectomy with autotransplantation in secondary hyperparathyroidism. A randomized study]. Chirurg 62 (3):189–194

Wallfelt CH, Larsson R, Gylfe E, Ljunghall S, Rastad J, Akerstrom G (1988) Secretory disturbance in hyperplastic parathyroid nodules of uremic hyperparathyroidism: implication for parathyroid autotransplantation. World J Surg 12 (4):431–438

Weber T, Zeier M, Hinz U, Schilling T, Büchler MW (2005) Impact of intraoperative parathyroid hormone levels on surgical results in patients with renal hyperparathyroidism. World J Surg 29 (9):1176–1179

Wells SA, Gunnells JC, Shelburne JD, Schneider AB, Sherwood LM (1975) Transplantation of the parathyroid glands in man: clinical indications and results. Surgery 78 (1):34–44

Welsh CL, Taylor GW, Cattell WR, Baker LR (1984) Parathyroid surgery in chronic renal failure: subtotal parathyroidectomy or autotransplantation? Br J Surg 71 (8):591–592

Yamashita H, Cantor T, Uchino S, Watanabe S, Ogawa T, Moriyama T, Takamatsu Y, Fukagawa M, Noguchi S (2005) Sequential changes in plasma intact and whole parathyroid hormone levels during parathyroidectomy for secondary hyperparathyroidism. World J Surg 29 (2):169–173

Yamashita H, Gao P, Cantor T, Noguchi S, Uchino S, Watanabe S, Ogawa T, Kawamoto H, Fukagawa M (2004) Comparison of parathyroid hormone levels from the intact and whole parathyroid hormone assays after parathyroidectomy for primary and secondary hyperparathyroidism. Surgery 135 (2):149–156

Yoon JH, Nam KH, Chang HS, Chung WY, Park CS (2006) Total parathyroidectomy and autotransplantation by the subcutaneous injection technique in secondary hyperparathyroidism. Surg Today 36 (4):304–307

Young EW, Albert JM, Satayathum S, Goodkin DA, Pisoni RL, Akiba T, Akizawa T, Kurokawa K, Bommer J, Piera L, Port FK (2005) Predictors and consequences of altered mineral metabolism: the Dialysis Outcomes and Practice Patterns Study. Kidney Int 67 (3):1179–1187

Literatur zu Kap. 3.5.6

Akerstrom G, Rudberg C, Grimelius L, Rastad J (1988) Recurrent hyperparathyroidism due to peroperative seeding of neoplastic or hyperplastic parathyroid tissue. Case report. Acta Chir Scand 154 (9):549–552

Baker LR, Otieno LS, Brown AL, Carroll MJ, Cattell WR, Farrington K (1991) Pitfalls after total parathyroidectomy and parathyroid autotransplantation in chronic renal failure. Am J Nephrol 11 (3):186–191

Burgstaller T, Riss P, Asari R, Scheuba C, Bieglmayer C, Kaczirek K, Niederle B Does technically defined „total parathyroidectomy" stand the biochemical test? – A short and long-term follow-up of patients with secondary hyperparathyroidism. sent for publication

Casanova D, Sarfati E, De Francisco A, Amado JA, Arias M, Dubost C (1991) Secondary hyperparathyroidism: diagnosis of site of recurrence. World J Surg 15 (4):546–549; discussion 549–550

Cattan P, Halimi B, Aïdan K, Billotey C, Tamas C, Drüeke TB, Sarfati E (2000) Reoperation for secondary uremic hyperparathyroidism: are technical difficulties influenced by initial surgical procedure? Surgery 127 (5):562–565

Conzo G, Perna AF, Sinisi AA, Palazzo A, Stanzione F, Della Pietra C, Livrea A (2011) Total parathyroidectomy without autotransplantation in the surgical treatment of secondary hyperparathyroidism of chronic kidney disease. J Endocrinol Invest. doi:7621 [pii] 10.3275/7621

De Francisco AL, Amado JA, Casanova D, Briz E, Riancho J, Cotorruelo J, de Bonis E, Canga E, Arias M (1991) Recurrence of hyperparathyroidism after total parathyroidectomy with autotransplantation: a new technique to localize the source of hormone excess. Nephron 58 (3):306–309

Debruyne F, Geuens G, Vander Poorten V, Delaere P (2008) Re-operation for secondary hyperparathyroidism. J Laryngol Otol 122 (9):942–947

Dionisio P, Stramignoni E, Passarino G, Pucci A, Valenti M, Berto IM, Portigliatti Barbos M, Cadario A, Gasparri G, Bajardi P (1996) Recurrent secondary hyperparathyroidism due to parathyroid carcinoma: usefulness of Ki-67 immunostaining in the diagnosis of a malignant parathyroid tumor. Nephron 74 (4):720–723

Dotzenrath C, Cupisti K, Goretzki E, Mondry A, Vossough A, Grabensee B, Röher HD (2003) Operative treatment of renal autonomous hyperparathyroidism: cause of persistent or recurrent disease in 304 patients. Langenbecks Arch Surg 387 (9–10):348–354

Dubost C, Kracht M, Assens P, Sarfati E, Zingraff J, Drueke T (1986) Reoperation for secondary hyperparathyroidism in hemodialysis patients. World J Surg 10 (4):654–660

Gasparri G, Camandona M, Abbona GC, Papotti M, Jeantet A, Radice E, Mullineris B, Dei Poli M (2001) Secondary and tertiary hyperparathyroidism: causes of recurrent disease after 446 parathyroidectomies. Ann Surg 233 (1):65–69

Hampl H, Steinmuller T, Stabell U, Klingenberg HJ, Schnoy N, Neuhaus P (1991) Recurrent hyperparathyroidism after total parathyroidectomy and autotransplantation in patients with long-term hemodialysis. Miner Electrolyte Metab 17 (4):256–260

Henry JF, Denizot A, Audiffret J, France G (1990) Results of reoperations for persistent or recurrent secondary hyperparathyroidism in hemodialysis patients. World J Surg 14 (3):303–306; discussion 307

Hergan K, Neyer U, Doringer W, Mündle M (1995) MR imaging in graft-dependent recurrent hyperparathyroidism after parathyroidectomy and autotransplantation. J Magn Reson Imaging 5 (5):541–544

Hibi Y, Tominaga Y, Sato T, Katayama A, Haba T, Uchida K, Ichimori T, Numano M, Tanaka Y, Takagi H, Imai T, Funahashi H, Nakao A (2002) Reoperation for renal hyperparathyroidism. World J Surg 26 (10):1301–1307

Higgins RM, Richardson AJ, Ratcliffe PJ, Woods CG, Oliver DO, Morris PJ (1991) Total parathyroidectomy alone or with autograft for renal hyperparathyroidism? Q J Med 79 (288):323–332

Kessler M, Avila JM, Renoult E, Mathieu P (1991) Reoperation for secondary hyperparathyroidism in chronic renal failure. Nephrol Dial Transplant 6 (3):176–179

Khan MW, Worcester EM, Straus FH, 2nd, Khan S, Staszak V, Kaplan EL (2004) Parathyroid carcinoma in secondary and tertiary hyperparathyroidism. J Am Coll Surg 199 (2):312–319

Kinnaert P, Tielemans C, Dhaene M, Decoster-Gervy C (1998) Evaluation of surgical treatment of renal hyperparathyroidism by measuring intact parathormone blood levels on first postoperative day. World J Surg 22 (7):695–699

Klempa I, Rottger P, Schneider M, Frei U, Koch KM (1982) [Transplantation hyperparathyroidism – tumorlike growth and autonomous function of autografts of the hyperplastic parathyroid (author's transl)]. Langenbecks Arch Chir 356 (3):191–204

Korzets Z, Magen H, Kraus L, Bernheim J (1987) Total parathyroidectomy with autotransplantation in haemodialysed patients with secondary hyperparathyroidism – should it be abandoned? Nephrol Dial Transplant 2 (5):341–346

Krutak-Krol H, Mace C, Nichols WK, Singh A, Twardowski ZJ (1989) Diagnostic dilemma of an unsuspected hyperfunctioning accessory parathyroid gland after total parathyroidectomy with autotransplantation in a peritoneal dialysis patient. Am J Nephrol 9 (6):495–498

Kumar A, Kumar S, Aggarwal S, Kumar R, Tandon N (2002) Thoracoscopy: the preferred method for excision of mediastinal parathyroids. Surg Laparosc Endosc Percutan Tech 12 (4):295–300

Low TH, Clark J, Gao K, Eris J, Shannon K, O'Brien C (2009) Outcome of parathyroidectomy for patients with renal disease and hyperparathyroidism: predictors for recurrent hyperparathyroidism. ANZ J Surg 79 (5):378–382

Matsuoka S, Tominaga Y, Sato T, Uno N, Goto N, Katayama A, Uchida K, Tsuzuki T (2007) Recurrent renal hyperparathyroidism caused by parathyromatosis. World J Surg 31 (2):299–305

Miki H, Sumitomo M, Inoue H, Kita S, Monden Y (1996) Parathyroid carcinoma in patients with chronic renal failure on maintenance hemodialysis. Surgery 120 (5):897–901

Moor JW, Roberts S, Atkin SL, England RJ (2011) Intraoperative parathyroid hormone monitoring to determine long-term success of total parathyroidectomy for secondary hyperparathyroidism. Head Neck 33 (3):293–296

Nakatsuka K, Nishizawa Y, Ishimura E, Miki T, Hagiwara S, Morita A, Inoue S, Morii H (1989) The fifth hyperfunctioning parathyroid gland in end-stage renal disease. Nephron 51 (1):140–142

Neyer U, Hoerandner H, Haid A, Zimmermann G, Niederle B (2002) Total parathyroidectomy with autotransplantation in renal hyperparathyroidism: low recurrence after intra-operative tissue selection. Nephrol Dial Transplant 17 (4):625–629

Niederle B (1996) Secondary parathyroid hyperplasia surgical strategy: subtotal or total parathyroidectomy with autograft. Acta Chir Austriaca 28 Supp (124):4

Niederle B, Horandner H, Roka R, Woloszczuk W (1988a) [Parathyroidectomy and autotransplantation in renal hyperparathyroidism. I. Morphologic studies for tissue selection]. Langenbecks Arch Chir 373 (6):325–336

Niederle B, Horandner H, Roka R, Woloszczuk W (1989) [Parathyroidectomy and autotransplantation in renal hyperparathyroidism. I. Clinical and chemical laboratory studies following tissue selection]. Chirurg 60 (10):665–670

Niederle B, Roka R, Horandner H (1988b) [Recurrent renal hyperparathyroidism: reoperation on the autograft]. Wien Klin Wochenschr 100 (11):369–372

Rattner DW, Marrone GC, Kasdon E, Silen W (1985) Recurrent hyperparathyroidism due to implantation of parathyroid tissue. Am J Surg 149 (6):745–748

Richards ML, Wormuth J, Bingener J, Sirinek K (2006) Parathyroidectomy in secondary hyperparathyroidism: Is there an optimal operative management? Surgery 139 (2):174–180

Schlosser K, Rothmund M, Maschuw K, Barth PJ, Vahl TP, Suchan KL, Fernández ED (2008) Graft-dependent renal hyperparathyroidism despite successful kidney transplantation. World J Surg 32 (4):557–565

Schlosser K, Sitter H, Rothmund M, Zielke A (2004) Assessing the site of recurrence in patients with secondary hyperparathyroidism by a simplified Casanova autograftectomy test. World J Surg 28 (6):583–588

Schlosser K, Veit JA, Witte S, Fernández ED, Victor N, Knaebel HP, Seiler CM, Rothmund M (2007) Comparison of total parathyroidectomy without autotransplantation and without thymectomy versus total parathyroidectomy with autotransplantation and with thymectomy for secondary hyperparathyroidism: TOPAR PILOT-Trial. Trials 8:22

Seehofer D, Steinmuller T, Rayes N, Podrabsky P, Riethmuller J, Klupp J, Ulrich F, Schindler R, Frei U, Neuhaus P (2004) Parathyroid hormone venous sampling before reoperative surgery in renal hyperparathyroidism: comparison with noninvasive localization procedures and review of the literature. Arch Surg 139 (12):1331–1338

Takebayashi S, Matsui K, Nozawa T, Fujioka E, Hidai H (1990) Hyperplasia of autotransplanted parathyroid in the forearm. Clin Nucl Med 15 (5):354–355

Tominaga Y, Matsuoka S, Uno N, Sato T (2008a) Parathyroidectomy for secondary hyperparathyroidism in the era of calcimimetics. Ther Apher Dial 12 Suppl 1:S21–26

Tominaga Y, Matsuoka S, Uno N, Tsuzuki T, Hiramitsu T, Goto N, Nagasaka T, Watarai Y, Uchida K (2010) Removal of autografted parathyroid tissue for recurrent renal hyperparathyroidism in hemodialysis patients. World J Surg 34 (6):1312–1317

Tominaga Y, Numano M, Tanaka Y, Uchida K, Takagi H (1997) Surgical treatment of renal hyperparathyroidism. Semin Surg Oncol 13 (2):87–96

Tominaga Y, Numano M, Uchida K, Sato K, Asano H, Haba T, Katayama A, Mukoyama A, Suzuki K, Tanaka Y, et al. (1995) Lung metastasis from parathyroid carcinoma causing recurrent renal hyperparathyroidism in a hemodialysis patient: report of a case. Surg Today 25 (11):984–986

Tominaga Y, Tanaka Y, Sato K, Numano M, Uchida K, Falkmer U, Grimelius L, Johansson H, Takagi H (1992) Recurrent renal hyperparathyroidism and DNA analysis of autografted parathyroid tissue. World J Surg 16 (4):595–602; discussion 602–593

Tominaga Y, Tsuzuki T, Matsuoka S, Uno N, Sato T, Shimabukuro S, Goto N, Nagasaka T, Uchida K (2008b) Expression of parafibromin in distant metastatic parathyroid tumors in patients with advanced secondary hyperparathyroidism due to chronic kidney disease. World J Surg 32 (5):815–821

Wagner PK, Eckhardt J, Rothmund M (1991) [Subtotal parathyroidectomy versus total parathyroidectomy with autotransplantation in secondary hyperparathyroidism. A randomized study]. Chirurg 62 (3):189–194

Wagner PK, Rothmund M (1987) [Reoperations in persistent and recurrent secondary hyperparathyroidism]. Chirurg 58 (8):543–548

Winkelbauer F, Ammann M, Langle F, Niederle B, Lechner G (1993) [The sonographic diagnosis of recurrences after parathyroid autotransplantation. The preliminary results of a prospective study]. Rofo 158 (1):39–42

Literatur zu Kap. 3.6

Arlt W, Fremerey C, Callies F, Reincke M, Schneider P, Timmermann W, Allolio B (2002) Well-being, mood and calcium homeostasis in patients with hypoparathyroidism receiving standard treatment with calcium and vitamin D. Eur J Endocrinol 146:215–222

Avsar A, Dogan A, Tavli T (2004) A rare cause of reversible dilated cardiomyopathy: hypocalcemia. Echocardiography 21:609–612

Chan FK, Tiu SC, Choi KL, Choi CH, Kong AP, Shek CC (2003) Increased bone mineral density in patients with chronic hypoparathyroidism. J Clin Endocrinol Metab 88:3155–3159

Hermann M, Ott J, Promberger R, Kober F, Karik M, Freissmuth M (2008) Kinetics of serum parathyroid hormone during and after thyroid surgery. Brit J Surgery 95:1480–14807

Kihara M, Miyauchi A, Kontani K, Yamauchi A, Yokomise H (2005) Recovery of parathyroid function after total thyroidectomy: long-term follow-up study. ANZ J Surg 75:532–536

Quack I, Zwernemann C, Weiner SM, Sellin L, Henning BF, Waldherr R, Buchner NJ, Stegbauer J, Vonend O, Rump LC (2005) Dihydrotachysterol therapy for hypoparathyroidism: consequences of inadequate monitoring. Five cases and a review. Exp Clin Endocrinol Diabetes 113:376–380

Rastogi R, Beauchamp NJ, Ladenson PW (2003) Calcification of the basal ganglia in chronic hypoparathyroidism. J Clin Endocrinol Metab 88:1476–1477

Sitges-Serra A, Ruiz S, Girvent M, Manjon H, Duenas JP, Sancho JJ (2010) Outcome of protracted hypoparathyroidism after total thyreoidectomy. Brit J Surg 97:1687–1695

Tartaglia F, Giuliani A, Sgueglia M, Biancari F, Juvonen T, Campana FP (2005) Randomized study on oral administration of calcitriol to prevent symptomatic hypocalcemia after total thyroidectomy. Am J Surg 190:424–429

Thomusch O, Machens A, Sekulla C, Ukkat J, Lippert H, Gastinger I, Dralle H (2000) Multivariate analysis of risk factors for postoperative complications in benign goiter surgery: prospective multicenter study in Germany. World J Surg 24:1335–1341

Winer KK, Ko CW, Reynolds JC, Dowdy K, Keil M, Peterson D, Gerber LH, McGarvey C, Cutler GB Jr. (2003) Long-term treatment of hypoparathyroidism: a randomized controlled study comparing parathyroid hormone-(1-34) versus calcitriol and calcium. J Clin Endocrinol Metab 88:4214–4220

Nebennieren

B. Allolio, D.K. Bartsch, P.J. Barth, F. Beuschlein, H. Dralle, E. Fischer, O. Gimm, B. Harbeck, P.H. Kann, C.P. Kaudel, K.J. Klose, H. Lehnert, A. Machens, R. Moll, T.J. Musholt, C. Nies, A. Pfestroff, M. Reincke, N. Reisch, M. Slawik, J. Waldmann, M.K. Walz, F. Watzka

J. R. Siewert, M. Rothmund, V. Schumpelick, Praxis der Viszeralchirurgie,
DOI 10.1007/978-3-642-14285-7_4, © Springer-Verlag Berlin Heidelberg 2013

4.1 Pathophysiologie der Nebenniere

B. Allolio

Die Nebennieren umfassen 2 anatomisch und funktionell unterscheidbare Organe: die Nebennierenrinde und das Nebennierenmark. Beide spielen eine zentrale Rolle in der Stressbewältigung und sind regulativ miteinander verknüpft. Unterfunktionen der Nebennierenrinde können primär (z. B. durch Organzerstörung) oder sekundär durch den Ausfall regulativer Hormone (ACTH, Renin) bedingt sein. Ein Ausfall des Nebennierenmarks ist von geringer klinischer Bedeutung. Überfunktionssyndrome der Nebenniere (Cushing-Syndrom, primärer Hyperaldosteronismus, Phäochromozytom) sind oft die Folge monoklonaler adrenaler Tumoren, die in ihrer Mehrzahl benigne sind und zur Suppression der Funktion der intakten kontralateralen und der paraadenomatösen Nebenniere führen können. Sie können auch sekundär durch eine gesteigerte Stimulation der Nebenniere entstehen (z. B. ACTH-abhängiges Cushing-Syndrom). Adrenale Enzymdefekte sind meist durch eine Kombination von Unterfunktion und Überfunktion als Folge der Anhäufung von Steroidhormonvorstufen gekennzeichnet.

Beim Menschen liegen die Nebennieren posteromedial in enger Nachbarschaft zum oberen Nierenpol. Das Gewicht einer Nebenniere beträgt beim Erwachsenen ca. 4 g und ist weitgehend unabhängig von Alter, Körpergewicht und Geschlecht. Durch den Stress schwerer Allgemeinerkrankungen kann das Gewicht auf über 20 g ansteigen.

Jede Nebenniere besteht aus 2 funktionell getrennten, endokrinen Drüsen, die von einer gemeinsamen Kapsel umgeben sind. Beim Erwachsenen umgibt die lipidreiche, gelblich gefärbte **Nebennierenrinde**, die 90 % des Nebennierengewichts ausmacht, das blass gräulich gefärbte **Nebennierenmark.**

Die Nebenniere spielt eine herausragende Rolle in der Stressanpassung des Organismus. Die Hauptsekretionsprodukte des Nebennierenmarks sind die Katecholamine Adrenalin und Noradrenalin, während in der umgebenden Nebennierenrinde die lebensnotwendigen Kortikosteroide Kortisol und Aldosteron gebildet werden.

Nebennierenrinde und Nebennierenmark stehen in engem funktionellem Kontakt. Das für die Adrenalinsynthese erforderliche Enzym Phenylethanolamin N-Methyltransferase (PNMT) wird durch Glukokortikoide induziert. Hierfür sind die hohen Kortisolkonzentrationen erforderlich, die durch den zentripetalen Blutfluss der Nebenniere im Nebennierenmark vorherrschen. Umgekehrt wird über eine parakrine Interaktion auch die adrenokortikale Funktion von Funktionsänderungen des Nebennierenmarks beeinflusst (Ehrhart-Bornstein et al. 1998).

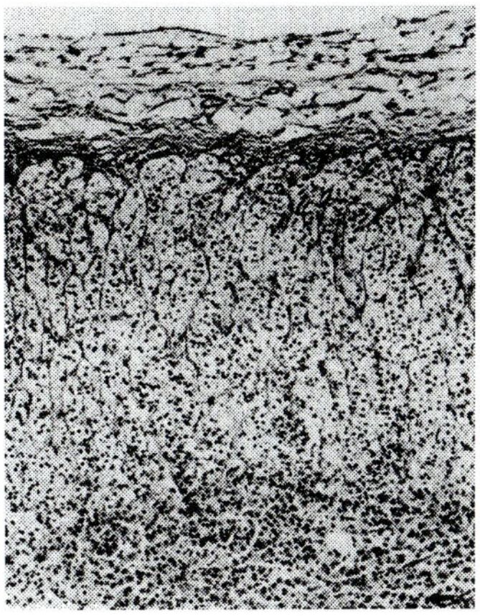

Abb. 4.1 Zonierung der Nebennierenrinde. (Aus Neville u. O'Hare 1979)

4.1.1 Nebennierenrinde

Zonierung Die Nebennierenrinde des Menschen zeigt eine Zonierung: Unter der äußeren Kapsel findet sich die **Zona glomerulosa**, die ungefähr 15 % der Nebennierenrinde ausmacht. Deutlich abgegrenzt folgt nach innen die **Zona fasciculata**, deren Zellen lipidreicher und größer sind. Zum Mark hin schließt sich die **Zona reticularis** an, deren Zellen kompakter, pigmentreicher und lipidärmer sind (Abb. 4.1). An der Grenze zwischen Zona glomerulosa und Zona fasciculata befindet sich ein Bereich, der als Zona intermedia bezeichnet worden ist. Die Zellen in diesem Bereich können wegen ihrer hohen Proliferation als Stammzellen aufgefasst werden. Von hier aus wandern die Zellen dann zentripetal und nehmen dabei unterschiedliche Differenzierungszustände an.

In der Zona glomerulosa wird das Mineralokortikoid Aldosteron gebildet, wohingegen die Zona fasciculata und die Zona reticularis in der Lage sind, Kortisol und das adrenale Androgen Dehydroepiandrosteron (DHEA), unter dem Einfluss von Adrenokortikotropin (ACTH), zu bilden. Immunhistochemische Untersuchungen haben dabei gezeigt, dass die adrenalen Androgene überwiegend in der Zona reticularis gebildet werden.

Kompensatorisches Wachstum Nach dem Verlust einer Nebenniere kommt es zum kompensatorischen Wachstum der verbliebenen Nebenniere. Dieser Prozess unterbleibt bei hypophysektomierten Patienten. Es wird vermutet, dass neben dem hypophysären ACTH auch N-terminale Fragmente des Proopiomelanokortins eine wesentliche Rolle für die adrenale Regeneration spielen (Fassnacht et al. 2003). Auch die Nebenniereninnervation ist für das Wachstum wesentlich: die unilaterale Reizung einer Nebenniere ist im Tierexperiment hinreichend, um ein kompensatorisches Wachstum der kontralateralen Nebenniere zu induzieren. Kochsalzarme Diät führt zu einer Hypertrophie der Zona glomerulosa. Weitere Faktoren, die das Wachstum der Nebenniere begünstigen sind adrenale Wachstumsfaktoren wie „insulin-like growth factor-I" (IGF-I), IGF-II und „basic fibroblast growth factor" (bFGF).

Adrenokortikale Steroidsynthese

Alle Steroidhormone leiten sich vom Cholesterin ab. 80 % des Cholesterins wird als LDL-Cholesterin über den LDL-Rezeptor in die Nebennierenzelle aufgenommen, ungefähr 20 % entsteht in der Nebennierenrinde selbst. Die Synthese der Steroidhormone erfolgt über die sequenzielle Wirkung der Enzyme der Steroidbiosynthese, die mit Ausnahme der 3-β-Hydroxysteroiddehydrogenase (3-β-HSD) ausnahmslos Mitglieder der Zytochrom-P450-Familie sind (CYP). Einen Überblick über die Steroidbiosynthese in der Nebennierenrinde und der Körperperipherie gibt (◘ Abb. 4.2). Jeder enzymatische Schritt in der adrenalen Steroidbiosynthese ist in der Zelle einem definierten Kompartiment zugeordnet.

Der 1. Schritt der Glukokortikoidsynthese ist die Bildung von Pregnenolon durch die Wirkung des „Cholesterol-side-chain-cleavage"-Enzyms ($P450_{SCC}$, CYP11A1, Desmolase). Dieses Enzym sitzt auf der Innenseite der mitochondrialen Membran. Pregnelonon wird dann im Zytosol durch mikrosomal lokalisierte Enzyme in 11-Desoxykortisol umgewandelt. Hieran beteiligt sind die Enzyme 3-β-HSD, 17-α-Hydroxylase/17,20-Lyase ($P450_{C17}$, CYP17) und die 21-Hydroxylase ($P450_{C21}$, CYP21A2). Der letzte Schritt in der Kortisolbiosynthese ist die 11-β-Hydroxylierung, die durch die mitochondriale 11-β-Hydroxylase ($P450_{C11}$, CYP11B1) erfolgt. Die 11-β-Hydroxylase, die zur Bildung des Kortisols erforderlich ist, zeigt eine hohe Homologie zur Aldosteronsynthase ($P450_{C18}$, CYP11B2), besitzt jedoch nicht die Fähigkeit, Kortikosteron in Aldosteron umzuwandeln. Die Aldosteronsynthase, die in der Zona glomerulosa exprimiert und mitochondrial lokalisiert wird, ist für die Aldosteronbiosynthese essenziell und ein spezifischer Marker der Zona glomerulosa, die durch das Fehlen des Enzyms $P450_{C17}$ nicht in der Lage ist, Kortisol und adrenale Androgene zu bilden.

Die adrenalen Androgene DHEA und sein Sulfat DHEAS sind quantitativ neben dem Kortisol die Hauptsekretionsprodukte der Nebennierenrinde. DHEA dient als Vorstufe für die Bildung von potenten Androgenen wie Testosteron und Dihydrotestosteron bzw. von Östrogenen wie Östradiol und Östron in der Körperperipherie (◘ Abb. 4.2), so dass DHEA einen wesentlichen Anteil an der Sexualsteroidproduktion des Menschen hat (Allolio u. Arlt 2002).

Regulation der Steroidsynthese Die Aktivität der adrenalen Steroidenzyme wird durch multiple Faktoren geregelt. Der für die Produktion von Steroidhormonen begrenzende Schritt („rate limiting step") besteht in dem Transfer des Cholesterins von der äußeren zur inneren Mitochondrienmembran, sodass durch „side-chain cleavage" die Umwandlung zum Pregnelonon stattfinden kann. Der entscheidende Faktor für diesen Schritt ist das **StAR-Protein** („steroidogenic acute regulatory protein"). Die Stimulation von StAR ist in der Nebenniere ACTH abhängig. StAR und auch alle Enzyme der Steroidsynthese stehen unter Kontrolle des Transkriptionsfaktors **SF-1** („steroidogenic factor 1"), der darüber hinaus eine kritische Bedeutung für die Entwicklung von Nebennieren und Gonaden besitzt und der auch an der Entstehung von Nebennierenrindentumoren beteiligt ist (Else u. Hammer 2005; Sbiera et al. 2010).

Störungen der Kortikosteroidbiosynthese

Die häufigsten Störungen der Steroidbiosynthese entstehen durch Mutationen der für die Synthese von Steroiden erforderlichen Enzyme. Es handelt sich um autosomal-rezessiv vererbte Störungen, die als **kongenitale adrenogenitale Syndrome** (AGS) zusammengefasst werden können (Speiser u. White 2003; Dörr 2010). Man unterscheidet verschiedene Formen in Abhängigkeit von der Androgenproduktion:

- AGS mit Androgenüberproduktion: 21-Hydroxylase- und 11-β-Hydroxylasedefekt
- AGS ohne Androgenüberproduktion: 17-Hydroxylase/17-20-Lyase, 3-β-Hydroxysteroiddeh ydrogenasedefekt

In weitaus der größten Zahl der Fälle (>90 %) liegt ein Defekt der 21-Hydroxylase vor, gefolgt von Störungen der 11-β-Hydroxylase (5–8 %). Seltene Störungen sind der β-Hydroxysteroid-dehydrogenasedefekt, der 17-Hydroxylase-17-20-Lyasedefekt, der Oxidoreduktasedefekt und die kongenitale Lipoidhyperplasie.

Der **Defekt der 21-Hydroxylase** tritt in unterschiedlichen Formen auf:

- AGS mit Salzverlustsyndrom
- Einfach virilisierendes AGS
- „Late-onset"-AGS
- Kryptisches AGS

Das AGS mit Salzverlustsyndrom und das unkomplizierte AGS bilden die klassischen Formen, das „Late-onset"-AGS und das kryptische AGS werden als nicht-klassische Formen bezeichnet. Liegt ein Salzverlustsyndrom vor, so fehlt eine 21-Hydroxylaseaktivität auch in der Zona glomerulosa, sodass die Aldosteronbiosynthese gestört ist, beim

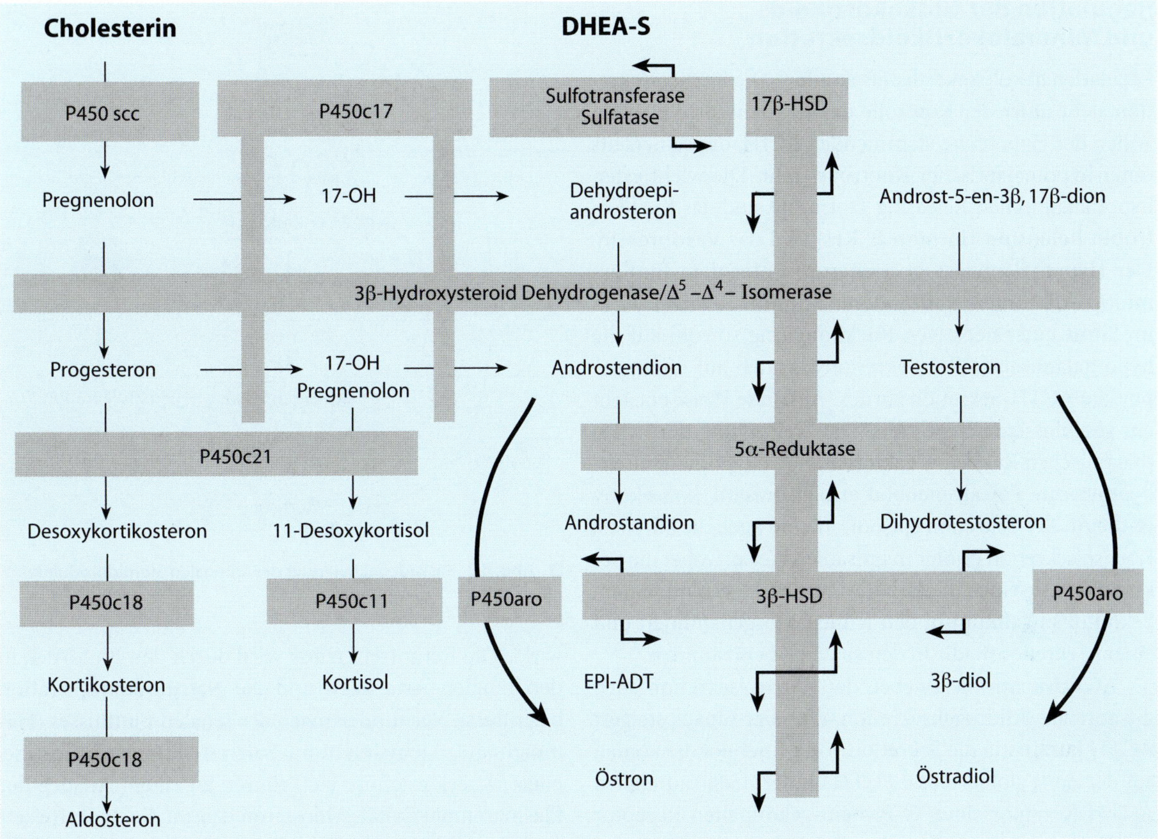

Abb. 4.2 Steroidbiosynthese in der Nebennierenrinde und periphere Hormonmodifikation

unkomplizierten AGS ist nur die Kortisolbiosynthese signifikant beeinträchtigt. Klinisch sind die Übergänge zwischen beiden Formen fließend.

In der deutschen Bevölkerung geht man von einer Heterozygotenfrequenz von ca. 1:55 aus. Der Genort für die 21-Hydroxylase liegt auf dem kurzen Arm des 6. Chromosoms, wobei 2 dicht beieinanderliegende Gene existieren, ein aktives Gen B, das spezifisch die 21-Hydroxylase kodiert, und ein inaktives Pseudogen A (CYP21-B oder CYP21-A). Die enge Nachbarschaft des Pseudogens mit dem aktiven Gen spielt eine wichtige Rolle für die Häufigkeit der Gendefekte. Durch die Hemmung der 21-Hydroxylase kommt es zu einer Anreicherung von Kortikosteroidvorstufen mit der verstärkten Bildung von adrenalen Androgenen als Folge der kompensatorischen Erhöhung des ACTH (Abb. 4.2). Aufgrund der bereits in utero stattfindenden Virilisierung haben die weiblichen AGS-Neugeborenen bei der Geburt ein intersexuelles Genitale. Ohne Therapie kommt es durch die erhöhten adrenalen Androgene zur Pseudopubertas praecox mit vorzeitigem Epiphysenschluss. Bei Salzverlustsyndrom setzt eine lebensbedrohliche Salzverlustkrise in der Regel zwischen der 2. und 3. Lebenswoche ein. Unbehandelt oder unzureichend behandelt begünstigt der 21-Hydroxylasemangel das Auftreten von bilateralen hyperplasiogenen Nebennierenknoten (Jaresch et al. 1992).

Enzymeffekte durch Pharmaka

Die Enzymblockade durch Pharmaka kann einerseits das erwünschte Ergebnis einer Therapie der Nebennierenüberfunktion sein, zum anderen als unerwünschte Nebenwirkung auftreten. Adrenale Enzymblockaden treten beispielsweise bei der Anwendung von Ketoconazol und Etomidat auf. Klinisch relevante Blockaden werden unter Ketoconazol in der Regel erst bei Dosierungen über 600 mg erreicht, im Einzelfall können sie jedoch auch schon bei niedrigeren Dosierungen auftreten. Das als Kurznarkotikum eingesetzte Etomidat führt über mehrere Stunden zu einer reversiblen Blockade der 11-β-Hydroxylase und auch der Desmolase.

Die längerfristige Anwendung von Ketoconazol und der wiederholte Einsatz von Etomidat können im Einzelfall zu einer gravierenden Nebennierenrindeninsuffizienz führen

4

Regulation der Glukokortikoid- und Mineralokortikoidsekretion

Regulation der Glukokortikoidsekretion Die Kortisolsekretion steht unter der Kontrolle des aus den kortikotropen Zellen der Hypophyse stammenden **ACTH**, das seinerseits unter hypothalamischer Kontrolle steht. Die wichtigsten hypothalamischen Releasing-Hormone sind das **Kortikotropin-Releasing-Hormon** (CRH) und das **Vasopressin**. Der Hypothalamus steht wiederum unter dem Einfluss multipler neuraler und anderer Stimuli. Kortisol wirkt im Sinne einer negativen Rückkopplung sowohl auf die hypothalamische CRH-Sekretion als auch auf die hypophysäre ACTH-Sekretion zurück. Auf diese Weise entsteht ein geschlossener Regelkreis. Die Freisetzung der hypothalamischen Releasing-Faktoren in das hypothalamisch-hypophysäre Portalvenenblut erfolgt pulsatil, konsekutiv ist die ACTH-Sekretion episodisch, und auch die adrenale Kortisolsekretion erfolgt in pulsatiler Weise, wobei die Sekretionspulse einen Tagesrhythmus überlagern mit einem Sekretionsmaximum in den frühen Morgenstunden und einem Sekretionsnadir in den späten Abendstunden.

ACTH kontrolliert neben der Kortisolsekretion auch die adrenale Androgensekretion. Darüber hinaus steigert ACTH kurzfristig die Sekretion von Mineralokortikoiden aus der Zona glomerulosa. ACTH bindet an den adrenalen ACTH-Rezeptor einen G-Protein-gekoppelten Rezeptor (MC2-Rezeptor) mit konsekutiver Aktivierung der Adenylatzyklase. Eine ungewöhnliche Eigenschaft des ACTH-Rezeptors besteht darin, dass er seine eigene Expression fördert, sodass es unter ACTH-Gabe zu einer Hochregulation des ACTH-Rezeptors kommt. Auch Kortisol selbst begünstigt die Expression des ACTH-Rezeptors. Die Stimulation der Nebenniere mit ACTH führt daher innerhalb von kurzer Zeit zu einer Kaskadenaktivierung der adrenalen Steroidproduktion (◻ Abb. 4.3). Umgekehrt wird verständlich, dass mit dem Ausfall der ACTH-Sekretion sich rasch eine verminderte adrenale Reagibilität einstellt. Inaktivierende Mutationen des ACTH-Rezeptors führen zum familiären Glukokortikoidmangel (Clark et al. 2005).

Regulation der Mineralokortikoidsekretion Die wichtigsten Mineralokortikoide sind Aldosteron und Desoxykortikosteron (DOC), wobei DOC nur über etwa 5 % der mineralokortikoiden Aktivität von Aldosteron verfügt. Die entscheidenden Regulatoren sind das **Renin-Angiotensin-System** und das Kaliumion. Renin aus den juxtaglomerulären Zellen der Niere ist ein Enzym, das Angiotensinogen spaltet, sodass das Dekapeptid Angiotensin I entsteht. Angiotensin I wird durch das Angiotensin-Converting-Enzym (ACE) weiter in das Oktapeptid Angiotensin II umgewandelt. Die Abspaltung des N-terminalen Asparaginrestes führt zum Angiotensin III, das ebenso wie Angiotensin II die Aldosteronsekretion stimuliert, aber weniger vasopressorisch

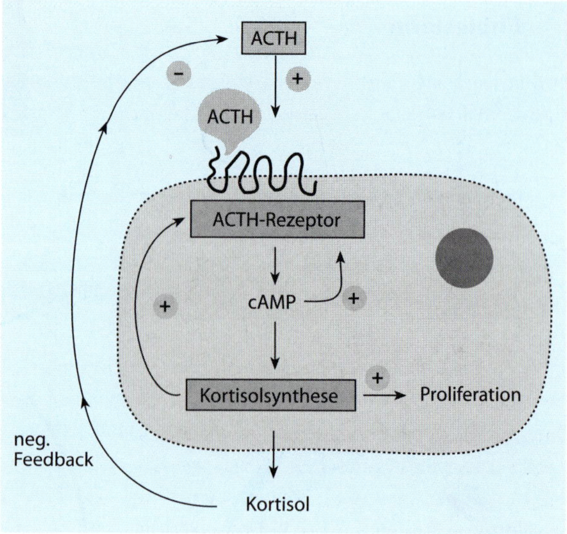

◻ **Abb. 4.3** Kaskadenaktivierung der adrenalen Steroidproduktion durch ACTH

wirkt. Die Reninfreisetzung wird durch den Blutdruck in den renalen Arteriolen und die Natriumkonzentration beeinflusst. Verminderungen des renalen Blutflusses (Hämorrhagie, Dehydratation, Salzrestriktion, Orthostase, Nierenarterienstenose etc.) führen zu einem Anstieg der Plasmareninaktivität. Aldosteron hemmt die Reninfreisetzung durch die gesteigerte Natriumrückresorption und die damit verbundene Expansion des Plasmavolumens. Eine Hypokaliämie steigert, eine Hyperkaliämie vermindert die Reninfreisetzung. Ebenso besteht eine Beziehung zwischen Serumkalium und Aldosteronkonzentration. Kalium steigert direkt die Aldosteronsekretion der Zona glomerulosa, während Aldosteron die Serumkaliumkonzentration über eine gesteigerte renale Ausscheidung verringert.

Regulation der Androgensekretion Sie ist bisher nicht völlig aufgeklärt. Durch ACTH-Gabe lässt sich die Sekretion von DHEA akut steigern. Auf der anderen Seite kommt es altersabhängig zu einer Abnahme der adrenalen DHEA(S)-Sekretion, die im Alter von 80 Jahren nur noch 10–20 % der Sekretion im jungen Erwachsenenalter ausmacht, während die ACTH- und die Kortisolsekretion weitgehend altersunabhängig sind. Es wird postuliert, dass es durch Altersvorgänge zu Änderungen in der Regulation des adrenalen Enzymmusters kommt (Orentreich et al. 1984).

Wirkungen der Kortikosteroidhormone

Auf zellulärer und molekularer Ebene werden die Glukokortikoideffekte durch eine Stimulation oder Inhibition der Transkriptionsrate von hormonresponsiven Zielgenen bewirkt (Bamberger et al 1996; Buckingham 2006). Während die meisten metabolisch und kardiovaskulär relevanten Zielgene durch Glukokortikoide stimuliert werden (z. B. Schlüsselenzyme der Glukoneogenese), erfahren die für die Immunantwort wesentlichen Gene meist eine Inhibition. Die Glukokortikoidwirkung wird über den ubiquitär exprimierten **Glukokortikoidrezeptor**, ein im Zytosol lokalisiertes Protein, vermittelt. Im unligierten Zustand befindet sich dieser Rezeptor im Zytosol und ist an einen größeren Komplex aus sog. Hitzeschockproteinen gebunden. Durch die Bindung von Glukokortikoiden erfährt der Rezeptor eine Konformationsänderung, die zur Abspaltung der Hitzeschockproteine führt. Der Rezeptor kann jetzt in den Zellkern transloziert werden, wo er die Gentranskription beeinflusst. Der Glukokortikoidrezeptor liegt in unterschiedlichen Formen vor und entfaltet seine Wirkung über verschiedene Mechanismen, die teilweise eine Dimerisierung des Rezeptors erfordern. Die multiplen Mechanismen und die gewebsspezifischen Kofaktoren erklären die vielfältigen Wirkungen und sind die Basis für die Entwicklung von selektiven Glukokortikoidrezeptormodulatoren (Schäcke et al. 2007).

Aldosteron kann an 2 Rezeptoren binden (Typ 1 und Typ 2), wobei der Typ-2-Rezeptor dem Glukokortikoidrezeptor entspricht. Aldosteron bindet mit hoher Affinität an den Typ 1 und mit niedrigerer Affinität an den Typ 2. Der Typ-1-Rezeptor ist in vitro wenig spezifisch, Aldosteron und Kortisol binden mit gleicher Affinität an diesen Rezeptor. Die Spezifität des Typ-1-Rezeptors erfordert die Gegenwart der 11-β-Hydroxysteroiddehydrogenase (11-β-HSD). Die 11-β-HSD inaktiviert Kortisol zum Kortison, das nicht mehr in der Lage ist, an den Typ-1-Rezeptor zu binden, sodass auf diese Weise die Spezifität dieses Rezeptors für Aldosteron gesichert wird (Funder 1995).

Ein spezifischer Rezeptor für DHEA bzw. DHEAS ist bisher nicht gefunden worden. Es wird daher angenommen, dass alle biologischen Wirkungen dieser Steroide erst nach der Konversion in wirksame Sexualsteroide möglich sind. Allerdings gibt es experimentelle Daten für einen spezifischen membranständigen Rezeptor (Widstrom u. Dillon 2004).

Wirkungen der Glukokortikoide

Glukokortikoide steigern die Glukoneogenese und hemmen die periphere Glukoseaufnahme. Sie aktivieren die Lipolyse im Fettgewebe und beeinflussen die Verteilung des Fettgewebes. Diese Wirkungen begünstigen das Auftreten eines Diabetes mellitus bei Hyperkortisolismus und die charakteristische Umverteilung mit stammbetonter Adipositas beim Cushing-Syndrom. Glukokortikoide supprimieren immunologische und inflammatorische Aktivität, sodass sie als Immunsuppressiva und antiinflammatorische Substanzen eingesetzt werden. Es kommt zu einer Abnahme der Lymphozytenzahl, zur Apoptose der Lymphozyten, wobei insbesondere T-Zellen und weniger ausgeprägt B-Zellen beeinflusst werden. Die Produktion von Zytokinen (z. B. Interleukin 2) wird supprimiert. Die Anzahl der Eosinophilen im Blut nimmt ab, während es zu einer Zunahme der Zahl an Granulozyten kommt. Glukokortikoide haben darüber hinaus einen ausgeprägten katabolen Effekt. Die Funktion von Fibroblasten, Osteoblasten und Muskelzellen wird beeinträchtigt. Die Synthese von Komponenten der extrazellulären Matrix, wie Kollagen, ist verringert. Das Ergebnis ist eine Beeinträchtigung der Wundheilung, eine geringere Stabilität des Bindegewebes, eine Verminderung der Muskelmasse und eine Osteoporose, wenn ein Hyperkortisolismus vorliegt. Glukokortikoide verringern die Kalziumaufnahme aus dem Darm und steigern die renale Kalziumausscheidung. Insbesondere in höherer Konzentration hat Kortisol auch eine deutliche Mineralokortikoidwirkung und kann zu Natriumretention und Hypokaliämie führen (McDonough et al. 2008).

Glukokortikoide beeinflussen darüber hinaus das Zentralnervensystem und können sowohl euphorisierende wie auch depressive Stimmungsschwankungen auslösen. Glukokortikoide spielen nicht nur eine wichtige Rolle für die Expression von Adrenozeptoren im kardiovaskulären System (Allolio et al. 1994). Im Glukokortikoidmangel können daher die Patienten eine katecholaminrefraktäre Hypotonie entwickeln. Auch ein Glukokortikoidmangel kann auch zum Bild der inappropriaten ADH-Sekretion mit Hyponatriämie führen (Oelkers 1989).

Wirkungen der Mineralkortikoide

Die Wirkungen der Mineralokortikoide erstrecken sich auf die Nierentubuli, die Schweißdrüsen und die Speicheldrüsen sowie auf das Darmepithel. Es kommt zu einer Natriumretention und damit zu einer Hypervolämie, die längerfristig blutdrucksteigernd wirkt. Da vermehrt Kaliumionen in das Tubuluslumen ausgeschieden werden, bewirkt eine vermehrte Sekretion von Mineralokortikoiden eine Hypokaliämie. Diese Elektrolytverschiebungen werden durch die Aldosteroneffekte auch am distalen Tubulus der Niere vermittelt. Daneben besitzt Aldosteron profibrotische Eigenschaften renal und kardiovaskulär (Briet u. Schiffrin 2010).

Transport und Stoffwechsel

Kortisol liegt im Serum überwiegend in gebundener Form vor, wobei etwa 90 % an das **Transkortin** (kortisolbindendes Globulin) gebunden sind, während 6 % an Albumin gebunden vorliegen. Man geht davon aus, dass überwiegend die freie Kortisolfraktion biologisch wirksam ist (Rosner 1990). Bei einer Konzentration von 25 μg/dl sind die Transkortinbindungsstellen weitgehend abgesättigt, so dass bei höheren Kortisolkonzentrationen im Serum der Anteil an freiem Kortisol überproportional ansteigt. Aldosteron liegt etwa zu 60 % an Eiweiß gebunden vor, wobei der größte Anteil an Albumin gebunden ist und etwa 20 %

an das Transkortin gebunden vorliegen. Die freie Fraktion beträgt ca. 40 %.

Der **Abbau** der Nebennierenrindenhormone erfolgt überwiegend in der Leber, in geringerem Umfange auch in der Niere. Nur etwa 0,5 % wird als freies Kortisol ausgeschieden. Ebenso wie Kortisol wird Aldosteron überwiegend in der Leber inaktiviert. Aldosteron-18-Glukuronid entsteht durch die direkte Konjugierung des Aldosterons und ist ein Maß für die Aldosteronsekretion bei Hyperaldosteronismus.

Nebennierenrindenknoten, Nebennierenrindenadenome

Eine fokale noduläre Proliferation von Nebennierenrindenzellen ist ein häufiger Befund bei Sektionen. Die Inzidenz dieser Knoten nimmt mit zunehmendem Lebensalter zu und ist häufiger bei arterieller Hypertonie und vaskulären Erkrankungen. Diese Knoten sind meistens multipel und bilateral und besitzen überwiegend einen Durchmesser unter 1 cm, können aber eine Größe bis 2 und 3 cm erreichen. Sehr oft entstehen sie in der äußeren Zona fasciculata.

> **Die noduläre Hyperplasie der Nebenniere ist eine Manifestation der alternden Nebenniere.**

Hierzu passt die Beobachtung, dass das Auftreten von Nebennierenknoten häufig mit einer Arteriopathie der Kapselgefäße einhergeht. Die Knoten sind daher als fokale Hyperplasie nach fokaler Ischämie erklärt worden (Dobbie 1969). Bei größeren Nebennierenknoten muss aber in der Mehrzahl von Adenomen ausgegangen werden, da eine monoklonale Expansion nach somatischen Onkogenmutationen gezeigt werden konnte. Tumoren der Nebennierenrinde, wie sie mit der Computertomographie häufig nachgewiesen werden, stellen somit überwiegend echte Neoplasien dar, daneben aber auch fokale noduläre Hyperplasien, insbesondere bei kleineren Knoten (Beuschlein et al. 1994, Mansmann et al. 2004).

Die **Pathogenese** von Nebennierenadenomen folgt dem Prinzip eines Mehr-Schritt-Geschehens. Die Tumorentwicklung wird in der Regel durch eine somatische Neumutation in einem die Zellproliferation kontrollierenden Gen eingeleitet. Diese initiale Mutation wird als Tumorinitiation bezeichnet und betrifft proliferationsfördernde Protoonkogene, die durch diese Mutation konstitutiv aktiviert werden und hierdurch zu Onkogenen werden, oder proliferationshemmende Gene (Tumorsuppressorgene), die durch die Mutation inaktiviert werden. Hierdurch erhält eine Zelle des Gewebeverbandes einen selektiven Wachstumsvorteil. Nachfolgende Mutationen in anderen Onkogenen zusammen mit parakrinen und autokrinen Wachstumsfaktoren führen schließlich zur Expansion dieses Zellklons (Tumorpromotion), bis sich ein neoplastischer Zellverband u. U. mit malignem Phänotyp entwickeln kann.

Dieses Konzept wird durch familiäre Tumorsyndrome, die mit der Ausbildung von Nebennierenrindentumoren einhergehen, gestützt. Beim **Li-Fraumeni-Syndrom** werden neben Nebennierenrindenkarzinomen auch Mammakarzinome, Sarkome und Gliome beobachtet. Die molekulare Basis der Erkrankung besteht in einer Keimbahnmutation im TP53-Tumorsuppressorgen bei den betroffenen Familienmitgliedern. Eine TP53-Keimbahnmutation, die spezifisch zur Entwicklung von Nebennierenrindenkarzinomen führt, ist für die hohe Inzidenz dieses Malignoms in Brasilien ursächlich (Ribeiro et al. 2002).

Beim **Beckwith-Wiedemann-Syndrom** kommt es zu einer Hypersekretion von IGF-II, sowohl lokal als auch systemisch. Der Phänotyp ist charakterisiert durch Makroglossie, Gigantismus, Hypoglykämien und Viszeromegalie. Es besteht ein erhöhtes Risiko nicht nur für die Entwicklung von Nebennierenrindenkarzinomen, sondern auch von Wilms-Tumoren (Fassnacht et al. 2011).

Patienten mit **multipler endokriner Neoplasie Typ 1** (MEN 1) entwickeln neben einer Hyperplasie der Nebenschilddrüsen auch Tumoren des endokrinen Pankreas und des Hypophysenvorderlappens und in ca. 40 % der Nebennierenrinde. Molekularbiologische Untersuchungen haben andrerseits gezeigt, dass Mutationen im Menin-Gen bei zufällig entdeckten Nebennierentumoren keine Rolle spielen (Heppner et al. 1999).

Im Vergleich zu anderen Tumoren ist das Verständnis der adrenalen Tumorgenese immer noch lückenhaft. Die meisten Daten liegen zum Nebennierenrindenkarzinom vor, während die Entwicklung von Nebennierenadenomen noch wenig verstanden ist. Chromosomale Verluste an den Loki 1p, 17p, 22p, 22q, 2q und 11q wurden bei bis zu 62 % der Patienten mit sporadischem Nebennierenkarzinom nachgewiesen. Ein „loss of heterozygosity" (LOH) war insbesondere nachweisbar in der Region 11q13 (83 %), 17p13 (80 %), 11p15 (83 %) und 6q21 (57 %) (▣ Abb. 4.4). Die relevanten Gene in diesen Regionen sind bisher noch unzureichend identifiziert worden (Fassnacht et al 2011, Else 2011).

Besonderes Interesse hinsichtlich der Tumorgenese fand die massiv gesteigerte **IGF-2-Expression** (Giordano et al. 2003). Das IGF-2-Gen auf dem Chromosom 11p15 zeigt normalerweise ein maternales Imprinting, das beim Nebennierenrindenkarzinom durch paternale Isodisomie gestört ist und zu einer sehr hohen Überexpression von IGF-2 in der Mehrzahl der Nebennierenkarzinome führt. Da das IGF-2 über den IGF-1-Rezeptor proliferative Aktivität entfaltet, werden Inhibitoren des IGF-1-Rezeptors in der Behandlung des Nebennierenkarzinoms klinisch geprüft.

Modell der NNR-Karzinom-Pathogenese (modifiziert nach Else 2011)

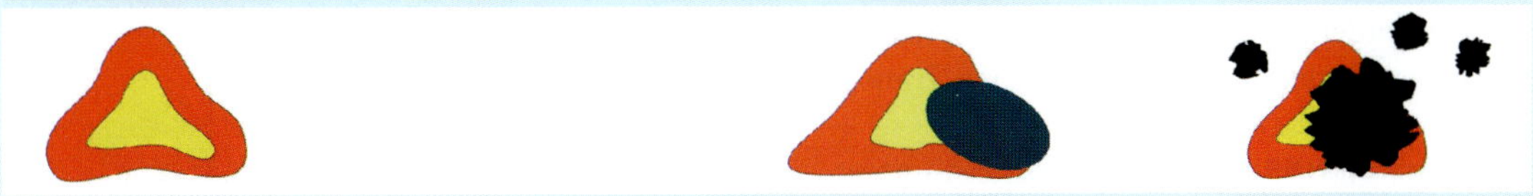

Nebenniere ?	Adenom ?	Karzinom
Monoklonal (%)	83%	100%
Genomische Aberrationen	keine-mäßiggradig	mäßiggradig-schwer
Mutationen (%)		
TP53	0%	30%
CTNNB1	20%	21%
RAS	14%	7%
BRAF	0%	4%
EGFR	0%	11%
Verlust der Heterozygosität		
17p13	23%	80%
6q21	9%	57%
11p15	34%	83%
11q13	13%	83%

Abb. 4.4 Modell der Nebennierenkarzinompathogenese. (Modifiziert nach Else 2011)

Eine wesentliche Rolle spielen auch Mutationen des **Wnt-Signalweges**, die initial bei familiärer adenomatöser Polyposis coli (APC) gefunden wurden. Beta-Catenin ist eine Schlüsselkomponente dieses Signalweges und eine konstitutive Aktivierung von Beta-Catenin ist offenbar die bisher häufigste Mutation sowohl bei benignen als auch bei malignen adrenokortikalen Tumoren (Tissier et al. 2005).

Eine weitere relevante Auffälligkeit besteht in einer Überexpression des „**steroidogenic factor 1**" (SF1), die sowohl bei Nebennierenkarzinomen im Kindesalter als auch im Erwachsenenalter nachgewiesen wurde und auch von prognostischer Bedeutung ist (Sbiera et al. 2010). Die Relevanz dieser Überexpression wird dadurch gestützt, dass durch Inhibitoren von SF1 die Proliferation von Nebennierenkarzinomzellen in vitro gehemmt werden kann. Bei Nebennierendenkarzinomen finden sich häufiger auch Mutationen des TP53-Tumorsuppressorgens (Reincke 1998). Diese Mutationen sind mit einer besonders ungünstigen Prognose assoziiert. In Adenomen werden solche Mutationen nur ausnahmsweise nachgewiesen. Für den ACTH-Rezeptor konnten bisher in keinem Falle aktivierende Mutationen in Nebennierentumoren gefunden werden, vielmehr sind Nebennierenrindenkarzinome durch einen Verlust des ACTH-Rezeptors charakterisiert (Beuschlein et al. 2001).

Microarray-Expressionsstudien mit Transskriptomanalyse haben die Bedeutung von IGF-2 Überexpression und Störungen des Wnt-Signalweges bestätigt. Darüber hinaus wurden 2 neue molekulare Marker (DLGAP5 und PINK1) identifiziert, die eng mit der Prognose von Nebennierenrindenkarzinomen assoziiert sind (de Reynies et al. 2009). Der molekulare Mechanismus, der hinter diesem Zusammenhang steht, ist noch nicht aufgeklärt.

Im Gegensatz zu anderen endokrinen Tumoren sind Mutationen von RAS, BRAF oder dem EGFR-Rezeptor bei Nebennierenrindenkarzinomen und Adenomen selten (Else 2011).

Unterfunktion der Nebennierenrinde

Einteilung

Je nach dem Ort der Schädigung spricht man von einer primären, sekundären oder tertiären Nebennierenrinden(NNR)-Insuffizienz. Bei der primären NNR-Insuffizienz liegt die Störung auf der Ebene der Nebenniere selbst, bei der sekundären NNR-Insuffizienz kommt es zum Ausfall der hypophysären ACTH-Sekretion, bei der tertiären NNR-Insuffizienz ist die hypothalamische Releasing-Hormon-Sekretion ausgefallen bzw. die Releasing-Hormone erreichen nicht mehr die kortikotropen Zellen des Hypophysenvorderlappens (z. B. durch Kompression des Hypophysenstiels durch einen suprasellären Tumor; ◘ Abb. 4.5).

Bei der **primären NNR-Insuffizienz** liegt fast immer ein Ausfall sämtlicher NNR-Hormone vor. Konsekutiv kommt es zu einer gesteigerten Sekretion von ACTH bzw. zu einer Erhöhung der Plasmareninaktivität. Die Steigerung der ACTH-Sekretion führt zu einer verstärkten Pigmentierung der Haut und der Schleimhäute, die durch die Melanozyten stimulierende Aktivität (MSH-Aktivität) des ACTH bedingt ist. Die ersten 13 Aminosäuren des ACTH entsprechen denen des α-MSH, das ein hochwirksamer Ligand des MC1-Rezeptors ist, der der wichtigste Melanokortinrezeptor in den Melanozyten ist. Da bei sekundärer und tertiärer NNR-Insuffizienz ein ACTH-Defizit vorliegt, ist die Haut dieser Patienten blass. Die Dunkelpigmentierung der Haut erfordert eine chronische NNR-Insuffizienz und fehlt, wenn sich die NNR-Unterfunktion aktuell entwickelt hat. Da die Aldosteronsekretion überwiegend über das Renin-Angiotensin-System gesteuert wird, bleibt sie bei einem Ausfall der hypophysären ACTH-Sekretion weitgehend intakt.

Ein **sekundärer Hypoaldosteronismus** kann als hyporeninämischer Hypoaldosteronismus insbesondere bei lange bestehendem Diabetes mellitus mit Spätsyndrom beobachtet werden.

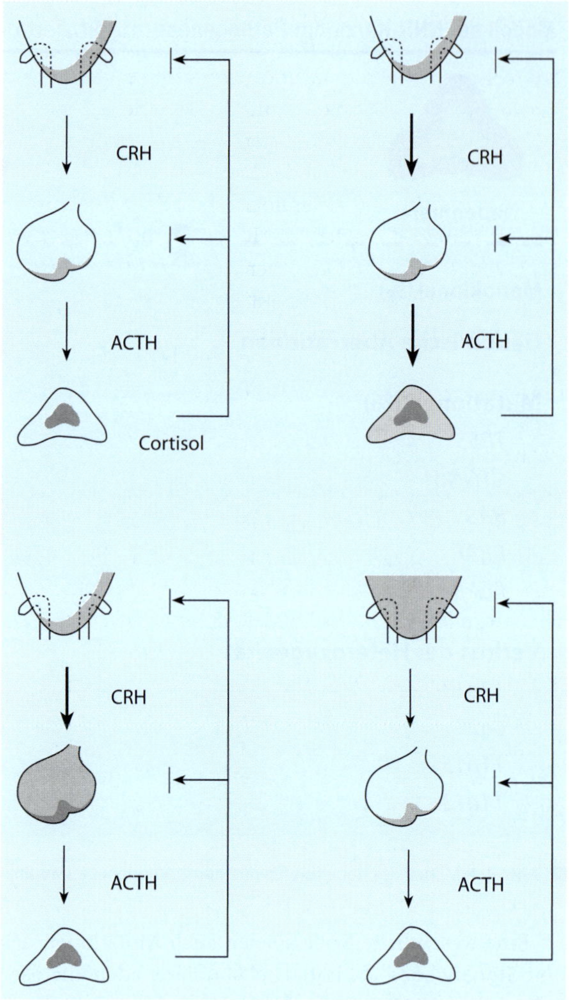

◘ **Abb. 4.5** Formen der Nebennierenrindeninsuffizienz. Normale Nebennierenrindenfunktion, primäre Nebennierenrindeninsuffizienz (*oben*), sekundäre und tertiäre Nebennierenrindeninsuffizienz (*unten*)

Folgen des Hormondefizits

Glukokortikoiddefizit Ein Kortisolmangel begünstigt das Auftreten von spontanen Nüchternhypoglykämien, da die glukoneogenetische und insulinantagonistische Wirkung des Kortisols entfällt. Daneben entwickeln sich eine Anorexie, eine Adynamie und eine gesteigerte Müdigkeit, die wesentlich durch das Fehlen einer ZNS-Wirkung des Kortisols mitbedingt sind (Arlt u. Allolio 2003). Da die Expression von β-Adrenozeptoren glukokortikoidabhängig ist, entwickelt sich eine kardiovaskuläre Dysfunktion, die durch Hypotonie und diastolische Funktionsstörungen des Herzens gekennzeichnet ist, die unzureichend auf Katecholamine ansprechen. Manche Symptome des Glukokortikoiddefizits wie rheumatiforme, myalgische Beschwerden und Kraftlosigkeit sind pathophysiologisch nicht vollständig geklärt. Der Ausfall der Kortisolsekretion kann insbesondere bei Stress zum **Syndrom der inadäquaten ADH-Sekretion** führenmit Hyponatriämie (Oelkers 1989).

Mineralokortikoiddefizit Der Ausfall der Mineralokortikoidwirkung führt zu einer gesteigerten Natriurese und damit verbunden zu einer Hypovolämie mit einer Verringerung des intravasalen Volumens und konsekutiver Hypotonie und Dehydratation bis hin zum Schock. Die Kaliumretention führt zur Hyperkaliämie, die bedrohliche Arrhythmien begünstigt.

Androgendefizit Die Bedeutung des Ausfalls der adrenalen Androgene ist bisher nicht vollständig verstanden. Bei Frauen kommt es zu einem Absinken der zirkulierenden Androgenspiegel mit einem Verlust der sekundären Sexualbehaarung und einem Libidodefizit (Arlt et al. 1999). Die Bedeutung der adrenalen Androgene für den Mann ist bisher nicht aufgeklärt. Da die Androgenproduktion überwiegend über die Testes erfolgt, wird ein Androgenmangel nicht manifest.

Adrenale Krise Die gravierendste Form der Nebennierenrindeninsuffizienz ist die adrenale Krise, die typischerweise bei noch nicht diagnostizierter NNR-Insuffizienz auftritt. Patienten mit primärer NNR-Insuffizienz sind häufiger betroffen, weil hier in der Regel Mineralokortikoiddefizit und Glukokortikoiddefizit zusammenwirken: Die Kombination von Volumenkontraktion und verminderter adrenerger Reagibilität begünstigen das Auftreten eines lebensbedrohlichen Schocks. Bei hochdosierter Gabe von Kortisol ist die Mineralokortikoidaktivität des Kortisols ausreichend, um auch das bestehende Mineralokortikoiddefizit auszugleichen. Fast immer entsteht die Krise durch ein auslösendes Ereignis, das beim Gesunden mit einer Steigerung der Kortisol- und Aldosteronsekretion einhergeht: Typische Beispiele sind Infektionen, Operationen oder größere Volumenverluste (Erbrechen, Durchfall; Arlt u. Allolio 2003; Hahner et al. 2010).

Pathogenese

Primäre Nebennierenrindeninsuffizienz Die häufigste Ursache der primären NNR-Insuffizienz ist eine **Immunadrenalitis**, die zu einer Zerstörung der Nebennierenrinde mit lymphozytärer Infiltration führt. Betroffen sind überwiegend Frauen. Es handelt sich um einen langsam fortschreitenden Prozess, der initial durch einen Anstieg der Plasmareninaktivität und des Plasma-ACTH gekennzeichnet ist, bei verminderter Kortisolantwort auf ACTH. Wichtige Antigene in diesem Autoimmunprozess sind die steroidsynthetisierenden Enzyme $P450_{SCC}$, $P450_{C17}$ und $P450_{C21}$ (Uibo et al. 1994). Diese Antigene lassen sich insbesondere in der Frühphase der Erkrankung nachweisen. Häufig tritt die Autoimmunadrenalitis im Rahmen polyglandulärer Autoimmunsyndrome (Typ 1 und Typ 2) auf (▶ Abschn. 4.5).

Eine weitere wichtige Ursache der primären Nebennierenrindeninsuffizienz ist die **Tuberkulose**, die in Deutschland jedoch selten geworden ist. Sie wird erst nach hämatogener Aussaat beobachtet und geht häufig mit dem Befall anderer Organe einher. Eine andere Störung ist die Adrenoleukodystrophie, eine seltene, X-chromosomal rezessiv vererbte Stoffwechselstörung, bei der der Abbau langkettiger Fettsäuren (besonders C26) gestört ist. Neben der Beeinträchtigung der Nebennierenrindenfunktion liegen Störungen des Nervensystems vor, die sich als Spastik, distale Polyneuropathie und Demenz manifestieren können. Eine Zerstörung der Nebennierenrinde ist auch durch disseminierte Pilzinfektionen, Einblutungen (z. B. beim Antiphospholipid-Syndrom) und Virusinfektionen insbesondere in Verbindung mit AIDS möglich, wo bevorzugt Zytomegalieinfektionen zur NNR-Insuffizienz führen können.

Sekundäre Nebennierenrindeninsuffizienz Ursachen der sekundären NNR-Insuffizienz sind am häufigsten große Hypophysentumoren und Kraniopharyngeome, die zu einer Zerstörung der kortikotropen Zellen der Hypophyse führen. Seltenere Ursachen sind die lymphozytäre Hypophysitis, Metastasen oder Aneurysmen. Ein Hypophyseninfarkt kann in Verbindung mit einem starken Blutverlust bei Entbindung auftreten (Sheehan-Syndrom). Ein isolierter hypophysärer ACTH-Mangel ist selten. Meist liegen gleichzeitige Störungen der Gonadotropin- und der TSH-Sekretion vor. Gelegentlich wird ein isolierter ACTH-Mangel in Verbindung mit einer Autoimmunthyreoiditis vom Typ Hashimoto beobachtet.

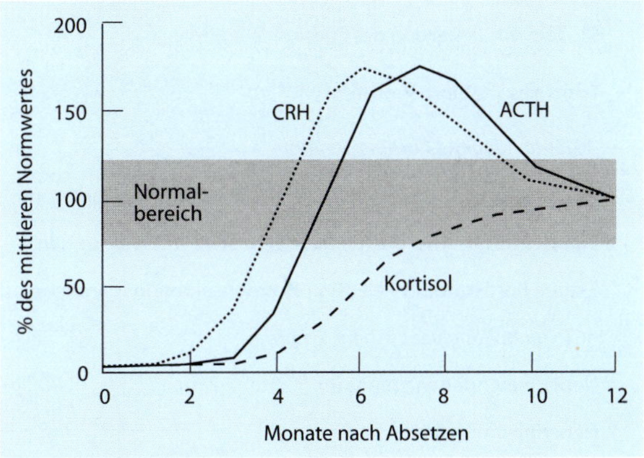

Abb. 4.6 Schematische Darstellung der Erholung der Hypothalamus-Hypophysen-NNR-Achse nach Glukokortikoidtherapie

Tertiäre Nebennierenrindeninsuffizienz Bei weitem die häufigste Ursache der tertiären NNR-Insuffizienz ist iatrogener Natur. Meist handelt es sich um einen Zustand nach langfristiger Glukokortikoidtherapie, die zu einer anhaltenden Suppression der hypothalamischen CRH-Neurone führt. Auch nach erfolgreicher chirurgischer Therapie eines endogenen Cushing-Syndroms folgt regelhaft eine anhaltende Phase einer tertiären Nebennierenrindeninsuffizienz, die sich nur allmählich erholt. Die Erholung der Hypothalamus-Hypophysen-NNR-Achse folgt dabei einer sequenziellen Erholung, die in Abb. 4.6 dargestellt ist. Seltenere Ursachen der tertiären NNR-Insuffizienz sind supraselläre Tumoren oder hypothalamische Schädigungen.

Glukokortikoidexzess

Einteilung

Die längerfristige Wirkung eines Glukokortikoidexzesses führt zum **Cushing-Syndrom**. Da Zona-fasciculata- und Zona-reticularis-Zellen einer ähnlichen Regulation unterworfen sind, ist ein endogenes Cushing-Syndrom häufiger auch mit einer Hypersekretion von NNR-Androgenen verbunden. Das Cushing-Syndrom ist entweder ACTH-abhängig oder ACTH-unabhängig (Tab. 4.1).

Für alle Formen des endogenen Cushing-Syndroms ist charakteristisch, dass wichtige physiologische Regulationsprinzipien außer Kraft gesetzt sind: Die Tagesrhythmik ist aufgehoben, das Kortisol-Feedback ist gestört oder durch autonome adrenale Kortisolsekretion unterbrochen, der

Tab. 4.1 Einteilung des Cushing-Syndroms

Form des Cushing-Syndroms	Relative Häufigkeit
ACTH-abhängiges Cushing-Syndrom	85 % aller Fälle
Morbus Cushing (ACTH-produzierendes Hypophysenadenom)	80–85 %
Ektopes ACTH-Syndrom (paraneoplastische ACTH-Sekretion)	15–20 %
Ektope Kortikotropin-Releasing-Hormonsekretion (paraneoplastisch)	Rarität
ACTH-unabhängiges Cushing-Syndrom	15 % aller Fälle
Nebennierenrindenadenom	≈10 %
Nebennierenrindenkarzinom	≈5 %
Mikronoduläre Nebennierenrindenhyperplasie	Sehr selten
Makronoduläre Nebennierenrindenhyperplasie	Sehr selten
Sonderformen	
Nahrungsabhängiges Cushing-Syndrom, Alkohol-induziertes Cushing-Syndrom	Raritäten

Anteil an freiem biologisch wirksamen Kortisol ist durch das erhöhte Gesamtkortisol überproportional hoch (Boscaro et al. 2001).

Folgen des Glukokortikoidexzesses

Die Konsequenzen einer länger bestehenden erhöhten Glukokortikoidwirkung lassen sich aus den physiologischen Wirkungen der Glukokortikoide ableiten. Es kommt zu einer Gewichtszunahme durch eine Steigerung des Appetites mit typischer Umverteilung des Fettgewebes hin zu einer stammbetonten Adipositas. Die inhibierende Wirkung der Glukokortikoide auf mesenchymale Zellen in Verbindung mit den katabolen Eigenschaften des Kortisols führt zu Hautatrophie, Wundheilungsstörungen, Gefäßfragilität und Striae. Die Muskulatur wird atrophisch, es kommt zum Verlust der Knochensubstanz bis zur manifesten Osteoporose. Hierbei unterstützend wirkt die negative Kalziumbilanz durch eine Verminderung der intestinalen Kalziumaufnahme und eine gesteigerte Kalziurese. Ein Hyperkortisolismus führt zur Suppression der Gonadotropinsekretion mit konsekutivem Hypogonadismus, Oligo/Amenorrhö und erektiler Dysfunktion. Die insulinantagonistische Wirkung und die gesteigerte hepatische Glukoseproduktion begünstigen das Auftreten einer Glukoseintoleranz bis hin zum sekundären Diabetes mellitus. Die chronische Immunsuppression begünstigt Infektionen, die sich insbesondere als Pilzinfektionen der Haut manifestieren. Schwerste Psychosen sind möglich, geringgradigere psychische Veränderungen mit depressiver Verstimmung sehr häufig.

Ein chronischer Glukokortikoidexzess führt zu einer relativen Verminderung der Glukokortikoidwirkung, möglicherweise durch eine verminderte Expression von Glukokortikoidrezeptoren.

> **Die akute Beseitigung des Glukokortikoidexzesses (z. B. durch chirurgische Entfernung eines kortisolsezernierenden Nebennierentumors) erfordert daher in der Initialphase postoperativ eine höhere Glukokortikoidsubstitution als bei Patienten mit anderen Formen der NNR-Insuffizienz.**

Pathogenese

Die Basis des zentralen Cushing-Syndroms (Morbus Cushing) ist ein **Adenom**, in sehr seltenen Fällen ein Karzinom der kortikotropen Zellen der Hypophyse (Abb. 4.7). Die Tumoren sind ganz überwiegend monoklonal und damit Ausdruck einer klonalen Expansion nach somatischen Mutationen (Schulte et al. 1991). Die hypothalamische CRH-Sekretion wird durch den Hyperkortisolismus supprimiert. Die Adenomzellen besitzen in den meisten Fällen CRH-Rezeptoren und reagieren auf exogenes CRH mit einer kräftigen Steigerung der ACTH-Sekretion (Chrousos et al. 1984). Als Konsequenz der chronischen Stimulation kommt es zur bilateralen adrenalen Hyperplasie, die auch als knotige Hyperplasie imponieren kann. Die Nebennieren reagieren auf exogene ACTH-Gabe entsprechend mit einer überschießenden Kortisolantwort.

In den meisten Fällen liegt ein Mikroadenom der Hypophyse (Durchmesser <1 cm) vor. Nach bilateraler Adrenalektomie entwickelt ein Teil der hypophysären Cushing-Adenome eine starke Wachstumstendenz und entwickelt sich zu einem infiltrativ wachsenden Nelson-Tumor. Beim **ektopen ACTH-Syndrom** sezerniert nichthypophysäres Tumorgewebe biologisch aktives ACTH und führt damit zur bilateralen Nebennierenhyperplasie. Die hypothalamische CRH-Sekretion und die hypophysäre ACTH-Sekretion werden durch den Hyperkortisolismus supprimiert.

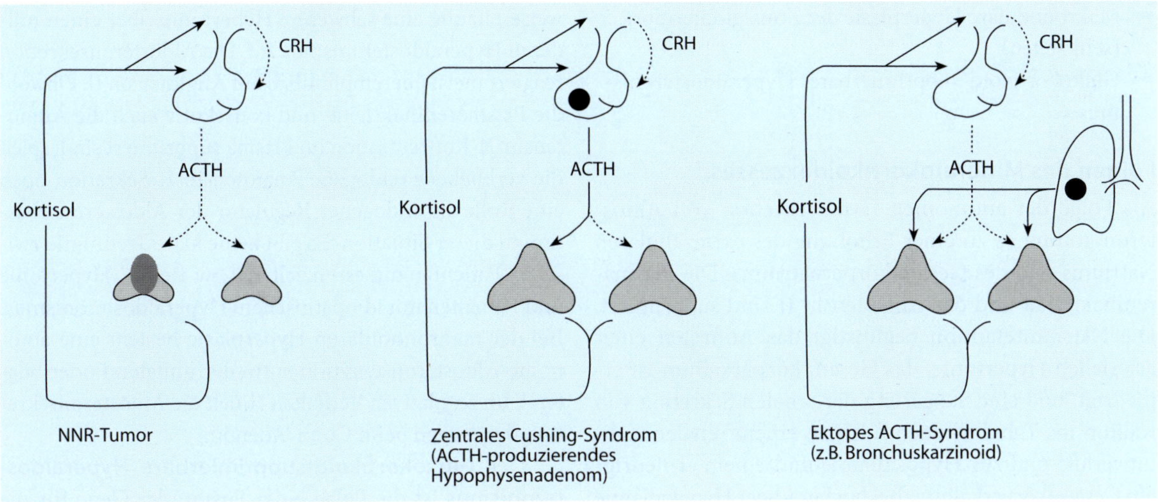

Abb. 4.7 Pathogenese unterschiedlicher Formen des Cushing-Syndroms

Häufige Quellen einer ektopen ACTH-Sekretion sind Bronchialkarzinome und Bronchialkarzinoide, ein medulläres Schilddrüsenkarzinom, Phäochromozytome und endokrine Pankreastumoren. Häufig liegen auch ACTH-Vorstufen im Plasma vor, die als Hinweise auf den ektopen Charakter der ACTH-Quelle gewertet werden können (de Keyzer et al. 1985).

In seltenen Fällen liegt auch eine **ektope CRH-Sekretion** vor, die dazu führt, dass eine konstante Stimulation der hypophysären ACTH-Sekretion bewirkt wird. Bei fast allen bisher beschriebenen Fällen sezerniert die CRH-Quelle jedoch auch gleichzeitig ektop ACTH, sodass unklar ist, in welchem Umfange ektope und eutope ACTH-Sekretion zum Hyperkortisolismus führen.

Die häufigste Form des ACTH-unabhängigen Cushing-Syndroms entsteht durch die **exogene Zufuhr potenter synthetischer Glukokortikoide** im Rahmen einer ärztlichen Behandlung. Da hier die endogene Nebennierenrindenfunktion supprimiert ist, sind die adrenalen Androgene ausnahmslos erniedrigt. ACTH-unabhängige Formen des endogenen Cushing-Syndroms entstehen durch kortisolproduzierende Nebennierentumoren (adrenale Adenome, Nebennierenrindenkarzinome) oder durch ACTH-unabhängige bilaterale Hyperplasien (mikronoduläre Hyperplasie, makronoduläre Hyperplasie). Als Folge der primär gesteigerten adrenalen Kortisolsekretion sind hypothalamische CRH-Sekretion und hypophysäre ACTH-Sekretion supprimiert. Inaktivierende Keimbahnmutationen des PRKAR1 A-Gens oder des Phosphdiesterase-(PDE)-11 A-Gens sind die molekulare Basis der mikronodulären Hyperplasie (Almeida u. Stratakis 2010). Die mikronoduläre bilaterale Hyperplasie reagiert nicht auf exogenes ACTH, die bilaterale makronoduläre Hyperplasie lässt sich durch exogenes ACTH in den allermeisten Fällen massiv stimulieren (Strohm et al. 1994).

In seltenen Fällen kann ein ACTH-unabhängiges Cushing-Syndrom dadurch entstehen, dass in Nebennierengewebe ektop Rezeptoren für das „Gastric-inhibitory"-Peptid (GIP) oder auch andere Liganden exprimiert werden. Durch den postprandialen GIP-Anstieg wird dann eine massive Kortisolsekretion induziert (Lacroix 2009).

Hyperaldosteronismus

Einteilung

Pathophysiologisch ist es sinnvoll, einen sekundären Hyperaldosteronismus vom primären Hyperaldosteronismus abzugrenzen. Der **sekundäre Hyperaldosteronismus** entsteht als Folge einer Hyperreninämie und einer Hyperangiotensinämie und ist Ausdruck einer physiologischen Anpassung. So steigen unter natriumarmer Diät Plasmareninaktivität, Angiotensin II und Plasmaaldosteron deutlich an, um eine ausreichende Natriumretention zu gewährleisten. Wenn ein sekundärer Hyperaldosteronismus als Kompensation eines Natriummangels, eines Volumenmangels oder eines niedrigen Herzminutenvolumens auftritt, ist der Blutdruck in der Regel normal oder eher niedrig. Eine solche Situation liegt bei dekompensierter Leberzirrhose, Herzinsuffizienz und nephrotischem Syndrom sowie bei Diuretikaabusus vor.

Kommt es zu einer gesteigerten Angiotensinsekretion bei Normovolämie oder normaler bis hoher Kochsalzzufuhr, entwickelt sich eine arterielle Hypertonie. Beispiele hierfür sind Nierenarterienstenose, maligne Hypertonie und Renin-produzierende Tumoren. Die Hypertonie entsteht in diesem Falle überwiegend über die vasokonstriktorische Wirkung des Angiotensin II.

Beim **primären Hyperaldosteronismus** werden unterschiedliche Formen unterschieden:

- Aldosteronproduzierendes Adenom (Conn-Adenom)
- Mikronoduläre Hyperplasie der Zona glomerulosa bzw. idiopathischer Hyperaldosteronismus

- Makronoduläre Hyperplasie der Zona glomerulosa (sehr selten)
- Glukokortikoid-supprimierbarer Hyperaldosteronismus

Folgen des Mineralokortikoidexzesses

Als Folge der autonomen Hypersekretion von Aldosteron kommt es zu einer Erhöhung des extrazellulären Natriums und des Gesamtkörpernatriums. Die Plasmareninaktivität und das Angiotensin II sind supprimiert. Die Natriumretention begünstigt das Auftreten einer arteriellen Hypertonie, das Gesamtkörperkalium ist erniedrigt, und eine Steigerung der renalen Sekretion von Kalium ins Tubuluslumen führt zu einem renalen Kaliumverlust und zur Hypokaliämie und einem erniedrigten Gesamtkörperkalium. Bei hochgradiger Hypokaliämie kann sich eine hypokaliämische Nephropathie mit einer Tubulusfunktionsstörung entwickeln, die einem renalen Diabetes insipidus mit Polyurie und Polydipsie entspricht. Die Hypokaliämie begünstigt darüber hinaus motorische Lähmungen, tetanische Symptome, allgemeine Schwäche und Depressionen.

Pathogenese des primären Hyperaldosteronismus

Beim aldosteronsezernierenden Nebennierenrindenadenom **(Conn-Adenom)** wurden 2 somatische Mutationen (G151R und L168R) im KCNJ5-Gen, das für den Kaliumkanal Kir3.4 kodiert, gefunden (Choi et al. 2011). Durch diese Mutationen wird dessen Selektivität für Kalium modifiziert. Untersuchungen konnten zeigen, dass diese beiden somatischen Mutationen bei etwa 30 % der Patienten mit Conn-Adenom im Tumor nachweisbar sind, häufiger bei Frauen als bei Männern. Die Mutationen, die den anderen Conn-Adenomen zugrunde liegen, bedürfen noch der Aufklärung. Expressionsanalysen legen nahe, dass sie die gleichen Signalwege betreffen. Charakteristisch für Conn-Adenome ist die Überexpression der Aldosteronsynthase (Assie et al 2005).

Bei den meisten Tumoren wird die Aldosteronsekretion durch exogene Gabe von Angiotensin II nicht stimuliert, einzelne Tumoren sprechen allerdings auf Angiotensin II an. Dagegen besteht eine gewisse Abhängigkeit der Aldosteronsekretion vom ACTH bei der Mehrzahl der Conn-Adenome, so dass in Abhängigkeit von der ACTH-Tagesrhythmik die Aldosteronkonzentrationen schwanken können. Viele Adenome sezernieren neben Aldosteron auch 18-OH-Kortikosteron, Kortikosteron und 11-Desoxykortikosteron. Ausnahmsweise können aldosteronproduzierende Adenome als familiärer Hyperaldosteronismus (Typ II) auftreten.

Beim **idiopathischen Hyperaldosteronismus** liegt eine bilaterale mikronoduläre Hyperplasie vor. Die Patienten weisen häufig eine schwerere Hypertonie, aber einen milderen Hyperaldosteronismus auf. Die Aldosteronsekretion reagiert meist überempfindlich auf Angiotensin II. Obwohl die Plasmareninaktivität und konsekutiv auch die Angiotensin-II-Konzentration im Plasma supprimiert sind, spielt die verbliebene endogene Angiotensin-II-Sekretion noch eine Rolle als endogener Regulator der Aldosteronsekretion in dieser Situation. Es gibt keine klare Trennlinie zwischen Patienten mit essenzieller „Low-Renin"-Hypertonie und Patienten mit idiopathischem Hyperaldosteronismus. Bei der makronodulären Hyperplasie besteht eine autonome Aldosteronsekretion entweder unilateral oder bilateral. Im regulativen Verhalten ähnelt die Aldosteronsekretion derjenigen beim Conn-Adenom.

Der **Glukokortikoid-supprimierbare Hyperaldosteronismus** ist die Folge einer Fusion der Gene für die 11-β-Hydroxylase ($P450_{C11\beta}$) und die Aldosteronsynthase ($P450_{C11AS}$). Das resultierende Gen steht unter einem Promotor, der vom ACTH kontrolliert wird. Das Enzym, das durch dieses neue Gen kodiert wird, produziert charakteristische und einzigartige Hybridsteroide mit mineralokortikoider Wirkung, nämlich 18-Oxokortisol und 18-Hydroxykortisol. Die Bildung von Mineralokortikoiden ist damit ACTH-abhängig, sodass hier die therapeutische Option einer Dexamethason-Therapie gegeben ist. Ein Mineralokortikoidexzess kann auch bei niedrigem Plasmaaldosteron auftreten und wird dann als **Pseudohyperaldosteronismus** bezeichnet. Ursache sind fast immer Enzymdefekte (Doerr 2010). Beim 11-β-Hydroxylasemangel und beim 17-α-Hydroxylasemangel wirkt Desoxykortikosteron als Mineralokortikoid und führt entsprechend zur Suppression von Angiotensin II und Plasmareninaktivität. Beim apparenten Mineralokortikoidexzess liegt ein genetischer Defekt der 11-β-Hydroxysteroiddehydrogenase vor. Auf diese Weise wird in der Niere Kortisol nicht mehr zum Kortison inaktiviert, kann daher effektiv an den Mineralokortikoidrezeptor binden und eine entsprechende Wirksamkeit entfalten (Funder 1995). Ein solcher Enzymdefekt kann auch durch den Konsum von großen Mengen Lakritze oder durch die Gabe von Carbenoxolon induziert werden, sodass auch in diesem Falle eine Mineralokortikoidhypertonie mit erniedrigtem Aldosteron vorliegt.

4.1.2 Nebennierenmark

Das Nebennierenmark kann als eine Ansammlung sympathischer postganglionärer Neurone ohne Axone angesehen werden. Die chromaffinen Zellen des Nebennierenmarks stammen dabei embryologisch von einer Vorläuferzelle ab, die den Nebennierenmarkzellen und den sympathischen postganglionären Neuronen gemeinsam ist. Ebenso wie diese sind die chromaffinen Zellen des Nebennierenmarkes in der Lage, **Katecholamine** zu synthetisieren, zu speichern und reguliert freizusetzen. Während die sympathischen postganglionären Neurone nahzu ausschließlich Noradrenalin als Katecholamin freisetzen, wird allerdings im Nebennierenmark überwiegend Adrenalin und in geringerem Umfange Noradrenalin sezerniert. Die Zellen des Nebennierenmarkes geben die Katecholamine direkt in die Zirkulation ab, sodass die Katecholamine als klassische Hormone agieren können, während die sympathischen postganglionären Neurone die Katecholamine in den synaptischen Spalt freisetzen und damit eine Neurotransmitterwirkung auslösen (Young u. Landsberg 1998).

Die renalen Katecholamine werden insbesondere unter **Belastungssituationen** (Stress) verstärkt ausgeschüttet. Es kommt zu einer Aktivierung des kardiovaskulären Systems mit einer Kontraktion der Gefäße im Splanchnicusgebiet und einer Dilatation der muskelversorgenden Gefäße. Die gastrointestinale Motilität wird gehemmt, und die Bronchien werden dilatiert. Der Glykogenabbau in Leber und Muskulatur wird vom Adrenalin gefördert. Das Gesamtergebnis ist eine Bereitstellung von Energie in Form von Glukose für „Kampf- bzw. Fluchtreaktionen".

Die Wirkung der Katecholamine auf die Zielzellen erfolgt über spezifische adrenerge Rezeptoren (**Adrenozeptoren**). Die adrenergen Rezeptoren werden in verschiedene Typen aufgeteilt, α-Rezeptoren und β-Rezeptoren, die wiederum aufgrund ihrer pharmakologischen und Liganden- bzw. Bindungseigenschaften in Subtypen (z. B. α_1 und α_2, β_1, β_2 und β_3) aufgegliedert werden können. Adrenalin und Noradrenalin wirken ungefähr equipotent an β_1-Rezeptoren, während Adrenalin deutlich wirksamer als Noradrenalin an β_2-Rezeptoren wirkt. Auch an α-Rezeptoren ist die Wirksamkeit von Adrenalin deutlicher als von Noradrenalin (Young u. Landsberg 1998).

Neben den Katecholaminen sind in den letzten Jahren zahlreiche **Peptidhormone** in Zellen des Nebennierenmarks nachgewiesen worden. Hierzu gehören Somatostatin, Metenkephalin, Vasopressin, Oxytozin, Proopiomelanokortin, ACTH und VIP. Sie dürften eine wichtige Rolle für die parakrine Interaktion mit der Nebennierenrinde spielen (Erhart-Bornstein et al. 1998).

Phäochromozytom

Das Fehlen des Nebennierenmarks führt nach heutiger Auffassung nicht zu Krankheitsphänomenen. Lediglich bei Diabetikern hat das Fehlen des Nebennierenmarks eine gestörte Gegenregulation bei Hypoglykämie zur Folge.

Die einzig wichtige Erkrankung des Nebennierenmarks ist das Phäochromozytom. Beim Phäochromozytom handelt es sich um Katecholamin-produzierende Tumoren, die von intraadrenalen chromaffinen Zellen ausgehen. Extraadrenal auftretende Phäochromozytome werden nach neuer Nomenklatur auch als **Paragangliome** bezeichnet, während andere Autoren den Begriff Paragangliom auf nichtsekretorische Tumoren im Halsbereich beschränken.

Phäochromozytome sezernieren meist überwiegend Noradrenalin, in ungefähr 15 % der Fälle überwiegend Adrenalin. Vorwiegend in malignen Phäochromozytomen und Neuroblastomen kann die Dopamin-β-Hydroxylase, die für die Metabolisierung von Dopamin zu Noradrenalin verantwortlich ist, fehlen, sodass diese Tumoren deutlich mehr Dopamin sezernieren. Typischerweise sezernieren Paragangliome (extraadrenale Phäochromozytome) ausschließlich Noradrenalin.

Anders als das gesunde Nebennierenmark sind adrenale Phäochromozytome nicht innerviert und die Katecholaminfreisetzung wird nicht neural gesteuert. Änderungen im Blutfluss, direkter Druck auf den Tumor und Pharmaka können die Katecholaminfreisetzung beeinflussen.

Folgen des Katecholaminexzesses

Die pathologisch gesteigerte Katecholaminfreisetzung führt zur arteriellen Hypertonie, auf die sich krisenhafte Blutdruckspitzen (hypertensive Krisen) aufpropfen können. Bei anhaltendem massiven Katecholaminexzess kann eine katecholamin-induzierte Kardiomyopathie auftreten. Die arterielle Hypertonie beim Phäochromozytom zeigt eine aufgehobene zirkadiane Rhythmik ohne nächtlichen Blutdruckabfall. Als Folge der Noradrenalin-induzierten Vasokonstriktion gehen die Blutdrucksteigerungen mit Blässe einher. Andere Effekte der Katecholaminfreisetzung bestehen in Palpitationen, Tremor, profusen Schweißausbrüchen und Kopfschmerzen (Bravo u. Tagle 2003).

Die metabolischen Wirkungen der Katecholamine begünstigen das Auftreten von Hyperglykämien bis zum symptomatischen sekundären Diabetes mellitus, führen zum Hypermetabolismus und begünstigen eine Gewichtsabnahme. Die meist dominierende Vasokonstriktion führt zu einer Verringerung des intravasalen Volumens.

Die chronisch erhöhten Katecholaminkonzentrationen führen zu einer Down-Regulation der Adrenozeptoren. Erfolgt die Entfernung des Phäochromozytoms daher ohne Vorbehandlung, so kann sich nach der Entfernung des Phäochromozytoms rasch eine gravierende Hypotonie bis zum Schock einstellen.

Die Vorbehandlung mit Alphablockern senkt nicht nur den erhöhten arteriellen Blutdruck, sondern normalisiert auch das Plasmavolumen. Der nach Tumorentfernung einsetzende Blutdruckabfall kann besser beherrscht werden (Bravo u. Tagle 2003).

Pathogenese

Auch beim Phäochromozytom muss man davon ausgehen, dass die Inaktivierung multipler Tumorsuppressorgene

4

oder die Aktivierung von Onkogenen für die Entwicklung und das Wachstum notwendig sind. Der Verlust der Heterozygosität auf dem kurzen Arm von Chromosom 1 (1p) und dem langen Arm von Chromosom 22 (22q) ist gehäuft mit Phäochromozytomen assoziiert. Die Bedeutung von Mutationen in Onkogenen und Tumorsupressor-Genen wird durch das familiäre Auftreten von Phäochromozytomen gestützt. Bei den **multiplen endokrinen Neoplasien Typ 2** (MEN 2a/2b) liegen Keimbahnmutationen des RET-Protoonkogens vor, eines Rezeptors mit Tyrosinkinaseaktivität. Beim MEN-2a-Syndrom wurden unterschiedliche Punktmutationen im Bereich der extrazellulären Domäne dieses Rezeptors gefunden, während bei der MEN-2b-Punktmutationen im Bereich des intrazellulären Abschnittes (Tyrosinkinase) beobachtet wurden (► Kap. 6.2). Durch die Mutationen kommt es zu einer Aktivierung des RET-Protoonkogens, die die neoplastische Transformation begünstigt. Bei sporadischen Phäochromozytomen werden in 6–8 % entsprechende Mutationen im RET-Protoonkogen nachgewiesen.

Bei der **Von-Hippel-Lindau-Erkrankung** werden bei 10–20 % der Patienten Phäochromozytome beobachtet. Das ursächliche VHL-Gen liegt auf dem Chromosom 3 und wirkt nach ersten Untersuchungen als ein Tumorsuppressorgen, das bei dieser Erkrankung durch Mutationen inaktiviert wird (Latif et al. 1993).

Auch bei der **Neurofibromatose Typ 1** treten gehäuft Phäochromozytome auf. Zugrunde liegen Mutationen im NF-1-Gen, das ebenfalls als Tumorsuppressorgen angesehen wird, und für das Protein Neurofibromin kodiert. Patienten mit Neurofibromatose Typ 1 haben inaktivierende Mutationen in diesem Tumorsuppressorgen (Colman u. Wallace 1994).

Weiterhin ist das Auftreten von Paragangliomen und Phäochromozytomen bei Keimbahnmutationen in den Genen für Untereinheiten der **Succinatdehydrogenase** (SDH) assoziiert, insbesondere mit den Untereinheiten B und D, sehr selten mit der Untereinheit C (Neumann et al. 2004). Für SDHD-Mutationen sind multifokale Paragangliome typisch, während bei SDHB-Mutationen häufiger ein maligner Verlauf und das Auftreten anderer Malignome beobachtet werden.

Darüber hinaus sind Keimbahnmutationen im **SDHAF2**-Gen bei manchen Familien mit Paragangliomen im Kopf- und Halsbereich nachgewiesen worden und auch im **TMEM127**-Gen, das für den Proteintransport zwischen Plasmamembran und Zellorganellen Bedeutung besitzt. TMEM127-bedingte Phäochromozytome zeigen ein ähnliches Transkriptom, wie man sie bei Mutationen im RET-Protoonkogen oder im NF1-Gen findet (Hensen u. Bayley 2011).

4.2 Chirurgische Anatomie und konventionelle Zugänge zur Nebenniere

C. Nies

Die Nebennieren bestehen aus 2 funktionell und embryologisch unterschiedlichen Anteilen, dem Nebennierenmark und der Nebennierenrinde. Sie liegen im Retroperitoneum in unmittelbarer Beziehung zu den oberen Nierenpolen. Entscheidend für die chirurgische Behandlung von Nebennierenerkrankungen ist die Kenntnis der venösen Drainage dieser Drüsen. Die rechte Nebennierenvene mündet in die V. cava inferior, die linke in die linke Nierenvene.
Es wurde eine Reihe unterschiedlicher chirurgischer Zugänge zu den Nebennieren beschrieben. Die verschiedenen konventionellen Zugänge wurden bei der Behandlung von benignen Nebennierenerkrankungen mehr und mehr von minimal-invasiven Verfahren verdrängt.

4.2.1 Anatomie

Embryologie Die Nebenniere ist ein paarig angelegtes, retroperitoneal gelegenes Organ, das aus 2 sowohl funktionell als auch embryologisch völlig unterschiedlichen Anteilen besteht: der Nebennierenrinde und dem Nebennierenmark.

Die Nebennierenrinde entstammt entwicklungsgeschichtlich dem Mesoderm. Etwa in der 5. Gestationswoche beginnt sie sich aus Zellen des Coelomepithels zu differenzieren. Das Nebennierenmark entwickelt sich etwas später aus Anteilen der Neuralleiste. Dieser Anteil der Nebennieren ist also ektodermaler Herkunft. Die Zellen des Nebennierenmarks wandern in die fetale Nebennierenrinde ein und werden schließlich vollständig von ihr umschlossen. Es entsteht so die typische Dreischichtung, die am Querschnitt einer gesunden Nebenniere zu erkennen ist: Zentral das graue Nebennierenmark, das beidseits von der gelben Nebennierenrinde umgeben ist (■ Abb. 4.8).

Makroskopischer Aspekt Die Nebennieren sind zumeist anhand der Farbe von dem umgebenden Fettgewebe bereits makroskopisch gut abzugrenzen. Die gelbe Farbe der oberflächenbildenden Nebennierenrinde (polentagelb) ist leuchtender und intensiver als die des Fetts.

Zum Zeitpunkt der Geburt sind die Nebennieren im Vergleich zu den anderen Organen unverhältnismäßig groß. Ihre Größe entspricht zu diesem Zeitpunkt mehr als einem Drittel der Niere. Postnatal kommt es rasch zu einer Verkleinerung des Rindenanteils, sodass es nicht nur zu einer relativen, sondern zu einer absoluten Verkleinerung dieser Drüsen kommt.

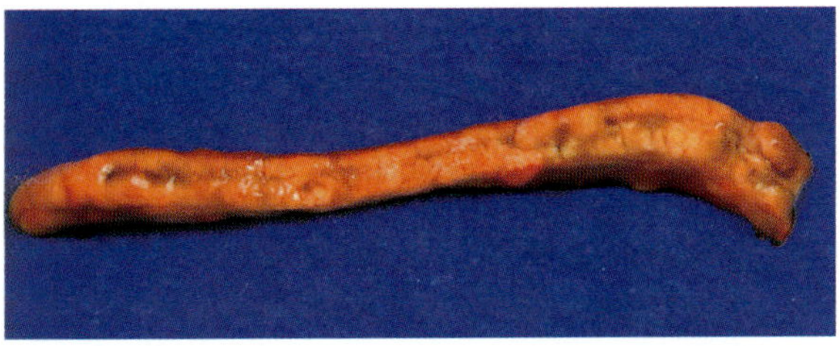

Abb. 4.8 Makroskopischer Aspekt des Querschnitts einer gesunden Nebenniere. Man erkennt die typische Dreischichtung. Das zentral gelegene Nebennierenmark ist von der Nebennierenrinde umgeben

Eine normale Nebenniere des Erwachsenen wiegt ca. 4–5 g. Es handelt sich um ein flaches Gebilde, das im sagittalen Durchmesser eine Stärke von weniger als 1 cm aufweist. In transversaler Richtung beträgt der Durchmesser ca. 3 cm, während die Ausdehnung in kraniokaudaler Richtung mit 4–5 cm am größten ist.

Die rechte und die linke Nebenniere unterscheiden sich in ihrer Form. Während die rechte Drüse einen dreieckigen bzw. pyramidenförmigen Aspekt hat, erinnert die Form der linken Nebenniere eher an einen Halbmond. Im Sagittalschnitt (Computertomographie, Kernspintomographie) lassen sich in den dorsalen Anteilen beider Nebennieren jeweils ein medialer und ein lateraler Schenkel unterscheiden. Dadurch stellen sie sich in dieser Ebene λ- bzw. V-förmig, die linke gelegentlich auch kommaförmig dar (Abb. 4.9).

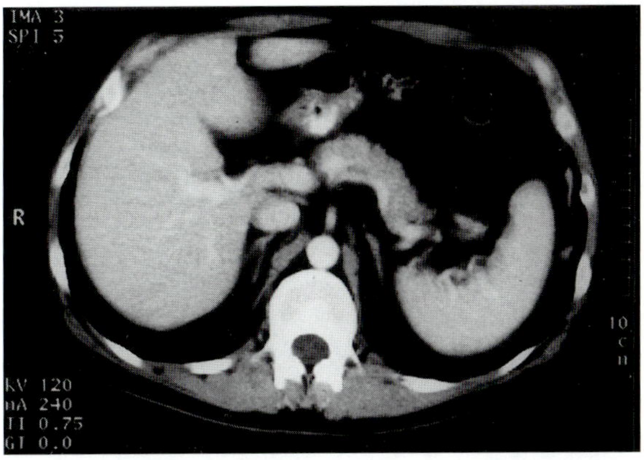

Abb. 4.9 Computertomographische Darstellung normaler Nebennieren. Im Schnittbild stellt sich die rechte Nebenniere λ-förmig, die linke kommaförmig dar. Man beachte auch die zentrale Lage beider Nebennieren

4.2.2 Lagebeziehungen

Rechte Nebenniere Die rechte Nebenniere sitzt dem oberen Pol der rechten Niere haubenförmig auf. Nach ventral wird sie vom rechten Leberlappen bedeckt und ist von ihm teilweise durch eine Peritonealschicht getrennt. Die Dorsalfläche hat Kontakt mit dem Zwerchfell. Der kraniomediale Anteil der rechten Nebenniere liegt dorsal der V. cava inferior, sodass dieser beim Blick von ventral erst eingesehen werden kann, wenn die V. cava inferior nach medial retrahiert wird. Umgekehrt werden beim Blick von dorsal die V. cava inferior und die Einmündung der rechten Nebennierenvene in die V. cava inferior durch diesen Nebennierenteil verdeckt.

Linke Nebenniere Die linke Nebenniere liegt dem medialen Rand des oberen Nierenpols an und reicht mit ihren kaudalen Ausläufern bis nahe an die Strukturen des Nierenstiels heran. Der untere Anteil wird vom Pankreasschwanz, der Milzvene und u. U. auch von der Milz bedeckt. Der obere Teil der linken Nebenniere ist von der Peritonealschicht der Bursa omentalis überzogen, die sie von der Magenhinterwand trennt. Dorsalseitig grenzt sie an das Zwerchfell.

4.2.3 Gefäßversorgung

Arterien Die Nebennieren sind wie alle endokrinen Organe exzellent durchblutet. Beide Nebennieren werden arteriell aus 3 Richtungen versorgt. Die A. phrenica inferior gibt beidseits mehrere Äste ab, die als Aa. suprarenales superiores zu den kranialen Anteilen der Nebenniere verlaufen. Etwas oberhalb der Nierenarterien gehen die Aa. suprarenales mediae aus der Aorta ab. Sie entspringen beidseits zumeist als einzelne Gefäßstämme, die sich nahe der Nebennieren aufzweigen und diese an ihrem anteromedialen Aspekt erreichen. Die Aa. suprarenales inferiores werden von den Nierenarterien abgegeben und treten von kaudal in die Nebennieren ein.

Venen Die Anatomie der Nebennierenvenen ist erstaunlich wenig Variationen unterworfen. Ganz im Gegensatz zu der vielfältigen arteriellen Versorgung dient beidseits im Wesentlichen ein Gefäß für die venöse Drainage der Nebennieren. Auf der rechten Seite mündet die Nebennierenvene direkt in die V. cava inferior. Da Nebenniere und V. cava inferior unmittelbar aneinandergrenzen, ist diese Vene sehr kurz und häufig nicht länger als 1 cm. Die linke Nebennierenvene mündet in die linke Nierenvene (Abb. 4.10). Sie ist deutlich länger als die rechtsseitige Vene und daher bei einer Adrenalektomie auch leichter zu versorgen. Nahe der Nebenniere nimmt sie regelhaft die V. phrenica inferior auf, die ebenfalls versorgt werden muss, wenn die Nebennierenvene nahe der Nierenvene durchtrennt wird. Auf beiden Seiten gibt es zusätzliche kleine Venen, die in die Nierenvenen, die Zwerchfellvenen bzw. die V. cava inferior münden. Sehr selten gibt es auch Verbindungen zum Pfordaderstromgebiet (Monkhouse u. Khalique 1986).

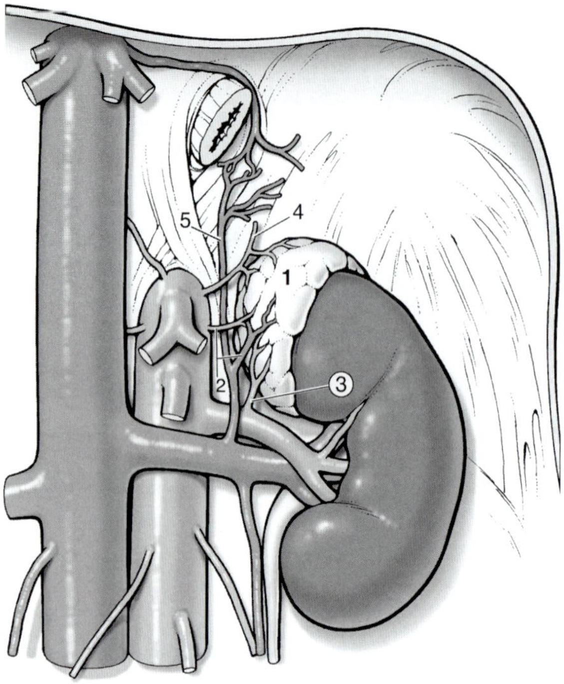

■ **Abb. 4.10** Arterien und Venen der linken Nebenniere. Die V. phrenica inferior mündet in die Nebennierenvene und in die V. cava inferior

4.2.4 Chirurgische Zugänge

Die Nebennieren liegen zentral im Körper (■ Abb. 4.9). Aus diesem Grunde ist es verständlich, dass eine Reihe unterschiedlicher Zugangswege zu den Nebennieren beschrieben wurden (■ Tab. 4.2). Die erste transabdominelle Adrenalektomie wurde von Thornton 1889 vorgenommen, wobei er anstelle des heute üblichen Subkostal- oder Oberbauchquerschnittes eine T-förmige Inzision verwendete (Thornton 1890). Young, ein Urologe aus Baltimore, verwendete erstmals den Flankenzugang zu den Nebennieren (Welbourn 1990). Da er die Patienten für die damals häufig erforderliche bilaterale Exploration jedoch umlagern musste, kam er später auf die Idee des dorsalen Zuganges, den er 1936 erstmals beschrieb (Young 1936). Zu den einzelnen Zugängen gibt es eine Reihe von Modifikationen. Mit der Einführung der minimal-invasiven Zugänge zu den Nebennieren wurden die konventionellen Zugänge in den Hintergrund gedrängt. Nebennierentumoren werden heute nur noch in Ausnahmefällen offen chirurgisch operiert, insbesondere bei adrenokortikalen Karzinomen.

Ventraler Zugang

Dies ist der traditionelle Zugang zu den Nebennieren und wurde in früheren Jahren bevorzugt verwendet. Besonders für die operative Behandlung von Phäochromozytomen wurde der transabdominelle Zugang lange Zeit empfohlen, da er es dem Chirurgen ermöglicht, beide Nebennieren über einen Zugang zu explorieren. Die Notwendigkeit hierzu besteht angesichts der sehr verlässlichen präoperativen bildgebenden Diagnostik heute nicht mehr.

Technik Prinzipiell kann der transabdominelle Zugang über einen großzügigen Mittelschnitt oder über einen Subkostalschnitt (ggf. beidseitigen Subkostalschnitt) erfolgen. Sofern der Patient einen nicht besonders steilen Rippenbogen aufweist, erscheint der Subkostalschnitt vorteilhafter.

Die entscheidende Leitstruktur bei der **rechtsseitigen Adrenalektomie** ist die V. cava inferior. Sie sollte zu Beginn der Operation freigelegt werden, um die Nebennierenvene frühzeitig identifizieren und mögliche Blutungskomplikationen leichter beherrschen zu können. Unterhalb der Nebenniere wird die V. cava inferior vom Duodenum bedeckt, das durch ein großzügiges Kocher-Manöver mobilisiert werden sollte. Der rechte Leberlappen wird mit einem Haken nach kranial retrahiert, um die Nebenniereloge zu exponieren (■ Abb. 4.11). Bei größeren oder weit nach kranial reichenden Nebennierentumoren kann es von Vorteil sein, den rechten Leberlappen von lateral bis zur V. cava inferior zu mobilisieren. In diesen Fällen sollte jedoch auch an die Möglichkeit der thorakoabdominellen Inzision gedacht werden.

Nach Exposition der V. cava inferior wird an ihrem rechtslateralen Aspekt beginnend etwas oberhalb der Einmündung der rechten Nierenvene von kaudal nach kranial präpariert, wobei auf kleine einmündende Venen geachtet werden muss. Bei der Dissektion zwischen V. cava inferior und der Nebenniere erkennt man die kurze Nebennierenvene, die zumeist vom oberen Drittel der Drüse direkt in die V. cava inferior mündet. Sie muss vorsichtig ligiert und durchtrennt werden. Ein Abrutschen der Ligatur oder ein Einriss der V. cava kann eine heftige Blutung verursachen, die schnell zu sehr unübersichtlichen Verhältnissen führen kann. Nach Versorgung der Nebennierenvene wird die V. cava etwas nach links retrahiert, um so den retrokaval gelegenen oberen Anteil der Nebenniere freipräparieren zu können. Anschließend kann die Nebenniere relativ leicht vollständig mobilisiert werden, wobei die arteriellen Zuflüsse aus der Nierenarterie bzw. der A. phrenica inferior beachtet werden müssen.

Auf der **linken Seite** kann die Nebenniere, die zum größten Teil hinter der Bursa omentalis liegt, nach Eröffnung der Bauchhöhle auf verschiedenen Wegen erreicht werden:
- Nach Mobilisation der linken Kolonflexur, der Milz und des Pankreasschwanzes, die nach medial retrahiert werden

Tab. 4.2 Konventionelle und minimal-invasive Zugänge zu den Nebennieren. Der minimal-invasive transabdominelle Zugang in Rückenlage des Patienten wird kaum noch angewendet

Konventionell	Minimal-invasiv
Ventral transabdominell	(Transabdominell in Rückenlage)
Thorakoabdominell	Transabdominell in Seitenlage
Lateral (Flankenzugang)	Retroperitoneoskopisch in Seitenlage
Dorsal (durch das Bett der 12. Rippe)	Retroperitoneoskopisch in Bauchlage

- Nach Durchtrennung des Ligamentum gastrocolicum und Retraktion von Magen und Pankreasschwanz nach kranial
- Durch das Mesocolon transversum

Unabhängig davon, wie die Nebennierenregion erreicht wird, sollte auch auf der linken Seite zunächst die entscheidende vaskuläre Leitstruktur, die linke Nierenvene, aufgesucht werden. An ihrem Oberrand lässt sich leicht die hier einmündende Nebennierenvene identifizieren, die an dieser Stelle durchtrennt und ligiert wird. Die Nebenniere selbst wird dann zirkulär freipräpariert, wobei wie auf der rechten Seite die verschiedenen arteriellen Zuflüsse beachtet werden müssen.

Vorteile Der ventrale Zugang ist der einzige konventionelle Zugang, mit dem beide Nebennieren über eine Inzision erreicht werden können. Im Falle beidseitiger Läsionen kann dies ein Vorteil sein. Es können außerdem Nebennierentumoren nahezu jeder Größe auf diesem Weg entfernt werden. Ferner ermöglicht dieser Zugang eine frühzeitig Unterbindung der Nebennierenvenen, die bei der operativen Behandlung von Phäochromozytomen vorteilhaft ist.

Nachteile Der ventrale Zugang bringt alle Risiken und Probleme mit sich, die mit einer Laparotomie verbunden sind. Neben der intraoperativen Gefährdung intraabdomineller Organe kann dieser Zugang in der frühen postoperativen Phase zu einer Darmatonie führen. Im späteren Leben des Patienten kann es durch Adhäsionen oder Briden zu Passagestörungen des Darmes kommen. Bei sehr adipösen Patienten kann die Exposition der Nebennierenregionen schwierig sein.

Thorakoabdomineller Zugang

Technik Der Patient liegt in Rückenlage, wobei es vorteilhaft ist, den Oberkörper auf der zu operierenden Seite durch ein Kissen etwas anzuheben. Es wird eine Inzision im ventrolateralen Abschnitt des 9. Interkostalraumes gemacht, die im Verlauf dieses Interkostalraumes über den Rippenbogen hinweg bis zum Oberbauch nahe der Mittellinie verlängert wird (Abb. 4.12). Peritoneal- und Pleurahöhle werden eröffnet, die knorpelige Verbindung zwischen 9. und 10. Rippe wird durchtrennt. Das Zwerchfell wird nahe dem Rippenansatz bis weit nach dorsal abgelöst. Es sollte dabei an den Rippen nur ein kleiner Saum von Zwerchfellgewebe verbleiben, um die Innervation des Muskels möglichst wenig zu schädigen. Der Saum muss jedoch groß genug sein, um am Ende der Operation das Zwerchfell problemlos wieder vernähen zu können. Auf der rechten Seite wird das Ligamentum triangulare der Leber durchtrennt und der rechte Leberlappen vollständig bis zur V. cava inferior mobilisiert. Links werden die Milz und der Pankreasschwanz mobilisiert und nach rechts retrahiert. Die linke Kolonflexur wird ebenfalls mobilisiert und nach kaudal abgedrängt. Auf beiden Seiten erreicht man so eine großzügige und sehr übersichtliche Exposition der Nebennierenlogen.

Vorteile Mit keinem anderen Zugang kann eine vergleichbare Übersicht über die Nebennierenregion erzielt werden. Die thorakoabdominelle Inzision eignet sich daher für die Entfernung besonders großer Nebennierentumoren, insbesondere für die operative Behandlung von Nebennierenkarzinomen. Bei diesen Tumoren ist eine exzellente Exposition erforderlich, um die Gefäßverbindungen insbesondere zur V. cava inferior kontrollieren zu können.

Nachteile Dieser Zugang ist relativ traumatisierend und verbindet die möglichen Probleme einer Thorakotomie mit den oben genannten Problemen der Laparotomie. Für die Entfernung kleinerer Tumoren sollte er daher nicht verwendet werden. Zudem kann auf diese Weise nur eine Nebenniere erreicht werden.

Dorsaler Zugang

Technik Der Patient liegt in Bauchlage, wobei Brustkorb und Becken mit einem Kissen oder mit Decken unterpolstert werden, um den Druck auf das Abdomen zu reduzieren. Der Operationstisch wird in Höhe der 12. Rippe aufgeknickt. Es wird eine gebogene (hockeyschlägerför-

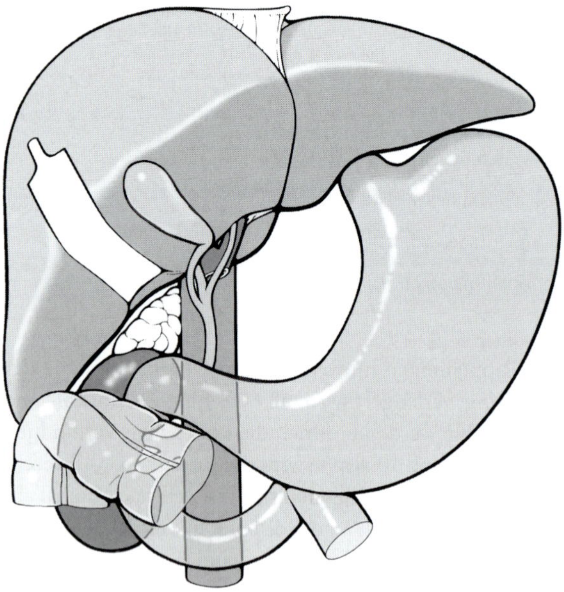

Abb. 4.11 Operationssitus bei der rechtsseitigen Adrenalektomie über den konventionellen ventralen Zugang. V. cava inferior und die rechte Nebennierenloge können durch Anheben der Leber und Eröffnung des Retroperitoneums exponiert werden

mige) Hautinzision gemacht, die etwa über dem vertebralen Ansatz der 10. Rippe beginnt, nach kaudal verläuft und über der 12. Rippe nach lateral abweicht und dem Verlauf der 12. Rippe folgt (Abb. 4.13). Nach Durchtrennung des subkutanen Fettgewebes gelangt man auf den M. latissimus dorsi, der ebenso wie der laterale Anteil des M. sacrospinalis durchtrennt wird. Somit wird die 12. Rippe exponiert, deren Periostschlauch inzidiert und zirkulär von der Rippe abgeschoben wird. Dabei muss darauf geachtet werden, die Interkostalarterie und den N. subcostalis nicht zu verletzen. Anschließend wird die Rippe nahe der Wirbelsäule durchtrennt und entfernt. Unter dem ventralen Anteil des Periostschlauches der 12. Rippe gelangt man in den retroperitonealen Fettkörper. An dieser Stelle sollte man sich den unteren Umschlagspunkt der Pleura parietalis darstellen und nach kranial abdrängen, um eine Verletzung und damit einen Pneumothorax zu vermeiden. Im retroperitonealen Fett wird der obere Nierenpol dargestellt, der nach kaudal retrahiert wird. Medial des oberen Nierenpols kann dann die Nebenniere an ihrer typischen Farbe sowie an ihrer Konsistenz erkannt werden. Die Nebennierenvene kann zumeist erst spät unterbunden werden, nachdem das Organ bereits weitgehend freigelegt und mobilisiert ist.

Vorteile Dies ist der schonendste konventionelle Zugang zu den Nebennieren. Im Vergleich zu anderen konventionellen Zugängen ist die von dorsal durchgeführte Adrenalektomie mit einer deutlich kürzeren Operationszeit (Prinz 1995; Linos et al. 1997) sowie einer signifikant kürzeren Krankenhausverweildauer (Russell et al. 1982; Prinz 1995; Linos et al. 1997) verbunden. Ein wesentlicher Grund hierfür ist die Tatsache, dass es bei den Patienten postoperativ nicht zu einer Darmatonie kommt, sodass die normale enterale Ernährung zumeist nicht beeinträchtigt ist. Ferner ist eine Verletzung intraabdomineller Organe sehr unwahrscheinlich, und die Operation wird auch durch Verwachsungen nach vorangegangenen Laparotomien nicht erschwert. Eine beidseitige Operation ist ohne Umlagerung des Patienten möglich.

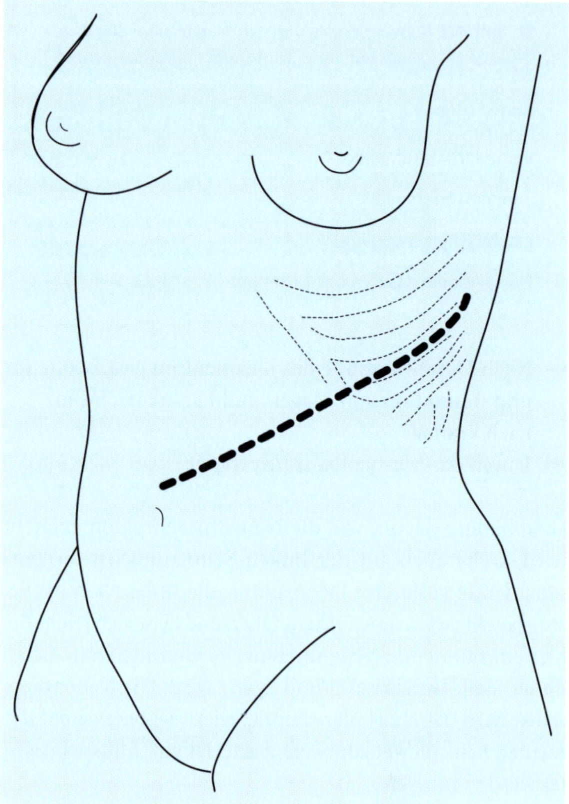

Abb. 4.12 Schnittführung beim thorakoabdominellen Zugang zur linken Nebenniere

Nachteile Die Übersicht über das Operationsgebiet ist im Vergleich zu den anderen konventionellen Zugängen eingeschränkt. Dieser Zugang eignet sich daher nicht für die Entfernung großer (>5 cm) Nebennierenveränderungen. Deshalb hat er seit Einführung der minimal-invasiven Operationstechniken sehr an Bedeutung verloren. Er muss jedoch auch von dem minimal-invasiv vorgehenden Chirurgen beherrscht werden, wenn er bei der retroperitoneoskopischen Technik in Bauchlage des Patienten durch eine intraoperative Komplikation zum Umsteigen gezwungen wird.

Ein weiterer Nachteil im Vergleich zu dem transabdominellen Zugang ist die mögliche Verletzung der Pleura.

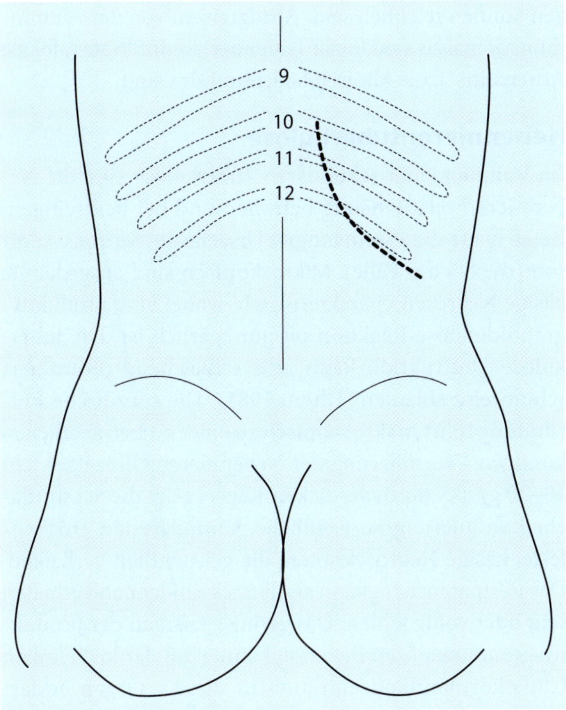

Abb. 4.13 Schnittführung beim konventionellen dorsalen Zugang zur rechten Nebenniere

Wird sie erkannt und ist eine Lungenverletzung sicher ausgeschlossen, kann die Pleura nach Blähen der Lunge durch den Anästhesisten durch Naht wieder verschlossen werden. Gelegentlich muss eine Thoraxdrainage eingelegt werden. Beim Verschluss der durchtrennten Gewebeschichten kann der N. subcostalis leicht verletzt oder mit einer Naht gefasst werden. Die hierdurch bedingten neuralgiformen Beschwerden können den Patienten außerordentlich beeinträchtigen und stellen den wohl wichtigsten Morbiditätsfaktor dieses Zuganges dar (Buell et al. 1997).

Lateraler (Flanken-)Zugang

Technik Der Patient liegt auf der Seite. Er wird so gelagert, dass der Operationstisch in Höhe der unteren Thoraxappertur aufgeknickt werden kann. Es wird eine Inzision vorgenommen, deren Mittelpunkt sich etwa in der mittleren Axillarlinie befindet. Der ventrale Anteil der Inzision liegt subkostal, der dorsale Anteil verläuft zwischen der 10. und 11. oder 11. und 12. Rippe. Nach Durchtrennung der Bauchmuskulatur wird der Peritonealsack nach ventral abgedrängt. Die dorsalen Anteile des Zwerchfellansatzes werden von der Rippe bzw. vom M. psoas abgelöst. Die Pleura wird nach kranial abgeschoben. Man erhält so einen großzügigen Zugang zur Niere und zur Nebenniere. In aller Regel muss die Nebenniere zunächst freigelegt und mobilisiert werden, bevor ihre Vene versorgt werden kann.

Vorteile Dieser von vielen Urologen bevorzugte Zugang bietet eine bessere Übersicht als der dorsale Zugang und erlaubt daher auch die Entfernung größerer Nebennierentumoren. Dabei hat er nicht die Nachteile einer Laparotomie. Insbesondere nach größeren abdominellen Voroperationen ist dies ein wichtiger Aspekt. Bei sehr adipösen Patienten ist dieser Zugang auch deshalb vorteilhaft, da das im Bereich der Bauchdecken zumeist besonders stark entwickelte Fettgewebe nicht durchquert werden muss.

Nachteile Für die operative Behandlung beidseitiger Nebennierenveränderungen ist dieser Zugang wie die thorakoabdominelle Inzision nicht so geeignet. In diesem Fall wäre eine zwischenzeitliche Umlagerung des Patienten erforderlich, die den Operationsaufwand und die Operationszeit erheblich steigert. Pleuraverletzungen und Irritationen von Interkostalnerven sind wie beim dorsalen Zugang möglich.

4.3 Pathologie der Nebenniere

R. Moll, P.J. Barth

Bei den Erkrankungen der Nebenniere sind Struktur und Funktion, also pathologische Anatomie und Pathophysiologie, in engem Maße miteinander verknüpft. In diesem Kapitel soll der Schwerpunkt auf den strukturellen, pathomorphologischen Veränderungen der Nebenniere liegen, weil diese im Rahmen der Chirurgie von erheblicher Relevanz sind. Nach einer kurzen Besprechung nicht-neoplastischer Veränderungen liegt der Schwerpunkt des Kapitels bei den Tumoren, wobei zunächst die Adenome und Karzinome der Nebennierenrinde, dann die Tumoren des Nebennierenmarks dargestellt werden. Hierbei kommt der histologischen Dignitätsbestimmung besonderes Gewicht und klinische Tragweite zu.

4.3.1 Nebennierenentzündungen

Die Nebenniere kann indirekt oder direkt von entzündlichen Prozessen betroffen oder durch sie verändert sein. In anderen Organen lokalisierte Entzündungen, insbesondere schwere Infekte, manifestieren sich indirekt an der Nebenniere im Sinne eines Lipidschwunds der Zona fasciculata sowie regressiven Zellveränderungen. Folgeerscheinung chronischer Entzündungen kann eine sekundäre Amyloidose vom AA-Typ sein; bei exzessivem Nebennierenbefall mit Amyloidablagerung im Interstitium und konsekutiver Atrophie der Nebennierenrindenzellen (Abb. 4.14), die großteils schwinden können, kann diese eine seltene Ursache des Morbus Addison darstellen. Dabei können die Nebennieren deutlich vergrößert sein. Noch seltener sind

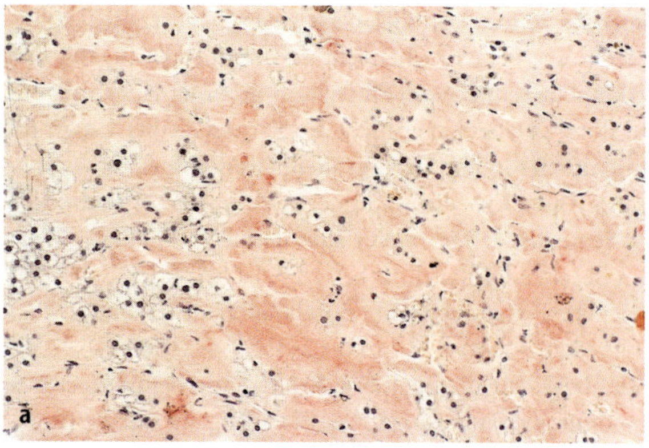

Abb. 4.14 Amyloidose der Nebenniere (73-jähriger Patient, AA-Amyloidose) mit massiver Ablagerung rötlich gefärbten extrazellulären Amyloids (Kongorotfärbung). Man beachte die ausgeprägte Atrophie und den partiellen Schwund der Nebennierenrindenzellen

Nebennierenamyloidosen der Typen AF und AL (Dhom 1981; Saeger 1997).

An der Nebenniere selbst können sich verschiedene Entzündungen abspielen. So ist die Nebennierenrinde bei viralen Infektionskrankheiten oft mitbeteiligt. Zu nennen sind hier die Herpes-simplex-Virus-Infektion des Neugeborenen, die sich in scharf begrenzten Nebennierenrindennekrosen sowie Zellkerneinschlüssen manifestiert, und die Zytomegalievirus-Adrenalitis, die bei HIV-Patienten häufig vorkommt. Weitgehende (>90 % des Gewebes) oder komplette entzündliche Zerstörungen der Nebennieren mit Entwicklung eines Morbus Addison sind aber im Wesentlichen auf die Autoimmunadrenalitis und die Nebennierentuberkulose beschränkt.

Autoimmunadrenalitis

Heute ist die Autoimmunadrenalitis (Dhom 1981; Lack 1997) – nicht mehr die Nebennierentuberkulose – die weitaus häufigste Ursache des primären Morbus Addison. Sie kann isoliert oder im Rahmen eines autoimmunen polyglandulären (polyendokrinen) Syndroms auftreten. Es kommt hierbei zu einer destruierenden Autoimmunreaktion gegen Nebennierenrindenzellen, verbunden mit zirkulierenden Nebennierenrindenautoantikörpern.

Makroskopisch sind beide Nebennieren hochgradig verkleinert (Einzeldrüse 1 g und weniger) und autoptisch oft kaum aufzufinden.

Mikroskopisch ist bei erhaltenem Mark die Nebennierenrinde hochgradig verschmälert bis geschwunden, das Fasergerüst kollabiert. Erhaltenes Restparenchym ist – bei reaktiv verstärkter ACTH-Stimulation – manchmal kleinknotig im Sinne von Regeneratknötchen gestaltet. Die Zellen sind lipidarm, kompakt und weisen regressive Zell- und Kernpleomorphien auf. Das Interstitium zeigt ein sehr wechselnd ausgeprägtes lymphoplasmazelluläres Infiltrat, das manchmal Lymphfollikel enthält. Makrophagen können reichlich sein. Abzugrenzen von der Autoimmunadrenalitis sind fokale lymphozytäre Infiltrate („fokale Adrenalitis"), die klinisch bedeutungslos sind.

Nebennierentuberkulose

Im Rahmen einer sekundären Tuberkulose sind die Nebennieren relativ häufig betroffen und bei beidseitigem Befall heute die zweithäufigste Ursache des Morbus Addison (ca. 1/5 der Fälle). **Mikroskopisch** sind ausgedehnte käsige Nekrosen charakteristisch, wobei eine produktiv-granulomatöse Reaktion oft nur spärlich ist. Die tuberkulöse Destruktion kann sehr schleichend-protrahiert schubweise ablaufen (Dhom 1981). Die spezifische Entzündung führt **makroskopisch** zu einer oft beträchtlichen knotigen Vergrößerung der Nebennieren (Einzelgewicht 10–20 g). Bei fibrös verdickter Kapsel zeigt die Schnittfläche konfluierte grau-weißliche, konfluierende, trockenfeste, käsige Nekroseknoten, die gelegentlich verkalken. Das Restparenchym kann als dünnes Rindenband erhalten sein oder völlig fehlen. Das geringe Ausmaß der produktiv-granulomatösen Reaktion könnte mit der lokal hohen Glukokortikoidkonzentration in diesem Organ erklärt werden.

4.3.2 Kreislaufstörungen

Nebennierenblutungen

Nebennierenblutungen können vielfältige Ursachen haben und treten überwiegend einseitig – betont auf der rechten Seite –, seltener auch doppelseitig auf, wobei u. U. eine letale Nebennierenrindeninsuffizienz resultieren kann (Dhom 1981; Lack u. Kozakewich 1990). Am eindrucksvollsten ist die **apoplektiforme Blutung** mit ausgedehnter zentraler Hämatombildung und resultierender Organvergrößerung, wie sie beim Neugeborenen als Geburtskomplikation, beim Erwachsenen nach schweren stumpfen abdominothorakalen Traumen oder als Komplikation bei abdominellen Operationen, adrenaler Venographie oder Antikoagulanzientherapie auftreten kann (Abb. 4.15). Die Nebenniere kann durch das zentrale Hämatom sackförmig aufgetrieben werden, und es kann zu einem retroperitonealen oder intraperitonealen Einbruch des Hämatoms kommen. Nach längerem Bestehen kommt es zur bindegewebigen Organisation mit Hämosiderinablagerungen und insbesondere Verkalkungen des Hämatoms, die radiologisch sichtbar sind.

Weniger massive, diffuse Nebennierenblutungen ohne nennenswerte Organvergrößerung, die sog. **diffuse hämorrhagische Durchsetzung**, kommt insbesondere als Schockfolge vor. Eine Sonderform stellt das **Waterhouse-Friderichsen-Syndrom** bei Meningokokkensepsis im Kindesalter dar; die Endotoxinämie führt hierbei über hyaline Thrombenbildung in Nebennierensinosoiden zu einer schweren Verbrauchskoagulopathie mit intensiver hämorrhagischer Durchtränkung beider Nebennieren. Oft versterben die Patienten innerhalb eines Tages.

Nebennierennekrosen

Anämische Infarkte der Nebenniere sind die Folge arterieller Verschlüsse, wie sie durch Arteriosklerose, Thrombembolie, Arteriitiden und postoperativ vorkommen können (Dhom 1981; Lack 1997). In der Regel ist nur ein Organpol betroffen, der zunächst einer **makroskopisch** weißlich-gelblichen, festen Koagulationsnekrose unterliegt. Durch Organisationsvorgänge entsteht später eine narbige Schrumpfung. Auch dystrophe Verkalkungen können auf dem Boden anämischer Nekrosen entstehen.

4.3.3 Nebennierenzysten

Zysten und Pseudozysten der Nebenniere werden überwiegend im Erwachsenenalter angetroffen. Entsprechend ihrer Ätiologie unterscheidet man in abnehmender Häufigkeit endotheliale, epitheliale und parasitäre Zysten. **Endotheliale Zysten** zeigen eine zarte fibröse Wand, die von einer flachen, endothelialen Zelllage bekleidet wird. **Epitheliale Zysten** sind Folge der zystischen Umwandlung von soliden epithelialen Tumoren wie Adenomen oder Karzinomen, vor allem aber von Phäochromozytomen. Die Beteiligung der Nebenniere im Rahmen der Echinokokkose ist Ursache **parasitärer Nebennierenzysten.**

Die **Pseudozysten** der Nebenniere zeigen eine dicke bindegewebige Kapsel mit fokalen Verkalkungen; eine epitheliale Auskleidung ist definitionsgemäß nicht nachweisbar, und im Lumen findet man ein bräunliches Material von lehmiger Konsistenz. Ursache der Pseudozysten sind länger zurückliegende Traumen, Blutungen oder Entzündungen.

4.3.4 Nebennierenrindenhyperplasien

Hyperplasien der Nebennierenrinde sind strukturell und funktionell vielfältig. Per definitionem liegt der Hyperplasie eine Zunahme der Zahl der Nebennierenrindenzellen zugrunde, die oft von einer Zellvergrößerung (Hypertrophie) begleitet ist. Dieser Prozess resultiert in der Regel in einer Organvergrößerung, sodass die Einzeldrüse mehr als 4 g wiegt. Die Nebennierenrindenhyperplasien sind fast stets bilateral ausgeprägt. Das makroskopische Spektrum umfasst diffuse, noduläre (mikro-/makronodulär) sowie kombiniert diffuse und noduläre Hyperplasien. Dabei lassen sich verschiedene funktionell und morphologisch definierte Formen der Nebennierenrindenhyperplasie unterscheiden (Dhom 1981; Lack 1997, 2007; Saeger 1997, 2003).

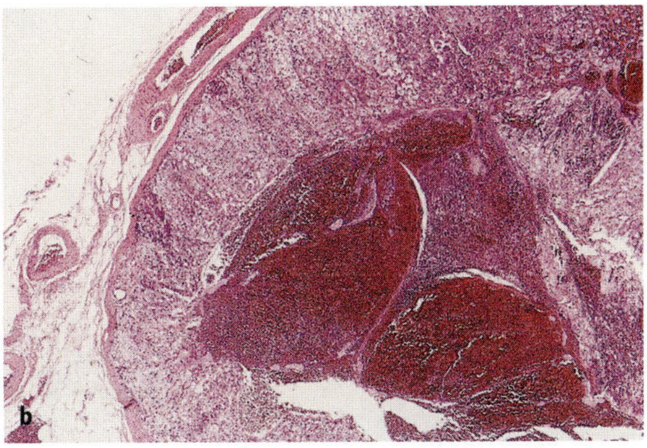

Abb. 4.15 Frische Nebennierenblutung (60-jähriger Patient, intraoperative Blutung bei Nierentumoroperation) mit zentralem Hämatom bei weitgehend erhaltener Rinde

Nebennierenrindenhyperplasie mit normalem hormonellen Status: noduläre Hyperplasie

Die einfache noduläre Hyperplasie der Nebennierenrinde ist ein sehr häufiger Befund. Nebennierenrindennoduli werden in mehr als der Hälfte der Obduktionen beobachtet (Dobbie 1969; Reinhard et al. 1996). Die noduläre Hyperplasie tritt insbesondere bei älteren Patienten mit Hypertonus und Arteriosklerose auf. Sie kann mit einer Sklerose arterieller Gefäße der Nebennierenkapsel (mit Arteriolosklerose) verbunden sein (Dhom 1981), wobei resultierende lokale Ischämien pathogenetisch von Bedeutung sein könnten (Dobbie 1969). Trotz der überschießenden Knotenbildung besteht keine Kortikoidüberfunktion.

Makroskopisch weisen die Nebennieren multiple, gelbe Noduli auf, deren Größe in der Regel im Millimeterbereich liegt (Abb. 4.16a), die aber auch – als Makronoduli – mehr als 1 cm Durchmesser erreichen können (Abb. 4.16d). Manchmal findet man einen einzelnen, dominanten Makronodulus, der klinisch als Inzidentalom imponiert und schwierig von einem Nebennierenrindenadenom abzugrenzen sein kann. Die Noduli sind oft im äußeren Teil der Rinde gelegen und buckeln sich häufig zum Fettgewebe hin vor, betreffen aber auch die zentrale Rinde (Abb. 4.16a, Dhom 1981). Zum angrenzenden Nebennierengewebe ist keine Kapsel ausgebildet. Braun oder schwarz pigmentierte inzidentelle Rindennoduli sind vorwiegend im Bereich der Zona reticularis lokalisiert (Lack 1997, 2007).

Mikroskopisch bestehen die Noduli überwiegend aus lipidreichen Spongiozyten, die keine zytologischen Atypien aufweisen; ihre Gewebsarchitektur kann sich aber durchaus von der der normalen Nebennierenrindenzonen abheben (Abb. 4.16b; Lack 2007). Knotig transformiertes

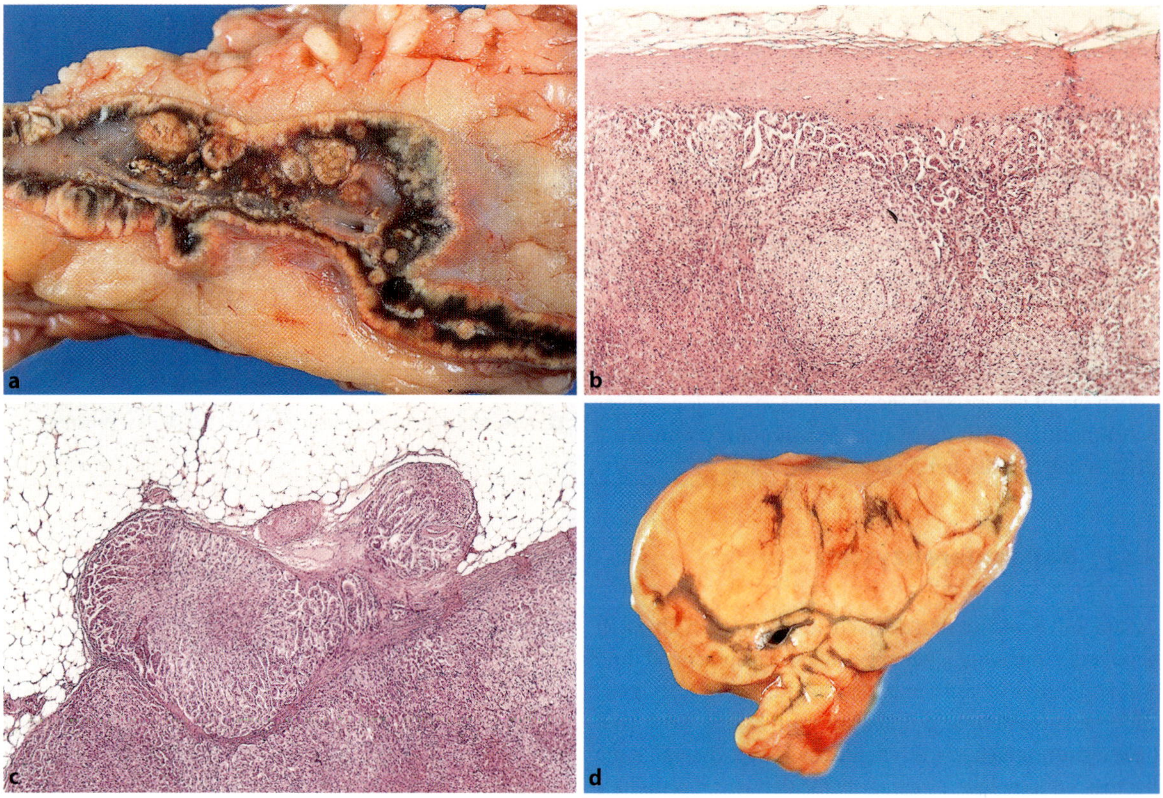

Abb. 4.16a–d Einfache noduläre Nebennierenrindenhyperplasie. a–c Mikronoduläre Nebennierenrindenhyperplasie bei Oxalatnephropathie und Urämie (58-jähriger Mann). a Gelbe Knötchenbildung auch in der zentralen Rinde. b, c Histologie mit kortikalen Mikronoduli (helle Zellknoten in b), die ins periadrenale Fettgewebe eindringen können (c). Kapselfibrose (b, oberer Bildteil). d Makronoduläre Nebennierenrindenhyperplasie (63-jähriger Patient mit Hypertonie, Arteriosklerose und Bronchialkarzinom; Autopsiepräparat)

Nebennierenrindengewebe kann umschrieben in das periadrenale Fettgewebe eindringen (Abb. 4.16c).

Nebennierenrindenhyperplasie mit hormoneller Dysfunktion: kongenitale Nebennierenhyperplasie (adrenogenitales Syndrom)

Diesem Syndrom liegen verschiedene angeborene Enzymdefekte der Steroidbiosynthese zugrunde, wobei der 21-Hydroxylase-Defekt am häufigsten ist (▶ Abschn. 4.1). Durch den hypophysären Feed-back-Mechanismus kommt es zu stark erhöhter ACTH-Ausschüttung und damit zu einer bereits von Geburt an bestehenden, starken, bilateralen Vergrößerung der Nebennieren (Einzeldrüsen bei Kindern bis 15 g, bei Erwachsenen bis 35 g schwer).

Makroskopisch liegt eine diffuse Hyperplasie der Nebennierenrinde mit typischer gyrierter, hirnwindungsartiger Oberfläche des Organs vor (Dhom 1981; Lack 1997, 2007). Die Farbe ist meist bräunlich. Dementsprechend sieht man **mikroskopisch** lipidarme, kompakte Zellen mit eosinophilem Zytoplasma. Bei Steroidsubstitution treten auch lipidreiche Zellen vom Typ der Spongiozyten auf.

Nebennierenrindenhyperplasie mit Kortikoidüberfunktion

Morbus Cushing Beim hypophysär bedingten, meist durch ein ACTH-bildendes Adenom der Adenohypophyse ausgelösten Morbus Cushing besteht **makroskopisch** eine in der Regel nur leichte Vergrößerung beider Nebennieren (Einzelgewicht 6–12 g; Lack 2007). Sie zeigen meist eine diffuse oder kombiniert diffuse und mikronoduläre Rindenhyperplasie, die **histologisch** aus Spongiozyten (peripher) und kompakten Zellen (zentral) aufgebaut ist. Seltener, besonders nach längerem Bestehen der Krankheit, bildet sich eine makronoduläre Hyperplasie mit größeren gelben Knoten aus. Diese können im weiteren Verlauf hormonelle Autonomie erlangen.

Ektopes (paraneoplastisches) ACTH-Syndrom Eine Reihe von Tumoren wie Bronchuskarzinoide, kleinzellige Bronchialkarzinome, endokrine Tumoren sowie verschiedene weitere Tumoren können ektope ACTH-Quellen darstellen, wobei das kleinzellige Bronchialkarzinom etwa die Hälfte dieser Fälle ausmacht. Es liegen oft stark erhöhte ACTH-Spiegel vor. Dementsprechend resultiert eine Vergrößerung der Nebennieren (Einzelgewicht 10–15 g) mit einer meist diffusen Hyperplasie und überwiegend bräunlichen Farbe. **Histologisch** dominieren kompakte Zellen (Lack 2007).

Makronoduläre Hyperplasie mit starker Nebennierenvergrößerung Bei dieser seltenen Form der primären Nebennierenrindenüberfunktion sind die Einzelzellen funktionell unterwertig, aber so stark vermehrt, dass insgesamt ein Cushing-Syndrom resultiert (Aiba et al. 1991; Lack 2007). **Makroskopisch** sind beide Nebennieren hochgradig vergrößert (Einzeldrüse 30–90 g) und durch ihren Aufbau aus gelben, nicht gekapselten Makronoduli bizarr deformiert. Es ist offensichtlich, dass diese Veränderung klinisch oft einen hochgradigen Tumorverdacht hervorruft.

Primäre pigmentierte noduläre Nebennierenrindenerkrankung (PPNAD) Dieses seltene Krankheitsbild findet sich überwiegend bei jüngeren Patienten. Bei insgesamt meist regelrechter Organgröße enthalten die Nebennieren multiple braun pigmentierte Mikronoduli (Dhom 1981; Shenoy et al. 1984; Lack 2007). Sie sind oft in der tiefen Rindenzone lokalisiert und **histologisch** aus kompakten lipofuszinhaltigen Zellen aufgebaut, ähneln damit der Zona reticularis. Da diese Zellen funktionell stark aktiv sind, entsteht ein Cushing-Syndrom. Die übrige Rinde zwischen den Noduli ist atrophisch. Die Pathogenese ist noch ungeklärt; u. a. werden autoimmune Mechanismen diskutiert (Lack 2007).

Hyperplasie der Zona glomerulosa – Hyperaldosteronismus Ein primärer Hyperaldosteronismus liegt klassischerweise beim aldosteronproduzierenden Adenom (selten auch Karzinom) vor (▶ Abschn. 4.3.5). Häufiger als früher angenommen – wohl sogar in der Mehrzahl der Fälle – kann diesem aber auch eine primäre Hyperplasie der Zona glomerulosa zugrunde liegen. Die Hyperplasie der Zona glomerulosa ist **morphologisch** variabel ausgeprägt, teils als diffuse bandartige Verbreiterung in der typischen subkapsulären Topographie, teils auch mit nodulärer Umwandlung (Neville u. O'Hare 1985; Lack 2007). Ein therapeutisch induzierter, eigentümlicher mikroskopischer Befund sind die Spironolactonkörperchen, lamelläre zwiebelschalenartige eosinophile Zytoplasmaeinschlüsse in den Glomerulosazellen (Dhom 1981).

Beim sekundären Hyperaldosteronismus wird meist eine diffuse Hyperplasie der Zona glomerulosa beobachtet.

4.3.5 Nebennierenrindenadenome

Nebennierenrindenadenome sind autonom wachsende, aber benigne epitheliale Tumoren der Nebennierenrinde (Saeger 1997, 2003; DeLellis et al. 2004; Lack 2007). Sie sind häufig endokrin aktiv und können entsprechend dem produzierten Steroidhormon spezifische endokrine Syndrome hervorrufen. Die makroskopische und mikroskopische Struktur zeigt eine lockere, aber keineswegs strenge Korrelation mit dem endokrinen Funktionstyp. Im Spektrum proliferativer Nebennierenrindenläsionen sind die Nebennierenrindenadenome auf der einen Seite gegenüber der nodulären Hyperplasie (insbesondere gegenüber dominanten Makronoduli), auf der anderen Seite gegenüber dem Nebennierenrindenkarzinom abzugrenzen. Beide Grenzlinien sind unscharf, weshalb besonders in der Differenzialdiagnose Adenom versus Karzinom in Einzelfällen beträchtliche Probleme auftreten können. Zur Molekularpathogenese der Adenome und Karzinome der Nebennierenrinde ▶ Abschn. 4.1.

Aldosteronsezernierendes Nebennierenrindenadenom

Nebennierenrindenadenome mit Aldosteronproduktion und konsekutiver Ausbildung eines Conn-Syndroms stellen etwa 4/5 aller endokrin aktiven Nebennierenrindenadenome dar. Sie kommen am häufigsten im mittleren Lebensalter vor, wobei das weibliche Geschlecht dominiert. Diese Tumoren sind typischerweise recht klein (meist <2 cm Durchmesser, Gewicht meist <10 g), meist solitär, nur selten bilateral.

Makroskopisch erscheinen sie als runde bis ovale Knoten mit homogener, gelb-orangefarbener oder goldgelber Schnittfläche (◻ Abb. 4.17a). Regressive Veränderungen und Hämorrhagien können vorkommen. Ihr Rand ist glatt, wobei **mikroskopisch** eine fibröse (Pseudo-)Kapsel zum angrenzenden Nebennierengewebe inkonstant ausgebildet ist; an der Außenseite kann die Organkapsel selbst durch das Adenom expandiert werden. Im zellulären Aufbau dominieren große lipidreiche Spongiozyten (◻ Abb. 4.17b); daneben kommen lipidärmere oder kompakte Zellen vom Typ der Zona glomerulosa (die nicht im Vordergrund stehen!) und der Zona reticularis vor. Die Zellkerne können leicht bis mäßig pleomorph sein (◻ Abb. 4.17b). Die Adenomzellen sind meist in Alveolen oder kurzen soliden Strängen angeordnet, die von schmalem gitterfaserhaltigem, kapillarführendem Stroma getrennt werden (Dhom 1981; Lack 2007). Bemerkenswerterweise zeichnet sich die angrenzende und auch die kontralaterale Nebennierenrinde häufig durch eine diffuse oder noduläre Hyperplasie aus, die sich histologisch der Zona glomerulosa zuordnen lässt. Bei Behandlung mit dem entsprechenden Aldosteronantagonisten entstehen Spironolactonkörperchen (▶ Abschn. 4.3.4) sowohl in Adenomzellen (DeLellis et al. 2004) als auch in Zellen der hyperplastischen Zona glomerulosa.

Kortisolsezernierendes Nebennierenrindenadenom

Dieses ist mit knapp 1/5 aller endokrin aktiven Nebennierenrindenadenome der zweithäufigste Typ. Kortisolsezernierende Adenome kommen vom Kindes- bis zum höheren Erwachsenenalter vor und sind in der Regel größer als die aldosteronsezernierenden Adenome; sie liegen typischerweise im Durchmesser zwischen 3 und 5 cm und im Gewicht zwischen 10 und 40 g (bei einem Gewicht über 100 g liegt häufig – jedoch nicht immer – ein Karzinom vor).

Makroskopisch zeigen die meist weichen Adenome eine gelbe, homogene oder angedeutet lobulierte Schnittfläche, die aber häufig in unterschiedlichem Ausmaß irregulär von braunen Herden und Zonen durchsetzt ist. Zum benachbarten Nebennierengewebe kann eine fibröse (Pseudo-)Kapsel vorhanden sein, aber auch fehlen (◘ Abb. 4.17c). Den makroskopisch gelben Arealen liegen **histologisch** große hellzellige lipidreiche Spongiozyten mit deutlichen Zellgrenzen (Zona-fasciculata-Typ) zugrunde (◘ Abb. 4.17d, linke Bildhälfte), den braunen Bezirken eosinophile kompakte Zellen mit Lipofuszinpigment (Zona-reticularis-Typ; ◘ Abb. 4.17d, rechte Bildhälfte, und ◘ Abb. 4.17e). Es können leichte bis mäßige, manchmal auch ausgeprägte Kernpleomorphien beobachtet werden, die besonders die kompakten Zellen betreffen (◘ Abb. 4.17e); auch nukleäre Pseudoinklusionen kommen vor. Mitosen sind aber (außer bei kleinen Kindern) selten. Regressive Veränderungen mit Kalzifizierungen und metaplastischer Knochenbildung können vorkommen (Lack 2007).

Durch die Suppression der ACTH-Bildung im Hypophysenvorderlappen ist die übrige und kontralaterale Nebenniere typischerweise atrophisch. Es liegt somit klinisch ein primäres adrenales Cushing-Syndrom vor.

Pigmentiertes („schwarzes") Nebennierenrindenadenom

Es handelt sich hier um eine seltene Sonderform kortisolsezernierender Nebennierenrindenadenome mit Cushing-Syndrom, die vorwiegend bei Frauen mittleren Lebensalters auftreten. Diese bis etwa 30 g schweren und bis 3 cm durchmessenden Adenome verdanken ihre **makroskopisch** tiefbraune bis fast schwarze Farbe ihrem **histologischen** Aufbau aus kompakten (Zona-reticularis-ähnlichen) Zellen mit reichlich Lipofuszinpigment (Lack 2007). Naturgemäß ist die anhängende Nebennierenrinde atrophisch.

Androgensezernierendes Nebennierenrindenadenom

Nebennierenrindenadenome mit Androgenproduktion sind selten; sie werden vorwiegend bei Kindern beobachtet und wirken sich bei Mädchen virilisierend aus. **Histologisch** sind sie meist durch kompakte Zellen (Zona-reticularis-Typ) mit eosinophilem Zytoplasma gekennzeichnet, ohne dass diese Morphologie für Androgenproduktion spezifisch ist (Lack 2007). Die angrenzende Nebennierenrinde ist nicht atrophisch und wird nur lokal durch das Adenom komprimiert. Bei Androgen-bildenden Nebennierenrindentumoren ist stets zu bedenken, dass die Mehrzahl maligne ist (► Abschn. 4.3.6).

Östrogensezernierendes Nebennierenrindenadenom

Diese sind noch seltener als die androgenbildenden Adenome. Sie treten meist im jüngeren Erwachsenenalter auf und wirken bei Männern feminisierend. Wie ihre Androgen-bildenden Gegenstücke sind sie meist aus kompakten Zellen aufgebaut. Auch hier ist stets an potenzielle Malignität zu denken.

Inaktives inzidentelles Nebennierenrindenadenom

Inzidentelle Nebennierenrindenadenome bzw. -knoten ohne endokrine Überfunktion werden heute durch bildgebende Verfahren zunehmend vor allem bei älteren Patienten gefunden. Sie sind meist nicht sehr groß (bis ca. 6 cm Durchmesser); die kleineren stellen oft keine echten Adenome, sondern nicht-autonome Makronoduli dar (s. oben). **Mikroskopisch** liegen Spongiozyten, seltener kompakte Zellen vor (Lack 2007). Die Knoten können regressiv verändert sein (◘ Abb. 4.17f). Bei Inzidentalomen von ≥6 cm Durchmesser wurde die Wahrscheinlichkeit für Malignität, also das Vorliegen eines Nebennierenrindenkarzinoms (► Abschn. 4.3.6), mit 19 % kalkuliert (Sturgeon et al. 2006).

Onkozytäres Nebennierenrindenadenom (Onkozytom)

Die onkozytäre Sonderform des Nebennierenrindenadenoms (Lack 2007) zeigt, ebenso wie onkozytäre Tumoren anderer Organe, **makroskopisch** eine typische braune Schnittfläche und **histologisch** Zellen mit stark granulärem eosinophilem Zytoplasma, bedingt durch zahllose Mitochondrien. Endokrin sind diese Tumoren inaktiv. Es besteht oft eine erhebliche Kernpleomorphie, ohne dass Malignität vorliegen muss. Die Abgrenzung von onkozytären Borderline-Tumoren und onkozytären Karzinomen der Nebennierenrinde ist bei diesen sehr seltenen Tumoren schwierig (Bisceglia et al. 2004).

4.3.6 Nebennierenrindenkarzinome

Epidemiologie und klinische Symptomatik

Das Nebennierenrindenkarzinom ist ein maligner Tumor, der sich von Zellen der Nebennierenrinde ableitet. Die Inzidenz wird in der Literatur mit 1–2 pro 1 Mio. angegeben,

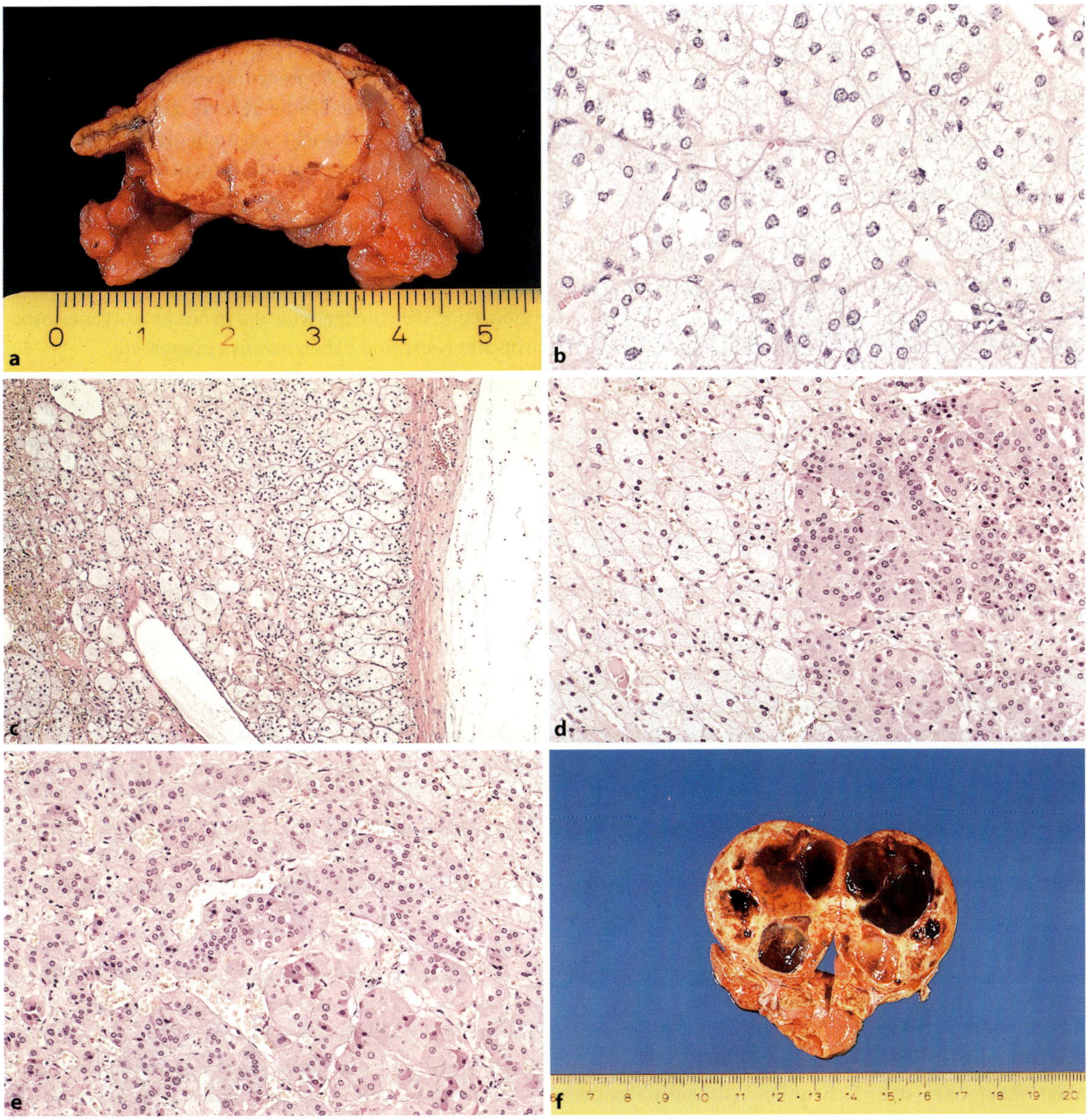

Abb. 4.17a–f Nebennierenrindenadenome (**a, b** mit Conn-Syndrom; **c–f** mit Cushing-Syndrom). **a** Aldosteronsezernierendes Nebennierenrindenadenom (Conn-Adenom) von maximal 2,7 cm Durchmesser (58-jähriger Mann) mit überwiegend gold-gelber Schnittfläche. **b** Typische Histologie eines Conn-Adenoms mit großen lipidreichen Spongiozyten mit hellem feinvakuolärem Zytoplasma. Mäßige Kernpleomorphie (prominenter Zellkern in rechter Bildhälfte). **c–e** Kortisolsezernierendes Nebennierenrindenadenom (47-jährige Frau mit Cushing-Syndrom). **c** Hier direktes Angrenzen der leicht polymorph erscheinenden Adenomzellen (hier überwiegend spongiozytär) in der linken Bildhälfte an einen subkapsulären Streifen normalen hellzelligen Nebennierenrindengewebes in der rechten Bildhälfte. **d, e** Die höhere Vergrößerung zeigt rötliche kompakte Zellen (**d**, rechte Bildhälfte; **e**) mit zum Teil pleomorphen Zellkernen (**e**) neben hellen lipidreichen Spongiozyten (**d**, linke Bildhälfte). **f** Inzidentelles Nebennierenrindenadenom links (70-jährige Frau, Autopsiepräparat) mit starken regressiven Veränderungen im Sinne hämorrhagischer Zystenbildung

damit zählt das Nebennierenrindenkarzinom zu den seltenen malignen Tumoren (Correa u. Chen 1995). Die Altersverteilung der Patienten ist bimodal mit einem Altersgipfel in der 1. Dekade und einem 2. Altersgipfel in der 4. bis 5. Lebensdekade (Wooten u. King 1993). Zur Geschlechtsverteilung liegen keine eindeutigen Daten vor. Während einzelne Autoren eine weibliche Prädilektion (1,5:1) beschreiben, zeigt sich in anderen Studien keine eindeutige Geschlechtsprädilektion. Zur molekularen Karzinogenese ▶ Abschn. 4.1.

Das klinische und pathologische Staging von Nebennierenrindenkarzinomen ist inzwischen im TNM-System definiert worden (Wittekind u. Meyer 2010). Nebennierenrindenkarzinome treten etwas häufiger in der linken Nebenniere als in der rechten Nebenniere auf (Wooten u. King 1993). Bilaterale Tumoren sind extrem selten (D'Agata et al. 1987; Sullivan et al. 1978), jedoch finden sich gelegentlich Metastasen in die kontralaterale Nebenniere (Hutter u. Kayhoe 1966; Nader et al. 1983). Zum Zeitpunkt der Diagnosestellung liegt in der Regel bereits ein fortgeschrittenes Stadium vor, und in verschiedenen Studien hatte etwa die Hälfte aller Patienten bereits Fernmetastasen (Lack 2007). Bevorzugte Lokalisation hämatogener Metastasen des Nebennierenrindenkarzinoms sind die Lunge, die Leber, das Skelettsystem und das Retroperitoneum (King u. Lack 1979). Die lymphogene Metastasierung in die regionären Lymphknoten (hilär, abdominal paraaortal und parakaval; Wittekind u. Meyer 2010) ist seltener als die hämatogene Streuung. Eine hormonelle Aktivität, die in einigen Fällen zur Primärdiagnose des Tumors führt, wird in 25–75 % der Fälle beschrieben. In Fällen hormoneller Aktivität kann sich die endokrine Symptomatik als reines, durch die Erhöhung eines einzelnen Steroidhormons erklärbares Krankheitsbild manifestieren, wobei im Gegensatz zu den Adenomen (▶ Abschn. 4.3.5) eine Aldosteronproduktion nur selten vorkommt und statt dessen kortisolsezernierende Nebennierenrindenkarzinome dominieren, gefolgt von androgensezernierenden Karzinomen (welche bei Kindern im Vordergrund stehen). Es treten aber auch Fälle mit kombinierter hormoneller Symptomatik auf, in denen mehr als ein Steroidhormon von den Tumorzellen gebildet wird, wobei die Kombination von Kortisol- und Androgensekretion am häufigsten ist. Im Kindesalter ist ein gemischtes Überfunktionssyndrom mit Cushing-Syndrom und Virilisierung besonders typisch.

Pathologie

Makroskopie Bei den Nebennierenrindenkarzinomen handelt es sich um große lobulierte, von einer bindegewebigen Pseudokapsel umgebene Tumoren von weicher Konsistenz. Der Tumor hat eine orange-gelbe bis mahagonibraune Farbe. Nekrosen, die häufig in Nebennierenkarzinomen angetroffen werden, zeichnen sich durch eine trockene, lehmgelbe Schnittfläche aus. Der Tumor wird von breiten fibrösen Bändern septiert. Der Durchmesser liegt meist über 5–6 cm, wobei in mehreren Studien für die mittlere Größe Werte zwischen 12 und 16 cm berichtet werden (Henley et al. 1983; Icard et al. 1992; King u. Lack 1979; Weiss 1984; Cohn et al. 1986; Lack 2007). Das mittlere Gewicht der Nebennierenrindenkarzinome, die in verschiedenen Studien untersucht wurden, liegt zwischen 500 und 1200 g (Cohn et al. 1986; Weiss 1984; Icard et al. 1992).

Das Tumorgewicht stellt bei den Nebennierenrindenkarzinomen ein wichtiges diagnostisches Kriterium für die Abgrenzung von Adenomen dar; so wurde in einer Studie gezeigt, dass alle Tumoren mit einem Gewicht von mehr als 95 g einen malignen Verlauf nahmen (Tang u. Gray 1975).

Andererseits wurden auch Tumoren mit weniger als 50 g beschrieben, die hämatogen metastasierten (Tang u. Gray 1975). Nebennierenrindenkarzinome können in das angrenzende Weichteilgewebe und in Nachbarorgane, insbesondere Niere und Leber, invasiv einwachsen.

Histologie Nebennierenrindenkarzinome bestehen aus soliden und alveolären Arealen und aus breiten anastomosierenden Trabekeln, die von zarten Stromasepten umgeben sind (■ Abb. 4.18). Zwischen den Tumortrabekeln kommen ausgedehnte sinusoidal erweiterte, venöse dünnwandige Gefäße zur Darstellung, in denen Tumorthromben nachweisbar sein können. Auch größere Venen und die V. cava inferior können eingebrochene Karzinomzapfen enthalten (Dhom 1981; Brabrand u. Soreide 1987; Ritchey et al. 1987; DeLellis et al. 2004; Lack 2007). Die einzelnen, bereits makroskopisch erkennbaren Lobuli werden von breiten fibrösen Bändern umscheidet (■ Abb. 4.18a). In der Regel dominieren lipidarme oder kompakte Tumorzellen mit blassem oder eosinophilem Zytoplasma (■ Abb. 4.18b,c). Daneben können auch lipidreiche Tumorzellen mit einem transparenten Zytoplasma angetroffen werden. Zytoplasmatische Vakuolisierungen der Tumorzellen und hyaline kugelförmige Zytoplasmaeinschlüsse (die auch in Phäochromozytomen gefunden werden; ▶ Abschn. 4.3.8) kommen in Nebennierenrindenkarzinomen vor (Lack 2007). Des Weiteren finden sich große Tumorzellen und Tumorriesenzellen mit deutlich pleomorphen, vergrößerten, hyperchromatischen und entrundeten Kernen, die große Zytoplasmainklusionen aufweisen können (Lack 2007). Wie bei anderen endokrinen Neoplasien auch ist die Tumorzellpleomorphie kein sicheres Kriterium für die Diagnose der Malignität. Für das Tumorgrading wurde als objektives Kriterium die Mitosefrequenz vorgeschlagen, wobei Tumoren mit 20 oder weniger Mitosen pro 50 HPF („high power field", mikroskopisches Gesichtsfeld mit hoher Vergrößerung) als niedrigmaligne Tumoren („low grade") und Tumoren mit mehr als 20 Mitosen pro 50 HPF als hochmaligne Tumoren („high grade") eingestuft werden können (Weiss et al. 1989). Ein allgemein akzeptiertes Grading ist jedoch nicht verfügbar (Lack 2007; Wittekind u. Meyer 2001).

Die seltenen **kindlichen Nebennierenrindentumoren**, insbesondere bei kleinen Kindern unter 5 Jahren, nehmen

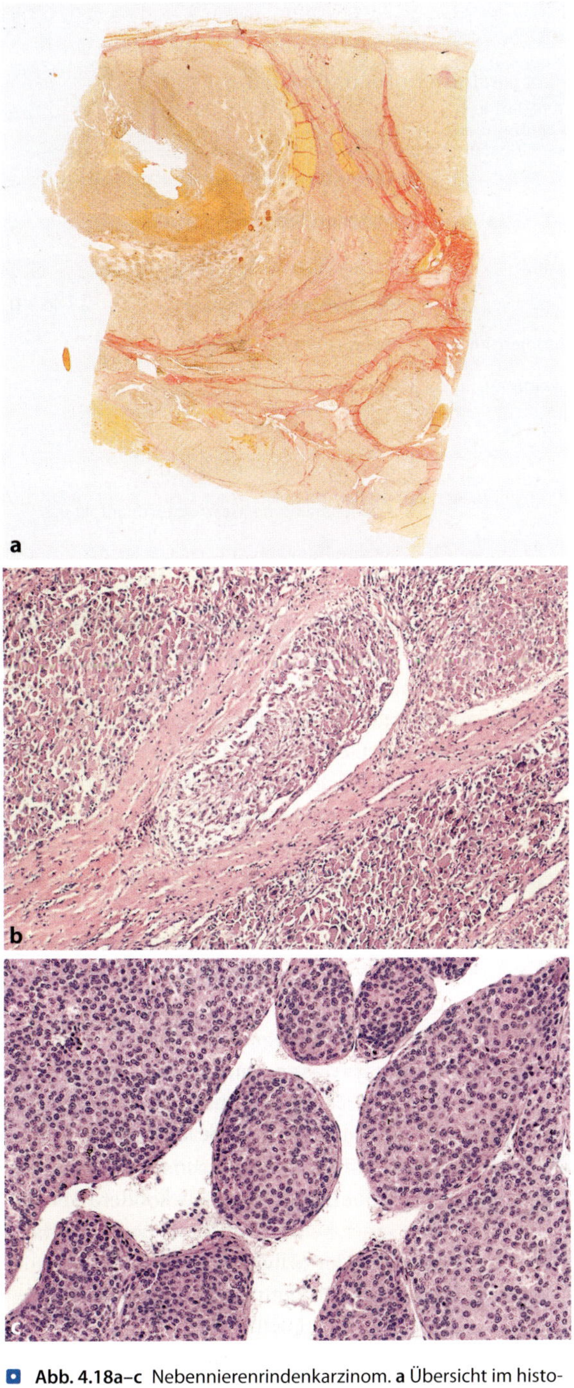

Abb. 4.18a–c Nebennierenrindenkarzinom. **a** Übersicht im histologischen Direktpräparat mit typischem irregulär-nodulärem Aufbau mit breiten fibrösen Bändern, die in der van Gieson-Färbung rot dargestellt sind. Die gelblichen Herde (oben Mitte und linker unterer Rand des Präparats) stellen Nekrosen dar. **b** Das Tumorgewebe wird von breiten fibrösen Bändern durchzogen. **c** Zwischen den Tumorzellkomplexen zeigen sich stark erweitere sinosoidale Gefäße, in denen Tumorthromben frei flottieren

biologisch eine Sonderstellung ein. Gemäß den konventionellen pathologischen Kriterien machen Adenome den kleineren Teil der Fälle aus, während überwiegend Karzinome vorzuliegen scheinen, die sich oft durch atypische Mitosen, Nekrosen und Kapselinvasion auszeichnen (Lack 2007). Ähnlich den Nebennierenrindenkarzinomen beim Erwachsenen manifestiert sich die Mehrzahl kindlicher Nebennierenrindentumoren als virilisierend oder als virilisierend kombiniert mit einem Cushing-Syndrom (Lack et al. 1992; Neblett et al. 1987). Die Besonderheit liegt aber darin, dass sich viele dieser morphologisch und endokrinologisch bösartig erscheinenden Tumoren klinisch benigne verhalten. In einer Serie kindlicher Nebennierenrindentumoren zeigten etwa die Hälfte, also einschließlich morphologisch als Karzinome imponierender Fälle, einen klinisch blanden Verlauf (Zerbini et al. 1992).

Immunhistochemie (Tab. 4.3)

Während normales Nebennierenrindengewebe eine häufige, wenngleich heterogene Expression von Keratinen (K8, K18) aufweist, lassen sich diese in Nebennierenrindenkarzinomen nur in einer kleinen Subpopulation nachweisen, wobei der Prozentsatz der Keratin-reaktiven Tumorzellen von Studie zu Studie stark schwankt (Miettinen et al. 1985; Wick et al. 1986; Cote et al. 1990; Schröder et al. 1992; Lack 2007; DeLellis et al. 2010). Vimentin wird dagegen in den Nebennierenrindenkarzinomen ausgedehnter exprimiert (Miettinen et al. 1985; Cote et al. 1990), während dieses Intermediärfilamentprotein in normalen Nebennierenrindenzellen nur spärlich vorkommt. EMA („epithelial membrane antigen“), CEA, AFP und HMFG-2 werden in Nebennierenrindenkarzinomen konstant nicht nachgewiesen (Wick et al. 1986; Gaffey et al. 1992; Schröder et al. 1992). Ebenso ist keine S-100-Immunreaktion in Nebennierenrindenkarzinomen nachweisbar (Schröder et al. 1992). Als Zelltypmarker der Nebennierenrindenzellen können α-Inhibin (Renshaw u. Granter 1998; Cho u. Ahn 2001), das Melanom-Antigen Melan-A (A103; Busam et al. 1998; Renshaw u. Granter 1998) und Calretinin herangezogen werden, die für die Differenzialdiagnose primärer und metastatischer Nebennierenrindenkarzinome gegenüber Tumoren anderer Herkunft wie z. B. Leber- oder Nierenzellkarzinomen hilfreich sein können (Lack 2007; DeLellis et al. 2010).

Differenzialdiagnose

Die Differenzialdiagnose des Nebennierenrindenkarzinoms schließt gutartige Nebennierenrindentumoren und Metastasen ein. Die Abgrenzung zu **gutartigen Nebennierenrindentumoren**, insbesondere zum Nebennierenrindenadenom (▶ Abschn. 4.3.5), kann im Einzelfall große Probleme bereiten (zu Malignitätskriterien adrenokorti-

4

Tab. 4.3 Immunhistochemisches Markerprofil der Nebennierentumoren

Immunhisto-chemischer Marker	Nebennieren-rindenkarzinom	Phäochromo-zytom	Andere positive Primärtumoren der Nebenniere	Positive Metastasen
Keratine K8, K18	–/+	–	–	Leber-, Nieren- und andere Karzinome
Melan-A	+	–	–	Malignes Melanom
α-Inhibin	+	–	–	–
Calretinin	+	–	–	Malignes Mesotheliom
Chromogranin A	–	+	Neuroblastom (z. T.)	Neuroendokrine Tumoren
S-100	–	+	Schwannom	Malignes Melanom
HMB-45	–	–	–	Malignes Melanom
EMA	–	–	–	Karzinome (Mamma, Niere u. a.)
CEA	–	–	–	Adenokarzinome (Gastrointestinaltrakt u. a.)
AFP	–	–	–	Keimzelltumoren, Leberzellkarzinom

kaler Tumoren siehe Weiss 1984; Aubert et al. 2002; Saeger 2003; Fassnacht et al. 2004; DeLellis et al. 2004, 2010; Lack 2007). Die wichtigsten morphologischen Kriterien für die Diagnose eines Nebennierenrindenkarzinoms sind das Tumorgewicht sowie der histologische Nachweis eines kapselüberschreitenden Wachstums, Veneneinbrüche und das Vorhandensein von breiten fibrösen Bändern, Nekrosen sowie das Auftreten von hämatogenen Metastasen (▶ Übersicht).

Diagnostische Kriterien des Nebennierenrindenkarzinoms

- Hohes Tumorgewicht
- Breite Fibrosezonen (fibröse Bänder)
- Diffuses infiltrierendes Wachstum
- Veneninvasion
- Ausgedehnte Tumornekrose
- ≥6 Mitosen/50 HPF (Gesichtsfelder hoher Vergrößerung)
- Ki-67 >8 %
- Atypische Mitosen
- Kapseldurchbruch

Zytologische Veränderungen, wie das Vorhandensein von bizarren hyperchromatischen pleomorphen Kernen, sind – abgesehen von einer hohen Mitoserate und von atypischen Mitosen – nicht pathognomonisch für das Vorliegen eines Nebennierenrindenkarzinoms.

Zu einer objektiveren Erfassung der Malignität und Abgrenzung von Adenomen können Scoring-Systeme beitragen. Hier ist der bereits 1984 entwickelte **Weiss-Score** am gängigsten, der neun Parameter erfasst, die sich auf Tumorstruktur, Zytologie und Invasion beziehen (Weiss 1984; DeLellis et al. 2004). Diese sind in einem modifizierten Weiss-System auf fünf (Mitoserate, Zellen mit hellem Zytoplasma, atypische Mitosen, Nekrosen, Kapselinvasion) reduziert worden, wobei die ersten beiden Parameter doppelt gewichtet werden (Aubert et al. 2002). Ein anderes Scoring-System, der **Van-Slooten-Index** (DeLellis et al. 2004), wertet sieben Parameter in unterschiedlicher Wichtung (regressive Veränderungen, Strukturstörungen, Kernatypie, Kernhyperchromasie, abnorme Nukleolen, Mitoserate und Kapsel-/Blutgefäßinvasion). Beide Scoring-Systeme können als gleich valide für die korrekte Diagnose von Nebennierenrindenkarzinomen versus -adenomen angesehen werden und korrelieren zudem beim metastasierten Karzinom mit dem Überleben (van't Sant et al. 2007).

Nebennierenmetastasen, ausgehend von Tumoren des Gastrointestinaltraktes, der Nieren, der Lunge und anderer endokriner Organe (▶ Abschn. 4.3.10 und ◘ Tab. 4.3) müssen differenzialdiagnostisch in Erwägung gezogen werden, wobei Probleme insbesondere bei Primärtumoren mit einer hellzelligen Morphologie entstehen. Die Abgrenzung der Nebennierenrindenkarzinome gegenüber Metastasen aus dem Gastrointestinaltrakt gelingt aufgrund der meist positiven CEA-Reaktivität der gastrointestinalen Tumoren, während Nebennierenrindenkarzinome für CEA negativ reagieren. Des Weiteren sollten hellzellige Karzinome der Leber und der Niere erwogen werden. Hellzellige hepatozelluläre Karzinome können aufgrund ihrer Positivität für AFP (teilweise) und HepPar1 von Nebennierenrindenkarzinomen abgegrenzt werden. Der immunhistochemische Nachweis der Keratine K8 und K18, der fast konstant in hellzelligen Leberzellkarzinomen und Nierenzellkarzinomen möglich ist, fällt in Nebennierenrindenkarzinomen allenfalls gering und fokal aus (Miettinen et al. 1985; Wick et al. 1986;

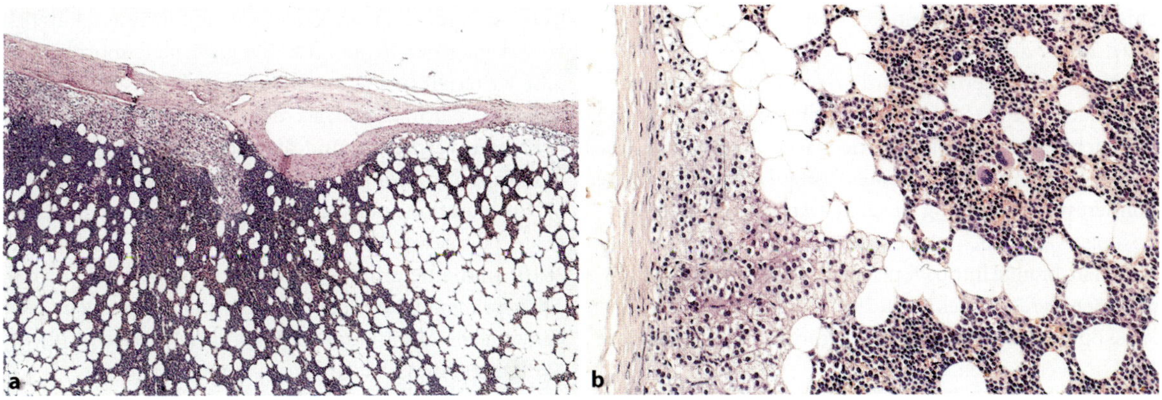

Abb. 4.19a,b Myelolipom (rechtsseitig, maximal 9 cm Durchmesser; 57-jährige Frau). **a** Übersichtsvergrößerung; **b** höhere Vergrößerung. Unter einem subkapsulären Saum residuellen Nebennierenrindengewebes (in **a** oben, in **b** links) ein teils aus Fettgewebe, teils aus hämatopoetischem Gewebe mit Einschluss typischer großer Megakaryozyten (**b**, rechts der Mitte) bestehender benigner Tumor

Schröder et al. 1992); eine sichere Abgrenzung ist damit aber – besonders bei kleinen Biopsien – nicht möglich. Im Gegensatz zu Nebennierenrindenkarzinomen (s. oben) sind Metastasen eines hellzelligen (klarzelligen) Nierenzellkarzinoms positiv mit EMA (s. unten, Abb. 4.22a–c; Kumar u. Kumar 1993; Medeiros et al. 1988; Wick et al. 1986) und weisen meist auch eine positive PAS-Reaktion auf, die in Nebennierenrindenkarzinomen nicht nachweisbar ist. Während klarzellige Nierenzellkarzinome ein strukturloses, transparentes, klares Zytoplasma zeigen, ist das Zytoplasma der hellen Zellen in Nebennierenrindenkarzinomen feingranulär. Als immunhistochemische Marker für Nebennierenrindenkarzinome können Melan-A, Inhibin und Calretinin dienen (s. oben).

Die Feinnadelpunktionszytologie (Wadih et al. 1992; Lack 2007) trägt in der Regel wenig zur Differenzialdiagnose zwischen Nebennierenrindenadenomen und Nebennierenrindenkarzinomen bei und ist im Allgemeinen nur bei Verdacht auf eine Nebennierenmetastase indiziert (s. unten; Abb. 4.22d). In bestimmten Fällen aber – insbesondere bei vorliegender guter klinischer und radiologischer Korrelation – lässt sich ein Nebennierenrindenkarzinom bereits zytologisch diagnostizieren (Ren et al. 2006).

4.3.7 Myelolipom

Myelolipome sind eigentümliche gutartige Tumoren der Nebenniere, die oft als inzidentelle Knoten bei CT-Untersuchungen entdeckt werden und sehr unterschiedliche Größe erreichen können. **Makroskopisch** ist die Schnittfläche fettig-gelblich mit rötlichen Bezirken. **Histologisch** liegt eine Mischung aus reifem, univakuolärem Fettgewebe und Blutbildungsarealen mit hämatopoetischen Zellen der weißen und roten Reihen vor (Abb. 4.19). Regressive Veränderungen bis hin zu Ossifikationsherden können vorkommen (Dhom 1981; Lack 2007). Die Biologie dieser Tumoren ist noch wenig verstanden (Lack 2007); möglicherweise besteht ein Zusammenhang mit der myelolipomatösen Metaplasie, die in der normalen Nebennierenrinde und in Nebennierenrindenadenomen vorkommen kann.

4.3.8 Tumoren des Nebennierenmarks

Phäochromozytom (adrenales Paragangliom)

Bei den Phäochromozytomen handelt es sich um benigne, seltener auch maligne Tumoren der chromaffinen Zellen der sympathischen Paraganglien, zu denen auch das Nebennierenmark zählt (Hume 1960; Lack 1994, 2007; Klöppel 2003; DeLellis et al. 2004). Das mittlere Erkrankungsalter liegt in der 4. und 5. Lebensdekade. Familiäre Fälle im Rahmen einer MEN 2 oder einer Von-Recklinghausen- oder Von-Hippel-Lindau-Erkrankung treten früher auf. Es sind aber durchaus auch Phäochromozytome im Kindesalter bekannt (Stackpole et al. 1963), ohne dass sich eine familiäre Disposition nachweisen ließ. Die familiären Phäochromozytome bei MEN 2 sind im Vergleich zu den sporadischen Formen häufiger bilateral oder multifokal (Carney et al. 1975; Lack 2007).

Makroskopie Phäochromozytome zeigen eine grauweißliche bis graubraune, weiche bis elastische, teilweise eingeblutete Schnittfläche und können eine makroskopisch erkennbare Kapsel aufweisen (Abb. 4.20a). Bei kleinen Tumoren ist die anatomische Beziehung zum Nebennierenmark oft noch erkennbar. Bei größeren Tumoren sitzt die Nebennierenrinde dem Phäochromozytom auf und wird durch das Wachstum des Tumors komprimiert. Nekrosen und zentrale Zystenbildungen (Abb. 4.20a) sind häufige Charakteristika insbesondere der großen Phäochromozytome, Verkalkungen treten seltener auf (Lack 1994, 2007; Klöppel 2003).

Nach der Fixierung in wässrigen Fixanzien nehmen diese nach einigen Stunden eine gelbbraune Farbe an, im UV-Licht zeigt die Lösung eine starke Fluoreszenz. Die in den Phäochromozytomen enthaltenen Katecholamine können nach Fixierung in Orth-Gemisch oder Zenker-Lösung (Kaliumdichromatlösung) lichtmikroskopisch als granuläre braune intrazytoplasmatische Einschlüsse nachgewiesen werden (Lack 1994, 2007), wobei sich bereits makroskopisch eine dunkelbraune Farbreaktion (chromaffine Reaktion) entwickelt.

Histologie Phäochromozytome sind überwiegend aus großen, polygonalen oder seltener spindeligen Zellen mit feingranulärem eosinophilen oder amphiphilen Zytoplasma aufgebaut (◘ Abb. 4.20b–d; Lack 1994, 2007; Klöppel 2003; DeLellis et al. 2004). Das Zytoplasma enthält manchmal hyaline kugelförmige PAS-positive Einschlüsse (◘ Abb. 4.20d). Die Zellkerne können in manchen Fällen recht pleomorph sein und Pseudoinklusionen aufweisen (◘ Abb. 4.20c; DeLellis et al. 1980). Vereinzelte Mitosen kommen auch in benignen Phäochromozytomen vor. Aufgrund des Wachstumsmusters lassen sich 3 Typen unterscheiden. Alveoläre Phäochromozytome zeigen kleine Zellhaufen oder Zellballen, die von zarten, stark vaskularisierten Bindegewebesepten umgeben werden. Der trabekuläre Typ (◘ Abb. 4.20b–d) zeigt plumpere, anastomosierende Zellverbände (ReMine et al. 1974; Linnoila et al. 1990). Das seltene spindelzellige Phäochromozytom wird von elongierten, in soliden Formationen gelagerten Tumorzellen gebildet (ReMine et al. 1974). Regressive Hämorrhagien dieser stark vaskularisierten Tumoren sind häufig (◘ Abb. 4.20b). Die Tumorzellen sind charakteristischerweise argyrophil, also in der Grimeliusfärbung positiv. Immunhistochemisch zeigen die Tumorzellen eine positive Reaktion für Neurofilamente (Miettinen et al. 1985) und neuroendokrine Marker (Lloyd 1997), wobei dem Chromogranin A die größte Spezifität und diagnostische Bedeutung zukommt (◘ Abb. 4.20e). Dies kann bei der morphologisch manchmal schwierigen Abgrenzung gegenüber Nebennierenrindentumoren sehr hilfreich sein. In der Reaktion auf S-100-Protein können Sustentakularzellen, länglich ausgezogene Zellen, die die Tumorzellnester peripher umgeben, spezifisch markiert sein (Achilles et al. 1991; Klöppel 1997; Lloyd 1997; DeLellis et al. 2004), aber auch die Tumorzellen selbst können positiv sein (◘ Abb. 4.20f; DeLellis et al. 2004).

Dignität Aufgrund pathomorphologischer Befunde können maligne Phäochromozytome, die etwa 10 % aller Phäochromozytome ausmachen (Aguilo et al. 1960), nicht sicher von benignen Phäochromozytomen unterschieden werden. Verdächtig auf Malignität sind in einem kürzlich vorgeschlagenen Score („PASS") gewichtete morphologische Kriterien (insbesondere diffuses Wachstumsmuster, hohe Zellularität, zentrale oder konfluierende Tumornekrosen, vermehrte und atypische Mitosen, vaskuläre und Kapselinvasion; Thompson 2002; Lack 2007), ein Ki-67-Proliferationsindex von >3 % oder >5 % (Salmenkivi et al. 2004; Scarpelli et al. 2004; Lack 2007; DeLellis et al. 2010) und eine erhöhte VEGF-Expression (Zielke et al. 2002; Salmenkivi et al. 2004). Aber nur lymphogene oder hämatogene Metastasen sind definitiv beweisend für die Malignität eines Phäochromozytoms.

Neuroblastom und Ganglioneuroblastom

Neuroblastome und Ganglioneuroblastome sind maligne Tumoren, die sich von primitiven neuroektodermalen Zellen des sympathischen Nervensystems ableiten. Liegen ausschließlich unreife Gewebeelemente vor, spricht man von einem Neuroblastom; finden sich in einem Tumor neben unreifen neuroektodermalen Gewebeanteilen auch reife Anteile wie neuromartig gelagerte Nervenfasern oder Ganglienzellen, spricht man von einem Ganglioneuroblastom. Neuroblastome und Ganglioneuroblastome können in verschiedenen anatomischen Lokalisationen entlang des Grenzstrangs auftreten; mit 38 % ist jedoch die Nebenniere häufigster Sitz des Neuroblastoms. Seltener treten Neuroblastome zervikal (3 %), thorakal (20 %), abdominell-extraadrenal (30 %) und pelvin (3 %) auf (Rosen et al. 1984). Überwiegend sind Säuglinge und Neugeborene befallen, wobei auch konnatale Neuroblastome beschrieben sind (Young et al. 1986).

Makroskopie Neuroblastome zeigen eine lobulierte, grauweiße Schnittfläche; mit zunehmender Tumorgröße finden sich ausgedehnte Einblutungen und Nekrosen. Die Tumoren zeigen eine bindegewebige Pseudokapsel. Verkalkungen treten in allen Neuroblastomen auf und können sehr ausgedehnt sein.

Histologie Die Zellen des Neuroblastoms sind in unterschiedlich großen lobulären Formationen angeordnet, die von zarten Kollagenfasersepten umgeben werden. Diese Septen sind meist inkomplett, sodass ein typisches Zellballenmuster wie bei anderen neuroendokrinen Tumoren nicht vorliegt. Die Tumorzellen zeigen ein schmales, oft lichtmikroskopisch nicht mehr nachweisbares Zytoplasma und kleine bis mittelgroße Kerne mit einer feingranulären Chromatinstruktur. Die Grundsubstanz ist blass-eosinophil und fibrillär. Charakteristisch für das Neuroblastom ist die Ausbildung von Homer-Wright-Rosetten. Hierbei handelt es sich um zirkuläre Formationen von Tumorzellen, die in ihrem Zentrum Ablagerungen einer fibrillären Grundsubstanz einschließen (Lack 2007). Zentrale Lu-

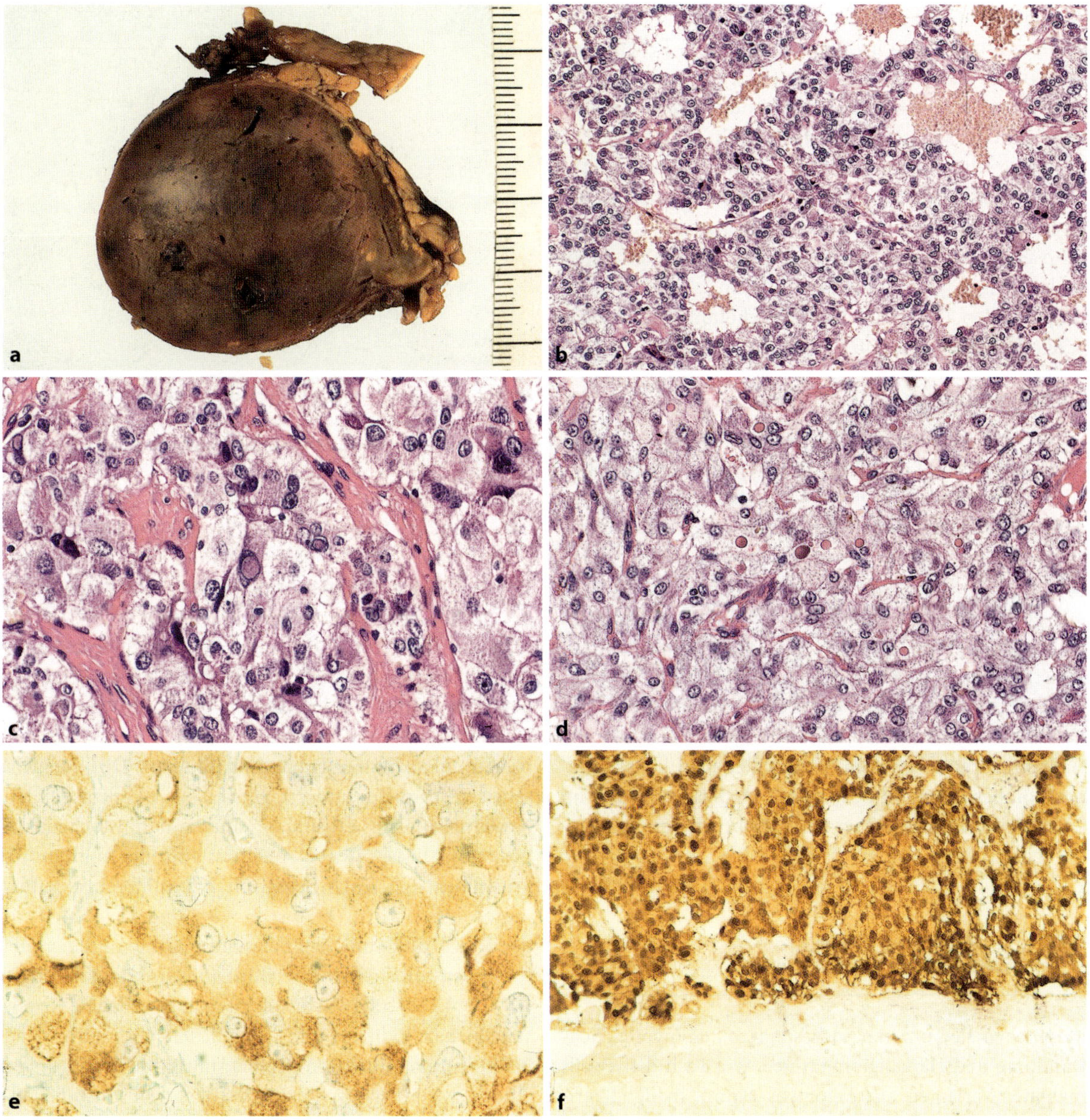

Abb. 4.20a–f Phäochromozytom. a Makroskopisches Präparat eines formalinfixierten Phäochromozytoms. Die Schnittfläche zeigt kleinherdige zystische Degenerationsherde (untere Bildhälfte). b–d Trabekulärer Typ. b Histologisch zeigt das Tumorgewebe unterschiedlich große Tumorzellverbände, die von zarten Kollagenfaserzügen umscheidet werden. Der Tumor weist pseudozystische Degenerationsherde mit Hämorrhagien auf. c In der stärkeren Vergrößerung kommen intranukleäre Pseudoinklusionen zur Darstellung. d Nach Fixierung in Kaliumdichromatlösung stellen sich die Katecholamingranula als große intrazytoplasmatische runde Einschlüsse dar. e Die immunhistochemische Reaktion mit Chromogranin A fällt in zahlreichen Tumorzellen intrazytoplasmatisch diffus positiv aus. f Die S-100-Reaktion fällt intranukleär und zytoplasmatisch in den Tumorzellen positiv aus

mina, wie z. B. bei Flexner-Wintersteiner-Rosetten, die im Retinoblastom angetroffen werden, liegen nicht vor. Immunhistochemisch zeigen die Neuroblastome fakultativ positive Reaktionen mit NSE, Chromogranin A (Pagani et al. 1992), Synaptophysin (Hachitanda et al. 1989) und S-100-Protein (Misugi et al. 1985), wobei diese Marker nicht in jedem Tumor in gleichem Maß positiv ausfallen müssen.

Differenzialdiagnose Das Neuroblastom gehört zur Gruppe der „klein-blau-rund-zelligen" Tumoren des Kindesalters, die embryonale Rhabdomyosarkome, primitive neuroektodermale Tumoren (PNET) und Non-Hodgkin-Lymphome einschließt. Diese Entitäten sind differenzialdiagnostisch zu erwägen und lassen sich aufgrund der Klinik, der Morphologie und der immunhistochemischen Markerexpression unterscheiden.

Prognose Die Prognose der Neuroblastome und Ganglioneuroblastome wird im Wesentlichen vom Lebensalter, dem Tumorstadium (Evans et al. 1971; Rosen et al. 1984; Tsuchida et al. 1984), dem Stromaanteil (Shimada et al. 1984) und der Mitoserate bestimmt (Joshi et al. 1992). Die Prognose wird mit zunehmendem Lebensalter und Tumorstadium schlechter. Tumoren mit hohem Schwannzell-Stromaanteil, höherer Zelldifferenzierung und niedriger Mitoserate haben eine gute Prognose. Weitere mit einer schlechten Prognose assoziierte Befunde sind N-myc-Amplifikation, DNA-Diploidie und Erhöhung von Ferritin, NSE oder LDH im Serum (Lack 2007).

Ganglioneurom

Ganglioneurome sind Tumoren, die im Gegensatz zu Neuroblastomen und Ganglioneuroblastomen ausschließlich aus reifen neuralen Strukturen bestehen (Bove u. McAdams 1981). Hierbei handelt es sich um neuromartig angeordnete Nervenfasern und um große Ganglienzellen (◘ Abb. 4.21). Die Diagnose eines Ganglioneuroms ist nur gerechtfertigt, wenn durch möglichst vollständige Untersuchung des Tumors (z. B. mittels Großschnitten) sichergestellt ist, dass keine Tumoranteile im Sinne eines Neuroblastoms vorliegen, die die Diagnose eines Ganglioneuroblastoms (▶ Abschn. 4.3.8) implizieren würden. Ganglioneurome kommen in verschiedenen Lokalisationen vor, besonders im posterioren Mediastinum und im Retroperitoneum, sind aber in der Nebenniere relativ selten (Lack 2007).

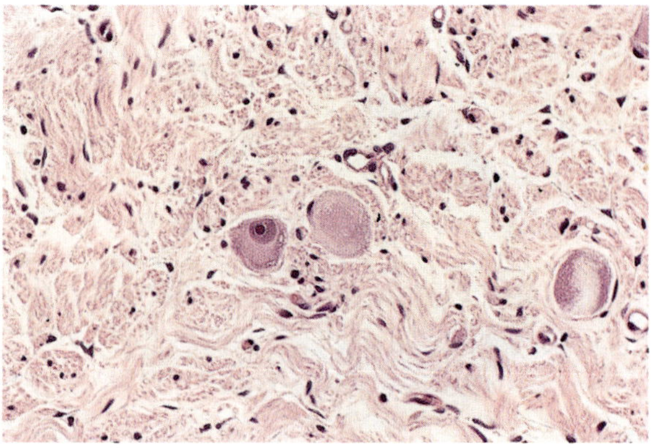

◘ **Abb. 4.21** Ganglioneurom. Histologisch erkennt man Ganglienzellen mit großen exzentrischen Kernen und prominenten Nukleolen. Die Grundsubstanz wird von Nervenfaserfortsätzen gebildet

4.3.9 Seltene primäre Nebennierentumoren

Mesenchymale Tumoren, insbesondere Leiomyome, Schwannome und Hämangiome treten, wie auch die jeweils malignen Varianten, also Leiomyosarkome, maligne periphere Nervenscheidentumoren und Angiosarkome, in der Nebenniere selten primär auf. Primäre maligne Lymphome der Nebenniere zählen zu den Raritäten, häufiger wird eine Nebennierenbeteiligung im Rahmen eines generalisierten malignen Lymphoms beobachtet. Maligne Melanome der Nebenniere wurden gelegentlich in der Literatur beschrieben, allerdings sind an die Diagnose dieser Entität strenge diagnostische Kriterien zu stellen. Dazu gehört vor allem der Ausschluss eines primären kutanen Melanoms.

4.3.10 Metastasen in der Nebenniere

Hämatogene Nebennierenmetastasen finden sich autoptisch bei 1/3 der Patienten mit metastasiertem Tumorleiden (Abrams et al. 1950). Die häufigsten Primärtumorlokalisationen sind mit absteigender Häufigkeit Mamma (◘ Abb. 4.22a), Lunge (insbesondere kleinzellige Bronchialkarzinome), Niere, Magen, Pankreas, Ovar und Kolon. Etwa 40 % der Patienten weisen einen bilateralen Befall der Nebennieren mit konsekutivem **Addison-Syndrom** auf (Sahagian-Edwards u. Holland 1954). Karzinommetastasen können sich auch in vorbestehenden Nebennierenrindenadenomen ausbilden (◘ Abb. 4.22a). Im bioptischen Untersuchungsgut werden am häufigsten Metastasen von Nierenzellkarzinomen beobachtet (◘ Abb. 4.22b), die nicht selten in der zu der tumortragenden Niere kontralateralen Nebenniere lokalisiert sind; sie sind immunhistochemisch positiv für EMA (◘ Abb. 4.22c), was für die Abgrenzung gegenüber den EMA-negativen Nebennierenrindentumoren hilfreich ist (▶ Abschn. 4.3.6 und ◘ Tab. 4.3). In der Diagnostik von Nebennierenmetastasen können die CT- oder MRT-gesteuerte Feinnadelpunktionszytologie (◘ Abb. 4.22d) oder die histologisch aufgearbeitete Nadelstanzbiopsie indiziert und wertvoll sein (Fassnacht et al. 2004). Ist eine Punktion geplant, muss vorher ein Phäochromozytom ausgeschlossen werden, weil sonst die Gefahr einer hypertensiven Krise besteht.

4.4 Nebennierentumoren

4.4.1 Funktionsdiagnostik

B. Allolio

Bei Nebennierentumoren ist das Ziel der endokrinologischen Funktionsdiagnostik der Nachweis bzw. Ausschluss einer klinisch relevanten pathologischen Hormonsekretion durch den Tumor. Eine Stufendiagnostik ist dabei einzuhalten. Der 1. Schritt besteht in der zielgerichteten Anamnese und der körperlichen Untersuchung zur Analyse der Wirkungen eines möglichen Hormonexzesses (Bioassay). Danach erfolgt

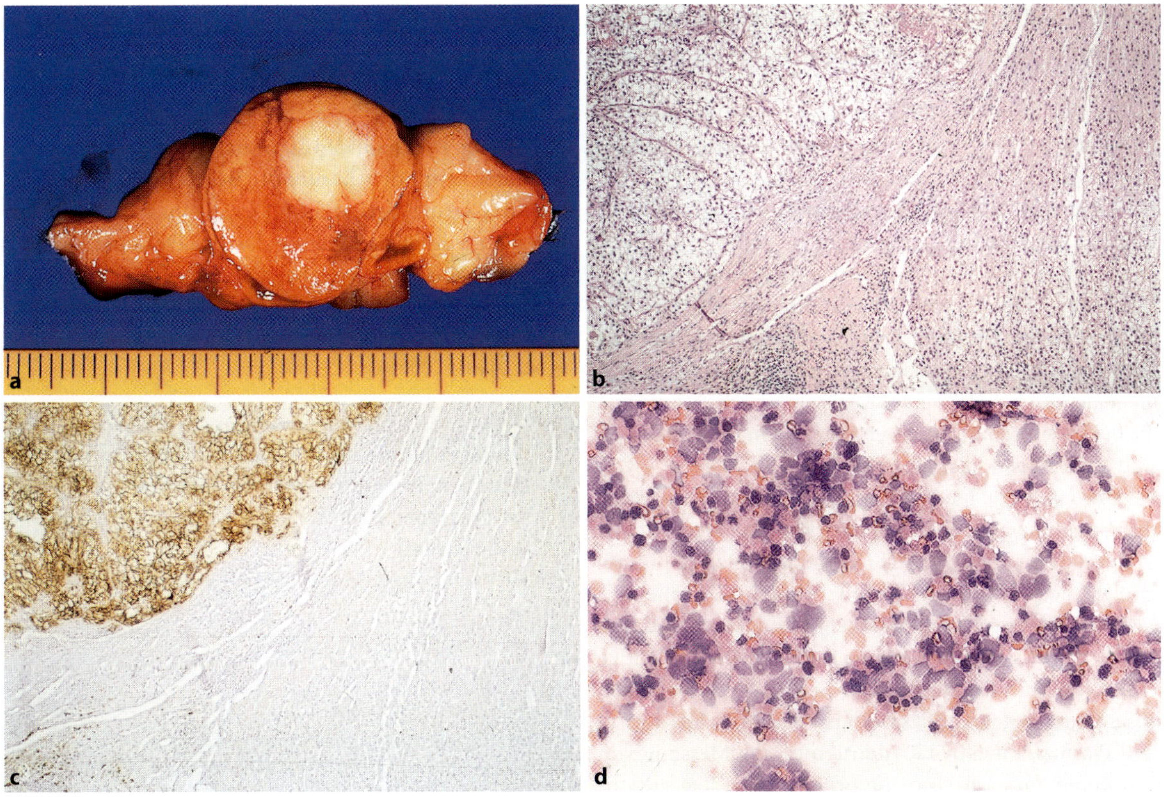

Abb. 4.22a–d Nebennierenmetastasen. **a** Makroskopisches Präparat der linken Nebenniere. In der Nebenniere findet sich ein 1,5 cm im größten Durchmesser großes Nebennierenrindenadenom mit einer typischen gold-gelben Farbe. In dem Rindenadenom kommt eine 6 mm große grau-weiße Mammakarzinommetastase zur Darstellung (48-jährige Frau, Autopsiepräparat). **b** Nebennierenmetastase eines klarzelligen Nierenzellkarzinoms (linker oberer Bildrand). Die Metastase wird von einer bindegewebigen Pseudokapsel umgeben. In der rechten Bildhälfte findet sich normales Nebennierengewebe. **c** Die immunhistochemische Reaktion mit EMA fällt in der Karzinommetastase positiv aus, während das gehörige ortsständige Nebennierenrindengewebe eine negative Reaktion aufweist. **d** Feinnadelpunktionszytologie einer Nebennierenmetastase eines kleinzelligen Bronchialkarzinoms. Die Tumorzellen zeigen große nackte Kerne, die z. T. dicht aneinander gelagert sind und ein sog. Panzerkettenphänomen ausbilden (Zellen eines Nebennierenrindenadenoms oder -karzinoms könnten auch nackte Kerne aufweisen, würden aber in der Regel ein relativ breites, helles oder kompaktes Zytoplasma oder vakuolisiertes zytoplasmatisches Material erkennen lassen). Im Hintergrund kleinere Leukozyten und Erythrozyten sowie nekrotischer Detritus

die Diagnosesicherung durch spezifische Funktionstests. Erst nach Diagnosesicherung werden im nächsten Schritt selektive Funktionsuntersuchungen zur differenzialdiagnostischen Klärung angeschlossen. Die Ergebnisse der Funktionsdiagnostik begründen den Einsatz von bildgebenden Untersuchungen und haben gegenüber diesen stets das diagnostische Primat. Eine präoperative endokrine Diagnostik ist bei Nebennierentumoren zwingend geboten, da das perioperative therapeutische Vorgehen in der Regel von dem Ergebnis beeinflusst wird.

Einleitung

Endokrinologische Funktionstests nehmen in der Diagnostik von Nebennierentumoren einen zentralen Platz ein. Klinisch lassen sich 2 Ausgangssituationen unterscheiden: Anamnese und körperliche Untersuchung führen zum begründeten Verdacht, dass eine Hormonstörung vorliegen könnte, die dann durch die Funktionsdiagnostik bestätigt werden muss. Eine Bildgebung wird gezielt angeschlossen, wenn der funktionsdiagnostische Beweis einer Hormonstörung erbracht ist. Alternativ werden Nebennierentumoren zufällig in der Bildgebung nachgewiesen (sog. Inzidentalome). Der Nachweis einer endokrinen Aktivität dieser Tumoren mit Hilfe der Funktionsdiagnostik ist dann oft das entscheidende Kriterium zur Durchführung der operativen Entfernung. Aber selbst wenn die Operationsindikation durch die Tumorgröße alleine bereits gestellt werden kann (z. B. Durchmesser >6 cm), kann auf die Funktionsdiagnostik nicht verzichtet werden, da je nach endokriner Aktivität eine ausreichende Vorbehandlung (z. B. beim Phäochromozytom) bzw. eine gezielte perioperative Therapie (z. B. beim kortisolproduzierenden Nebennierentumor) erforderlich werden.

Die operative Entfernung eines Nebennierentumors ohne vorherige endokrine Funktionsdiagnostik ist daher ein gravierender Regelverstoß.

Nebennierentumoren lassen grundsätzlich Überfunktionssyndrome erwarten. Selbst große, bilaterale, endokrin inaktive Nebennierenraumforderungen (z. B. Metastasen) führen nur ausnahmsweise zu einer Nebennierenrindeninsuffizienz. Der Ausfall des Nebennierenmarks bleibt klinisch weitgehend stumm.

Anamnese und körperliche Untersuchung stellen im Rahmen der Funktionsdiagnostik eine wichtige Methode dar, um relevante Hormonstörungen nachzuweisen und einzuordnen (Allolio 2010). Eine Diskrepanz zwischen Klinik und Hormonmessergebnissen sollte immer zur Suche nach übersehenen Störfaktoren veranlassen (z. B. Medikamenteneffekte). Allerdings werden subklinische Störungen, die bei Untersuchung und Befragung wenig eindrucksvoll sind, zunehmend häufiger entdeckt.

Die endokrine Funktionsdiagnostik muss berücksichtigen, dass die adrenale Hormonsekretion eingebettet ist in Regelkreise, und dass die Hormonfreisetzung pulsatil erfolgt und einer Tagesrhythmik gehorcht. Die alleinige Messung basaler Hormonkonzentrationen reicht damit in der Regel nicht aus (Lehnert et al. 2003). Wichtige Hilfsmittel sind die kombinierte Erfassung von regulativ zusammenhängenden Parametern (z. B. ACTH/Kortisol und Plasmareninaktivität/Aldosteron), die Messung von Hormonen im 24-h-Urin, die Erfassung der Tagesrhythmik und die Durchführung von Suppressionstests. Ein besonderes Problem in der Nebennierendiagnostik stellen die Einflüsse von Pharmaka dar. Eine sorgfältige Medikamentenanamnese ist daher wichtiger Bestandteil der Funktionsdiagnostik.

Glukokortikoidexzess

Bevor der Nachweis geführt wird, dass ein Nebennierentumor ursächlich für einen Glukokortikoidexzess ist, muss gesichert werden, dass überhaupt ein Hyperkortisolismus vorliegt. Hier finden 3 Verfahren Anwendung: niedrig dosierter Dexamethasontest, Bestimmung der Ausscheidung des freien Kortisols im 24-h-Urin und die Bestimmung des Mitternachtskortisols im Serum oder im Speichel (Nieman et al 2008).

Diagnosesicherung

Niedrig dosierter Dexamethasontest

Jede Form des endogenen Glukokortikoidexzesses (Cushing-Syndrom) ist dadurch gekennzeichnet, dass die endogene Kortisolsekretion durch exogene Glukokortikoide (Dexamethason) nicht adäquat supprimiert werden kann. Dies ist Ausdruck der autonomen pathologischen Hormonsekretion. Dexamethason ist ein hochpotentes Glukokortikoid, das nicht mit der Kortisolmessung interferiert.

Durchführung Tag 1: Gabe von 1–2 mg Dexamethason oral um 23 Uhr, Tag 2: Blutentnahme für Serumkortisol zwischen 8 und 9 Uhr am Folgetag.

Bewertung Bei Gesunden Suppression des Serumkortisols auf unter 1,8 µg/dl (<50 nmol/l). Beim Cushing-Syndrom liegt das Serumkortisol nach Dexamethason meist deutlich über 3 µg/dl. Der niedrig dosierte Dexamethasontest hat eine hohe Sensitivität bei einer eingeschränkten Spezifität. Eine Anzahl von Störfaktoren (▶ Übersicht) kann zu einem falsch-positiven Testergebnis führen (Benker et al. 1990).

Störfaktoren, die zu einem falsch-positiven Dexamethasonhemmtest führen können

- Orale Kontrazeptiva
- Phenytoin
- Entzugssyndrom nach Drogenabusus
- B-Symptomatik bei Lymphom
- Ausgeprägte Adipositas
- Depression
- Niereninsuffizienz
- Schwerste Allgemeinerkrankungen

Freies Kortisol im 24-h-Urin

Durchführung Vollständiges Sammeln des Urins von 8 Uhr bis 8 Uhr des Folgetages nach vorheriger sorgfältiger Instruktion zur Vermeidung von Sammelfehlern.

Bewertung Die Ausscheidung von freiem Kortisol ist bei klinisch eindrucksvollem Cushing-Syndrom immer deutlich erhöht. Allerdings findet sich beim subklinischen Hyperkortisolismus auf dem Boden eines Nebennierenrindenadenoms häufiger nur eine im oberen Normbereich gelegene Ausscheidung des freien Kortisols. Wie beim Dexamethasontest können falsch-positive Ergebnisse auftreten. Diese finden sich bei Adipösen und bei besonderem Stress (Intensivpatienten, fieberhafter Infekt etc.).

Tagesrhythmik Abweichungen von der typischen physiologischen Kortisoltagesrhythmik mit hohen morgendlichen Hormonkonzentrationen und sehr niedrigen Konzentrationen um Mitternacht sind charakteristisch für alle Formen des Cushing-Syndroms. Insbesondere in den späten Abendstunden liegt die Kortisolkonzentration beim Cushing-Syndrom über der von Gesunden. Die Messung des Mitternachtskortisols hat damit eine hohe diskriminatorische Aussagekraft.

Eine elegante Methode zur Analyse der gestörten Tagesrhythmik besteht in der Messung des freien Kortisols im Speichel (Raff et al. 1998). Das Sammeln der Proben kann ambulant von 7–24 Uhr in stündlichen Abständen erfolgen. Alternativ können über den Tag verteilt in 3- bis 4-stündigen Abständen Probenentnahmen erfolgen.

Ein fehlendes oder nur geringes Absinken der Kortisolkonzentrationen im Verlauf des Tages, insbesondere ein zu hohes Mitternachtskortisol beim nicht gestressten Patienten, spricht für das Vorliegen eines Cushing-Syndroms (Arnaldi et al. 2003).

Differenzialdiagnose

Ist das Vorliegen eines endogenen Glukokortikoidexzesses durch die aufgeführten Verfahren gesichert, so ist nachzuweisen, dass eine Nebennierenraumforderung pathogenetisch anzuschuldigen ist.

Der Nachweis eines Cushing-Syndroms in Verbindung mit dem Nachweis einer Nebennierenraumforderung ist für die Diagnose adrenales Cushing-Syndrom nicht ausreichend.

Einerseits kann ein ACTH-Exzess an der Nebenniere zu hyperplasiogenen Knoten führen, die als Adenom fehlgedeutet werden. Andererseits kann ein ACTH-sezernierendes Phäochromozytom oder die Nebennierenmetastase eines ACTH-sezernierenden Bronchialkarzinoms vorliegen. Es sollte daher prinzipiell ein Kortikotropin-Releasing-Hormon (CRH)-Test durchgeführt werden.

CRH-Test

CRH ist ein physiologischer Stimulus der kortikotropen Zellen des Hypophysenvorderlappens.

Durchführung Nach einer Ruhephase Injektion von 100 µg synthetischem humanem CRH i.v. Die Blutentnahmen zur Messung von ACTH und Kortisol erfolgen zum Zeitpunkt 0, 15, 30, 45, 60 und 90 min.

Bewertung Der CRH-Test ist die entscheidende diagnostische Maßnahme in der Differenzialdiagnose des Cushing-Syndroms: Beim Morbus Cushing kommt es typischerweise zu einem kräftigen Anstieg des normalen oder erhöhten basalen Plasma-ACTH, gefolgt von einem Anstieg des Kortisols (Kortisolanstieg >50 % des Basalwertes). Beim ektopen ACTH-abhängigen Cushing-Syndrom findet sich ein deutlich erhöhtes basales ACTH, das nicht auf CRH reagiert und dementsprechend ein fehlender Kortisolanstieg. Beim adrenalen Cushing-Syndrom ist das Plasma-ACTH supprimiert und reagiert nicht auf exogenes CRH, sodass auch ein Kortisolanstieg ausbleibt. Beim subklinischen adrenalen Hyperkortisolismus kann es ausgehend von niedrigen Plasma-ACTH-Werten zu einem subnormalen ACTH-Anstieg kommen. Durch den Nachweis des erniedrigten Plasma-ACTH im Rahmen des CRH-Testes kann die adrenale Genese des Glukokortikoidexzesses sicher etabliert werden.

Primärer Hyperaldosteronismus

Leitsymptome des klassischen primären Hyperaldosteronismus sind arterielle Hypertonie, Hypokaliämie (Serumkalium <3,7 mmol/l) und metabolische Alkalose. Heute werden allerdings die meisten Fälle normokaliämisch, also ohne Hypokaliämie, diagnostiziert.

Die Kombination Hypertonie und Hypokaliämie findet sich bei einer Vielzahl von häufigen und seltenen Störungen, sodass entsprechende differenzialdiagnostische Überlegungen erforderlich sind (Tab. 4.4; Young u. Hogan 1994). Neue Untersuchungen haben aber gezeigt, dass die Hypokalämie in vielen Fällen eines primären Hyperaldosteronismus fehlt (Mulatero et al. 2004). Insbesondere bei Patienten mit schwer einstellbarer Hypertonie findet sich in einem hohen Prozentsatz ein normokaliämischer primärer Hyperaldosteronismus.

Screening

Da sowohl ein primärer wie ein sekundärer Hyperaldosteronismus möglich sind, werden prinzipiell die Serumaldosteronkonzentrationen und die Plasmareninaktivität (PRA) bzw. das aktive Renin gleichzeitig erfasst. Die Erfassung des Aldosteron/PRA Quotienten hat sich als Screeningtest etabliert (Funder et al 2008). Der Quotient ist stark methodenabhängig und und der pathologische Grenzwert variiert entsprechend und muss mit dem jeweiligen Labor geklärt werden. Da auf das System verschiedene Pharmaka einwirken können müssen insbesondere β-Blocker ausreichend lange (4–5 Tage) vor der Blutgewinnung abgesetzt werden. Eine Therapie mit Spironolacton muss vor einer Diagnostik über mehrere Wochen unterbrochen sein. Der Patient soll während der Diagnostik 100–200 mmol Natrium/Tag zu sich nehmen. Als geeignete Antihypertensiva ohne Störeinfluss können Kalziumantagonisten und alpha-Blocker eingesetzt werden.

Bestätigungsdiagnostik: Kochsalzbelastungstest

Dieser Test wird zur Bestätigung bei positivem Screening herangezogen (Loh et al. 2000; Funder et al. 2008).

Durchführung Nach einer basalen Blutentnahme zur Messung von Serumaldosteron und PRA verabreicht man dem

4

Tab. 4.4 Plasmareninaktivität und Aldosteron in der Differenzialdiagnose der hypokaliämischen Hypertonie. *PRA* Plasmareninaktivität; *DOC* Desoxykortikosteron

Diagnose	PRA	Aldosteron	Bemerkungen
Essenzielle Hypertonie unter Diuretikatherapie	↑	↑	Sekundärer Hyperaldosteronismus durch Natriumverlust
Renovaskuläre Hypertonie	↑	↑	Sekundärer Hyperaldosteronismus
Primärer Hyperaldosteronismus	↓	↑	Meist Conn-Adenom oder bilaterale Hyperplasie der Nebennieren
11β-Hydroxylasemangel	↓	↓	DOC erhöht
17α-Hydroxylasemangel	↓	↓	DOC erhöht
DOC-sezernierender Tumor	↓	↓	DOC erhöht
Apparenter Mineralokortikoidexzess (AME)	↓	↓	Kortisol wirkt als Mineralo-Mineralokortikoid durch fehlende Aktivität der11β-Hydroxysteroid-Dehydrogenase Typ II
Liddle-Syndrom	↓	↓	Konstitutive Aktivierung des amiloridsensitiven Natriumkanals

Patienten eine intravenöse Infusion von 0,9 %-iger NaCl-Lösung (2000 ml über 4 h). Danach erfolgt am kontralateralen Arm eine erneute Blutentnahme zur Messung von Aldosteron und PRA.

Bewertung Bei Gesunden führt ein hohes Natriumangebot zur Suppression der endogenen Aldosteronsekretion, die beim primären Hyperaldosteronismus unvollständig bleibt oder fehlt. Ein Wert >10 ng/dl kann als sichere Bestätigung angesehen werden, ein Wert <5 ng/dl schließt einen primären Hyperaldosteronismus aus. Auf eine ausreichende Kaliumsubstitution muss geachtet werden, eine Blutdrucküberwachung ist ebenfalls erforderlich.

Differenzialdiagnostische Funktionstests (Orthostasetest)

Die häufigsten Ursachen eines primären Hyperaldosteronismus sind das einseitige Adenom (aldosteronproduzierendes Adenom (APA; Conn-Syndrom) und der idiopathische primäre Hyperaldosteronismus (IHA) auf dem Boden einer bilateralen Hyperplasie. Seltene Ursachen sind der Glukokortikoid-supprimierbare Hyperaldosteronismus und die autonome makronoduläre Nebennierenhyperplasie. Der wichtigste Test zur Differenzierung zwischen APA und IHA ist der Orthostasetest mit Messung von Serumaldosteron und PRA.

Durchführung Der Patient hält Bettruhe ab 24 Uhr bis zur 1. Blutentnahme um 8 Uhr ein. Danach muss der Patient mindestens 2 h herumlaufen. Zwischen 10 und 12 Uhr erneute Blutentnahme. Gemessen werden Serumaldosteron und Plasmareninaktivität, fakultativ kann auch 18-OH-Kortikosteron bestimmt werden.

Bewertung Beim Gesunden und bei Patienten mit IHA steigt das Serumaldosteron morgens nach mehrstündiger Orthostase an, beim aldosteronproduzierenden Adenom (APA) bleibt der Anstieg des Aldosterons wegen der meist fehlenden Angiotensin-II-Empfindlichkeit des Adenoms in der Regel aus. Vielfach kommt es sogar zu einem Absinken des Aldosterons, das beim APA eine Abhängigkeit von der hypophysären ACTH-Sekretion zeigt, die der Tagesrhythmik folgend in diesem Zeitraum absinkt. Beim IHA findet sich typischerweise ein Anstieg des Aldosterons nach Orthostase um mehr als 30 %. Beim APA ist typisch ein Abfall bzw. fehlender oder unzureichender Anstieg nach Orthostase. Allerdings gibt es auch Adenome, die mit einem Anstieg unter Orthostase reagieren.

Nebennierenvenenkatheterisierung

Die moderne Bildgebung, insbesondere das Spiral-CT, ist in der Lage, adrenale Knoten bis hinunter zu einer Größe von 5 mm sicher nachzuweisen. Die Häufigkeit solcher Knoten bei Gesunden ist nicht unerheblich, sodass die Differenzialdiagnose insbesondere nach dem 40. Lebensjahr nicht alleine auf die Bildgebung gestützt werden kann. Neuere Untersuchungen haben gezeigt, dass die hochauflösende Bildgebung fälschlicherweise zur Diagnose einer bilateralen nodulären Hyperplasie führen kann, während tatsächlich nur eine Nebenniere den Hyperaldosteronismus auslöst (Doppman 1993). Die bilaterale Nebennierenvenenblutentnahme gilt daher als Goldstandard in der Differenzialdiagnose des primären Hyperaldosteronismus. Die Untersuchung ist aber technisch anspruchsvoll.

Nach Einführen eines Katheters über die V. femoralis wird Blut aus den Nebennierenvenen links und rechts sowie zusätzlich vorher und nachher aus der unteren V. cava entnommen. Insbesondere die Katheterisierung der rechten Nebennierenvene ist. Grundsätzlich werden aus allen gewonnenen Proben das Serumkortisol und das Serumaldosteron bestimmt. Die Bestimmung des Kortisols erlaubt die Beurteilung, ob die Katheterisierung erfolgreich war (Quotient Nebennierenvenenblut/V. cava >2 bei erfolgreicher Katheterisierung). Bei Vorliegen eines aldosteronproduzierenden Adenoms ist der Quotient Aldosteron/Kortisol im Venenblut der adenomtragenden Nebenniere deutlich höher als im peripheren/V. cava Blut, während der Quotient im Venenblut der Gegenseite niedriger ist als im peripheren Venenblut (▣ Abb. 4.23).

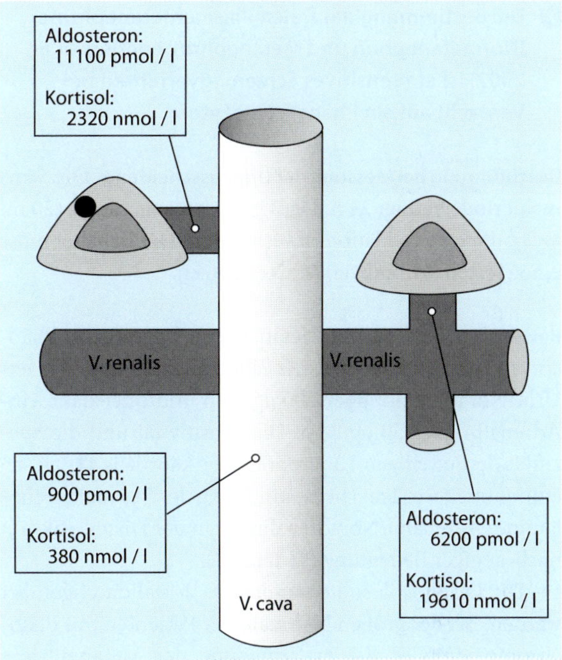

▣ **Abb. 4.23** Ergebnis der bilateralen Nebennierenvenenkatheterisierung bei einem Patienten mit rechtsseitigem Aldosteron-produzierenden Adenom. Der Aldosteron/Kortisol-Quotient (pmol/l/nmol/l) ist in der rechten Nebennierenvene am höchsten (4,8), gefolgt vom Wert in der V. cava inferior (2,3), während die kontralaterale Nebennierenvene links den niedrigsten Quotienten aufweist (0,3)

Adrenaler Androgen- bzw. Östrogenexzess

Hohe Konzentrationen von Dehydroepiandrosteron-Sulfat (DHEAS) im Serum (>7 mg/l) können auf einen hormonaktiven Nebennierentumor hinweisen, der dann meist ein Nebennierenrindenkarzinom ist. Mit Hilfe eines Androgensuppressionstestes kann dann zwischen einer funktionellen regulierten Hyperandrogenämie und einer autonomen tumorbedingten Hyperandrogenämie unterschieden werden. Die Suppression des DHEAS erfolgt durch Dexamethason (Arlt et al. 1998). Da DHEAS eine lange Halbwertzeit hat, muss Dexamethason über mehrere Tage verabreicht werden, um eine Suppression nachweisen zu können. Eine allgemein akzeptierte Version dieses Testes existiert nicht.

Durchführung 2×2 mg Dexamethason täglich über 4–5 Tage. Blutentnahmen zur Bestimmung von Serum-DHEAS und Serumkortisol erfolgen vor Beginn der Dexamethasongabe und am Morgen nach der letzten Dexamethasondosis.

Bewertung Bei regulierter funktioneller Hyperandrogenämie kommt es zu einem Absinken des DHEAS auf unter 50 % des Ausgangswertes.

Östrogenproduzierende Tumoren bei Männern können sowohl in der Nebenniere als auch im Hoden (Leydig-Zelltumoren) lokalisiert sein. In der Regel kann der Tumor dann durch die Bildgebung (CT der Nebennierenregion, Ultraschall des Hodens) klar lokalisiert werden. Im Einzelfall kann eine Katheterisierung von Nebennierenvenen und testikulären Venen erforderlich werden. Auch in diesem Falle erfolgt neben der Messung des Östradiols die Bestimmung von Kortisol und Testosteron, um die erfolgreiche Katheterisierung zu dokumentieren.

Bei Frauen mit Hirsutismus oder Virilisierung können deutlich erhöhte Androgene auch ovariellen Ursprungs sein. In den meisten Fällen liegt dann eine funktionelle ovarielle Hyperandrogenämie vor. Die Ovarialfunktion lässt sich in diesem Falle durch längerfristige Anwendung eines oralen Kontrazeptivums supprimieren oder durch den Einsatz von LH-RH-Superagonisten bzw. -Antagonisten. Ein Absinken der zirkulierenden Androgenkonzentrationen unter diesen Maßnahmen belegt die funktionelle Natur der Androgenerhöhung und ihren ovariellen Ursprung.

Phäochromozytom

Bei nachgewiesener arterieller Hypertonie zeigt die Symptomtrias Kopfschmerzen, Hyperhidrosis und Tachykardie eine hohe diagnostische Spezifität (94 %) und Sensitivität (90 %). Allerdings sind viele Phäochromozytome symptomarm, so dass ein wachsender Prozentsatz der Phäochromozytome primär durch bildgebende Verfahren als „Inzidentalom" auffällig wird und die klinischen Symptome nicht spontan berichtet werden.

Die Verdachtsdiagnose Phäochromozytom erfordert immer die biochemische Sicherung der Diagnose, da eine normale Nebennierenmorphologie ein Phäochromozytom nicht ausschließt und umgekehrt das Vorliegen eines Nebennierentumors auch bei sonst typischer Klinik ein Phäochromozytom nicht beweist.

Screening-Verfahren

Als Standard zum Nachweis oder Ausschluss eines Phäochromozytoms gilt die Bestimmung der Metanephrine im Urin bzw. der freien Metanephrine im Plasma (Eisenhofer et al. 2008). Sie hat sich gegenüber der Messung von Adrenalin und Noradrenalin als sensitiver erwiesen.

> **Die Bestimmung der freien Plasmametanephrine (Normetanephrin und Metanephrin; Lenders et al. 2002) ist ein sensitives Screeningverfahren bei Verdacht auf ein Phäochromozytom.**

Durchführung bei Messung der Urinausscheidung Die Sammelperiode beträgt 24 h. Der Urin wird angesäuert (20 ml HCl), um eine Oxidation zu verhindern. Der Behälter muss einen festen Schraubverschluss besitzen.

Bewertung Die Gesamt-Metanephrine liegen beim Phäochromozytom in den meisten Fällen über 2,5 mg/24 h, das Urin-Noradrenalin über 200 μg/24 h und/oder das Urin-Adrenalin über 50 μg/24 h. Die Sensitivität und die Spezifität der jeweiligen Laborparameter kann aus Tab. 4.5 entnommen werden. Die Bestimmung der Plasmakatecholamine (Adrenalin/Noradrenalin) ist in der Diagnostik von nachrangiger Bedeutung (Tab. 4.5).

Die Diagnostik sollte mindestens 2-mal durchgeführt werden. Bei der großen Mehrzahl der Patienten mit Phäochromozytom ist die Ausscheidung der Metanephrine bzw. von Adrenalin und/oder Noradrenalin im 24-h-Urin konsistent erhöht. Im Zweifelsfall sollte die Sammlung im Anschluss an eine typische klinische Episode erfolgen.

Verschiedene Medikamente können mit der Messung der Katecholamine im 24-h-Urin methodenabhängig interferieren. Hier sollte mit dem Labor Kontakt aufgenommen werden. Der Patient sollte daher während der Untersuchungen möglichst keine Medikamente einnehmen. Muss eine Blutdruckmedikation fortgeführt werden, so sind die Interferenzen am wenigsten ausgeprägt beim Einsatz von Kalziumantagonisten, Diuretika und Alphablockern. Viele Patienten mit essenzieller Hypertonie zeigen geringfügig erhöhte Katecholaminausscheidungen. Eine nur mäßig über dem oberen Normbereich gelegene Ausscheidung an Noradrenalin kann damit nicht als beweisend für das Vorliegen eines Phäochromozytoms angesehen werden.

Die Bestimmung der Plasma-/Urinmetanephrinein Verbindung mit der Bildgebung ist beim adrenalen Phäochromozytom nahezu immer ausreichend zur Diagnosesicherung, da bereits die Bildgebung regelhaft für ein Phäochromozytom charakteristische Befunde zeigt (größerer Tumor, Nekrosen, typischer MRT-Befund mit hoher Signalintensität im T2-gewichteten Bild). Eine weiterführende Funktionsdiagnostik ist daher nur in Ausnahmefällen notwendig. Meistens handelt es sich um Grenzbefunde oder um den Verdacht auf ein extraadrenales Phäochromozytom.

Clonidintest

Der am besten etablierte Suppressionstest ist der Clonidintest (Bravo 1994). Das Prinzip beruht darauf, dass Clonidin durch zentral-nervöse Stimulation von α_2-Rezeptoren den Sympathikotonus senkt, sodass bei Gesunden und bei Patienten mit essenzieller Hypertonie Plasmaadrenalin und Plasmanoradrenalin abfallen. Im Gegensatz dazu werden beim Phäochromozytom die erhöhten Plasmakatecholaminwerte durch Clonidin nicht beeinflusst.

Durchführung Die Patienten werden ruhig gelagert und mit einer Venenkanüle versehen. Halbstündlich erfolgen Messungen von Blutdruck und Herzfrequenz. Eine Stunde nach Beginn der Ruhephase Entnahme von 2 Blutproben für Plasmakatecholaminmessungen in 5-minütigem Abstand. Danach orale Gabe von 300 μg Clonidin. Anschließend halbstündige Kontrollen von Blutdruck und Herzfrequenz. Erneute Blutentnahme zur Bestimmung der Plasmakatecholamine nach 180 min.

Bewertung Ein pathologisches Testergebnis liegt vor, wenn es nicht zum Abfall des Normetanephrins bzw. des Metanephrins in den Normbereich kommt bzw. der Abfall bei erhöhten Ausgangswerten <40 % bleibt. Die Sensitivität des Clonidintests liegt zwischen 70 und 98 %, die Spezifität zwischen 85 und 90 %.

Funktionsszintigraphie

Eine Kombination aus Bildgebung und Funktionsdiagnostik ist die Szintigraphie mit ^{123}J-Metajodobenzylguanidin (^{123}J-MIBG). Diese Substanz ist ein Guanidin- und Noradrenalin-Analog mit hoher Affinität für chromaffine Zellen und wird über einen spezifischen Transportmechanismus in die Zellen aufgenommen. Die Sensitivität (Nachweis von fokaler Speicherung im Tumor) der MIBG-Szintigraphie bei sporadischem Phäochromozytom beträgt ca. 78 %, bei malignem Phäochromozytom 92 % und bei familiärem Phäochromozytom 94 %. Die Spezifität ist mit 96–100 % hoch. Funktionsdiagnostisch hat die MIBG-Szintigraphie ihren besonderen Wert bei grenzwertigen biochemischen Testen und Nachweis einer Nebennierenraumforderung. Als Bildgebungsverfahren hat sie den höchsten Stellenwert zum Nachweis eines extraadrenalen Phäochromozytoms bzw. zum Nachweis der Metastasierung (Bravo 1994). Ein weiteres wichtiges Verfahren ist die Positronenemissionstomographie (PET), entweder als FDG-PET oder als DOPA-PET, wobei bei guter Sensitivität nur letzteres eine hohe Spezifität besitzt, aber dafür nur begrenzt verfügbar ist (Pacak et al. 2005).

4.4.2 Bildgebende Verfahren

Radiologische Verfahren

K.J. Klose

Die Einführung der Schnittbildverfahren, allen voran der Computertomographie, in den letzten Jahren aber auch der

Tab. 4.5 Sensitivität und Spezifität von Laborparametern beim Phäochromozytom

Parameter	Normbereich	Grenzwert[a]	Phäochromozytom
Urin			
Adrenalin + Noradrenalin (µg/24 h)	<50	50–150	>150
Gesamtmetanephrine (mg/24 h)	<0,5	0,5–2,5	>2,5
Vanillinmandelsäure (mg/24 h)	1–8	8–11	>11
Plasma			
Adrenalin + Noradrenalin (ng/l)	<500	500–2000	>2000
Metanephrin (nmol/l)	<0,3	0,3–0,6	>0,6
Normetanephrin (nmol/l)	<0,7	0,7–1,0	>1,0

[a] Grenzwerte, z. B. durch Pharmaka, Stress oder arterielle Hypertonie bedingt, erfordern Kontrollen und ggf. erweiterte Diagnostik

Magnetresonanztomographie, hat die Diagnostik und Therapie von Nebennierenerkrankungen verändert. Auf Seiten der Inneren Medizin mehren sich die Fälle von subklinischen Cushing- und Conn-Syndromen, die bei der endokrinologischen Aufarbeitung von „Inzidentalomen" entdeckt werden (Terzolo et al. 2005)

In der chirurgischen Behandlung können dank der sicheren präoperativen Lokalisation kleiner, endokrin aktiver Tumoren minimalinvasive Verfahren eingesetzt werden, wo früher wegen der erst intraoperativ möglichen Klärung häufig große Zugangswege notwendig waren.

Daneben erobert sich die moderne Bildgebung zunehmend auch einen Platz als Steuerungsverfahren für perkutane Eingriffe, vorwiegend zur Ablation von Metastasen, durchaus aber auch zur Behandlung von endokrin aktiven Tumoren (Lo et al. 2006; Al-Shaikh et al. 2004; Mayo-Smith et al. 2004).

Unabhängig davon gilt für die Diagnostik, dass eine endokrin auffällige Nebenniere in der Bildgebung mit CT und/oder MRT morphologisch unauffällig sein kann. Diese Lücke kann durch den Einsatz der Endosonographie verkleinert werden, allerdings bleibt diese Methode aufgrund ihrer Invasivität und Anforderungen an den Untersucher speziellen Fragestellung vorbehalten (Kann 2008).

Methoden

Der Einsatz bildgebender Verfahren in der Diagnostik von Tumoren der Nebennieren ist auf wenige konkrete Fragestellungen beschränkt:

- Patienten ohne Hormonexzess
  - Ausschluss radiomorphologischer Veränderungen
  - Charakterisierung von Nebennierenraumforderungen
  - Staging bei bekanntem Primärtumor
- Patienten mit Hormonexzess
  - Lateralisation radiomorphologischer Veränderungen bei typischer Lage
  - Lokalisation radiomorphologischer Veränderungen bei extraadrenaler Lage

Hierfür stehen eine Reihe von Methoden zur Verfügung, die sich nach ihrer Invasivität in

- nicht-invasive First-line-Verfahren (Sonographie, CT, MRT) und
- minimal-invasive Second-line-Verfahren (Endosonographie, selektive Venenblutentnahme und bildgesteuerte Punktion)

gliedern lassen. Nach der zu erwartenden Aussage unterscheidet man

- Morphologische Bildgebungsverfahren (Sonographie, CT, MRT) und
- Funktionelle Methoden (Szintigraphie, PET, aber auch diffusionsgewichtete MRT)

Die individuelle Diagnose basiert dabei im Wesentlichen auf vier Grundprinzipien:

- Makromorphologische Erscheinung (US/EUS, CT, MRT)
- Fettgehalt einer Läsion (CT, Chemical shift Imaging)
- Perfusion- bzw. Wash-out-Verhalten (Kontrastmittelverstärkte CT oder MRT)
- Metabolisches Verhalten (z. B. MIBG-Szintigraphie, PET, MR-Spektroskopie)

Der Computertomographie kommt quantitativ wegen der breiten Verfügbarkeit die größte Bedeutung zu, die Magnetresonanztomographie dient der Klärung von Spezialfällen. Daneben spielen in der gezielten Diagnostik die nuklearmedizinischen Verfahren der MIBG-Szintigraphie und PET eine Rolle (Brink et al. 2005; Boland et al. 2011).

4

Projektionsradiographie

Übersichtsaufnahmen

Die **Thoraxübersichtsaufnahme** spielt lediglich bei Patienten mit nachgewiesenen malignen Prozessen im Rahmen des Stagings eine Rolle, wobei zum sicheren Ausschluss bzw. Nachweis auch kleinerer Rundherde, die Computertomographie als Verfahren der Wahl angesehen werden muss.

Die **Abdomenübersichtsaufnahme** spielt in der Diagnostik von adrenalen Prozessen keine primäre Rolle, allerdings können Verkalkungen der Nebenniere bei Durchführung dieser Untersuchung aus anderer Indikation hiermit nachgewiesen werden.

Urographie

Die Ausscheidungsurographie spielt beim Erwachsenen keine Rolle mehr in der Differenzierung renaler und suprarenaler Raumforderungen, im Kindesalter hatte sie in der Differenzierung von Neuroblastomen und Wilms-Tumoren eine gewisse Bedeutung, wird hier mittlerweile aber durch die MR-Bildgebung, insbesondere unter Verwendung von 3D-Techniken für die präoperative Planung, abgelöst (Günther et al. 2004; Hoffer 2005).

Nuklearmedizinische Verfahren

Zur Lokalisationsdiagnostik beim Phäochromozytom und Neuroblastom wird die ^{123}J- oder ^{131}J-Metaiodobenzylguanidin-Szintigraphie (**MIBG-Szintigraphie**) in der Routine eingesetzt (Ilias et al. 2005). Der Nachteil ihrer geringen räumlichen Auflösung wird durch den Vorteil der Übersicht über alle speichernden Herde kompensiert. Dies spielt besonders bei dem in ca. 10 % extraadrenal lokalisierten Phäochromozytom eine Rolle. Dies gilt auch für den Nachweis von Metastasen, z. B. beim Neuroblastom, sodass auf die Methode im Rahmen der initialen Staging-Diagnostik nicht verzichtet werden sollte. Die Treffsicherheit der MIBG-Szintigraphie wird in der Literatur mit über 90 % angegeben (Quint et al. 1987).

Die Szintigraphie mit ^{131}J-Norcholesterol (NP 59) zur Lateralisationsdiagnostik beim Conn-Syndrom führt 4–7 Tage nach Applikation des Tracers zur Darstellung des Tumors, wird heute jedoch nur noch selten eingesetzt (Miles et al. 1979).

Auf die zunehmende Rolle der **PET** sei an dieser Stellen hingewiesen, ohne dass hier eine weitere Detaillierung erfolgen kann. Inzwischen liegen Daten zum Einsatz der Methode vor, aus denen hervorgeht, dass nicht das eingesetzte Verfahren (PET versus PET/CT) die hohe diagnostische Sicherheit in der Differenzierung benigner und maligner Läsionen bietet, sondern vielmehr das klinische Setting (Tumor- versus Nicht-Tumorpatient) des Patienten (Boland et al. 2011).

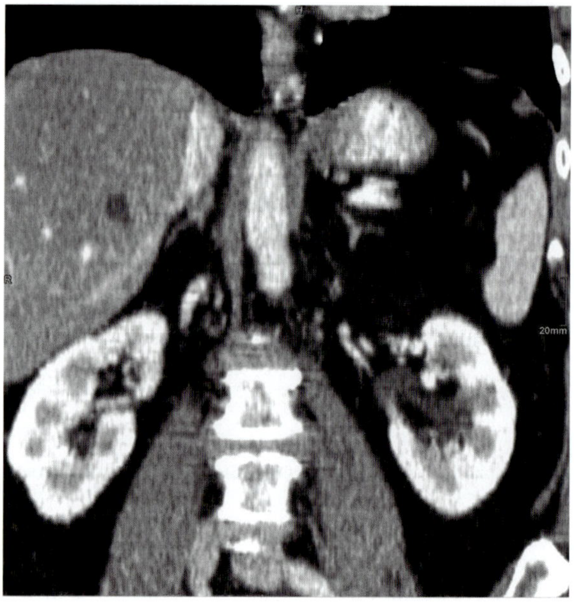

Abb. 4.24 Normale Nebenniere: horizontale Rekonstruktion der Nieren und Nebennieren (Mehrzeilen-CT). Die normalen Nebennieren beidseits sind in Fettgewebe eingebettet und ihre umgekehrte Y-Form gut erkennbar

Schnittbildverfahren

Ultraschall

Die normale Nebenniere ist beim Erwachsenen sonographisch nur in Ausnahmefällen darzustellen. Die Darstellung der fettreichen Nebennierenregion über einen interkostalen Longitudinalschnitt gelingt beim Erwachsenen rechts in ca. 80 % und links in ca. 40 % (Günther et al. 1984). Bessere Ergebnisse wurden durch Anwendung der sog. Compound-Technik mitgeteilt (Sample 1978; Yeh 1980).

Selbst die Anwendung zeitgemäßer Techniken in Form der farbkodierten Duplex-Sonographie und des Power-Flow-Imaging sind nicht in der Lage, für die Differenzierung adrenaler Läsionen hilfreiche Informationen zu liefern (Ghiatas 1996). Die Endosonographie ist zwar in der Lage, die morphologische Nachweisgrenze adrenaler Läsionen hin zu immer kleineren Läsionen zu verschieben, allerdings bleibt die funktionelle Bedeutung der nachgewiesenen Läsionen dabei offen (Schäfer et al. 2008).

Bei Neugeborenen und Kindern kann die Sonographie aufgrund des Mangels an Bauchfett mit ausreichend hoher Treffsicherheit, z. B. zum Nachweis von Neuroblastomen oder zum Ausschluss von Blutungen, eingesetzt werden. So mehren sich die Publikationen zur pränatalen, intrauterinen Diagnostik von Tumoren der Nebenniere (Izbizky et al. 2005).

Computertomographie

Die CT ist weiterhin der Goldstandard in der Diagnostik von Nebennierenprozessen. Mit ihrer Hilfe kann man im

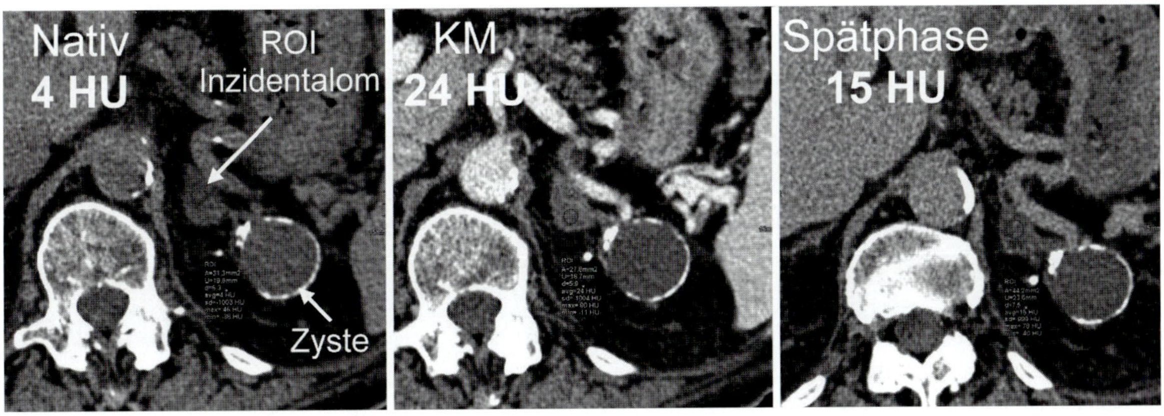

Abb. 4.25 Inzidentalom der Nebennieren und Nebennierenzyste: Die Dichtemessung nativ, nach Kontrastmittelgabe und in der Spätphase zeigt das typische Kontrastmittelverhalten eines Adenoms (Pfeil). Zusätzlich Darstellung einer ringförmig verkalkten Nebennierenzyste des lateralen Schenkels

Rahmen von Übersichtsdarstellungen (8–10 mm Schichtdicke) die meisten Nebennierentumoren bereits erkennen.

Zur gezielten Abklärung von Nebennierenerkrankungen wird die Untersuchung heute in der Regel mit Mehrzeilen-CT-Geräten (MS-CT) in Spiraltechnik mit Aufnahmeparametern von 120 kV und 75–150 mAs und einer Schichtdicke von 2–3 mm durchgeführt. Insbesondere bei Patienten mit multipler endokriner Neoplasie (MEN) und der Prädisposition zu multiplen und ektopen Phäochromozytomen empfiehlt sich eine engere Schichtführung im Bereich der Nebenniere und des Abdomens. Zur besseren Übersicht können sekundäre Rekonstruktionen eingesetzt werden, insbesondere seit die MS-CT (ab 4-Zeiler aufwärts) eine isotrope Ortsauflösung im Voxel bieten (Abb. 4.24).

Die Kontrastmittelgabe zur Differenzierung zystischer und solider Tumoren erfolgt regelhaft maschinell mit Hilfe einer Kontrastmittelspritze („flow rate" 2–3ml/s, Kontrastmittelmenge 100–150 ml (Jodgehalt 300–320 mg/ml), Startverzögerung 70 s nach Bolusbeginn). Die jeweilige Kontrastmittelaufnahme der Tumoren wird mit einer „Region-of-interest"-Technik (ROI) gemessen, wobei die ROI auf die Objektgröße angepasst werden muss (Abb. 4.25).

Unter Verwendung der absoluten Dichtewerte nativ (<10 HE benigne, >43 HE maligne) und dem absoluten und relativen Kontrastmittelauswaschverhalten 10 min nach Kontrastmittelgabe (Schwellwert von >60 % bzw. >40 % – Berechnungsformel unter http://www.chestx-ray.com/staginglungca/adrenal.html) lässt sich nach neueren Ergebnissen die Sensitivität der CT zur Differenzierung benigner/maligner Herde auf 100 % bei einer Spezifität von 98 % steigern (Blake et al. 2006; Boland 2011).

Magnetresonanztomographie

Die MRT kommt als weiterführende Methode zur Anwendung. Ihr Wert liegt in der weiteren Charakterisierung von Läsionen, die im CT unklar bleiben. Meist kommt die Körperspule zum Einsatz. Die Positionierung des Patienten sollte in der Nähe des Isozentrums des Magneten erfolgen. Zur Reduktion von entsprechenden Artefakten empfiehlt sich ein Atemgating (alternativ: Atemanhaltesequenzen) und die Applikation von Vorsättigungsimpulsen ober- und unterhalb des Untersuchungsvolumens. Das „field of view" (FOV) wird der Größe des Patienten angepasst und liegt zwischen 250–350 mm.

In den üblichen Untersuchungsprotokollen verwenden wir neben koronaren Übersichtsdarstellungen (z. B. TRUEFISP), axiale T1-gewichtete Gradientenechosequenzen vor und nach Kontrastmittelgabe und T2-gewichtete TSE-Sequenzen mit Schichtdicken von 5 mm und einer Bildmatrix von 256×256 (Abb. 4.26). Fettsättigungssequenzen sind geeignet, um Atemartefakte und „Chemical-shift"-Artefakte zu reduzieren, verlängern jedoch die Untersuchungszeit und erniedrigen die Zahl der möglichen Schnitte um ca. 15–20 % pro Akquisition.

Die Differenzierung verschiedener Nebennierenprozesse gelingt am besten mit T2-gewichteten Sequenzen (Doppmann et al. 1987; Kier u. McCarthy 1989). Mit der zusätzlichen, dynamischen Untersuchung nach Kontrastmittelapplikation von Gadolinium-DTPA konnten Krestin et al. (1991) bei onkologischen Patienten eine deutliche Verbesserung der Treffsicherheit erzielen.

In-vivo-Magnetresonanzspektroskopie (MRS)-Untersuchungen von Nebennierenadenomen und -karzinomen (<15 mm) haben gezeigt, dass der Fettgehalt in diesen Tumoren sich mit 13,4±8 % bzw. 3,5±2 % deutlich unterscheidet (Leroy-Willig 1989). Auf Basis dieser Unterschiede in der Fettzusammensetzung hat sich der Einsatz der frequenzselektiven Fett-/Wasserbildgebung, auch bekannt unter den Namen „chemical shift imaging" (CSI), durchgesetzt (Abb. 4.27; Bilbey et al. 1995).

Zur Differenzierung von Nebennierenläsionen werden neben den T2-gewichteten (fettsupprimierten) Turbospi-

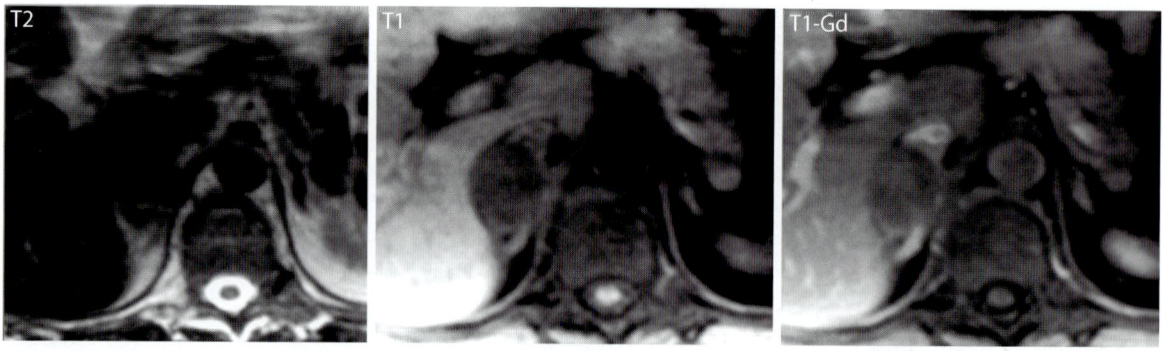

Abb. 4.26 Inzidentalom der rechten Nebenniere: MR-Bildgebung mit T2-gewichteter Sequenz (z. B. HASTE) und T1-gewichteten TSE-Sequenzen vor und nach Gabe von Gadolinium-DTPA

nechosequenzen und dem CSI noch dynamische, kontrastverstärkte Gradientenechosequenzen eingesetzt, um eine möglichst hohe Treffsicherheit in der Unterscheidung von Läsionen zu erreichen (Zimmermann et al. 1997). Die Bedeutung der diffusionsgewichteten MRT, bei der man sich die Brown'sche Molekularbewegung der Wasserstoffprotonen und deren Einschränkung durch zellreiche oder gut durchblutete Gewebe zu Nutze macht, ist derzeit Gegenstand intensiver Forschung und vielversprechend (Takano et al. 2008; Isik et al. 2011)

Insgesamt hat die MRT gegenüber der CT in den letzten Jahren durch die neuen Untersuchungstechniken deutlich Fortschritte erzielt und ist als ebenbürtig einzustufen (Noone et al. 2004). Da sie aber noch nicht flächendeckend verfügbar ist, wird sie überwiegend zur Lösung problematischer Fälle eingesetzt wird.

Minimal-invasive Verfahren

Arteriographie und selektive venöse Blutentnahme

Die Nebennierenarteriographie hat praktisch keine Bedeutung mehr in der Differenzierung adrenaler Tumoren. Beim Vorliegen eines Phäochromozytoms können schwerste hypertensive Krisen und ein akutes Herzversagen verursacht werden, wenn Manipulationen an der Drüse ohne Prämedikation mit Alphablockern durchgeführt werden (Brückel u. Böhm 1998).

Die selektive Blutentnahme aus den Nebennierenvenen ist keine Routinemaßnahme und kommt in der Lateralisation von Nebennierentumoren zum Einsatz, wenn die Schnittbildverfahren keine eindeutigen Befunde ergeben. Sie setzt vor allem bei der Sondierung des rechten Nebennierenvenenostiums eine große Erfahrung des Untersuchers voraus und ermöglicht beim Überschreiten der Grenzwerte von 8000 ng/l für Noradrenalinin bzw. 1400 pg/l für Aldosteron in 94,6 % bzw. 97,4 % die Diagnose eines Phäochromozytoms bzw. Conn-Adenoms. Beim Cushing-Syndrom ergaben sich keine eindeutigen Befunde (Kahaly et al. 1985).

Beim Morbus Cushing liefert die selektive Blutentnahme aus dem Sinus petrosus inferior gegenüber der Lateralisationsdiagnostik mit CT und MRT bessere Ergebnisse und kommt zum Einsatz, wenn die Schnittbildmethoden unklare Befunde ergeben (Booth et al. 1998).

Perkutane Nebennierenpunktion

Die Indikation zur Nebennierenbiopsie ist lediglich bei Tumorpatienten gegeben, deren metastasenverdächtige Nebennierenläsion sich mit bildgebenden Methoden nicht eindeutig charakterisieren lässt, und deren therapeutisches Management sich durch den Metastasennachweis ändert. In der Regel reicht die Verwendung von Feinnadeln zur Aspirationsbiopsie aus (Bernardino et al. 1985). Die Treffsicherheit der CT-gesteuerten Biopsie liegt bei ca. 90 %.

Die Komplikationsrate von 5,3 % (Blutung, Pneumothorax u. a.) mahnt zu einer strengen Indikationsstellung (Welch et al. 1989). Wie bei der Angiographie können auch durch die Punktion von Phäochromozytomen schwere Komplikationen (Blutdruckkrise, Herzversagen) ausgelöst werden, weswegen bei endokrinologischen Hinweisen und/oder verdächtigen Befunde in der Schnittbildmorphologie von dem Verfahren Abstand genommen werden muss (McCorkell u. Niles 1985).

Durch die Verbesserung der MR-Bildgebung kann die Notwendigkeit der adrenalen Punktion bei Tumorpatienten um 54 % reduziert werden, ohne die diagnostische Abklärung zu verteuern (Schwartz et al. 1997).

Normale Anatomie

Die Nebennieren sind beidseits über den oberen Nierenpolen im perirenalen Fettgewebe eingebettet. Die rechte Nebenniere schmiegt sich dabei sehr eng an die V. cava inferior bzw. die Dorsalseite des rechten Leberlappens an. Die linke Nebenniere weist eine enge Beziehung zur Aorta abdominalis bzw. dem linksseitigen Diaphragmaschenkel auf.

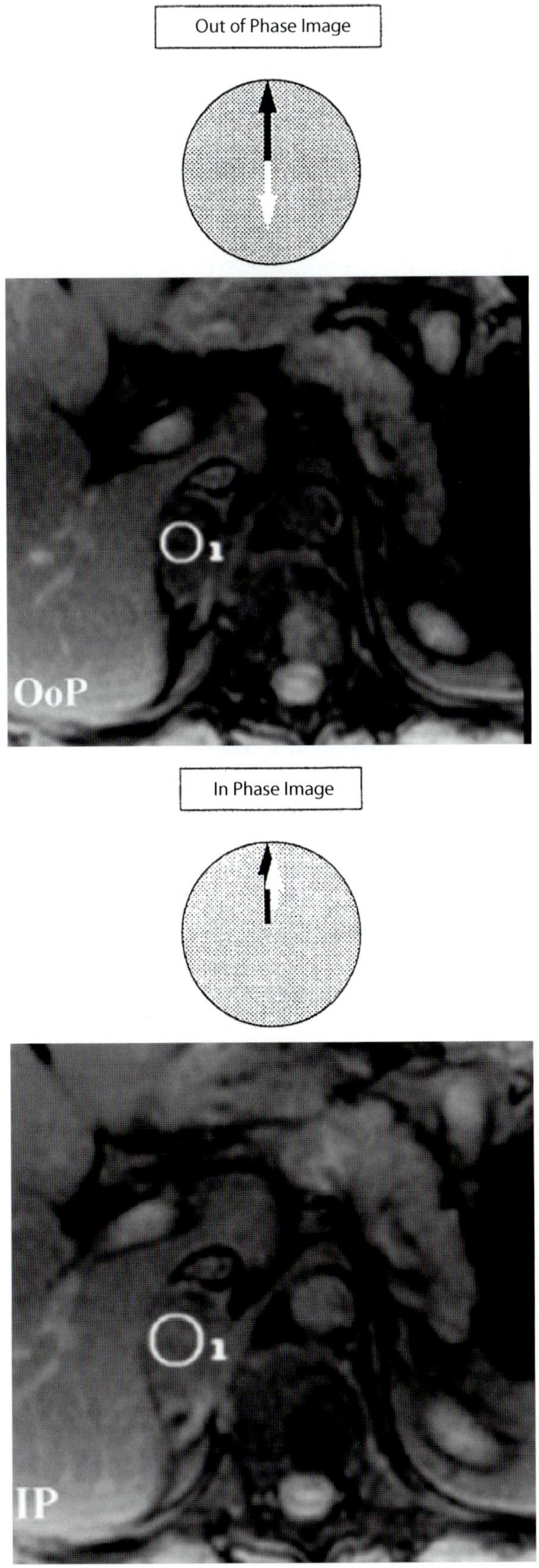

Abb. 4.27 Gleicher Patient wie in Abb. 4.26. Die fettsupprimierte Fett-/Wasserbildgebung („chemical shift imaging") führt bei fetthaltigen Tumoren zu einer Signalintensitätszunahme in den „In-phase"- gegenüber den „Out-of-phase"-Bildern, wo sich Fett- und Wassersignal gegenseitig auslöschen

Sowohl die Nebennierenrinde als auch das Nebennierenmark haben einen hohen Fettgehalt, dennoch können sie mit bildgebenden Verfahren, ebenso wie der zonale Aufbau der Nebennierenrinde, nicht unterschieden werden. Nebennierenrindengewebe findet sich überwiegend im Bereich der Nebennierenschenkel, während das Nebennierenmark überwiegend im Nebennierenkörper lokalisiert ist.

Die normale Nebenniere kann unterschiedliche Formvarianten aufweisen, die von Strich-, H- und L-Formen über eine umgekehrte Y- oder V-Konfiguration bis hin zu Dreiecksformen reichen. Die Nebennierenschenkel verlaufen dabei gestreckt oder konvexbogig. Für die Dickenmessungen der Nebennieren wurden die in Tab. 4.6 aufgeführten Normwerte ermittelt.

Wegen der unmittelbaren Nachbarschaft zur Niere ist mitunter die Abgrenzung von Nebennierentumoren zu Nierentumoren am oberen Pol schwierig. Hier ist die Anfertigung horizontaler Rekonstruktionen aus den Spiraldatensätzen bzw. die primär frontale/koronare Untersuchung in der MRT hilfreich. Dabei sind die Bestimmung des Tumorzentrums und seine Lagebeziehung zu Nachbarschaftsorganen wichtig. Auch können die Nachbarschaftsorgane einen adrenalen Pseudotumor vortäuschen. Auf der linken Seite sind dies Nebenmilzen, geschlängelte Milzgefäße, Pankreaskorpus und -schwanztumoren sowie nicht kontrastierte Darmschlingen oder portosystemische Varizen (Brady et al. 1985). Auf der rechten Seite kann die Abgrenzung von Nieren- und Lebertumoren bzw. geschlängelt verlaufenden Nierengefäßen einen solchen Zustand vorspiegeln. Abhilfe schaffen meist eine dünne Schichtführung, der Gebrauch von oralem und intravenösem Kontrastmittel, und die multiplanare Rekonstruktion aus Spiraldatensätzen.

Pathologische Prozesse der Nebennierenrinde

Zysten

Ähnlich wie die „Inzidentalome" stellen Zysten Zufallsbefunde bei der Untersuchung des Abdomens aus anderer Indikation dar. Sie sind endothelialer, epithelialer, parasitärer Herkunft, haben wasseräquivalente Dichtewerte und zeigen nach Kontrastmittelgabe kein Enhancement. Zarte Wandverkalkungen sind nicht ungewöhnlich (Abb. 4.25).

Hyperplasie

Hyperplastische Veränderungen der Nebenniere können diffus (Abb. 4.28) oder fokal-nodulär auftreten und mit

Tab. 4.6 95 %-Perzentile-Messungen der normalen Nebenniere. (Nach Vincent et al. 1994a)

Seite	Maximale Breite (cm)	Mediale Schenkelbreite (cm)	Laterale Schenkelbreite (cm)
Rechts	0,99	0,44	0,39
Links	1,22	0,47	0,48

oder ohne Funktionsstörung einhergehen. Die Knoten sind überwiegend unter 5 mm groß, können jedoch in einzelnen Fällen 1 cm übersteigen und sind dann radiomorphologisch von Adenomen nicht zu unterscheiden.

Vincent et al. (1994b) konnten an einem Patientenkollektiv mit Lymphomen (n=47) bzw. anderen bekannten Primärtumoren (n=144) im Vergleich zu einem Kontrollkollektiv ohne Tumor oder bekanntem endokrinologischem Grundleiden (n=55) zeigen, dass eine proportionale Vergrößerung der Nebennieren (17 % der Lymphompatienten, 35 % der Tumorpatienten), ohne Nachweis fokaler oder multifokaler Knotenbildung im Sinne der Metastasierung (unabhängig vom Tumorstadium, auch bei Tumoren, die normalerweise nicht in die Nebennieren metastasieren), vorliegen kann. Sie führen dies auf eine diffuse Hyperplasie zurück, die durch adrenokortikotrope Polypeptide aus dem Tumor induziert wird.

Eine „stressinduzierte", vorübergehende Hyperplasie mit Änderung der Signalintensität in der MRT bei Tumorpatienten konnten auch Premkuwar et al. (1992) beobachten.

Radiomorphologie Trotz mikroskopischer Veränderungen beim Vorliegen einer adrenalen Hyperplasie ist die Hälfte der Fälle im CT morphologisch unauffällig. Die makroskopisch auffälligen Formen imponieren durch glatte oder knotige Verdickung der einzelnen Nebennierenschenkel unter Beibehaltung der Basismorphologie (Abb. 4.29).

Inzidentalome

Unter einem „Inzidentalom" versteht man eine Raumforderung der Nebenniere, die zufällig bei Schnittbilduntersuchungen aus anderer Indikation in bis zu 8 % der Fälle entdeckt wird. Inzidentalome sind häufiger bei älteren Patienten mit Adipositas, Diabetes mellitus und arterieller Hypertonie zu finden. Hiervon haben bis zu 25 % der Fälle ein „subklinisches Cushing-Syndrom" (Terzolo et al. 2005).

Die diagnostische Herausforderung beim Vorliegen eines Inzidentaloms liegt in der Differenzierung von primären Nebennierentumoren benigner oder maligner Genese (Adenom versus Karzinom) bzw. sekundären Tumoren im Sinne von Metastasen.

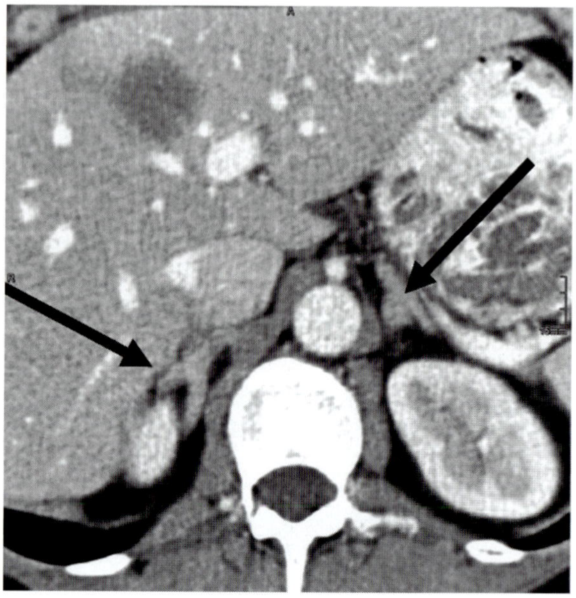

Abb. 4.28 Diffuse Hyperplasie beidseits bei einem Patienten mit konsumierenden Tumorleiden

Radiomorphologie Van Erkel et al. haben die Bedeutung verschiedener CT- und MRT-morphologischer Kriterien in der Unterscheidung adenomatöser und nicht-adenomatöser Nebennierenraumforderungen untersucht (Van Erkel et al. 1994). Dabei erwiesen sich lediglich die Größe der Läsionen, die CT-Dichte und verschiedene MRT-Signalintensitätsverhältnisse in T2-gewichteten Sequenzen (Tumor/Fett, Tumor/Muskel und Tumor/Leber) als aussagekräftig. Einzelne Symptome für sich allein, wie z. B. das dynamische Kontrastmittelverhalten, sind meist nicht aussagekräftig (Klose et al. 1992).

Adenome können durch den Nachweis von Fett von Metastasen differenziert werden. Hierzu ist die native Dünnschicht-CT mit Dichtemessung ebenso geeignet wie die MRT unter Verwendung von „Chemical-shift"-Bildern. Berücksichtigt man daneben noch die Größe der zufällig entdeckten Läsion, so ergibt sich ein Algorithmus (Abb. 4.30), der in den letzten Jahren für die diagnostische Klärung zufällig entdeckter Nebennierentumoren zunehmend akzeptiert wird (Choyke 1998; Zimmermann et al. 1997).

Nebennierenläsionen mit einer CT-Dichte unter 15 Houndsfield-Einheiten (HE) – Choyke (1998) setzt die

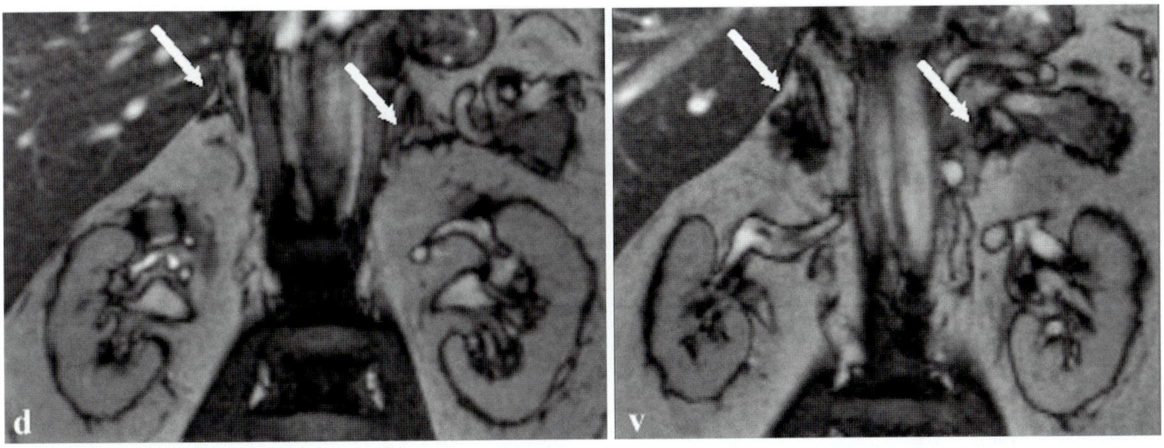

◘ **Abb. 4.29** Bilaterale Nebennierenhyperplasie (Conn-Syndrom) mit knotiger Umwandlung der Drüsenstruktur, die in den weiter dorsal gelegenen Schichten (linker Bildteil) der koronaren MR-Untersuchung jedoch noch deutlich abgrenzbar ist

Grenze bei 10 HE an – in der Nativserie bedürfen danach keiner weiteren Analyse. Die Sinnhaftigkeit der früheren Kontrollen (Intervallempfehlung: 6, 12, 24, 48 Monate) werden mittlerweile in Frage gestellt (Gruber et al. 2011; Anagnostis et al. 2010). In der Serie von van Erkel et al. (1994) waren alle benignen Raumforderungen bis auf eine Ausnahme kleiner als 4 cm. Choyke gibt als Grenze für das konservative Vorgehen 3 cm.

Cushing-Syndrom

Das Cushing-Syndrom beschreibt die klinischen und metabolischen Veränderungen unabhängig von der zugrundeliegenden Ursache. Die häufigste Ursache des Cushing-Syndroms ist die iatrogene Steroidapplikation.

Radiomorphologie und diagnostische Strategie 85 % der Fälle zeigen eine bilaterale adrenale Hyperplasie (◘ Abb. 4.31). Knoten von wenigen mm bis zu 7 cm sind beschrieben (Doppmann et al. 1988), die meist durch ein ACTH-produzierendes Hypophysenadenom (Morbus Cushing) verursacht werden.

> **M. Cushing besteht lediglich die Indikation zur Abklärung des Hypophysenadenoms.**

Diese erfolgt vorzugsweise mit Hilfe der MRT, die im Vergleich zum CT eine bessere Kontrastauflösung aufweist (◘ Abb. 4.32). Falls hiermit eine Lateralisation nicht gelingt (z. B. Mikroadenom), ist die Indikation zur Durchführung einer simultanen, selektiven, seitengetrennten, venösen Blutentnahme aus dem Sinus petrosus inferior gegeben. Die Methode gewinnt in Zukunft auch dadurch an Bedeutung, da die Zahl der „Inzidentalome" der Hypophyse mit der Verfügbarkeit moderner Bildgebung zu nimmt (Oyama et al. 2005).

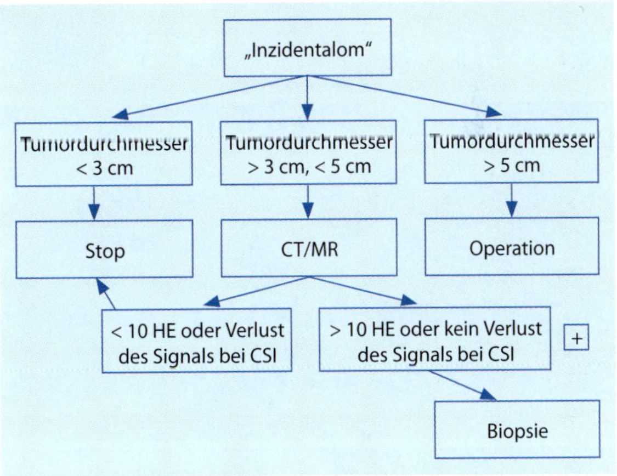

◘ **Abb. 4.30** Algorithmus zum diagnostischen Vorgehen bei Inzidentalomen. HE Houndsfield-Einheit, CSI „chemical shift imaging". (Nach Choyke 1998)

10 % der Cushing-Syndrome werden durch ein benignes autonomes Adenom der Nebenniere verursacht (◘ Abb. 4.33). Die Diagnose wird in diesen Fällen durch die fehlende Supprimierbarkeit des ACTH auch mit hohen Dosen Dexamethason gestellt.

> **Beim adrenalen Cushing-Syndrom besteht die Indikation zur Lokalisation des Adenoms, die primär in Form einer Dünnschicht-CT-Untersuchung der Nebennieren (3 mm Schichtdicke) erfolgt.**

Nach Miyake et al. (1989) weisen Cushing-Adenome mittlere Dichtewerte von 27,6±12 HE auf.

In ca. 5–10 % der Fälle findet sich eine ektope ACTH-Produktion (z. B. durch Bronchuskarzinoide, Thymuskarzinoide, medulläre Schilddrüsenkarzinome, Phäochromozytome und Inselzelltumoren des Pankreas (Howlett

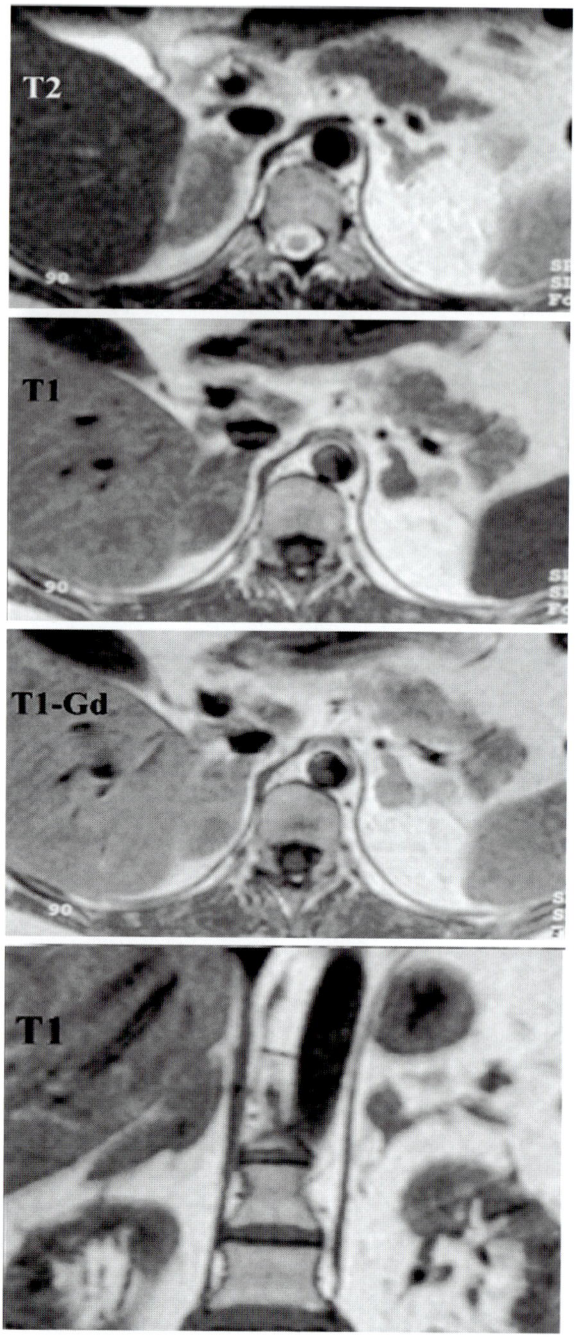

Abb. 4.31 Darstellung einer bilateralen Nebennierenhyperplasie bei Morbus Cushing. Axiale Schnittführung mit T2- (intermediäre Signalintensität der Nebenniere) und T1-gewichteten Bildern, sowie axiale T1-gewichte Aufnahme nach Kontrastmittelgabe (geringe Anreicherung). Insbesondere in der koronaren T1-gewichteten Aufnahme erkennt man den mehr diffusen Charakter der Hyperplasie auf der rechten Seite, während die linke Nebenniere eher knotig aufgetrieben ist

et al. 1986), die durch eine Schnittbilduntersuchung der entsprechenden Region weiter abgeklärt werden kann. Die

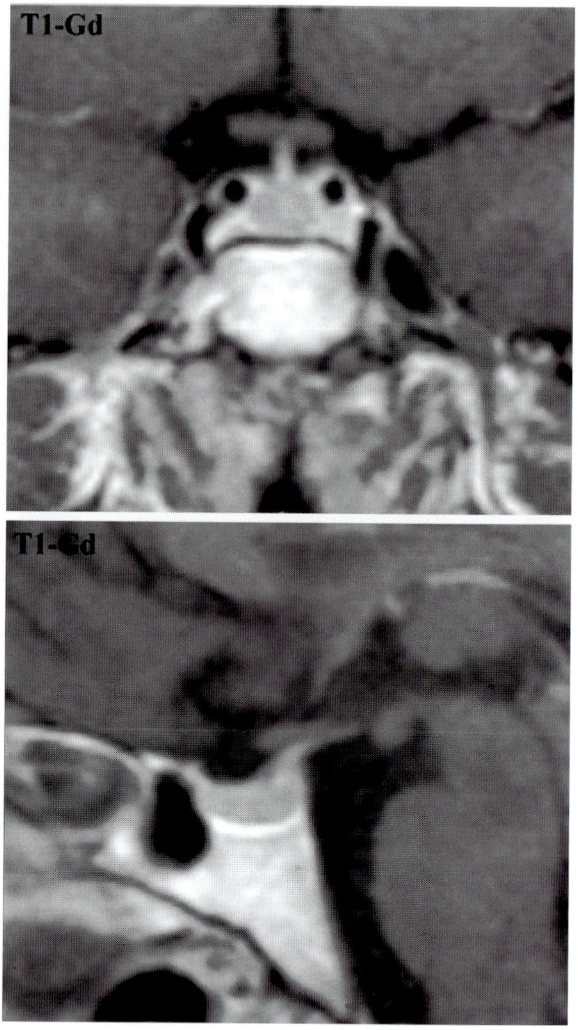

Abb. 4.32 MRT der Hypophyse nach Kontrastmittelgabe (Gd-DTPA) in koronarer und sagittaler Schichtführung. Das Adenom der Hypophyse stellt sich nach Kontrastmittelgabe im Vergleich zur Umgebung als gering signalärmere Raumforderung rechts paramedian dar

restlichen Fälle des Cushing-Syndroms können durch ein adrenokortikales Karzinom, eine primär pigmentierte noduläre adrenokortikale Erkrankung (Grant et al. 1986) sowie die primäre makronoduläre Hyperplasie (Doppmann et al. 1991) verursacht werden.

Conn-Syndrom

Der primäre Hyperaldosteronismus fällt klinisch durch eine Hypertonie auf und ist laborchemisch charakterisiert durch die Befunde der Hypokaliämie, Erhöhung des Serumaldosterons und Erniedrigung des Serumreninspiegels. Letzterer differenziert den primären Hyperaldosteronismus vom renovaskulären oder sekundären Hyperaldosteronismus.

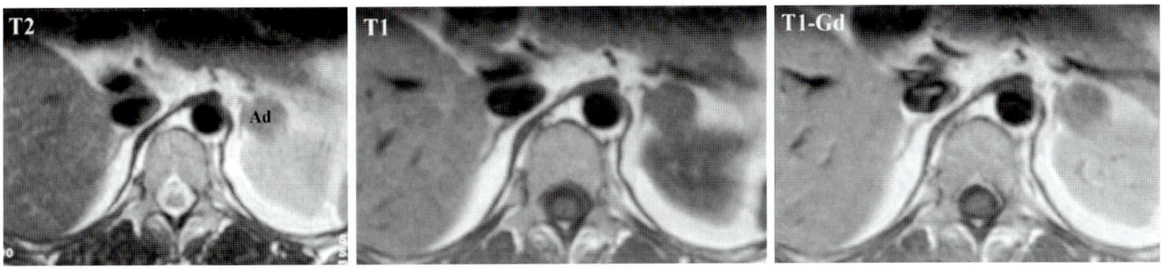

Abb. 4.33 Linksseitiges Cushing-Adenom. Rechte Nebenniere normal. Das Adenom (Ad) kommt in der T2-gewichteten Darstellung mit intermediärer Signalintensität zur Darstellung, nach Kontrastmittelgabe deutliche Anreicherung. Man erkennt in allen Wichtungen den normalen medialen Nebennierenschenkel

Morphologisches Substrat und diagnostische Strategie Die Hauptursache (80 %) des Conn-Syndroms ist ein adrenales Adenom, 20 % werden durch eine adrenale Hyperplasie verursacht. Nebennierenkarzinome produzieren in der Regel nicht genug Aldosteron, um ein Conn-Syndrom auszulösen.

Von Miyake et al. (1989) konnte gezeigt werden, dass insbesondere Conn-Adenome sehr niedrige, teilweise sogar negative Dichtewerte aufweisen. Mit Hilfe der CT gelingt die Lokalisation von Conn-Adenomen mit einer Sensitivität von ca. 80 %. Falls die Lokalisation eines Conn-Adenoms im Dünnschicht-CT nicht gelingt, ist die Durchführung einer seitengetrennten venösen Blutentnahme indiziert, da auch die Hyperplasie beim Conn-Syndrom (Abb. 4.29) nur in ca. 50 % der Fälle morphologisch fassbar ist (Dunnick et al. 1993).

Adrenogenitales Syndrom

Adrenale Läsionen, die zu einer Feminisierung/Maskulinisierung führen, basieren auf kongenitalen/erworbenen Hyperplasien oder adrenokortikalen Adenomen/Karzinomen (Baker et al. 1987). Die CT-Dichtewerte dieser Läsionen liegen zwischen 30 und 50 HE (Huebener und Treugut 1984). Differenzialdiagnostisch müssen Tumoren der Testes bzw. der Ovarien bedacht und ggf. durch selektive Blutentnahme aus den Gonadalvenen ausgeschlossen werden (Shapiro et al. 1985).

Nebennierenkarzinom

Nebennierenkarzinome sind selten, meist jedoch sehr maligne, mit einer je nach Stadium geringen 5-Jahres-Überlebenszeit. Ihr Häufigkeitsgipfel liegt in der 5. Dekade. Die Hormonproduktion ist inkonstant. Lediglich 50 % der Patienten haben Zeichen des Cushing-Syndroms, bzw. Virilisierungs- oder Feminisierungserscheinungen bei der Erstdiagnose.

Radiomorphologie Meist sind die Tumoren groß (>6 cm) und weisen hypodense Nekrosezonen auf. Die Ränder sind irregulär, 30 % weisen Verkalkungen auf. Die Kontrastmittelaufnahme ist heterogen (Abb. 4.34). Das MRT-Erscheinungsbild ist nicht charakteristisch. Vereinzelt sind in malignen Läsionen fetthaltige Areale beschrieben worden (Ferrozzi u. Bova 1995).

Ähnlich wie von Nierentumoren gehen auch von den Nebennierenkarzinomen Tumorthromben in die V. cava inferior bzw. die linke Nierenvene aus (Abb. 4.35). Diese lassen sich besonders gut koronar in der MRT darstellen, wobei mittels der i.v. Kontrastmittelapplikation (Gadolinium-DTPA) zwischen dem eigentlichen Tumorthrombus und dem Abscheidungsthrombus an der Spitze unterschieden werden kann. Aufgrund der frei wählbaren Schnittbildebene lässt sich die Thrombosierung besonders eindrucksvoll in der koronaren Ebene darstellen. Mit Hilfe der MR-Angiographie (MRA), insbesondere nach Kontrastmittelgabe („contrast enhanced" = CE-MRA), lässt sich die Perfusion der V. cava inferior und die beginnende Ausbildung von Kollateralen auch nicht-invasiv gut darstellen (Abb. 4.36).

Metastasen, Lymphombefall

Primärtumoren, die bevorzugt in die Nebennieren metastasieren, sind: Kleinzelliges Bronchial-, Mamma-, Schilddrüsen-, Ösophagus-, Magen-, Pankreas- und Kolonkarzinom sowie das Melanom.

Nebennierenmetastasen sind die vierthäufigste Fernmetastasenform und finden sich in bis zu 25 % der Patienten mit bekanntem Primärtumor. Dennoch ist die Wahrscheinlichkeit, dass es sich bei einem Patienten mit bekanntem Tumorleiden und einer zufällig entdeckten Nebennierenraumforderung um ein funktionell inaktives Adenom handelt, größer. Der Nebennierenbefall im Rahmen lymphatischer Systemerkrankungen findet sich häufiger beim Non-Hodgkin-Lymphom und wird in 1–4 % der Fälle beschrieben. Eine Unterscheidung gegenüber Metastasen ist nicht möglich (Paling u. Williamson 1983). Auf die Verwechslungsmöglichkeit von Metastasen und Hyperplasien haben Premkuwar et al. (1992) sowie Vincent et al. (1994b) hingewiesen.

4

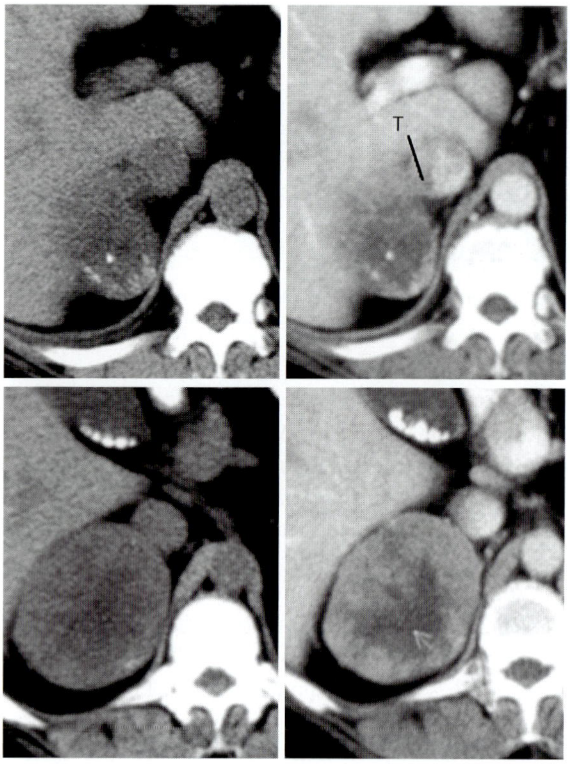

■ **Abb. 4.34** Nebennierenkarzinom rechts mit zarten, randständigen Verkalkungen. Dichte im Vergleich zur Leber und Muskulatur hypodens. Nach Kontrastmittelgabe inhomogene, insbesondere im Randbereich eintretende, Kontrastmittelaufnahme. Die zentral hypodensen Areale stellen meist stromareiches Gewebe dar oder entsprechen Tumornekrosen, Mit T markiert ist der Tumoreinbruch des Karzinoms in die V. cava inferior

Radiomorphologie Wegen ihrer hohen Treffsicherheit und großen Verbreitung wird die CT zum Nachweis bzw. Ausschluss von Nebennierenraumforderungen im Rahmen des Staging eingesetzt (■ Abb. 4.37). Es ist bekannt, dass bei bioptischer Korrelation das Vorhandensein von Metastasen, zumindest bei Patienten mit Bronchialkarzinom, unterschätzt wird (Pagani 1984). Morphologisch normal imponierende Nebennieren schließen das Vorliegen von Metastasen nicht aus. Zur Differenzierung von metastasenverdächtigen Herden wird die dynamische, kontrastverstärkte MRT (Krestin et al. 1991) bzw. die MRT mit CSI herangezogen (Schwartz et al. 1997).

Mesenchymale Tumoren

Myelolipom

Myelolipome sind Hamartome, die aus erythroiden, myeloiden und fettigen Elementen zusammengesetzt sind, mit einer Autopsiehäufigkeit von 0,08–0,2 % (Noble et al. 1982). Entsprechend dieser Zusammensetzung variiert auch ihre Schnittbildmorphologie, wobei insbesondere kernspintomographisch die nicht-fetthaltigen Anteile ins Auge stechen.

Radiomorphologie Dichtemessungen von weniger als 0 HE (Fettdichte) erhärten die Diagnose, insbesondere wenn es sich um große Läsionen handelt (■ Abb. 4.38). Musante et al. (1991) fanden die pathognomonischen, rein fetthaltigen Tumoren lediglich in 3/7 aller Fälle, während 4/7 der Patienten einen heterogenen Tumoraufbau aufwies, sodass auch für diese Tumorgruppe gilt, dass lediglich die pathognomonischen Fälle einem abwartenden Verhalten zugeführt werden können.

Hämangiom

Hämangiome der Nebenniere sind sehr seltene Tumoren, die sich computer- und magnetresonanztomographisch ähnlich verhalten wie die wesentlich häufigeren Leberhämangiome, indem sie nach Kontrastmittelgabe ein langsames Zulaufen der Läsion („Irisblenden-Phänomen") aufweisen. In der MRT konnte mit Hilfe des CSI Fett nachgewiesen werden, was computertomographisch nicht eindeutig gelang (Damman et al. 1995).

Tumorähnliche Veränderungen, Pseudotumoren

Nebennierenblutung

Nebennierenblutungen sind überwiegend im Kindesalter anzutreffen. Wegen der Einblutungen kommt es zu pseudotumorösen Auftreibungen der Nebenniere. Ursachen sind Geburtstraumen, Hypoxie oder Sepsis. Immer sollte bei einer Nebennierenblutung auch an das Vorliegen einer Kindesmisshandlung gedacht werden (Nimkin et al. 1994).

Bei Erwachsenen sind die häufigsten Ursachen Antikoagulationsbehandlung, Sepsis (speziell die Meningokokkensepsis), Autoimmunerkrankungen (Provenzale et al. 1995) und ebenfalls Traumen, die überwiegend die rechte Seite betreffen. Verantwortlich für diese bevorzugte Lokalisation werden Zugkräfte der V. cava inferior an der kurzen V. suprarenalis dextra gemacht (Murphy et al. 1988).

Radiomorphologie Im Kindesalter ist die Sonographie ausreichend für die Diagnose. Fokale Einblutungen unter Erhaltung der Nebennierenform sind beschrieben. Sonographisch erscheint die Blutung initial echogen, um schnell echoarm und kleiner zu werden. Die wichtigste Differenzialdiagnose ist das kongenitale Neuroblastom, dessen Differenzierung durch den Nachweis von vaskulären Strukturen in der farbkodierten Duplexsonographie (FKDS) oder durch kurzfristige Verlaufskontrollen gelingt.

Im nativen CT kommt die Nebennierenblutung in der akuten und subakuten Phase hyperdens mit Dichtewerten von 50–70 HE zur Darstellung (■ Abb. 4.39). Später fallen

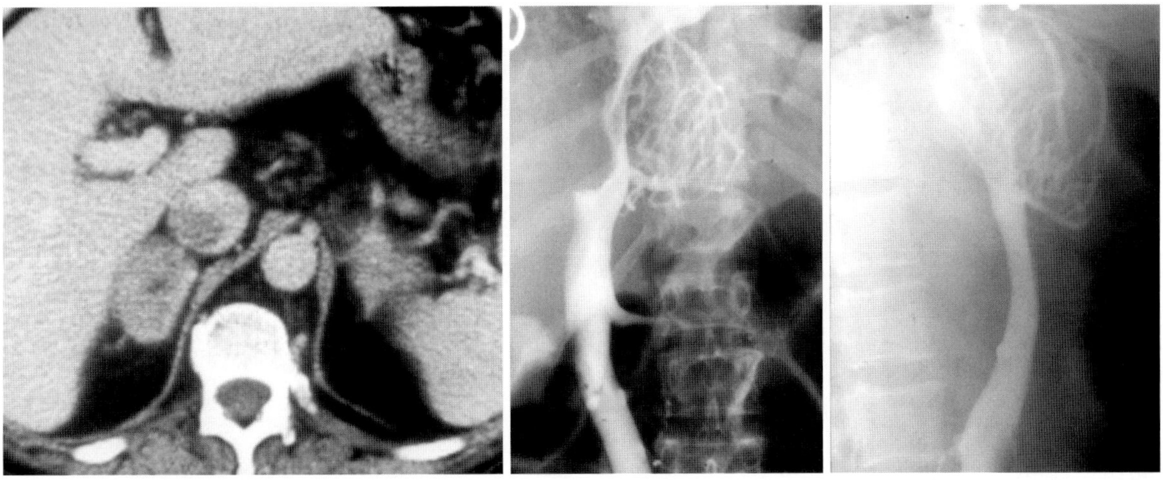

■ **Abb. 4.35** Nebennierenkarzinom rechts mit Einbruch in die V. cava inferior. Wegen des Tumoreinbruchs mit der zunehmenden Stenosierung des Lumens der V. cava inferior kommt es zu einem beginnenden Kollateralkreiskauf über Lebervenen

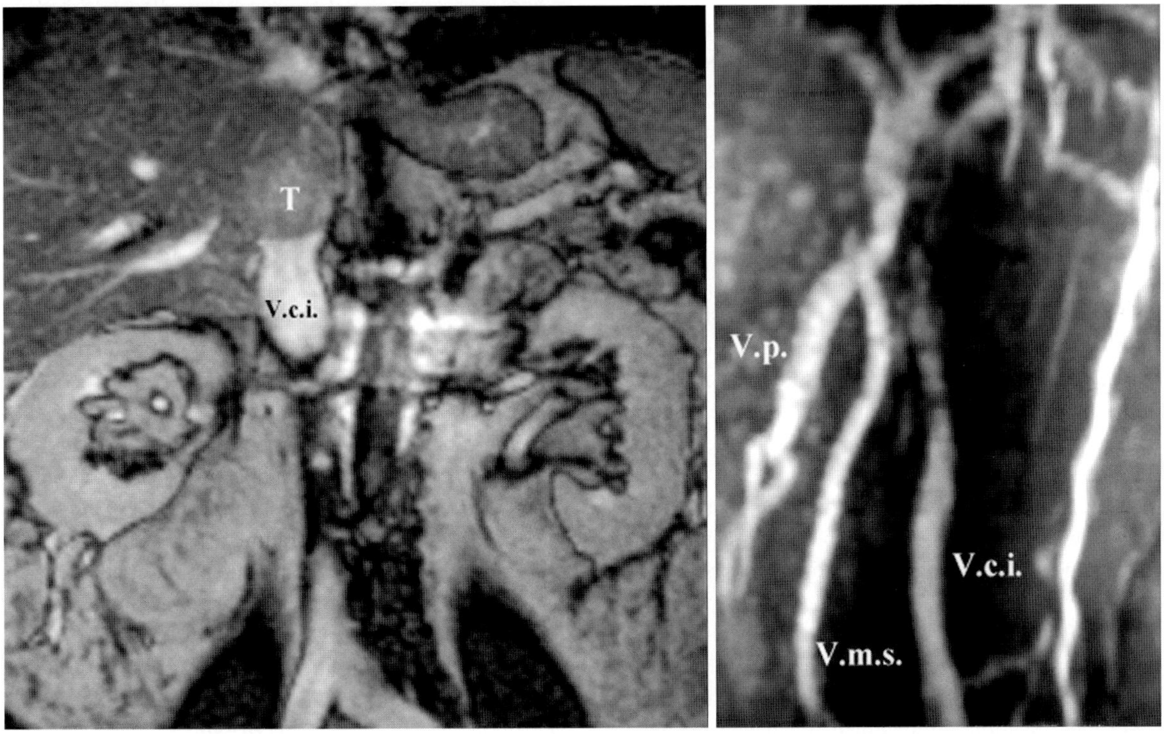

■ **Abb. 4.36** Nebennierenkarzinom. Tumorthrombus (*T*) in der V. cava inferior (*V. c. i.*) in koronarer Darstellung („True-fisp"-Sequenz). Daneben die MR-Angiographie der venösen Abdominal- und Retroperitonealgefäße in einer LAO-Projektion mit Darstellung der Einengung der V. porta (*V. p.*) und V. mesenterica superior (*V. m. s.*)

die Werte auf 10–15 HE ab. Durch regressive Veränderungen können in späteren Stadien Pseudozysten und Verkalkungen der Nebenniere entstehen.

Entzündung

Nebennierenentzündungen sind selten und gehen u. U. mit einem Funktionsverlust des Organs einher. Die Nebennierentuberkulose ist dabei die klassische Ursache des Morbus Addison und führt zunächst zu einer Vergrößerung der Drüsen mit zystoiden Arealen verkäsender Nekrosen (Hauser u. Gurret 1986). Später kann es zur Atrophie mit Verkalkungen kommen. In den USA sind Nebennierenentzündungen durch Histoplasmose und Blastomykose beschrieben worden (Wilson et al. 1984).

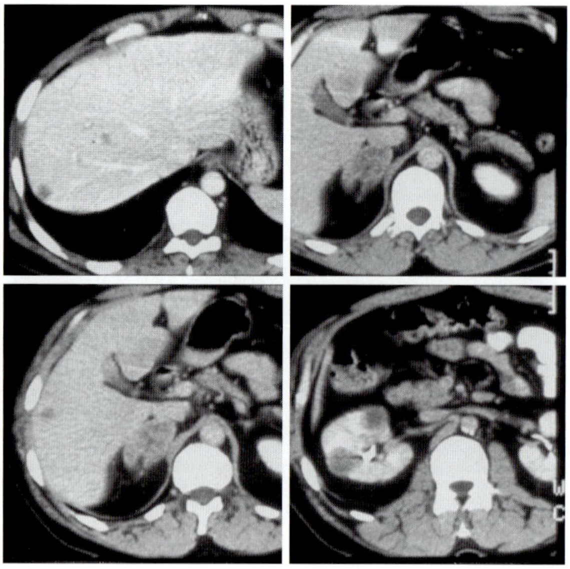

Abb. 4.37 Spiral-CT des Oberbauches nach Kontrastmittelgabe: multiple fokale Läsionen in der Leber, der rechten Niere und monströse Auftreibung der rechten Nebenniere im Sinne der Metastasierung bei einem Bronchialkarzinom

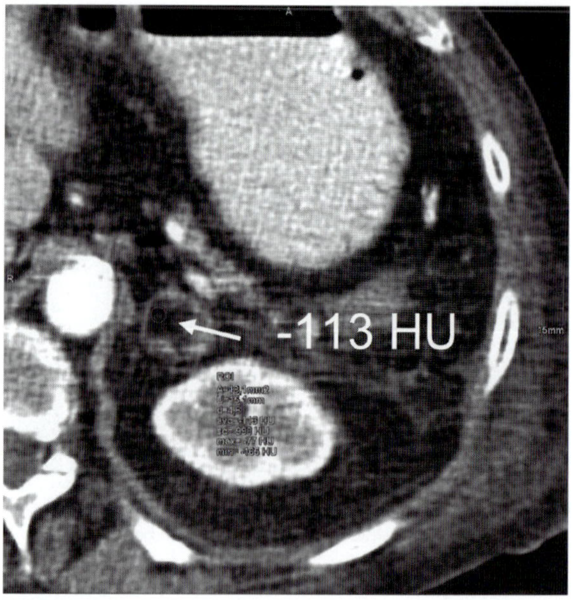

Abb. 4.38 Myelolipom der linken Nebenniere: Nachweis fetthaltiger Areale im Zentrum des Tumors. Die Randbereiche zeigen weichteildichte Zonen, die den zum Teil soliden Gewebekomponenten entsprechen

Bakterielle Abszesse der Nebennieren sind sehr selten (O'Brien et al. 1987).

Tumoren des Nebennierenmarks

Die Tumoren des Nebennierenmarks lassen sich in neuroendokrine (NET) und neurale Tumoren unterscheiden. Bei den NET unterscheidet man die Phäochromozytome und sympathische und parasympathische Paragangliome. All diese Tumoren kommen in benignen und malignen Formen vor.

Zu den neuralen Tumoren zählen die benignen Neurofibrome und Ganglioneurome sowie die malignen Neuroblastome und Ganglioneuroblastome (Klöppel 1984).

Phäochromozytom

Phäochromozytome sind die häufigsten Tumoren des Nebennierenmarks, das embryologisch ebenso ektodermalen Ursprungs ist wie die chromaffinen Zellen des paraspinalen Grenzstranges. Daher können Phäochromozytome außerhalb der Nebenniere lokalisiert sein (von der Schädelbasis bis ins kleine Becken). Diese Tumoren produzieren Katecholamine, jedoch sind lediglich ca. 0,1 % der Hypertoniker Phäochromozytomträger. Klinisch imponieren paroxysmale Schweißausbrüche und Palpitationen. Die Katecholamine im Urin (Metanephrin, Vanillinmandelsäure) sind erhöht.

Phäochromozytome können spontan auftreten, häufig sind sie jedoch assoziiert mit:

- **Von-Hippel-Lindau-Syndrom** (Angiome der Retina, Hämangioblastome des ZNS, Nierenzellkarzinome, Pankreaszysten und Zystadenome des Nebenhoden)
- **Multiple endokrine Neoplasie 2**
  - MEN 2a: C-Zellhyperplasie oder medullären Schilddrüsenkarzinomen, Hyperparathyreoidismus
  - MEN 2b: Neuromen der Schleimhäute, marfanoiden Habitus (Neumann et al. 1993)

Phäochromozytome gelten auch als die „10 %-Tumoren", da sie in je ca. 10 % der Fälle bilateral oder extraadrenal vorkommen, maligne sind bzw. familiär gehäuft auftreten.

Radiomorphologie und diagnostische Strategie Wegen der ektopen und multiplen Lokalisationsmöglichkeiten beim Phäochromozytom, ist das bildgebende Verfahren der ersten Wahl die funktionelle Diagnostik. Hiermit lassen sich multifokale und extraadrenale Adenome ebenso nachweisen wie Metastasen bei malignen Phäochromozytomen. Nachteil der MIBG-Szintigraphie ist die schlechte Ortsauflösung, weshalb die morphologische Detaildiagnostik mit der CT, im Bereich der Wirbelsäule bzw. des Grenzstranges, bevorzugt auch mit der MRT erfolgt.

Vielversprechend sind Publikationen zum Einsatz von ^{18}F-DOPA-PET, da dieses funktionelle Verfahren gegenüber der ^{123}I-MIBG-Szintigraphie und den morphologischen Methoden (CT/MRT) eine deutliche höhere Sensitivität – bezogen auf die untersuchten Patienten – aufweist (90 vs. 65 vs. 67 %). Die Kombination von ^{18}F-DOPA-PET mit CT/MRT war dem Einsatz von ^{123}I-MIBG-Szintigraphie mit CT/MRT signifikant überlegen (Fiebrich et al. 2009).

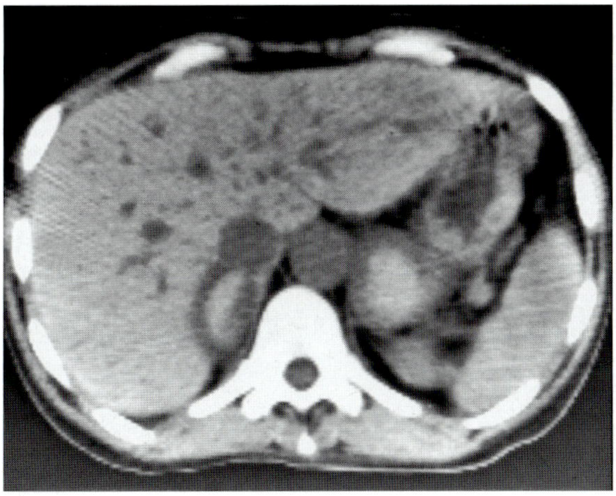

Abb. 4.39 CT der Nebenniere mit bilateraler Blutung bei Immunadrenalitis. Die Blutung ist frisch, da man im Zentrum der pseudotumorösen Auftreibung noch hyperdense Dichtewerte nachweisen kann

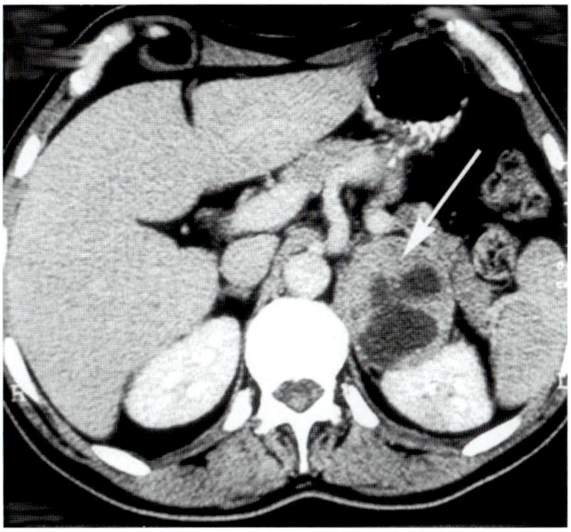

Abb. 4.40 Phäochromozytom links. Man erkennt im CT eine mäßige Kontrastmittelanreicherung (Pfeil) und große Nekroseareale zentral und dorsal („swiss cheese")

Im CT kommen Phäochromozytome als glatt begrenzte Raumforderungen mit einer mittleren Dichte von 35,9±9,8 HE (Miyake et al. 1989) zur Darstellung. Sie sind häufig größer als 3 cm, weisen fakultativ Verkalkungen und multiple Zonen geringer Dichte infolge Nekrosen und/oder Einblutungen auf. Dies führt zum sog. „Schweizer-Käse-Muster", das insbesondere nach Kontrastmittelapplikation sichtbar wird, allerdings nicht pathognomonisch ist (Abb. 4.40).

Kernspintomographisch imponieren die Phäochromozytome in den T2-gewichteten Sequenzen als sehr signalintensive („Glühlampen-Läsionen" (Abb. 4.41; Doppmann et al. 1987). Hierdurch kommt es in einzelnen Studien zu einer höheren Treffsicherheit der MRT im Vergleich zur CT. Allerdings haben auch Zysten und Nebennierenkarzinome hohe Signalintensitäten.

Die selektive Blutentnahme aus den Zuflüssen der V. cava inferior und superior mit Bestimmung der Adrenalin- und Noradrenalinwerte bleibt Problemfällen vorbehalten (Cordes et al. 1979).

Ganglioneurom

Ganglioneurome sind seltene, relativ ausgereifte Tumoren des sympathischen Nervensystems. Sie entwickeln sich im Nebennierenmark oder an anderen Stellen des sympathischen Nervensystems (Hals, hinteres Mediastinum und Retroperitoneum). Ähnlich wie die Neuroblastome breiten die Tumoren sich bei entsprechender Größe interaortokaval aus, und sind hierdurch von anderen Entitäten zu unterscheiden.

Neuroblastom

Neuroblastome sind nach dem Wilms-Tumor die zweithäufigsten malignen Tumoren im Kindesalter. Sie entstammen dem sympathischen Nervengewebe. Mehr als 50 % der Neuroblastome sind im Abdomen lokalisiert und ca. 2/3 hiervon in der Nebenniere. Bei der Erstdiagnose sind sie häufig schon palpabel und haben metastasiert, wobei die Lunge und das Skelett bevorzugt werden.

Radiomorphologie Charakteristisch für diese Tumoren ist ihre Lokalisation in der Nebennierenloge, von der aus sie jedoch häufig in die Mittellinie hineinwachsen und diese überschreiten bzw. sich in der Paraaortalregion ausbreiten. In 40 % weisen sie fleckförmige, z. T. auch ringförmige Verkalkungen auf (Stark et al. 1983a, b). Ihre Binnenstruktur ist inhomogen, auch nach Kontrastmittelgabe.

Im MRT (T2-gewichtete Sequenzen) sind die Tumoren signalintensiver als die Leber und ähnlich intensiv wie die Niere (Dietrich et al. 1987). Die MRT ist wegen ihrer überragenden Weichteilauflösung besonders zum Nachweis der intraspinalen Ausdehnung geeignet. Aber auch medulläre Knochenmetastasen lassen sich hiermit sehr sensitiv erfassen, wobei die prognostisch ungünstigeren Kortikalisabsiedlungen sich besser im Szintigramm erkennen lassen. Der Nachweis zarter Verkalkungen entgeht der MRT eher als der CT.

Zusammenfassung der radiologischen Diagnostik von Nebennierentumoren

- Eine radiomorphologisch normal imponierende Nebenniere schließt das Vorliegen einer Metastasierung bei bekanntem Primärtumor, eine Hyperplasie oder ein kleines endokrin aktives Adenom nicht aus.

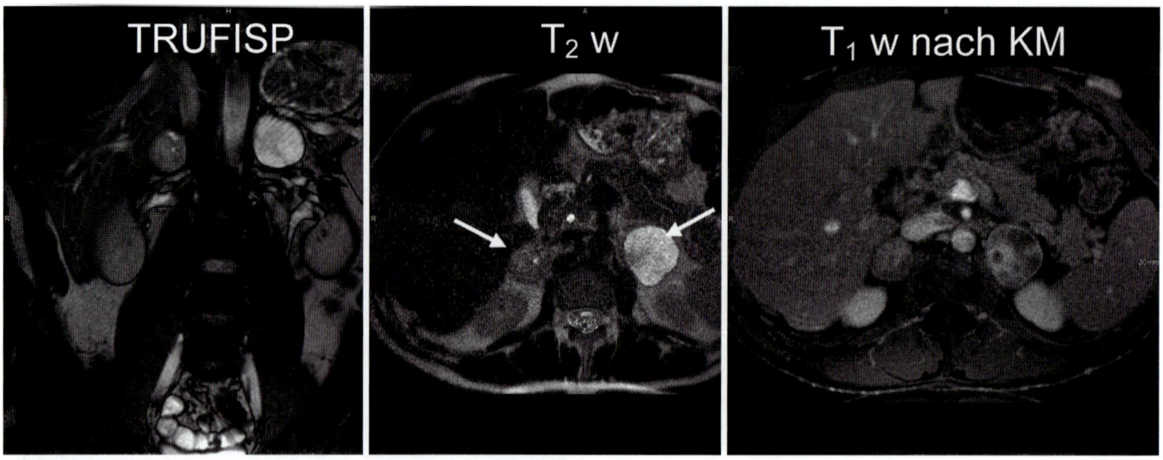

Abb. 4.41 Bilaterales Phäochromozytom (*Pfeile*): MRT mit sehr unterschiedlichem Signalverhalten. In der T2-Wichtung weist der linke Tumor eine sehr hohe Signalintensität auf, der rechte Tumor dagegen zeigt lediglich intermediäre Signalintensitäten. Auch die Kontrastmittelaufnahme in der T1-Wichtung ist sehr unterschiedlich

- Das bildgebende Verfahren der Wahl zur Abklärung krankhafter Nebennierenprozesse ist die Computertomographie.
- MRT, Nuklearmedizin und selektive Blutentnahme haben Problemlösungsaufgaben.
- Eine zufällig entdeckte Raumforderung an der Nebenniere mit
  - CT-Dichtewerten unter 10 HE in der Nativ-Serie,
  - einem absolutes Kontrastmittel wash-out von >60 % 10–15 min nach Kontrastmittelgabe bzw.
  - einem relativen Wash-out von >40 % 10–15 min nach Kontrastmittelgabe
  - einem Signalverlust im Chemical-shift-Imaging und
  - einer Größe unter 3 cm kann als benignes Inzidentalom angesehen und beobachtet werden. Lediglich eine Kontrolle nach 6 Monaten wird noch empfohlen (Boland et al. 2011).
    Halb- bzw. jährliche Kontrollen bis zu 48 Monaten werden zunehmend als unangemessen angesehen. Die Empfehlung zur Durchführung einer initialen biochemischen Diagnostik bleibt unverändert bestehen (Gruber et al. 2010).
- Das klinische Setting bei der Entdeckung dieser Tumoren
  - Junge Patienten haben seltener Metastasen.
  - Patienten mit Tumorleiden haben eher Metastasen.

  ist neben den bildgebenden Morphologiekriterien ein differentialdiagnostisch wichtiges Kriterium (Boland 2011).
- Die Lokalisations-/Lateralisationsdiagnostik von Nebennierenprozessen mit Hormonexzess erfolgt nach gesicherter klinisch/laborchemischer Diagnostik.
- Bei Mikroadenomen (Hypophyse, Nebenniere) ist die selektive Blutentnahme bei inkonklusiver Schnittbilddiagnostik indiziert.
- Beim Phäochromozytom/Paragangliom) (insbesondere bei malignen Formen) und beim Neuroblastom steht die MIBG-Szintigraphie am Anfang der Lokalisationsdiagnostik. FDG-PET und als neuestes Verfahren auch die diffusionsgewichtete Magnetresonanztomographie ergänzen die Methoden und sind beim metastasierten Leiden potentiell überlegen (Takano et al. 2008).
- Radiologische Manipulationen (Arteriographie, Punktionsdiagnostik) sind beim Phäochromozytom wegen der Gefahr der Auslösung potenziell letaler, hypertensiver Krisen zu unterlassen.

Endosonographie

P.H. Kann

Beim erwachsenen Menschen ist die transabdominelle bzw. transretroperitoneale sonographische Darstellung der Nebennieren problematisch. Speziell zum Nachweis oder Ausschluss kleiner Raumforderungen ist die konventionelle Sonographie nicht hinreichend aussagekräftig. Dies betrifft insbesondere die linke Nebenniere. Daher hat sich der endoskopische Ultraschall inzwischen als Routineverfahren der bildgebenden Nebennierendiagnostik etabliert. Neben der hohen örtlichen Auflösung bietet dieses Verfahren auch die Möglichkeit der endosonographisch gesteuerten Feinnadelpunktion, die im Rahmen der Diagnostik der Nebenniere allerdings nur in einer Minderzahl der Fälle indiziert ist (s. unten).

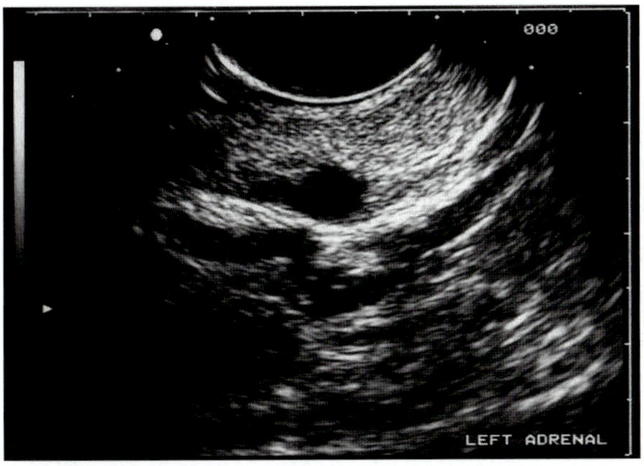

Abb. 4.42 Morphologisch unauffällige linke Nebenniere

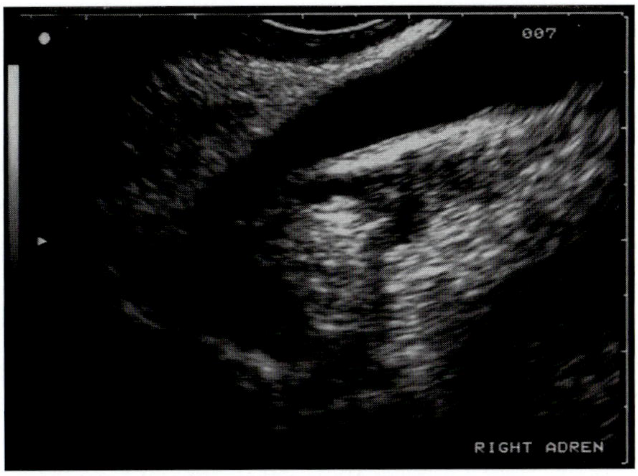

Abb. 4.43 Morphologisch unauffällige rechte Nebenniere

Durchführung

Günstig ist es, ein Endosonoskop mit einem longitudinale Sektorscanner zu verwenden. Die Darstellung der linken Nebenniere erfolgt aus dem proximalen Magenkorpus. Idealerweise positioniert man hierzu den Patienten in Rückenlage, wobei einer erhöhte Aspirationsgefahr bei der Überwachung des Patienten zu berücksichtigen ist. Leitstrukturen zum Auffinden der linken Nebenniere sind der kraniale Nierenpol, die V. lienalis und der Pankreasschwanz (Abb. 4.42).

Zur Darstellung der rechten Nebenniere wird der Patient auf die rechte Seite gelagert. Die Spitze des Endosonokops wird im präpylorischen Magen positioniert und die rechte Nebenniere transkaval dargestellt. Leitstrukturen sind der kraniale Nierenpol, kaudale Leberanteile und die V. cava inferior (Abb. 4.43).

Indikationen

Indikationen für die Endosonographie sind insbesondere die Identifikation von Quellen einer pathologischen Hormonsekretion sowie die weitergehende Charakterisierung von Vergrößerungen und Tumoren der Nebennieren – ggf. auch mit Gewinnung eines Feinnadelaspirates zur zytologisch-histologischen Diagnostik.

Eine wichtige Rolle kann die Nebennierenendosonographie in der Hand des Geübten bei entsprechender Konstellation in der endokrinologischen Labordiagnostik beim Nachweis eines Conn-Adenoms spielen (Abb. 4.44). Für die Operationsplanung kann es bedeutsam sein, bei an beiden Nebennieren erforderlichen operativen Eingriffen morphologisch regelrechtes Nebennierengewebe zu identifizieren, das im Sinne einer partiellen Adrenalektomie in situ verbleiben kann.

Eine **Nebennierenhyperplasie** kann primär (z. B. beim idiopathischen Hyperaldosteronismus) oder sekundär (z. B. beim ACTH-abhängigen Hyperkortisolismus) auftreten. Nach der Morphologie unterscheidet man eine diffuse, eine mikro- und eine makronoduläre (Knoten >1 cm) Hyperplasie. Im Gegensatz zu umschriebenen Raumforderungen wie insbesondere Adenomen fehlt bei der nodulären Hyperplasie die kapsuläre Abgrenzung der Knoten. Die oft multiplen Knoten sind zum übrigen Nebennierenrindengewebe isoechogen.

Charakteristisch für ein **Nebennierenadenom** ist dessen Singularität, die rundliche bis ovale Form, eine oft nur sehr fein zur Darstellung kommende kapsuläre Abgrenzung und ein Echogenitätsunterschied zum übrigen Nebennierengewebe. Ein Adenom imponiert meist weniger echogen als die übrige Nebennierenrinde. Leichte Echoinhomogenitäten mit etwas echoreicheren Binnenarealen sind insbesondere bei größeren Befunden als typisch anzusehen. Isoechogene Adenome weisen häufig zumindest einen echoarmen Randsaum auf. In einzelnen Fällen können Nebennierenadenome auch vermehrt echogen erscheinen. Rückschlüsse auf eine mögliche Hormonaktivität sind endosonographisch nicht möglich.

Nebennierenkarzinome imponieren typischerweise mit deutlich inhomogenem Echomuster, Mikroverkalkungen und bei größeren Tumoren auch echofreien Arealen (Nekrosen). Dies kann auch für benigne und maligne Phäochromozytome zutreffen. Insbesondere kleine Nebennierenkarzinome können vom Adenom nicht zu unterscheiden sein. Allein aufgrund des Echomusters ist die Beurteilung der Dignität einer Nebennierenraumforderung daher nicht möglich. Sichere Zeichen für Malignität sind eine Infiltration umgebender Strukturen, eine Gefäßinvasion oder lokoregionäre Lymphknotenmetastasen. Metastasen und Lymphome der Nebennieren sind oft weitgehend homogen echoarm, und sie „brauchen das Organ auf", d. h., gesund aussehende Nebennierenschenkel, wie man sie in der Regel an Adenomen anhängen sieht, kommen nicht mehr zur Darstellung.

Die Sicherung einer **Nebennierenmetastasierung** oder einer Lymphominfiltration kann mittels einer endo-

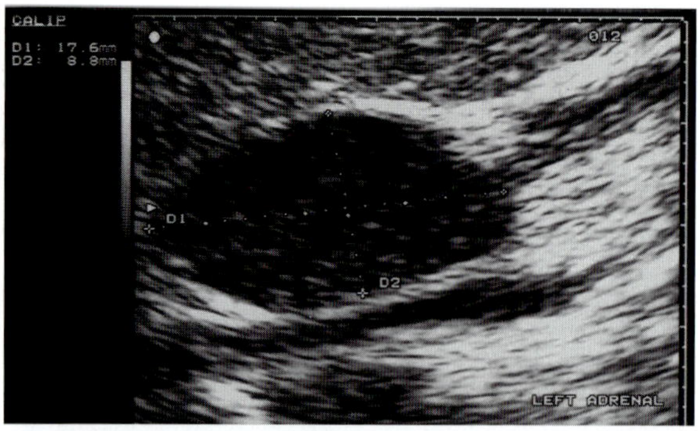

Abb. 4.44 Conn-Adenom der linken Nebenniere

sonographisch geführten Feinnadelaspirationsbiopsie erfolgen. Diese ist ausschließlich dann indiziert, wenn es um den Ausschluss oder Nachweis einer Fremdgewebsinfiltration der Nebenniere geht. Das Nebennierenrindenkarzinom kann mittels Feinnadelbiopsie nicht vom Adenom differenziert werden. So lange ein Phäochromozytom nicht ausgeschlossen ist, ist wegen der potenziellen Gefährdung des Patienten die Durchführung einer Biopsie kontraindiziert.

Zu erwähnen sei an dieser Stelle auch die Rolle der Endosonographie bei den **multiplen endokrinen Neoplasien** (MEN). Bei der MEN 1 ist ohnehin zum Monitoring der Pankreasmanifestation die 1- bis 2-jährliche Durchführung einer Pankreasendosonographie zu empfehlen. Diese kann problemlos und mit geringem Zeitaufwand um die Beurteilung beider Nebennieren erweitert werden. Bei der MEN 2 können im Falle beidseits operationspflichtiger Befunde (Phäochromozytome) präoperativ morphologisch gesunde Nebennierenanteile identifiziert werden, deren Erhalt dem Patienten postoperativ die Substitution mit Gluko- und Mineralokortikoiden ersparen kann.

Nuklearmedizinische Verfahren

A. Pfestroff

Die Diagnostik von Nebennierenerkrankungen ist eine interdisziplinäre Herausforderung. Neben den funktionellen Aspekten, sind morphologische, bildgebende Aspekte für die korrekte und zügige Diagnose der verschiedenen Krankheitsbilder unerlässlich. Die Nuklearmedizin hat ihren Platz zwischen den funktionellen und morphologischen Kriterien, indem sie letztlich die Funktion bildlich darstellt. Neben der konventionellen Szintigraphie stehen als Schnittbildverfahren die SPECT (Single-Photon-Emission-Computed-Tomographie) und PET (Positronenemissionstomographie) zur Verfügung. Diese 3-dimensionale Art der nuklearmedizinischen Bildgebung wird heutzutage flächendeckend erweitert durch das Betreiben der SPECT und PET in sog. Hybridgeräten, die ein integriertes CT oder seltener MRT, aufweisen. Die Vorteile der Hybridbildgebung liegen im Hinblick auf die operative Versorgung der Patienten auf der Hand. Der Operateur wird in die Lage versetzt, sich pathologisch verhaltendes Gewebe gezielt anzugehen.

Ausgehend vom Prinzip der funktionellen Bildgebung wird schnell klar, dass sich die nuklearmedizinische Diagnostik bezüglich Nebennierenrinde und Nebennierenmark deutlich unterscheidet, dass sie in zwei getrennten Abschnitten behandelt wird.

Die Diagnose von Nebennierenrindentumoren ist einerseits in der Regel initial die Domäne der Endokrinologie, bei der die Patienten vorstellig werden, um eine vermutete hormonelle Störung weiter abzuklären. Andererseits scheint in Zeiten steigender Inzidenz von Nebennieren-Tumoren durch hochauflösende CT, MRT und Sonographie die Hauptaufgabe der Bildgebung in der Differenzierung von benignen und malignen Raumforderungen der Nebenniere zu liegen. Im Verlauf dieser Abklärung kommt es unter anderem zur nuklearmedizinischen Diagnostik. Je nach vermuteter Grunderkrankung erfolgt dann gezielt das dazu am besten geeignete, szintigraphische Verfahren.

Ein optimal geeignetes Radiopharmakon für die Bildgebung der Gesamtheit der Nebennieren-Prozesse existiert, insbesondere im Bereich der konventionellen Szintigraphie, nicht.

Diesem Anspruch am nächsten kommt von den nuklearmedizinischen Methoden die ^{18}F-FDG-PET (s. unten). Die einzelnen, spezifischen szintigraphischen Methoden, zielen auf Bildgebung im Bereich der Nebennierenrinde (NNR) oder des Nebennierenmarkes (NNM) ab und werden im Folgenden beschrieben.

Nebennierenrinde

^{131}Iod-Methyl-Norcholesterol und ^{75}Selen-Norcholesterol Hormonell aktive Tumoren der Nebennierenrinde können szintigraphisch durch ^{131}Iod-Methyl-Norcholesterol oder ^{75}Selen-Norcholesterol, die an LDL-Rezeptoren binden und in die Zelle eingeschleust werden, dargestellt werden. Hierzu werden 10 Megabecquerel (MBq) intravenös appliziert. 48 h nach Injektion werden planare und gegebenenfalls SPECT-Aufnahmen angefertigt. Aufgrund der langen, physikalischen Halbwertszeit des ^{131}Iod von 8 Tagen können die Scans über mehrere Tage angefertigt werden. Durch Seitenvergleich gelingt szintigraphisch der Nachweis von z. B. Cushing-Syndromen, Conn-Syndrom oder Hyperandrogenismus. Die Sensitivität kann durch Pharmaka wie ACE-Hemmer, Aldosteronantagonisten oder Östrogenen negativ beeinflusst werden. Die Strahlenexposition von bis zu 40–50 Milli-Sievert (mSv) und die vergleichsweise lange Untersuchungsdauer macht die Untersuchung zunehmend unattraktiv. Aktuell kommt der

Nebennierenrinden-Szintigraphie über Cholesterol-Derivate keine größere Bedeutung mehr zu, hier stehen neuere Tracer wie Metomidat im Vordergrund.

Metomidat Metomidat (MTO) bindet spezifisch an die 11-β-Hydroxylase, die als Bestandteil der Cytochrom-B45011B-Familie in der NNR vorkommt. Sowohl NNR-Adenome als auch NNR-Karzinome reichern daher MTO spezifisch an. Erst in den letzten Jahren wurde es für den Einsatz zur Nebennieren-Rinden-PET entdeckt. Bei Metomidat handelt es sich ursprünglich um ein in der Veterinärmedizin verwendetes Hypnotikum, das als Nebenwirkung die Blockierung der Kortisolsynthese mit sich bringt. Beides ist für die Anwendung in der Nuklearmedizin nicht kontraindizierend. Das von George de Hevesy beschriebene Tracer-Prinzip („trace": Spur) besagt, dass die verwendeten Stoffmengen derartig gering sind, dass sie die chemischen Prozesse, die sie „aufspüren", nicht beeinflussen, wofür er 1943 mit dem Nobelpreis für Chemie ausgezeichnet wurde.

Man kann MTO grundsätzlich für die Szintigraphie wie auch die PET radioaktiv markieren.

In Form von ^{123}Iod-Metomidat kann es szintigraphisch verwendet werden (Hahner et al. 2008), alternativ kann im Metomidat ein Kohlenstoffatom durch das radioaktive Kohlenstoffisotop ^{11}C ersetzt werden und so für die PET genutzt werden.

Von großem Vorteil bei der Bildgebung mittels ^{11}C-MTO ist die hohe Spezifität bzgl. eines Nebennierenrinden-Prozesses, denn Phäochromozytome, Nebennierenmetastasen und benigne, nicht kortikale Raumforderungen, sind in der bisherigen Literatur als nicht ^{11}C-MTO anreichernd beschrieben. Zur noch sensitiveren Bildgebung kann ^{11}C-Metomidat nach Dexamethason-Suppression angewendet werden (Hennings et al. 2010).

Nebennierenmark

Das Nebennierenmark (NNM) besteht aus chromaffinen Zellen und ist der Ort der Biosynthese der Katecholamine. Phäochromozytome kommen in 80–85 % im NNM vor, zu 15–20 % extraadrenal. Circa 7 % der Inzidentalome entpuppen sich als Phäochromozytome.

Neuroblastome, als häufigster extrakranieller, solider Tumor des Kindes, fallen aufgrund ihres gemeinsamen embryonalen Ursprungs in dieselbe Gruppe. Die Verdachtsdiagnose Phäochromozytom bzw. Paragangliom sollte zunächst durch entsprechende Hormondiagnostik in Blut und Urin erhärtet werden.

MIBG-Szintigraphie

Das für die konventionelle Szintigraphie bei Verdacht auf Phäochromozytom, Paragangliom bzw. Neuroblastom am häufigsten verwendete Radiopharmakon ist Meta-Iodbenzylguanidin (MIBG), das mit ^{123}Iod, seltener ^{131}Iod markiert wird. Es handelt sich hierbei um ein Noradrenalin-Analogon, das aktiv über den vesikulären Monoamin-Transporter der sekretorischen Granula der Katecholamin-produzierenden Zellen aufgenommen wird.

Hauptindikationen für MIBG-Szintigraphie
- Phäochromozytom nach laborchemischer Sicherung (Katecholamine und deren Metabolite)
- Paragangliome
- Neuroblastome

Bei anderen endokrinen Tumoren, wie medullären Schilddrüsenkarzinomen, neurendokrinen Tumoren des Gastrointestinaltraktes, Merkelzell-Tumoren der Haut und Metastasen dieser Tumoren konnte ebenfalls eine MIBG-Aufnahme gezeigt werden (Wieland et al. 1980). Bei letztgenannten Tumorentitäten hat sich jedoch die Somatostatin-Rezeptor-Szintigraphie bzw. Somatostatin-Rezeptor-PET als vorteilhaft gezeigt.

Neben dem Tumor reichert sich MIBG auch physiologisch im Körper an. Ein Normalbefund mit physiologischer Darstellung der Speicheldrüsen, des adrenergen Systems mit Herz, Lunge und Leber sowie ausscheidungsbedingt der Harnblase wird in Abb. 4.45 gezeigt.

Solch ein Ganzkörperscan wird 4 h nach Injektion von 185 Megabecquerel (MBq) ^{123}Iod-MIBG mit Hilfe einer Gammakamera aufgenommen. Zur 3D-Bildgebung kann eine SPECT angeschlossen werden. Die Untersuchung dauert dann ca. 1,5 h. Zu beachten ist die Interaktion bestimmter Medikamente mit MIBG, die zu einer deutlich eingeschränkten Beurteilbarkeit des MIBG-Scans bei führt.

Pharmaka mit bekannten Interaktionen mit MIBG
- Trizyklische Antidepressiva
- Metoprolol
- Reserpin
- Tetrabenazin
- Norepinephrin
- Clonidin
- Serotonin
- Guanethidin
- Sympathomimetika
- Kalziumantagonisten
- Phytomedizin
- ACE-Hemmer
- Amiodaron
- Digoxin

4

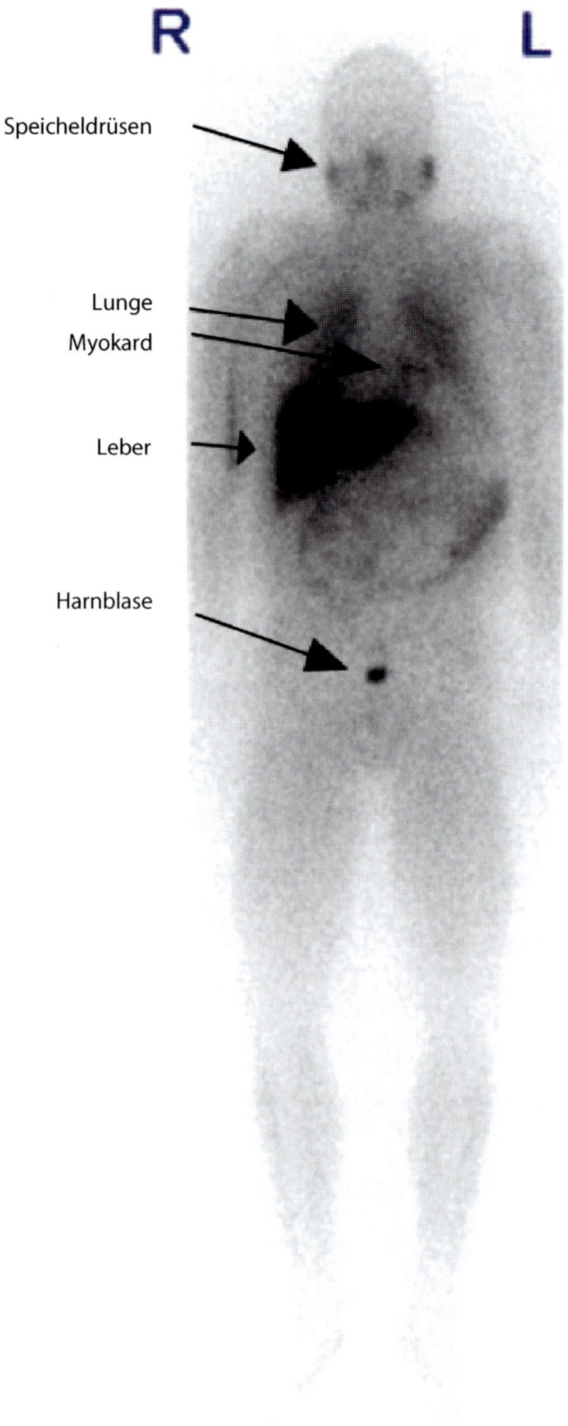

Abb. 4.45 Physiologische Verteilung von ^{123}Iod-MIBG

Die MIBG-Szintigraphie, die am weitesten verbreitete Form nuklearmedizinischer Bildgebung im Bereich der Nebenniere, ist zuverlässig in der Lage, Phäochromozytome (Abb. 4.46), Paragangliome und Neuroblastome als solche zu identifizieren und diese und/oder deren Metastasen (Abb. 4.47) zu lokalisieren.

Die hohe Tumoraffinität von MIBG ermöglicht außerdem den therapeutischen Einsatz von MIBG bei einer Markierung mit ^{131}Iod. Dieses weist neben der für Therapiezwecke genutzten Betastrahlung auch einen Anteil von Gammastrahlung auf, die eine Bildgebung unter der Therapie erlaubt (Abb. 4.48)

Beim Neuroblastom tritt der Ausnahmefall einer Radionuklidtherapie im Kindesalter ein. Diese ist erforderlich, da bei ca. 40 % der Patienten bei Erstdiagnose ein Stadium IV nach INSS-Klassifikation vorliegt (Beispiel Abb. 4.49).

Durch die zunehmend flächendeckende Versorgung mit PET-Scannern und der vergleichsweise günstigen Halbwertszeit von ^{18}Fluor von knapp 2 h ist damit zu rechnen, dass die MIBG-Szintigraphie mehr und mehr durch die ^{18}F-DOPA und ^{18}F-Dopamin-PET (s. unten) abgelöst wird. Ihren Stellenwert zur Therapieplanung mittels ^{131}Iod-MIBG wird die ^{123}Iod-MIBG-Szintigraphie in jedem Fall behalten.

Somatostatin-Rezeptor-Szintigraphie

Eine Vielzahl von neuroendokrinen Tumoren (NET) überexprimieren den Somatostatin-Rezeptor Typ 2. Das Peptidhormon Somatostatin (SMS) besteht aus 14 Aminosäuren und wird in kürzester Zeit durch im Serum vorhandene Peptidasen eliminiert. Das SMS-Analogon **Octreotid** ermöglicht wegen einer deutlich längeren Plasmahalbwertszeit den szintigraphischen Ansatz nach radioaktiver Markierung von Octreotid bzw. dessen Derivaten. Die Somatostatin-Rezeptor-Szintigraphie mittels ^{111}Indium-Pentetreotid oder ^{99m}Technetium-Tektrotyd bzw. die Somatostatin-Rezeptor-PET mittels ^{68}Gallium-DOTATOC/DOTATATE ist ein hochspezifisches Verfahren bei der Detektion von NET.

Da die chromaffinen Zellen der Phäochromozytome bzw. Paragangliome gehäuft SMS-Rezeptoren ausweisen, kann alternativ, und insbesondere bei negativer MIBG-Szintigraphie, eine SMS-Bildgebung erwogen werden. So kann ein auf die Metastasen bezogen teilweise MIBG-negativer Tumor durch die SMS-Szintigraphie komplett detektiert werden (Abb. 4.50). Leber, Milz, Nieren und Harnblase zeigen eine physiologische Anreicherung des Tracers.

Die ^{68}Ga-DOTATOC-PET ist der ^{111}In-SMS-SPECT bei neuroendokrinen Tumoren durch eine Sensitivität von 97 %, einer Spezifität von 92 % und einer Genauigkeit von 96 % überlegen. Die SMS-SPECT weist lediglich eine gleich hohe Spezifität auf. In der Sensitivität ist sie der CT bei NET mit ca. 60 % ebenbürtig (Gabriel et al. 2007).

Die Strahlenexposition ist sicher ein ebenfalls relevanter Aspekt, bei dem die PET Vorteile gegenüber den konventionellen nuklearmedizinischen Methoden aufweist. So führt

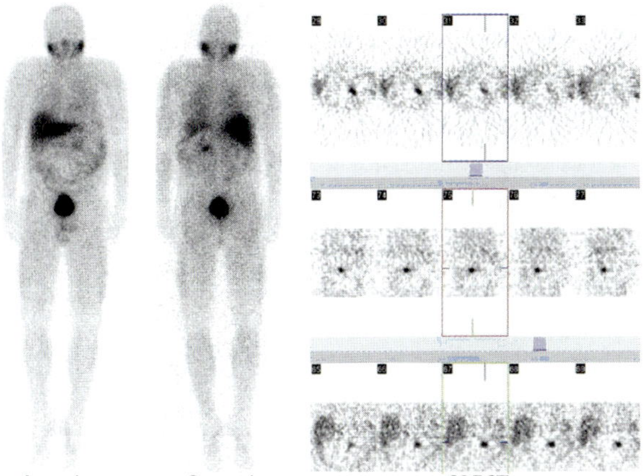

Abb. 4.46 Nachweis eines Phäochromozytoms links durch die ^{123}Iod-MIBG-Szintigraphie (anteriore und posteriore Ansicht sowie SPECT)

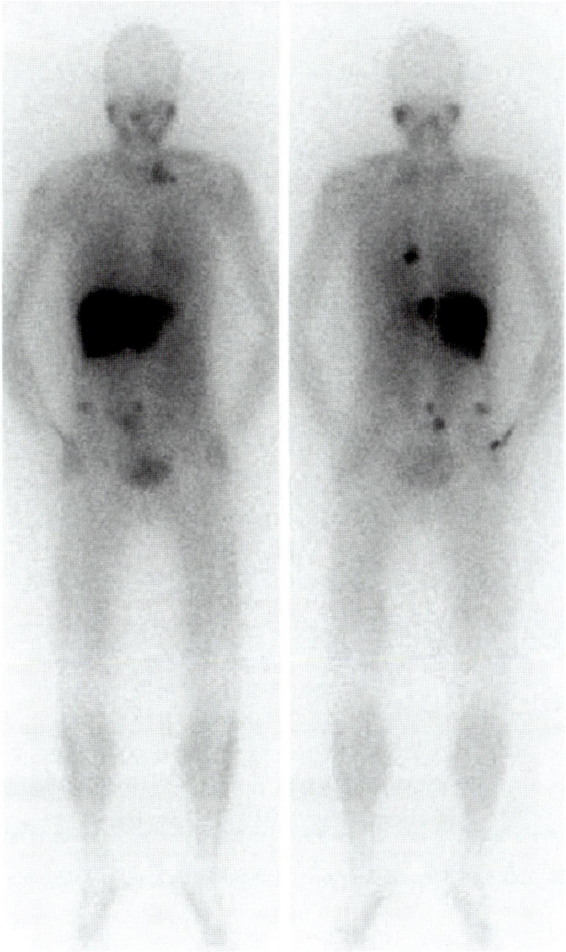

Abb. 4.47 Nachweis eines metastasierten Phäochromozytoms in der ^{123}Iod-MIBG-Szintigraphie

die SMS-Szintigraphie unter der Verwendung von ^{111}Indium zu einer effektiven Dosis von bis zu 20 Milli-Sievert (mSv), die ^{99m}Technetium-basierte SMS-Szintigraphie zu etwa 7 mSV, während die DOTATOC-PET mit ^{68}Gallium lediglich mit ca. 2 mSv zu Buche schlägt, sodass, selbst wenn man diese wie üblich mit einer Low-Dose-CT-Untersuchung kombiniert, eine Effektivdosis von 5 mSv nicht überschritten wird.

Positronenemissionstomographie (PET)

Als umfassendster Radiotracer der PET-Diagnostik ist ^{18}F-FDG (Fluordesoxyglukose) zu nennen, der den Glukosemetabolismus in vivo darstellt. In malignen Prozessen ist die Glukosemetabolisierung in der Regel ineffizient, was durch die Umstellung von oxidativer Phosphorylierung auf anaerobe Glukolyse, bezeichnet als Warburg-Effekt (Warburg 1956), bedingt ist.

Die Domäne der ^{18}F-FDG-PET sind vor allem Erstdiagnose, Staging sowie Re-Staging von Tumoren wie Bronchialkarzinomen, Lymphomen, Melanomen, kolorektalen Karzinomen und CUP-Syndromen. Im Staging von vor allem Bronchialkarzinomen ist immer wieder mit Nebennierenmetastasen zu rechnen. Im gezeigten Beispiel war das ^{18}F-FDG-PET zum Re-Staging bei malignem Melanom durchgeführt worden (Abb. 4.51).

Im Bereich der Nebennierenrinde und des Nebennierenmarkes stehen spezifischere PET-Marker zur Verfügung (s. unten). Das ^{18}F-FDG-PET stellt also keine Primärmethode der Nebennieren-Bildgebung dar, kann aber hilfreich bei der Dignitätsbeurteilung von Inzidentalomen der Nebennieren, insbesondere bei Metastasenverdacht sein.

Der durch die PET bestimmte „standardized uptake value" (SUV) ist unter anderem ein Kriterium zur Differenzierung von gut- bzw. bösartiger Erkrankungen der Nebenniere. Der SUV als Maß des lokalen Glukosestoffwechsels wird im Gesamtkörper als im Mittel bei 1 liegend definiert. In Organen mit hohem Glukosebedarf wie Gehirn, Herz und Leber liegt dieser deutlich über 1. Bezogen auf Nebennieren-Raumforderungen ist diese dann malignomsuspekt, wenn der SUV der Nebenniere in Relation zur Leber >1,45 ist (Groussin et al. 2009). Bezogen auf ein kollektiv mit bekanntem extraadrenalem Malignom als werden Cut-offs >1,68–1,8 postuliert (Kara et al. 2011).

Denen für die PET erforderlichen Radionuklide ist eine unangenehme Eigenschaft gemein. Sie weisen eine relativ kurze physikalische Halbwertszeit auf. Diese erlaubt es zwar im Fall von ^{18}Fluor, den bei weitem am häufigsten angewendeten PET-Radiotracer ^{18}F-FDG, der in Deutschland zugelassen ist, kommerziell zu beziehen, auch wenn dessen Produktionsstätte mehrere Hundert Kilometer weit entfernt ist. Im Falle vieler weiterer Radiotracer ist die Durchführbarkeit der PET-Untersuchung auf Zentren beschränkt, die über ein Zyklotron zur Produktion der Radionuklide vor Ort verfügen (Tab. 4.7).

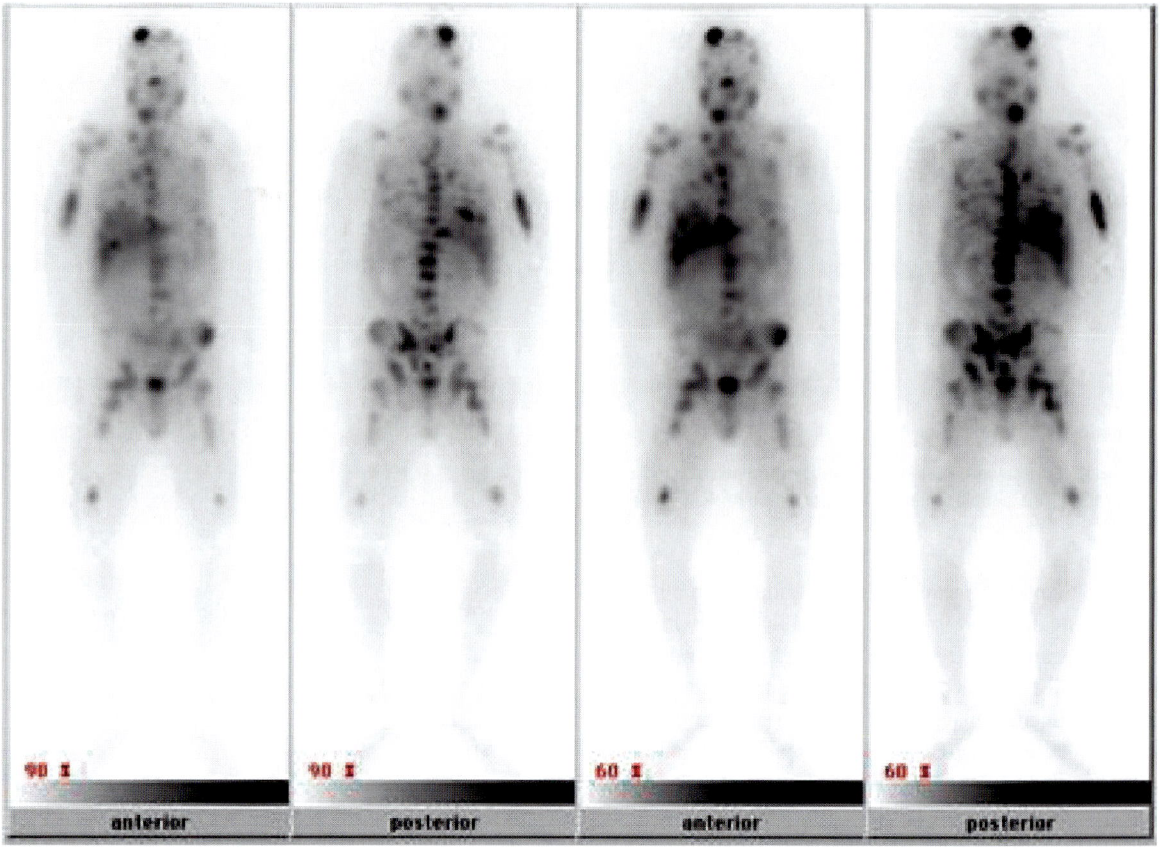

Abb. 4.48 Therapie-Scan bei ^{131}-Iod-MIBG-Therapie eines 42-jährigen Patienten mit weit ausgedehntem, überwiegend ossär metastasiertem Paragangliom

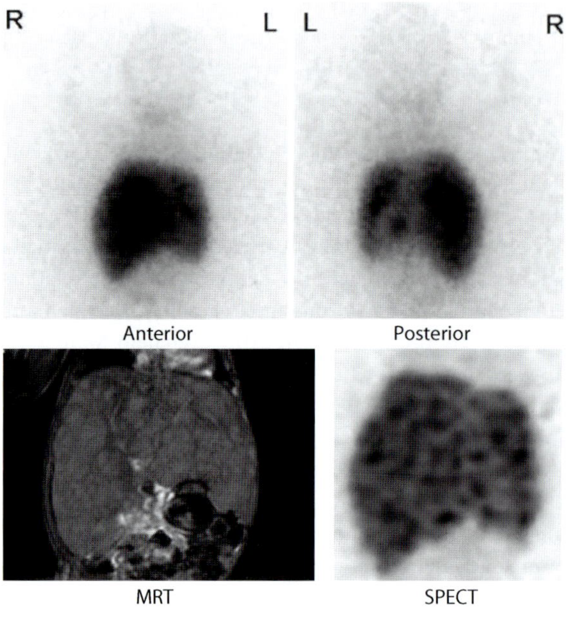

Abb. 4.49 Neuroblastom der linken Nebenniere mit disseminierter hepatischer Metastasierung in der ^{123}Iod-MIBG-Szintigraphie eines 6 Monate alten Mädchens (anteriore und posteriore Ansicht sowie MRT und SPECT) (MRT mit freundlicher Genehmigung von Herr Prof. K.J. Klose, Klinik für Strahlendiagnostik, UKGM, Standort Marburg)

PET des Nebennierenmarkes (NNM) Neben dem eher unspezifischen FDG-PET und der spezifischen MIBG-Szintigraphie kommen bei der Nebennierenmark-Bildgebung die beiden spezifischen PET-Tracer ^{18}F-DOPA und ^{18}F-Dopamin zur Anwendung (Abb. 4.52). ^{18}F-DOPA wird über den Aminosäure-Transporter der Zellen aufgenommen und später dekarboxyliert. ^{18}F-Dopamin wird wie MIBG aktiv über den vesikulären Monoamin-Transporter der sekretorischen Granula der Katecholamin-produzierenden Zellen aufgenommen.

Die vier Radio-Tracer ^{18}F-DOPA, ^{18}F-Dopamin, ^{123}Iod-MIBG und ^{18}F-FDG wurden kürzlich vergleichend angewendet und so konnte gezeigt werden, dass die Methode der Wahl zur Bildgebung nicht nur von der Metastasierung abhängt, sondern auch molekulargenetische Aspekte eine Rolle spielen (Tab. 4.8; Timmers et al. 2009).

Die ^{18}F-Dopamin-PET-CT ist Methode der Wahl bei der Lokalisierung von Paragangliomen und dem Aus-

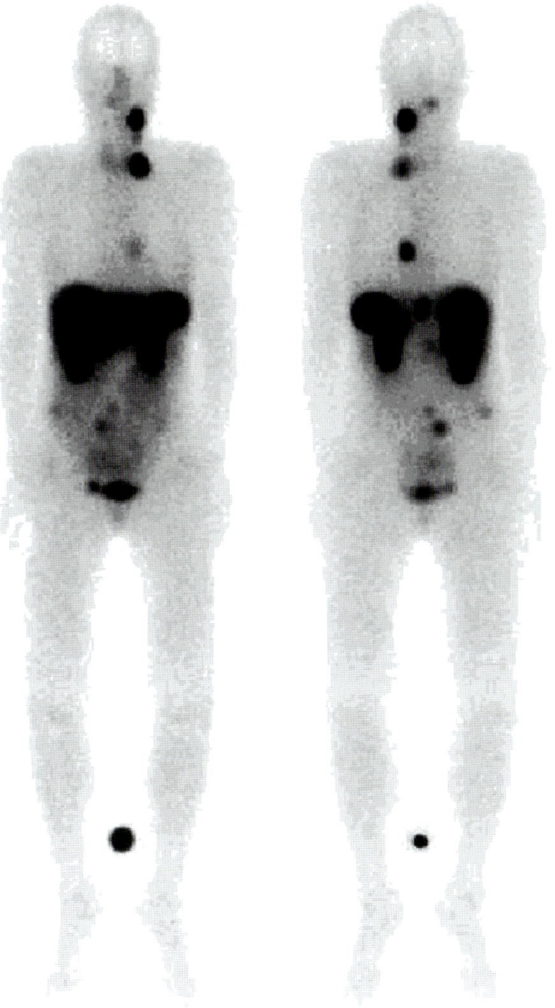

■ **Abb. 4.50** Nachweis eines metastasierten Phäochromozytoms in der ^{111}Indium-SMS-Szintigraphie

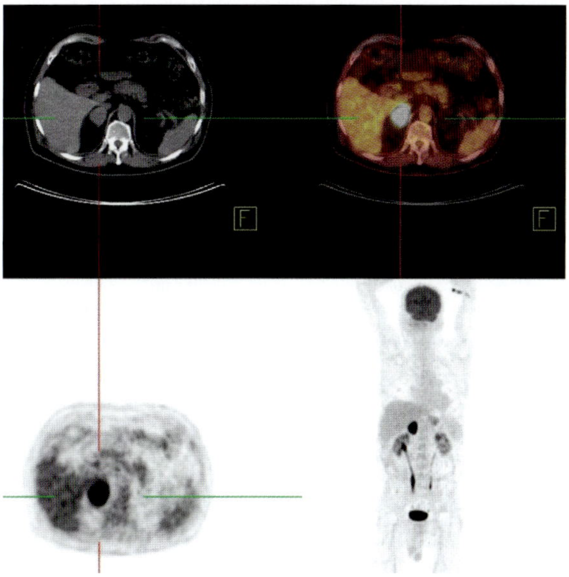

■ **Abb. 4.51** FDG-PET eines 67-jähriger Patienten mit einer Metastase der rechten Nebenniere ausgehend von einem malignen Melanom

schluss von Fernmetastasen. ^{18}F-DOPA-PET und ^{123}Iod-MIBG-Szintigraphie sind nachrangig anzusiedeln.

Für Patienten mit bekannten Metastasen, wird die ^{18}F-Dopamin-PET bei Patienten mit einem unbekannten Genotyp empfohlen, die ^{18}F-FDG- oder ^{18}F-Dopamin-PET bei SDHB-Mutationsträgern, und ^{18}F-DOPA oder ^{18}F-Dopamin-PET bei Patienten mit SDHB-Wildtyp (Timmers et al. 2009).

4.4.3 Phäochromozytom

Phäochromozytome sind Tumoren, die aus chromaffinen Zellen des Nebennierenmarks entstehen. Sie bilden, speichern und sezernieren Katecholamine. Embryonalgeschichtlich entsteht das Nebennierenmark aus neuroektodermalen Zellen der Neuralleiste und wird auch als Paraganglion suprarenale bezeichnet. Extraadrenale Paraganglien finden sich in Bezug zum peripheren sympathischen Nervensystem, das die A. carotis, den Aortenbogen und die abdominelle Aorta begleitet und vom Schädel bis ins Becken reicht. Sie können überall dort auftreten, wo sympathisches Nervengewebe vorkommt. Die Tumoren, die in den extraadrenalen Paraganglien entstehen, werden als extraadrenale Phäochromozytome oder als Paragangliome bezeichnet.

Klinische Symptomatik, präoperative Diagnostik und operative Therapie

J. Waldmann, D.K. Bartsch

Epidemiologie

Die Inzidenz der Phäochromozytome wird in der Literatur mit 1–2 pro 1 Mio. Einwohner und Jahr angegeben (Stenstrom et al. 1988; Goldstein et al. 1999; Pacak et al. 2001). Patienten, die an einer arteriellen Hypertonie leiden, haben in 0,1–0,6 % ein Phäochromozytom (Anderson et al. 1994; Sinclair 1987; Omura 2004). Eine 6-mal höhere Inzidenz ist in Autopsiestudien beobachtet worden, was darauf hindeutet, dass Phäochromozytome zu Lebzeiten häufig nicht erkannt werden (Lo et al. 2000; Khorram-Manesh et al. 2004).

Das Phäochromozytom wird auch als der **„10 %-Tumor"** bezeichnet, da es in ungefähr 10 % maligne, in 10 % bilateral, in 10 % extraadrenal und in 10 % familiär vorkommt. Es gibt bestimmte hereditäre Tumorsyndrome, die mit Phäochromozytomen assoziiert sind (► Kap. 6.1, 6.2 und ■ Tab. 4.9).

Allerdings ist mit 10 % der Anteil familiärer Phäochromozytome bislang unterschätzt worden, da bei 24 % der

Tab. 4.7 Übersicht der medizinisch relevantesten Positronen-Emitter und ihrer physikalischen Halbwertszeiten

Nuklid	Element	Halbwertszeit
^{15}O	Sauerstoff	2,04 min
^{13}N	Stickstoff	9,97 min
^{11}C	Kohlenstoff	20,4 min
^{68}Ga	Gallium	68 min*
^{18}F	Fluor	109,8 min

* ^{68}Gallium kann als sog. Generatorprodukt vor Ort aus Germanium-Gallium-Generatoren gewonnen werden, so dass die relativ kurze Halbwertszeit hier kein logistisches Problem darstellt. Ein Zyklotron wird hierzu nicht benötigt.

Patienten mit einem sporadischen Phäochromozytom in einer Multicenter-Studie eine ursächliche Keimbahnmutation identifiziert wurde (Neumann et al. 2002). Damit ist der Anteil der genetisch determinierten Phäochromozytome wesentlich höher als bisher angekommen.

Für den Chirurgen ist das Wissen um ein hereditäres Tumorsyndrom aus mehreren Gründen von Bedeutung: Erstens können sich die chirurgischen Konzepte unterscheiden, und zweitens sollten die syndromspezifischen Tumormanifestationen anderer Organe vor einer Operation abgeklärt werden.

Klinische Symptomatik

Die klinischen Beschwerden der Patienten sind variabel und häufig unspezifisch. Die Symptome sind überwiegend Folge der gesteigerten Katecholaminfreisetzung. Symptome und ihre Häufigkeiten sind in Tab. 4.10 systematisch zusammengefasst. Obwohl die unspezifischen Symptome Kopfschmerzen, Palpationen und Schwitzen zahlreiche Ursachen haben können, haben 90 % der Patienten, die an allen drei Symptomen leiden, ein Phäochromozytom (Plouin 1981).

Bekannte Auslöser paroxysmaler Blutdruckkrisen sind körperliche Anstrengung, Manipulationen am Tumor, Narkoseeinleitung, zahlreiche chemische Substanzen und Medikamente (Kontrastmittel, trizyklische Antidepressiva, Metoclopramid, Tyramin etc.). Zwischen den Blutdruckkrisen, die nur bei einem Drittel der Patienten zu beobachten sind, kann der Blutdruck erhöht oder normal sein. Ungefähr die Hälfte der Patienten hat eine therapieresistente Hypertonie, die meist nur durch Kombinationen mehrerer Substanzgruppen medikamentös zu kontrollieren ist.

Früherkennungsuntersuchungen in Familien mit bekanntem Gendefekt und zufällig entdeckte Nebennierentumoren, sog. Inzidentalome, führen immer häufiger zur Diagnosestellung bei asymptomatischen Patienten. Rund ein Viertel der Phäochromozytome werden im Rahmen radiologischer Untersuchungen entdeckt, die wegen anderer Ursachen veranlasst wurden. 5 % der Inzidentalome stellen sich nach weiterführender Diagnostik als Phäochromozytome heraus (Mantero 2000; Manelli 1999; Mansmann 2004; Amar et al. 2005). Im Durchschnitt wird die Diagnose 3 Jahre nach klinischer Manifestation gestellt (Manelli 1999; Eisenhofer et al. 1999; Amar et al. 2005). Patienten, bei denen ein Phäochromozytom durch Screening-Untersuchungen festgestellt sind häufiger asymptomatisch und haben kleinere Tumoren (van Duinen et al. 2010).

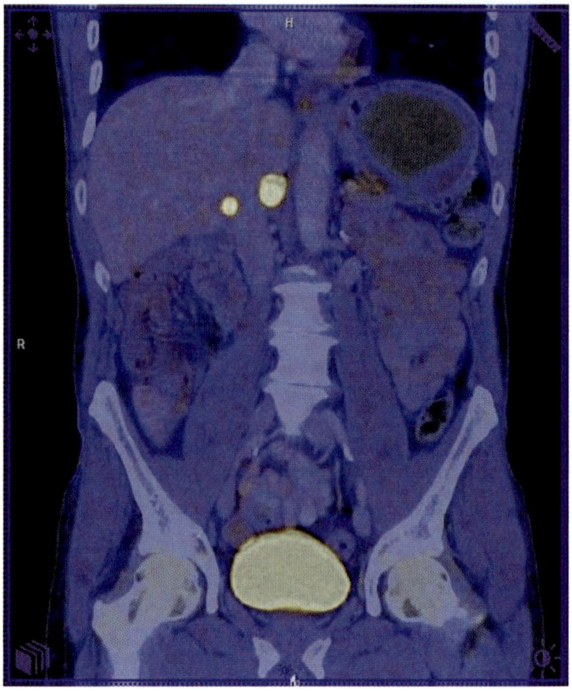

Abb. 4.52 Fusionsbild aus PET und CT eines ^{18}F-DOPA-PET-CT bei rechtsseitigem Phäochromozytom. (Mit freundlicher Genehmigung von Prof. Dr. M. Luster, Klinik für Nuklearmedizin, Universitätsklinikum Ulm)

Präoperative Diagnostik

Die Bestimmung der **Katecholamine** im Urin sollte bei dem klinischen Verdacht auf ein Phäochromozytom immer der erste diagnostische Schritt sein. Bei betroffenen Patienten betragen die gemessenen Konzentrationen zumeist das 2- bis 40-fache des Normalwertes. Katecholaminkonzentrationen, die weniger als das 2-fache des Normalwertes betragen, sind fast ausschließlich Folge psychischer oder physischer Belastung und bedürfen lediglich einer Verlaufskontrolle. Allerdings wurde in 30 % bei Patienten mit 1- bis 2-fach erhöhten Katecholaminen und einem Inzidentalom postoperativ ein Phäochromozytom festgestellt (Lee et al. 2007). Die höchste Sensitivität von über 95 % scheinen nach aktuellen Studien die chromatographische Bestimmung (HPLC-Methode) plasma-

Tab. 4.8 Sensitivität der PET bzw. Szintigraphie bei Phäochromozytom in Abhängigkeit von Metastasierung und Genotyp (Mod. nach Timmers et al. 2009)

Sensitivität	^{18}F-DOPA	^{18}F-Dopamin	^{123}Iod-MIBG	^{18}F-FDG
Nicht metastasiert	81 %	77 %	77 %	88 %
Metastasiert	45 %	76 %	57 %	74 %
SDHB	20 %	82 %	57 %	83 %
Nicht-SDHB	93 %	76 %	59 %	62 %

Tab. 4.9 Hereditäre Tumorsyndrome mit Phäochromozytomen und weiteren Organmanifestationen

Hereditäres Tumorsyndrom	Organmanifestationen	Gen
MEN 2a	Medulläres Schilddrüsenkarzinom Hyperparathyreoidismus	RET
Von-Hippel-Lindau-Syndrom	Hämangioblastome in Retina und ZNS Nierenzellkarzinom Pankreastumoren	VHL
Neurofibromatose Typ 1	Fibrome an Haut-und Schleimhaut Café-au-lait-Flecken	NF1
Paragangliom-Syndrom (PGS) (PGS 1–4)	Glomustumoren (Glomus caroticum, Trommelfell, jugulär und vagal) Abdominelle und thorakale Paragangliome Paragangliome	SDHD (PGS1)* SDHB (PGS4) SDHC (PGS3) SDHA/F (PGS2)

*keine Phäochromozytome

freier **Metanephrine im Blut** und die Bestimmung von Metanephrin und **Normetanephrin** im Sammelurin zu haben (Eisenhofer et al. 1999; Sawka et al. 2003; Grouzmann et al. 2010).

Die biochemische Diagnostik bei Verdacht auf ein Phäochromozytom ist ausführlich in ► Abschn. 4.4.1 beschrieben. Sie sollte vor einer Lokalisationsdiagnostik durch ein Schnittbildverfahren erfolgen. Eine Übersicht des diagnostischen Weges zum Ausschluss oder zur Bestätigung eines Phäochromozytoms ist in Abb. 4.53 dargestellt. Ist die biochemische Diagnose gestellt, sollte umgehend mit einer α-Blockade begonnen werden.

Die bildgebenden Verfahren, die zur **Lokalisationsdiagnostik** notwendig sind, werden ausführlich in ► Abschn. 4.4.2 behandelt. Die Spiral-CT in Dünnschichttechnik und die Magnetresonanztomographie sind die bildgebenden Verfahren der Wahl (Abb. 4.54). Die ^{123}I-Metaiodobenzylguanidin (MIBG)-Szintigraphie in SPECT-Technik ist mit einer Spezifität und Sensitivität von über 90 % vor allem bei multilokulären Tumoren den schnittbildgebenden Verfahren überlegen. Das ^{18}F-FDA-PET, das ^{18}F- DOPA-PET und das ^{18}F-FDG-PET sind funktionelle Bildgebungsverfahren, die immer dann zur Anwendung kommen sollte, wenn biochemisch ein Phäochromozytom nachgewiesen ist, das mit den o. g. Verfahren nicht lokalisiert werden kann und/oder zum Ausschluss von Fernmetastasen. Zum Nachweis von Metastasen sind das ^{18}F-FDG-PET und das ^{18}F-FDA-PET der MIBG-Szintigraphie überlegen. Daher wird das ^{18}F-FDA-PET-CT von einigen Autoren mittlerweile als Bildgebung der Wahl empfohlen (Havekes et al. 2010).

Präoperative Behandlung

Die Mortalität einer Adrenalektomie beim Phäochromozytom wird in neueren Studien mit 0–3 % angegeben (Kinney et al. 2000; Plouin et al. 2001). Eine Absenkung der früher berichteten Mortalität von 13–45 % auf unter 1 % ist zu großem Anteil der präoperativen **α-Blockade** zuzuschreiben, die heute obligatorisch ist.

Besonders während der intraoperativen Manipulation am Tumor durch den Chirurgen sind aufgrund der Katecholaminfreisetzung ohne eine ausreichende α-Blockade exzessive Blutdruckkrisen zu erwarten.

Die umfangreichsten Erfahrungen liegen mit dem irreversiblen, nicht-kompetitiven α-Blocker **Phenoxybenzamin**

Tab. 4.10 Häufigkeiten der Symptome und klinischen Anzeichen beim Phäochromozytom

Symptome	Häufigkeit
Hypertonie – Kontinuierlich – Paroxysmal	80–90 % – 50–60 % – 30 %
Kopfschmerzen	60–90 %
Schwitzen	50–70 %
Palpitationen	50–70 %
Blässe	40–45 %
Gewichtsverlust	20–40 %
Hyperglykämie	40 %
Übelkeit	20–40 %
Psychische Beeinträchtigung	20–40 %
Orthostatische Dysregulation	10–50 %

vor. Die Anfangsdosis von 20 mg, verteilt auf 2 Einzeldosen, sollte täglich um 10–20 mg gesteigert werden, bis eine Tagesdosis von 100–160 mg (0,1 mg/kg KG) erreicht wird. Nach eigenen Erfahrungen kann beim nicht-herzinsuffizienten Patienten eine suffiziente α-Blockade bereits nach 7 Tagen erreicht werden, wenn die Dosis täglich um 20 mg erhöht wird. Die Kombination mit einem β-Blocker (z. B. Labetalol) ist nur bei Tachykardie erforderlich. Sie sollte jedoch erst 4 Tage nach Beginn der α-Blockade begonnen werden, da sich sonst eine Linksherzinsuffizienz und ein Lungenödem ausbilden können. Ein wesentlicher Nachteil, dem in der postoperativen Phase besondere Beachtung geschenkt werden muss, ist die durch die lange Halbwertszeit bedingte, für 24–48 h persistierende α-Blockade. Sie kann postoperativ zu Linksherzinsuffizienz und Lungenödem führen. In der Klinik der Autoren ist bislang bei allen 74 Patienten, die an einem Phäochromozytom operiert wurden, mit Phenoxybenzamin, nur selten in Kombination mit einem Betablocker, eine ausreichende Alphablockade erreicht worden.

Eine alternative, aber weniger gebräuchliche Substanz ist **Doxazosin** mit einer üblichen Tagesdosis von 2–8 mg (Bravo 1997; Prys-Roberts et al. 2002). Ebenfalls empfohlen wird **Metyrosine** (Demser), das nach 3 Tagen nahezu vollständig zur Entleerung der Katecholaminspeicher führt, aber vor allem wegen der ZNS-Effekte (Schlaflosigkeit, Depression) nur unter stationären Bedingungen erfolgen sollte (Pacak 2007).

Kriterien einer ausreichenden präoperativen α-Blockade

- Normo- bis hypotoner Blutdruck
- Orthostatische Dysregulation („Schwarzwerden vor den Augen" beim Aufstehen aus horizontaler Lage)
- Keine ST-Strecken-Veränderung, VES <5/min im EKG
- „Verstopfte Nase"

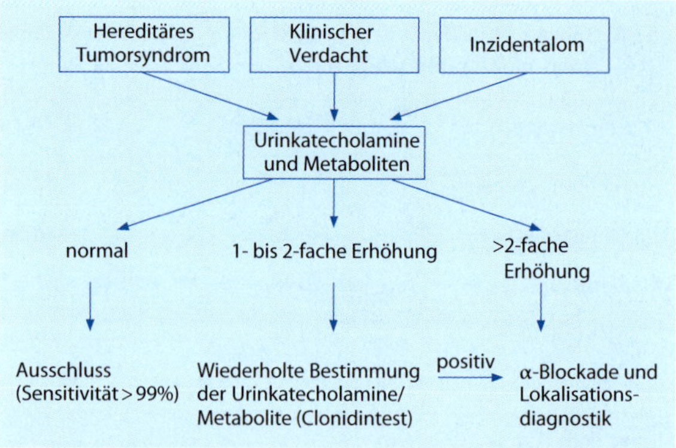

Abb. 4.53 Diagnostischer Algorithmus bei Verdacht auf ein Phäochromozytom

Intraoperative Behandlung

Bei ausreichender α-Blockade und Erreichen der Zielkriterien unterscheidet sich die Anästhesie meist nicht von der bei hormoninaktiven Nebennierentumoren. Nur selten ist das Senken des Blutdruckes bei Blutdruckkrisen während der Operation nötig. Dennoch kann eine ausreichende Prämedikation neben der suffizienten α-Blockade durch ihre anxiolytische und sedierende Wirkung Blutdruckkrisen während der Narkose zusätzlich vorbeugen. Eine invasive arterielle Blutdruckmessung und ZVD-Messungen über einen zentralen Venenkatheter sind unbedingt erforderlich, um auf Kreislaufschwankungen unverzüglich reagieren zu können. Patienten, die an einer dilatativen Kardiomyopathie oder anderen schweren kardialen Erkrankungen leiden, sollten über einen Rechtsherzkatheter/PiCCO hämodynamisch überwacht werden. Treten Blutdruckkrisen auf, die trotz ausreichender α-Blockade durch Manipulationen am Tumor oder durch Schmerzreize auslösbar sind, wird die Gabe von Natriumprussidnatrium, Nitro und Kalziumantagonisten (z. B. Nicardipin) empfohlen. Bei schweren Krisen ist die Operation zu unterbrechen. Tachykarde Rhythmusstörungen können mit kurzwirksamen Betablockern kupiert werden. Es muss unbedingt eine ausreichende Narkosetiefe und Analgesie gewährleistet werden.

Nach der Tumorentfernung kann gelegentlich eine Hypotension, die durch eine β-Downregulation verursacht wird, eine großzügige Volumensubstitution erforderlich machen. Aus diesem Grund muss die Ligatur der Nebennierenvene dem Anästhesisten unverzüglich mitgeteilt

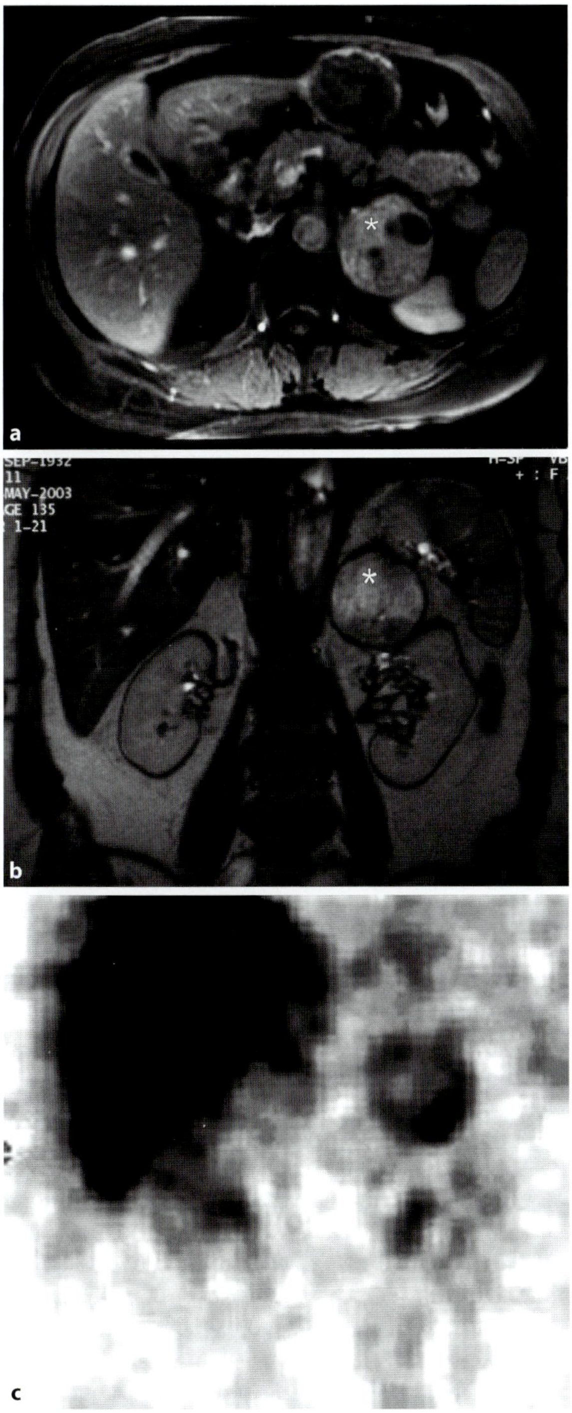

Abb. 4.54a–c Lokalisationsdiagnostik beim Phäochromozytom. **a,b** Magnetresonanztomographie mit einem 6 cm großen sporadischen Phäochromozytom der linken Nebenniere mit dem typischen „Schweizer-Käse-Muster". * markiert den Tumor. **c** SPECT einer ^{123}I-MIBG-Szintigraphie 4 h nach Injektion mit einer deutlichen Mehranreicherung im Bereich der linken Nebennierenloge

werden. Eine Hyperglykämie, die nahezu die Hälfte der Patienten präoperativ entwickeln, bildet sich innerhalb einiger Tage zurück und erfordert nur in seltenen Fällen eine medikamentöse Therapie (Kinney et al. 2002).

Operative Therapie

Minimal-invasive Verfahren

Die Standardtherapie des unilateralen sporadischen Phäochromozytoms ist heute die minimal-invasive Adrenalektomie

Ob dabei das laparoskopische oder retroperitoneoskopische Vorgehen gewählt wird, hängt von der Erfahrung und persönlichen Auffassung des Operateurs ab. Die Vorteile des retroperitoneoskopischen Zuganges sind ein geringeres Trauma durch den extraperitonealen Zugang und eine Kompression der kleinen Gefäße im Operationsgebiet durch einen höheren Insufflationsdruck (20–25 mmHg). Der laparoskopische Zugang verschafft nach Ansicht der Autoren einen großzügigeren Überblick auf das Operationsfeld und ist aus diesem Grund leichter zu erlernen. In der Klinik der Autoren wird bevorzugt das laparoskopische Verfahren angewendet. In mehreren Studien konnte gezeigt werden, dass durch die minimal-invasiven Verfahren eine Reduktion der postoperativen Morbidität, Aufenthaltsdauer und der Kosten erreicht wird (Fernandez-Cruz et al. 1996; Walz 2002; Jaroszewski et al. 2003; Walz 2004, 2010). Prospektiv randomisierte Studien, die die laparoskopische mit der konventionellen Adrenalektomie vergleichen, fehlen aufgrund der offensichtlichen Vorteile des minimal-invasiven Vorgehens. Inwiefern Roboter-assistierte Verfahren und Ein-Port-Verfahren (SARA, SILS) zur Verbesserung der Patientenversorgung führen bleibt unklar. Prospektive Studien zum Vergleich der laparoskopischen und retroperitoneoskopischen Verfahren fehlen.

Die kontralaterale Nebenniere sollte bei sporadischen Tumoren radiomorphologisch normal sein. Bei der häufig bilateralen Erkrankung bei MEN-2-Syndrom ist eine subtotale, gesundes Nebennierengewebe erhaltende Resektion zu empfehlen. Der belassene Parenchymrest verhindert eine Nebenniereninsuffizienz mit der Gefahr einer Addisonkrise, die bei ca. 30 % der Patienten nach bilateraler Adrenalektomie auftritt (Neumann et al. 1999; Baghai et al. 2002). Obwohl syndromassoziierte Phäochromozytome häufig bilateral oder multipel vorkommen und in bis zu 30 % der Fälle rezidivieren (Brunt et al. 2002; Machens et al. 2006), ist ein parenchymsparendes Vorgehen sinnvoll.

In der Klinik der Autoren ist die parenchymsparende laparoskopische Resektion Standard. Dabei wird der Patient in Seitenlage operiert. Operative Strategie ist die von Duh et al. beschriebene Technik, bei der die Dissektionsebene auf der rechten Seite im Sulkus zwischen Vena cava inferior und retroperitonealem Fett bzw. Gerota-Faszie liegt und zuerst die Nebennierenvene identifiziert und geclipt wird. Links wird nach Mobilisierung von Milz und Pankreasschwanz ebenfalls zunächst die Nebennierenvene an ihrem Eintritt in die Nierenvene dargestellt und verschlossen (Duh 1996; Cheah et al. 2002).

Konventionelle Verfahren

Ein konventionelles Vorgehen sollte immer dann gewählt werden, wenn der Tumor größer als 6 cm ist, oder radiomorphologische Malignitätskriterien evident sind. Die Größenbegrenzung wurde bei einer Konferenz am National Institute of Health (NIH), Bethesda, Maryland 1999 aufgrund der höheren Malignitätsrate empfohlen (Pacak et al. 2001). Dieses Vorgehen wird auch an unserer Klinik verfolgt. Allerdings wird von anderen Autoren bei Tumoren, die größer als 6 cm sind und keine radiomorphologischen Malignitätskriterien aufweisen, ein minimal-invasives Verfahren gewählt (Henry et al. 2002; Walz et al. 2005). Aufgrund der aktuellen Datenlage kann man die Frage der Verfahrenswahl bei Tumoren größer 6 cm nicht eindeutig beantworten, obwohl mehrere retrospektive Serien publiziert wurden, bei denen die 6-cm-Grenze kein zuverlässiger Malignitätsindikator war (Agarwal et al. 2010; Ayala-Ramirez 2010; Wilhelm et al. 2006). Unbedingt zu fordern ist allerdings, welcher Zugang auch gewählt wird, dass eine Eröffnung der Tumorkapsel unbedingt verhindert werden muss.

Der transabdominelle Zugang über einen Subkostalschnitt wird von den Autoren dieses Kapitels bei Phäochromozytomen zwischen 6 und 10 cm bevorzugt. Bei Tumoren, die größer als 10 cm sind und/oder deutlichen Hinweisen für Malignität, bietet der thorakoabdominelle Zugang über den 9. Interkostalraum eine noch bessere Übersicht, auch in Hinblick auf eine in diesen Fällen empfohlene Lymphadenektomie. Generell gilt, dass das Malignitätsrisiko mit der Tumorgröße wächst (Scott et al. 1984; Shen et al. 2004; Sturgeon 2006; Ayala-Ramirez et al. 2010). Eine detaillierte Beschreibung der einzelnen Operationsverfahren geben ▶ Abschn. 4.2 und ▶ Abschn. 4.4.8. Die Zugangswege sind in ◘ Tab. 4.11 angegeben.

Die minimal-invasive Resektion eines Phäochromozytoms sollte aufgrund der ausgezeichneten Daten aus spezialisierten Zentren dem laparoskopisch bzw. retroperitoneoskopisch und in der Nebennierenchirurgie erfahrenen Chirurgen an einem endokrinen Zentrum vorbehalten bleiben (Kercher et al. 2005).

Unabhängig davon, ob ein konventionelles oder ein minimal-invasives Verfahren gewählt wird, helfen eine zügige Identifikation und Ligatur der Nebennierenvene und eine atraumatische Dissektion intraoperative Blutdruckkrisen zu vermeiden. Es hat sich bei der Entfernung des Tumors bewährt, das perirenale Fett als Dissektionsebene zu wählen, um direkte Manipulationen an der Nebenniere bzw. dem Tumor zu vermeiden.

! Besondere Sorgfalt ist erforderlich, um die den Tumor umgebende Kapsel unversehrt zu lassen und so ein Rezidiv bzw. eine sog. Phäochromozytomatose zu verhindern.

Postoperative Behandlung

Die postoperative Überwachung der Patienten sollte die ersten 24 h auf einer Überwachungseinheit erfolgen. Die α-Blockade kann unmittelbar postoperativ beendet werden. Eine eventuell notwendige antihypertensive Therapie sollte dem Blutdruck angepasst werden. Besonders sollten eine Hypotonie und eine Hypoglykämie vermieden werden, was nicht selten eine großzügige Volumensubstitution und engmaschige Blutzuckerkontrollen erforderlich macht. Bei der bilateralen Adrenalektomie ist eine Hydrokortisonsubstitution mit 300 mg in den ersten 24 h und anschließender Dosisreduktion zu empfehlen um einer Addison-Krise vorzubeugen.

Nachsorge

Patienten, die wegen eines Phäochromozytoms operiert wurden, sollten 6 Wochen und 6 Monate postoperativ nachuntersucht werden. Empfohlen wird eine Bestimmung der Meta- und Normetanephrine im Sammelurin. Alle Patienten sollten mindestens 10 Jahre lang nachuntersucht werden. In einer kürzlich veröffentlichten Langzeitstudie entwickelten 17 % ein Rezidiv; die Hälfte davon mit Anzeichen einer malignen Erkrankung (Amar et al. 2005). Aufgrund der publizierten Fallserien sollte nach Meinung der Autoren das Follow-up auf mindestens 20 Jahre ausgedehnt werden, da auch nach 22 Jahren Rezidive bzw. Metastasen berichtet werden. Patienten mit Phäochromozytom assoziierten Syndromen und extraadrenalen Paragangliomen sollte lebenslänglich nachuntersucht werden, da sie in bis zu 33 % der Fälle ein Tumorrezidiv entwickeln (Sapienza 1999; Brunt et al. 2002).

Das Risiko für ein metachrones Phäochromozytom bei einer parenchymerhaltenden Resektion in der ipsilateralen Nebenniere beträgt ca. 10 %. Patienten, bei denen die Diagnose „Rezidiv" weniger als 5 Jahre nach ersten Symptomen gestellt und der Tumor operativ entfernt wurde sind in der Regel normotensiv (Sapienza 1999). Insgesamt persistiert die Hypertonie bei 50 % der Patienten. Sie ist allerdings medikamentös gut zu behandeln.

Molekulargenetische Aspekte

Neumann et al. konnten 2002 bei Patienten mit sporadischen Phäochromozytomen und negativer Familienanamnese in 24 % ein hereditäres Tumorsyndrom nachweisen (Neumann et al. 2002). Es wird aufgrund dieser Beobachtung von mehreren Autoren gefordert jeden Patienten mit einem Phäochromozytom einer geneti-

■ Tab. 4.11 Operative Zugänge und Lagerungen beim Phäochromozytom

	Zugang	Lagerung
Endoskopisch	Laparoskopisch transabdominell	Seitenlage
	Retroperitoneoskopisch	Bauch- oder Seitenlage
Konventionell	Transabdominell	Rückenlage
	Thorakoabdominell	Seitenlage

schen Untersuchung der Gene SDHD, SDHB, VHL und RET zu unterziehen (Neumann 2004; Favier et al. 2005), insbesondere wenn es sich um multiple oder extraadrenale Phäochromozytome bzw. Paragangliome handelt. Gründe hierfür sind die Identifizierung anderer syndromassoziierter Organmanifestationen, die höhere Inzidenz für multiple, rezidivierende und teilweise auch maligne Tumoren (v. a. SDHB) sowie die Möglichkeit einer prädiktiven genetischen Untersuchung von Familienangehörigen.

Malignität

Die Dignität eines Phäochromozytoms ist trotz zahlreicher prognostischer Marker anhand der histologischen Untersuchungen des Tumors nur schwer festzustellen. Malignität gilt nur dann als gesichert, wenn Metastasen chromaffinen Gewebes an Lokalisationen nachgewiesen werden, an denen normalerweise kein chromaffines Gewebe vorkommt. Häufige Lokalisationen sind Knochen, Lunge, Leber und Lymphknoten. Phäochromozytome, die größer als 5 cm oder extraadrenal gelegen sind, haben ein signifikant höheres Malignitätsrisiko.

Die Häufigkeit eines malignen Phäochromozytoms wird auf 5–26 %, in extraadrenaler Lokalisation bis auf 46 %, geschätzt (Goldstein et al. 1999). Neben diesen primär malignen Phäochromozytomen entwickeln ca. 8 % der Patienten mit einem als benigne eingestuften Phäochromozytom Metastasen (Amar et al. 2005).

Da eine Unterscheidung von benignen und malignen Phäochromozytomen anhand histologischer Kriterien nicht sicher möglich ist, erarbeitete Thompson einen Index (PASS), der sich aus bestimmten histopathologischen Charakteristika zusammensetzt und zwischen benignen und malignen Phäochromozytomen unterscheiden soll (Thompson 2002). Obwohl seine Bedeutung mittlerweile an mehreren Kohorten bestätigt wurde, besteht eine diagnostische Unsicherheit, die zum Teil an den beurteilenden Pathologen gebunden ist (Agarwal et al. 2010; Wu et al. 2009; Gao et al. 2006). Zur Bestätigung der prognostischen Aussagekraft sind daher weitere prospektive Studien notwendig. **Immunhistochemische Marker**, denen eine gewisse prognostische Bedeutung zugeschrieben wird, sind Ki-67, Mib1 und eine Überexpression der humanen Telomerase hTERT und des Hitzeschockproteins 90 (HSP 90).

Maligne Tumoren werden besonders häufig bei Mutationen im **NF1-Gen** (11 %) und bei Mutationen im **SDHB-Gen** (50 %) beobachtet (Astuti et al. 2001; Neumann et al. 2002). Die chirurgische Entfernung des Tumors stellt beim malignen Phäochromozytom die wichtigste Therapieoption dar. Im Falle einer metastasierten Erkrankung, ist das Therapieziel die Reduktion der Tumormasse, um eine Kontrolle der Hypertonie zu erreichen. Ein Debulking ist auch vor einer geplanten Radiochemotherapie und bei Komplikationen, die durch Metastasen bedingt sind zu empfehlen.

Eine palliative symptomatische Therapie im Falle ausgeprägter Metastasen kann mit Phenoxybenzamin oder einem Kalziumantagonisten erfolgen. Weitere Therapieoptionen sind eine Radionukleotidtherapie mit ^{131}I-MIBG oder eine Chemotherapie, ggf. in Kombination mit einer Strahlentherapie. Die mittlere 5-Jahres-Überlebensrate beim malignen Phäochromozytom wird auf ca. 50 % geschätzt (Lenders et al. 2002; Khorram-Manesh et al. 2005). Zum malignen Phäochromozytom ► Abschn. 4.4.3.

Schwangerschaft

Phäochromozytome bei Schwangeren können eine Amnioninfektionssyndrom oder eine Eklampsie vortäuschen (Prys-Roberts 2000). Ohne eine adäquate α-Blockade sind die Mutter und das Neugeborene durch die großen körperlichen Anstrengungen bei vaginaler Geburt und die damit verbundenen hypertensiven Krisen vital bedroht. Im ersten und zweiten Trimenon sollte nach einer adäquaten α-Blockade eine Resektion des Tumors erfolgen. Das Risiko eines Spontanabortes während der Operation ist erheblich. Im dritten Trimenon sollte unter α-Blockade, wenn es die Reife des Kindes erlaubt, durch einen Kaiserschnitt entbunden und danach der Tumor reseziert werden.

Pädiatrie

Das Phäochromozytom ist beim Kind sehr selten und unterliegt den gleichen diagnostischen und therapeutischen Strategien wie beim Erwachsenen. Allerdings ist es bei rund ein Drittel der betroffenen Kinder multipel und extraadrenal. Diese Eigenschaft macht die Diagnostik und vor allem die chirurgische Therapie zu einer besonderen Herausforderung. Bei Kindern muss immer intensiv nach einem hereditären Tumorsyndrom gefahndet werden. Die präoperative Vorbereitung kann mit Phenoxybenzamin oder einem Kalziumantagonisten erfolgen.

Malignes Phäochromozytom

B. Harbeck, H. Lehnert

Das Auftreten eines malignen Phäochromozytoms ist eines der bedeutsamsten klinischen Probleme in der Betreuung von Patienten mit einem Phäochromozytom. Das Risiko der Malignität kann aufgrund der derzeitigen Studienlage nicht präzise eingeschätzt werden. „Metaanalytisch" liegt das Risiko bei etwa 10–15 % bei intraadrenalen Tumoren, dagegen wesentlich höher bei extraadrenalen Tumoren mit etwa 30–40 %. Prinzipiell ist eine höhere Malignitätsrate bei niedrigem Lebensalter, weiblichem Geschlecht und einer Tumorgröße über 5 cm beschrieben worden. Hochbedeutsam ist die Assoziation mit malignen Phäochromozytomen und bestimmten familiären Formen; dies gilt insbesondere im Rahmen einer multiplen Neoplasie Typ 2b und beim Paragangliom mit einer Mutation des SDHB-Gens. Dies unterstreicht noch einmal die hohe Bedeutung der molekulargenetischen (familiären) Diagnostik bei Auftreten eines Phäochromozytoms (Mulligan et al. 1994).

Pathophysiologie

Die Differenzierung zwischen einem benignen und malignen Phäochromozytom bereitet unverändert große Probleme. Während der Nachweis von Metastasen in nicht-chromaffinem Gewebe als valider Marker der Malignität angesehen werden kann, werden andere histologische Eigenschaften wie z. B. Kernpleomorphismen, hoher mitotischer Index oder auch Aneuploidie bzw. Tetraploidie sowohl bei benignen wie malignen Tumoren gefunden. Es ist daher von großer Bedeutung, neue immunhistochemische oder molekulare Marker der Malignität zu analysieren. In eigenen Untersuchungen konnten wir keinen Unterschied im Somatostatinrezeptorbesatz zwischen malignen und benignen Phäochromozytomen feststellen, dagegen zeigte sich eine deutlich höhere Telomeraseaktivität wie auch eine hohe Aktivität der katalytischen Untereinheit der Telomerase (**hTERT**) bei malignen Phäochromozytomen. In anderen Untersuchungen wurden die klassischen histologischen Marker reevaluiert und ein sog. „pheochromocytoma of the adrenal gland scale score" (**PASS**) erstellt. Maligne Phäochromozytome zeigten hier mittels dieses Scores weniger häufiger eine vaskuläre und kapsuläre Invasion, periadrenales adipöses Fettgewebe, fokale Nekrose, hohe Zellularität, hohen Mitoseindex und Kernpleomorphismen

Klinische Symptomatik

Grundsätzlich sind die klinischen Symptome eines malignen Phäochromozytoms nicht unterschiedlich von denen eines benignen Tumors. Mit anderen Worten, die typischen Symptome wie Hochdruck, Kopfschmerzen, Schwitzen und weitere adrenerge Symptome werden beobachtet. Aufgrund der Verteilung metastatischer Läsionen können natürlich bestimmte Symptome häufiger beobachtet werden. Dies trifft beispielsweise die Knochenmetastasen wie auch Läsionen in der Leber, im ZNS oder in der Pleura (Lehnert et al. 1997).

Diagnostik

Grundsätzlich folgt die **biochemische Diagnostik** des malignen Phäochromozytoms den Richtlinien der generellen Phäochromozytomdiagnostik. Im Vordergrund steht hier also die Bestimmung der Plasmametanephrine bzw., sollten diese nicht verfügbar sein, sekundär die Bestimmung der freien Katecholamine im 24-h-Urin. Dies dient auch der Langzeitnachbeobachtung. Als weiterer Parameter in der Tumornachsorge eignet sich möglicherweise die Neuronen-spezifische Enolase; hier wurden sehr hohe Konzentrationen beim malignen Phäochromozytom beschrieben.

Von größter Bedeutung sind die bildgebenden Verfahren. Als sensitivste Verfahren gelten CT und MRT (Sensitivität 90–100 %). Der Einsatz der **^{123}I-Metaiodobenzylguanidin (MIBG)-Szintigraphie** ist von besonderer Bedeutung bei einem malignen Tumor. CT bzw. MRT und MIBG-Szintigraphie sind dabei als komplementäre Verfahren zu sehen. Primär sollte ein MRT durchgeführt werden.

Vorteile der MIBG-Szintigraphie

- Tumorgewebe kann mit einer sehr hohen Sensitivität (85–90 %) und hoher Spezifität (96–100 %) entdeckt werden
- Nachweis extraadrenaler Läsionen
- Nachweis von postoperativen Restgewebe
- Diagnostik und Therapie des malignen Phäochromozytoms

Komplementär zur MIBG kann eine **Octreotid-Szintigraphie** durchgeführt werden; insbesondere der häufige Nachweis von Somatostatin-Rezeptor Subtypen 2 und 3 beim malignen Phäochromozytom macht diese Szintigraphie sinnvoll. Die Bedeutung der Octreotid- und MIBG-Szintigraphie wurde in einigen Studien in benignen und malignen Phäochromozytomen verglichen. Wir fanden beispielsweise eine Sensitivität der MIBG-Szintigraphie von 80 % und eine Sensitivität von der Octreotid-Szintigraphie nur in 44 %; dennoch konnten durch diese Szintigraphie insgesamt sechs MIBG-negative Läsionen dargestellt werden (Kopf et al. 1997). Damit hat die Somatostatin-Rezeptor-Szintigraphie vor allem Bedeutung bei der Entdeckung MIBG-negativer Tumoren und Metastasen.

MIBG- und Octreotid-Szintigraphie sollten komplementär beim malignen Phäochromozytom eingesetzt werden.

In den vergangenen Jahren konnte gezeigt werden, dass der Fluorodeoxyglukose-PET-Scan und das Fluorodopamin-PET von größter Bedeutung bei der Diagnose des okkulten Phäochromozytoms respektive bei der Suche nach okkulten metastatischen Läsionen sind. Eine hohe Sensitivität und Spezifität für Patienten sowohl mit benignem wie auch metastasierendem Phäochromozytom wurde gezeigt (Lehnert et al. 1994).

Therapeutische Strategie

Eine erhebliche Problematik des Phäochromozytoms ist die Gefahr der malignen Entartung. Die mittlere Überlebenszeit eines Patienten liegt postoperativ bei etwa 5½ Jahren, wobei Verläufe zwischen 1 Monat und 17 Jahren mitgeteilt wurden. Schlechte Prognosekriterien sind eine rasche Progression der Tumorinfiltrate im ersten postoperativen Jahr und insbesondere Lungenmetastasen. Nach wie vor ist die Behandlung unbefriedigend, wenngleich auch im Einzelfall keine strikte Vorhersage getroffen werden kann.

Operative Therapie Die chirurgische Resektion ist die Behandlung der Wahl, wann immer sie möglich ist. Sollte eine vollständige Tumorentfernung nicht möglich sein, können „Debulking"- Operationen indiziert sein, um die Voraussetzungen für weitere radioablative oder medikamentöse Verfahren zu verbessern.

α-Blockade Die Prinzipien der Behandlung basieren zum einen auf der Blockade der unerwünschten und potenziell letalen endokrinen Aktivität des Tumors und zum anderen auf einer Reduktion des Tumorgewebes (Brauckhoff et al. 2004). Damit ist zunächst auch hier in der Langzeittherapie die Gabe von Phenoxybenzamin die Therapie der Wahl; die Dosis kann etwas niedriger gewählt werden als bei der präoperativen Behandlung des Phäochromozytoms, zumeist werden hier 4 Tagesdosen mit einer Gesamtdosis von 30–50 mg gegeben. Alternativ – insbesondere bei unbeherrschbarem Katecholaminexzess – kann die Katecholaminsekretion auch durch Gabe von α-Methylparatyrosin in Dosen bis zu 4 g/d inhibiert werden.

Radiojodtherapie Nach wie vor ist der Goldstandard der Therapie des malignen nicht resezierbaren MIBG positiven Phäochromozytoms die Applikation von ^{131}Jod-MIBG. In den hierzu durchgeführten Studien lag die Einzeldosis zwischen 3,7 und 9,8 GBq, die kumulative Dosis zwischen 3,8 und 85,9 GBq. Wegen der toxischen Effekte auf das Knochenmark sollte die kumulative Dosis zwischen 40 und 45 GBq liegen. Bei höheren Dosierungen, insbesondere bei der jetzt auch in einigen Zentren durchgeführten MIBG-Hochdosistherapie sollte ein Stammzell-Rescue durchgeführt werden. Üblicherweise liegen 6–12 Monate zwischen der Einzelapplikation. Dabei sind die wesentlichen Kriterien für die Behandlung die folgenden:

- Keine Behandlungsmöglichkeit mit anderen Maßnahmen, insbesondere nach Ausschöpfung aller operativen Möglichkeiten
- Erwartete Überlebenswahrscheinlichkeit ohne Therapie von mindestens einem Jahr
- Sehr gute Aufnahme des Tracers, sodass mindestens 20 rad/mCi appliziert werden können
- Tracer-Aufnahme möglichst aller bekannten Tumoren

Nach dem jetzigen Kenntnisstand ist bei etwa 40 % aller mit MIBG behandelten Patienten ein partieller Tumorresponse zu erwarten; ein Stillstand und eine Stabilisierung für mehrere Jahre kann in etwa der Hälfte der Fälle erwartet werden. Eine Vollremission ist bislang nicht beschrieben worden.

Bei Patienten mit MIBG-negativen Läsionen sollte eine Therapie mit radioaktiv markierten Somatostatinanaloga durchgeführt werden; erste Erfolge sind mit 86-Y-Dotatoc berichtet worden. Neben dieser Behandlung besteht auch die Möglichkeit, eine externe Strahlentherapie von Skelettmetastasen zur Stabilisierung und Prävention von pathologischen Frakturen durchzuführen.

Chemotherapie Wir sehen heute die Indikation für den Einsatz einer chemotherapeutischen Behandlung dann als gegeben an, wenn keine oder eine im Vergleich zur Gesamtheit des Tumors inadäquate Speicherung des Radiopharmakons vorliegt. Darüber hinaus sollte auch dann behandelt werden, wenn trotz nachgewiesener Speicherung die Gabe von ^{131}Jod-MIBG nicht zu einer wenigstens partiellen Remission nach Applikation von 5–6 Therapiezyklen geführt hat. Zahlreiche unterschiedliche Therapieschemata wurden mitgeteilt, die sowohl eine Monotherapie Cyclophosphamid oder Streptozotozin sowie auch die Kombination von Cyclophosphamid, Vincristin und Adriamycin umfassen. Dies waren im Wesentlichen Einzelfallstudien und ohne überzeugenden Erfolg. Vor einigen Jahren wurde eine chemotherapeutische Kombinationstherapie mitgeteilt, die über einen Beobachtungszeitraum von 6–35 Monaten bei 14 Patienten mit recht gutem Erfolg durchgeführt wurde. Das Schema besteht aus:

- Cyclophosphamid (750 mg/m² KO am Tag 1)
- Vincristin (1,4 mg/m² KO am Tag 1) und
- Dacarbazin (600 mg/m² KO am Tag 1 und 2)

Insgesamt wird dieses Schema alle 21 Tage wiederholt, Dosisanpassungen von Cyclophophamid werden in Abhängigkeit von hämatologischen Nebenwirkungen und von Vincristin in Abhängigkeit von neurologischen Nebenwirkungen vorgenommen. In der genannten Studie zeigten 2 der behandelten Patienten eine komplette, 6 eine Regression von über 50 %, 3 von über 25 %. Alle wiesen eine Verbesserung der Leistungsfähigkeit und Reduktion der Blutdruckwerte auf (Averbuch et al. 1980). Kürzlich publizierte Langzeitdaten konnten ein komplettes Ansprechen bei 11 %, partielles Ansprechen bei 44 %, minimalen Response bei 16 % und keinen Response bei 28 % nachweisen (Huang et al. 2008). Neue Substanzen umfassen Tyrosin-Kinase-Inhibitoren, Multikinase-Inhibitoren, mTOR-Inhibitoren und HSP 90 Inhibitoren, die zunächst in Studien eingesetzt werden sollten.

Schwangerschaft

Ein seltenes und sehr schwerwiegendes Problem ist das Auftreten eines Phäochromozytoms in der Schwangerschaft, das differenzialdiagnostisch nicht mit einer Eklampsie verwechselt werden darf. Insgesamt liegt die mütterliche Mortalität zwischen 45 und 50 %, hingegen zwischen 15 und 20 % in der Gruppe der Schwangeren, bei denen die korrekte Diagnose vor der Geburt gestellt wurde. Die fetale Mortalität lag bei 55 %, wobei zwar die Prognose durch korrekte Diagnosestellung für die Mutter deutlich verbessert wird, sich für den Fetus allerdings kaum auswirkt. Diese Assoziation bedeutet daher sowohl für Mutter wie für den Fetus ein außergewöhnlich hohes Risiko, sodass ein rasches Einschreiten unbedingt notwendig ist. Sofort bei Diagnosestellung sollten α-Rezeptorenblocker nach oben geschildertem Vorgehen eingesetzt werden. Der Tumor sollte während des 1. bis 2. Trimenons unmittelbar nach adäquater Vorbehandlung operativ entfernt werden. Ein spontaner Abort ist bei diesem Vorgehen sehr wahrscheinlich, muss unter Berücksichtigung des mütterlichen Risikos aber in Kauf genommen werden. Im dritten Trimenon kann die Patientin mit α-Rezeptorenblockern längerfristig behandelt werden. Sie muss so lange sorgfältig beobachtet werden, bis eine Überlebenswahrscheinlichkeit des dann Frühgeborenen besteht. Innerhalb einer Sitzung können dann eine Sectio caesarea und die Tumorentfernung erfolgen. In Notfallsituationen wie bei nicht kontrollierbarer Hypertonie oder Blutung muss eine sofortige Tumorentfernung erfolgen.

Nachsorge und Prognose

Hinsichtlich der Langzeitprognose kann man davon ausgehen, dass die 5-Jahres-Überlebensrate bei einem benignen Phäochromozytom ungefähr bei 95 % und bei einem malignen Phäochromozytom etwa bei 45 % liegt. Entscheidend dafür sind die Klassifikation des Phäochromozytoms und das postoperative Blutdruckverhalten. Der Blutdruck normalisiert sich in etwa 70 % der Fälle, wobei die Patienten mit einer präoperativ nur intermittierenden Hypertonie hier eine offensichtlich bessere Prognose aufweisen. Eine systematische Nachsorge ist von größter Bedeutung; dies gilt vor allem wegen der Rezidivgefahr des sporadischen Phäochromozytoms, des familiär gehäuften Auftreten dieses Tumors und weiterhin erhöhter Blutdruckwerte. Diese Nachsorgeuntersuchungen müssen daher regelmäßig durchgeführt werden, postoperativ in einem Abstand von 3–6 Monaten und dann zumindest einmal jährlich. Basisprogramm sind hierbei Blutdruckkontrolle, Plasmametanephrine und Abdomensonographie.

4.4.4 Primärer Hyperaldosteronismus

H. Dralle, O. Gimm, A. Machens

Das Syndrom des primären Hyperaldosteronismus (PHA) wurde erstmals von Conn 1955 beschrieben. Aufgrund neuerer Untersuchungen ist davon auszugehen, dass bei 5–10 % der Patienten mit vermuteter essenzieller Hypertonie ein potenziell kurativ behandelbarer PHA vorliegt. Die Ursache der in den letzten Jahren zunehmenden Inzidenz des PHA liegt in der verbesserten biochemischen Diagnostik, vor allem aber in der Erkenntnis, dass sehr häufig keine Hypokaliämie, sondern Normokaliämie besteht. Auch eine normale Aldosteronkonzentration schließt einen PHA nicht aus (Gordon et al. 2001; Born-Frontsberg et al. 2009). Hypertensive Patienten mit Normokaliämie sollten daher einer gezielten PHA-Diagnostik unterzogen werden. Rund 70–90 % der Patienten können durch eine Entfernung des zugrundeliegenden Adenoms vom Hypertonus geheilt werden. Da neben der Adenomerkrankung (ca. 50 %) auch mikro- und makronoduläre Formen des primären Aldosteronismus vorkommen können, die in der Regel beidseitig bestehen und hinsichtlich des Hypertonus durch eine Operation meist nicht geheilt werden, kommt der präoperativen Differenzierung der jeweils vorliegenden Form des Aldosteronismus entscheidende Bedeutung in der Therapieplanung einer konservativen bzw. operativen Behandlung zu. Das Conn-Adenom ist heute eine der Hauptindikationen bei Nebennierenerkrankungen für ein minimal-invasives Vorgehen.

Ätiologie

Häufigste Ursache des Conn-Syndroms ist ein unilaterales aldosteronproduzierendes Nebennierenrindenadenom (insgesamt ca. 50–70 %), extrem selten ein aldosteronproduzierendes Nebennierenrindenkarzinom (Ludvik et al. 1993). In ca. 20–40 % der Fälle liegt dem primären Aldos-

Tab. 4.12 Klinische Formen des primären Hyperaldosteronismus. (Modifiziert nach Einteilung der Deutschen Gesellschaft für Endokrinologie; Lehnert et al. 2003)

	Häufigkeit (%)
Unilaterales Adenom (Angiotensin-II-unabhängig bzw. -abhängig)	50–70
Bilaterale mikronoduläre Nebennierenrindenhyperplasie (sog. idiopathischer PHA, IHA)	20–40
Uni- oder bilaterale primäre makronoduläre Hyperplasie (PMH)	5
Glukokortikoid (Dexamethason)-supprimierbarer PHA (GSH)	5
Aldosteronproduzierendes Karzinom	<5

teronismus eine mikronoduläre Hyperplasie der Zona glomerulosa (sog. idiopathischer primärer Aldosteronismus, IHA, ca. 20–40 %), eine primäre makronoduläre Hyperplasie (PMH, 1–5 %), oder ein Glukokortikoid-supprimierbarer Hyperaldosteronismus (GSH, 1–5 %) zugrunde (Tab. 4.12; Oelkers et al. 1993; Abb. 4.55).

Klinische Symptomatik

Die führenden, aber nicht immer gleichzeitig vorhandenen Symptome des primären Hyperaldosteronismus – **Hypertension** und **Hypokaliämie** – sind Folge einer erhöhten adrenalen Sekretion von Aldosteron und konsekutiver Suppression der Plasmareninaktivität (PRA). Beim sekundären Aldosteronismus sind sowohl Aldosteron als auch PRA erhöht. Die anderen charakteristischen Symptome des primären Aldosteronismus (muskuläre Schwäche und Krämpfe, intermittierende Lähmungen, Kopfschmerzen, Polydipsie, Polyurie, Nykturie) sind überwiegend Folge der Hypokaliämie. Am häufigsten sind Frauen zwischen dem 30. und 50. Lebensjahr betroffen. Selten können Aldosteronome auch im Rahmen einer MEN-1-Erkrankung vorkommen (Beckers et al. 1992).

Diagnostik

Der PHA stellt ein Syndrom dar, unter dem sich verschiedene pathophysiologisch zu differenzierende Entitäten verbergen. Der internistisch-endokrinologische Part der Diagnostik besteht daher zunächst im biochemischen Nachweis der Erkrankung und anschließend in der Differenzierung der verschiedenen Subtypen des PHA. Zur Therapieentscheidung über eine medikamentöse oder operative Behandlung ist im zweiten Schritt eine eingriffsorientierte Diagnostik erforderlich, die zum Ziel hat, unilaterale von bilateralen Erkrankungen zu differenzieren.

Der unilaterale PHA (Adenom) stellt die Hauptindikation zur operativen Behandlung dar, beim bilateralen PHA (Hyperplasie) wird in der Regel eine medikamentöse Therapie durchgeführt (mögliche Ausnahme: asymmetrische bilaterale Hyperplasie).

Indikationen zur Diagnostik Da die meisten Patienten mit Antihypertensiva behandelt werden, die selbst eine Hypokaliämie verursachen können bzw. die Renin-Aldosteron-Regulation beeinflussen, sollten diese Medikamente (Diuretika, Spironolacton, ACE-Hemmer) vor Einleitung weiterer diagnostischer Maßnahmen zunächst abgesetzt werden (Spirinolacton 6 Wochen, die anderen Diuretika 2 Wochen (Mulatero et al. 2008). Bei Plasmakaliumwerten unter 3,6 mmol/l ist in jedem Fall eine Aldosteronismusdiagnostik angezeigt, bei klinischem Verdacht oder zum Ausschluss bzw. Nachweis eines Conn-Syndroms bei schwerer Hypertonie auch bei weniger oder nicht erniedrigtem Serumkalium (Funder et al. 2008).

Biochemische Diagnostik In den letzten Jahren hat sich zum Nachweis eines PHA als sensitivster biochemischer Test hypertensiver Patienten die Bestimmung des **Aldosteron/Plasmareninaktivitäts-Quotienten** herausgestellt. Hiermit können vor allem Frühformen des PHA, bei denen Serumaldosteron und Serumkalium (noch) nicht erhöht sind, erkannt werden (Gordon et al. 2001). Die Erhöhung des Blutdruckes ist immer das erste klinische Zeichen eines PHA, da eine zusätzlich zur normalen Aldosteronsekretion erfolgende Aldosteronsekretion über eine Salzretention und Volumenexpansion als erstes zur Blutdruckerhöhung führt. In dieser frühen Phase des PHA befinden sich Aldosteron und Plasmareninaktivität (PRA) noch innerhalb ihrer Normbereiche, der Quotient zwischen beiden ist allerdings bereits verändert. Erst wenn das supprimierte Renin nicht weiter supprimiert werden kann, steigt der Aldosteronspiegel an. Das Auftreten einer Hypokaliämie erfolgt relativ spät und hängt außerdem von zahlreichen Einflussfaktoren ab (ernährungsbedürftige Kalium- und Natriumaufnahme, Funktion der distalen Tubuli und andere). Die Diagnose eines PHA durch Bestimmung des Aldosteron/PRA-Quotienten wird durch den Fludrokortison-Suppressionstest bestätigt (Gorden et al. 2001).

Differenzialdiagnostik zwischen unilateralem und bilateralem PHA Die anschließend erforderliche Differenzialdiagnostik hat das Ziel, diejenigen Patienten von einer

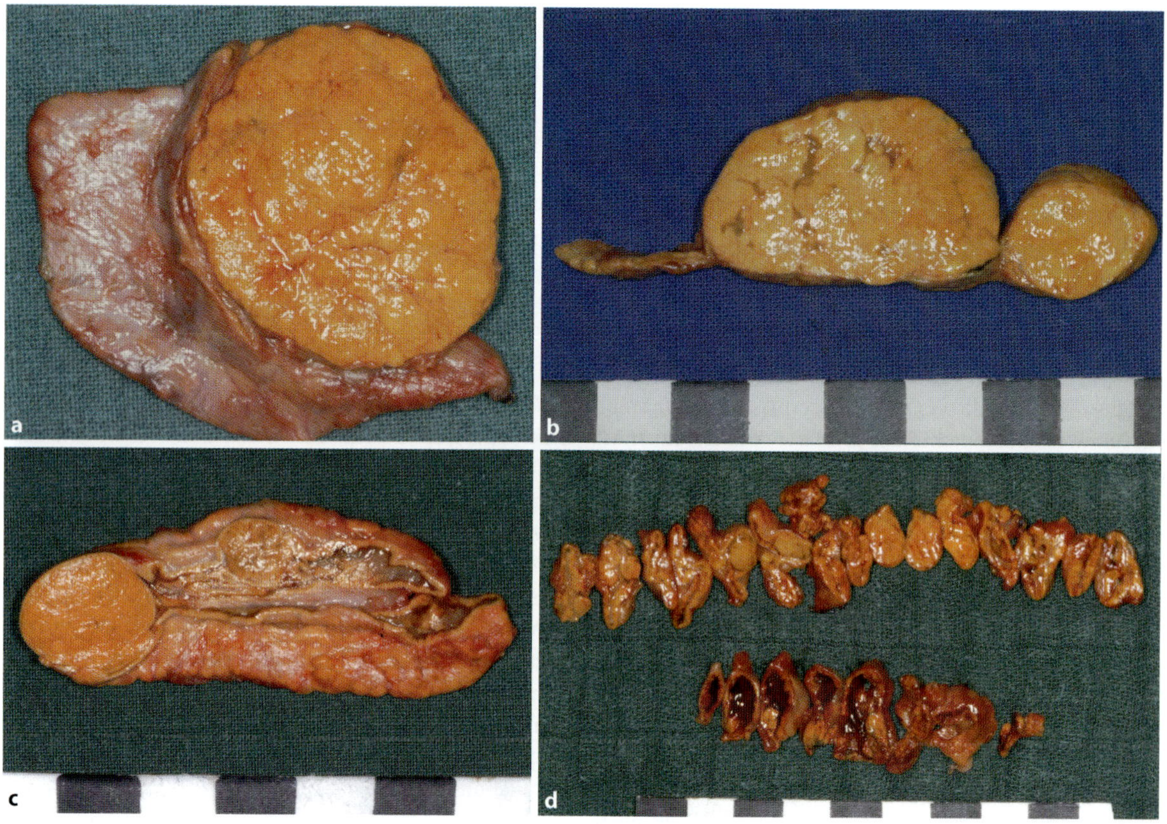

Abb. 4.55a–d Formen des primären Hyperaldosteronismus. a Typisches unilaterales Conn-Adenom. b Binodulär-unilateraler PHA. c Multinodulär-unilateraler PHA. d Bilateral symmetrische Hyperplasie

Operationsempfehlung auszuschließen, die voraussichtlich von einer Operation hinsichtlich der Beseitigung des Hypertonus nicht profitieren. Dazu dienen der Orthostasetest und die Lateralisation des PHA durch selektiven Stufenkatheter.

Orthostasetest Bei diesem Test werden nach Bettruhe ab Mitternacht am folgenden Morgen um 08.00 Uhr Serumaldosteron, PRA und (fakultativ) 18-Hydroxykortikosteron (18-OH-B) bestimmt. Anschließend soll der Patient 3 h herumlaufen, um 11.00 Uhr erfolgt im Sitzen eine erneute Blutabnahme. Die Treffsicherheit dieses Tests liegt bei ca. 85 % (Young et al. 1990). Im Gegensatz zu Gesunden, aber auch zu Patienten mit bilateraler Hyperplasie oder Angiotensin (A)-II-abhängigem PHA, bei denen Serumaldosteron, PRA und 18-OH-B nach Orthostase um ca. 50–200 % ansteigen, steigt beim klassischen A-II-unabhängigen PHA PRA nur minimal an, Serumaldosteron und 18-OH-B fallen ab oder ändern sich nicht. Da sich A-II-abhängige Conn-Adenome, die ebenso wie klassische A-II-unabhängige Conn-Adenome durch eine Operation gut behandelbar sind, im Orthostasetest wie bilaterale Hyperplasien verhalten, profitieren vor allem diese Patienten von einer weiterführenden Lokalisationsdiagnostik. Der Anteil A-II-abhängiger Formen des Conn-Adenoms wird heute mit ca. 50 % angegeben (Gordon et al. 2001).

Lokalisationsdiagnostik Trotz der gestiegenen Sensitivität der Computersonographie neuerer Generation (80–90 %), die Tumoren bis zu 1 cm Größe erkennt (Doppman et al. 1992; Young et al. 1990, Funder et al. 2008), können mit Hilfe der Schnittbildverfahren mikronoduläre Formen des PHA, unilateral oder bilateral, nicht immer sicher detektiert werden. Der CT entgehen damit die kleinen Conn-Adenome, deren Anteil im Operationsgut heute bis zu 50 % der Conn-Adenome beträgt (Gordon et al. 2001). Darüber hinaus hat die CT den Nachteil, dass hormoninaktive kontralaterale Nebennierenrindentumoren als Conn-Adenome missinterpretiert werden und damit u. U. die nicht Aldosteron-überproduzierende Nebenniere entfernt wird, oder bei bildgebend bilateralem Befund von einer Operation Abstand genommen wird. Daher sollte generell zusätzlich zur CT eine funktionelle Seitendifferenzierung durch **selektive Stufenkatheterisierung** durchgeführt werden. Die Erfolgsrate korrekter Nebennierenvenen(NNV)kanülierungen liegt in erfahrenen Zentren bei 90 % (Gordon et al. 2001, Funder et al. 2008; Mulatero et al. 2008). Eine erfolgreiche Kanülierung der NNV ist gegeben, wenn der Kortisolgradient NNV-peripher 3,0 beträgt. Durch Substanzverdünnungen infolge von Beimischungen nichtadrenalen venösen Blutes wird der Aldosteron/Kortisol-Quotient (ACQ) für jede Probe berechnet.

Der Befund einer positiven Lateralisation ist gegeben, wenn der ACQ einer Seite signifikant höher ist als peripher und an der anderen Nebennierenseite.

Operative Therapie

Präoperative medikamentöse Vorbehandlung

Bei schwerer Hypokaliämie ist präoperativ eine u. U. mehrwöchige Vorbehandlung mit dem Aldosteronrezeptorantagonisten **Spironolacton** (200–400 mg/Tag) erforderlich. Dies korrigiert die Hypokaliämie und reaktiviert das Renin-Angiotensin-System. Manchmal ist die zusätzliche Gabe von Kalium und weiteren Antihypertensiva angezeigt (Funder et al. 2008). Bei intolerablen Nebenwirkungen von Spironolacton kann mit Trilostan, einem Steroidbiosynthesehemmer, therapiert werden (Stimpel et al. 1986; Stimpel 1992).

Patientenaufklärung

Da heute das Standardverfahren beim Conn-Syndrom die laparoskopische oder, im eigenen Vorgehen bevorzugt, retroperitoneoskopische Adrenalektomie ist, steht die Aufklärung über diese technischen Verfahren einschließlich der möglichen Gründe und Komplikationen für eine erforderliche Konversion zum offenen Vorgehen im Vordergrund der Patienteninformation. Die eingriffsbedingte Morbidität laparoskopischer bzw. retroperitoneoskopischer Adrenalektomien beim Conn-Syndrom ist gering (z. B. <1 % Porthernien, Null- bzw. Nahe-Null-Mortalität, n=179, Gordon et al. 2001). Seltene gravierende Komplikationen sind insbesondere links wie bei der offenen Adrenalektomie Milzblutungen mit potenziellem Milzverlust und postoperative Pankreatitis mit entsprechenden Krankheitsfolgen (Fistel, Pseudozyste). Da trotz exakter präoperativer Diagnostik bei einem Teil der Patienten eine persistierende postoperative behandlungspflichtige Hypertension resultiert (10–30 %; Wheeler u. Harris 2003), ist über diesen Umstand aufzuklären. Die wesentlichen Risikofaktoren für die Persistenz des Hypertonus nach Adrenalektomie sind Geschlecht (Männer), BMI $\leq$25 kg/m^2, Dauer des Hypertonus $\geq$6 Jahre und $\geq$2 antihypertensive Medikamente, (Dunn u. Fardon 1993; Favia et al. 1992; Grant et al. 1984; Ito et al. 1990; Lo et al. 1996; Obara et al. 1997).

Verfahrenswahl

Aufgrund der Häufigkeit nodulärer Hyperplasien (Hennings et al. 2010) wird beim PHA mit eindeutig unilateraler Seitenlokalisation im venösen Stufenkatheter immer eine unilateral totale Adrenalektomie empfohlen. Die Durchführung einer subtotalen Adrenalektomie ist aus Gründen eines adrenokortikalen Funktionserhaltes lediglich dann gegeben, wenn bei asymmetrischer bilateraler Hyperplasie oder bei unilateralem PHA und gleichzeitig vorhandenem kontralateralem hormoninaktiven NNR-Tumor eine kombiniert unilateral-totale (Hauptbefund), kontralateral-subtotale Adrenalektomie vorgenommen wird. Bei Unklarheit bzw. nicht eindeutigem Aldosterongradienten der kontralateralen Nebenniere empfiehlt sich ggf. ein zweizeitiges Vorgehen mit Abwarten des Verlaufes (Symptomatik, Nebenwirkungen der ggf. weiterhin erforderlichen medikamentösen Therapie) nach primär totaler Adrenalektomie der Hauptbefundseite (Abb. 4.56). Adrenalektomien beim PHA sind eine bevorzugte Indikation zum laparoskopischen bzw. retroperitoneoskopischen Vorgehen. Nur im seltenen Fall bei großen Tumoren mit Maligomverdacht ist die Indikation zur offenen Tumoradrenalektomie gegeben.

Verlaufskontrolle und Nachsorge

Aus chirurgischer Sicht wird die kurz- und langfristige Prognose des Hypertonus und der Korrektur des gestörten Aldosteronmetabolismus ganz wesentlich von der morphologisch funktionellen Form des PHA bestimmt. Während beim unifokalen bzw. unilateralen PHA mit einer schnellen (innerhalb der ersten postoperativen Woche) und dauerhaften Normalisierung des Blutdrucks in über 70 % gerechnet werden kann, nimmt die Normalisierung des Blutdrucks bei Patienten mit bilateraler Erkrankung meist längere Zeit in Anspruch, u. U. bis zu einem Jahr (Dunn u. Farndon 1993; Favia et al. 1992; Grant et al. 1984; Groth et al. 1985; Ito et al. 1990; Lo et al. 1996) und die Rate persistierender Hypertonien ist wesentlich höher (40–80 %). Art und Intensität der Verlaufskontrollen richten sich daher vor allem nach der aus diesen Befunden resultierenden individuellen Prognosebeurteilung, die Nachbehandlung nach den Ergebnissen der Verlaufskontrolle.

4.4.5 Adrenales Cushing-Syndrom

Diagnostik

B. Allolio

Das adrenale Cushing-Syndrom ist selten und entsteht meist als Manifestation eines benignen adrenalen Adenoms oder eines Nebennierenrindenkarzinoms. Weitere Ursachen sind die mikronoduläre und die makronoduläre bilaterale Hyperplasie. Klinisch im Vordergrund stehen die typischen Symptome des Cushing-Syndroms mit stammbetonter Adipositas,

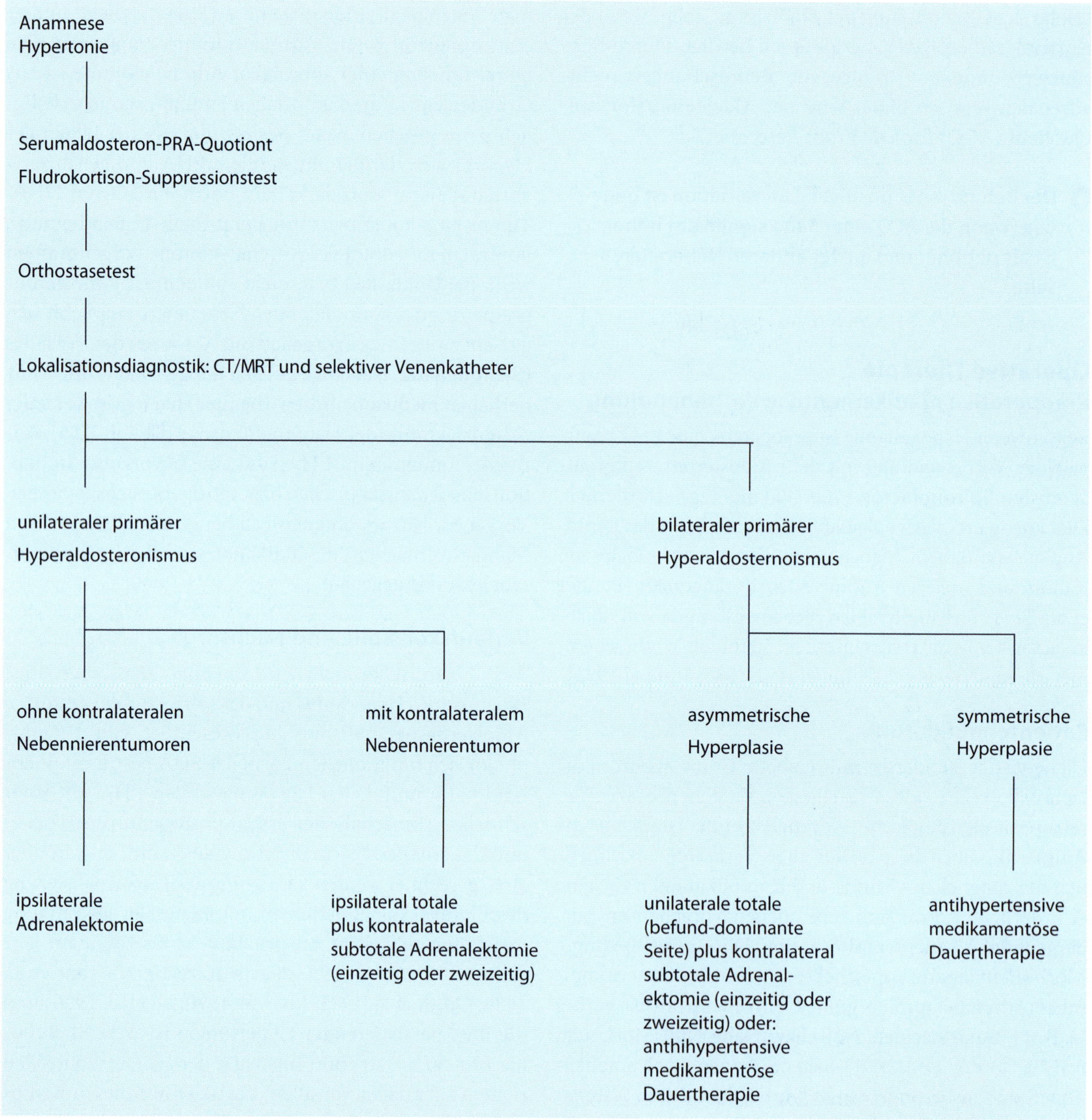

Abb. 4.56 Therapiealgorithmus beim primäreren Hyperaldosteronismus

charakteristischen Hautveränderungen, Myopathie, arterieller Hypertonie und Zyklusstörungen. Ist das Cushing-Syndrom biochemisch nachgewiesen, so gelingt der Beweis des adrenalen Ursprungs durch den Nachweis, dass das Plasma-ACTH supprimiert ist und nicht durch CRH stimuliert werden kann. Die Bildgebung erlaubt die Differenzierung zwischen einseitiger und bilateraler Erkrankung. Bei einseitigem Adenom oder Karzinom besteht die Therapie in der unilateralen Adrenalektomie. Die primären adrenalen Hyperplasien erfordern die bilaterale Adrenalektomie mit lebenslanger konsekutiver Substitutionsbehandlung mit Glukokortikoiden und Mineralokortikoiden.

Epidemiologie und Klassifikation

Das endogene Cushing-Syndrom ist mit einer Inzidenz von 1:100.000 bis 1:500.000 selten. In den meisten Fällen liegt ein ACTH-abhängiges Cushing-Syndrom vor (85 % der Fälle), das wiederum am häufigsten durch ein ACTH-sezernierendes Hypophysenadenom ausgelöst wird (Morbus Cushing), während das ektope ACTH-Syndrom seltener ist. Das adrenale Cushing-Syndrom ist ACTH-unabhängig und stellt 15 % der Fälle (Boscaro et al. 2001). Benigne und maligne Nebennierentumoren als Ursache des adrenalen Cushing-Syndroms sind etwa gleich häufig. Seltene Formen des adrenalen ACTH-unabhängigen Cushing-Syndroms sind die bilaterale mikronoduläre und die bilaterale makronoduläre Hyperplasie der Nebennieren.

Klassifikation des adrenalen Cushing-Syndroms
- Nebennierenrindenadenom
- Nebennierenrindenkarzinom
- Bilaterale mikronoduläre Hyperplasie (selten)
- Bilaterale makronoduläre Hyperplasie (selten)

Nebennierentumoren können in jedem Lebensalter auftreten. Die Altersverteilung ist bimodal mit einem 1. Gipfel im Kindesalter. In diesem Falle liegt meist eine maligne Nebennierenraumforderung vor. Ein 2. Gipfel findet sich in der 5. und 6. Lebensdekade. Frauen sind etwas häufiger betroffen.

Vom adrenalen Cushing-Syndrom abzugrenzen ist der **subklinische Hyperkortisolismus** (Chiodini 2011). Hierunter versteht man biochemische Abweichungen (pathologischer Dexa-Test, gestörte Tagesrhythmik) wie bei einem Glukokortikoidexzess auf dem Boden eines Nebennierenadenoms ohne die typische klinische Symptomatik des Cushing-Syndroms. Aufgrund epidemiologischer Schätzungen ist die Prävalenz des subklinischen Hyperkortisolismus 5- bis 10-mal höher als die des Vollbilds des adrenalen Cushing-Syndroms (Reincke et al. 1992). Der subklinische Hyperkortisolismus schreitet nur selten zum manifesten Cushing-Syndrom fort. Es ist ungeklärt, ob die Patienten von einer operativen Therapie profitieren (Chiodini 2011).

Klinische Symptomatik und Differenzialdiagnose

Am Anfang des diagnostischen Prozesses steht der begründete klinische Verdacht (Nieman et al 2008).

> **Die wichtigste Differenzialdiagnose ist das metabolische Syndrom mit der klinischen Kombination von diffuser Adipositas, arterieller Hypertonie und Diabetes mellitus Typ 2. Patienten mit einem Cushing-Syndrom haben zwar häufig ebenfalls diese Symptomtrias und berichten über eine Gewichtszunahme, sind jedoch selten extrem übergewichtig und zeigen regelhaft auch katabole Symptome (Myopathie, Hautatrophie, osteoporotische Frakturen).**

Um von einem klinischen Vorverdacht zu einem begründeten Verdacht zu gelangen, der das Einleiten der spezifischen Diagnostik rechtfertigt, muss nach charakteristischeren Symptomen gefahndet werden (▣ Tab. 4.13). Von zentraler Bedeutung ist dabei die Beurteilung der Haut des Patienten. Beim Cushing-Syndrom ist die Haut atrophisch und dünn, oft mit rötlichem Farbton (Rubeosis). Die erhöhte Fragilität führt zu Ekchymosen und breiten (>1 cm), lividen Striae (▣ Abb. 4.57). Hautinfektionen, insbesondere Candidainfektionen in Umschlagsfalten, sind häufig. Der Androgenexzess begünstigt die Entwicklung von Akne und Hirsutismus.

Weitere typische Hinweise sind die auffällige Fettgewebeumverteilung mit stammbetonter Adipositas, Büffelnacken und Facies lunata bei auffallend schlanken Extremitäten. Die Symptome der Myopathie müssen grundsätzlich erfragt werden. Die Muskelschwäche betrifft besonders die proximale Muskulatur der unteren Extremität. Die Patienten berichten über Muskelermüdung beim Treppensteigen und können sich häufig nicht ohne Hilfe aus der Hocke aufrichten. Weitere richtungsweisende Symptome sind psychische Auffälligkeiten, Zyklusstörungen bei Frauen und Potenzprobleme.

Im Gegensatz dazu haben Patienten mit **metabolischem Syndrom** in aller Regel eine kräftige Haut und eine überdurchschnittlich kräftige Muskulatur. Nicht selten besteht beim Cushing-Syndrom zum Zeitpunkt der Diagnosestellung bereits eine manifeste Osteoporose mit Spontanfrakturen der Rippen und Kompressionsfrakturen einzelner Wirbelkörper, sodass die Patienten über Rückenschmerzen klagen. In seltenen Fällen steht die Osteoporose klinisch ganz im Vordergrund. Kardiovaskuläre Komplikationen sind bei Patienten mit Cushing-Syndrom häufig. Die arterielle Hypertonie in Verbindung mit einer sich offenbar rascher entwickelnden Arteriosklerose begünstigt das Auftreten makrovaskulärer Komplikationen (Etxabe u. Vazquez 1994).

Bei Patienten mit **mikronodulärer bilateraler Hyperplasie** der Nebenniere kann die Familienanamnese positiv sein. Inaktivierende Keimbahnmutationen des PRKAR1 A-Gens oder des Phosphdiesterase-(PDE)-11 A-Gens mit konsekutiver Aktivierung des cAMP-Signalweges können in vielen Fällen nachgewiesen werden (Almeida u. Stratakis 2010). Außerdem ist diese Erkrankung nicht selten kombiniert mit anderen Tumoren wie wachstumshormonproduzierenden Hypophysenadenomen, Hodentumoren und Vorhofmyxomen (Carney-Komplex; Carney 1995). Charakteristisch sind auch periorale Lentigines („Sommersprossen"). Die Erkrankung manifestiert sich überwiegend im Kindesalter oder bei jungen Erwachsenen bei langsamer Progredienz.

Endokrine Funktionsdiagnostik

Ein Flussdiagramm zur endokrinen Funktionsdiagnostik beim adrenalen Cushing-Syndrom ist in ▣ Abb. 4.58 dargestellt. Die Diagnosesicherung erfolgt in erster Linie mit dem Dexamethasonhemmtest und der Messung des freien Kortisols im 24-h-Urin, ggf. ergänzt durch die Analyse des

4

Tab. 4.13 Klinik des Cushing-Syndroms

Symptome	Häufigkeit (%)
Symptome, die einzeln keinen begründeten Verdacht auf das Vorliegen eines Cushing-Syndroms darstellen	
Adipositas	90
Diabetes mellitus	40–90
Hirsutismus	60–80
Hypertonie	75–85
Symptome, die zusammen mit a) zur begründeten Verdachtsdiagnose „Cushing-Syndrom" führen	
Hautveränderungen (Hautatrophie)	100
Rubeosis, Plethora, Ekchymosen, livide Striae, Akne, (Hautinfektionen), stammbetonte Fettgewebsverteilung	80–100
Myopathie	30–90
Zyklusstörungen, Impotenz	55–80
Osteoporose	40–50
Psychische Auffälligkeiten	30–85
Hypokaliämie	10

Kortisoltagesprofils (▶ Abschn. 4.4.1). Ist die Diagnose des Cushing-Syndroms sicher, so erfolgt der Nachweis, dass ein ACTH-unabhängiges Cushing-Syndrom vorliegt. Dies geschieht am besten mit dem **CRH-Test**, da im Rahmen dieser Diagnostik mehrere ACTH-Messungen auch unter Stimulation der Hypophyse gewonnen werden. Beim Vollbild des adrenalen Cushing-Syndroms ist das Plasma-ACTH vollständig supprimiert und steigt auch unter Stimulation mit CRH nicht an. Entsprechend findet sich auch kein Anstieg des Serumkortisols nach Stimulation mit CRH. Beim subklinischen Hyperkortisolismus mit einer autonomen Kortisolproduktion, die an der Grenze des Tagesbedarfs des Patienten liegt, findet sich häufig ein basal niedriges Plasma-ACTH, das nach Verabreichung von CRH einen subnormalen Anstieg aufweist.

Die Suppression der ACTH-Antwort nach CRH-Stimulation ist ein Maß für die Suppression des paraadenomatösen und des kontralateralen Nebennierenrindengewebes: Bei vollständiger Suppression der ACTH-Sekretion im CRH-Test muss von einer Atrophie des gesunden Nebennierengewebes ausgegangen werden. Dann ist postoperativ eine anhaltende Nebennierenrindeninsuffizienz zu erwarten.

Eine weitergehende endokrine Funktionsdiagnostik ist in der Regel nicht notwendig. Erfahrungsgemäß besteht aber eine diagnostische Unsicherheit bei der bilateralen ACTH-unabhängigen Hyperplasie. Wiederholte ACTH-Messungen können erforderlich werden, um definitiv die ACTH-Unabhängigkeit zu etablieren. Charakteristischerweise reagiert die Kortisolsekretion bei mikronodulärer Hyperplasie nicht auf exogenes ACTH. Ein fehlender Kortisolanstieg im **ACTH-Kurztest** (250 µg $ACTH_{1-24}$ i.v.) kann daher als weiterer Hinweis auf eine mikronoduläre Hyperplasie gewertet werden. Im Gegensatz dazu findet sich bei der makronodulären Hyperplasie in der überwiegenden Zahl der Fälle eine kräftige Antwort des Kortisols auf das exogene ACTH (Findlay et al. 1993; Strohm et al. 1994). In seltenen Fällen ist die Kortisolsekretion nahrungsabhängig durch die adrenale Expression von Rezeptoren für das gastrische inhibitorische Polypeptid (GIP), aber auch andere ektope Rezeptoren sind sowohl bei der bilateralen Hyperplasie als auch bei einseitigen Adenomen nachgewiesen worden: β-Rezeptoren, Rezeptoren für Vasopressin, luteotropes Hormon und Serotonin (Lacroix et al. 2004).

Bei mikronodulärer bilateraler Hyperplasie kann in Ausnahmefällen eine bilaterale **Nebennierenvenenkatheterisierung** sinnvoll sein. Mit dieser Technik lässt sich nachweisen, dass beide Nebennieren am Glukokortikoidexzess beteiligt sind. Darüber hinaus liegt manchmal eine Asymmetrie der Kortisolproduktion vor, sodass im Einzelfall eine langfristige Remission des Cushing-Syndroms durch unilaterale Adrenalektomie der dominierend betroffenen Nebenniere erreicht werden kann. Bildgebende Diagnostik

Beim adrenalen Cushing-Syndrom auf dem Boden eines benignen Nebennierenrindenadenoms oder eines Neben-

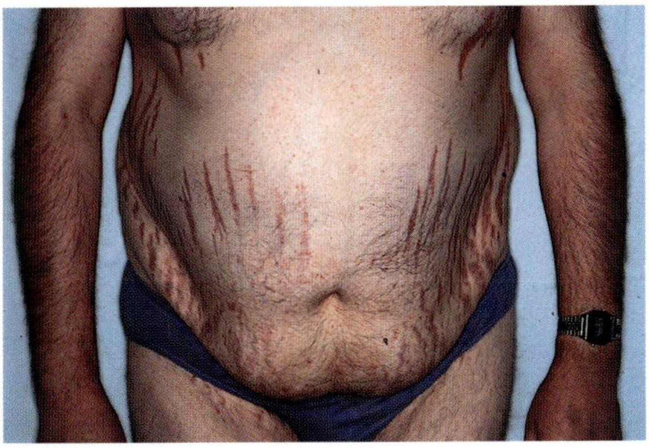

Abb. 4.57 Breite (>1 cm) livide Striae bei einem Patienten mit Cushing-Syndrom

nierenrindenkarzinoms gelingt der Nachweis der Raumforderung fast immer mit allen bildgebenden Verfahren.

Adenome erscheinen in der Sonographie als echoarme glatt begrenzte Raumforderungen, die sich insbesondere auf der rechten Seite durch das Leberschallfenster kranio medial von der Niere sehr gut darstellen lassen. Karzinome haben meist einen Durchmesser von über 6 cm mit variabler, meist echokomplexer Struktur.

Die Bildgebungsmethode der Wahl ist die **Computertomographie**. Durch die hohe Auflösung (z. B. Spiral-CT) leistet sie einen wesentlichen Beitrag zur Differenzialdiagnose des adrenalen Cushing-Syndroms. Adenome und Karzinome lassen sich ausnahmslos darstellen und häufig durch Größe, Morphologie und Hounsfield-Einheiten (HU) als benigne bzw. maligne charakterisieren (Fassnacht et al. 2004). Raumforderungen, die ohne Kontrastmittel <10 HU aufweisen, sind benigne. Im Gegensatz zu Malignomen zeigen Adenome einen raschen Wash-out 10–15 min nach Gabe von Kontrastmittel. Darüber hinaus können mit dieser Methode bereits Hinweise auf die Atrophie der kontralateralen Nebenniere gewonnen werden. Bei der mikronodulären Hyperplasie sind die Nebennieren nicht oder nur wenig beidseits vergrößert. Im Gegensatz dazu zeigt die bilaterale makronoduläre Hyperplasie eine beidseitige z. T. groteske Vergrößerung beider Nebennieren mit multiplen Knoten, die zu einem charakteristischen Bild führen (Abb. 4.59).

Die **Kernspintomographie** ist in der Regel ebenfalls geeignet, adrenale Raumforderungen sehr gut darzustellen und zu charakterisieren. Maligne Raumforderungen zeigen typischerweise eine hohe Intensität im T2-gewichteten Bild im Vergleich zur Leber, nach Kontrastmittel kommt es zu einem starken Enhancement und zu einem langsamen Auswaschen des Kontrastmittels. Benigne Tumoren mit hohem Fettgehalt zeigen typischerweise einen Verlust der Signalintensität im Vergleich zur Leber in

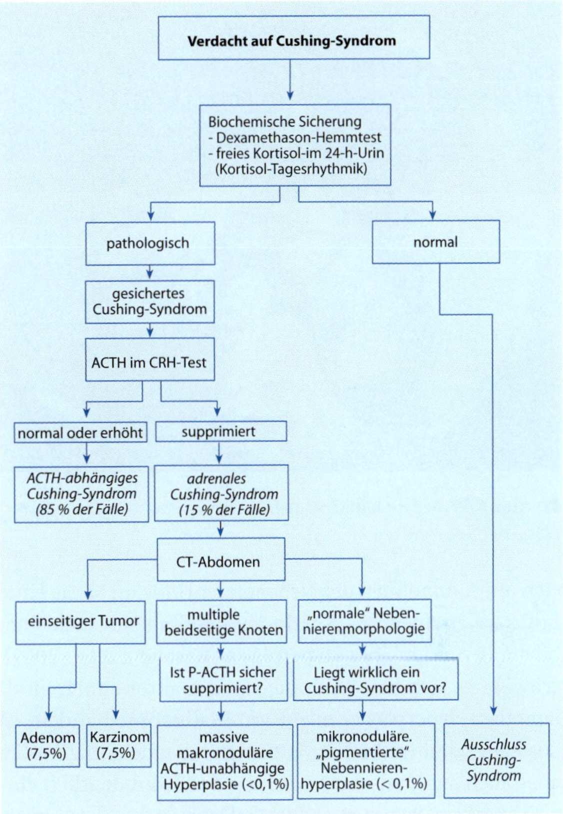

Abb. 4.58 Stufendiagnostik beim adrenalen Cushing-Syndrom

der „Chemical-shift"-Charakterisierung (Fassnacht et al. 2004).

Operative Therapie

C.P. Kaudel, T.J. Musholt

Das adrenerge Cushing-Syndrom unterteilt sich in ACTH-abhängige und unabhängige Formen. Letztere sind durch Adenome, Karzinome und die selten auftretenden bilateralen nodulären Hyperplasien der Nebennierenrinde bedingt. Folge dieser autonomen Kortisolsynthese ist ein subklinisches oder manifestes Cushing-Syndrom mit einer relevanten Einschränkung des Langzeitüberlebens und der Lebensqualität. Die chirurgische Therapie stellt bei diesen Erkrankungen die Therapie der Wahl dar, auch wenn im Anschluss häufig eine lebenslange medikamentöse Substitutionstherapie mit Gluko- und Mineralokortikoiden notwendig ist.

Operationsindikation

Das Cushing-Syndrom unterteilt sich in ACTH-abhängige und unabhängige Formen. ACTH-abhängige Formen sind durch Hypophysenadenome und seltener durch ektope ACTH-synthetisierende neuroendokrine Tumoren bedingt. Bei den ACTH-unabhängigen Tumoren handelt es

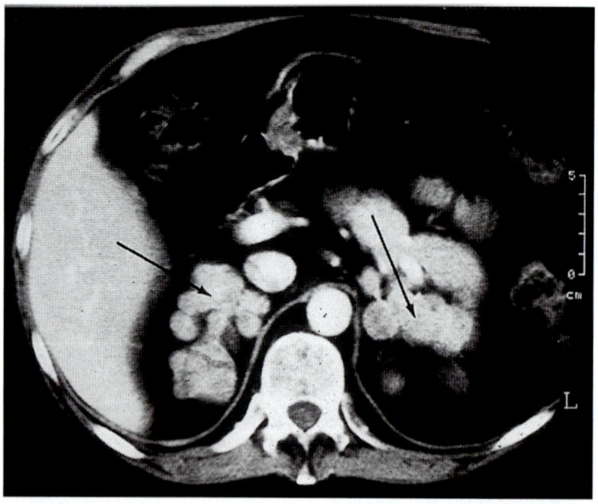

Abb. 4.59 ACTH-unabhängige bilaterale makronoduläre Hyperplasie der Nebennieren

sich um Autonomien der Nebennierenrinde im Sinne eines unilateralen Adenoms, Karzinoms oder seltener auch einer bilateralen nodulären Hyperplasie (Bertagna et al. 2009). Obwohl es sich bei Adenomen und makronodulären bilateralen Hyperplasien nicht um Malignome handelt, ist das Langzeitüberleben der Patienten mit einem manifesten aber auch subklinischem Cushing-Syndrom deutlich eingeschränkt (Clayton et al. 2011). Dabei stehen kardiovaskuläre und psychische Komplikationen im Vordergrund der Erkrankung, welche nicht selten auch Todesursachen darstellen (Bertagna et al. 2009).

Da nach erfolgreicher Resektion eines Adenoms die Prognose signifikant verbessert werden kann, stellt die chirurgische Resektion die Therapie der Wahl dar.

Erfahrungen bezüglich einer alternativ möglichen medikamentösen Therapie mit z. B. Ketoconalzol, Mitotan oder Mifepriston liegen nur sehr begrenzt vor (Feelders et al. 2010). Dies gilt auch für lokal ablative Verfahren wie die Radiofrequenzablation, welche auf Tumoren mit einem Durchmesser von weniger als 5 cm beschränkt ist (Mendiratta-Lala et al. 2011). Beide alternativen Therapieoptionen sind bei malignitätsverdächtigen Tumoren nicht indiziert und nahezu ausschließlich auf Fälle beschränkt, bei denen eine operative Therapie nicht möglich ist.

Inzidentalom Inzidentalome der Nebennieren werden heute meist im Rahmen bildgebender Untersuchungen des Abdomens, welche aus anderen Gründen durchgeführt werden, diagnostiziert. Inzidentalome werden gehäuft bei Patienten jenseits des 60. Lebensjahres beobachtet. Auch wenn klinisch kein manifester cushingnoider Habitus besteht, lässt sich in 5–10 % der Fälle laborchemisch ein Hyperkortisolismus (fehlende Suppression im Dexamethason-Hemmtest) im Sinne eines sog. subklinischen Cushing-Syndrom nachweisen (Terzolo et al. 2011; Vassiliadi et al. 2011). Verlaufsbeobachtungen haben gezeigt, dass diese Patientenvermehrt typische kardiovaskuläre Risikokonstellationen wie Hypertonus, Diabetes mellitus, Fettstoffwechselstörungen und Adipositas aufweisen, die langfristig die Prognose einschränken (Chiodini et al. 2011). Entsprechend konnten in der vergangenen Dekade verschiedene Arbeitsgruppen positive Effekte der chirurgischen Therapie von Nebennierentumoren mit assoziiertem subklinischen Cushing-Syndroms nachweisen (Chiodini et a. 2011), so dass die Resektion dieser Tumoren als Therapie der Wahl etabliert erscheint.

Nebennierenrindenadenom Liegt ein klinisch manifestes Cushing-Syndrom auf dem Boden einer Nebennierenrindentumors vor, so bleibt die Resektion im Sinne der einseitigen Adrenalektomie – in selektierten Fällen auch parenchymerhaltende Resektionen – die Therapie der Wahl, um eine intakte Hypophysen-Nebennieren-Achse wiederherzustellen. Alternative Verfahren wie oben beschrieben sollten nur solchen Patienten vorbehalten bleiben, bei denen bereits ein deutlich erhöhtes perioperatives Mortalitätsrisiko besteht. Nur in diesen Ausnahmefällen ist eine medikamentöse oder ablative Therapie sinnvoll zu erwägen (Bertagna et al. 2009).

Primäre bilaterale makronoduläre Hyperplasie Bei der primären bilaterale makronodulären Hyperplasie handelt es sich um eine diffus-knotige Vergrößerung beider Nebennieren mit einer meist ACTH-unabhängigen Autonomie („ACTH-independent bilateral macronodular hyperplasia", AIMAH), die als Auslöser eines Cushing-Syndroms äußerst selten auftritt und auf eine Expression multipler aberranter Hormonrezeptoren zurückgeführt wird (de Groot e al. 2010). Für diese seltenen Fälle kann eine evidenzbasierte Empfehlung kaum gegeben werden. In der Literatur werden positive Ergebnisse sowohl nach Resektion einer dominanten Nebenniere als auch nach beidseitiger Adrenalektomie beschrieben (Li et al. 2011; Mazzuco et al. 2009). Im Vorfeld kann eine selektive Katheterisierung der Nebennierenvenen zur Bestimmung der dominanten Nebenniere erforderlich sein.

Nebennierenrindenkarzinom ▶ Abschn. 4.3.6

Operationsvorbereitung

Die eindeutige Bestimmung der Lokalisation der dem ACTH-unabhängigen Cushing-Syndrom kausal zu Grunde liegenden Autonomie gilt der Differenzierung zwischen einem unilateralen Adenom und einer bilateralen makronodulären Nebennierenrindenhyperplasie (AIMAH). Ebenso ist die Einschätzung der Dignität der Raumforderung Voraussetzung für eine patientenadaptierte Therapie- und Operationsplanung. Dazu sind neben einer entsprechenden Hormondiagnostik (► Abschn. 4.4.1) eine umfangreiche radiologische und ggf. auch nuklearmedizinische bildgebende Diagnostik unverzichtbar.

Ergebnisse diverser Arbeitsgruppen der letzten Jahre belegen, dass neben einer differenzierten Diagnostik und Operationsplanung insbesondere eine adäquate Vorbehandlung von Patienten mit einem manifesten Cushing-Syndrom die Mortalität und perioperative Morbidität signifikant senkt. So sollte neben einer Optimierung der metabolischen Störung auch auf eine optimale Vorbereitung von kardiovaskulärer Seite geachtet werden. Zusätzlich muss präoperativ ein ausgeglichener Elektrolyt- und Säure-Basengehalt angestrebt werden. Eine weitere medikamentöse Vorbereitung ist in der Regel nicht erforderlich. Zur Verfügung stehenden Inhibitoren der Steroidsynthese (z. B. Ketokonazol, Mitotate) oder Glukokortikoidrezeptorantagonisten (Mifepriston), kommt allenfalls eine Bedeutung im Rahmen der Vorbereitung des exazerbierten Hyperkortisolismus zu.

Schließlich sollte perioperativ auf eine ausreichende Antikoagulation geachtet werden, da aufgrund der neben den häufig assoziierten Risikofaktoren wie Adipositas eine Thrombophilieneigung bei erhöhtem Faktor-VIII-Spiegel vorliegt (Manetti et al. 2010).

Patientenaufklärung

Da das Cushing-Syndrom unbehandelt eine signifikante Mortalität aufweist, sollte der Patient ausführlich über den Nutzen des Eingriffs, die eingriffsspezifischen Risiken und die alternativen Therapieoptionen aufgeklärt werden. Auch nach der Etablierung minimal-invasiver Resektionstechniken wird in der Literatur ein perioperatives Morbiditätsrisiko je nach Ausdehnung des Eingriffs und Lokalisation der Autonomie von bis zu 12 % angegeben. Ebenso werden Mortalitätsraten im Rahmen der operativen Therapie des Hyperkortisolismus mit bis zu 3 % berichtet, wobei diese insbesondere zu Lasten der ACTH-abhängigen Krankheitsbilder geht (Mishra et al. 2007; Tritos et al. 2011).

Sowohl die uni- als auch die bilaterale Adrenalektomie stellen ausschließlich resezierende Verfahren dar. Auf jede Form der Rekonstruktion kann somit verzichtet werden. Die intraoperativen Komplikationen sind dementsprechend auf die Verletzung benachbarter Strukturen und Organe in topographischer Nähe beschränkt. Abhängig von der Größe der zu entfernenden Raumforderung und ggf. vorliegender weiterer individueller Risikofaktoren bedarf es der ausführlichen Aufklärung über die Möglichkeit der intraoperativen Erweiterung des Eingriffs und einer ggf. notwendigen Reoperation mit ggf. partieller oder auch kompletter Resektion angrenzender Organsystem wie Leber, Milz, Nieren, Pankreas, Duodenum und Kolon. Insbesondere der Hinweis auf die potenzielle Verletzung großer Gefäße wie Aorta, V. cava inferior, A. und V. renalis darf nicht fehlen.

Weiterhin muss der Patient über die Notwendigkeit einer in der Regel notwendigen vorübergehenden oder auch lebenslangen Kortisontherapie sowie auch der Folgen und Risiken eines M. Addison aufgeklärt werden.

Verfahrenswahl

Therapie der Wahl eines adrenalen Cushing-Syndroms ist aufgrund der prä- und intraoperativ selten eindeutig zu bestimmenden Dignität die vollständige Adrenalektomie. Die Wahl des geeigneten Operationsverfahrens hängt neben der individuellen Erfahrung des Operateurs und den Nebenerkrankungen des Patienten insbesondere von der Größe und der erwarteten Dignität des Nebennierentumors ab.

Aufgrund der gut belegten Vorteile der minimal-invasiven Chirurgie (geringere Morbidität, geringere Schmerzbelastung, frühere Mobilisation, verkürzte Krankenhausliegedauer, bessere kosmetische Ergebnisse) sind die laparoskopische oder retroperitoneoskopische Resektion die Verfahren der Wahl.

Dabei ergeben sich im Vergleich retroperitoneoskopischer und laparoskopischer Zugänge keine signifikanten Unterschiede. Der primäre Malignomverdacht stellt allerdings eine relative Kontraindikation zum minimal-invasiven Vorgehen dar, auch wenn bisher ein prognostischer Nachteil minimal-invasiver resezierter und erst postoperativ diagnostizierter Nebennierenrindenkarzinome nicht eindeutig belegt werden konnte. Ein Malignomrisiko von mehr als 25 % besteht insbesondere bei einem Tumordurchmesser >6 cm (Schteingart et al. 2005). Hierbei ist ebenfalls zu beachten, dass bis zu 79 % adrenokortikaler Karzinome Hormone, überwiegend Kortisol, sezernieren und die Hormonproduktion somit kein Indiz für ein benignes Verhalten darstellt.

Ungleich problematischer stellen sich die Operationsindikation und das Resektionsausmaß einer beidseitigen makro- bzw. mikronodulären Hyperplasie dar, welche ACTH-abhängig, selten aber ACTH unabhängig (AIMAH) auftreten kann. **ACTH-unabhängige bilaterale Hyperplasien** sind häufig mit einem Hyperaldosteronismus assoziiert, können aber auch mit einem Hyperkortisolismus einhergehen. Die Indikation zur operativen Therapie muss sorgfältig interdisziplinär abgestimmt sein. Die Empfehlungen reichen von rein konservativem Vorgehen über die Resektion der dominanten Nebenniere bis hin zur komplette beidseitige Adrenalektomie mit konsekutiver lebenslanger

Kortikoidsubstitution. Letztere Maßnahme stellt jedoch eine Ultima ratio dar und ist selten indiziert (26, 28).

Ergebnisse

Funktionelle Ergebnisse Durch eine einseitige Adrenalektomie ist der Hyperkortisolismus bei fast allen Patienten mit einem kortisolproduzierenden Nebennierenrindentumor sicher kontrolliert. Die gewünschte Folge ist eine signifikante Verbesserung der glukokortikoidvermittelten negativen Effekte auf das kardiovaskuläre Risiko (Hypertonus, BMI, Blutzuckerspiegel und LDL-Cholesterinblutspiegel sinken) (Chiodini et al. 2010). Aufgrund der Suppression des verbleibenden gesunden Nebennierenrindengewebes und der in der Regel langfristig bestehenden Adaptation des Patienten an die erhöhten Kortisolspiegel ist auch nach einseitiger Adrenalektomie in der Regel eine Substitution von Gluko- und ggf. auch Mineralokortikoiden notwendig. Die Dauer bis zur signifikanten Verbesserung bzw. das fast vollständige Verschwinden von Übergewicht und Fettverteilungsstörungen kann bis zu 2 Jahren in Anspruch nehmen.

Mortalität und Morbidität In den letzten Dekaden konnten Mortalität und Morbidität der offenen und laparoskopischen Adrenalektomie deutlich gesenkt werden. Daten verschiedener nationaler Datenanalysen zeigen neben der Zunahme der laparoskopischen Resektionen (83,8 %) nur noch eine geringe Konversionsrate (9,3 %) (Villar et al. 2010). Die perioperative Mortalität wurde schon in den 1990er-Jahren mit unter 3 % angegeben.

Peri- und postoperative Substitutionstherapie mit Glukokortikoiden

Während nach unilateraler Adrenalektomie bei nichtkortisonsezernierendem Nebennierentumoren meist keine postoperativen Komplikationen durch ein Hormondefizit auftreten, besteht nach Resektion eines Nebennierenrindenadenoms mit assoziiertem Cushing-Syndrom in der Regel eine eingeschränkte funktionellen Reservekapazität des erhaltenen Nebennierenrindengewebes. Aufgrund des Hyperkortisolismus kommt es im Verlauf der Erkrankung zu einer kompensatorischen Beeinträchtigung der Hypothalamus-Hypophysen-Nebennieren-Achse und zu einer Atrophie des nicht adenomatös veränderten Nebennierenrindengewebes, welche postoperativ nur langsam reversibel ist.

> **Bei präoperativ klinisch manifestem, aber auch subklinischem Hyperkortisolismus ist eine temporäre Substitution aufgrund dieser suppressionsbedingten eingeschränkten Reservekapazität der Nebennierenrinde notwendig (Shen et al. 2006; Terzolo et al. 2011; Flohr et al. 2007).**

Die benötigte Dosis sollte in Abhängigkeit eines postoperativ durchzuführenden Synacthentestes zur Bestimmung der Restfunktion der Nebennierenrinde erfolgten. Alternativ können die Patienten prophylaktisch eine Dosis von 100 mg Hydrokortison als Tagesdosis erhalten, welche in den folgenden Tagen nach der Operation langsam reduziert werden sollte. Ggf. ist zusätzlich eine Substitution mit 0,05–0,2 mg Fludrokortison erforderlich. Schließlich sollte eine Erhaltungsdosis von 15–25 mg verteilt auf mehrere Einzelgaben, angestrebt werden. Häufig muss diese Substitution für bis zu 2 Jahre aufrechterhalten und ggf. zwischenzeitlich bei erhöhtem Bedarf erneut gesteigert werden (Bhattacharyya et al. 2005).

Nach bilateraler Adrenalektomie bei adrenalem Cushing-Syndrom ist eine lebenslange Gluko- und in der Regel auch Mineralokortikoidsubstitution obligat. Es ist daher empfehlenswert, den Patienten einen Ausweis auszuhändigen, der auf den nebennierenlosen Zustands hinweist. Insbesondere in Stresssituationen (Infekte, Operation) muss die Substitutionstherapie frühzeitig gesteigert werden. Es wird eine zwei- bis fünffach erhöhte Tagesdosis empfohlen (Flohr et al. 2007). Nach Abklingen der Symptome muss dann eine erneute langsame Reduktion erfolgen.

4.4.6 Adrenalektomie bei Morbus Cushing (hypophysäres Cushing-Syndrom)

F. Watzka, T.J. Musholt

Die mit 65–70 % häufigste organische Ursache eines Morbus Cushing (hypophysäres Cushing-Syndrom) stellen Mikroadenome in der Hypophyse dar, die durch eine gesteigerte ACTH-Produktion für eine überschießende Kortisolproduktion in den Nebennieren verantwortlich sind. Es kommt auf diesem Weg zu einer bilateralen Hyperplasie der Nebennieren. Therapie der Wahl stellt in diesem Fall die transsphenoidale mikrochirurgische Entfernung des verantwortlichen Hypophysenadenoms dar.

Indikationsstellung

Die bilaterale Adrenalektomie ist erst indiziert bei:

- großen irresektablen Hypophysentumoren, die durch die zusätzlich mögliche strahlentherapeutische Behandlung nicht beherrscht werden können,
- Rezidiven des Hypophysentumors (40–50 %).

Infolge einer bilateralen Adrenalektomie entsteht ein M. Addison, so dass der Patient auf eine lebenslange Substitutionstherapie mit Gluko- und Mineralokortikoiden angewiesen ist. Da die physiologische zirkadiane Rhythmik der Kortisonspiegel nur unzureichend imitiert werden kann und zudem Dosisanpassungen an Stresssituationen (körperliche Belastung, Krankheit) erforderlich sind, ist die Substitutionstherapie nur ein unzureichender Ersatz, der eine außerordentlich Compliance des Patienten erfordert. Die Lebensqualität ist daher zum einen durch die ständige vitale Bedrohung bei Nichteinnahme der Medikamente, aber auch durch negative Langzeitfolgen einer suboptimalen Kortisonsubstitutions wie Osteoporose, Stammfettsucht, Diabetes, Nelson-Syndrom u. a. beeinträchtigt.

Indikation zur bilateralen Adrenalektomie ist unter besonderer Berücksichtigung der Lebenssituation des Patienten streng zu stellen und bedarf einer besonderen Aufklärung des Patienten bezüglich der Konsequenzen.

Die bilaterale Nebennierenresektion erfolgt heutzutage meist minimal-invasiv mit zahlreichen Techniken und über verschiedene Zugangswege, auf die im ▶ Abschn. 4.2.4 näher eingegangen wird.

Wird ein erhöhter Glukokortikoidspiegel im Plasma gemessen und ergeben sich in der Anamnese Hinweise auf Symptome eines Hyperkortisolismus (Fettverteilungsstörung, Stammfettsucht, Vollmondgesicht, Stiernacken, Akne, Striae und Gefäßfragilität), muss eine umfassende laborchemische Abklärung erfolgen.

Folgende Fragen müssen beantwortet werden:

- Liegt ein Hyperkortisolismus vor?
- Liegt ein zentraler (hypophysärer) Cushing vor (M. Cushing)?
- Liegt die Ursache extrahypophysär (Nebennierenrindentumor, paraneoplastisch, medikamentös)?

Im Falle eines Morbus Cushing mit Hypophysenadenom gelingt es, durch eine **transsphenoidale Tumorresektion** in 70–90 % der Fälle eine Remission zu erreichen. Dieses Verfahren ist die Therapie der Wahl. Wird der Eingriff in einem Zentrum mit entsprechender Expertise durchgeführt, ist von einer geringen Morbidität auszugehen.

Bei 20–25 % der Patienten kommt es innerhalb der ersten 10 Jahre nach erfolgter Operation zu einem **Rezidiv** der Erkrankung. Diese Patienten, mit persistierendem oder wieder aufgetretenem Cushing-Syndrom profitieren von einem chirurgischen Rezidiveingriff im Bereich der Hypophyse, der in 50–70 % zum Erfolg führt. Die Remissionsrate ist somit niedriger als bei dem primären Eingriff, zeigt aber dennoch gute Resultate. In anderen Fällen kann eine medikamentöse Therapie oder eine Strahlentherapie angewandt werden.

Eine **Radiatio** kommt vor allem für die Patienten in Frage, welche sich aufgrund ihres schlechten Allgemeinzustandes nicht für eine chirurgische Therapie eignen. Der Therapieeffekt tritt sehr verzögert ein. Zudem besteht das lebenslange Risiko eine Hypophysenunterfunktion zu entwickeln.

Die **medikamentöse Therapie** kann häufig für eine langzeitige Symptomkontrolle sorgen. Zahlreiche Pharmaka mit verschiedenen Wirkmechanismen stehen hierfür zur Verfügung. Neben Inhibitoren der Steroidgenese kommen zentral ansetzende Wirkstoffe sowie Glukokortikoidrezeptorantagonisten zum Einsatz (Kamenicky et al. 2011).

Sollte durch diese Verfahren keine ausreichende Reduktion des ACTH und des Kortisolspiegels zu erreichen sein oder ein Tumorrezidiv auftreten, besteht als letzter therapeutischer Schritt die Indikation zur **bilateralen Adrenalektomie**, um die lebensbedrohlichen Folgen der Hyperkortisolismus zu beherrschen (Tritos et al. 2011; Chow et al. 2008). Bevor die neurochirurgische Resektion der Hypophysentumoren sicher möglich war, stellte die bilaterale Adrenalektomie die primäre Therapie der Patienten mit einem Morbus Cushing dar. Heutzutage ist dieses Verfahren die „Ultima ratio" in der Behandlung des hypophysären Cushing-Syndroms und kommt nur noch bei Patienten mit resistentem, persistierendem Hyperkortisolismus trotz erfolgter neurochirurgischer oder strahlentherapeutischer Intervention zum Einsatz. Zudem profitieren sehr kranke Patienten mit einem ausgeprägten Hyperkortisolismus und einer entsprechend stark ausgeprägten Klinik von einer bilateralen Adrenalektomie, da hierdurch eine schnelle Symptomkontrolle erreicht werden kann. Eine bilaterale Adrenalektomie kann zudem indiziert sein, wenn eine Hypophysenunterfunktion (z. B. durch Strahlentherapie) auf jeden Fall vermieden werden soll.

In den meisten Fällen wird mit der Durchführung einer bilateralen Adrenalektomie sehr lange gewartet, da die Auswirkungen und Komplikationen der adrenalen Insuffizienz (M. Addison) für die Patienten schwerwiegende Konsequenzen bedeuten.

Zum Zeitpunkt der Operation stehen die Patienten somit unter einem erheblichen Leidensdruck, da unter der meist ausgeprägtem Kortisolüberproduktion schwere Symptome und Elektrolytentgleisungen auftreten können. Unter diesen Voraussetzungen ist das operative Risiko entsprechend erhöht.

■ Abb. 4.60 zeigt einen Therapiealgorithmus bei hypophysärem Cushing-Syndrom.

Operationsziel

Das Ziel der Operation ist die möglichst atraumatische komplette Entfernung beider Nebennieren. Die endogene Kortisolüberproduktion wird so gestoppt. Vor der Operation müssen bei bestehendem Hyperkortisolismus Entgleisungszustände des Elektrolythaushaltes und des Stoffwechsels (Steroid-Diabetes) behoben werden und es muss eine Einstellung häufig ebenfalls manifesten des

Bluthochdrucks erfolgen. Dies insbesondere auch, weil kardiovaskuläre Komplikationen eine wesentliche Ursache der krankheitsbezogenen Mortalität ausmachen. Die präoperativen Vorbereitungen entsprechen somit im Wesentlichen der von Patienten mit adrenalem Cushing-Syndrom (▶ Abschn. 4.4.5), dennoch besteht bei Patienten mit hypophysärem Cushing und gegebener Indikation zur bilateralen Adrenalektomie nicht selten eine exazerbierte Situation, aus der sich ein erhöhtes Risiko für die Patienten ergibt.

Obwohl nach vollständiger Adrenalektomie noch eine geringe endogene Steroidsynthese nachweisbar sein kann (Freel et al. 2007), ist postoperativ die **Substitutionstherapie mit Kortisol** obligat, um eine Addison-Krise zu vermeiden (Shen et al. 2006). Das Langzeitüberleben der Patienten hängt maßgeblich von einer adäquaten Hormonsubstitution ab. Daher sollte eine Substitution von Kortisol (beispielsweise mit Hydrokortison) bereits während der Operation einsetzen. Am Operationstag sollte bei einem erwachsenen Patienten (70 kg) eine Dosis von 250 mg i.v. verabreicht werden. In der Regel ist zur Überwachung und Therapie eine vorübergehende intensivmedizinische Behandlung erforderlich. Bis zum 6. postoperativen Tag kann eine Reduktion der Kortisoldosis auf 25 mg morgens und mittags erfolgen, die oral verabreicht werden kann. Im Falle infektiöser Komplikationen ist eine gesteigerte Substitution ggf. fortzuführen. Die Substitution ist unter regelmäßiger Kontrolle der Dosis lebenslang fortzuführen. Neben einer Basismedikation mit Hydrokortison (z. B. 25 mg morgens, 12,5 mg mittags) kann auch eine Substitution mit Fludrokortison (0,1 mg oral) zur besseren Einstellung der Elektrolyte erfolgen.

Unbedingt sollte schon vor der Operation auf eine ausreichende **Compliance** des Patienten geachtet werden und dieser eine umfassende Beratung/Schulung bezüglich der Kortisolsubstitution erhalten. Ebenfalls sollte vom Patienten ein entsprechender **Notfallausweis** immer mitgeführt werden.

Operationsverfahren

Das minimal-invasive Vorgehen gilt heutzutage als Standardverfahren für die bilaterale Adrenalektomie. Konventionelle Verfahren, die hauptsächlich bei malignen Tumoren der Nebenniere Anwendung finden, kommen hierbei kaum noch zum Einsatz. Bei den endoskopischen Verfahren wird zwischen einem laparoskopischen und einem retroperitoneoskopischen Zugang unterschieden. Vorteile der minimal-invasiven Chirurgie bestehen in einem kleineren Gewebstrauma, der geringeren Morbidität, einem kürzeren Krankenhausaufenthalt und besserem kosmetischen Ergebnis (Park et al. 2009). Insbesondere adipöse Patienten profitieren von einem minimal-invasiven Vorgehen. Große

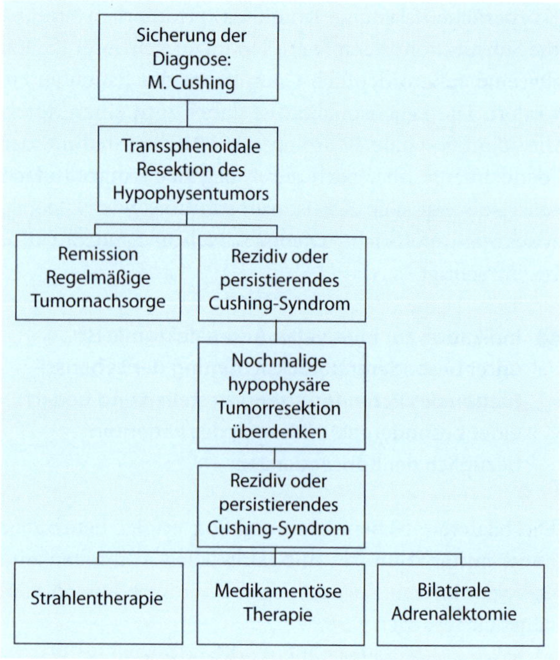

Abb. 4.60 Therapiealgorithmus bei hypophysärem Cushing-Syndrom. (Nach Tritos et al. 2011)

Fallstudien konnten belegen, dass sowohl der laparoskopische als auch der retroperitoneoskopische Zugang sicher durchführbar und im Hinblick auf Ergebnis und Komplikationen vergleichbar sind (Berber et al. 2009). Weitere Details der Resektionstechnik werden in ▶ Abschn. 4.2.4 ausführlich beschrieben.

Der **laparoskopische Zugang** wird überwiegend in Seitenlage (45°-Lagerung) durchgeführt und aufgrund der technisch schwierigeren Exposition der Nebennieren nur selten in Rückenlage, so dass zur Resektion beider Nebennieren in der Regel eine Umlagerung des Patienten während der Operation erforderlich ist. Der **retroperitoneoskopischem Zugan**g kann wird meist in Bauchlage durchgeführt, so dass beide Nebennieren ohne Umlagerung entfernt werden können. Allerdings ist eine ausreichende Gasinsufflation bei sehr adipösen Patienten in Bauchlagerung nicht immer möglich.

Weiterentwicklungen der minimal-invasiven Verfahren wie SARA – „single access retroperitoneoscopic adrenalectomy" (Walz et al. 2009), LESS – „laparoendoscopic single site surgery" (Jeong et al. 2009) oder „no visible scar approach" (Allemann et al. 2009)/NOTES – „natural orifice translumenal endoscopic surgery" (Perretta et al. 2009; Zacharapoiloi et al. 2009) bleiben derzeit noch wenigen spezialisierten Zentren vorbehalten, die diese Verfahren für ausgewählte Patienten mit geringem operativen Risiko in Betracht ziehen. Für Patienten mit ausgeprägtem Cushing-Syndrom sollten diese Verfahren eher nicht eingesetzt werden.

Im Vergleich zur Resektion von primären Nebennierentumoren ist für das operative Vorgehen zusätzlich zu beachten, dass die Nebennieren aufgrund der fehlenden tumorösen Vergrößerung und einer häufig mit dem Krankheitsbild assoziierten Vermehrung des retroperitonealen Fettgewebes schwieriger zu identifizieren sind. Zudem ist auf eine vollständige Resektion sämtlichen Gewebes zu achten, um eine Persistenz der Erkrankung zu vermeiden. Die Darstellung/Resektion der Nebennieren wird durch die Orientierung am oberen Nierenpol erleichtert. Im Zweifel erfolgt eine Resektion der Nebenniere mit umgebendem Fettgewebe. Hierdurch kann ebenfalls eine Verletzung der Nebennierenkapsel und der Gefahr einer Dissemination von Zellen der Nebenniere begegnet werden.

Prognose und Komplikationen

Nach der bilateralen Adrenalektomie ist der bestehende Hyperkortisolismus beseitigt. Ein Vorteil dieses Verfahrens besteht in der effektiven schnellen Symptomkontrolle (Thompson et al. 2007; Takata et al. 2008). Im Vergleich zur offenen Adrenalektomie gehen minimal-invasive Verfahren mit einem verkürzten Krankenhausaufenthalt und einer geringen Morbidität einher. Das Risiko perioperativer Komplikationen, wie Blutungen, Verletzung von Nachbarorganen, Infektionen oder die Konversion auf ein offenes Verfahren liegt bei 9–12 %. Aufgrund der postoperativen permanenten adrenalen Insuffizienz besteht bei unzureichender Kortisonsubstitution die Gefahr einer lebensbedrohlichen Addison-Krise. Die postoperative hormonelle Umstellung bzw. Anpassung des Patienten an reduzierte Kortisonspiegel nimmt in der Regel längere Zeit (6–12 Monate) in Anspruch, die von einer subjektiv empfundenen ausgeprägten Leistungsschwäche gekennzeichnet ist (Chow et al. 2008).

Bei etwa 8–38 % der Patienten entwickelt sich – aufgrund des ausgeschalteten negativen Feedbacks bei Zustand nach beidseitiger Adrenalektomie – ein rasch größenprogredientes Hypophysenvorderlappenadenom (**Nelson-Syndrom**), das sich mit durch folgende Symptome manifestiert (Thompson et al. 2007):

- Hyperpigmentation der Haut und Schleimhäute
- Erhöhte Plasma-ACTH-Konzentration
- Sella-Destruktion

Erfolgt eine zu hohe Einstellung des Kortisonspiegels, entstehen für den Patienten ebenso erhebliche Langzeitfolgen (Infektanfälligkeit, Osteoporose, Depressionen usw.). In Stresssituationen muss eine Dosisanpassung erfolgen.

Die Lebensqualität solcher Patienten bleibt jedoch meist stark beeinträchtigt und die 10-Jahres-Überlebensrate weicht deutlich, ca. 19–24 %, von der eines Normkollektives ab. Patienten mit einer permanenten adrenalen Insuffizienz versterben in erster Linie infolge kardiovaskulärer Ursachen, einer Addison-Krise oder an den Folgen des Nelson-Syndroms (Tritos et al. 2011).

4.4.7 Das Inzidentalom und seltene Tumoren der Nebenniere

M. Slawik, M. Reincke

Ein Nebennierentumor, der in der bildgebenden Diagnostik entdeckt wird, ohne das zuvor ein klinischer Verdacht bestand (z. B. CT der Wirbelsäule wegen Rückenbeschwerden) wird als Inzidentalom bezeichnet. Diese häufigen Zufallsbefunde haben meist keinen Krankheitswert. Daher sollte die Diagnostik auf den Ausschluss oder Nachweis eines Phäochromozytoms und eines kortisol- oder aldosteronproduzierenden Nebennierenadenoms begrenzt sein. Wegen des Malignitätsrisikos ist die operative Resektion bei Tumoren mit einem Durchmesser von über 6 cm indiziert. Bei kleineren, endokrin inaktiven Tumoren ist eine erneute Bildgebung nach 6–12 Monaten gerechtfertigt. Im Verlauf besteht bei eindeutiger Größenzunahme eine Indikation zur Resektion. Die CT mit KM ist die bildgebende Methode erster Wahl; in Zweifelsfällen können die MRT und das FDG-PET zur Differenzierung zwischen Adenom und Malignom hilfreich sein.

Epidemiologie

Die Entwicklung moderner bildgebender Verfahren wie hochauflösende Abdomensonographie, Computertomographie und Kernspintomographie sowie deren zunehmende Anwendung hat zu einem starken Anstieg von „zufällig entdeckten Raumforderungen der Nebenniere" (Inzidentalomen) geführt. Man versteht hierunter jeden zufälligen Nebennierentumor, der mittels Bildgebung diagnostiziert wird, wenn die entsprechende Untersuchung nicht zur Darstellung der Nebennieren veranlasst wurde. Folglich kann der Nachweis von Nebennierenmetastasen im Rahmen von Staging-Untersuchungen bei einem bekanntem Malignom nicht als Zufallsbefund eingeordnet werden. Auch bei einem Patienten mit arterieller Hypertonie kann die Entdeckung eines Inzidentaloms in der Bildgebung als Ergebnis einer zielgerichteten Diagnostik eingestuft werden.

Mit Einführung der Computertomographie Anfang der1980er-Jahre wurden Inzidentalome im klinischen Alltag relevant, wobei in Sektionsstudien der 1960er-Jahren klinisch unerkannte Nebennierenrindenadenome in einer Häufigkeit von 1,4–8,7 % der Fälle beschrieben worden waren (Commons 1948; Copeland 1983; Reinhard 1994). Die meisten der autoptisch diagnostizierten Adenome sind klein, aber die Prävalenz von Adenomen mit einer Größe von mehr als 1,5 cm, beträgt ca. 2 %. Raumforderungen mit einem Durchmesser von 6 cm und mehr wurden in

Sektionsstudien mit einer Häufigkeit von 0,03 % gefunden. Die Häfigkeit von Nebennierentumoren nimmt mit dem Alter zu; Tab. 4.14 zeigt hierzu eine Übersicht (Grumbach et al. 2003; Slawik u. Reincke 2010).

> **Nebenniereninzidentalome werden mittels CT bei 7 % der älteren Patienten (>70 Jahre) nachgewiesen.**

4

In der abdominellen Computertomographie schwanken die Angaben über die Prävalenz zufällig entdeckter Nebennierentumoren zwischen 0,6 und 4,4 % und liegen bei 30.000 Untersuchungen im Mittel bei 1 %. Am häufigsten sind kleine Tumoren mit einem Durchmesser von weniger als 1 cm. 80 % aller computertomographisch nachgewiesenen Raumforderungen sind kleiner als 2 cm.

Bei der überwiegenden Mehrzahl der Inzidentalome handelt es sich um hormoniaktive Nebennierenrindenadenome; weitere gutartige Tumoren sind weiter unten aufgeführt. Das Nebennierenrindenkarzinom ist auch in Bezug auf Tumoren der Nebenniere eine seltene Erkrnakung; die Inzidenz beträgt 1–2 Neuerkrankungen auf 1 Millionen (Allolio u. Fassnacht 2006). Im Gegensatz zu den gutartigen, meist kleinen Nebennierenadenomen ist das Nebennierenrindenkarzinom bei Diagnosestellung typischerweise mit einem mittleren Tumorgewicht von 800 g bereits sehr groß (▶ Abschn. 4.4.5; Allolio u. Fassnacht 2006; Grumbach et al. 2003; Slawik u. Reincke 2010). Vor dem Hintergrund der epidemiologischen Daten wird evident, dass der Nachweis einer adrenalen Raumforderung allein niemals einen operativen Eingriff rechtfertigt.

Aufgrund der immer häufiger werdenden Diagnose „zufällig entdeckte Raumforderung der Nebenniere“ wurde im Februar 2002 eine Konsensus-Konferenz durch das NIH veranstaltet, in der nach Literaturrecherche und Expertenmeinung allgemeine Richtlinien für Diagnostik und Therapie adrenaler Inzidentalome abgeleitet wurden (Grumbach et al. 2003). Diese Empfehlungen erlauben meist ein rasches diagnostisches Vorgehen.

Klinische Symptomatik

Ein Patient mit einer zufällig entdeckten Nebennierenraumforderung sollte per definitionem keine richtungsweisenden Symptome erkennen lassen. Mehrere Studien haben allerdings übereinstimmend gezeigt, dass Patienten mit Nebennierenzufallstumor überzufällig häufig ein metabolisches Syndrom aufweisen (Reincke et al. 1996; Reincke et al. 1992). Es kann derzeit nicht sicher gesagt werden, ob Patienten mit kardiovaskulärem Risikoprofil häufiger Inzidentalome tragen oder diese lediglich durch die gehäufte bildgebende Diagnostik diagnostiziert werden (Grumbach et al. 2003).

Tab. 4.14 Häufigkeit und Dignität von Raumforderungen der Nebenniere

Autopsie – <30 Jahre – >70 Jahre	 – <1 % – >7 %
Sonographie in gesunder Allgemeinbevölkerung	0,1 %
Sonographie bei Patienten	0,4 %
Sonographie bei vormaligen Tumorpatienten	4,6 %
Metastasierte Tumorerkrankung	Bis zu 75 %
Wahrscheinlichkeit eines NNR-Karzinoms (ACC) – Nebennierentumor <4 cm – Nebennierentumor 4–6 cm – Nebennierentumor >6 cm	 – 2 % – 6 % – 25 %

Ist ein Nebenniereninzidentalom nachgewiesen worden, muss sorgfältig auch nach diskreten klinischen Hinweisen auf eine endokrine Aktivität gesucht werden. Keinesfalls darf bei Fehlen klinischer Zeichen oder entsprechender anamnestischer Angaben ohne biochemische Analyse (▶ Abschn. 4.4.3 bis ▶ Abschn. 4.4.5) eine endokrine Aktivität des Tumors ausgeschlossen werden, da symptomarme Phäochromozytome und kortisolsezernierende Adenome nicht ungewöhnlich sind (Reincke et al. 1992).

Differenzialdiagnose

Die zahlreichen Differenzialdiagnosen einer zufällig diagnostizierten Nebennierenraumforderung sind in der folgenden Übersicht dargestellt. Am häufigsten sind endokrin inaktive Nebennierenrindenadenome, aber auch Nebennierenmarkerkrankungen, Metastasen und extraadrenale Raumforderungen, die gelegentlich als von der Nebenniere ausgehend eingeordnet werden; all diese Entitäten müssen in die Differenzialdiagnose miteinbezogen werden. In der Mehrzahl erlaubt die alleinige bildgebende Diagnostik keine klare Zuordnung, sondern erst durch die Biochemie, die Verlaufsbeobachtung oder Histologie ist dies möglich.

Differenzialdiagnose der zufällig entdeckten Nebennierenraumforderung

- Nebennierenrindenadenom
  - Endokrin inaktiv
  - Kortisolproduzierendes Adenom
  - Aldosteronproduzierendes Adenom
  - Androgen-/östrogenproduzierendes Adenom
- Nebennierenrindenkarzinom
- Phäochromozytom
- Knotige Nebennierenrindenhyperplasie
- Nebennierenzyste

- Myelolipom
- Metastasen
- Malignes Lymphom
- Fribröse Histiozytome
- Hämatom
- Nierenzellkarzinom
- Leiomyom des Magens
- Retroperitoneale Sarkome
- Ganglioneurom
- Neurolemmom
- Neuroblastom

In mehreren Studien von resezierten Nebenniereninzidentalomen zeigte sich übereinstimmend, dass mehr als 75 % aller Tumoren hormoninaktive Nebennierenrindenadenome darstellen. Allerdings werden kortisolproduzierende Adenome ohne klassische Cushing-Symptomatik und Phäochromozytome in zunehmender Häufigkeit gefunden. ◘ Tab. 4.15 zeigt Ergebnisse einer großen Studie von Mantero et al. (Mantero et al. 1997). Hierin war der Anteil der hormoninaktiven Tumoren mit 11 % eher niedrig; hingegen wurden Nebennierenrindenkarzinome mit 4,5 % häufig nachgewiesen.

◘ **Tab. 4.15** Pathologisch-anatomische Diagnosen bei 786* Inzidentalomen (nach Mantero et al. 1997)

Endokrin inaktive Adenome	702	89 %
Kortisolproduzierende Adenome	49	6,2 %
Aldosteronproduzierende Adenome	7	0,89 %
Nebennierenrindenkarzinom	32	4,5 %
Phäochromozytom	26	3,7 %
Myelolipom	16	2,3 %
Zysten	13	1,8 %
Metastasen	12	1,7 %
Ganglioneurome	7	1 %
Andere	13	1,8 %

* Diagnose z. T. ohne Operation allein durch bildgebende Verfahren oder Verlaufskontrollen gesichert. 260 der 786 Inzidentalome wurden reseziert und histologisch untersucht.

Diagnostik

Biochemische Diagnostik

Zwischen der Größe eines Nebenniereninzidentaloms und der endokrinen Aktivität besteht eine positive Korrelation. Während sich bei kleinen Tumoren mit weniger als 1 cm Durchmesser extrem selten eine endokrine Aktivität nachweisen lässt (Reincke 1995), steigt die Wahrscheinlichkeit einer autonomen Hormonsekretion bei größeren Tumoren an und liegt bei Raumforderungen mit einem Durchmesser von mehr als 6 cm bei ca. 50 % (Slawik u. Reincke 2010). Eine Ausnahme hiervon stellt der primäre Hyperaldosteronismus dar, bei denen auch kleine Conn-Adenome eine klinische Relevanz haben können. Daher sollte bei jeder Raumforderung mit einem Durchmesser von mehr als 1 cm oder bei einer entsprechenden Klinik (z. B. arterielle Hypertonie, Palpitationen, Hyperhydrosis) eine endokrinologische Basisuntersuchung durchgeführt werden (◘ Tab. 4.16).

Phäochromozytome Heutiger Standard ist die Bestimmung der Metanephrine und Normetanephrine im Plasma (Sensitiviät 95 %, Spezifität 90 %) und Metanephrine/Katecholamine (Adrenalin und Noradrenalin) im 24-h-Urin. Die Sensitivität und Spezifität lässt sich dadurch erhöhen, dass 2 Sammelurine durchgeführt werden. Hierdurch kann die Frühdiagnose von potenziellen lebensbedrohlichen oligo- oder asymptomatischen Phäochromozytomen gestellt werden. Bei der Durchführung und Interpretation ist auf die mögliche Beeinflussung durch Medikamente, Genussmittel und Niereninsuffizienz zu achten; gegebenenfalls muss eine Umstellung erfolgen (▶ Abschn. 4.4.1). Bei grenzwertigen Befunden kann ergänzend ein Clonidin-Hemmtest durchgeführt werden.

Subklinisches Cushing-Syndrom Kortisolproduzierende Tumoren ohne klinische Zeichen des Cushing-Syndroms liegen bei 5–20 % aller Patienten vor und stellen die häufigste endokrine Aktivität der zufällig diagnostizierten Nebennierenraumforderung dar (Reincke et al. 1992, 1996). Aufgrund der Häufigkeit von Nebenniereninzidentalomen in der Allgemeinbevölkerung ist davon auszugehen, dass das subklinische Cushing-Syndrom mindestens 5-mal häufiger als das klinisch manifeste adrenale Cushing-Syndrom ist. Zum Nachweis einer klinisch inapparenten Kortisolproduktion durch die Nebennierenraumforderung ist die Bestimmung des Serumkortisols im Dexamethasonkurztest am besten geeignet. Eine Serumkortisolkonzentration unter 1,8 µg/dl (8:00 Uhr) nach Einnahme von 1 mg Dexamethason am Vorabend (23:00 Uhr) schließt eine signifikante Kortisolproduktion durch den Tumor aus (Sensitivität 95 %, Spezifität 80 %) (Nieman et al. 2008). Konzentrationen zwischen 2 und 5 µg/dl weisen möglicherweise auf ein kortisolproduzierendes Adenom hin. Ergänzend sollte – falls verfügbar – ein Speichelkortisol um 24:00 Uhr gemessen werden; physiologischerweise ist dort der Spiegel am niedrigsten (<1,5 ng/ml; Normwerte methodenabhängig). Eine Demaskierung dieser Autonomie ist noch sicherer durch hochdosiertes Dexamethason (8 mg, ◘ Tab. 4.16) möglich, da in diesem Fall ebenfalls keine Suppression unter 2 µg/dl gelingt.

Findet sich eine Erhöhung des Kortisols im 24-h-Urin (>150 µg/24 h; Normwerte methodenabhängig), ist ein Übergang in ein klinisch symptomatisches Cushing-Syndrom in-

Tab. 4.16 Biochemische Stufendiagnostik bei der zufällig entdeckten Nebennierenraumforderung (Details zu Tests ▶ Text)

Basisprogramm	
Obligat	Metanephrine/Normetanephrine im Plasma oder Metanephrine/Katecholamine im 24-h-Urin Serumkortisol im Dexamethasonhemmtest (1 mg) (Nieman et al. 2008)
Fakultativ (bei Hypertonie oder Hypokaliämie)	Aldosteron/Renin-Quotient (PAC/PRC)
Erweiterte Diagnostik bei pathologischem Basisprogramm	
Subklinisches Cushing-Syndrom	Speichelkortisol um 24:00 Uhr Kortisolausscheidung: 24-h-Sammelurin Hochdosierter Dexamethason Hemmtest (8 mg) CRH-Stimulationstest
Conn-Syndrom (Abb. 4.60)	Kochsalzbelastungstest Evt. Aldosteron-18-Glukuronid im Sammelurin bei Herzinsuffizienz Selektiver Nebennierenvenenkatheter zu Subtypbestimmung

nerhalb kurzer Zeit anzunehmen. Ein weiterer Risikofaktor für die Entwicklung einer autonomen Hormonsekretion ist eine Größe des Inzidentaloms bei Diagnosestellung von mehr als 3 cm (Barzon et al. 1999). Muss eine Kortisolproduktion durch den Tumor angenommen werden, ist die Durchführung eines CRH-Stimulationstest sinnvoll, um das Ausmaß des Kortisolexzesses sicher beurteilen zu können und Hinweise für einen hypophysären ACTH-Exzess zu erhalten. Bleibt ein Kortisol- und ACTH-Anstieg im CRH-Test aus, ist nach operativer Entfernung eines solchen Adenoms mit einem postoperativen passageren Hypokortisolismus zu rechnen, der adäquat substituiert werden muss, um eine krisenhafte Nebennierenrindeninsuffizienz zu vermeiden. Zur Planung und Interpretation der erweiterten Diagnostik sollte ein Endokrinologe hinzugezogen werden.

Normokaliämisches Conn-Syndrom Untersuchungen der letzten 15 Jahre belegen, dass bei 5–13 % aller Patienten mit arterieller Hypertonie ursächlich ein primärer Hyperaldosteronismus (PHA) zugrunde liegt (Calhoun 2007; Schirpenbach u. Reincke 2007). Bei 90 % besteht keine Hypokaliämie, weswegen der Begriff „normokaliämisches Conn-Syndrom" geprägt wurde. Daher sollten Patienten mit „Inzidentalom" und arterieller Hypertonie, unabhängig vom Kaliumwert, immer einen Screeningtest erhalten. Abhängig vom Vorliegen einer Hypokaliämie liegt die Häufigkeit eines Adenoms (APA) beim PHA bei ca. 70 %, während bei Normokaliämie nur in 30 % APA und bei 70 % eine idiopatische bilaterale Nebennierenhyperplasie (IHA) zu erwarten ist. Die Häufigkeit von arterieller Hypertonie und Nebenniereninzidentalomen erfordert eine differenzierte, biochemische Diagnostik, da gerade Patienten mit Aldosteron produzierdenden Adenomen (APA) von der Resektion besonders profitieren (▶ Abschn. 4.4.4).

Als Screening-Test sollte die Ratio aus Plasma-Aldosteron-Konzentration (PAC) zu Plasma-Renin-Konzentration (PRC) gebildet werden (Schirpenbach u. Reincke 2007); die Grenzwerte sind abhängig vom jeweiligen Assay. Wegen des teils starken Einflusses auf die PAC/PRC müssen bestimmte antihypertensiven Medikamente zuvor abgesetzt werden: Obligat ist das absetzen von Spironolacton/Eplerenon (mindestens 4 Wochen), ebenso Triamteren und Amilorid (Erniedrigung des Quotienten). Betablocker und Clonidin führen häufig zu falsch positiven Befunden und sollten ebenfalls eine Woche zuvor abgesetzt werden, wenn klinisch vertretbar. ACE-Hemmer, AT-II-Antagonisten (Sartane), Kalziumantagonisten vom Dihydropyridin-Typ (z. B. Amlodipin), Renin-Inhibitoren (Aliskiren) und Schleifendiuretika haben einen geringen Einfluss auf die Hormondiagnostik und sollten wenn möglich eine Woche pausiert werden. Nur geringen Einfluss haben Kalziumantagonisten (Non-Dihydropyridine, z. B. Verapamil) und Alpha-Blocker; daher sollte für den Zeitraum der Diagnostik eine Umstellung auf diese Medikamentengruppen erfolgen, was aber wegen der Gefahr hypertensiver Entgleisungen im Einzelfall auch stationär durchgeführt werden muss (Fischer et al. 2011).

Weiterhin muss eine bestehende Hypokaliämie ausgeglichen werden. Ein erhöhter PAC/PRC bei gleichzeitigem Vorliegen eines PAC oberhalb des mittleren Normbereiches erfordert die Durchführung eines Bestätigungstests. Erste Wahl ist hierbei der Kochsalzbelastungstest (2 l NaCl 0,9 %, Infusion über 4 h, PAC/PRC 0 min und 240 min); falls dies wegen einer Herzinsuffizienz nicht möglich sein sollte können Aldosteronmetabolite im 24-h-Sammelurin bestimmt werden oder ein Captopriltest durchgeführt werden (Übersicht bei Funder et al. 2008).

Wie oben aufgeführt muss nach Bestätigung des PHA nun die Subtypisierung in APA und IHA erfolgen. Zur Differenzierung zwischen APA und IHA ist nach Leitlinienempfehlung (Funder et al. 2008) eine selektive Nebennierenvenenblutentnahme bei allen Patienten anzustreben, die Kandidaten für eine Operation sind. Falls ein Gradient der Aldosteronkonzentration zwischen beiden Nebennieren besteht, sollte das APA reseziert werden. ◘ Abb. 4.61 zeigt ein Ablaufschema der Stufendiagnostik bei PHA. Der Nebennierenkatheter ist technisch aufwendig, bedarf einer speziellen Expertise und wird nur in wenigen Zentren vorgehalten. Der Evidenzgrad dieser Empfehlung der „Endocrine Clinical Practice Guidlines" (Funder et al. 2008) ist gering. Gleichzeitig ist die technische Erfolgsrate des Nebennierenkatheters selbst in Zentren niedrig (Vonend et al. 2011). Ein ausschließlich auf Bildgebung basiertes Vorgehen bei typischer Morphologie der Nebennierenraumforderung ist von manchen Zentren praktiziert, wobei ein ähnlicher Erfolg hinsichtlich Blutdrucksenkung und Normokaliämie wie die Nebennierenkatheter-basierte Subtypdifferenzierung berichtet wird (Fischer et al. 2011). Ein Nebennierenkatheter bleibt aber nach bisheriger Auffassung Standard der Diagnostik, insbesondere bei allen Patienten mit keiner eindeutigen oder mit bilateraler Raumforderung.

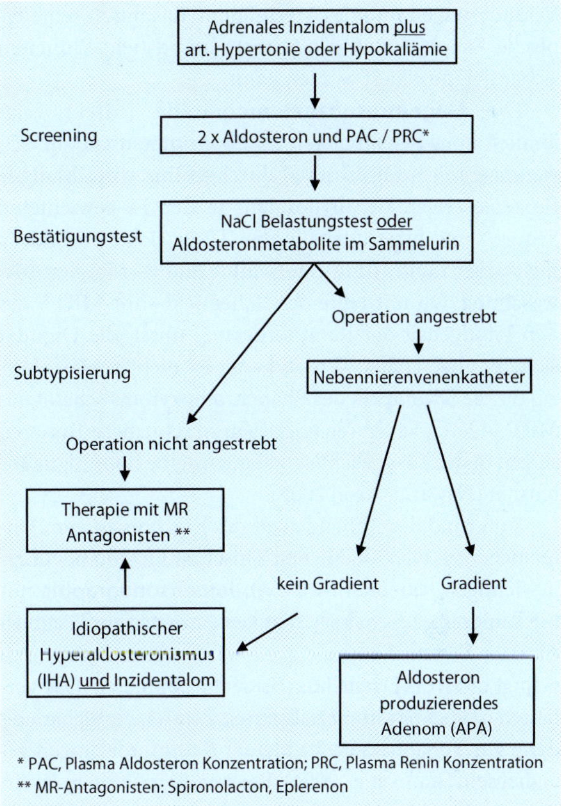

◘ **Abb. 4.61** Flussdiagramm zur Differenzialdiagnostik des primären Hyperaldosteronismus bei Patienten mit zufällig diagnostizierter Nebennierenraumforderung

Virilisierung/Feminisierung Als Screeninguntersuchung ist die Bestimmung der Sexualsteroide nicht geeignet; eine latente Östrogen- bzw. Testosteronsekretion wurde bisher nicht beschrieben. Hingegen sollte bei allen Patienten mit Inzidentalomen klinische Stigmata wie Hirsutismus, Virilisierung und Gynäkomastie erfragt und gesucht werden; falls diese vorhanden sind muss eine entsprechende Diagnostik durchgeführt werden (DHEA-S, Testosteron, Androstendion, 17-β-Östradiol, LH, FSH). Diese Parameter sollten auch bei morphologischen Hinweisen auf ein Nebennierenrindenkarzinom in der bildgebenden Diagnostik (Größe, Verkalkungen) bestimmt werden, da sie nach Resektion als „Tumormarker" dienen können.

Bildgebende Diagnostik

Aufgrund der häufigen Anwendung der **Abdomensonographie** wird die Mehrheit der Inzidentalome mit dieser Schnittbildtechnik entdeckt. In Abhängigkeit von Größe, Lage und Morphologie sind ergänzende bildgebende Verfahren mit gezielter Untersuchung der Nebennieren erforderlich, um die Raumforderung zu verifizieren und ihren Lagebezug zu den umgehenden Organen zu klären. CT und MRT sind hierzu gleichermaßen geeignet. Diese Schnittbildtechniken erlauben aber lediglich bei Organüberschreitung die sichere Diagnose eines malignen Tumors. Nuklearmedizinische Verfahren haben auch in der erweiterten Diagnostik keinen gesicherten Stellenwert (Grumbach et al. 2003), mit Ausnahme beim Phäochromozytom, bei dem die MIBG-Szintigraphie bzw. die DOPA-PET zum Einsatz kommt (▶ Abschn. 4.4.2 und ▶ Abschn. 4.4.3).

> **Trotz der Strahlenbelastung stellt die Computertomographie (CT) aufgrund der Verbreitung und Standardisierung das Verfahren der Wahl zur Evaluation und Verlaufskontrolle dar. Bei Malignomverdacht können die MRT oder die FDG-PET zusätzliche Informationen zur Entscheidung für oder gegen eine Operation liefern (Fassnacht et al. 2004).**

Das **Computertomographie** (CT) sollte in Dünnschichttechnik (Schichtdicke 2 mm) mit Kontrastmittel (KM) durchgeführt werden. Adenomtypisch sind Nebennierenraumforderungen mit hohem Fettgehalt, die nativ 10 Houndsfield-Einheiten (HU) oder weniger aufweisen und scharf gegenüber der Umgebung abgegrenzt sind (Slawik u. Reincke 2010). In der Auswaschphase zeigen Adenome 14 min nach Kontrastmittelgabe 24 HU oder weniger, wohingegen Metastasen oder NNR-Karzinome höhere Dichten aufweisen, d. h. weniger als 50 % des Kontrastmittels zu diesem Zeitpunkt ausgewaschen wurde (Spezifität 92 %, Sensitivität 98 %; Caoili et al. 2002; Slawik u. Reincke 2010). Karzinome haben unscharf begrenzte Ränder, höhere HU Einheiten (s. oben) und zeigen häufiger Einblutungen. Eine weitere differenzialdiagnostische Klärung ist mittels Sonographie und Computertomographie in der Regel nicht möglich. Ausnahmen hierfür sind zystische

Veränderungen und das Myelolipom, das durch seine typische Echotextur und negative Houndsfield-Einheiten sicher diagnostiziert werden kann.

Die **Magnetresonanztomographie** (MRT) zeigt ähnlich hohe Sensitivitäten und Spezifitäten wie die CT, wenn sie mit Kontrastmittel durchgeführt wird. Maligne Prozesse zeigen sich hypointens in der T1-gewichteten Sequenz und hyperintens in den T2-gewichteten Bildern mit starker Kontrastmittelaufnahme und verzögerter Auswaschung. Ob mit Hilfe des „Chemical-shift-MRT", das den Lipidgehalt der Raumforderung misst, die Dignität sicherer abgeschätzt werden kann, ist nicht geklärt. Einzig für die Diagnostik des Phäochromozytoms scheint das MRT anderen Verfahren überlegen zu sein; diese Tumoren zeigen in der T2-gewichteten Sequenz eine hohe Signalintensität (Nawar u. Aron 2005).

Aufgrund der Abhängigkeit des Ergebnisses vom Untersucher und den deutlichen Einschränkungen bei übergewichtigen Patienten ist die **Abdomensonographie** nur für Tumoren >1,5 cm bei schlanken Patienten zur Diagnostik oder Verlaufskontrolle geeignet. **Endosonographisch** gelingt meist die Darstellung beider Nebennieren. Das Verfahren ist aber nur in spezialisierten Zentren verfügbar und dann zur Verlaufskontrolle kleiner Raumforderungen geeignet sein (Kann et al. 2004). Bei sonographischem Nachweis eines Inzidentaloms bedarf es aber einmalig einer CT, um die Dichte (HU) zu bestimmen.

Bei malignitätssuspekten Raumforderungen kann ein **^{18}F-FDG-PET** die Dignität klären, da Nebennierenkarzinome und Metastasen im Gegensatz zu Adenomen eine erhöhte Stoffwechselaktivität haben (Al-Hawary et al. 2005). Ein interessantes Verfahren ist das **^{11}C-Metomidate-PET**. Metomidate bindet spezifisch an die 11-β-Hydroxylase und ist damit ein spezifischer Nebennierenrindentracer, der adrenokortikale von nicht-adrenokortikalen bzw. extraadrenalen Raumforderungen unterscheidet (Al-Hawary et al. 2005). Dieses Verfahren ist allerdings im Gegensatz zur ^{18}F-FDG-PET nur an wenigen Institutionen verfügbar. Bei biochemischem Nachweis eines Phäochromozytoms sollte – falls verfügbar – ein **DOPA-PET**, ansonsten ein **MIBG-Szintigramm** zum Ausschluss von Metastasen und Sicherung der Lokalisation durchgeführt werden.

> **Die Feinnadelpunktion eines Inzidentaloms ist nach übereinstimmender Erfahrung nahezu nie indiziert, da das gewonnene Material eine Differenzierung zwischen Nebennierenadenom und -karzinom unter klinischen Routinebedingungen nicht erlaubt (Grumbach et al. 2003).**

Eine Ausnahme hiervon stellt eine Nebennierenraumforderung, als einziger metastasenverdächtiger Befund im Rahmen eines Tumor-Stagings, dar. Hier kann die Feinnadelpunktion den Nachweis der Metastasierung erbringen und damit die Therapieplanung ermöglichen.

> **! Vor Punktion einer Nebennierenraumforderung muss in jedem Fall ein Phäochromozytom biochemisch ausgeschlossen sein, da es durch die Punktion zu lebensbedrohlichen Komplikationen kommen kann.**

Verlaufskontrolle

Bei der Mehrheit der Inzidentalome besteht bei Erstdiagnose in der Bildgebung kein Hinweis auf ein Malignom und biochemisch keine endokrine Aktivität: diese zufällig entdeckten Raumforderungen der Nebenniere sollten primär nicht operativ entfernt werden. Trotzdem muss diese große Gruppe von Patienten nachuntersucht werden, da 10–20 % der Inzidentalome im Verlauf von fünf Jahren signifikant wachsen oder eine autonome Hormonproduktion entwickeln (Barzon et al. 1999; Libe et al. 2002). Die Richtlinien der NIH-Konsensus-Konferenz empfehlen in Anlehnung an longitudinale epidemiologische Untersuchungen eine einmalige bildgebende Verlaufskontrolle zur Erfassung der Wachstumskinetik nach 6–12 Monaten. Falls das Inzidentalom größenkonstant ist werden keine weiteren bildgebenden Verlaufskontrollen empfohlen. Bei Patienten, die vier Jahre nach initialer Diagnosestellung keine Hinweise einer hormonelle Autonomie zeigen, sind zudem keine gezielten endokrinologischen Verlaufskontrollen angezeigt (Grumbach et al. 2003).

Therapie

Als Grundregel wird die operative Entfernung von endokrin aktiven Tumoren empfohlen, unabhängig von der Tumorgröße. Beim subklinischen Cushing-Syndrom (SCCS) (nur gering erhöhte Kortisolwerte, Fehlen typischer Cushing-Stigmata) kann die Entscheidung schwierig sein. Es liegt eine prospektive, randomisierte Studie an 45 Patienten vor, bei denen eine Besserung metabolischer Parameter des subklinischen Cushing-Syndroms nach Adrenalektomie beschrieben wurde (Toniato et al. 2009). Beim Phäochromozytom ist präoperativ auf eine entsprechende pharmakologische Vorbehandlung zu achten. Bei Nachweis erhöhter Sexualsteroide sollte der Tumor wegen der erhöhten Wahrscheinlichkeit eines Nebennierenrindenkarzinoms nach onkologischen Kriterien reseziert werden. Das von der NIH-Konsensus-Konferenz empfohlene Vorgehen richtet sich nach der endokrinen Aktivität und der Größe des nachgewiesenen Nebennierenzufallstumors (Abb. 4.62; Grumbach et al. 2003). Ist der Tumor endokrin inaktiv, entscheidet die Tumorgröße über das weitere Vorgehen.

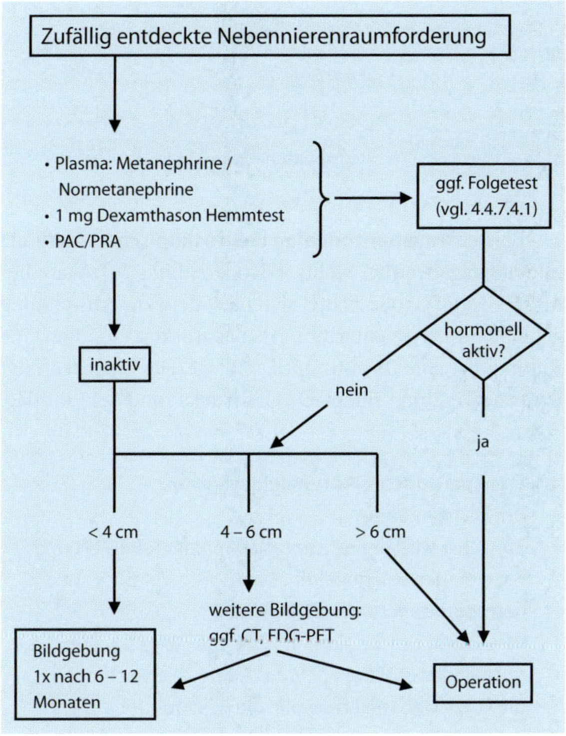

Abb. 4.62 Flussdiagramm zur Abklärung und Therapie der zufällig diagnostizierten Nebennierenraumforderung

Demzufolge besteht bei Tumoren >6 cm eine absolute Operationsindikation wegen des Risikos der Malignität und eine Operation sollte nach onkologischen Kriterien erfolgen (Assaliau. Gagner 2004). Bei hormoninaktiven Tumoren <4 cm ist hingegen eine Operationsindikation nicht gegeben und das Vorgehen beschränkt sich auf sonographische oder computertomographische Verlaufskontrollen. Die Frage, ob eine Adrenalektomie bei Tumoren zwischen 4 und 6 cm grundsätzlich angestrebt werden sollte, lässt sich anhand der vorliegenden Daten nicht sicher beantworten. Ein Problem ist hierbei, dass genaue Angaben zur Adrenalektomie-bedingten Morbidität und Mortalität, vor allem vor dem Hintergrund der neueren laparoskopischen Techniken, noch nicht in ausreichendem Umfang vorliegen. Weiterhin sollten in diesem Größenbereich auch die Nebennierenmorphologie in CT, ggf. ergänzt durch MRT und FDG-PET in die diagnostische Entscheidung einbezogen werden. Eine kurzfristige Größenkontrolle nach 6 Monaten kann zur Entscheidungsfindung wesentlich beitragen. Lässt sich hier eine signifikante Größenzunahme nachweisen (>1 cm), ist eine Operationsindikation gegeben, da ein Malignomverdacht geäußert werden muss. Myelolipome, die mittels CT zuverlässig diagnostiziert werden können, bedürfen bis zu einer Größe von 10 cm keiner operativen Therapie. Größere Tumoren dieses Typs sollten jedoch wegen der Gefahr einer spontanen Ruptur und der damit verbundenen Blutung entfernt werden.

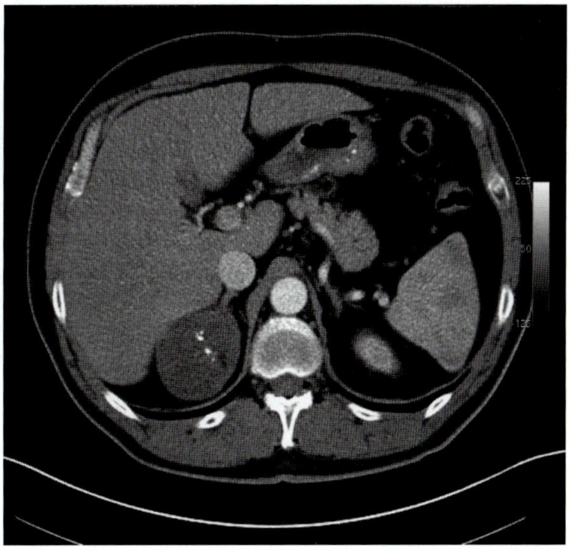

Abb. 4.63 Typischer Nebennierentumor rechts. Keine Malignitätskriterien

4.4.8 Minimal-invasive Nebennierenchirurgie

M.K. Walz

Die minimal-invasive Chirurgie hat in der operativen Behandlung von Nebennierentumoren eine herausragende Bedeutung erlangt. Ein konventionelles Vorgehen im Sinne eines offenen Zugangs, ist heute nur noch bei Tumoren ab einer erheblichen Größe (über 8 cm), bei lokal fortgeschrittenen primären Nebennierenmalignomen und bei in die Umgebung infiltrativ wachsenden Nebennierenmetastasen indiziert. Alle anderen Nebennierentumoren sollten, sofern die Operationsindikation gegeben ist, minimal-invasiv entfernt werden (Abb. 4.63). Dies beruht auf den bekannten typischen Vorteilen eines minimal-invasiven Vorgehens wie minimale Schmerzbelastung und rasche Rekonvaleszenz nach dem Eingriff [3]. Darüber hinaus sind typische operative Risiken wie Wundheilungsstörungen, Blutungen und Infektionen bei der minimal-invasiven Nebennierenchirurgie äußerst selten [12].

Einleitung

Insgesamt stehen 4 verschiedene minimal-invasive Operationsmethoden der Adrenalektomie zur Verfügung (Tab. 4.17). In Abhängigkeit der Lagerung des Patienten kann dabei entweder transperitoneal oder retroperitoneal vorgegangen werden. Dabei haben sich in den letzten Jahren zwei Verfahren als besonders praktikabel erwiesen:

Tab. 4.17 Zugangswege der minimal-invasiven Nebennierenchirurgie in Abhängigkeit der Lage des Patienten (* Standardverfahren)

Rückenlage	Seitenlage	Bauchlage
Laparoskopisch	Laparoskopisch*	
	Retroperitoneoskopisch	Retroperitoneoskopisch*

4

- Transperitoneale Methode in Seitenlage
- Retroperitoneale Technik in Bauchlage

Als Vorteile der **transperitonealen Methode** gelten die aus der Laparoskopie gewohnte anatomische Situation und der relativ große Raum. Als Vorteil des **retroperitoneoskopischen Verfahrens** wird der direkte Zugang ohne die Notwendigkeit der Dissektion intraabdominaler Organe gesehen. Nachteile sind die aufwendigere Präparation transperitoneal und die ungewohnte Anatomie und der vergleichsweise kleine Raum retroperitoneal. Zwar konnten bisher keine relevanten Unterschiede beider Zugangswege hinsichtlich Morbidität und Outcome nachgewiesen werden konnten [7], immerhin scheint die Operationszeit retroperitoneoskopisch kürzer [12, 13].

Wesentlich beeinflusst durch die minimal-invasiven Operationsverfahren werden heute auch zunehmend organerhaltende oder funktionserhaltende Operationsverfahren an der Nebenniere angewandt [9]. Bei unilateralen Tumoren, z. B. Conn-Adenomen, entspricht die Heilungsrate derjenigen einer kompletten Entfernung. Bei bilateralen Phäochromozytomen kann durch eine Resektion die Rindenfunktion erhalten und damit ein Hypokortisolismus bei etwa 90 % der Patienten vermieden werden [8]. Man geht heute davon aus, dass ein Drittel einer Nebenniere zur Kortikoidproduktion ausreicht [1]. Neben den klassischen minimal-invasiven Verfahren sind in letzter Zeit auch robotische Operationsmethoden beschrieben worden. Vorteile dieser Techniken sind bisher nicht erkennbar [2]. Darüber hinaus fanden zuletzt auch minimal-invasive Methoden über einen einzigen Zugang Anwendung (Abb. 4.64). Deren Bedeutung kann derzeit noch nicht abgeschätzt werden [11].

Operationsverfahren

Allgemeines operationstechnisches Prinzip der Nebennierenchirurgie ist die en-bloc-Exstirpation der Nebenniere einschließlich des angrenzenden Fettgewebes. Davon abgewichen werden sollte nur bei funktionserhaltenden Eingriffen, wenn der Nebennierentumor exzidiert wird und das normale Gewebe erhalten werden soll. Die Abgrenzung zwischen normalem und neoplastischen Gewebe kann in den meisten dieser Fällen unter endoskopischer Sicht getroffen werden; in Zweifelsfällen hilft der endoskopische Ultraschall.

Bei der **transperitonealen laparoskopischen** Methode in Seitenlage werden rechts 4 Trokare, links 3 Trokare benötigt. Deren Größe richtet sich nach dem zur Anwendung geplanten Instrumentarium. Als Laparoskop kommen eine 5-mm- oder eine 10-mm-Optik in Frage. Der Eingriff erfolgt unter Anwendung eines CO_2-Gasdrucks von 12–15 mmHg.

Transperitoneale Adrenalektomie auf der rechten Seite

Zunächst wird der rechte Leberlappen mobilisiert und nach medial weggehalten. Damit wird der Blick auf das Retroperitoneum frei (Abb. 4.65).
Die Präparation beginnt in Höhe des oberen Nierenpols medial entlang der V. cava. Kranial erreicht man die kurze Nebennierenvene, die geklippt und durchtrennt wird.
In weiteren Präparationsschritten werden die gefäßführenden Gewebe zwischen oberem Nierenpol und unterem Nebennierenpol und retrokaval disseziert, bevor die Mobilisation der Nebenniere lateral und kranial vervollständigt wird.
Abschließend wird die Nebenniere im Bergebeutel über eine der Portinzisionen extrahiert. Die Einlage einer Drainage ist fakultativ.

Transperitoneale Adrenalektomie auf der linken Seite

Die transabdominale laparoskopische Technik beginnt mit der lateralen Mobilisation der linken Kolonflexur.
Danach wird die Milz aus den lateralen Bandverbindungen gelöst und mit dem Pankreasschwanz nach rechts geklappt. Damit wird der Blick frei auf Niere und Nebenniere (Abb. 4.66).
Median des oberen Nierenpols wird die Nebennierenvene aufgesucht und zwischen Klipps durchtrennt.
Dabei kann die regelhaft vorhandene inferiore Zwerchfellvene als Landmarke dienen.
Danach wird die Nebenniere median aortennah, lateral und schließlich kranial gelöst.
Bergung und Drainageverfahren entsprechen ebenfalls der kontralateralen Seite

Für die **retroperitoneoskopische Methode** in Bauchlage werden sowohl rechts als auch links 3 Trokare unterhalb

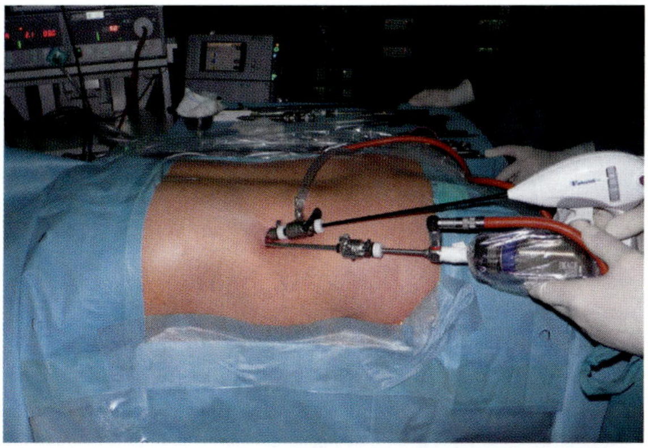

Abb. 4.64 Linksseitige retroperitoneoskopische Adrenalektomie in Bauchlage über einen einzigen Zugang (Schulter links, Gesäß rechts verborgen)

der 12. bzw. 11. Rippe platziert. Der CO_2-Gasdruck wird mit 20 mmHg oder mehr deutlich höher gewählt als beim transperitonealen Vorgehen. Die Region des oberen Nierenpols und der Nebennieren werden durch Abschieben des retroperitonealen Fettgewebes von der posterioren Gerota-Faszie freigelegt.

Retroperitoneoskopische Adrenalektomie auf der rechten Seite

Nach Mobilisation des oberen Nierenpols wird die posteriore Fläche der Vene cava dargestellt (Abb. 4.67).
Nach Präparation des unteren Nebennierenpols erfolgt die schrittweise Dissektion der Nebenniere zunächst medial retrokaval mit Durchtrennung zahlreicher kleiner Gefäße.
Danach wird die in die V. cava direkt einmündende kurze Nebennierenhauptvene dargestellt und durchtrennt.
Schließlich erfolgt die Mobilisation der Nebenniere lateral und kranial.
Nach Bergung im Beutel werden die Hautinzisionen üblicherweise ohne Drainageneinlage geschlossen.

Retroperitoneoskopische Adrenalektomie auf der linken Seite

Nach Mobilisation des oberen Nierenpols und Darstellung des inferioren Nebennierenols medial trifft man auf die anterior des Parenchyms verlaufende Nebennierenvene.
Auch retroperitoneoskopisch wird die fast immer vorhandene inferiore Zwerchfellvene aufgefunden (Abb. 4.68).
Nach Durchtrennung der Nebennierenvene werden Nebenniere und angrenzendes Fettgewebe medial, lateral und schließlich kranial mobilisiert. Dabei sollte ventral die Faszie zur Rückseite des Pankreas und des Magens erhalten bleiben.
Bergung und Wundverschluss entsprechen der rechten Seite.

Ergebnisse

Todesfälle sind im Rahmen von minimal-invasiven Nebennierenoperationen mit 0-–0,5 % selten [4, 12]. Schwergradige Komplikationen werden bei 1–2 % der Patienten beobachtet. Blutungen und Wundinfekte kommen kaum vor [12]. Während die Vorbereitung zur minimal-invasiven Adrenalektomie derjenigen der offenen Operationsverfahren entspricht (► Abschn. 4.2), ist die Nachbehandlung deutlich vereinfacht. Kostaufbau und Mobilisation werden unmittelbar postoperativ eingeleitet, so dass der stationäre Aufenthalt bei den meisten Patienten auf 2–3 Tage verkürzt werden kann.

4.4.9 Adrenokortikales Karzinom

F. Beuschlein, M. Reincke

Das Nebennierenrindenkarzinom ist ein seltener, hochmaligner Tumor. Seine jährliche Inzidenz liegt bei ca. 1 auf 2 Mio. Einwohner. Etwa 0,2 % aller Krebstodesfälle sind durch das Nebennierenrindenkarzinom verursacht. Bei Diagnosestellung liegt häufig schon ein fortgeschrittenes Stadium mit lokaler Invasion oder Fernmetastasierung vor. Die Prognose der Erkrankung ist ungünstig: Auch bei Ausnutzung aller Behandlungsmöglichkeiten ist die Hälfte der Patienten nach den ersten 2 Jahren verstorben, die 5-Jahres-Überlebensrate liegt bei nur 20 %.

Klinische Symptomatik

Das Nebennierenrindenkarzinom kann in jedem Lebensalter auftreten, bevorzugt aber im 4. und 5. Lebensjahrzehnt (Arlt et al. 1990). Grundsätzlich werden endokrin aktive von endokrin inaktiven Karzinomen unterschieden. Bei genauer biochemischer Diagnostik erweisen sich deutlich mehr als die Hälfte aller Karzinome als endokrin aktiv. Eine endokrine Symptomatik besteht allerdings nur bei ca. 40 % der Patienten (Allolio et al. 2006). Die häufigste endokrine Störung ist die **autonome Glukokortikoidsekretion** mit Ausbildung eines Cushing-Syndroms. Hier finden sich Muskelschwäche, stammbetonte Adipositas, Hautatrophie, Wirbelfrakturen etc. (► Abschn. 4.4.5). Bei Kindern ist das Nebennierenrindenkarzinom die häufigste Ursache eines Cushing-Syndroms.

Androgenbildende Tumoren führen bei Frauen zur Virilisierung mit Glatzenbildung, Klitorishypertrophie und

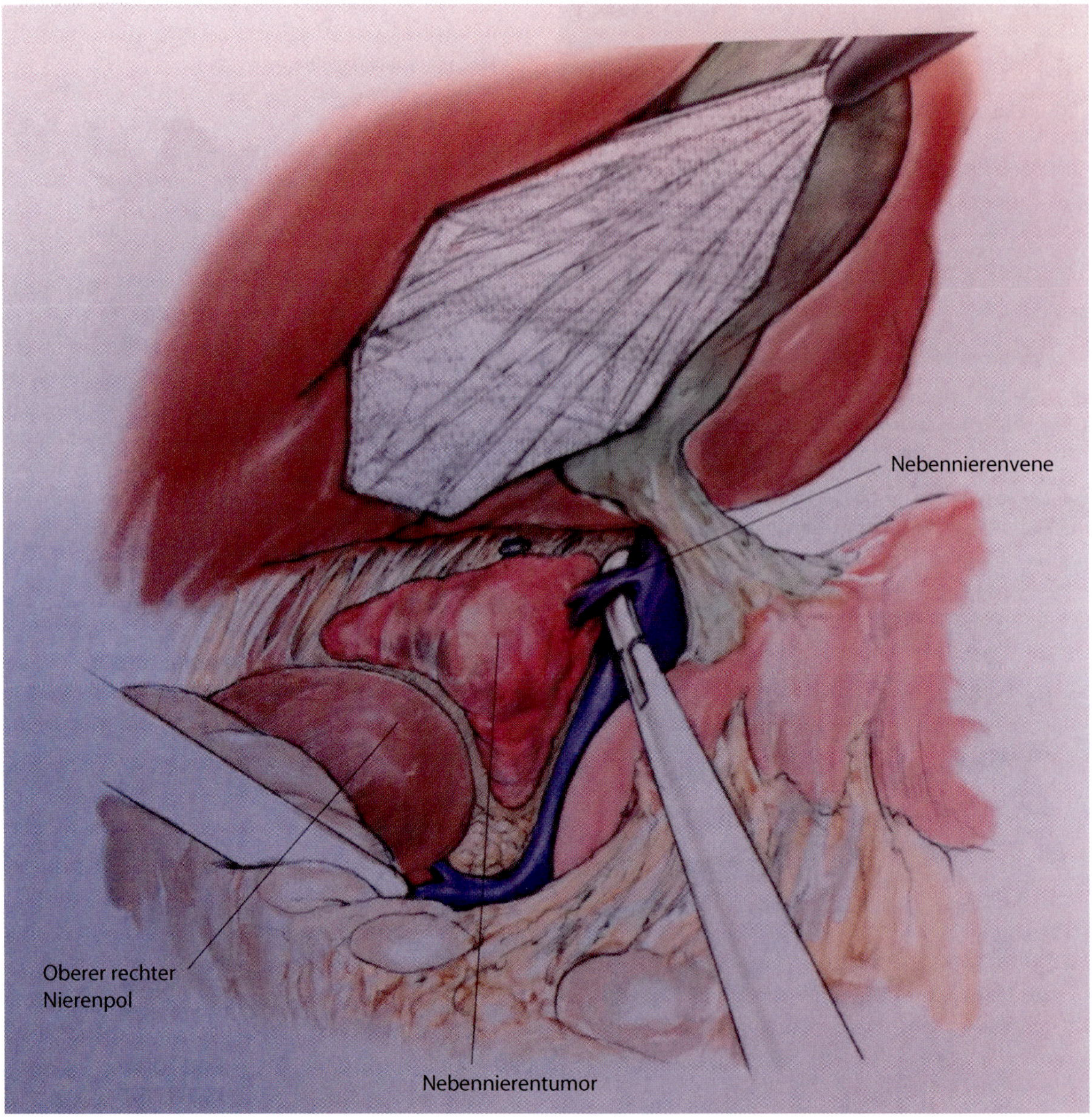

Abb. 4.65 Transabdominelle laparoskopische Adrenalektomie rechts. (Aus Linos 2005a)

Vertiefung der Stimmlage. Eine gesteigerte Androgenbildung kann gleichzeitig auch mit anderen Endokrinopathien, z. B. Glukokortikoidexzess, einhergehen.

Östrogenproduzierende Nebennierentumoren beim Mann sind praktisch immer als maligne anzusehen. Es kommt zu Gynäkomastie, Hodenatrophie, Oligospermie und Impotenz. Weiterhin weist ein erhöhter Wert für DHEAS im Serum auf das Vorliegen eines Karzinoms hin.

Ein primärer Hyperaldosteronismus beim Nebennierenrindenkarzinom ist selten. Eine hypokaliämische Hypertonie aber findet sich häufig als Folge einer Mehrsekretion von Steroidvorstufen mit mineralokortikoider Wirkung (z. B. Desoxycorticosteron) oder bei exzessiver Sekretion von Kortisol, da Kortisol in hohen Konzentrationen eine mineralokortikoide Wirkung entfaltet.

Klassifikation

Das Nebennierenrindenkarzinom lässt sich nach der neueren **ENSAT-Klassifikation** (European Network for the Study of Adrenal Tumours) einteilen (Tab. 4.18, Fassnacht et al. 2009). Tumoren im Stadium I haben generell eine gute Prognose mit Langzeitremissionen nach Tumorresektion in etwa 80 % der Fälle. Allerdings ist bei dieser Tumorgröße die Unterscheidung zwischen Adenom und Karzinom nach histopathologischen Kriterien alleine schwierig. Tumoren im Stadium II sind größer als 5 cm im maximalen Durch-

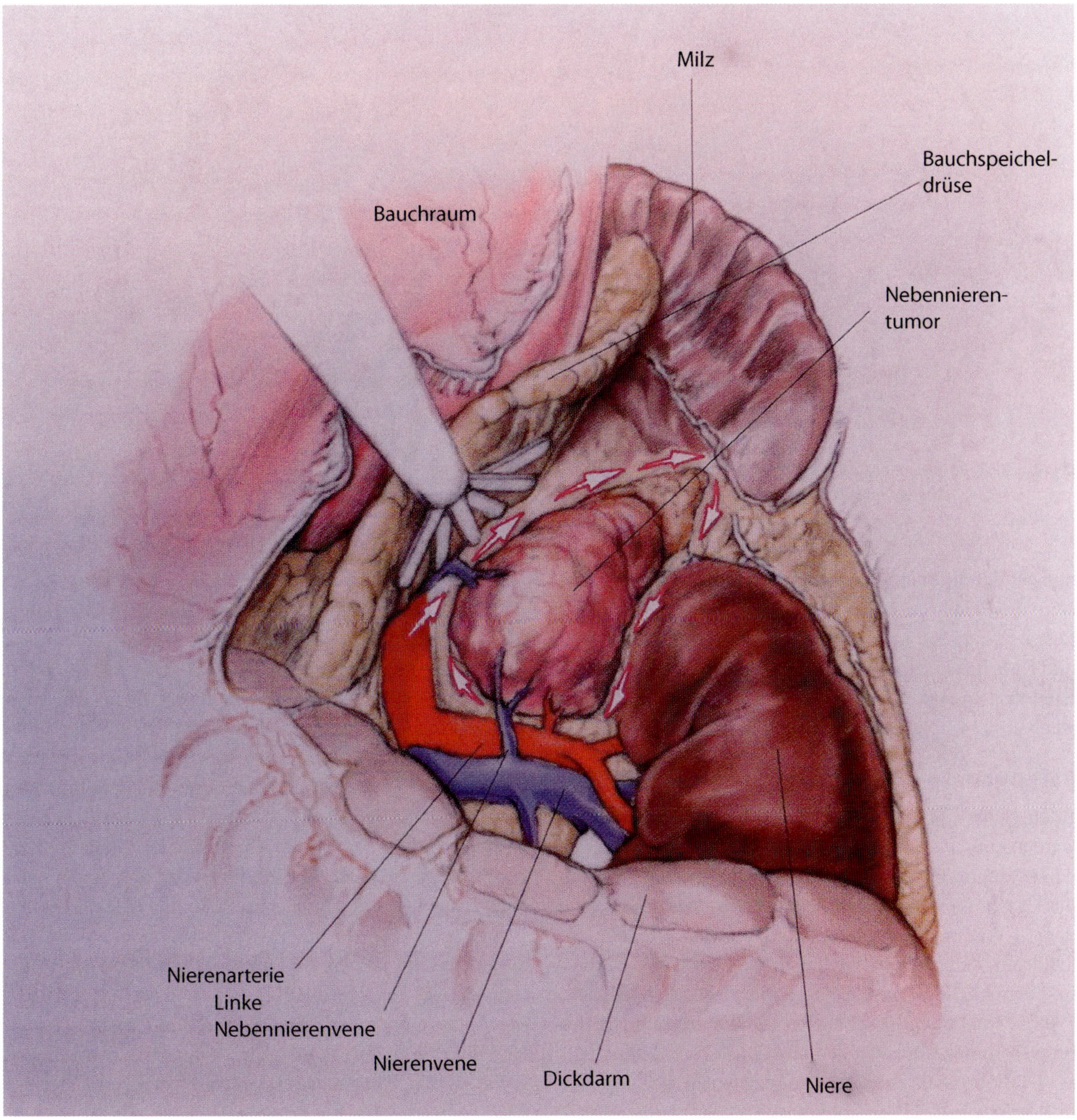

Abb. 4.66 Transabdominelle laparoskopische Adrenalektomie links (Aus Linos et al. [2005])

messer, bleiben aber auf die Nebenniere beschränkt. Die Mehrheit der Patienten im Tumorstadium II entwickeln zu einem späteren Zeitpunkt ein Tumorrezidiv oder Fernmetastasen. Die Wahrscheinlichkeit einer Metastasierung ist größer bei Patienten mit großen Tumoren, ausgedehnten Tumornekrosen, vaskulärer Tumorinvasion und hoher mitotischer Aktivität.

Während in früheren Serien mehr als 70 % aller Patienten zum Zeitpunkt der Diagnose ein Nebennierenkarzinom im Stadium III oder IV hatten (Söreide et al. 1992), ist nach neueren Untersuchungen inzwischen das Stadium II die häufigste Erstmanifestation (Allolio et al. 2006). Stadium III umfasst nach der ENSAT-Klassifikation entweder lokal begrenzte Tumoren mit Befall lokaler Lymphknotenstationen oder Tumoren mit lokalinvasivem Wachstum, Invasion in benachbarte Organe oder venösem Tumorthrombus. Betroffen von der Tumorinfiltration sind vor allem die Nieren, das Mesenterium, das Retroperitoneum, Pankreas, Diaphragma, die Nierenvene und die V. cava inferior.

Trotz einer kompletten Resektion muss bei praktisch allen Patienten im Stadium III mit einem Tumorrezidiv oder dem Auftreten von Fernmetastasen innerhalb von 5 Jahren nach Resektion gerechnet werden. Die 5-Jahres-Überlebenszeit von Patienten mit Stadium III ist 39–61 %, selbst wenn der Tumor makroskopisch komplett reseziert wurde (Fassnacht et al. 2009). Patienten im Stadium IV ha-

4

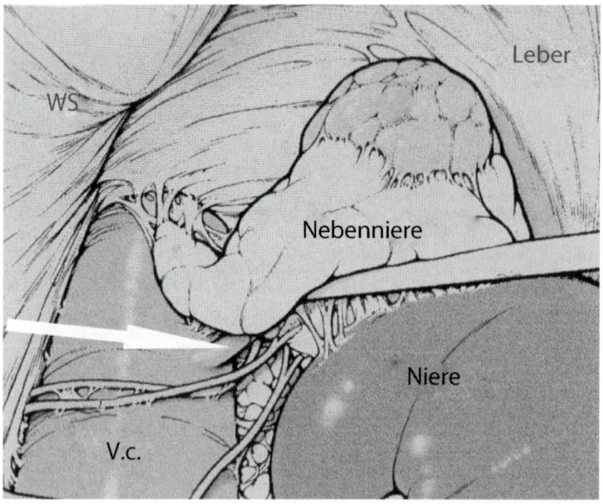

Abb. 4.67 Posteriore retroperitoneoskopische Adrenalektomie rechts. *Pfeil* Nebennierenvene, *V.c.* Vena cava, *WS* Wirbelsäule. (Mod. nach Walz 2005)

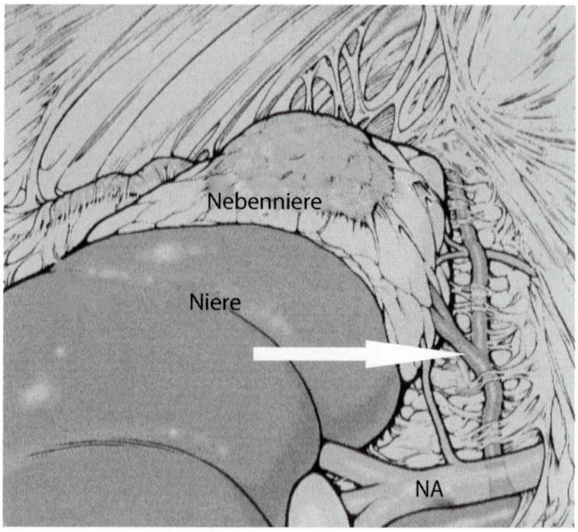

Abb. 4.68 Posteriore retroperitoneoskopische Adrenalektomie links. *Pfeil* Nebennierenvene, *NA* Nierenarterie. (Mod. nach Walz 2005)

ben per definitionem bereits eine hämatogene Metastasierung des Primarius erlebt. Die Metastasierung betrifft die Lunge (47–97 %), Leber (53–68 %), Abdomen (33–43 %) und Knochen (11–33 %). Die 5-Jahres-Überlebensrate von Patienten im Stadium IV liegt bei weniger als 20 %, selbst wenn eine komplette Tumorresektion möglich war.

Pathogenese und Pathophysiologie

Auch wenn einige molekulare Mechanismen aufgezeigt werden konnte, bleibt die Entstehung des Nebennierenrindenkarzinoms nicht komplett verstanden. Nebennierenrindenkarzinome sind bei familiären Tumorsyndromen, wie dem Li-Fraumeni-Syndrom, dem Beckwith-Wiedemann-Syndrom, dem unbehandelten adrenogenitalen Syndrom und dem Carney-Komplex, beschrieben worden (Reincke 1998). Mutationen in sporadischen Tumoren finden sich im p53-Tumorsuppressorgen und am IGF-II-Genlokus.

Die Steroidsekretion der Tumorzellen ist ineffektiv und in der Regel ACTH-unabhängig. Das Sekretionsmuster ist häufig verschoben, sodass überproportional adrenale Androgene und Vorstufen der Mineralokortikoide und Glukokortikoide produziert werden. Die Ursache hierfür liegt möglicherweise darin, dass die Steroidbiosynthese der 11-β-Hydroxylase insuffizient ist und es damit zu einer Anhäufung der Vorstufen kommt. Selten treten bei Nebennierenkarzinomen tumorinduzierte Hypoglykämien auf, die durch eine parakrine IGF-II-Aktivität mit konsekutiver Steigerung der Glukoseaufnahme bei großer Tumormasse entstehen.

Diagnostik

Bildgebende Verfahren Wenn Patienten durch die Symptome der Raumforderung auffällig werden, liegt initial meist eine bildgebende Diagnostik vor. Der Tumor kann in diesen Fällen mit allen Verfahren gut dargestellt werden. Sein Durchmesser beträgt bei Diagnosestellung in der Regel mehr als 8 cm, das Gewicht liegt bei mehr als 500 g (▪ Abb. 4.69). Sonographisch findet sich eine variable Echotextur mit heterogenem Muster, Nachweis von Tumornekrosen, Einblutungen und auch Kalzifizierungen. Computertomographische Kriterien für das Vorliegen eines Nebennierenrindenkarzinoms sind typischerweise wechselnde Dichtewerte als Ausdruck der Nekrose und eine unregelmäßige Kontrastmittelanreicherung mit spätem Wash-out. Nachweis von Kalzifizierungen und gelegentlich ein schmaler kapselähnlicher Ring, der den Tumor umgibt, sind weitere Karzinomkriterien. Meist liegt die Dichte im nativen CT aufgrund verminderten Lipid-Gehalts über 10 Hounsfield-Einheiten (Boland et al. 1998). Kernspintomographisch findet sich charakteristischerweise eine hohe Signalintensität in den T2-gewichteten Bildern sowie ein lange anhaltendes Kontrastmittel-Enhancement nach Gabe von Gadolinium-DTPA. Dadurch unterscheidet sich das Signalverhalten von demjenigen benigner Nebennierentumoren (Korobkin et al. 1996). Die ^{18}Fluordeoxyglukose-Positronenemissionstomographie (^{18}F-FDG-PET) kann bei der Abgrenzung zwischen benignen und malignen Nebennierentumoren hilfreich sein. Weiterhin können durch diese Verfahren sonst okkulte Metastasen detektiert werden. Das FDG-PET (z. B. in Kombination mit dem CT) eignet sich deshalb besonders zum Staging.

Endokrine Diagnostik Einerseits leitet die klinische Präsentation des Patienten die zielgerichtete endokrine Diagnostik. Andererseits ist auch bei klinisch endokrin inaktiven Tumoren eine biochemische Diagnostik sinnvoll, um hierdurch eine subklinische endokrine Aktivität aufzudecken und einen geeigneten Tumormarker zur Überwachung der

Tab. 4.18 Stadieneinteilung des Nebennierenrindenkarzinoms nach ENSAT

Stadium	TNM-Klassifikation
I	T1 N0 M0
II	T2 N0 M0
III	T1-T2 N1 M0 oder T3-T4 N0-N1, M0
IV	T1–4 N0–1 M1

T1 Tumor ≤5 cm; *T2* Tumor >5 cm; *T3* lokal infiltrierend, *T4* Invasion in Organe oder venöser Tumorthrombus; *N1* regionaler Lymphknotenbefall; *M1* Fernmetastasen

postoperativen Therapie zu identifizieren (Tab. 4.19). Die Messung des adrenalen Kortisols erfolgt unter niedrig dosierter Dexamethasonsuppression, um die Autonomie der Steroidproduktion nachzuweisen. Vor einer geplanten Adrenalektomie ist in jedem Fall ein subklinisches adrenales Cushing-Syndrom auszuschließen, um eine postoperative Nebennierenkrise zu vermeiden. Weiterhin muss differenzialdiagnostisch ein Phäochromozytom durch Bestimmung der Metanephrine im 24-h-Urin ausgeschlossen werden um intraoperativen Komplikationen vorzubeugen.

Weitere Diagnostik und Staging Die Feinnadelpunktion des Tumors unklarer Dignität ist fast nie indiziert, da die Tumorgröße in der Regel eine Indikation zur operativen Entfernung darstellt und die pathologische Differenzierung von benignen versus malignen Nebennierenraumforderungen im Biopsat problematisch ist. Außerdem ist für das Nebennierenkarzinom das Auftreten von Stichkanalmetastasen beschrieben worden. Die Metastasensuche umfasst ein abdominales und thorakales CT oder alternativ NMR sowie ggf. eine ^{18}F-FDG-PET. Eine Knochenszintigraphie wird in der Regel nur bei klinischem oder bildgebenden Verdacht auf eine ossäre Filialisierung durchgeführt.

Differenzialdiagnose Die Differenzialdiagnose gleicht der der zufällig entdeckten Nebennierenraumforderung (▶ Abschn. 4.4.7). Abgegrenzt werden müssen Nebennierenrindenadenome, Nebennierenmetastasen (bevorzugt Mammakarzinom, Bronchialkarzinom und malignes Melanom) sowie retroperitoneale Tumoren (Fibrosarkome, Rhabdomyosarkome, Nierenzellkarzinome etc.), die im CT als Nebennierenraumforderung gelegentlich fehlgedeutet werden. Eine wichtige Differenzialdiagnose ist das Phäochromozytom, das morphologisch durch seine inhomogene zystische Struktur mit einem Nebennierenrindenkarzinom verwechselt werden kann. Hierzu trägt auch das ähnliche Verhalten in der Kernspintomographie bei (▶ Abschn. 4.4.2). Ein Phäochromozytom muss daher biochemisch ausgeschlossen werden, da eine intraoperativer Katecholaminfreisetzung tödliche Komplikationen hervorrufen kann. In der Differenzialdiagnose zwischen adrenokortikalen und nicht von der Nebennierenrinde-ausgehenden Tumoren kann zudem eine funktionelle Bildgebung auf Basis von Nebennierenrinden-spezifischer Tracer (z. B. Metomidate) hilfreich sein, die bisher jedoch noch keinen festen Platz in der Routinediagnostik gefunden hat.

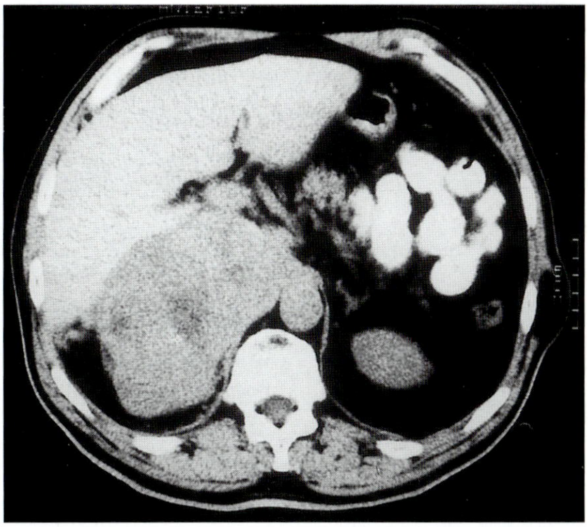

Abb. 4.69 Typischer CT-Befund eines Nebennierenkarzinoms: sehr große, inhomogene Raumforderung rechts

Chemotherapie und Strahlentherapie

Wegen der Seltenheit des Nebennierenrindenkarzinoms ist die Durchführung von Therapiestudien äußerst schwierig. Deshalb gibt es bisher keine medikamentöse Therapie bzw. Strahlentherapie, deren Wirksamkeit in prospektiven randomisierten Studien etabliert und publiziert wurde.

Die wichtigste Einzelsubstanz in der Behandlung des Nebennierenrindenkarzinoms ist **Mitotane** (Lysodren), eine vom DDT-abgeleitete adrenolytische Verbindung, die erstmals 1960 klinisch eingesetzt wurde (Bergenstal et al. 1960). Mitotane wirkt selektiv adrenotoxisch und führt zur Zerstörung von Nebennierengewebe sowie zur Hemmung unterschiedlicher Enzymsysteme in der Nebenniere. Die Wirksamkeit von Mitotane beim Nebennierenrindenkarzinom ist variabel, und anhaltende Remissionen und Heilungen sind eher die Ausnahme. Langsam wachsende Karzinome mit Hormonaktivität sprechen eher an als rasch progrediente undifferenzierte endokrin inaktive Tumoren (Luton et al. 1990). Die Dosis wird schrittweise bis an die Grenze der Toleranz gesteigert. Maximaldosen bis 12 g/Tag können eingesetzt werden, sind aber in der Regel aufgrund der Nebenwirkungen nicht erreichbar. Diese bestehen in gastrointestinalen

Tab. 4.19 Endokrinologische Diagnostik beim Nebennierenkarzinom

Basisprogramm	
Obligat	Serumkortisol im Dexamethason-Hemmtest (1 mg) DHEA-S Metanephrine im 24-h-Urin (zum differenzialdiagnostischen Ausschluss eines Phäochromozytoms)
Fakultativ (bei klinischer Symptomatik)	Testosteron, 17-β-Östradiol, LH, FSH (bei Virilisierung/Feminisierung) Reninaktivität (bzw. -konzentration) und Aldosteron im Plasma, Desoxykortikosteron im Serum (bei Hypertonie/Hypokaliämie)
Erweiterte Diagnostik bei pathologischem Basisprogramm	
Cushing-Syndrom	Kortisol im 24-h-Urin Hochdosierter Dexamethasonhemmtest (8 mg) CRH-Stimulationstest
Virilisierung/Feminisierung	DHEA-S, Testosteron, 17-β-Östradiol im Dexamethasonhemmtest
Mineralokortikoidhypertonie	Aldosteron-18-Glukoronid/Tetrahydroaldosteron im 24-h-Urin NaCl-Belastungstest

Störungen mit Übelkeit, Erbrechen sowie zentralnervösen Nebenwirkungen mit Müdigkeit, Adynamie, Anorexie, Schwäche, Schwindel, Sprachstörungen und Ataxie. Eine mäßige Erhöhung der γGT wird regelhaft beobachtet. Aufgrund der außerordentlich langen Halbwertszeit und der Kumulation im Fettgewebe steigen die Serumspiegel bei konstanter Dosis über einen Zeitraum von mehreren Monaten an und sinken nach Absetzen nur langsam wieder ab, sodass auch die Nebenwirkungen nur langsam wieder abklingen. Durch Monitoring der Serumspiegel (Zielbereich 14–20 mg/l) ist es möglich, die Effektivität zu steigern und die Nebenwirkungen zu reduzieren, da einerseits Spiegel unter 14 mg/l nur einen geringen Effekt auf das Tumorwachstum zu haben scheinen und andererseits ab einem Spiegel von 20 mg/l die Nebenwirkungen stark zunehmen.

Unter der Therapie mit Mitotane ist der Kortisolmetabolismus gesteigert. Eine hochdosierte **Glukokortikoidsubstitution** mit Hydrokortison (Tagesdosis meist ≥50 mg) ist deshalb notwendig, um unter der Therapie eine Nebennierenrindeninsuffizienz zu verhindern und die Verträglichkeit der Behandlung zu verbessern. Die Mineralokortikoidsubstitution muss so erfolgen, dass die Plasmareninaktivität bei Normotonie nicht erhöht ist. Insgesamt machen die Nebenwirkungen, die Gefahr der Nebennierenrindeninsuffizienz und die mehrwöchige Halbwertszeit die sorgfältige Überwachung der Mitotanetherapie durch einen erfahrenen Arzt erforderlich. Bei etwas mehr als 30 % der Patienten kommt es unter einer Mitotanetherapie zu einem (partiellen) Ansprechen. Dieser Behandlungserfolg ist leider in der Regel nur kurzfristig und hält 6–10 Monate an. In Fallberichten ist allerdings wiederholt über komplette Remission bei Patienten mit Nebennierenkarzinom berichtet worden. Eine Verlängerung der Überlebenszeit durch die Mitotanetherapie bei Patienten im Stadium IV ist bisher nicht belegt. Bei endokrin aktiven Tumoren, speziell beim Cushing-Syndrom, kann bei 50–60 % aller Patienten mit Mitotane eine Remission der klinischen Symptomatik erzielt werden. Eine zunehmend wichtige Rolle spielt die Therapie mit Mitotane als adjuvante Behandlung. Trotz initial kompletter Revision erleiden zwischen 60 und 80 % der Patienten ein lokales Tumorrezidiv. Basierend auf einer größeren retrospektiven Analyse konnte eine Assoziation zwischen einer adjuvanten Mitotanetherapie und einer Verlängerung des krankheitsfreien Intervalls und des Gesamtüberlebens gefunden werden (Terzolo et al. 2007).

Zahlreiche Chemotherapeutika sind zur Behandlung des Nebennierenrindenkarzinoms eingesetzt worden: Doxorubicin, BCNU, 5-Fluorouracil, Methotrexat, Cisplatin, Etoposid und andere (Bukowski et al. 1993; Johnson u. Greco 1986; Schlumberger et al. 1988). Eine Partialremission ist für alle dieser Therapeutika in Einzelfällen beschrieben worden, insgesamt zeigen sich Nebennierenrindenkarzinome jedoch relativ Chemotherapie-insensibel. Die beiden Chemotherapie-Protokolle mit den vielversprechendsten Ansprechraten sind die Kombination aus Mitotane mit **Etoposid, Doxorubicin und Cisplatin** (Berutti et al. 1998, Tab. 4.20) und Mitotane mit **Streptozotocin** (Khan et al. 2000, Tab. 4.21). Diese beiden Regime wurden in der weltweit ersten Phase-III-Studie beim Nebennierenkarzinom verglichen. In der internationalen, prospektiven „FIRM-ACT-Studie" erhalten Patienten mit Nebennierenkarzinom im Stadium IV randomisiert eines der beiden Regime. Publizierte Ergebnisse stehen noch aus. Als Alternative zu den genannten Protokollen stellt eine metronomische Therapie mit Capecitabine plus Gemcitabine eine Option dar. Unter diesem Behandlungsprotokoll wurden 7 % objektives Tumoransprechen und 39 % Stable disease für länger als 4 Monate bei Pa-

Tab. 4.20 Kombinationstherapie von Mitotane und Polychemotherapie beim Nebennierenrindenkarzinom (Berruti et al. 1998)

Tag 1	Adriamycin 20 mg/m², Cisplatin 40 mg/m²
Tag 5–7	Etoposid 100 mg/m²
Tag 8	Adryamicin 20 mg/m²
Tag 9	Cisplatin 40 mg/m² i.v. Mitotane 4 g/Tag kontinuierlich ab Tag 1 (Zyklusabstand 28 Tage)

Tab. 4.21 Streptozotocin-Monotherapie beim metastasierten Nebennierenrindenkarzinom

Tag 1–5	Streptozotocin 1 g/Tag
Alle 21 Tage	Streptozotocin 1 g/Tag Mitotane kontinuierlich ab Tag 1 nach Serumspiegel (Ziel 14–20 mg/l)

tienten unter Zweit- und Drittlinientherapie beobachtet (Sperone et al. 2010).

Die zunehmende molekulare Aufklärung der Pathogenese des Nebennierenrindenkarzinoms macht zudem gerichtete Therapieansätze möglich. In klinischer Prüfung im Rahmen einer randomisierten, Placebo-kontrollierten Studie ist zurzeit ein IGF1-Rezeptor spezifischer Tyrosinkinase-Inhibitor. Mit diesen und den Ergebnissen weiterer ähnlicher Studien ist in der Zukunft zu rechnen. Insgesamt sollte eine medikamentöse Behandlung von Patienten mit Nebennierenkarzinomen im Rahmen klinischer Studien angestrebt werden.

Sollen ausschließlich die endokrinen Symptome des Tumors behandelt werden, so sind andere Therapieoptionen mit den **Adrenostatika** Ketokonazol, Metyrapon und Aminoglutethimid vorhanden (Tab. 4.22). Unter Ketokonazol sind auch in Einzelfällen Tumorrückbildungen berichtet worden. Bei einer entsprechenden Behandlung muss die Möglichkeit einer Nebennierenrindeninsuffizienz erwogen und ggf. eine Substitutionstherapie eingeleitet werden.

Die Strahlentherapie des Nebennierenkarzinoms ist bisher wenig evaluiert. Im Rahmen retrospektiver Analysen ergeben sich jedoch Hinweise auf eine prinzipielle Strahlensensibilität von Nebennierenrindenkarzinomen (Polat et al. 2009). Im adjuvanten Setting wird daher bei hohem Risiko eines Lokalrezidivs eine Bestrahlung des Tumorbetts inklusive befallener Lymphknotenstationen für das Tumorstadium III empfohlen. Patienten im Stadium II können in Einzelfällen bei hohem Lokalrezidivrisiko prophylaktisch bestrahlt werden (z. B. bei großem Primärtumor >10 cm oder bei operationsbedingtem Einriss der Tumorkapsel). Für solitären Knochen- und Hirnmetastasen sollten in Abhängigkeit der klinischen Gesamtsituation eine lokale Bestrahlung ebenso diskutiert werden. Ein Ansprechen auf eine Bestrahlung bei Patienten im fortgeschrittenen Erkrankungsstadium wird mit etwa 60 % angegeben (Polat et al. 2009).

Operative Therapie

C. Nies

Der einzig kurative Ansatz in der Behandlung des adrenokortikalen Karzinoms ist die radikale chirurgische Entfernung allen Tumorgewebes. Deshalb besteht bei lokal begrenzten Tumorstadien (Stadien I–III) nahezu immer eine Operationsindikation. Wegen der infausten Prognose ist die Operationsindikation bei Patienten mit Fernmetastasen kritisch zu stellen. Laparoskopische Operationsverfahren sollten deshalb bei dieser Erkrankung nur mit großer Zurückhaltung eingesetzt werden. Die beste Übersicht bietet der konventionelle thorakoabdominelle Zugang. Die Operation beinhaltet die radikale Entfernung des Primärtumors und in den meisten Zentren eine regionäre Lymphadenektomie. Ein prognostischer Vorteil ist für die Lymphadenektomie jedoch nicht eindeutig nachgewiesen. Die Sinnhaftigkeit einer Resektion von Fernmetastasen ist im Einzelfall zu prüfen.

Indikationsstellung

Primäreingriff Das adrenokortikale Karzinom ist ein Tumor mit einer ausgesprochen schlechten Prognose. Die einzige Aussicht auf Heilung bietet die vollständige Entfernung des Tumors. Die Diagnose eines adrenokortikalen Karzinoms in den **Stadien I–III** stellt daher eine prinzipielle Operationsindikation dar.

Patienten mit **Fernmetastasen** haben eine so schlechte Prognose, dass die Indikation zur Operation sehr kritisch gestellt werden muss. In diesem Stadium der Erkrankung liegt die 5-Jahres-Überlebensrate auch nach Entfernung des Primärtumors und anschließender adjuvanter Behandlung bei 0 %, die mittlere Überlebenszeit beträgt nur 3–8 Monate (Icard et al. 2001; Gomez-Rivera et al. 2005; Schulick u. Brennan 1999).

Dennoch kann auch in diesem Stadium ein operatives Vorgehen indiziert sein. Bei einer ausgeprägten endokrinen Aktivität des Tumors (z. B. schwere Cushing-Symptomatik) kann in Einzelfällen durch die Resektion

4

Tab. 4.22 Adrenostatische Therapie des Cushing-Syndroms

Substanz	Wirkmechanismus	Dosis	Nebenwirkungen
Ketokonazol (Nizoral)	Hemmung von 17,20-Desmolase, 17-α-Hydroxylase, 11-β-Hydroxylase	400–1200 mg/Tag	Transaminasenerhöhung Übelkeit Gynäkomastie Medikamenteninduzierte Hepatitis (1:15.000)
Metyrapon (Metopiron)	Hemmung der 11-β-Hydroxylase (Desmolase)	750–2000 mg	Übelkeit Müdigkeit Hirsutismus
Aminoglutethimid (Orimeten)	Hemmung der Desmolase	500–2000 mg	Müdigkeit Kopfschmerzen Myalgien Exantheme
Mitotane (Lysodren)	Zerstörung der Zona reticularis und fasciculata	3×0,5–3×4 g (nach Spiegel)	Übelkeit Erbrechen Gewichtsverlust Schwindel Somnolenz
Etomidat (Hypnomidate)	Hemmung der 11-β-Hydroxylase	50–80 mg/Tag i.v.	Sedierung Atemdepression

des Primärtumors im Sinne eines Tumordebulkings eine Palliation erreicht werden.

In den seltenen Fällen von solitären oder nur wenigen resektablen Metastasen ist vor allem bei jüngeren Patienten ein aggressives Vorgehen mit Entfernung von Primärtumor, regionärer Lymphadenektomie und Resektion der Metastasen (ggf. in einem Zweiteingriff) in Ermangelung einer besseren Therapieoption zu vertreten.

Lokalrezidiv und metachrone Fernmetastasen In retrospektiven Studien zeigte sich bei Tumorrezidiven ein Überlebensvorteil für Patienten, bei denen das Tumorrezidiv operativ entfernt wurde. (Bellantone et al.1997; Ircard et al. 1992; Schteingart et al. 2005; Schulick u. Brennan 1999). Nach R0-Resektion von lokoregionären Tumorrezidiven wurde über 5-Jahres-Überlebensraten von 40–60 % berichtet (Brauckhoff u. Dralle 2005). Aufgrund der bisher vorliegenden Daten besteht jedoch bei Patienten mit lokoregionären Tumorrezidiven die Indikation u. U. auch zu wiederholten Reeingriffen. Die Indikation zur aggressiven Entfernung von Fernmetastasen ist umstrittener, wird jedoch von einigen Autoren ebenfalls befürwortet (Pommier u. Brennan 1992; Jensen et al. 1991).

Operationsvoraussetzungen

Bildgebende Diagnostik Die meisten adrenokortikalen Karzinome haben eine beträchtliche Größe (◘ Abb. 4.70). Um das Ausmaß der Operation und den Zugang planen zu können, ist eine entsprechende bildgebende Diagnostik erforderlich. Die meisten Tumoren weisen eine mehr oder weniger dicke Kapsel auf, eine Infiltration von Nachbarorganen ist selten. Die Computertomographie stellt die Trennschichten zwischen Tumor und angrenzenden Organen (Leber, Niere) zumeist unzureichend dar, sodass die lokale Tumorausdehnung häufig überschätzt wird.

Eine Tumorausdehnung in das Venensystem (Tumorthrombus in der V. renalis und/oder in der V. cava inferior) ist vermutlich häufiger als zumeist angenommen wird. Mit derartigen intravasalen Tumormanifestationen muss in bis zu 35–40 % der Fälle gerechnet werden (Langer et al. 2000; Ochi et al. 2006; Turbendian et al. 2010). Ähnlich wie bei Nierenzellkarzinomen wurden Tumorzapfen mit einer Ausdehnung bis in den rechten Vorhof beschrieben. Eine solche Situation sollte präoperativ erkannt werden, denn sie kann u. U. besondere Maßnahmen (Herz-Lungen-Maschine, Venenersatz) erfordern (Chiche et al. 2006; Mezhir et al. 2008). Aus diesem Grunde ist es empfehlenswert, präoperativ eine Kernspintomographie mit einer MR-Phlebographie der V. cava inferior und der Nierenvenen durchzuführen.

Besonders bei großen Tumoren sollte daran gedacht werden, dass aus Radikalitätsgründen selten auch die Mitentfernung der Niere erforderlich sein kann. In diesen Fällen sollte man sich präoperativ mit Hilfe einer szintigraphischen Bestimmung der seitengetrennten Kreatininclearance Klarheit über die Funktion der gegenseitigen Niere verschaffen.

Labordiagnostik Es ist von großer Wichtigkeit, die hormonelle Aktivität eines adrenokortikalen Karzinoms prä-

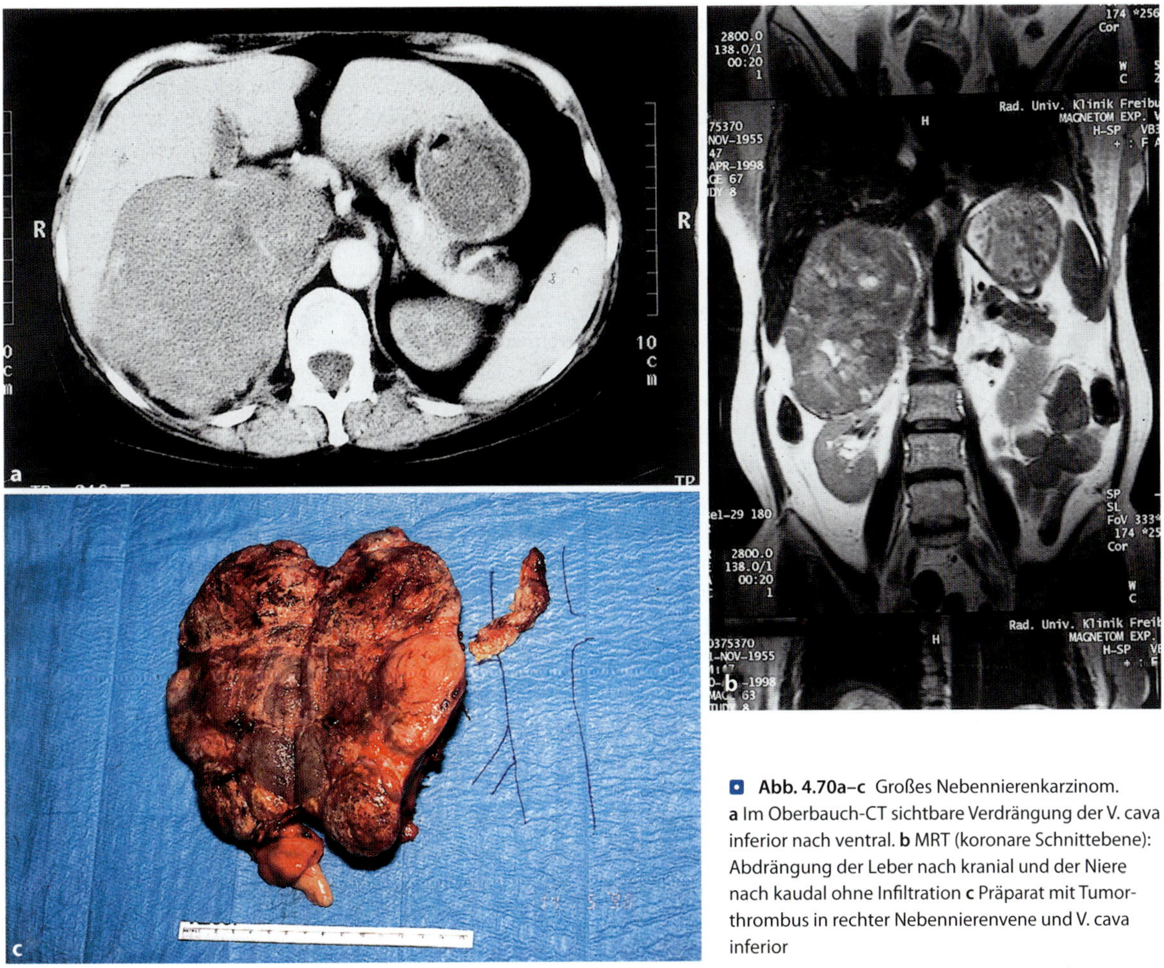

Abb. 4.70a–c Großes Nebennierenkarzinom. **a** Im Oberbauch-CT sichtbare Verdrängung der V. cava inferior nach ventral. **b** MRT (koronare Schnittebene): Abdrängung der Leber nach kranial und der Niere nach kaudal ohne Infiltration **c** Präparat mit Tumorthrombus in rechter Nebennierenvene und V. cava inferior

operativ zu kennen. Zum einen hat man dadurch unter Umständen einen Tumormarker zur Verfügung, der für die Verlaufsbeobachtung von Bedeutung sein kann, zum anderen können sich Konsequenzen für das perioperative Management ergeben (z. B. Substitution von Glukokortikoiden).

Medikamentöse Vorbehandlung Die medikamentöse Vorbehandlung der Patienten richtet sich nach der endokrinen Aktivität des Tumors und gleicht im Wesentlichen der Vorbereitung von Patienten mit einer entsprechenden Symptomatik aufgrund benigner Nebennierentumoren. Eine Hypertonie muss eingestellt und Elektrolytverschiebungen müssen ausgeglichen werden.

Dem erhöhten Infekt- und Thromboserisiko von Patienten mit kortisolproduzierenden Tumoren muss durch entsprechende Prophylaxen Rechnung getragen werden. Die peri- und postoperative Substitutionstherapie mit Kortikosteroiden bei diesen Patienten entspricht der von Patienten mit kortisolproduzierenden Nebennierenrindenadenomen (▶ Abschn. 4.4.5). Bei Patienten mit einem ausgeprägten Hyperkortisolismus kann eine Vorbehandlung mit Ketokonazol sinnvoll sein.

Patientenaufklärung Der Verlauf einer Operation wegen eines adrenokortikalen Karzinoms lässt sich nicht in allen Einzelheiten voraussehen. Daher muss der Patient neben möglichen Komplikationen auch über ggf. erforderliche Erweiterungen des Eingriffs informiert werden. An allgemeinen perioperativen Risiken sind insbesondere bei Patienten mit einem Hyperkortisolismus die postoperative Infektion und thromboembolische Komplikationen zu nennen. Diese Patienten sollten auch von der Notwendigkeit einer vorübergehenden postoperativen Kortisolsubstitution in Kenntnis gesetzt werden.

Die Möglichkeit einer Verletzung der dem Tumor benachbarten Gefäße (V. cava inferior bzw. die Gefäße des Nierenstiels) und daraus resultierende u. U. transfusionspflichtige Blutungen müssen mit dem Patienten besprochen werden. Ebenso sollte er über die Möglichkeit einer Verletzung von angrenzenden parenchymatösen Organen (Leber, Milz, Niere, Pankreas) und die Tatsache informiert werden, dass eine solche Verletzung zu einem vollständigen oder teilweisen Verlust des entsprechenden Organs führen kann. Auch die Möglichkeit, dass aus Radikalitätsgründen eine Teilresektion der V. cava inferior mit entsprechendem Venenersatz erforderlich sein kann, sollte angesprochen werden.

Operatives Vorgehen

Lagerung und Zugang Die laparoskopischen Techniken galten bei der chirurgischen Behandlung des adrenokortikalen Karzinoms lange als kontraindiziert (Nies et al. 1997). Inzwischen gibt es eine Reihe von Experten auf dem Gebiet der **laparoskopischen Adrenalektomie**, die ein minimal-invasives Vorgehen auch bei malignen Nebennierentumoren für gerechtfertigt halten (Henry et al. 2002; Porpiglia et al. 2004; Saunders u. Doherty 2004; Sturgeon u. Kebebew 2004; Sharma et al. 2009). In einer Fall-Kontroll-Studie wurde kein Unterschied im Outcome zwischen laparoskopisch und konventionell operierten Patienten mit 5–10 cm großen adrenokortikalen Karzinomen gefunden (Brix et al. 2010). Allerdings wurde eine Reihe der Patienten in der laparoskopischen Gruppe operiert ohne dass die Diagnose eines adrenokortikalen Karzinoms präoperativ gestellt oder vermutet worden war. Eine andere Arbeitsgruppe fand signifikant schlechtere Ergebnisse bei laparoskopisch operierten Patienten (Miller et al. 2010).

Es findet sich auch eine Reihe von Berichten über eine lokoregionäre Tumoraussaat mit katastrophalen Verläufen nach laparoskopischer Entfernung von malignen Nebennierentumoren in der Literatur (Suzuki et al. 1997; Hofle et al. 1998; Deckers et al. 1999; Foxius et al. 1999; Bonjer et al. 2000; Iino et al. 2000). Das Risiko einer Peritonealkarzinose ist nach laparoskopsichen Resektionen von adrenokortikalen Karzinomen höher als nach konventionellen Resektionen (Leboulleux et al. 2010). Das Vorgehen der Wahl bei Patienten mit vermutetem oder nachgewiesenem adrenokortikalen Karzinom ist derzeit die konventionelle Adrenalektomie (Allolio u. Fassnacht 2006; Kuruba u. Gallager 2008). Die Wahl des konventionellen Zugangs und die dafür erforderliche Lagerung des Patienten hängen im Wesentlichen von der Größe des Tumors ab. Die meisten adrenokortikalen Karzinome haben zum Zeitpunkt der Diagnosestellung bereits eine beträchtliche Größe, sodass ihre Entfernung eine entsprechend großzügige Exposition erfordert (◘ Abb. 4.71). Oberstes Ziel der Operation muss es sein, den Tumor lokal radikal ohne Eröffnung der Tumorkapsel zu entfernen. Eine intraoperative Aussaat von Tumorzellen macht einen kurativen Behandlungsansatz zunichte.

Der **thorakoabdominelle Zugang** bietet die beste Übersicht (▶ Abschn. 4.2). Der Patient liegt in Rückenlage, wobei der Oberkörper auf der betroffenen Seite etwas angehoben wird.

Exploration und Exposition Nach Inzision im 9. Interkostalraum mit Verlängerung des Schnitts bis zum Nabel und nach Inzision des Zwerchfells bis zu einer optimalen Exposition sollte zunächst die Leber auf metastasenverdächtige Veränderungen untersucht werden. Anschließend werden bei rechtsseitigen Tumoren Leber, rechte Kolonflexur und Duodenum, bei linksseitigen Tumoren linke Kolonflexur, Milz und Pankreasschwanz mobilisiert, um die Ventralfläche des Tumors zu exponieren.

Kontrolle der Gefäßversorgung und Resektion des Tumors Es empfiehlt sich, den Tumor frühzeitig von der V. cava inferior bzw. den Nierenstielgefäßen abzupräparieren und die V. suprarenalis zu unterbinden. Hierbei ist auf die Möglichkeit eines Tumorthrombus in den abführenden Venen zu achten. Kleine Thromben können nach Eröffnung der Vene entweder direkt oder mit Hilfe eines großlumigen Thrombektomiekatheters entfernt werden. Reicht ein Tumorthrombus bis in das rechte Atrium, so muss der Patient sternotomiert und ggf. mit kardiochirurgischer Hilfe (kardiopulmonaler Bypass) operiert werden. Auf eine solche Situation sollte man jedoch durch entsprechende präoperative Diagnostik vorbereitet sein.

Aufgrund der Größe des Tumors sind die versorgenden Arterien oft sehr kräftig und müssen sorgfältig ligiert werden. In den meisten Fällen lässt sich zwischen Tumor und angrenzenden Organen (Leber, Niere) eine gute Trennschicht finden. Eine Nephrektomie oder Leberresektion ist aus Radikalitätsgründen nur selten erforderlich.

! Eine Verletzung der Tumorkapsel mit einer resultierenden Aussaat von Tumorzellen ist unbedingt zu vermeiden.

Lymphadenektomie Es wird zumeist empfohlen, nach der Entfernung des Tumors eine regionäre Lymphadenektomie durchzuführen. Diese Empfehlung wird bisher durch keine wissenschaftlichen Daten unterstützt. Eine Verbesserung der Prognose nach Lymphadenektomie wurde bisher nicht eindeutig nachgewiesen. Viele Patienten mit Lymphknotenmetastasen haben auch bereits Fernmetastasen, die dann prognosebestimmend sind (Nies u. Langer 2003). Erste Hinweise auf eine mögliche Prognoseverbesserung durch eine systematische Lymphadenektomie ergeben sich aufgrund einer retrospektiven Auswertung von Patienten, die in dem deutschen Nebennierenkarzinomregister erfasst sind (Reibetanz et al. 2012). Neben dem möglichen therapeutischen Nutzen kommt der Lymphadenektomie auch eine wichtige Bedeutung im Staging der Patienten zu. Der Lymphknotenstatus kann als Entscheidungshilfe bei der Indikationsstellung zu einer adjuvanten Therapie mit Mitotane verwendet werden (Fassnacht u. Allolio 2010).

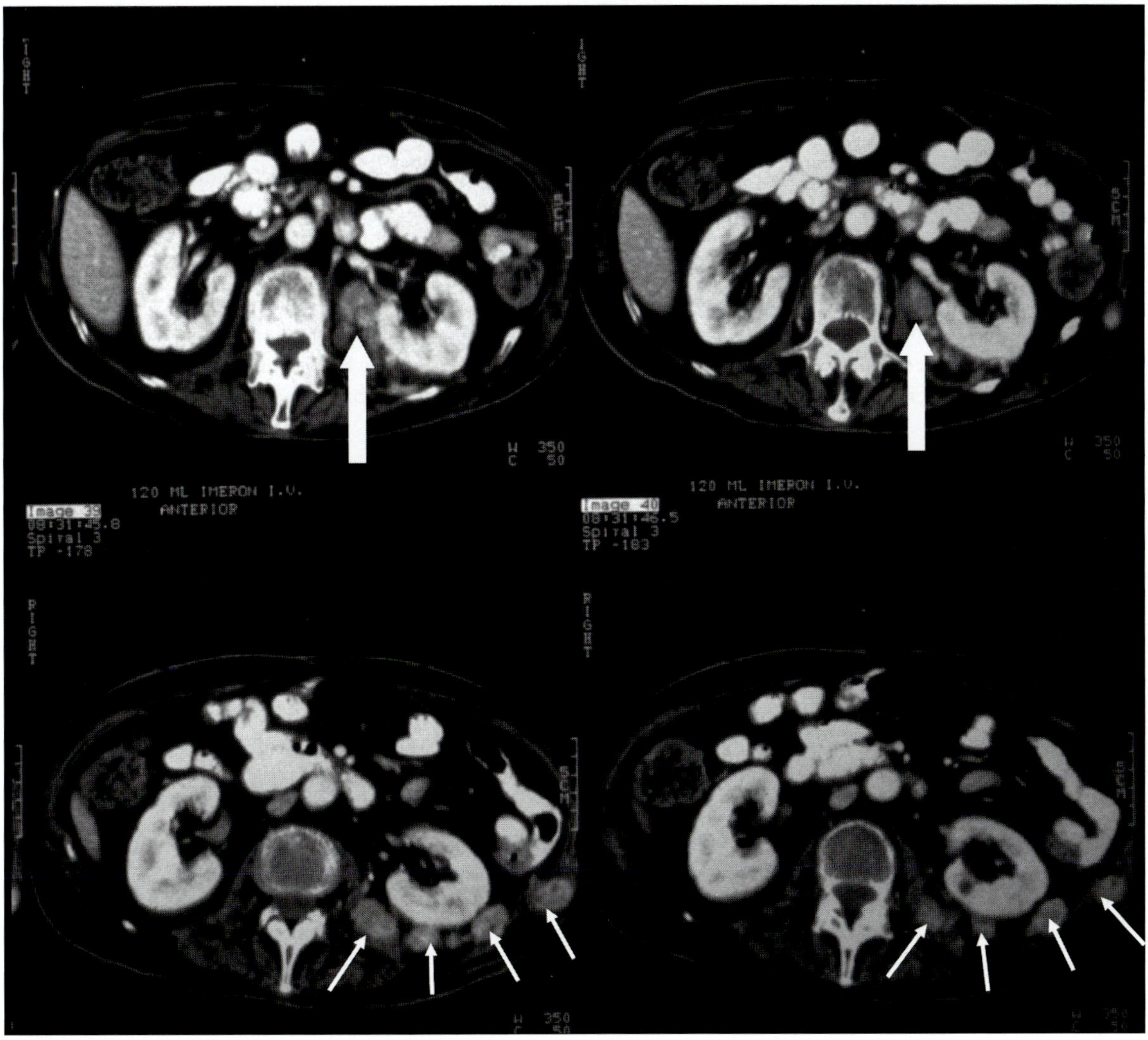

Abb. 4.71 Lokalrezidiv eines Nebennierenkarzinoms nach laparoskopischer Entfernung (beide obere Bilder, *großer Pfeil*) und Implantationsmetastasen in Trokarkanal (beide untere Bilder, *kleiner Pfeil*)

Sofern eine Lymphknotendissektion durchgeführt wird, muss der Nierenstiel freipräpariert werden. Das Fett- und Bindegewebe mit den darin enthaltenen Lymphknoten oberhalb des Nierenstiels einschließlich der Nierenfettkapsel in diesem Bereich wird bis zum Zwerchfell ausgeräumt. Auch die interaortokavalen Lymphknoten oberhalb der Nierenarterienabgänge sollten entfernt werden.

Ergebnisse

Operationssterblichkeit Die Mortalität nach Eingriffen wegen adrenokortikalen Karzinomen ist nicht unerheblich und wird mit ca. 5 % angegeben (Icard et al. 2001; Kendrick et al. 2001). Die Todesfälle betreffen überwiegend Patienten mit den Tumorstadien III und IV, bei denen ausgedehnte Resektionen wegen der Infiltration von Nachbarorganen erforderlich sind. Aus diesem Grunde sollte – wie oben erwähnt – die Indikation zu ausgedehnten Operationen bei Patienten mit dissemierter Tumorerkrankung (Stadium IV) sehr kritisch gestellt werden.

Prognose Die 5-Jahres-Überlebensrate von allen Patienten mit adrenokortikalen Karzinomen liegt bei 35–40 % (Schulick u. Brennan 1999; Icard et al. 2001). Das entscheidende Prognosekriterium ist das Tumorstadium. Die mediane Überlebenszeit von Patienten mit Tumoren im Stadium I oder II beträgt 101 Monate, die von Patienten im Stadium III oder IV nur 15 Monate (Schulick u. Brennan 1999).

Die Prognose der Erkrankung wird im Wesentlichen von dem Tumorstadium bestimmt.

Eine unvollständige Tumorresektion (R1- oder R2-Resektion) verschlechtert die Prognose des Patienten erheblich

(Schulick u. Brennan 1999; Icard et al. 2001; Soreide et al. 1992). In geringem Maße ist die Prognose auch von anderen Faktoren bzw. Tumorcharakteristika abhängig. So haben Patienten mit einem Alter von unter 35 Jahren eine bessere Prognose als ältere Patienten (Icard et al. 2001; Bilimoria et al. 2008). Ebenso haben Patienten mit Tumoren, die Hormonvorstufen sezernieren, einen gewissen Überlebensvorteil (Icard et al. 2001). Auch androgenproduzierende Tumoren sind mit einer etwas besseren Prognose assoziiert (Icard et al. 1992).

Patienten mit Tumorrezidiven haben eine umso bessere Prognose, je größer das Zeitintervall zwischen Erstoperation und Auftreten des Rezidivs ist (Khorram-Manesh et al. 1998).

4.5 Folgeerscheinung der Adrenalektomie

E. Fischer, N. Reisch, M. Reincke

Operative Eingriffe der Nebenniere haben das Ziel, einen Hormonexzess zu beseitigen und tumoröses Gewebe zu entfernen. Postoperativ kommt es, abhängig von der zugrundeliegenden Erkrankung und dem Eingriff, zu einer permanenten oder vorübergehenden behandlungsbedürftigen Unterfunktion der Nebenniere. Bei der unilateralen Adrenalektomie ist postoperativ eine engmaschige Betreuung zur Dokumentation des Behandlungserfolgs sowie zur Substitution eines eventuell vorhandenen Hormondefizits erforderlich. Bei der bilateralen Adrenalektomie ist die lebenslange Substitution von Glukokortikoiden und Mineralokortikoiden notwendig.

4.5.1 Diagnostik der Unterfunktion

Unilaterale Adrenalektomie

Adrenales Cushing-Syndrom

Nach der unilateralen Adrenalektomie eines kortisolproduzierenden Nebennierentumors (adrenales Cushing-Syndrom) kommt es postoperativ obligat zu einer lang anhaltenden Nebennierenrindeninsuffizienz (Post-Adrenalektomie-Syndrom). Pathophysiologisch handelt es sich dabei um eine **tertiäre Nebennierenrindeninsuffizienz** auf dem Boden einer hypothalamischen Dysregulation (Suppression der hypothalamischen CRH-bildenden Neurone durch den initialen Glukokortikoidexzess). Die Folge der verminderten CRH-Sekretion ist eine supprimierte ACTH-Sekretion mit kontralateraler Nebennierenrindenatrophie, die sich aber klinisch erst nach der Adrenalektomie manifestiert.

Klinisch finden sich in der postoperativen Phase bei laufender Glukokortikoidsubstitution häufig Appetitlosigkeit und Übelkeit, Gewichtsabnahme, Arthralgien (v. a. in den kleinen Fingergelenken), Myalgien, Lethargie, ein gestörter Schlafrhythmus sowie depressive Zustände. Bei manchen Patienten kommt es darüber hinaus zu einer feinen Schuppung der Haut. Die Kombination dieser Beschwerden wird als Glukokortikoidentzugssyndrom zusammengefasst. Es kann über mehrere Wochen bestehen und den Patienten häufig stärker beeinträchtigen als das zuvor bestehende Cushing-Syndrom.

Diagnostisch lässt sich die Nebenniereninsuffizienz durch die Bestimmung des Morgen-Serumkortisols basal und nach ACTH-Stimulation nachweisen.

Die Serumkortisolwerte sind initial drastisch erniedrigt auf unter 3 µg/dl und lassen sich nicht oder nur geringfügig durch synthetisches $ACTH_{1-24}$ (Synacthen) stimulieren.

Mit einer Erholung der Hypothalamus-Hypophysen-Nebennierenfunktion ist im Mittel nach 12 Monaten zu rechnen, sie kann aber bis zu 2 Jahren betragen. Zur Dokumentation der Normalisierung der Kortisolsekretion ist es ratsam, ACTH-Stimulationstests unmittelbar postoperativ, nach einem Monat und anschließend alle 3 Monate bis zur Erholung der Nebennierenfunktion durchzuführen. Vor der Normalisierung der Kortisolwerte kommt es häufig als Ausdruck der hypothalamisch-hypophysären Erholung zu einem Plasma-ACTH-Anstieg auf leicht supraphysiologische Werte („Morgenröte des Normokortisolismus"), dem dann mit der Rückbildung der Nebennierenatrophie rasch eine Normalisierung der Kortisolwerte folgt. Kommt es zu einem Anstieg der basalen Kortisolwerte auf über 10 µg/dl mit einer Stimulierbarkeit im ACTH-Test auf über 20 µg/dl, ist von einer Normalisierung der Nebennierenfunktion auszugehen. Eine Hydrokortisonsubstitution ist dann nicht mehr erforderlich.

Primärer Hyperaldosteronismus (M. Conn)

Beim primären Hyperaldosteronismus auf dem Boden eines Conn-Adenoms kommt es durch die hohen Aldosteronwerte zu einer chronischen Suppression des Renin-Angiotensin-Systems. Hierdurch entsteht eine Zona-glomerulosa-Insuffizienz der kontralateralen Nebenniere. Postoperativ resultiert daraus häufig ein mehrere Wochen anhaltender **sekundärer hyporeninämischer Hypoaldosteronismus** mit arterieller Hypotonie und zum Teil lebensgefährlicher Hyperkaliämie. Vor der Adrenalektomie ist es deshalb notwenig, nach abgeschlossener Diagnostik eine mindestens sechswöchige Vorbehandlung mit 25–50 mg Spironolacton pro Tag durchzuführen. Dadurch lässt sich neben einer präoperativen Normalisierung von Blutdruck und Serumkalium die Häufigkeit eines postoperativer Hypoaldosteronismus reduzieren. Der Mineralokortikoid-Rezeptorantagonist sollte am Tag vor der Adrenalektomie abgesetzt werden. Postoperativ sind regelmäßige Blutdruck- und Serumkaliumkontrollen von großer Wichtigkeit. Der biochemische Operationserfolg wird durch die Normalisierung des Aldosteron-Renin-Quotienten und Normokaliämie nachgewiesen. Bei Vorliegen eines hyporeninämischen Hypoaldosteronismus wird in monatlichen Abständen die Erholung der endogenen Aldosteronsekretion überprüft.

Bilaterale Adrenalektomie

Bei bilateraler Adrenalektomie besteht postoperativ obligat eine komplette primäre Nebennierenrindeninsuffizienz. Ein biochemischer Nachweis der Nebenniereninsuffizienz ist nicht erforderlich, da der Operationserfolg praktisch 100 % ist.

Eine sorgfältige Schulung und regelmäßiges Monitoring des Patienten ist aufgrund der lebenslangen Glukokortikoid- und Mineralokortikoidersatztherapie von größter Wichtigkeit. Zudem sind bei zugrunde liegendem zentralem Cushing-Syndrom periodische ACTH-Bestimmungen und MRT-Kontrollen der Hypophyse erforderlich, da sich bei bis zu 15 % ein invasives Makroadenom (Nelson-Syndrom) entwickeln kann.

4.5.2 Therapie der Unterfunktion

Glukokortikoiddefizienz

Die perioperative Hydrokortisonsubstitution erfolgt in der Regel nach folgendem Schema:

- 200 mg Hydrokortison über 24 h intravenös am Operationstag, beginnend mit der Narkoseeinleitung
- 100 mg Hydrokortison über 24 h am 1. postoperativen Tag
- 50 mg Hydrokortison i.v. über 24 h am 2. postoperativen Tag
- Langsame Reduktion der Hydrokortisondosis auf 30 mg/Tag bei Entlassung

Die weitere Substitutionsdosis richtet sich nach der Klinik (Glukokortikoidentzugssyndrom) und nach den Ergebnissen der endokrinen Funktionsdiagnostik. Die Betreuung erfolgt in der Regel durch den Endokrinologen. Eine rasche Reduktion der Dosis auf 10 mg/m^2 Körperoberfläche (aufgeteilt in 2–3 Tagesdosen: morgens und mittags und gegebenenfalls abends) ist erstrebenswert, um (beim adrenalen Cushing-Syndrom) die Erholung der Hypothalamus-Hypophysen-Nebennierenfunktion zu beschleunigen. Dies wird durch die manchmal ausgeprägten Symptome des Glukokortikoidentzugssyndroms jedoch häufig limitiert.

Sobald es zur Erholung der basalen Serumkortisolwerte kommt, kann die Glukokortikoidsubstitution in kleinen Schritten (2,5 mg) in zweiwöchigen Abständen reduziert werden, bis bei biochemischer Normalisierung die Medikation vollständig abgesetzt werden kann.

Die Patienten sollten ausführlich über die Symptome der Nebenniereninsuffizienz aufgeklärt sein. Sie erhalten obligat einen Glukokortikoidnotfallausweis. In Stresssituationen (Fieber über 38 °C, operativen Eingriffen etc.) ist eine bedarfsgerechte Glukokortikoidadaptation erforderlich (► Abschn. 4.6). Die Patienten müssen hierüber wiederholt und sorgfältig aufgeklärt werden, da es sonst zu lebensbedrohlichen Unterfunktionszuständen mit Todesfolge kommen kann.

Mineralokortikoiddefizienz

Die sachgemäße postoperative Überwachung des Patienten mit regelmäßigen Kontrollen des Blutdrucks sowie des Serumkaliums ermöglicht frühzeitig das Erkennen eines sekundären Hypoaldosteronismus. Ein passagerer Mineralokortikoidmangel wird durch die Gabe des synthetischen Mineralokortikoids Fludrokortison (Astonin H) in einer Dosis von 0,05–0,2 mg/Tag ausgeglichen. Diese Behandlung ist häufig nur für 1–3 Wochen erforderlich, selten muss bis zu einem Jahr substituiert werden. Der postoperative Hypoaldosteronismus lässt sich durch eine mindestens einmonatige präoperative Spironolaktonbehandlung vermeiden (s. oben).

4.6 Primäre Unterfunktion der Nebennieren

E. Fischer, N. Reisch, M. Reincke

Als Nebennierenrindeninsuffizienz wird der vollständige oder teilweise Funktionsverlust der Nebennierenrinde bezeichnet. Die frühzeitige Diagnosestellung der potenziell lebensbedrohlichen Erkrankung ist auch heutzutage noch eine klinische Herausforderung. Bei vielen Patienten wird die Erkrankung erst nach jahrelanger Leidensgeschichte diagnostiziert. Unerkannt besteht die Gefahr einer Addison-Krise. Der Funktionsverlust der Nebennierenrinde kann dabei sowohl durch eine Schädigung des Organs selbst (primäre Nebennierenrindeninsuffizienz) wie auch durch eine Störung der hypophysären oder hypothalamischen Steuerungszentren (sekundäre bzw. tertiäre Nebennierenrindeninsuffizienz) bedingt sein. Der Goldstandard zum Nachweis einer Nebenniereninsuffizienz ist der ACTH-Kurztest. Die Behandlung besteht in der Gabe von Hydrokortison 10 mg/m^2 Körperoberfläche zusammen mit 0,05–0,1 mg Fludrokortison.

4.6.1 Definition, Epidemiologie und Ursachen

Als primäre Nebennierenrindeninsuffizienz wird eine verminderte oder aufgehobene Produktion der adrenalen Hormone (Kortisol, Aldosteron, Androgene) bezeichnet, die durch eine Erkrankung der Nebenniere selbst verursacht wird. Differenzialdiagnostisch lassen sich die wesentlich häufigere sekundäre (Störung der Hypophyse mit ACTH-Mangel) sowie die tertiäre Nebenniereninsuffizienz (Störung des Hypothalamus mit CRH-Mangel) abgrenzen. Das 1856 erstmals von Thomas Addison erstmals beschriebene Krankheitsbild ist mit einer Prävalenz von etwa 9,3–14,0 Fällen/100000 Einwohner selten (Addison 1855; Arlt u. Allolio 2003). Das durchschnittliche Alter bei Diagnosestellung liegt in der Regel zwischen 30 und 50 Jahren. Frauen sind zweimal häufiger betroffen als Männer. Als Folge der modernen tuberkulostatischen Therapie ist in den Industriestaaten heute die Autoimmunadrenalitis, die isoliert oder im Rahmen einer polyglandulären Autoimmunendokrinopathie auftreten kann, mit 70–96 % die führende Krankheitsursache (▶ Übersicht, Kasperlik-Zaluska 1991; Erichsen 2009). In den Entwicklungsländern stellt hingegen die Tuberkulose mit 20–50 % immer noch eine häufige Ursache der Nebenniereninsuffizienz dar (Soule 1999; Lam u. Lo 2001).

Ursachen der primären Nebennierenrindeninsuffizienz

- **Autoimmunadrenalitis** (70–96 %, häufigste Ursache in westlichen Industrieländern; isoliert (M. Addison) oder im Rahmen der polyglandulären Insuffizienz Typ 1, 2 oder 4)
- **Infektiöse Adrenalitis** (4–13 %)
  - Tuberkulose (mit 20–50 % häufigste Ursache in Entwicklungsländern)
  - AIDS
  - Mykosen (bei schwerer Immunsuppression)
- **Zustand nach bilateraler Adrenalektomie**
- Blutungen bzw. adrenaler Infarkt mit sekundärer Hämorrhagie
  - Septischer Schock bzw. Waterhouse-Friderichsen-Syndrom
  - Heparin-induzierte Thrombozytopenie Typ II
  - Antiphospholipidsyndrom
- **Tumoröse Infiltration der Nebennieren**
  - Metastasen (v. a. Lungen-, Mamma-, Magen- und Kolonkarzinome)
  - Lymphome
  - Leukämische Infiltrate
- **Nichttumoröse Infiltration der Nebennieren**
  - Sarkoidose
  - Amyloidose
  - Hämochromatose
- **Genetische Erkrankungen**
  - Adrenoleukodystrophie
  - Adrenomyeloneuropathie
  - Adrenogenitales Syndrom
  - X-chromosomale kongenitale adrenale Hypoplasie
  - Familiärer Glukokortikoidmangel
  - Triple-A-Syndrom (Allgroves-Syndrom)
  - Smith-Lemli-Opitz-Syndrom
  - Kearns-Sayre-Syndrom
- **Medikamentös induziert**
  - Adrenolytika (Mitotane)
  - Steroidbiosyntheseinhibitoren (Ketokonazol, Etomidate, Aminoglutethimid, Metyrapon)
  - Steroidantagonisten (Mifepriston)

4.6.2 Pathogenese

Autoimmunadrenalitis

Ca. 60 % der Patienten mit Autoimmunadrenalitis erkranken im Rahmen einer polyglandulären Insuffizienz an weiteren Autoimmunerkrankungen. Makroskopisch kommt es durch die fortschreitende Destruktion der Nebenniere zu einer deutlichen Atrophie der Rinde bei zumeist unauffälligem Mark; histologisch findet sich neben einer Fibrose und Atrophie eine vermehrte lymphozytäre Infiltration der Nebennierenrinde. In ca. 80–90 % der Fälle können Autoantikörper gegen das Steroidbiosyntheseenzym 21-Hydroxylase nachgewiesen werden (Arlt u. Allolio 2003; Betterle et al. 2002).

Polyglanduläre Insuffizienz Typ 1 Der seltene Typ 1 (15 %), auch APS-I („autoimmune polyglandular syndrome I") oder APECED („autoimmune polyendocrinopathy-candidiasis-ectodermal dystrophy syndrome") genannt, umfasst mindestens 2 der 3 folgenden Krankheitsentitäten (Peterson et al. 2000; Betterle et al. 2002; Arlt u. Allolio 2003): Morbus Addison (60–70 %), primärer Hypoparathyreoidismus (80–85 %) und chronische mukokutane Kandidiasis (70–80 %). Der Krankheit liegen Mutationen im Autoimmunregulator (AIRE) -Gen zugrunde (Finnisch-German APECED Consortium 1997; Nagamine et al. 1997; Mathis et al. 2007; Akirav et al. 2010). Sie wird autosomal-rezessiv vererbt und manifestiert sich zumeist in der Kindheit.

Polyglanduläre Insuffizienz Typ 2 Beim häufigeren Typ 2 der polyglandulären Autoimmunendokrinopathie (41 %) findet man neben dem Morbus Addison (40–100 %) eine Autoimmunthyreopathie (70–75 %; meist Autoimmunthyreoiditis, aber auch Morbus Basedow), seltener auch ein Diabetes mellitus Typ 1 (50–60 %) und/oder eine primäre Ovarialinsuffizienz (Neufeld et al. 1981; Betterle et al. 2002). Nach den Erstbeschreibern wird die Kombination Morbus Addison/Autoimmunthyreopathie auch als Schmidt-Syndrom bezeichnet, die Koinzidenz von Morbus Addison und Diabetes mellitus Typ 1 als Carpenter-Syndrom. Die genetische Grundlage wird im „major histocompatibility complex" (MHC) vermutet. Das Syndrom wird autosomal-dominant vererbt mit inkompletter Penetranz. Das Manifestationsalter liegt in der Regel zwischen dem 30. und 50. Lebensjahr.

Polyglanduläre Insuffizienz Typ 4 Unter dem Typ 4 der polyglandulären Autoimmunendokrinopathie (5 %) sind das gemeinsame Auftreten von Morbus Addison mit einer oder mehreren der folgenden Autoimmunerkrankungen zusammengefasst: Vitiligo, Alopecia areata oder totalis, chronisch-atrophische Gastritis, perniziöse Anämie oder Zöliakie, chronisch-aktive Hepatitis, Polymyalgia rheumatica, Myasthenia gravis etc. Diese können ebenfalls bei der polyglandulären Autoimmunendokrinopathie Typ 1 und 2 auftreten.

Infektiöse Adrenalitis

In den Entwicklungsländern stellt die Tuberkulose mit 20–50 % immer noch die häufigste Ursache der Nebenniereninsuffizienz dar (Soule 1999; Lam u. Lo 2001). Auch Pilzinfektionen (Histplasmose) oder AIDS können eine Adrenalitis auslösen.

Genetische Erkrankungen mit Adrenalitis

Seltene Ursachen der primären Nebennierenrindeninsuffizienz sind die Adrenoleukodystrophie und Adrenomyeloneuropathie, die X-chromosomal-rezessiv vererbt werden und damit klinisch manifest nur Männer betreffen (Mosser et al. 1993; Mosser et al. 1994; Moser et al. 2007). Die Prognose dieser Erkrankung wird durch die zerebrale Demyelinisierung und/oder Störung der peripheren Reizleitung bedingt, die zu einem progressiven neurodegenerativen Krankheitsbild führt. Pathogenetisch liegt eine Akkumulation langkettiger Fettsäuren vor.

4.6.3 Klinische Symptomatik und Addison-Krise

Der Erstmanifestation der Nebenniereninsuffizienz geht in vielen Fällen ein chronischer unspezifischer Verlauf heraus, der häufig über Jahre unerkannt bleibt (▶ Übersicht).

Klinische Symptome und Befunde bei primärer Nebennierenrindeninsuffizienz

- **Glukokortikoidmangel (Zona fasciculata)**
  - Müdigkeit, Abgeschlagenheit, Leistungsknick (100 %)
  - Diffuse Bauchschmerzen, Übelkeit, Erbrechen (60–90 %)
  - Gewichtsabnahme (90–100 %)
  - Muskel- und Gelenkschmerzen (40 %)
  - Kopfschmerzen
  - Normochrome Anämie, Lymphozytose, Eosinophilie
  - Fieber
  - TSH-Anstieg
  - Hyperkalzämie (5–10 %)
  - Hypoglykämieneigung
- **Mineralokortikoidmangel (Zona glomerulosa)**
  - Arterielle Hypotonie (RR systolisch <100 mmHg (80–95 %), orthostatische Dysregulation (15 %)
  - Elektrolytstörungen (90–95 %): Hyponatriämie, Salzhunger (90 %), Hyperkaliämie (65 %)
  - Erhöhte Retentionswerte
- **Adrenaler Androgenmangel (Zona reticularis) (bei Frauen)**
  - Verlust der sekundären Geschlechtsbehaarung
  - Hauttrockenheit
  - Einschränkung oder Verlust der Libido
- **Gesteigerte Produktion von POMC-Peptiden**
  - Hyperpigmentation von Haut (generalisiert, Handlinien, Narben) und Schleimhäuten (fleckige Pigmentierung der Mundschleimhaut; 90 %)

Als Folge der Zerstörung der Zona fasciculata kommt es zum **Glukokortikoidmangel** und damit zu unspezifischen Symptomen wie vermehrter Abgeschlagenheit, Müdigkeit und Gewichtsverlust (Mason et al. 1968; Nerup 1974; Kong u. Jeffcoate 1994). Daneben werden häufig Muskel- und Gelenkschmerzen sowie Kopfschmerzen beschrieben. Im weiteren Verlauf treten gastrointestinale Symptome mit Übelkeit, Appetitlosigkeit, Erbrechen, Gewichtsabnahme bis zur Kachexie und diffusen Bauchschmerzen auf. Im Rahmen des Glukokortikoidmangels kommt es zu einer vermehrten peripheren Glukoseutilisation, verbunden mit einer erhöhten Insulinsensitivität bei gleichzeitig herabgesetzter Glukoneogenese. Manche der Patienten weisen deshalb Symptome einer Hypoglykämie auf.

Der Funktionsverlust der Zona glomerulosa hat einen **Mineralokortikoidmangel** zur Folge, dessen Hauptsymptom über eine vermehrte Natriurese und den damit verbundenen Flüssigkeitsverlust eine relative Hypovolämie mit Blutdruckabfall ist. Diagnostisch hinweisend sind systolische Blutdruckwerte unter 100 mmHg. Durch die Dehydratation kommt es zu einem beginnenden prärenalen Nierenversagen mit erhöhten Retentionswerten. Eine verminderte Kaliumexkretion führt zur Hyperkaliämie. Ein selten beobachtetes Symptom der Nebennierenrindeninsuffizienz ist die Hyperkalzämie, die sich bei 5–10 % der Fälle findet und durch eine gesteigerte intestinale Kalziumresorption und eine verminderte renale Kalziumausscheidung bedingt ist (Vasikaran et al. 1994).

Der Funktionsverlust der Zona reticularis führt zum **adrenalen Androgenmangel** und damit zu einer deutlich erniedrigten Serumkonzentration von Dehydroepiandrosteronsulfat. Da bei gesunden Frauen 60 % der zirkulierenden Androgene durch periphere Konversion von DHEAS entstehen, entwickeln Frauen mit Nebennierenrindeninsuffizienz ein Androgenmangelsyndrom mit Haarausfall an androgensensitiven Stellen (Pubes, Axilla). Männer bleiben hingegen durch die testikuläre Testosteronsekretion hinsichtlich des adrenalen Androgenmangels asymptomatisch.

Als Folge der gegenregulatorischen ACTH-Erhöhung und anderer POMC-Peptide mit MSH-Aktivität kommt es über eine Stimulation der Melanozyten zu einer variabel ausgeprägten generalisierten **Dunkelpigmentierung** der Haut (◘ Abb. 4.72). Prädilektionsstellen sind dabei die sonnenexponierte Haut sowie diejenigen Stellen, die einem chronischen Druck oder Bewegungen ausgesetzt sind, wie z. B. die Handlinien, die Mamillen, die Ellenbogen, Narben und die Mundschleimhaut. Bei der sekundären Nebennierenrindeninsuffizienz (ACTH-Mangel) ist die Haut dagegen blass.

Die Erstmanifestation der Erkrankung erfolgt häufig als krisenhafte Entgleisung im Sinne einer adrenalen Krise, der sog. **Addison-Krise**: diese stellt einen lebensbedrohlichen Notfall dar. Sie wird im Rahmen eines vermehrten Glukokortikoidbedarfs bei Stress ausgelöst, z B. bei Operationen, Unfällen, Infektionen, psychischem Stress oder exzessivem Sonnenbaden. Die Leitsymptome der Addison-Krise sind arterielle Hypotonie bis hin zum Schock sowie gastrointestinale Beschwerden mit Übelkeit und Erbrechen bis hin zu einer Pseudoperitonitis, die bei häufig ebenfalls bestehendem Fieber fatalerweise als akutes Abdomen verkannt werden kann. Im Labor zeigen sich eine Hyponatriämie, eine Hyperkaliämie mit Azidose und eine Hypoglykämie.

! Die Abdominalsymptomatik zusammen mit dem Fieber führt durchaus bei manchen Patienten zur Fehldiagnose eines akuten Abdomens.

4.6.4 Diagnostik

Biochemische Diagnostik

Allgemeine Laborbefunde wie Elektrolytstörungen und Blutbildveränderungen sind in der oberen Übersicht beschrieben. Eine zielgerichtete endokrine Diagnostik umfasst die Bestimmung der übergeordneten Hormone ACTH/Renin mit ihren jeweiligen untergeordneten Steroiden Kortisol/Aldosteron. Typischerweise ist das Serumkortisol bei der primären Nebennierenrindeninsuffizienz auf unter 5 µg/dl (<140 nmol/l) erniedrigt, bei gleichzeitiger Erhöhung des Plasma-ACTH aufgrund der fehlenden negativen Rückkopplung. Auch die Aldosteronkonzentration im Serum ist erniedrigt bei deutlich stimuliertem Plasmareninspiegel. Patienten mit primärer Nebennierenrindeninsuffizienz haben charakteristischerweise deutlich erniedrigte Serum-DHEAS-Konzentrationen (Clark et al. 1998; Oelkers 1998).

› Die Bestimmung der basalen Steroidhormone Kortisol und Aldosteron ist wegen der ausgeprägten zirkadianen Rhythmik (Kortisol) bzw. der Abhängigkeit von der Körperposition und der Medikamenteneinnahme (Aldosteron) wenig sinnvoll.

Der Goldstandard zum Nachweis einer Nebennierenrindeninsuffizienz ist der **ACTH-Kurztest**. Hierbei werden 250 µg $ACTH_{1-24}$ (Synacthen) injiziert und Blutabnahmen auf Kortisol zu den Zeitpunkten 0 und 60 min durchgeführt. Zum Beweis einer intakten Nebennierenrindenfunktion sollte das Serumkortisol auf >20 µg/dl (>550 nmol/l) ansteigen. Ein basales Serumkortisol oder ein Kortisol-Anstieg über 20 µg/dl nach ACTH-Stimulation schließen eine Nebenniereninsuffizienz aus.

› Der ACTH-Kurztest stellt den Goldstandard in der Diagnostik dar.

Die Bestimmung der Kortisolausscheidung im 24-h-Urin zum Nachweis einer primären Nebenniereninsuffizienz ist weniger geeignet, da diese Methode durch Sammelfehler und Assayprobleme in ihrer Wertigkeit eingeschränkt wird.

Der Nachweis von Autoantikörpern gegen Nebennierenzellen gelingt nur in 40–80 % der Fälle bei der isolierten Autoimmunadrenalitis und hat deshalb keinen Stellenwert in der Diagnostik.

Bei klinischem Verdacht und männlichem Patienten werden im Hinblick auf eine Adrenoleukodystrophie die überlangkettigen Fettsäuren bestimmt.

Bildgebende Diagnostik

Bei Nachweis einer primären Nebennierenrindeninsuffizienz in der endokrinologischen Funktionsdiagnostik ist eine adrenale Bildgebung nicht zwingend erforderlich. Ausnahmen hiervon sind allerdings der Verdacht auf eine Hämorrhagie, eine neoplastische oder infektiöse Infiltration der Nebennieren, bei denen eine abdominelle CT oder MRT durchgeführt werden sollte.

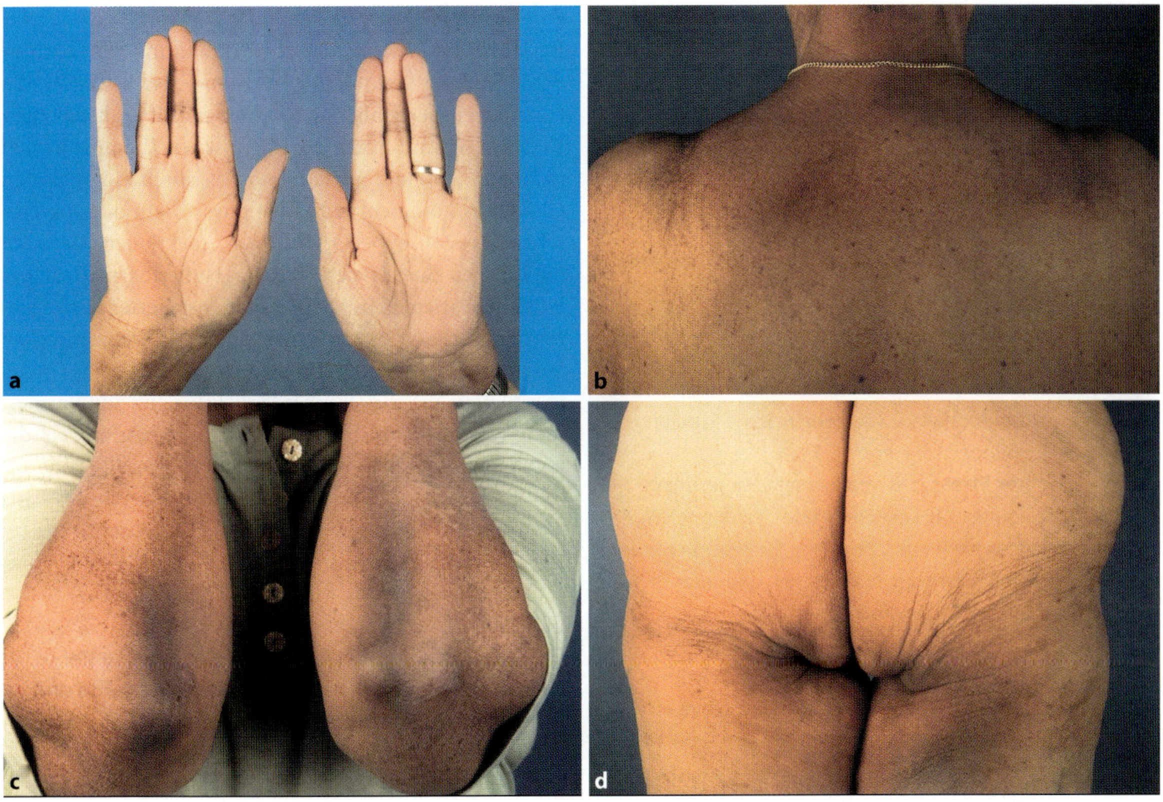

▪ **Abb. 4.72a–d** Hautpigmentation bei Morbus Addison. Dunkel pigmentiert sind v. a. die Hautareale mit vermehrter mechanischer Belastung, z. B. Handlinien, Bereich der BH-Träger, Ellenbogen und Gesäß

Die Diagnostik einer akuten Nebenniereninsuffizienz darf die Einleitung der Therapie nicht verzögern!

4.6.5 Therapie

Substitutionstherapie

Ist die Diagnose einer primären Nebenniereninsuffizienz gesichert, erfolgt die bedarfsadaptierte lebenslange Substitution von Glukokortikoiden und Mineralokortikoiden.

Glukokortikoidsubstitution Der durchschnittliche Glukokortikoidbedarf beträgt 5–10 mg/m^2 Körperoberfläche, entsprechend einer täglichen Dosis von 15–25 mg Hydrokortison (Esteban et al. 1991). Um den zirkadianen Rhythmus der Kortisolsekretion zu imitieren, empfiehlt sich die Verteilung auf 2 Tagesdosen (2/3 der Dosis früh morgens und 1/3 am frühen Nachmittag). Ob eine kleine abendliche Dosis (1/4 der Dosis) zusätzlich sinnvoll ist, bleibt weiterhin umstritten (Groves et al. 1988). Der therapeutische Nutzen einer verzögert freisetzenden Hydrokortison-Tablette zur besseren Imitierung der zirkadianen Rhythmik scheint vielversprechend zu sein (Newell-Price et al. 2008; Debono et al. 2009; Hahner et al. 2007). Da eine Überwachung der Substitutionstherapie durch Laborwerte nicht möglich ist, orientiert man sich an klinischen Zeichen einer Über- oder Untersubstitution (Arlt 2009; Reisch et al. 2009). Zu beachten ist, dass der Glukokortikoidbedarf in Belastungssituationen gesteigert ist und dementsprechend die Substitution angepasst werden muss (▶ unten). Zur Glukokortikoidsubstitution wird in der Regel Hydrokortison verwendet, der synthetischen Form des physiologischen Kortisols. Eine weitgehend verlassene Form der Glukokortikoidsubstitution ist die Gabe von Prednison oder Prednisolon, wobei hier Tagesdosen um 5 mg zum Einsatz kommen. Dieses Vorgehen erscheint wegen der fehlenden Mineralokortikoidaktivität und der deutlich längeren Halbwertszeit wenig sinnvoll zu sein (Arlt 2009).

Mineralokortikoidsubstitution Die Mineralokortikoidsubstitution erfolgt durch Fludrokortison oral, in der Regel in einer Dosis von 0,05–0,2 mg täglich. Das Monitoring erfolgt durch Messung von Blutdruck, Natrium, Kalium sowie Renin. Eine Mineralokortikoidmedikation ist notwendig, da Hydrokortison seine mineralokortikoide Wirkung erst ab einer Tagesdosis von mehr als 50 mg/Tag entwickelt.

Therapieempfehlungen bei chronischer Nebennierenrindeninsuffizienz

- **Glukokortikoidsubstitution:** Hydrokortison (Hydrokortison Hoechst, Hydrokortison 10 mg Jenapharm) 15–20 mg/Tag (z. B. 10–5–0 oder 10–10–0 oder 15–5–0)
- **Mineralokortikoidsubstitution:** Fludrokortison (Astonin H) 0,05–0,2 mg/Tag (Tabl. à 0,1 mg); Glukokortikoidnotfallausweis, regelmäßige Schulung (Angehörige)
- **Erhöhter Stress** (z. B. viraler Infekt, kleine operative Eingriffe (z. B. Zahnextraktion): Verdoppelung der Tagesdosis für den Zeitraum der Beschwerden (bei Gastroenteritis, d. h. Erbrechen und/oder Durchfall, ggf. i.v. Hydrokortisongabe)
- **Starker Stress** (schwere Krankheiten, Operationen, Polytrauma, Entbindung): 200 mg Hydrokortison in Glukose 5 % über 24 h kontinuierlich (präoperativ beginnend), 100 mg i.v. am 1. postoperativen Tag, Reduktion auf Initialdosis nach Allgemeinzustand, Fludrokortisonpause bis Hydrokortisontagesdosis <50 mg (Arlt 2009).
- **Kurzfristiges Stressereignis** (sportliches Training, Prüfungssituation, Bergwanderung): einmalige Dosiserhöhung (ca. 5–10 mg) 1–2 h vor dem anstehenden Ereignis.
- **Urlaubsreisen:** Hydrokortisonampullen oder -suppositorien für eine parenterale Applikation mitnehmen

Bei physischem Stress, z. B. im Rahmen eines grippalen Infektes oder einer Gastroenteritis, muss eine akute Anpassung der Glukokortikoiddosis bei erfolgen. Als Grundregel gilt, dass die Tagesdosis bis zur Genesung verdoppelt wird.

Auch unter optimierter Gluko- und Mineralokortikoidsubstitution klagen viele Patienten über anhaltende Einschränkungen ihrer seelischen Belastbarkeit, ihres Gefühlserlebens und ihrer Sexualität. Obwohl einer DHEA-Substitution bei Frauen eine positive Auswirkung zugeschrieben wurde, konnte in einer Meta-Analyse jedoch kein hinreichender Nutzen hinsichtlich Lebensqualität, Sexualität und Depression durch eine zusätzliche Substitution gezeigt werden. Ob die DHEA-Substitution künftig zur Standardtherapie bei nebennierenrindeninsuffizienten Patienten wird, werden Langzeitstudien zeigen müssen (Alkatib 2009; Arlt 2009).

Addison-Krise

Bei der Erstmanifestation der Erkrankung, wie auch in deren Verlauf, kann es zur Addison-Krise kommen, die einen lebensbedrohlichen Notfall darstellt und sofortiger Versorgung und intensivmedizinischer Therapie bedarf (s. oben). Zu einer Krise kommt es durch einen akuten Glukokortikoidmehrbedarf bei physischem oder psychischem Stress, z. B. bei Operationen, Infektionen oder auch im Rahmen einer Hyperthyreose. Häufigste Ursache einer Krise bei Patienten mit bereits diagnostizierter Nebennierenrindeninsuffizienz sind mangelnde Dosisanpassung bei Stress und Compliance-Probleme (z. B. der Versuch, bei kompletter Nebennierenrindeninsuffizienz zur Vermeidung von vermeintlichen „Kortisonnebenwirkungen" die Glukokortikoiddosis auszuschleichen) (Dies beruht zumeist auf fehlender oder falscher Information des Patienten und/oder seiner Angehörigen und kommt bei ca. 20–27 % aller Patienten vor (Hahner et al. 2003; Hahner et al. 2010).

Wichtigste prophylaktische Maßnahme zur Vermeidung adrenaler Krisen ist die wiederholte und gezielte Aufklärung bzw. Schulung des Patienten und seiner Angehörigen.

Bei klinischem Verdacht auf das Vorliegen einer Addison-Krise muss eine Glukokortikoidsubstitution unverzüglich eingeleitet werden, auch ohne dass eine adäquate Funktionsdiagnostik durchgeführt wurde. Im Notfall kann deshalb häufig nur eine basale Blutentnahme zur Bestimmung von Kortisol, Aldosteron, Plasma-ACTH und Plasmarenin erfolgen, wobei die typische Konstellation von erniedrigtem Kortisol bzw. Aldosteron bei erhöhtem ACTH und Renin eine ausreichende diagnostische Sicherheit besitzen.

Die Therapie besteht in hochdosierter parenteraler Glukokortikoidgabe (initial 100 mg Hydrokortison als i.v. Bolus, anschließend 100–200 mg Hydrokortison in Glukose 5 %/24 h kontinuierlich i.v.) bei gleichzeitig großzügiger Volumengabe (NaCl 0,9 %, initial 3 l/6 h) und engmaschigem Kreislaufmonitoring (Auskultation, Röntgen-Thorax, zentraler Venendruck).

Nach Stabilisierung des Patienten sollte die Ursachenabklärung und ggf. eine kausale Therapie (z. B. antibiotische Therapie) eingeleitet werden. Über die folgenden Tage kann Hydrokortison täglich um 50 % bis zur Erhaltungsdosis reduziert werden.

Literatur

Literatur zu Kap. 4.1

Allolio B, Arlt W (2002) DHEA treatment: myth or reality? Trends Endocrinol Metab 13:288–294

Allolio B, Ehses W, Steffen HM, Muller R (1994) Reduced lymphocyte beta 2-adrenoceptor density and impaired diastolic left ventricular function in patients with glucocorticoid deficiency. Clin Endocrinol Oxf 40:769–775
Almeida MQ, Stratakis CA (2010) Carney complex and other conditions associated with micronodular adrenal hyperplasias. Best Pract Res Clin Endocrinol Metab 24:907–914
Arlt W, Allolio B (2003) Adrenal insufficiency. Lancet 361:1881–1893
Arlt W, Callies F, van Vlijmen JC, Koehler I, Reincke M, Bidlingmaier M et al. (1999) Dehydroepiandrosterone replacement in women with adrenal insufficiency. N Engl J Med 341:1013–1020
Assie G, Auzan C, Gasc JM, Baviera E, Balaton A, Elalouf JM et al. (2005) Steroidogenesis in Aldosterone-producing adenoma revisited by transcriptome analysis. J Clin Endocrinol Metab 90:6638–6649
Bamberger CM, Schulte HM, Chrousos GP (1996) Molecular determinants of glucocorticoid receptor function and tissue sensitivity to glucocorticoids. Endocr Rev 17:245–261
Beuschlein F, Fassnacht M, Klink A, Allolio B, Reincke M (2001) ACTH-receptor expression, regulation and role in adrenocortical tumor formation. Eur J Endocrinol 144:199–206
Beuschlein F, Reincke M, Karl M et al. (1994) Clonal composition of human adrenocortical neoplasms. Cancer Res 54:4927–4932
Boscaro M, Barzon L, Fallo F, Sonino N (2001) Cushing's syndrome. Lancet 357:783–791
Bravo EL,Tagle R (2003) Pheochromocytoma: state of the art and future prospects. Endocr Rev 24:539–553
Briet M, Schiffrin EL (2010) Aldosterone: effects on the kidney and cardiovascular system. Nat Rev Nephrol 6:261–73
Buckingham JC (2006) Glucocorticoids: exemplars of multi-tasking. Br J Pharmacol 147:258–268
Choi M, Scholl UI, Yue P, Björklund P, Zhao B, Nelson-Williams C, Ji W, Cho Y, Patel A, Men CJ, Lolis E, Wisgerhof MV, Geller DS, Mane S, Hellman P, Westin G, Akerström G, Wang W, Carling T, Lifton RP (2011) K+ channel mutations in adrenal aldosterone-producing adenomas and hereditary hypertension. Science 331:768–772
Chrousos GP, Schulte HM, Oldfield EH, Gold PW, Cutler GB, Loriaux DL (1984) The corticotropin-releasing factor stimulation test. An aid in the evaluation of patients with Cushing's syndrome. N Engl J Med 310:622–626
Clark AJL, Metherell LA, Cheetham ME, Huebner A (2005) Inherited ACTH insensitivity illuminates the mechanisms of ACTH action. Trends Endocrinol Metab 16:451–457
Colman SD, Wallace MR (1994) Neurofibromatosis type 1. Eur J Cancer 30:1974–1981
De Keyzer, Bertagna YX, Lenne F, Girard F, Luton JP, Kahn A (1985) Altered proopiomelanocortin gene expression in adrenocorticotropin-producing nonpituitary tumors. Comparative studies with corticotropic adenomas and normal pituitaries. J Clin Invest 76:1892–1898
De Reyniès A, Assié G, Rickman DS, Tissier F, Groussin L, René-Corail F, Dousset B, Bertagna X, Clauser E, Bertherat J (2009) Gene expression profiling reveals a new classification of adrenocortical tumors and identifies molecular predictors of malignancy and survival. J Clin Oncol 27:1108–1115
Dobbie JW (1969) Adrenocortical nodular hyperplasia: the ageing adrenal. J Pathol 99:1–18
Dörr, HG (2010) Adrenogenitales Syndrom. In: Allolio B, Schulte HM (Hrsg) Praktische Endokrinologie (2. Aufl). Urban & Fischer, München, S 246–263
Fassnacht M, Libe R, Kroiss M, Allolio B (2011) Adrenocortical carcinoma: a clinician's update. Nat Rev Endocrinol 7:323–35
Else T, Hammer G (2005) Genetic analysis of adrenal absence: agenesis and aplasia. Trends Endocrinol Metab 16:458–468
Else T (2011) Cellular and Molecular Pathology of Adrenocortical Carcinoma. In: Hammer GD, Else T (Hrsg) Adrenocortical Carcinoma. Springer New York Dordrecht Heidelberg London, S 127–150
Ehrhart-Bornstein M, Hinson JP, Bornstein SR, Scherbaum WA, Vinson GP (1998) Intraadrenal interactions in the regulation of adrenocortical steroidogenesis. Endocr Rev 19:101–143
Fassnacht M, Hahner S, Hansen IA, Kreutzberger T, Zink M, Adermann K, Jakob F, Troppmair J, Allolio B (2003) N-terminal proopiomelanocortin acts as mitogen in adrenocortical tumor cells and decreases steroidogenesis. J Clin Endocrinol Metab 88:2171–2179
Funder JW (1995) Mineralocorticoid receptors and hypertension. J Steroid Biochem Mol Biol 53:53–55
Giordano TJ, Thomas DG,Kuick R, Lizyness M, Misek DE, Smith AL et al. (2003) Distinct transcriptional profiles of adrenocortical tumors uncovered by DNA microarray analysis. Am J Pathol 162:521–531
Hahner S, Loeffler M, Bleicken B, Drechsler C, Milovanovic D, Fassnacht M, Ventz M, Quinkler M, Allolio B (2010) Epidemiology of adrenal crisis in chronic adrenal insufficiency: the need for new prevention strategies. Eur J Endocrinol 162:597–602
Hensen EF, Bayley JP (2011) Recent advances in the genetics of SDH-related paraganglioma and pheochromocytoma. Fam Cancer 10:355–363
Heppner C, Reincke M, Agarwal SKP et al. (1999) MEN 1 gene analysis in sporadic adrenocortical neoplasms. J Clin Endocrinol Metab 84:216–219
Jaresch S, Kley HK, Schlaghecke R (1990) Adrenogenitales Syndrom – Heute eine radiologische Diagnose? Klin Wochenschr 68:328–331
Lacroix A (2009) ACTH-independent macronodular adrenal hyperplasia. Best Pract Res Clin Endocrinol Metab 23:245–259
Latif F, Tory K, Gnarra J et al. (1993) Identification of the von Hippel-Lindau disease tumor suppressor gene. Science 260:1317–1320
Mansmann G, Lau J, Balk E, Rothberg M, Miyachi Y, Bornstein SR (2004) The clinically inapparent adrenal mass: update in diagnosis and management. Endocr Rev 25:309–340
McDonough AK, Curtis JR, Saag KG (2008) The epidemiology of glucocorticoid-associated adverse events. Curr Opin Rheumatol 20:131–7
Neumann HPH, Pawlu C, Peczkowska M, Bausch B, McWhinney SR, Muresan M, Buchta M et al. (2004) Distinct clinical features of paraganglioma syndromes associated with SDHB and SDHD mutations. JAMA 292:943–951
Neville AM, O'Hare MJ (1979) Aspects of structure, function and pathology. In: James VHT (ed) The adrenal gland. Raven Press, New York, pp 1–65
Oelkers W (1989) Hyponatremia and inappropriate secretion of vasopressin (antidiuretic hormone) in patients with hypopituitarism. N Engl J Med 321:492–496
Orentreich N, Brind JL, Rizer RL, Vogelman JH (1984) Age changes and sex differences in serum dehydroepiandrosterone sulfate concentrations throughout adulthood. J Clin Endocrinol Metab 59:551–555
Reincke M (1998) Mutations in adrenocortical tumors. Horm Metab Res 30:447–455
Ribeiro RC, Sandrini F, Figueiredo B, Zambetti GP, Michalkiewicz E et al. (2002) An inherited p53 mutation that contributes in a tissue-specific manner to pediatric adrenal cortical carcinoma. Proc Natl Acad Sci 98:9330–9335
Rosner W (1990) The functions of corticosteroid-binding globulin and sex hormone-binding globulin: recent advances. Endocr Rev 11:80–91
Sbiera S, Schmull S, Assie G, Voelker HU, Kraus L, Beyer M, Ragazzon B, Beuschlein F, Willenberg HS, Hahner S, Saeger w, Bertherat J, Allolio B, Fassnacht M (2010) High diagnostic and prognostic value of ste-

roidogenic factor-1 expression in adrenal tumors. J Clin Endocrinol Metab 95:161–171
Schäcke H, Berger M, Rehwinkel H, Asadullah K (2007) Selective glucocorticoid receptor agonists (SEGRAs): novel ligands with an improved therapeutic index. Mol Cell Endocrinol 275:109–117
Schulte HM, Oldfield EH, Allolio B, Katz DA, Berkman RA, Ali IU (1991) Clonal composition of pituitary adenomas in patients with Cushing's disease: determination by X-chromosome inactivation analysis. J Clin Endocrinol Metab 73:1302–1308
Speiser PW, White PC (2003) Congenital adrenal hyperplasia. N Engl J Med 349:776–788
Strohm M, Reincke M, Theiss M, Diehl KL, Allolio B (1994) Bilateral massive macronodular adrenal gland hyperplasia. A rare cause of Cushing's syndrome. Dtsch Med Wochenschr 119:180–184
Tissier F, Cavard C, Groussin L, Perlemoine K, Fumey G, Hagneré AM, René-Corail F, Jullian E, Gicquel C, Bertagna X, Vacher-Lavenu MC, Perret C, Bertherat J (2005) Mutations of beta-catenin in adrenocortical tumors: activation of the Wnt signaling pathway is a frequent event in both benign and malignant adrenocortical tumors. Cancer Res 65:7622–7627
Uibo R, Aavik E, Peterson P, Perheentupa J, Aranko S, Pelkonen R, Krohn KJ (1994) Autoantibodies to cytochrome P450 enzymes P450scc, P450c17, and P450c21 in autoimmune polyglandular disease types I and II and in isolated Addison's disease. J Clin Endocrinol Metab 78:323–328
Widstrom RL, Dillon JS (2004) Is there a receptor for dehydroepiandrosterone or dehydroepiandrosterone sulfate? Semin Reprod Med 22:279–280
Young JB, Landsberg L (1998) Catecholamines and the adrenal medulla. In: Wilson JD, Foster DW, Kronenberg HM, Larsen R (eds) Williams Textbook of Endocrinology, 9th edition. Saunders, Philadelphia, pp 665–728
Mancini F, Mutter D, Peix JL, Chapuis Y, Henry JF, Proye C, Cougard P, Marescaux J (1999) Experience with adrenalectomy in 1997 Apropos of 247 cases. A multicenter prospective study of the French-speaking Association of Endocrine Surgery. Chirurgie 124:368–374
Nies C, Bartsch D, Rothmund M (1994) Laparoskopische Cholecystektomie bei schwerer Adipositas – Indikation oder Kontraindikation? Chirurg 65:29–32
Nies C, Rothmund M (1995) Endoskopische Adrenalektomie – Indikationen, Technik, erste Ergebnisse. Acta Chir Austr 27:256–263
Plotz CM, Knowlton AI, Ragan C (1952) The natural history of Cushing's syndrome. Amer J Med 13:597–614
Rossi R, Tauchmanova L, Luciano A, DiMartino M, Battista C, Del Viscovo L, Nuzzo V, Lombardi G (2000) Subclinical Cushing´s syndrome in patients with adrenal incidentaloma: clinical and biochemical features. J Clin Endocrinol Metab 85:1440–1448
Sarkar R, Thompson NW, Mcleod MK (1990) The role of adrenalectomy in Cushing's syndrome. Surgery 108:1079–1084
Sippel RS, Chen H (2004) Subclinical Cushing´s syndrome in adrenal incidentalomas. Surg Clin North Am 84:875–885
Sjöberg HE, Blombäck M, Granberg PO (1976) Thromboembolic complications, heparin treatment and increase in coagulation factors in Cushing's syndrome. Acta Med Scand 199:95–98
Sonino N (1987) The use of Ketoconazole as an inhibitor of steroid production. N Engl J Med 317:812–818
Tauchmanova L, Rossi R, Biondi B, Pulcrano M, Nuzzo V, Palmieri EA, Fazio S, Lombardi G (2002) J Clin Endocrinol Metab 87:4872–4878
van Heerden JA, Young WF Jr., Grant CS, Carpenter PC (1995) Adrenal surgery for hypercortisolism – surgical aspects. Surgery 117:466–472
Walz MK, Peitgen K, Walz MV, Hoermann R, Saller B, Giebler RM, Jockenhovel F, Philipp T, Broelsch CE, Eigler FW, Mann K (2001) Posterior retroperitoneoscopic adrenalectomy: lessons learned within five years. World J Surg 25:728–734
Watson RGK, van Heerden JA, Northcutt RC, Grant CS, Ilstrup DM (1986) Results of adrenal surgery for Cushing's syndrome: 10 years' experience. World J Surg 10:531–538

Literatur zu Kap. 4.2

Buell JF, Alexander HR, Norton JA, Yu KC, Fraker DL (1997) Bilateral adrenalectomy for Cushing's syndrome – anterior versus posterior surgical approach. Ann Surg 225:63–68
Linos DA, Stylopoulos N, Boukis M, Souvatzoglou A, Raptis S, Papadimitriou J (1997) Anterior, posterior, or laparoscopic approach for the management of adrenal diseases ? Am J Surg 173:120–125
Monkhouse WS, Khalique A (1986) The adrenal and renal veins of man and their connections with azygos veins. J Anat 146:105–115
Prinz RA (1995) A comparison of laparoscopic and open adrenalectomies. Arch Surg 130:489–494
Russell CF, Hamberger B, van Heerden JA, Edis AJ, Ilstrup DM (1982) Adrenalectomy: Anterior or posterior approach ? Am J Surg 144:322–325
Thornton JK (1890) Abdominal nephrectomy for large sarcoma of the left suprarenal capsule: Recovery. Trans Clin Soc London 23:150–153
Welbourn RB (1990) The adrenal glands. In: Welbourn RB (ed) The history of endocrine surgery. Praeger, New York Westport London, pp 147–210
Young HH (1936) A technique for simultaneous exposure and operation on the adrenals. Surg gynecol Obstet 63:179–188

Literatur zu Kap. 4.3

Abrams HL, Spiro R, Goldstein N (1950) Metastases in carcinoma. Analysis of 1.000 autopsied cases. Cancer 3:74–85
Achilles E, Padberg BC, Holl K, Klöppel G, Schröder S (1991) Immuncytochemistry of paragangliomas – value of staining for S-100 protein and glial fibrillary acid protein in diagnosis and prognosis. Histopathology 18:453–458
Aguilo F, Tamayo N, Vazquez-Quintana E et al. (1991) Pheochromocytoma: a twenty year experience at the University Hospital. PR Heath Sci J 10:135–142
Aiba M, Hirayama A, Iri H, Ito Y, Fujimoto Y, Mabuchi G, Murai M, Tazaki H, Maruyama H, Saruta T et al. (1991) Adrenocorticotropic hormone-independent bilateral adrenocortical macronodular hyperplasia as a distinct subtype of Cushing's syndrome. Enzyme histochemical and ultrastructural study of four cases with a review of the literature. Am J Clin Pathol 96:334–340
Aubert S, Wacrenier A, Leroy X, Devos P, Carnaille B, Prove C, Wemeau JL, Lecomte-Houcke M, Leteurtre E (2002) Weiss system revisited: a clinicopathologic and immunohistochemical study of 49 adrenocortical tumors. Am J Surg Pathol 26:1612–1619
Bisceglia M, Ludovico O, Di Mattia A, Ben-Dor D, Sandbank J, Pasquinelli G, Lau SK, Weiss LM (2004) Adrenocortical oncocytic tumors: report of 10 cases and review of the literature. Int J Surg Pathol 12:231–243
Bove KE, McAdams AJ (1981) Composite ganglioneuroblastoma. An assessment of the significance of histological maturation in neuroblastoma diagnosed beyond infancy. Arch Pathol Lab Med 105:325–330
Brabrand K, Soreide JA (1987) Adrenal cortical carcinoma with invasion into the inferior vena cava. Br J Surg 74:598–599
Busam KJ, Iversen K, Coplan KA, Old LJ, Stockert E, Chen YT, McGregor D, Jungbluth A (1989) Immunoreactivity for A103, an antibody to melan-A (Mart-1), in adrenocortical and other steroid tumors. Am J Surg Pathol 22:57–63

Carney JA, Sizemore GW, Tyce GM (1975) Bilateral adrenal medullary hyperplasia in multiple endocrine neoplasia, type 2: the precursor of bilateral pheochromocytoma. Mayo Clin Proc 50:3–10

Cho EY, Ahn GH (2001) Immunoexpression of inhibin alpha-subunit in adrenal neoplasms. Appl Immunohistochem Mol Morphol 9:222–228

Cohn K, Gottesman L, Brennan M (1986) Adrenocortical carcinoma. Surgery 100:1170–1177

Correa P, Chen VW (1995) Endocrine gland cancer. Cancer 75:338–352

Cote RJ, Cordon-Cardo C, Reuter VE, Rosen PP (1990) Immunopathology of adrenal and renal cortical tumors. Coordinated change in antigen expression is associated with neoplastics conversion in the adrenal cortex. Am J Pathol 136:1077–1084

D'Agata R, Malozowski S, Barkan A, Cassorla F, Loriaux D (1987) Steroid biosynthesis in human adrenal tumors. Horm Metabol Res 19:386–388

DeLellis RA, Suchow E, Wolfe HJ (1980) Ultrastructure of nuclear inclusions in pheochromocytoma and paraganglioma. Hum Pathol 11:205–207

DeLellis RA, Lloyd RV, Heitz PU, Eng C (Hrsg.) (2004) World Health Organization Classification of Tumours. Pathology and Genetics of Tumours of Endocrine Organs. Chapter 3: Tumours of the adrenal gland. IARC Press, Lyon, pp 1–320

DeLellis RA, Shin SJ, Treaba DO (2010) Immunohistology of endocrine tumours. In: Dabbs DJ. Diagnostic immunohistochemistry. 3rd edition. Saunders Elsevier, Philadelphia. Chapter 10, pp 291–339

Dhom G (1981) Die Nebennierenrinde. In: Doerr W, Seifert G (Hrsg) Spezielle pathologische Anatomie, Bd. 14/2: Pathologie der endokrinen Organe. Springer, Berlin, S 729–970

Dobbie JW (1969) Adrenocortical nodular hyperplasia: the ageing adrenal. J Pathol 99:1–18

Evans AE, D'Angio GJ, Randolph J (1971) A proposed staging for children with neuroblastoma. Children's Cancer Study Group A. Cancer 27:374–378

Fassnacht M, Kenn W, Allolio B (2004) Adrenal tumors: How to establish malignancy? J Endocrinol Invest 27:387–399

Gaffey MJ, Traweek ST, Mills SE, Travis WD, Lack EE, Medeiros LJ, Weiss LM (1992) Cytokeratin expression in adrenocortical neoplasia: an immunohistochemical and biochemical study with implications for the differential diagnosis of adrenocortical, hepatocellular, and renal cell carcinoma. Hum Pathol 23:144–153

Hachitanda Y, Tsuneyoshi M, Enjoji M (1989) Expression of pan-neuroendocrine proteins in 53 neuroblastic tumors. An immunohistochemical study with neuronspecific enolase, chromogranin, and synaptophysin. Arch Pathol Lab Med 11:381–384

Henley DJ, van Heerden JA, Grant CS, Carney JA, Carpenter PC (1983) Adrenal cortical carcinoma – a continuing challenge. Surgery 94:926–931

Hume DM (1960) Pheochromocytoma in the adult and in the child. Am J Surg 99:458–496

Hutter AM, Kayhoe DE (1966) Adrenal cortical carcinoma. Clinical features of 138 patients. Am J Med 41:572–580

Icard P, Chapuis Y, Andreassian B, Bernard A, Proye C (1992) Adrenocortical carcinoma in surgically treated patients: a retrospective study on 156 cases by the French Association of Endocrine Surgery. Surgery 112:972–980

Joshi VV, Cantor AB, Altshuler G et al. (1992) Age-linked prognostic categorization based on a new histologic grading system of neuroblastomas. A clinicopathologic study of 211 cases from the Pediatric Oncology Group. Cancer 69:2197–2211

King DR, Lack EE (1979) Adrenal cortical carcinoma: a clinical and pathologic study of 49 cases. Cancer 44:239–244

Klöppel G (1997) Nebennierenmark. In: Remmele W (Hrsg) Pathologie, Bd. 4, 2. Auflage. Springer, Berlin, S 654–658

Klöppel G (2003) Tumoren des Nebennierenmarks und der Paraganglien. Pathologe 24:280–286

Kumar D, Kumar S (1993) Adrenal cortical adenoma and adrenal metastasis of renal cell carcinoma: immunohistochemical and DNA ploidy analysis. Mod Pathol 6:36–41

Lack EE (1994) Pathology of adrenal and extra-adrenal paraganglia. In: Major problems in pathology, Vol 29. WB Saunders, Philadelphia

Lack EE (1997) Pathology of the adrenal cortex. In: Lechago J, Gould VE (eds) Bloodworth's endocrine pathology, 3rd ed. Williams and Wilkins, Baltimore, pp 355–415

Lack EE (2007) Tumors of the adrenal glands and extra-adrenal paraganglia. AFIP Atlas of tumor pathology, 4th series, fascicle 8. American Registry of Pathology, Armed Forces Institute of Pathology, Washington D.C., pp 1–500

Lack EE, Kozakewich HPW (1990) Embryology, developmental anatomy, and selected aspects of non-neoplastic pathology. In: Lack EE (ed) Pathology of the adrenal glands. Churchill Livingstone, New York, pp 1–74

Lack EE, Mulvihill JJ, Travis WD, Kozakewich HP (1992) Adrenal cortical neoplasms in the pediatric and adolescent age group. Clinicopathological study of 30 cases with emphasis on epidemiological and prognostic factors. Pathol Annu 27:1–53

Linnoila RI, Keiser HR, Steinberg SM, Lack EE (1990) Histopathology of benign versus malignant sympathoadrenal paragangliomas: clinicopathologic study of 120 cases including unusual histologic features. Hum Pathol 21:1168–1180

Lloyd RV (1997) Adrenal medulla and paraganglia. In: Lechago J, Gould VE (eds) Bloodworth's endocrine pathology, 3rd ed. Williams and Wilkins, Baltimore, pp 417–461

Medeiros LJ, Michie SA, Johnson DE, Warnke RA, Weis LM (1988) An immunoperoxidase study of renal cell carcinomas: correlation with nuclear grade, cell type and histologic pattern. Hum Pathol 19:980–987

Miettinen M, Lehto VP, Virtanen I (1985) Immunofluorescence microscopic evaluation of the intermediate filament expression of the adrenal cortex and medulla and their tumors. Am J Pathol 118:360–366

Misugi K, Aoki I, Kikyo S, Sasaki Y, Tsunoda A, Nakajima T (1985) Immunohistochemical study of neuroblastoma and related tumors with anti-S-100 protein antibody. Pediat Pathol 3:217–226

Nader S, Hickey RC, Sellin RV, Samaan NA (1983) Adrenal cortical carcinoma. A study of 77 cases. Cancer 52:707–711

Nakano M (1988) Adrenal cortical carcinoma. A clinicopathological and immunohistochemical study of 91 autopsy cases. Acta Pathol Jpn 38:163–180

Neblett WW, Frexes-Steed M, Scott HW Jr. (1987) Experience with adrenocortical neoplasms in childhood. Am Surg 53:117–125

Neville AM, O'Hare MJ (1985) Histopathology of the human adrenal cortex. Clin Endocrinol Metab 14:791–820

Pagani A, Forni M, Tonini GP, Papotti M, Bussolati G (1992) Expression of members of the chromogranin family in primary neuroblastomas. Diagn Mol Pathol 1:16–24

Reinhard C, Saeger W, Schubert B (1996) Adrenocortical nodules in post-mortem series. Development, functional significance, and differentiation from adenomas. Gener Diagn Pathol 141:203–208

ReMine WH, Chong GC, van Heerden JA, Sheps SG, Harrison EG Jr. (1974) Current management of pheochromocytoma. Ann Surg 179:740–747

Ren R, Guo M, Sneige N, Moran CA, Gong Y (2006) Fine-needle aspiration of adrenal cortical carcinoma: cytologic spectrum and diagnostic challenges. Am J Clin Pathol 126:389–398

Renshaw AA, Granter SR (1998) A comparison of A103 and inhibin reactivity in adrenal cortical tumors: distinction from hepatocellular carcinoma and renal tumors. Mod Pathol 11:1160–1164

Ritchey ML, Kinard R, Novicki DE (1987) Adrenal tumors: involvement of the inferior vena cava. J Urol 138:1134–1136

Rosen EM, Cassady JR, Frantz CN, Kretschmar C, Levey R, Sallan SE (1984) Neuroblastoma: the Joint Center for radiation therapy/Dana-Farber Cancer Institute/Children's Hospital experience. J Clin Oncol 2:719–732

Saeger W (1997) Nebennierenrinde. In: Remmele W (Hrsg) Pathologie, Bd. 4, 2. Aufl. Springer, Berlin, S 629–653

Saeger W (2003) Nebennierenrindentumoren. Pathologe 24:272–279

Sahagian-Edwards A, Holland JF (1954) Metastatic carcinoma to the adrenal glands with cortical hypofunction. Cancer 7:1242–1245

Salmenkivi K, Heikkilä P, Haglund C, Arola J (2004) Malignancy in pheochromocytomas. APMIS 112:551–559

Scarpelli M, Algaba F, Kirkali Z, Van Poppel H; European Society of Uropathology, European Association of Urology; Uropathology Working Group, European Society of Pathology (2004) Handling and pathology reporting of adrenal gland specimens. Eur Urol 45:722–729

Schröder S, Padberg BC, Achilles E, Holl K, Dralle H, Klöppel G (1992) Immunocytochemistry in adrenocortical tumours: a clinicomorphological study of 72 neoplasms. Virchows Archiv A Pathol Anat 420:65–70

Shenoy BV, Carpenter PC, Carney JA (1984) Bilateral primary pigmented nodular adrenocortical disease. Rare cause of the Cushing syndrome. Am J Surg Pathol 8:335–344

Shimada H, Chatten J, Newton WA Jr. et al. (1984) Histopathologic prognostic factors in neuroblastic tumors: definition of subtypes of ganglioneuroblastoma and agelinked classification of neuroblastomas. J Natl Cancer Inst 73:405–416

Stackpole RH, Melicow MM, Uson AC (1963) Pheochromocytoma in children. Report of 9 cases and review of the first 100 publishing cases with follow-up studies. J Pediatr 63:315–330

Sturgeon C, Shen WT, Clark OH, Duh QY, Kebebew E (2006) Risk assessment in 457 adrenal cortical carcinomas: how much does tumor size predict the likelihood of malignancy? J Am Coll Surg 202:423–430

Sullivan M, Boileau M, Hodges CV (1978) Adrenal cortical carcinoma. J Urol 120:660–665

Tang CK, Gray GF (1975) Adrenocortical neoplasms. Prognosis and morphology. Urology 5:691–695

Thompson LD (2002) Pleochromocytoma of the Adrenal gland Scaled Score (PASS) to separate benign from malignant neoplasms: a clinicopathologic and immunophenotypic study of 100 cases. Am J Surg Pathol 26:551–566

Tsuchida Y, Yokomori K, Saito S, Kaku H, Bessho F (1984) Stage IV-S neuroblastoma involving the liver and ectopic liver. Report of an unusual case. Cancer 53:1609–1611

van't Sant HP, Bouvy ND, Kazemier G, Bonjer HJ, Hop WC, Feelders RA, de Herder WW, de Krijger RR (2007) The prognostic value of two different histopathological scoring systems for adrenocortical carcinomas. Histopathology 51:239–245

Wadih GE, Nance KV, Silverman JF (1992) Fine needle aspiration cytology of the adrenal gland. Fifty biopsies in 48 patients. Arch Pathol Lab Med 116:841–846

Weiss LM (1984) Comparative histologic study of 43 metastasizing and nonmetastasizing adrenocortical tumors. Am J Surg Pathol 8:163–169

Weiss LM, Medeiros LJ, Vickera AL Jr. (1989) Pathologic features of prognostic significance in adrenocortical carcinoma. Am J Surg Pathol 13:202–206

Wick MR, Cherwitz DL, McGlennan RC, Dehner LP (1986) Adrenocortical carcinoma. An immunohistochemical comparison with renal cell carcinoma. Am J Pathol 122:343–352

Wittekind C, Meyer H-J (Hrsg.) (2010) TNM Klassifikation maligner Tumoren. 7. Auflage. UICC, Wiley-VCH, Weinheim, pp 1–295

Wooten MD, King DK (1993) Adrenal cortical carcinoma. Epidemiology and treatment with mitotane and a review of the literature. Cancer 72:3145–3155

Young JL Jr., Ries LG, Silverberg E, Horm JW, Miller RW (1986) Cancer incidence, survival, and mortality for children younger than age 15 years. Cancer 58:598–602

Zerbini C, Kozakewich HP, Weinberg DS, Mundt DJ, Edwards JA III, Lack EE (1992) Adrenocortical neoplasms in childhood and adolescence: analysis of prognostic factors including DNA content. Endocr Pathol 3:116–128

Zielke A, Middecke M, Hoffmann S, Colombo-Benkmann M, Barth P, Hassan I, Wunderlich A, Hofbauer LC, Duh QY (2002) VEGF-mediated angiogenesis of human pheochromocytomas is associated to malignancy and inhibited by anti-VEGF antibodies in experimental tumors. Surgery 132:1056–1063

Literatur zu Kap. 4.4.1

Allolio B (2010) Prinzipien endokrinologischer Funktionsdiagnostik. In: Allolio B, Schulte HM (Hrsg) Praktische Endokrinologie, 2. Aufl. Urban & Schwarzenberg, München S 8–13

Arlt W, Justl HG, Callies F et al. (1998) Oral dehydroepiandrosterone for adrenal androgen replacement: pharmacokinetics und peripheral conversion to androgens and estrogens in young healthy females after dexamethasone suppression. J Clin Endocrinol Metab 83:1928–1934

Arnaldi G, Angeli A, Atkinson AB, Bertagna X, Cavagnini F, Chrousos GP, Fava GA, Findling JW, Gaillard RC, Grossman AB, Kola B, Lacroix A, Mancini T, Mantero F, Newell-Price J, Nieman LK, Sonino N, Vance ML, Giustina A, Boscaro M (2003) Diagnosis and complications of Cushing's syndrome: a consensus statement. J Clin Endocrinol Metab 88:2194–2200

Benker G, Schulte HM, Günther RW, Reinwein D (1990) Diagnostische Strategien beim Cushing-Syndrom. In: Allolio B, Schulte HM (Hrsg) Moderne Diagnostik und therapeutische Strategien bei Nebennierenerkrankungen. Schattauer, Stuttgart, S 74–90

Bravo EL (1994) Evolving concept in the pathophysiology, diagnosis, and treatment of pheochromocytoma. Endocr Rev 15:356–368

Doppman JL (1993) The dilemma of bilateral adrenocortical nodularity in Conn's and Cushing's syndromes. Radiol Clin North Am 31:1039–1050

Eisenhofer G, Siegert G, Kotzerke K, Bornstein SR, Pacak K (2008) Current Progress and Future Challenges in the Biochemical Diagnosis and Treatment of Pheochromocytomas and Paragangliomas. Horm Metab Res 40:329–337

Funder JW, Carey RM, Fardella C, Gomez-Sanchez CE, Mantero F, Stowasser M, Young WF Jr, Montori VM (2008) Case detection, diagnosis, and treatment of patients with primary aldosteronism: an endocrine society clinical practice guideline. J Clin Endocrinol Metab 93:3266–81

Lehnert H, Allolio B, Buhr HJ, Hahn K, Mann B, Mohnike K, Weiss M (2003) Nebenniere. In: Deutsche Gesellschaft für Endokrinologie (Hrsg) Rationelle Diagnostik und Therapie in Endokrinologie, Diabetologie und Stoffwechsel. Thieme, Stuttgart S 137–180

Lenders JW, Pacak K, Walther MM, Linehan WM, Mannelli M, Friberg P, Keiser HR, Goldstein DS, Eisenhofer G (2002) Biochemical diagnosis of pheochromocytoma: which test is best? JAMA 287:1427–1434

Loh KC, Koay ES, Khaw MC, Emmanuel SC, Young WF Jr. (2000) Prevalence of primary aldosteronism among Asian hypertensive patients in Singapore. J Clin Endocrinol Metab 85:2854–2859

Mulatero P, Stowasser M, Loh KC, Fardella CE, Gordon RD, Mosso L, Gomez-Sanchez CE, Veglio F, Young WF Jr. (2004) Increased diagnosis of primary aldosteronism, including surgically correctable forms, in centers from five continents. J Clin Endocrinol Metab 89:1045–1050

Nieman LK, Biller BMK, Findling JW, Newell-Price J, Savage MO, Stewart PM, Montori VM (2008) The Diagnosis of Cushing's Syndrome: An Endocrine Society Clinical Practice Guideline. J Clin Endocrinol Metab 93:1526–1540

Pacak K, Ilias I, Adams KT, Eisenhofer G (2005) Biochemical diagnosis, localization and management of pheochromocytoma: focus on multiple endocrine neoplasia type 2 in relation to other hereditary syndromes and sporadic forms of the tumour. J Intern Med 257:60–68

Raff H, Raff JL, Findling JW (1998) Late-Night Salivary Cortisol as a Screening Test for Cushing's Syndrome. J Clin Endocrinol Metab 83:2681–86

Young WF Jr, Hogan MJ (1994) Renin-independent hypermineralocorticoidism. Trends Endocr Metab 5:97–106

Literatur zu Kap. 4.4.2.1

Al-Shaikh AA, Al-Rawas MM, Al-Asnag MA (2004) Primary hyperaldosteronism treated by radiofrequency ablation. Saudi Med J 25.1711–4

Anagnostis P, Efstathiadou Z, Polyzoz SA, Tsolakidou K, Litsas ID, Panagiotou A, Kita M (2010) Long-term follow-up of patients with adrenal incidentaolmas – a single cenmter experience and review of the literature. Exp Clin Endocrinol Diabetes 118: 610 - 616

Bagheri B, Maurer AH, Cone L, Doss M, Adler L (2004) Characterization of the normal adrenal gland with 18 F-FDG PET/CT. J Nucl Med 45:1340–3

Baker ME, Spritzer C, Blinder R, Herfkens RJ, Leight GS, Dunnick NR (1987) Benign adrenal lesions mimicking malignancy on MR imaging: Report of two cases. Radiology 163:669

Bernardino ME, Walter McCM, Phillips VM et al. (1985) CT-guided adrenal biopsy: accuracy, safety and indications. AJR 144:67

Bilbey JH, McLoughlin RF, Kurkjian PS, Wilkins GEL, Chan NHL, Schmidt N, Singer J (1995) MR Imaging of adrenal masses: Value of chemical-shift imaging for distinguishing adenomas from other tumors. AJR 164:637–642

Blake MA, Kalra MK, Sweeney AT, Lucey BC, Maher MM, Sahani DV, Halpern EF, Mueller PR, Hahn PF, Boland GW (2006) Distinguishing benign from malignant adrenal masses: multi-detector row CT protocol with 10-minute delay. Radiology 238:578–85

Boland GW, Dwamena BA, Jagtiani Sangwaiya M, Goehler AG, Blake MA, Hahn PF, Scott JA, Kalra MK (2011) Characterization of adrenal masses by using PET: a systematic review and meta-analysis of diagnostic performance. Radiology 259:117–126

Booth GL, Redelmeier DA, Grosman H, Kovacs K, Smyth HS, Ezzat S (1998) Improved diagnostic accuracy of inferior pertrosal sinus sampling over imaging for localizing pituitary pathology in patients with Cushing's disease. J Clin Endocrin Metab 83:2291–2295

Brady TM, Gross BH, Glazer GM, Williams DM (1985) Adrenal pseudomasses due to varices: Angiographic-CT-MRI-pathologic correlations. AJR 145:301–304

Brink I, Hoegerle S, Klisch J, Bley TA (2005) Imaging of pheochromocytoma and paraganglioma. Fam Cancer. 4:61–8

Brueckel J, Boehm BO (1998) Crisis after angiography. Lancet 352:1278

Choyke PL (1998) From needles to numbers: can non-invasive imaging distuinguish benign and malignant adrenal lesions? World J Urol 16:29–34

Cordes K, Georgi M, Günther R, Beyer J (1979) Adrenale und extraadrenale Phäochromocytome. DMW 104:317

Dammann F, Wehrmann M, Rieber A (1995) Hämangiom der Nebenniere: Korrelation von CT, MRT und Histologie in einem Fallbericht. Fortschr Röntgenstr 162:353–355

Dietrich RB, Kangarloo H, Lenarsky C, Feig SA (1987) Neuroblastoma: The role of MR imaging. AJR 148:937

Doppmann JL, Reinig JW, Dwyer AJ, Frank JP, Norton J, Loriaux L, Keiser H (1987) Differentiation of adrenal masses by magnetic resonance imaging. Surgery 102:1018–1025

Doppmann JL, Miller DL, Dwyer AJ et al. (1988) Macronodular adrenal hyperplasia in Cushing disease. Radiology 166:347–352

Doppmann JL, Nieman L,Travis WD, Miller DL, Cutler GB Jr, Chrousos GP, Norton JA (1991) CT and MR imaging of massive macronodular adrenocortical disease: a rare cause of autonomous primary adrenal hypercortisolism. JCAT 15:773–779

Dunnick NR, Leight GS Jr, Roubidoux MA, Leder RA, Paulson E, Kurylo L (1993) CT in the diagnosis of primary aldosteronism: Sensitivity in 29 patients. AJR 160:321–324

Ferrozzi F, Bova D (1995) CT and MR demonstration of fat within adrenal cortical carcinoma. Abdom Imaging 20:272–274

Fiebrich, HB, Brouwers AH, Kerstens MN, Pijl ME, Kema IP, de Jong JR, Jager PL, Elsinga PH, Dierckx RA, van der Wal JE, Sluiter WJ, de Vries EG, Links TP (2009) 6-(F-18)Fluoro-L-dihydroxyphenylalanine positronm emission tomography is superior to conventional imaging with (123)I-metaiodobenzylguanidine szintigraphy, compuetr tomography and magnetic resonance imaging in localiszing tumors causing catecholamine excess. J Clin Endocrionol Metabol 94:3922–30

Ghiatas AA, Chopra S, Schnitker JB (1996) Is sonographic flow imaging useful in the differential diagnosis of adrenal masses? Brit J Radiol 69:1005–1008

Grant CS, Carney JA, Carpenter PC, van Heerden JA (1986) Primary pigmented nodular adrenocortical disease: diagnosis and management. Surgery 100:1178–1183

Gruber M, Eisenhofer G, Fassnacht M, Bornstein SR (2011) Neue Entwicklungen bei Nebennierenerkrankungen. Dtsch Med Wschr 136: 1998 - 2001

Gunther P, Schenk JP, Wunsch R, Troger J, Waag KL (2004) Abdominal tumours in children: 3-D visualisation and surgical planning. Eur J Pediatr Surg 14:316–21

Günther R, Kelbel C, Lenner V (1984) Real-time ultrasound of normal adrenal glands and small tumours. J Clin Ultrasound 12:211–217

Hauser H, Gurret JP (1986) Miliary tuberculosis associated with adrenal enlargement: CT appearance. JCAT 10:254

Hoffer FA (2005) Magnetic resonance imaging of abdominal masses in the pediatric patient. Semin Ultrasound CT MR 26:212–223

Howlett TA, Drury PL, Perry L (1986) Diagnosis and management of ACTH-dependant Cushing's syndrome: comparison of the features in ectopic and pituitary ACTH production. Clin Endocrinol 24:699–713

Huebener KH, Treugut H (1984) Adrenal cortes dysfunction. CT findings. Radiology 150:195

Ilias I, Pacak K (2005) Diagnosis and management of tumors of the adrenal medulla. Horm Metab Res 37:717–721

Isik Y, Gurses B, Tasdelen N, Klickesmez O, Firat Z, Ordu C, Gurmen N (2008) Diffusion tensor imaging in the differentiation of adrenal adenomas and metastases. Diagn Interv Radiol doi: 4261/1305-3825.DIR.4582-11.1 (Epub Ahead of oprint)

Izbizky G, Elias D, Gallo A, Farias P, Sod R (2005) Prenatal diagnosis of fetal bilateral adrenal carcinoma. Ultrasound Obstet Gynecol 26:669–671

Kahaly G, Krause U, Ritthaler H, Cordes U, Günther R, Schrezenmeir J, Beyer J (1985) Selective blood sampling in adrenal hypertension. Cardiology 72:179–181

Kier R, McCarthy S (1989) MR characterization of adrenal masses: field strength and pulse sequence considerations. Radiology 171:671

Klose KC, Andreopoulos D, Adam G, Biesterfeld S (1992) Hypervaskularisiertes Nebennierenrindenadenom. Ein differentialdiagnostisches Problem in der dynamischen CT und MRT. Radiologe 32:32–35

Klöppel G (1984) Nebennierenmark. In: Remmele W (Hrsg) Pathologie. Ein Lehr- und Nachschlagebuch, Band 3. Springer, Berlin Heidelberg New York Tokyo, S 467–475

Krestin GP, Friedmann G, Fischbach R, Neufang KFR, Allolio B (1991) Evaluation of adrenal masses in oncologic patients: Dynamic contrast-enhanced MR vs CT. JCAT 15:104–110

Leroy-Willig A, Bittoun J, Luton JP (1989) In vivo MR spectroscopic imaging of the adrenal glands: Distinction between adenomas and carcinomas larger than 15 mm based on lipid content. AJR 153:771–773

Lo WK, Vansonnenberg E, Shankar S, Morrison PR, Silverman SG, Tuncali K, Rabin M (2006) Percutaneous CT-guided Radiofrequency Ablation of Symptomatic Bilateral Adrenal Metastases in a Single Session. J Vasc Interv Radiol. 17:175–179

Mayo-Smith WW, Dupuy DE (2004) Adrenal neoplasms: CT-guided radiofrequency ablation-preliminary results. Radiology 231:225–230

McCorkell SJ, Niles NL (1985) Fine-needle aspiration of catecholamine-producing adrenal masses: A possible fatal mistake. AJR 145:113

Miles JM, Wahner HW, Carpenter PC, Salassa RM, Northcutt RC (1979) Adrenal scintiscanning with NP 59, a new radioiodinated cholesterol agent. Mayo Clin Proc 54:321

Miyake H, Maeda H, Tashiro M et al. (1989) CT of adrenal tumors: Frequency and clinical significance of low-attenuation lesions. AJR 152:1005–1007

Murphy BJ, Casillas J, Yrizarry JM (1988) Traumatic adrenal hemorrhage; Radiological findings. Radiology 169:701–703

Musante F, Derchi LE, Bazzocchi M, Avataneo T, Gandini G, Pozzi Mucelli RS (1991) MR imaging of adrenal myelolipomas. JCAT 15:111–114

Neumann HPH, Berger DP, Sigmund G et al. (1993) Pheochromocytomas, multiple endocrine neoplasia type 2, and von Hippel-Lindau disease. N Engl J Med 329:1531–1538

Nimkin K, Teeger S, Wallach MT, DuVally JC, Spevak MR, Kleinmann PK (1994) Adrenal hemorrhage in abused children: Imaging and postmortem findings. AJR 162:661–663

Noble MJ, Montaggue DK, Levin HS (1982) Myelolipoma: An unusual surgical lesion of the adrenal gland. Cancer 49:952

Noone TC, Semelka RC, Chaney DM, Reinhold C (2004) Abdominal imaging studies: comparison of diagnostic accuracies resulting from ultrasound, computed tomography, and magnetic resonance imaging in the same individual. Magn Reson Imaging. 22:19–24

O'Brien WM, Choyke PL, Copeland J, Klappenbach RS, Lynch JH (1987) Computed tomography of adrenal abscess. JCAT 11: 550

Oyama K, Sanno N, Tahara S, Teramoto A (2005) Management of pituitary incidentalomas: according to a survey of pituitary incidentalomas in Japan. Semin Ultrasound CT MR 26:47–50

Pagani, JJ (1984) Non-small cell lung carcinoma adrenal metastases. Computed tomography and percutaneous needle biopsy in their diagnosis. Cancer 53:1058–1060

Paling MR, Williamson BRJ (1983) Adrenal involvement in non-Hodgkin lymphoma. AJR 1983:303

Provenzale JM, Ortel TL, Nelson RC (1995) Adrenal hemorrhage in patients with primary antiphospholipid syndrome: Imaging findings. AJR 165:361–364

Premkuwar A, Chow CK, Choyke PL, Doppmann JL (1992) Stress-induced adrenal hyperplasia simulating metastastic disease: CT and MR findings. AJR 159:675–676

Sample WF (1978) Adrenal ultrasonography. Radiology 127:461

Schäfer S, Shipotko M, Meyr S, Ivan D, Klose KJ, Waldmann J, Langer P, Kann PH (2008) Natural course of small adrenal lesions in multiple endocrine neoplasia type 1: an endoscopic ultrasound imaging study. Eur J Endocrinol 158: 699–704

Schwartz LH, Panicek DM, Doyle MV et al. (1997) Comparison of two algorithms and their associated charges when evaluating adrenal masses in patients with malignancies. AJR 168:1575–1578

Sörensen R, Moltz L (1981) Diagnostik beim progredienten Hirsutismus. Kathetertechnik und Ergebnisse. Röfo 135:257

Stark DD, Moss AA, Brasch RC (1983a) Neuroblastoma. Diagnostic imaging and staging. Radiology 148:101

Stark DD, Moss AA, Brasch RC (1983b) Recurrent neuroblastoma: The role of CT and alternative imaging tests. Radiology 148:107

Takano A, Oriuchi N, Tsushima Y, Taketomi-Takahashi A, Nakajima T, Arisaka Y, Higuchi T, Amanuma M, Endo K (2008) Detection of metastatic lesions from malignant pheochromocytoma and paraganglioma with diffusion-weighted magnetic resonance imaging: comparison with 18 F-FDG positron emission tomography and 123 I-MIBG scintigraphy. Ann Nucl Med 22: 395–401

Terzolo M, Bovio S, Reimondo G, Pia A, Osella G, Borretta G, Angeli A (2005) Subclinical Cushing's syndrome in adrenal incidentalomas. Endocrinol Metab Clin North Am 34:423–439

Van Erkel AR, van Gils APG, Lequin M, Kruitwagen C, Bloem JL, Falke THM (1994) CT and MR distinction of adenomas and nonadenomas of the adrenal gland. JCAT 18:432–438

Vincent JM, Morrison ID, Armstrong P, Reznek RH (1994a) The size of normal adrenal gland on computed tomography. Clinical Radiology 49:453–455

Vincent JM, Morrison ID, Armstrong P, Reznek RH (1994b) Computed tomography of diffuse, non-metastatic enlargement of the adrenal glands in patients with malignant disease. Clinical Radiology 49:456–460

Welch TJ, Sheedy PF, Johnson CM, Stephens DH (1989) CT-guided biopsy: Prospective analysis of 1000 procedures. Radiology 171:493

Wilson DA, Muchmore HG, Tisdal RG, Fahmy A, Pitha JV (1984) Histoplasmosis of the adrenal glands studied by CT. Radiology 150:779

Yeh H (1980) Sonography of the adrenal glands and small masses. AJR 135:1167

Zimmermann GG, Debatin JF, Krestin GP (1997) Differenzierung von Nebennierentumoren: Verbesserung der Treffsicherheit durch Kombination fettsensitiver, T2 gewichteter und kontrastverstärkter MR-Sequenzen. Fortschr Röntgenstr 167:153–159

Literatur zu Kap. 4.4.2.2

Meyer S, Bittinger F, Keth A., von Mach MA, Kann P (2003) Endosonographisch gesteuerte transluminale Feinnadelpunktion. Deut Med Wochenschr 128: 1585–1591

Kann PH (2005) Endoscopic ultrasound imaging of the adrenals. Endoscopy 37: 244–253

Kann PH, Meyer S, Zielke A, Langer P, Ivan D (2006) Die neue Rolle der Endosonographie in der Endokrinologie: Bildgebung der Nebennieren und des endokrinen Pankreas. Deut Med Wochenschr 131: 567–572

Schaefer S, Shipotko M, Ivan D, Klose K-J, Waldmann J, Langer P, Meyer S, Kann PH (2008) Natural course of small adrenal lesions in multiple endocrine neoplasia type 1 (MEN1): An endoscopic ultrasound (EUS) imaging study. Eur J Endocrinol 158: 699–704

Literatur zu Kap. 4.4.2.3

Bagheri B, Maurer AH, Cone L, Doss M, Adler L (2004) Characterization of the normal adrenal gland with 18 F-FDG PET/CT. J Nucl Med 45(8):1340–3

Brink I, Hoegerle S, Klisch J, Bley TA (2005) Imaging of pheochromocytoma and paraganglioma. Fam Cancer 4(1):61–8

Franzius C, Schmidt M, Hero B, Pfluger T, Hahn K; Deutsche Gesellschaft für Nuklearmedizin (2008) Procedureguidelinesfor MIBG-scintigraphy in children. Nuklearmedizin 47(3):132–8

Gabriel M, Decristoforo C, Kendler D, Dobrozemsky G, Heute D, Uprimny C, Kovacs P, Von Guggenberg E, Bale R, Virgolini IJ (2007) 68Ga-DOTA-Tyr3-octreotide PET in neuroendocrinetumors: comparison with somatostatin receptor scintigraphy and CT. J Nucl Med 48(4):508–18

Groussin L, Bonardel G, Silvéra S, Tissier F, Coste J, Abiven G, Libé R, Bienvenu M, Alberini JL, Salenave S, Bouchard P, Bertherat J, Dousset B, Legmann P, Richard B, Foehrenbach H, Bertagna X, Tenenbaum F (2009) 18 F-Fluorodeoxyglucose positron emission tomography for the diagnosis of adrenocortical tumors: a prospective study in 77 operated patients. J Clin Endocrinol Metab 94(5):1713–22

Hahner S, Stuermer A, Kreissl M, Reiners C, Fassnacht M, Haenscheid H, Beuschlein F, Zink M, Lang K, Allolio B, Schirbel A. (2008) [123 I]Iodometomidate for molecular imaging of adrenocortical cytochrome P450 family 11B enzymes. J Clin Endocrinol Metab 93(6):2358–65

Hennings J, Sundin A, Hägg A, Hellman R (2010) 11 C-Metomidate PET after dexamethasone suppression for detection of small adrenocortical adenomas in primary aldosteronism. Langenbecks Arch Surg 395:963–967

Hennings J, LindheÖ, Bergström M, Langström B, Sundin A, Hellman R (2006) 11 C-Metomidate PET of adrenocortical tumors in correlation with histopathological findings. J Clin Endocrinol Metab 91:1410–1414

Ilias I, Pacak K (2005) Diagnosis and management of tumors of the adrenal medulla. Horm Metab Res 37(12):717–21

Kara OP, Kara T, Gedik GK, Kara F, Sahin O, Gunay EC, Oktay S (2011) The role of FDG-PET-CT in differentiating between benign and malignant adrenal lesions. Nuc Med Comm 32:106–112

Miles JM, Wahner HW, Carpenter PC, Salassa RM, Northcutt RC (1979) Adrenal scintiscanning with NP-59, a new radioiodinated cholesterol agent. Mayo Clin Proc 54(5):321–7

Quint LE, Glazer GM, Francis IR, Shapiro B, Chenevert TL (1987) Pheochromocytoma and paraganglioma: comparison of MR imaging with CT and I-131 MIBG scintigraphy. Radiology 165(1):89–93

Taïeb D, Tessonnier L, Sebag F, Niccoli-Sire P, Morange I, Colavolpe C, De Micco C, Barlier A, Palazzo FF, Henry JF, Mundler O (2008) The role of 18 F-FDOPA and 18 F-FDG-PET in the management of malignant and multifocal phaeochromocytomas. Clin Endocrinol (Oxf) 69(4):580–6

Timmers HJ, Chen CC, Carrasquillo JA, Whatley M, Ling A, Havekes B, Eisenhofer G, Martiniova L, Adams KT, Pacak K (2009) Comparison of 18 F-fluoro-L-DOPA, 18 F-fluoro-deoxyglucose, and 18 F-fluorodopamine PET and 123I-MIBG scintigraphy in the localization of pheochromocytoma and paraganglioma. J Clin Endocrinol Metab 94(12):4757–67

Warburg O (1956) On the origin of cancer cells. Science 123:309–314

Wieland D, Wu J, Brown L et al. (1980) Radiolabeled adrenergic neuronblocking agents: adrenomedullaryimaging with [131I]iodobenzylguanidine. J Nucl Med 21: 349–353

Literatur zu Kap. 4.4.3.1

Agarwal A, Mehrotra PK, Jain M, Gupta SK, Mishra A, Chand G, Agarwal G, Verma AK, Mishra SK, Singh U (2010) Size of the tumor and pheochromocytoma of the adrenal gland scaled score (PASS): can they predict malignancy?World J Surg. 2010 Dec;34(12):3022–8

Amar L, Servais A et al. (2005) Year of diagnosis, features at presentation, and risk of recurrence in patients with pheochromocytoma or secreting paraganglioma. J Clin Endocrinol Metab 90:2110–2116

Anderson GH, Blakeman N Jr et al. (1994) The effect of age on prevalence of secondary forms of hypertension in 4429 consecutively referred patients. J Hypertens 12:609–615

Astuti D, Latif F et al. (2001) Gene mutations in the succinate dehydrogenase subunit SDHB cause susceptibility to familial pheochromocytoma and to familial paraganglioma. Am J Hum Genet 69:49–54

Ayala-Ramirez M, Feng L, Johnson MM, Ejaz S, Habra MA, Rich T, Busaidy N, Cote GJ, Perrier N, Phan A, Patel S, Waguespack S, Jimenez C (2011) Clinical Risk Factors for Malignancy and Overall Survival in Patients with Pheochromocytomas and Sympathetic Paragangliomas: Primary Tumor Size and Primary Tumor Location as Prognostic Indicators. J Clin Endocrinol Metab 96(3):717–25

Baghai MTG, Young WF Jr, Grant CS, Michels VV, van Heerden JA (2002) Phaechromocytomas and paragangliomas in von-Hippel-Lindau disease: a role for laparoscopic and cortical-sparing surgery. Arch Surg 17:682–688

Bravo EL (1997) Pheochromocytoma. Curr Ther Endocrinol Metab 6:195–197

Brunt LM, Lairmore TC et al. (2002) Adrenalectomy for familial pheochromocytoma in the laparoscopic era. Ann Surg 235:713–720; discussion 720–721

Cheah WK, Clark OH et al. (2002) Laparoscopic adrenalectomy for pheochromocytoma. World J Surg 26:1048–1051

Duh QY, Siperstein AE, Clark OH, Schecter WP, Horn JK, Harrison MR, Hunt TK, Way LW (1996) Laparoscopic adrenalectomy. Comparison of the lateral and posterior approach. Arch Surg 8:870–875

Eisenhofer G, Lenders JW et al. (1999) Plasma normetanephrine and metanephrine for detecting pheochromocytoma in von Hippel-Lindau disease and multiple endocrine neoplasia type 2. N Engl J Med 340:1872–1879

Favier J, Briere JJ et al. (2005) Hereditary paraganglioma/pheochromocytoma and inherited succinate dehydrogenase deficiency. Horm Res 63:171–179

Fernandez-Cruz L, Taura P et al. (1996) Laparoscopic approach to pheochromocytoma: hemodynamic changes and catecholamine secretion. World J Surg 20:762–768; discussion 768

Gao B, Meng F, Bian W, Chen J, Zhao H, Ma G, Shi B, Zhang J, Liu Y, Xu Z (2006) Development and validation of pheochromocytoma of the adrenal gland scaled score for predicting malignant pheochromocytomas. Urology 68(2):282–6

Goldstein RE, O'Neill JA Jr et al. (1999) Clinical experience over 48 years with pheochromocytoma. Ann Surg 229:755–756; discussion 764–766

Grouzmann E, Drouard-Troalen L, Baudin E, Plouin PF, Muller B, Grand D, Buclin T (2010) Diagnostic accuracy of free and total metanephrines in plasma and fractionated metanephrines in urine of patients with pheochromocytoma. Eur J Endocrinol 162(5):951–60

Havekes B, King K, Lai EW, Romijn JA, Corssmit EP, Pacak K (2010) New imaging approaches to phaeochromocytomas and paragangliomas. Clin Endocrinol (Oxf) 72(2):137–45

Henry J, Sebag F, Iacobone M, Mirallie E (2002) Results of laparoscopic adrenalectomy for large and potentially malignant tumors. World J Surg 26:1043–1047

Jaroszewski DE, Tessier DJ et al. (2003) Laparoscopic adrenalectomy for pheochromocytoma. Mayo Clin Proc 78:1501–1504

Kercher KW, Novitsky YW, Park A, Matthew BD, Litwin DE, Heniford BT (2005) Laparoscopic curative resection of pheochromocytomas. Ann Surg 6:919–926

Khorram-Manesh, A, H Ahlman et al. (2005) Long-term outcome of a large series of patients surgically treated for pheochromocytoma. J Intern Med 258:55–66

Khorram-Manesh A, Ahlman H et al. (2004) Mortality associated with pheochromocytoma in a large Swedish cohort. Eur J Surg Oncol 30:556–559

Kinney MA, Narr BJ et al. (2002) Perioperative management of pheochromocytoma. J Cardiothorac Vasc Anesth 16:359–369

Kinney MA, Warner ME et al. (2000) Perianesthetic risks and outcomes of pheochromocytoma and paraganglioma resection. Anesth Analg 91:1118–1123

Lee JA, Zarnegar R, Shen WT, Kebebew E, Clark OH, Duh QY (2007) Adrenal incidentaloma, borderline elevations of urine or plasma metanephrine levels, and the "subclinical" pheochromocytoma. Arch Surg 142(9):870–3

Lenders JW, Pacak K et al. (2002) Biochemical diagnosis of pheochromocytoma: which test is best? Jama 287:1427–1434

Lo CY, Lam KY et al. (2000) Adrenal pheochromocytoma remains a frequently overlooked diagnosis. Am J Surg 179:212–215

Machens A, Brauckhoff M, Gimm O, Dralle H (2006) Risk-oriented approach to hereditary adrenal pheochromocytoma. Ann N Y Acad Sci 1073:417–28

Manelli M, Ianni L, Cilotti A, Conti A (1999) Pheochromocytoma in Italy: a multicentric retrospective study. Eur J Endocrinol:619–624

Mansmann G, Lau J, Balk E, Rothberg M, Miyachi Y, Borstein SR (2004) The clinically inapperent adrenal mass: update in diagnosis and management. Endocr Rev 25:309–340

Mantero F, Terzolo M, Arnaldi G et al. (2000) A survey of adrenal incidentaloma in Italy. Study group on Adrenal Tumors of the Italian Society of Endocrinology. J Clin Endocrinol Metab 85:637–644

Neumann HP, Pawlu C, Peczkowska M, Bausch B, McWhinney SR, Muresan M, Buchta M, Franke G, Klisch J, Bley TA, Hoegerle S, Boedecker CC, Opocher G, Schipper J, Januszewicz A, Eng C (2004) Distinct clinical features of paraganglioma syndromes associated with SDHB and SDHD gene mutations. Jama 8:943–951

Neumann, HP, Reincke M et al. (1999) Preserved adrenocortical function after laparoscopic bilateral adrenal sparing surgery for hereditary pheochromocytoma. J Clin Endocrinol Metab 84:2608–2610

Neumann HP, Bausch B et al. (2002) Germ-line mutations in nonsyndromic pheochromocytoma. N Engl J Med 346:1459–1466

Omura M, Saito J, Yamaguchi K, Kakuta Y, Nishikawa T (2004) Prospective study on the prevalence of secondary hypertension among hypertensive patients visiting a general outpatient clinic in Japan. Hyperten Res 12:193–202

Pacak K, Linehan WM et al. (2001) Recent advances in genetics, diagnosis, localization, and treatment of pheochromocytoma. Ann Intern Med 134:315–329

Pacak K. (2007) Preoperative management of the pheochromocytoma patient. J Clin Endocrinol Metab 92(11):4069–79

Plouin P, Degoulet P, Tugaye A, Ducrocq MB, Menard J (1981) Screening for phaeochromocytoma: in which hypertensive patients? A semiological study of 2585 patients, including 11 with phaochromocytoma. Nouv Presse Med 10:869–872

Plouin PF, Duclos JM et al. (2001) Factors associated with perioperative morbidity and mortality in patients with pheochromocytoma: analysis of 165 operations at a single center. J Clin Endocrinol Metab 86:1480–1486

Prys-Roberts C (2000) Pheochromocytoma-recent progress in its management. Br J Anaesth 85:44–57

Prys-Roberts C, Farndon JF (2002) Efficacy and safety of doxazosin for perioperative management of patients with pheochromocytoma. World J Surg 26:1037–1042

Sapienza PCA (1999) Persistent hypertension after removal of adrenal tumors. Eur J Surg 3:201–206

Sawka AM, Jaeschke R et al. (2003) A comparison of biochemical tests for pheochromocytoma: measurement of fractionated plasma metanephrines compared with the combination of 24-hour urinary metanephrines and catecholamines. J Clin Endocrinol Metab 88:553–558

Scott HW Jr, Halter SA (1984) Oncologic aspects of pheochromocytoma: the importance of follow-up. Surgery 96:1061–1066

Shen WT, Sturgeon C et al. (2004) Should pheochromocytoma size influence surgical approach? A comparison of 90 malignant and 60 benign pheochromocytomas. Surgery 136:1129–1137

Sinclair A, Isles CG, Brown I, Cameron H, Murray GD (1987) Secondary hypertension in a blood pressure clinic. Arch Intern Med 147:1289–1293

Stenstrom, G, Ernest I et al. (1988) Long-term results in 64 patients operated upon for pheochromocytoma. Acta Med Scand 223:345–352

Sturgeon CSW, Clark OH, Duh QY, Kebebew E (2006) Risk assessment in 457 Adrenal Cortical Carcinomas: How much does tumor size predict the likehood of malignancy. J Am Coll Surg 202:423–430

Thompson L (2002) Pheochromocytoma of the Adrenal gland Scaled Score (PASS) to seperate benign from malignant neoplasms: a clinicopathologic and immunophenotypic study of 100 cases. Am J Surg Pathol 26:551–566

van Duinen N, Steenvoorden D, Bonsing BA, Vuyk J, Vriends AH, Jansen JC, Romijn JA, Corssmit EP (2010) Pheochromocytomas detected by biochemical screening in predisposed subjects are associated with lower prevalence of clinical and biochemical manifestations and smaller tumors than pheochromocytomas detected by signs and symptoms. Eur J Endocrinol 163(1):121–7

Walz M, Peitgen K, Diesing D, Petersenn S, Janssen OE, Philipp T, Metz KA, Mann K, Schmidt KW, Neumann HP (2004) Partial versus total adrenalectomy by the posterior retroperitoneoscopic approach: Early and long-term results of 325 consecutive procedures in primary adrenal neoplasia. World J Surg 28:1323–1329

Walz M, Petersenn S, Koch JA, Mann K, Neumann HP, Schmidt KW (2005) Endoscopic treatment of large primary adrenal tumors. Br J Surg 92:719–723

Walz M, Peitgen K, Neuman HP, Janssen OE, Philipp T, Mann K (2002) Endoscopic treatment of solitary, bilateral, multiple and recurrent pheochromocytomas and paragangliomas. World J Surg 26:1005–1012

Walz MK, Groeben H, Alesina PF (2010) Single-access retroperitoneoscopic adrenalectomy (SARA) versus conventional retroperitoneoscopic adrenalectomy (CORA): a case-control study. World J Surg 34(6):1386–90

Wilhelm SM, Prinz RA, Barbu AM, Onders RP, Solorzano CC (2006) Analysis of large versus small pheochromocytomas: operative approaches and patient outcomes. Surgery 140(4):553–9; discussion 559–60

Wu D, Tischler AS, Lloyd RV, DeLellis RA, de Krijger R, van Nederveen F, Nosé V (2009) Observer variation in the application of the Pheochromocytoma of the Adrenal Gland Scaled Score. Am J Surg Pathol 33(4):599–608

Literatur zu Kap. 4.4.3

Averbuch SD, Steakley CS, Young RC, Gelmann EP, Goldstein OS, Stull R, Keiser HR (1988) Malignant pheochromocytoma: effective treatment with a combination of cyclophosphamide, vincristine and dacarbazine. Ann Intern Med 109:267–273

Adjallé R, Plouin PF, Pacak K, Lehnert H (2009) Treatment of malignant pheochromocytoma. Horm Metab Res 41:687–696

Brauckhoff M, Gimm O, Dralle H (2004) Preoperative and surgical therapy in sporadic and familial pheochromocytoma. Front Horm Res 31:121–144

Huang H, Abraham J, Huang E, Averbuch S, Merino M (2008) Treatment of malignant pheochromocytoma/paraganglioma with cyclophosphamide, vincristine, and dacarbazine: recommendation from a 22-year-follow-up of 18 patients. Cancer 113:2020–2028

Kopf D, Bockisch A, Steiner H, Hahn K, Beyer J, Neumann HPH, Hensen J, Lehnert H (1997) Octreotide scintigraphy and catecholamine response to an octreotide challenge in malignant pheochromocytoma. Clin Endocr 46:39–44

Lehnert H, Mundschenk J, Hahn K (2004) Malignant pheochromocytoma. Front Horm Res 31:155–162

Lehnert H, Schulz C, Mundschenk J, Kopf D (1997) Klinik und endokrine Diagnostik des Phäochromozytoms. Zbl Chir 122:444–453

Mulligan LM, Eng C, Healey CS, Clayton D, Kwok JB, Gardne E, Ponder MA, Frilling A, Jackson CE, Lehnert H, Neumann HPH, Thibodeau SN, Ponder BAJ (1994) Specific mutations of the TET proto-oncogene are related to disease phenotype in MEN 2 A and FMTC. Natur Genet 6:70–74

Scholz T, Eisenhofer G, Pacak K, Dralle H, Lehnert H (2007) Current Treatment of Malignant Pheochromocytoma. J Clin Endocrinol Metab 92:1217–1225

Literatur zu Kap. 4.4.4

Beckers A, Abs R, Willems PJ, Van der Auwera B, Kovacs K, Reznik M, Stevenaert A (1992) Aldosterone-secreting adrenal adenoma as part of multiple endocrine neoplasia type 1 (MEN 1): loss of heterozygosity for polymorphic chromosome 11 deoxyribonucleic acid markers, including the MEN 1 locus. J Clin Endocrinol Metab 75:564–570

Born-Frontsberg E, Reincke M, Rump LC, Hahner S, Diederich S, Lorenz R, Allolio B, Seufert J, Schirpenbach C, Beuschlein F, Bidlingmaier M, Endres S, Quinkler M (2009) Cardiovascular and cerebrovascular comorbidities of hypokalemic and normokalemic primary aldosteronism: results of the German Conn's Registry. J Clin Endocrinol Metab 94:1125–1130

Conn JW (1955) Primary aldosteronism, a new clinical syndrome. J Lab Clin Med 45:3–17

Doppman JL, Gill JR jr., Miller DL et al. (1992) Distinction between hyperaldosteronism due to bilateral hyperplasia and unilateral aldosteronoma: reliability of CT. Radiology 184:677–682

Dunn JM, Farndon JR (1993) Hyperaldosteronism. Acta Chir Austriaca 25:209–211

Favia G, Lumachi F, Scarpa V, D'Amico DF (1992) Adrenalectomy in primary aldosteronism: a long-term follow-up study in 52 patients. World J Surg 16:680–684

Funder JW, Carey RM, Fardella C, Gomez-Sanchez CE, Mantero F, Stowasser M, Young WF jr, Montori VM (2008) Case detection, diagnosis, and treatment of patients with primary alsosteronism: An endocrine society clinical practice guideline. Endocrinol Metab 93:3266–3281

Gordon RD, Stowasser M, Rutherford JC (2001) Primary aldosteronism: are we diagnosing and operating on too few patients? World J Surg 25:941–947

Grant CS, Carpenter P, Van Heerden JA, Hamberger B (1984) Primary aldosteronism. Clinical management. Arch Surg 119:85–590

Groth H, Vetter W, Stimpel M, Greminger P, Tenschert W, Klaiber E, Vetter H (1985) Adrenalectomy in primary aldosteronism: a long-term follow-up study. Cardiology 72/1:107–116

Hennings J, Andreasson S, Botling J, Hägg A, Sundin A, Hellman P (2010) Long-term effects of surgical correction of adrenal hyperplasia and adenoma causing primary aldosteronism. Langenbecks Arch Surg 395:133–137

Ito Y, Fujimoto Y, Obarat T, Kodama T (1990) Clinical significance of associated lesions of the adrenal in patients with aldosteronoma. World J Surg 14:330–334

Lehnert H, Allolio B, Buhr HJ, Hahn K, Mann B, Mohnike K, Weiss M (2003) Nebenniere. In: Lehnert H und die Deutsche Gesellschaft für Endokrinologie (Hrsg): Rationelle Diagnostik und Therapie in Endokrinologie, Diabetologie und Stoffwechsel, 2. Aufl. Thieme, Stuttgart, S 137–177

Lo CY, Tam PC, Kung AWC, Lam KST, Wong J (1996) Primary aldosteronism. Results of surgical treatment. Ann Surg 224:125–130

Ludvik B, Niederle B, Roka R, Längle F, Neuhold N, Templ M, Schernthaner G (1993) Isolated primary aldosteronism in adrenocortical carcinoma: a cese report and review of the literature. Acta Chir Austriaca 25:212–216

Mulatero P, Bertello C, Rossato D, Mengozzi G, Milan A, Garrone C, Giraudo G, Passarino G, Garabello D, Verhovez A, Rabbia F, Veglio F (2008) Roles of clinical criteria, computed tomography scan, and adrenal vein sampling in differential diagnosis of primary aldosteronism subtypes. J Clin Endocrinol Metab 93:1366–1371

Obara T, Ito Y, Fujimoto Y (1997) Hyperaldosteronism. In: Clark OH, Duh QY (eds) Textbook of Endocrine Surgery. Saunders, Philadelphia, 483–489

Oelkers W, Dörr HG, Fehm HL, Müller OA (1993) Nebennierenrinde. In: Ziegler R, Pickardt CR, Willig RP (Hrsg) Rationelle Diagnostik in der Endokrinologie. Thieme, Stuttgart, S 148–151

Stimpel M (1992) Therapie des primären Aldosteronismus. Dtsch Med Wschr 117:947–949

Stimpel M, Dralle H, von zur Mühlen A (1986) Therapie des primären Aldosteronismus. Dtsch Med Wschr 11:1487–1488

Wheeler MH, Harris DA (2003) Diagnosis and management of primary aldosteronism. World J Surg 27:627–631

Young WF jr, Hogan MJ, Klee GG, Grant CS, Van Herden JA (1990) Primary aldosteronism: diagnosis and treatment. Mayo Clin Proc 65:96–110

Zarnegar R, Young WF, Lee J, Sweet MP, Kebebew E, Farley DR, Thompson GB, Grant CS, Clark OH, Duh QY (2008) The aldosteronoma resolution score. Predicting complete resolution of hypertension after adrenalectomy for aldosteronoma. Ann Surg 247:511–518

Literatur zu Kap. 4.4.5.1

Almeida Q, Stratakis CA (2010) Carney complex and other conditions associated with micronodular adrenal hyperplasia. Best Pract Res Clin Endocrinol Metab 24:907–14

Boscaro M, Barzon L, Fallo F, Sonino N (2001) Cushing's syndrome. Lancet 357:783–791

Carney JA (1995) The carney complex (myxomas, spotty pigmentation, endocrine overactivity and schwannomas). Dermatol Clin 13:19–26

Choidini I (2011) Clinical review: Diagnosis and treatment of subclinical hypercortisolism. J Clin Endocrinol Metab 96:1223–36

Etxabe J, Vazquez JA (1994) Morbidity and mortality in Cushing's disease: an epidemiological approach. Clin Endocrinol 40:479–84

Fassnacht M, Kenn W, Allolio B (2004) Adrenal tumors: how to establish malignancy. J Endocrinol Invest 27:387–399

Findlay JC, Sheeler LR, Engeland WC et al. (1993) Familial adrenocorticotropin-independent Cushing's syndrome with bilateral macronodular adrenal hyperplasia. J Clin Endocrinol Metab 76:189–191

Lacroix A, Baldacchino V, Bourdeau I, Hamet P, Tremblay J (2004) Cushing's syndrome variants secondary to aberrant hormone receptors. Trends Endocrinol Metab 15:375–382

Nieman LK, Biller BMK, Findling JW, Newell-Price J, Savage MO, Stewart PM, Montori VM (2008) The Diagnosis of Cushing's Syndrome: An

Endocrine Society Clinical Practice Guideline. J Clin Endocrinol Metab 93:1526–1540

Reincke M, Nieke J, Krestin GP, Saegeer W, Allolio B, Winkelmann W (1992) Preclinical Cushing's syndrome in patients with adrenal „incidentalomas": comparison with adrenal Cushing's syndrome. J Clin Endocrinol Metab 75:826–832

Strohm M, Reincke M, Theiss M et al. (1994) Bilaterale massive makronoduläre Nebennierenhyperplasie: Eine seltene Ursache des adrenalen Cushing-Syndrom. Dtsch Med Wochenschr 119:180–184

4

Literatur zu Kap. 4.4.5.2

Bertagna X, Guignat L, Groussin L, Bertherat J (2009) Cushing's disease. Best Pract Res Clin Endocrinol Metab 23(5):607–23

Bhattacharyya A, Kaushal K, Tymms DJ, Davis JR (2005) Steroid withdrawal syndrome after successful treatment of Cushing's syndrome: a reminder. Eur J Endocrinol 153(2):207–10

Chiodini I (2011) Clinical review: Diagnosis and treatment of subclinical hypercortisolism. J Clin Endocrinol Metab 96(5):1223–36

Chiodini I, Morelli V, Salcuni AS, Eller-Vainicher C, Torlontano M, Coletti F, et al. (2010) Beneficial metabolic effects of prompt surgical treatment in patients with an adrenal incidentaloma causing biochemical hypercortisolism. J Clin Endocrinol Metab 95(6):2736–45

Clayton RN, Raskauskiene D, Reulen RC, Jones PW (2011) Mortality and morbidity in Cushing's disease over 50 years in Stoke-on-Trent, UK: audit and meta-analysis of literature. J Clin Endocrinol Metab (3):632–42

de Groot JW, Links TP, Themmen AP, Looijenga LH, de Krijger RR, van Koetsveld PM, et al. (2010) Aberrant expression of multiple hormone receptors in ACTH-independent macronodular adrenal hyperplasia causing Cushing's syndrome. Eur J Endocrinol 163(2):293–9

Feelders RA, Hofland LJ, de Herder WW (2010) Medical treatment of Cushing's syndrome: adrenal-blocking drugs and ketaconazole. Neuroendocrinology 92 Suppl 1:111–5

Flohr F, Seufert J (2007) [Pituitary and adrenal gland surgery]. Internist (Berl) 48(6):578–85

Li Z, Zhu Y, Kong C, Yin L, Gao Z, Zhao W, et al. (2011) Corticotropin-independent Cushing's syndrome in patients with bilateral adrenal masses. Urology 77(2):417–21

Manetti L, Bogazzi F, Giovannetti C, Raffaelli V, Genovesi M, Pellegrini G, et al. (2010) Changes in coagulation indexes and occurrence of venous thromboembolism in patients with Cushing's syndrome: results from a prospective study before and after surgery. Eur J Endocrinol 163(5):783–91

Mazzuco TL, Chaffanjon P, Martinie M, Sturm N, Chabre O (2009) Adrenal Cushing's syndrome due to bilateral macronodular adrenal hyperplasia: prediction of the efficacy of beta-blockade therapy and interest of unilateral adrenalectomy. Endocr J 56(7):867–77

Mendiratta-Lala M, Brennan DD, Brook OR, Faintuch S, Mowschenson PM, Sheiman RG, et al. (2011) Efficacy of radiofrequency ablation in the treatment of small functional adrenal neoplasms. Radiology 258(1):308–16

Mishra AK, Agarwal A, Gupta S, Agarwal G, Verma AK, Mishra SK (2007) Outcome of adrenalectomy for Cushing's syndrome: experience from a tertiary care center. World J Surg 31(7):1425–32

Schteingart DE, Doherty GM, Gauger PG, Giordano TJ, Hammer GD, Korobkin M, et al. (2005) Management of patients with adrenal cancer: recommendations of an international consensus conference. Endocr Relat Cancer 12(3):667–80

Shen WT, Lee J, Kebebew E, Clark OH, Duh QY (2006) Selective use of steroid replacement after adrenalectomy: lessons from 331 consecutive cases. Arch Surg 141(8):771–4; discussion 4–6

Terzolo M, Stigliano A, Chiodini I, Loli P, Furlani L, Arnaldi G, et al. (2011) AME position statement on adrenal incidentaloma. Eur J Endocrinol 164(6):851–70

Tritos NA, Biller BM, Swearingen B (2011) Management of Cushing disease. Nat Rev Endocrinol 7(5):279–89

Vassiliadi DA, Ntali G, Vicha E, Tsagarakis S (2011) High prevalence of subclinical hypercortisolism in patients with bilateral adrenal incidentalomas: a challenge to management. Clin Endocrinol (Oxf) 74(4):438–44

Villar JM, Moreno P, Ortega J, Bollo E, Ramirez CP, Munoz N, et al. (2010) Results of adrenal surgery. Data of a Spanish National Survey. Langenbecks Arch Surg 395(7):837–43

Literatur zu Kap. 4.4.6

Allemann P, Perretta S, Marescaux J (2009) Surgical access to the adrenal gland: the quest for a "no visible scar" approach. Surg Oncol 18(2):131–7

Berber E, Tellioglu G, Harvey A, Mitchell J, Milas M, Siperstein A (2009) Comparison of laparoscopic transabdominal lateral versus posterior retroperitoneal adrenalectomy. Surgery 146(4):621–5; discussion 5–6

Chow JT, Thompson GB, Grant CS, Farley DR, Richards ML, Young WF, Jr. (2008) Bilateral laparoscopic adrenalectomy for corticotrophin-dependent Cushing's syndrome: a review of the Mayo Clinic experience. Clin Endocrinol (Oxf) 68(4):513–9

Freel EM, Bernhardt R, Ingram M, Wallace AM, Fraser R, Davies E, et al. (2009) Endogenous corticosteroid biosynthesis in subjects after bilateral adrenalectomy. Clin Endocrinol (Oxf) 66(5):659–65

Jeong BC, Park YH, Han DH, Kim HH (2009) Laparoendoscopic single-site and conventional laparoscopic adrenalectomy: a matched case-control study. J Endourol 23(12):1957–60

Kamenicky P, Droumaguet C, Salenave S, Blanchard A, Jublanc C, Gautier JF, et al. (2011) Mitotane, Metyrapone, and Ketoconazole Combination Therapy as an Alternative to Rescue Adrenalectomy for Severe ACTH-Dependent Cushing's Syndrome. J Clin Endocrinol Metab 96(9):2796–804

Park HS, Roman SA, Sosa JA (2009) Outcomes from 3144 adrenalectomies in the United States: which matters more, surgeon volume or specialty? Arch Surg 144(11):1060–7

Perretta S, Allemann P, Asakuma M, Dallemagne B, Marescaux J (2009) Adrenalectomy using natural orifice translumenal endoscopic surgery (NOTES): a transvaginal retroperitoneal approach. Surg Endosc 23(6):1390

Shen WT, Lee J, Kebebew E, Clark OH, Duh QY (2009) Selective use of steroid replacement after adrenalectomy: lessons from 331 consecutive cases. Arch Surg 141(8):771–4; discussion 4–6

Takata MC, Kebebew E, Clark OH, Duh QY (2008) Laparoscopic bilateral adrenalectomy: results for 30 consecutive cases. Surg Endosc 22(1):202–7

Thompson SK, Hayman AV, Ludlam WH, Deveney CW, Loriaux DL, Sheppard BC (2007) Improved quality of life after bilateral laparoscopic adrenalectomy for Cushing's disease: a 10-year experience. Ann Surg 245(5):790–4

Tritos NA, Biller BM, Swearingen B (2011) Management of Cushing disease. Nat Rev Endocrinol 7(5):279–89

Walz MK, Alesina PF (2009) Single access retroperitoneoscopic adrenalectomy (SARA)--one step beyond in endocrine surgery. Langenbecks Arch Surg 394(3):447–50

Zacharopoulou C, Nassif J, Allemann P, Dallemagne B, Perretta S, Marescaux J, et al. (2009) Exploration of the retroperitoneum using the transvaginal natural orifice transluminal endoscopic surgery technique. J Minim Invasive Gynecol 16(2):198–203

Literatur zu Kap. 4.4.7

Al-Hawary MM, Francis IR, Korobkin M (2005) Non-invasive evaluation of the incidentally detected indeterminate adrenal mass. Best practice & research 19:277–292

Allolio B, Fassnacht M (2006) Clinical review: Adrenocortical carcinoma: clinical update. J Clin Endocrinol Metab 91:2027–2037

Assalia A, Gagner M (2004) Laparoscopic adrenalectomy. British J Surg 91:1259–1274

Barzon L, Scaroni C, Sonino N, Fallo F, Paoletta A, Boscaro M (1999). Risk factors and long-term follow-up of adrenal incidentalomas. Clin Endocrinol Metab 84:520–526

Calhoun DA (2007) Is there an unrecognized epidemic of primary aldosteronism? Pro Hypertension 50:447–453; discussion 447–453

Caoili EM, Korobkin M, Francis IR, Cohan RH, Platt JF, Dunnick NR, Raghupathi KI (2002) Adrenal masses: characterization with combined unenhanced and delayed enhanced CT. Radiology 222:629–633

Commons RR (1948) Adenomas of the adrenal cortex. Arch Intern Med 81:37–41

Copeland PM (1983) The incidentally discovered adrenal mass. Ann Intern Med 98:940–945

Fassnacht M, Kenn W, Allolio B (2004) Adrenal tumors: how to establish malignancy? J Endocrin Investig 27:387–399

Fischer E, Beuschlein F, Bidlingmaier M, Reincke M (2011) Commentary on the Endocrine Society Practice Guidelines: Consequences of adjustment of antihypertensive medication in screening of primary aldosteronism. Rev Endocrin Metab Dis 12(1):43–8

Funder JW, Carey RM, Fardella C, Gomez-Sanchez CE, Mantero F, Stowasser M, Young WF, Jr., Montori VM (2008) Case detection, diagnosis, and treatment of patients with primary aldosteronism: an endocrine society clinical practice guideline. J Clin Endocrinol Metab 93:3266–3281

Grumbach MM, Biller BM, Braunstein GD, Campbell KK, Carney JA, Godley PA, Harris EL, Lee JK, Oertel YC, Posner MC, et al. (2003) Management of the clinically inapparent adrenal mass ("incidentaloma"). Ann Int Med 138:424–429

Kann PH, Wirkus B, Behr T, Klose KJ, Meyer S (2004) Endosonographic imaging of benign and malignant pheochromocytomas. J Clin Endocrinol Metab 89:1694–1697

Libe R, Dall'Asta C, Barbetta L, Baccarelli A, Beck-Peccoz P, Ambrosi B (2002) Long-term follow-up study of patients with adrenal incidentalomas. European journal of endocrinology/European Federation of Endocrine Societies 147:489–494

Mantero F, Masini AM, Opocher G, Giovagnetti M, Arnaldi G (1997) Adrenal incidentaloma: an overview of hormonal data from the National Italian Study Group. Hormone research 47:284–289

Nawar R, Aron D (2005) Adrenal incidentalomas – a continuing management dilemma. Endocrine-related cancer 12:585–598

Nieman LK, Biller BM, Findling JW, Newell-Price J, Savage MO, Stewart PM, Montori VM (2008) The diagnosis of Cushing's syndrome: an Endocrine Society Clinical Practice Guideline. J Clin Endocrinol Metab 93:1526–1540

Reincke MAB (1995) Das Nebenniereninzidentalom: Die Kunst der Beschränkung in Diagnostik und Therapie. Dtsch Ärzteblatt 92:764–770

Reincke M, Fassnacht M, Vath S, Mora P, Allolio B (1996) Adrenal incidentalomas: a manifestation of the metabolic syndrome? Endocr Res 22:757–761

Reincke M, Nieke J, Krestin GP, Saeger W, Allolio B, Winkelmann W (1992) Preclinical Cushing's syndrome in adrenal "incidentalomas": comparison with adrenal Cushing's syndrome. The Journal of clinical endocrinology and metabolism 75:826–832

Reinhard CSW, Schubert B (1994) Nodules and adenomas in the adrenal cortex: Incidence in post-mortem series and correlation with clinical data. Exp Clin Endocrinol 102:192

Schirpenbach C, Reincke M (2007) Primary aldosteronism: current knowledge and controversies in Conn's syndrome. Nature Clin Practice 3:220–227

Slawik M, Reincke M (2010) Adrenal incidentalomas. http://www.endotext.org/adrenal/adrenal20/adrenalframe20.htm

Toniato A, Merante-Boschin I, Opocher G, Pelizzo MR, Schiavi F, Ballotta E (2009) Surgical versus conservative management for subclinical Cushing syndrome in adrenal incidentalomas: a prospective randomized study. Ann Surg 249:388–391

Vonend O, Ockenfels N, Gao X, Allolio B, Lang K, Mai K, Quack I, Saleh A, Degenhart C, Seufert J, et al. (2011) Adrenal Venous Sampling: Evaluation of the German Conn's Registry. Hypertension 57:990–995

Literatur zu 4.4.8

Brauckhoff M, Thanh PN, Gimm O, et al. (2003) Functional results after endoscopic subtotal cortical-sparing adrenalectomy. Surg Today 33:342–348

Brunaud L, Ayav A, Zarnegar R, et al. (2008) Prospective evaluation of 100 robotic-assisted unilateral adrenalectomies. Surgery 144:995–1001; discussion 1001

Brunt LM, Doherty GM, Norton JA, et al. (1996) Laparoscopic adrenalectomy compared to open adrenalectomy for benign adrenal neoplasms [see comments]. J Am Coll Surg 183:1–10

Gupta PK, Natarajan B, Pallati PK, et al. (2011) Outcomes after laparoscopic adrenalectomy. Surg Endosc 25:784–794

Linos DA (2005a) Left anterior laparoscopic adrenalectomy. In: Linos D, van Heerden JA (eds) Adrenal glands. Springer, Berlin Heidelberg New York, p 321–324

Linos DA (2005b) Right anterior laparoscopic adrenalectomy. In: Linos D, van Heerden JA (eds) Adrenal glands. Springer, Berlin Heidelberg New York, p 313–319

Rubinstein M, Gill IS, Aron M et al. (2005) Prospective, randomized comparison of transperitoneal versus retroperitoneal laparoscopic adrenalectomy. The Journal of Urology 174:442–445; discussion 445

Walz MK (2009) [Adrenalectomy for preservation of adrenocortical function. Indication and results]. Chirurg 80:99–104

Walz MK (2004) Extent of adrenalectomy for adrenal neoplasm: cortical sparing (subtotal) versus total adrenalectomy. Surg Clin North Am 84:743–753

Walz MK (2005) Posterior retroperitoneoscopic adrenalectomy. In: Linos D, van Heerden JA (eds) Adrenal glands. Springer, Berlin Heidelberg New York, p 333–339

Walz MK, Alesina PF (2009) Single access retroperitoneoscopic adrenalectomy (SARA) – one step beyond in endocrine surgery. Langenbeck's archives of surgery/Deutsche Gesellschaft für Chirurgie 394:447–450

Walz MK, Alesina PF, Wenger FA et al. (2006) Posterior retroperitoneoscopic adrenalectomy – results of 560 procedures in 520 patients. Surgery 140:943–948; discussion 948–950

Zhang X, Fu B, Lang B, et al. (2007) Technique of anatomical retroperitoneoscopic adrenalectomy with report of 800 cases. The Journal of urology 177:1254–1257

Literatur zu Kap. 4.4.9.1 bis 4.4.9.5

Arlt W, Reincke M, Winkelmann W, Allolio B (1990) Klinik und Therapie des Nebennierenrindenkarzinoms. Therapiewoche 40: 2400–2406

Allolio B, Hahner S, Weismann D et al. (2004) Management of adrenocortical carcinoma. Clin Endocrinol 60:273–287

Allolio B, Fassnacht M (2006) Clinical review: Adrenocortical carcinoma: clinical update. J Clin Endocrinol Metab 91(6):2027–37

Bergenstal DM, Hertz R, Lipsett MB, Moy RH (1960) Chemotherapie of adrenocortical carcinoma with o,p'-DDD. Ann Intern Med 63:672–682

Berutti A, Terzolo M, Pia A et al. (1998) Mitotane associated with etoposide, doxorubicin and cisplatin in the treatment of advanced adrenocortical carcinoma. Italian Group for the Study of Adrenal Cancer. Cancer 83:2194–2000

Boland GW, Lee MJ, Gazelle GS, et al. (1998) Characterization of adrenal masses using unenhanced CT: an analysis of the CT literature. AJR Am J Roentgenol 171:201–204

Bukowski R, Wolfe MM, Levine HS, Crawford DE, Stephens RL, Aynor E, Harker WG (1993) Phase II trial of mitotane and cisplatin in patients with adrenal carcinoma: A southwest oncology group study. J Clin Oncol 11:161–165

Fassnacht M, Johanssen S, Quinkler M et al. (2009) Limited prognostic value of the 2004 International Union Against Cancer staging classification for adrenocortical carcinoma: proposal for a Revised TNM Classification. Cancer 115(2):243–50

Johnson DH, Greco FA (1986) Treatment of metastatic adrenal cortical carcinoma with cisplatin and etoposide (VP-16). Cancer 58:2198–2002

Khan TS, Imam H, Juhlin C et al. (2000) Streptozocin and o,p'DDD in the treatment of adrenocortical cancer patients: long-term survival in its adjuvant use. Ann Oncol 11:1281–1287

Korobkin M, Giordano TJ, Brodeur FJ, et al. (1996) Adrenal adenomas: relationship between histologic lipid and CT and MR findings. Radiology 200:743–747

Luton JP, Cerdas S, Billaud L et al. (1990) Clinical features of adrenocortical carcinoma, prognostic factors, and the effect of mitotane therapy. New Engl J Med 322:1195–1201

Polat B, Fassnacht M, Pfreundner L et al. (2009) Radiotherapy in adrenocortical carcinoma, Cancer 115:2816–2823

Reincke M (1998) Mutations in adrenocortical tumors. Horm Metab Res 30:417–455

Söreide JA, Braband K, Thoresen SÒ (1992) Adrenal cortical carcinoma in Norway, 1970–1984. World J Surg 16:663–668

Schlumberger M, Ostronoff M, Bellaiche M, Rougier P, Droz JP, Parmentier C (1988) 5-Flurouracil, doxorubicin, and cisplatin regimen in adrenal cortical carcinoma. Cancer 61:1492–1494

Sperone P, Ferrero A, Daffara F et al. (2010) Gemcitabine plus metronomic 5-fluorouracil or capecitabine as a second-/third-line chemotherapy in advanced adrenocortical carcinoma: a multicenter phase II study. Endocr Relat Cancer 17:445–453

Terzolo M, Angeli A, Fassnacht M et al. (2007) Adjuvant mitotane treatment for adrenocortical carcinoma, N Engl J Med 356:2372–2380

4.7.17 Literatur zu Kap. 4.4.9.6

Allolio B, Fassnacht M (2006) Adrenocortical carcinoma: clinical update. J Clin Endocrinol Metab 91: 2027–2037

Bellantone R, Ferrante A, Boscherini M et al. (1997) Role of reoperation in recurrence of adrenal cortical carcinoma: results from 188 cases collected in the Italian national registery for adrenal cortical carcinoma. Surgery 122:1212–1218

Bilimoria KY, Shen WT, Elaraj D, Bentrem DJ, Winchester DJ, Kebebew E, Sturgeon C (2008) Adrenocortical carcinoma in the United States: treatment utilization and prognostic factors. Cancer 113:3130–3136

Bonjer HJ, Sorm V, Berends FJ, Kazemier G, Steyerberg EW, deHerder WW, Bruining HA (2000) Endoscopic retroperitoneal adrenalectomy: lessons learned from 111 consecutive cases. Ann Surg 232:796–803

Brauckhoff M, Dralle H (2005) Wiederholungseingriffe an den Nebennieren. Chirurg 76:227–237

Brix D, Allolio B, Fenske W et al. (2010) laparoscopic versus open adrenalectomy for adrenocortical carcinnoma : surgical and oncologic outcome in 152 patients. Eur Urol 58:609–615

Chiche L, Dousset B, Kieffer E, Chapuis Y (2006) Adrenocortical carcinoma extending into the inferior vena cava: presentation of a 15-patient series and review of the literature. Surgery 139:15–27

Deckers S, Derdelinckx L, Col V, Hamels J, Maiter D (1999) Peritoeal carcinomatosis following laparoscopic resection of an adrenocortical tumor causing primary hyperaldosteronism. Horm Res 52:987–990

Fassnacht M, Allolio B (2010) What is the best approach to an apparently nonmetastatic adrenocortical carcinoma? Clin Endocrinol 73:561–565

Foxius A, Ramboux A, Lefebvre Y, Broze B, Hamels J, Squifflet JP (1999) Hazards of laparoscopic adrenalectomy for Conn´s adenoma: when enthusiasm turns to tragedy. Surg Endosc 13:715–717

Gomez-Rivera F, Medina-Franco H, Arch-Ferrer JE, Heslin MJ (2005) Adrenocortical carcinoma: a single institution experience. Am Surg 71:90–94

Hedican SP, Marshall FF (1997) Adrenocortical carcinoma with intracaval extension. J Urol 158:2056–2061

Henry JF, Sebag F, Iacobone M, Mirallie E (2002) Results of laparoscopic adrenalectomy for large and potentially malignant tumors. World J Surg 26:1043–1047

Hofle G, Gasser RW, Lhotta K, Janetschek G, Kreczy A, Finkenstedt G (1998) adrenocortical carcinoma evolving after diagnosis of preclinical Cushing´s syndrome in an adrenal incidentaloma. A case report. Horm Res 50:237–242

Icard P, Chapuis Y, Andreassian B, Bernard A, Proye C (1992) Adrenocortical carcinoma in surgically treated patients: A retrospective study on 156 cases by the French association of endocrine surgery. Surgery 112:972–980

Icard P, Goudet P, Charpenay C et al. (2001) Adrenocortical carcinomas: surgical trends and results of a 253-patient series from the French Association of Endocrine Surgeons study group. Word J Surg 25:891–897

Iino K, Oki Y, Sasano H (2000) A case of adrenocortical carcinoma associated with recurrence after laparoscopic surgery. Clin Endocrinol (Oxf) 53:243–248

Jensen JC, Pass HI, Sindelar WF, Norton JA (1991) Recurrent or metastatic disease in select patients with adrenocortical carcinoma. Aggressive resection vs. chemotherapy. Arch Surg 126:457–461

Kendrick ML, Lloyd R, Erickson L et al. (2001) Adrenocortical carcinoma: surgical progress or status quo? Arch Surg 136:543–549

Khorram-Manesh A, Ahlman H, Jansson S et al. (1998) Adrenocortical carcinoma: Surgery and mitotane for treatment and steroid profiles for follow-up. World J Surg 22:605–612

Kuruba R, Gallagher SF (2008) Current management of adrenal tumors. Curr Opin Oncol 20:34–46

Langer P, Bartsch D, Moebius E, Rothmund M, Nies C (2000) Adrenocortical carcinoma – our experience with 11 cases. Langenbecks Arch Surg 385:393–397

Leboulleux S, Deandreis D, Al Ghuzlan A et al. (2010) Adrenocortical carcinoma : is the surgical approach a risk factor of peritoneal carcinomatosis ? Eur J Endocrinol 162:1147–1153

Mezhir JJ, Song J, Piano G, Testa G, Raman J, Al-Ahmadie HA, Angelos P (2008) adrenocortical carcinoma invading the inferior vena cava: case report and literature review. Endocr Pract. 14:721–725

Miller BS, Ammori JB, Gauger PG, Broome JT, Hammer GD, Doherty GM (2010) Laparoscopic resection is inappropriate in patients with known or suspected adrenocortical carcinoma. World J Surg 34:1380–1385

Nies C, Möbius E, Rothmund M (1997) Laparoskopische Nebennierenchirurgie. Chirurg 68:99–106

Nies C, Langer P (2003) Minimally invasive adrenalectomy and malignant adrenal tumors. Eur Surg 35:76–79

Ochi T., Tanji N, Shimamoto K, Ikeda T, Toshino A, Yokoyama M (2006) Application of cardiopulmonary bypass for resection of renal cell carcinoma and adrenocortical carcinoma extending into the right atrium. Int J Urol 13:202–205

Pommier RF, Brennan MF (1991) An eleven-year experience with adrenocortical carcinoma. Surgery 112:963–971

Porpiglia F, Fiori C, Tarabuzzi R, Giraudo G, Garrone C, Morino M, Fontana D, Scarpa RM (2004) Is laparoscopic adrenalectomy feasible for adrenocortical carcinoma or metastasis? BJU Int 94:1026–1029

Reibetanz J, Jurowich C, Erdogan I et al. (2012) Impact of Lymphadenectomy on the Oncologic Outcome of Patients with Adrenocortical Carcinoma. Ann Surg (in press)

Saunders BD, Doherty GM (2004) Laparoscopic adrenalectomy for malignant disease. Lancet Oncol 5:718–726

Schteingart DE, Doherty GM, Gauger PG, Giordano TJ, Hammer GD, Korobkin M, Worden FP (2005) Management of patients with adrenal cancer: recommendations of an international consensus conference. Endocr Relat Cancer 12:667–680

Schulick RD, Brennan ME (1999) Long-term survival after complete and repeat resection in patients with adrenocortical carcinoma. Ann Surg Oncol 6:719–726

Sharma R, Ganpule A, Veeramani M, Sabnis RB, Desai M (2009) laparoscopic management of adrenal lesions larger than 5 cm in diameter. Urol J 6:254–259

Soreide JA, Braband K, Thoresen SO (1992) Adrenal cortical carcinoma in Norway, 1970–1984. World J Surg 16:663–668

Sturgeon C, Kebebew E (2004) Laparoscopic adrenalctomy for malignancy. Surg Clin North Am 84:755–774

Suzuki K, Ushiyama T, Mugiya S, Kageyama S, Saisu K, Fujita K (1997) Hazards of laparoscopic adrenalectomy in patients with adrenal malignanacy. J Urol 158:2227

Turbendian HK, Strong VE, Hsu M, Ghossein RA, Fahey TJ 3rd (2010) Adrenocortical carcinoma: The influence of large vessel extension. Surgery 148:1057–1064

Literatur zu Kap. 4.5

Schirpenbach C, Reincke M (2007) Primary aldosteronism: current knowledge and controversies in Conn's syndrome. Nat Clin Pract Endocrinol Metab 3(3):220–7

Stowasser M, Gordon RD (2003) Primary aldosteronism. Best Pract Res Clin Endocrinol Metab 17:591–605

Young WF (2007) Primary aldosteronism: Renaissance of a syndrome. Clinical Endocrinology 66: 607–618

Literatur zu Kap. 4.6

Addison T (1885) On the constitutional and local effects of disease of the supra-renal capsules. Samuel Highley, London

Akirav EM, Ruddle NH, Herold KC (2011) The role of AIRE in human autoimmune disease. Nat Rev Endocrinol 7(1):25–33

Alkatib AA et al. (2009) A systematic review and metaanalysis of randomized placebo-controlled trials of DHEA treatment effects on quality of life in women with adrenal insufficiency. J Clin Endocrinol Metab 94: 3676–3681

Allolio B, Kaulen D, Deuß U, Hipp FX, Winkelmann W (1985) Vergleich von Hydrocortison und Cortisonacetat in der Substitutionstherapie der Nebennierenrindeninsuffizienz. Akt Endokr Stoffw 6:35–39

Arlt (2009) The approach to the adult with newly diagnosed adrenal insufficiency. J Clin Endocrinol Metab 94: 1059–1067

Arlt W, Allolio B (2003) Adrenal insufficiency. Lancet 361:1881–1893

Betterle C, Dal Pra C, Mantero F, Zanchetta R (2002) Autoimmune adrenal insufficiency and autoimmune polyendocrine syndromes: autoantibodies, autoantigens, and their applicability in diagnosis and disease prediction. Endocr Rev 23:327–364

Cappa M, Bizzarri C, Vollono C, Petroni A, Banni S (2011) Adrenoleukodystrophy. Endocr Dev 20:149–60

Clark PM, Neylon I, Raggatt PR, Sheppard MC, Stewart PM (1998) Defining the normal cortisol response to the short Synacthen test: implications for the investigation of hypothalamic-pituitary disorders. Clin Endocrinol (Oxf) 49:287–292

Debono M, Price JN, Ross RJ (2009) Novel strategies for hydrocortisone replacement. Best Pract Res Clin Endocrinol Metab 23(2):221–32

Erichsen MM et al. (2009) Clinical, immunological, and genetic features of autoimmune primary adrenal insufficiency: observations from a Norwegian registry. J Clin Endocrinol Metab 94: 4822–4890

Esteban NV, Loughlin T, Yergey AL, Zawadzki JK, Booth JD, Winterer JC, Loriaux DL (1991) Daily cortisol production rate in man determined by stable isotope dilution/mass spectrometry. J Clin Endocrinol Metab 72:39–45

The Finnish-German APECED Consortium (1997) An autoimmune disease, APECED, caused by mutations in a novel gene featuring two PHD-type zinc-finger domains. Nat Genet 17:399–403

Flemming TG, Kristensen LO (1999) Quality of self-care in patients on replacement therapy with hydrocortisone. J Intern Med 246:497–501

Groves RW, Toms GC, Houghton BJ, Monson JP (1988) Corticosteroid replacement therapy: twice or thrice daily? J R Soc Med 81:514–516

Hahner S, Arlt W, Allolio B (2003) Adrenal crisis. Diagnostic and therapeutic management of acute adrenal cortex insufficiency. Internist (Berl.) 44: 1243–1252

Hahner S, Loeffler M, Fassnacht M, Weismann D, Koschker AC, Quinkler M, Decker O, Arlt W, Allolio B (2007) Impaired subjective health status in 256 patients with adrenal insufficiency on standard therapy based on cross-sectional analysis. J Clin Endocrinol Metab 92(10):3912–22

Hahner S, Loeffler M, Bleicken B, Drechsler C, Milovanovic D, Fassnacht M, Ventz M, Quinkler M, Allolio B (2010) Epidemiology of adrenal crisis in chronic adrenal insufficiency: the need for new prevention strategies. Eur J Endocrinol 162(3):597–602

Kasperlik-Zaluska AA et al. (1991) Association of Addison's disease with autoimmune disorders – a long-term observation of 180 patients. Posgrad Med J 67: 984–987

Kong MF, Jeffcoate W (1994) Eighty-six cases of Addison's disease. Clin Endocrinol (Oxf) 41:757–761

Lam KY, Lo CY (2001) A critical examination of adrenal tuberculosis and a 28-year autopsy experience of active tuberculosis. Clin Endocrinol (Oxf) 54: 633–639

Mason AS, Meade TW, Lee JA, Morris JN (1968) Epidemiological and clinical picture of Addison's disease. Lancet 2:744–747

Mathis D, Benoist C (2007) A decade of AIRE. Net Rev Immunol/:645–650

Moser HW, Mahmood A, Raymond GV. X-linked adrenoleukodystrophy. Nat Clin Pract Neurol. 2007 Mar;3(3):140–51

Mosser J, Douar AM, Sarde CO, Kioschis P, Feil R, Moser H, Poustka AM, Mandel JL, Aubourg P (1993) Putative X-linked adrenoleukodystrophy gene shares unexpected homology with ABC transporters. Nature 361: 726–730

Mosser J, Lutz Y, Stoeckel ME, Sarde CO, Kretz C, Douar AM, Lopez J, Aubourg P, Mandel JL (1994) The gene responsible for adrenoleukodystrophy encodes a peroxisomal membrane protein. Hum Mol Genet 3:265–271

Nagamine K, Peterson P, Scott HS, Kudoh J, Minoshima S, Heino M, Krohn KJ, Lalioti MD, Mullis PE, Antonarakis SE, Kawasaki K, Asakawa S, Ito F, Shimizu N (1997) Positional cloning of the APECED gene. Nat Genet 17:393–398

Nerup J (1974) Addison's disease – clinical studies. A report fo 108 cases. Acta Endocrinol (Copenh) 76:127–141

Neufeld M, Maclaren NK, Blizzard RM (1981) Two types of autoimmune Addison's disease associated with different polyglandular autoimmune (PGA) syndromes. Medicine (Baltimore) 60:355–362

Newell-Price et al. (2008) Modified-release hydrocortisone for circadian therapy: a proof-of-principle study in dexamethasone-suppressed normal volunteers. Clin Endocrinol (Oxf) 68: 130–135

Peterson P, Uibo R, Krohn KJ (2000) Adrenal autoimmunity: results and developments. Trends Endocrinol Metab 11:285–290

Reisch N, Arlt W (2009) Fine tuning for quality of life: 21st century approach to treatment of Addison's disease. Endocrinol Metab Clin North Am 38(2):407–18, ix-x

Soule S (1999) Addison's disease in Africa – a teaching hospital experience. Clin Endocrinol (Oxf) 50:115–120

Vasikaran SD, Tallis GA, Braund WJ (1994) Secondary hypoadrenalism presenting with hypercalcaemia. Clin Endocrinol (Oxf) 41:261–264

4

Endokrine Tumoren des gastroenteropankreatischen Systems

R. Arnold, D.K. Bartsch, W. Brenner, V. Fendrich, T.M. Gress, N. Habbe, A.E. Heverhagen, J.T. Heverhagen, H. Jann, P.H. Kann, G. Klöppel, K.J. Klose, P. Langer, D. Müller, P. Neuhaus, A. Pascher, V. Prasad, A. Rinke, M. Rothmund, S. Schäfer, N. Schreiter, B. Simon, B. Stinner, H.J. Wagner, B. Wiedenmann

J. R. Siewert, M. Rothmund, V. Schumpelick, Praxis der Viszeralchirurgie,
DOI 10.1007/978-3-642-14285-7_5,

5.1 Pathophysiologie der endokrinen Zellen des gastroentero-pankreatischen Systems

R. Arnold

Das endokrine gastroenteropankreatoische System ist das größte endokrine System des Körpers. Die hier gebildeten Hormone sind für die Freisetzung von Verdauungssäften, die Darmmotilität und die Trophik verantwortlich. In gleicher Weise ist aber auch das enterische Nervensystem in diese Aufgaben involviert. Der einzige bekannte klinisch relevante Mangelzustand ist der Diabetes mellitus Typ 1, bedingt durch den Ausfall der pankreatischen β-Zelle. In der Pathogenese des Diabetes mellitus Typ 2 spielt eine herabgesetzte Sekretion des Inkretinhormons GLP-1 eine wichtige Rolle. Exogene Verabfolgung von GLP-1-Analoga verbessert die Stoffwechselsituation und steht heute therapeutisch zur Verfügung. Beispiele einer autonomen Hypersekretion sind endokrine Tumoren.

5.1.1 Regulatorische Peptide

Die beiden zuerst entdeckten gastrointestinalen Hormone sind **Sekretin** (Bayliss u. Starling 1902) und **Gastrin** (Edkins 1905). Die Strukturaufklärung beider Hormone als Voraussetzung für die Identifizierung ihres zellulären Ursprungs und für den radioimmunologischen Nachweis erfolgte aber erst in den 1960er-Jahren durch Gregory für Gastrin (Gregory et al. 1964) und durch Mutt für Sekretin (Mutt et al. 1970). ◘ Abb. 5.1 zeigt die Entdeckung gastrointestinaler Hormone – präziser ist die Bezeichnung „regulatorische Peptide" – im Zeitraster. Der exponentielle Anstieg der Entdeckung neuer Peptide in den Jahren ab 1970 spiegelt den proteinchemischen Fortschritt wieder. ◘ Abb. 5.1 enthält darüber hinaus Angaben über den Sekretionsmodus (endokrin, parakrin, neurokrin) sowie darüber, welches Hormon bei Überproduktion in einem Tumor ein charakteristisches klinisches Syndrom verursachen kann.

Die regulatorischen Peptide des gastroenteropankreatischen (GEP) Systems werden in speziellen und nur z. T. identifizierten endokrinen Zellen (◘ Tab. 5.1; Solcia et al. 1987) sowie in Nervenfasern gebildet, gespeichert und freigesetzt. Sie kontrollieren bzw. regulieren wichtige physiologische Funktionen wie die Blutzuckerhomöostase (Insulin, Glukagon, Somatostatin, GLP-1), die Sekretionsleistungen des exokrinen Pankreas und des Gastrointestinaltrakts, die Motilität und die Durchblutung im Gastrointestinaltrakt. Eine wichtige Bedeutung haben die regulatorischen Peptide des GEP-Systems darüber hinaus in der Kontrolle der Aufrechterhaltung der Struktur des Gastrointestinaltrakts. So ist Gastrin nicht nur für die Säuresekretion, sondern für das Wachstum und die Integrität der Magenkorpusschleimhaut verantwortlich (Johnson 1976). „Glucagon-like-peptide II" steuert das Wachstum des Dünndarms (Drucker et al. 1996).

Gastrointestinale regulatorische Peptide wirken also auch trophisch. Das Epithel des Gastrointestinaltrakts wird kontinuierlich erneuert. Im Dünndarm entwickeln sich die endokrinen Zellen ebenso wie die Enterozyten, Goblet- und die Panethzellen aus multipotenten Stammzellen, die an der Basis der Lieberkühn-Krypten, dem sog. proliferativen Kompartment, liegen. Im Magenkorpus liegen die Stammzellen im oberen Drittel der Drüsenschläuche, im Antrum an der Basis die Drüsen (Marshman et al. 2002; Karam et al. 1997). Dem Transkriptionsfaktor **Neurogenin 3** kommt eine zentrale Rolle für die Entwicklung endokriner Zellen aus ihren Stammzellen, insbesondere im Pankreas, zu (Gradewohl et al. 2000; Sommer et al. 1996). Dagegen ist unser Wissen über die Faktoren, die die Entwicklung endokriner Zellen im Gastrointestinaltrakt steuern, lückenhaft.

Physiologische Stimuli für die **Freisetzung der Peptide** sind die aufgenommene Nahrung, die Dehnung des Magen- bzw. Darmlumens und pH-Änderungen im Lumen. Die endokrinen Zellen stehen darüber hinaus unter der Kontrolle des intrinsischen und extrinsischen Nervensystems und deren Transmitter Azetylcholin, Substanz P, GABA, VIP, verschiedene Enkephaline und Serotonin. Viele regulatorische Peptide wie das Gastrin, Cholezystokinin, Histamin, Serotonin und auch das erst 1999 entdeckte Ghrelin kommen sowohl in endokrinen Zellen als auch in Nervenfasern des Gastrointestinaltrakts und des Gehirns vor. In ◘ Abb. 5.2 ist das Zusammenspiel endokriner Zellen und des intrinsischen Nervensystems am Beispiel der Regulation der Gastrinsekretion aus antralen G-Zellen gezeigt. Die G-Zellen stehen unter Kontrolle benachbarter somatostatinproduzierender D-Zellen (Saffouri et al. 1979). Somatostatin erreicht seine Zielzelle, nämlich die G-Zelle, parakrin, d. h. durch Diffusion. Das Sekretionsprodukt der G-Zelle wird dagegen in eine Kapillare abgegeben und erreicht über den Blutweg die säurebildenden Parietalzellen im Fundus des Magens. Beide Zellen stehen unter Kontrolle des enterischen Nervensystems. Das enterische Nervensystem vermittelt und erhält Impulse vom bzw. zum zentralen Nervensystem („Brain-Gut-Achse").

Viele der in endokrinen Zellen des GEP-Systems und im enterischen Nervensystem vorhandenen regulatorischen Peptide kommen auch außerhalb des Gastrointestinaltrakts und hier im Besonderen im ZNS vor. Sie sind im Gehirn u. a. mitverantwortlich für das Appetit- und Sättigungsgefühl.

Für **Ghrelin**, einem sog. orexigenen Peptid, konnte gezeigt werden, dass es u. a. eine Rolle in der Energie- und in der Sättigungshomöostase spielt (Murray et al. 2003). Darüber hinaus reguliert es die Sekretion des Wachstumshormons und des Prolaktins. Sein endogener Ligand ist

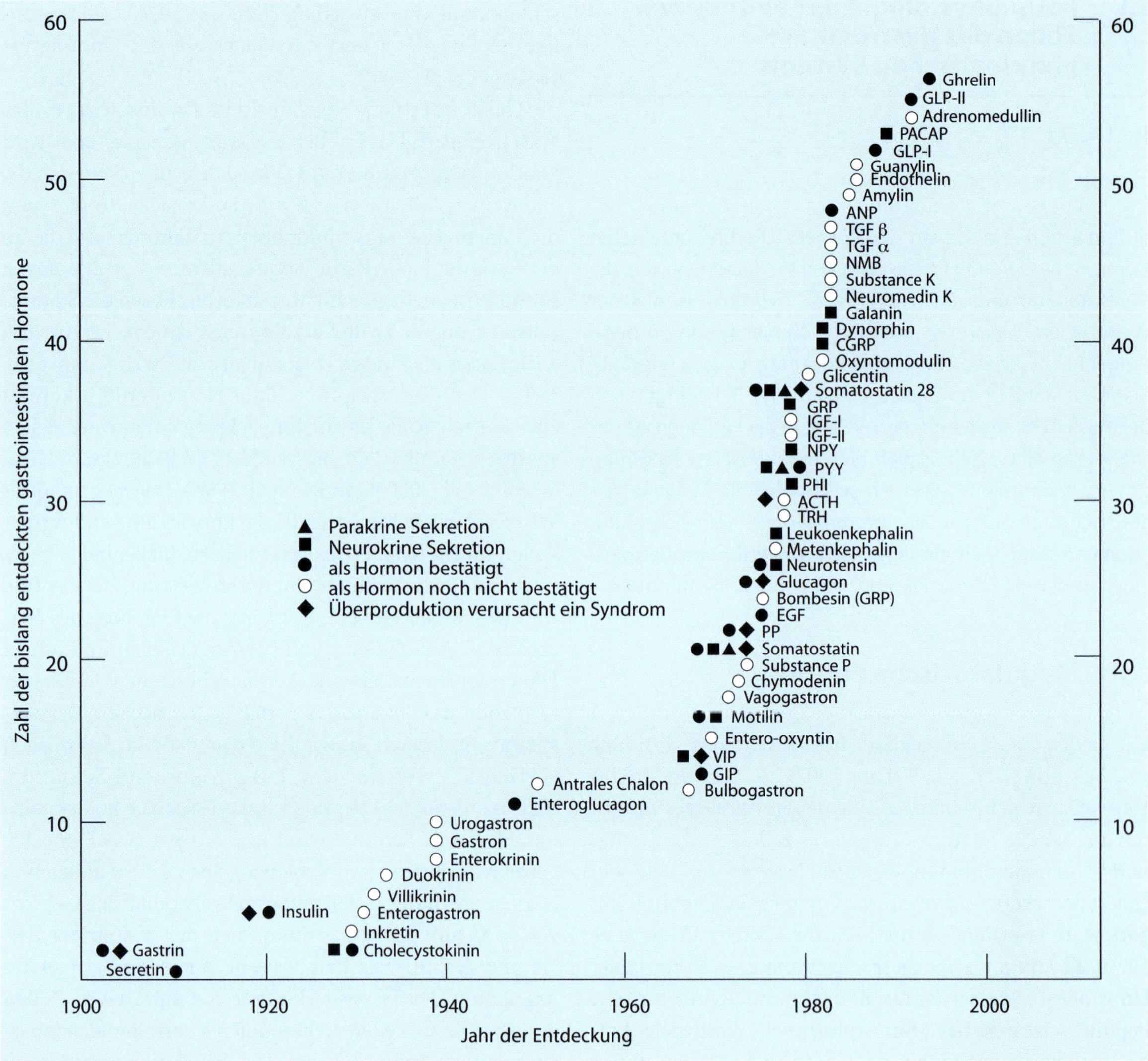

Abb. 5.1 Chronologische Auflistung der regulatorischen Peptide im Gastrointestinaltrakt. Der exponentielle Zuwachs neuer gastrointestinaler regulatorischer Peptide seit den 1970er-Jahren ist längst nicht abgeschlossen und spiegelt den Fortschritt in biochemischen und molekularbiologischen Techniken wider

der Wachstumshormonrezeptor. Da es den Appetit steigert, könnte ihm möglicherweise in der Behandlung der Tumorkachexie Bedeutung zukommen.

Im Folgenden wird auf einige klinisch relevante pathophysiologische Aspekte endokriner Zellen des GEP-Systems eingegangen.

5.1.2 Pathophysiologie der endokrinen Zellen

Bezüglich des peptidergen Nervensystems spielt beim postoperativen Ileus eine Aktivierung somatischer inhibitorischer Reflexe eine wesentliche pathophysiologische Rolle. Beispiele für die Beteiligung des enterischen Nervensystems in der Pathogenese der Obstipation sind die Hirschsprung-Erkrankung, die auf ein Fehlen intramuraler Ganglien des submukösen und des myenterischen Plexus zurückzuführen sind. Darüber hinaus spielen Anomalien des enterischen Nervensystems bei der intestinalen Pseudoobstruktion und der schweren chronischen Obstipation eine Rolle.

Für die überwiegende Mehrzahl der von den endokrinen Zellen des GEP-Systems gebildeten regulatorischen Peptide sind nur wenige Mangel- oder Hypersekretionszustände bekannt. Nur das völlige Fehlen eines bestimmten Neuropeptids könnte dessen Rolle für die Physiologie des Gastrointestinaltrakts belegen. Im Tierexperiment hat man versucht, mittels spezifischer Antikörper gegen definierte Neuropeptide (z. B. gegen Gastrin, Somatostatin, Cholezystokinin) deren exakte Rolle zu analysieren. Die

Tab. 5.1 Die endokrinen Zellen des gastroenteropankreatischen Systems beim Menschen. (Nach Solcia et al. 1987)

Zelle	Sekretionsprodukt	Pankreas	Magen		Dünndarm		Dickdarm
			Korpus	Antrum	Oben	Unten	
P/D1	Unbekannt	Wenig	+	+	+	Wenig	Wenig
EC	5-HT	Wenig	+	+	+	+	+
D	Somatostatin	+	+	+	+	Wenig	Wenig
B	Insulin	+	–	–	–	–	–
PP	Pankreatisches Polypeptid	+	–	–	–	–	–
A	Glukagon	+	–	–	–	–	–
X	Unbekannt	–	+	–	–	–	–
ECL	Histamin, 5-HT	–	+	–	–	–	–
G	Gastrin	–	–	+	+	–	–
A-linke	Ghrelin	–	+	–	–	–	–
CCK	Cholezystokinin	–	–	–	+	Wenig	–
S	Sekretin	–	–	–	+	Wenig	–
GIP	„Gastric-inhibitory"-Polypeptide	–	–	–	+	Wenig	–
M	Motilin	–	–	–	+	Wenig	–
N	Neurotensin	–	–	–	Wenig	+	Wenig
L	PYY, „Glucagon-like"-Peptide 1 und 2	–	–	–	Wenig	+	+

Ausschaltung von Somatostatin mit Hilfe von Antikörpern gegen Somatostatin führt zu einem Anstieg des Gastrins (Saffouri et al. 1979) und darüber zu einem Anstieg der Säuresekretion. Es gibt allerdings weder beim Tier noch beim Menschen Somatostatinmangelzustände. Das einzig klinisch relevante Mangelsyndrom im Gastrointestinaltrakt ist der insulinpflichtige Diabetes mellitus Typ 1. Er ist durch eine Zerstörung der insulinproduzierenden B-Zellen und einen absoluten Insulinmangel charakterisiert, der untherapiert mit dem Leben nicht vereinbar ist. In der Pathogenese des Diabetes mellitus Typ 2 spielt eine verminderte GLP-1-Sekretion eine wichtige Rolle. Weitere Mangelzustände sind nicht bekannt. Offenbar ist das Gastroendokrinium extrem wenig anfällig für Störungen seiner Architektur im Interesse der Integrität des für das Überleben wichtigen Verdauungsapparats.

Die vermehrte Sekretion einzelner gastrointestinaler Neuropeptide kann entweder Folge einer autonomen Hormonproduktion oder einer Störung des Feedback-Mechanismus sein, dem die entsprechende GEP-Zelle unterliegt. Hierfür sollen im Folgenden einzelne klinisch relevante Beispiele aufgezeigt werden.

Autonome Hormonproduktion

Klinisch relevant ist die ungezügelte Freisetzung gastrointestinaler Neuropeptide bei den hormonproduzierenden Tumoren. Diesen sind nachfolgend eigene Kapitel zur Klinik, Diagnostik und Therapie gewidmet. Der einer hormonproduzierenden Tumorzelle zugrunde liegende Defekt ist in Abb. 5.3 stellvertretend für alle anderen hormonproduzierenden Tumoren am Beispiel des Gastrinoms gezeigt. Im oberen Teil der Abbildung ist der Gastringehalt verschiedener Gastrinome dem Gastringehalt der Antrumsschleimhaut gegenübergestellt, in der physiologischerweise gastrinproduzierende Zellen vorkommen. Es fällt auf, dass der Gastringehalt in der Antrumschleimhaut sowohl beim Gesunden als auch beispielsweise bei Patienten mit Ulcus duodeni viel höher ist als in einem Gastrinom (Creutzfeldt et al. 1975). Dabei ist zu berücksichtigen, dass der Tumor nahezu ausschließlich aus gastrinproduzierenden Zellen besteht, während in der Antrumschleimhaut die G-Zellen nur einen Bruchteil des Gesamtgewichts ausmachen. Berechnet man also den Gastringehalt in Gastrinomen und in der Antrumschleimhaut nach Gramm pro Gewebe, so wird deutlich, wie wenig Gastrin ein gastrinproduzierender Tumor enthält. Das ist darauf zurückzuführen, dass die gastrinproduzierende Tumorzelle die Fähigkeit verloren hat, das Hormon zu speichern. Sie setzt das neugebildete Gastrin unkontrolliert in die Zirkulation frei. Die Serumgastrinspiegel sind daher bei einem Gastrinompatienten ungleich höher als bei einem Gesunden, dessen Antrumschleimhaut weitaus mehr Gastrin enthält, das aber in den G-Zellen ge-

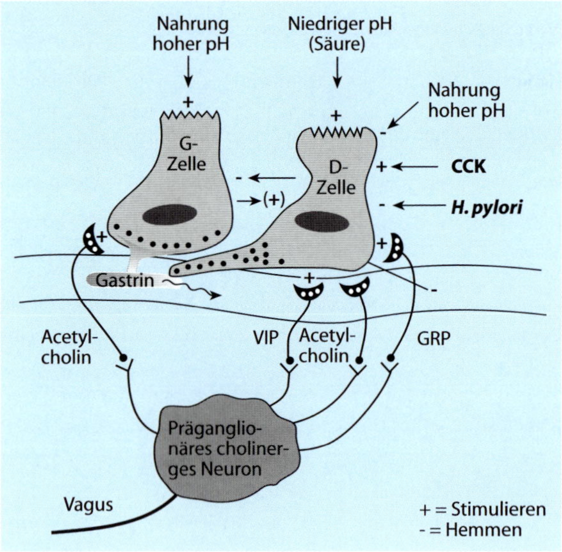

Abb. 5.2 Schema der Regulation der Gastrin- und Somtatostatinsekretion aus den G- und D-Zellen des Antrums

speichert und nur nach kontrollierter Stimulation freigesetzt wird (Abb. 5.3). Der gleiche Mechanismus gilt für Insulinome, VIPome und alle anderen neuroendokrinen Tumoren des Gastrointestinaltrakts.

Nicht-tumorbedingte vermehrte Hormonfreisetzung

Mechanismen der Hypergastrinämie

Die hormonproduzierenden Zellen des GEP-Systems unterliegen einer feinen Feedback-Regulation. Dies ist in Abb. 5.2 am Beispiel der antralen gastrinproduzierenden G-Zelle gezeigt, deren Funktion ganz wesentlich vom intragastralen pH sowie von der benachbarten somatostatinproduzierenden D-Zelle reguliert wird. Die G-Zelle steht unter permanenter Kontrolle durch das von der D-Zelle parakrin abgegebene Somatostatin. Dagegen beeinflusst die G-Zelle die D-Zelle nicht oder nur ganz gering. Der stärkste Reiz für die Freisetzung von Gastrin ist die Aufnahme von Nahrung und ein neutraler pH-Wert im Magen. Nahrung und hohes Magen-pH hemmen auf der anderen Seite die somatostatinproduzierende D-Zelle. Der Anstieg des Serumgastrins nach Nahrungsaufnahme oder in Gegenwart eines neutralen Magen-pH ist daher einmal auf den direkten Einfluss dieser beiden Stimuli auf die G-Zelle zurückzuführen und zudem auf die Hemmung der D-Zelle durch die gleichen Substanzen. Darüber hinaus steht die G-Zelle unter einer positiven Kontrolle durch Azetylcholin, das aus dem Vagus stammt. Auf der anderen Seite hemmt Azetylcholin die Somatostatinfreisetzung. Klinisch relevant sind diese Beziehungen bei 2 Zuständen, nämlich der Achlorhydrie im Rahmen der atrophischen Typ-A-Gastritis und der Helicobacter-pylori-Infektion.

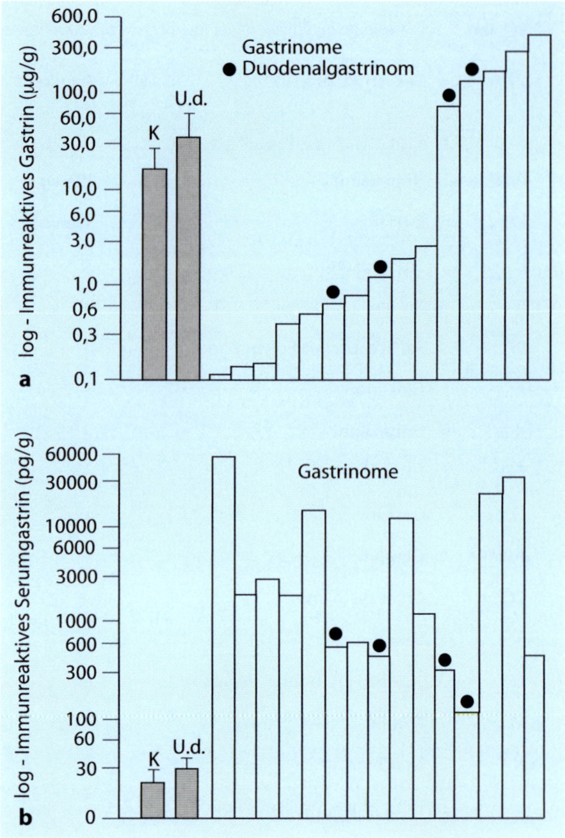

Abb. 5.3 Gastringehalt im Gastrinomgewebe (**a**) und Serumgastrin (**b**) bei Patienten mit Zollinger-Ellison-Syndrom im Vergleich zum Gastringehalt in der Antrumschleimhaut und Serumgastrin bei Patienten mit Ulcus duodeni (*U. d.*) und magengesunden Kontrollpatienten (*K*)

Atrophische Typ-A-Gastritis Bei der Typ-A-Gastritis bleiben das Antrum und die im Antrum liegenden G-Zellen intakt. Die Parietalzellen der Korpusschleimhaut gehen dagegen aufgrund eines autoimmunen Geschehens zugrunde. Es entwickeln sich eine atrophische Gastritis und ein absoluter Säuremangel. Der Säuremangel selbst führt über eine Hemmung der D-Zellen zu einer Enthemmung der antralen G-Zelle und damit zur Hypergastrinämie (Arnold et al. 1982). Die Serumgastrinspiegel bei der Typ-A-Gastritis können Werte erreichen, wie man sie beim Zollinger-Ellison-Syndrom kennt. Die Gastrinspiegel bleiben unwirksam, weil ihre Effektorzelle, die säurebildende Parietalzelle in der Korpusschleimhaut, zugrunde gegangen ist.

Helicobacter-pylori-Infektion Die Helicobacter-pylori-Infektion geht mit einer Oberflächengastritis der Antrumsschleimhaut einher. Erst in späteren Stadien kommt es zu atrophischen Veränderungen der Antrum- und Korpusschleimhaut. Helicobacter pylori hemmt über verschiedene Mechanismen die antrale D-Zelle (Calam 1995).

Damit wird die physiologische Hemmung der benachbarten gastrinproduzierenden G-Zellen durch Somatostatin vermindert. Es kommt zur Hypergastrinämie. Die Hypergastrinämie, die bei Helicobacter-pylori-Infektion sowohl basal als auch nach einer Nahrungsaufnahme nachweisbar ist, führt zu einer vermehrten Stimulation der Parietalzellen und damit zur Säurehypersekretion als eine wichtige Voraussetzung für die Ulcus-duodeni-Entwicklung. Gelegentlich kann die Enthemmung der antralen D-Zelle so stark sein, dass eine Hypergastrinämie entsteht, wie man sie auch beim Zollinger-Ellison-Syndrom kennt. Wahrscheinlich ist die früher immer wieder beschriebene, wenn auch seltene, antrale G-Zellüberfunktion Folge einer Helicobacter-pylori-Infektion (Lamers et al. 1978; Arnold 1991; Metz et al. 1995). Die Sanierung der Helicobacter-pylori-Infektion führt über eine Wiederherstellung der Funktion der D-Zelle zu einem Abfall der Gastrinspiegel und damit zu einer Reduktion der Säuresekretion.

Integrität der Dünndarmmukosa und endokrine GEP-Zellen

Eine Vielzahl endokriner GEP-Zellen liegt im Dünn- und Dickdarm (◘ Tab. 5.1). Die in diesen Zellen gebildeten regulatorischen Peptide haben wichtige Aufgaben in der Kontrolle der Pankreas- und Gallenblasenfunktion (CCK, Sekretin) und des Kohlenhydratstoffwechsels (GIP, GLP-1). Darüber hinaus kontrollieren sie vom Dünndarm aus die Magensekretion und schalten diese ab, wenn Nahrung in den Dünndarm gelangt (Cholezystokinin, GIP, Enterogastron). Es ist daher verständlich, dass bei Zöliakiepatienten als Folge des Schleimhautuntergangs die Freisetzung vieler regulatorischer Peptide beeinträchtigt ist. Dies betrifft im Besonderen die Hormone CCK, Sekretin und GIP (Creutzfeldt et al. 1976). Als deren Folge ist bei Patienten mit Zöliakie die Motiliät der Gallenblase beeinflusst, sodass die Zöliakie zur Cholezystolithiasis prädisponiert. Auch die exokrine und endokrine Pankreasfunktion ist bei der Zöliakie beeinträchtigt, obgleich dies klinisch nicht relevant wird.

Die Befunde bei der Zöliakie mit ihren nur mäßigen Auswirkungen auf die Funktion des exokrinen Pankreas und der Gallenblase sowie des Stoffwechsels zeigen, dass die Funktion dieser Organe nicht nur durch Hormone aus endokrinen Zellen, sondern in erster Linie durch das enterische Nervensystem gesteuert wird. Im Sinne einer Konditionierung genügen offenbar geringe Restmengen an gastrointestinalen regulatorischen Peptiden, um beispielsweise die exokrine Pankreassekretion nicht zu kompromittieren.

Glucagon-like-Peptide-1 (GLP-1)

Hypoglykämie nach Magenoperationen

Nach Magenbypassoperationen (Billroth-II- und Billroth-I-Resektionen, Roux-en-Y-Magenbypass im Rahmen einer Adipositastherapie; Rabiee et al. 2011) kann sowohl ein Früh- als auch ein Spätdumping-Syndrom resultieren. Beide Krankheitsbilder sind Folge der fehlenden Reservoirfunktion des Magens und auf den schnellen Transport von hochkonzentrierten Nahrungsstoffen in den oberen und unteren Dünndarm zurückzuführen. Das **Spätdumping-Syndrom** oder prägnanter **„reaktive Hypoglykämie"** ist durch Hypoglykämien charakterisiert, die etwa 2–3 h nach einer kohlenhydrathaltigen Nahrung auftreten. Identische Symptome sind gelegentlich auch ohne Magenteilresektion bei anderweitig Gesunden zu beobachten und Folge einer in ihrer Ursache ungeklärten beschleunigten Magenentleerung. Durch den Einstrom von Kohlenhydraten in den oberen Dünndarm wird schnell Glukose resorbiert, die die Insulinsekretion stimuliert. Die Insulinsekretion wird zusätzlich noch durch „insulinotrope" Darmhormone wie GIP („glucose-dependent insulinotropic polypeptide") und GLP-1 potenziert, die durch Glukose aus dem Darm in die Zirkulation freigesetzt werden. Diese durch die Inkretinhormone mitverursachte überschießende Insulinsekretion führt zu einem raschen Blutzuckerabfall und durch das Nachhinken der Insulinsekretion zu der für die reaktive Hypoglykämie charakteristischen Hypoglykämie (Toft-Nielsen et al. 1998). Im verlängerten Glukosetoleranztest sind solche Patienten daran zu erkennen, dass der Blutzucker nach 30–60 min aus dem Normalbereich überschießend in einen „diabetischen" Bereich ansteigt, dann aber sehr rasch abfällt, um nach 120 min bereits wieder Normalwerte sowie nach 150–180 min hypoglykämische Werte zu erreichen. Der sehr rasche Blutzuckerabfall von hohen zu niedrig-normalen oder hypoglykämischen Werten führt zu den typischen Zeichen der Neuroglukopenie. Die erhöhte GLP-1-Sekretion führt offenbar im Sinne einer trophen Wirkung zu einer Vermehrung der β-Zellmasse. Hierfür wurde der Ausdruck „erworbene Nesidioblastose" vorgeschlagen (Service et al. 2005).

Die reaktive Hypoglykämie ist eine wichtige Differenzialdiagnose zum Insulinom.

Therapeutisch reichen in der Regel diätetische Maßnahmen. Es wurden jedoch in Einzelfällen auch Teilresektionen des Pankreas durchgeführt, um die erhöhte B-Zellmasse zu reduzieren.

GLP-1 und Diabetes mellitus Typ 2

Der Diabetes mellitus Typ 2 geht mit einer peripheren Insulinresistenz, einer gesteigerten hepatischen Glukogenese und einem progressiven Verlust der pankreatischen β-Zellfunktion einher (de Fronzo 2009). Die β-Zellfunktion wird dabei durch eine Gluko- und Lipotoxizität, einen Anstieg von proinflammatorischen Zytokinen, eine Ablagerung von Inselzellamyloid und durch eine angeborene Immunantwort beeinflusst. Hinzu kommt eine Hypersekretion von pankreatischem Glukagon und eine dadurch bedingte verminderte Sekretion von Inkretinhormonen. Zu letzteren zählen das in den K-Zellen des Duodenum gebildete „glucose-dependent insulinotropic polypeptide" (**GIP**) und das in den L-Zellen des Ileum gebildete Glucagon-like-Peptide 1 (**GLP-1**). Unter dem „Inkretineffekt" bezeichnet man die Beobachtung, dass der Insulinanstieg nach oraler Gabe von Glukose deutlich höher ist als der Insulinanstieg nach intravenöser Gabe der gleichen Menge an Glukose (Elrick et al. 1964). Der Darm und die dort gebildeten Hormone GIP und GLP-1 tragen zu etwa 70 % über entsprechende Rezeptoren auf der Membran der β-Zellen zum Inkretineffekt und damit entscheidend zur Glukosehomöostase bei. Creutzfeldt fand dafür den Terminus der „entero-insulären Achse" (Creutzfeldt 1992).

Die Beobachtung, dass die GLP-1-Sekretion bei Patienten mit Typ-2-Diabetes mellitus zwar eingeschränkt, seine insulinotrope Wirkung aber erhalten ist, führte zu einer regen Forschungsaktivität mit dem Ziel, GLP-1 auch therapeutisch einzusetzen. Da 80 % des im Blut zirkulierenden GLP-1 innerhalb von 2 min durch das Enzym Dipeptidylpeptidase-4 (DPP-4) abgebaut werden, mussten DPP-4-Inhibitoren bzw. GLP-1 Analoga entwickelt werden, die von DPP-4 nicht abgebaut werden. Eine wichtige Entdeckung war das im Speichel der Gila-Krustenechse natürlich vorkommende GLP-1-Analogon **Exendin-4**, das auch an den GLP-1-Rezeptor an der β-Zelle bindet, von DPP-4 nicht abgebaut wird, und eine ~5500-fach stärkere Glukose-senkende Potenz besitzt als das natürliche GLP-1. Mittlerweise steht im **Exenatin** (Liraglutid), ein gentechnisch produziertes Exendin-4, zum therapeutischen Einsatz beim Diabetes mellitus Typ 2 zur Verfügung, das in Deutschland unter dem Namen „Byetta" zugelassen ist. Es darf nur zusammen mit Metformin oder einem Sulfonylharnstoff verabreicht werden. Wie GLP-1 verlangsamen auch die Analoga die Magenentleerung, was hinsichtlich des Nahrungsanstroms im oberen Dünndarm für einen Typ-2-Diabetiker von Vorteil ist.

Auch Inhibitoren des DPP-4 sind inzwischen in die Therapie des Diabetes mellitus Typ 2 eingeführt worden. Es handelt sich hier um β-Aminoacyl-Amide und der seit 2006 in USA zugelassene Wirkstoff ist „**Sitagliptin**" (Handelsnamen Januvia).

Andere Effekte von GLP-1

GLP-1 verlangsamt den Transit im Gastrointestinaltrakt. Einzelbeobachtungen zeigen, dass Exendin eine günstige Wirkung auf die Zahl der Darmentleerungen beim „Short-bowel"-Syndrom hat (Kunkel et al. 2011).

5.2 Chirurgische Anatomie

M. Rothmund

Endokrine Tumoren des gastroenteropankreatischen Systems liegen in oder nahe der Bauchspeicheldrüse bzw. im Dünndarm, der Appendix oder dem Kolon und Rektum. Obwohl Fallbeschreibungen publiziert wurden, die dies nahelegen, ist es fraglich, ob primäre Gastrinome in peripankreatischen Lymphknoten entstehen. Neuroendokrine Tumoren des Dünn- und Dickdarms werden per Resektion behandelt und stellen an die anatomischen Kenntnisse des Chirurgen keine von der üblichen Darmchirurgie sich unterscheidenden Anforderungen. Aus diesem Grunde wird ausschließlich auf die chirurgische Anatomie des Pankreas eingegangen. In diesem Fall muss der Chirurg nicht nur die topographische Anatomie des Pankreas und der benachbarten Strukturen kennen, sondern muss das ganze Repertoire an offenen und minimalinvasiven Techniken zur Verfügung haben, um Tumoren enukleieren oder Teile der Drüse resezieren zu können. Hilfreich zur Darstellung der topographischen Anatomie, z. B. der Lagebeziehung von Tumoren zum Pankreashauptgang, zur V. mesenterica superior oder zu den Milzgefäßen hat sich die intraoperative Sonographie erwiesen.
Da auch künftig minimal-invasive Verfahren zur Entfernung von endokrinen Pankreastumoren die Ausnahme in wenigen speziellen Zentren bilden werden, beziehen sich die folgenden Ausführungen auf die operative Therapie nach Laparotomie. Die Inzision entspricht entweder einem bogenförmigen, über den ganzen Oberbauch gehenden Subkostalschnitt beidseits oder einer Längsinzision in der Mitte des Abdomens vom Processus xiphoideus bis in die Mitte des Unterbauchs.

5.2.1 Exploration und Resektion des Pankreaskopfes

Das Pankreas liegt zusammen mit der Pars descendens duodeni im Retroperitoneum (▣ Abb. 5.4). Will man den Pankreaskopf mobilisieren, d. h. ein **Kocher-Manöver** durchführen, muss zunächst die vor dem Pankreaskopf liegende rechte Kolonflexur abpräpariert und nach unten gehalten und das Retroperitoneum rechts vom duodenalen C inzidiert werden. Unmittelbar hinter dem Pankreaskopf liegt die V. cava inferior, in die von rechts die V. renalis dextra einmündet. Kaudal davon tritt am ventralen Aspekt der V. cava die V. spermatica bzw. ovarica ein. Zwischen der V. cava inferior und der links von ihr verlaufenden Aorta liegen zahlreiche Lymphknoten, wie auch an der Rückfläche des Pankreaskopfes. Ein adäquates Kocher-Manöver zur Exploration des Pankreaskopfes durch Palpation oder Sonographie von ventral und dorsal setzt die

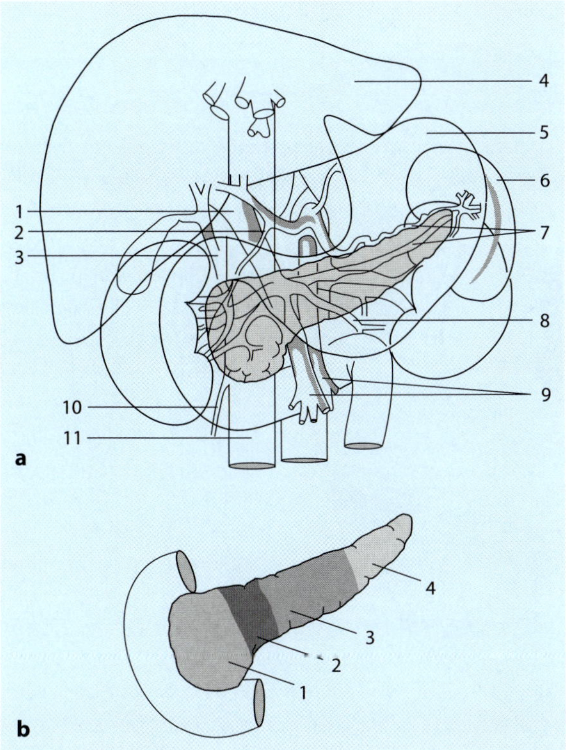

■ **Abb. 5.4** Lagebeziehung des Pankreas zu den großen Oberbauchgefäßen und den übrigen Oberbauchorganen. **a** *1.* V. portae, *2.* A. gastroduodenalis, *3.* Ductus choledochus, *4.* Leber, *5.* Magen, *6.* Milz, *7.* A. und V. splenica, *8.* V. mesenterica inferior, *9.* A. und V. mesenterica superior, *10.* V. spermatica bzw. uteroovarialis, *11.* V. cava inferior. **b** *1.* Kopf, *2.* Isthhmus, *3.* Korpus, *4.* Schwanz

Abhebung des Pankreaskopfes auch von der Aorta voraus. Das Pankreasparenchym ist häufig unmittelbar rechts neben der V. mesenterica inferior bzw. der Pfortader und im Bereich des Processus uncinatus am dicksten. Hier entziehen sich gelegentlich kleine endokrine Tumoren der Palpation, sodass hier besonders sorgfältig sonographiert werden muss.

Bei Palpation und Sonographie treten auch die den Pankreaskopf ernährenden Arterien in Erscheinung, und zwar die dorsale und ventrale A. pancreaticoduodenalis superior, die beide Äste der A. gastroduodenalis sind, wie auch die A. gastroduodenalis inferior aus der A. mesenterica superior, die sich ebenfalls in einen dorsalen und ventralen Ast teilt, wobei die ventralen Äste beider Arterien auf der Pankreasvorderfläche, die dorsalen Äste auf der Pankreashinterfläche meistens im Sulkus zwischen Duodenum und Pankreaskopf zu liegen kommen. Bei der intraoperativen Sonographie ist auch der retroduodenale und intrapankreatische Anteil des Ductus choledochus sichtbar, dessen Lagebeziehung zu einem evtl. im Pankreaskopf vorhandenen endokrinen Tumor von Interesse ist, um bei der Exzision des Tumors keine Verletzung des Ganges hervorzurufen (■ Abb. 5.5).

Die Durchführung eines Kocher-Manövers ist auch Voraussetzung für eine adäquate Längsduodenotomie, die bei Patienten mit Zollinger-Ellison-Syndrom durchgeführt werden muss, um Duodenalwandgastrinome zu finden.

Bei Patienten mit MEN-1-Syndrom ist eine Längsduodenotomie vom Bulbus duodeni bis zum unteren Duodenalknie auf jeden Fall erforderlich, auch bei Nachweis eines endokrinen Pankreastumors, um die meist multiplen Duodenalwandgastrinome identifizieren zu können. Hier ist an die Lagevariabilität der Papille zu denken, die unmittelbar unterhalb des Bulbus duodeni münden kann oder auch in Höhe der Pars ascendens duodeni und überall dazwischen. Um die Papille zwischen den zahlreichen Kerckring-Falten exakt zu lokalisieren, ist es häufig sinnvoll, eine Choledochotomie vorzunehmen, und einen Bougie über den Ductus choledochus durch die Papille zu schieben. Dies ist v. a. bei Tumoren zu empfehlen, die sehr nahe an der Papille liegen und dort exzidiert werden müssen. Das gleiche Manöver empfiehlt sich auch bei endokrinen Tumoren, die duodenalnah im Pankreaskopf liegen und enukleiert werden sollen.

Plant man eine duodenumerhaltende Pankreaskopfresektion oder gar eine Whipple-Operation, was bei endokrinen Pankreastumoren im Kopfbereich extrem selten notwendig ist, müssen auch die Gebilde des **Lig. hepatoduodenale** dargestellt und angeschlungen werden. Am weitesten rechts im Lig. hepatoduodenale liegt der Ductus hepatocholedochus, der nach kaudal hinter dem Bulbus duodeni verschwindet, links davon die A. hepatica communis mit ihren zahlreichen anatomischen Varianten. Obligat ist die Darstellung der A. gastroduodenalis, die fast immer an der Stelle entspringt, wo die horizontal verlaufende A. hepatica propria in die nach kranial zum Leberhilus verlaufende A. hepatica communis umbiegt. Wichtig ist es, die häufige Variante des Abgangs der A. hepatica dextra unmittelbar aus der A. mesenterica superior zu kennen. Diese Situation ist leicht zu diagnostizieren, wenn man das Lig. hepatoduodenale zwischen Daumen und Zeigefinger palpiert und dorsal des Ductus hepatocholedochus eine pulsierende Struktur fühlt.

Dorsal und zwischen Ductus hepatocholedochus und A. hepatica communis liegt die Pfortader. Zur Vorbereitung der Pankreaskopfresektion muss ihre Vorderfläche, meist nach Durchtrennung der A. gastroduodenalis, dargestellt und der Pankreaskopf-Korpus-Übergang von ihr stumpf von kranial und kaudal abpräpariert werden (■ Abb. 5.5).

5.2.2 Exploration und Resektion von Pankreaskorpus- und -schwanz

Die Freilegung dieser Teile des Pankreas beginnt mit der Durchtrennung des Lig. gastrocolicum und dem Weghal-

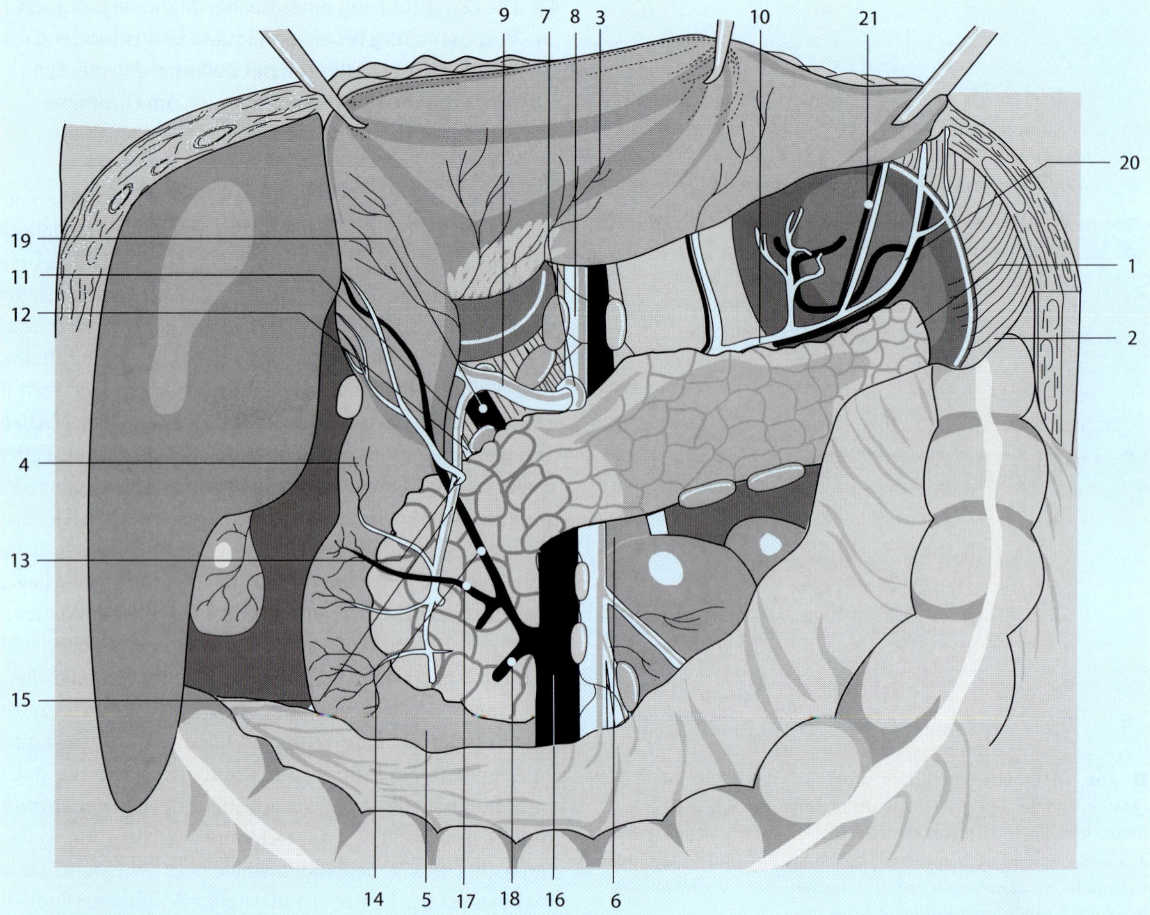

1 Ligamentum splenorenalis
2 Ligamentum phrenicocolicum
3 Magen (nach oben gehoben)
4 Duodenum, Pars superior
5 Duodenum, Pars horizontalis
6 Treitz-Ligament
7 Truncus celiacus
8 A. und V. gastrica sinistra
9 A. hepatica communis
10 A. und V. splencia
11 A. gastroduodenalis
12 A. pancreaticoduodenalis
13 A. gastroepipolica dextra
14 V. gastroepiploica dextra
15 A. pancreaticoduodenalis superior anterior
16 A. und V. mesentrica superior
17 V. pancreaticoduodenalis superior anterior
18 V. pancreaticoduodenalis inferior anterior
19 Portalvene
20 A. und V. gastroepiploica sinistra
21 A. und V. gastrica brevis

Abb. 5.5 Pankreaskopf, -korpus und -schwanz mit den umgebenden Organen und den ernährenden Gefäßen

ten des Magens nach oben und des C. transversum nach unten. Auch hier muss das Pankreas, um es adäquat explorieren zu können, zunächst aus seiner retroperitonealen Lage befreit werden, indem das Peritoneum am kaudalen Pankreasrand durchtrennt wird. Kopfwärts sollte dann die V. mesenterica superior freipräpariert werden, die eine wichtige Leitstruktur zur Exploration des Pankreas ist. Weiter nach links hin findet sich die V. mesenterica inferior, die in die V. lienalis einmündet. Die letztere kann gut dargestellt werden, indem der Pankreasunterrand nach oben geklappt wird, und die Rückfläche der Bauchspeicheldrüse sichtbar wird. Um den Pankreasschwanz adäquat explorieren zu können, muss die Präparation nach links fortgesetzt werden bis in den Milzhilus, wobei es gelegentlich nötig ist, die Milz vorsichtig aus ihrer ligamentären Verbindung mit der linken Kolonflexur und dem Magen zu befreien, wobei auch die Durchtrennung der Vv. gastricae breves notwendig wird. Hier ist dann nach Luxation von Milz und Pankreasschwanz nach ventral und rechts dorsal des Pankreasschwanzes die Vorderfläche der linken Nebenniere zu erkennen. Mit der A. lienalis, die aus dem Truncus coeliacus entspringt und geschlängelt am Pankreasoberrand verläuft, gerät man bei der Freilegung der Bauchspeicheldrüse nicht in Konflikt. Dies geschieht erst im Rahmen der Pankreaslinksresektion.

Bei endokrinen Pankreastumoren ist generell eine Erhaltung der Milz anzustreben, was bedeutet, dass auch die A. und V. lienalis erhalten werden müssen. Die Pankreaslinksresektion gelingt bei dem meist unveränderten, weichen Parenchym gut, wenn man sehr sorgfältig und schrittweise vom Pankreasschwanz nach rechts fortschreitend die kleinen Äste der Arterie und der Vene ligiert und durchtrennt, die im Abstand von wenigen mm bis zu 1 cm diesen Pankreasabschnitt arteriell versorgen bzw. venös drainieren.

5.3 Terminologie, Klassifikation und Pathologie der neuroendokrinen Neoplasien des gastroenteropankreatischen Systems

G. Klöppel

Die neuroendokrinen Tumoren im Magen, Darm und Pankreas nehmen ihren Ausgangspunkt vom diffusen neuroendokrinen Zellsystem dieser Organe (DeLellis et al. 1990), welches weitgehend identisch ist mit den „hellen Zellen" von Feyrter und dem APUD-Zellsystem von Pearse (Klöppel u. Heitz 1981; Pearse 1977). Diese Zellen, die hauptsächlich in der Magen- und Darmschleimhaut vorkommen und zu Zellkomplexen zusammengefasst im Pankreas liegen, zeichnen sich durch die ihnen allen gemeinsame Expression der neuroendokrinen Marker Synaptophysin und Chromogranin A aus. Die einzelnen Zelltypen werden jeweils durch die Produktion eines speziellen Peptidhormons charakterisiert, welches in Sekretgranula gespeichert wird. ◘ Tab. 5.1 fasst die bekannten hormonproduzierenden Zelltypen des gastroenteropankreatischen Systems zusammen.

5.3.1 Terminologie

Die neuroendokrinen Neoplasien des „gastroenteropankreatischen Systems" (GEP-NEN) sind selten und spielen doch heutzutage eine wichtige Rolle, da sie besser erkannt, genauer prognostisch charakterisiert und spezifischer behandelt werden können als früher. Dies ist möglich geworden durch eine verbesserte Diagnostik und Klassifikation, die sich an den neuen Leitlinien der „European Neuroendocrine Tumor Society" (ENETS), der UICC (Sobin et al. 2009) und der WHO 2010 (Bosman et al. 2010) orientiert. Damit lassen sich die GEP-NEN mit ihrem beträchtlichen morphologischen Spektrum und ihrer erheblichen klinischen Heterogenität einer einheitlichen Befundung unterziehen.

5.3.2 Klassifikation

Die Ende 2010 erschienene neue WHO-Klassifikation für die GEP-NEN hat die prinzipiellen Einteilungskriterien der vorangegangenen WHO-Klassifikation in gut und schlecht differenzierte NEN beibehalten (Capella et al. 1994; Heitz et al. 2004), die Einschätzung der NET und ihre Terminologie jedoch etwas verändert. Ausgangspunkt der neuen WHO-Klassifizierung ist (Rindi et al. 2010), dass alle NEN, seien sie auch noch so gut differenziert, das Potenzial zu einem malignen Verhalten besitzen, dieses jedoch von ihrer histologischen Differenzierung, proliferativen Aktivität, Größe, Ausdehnung und Assoziation mit Syndromen bestimmt wird. Somit entfällt die Unterscheidung zwischen einem benignen gut differenzierten neuroendokrinen Tumor, einem gut differenzierten neuroendokrinen Tumor mit unklarem biologischen Verhalten und einem niedrig malignen gut differenzierten neuroendokrinen Karzinom. Diese drei Gruppen werden zusammengefasst unter dem Begriff des **neuroendokrinen Tumors** (NET), verbunden mit der Angabe des proliferationsbasierten Gradings G1 (Ki67/MIB1-Index ≤2 %) oder G2 (Ki67/MIB1-Index >2–20 %) (Rindi et al. 2006). Der Begriff des **neuroendokrinen Karzinoms** (NEC) ist nur noch dem gering differenzierten neuroendokrinen NEN G3 (Ki67/MIB1-Index >20 %) vorbehalten. Zusätzlich werden die NEC in einen kleinzelligen und großzelligen Subtyp unterteilt. Ergänzt wird diese Klassifikation der NEN durch eine lokalisationsbezogene TNM-Stadieneinteilung nach ENETS (Rindi et al. 2006, 2007) oder UICC/AJCC (Sobin et al. 2009). Die genannten Klassifikationen erlauben, das Metastasierungsrisiko eines individuellen GEP-NET und damit auch Prognose und Behandlungsoptionen abzuschätzen (◘ Tab. 5.2 und ◘ Tab. 5.3).

5.3.3 Diagnostik

Zur standardisierten morphologischen Diagnostik wird der Einsatz der neuroendokrinen Marker **Synaptophysin** (◘ Abb. 5.6a) und **Chromogranin A** (◘ Abb. 5.6b) sowie des Proliferationsmarkers **Ki67/MIB1** empfohlen (◘ Abb. 5.6c) (Klöppel et al. 2009). Optional können zur funktionellen Charakterisierung, zur Metastasendiagnostik bei unbekanntem Primärtumor und zur Lokalisationsdiagnostik sowie zur Therapie der GEP-NEN immunhistologische Untersuchungen der Expression von Hormonen, Transkriptionsfaktoren (Isl-1, CDX2) und Somatostatinrezeptoren (insbesondere SSTR2; ◘ Abb. 5.6d) durchgeführt werden (Hermann et al. 2011; Anlauf et al. 2011).

5.3.4 Epidemiologie

Gastrointestinale NET werden zunehmend häufiger diagnostiziert. Die jüngsten Daten des US-amerikanischen Surveillance-Epidemiology-and-End-Results-(SEER-) Registers zeigen, dass in den letzten 35 Jahren die Inzidenz neuroendokriner Neoplasien des Dünndarms um 300–500 % angestiegen ist (Scherübl et al. 2009). Als Ursache dieser Zunahme muss in erster Linie der umfassende Einsatz der Endoskopie in der Gastroenterologie ange-

Tab. 5.2 Metastasierungsrisiko gut differenzierter neuroendokriner Neoplasien des Pankreas basierend auf der WHO-Klassifikation 2010 und der ENETS-TNM-Einteilung

Metastasierungsrisiko	Differenzierung, Proliferation, Funktion	Größe, Lokalisation, Ausbreitung	Klassifikation
Minimal („benignes Verhalten")	Hoch differenziert G1 (<2 % Ki67) Funktionell aktiv oder inaktiv	Bis zu 2 cm ∅ Keine Angioinvasion	NET, G1 T1 N0 M0
Gering („benignes oder niedrig-malignes Verhalten")	Hoch differenziert G2 (>2–5 % Ki67) Funktionell aktiv oder inaktiv	Intermediäre Größe (2–4 cm ∅) Ohne oder mit Angioinvasion	NET, G2 T1 N0 MO
Erheblich („niedrig-malignes Verhalten[a]")	Hoch differenziert G1 oder G2 (<2–20 % Ki67) Funktionell aktiv oder inaktiv	4 cm ∅ und mehr oder Infiltration angrenzender Organe und/ oder Metastasen	NET, G1/G2 T2/T3 N0/1 M0/1
Hoch-malignes Verhalten	Niedrig differenziert vom großzelligen oder kleinzelligen Typ G3 (>20 %) Funktionell inaktiv	Größe und Ausdehnung beliebig	NEC, G3 Jedes T, N, M

Tab. 5.3 Metastasierungsrisiko gut differenzierter neuroendokriner Neoplasien des Gastrointestinaltraktes basierend auf der WHO-Klassifikation 2010 und der ENETS-TNM-Einteilung

Metastasierungsrisiko	Differenzierung, Proliferation, Funktion	Größe, Lokalisation, Ausbreitung	Klassifikation
Minimal („benignes Verhalten")	Hoch differenziert G1 (<2 % Ki67) Funktionell aktiv oder inaktiv	Bis zu 1 cm ∅ Mukosa/Submukosa, keine Angioinvasion	NET, G1 T1 N0 M0
Gering („benignes oder niedrig-malignes Verhalten")	Hoch differenziert G2 (>2–5 % Ki67) Funktionell aktiv oder inaktiv	Intermediäre Größe (1–2 cm ∅) Mukosa/Submukosa, ohne oder mit Angioinvasion	NET, G2 T1 N0 MO
Erheblich („niedrig-malignes Verhalten[a]")	Hoch differenziert G1 oder G2 (<2–20 % Ki67) Funktionell aktiv oder inaktiv	2 cm ∅ und mehr oder Infiltration der Darmwand und darüber hinaus und/oder Metastasen	NET, G1/G2 T2/T3 N0/1 M0/1
Hoch-malignes Verhalten	Niedrig differenziert vom großzelligen oder kleinzelligen Typ G3 (>20 %) Funktionell inaktiv	Größe und Ausdehnung beliebig	NEC, G3 Jedes T, N, M

nommen werden. In Deutschland dürfte die Häufigkeit der GEP-NEN heutzutage bei 2–3 pro 100.000 Einwohner liegen (Niederle et al. 2010). Die Inzidenz der neuroendokrinen Pankreastumoren wird mit 3/Million/Jahr und die Prävalenz mit 1/100.000 angegeben. Die Häufigkeit der kleinen (<1 cm) autoptisch gefundenen neuroendokrinen Pankreastumoren beläuft sich auf 0,4–10 % (Klöppel et al. 2007).

Die gut differenzierten GEP-NEN, die GEP-NET, treten überwiegend zwischen dem 50. und 70. Lebensjahr und etwa in gleicher Häufigkeit bei Männern und Frauen auf. Eine Ausnahme sind die NET der Appendix, die häufiger bei Frauen als bei Männern vorkommen, ihren Altersgipfel bei 40 Jahren haben und auch bei Kindern beobachtet werden können (Niederle et al. 2010).

5.3.5 Lokalisation und Häufigkeit

GEP-NEN treten nach aktuellen Untersuchungen in abnehmender Häufigkeit im Magen (23 %) der Appendix (21 %), dem (Jejunum-) Ileum (15 %), dem Rektum (15 %), dem Pankreas (12 %), dem Kolon (7 %), und Duodenum (6 %) auf. Der Rest von etwa 1 % verteilt sich auf Ösophagus und Gallengangsystem. Etwa 7 % sind niedrig differenzierte NEN (NEC) (Niederle et al. 2010).

5.3.6 Genetik und Pathogenese

Die Genmutationen, die für die hereditären endokrinen Tumorsyndrome, multiplen endokrinen Neoplasie Typ

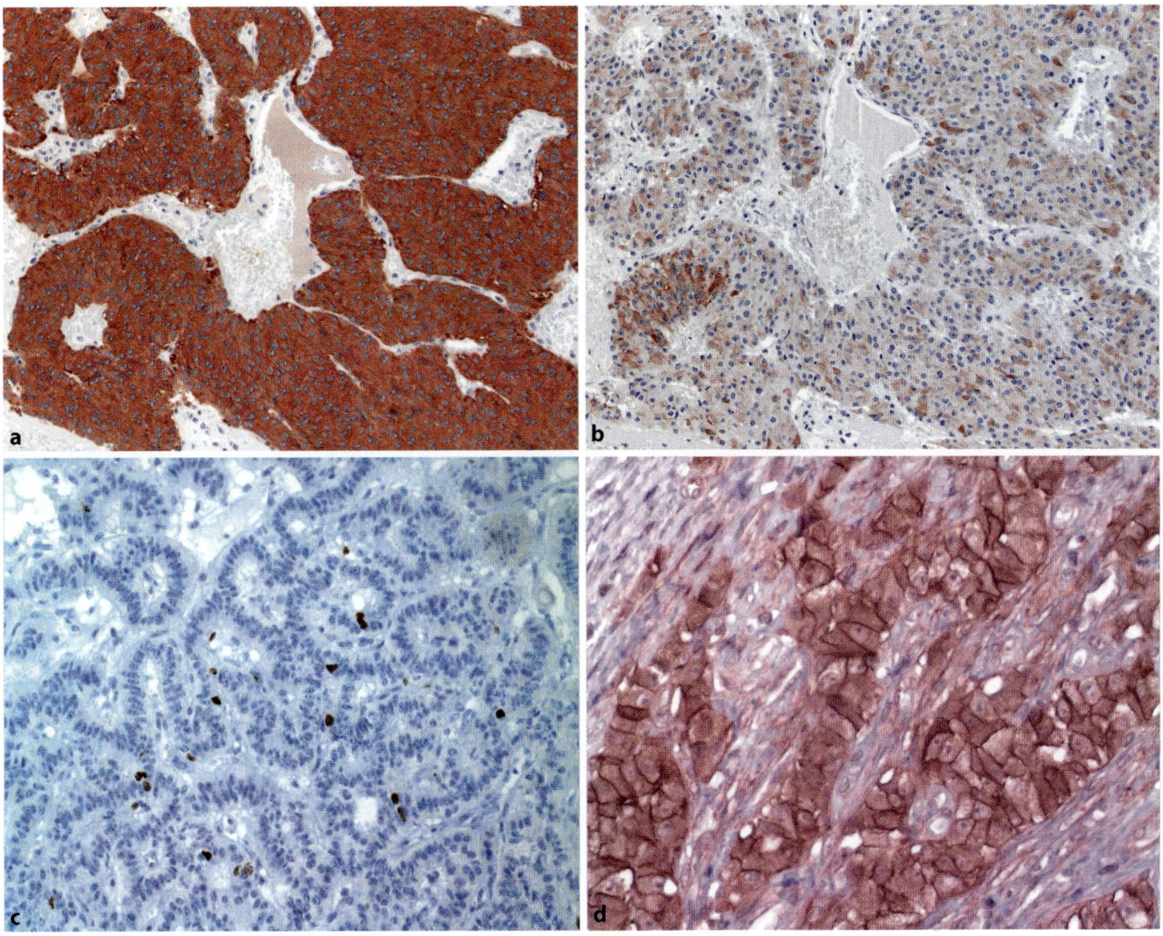

Abb. 5.6a–d Immunfärbungen. **a** Synaptophysin; **b** Chromogranin A; **c** MIB-1; **d** Somatostatinrezeptor SSTR2

1 (MEN 1; men-Gen auf 11q13), Von-Hippel-Lindau-Syndrom (VHL; vhl-Gen auf 3p) und Neurofibromatose Typ 1 (NF1; nf1-Gen auf 17 q11.2), die zum Auftreten von GEP-NET des Vorderdarms führen können, charakteristisch sind, haben sich auch für die sporadischen Vorderdarm-NET als wichtig erwiesen (Jiao et al. 2011). Für die Mitteldarm- und Enddarm-NET scheinen diese Gene keine große Bedeutung zu besitzen (Anlauf et al. 2010). Bei PanNET finden sich in Abhängigkeit von Tumorgröße, -stadium und -funktion in steigendem Maße chromosomale Aberrationen (Capelli et al. 2009; Speel et al. 2001). Bemerkenswert ist, dass die für das duktale Pankreaskarzinom und die intestinalen Adenokarzinome bedeutsamen Mutationen auf dem Onkogen K-ras und den Tumorsuppressorgenen, p16, p53 und DPC4/SMAD4 für die GEP-NET keine Rolle spielen.

Für die Entwicklung der meisten NET des Magens ist als Vorläuferveränderung eine chronisch atrophischer Typ-A-Gastritis (CAG) von Bedeutung (Klöppel u. Heitz 1981).

Die GEP-NET setzen sich zumeist aus NE-Zellen zusammen, die am Ort der Tumorentstehung vorkommen (z. B. EC-Zell-NET im Ileum und der Appendix; G-Zell-NET im Duodenum; B-Zell-NET [Insulinom] im Pankreas). Interessanterweise scheinen einzelne neuroendokrine Zelltypen wie S-, I-, K- oder M-Zellen nicht oder nur extrem selten in gastrointestinalen NET exprimiert zu werden.

5.3.7 Pathologie

Ösophagus

Die sehr seltenen NET des Ösophagus sind niedrig differenziert vom Typ eines kleinzelligen oder intermediärzelligen Karzinoms (Klöppel u. Heitz 1981; Maru et al. 2008), gelegentlich mit zusätzlicher squamöser und glandulärer Komponente. Hauptlokalisation ist das untere Ösophagusdrittel. 80 % haben zum Zeitpunkt der Entdeckung lymphogen und hämatogen metastasiert. Eine endokrinologische Symptomatik wurde bislang nicht beobachtet.

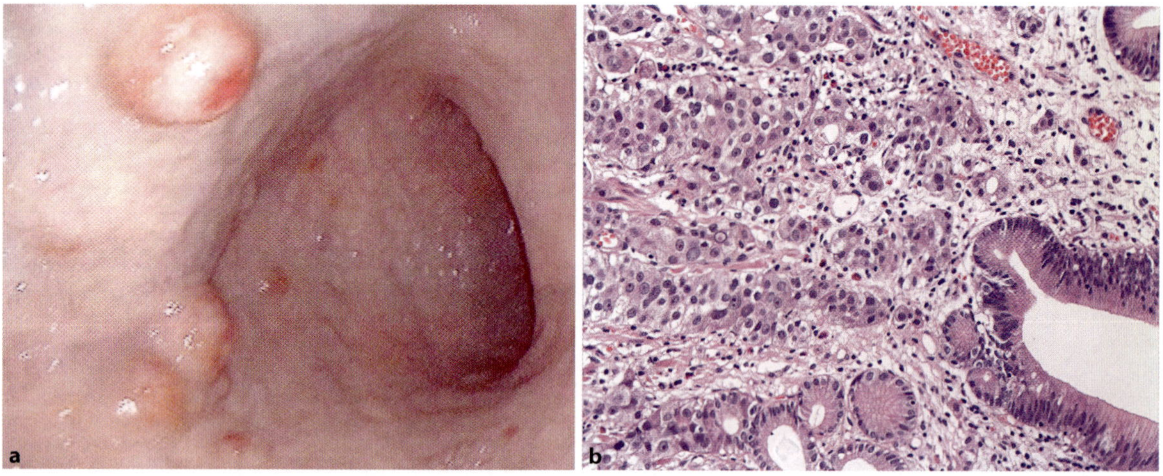

Abb. 5.7a,b a Endoskopische Ansicht multipler neuroendokriner Tumoren des Magens vom Typ 1 im Magenkorpus. b Lineare und mikronoduläre ECL-Zellhyperplasie bei atrophischer autoimmuner Korpusgastritis. Immunfärbung mit Chromogranin A

Magen

Nach klinisch-pathologische Kriterien lassen sich 4 Typen unterscheiden (Klöppel u. Clemens 1996; Klöppel u. Scherübl 2010; Rindi et al. 1993):

- **Typ 1**: 70–80 % aller NET des Magens gehören diesem Typ an. Betroffen sind in der Mehrzahl (>80 %) Frauen im Alter zwischen 40 und 60 Jahren. Diese NET haben kein hormonelles Syndrom zur Folge und präsentieren sich als multiple polypöse Schleimhautvorwölbungen im Korpus und Fundus, die meist kleiner als 1 cm sind (Abb. 5.7a) (Rappel et al. 1995). Sie treten immer im Zusammenhang mit einer (autoimmunen) **chronisch atrophischen Korpusgastritis** (CAG) und einer damit gelegentlich verbundenen **perniziösen Anämie** auf. Bei der CAG führt der Verlust der Parietalzellen zur mangelhaften Produktion des Intrinsic-Faktors und kann über die verminderte Resorption von Vitamin B_{12} eine perniziöse Anämie auslösen. Der Verlust der Salzsäure-produzierenden Hauptzellen hat dagegen eine Achlorhydrie des Magens zur Folge, die wiederum die Gastrinsekretion der antralen G-Zellen stimuliert und eine anhaltende Hypergastrinämie nach sich zieht (Arnold 2007). Diese, so wird angenommen, fördert das Wachstum der ECL-Zellen der Korpusschleimhaut, so dass es zu einer diffusen bis mikronodulären ECL-Zellhyperplasie kommt, aus der nach langjähriger Latenzzeit multiple **ECL-Zelltumoren** hervorgehen (Creutzfeldt 1988). Mikroskopisch sind die multiplen Tumoren gut differenziert und trabekulär bis azinär aufgebaut („Mikrokarzinoidose"). In über 90 % der Fälle ist nur die Mukosa und Submukosa infiltriert. Die Proliferationsrate (Ki67/MIB1-Index) liegt unter 2 % (G1). Immunhistologisch (und auch ultrastrukturell) lassen sich ECL-Zellen und nur einzelne EC (Serotonin)-Zellen oder Somatostatinzellen nachweisen. Die ECL-Zellen sind stark chromogranin A positiv, exprimieren VMAT2 (vesikulärer Monoamintransporter 2), und sind auch positiv für den Somatostatinrezeptor SSTR2. Die tumorfreie chronisch atrophische Korpusgastritis zeigt eine ECL-Zellhyperplasie als Vorläuferläsion der Tumoren (Abb. 5.7b). Lymphknotenmetastasen wurden zum Zeitpunkt der Diagnose in 2–9 % der Fälle nachgewiesen; dies nahezu ausschließlich bei Tumoren, die größer als 1 cm waren, die Muscularis propria infiltrierten und/oder Angioinvasivität zeigten. Todesfälle als Folge eines Typ-1-NET sind bislang nicht mitgeteilt worden. Die 5- und 10-Jahres-Überlebensraten unterscheiden sich nicht von jenen der Allgemeinbevölkerung.
- **Typ 2**: Diese NET machen etwa 3 % der Fälle aus. Sie treten bei Patienten mit einem **Zollinger-Ellison-Syndrom** (ZES) in Folge eines duodenalen Gastrinoms im Rahmen einer MEN 1 auf (Rindi et al. 1993; Solcia et al. 1990). ZES-Patienten mit sporadischem Gastrinom scheinen nicht von Typ-2-NET betroffen zu sein. Hierfür könnte die unterschiedliche Dauer der Hypergastrinämie (bei MEN-1/ZES-Patienten länger als bei sporadischen ZES-Patienten) oder die besondere genetische Konstellation verantwortlich sein (Creutzfeldt 1988). Der MEN-1/ZES-assoziierte Typ-2-NET tritt bei Männern und Frauen gleich häufig auf; das mittlere Alter liegt bei 45 Jahren. Makroskopisch handelt es sich meist um multiple (>1 cm) submuköse Tumoren im Magenkorpus und -fundus. Lymphknotenmetasen werden bei 12 % der Fälle angegeben, wobei auch hier wieder die Tumorgröße (>2 cm) eine Rolle zu spielen scheint (Klöppel u. Scherübl 2010). Mikroskopisch und immunhistologisch sind sie vergleichbar mit den Typ-1-NET. Die tumorfreie

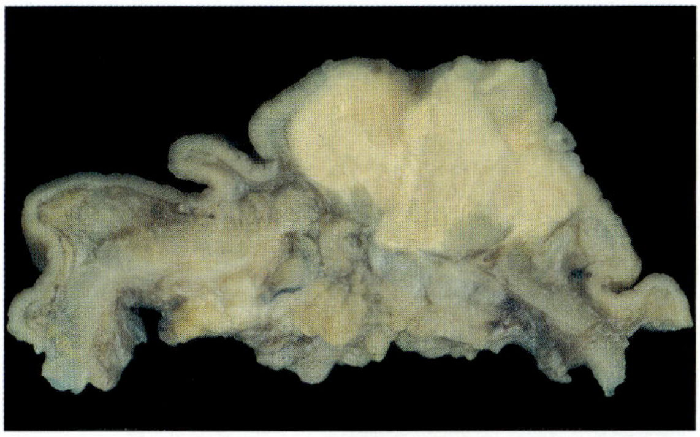

Abb. 5.8 Sporadischer solitärer neuroendokriner Tumor des Magens (Typ 3) mit Invasion der Muskularis propria

Korpusmukosa, die nicht atrophisch ist, zeigt immer eine ECL-Zellhyperplasie. Die Prognose ist gut. Eine Resektion ist nur bei Tumoren über 2 cm angezeigt.

- **Typ 3**: 14–25 % entfallen auf diesen Typ der Magen-NET. Als sporadischer NET ist er mit keiner weiteren Erkrankung assoziiert. Das mittlere Alter der Patienten liegt bei 50 Jahren, wobei Männer und Frauen gleich betroffen sind. Die solitär auftretenden, polypoiden Tumoren (Abb. 5.8) zeigen keine spezielle Lokalisation im Magen, sind oft zum Zeitpunkt der Diagnose größer als 1 cm, infiltrieren die Muscularis propria und/oder zeigen eine Angioinvasion. Bei diesen Tumoren muss daher häufig mit Lymphknotenmetastasen und Lebermetastasen gerechnet werden. Mikroskopisch finden sich solide und trabekuläre Muster und oft eine Proliferationsrate, die über 2 % (G2) liegt und damit die Proliferationsrate der Typ-1-and Typ-2-NET deutlich überschreitet (Abb. 5.9). Immunhistologisch sind die Tumorzellen in den meisten Fällen positiv für VMAT2 und entsprechen damit ECL-Zellen. Im Gegensatz zum Typ 1 und Typ 2 findet sich in der Korpusschleimhaut des Magens keine ECL-Hyperplasie. Klinisch haben die meisten Patienten uncharakteristische epigastrische Beschwerden und nur bei 7 % der Patienten (alle mit Lebermetastasen) tritt ein „atypisches" Karzinoidsyndrom mit Flush und Asthmaattacken bedingt durch Histaminausschüttung auf (Ahlman et al. 1988; Roberts et al. 1983). Ein Cushing-Syndrom als Folge einer ektopen ACTH-Produktion ist eine Rarität (Klöppel u. Clemens 1995; Klöppel u. Heitz 1981). Die Patienten haben fast immer normale Serum-Gastrin-Spiegel. Eine Hypergastrinämie mit ZES wurde nur bei wenigen Patienten mit gastralen NET beschrieben (Klöppel und Scherübl 2010). Todesfälle als Folge eines Typ-3-NET traten in 25–30 % der Patienten auf und das 5-Jahre-Gesamtüberleben lag knapp unter 50 %.
- **Typ 4**: Diese schlecht differenzierten neuroendokrinen Neoplasien (NEC) sind sehr selten. Es handelt sich wie beim Typ 3 um einen sporadisch auftretenden Tumor ohne bevorzugte Lokalisation im Magen. Betroffen sind vor allem ältere (>60. Lebensjahr) Männer. Die Tumoren sind von erheblicher Größe (5–7 cm) und haben zum Zeitpunkt der Diagnose in über 90 % der Fälle bereits metastasiert (Klöppel u. Scherübl 2011). Mikroskopisch entsprechen sie entweder der kleinzelligen oder großzelligen Variante des NEC. Immunhistologisch sind sie immer positiv für Synaptophysin, dagegen nur gelegentlich für Chromogranin A und üblicherweise negativ für Hormone und den SSTR2. Die Prognose ist äußerst ungünstig; die Behandlung muss wie bei einem üblichen Magenkarzinom erfolgen.

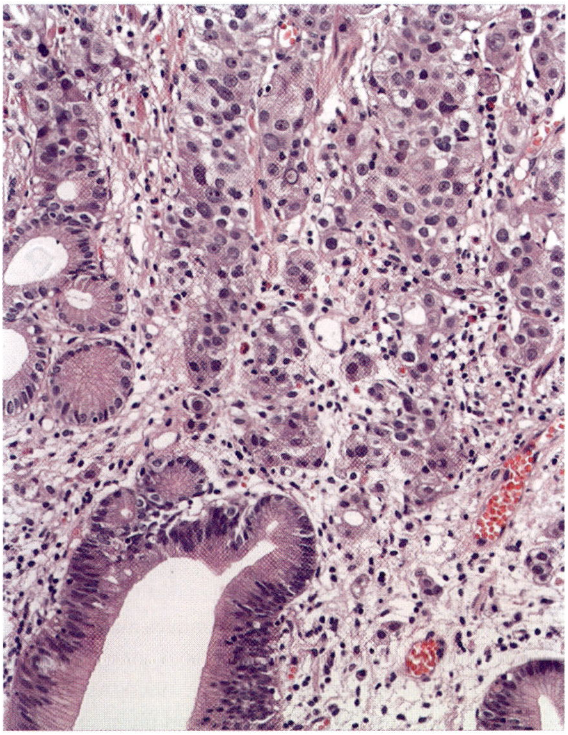

Abb. 5.9 Antrumschleimhaut des Magens mit Infiltration durch einen gut differenzierten neuroendokrinen Tumor vom Typ 3

Duodenum

Die duodenalen NEN lassen sich nach funktionellen und morphologischen Kriterien in fünf Entitäten unterteilen (Capella u. Rindi 1991; Klöppel et al. 2007):

- **Duodenal-NET mit Gastrinproduktion**: Diese Gruppe macht zwei Drittel aller duodenalen NEN aus. Etwa die Hälfte der gastrinproduzierenden NET ist mit einem ZES assoziiert. Diese NET werden als Gastrinome bezeichnet. Die andere Hälfte ist nicht mit einem ZES assoziiert und stellt zumeist einen Zufallsbefund im Rahmen einer endoskopischen Untersuchung des Magens dar. Beide Tumorgruppen, die duodenalen Gastrinome wie auch die gastrinproduzierenden NET ohne Syndrom, sind bevorzugt im proximalen Duodenum zu finden und mehrheitlich kleiner als 1 cm (Capella u. Rindi 1991; Donow et al. 1990; Klöppel et al. 2007). Die Gastrinome haben jedoch im Gegensatz zu den gastrinproduzierenden NET ohne Syndrom zumeist zum Zeitpunkt der Diagnose bereits in die paraduodenalen Lymphknoten metastasiert (Metastasenrate 60–90 %), wobei sie erheblich größer sein können als der Primärtumor. Wahrscheinlich sind daher alle publizierten primären Lymphknotengastrinome (Bhagavan et al. 1986). Metastasen nicht entdeckter Mikrogastrinome im Duodenum (Anlauf et al. 2008; Pipeleers-Marichal et al. 1993; Thompson et al. 1989). Die gastrinproduzierenden NET ohne Syndrom, die zum Zeitpunkt der Diagnose zumeist keine Metastasen zeigen, erfahren durch eine vollständige endoskopische Abtragung eine kurative Therapie. Die duodenalen Gastrinome kommen nicht nur sporadisch, sondern auch assoziiert mit einer MEN 1 vor (Anlauf et al. 2008; Donow et al. 1991; Pipeleers-Marichal et al. 1993). Auch die MEN-1-assoziierten Gastrinome sind meist so klein (<1 cm) (▪ Abb. 5.10), dass sie kaum endoskopisch zu sehen und intraoperativ zu tasten sind (Bartsch et al. 2007; Burke u. Helwig 1989; Thompson et al. 1989). Auch sie entwickeln früh Lymphknotenmetastasen, aber im Unterschied zu den sporadischen duodenalen Gastrinomen treten sie multipel auf und gehen von einer Gastrinzellhyperplasie aus (Anlauf et al. 2005; Pipeleers-Marichal et al. 1990), Über 90 % der MEN-1-assoziierten ZES-Fälle, wenn nicht alle, sind auf duodenale Mikrogastrinome zurückzuführen, während das sporadische ZES bis zu etwa 70 % von duodenalen Gastrinomen verursacht wird (Klöppel u. Anlauf 2007). Gastrinome wie gastrinproduzierende NET sind immunhistologisch immer positiv für Gastrin und häufig auch Xenin (Feurle et al. 2002). Prognostisch verhalten sich die duodenalen Gastrinome – im Gegensatz zu den pankreatischen Gastrinomen – trotz nachgewiesener Lymphknotenmetasen günstig; eine Lebermetastasierung ist selten (Donow et al. 1991; Weber et al. 1995).

- **Duodenal-NET mit Somatostatinproduktion**: Diese Tumoren machen etwa 15–20 % aller duodenalen NET aus (Capella et al. 1991; Dayal et al. 1986). Sie verursachen kein hormonelles Syndrom und machen sich meist durch einen Ikterus bemerkbar, da sie bevorzugt als solitärer Tumor im Ampullenbereich auftreten (Dayal et al. 1983; Klöppel et al. 2007). Mit regionären Lymphknotenmetasen ist zu rechnen, wenn die Tumoren größer als 1 cm, in die muskulären Wandschichten eingewachsen und/oder angioinvasiv sind. Typischerweise zeigen sie bei positiver Immunhistologie für Somatostatin ein pseudoglanduläre Histologie mit Psammomkörpern (Garbrecht et al. 2008; Stamm et al. 1986) (▪ Abb. 5.11). Etwa ein Drittel der Fälle sind assoziiert mit einer Neurofibromatose Typ 1 (Dayal et al. 1983, 1986; Stephens et al. 1987) und können in diesem Zusammenhang assoziiert sein mit einem ein- oder doppelseitigen Phäochromozytom. Auch eine Assoziation mit intestinalen GIST ist bekannt (Garbrecht et al. 2008).
- **Gangliozytische Paragangliome**: Sie machen etwa 10 % der duodenalen NET aus und finden sich als relativ große polypöse Tumoren (2–3 cm) bevorzugt periampullär (Barbareschi et al. 1989; Burke u. Helwig 1989; Garbrecht et al. 2008; Hamid et al. 1986). Trotz ihrer Größe verhalten sie sich mit wenigen Ausnahmen (Dookhan et al. 1993) benigne. Eine Assoziation mit einem duodenalen Somatostatin-NET und Neurofibromatose wurde mitgeteilt (Stephens et al. 1987). Typischerweise sind sie histologisch aus endokrinen Zellen (mit Positivität für Somatostatin und pankreatisches Polypeptid), S100-positiven

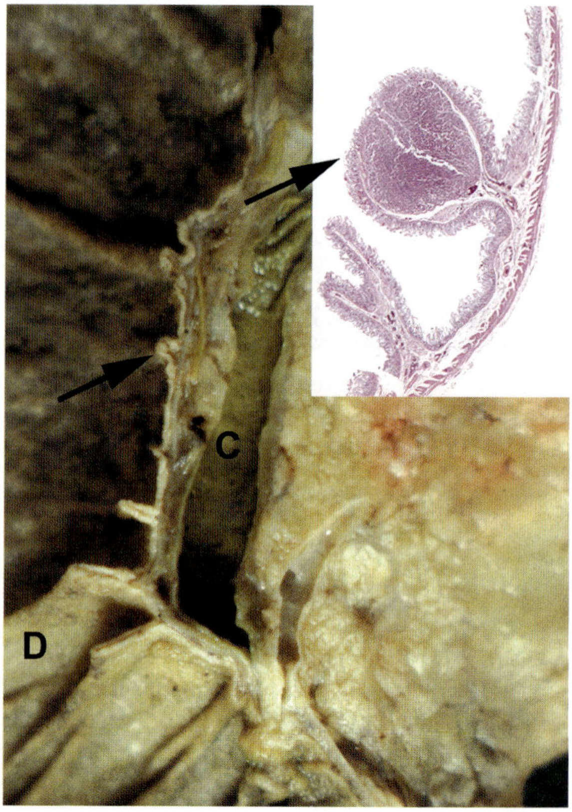

▪ **Abb. 5.10** Querschnitt durch die Duodenalwand (*D*) und den Pankreaskopf auf der Höhe der Papilla Vateri mit eröffnetem Gallengang (*C*) und Pankreasgang bei einem Patienten mit MEN 1 und ZES. In der Submukosa ein Mikrogastrinom (*Pfeile*). Inset: Histologie des Mikrogastrinoms

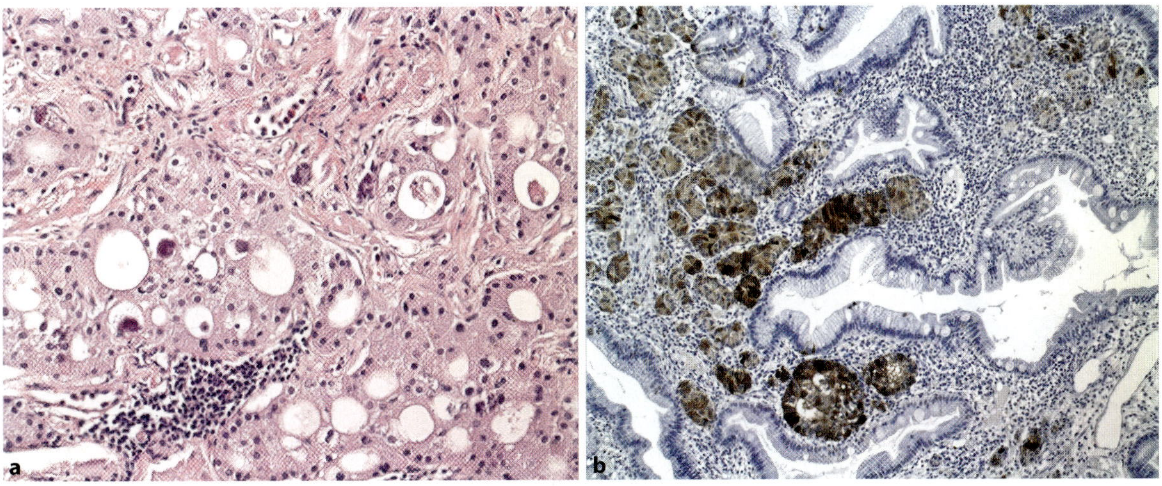

Abb. 5.11a,b **a** Trabekulärer bis glandulärer neuroendokriner Tumor der Papilla Vateri mit Psammomkörperchen. **b** Starke immunhistochemische Positivität der Tumorzellen für Somatostatin

Schwannzellen und gangliozytischen Elementen aufgebaut (Burke et Helwig 1989; Hamid et al. 1986; Perrone et al. 1985).

- **Duodenal-NET mit Serotoninproduktion**: Diese Tumoren sind selten (etwa 5 % der duodenalen NET) und liegen im proximalen Duodenum. Sie sind um 1 cm groß funktionell inaktiv und wahrscheinlich biologisch different van den serotoninproduzierenden Tumoren des Ileum (Burke et al. 1989; Capella et al. 1991).
- **Schlecht differenzierte duodenale NEN (NEC)**: Diese Tumoren sind äußerst selten. Sie liegen überwiegend in oder an der Papilla Vateri und haben zum Zeitpunkt der Diagnose bereits zu Lymphknoten- und Fernmetastasen geführt. Histologisch sind sie vom kleinzelligen oder großzelligen Typ; meist ohne Hormonnachweis (Klöppel et al. 2007; Zamboni et al. 1990).

Jejunum, Ileum, Meckel-Divertikel

Die bevorzugte Lokalisation der NET des Mitteldarmabschnittes ist das distale Ileum (Antonioli et al. 1987; Klöppel u. Heitz 1981; Moyana 1989). Die meisten Patienten sind zwischen 50 und 70 Jahren alt. Makroskopisch handelt es sich um kleine polypöse oder flach erhabene Tumoren (Abb. 5.12), die in 40 % der Fälle multipel auftreten. Ihr Durchmesser liegt meist zwischen 1 und 2 cm (0,5–3 cm). Beim Einwachsen in die Darmwand und das angrenzende subseröse Fettbindegewebe kommt es durch eine erhebliche tumorassoziierte (und wahrscheinlich durch Produktion von „fibroblast growth factor" verursachte) Stromasklerose zur Abknickung des Darmrohrs, was zu einer Darmobstruktion mit entsprechender Subileus/Ileus-Symptomatik führen kann. Tumoren mit einer Größe unter 1 cm haben in 2 %, Tumoren über 2 cm in 100 % metastasiert (regionale Lymphknoten, Leber). Histologisch haben sie ein typisch insuläres und gleichzeitig kribriformes Muster (Abb. 5.13). Die Zellen („EC-(enterochromaffine)-Zellen") sind stark positiv für Serotonin und Substanz P. Außerdem produzieren sie Kallikrein (ein Bradykininaktivator) sowie Neurotransmitter und sind positiv für den intestinalen Transkriptionsfaktor CDX2 (La Rosa et al. 2011).

Jejunale NET, vor allem im proximalen Abschnitt, können Gastrin bilden (Antonioli et al. 1987)]; im distalen Abschnitt produzieren sie Serotonin. NET in Meckel-Divertikeln tragen bereits ab einer Größe von 0,5 cm ein Metastasierungsrisiko von 6,3 % (Moyana 1989).

Funktionell entwickelt sich durch die Sekretion von Serotonin, Bradykinin und Substanz P bei etwa 20 % der Patienten ein **hormonelles Syndrom** (Karzinoidsyndrom: anfallsweiser Flush, wäßrige Diarrhöen, kolikartige Leibschmerzen und Bronchuskonstriktion). Dies weist auf eine bereits in die Leber erfolgte Metastasierung hin, da das Serotonin, welches über die Pfortader in die Leber gelangt, dort abgebaut wird und erst wirksam werden kann, wenn es in den großen Kreislauf gelangt (Klöppel u. Heitz 1981). Im weiteren Verlauf des Karzinoidsyndroms treten in 50 % der Fälle Teleangiektasien der Haut und eine plaqueartige Endokardfibrose des rechten Herzens mit Pulmonalstenose und Trikuspidalinsuffizienz auf.

Appendix

Der NET der Appendix („Appendixkarzinoid") ist der häufigste Tumor der Appendix. Frauen zwischen 40 und 50 Jahren sind am häufigsten betroffen; jedoch können sie auch bei Kindern auftreten (Assadi et al. 2002). Appendizitische Beschwerden führen zu ihrer Entdeckung. Die Tumoren entwickeln sich submukös-lumenverschließend

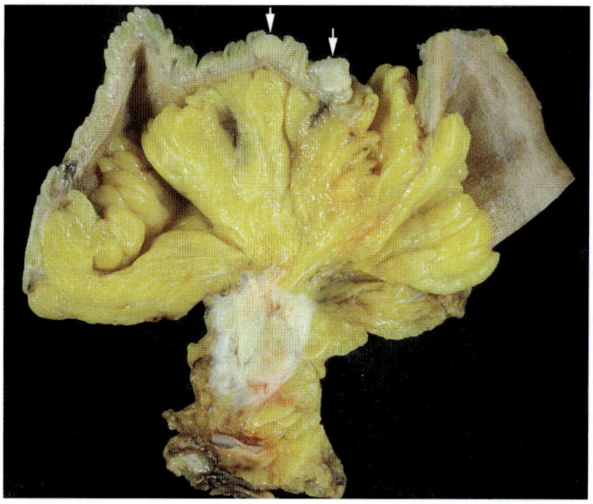

Abb. 5.12 Multiple neuroendokrine Tumoren in der Ileumschleimhaut (*Pfeile*) sowie große Lymphknotenmetastase in der Mesenterialwurzel

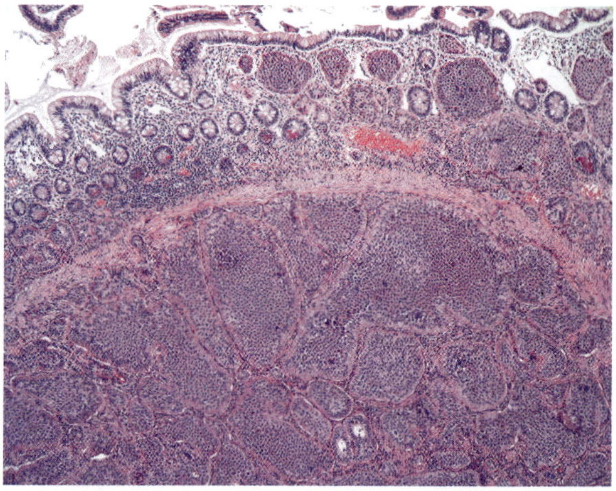

Abb. 5.13 Neuroendokriner Tumor des Ileum mit solidem inselartigem Muster in typischer submuköser Lage

(Abb. 5.14a), sind zwischen 1–2 cm groß und finden sich in 90 % in der Appendixspitze (Syracuse et al. 1979). Fortgeschrittene Fälle (>3 cm) haben die Mesoappendix infiltriert und können zu regionären Lymphknotenmetasen führen. Damit ist jedoch nur in 2 % der Fälle zu rechnen. Hämatogene Metastasen fehlen so gut wie immer. Wie beim ilealen NET ist das histologische Muster insulär und die Immunhistologie positiv für Serotonin und Substanz P (Abb. 5.14b). Gleichzeitig sieht man S100-positive Sustentakular-Zellen. Selten sind trabekuläre Enteroglukagon-bildendende Tumoren (Klöppel u. Scherübl 2011).

Klinisch stehen Symptome wie bei einer akuten Appendizitis im Vordergrund. Eine Appendektomie ist für Tumoren unter 2,0 cm wegen eines Metastasierungsrisikos von wenigen Prozent ausreichend. Ein Karzinoidsyndrom ist eine Rarität, da eine Lebermetastasierung extrem selten ist.

Becherzellkarzinoid

Der Terminus „Becherzellkarzinoid" („goblet cell carcinoid") wurde geprägt, um ein Karzinom zu charakterisieren, welches Elemente eines gut differenzierten Adenokarzinoms mit einem NET (-Karzinoid) verbindet (Burke et al. 1990; Klöppel u. Scherübl 2011; Warkel et al.1978). Klinisch manifestieren sie sich oft als akute Appendizitis. Becherzellkarzinoide machen etwa 5–10 % aller Appendixtumoren aus. Männer sind etwas häufiger betroffen als Frauen. Der Altersdurchschnitt liegt bei 50 Jahren. Die meisten Tumoren liegen in der Appendixspitze (mittlere Größe bei etwa 2 cm) und infiltrieren das Fettgewebe der Mesoappendix. Histologisch sieht man glanduläre Formationen, welche überwiegend aus becherzellartigen PAS-positiven Zellen und einzelnen neuroendokrinen Zellen bestehen, die meist erst immunhistologisch sichtbar werden. Übergänge in Siegelringzellkarzinome können vorkommen. Die Prognose der Becherzellkarzinoide ist schlechter als jene der NET der Appendix, aber besser als die Prognose der gewöhnlichen Adenokarzinome. Die Fünfjahresüberlebensrate korreliert mit dem Ausbreitungsstadium und beträgt bei einem auf die Appendix begrenzten Tumor, der nicht größer als 1 cm ist 50–65 %, bei einer Größe zwischen 1 und 2 cm und Infiltration in die Mesoappendix 25 % und bei einer Größe über 2 cm mit Nachweis von Metastasen 12 %. Die rechtsseitige Hemikolektomie ist die Therapie der Wahl.

Kolon, Rektum

NET sind im Kolon selten, im Rektum sehr häufig (s. unten). NEC kommen vor allem im Kolon, selten dagegen im Rektum vor.

Die NEC (schlecht differenzierte NEN) des Kolon sind relativ groß (3–4 cm), polypös, oft ulzeriert, und haben bereits in 50–60 % zum Zeitpunkt der Diagnose metastasiert (Gaffey et al. 1990; Grabowski et al. 2002).

Die NET des Rektum sind meist klein (1–2 cm), polypös, kommen bei beiden Geschlechtern gleich häufig vor und bevorzugen das 5.–7. Lebensjahrzehnt (Klöppel u. Scherübl 2011) (Abb. 5.15). Die Metastasierungsfrequenz korreliert gut mit der Tumorgröße (<1 cm Metastasen in 1,7 %; 1–2 cm in 10 %; >2 cm in 82 %). Immunhistologisch werden Glukagon- und PP-Zellen nachgewiesen. Da die Mehrzahl der Rektumkarzinoide als kleine Schleimhautpolypen imponiert, können sie endoskopisch abgetragen werden. Bei einer Größe über 1 cm, sicher aber über 2 cm, ist eine chirurgische Resktion zu erwägen.

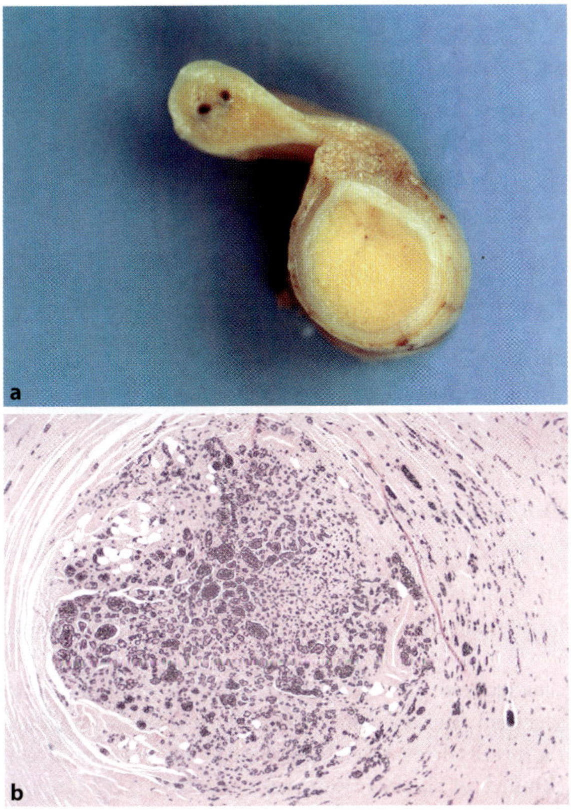

■ **Abb. 5.14a,b** NET der Appendix. **a** Appendixlumen ausgefüllt durch einen neuroendokrinen Tumor. **b** In der immunhistochemischen Serotoninfärbung wird die tumoröse Infiltration der muskulären Wandschichten deutlich

Gallenwege, Leber

NET der Gallenwege (Angeles-Angeles et al. 1991) oder Leber (Moriura et al. 1993; Sioutos et al. 1991) sind Raritäten.

Pankreas

Die „funktionell aktiven" NEN des Pankreas (z. B. Insulinome, Gastrinome, Glukagonome, VIPome) sind histologisch gut differenzierte Tumoren und damit nach WHO 2010 definitionsgemäß „NET", und dies auch, wenn sie metastasiert sind. Niedrig differenzierte Tumoren, die NEC, verursachen in der Regel kein hormonelles Syndrom. Alle pankreatischen NET (PanNET) ohne hormonelles Syndrom fallen in die Kategorie der „funktionell nicht-aktiven" Tumoren. Unter den resezierten PanNET machen die funktionell aktiven Tumoren aktuell weniger als 50 % aus (Heitz et al. 2004; Klöppel et al. 2007).

Makroskopisch sind 80–90 % der PanNET solitäre runde Tumoren mit einem Durchmesser zwischen 1–5 cm (■ Abb. 5.16). Ihr zumeist hoher Bindegewebsgehalt macht die Tumoren konsistenter als das umgebende Gewebe. Zystische Veränderungen (Konukiewitz et al. 2011), Verkalkungen und Einblutungen können vorkommen. Histologisch finden sich die verschiedensten Muster (solid, trabekulär, glandulär usw.) (■ Abb. 5.17). Amyloidablagerungen treten in Insulinomen auf.

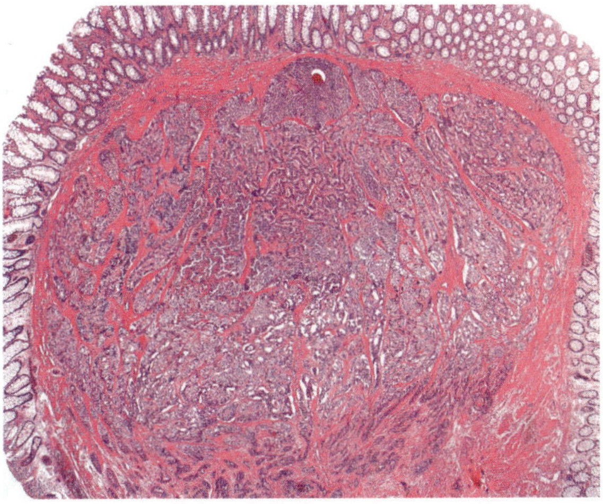

■ **Abb. 5.15** Endoskopisch gewonnener Biopsiepartikel aus dem Rektum mit einem total entfernten submukösen neuroendokrinen Tumor

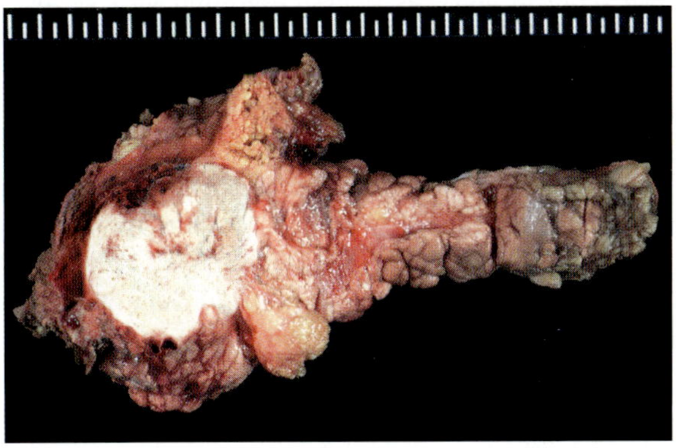

■ **Abb. 5.16** Großer neuroendokriner Tumor im Bereich des Pankreaskopfes

Die **Klassifikation** der PanNEN nach WHO 2010 und TNM erlaubt eine prognostische Einordnung, die in ◉ ■ Tab. 5.2 und ■ Tab. 5.3).

■ Tab. 5.3 wiedergegeben ist. Die Neoplasien und Läsionen des Pankreas, die zu hormonellen Syndromen führen können, sind in ■ Tab. 5.4 zusammengefasst.

Die **Metastasierung** erfolgt zuerst in die regionalen Lymphknoten und dann in die Leber. Metastasen anderer Lokalisation sind selten, werden aber zunehmend (z. B. Knochenmark) bei therapierten Patienten mit langen Verläufen gesehen. Die mittlere Überlebenszeit bei nachgewiesener Metastasierung beträgt 4 Jahre, wobei jedoch Verläufe bis zu 20 Jahren unter Therapie möglich geworden sind. Wegen des langsamen Wachstums der neuroendokri-

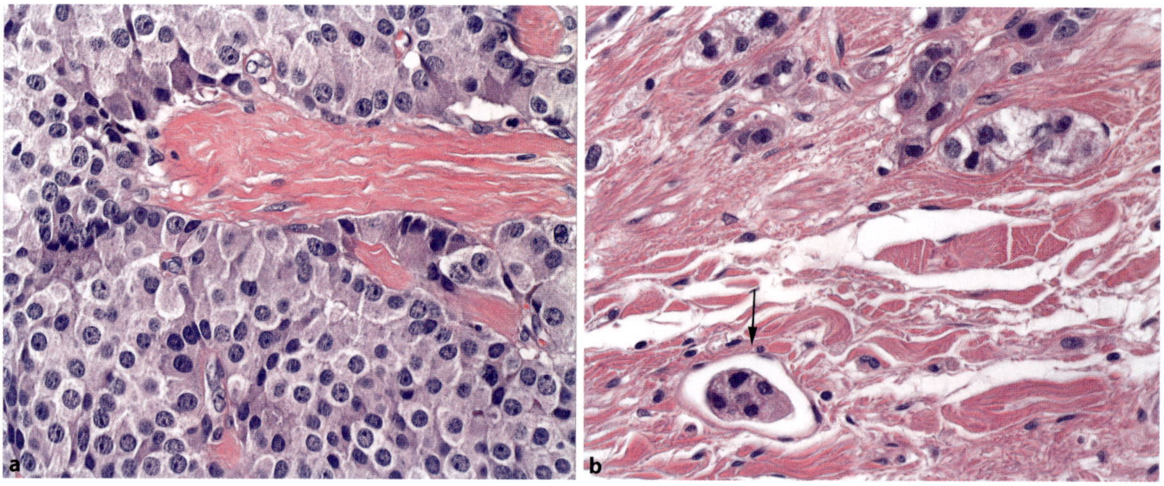

Abb. 5.17a,b Neuroendokrine Pankreastumoren. **a** Mit solidem Muster; **b** mit trabekulärem Muster und Angioinvasion (*Pfeil*)

nen Tumoren sind generell nach Resektion lange Nachbeobachtungszeiten nötig, bevor von einem benignen Verlauf gesprochen werden kann.

Insulinom Die Insulinsekretion dieses Tumors verursacht ein Hypoglykämiesyndrom (Tab. 5.4). Dies korreliert in seinem Schweregrad weder mit der Tumorgröße noch der Malignität der Tumoren (Donow et al. 1990; Stefanini et al. 1974). Sie sind mit etwa 40–70 % die häufigsten endokrin aktiven Pankreastumoren. Sie manifestieren sich zwischen dem 30. und 60. Lebensjahr; vor dem 15. Lebensjahr sind sie extrem selten. Insulinome treten bei Männern und Frauen gleich häufig auf und können sich auch im Pankreas von Typ-2-Diabetikern entwickeln. In 90 % sind die Insulinome solitäre runde Tumoren mit einem Durchmesser zwischen 1–2 cm (Donow et al. 1990). Multiples Auftreten findet sich im Rahmen einer MEN 1 oder einer Insulinomatose (Anlauf et al. 2009) (Tab. 5.4). Außerhalb des Pankreas sind insulinproduzierende Tumoren extrem selten (Donow et al. 1990). Maligne Insulinome machen 5–10 % aus, wobei diese Tumoren generell größer als 2 cm sind (Donow et al. 1990) (Abb. 5.18). Die Resektion der solitären Tumoren <2 cm führt zur Heilung.

Gastrinom Die Gastrinsekretion dieses Tumors verursacht ein ZES (Arnold 2007; Isenberg et al. 1973) (Tab. 5.4). Es gibt pankreatische und duodenale Gastrinome (s. dort). Die Gastrinome des Pankreas treten meistens zwischen dem 30. und 50. Lebensjahr auf, wurden jedoch auch bereits bei Kindern (7. Lebensjahr) beobachtet. Männer sind etwas häufiger betroffen als Frauen. Gastrinome finden sich verteilt im Pankreas mit leichter Bevorzugung des Pankreaskopfes (Anlauf et al. 2006; Donow et al. 1991). Es handelt sich um solitäre 2–4 cm große Tumoren. In über 60 % haben diese Tumoren zum Zeitpunkt der Diagnose bereits metastasiert (Donow et al. 1991; Weber et al. 1995).

Glukagonom Die Glukagonsekretion des Tumors verursacht ein Glukagonomsyndrom (nekrolytisches migratorisches Erythem, Diabetes, Anämie und Gewichtsverlust) (Binnick et al. 1977; Ruttmann et al. 1980) (Tab. 5.4). Glukagonome machen etwa 1 % der endokrin aktiven PanNET aus. Die Patienten sind zwischen 40 und 70 Jahren alt, wobei Frauen überwiegen. Die Tumoren erreichen oft eine beträchtliche Größe (4–10 cm) und liegen bevorzugt im Pankreasschwanz. Etwa 60 % der Fälle sind maligne (Ruttmann et al. 1980).

VIPom Die Sekretion von vasoaktivem intestinalem Polypeptid (VIP) durch den Tumor verursacht ein **Verner-Morrison-Syndrom**, welches auch WDHA („watery diarrhea, hypokalemia, achlorhydria") oder pankreatisches Cholera-Syndrom genannt wird (Bloom et al. 1973; Jensen u. Gardner 1991) (Tab. 5.4). Der Altersgipfel liegt zwischen dem 40. und 60. Lebensjahr, wobei Frauen mit 66 % etwas stärker betroffen sind als Männer (Capella et al. 1983). VIPome sind große Tumoren (2–7 cm), die meist maligne sind und bevorzugt im Pankreasschwanzbereich auftreten. Vereinzelt ist das Verner-Morrison-Syndrom auf einen extrapankreatisch Tumor zurückzuführen. Bei Erwachsenen sind es VIP-produzierende Phäochromozytome, bei Kindern extraadrenale Ganglioneurome oder Neuroblastome.

Sonstige Tumoren mit hormonellen Syndromen Hierzu zählen das **Kortikotrophinom** (mit Cushing-Syndrom; etwa 10 % aller paraneoplastischen Cushing Fälle), der **GHRF-NET** („growth hormone relasing factor"; Akromegalie), das **Kalzitoninom** (mit Durchfällen und/oder Hyperkalzämie)

Tab. 5.4 Neuroendokrine Pankreasneoplasien und -läsionen und ihre hormonellen Syndrome

Neoplasie/Läsion	Syndrom	Malignität	Häufigkeit
Insulinom, sporadisch solitär	Persistierende hyperinsulinämische Hypoglykämie (PHH)	5–10 % der Patienten	90 % der PHH-Patienten
Insulinom, MEN-1-assoziiert	PHH	Selten (<1 %)	5–6 % der PHH-Patienten
Insulinomatose (multiple Insulinome)	Rezidivierte PHH	Selten (1 %)	3 % der PHH-Patienten
Nesidioblastose – Beim Neugeborenen – Beim Erwachsenen	PHH	Keine	1 % der PHH-Patienten
Gastrinom, sporadisch solitär – Pankreatisch – Duodenal – Andere	Zollinger-Ellison-Syndrom (ZES)	 >60 % >80 %	 30 % 70 % Sehr selten
Gastrinom, MEN-1-assoziiert – Duodenal	Zollinger-Ellison-Syndrom	 >80 %	30 % aller ZES-Patienten
Glukagonom, sporadisch solitär	Glukagonomsyndrom	>80 %	5 % aller Glukagon-produzierrenden Tumoren
Glukagonzelladenomatose	Glukagonomsyndrom (sehr selten)	Keine	Extrem selten
VIPom, sporadisch solitär – Pankreatisch – Extrapankreatisch	Verner-Morrison-Syndrom	>80 % Selten	95 % aller VMS-Patienten 5 %
Neuroendokrine Tumoren, sporadisch, solitär, Expression von: – ACTH – GHRF – Kalzitonin – Serotonin	 Cushing Akromegalie Diarrhö, Hyperkalzämie Diarrhö, Flush	Meist maligne	Sehr selten

(Fleury et al. 1998; Heitz et al. 1981) und das **Serotoninom** (mit Karzinoidsyndrom) (La Rosa et al. 2011). Somatostatinome wurden beschrieben (Krejs et al. 1979), aber in den letzten Jahren nicht mehr beobachtet (Garbrecht et al. 2008). Immunhistologisch können in den genannten Tumoren die entsprechenden Hormone nachgewiesen werden. Obwohl dabei vielfach Multihormonalität nachgewiesen wird, ist klinisch eine multihormonale Symptomatik sehr selten (z. B. Zollinger-Ellison-Syndrom mit einem Hypoglykämiesyndrom oder einem Cushing-Syndrom).

Multiple endokrine Neoplasie (MEN) Typ 1 und Von-Hippel-Lindau (VHL)-Syndrom Bei MEN 1 finden sich multiple NET im Pankreas (siehe auch Magen und Duodenum) (Anlauf et al. 2005a, b; Anlauf et al. 2007; Anlauf et al. 2006; Pipeleers-Marichal et al. 1990)]. Die meisten Tumoren sind kleiner als 0,5 cm („Mikroadenome“) und damit makroskopisch nicht sichtbar (Abb. 5.19). Ihre Zahl ist variabel. Makrotumoren (>0,5 cm) entstehen nur einzelne, oft mit einer zystischen Komponente (Konukiewitz et al. 2011). Bei 30 % der MEN-1-Patienten wird einer der Makrotumoren zum Insulinom. Bei allen anderen Patienten sind die Makrotumoren funktionell inaktiv und bestehen aus Glukagon- und zum Teil aus PP-Zellen (Anlauf et al. 2006b). Nur selten sind sie die Ursache von Lymphknotenmetastasen.

Beim VHL-Syndrom können solitäre, aber auch multiple NET vorkommen, die eine typische hellzellige Komponente aufweisen. Sie sind funktionell nicht aktiv (Lubensky et al. 1998).

Nicht-funktionelle Tumoren Etwa 70 % der resezierten PanNEN zeigen klinisch kein Überfunktionssyndrom und werden nur durch Größe, Invasion angrenzender Organe oder Metastasierung auffällig (Klöppel et al. 2007). Über zwei Drittel von ihnen sind maligne. Immunhistologisch werden oft Glukagonzellen oder PP-Zellen und gelegentlich Somatostatinzellen nachgewiesen.

Nesidioblastose Unter Nesidioblastose als diagnostischem Begriff werden alle Inselveränderungen zusammengefasst, die im Zusammenhang mit einer **persistierenden hyperinsulinämischen Hypoglykämie** (PHH) beobachtet werden (Klöppel et al. 2008) (Tab. 5.4).

Bei Neugeborenen und Säuglingen mit PHH liegt eine diffuse oder fokale Nesidioblastose vor (Goossens et al. 1989), deren Ursache Gendefekte auf dem Chromosom 11

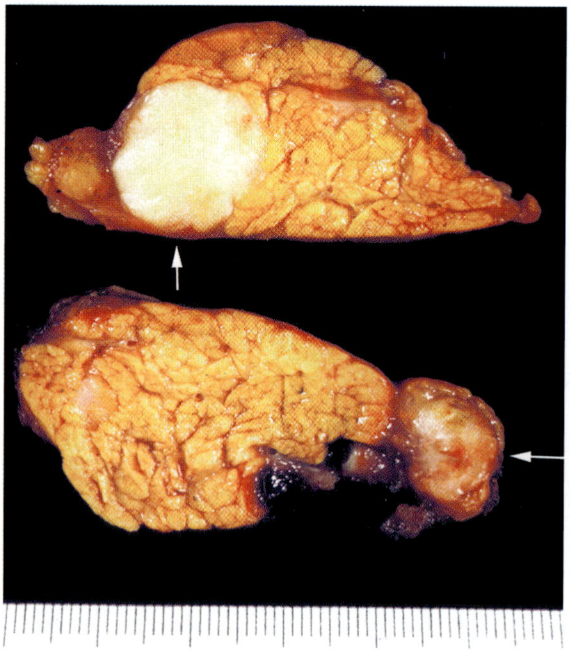

Abb. 5.18a,b Schnittflächen eines Pankreasresektates mit einem malignen Insulinom (**a**) und einer am Pankreasgewebe anhängenden Lymphknotenmetastase (**b**)

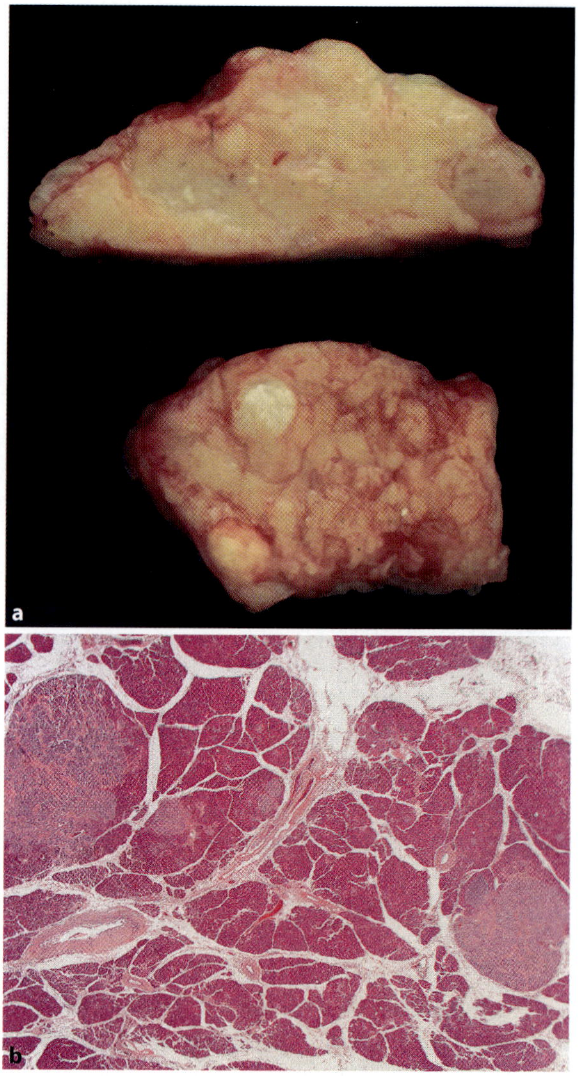

Abb. 5.19a,b Multiple endokrine Neoplasie Typ 1. **a** Schnittflächen resezierter Pankreassegmente mit multiplen neuroendokrinen Tumoren. **b** Pankreasparenchym mit Mikroadenomen

sind. Die zugehörigen Gene kodieren Proteine im Natriumkanal der Zellmembran der β-Zellen des Pankreas. Mutationen dieser Gene führen zu Veränderungen des Natriumkanals, die eine permanente Stimulation der Insulinsekretion zur Folge haben (Reinecke-Lüthge et al. 2000). Damit beruht der Hyperinsulinismus auf einer funktionellen Störung der β-Zelle und nicht auf neoplastischen Veränderungen. Bei der **diffusen Nesidioblastose** ist makroskopisch das Pankreas unauffällig, bei **fokaler Nesidioblastose** liegt dagegen eine tumorartige Läsion (0,5–0,8 cm) vor, die meist tastbar oder zum Teil sogar sichtbar ist. Histologisch findet sich bei fokaler Nesidioblastose eine lobuläre adenomatoide Inselhyperplasie mit einer Vermehrung und Kernhypertrophie der β-Zellen (Abb. 5.20). Bei diffuser Nesidioblastose finden sich in den Inseln einzelne hypertrophierte β-Zellen mit ausgeprägter Kernvergrößerung (Abb. 5.21). Klinisch kann nicht zwischen fokaler und diffuser Nesidioblastose unterschieden werden. Bei mehr als 3/4 der Fälle tritt die PHH unmittelbar nach der Geburt auf. Viele dieser Kinder sind übergewichtig und plethorisch. Die subtotale (90 %-ige) Pankreatektomie ist bei diffuser Nesidioblastose in der Mehrzahl der Fälle erfolgreich; ein insulinpflichtiger Diabetes muss jedoch häufig nach Jahren in Kauf genommen werden. Bei fokaler Nesidioblastose ist bei sicherer Identifizierung des Herdes die Entfernung dieser Veränderung kurativ.

Bei Erwachsenen ist eine nicht durch ein Insulinom bedingte PHH selten. Histologisch findet sich eine diffuse Nesidioblastose, die histologisch schwierig zweifelsfrei zu diagnostizieren ist. Die Charakteristika der Nesidioblastose im Kindesalter sind bei Erwachsenen nur angedeutet ausgebildet (Anlauf et al. 2005). Ein Insulinom muss daher sicher ausgeschlossen sein, bevor die Diagnose einer adulten Nesidioblastose gestellt werden kann.

5.3.8 ECL-Zellhyperplasie und G-Zellhyperplasie

Bei autoimmuner **chronisch atrophischer Korpusgastritis** (chronisch atrophische Typ-A-Gastritis) kommt es zu einer Hypergastrinämie, die durch Anazedie infolge fehlender Parietalzellen im Korpusbereich bedingt ist (Creutzfeldt

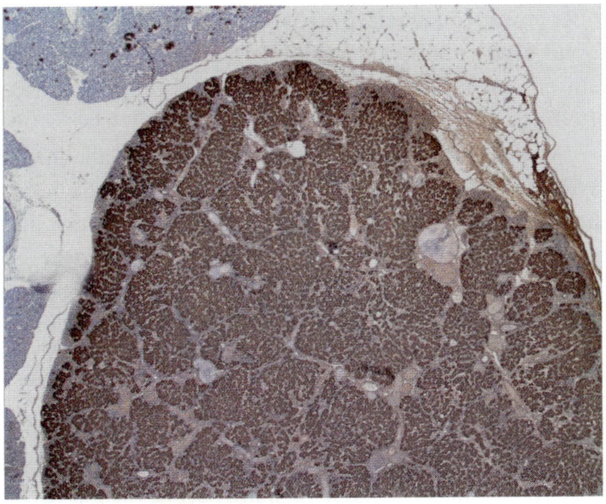

Abb. 5.20 Fokale Nesidioblastose mit „adenomatoider" Inselhyperplasie. Immunfärbung für Insulin

1988). Dieser Pathomechanismus hat eine ECL-Zellhyperplasie im Korpusbereich zur Folge, aus der multiple NET hervorgehen (▶ Typ 1 NET des Magens). Gleichzeitig besteht oft eine perniziöse Anämie, und korrelierend zur Hypergastrinämie findet sich eine **G-Zellhyperplasie** im Antrum (Mitschke 1977). Auch nach Billroth-II-Resektion tritt bei Zurücklassung eines Antrumrests am Duodenalstumpf, der nicht mehr von der Salzsäure des Magens erreicht werden kann, eine Hypergastrinämie mit ausgeprägter G-Zellhyperplasie auf. Die Folge sind rezidivierende postanastomotische Ulzera (Mitschke 1977). In frühen Untersuchungen wurde bei einzelnen Ulcus-duodeni-Fällen eine „primäre" antrale G-Zellhyperplasie beschrieben, die funktionell mit einer massiven reaktiven Hypergastrinämie einherging (Friesen u. Tomita 1981; Lewin et al. 1984). Diese Befunde wurden aber in der Literatur später nicht mehr bestätigt, so dass die Existenz einer „primären" G-Zellhyperplasie bezweifelt werden muss. Wahrscheinlich war in diesen Fällen ein unentdeckt gebliebenes Mikrogastrinom im Duodenum die Ursache der Hypergastrinämie.

Bei MEN 1 findet sich im Duodenum eine fokal akzentuierte Hyperplasie der G-Zellen (▶ duodenale NET) und im Magenkorpus eine **ECL-Zellhyperplasie** (▶ Typ-2-NET des Magens). Aus beiden Hyperplasien gehen NET hervor.

5.3.9 Gemischte adeno-neuroendokrine Karzinome

Der am längsten bekannte Tumor dieser Gruppe ist das **Becherzellkarzinoid** (▶ Appendix). In den letzten Jahren wurden bei systematischen Untersuchungen in zahlreichen Karzinomen, insbesondere im Magen und Kolon, verstreut liegende endokrine Zellen gefunden. Diese erhielten die verschiedensten Namen (z. B. gemischtes Karzinoid-

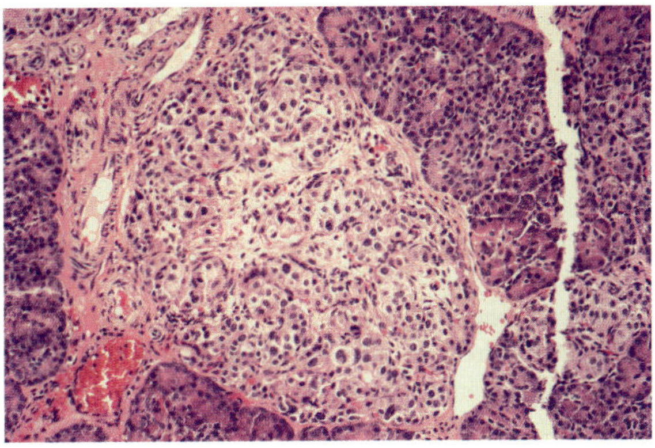

Abb. 5.21 Diffuse Nesidioblastose: Insel mit deutlicher Hypertrophie (Kerne!) der β-Zellen

Adenokarzinom, adenoendokrines Karzinom). Als **echte exokrin-endokrine Mischtumoren** sollten sie jedoch nur dann bezeichnet werden, wenn die neuroendokrine Komponente mindestens 30 % der Tumorzellen ausmacht. Legt man dieses Kriterium zu Grunde, so bleiben nur wenige echte Mischtumoren übrig. Für die prognostische Einordnung dieser Tumoren ist wichtig, dass sie sich nach den bislang vorliegenden Erfahrungen nicht anders verhalten als reine exokrine Adenokarzinome (Ausnahme: Becherzellkarzinoid der Appendix) der entsprechenden Lokalisationen (Klöppel et al. 2007). Deswegen sollten sie nicht unter die neuroendokrinen Tumoren eingereiht werden. Von den gemischten Karzinomen müssen die **Kollisionstumoren** (Nebeneinandervorkommen von 2 unterschiedlich differenzierten Tumoren) abgegrenzt werden.

5.4 Neuroendokrine Tumoren des Pankreas

5.4.1 Insulinome

Klinische Symptomatik und Diagnostik bei Verdacht auf Insulinom

P.H. Kann, S. Schäfer

Finden sich bei einem Patienten vorwiegend Nüchternhypoglykämien mit neuroglykopenischen Symptomen und keine Hinweise auf eine schwere Grunderkrankung oder eine medikamentös-toxische Ursache, so besteht der Verdacht auf ein Insulinom. Vor jedem Versuch einer Lokalisation muss eine sichere endokrinologische Diagnose des Insulinoms erfolgen. Der Standardtest ist der Hungerversuch über 72 h mit einer Sensitivität und Spezifität von nahezu 100 %. Eine Hypoglycaemia factitia muss ausgeschlossen werden. In manchen Fällen ist die zytologisch-histologische Analyse eines endosonographisch punktierten verdächtigen Pankreasbefundes diagnostisch hilfreich. Weitere Funktionstests (Tolbutamid-Test, C-Peptid-Suppressionstest, Glukagontest, selektiver arterieller Kalziumstimulationstest) sind keine Routineverfahren.

Epidemiologie

Das Insulinom ist der häufigste hormonell aktive neuroendokrine Tumor des Pankreas. Die Inzidenz beträgt ca. 4 Erkrankungen/1.000.000 Personen pro Jahr. Es bevorzugt das Erwachsenenalter, kann aber von der Kindheit bis ins hohe Alter auftreten. Frauen sind etwas häufiger (ca. 60 %) betroffen als Männer. Insulinome sind meist benigne, solitäre Tumoren. Weniger als 10 % treten multipel auf (oft im Rahmen einer multiplen endokrinen Neoplasie Typ 1), weniger als 10 % sind maligne. Das Insulinom ist nahezu ausschließlich im Pankreas lokalisiert (Service et al. 1991).

Klinische Symptomatik

Leitsymptom des Insulinoms ist die Hypoglykämie, definiert durch die Whipple-Trias: Plasma-Glukose-Konzentrationen <40 mg/dl, Symptome der Hypoglykämie und Reversibilität der Symptome durch Glukosegabe.

Symptome können in autonome (z. B. Tachykardie, Schwitzen, Tremor) und neuroglykopenische (z. B. Denk-, Seh- und Sprachstörungen, bizarres Verhalten, Somnolenz, fokale neurologische Defizite, Krampfanfälle) unterteilt werden. Verdächtig für das Vorliegen eines Insulinoms ist insbesondere eine rezidivierende neuroglykopenische Symptomatik. Gelegentlich wird diese Symptomatik missgedeutet und führt die betroffenen Patienten zunächst in eine neurologische oder psychiatrische Behandlung. Die Latenz zwischen ersten Beschwerden und endgültiger Diagnose kann Jahre oder Jahrzehnte betragen.

Hypoglykämische Episoden treten bei Patienten mit Insulinom v. a. nach längerem Fasten auf (**Nüchternhypoglykämie**). In der Anamnese sollten Symptome während der längsten Zeit des Tages ohne Nahrungsaufnahme (meist vom Abendessen bis zum Frühstück) und kürzliche Änderungen der Essgewohnheiten (z. B. nächtliche Zwischenmahlzeiten) sorgfältig erfragt werden. Bei einem Teil der Patienten tritt eine deutliche Gewichtszunahme auf. Die früher propagierte Einteilung der Hypoglykämien in Nüchtern- und postprandiale Hypoglykämien ist nicht in allen Fällen diagnostisch wegweisend. Ein Insulinom kann sich auch in seltenen Fällen ausschließlich durch postprandiale Hypoglykämien manifestieren.

Hypoglykämien müssen im klinischen Kontext bewertet werden: Finden sich bei einem Patienten mit neuroglykopenischen Symptomen keine Hinweise auf eine schwere Grunderkrankung (z. B. Leber- oder Niereninsuffizienz, Sepsis, Kachexie, hypothalamisch-hypophysäre und/oder adrenale endokrine Insuffizienzen, Tumor) oder eine medikamentös-toxische Ursache (meist Insulin, orale Antidiabetika oder Alkohol), besteht der Verdacht auf ein Insulinom (Becker 1995; Service 1999: Service 1995).

Wichtig ist im Vorfeld bereits auch die Sozialanamnese: Werden Hypoglykämien bei Patienten gefunden, die beruflich im Gesundheitswesen tätig sind, ist a priori von einer deutlich erhöhten Wahrscheinlichkeit für das Vorliegen einer **Hypoglycaemia factitia** auszugehen, vergleichbares gilt für Personen, die in häuslicher Gemeinschaft mit medikamentös behandelten Diabetikern leben.

Diagnostik

Die endokrinologische Funktionsuntersuchung ist nach wie vor das entscheidende und wegweisende diagnostische Instrument.

Erst die Diagnose des Insulinoms, dann der Versuch der Lokalisation.

Eine Lokalisationsdiagnostik ohne vorherigen sicheren Nachweis eines Insulinoms kann durch Pankreasraumforderungen unklarer Signifikanz (sog. PNUD, „panceatic nodules of unknown dignity“) zu falsch-positiven Befunden führen. Ferner muss in relevantem Umfang mit falschnegativen Befunden der Bildgebung gerechnet werden (Becker 1995; Kann et al. 2003; Kann et al. 2005).

Der Standardtest: Hungerversuch

Der etablierte Standardtest für die Diagnostik des Insulinoms ist der Hungerversuch über 72 h, der eine Sensitivität und Spezifität von nahezu 100 % besitzt. Ob eine Dauer von 48 h ausreichend ist, wird kontrovers diskutiert.

Unter stationären Bedingungen wird die Plasma-Glukose-Konzentration engmaschig überwacht, initial mindestens alle 2 h, bei abnehmenden Messwerten dann entsprechend häufiger. Es muss als Kunstfehler angesehen werden, einen Hungerversuch ambulant durchzuführen, da dies mit einer erheblichen Gefährdung des Patienten einher gehen kann. Durch regelmäßigen Blutentnahmen (mindestens alle 6 h – besser alle 2 h – bis Glukosekonzentration <60 mg/dl, dann alle 1–2 h, ggf. noch häufiger) werden die Konzentrationen von Insulin, C-Peptid und Proinsulin bestimmt. Langdauerndes Hungern führt bei gesunden Personen nur selten zu Plasma-Glukose-Konzentrationen unter 40 mg/dl und fast nie zu neuroglykopenischer Symptomatik. Im Gegensatz dazu wird die Insulinsekretion eines Insulinoms nicht durch niedrige Glukosekonzentrationen supprimiert. Bei nahezu allen Patienten mit Insulinom kommt es daher im Verlauf des Hungerversuchs zu einer **neuroglykopenischen Symptomatik**, dem wichtigsten Abbruchkriterium des Tests. Wenn allein Plasma-Glukose-Konzentrationen kleiner 45 mg/dl oder 40 mg/dl vor Auftreten einer neuroglykopenischen Symptomatik als Abbruchkriterium benutzt werden, sinken die Chancen für eine erfolgreiche Unterscheidung von Gesunden und Patienten mit einem Insulinom. Problematisch kann die Entscheidung über einen Abbruch des Hungerversuchs bei nur subtiler neuroglykopenischer Symptomatik sein oder bei Patienten, die durch langen Krankheitsverlauf erst bei sehr niedrigen Glukosekonzentrationen eine entsprechende Symptomatik zeigen. Ein negativer Hungerversuch über 72 h schließt ein Insulinom mit nahezu 100 %-iger Sicherheit aus. (Service 1995; Service 1999: Service u. Natt 2000; Hirshberg et al. 2000; Wiesli et al. 2002; Quinkler et al. 2007)

In Analogie zum Übergang eines „kompensierten" zum „dekompensierten" autonomen Adenom der Schilddrüse benötigen Insulinome auch eine **kritische Zellmasse**, die zur wegweisenden klinischen Symptomatik und in der Diagnostik zu einem positiven Hungerversuch führt. Eigene, bislang nicht publizierte Daten deuten darauf hin, dass diese kritische Zellmasse erst bei einem Tumordurchmesser von etwa 5 mm in der endosonographischen Bildgebung erreicht werden kann. Dies ist bei der Bewertung der diagnostischen Befunde insbesondere bei der MEN-1-Erkrankung zu berücksichtigen, wenn eine funktionelle Abklärung kleiner Pankreasrundherde erfolgt.

Bei Abbruch des Hungerversuchs werden die Konzentrationen von Glukose, Insulin, C-Peptid, Proinsulin und β-Hydroxybutyrat im Blut bestimmt. Zur Klärung der Differenzialdiagnose einer hypothalamisch-hypophysären Insuffizienz oder anderer Störungen der hormonellen Gegenregulation sollten sinnvollerweise zu diesem Zeitpunkt auch die Konzentrationen der kontrainsulinären Hormone (Glukagon, (Nor-)Adrenalin, Kortisol, Wachstumshormon) bestimmt werden. Gleichzeitig muss zum Ausschluss einer Hypoglycaemia factitia der Nachweis von Sulfonylharnstoffen und Gliniden im Serum und/oder Urin versucht werden. Die venöse Plasmaglukosekonzentrationen sollen mit einer qualitätskontrollierten nasschemischen Methode in einem Labor exakt bestimmt werden. Messungen am Patientenbett mit Teststreifengeräten liefern im hypoglykämischen Bereich keine exakten Werte.

Für das Vorliegen eines Insulinoms sprechen bei Abbruch des Tests Insulinkonzentrationen ≥3–6 μU/ml (18–36 pmol/l) und C-Peptid-Konzentrationen ≥0,2 nmol/l (0,6 μg/l) bei Glukosekonzentrationen ≤45 mg/dl.

Auch ein erhöhter **Insulin (in μU/ml)-Glukose (in mg/dl)-Quotient** weist auf ein Insulinom hin, verschiedene Grenzwerte >0,25, >0,3 oder >0,5 werden in der Literatur genannt. Im Gegensatz zu Gesunden nehmen die Insulin-Glukose-Quotienten bei Patienten mit Insulinom im Verlauf des Hungerversuches zu. Bei Adipositas können Insulin-Glukose-Quotienten ebenfalls erhöht sein, im Gegensatz zu Patienten mit einem Insulinom führt aber Hungern bei adipösen Gesunden nicht zu einer Hypoglykämie oder einer neuroglykopenischen Symptomatik. Die erhöhten Quotienten spiegeln hier eine periphere Insulinresistenz und kein Insulinom wieder. Im Sinne der Insulinomdiagnostik ist der Insulin-Glukose-Quotient deshalb ausschließlich in der Situation der Hypoglykämie relevant. (Merimee u. Tyson 1977; Keller 1980; Rothmund et al. 1986; Ulrich et al. 1991; Service et al. 1993; Service 1995; Trajanonski et al. 1996; Service 1999, Wiesli 2002)

Die genannten Grenzwerte für die Insulinkonzentration und Insulin-Glukose-Quotienten wurden durch Bestimmung der Insulinkonzentration mit Radioimmunoassays (RIA) etabliert. Insulinome können aber hohe Konzentrationen von **Proinsulin** sezernieren. Die klassischen (unspezifischen) RIA weisen eine hohe Kreuzreaktivität mit Proinsulin auf. Die Bestimmung der Insulinkonzentration mit neueren, spezifischen Assays (z. B. ELISA oder ICMA) führt zu geringeren Messwerten. Spezifische Insulinassays weisen im Vergleich zu den klassischen RIA eine geringere Sensitivität für die Diagnose eines Insulinoms auf, wenn die traditionellen Grenzwerte angewandt werden. Insulinome, die v. a. Proinsulin sezernieren, werden evtl. nicht diagnostiziert. Bei Verwendung spezifischer Assays weisen daher schon Insulinkonzentrationen ≥3 μU/ml (18 pmol/l) bei Abbruch des Tests auf ein Insulinom hin. Proinsulinkonzentrationen sollten insbesondere dann bestimmt werden, wenn zur Messung der Insulinkonzentrationen spezifische Assays verwendet werden. Patienten mit einem Insulinom haben bei Abbruch des Hungerversuches einen Proinsulin-Anteil größer 20–25 % am gesamten immunoreaktiven Insulin (bestimmt durch Gelfiltrationsmethode nach RIA). Absolute Proinsulinkonzentrationen ≥5 pmol/l (bestimmt durch spezifische Assays) weisen auf ein Insulinom hin. Die Proinsulinkonzentrationen sinken im Verlauf des Hungerversuchs bei Patienten mit einem Insulinom im Gegensatz zu Gesunden nur gering. (Keller 1980; Kao et al. 1994, Gorden et al. 1995; Service 1995, 1999, Hirshberg 2000; Wiesli et al. 2004)

In manchen Fällen führt eine **körperliche Belastung** (z. B. eine halbe Stunde auf dem Fahrradergometer) am Testende zu einem eindeutig positiven Befund des Hungerversuchs.

Während langen Fastens sind Lipolyse und Ketogenese gesteigert. Ein Anstieg der **β-Hydroxybutyratkonzentration** über 2,7 mmol/l spricht für ein adäquates Fasten und gegen das Vorliegen eines Insulinoms. Bei Patienten mit einem Insulinom blockiert die Hyperinsulinämie Lipolyse und Ketogenese, was zu einer β-Hydroxybutyratkonzentration <2,7 mmol/l bei Abbruch des Hungerversuchs führt. Weiterhin spricht ein mittlerer Anstieg der Glukosekonzentration ≥25 mg/dl 10, 20 und 30 min nach Gabe von 1 mg Glukagon bei Abbruch des Hungerversuchs für ein Insulinom.

Im Falle eines pathologischen („positiven") Hungerversuchs ist differenzialdiagnostisch immer eine **Hypoglycaemia factitia** zu erwägen und auszuschließen. Nach klinischer Erfahrung sind es vor allem Personen mit Berufen aus dem medizinischen Bereich sowie Angehörige von medikamentös behandelten Diabetikern, die mit diesen in Wohngemeinschaft leben, bei denen man gehäuft mit dieser Möglichkeit rechnen muss. Auch die Fremdapplikation von hypoglykämisierenden Medikamenten in krimineller Intention kommt vor. Der diskongruente Verlauf der Serumkonzentrationen von Insulin und C-Peptid (in der Hypoglykämie hohes Insulin, gleichzeitig supprimiertes C-Peptid) beim Abbruch des Hungerversuchs gilt als beweisend für eine exogene Insulinapplikation. Ist der Verlauf der Insulin- und C-Peptid-Konzentrationen parallel (in der Hypoglykämie hohes Insulin und hohes C-Peptid), kommt die Einnahme von Sulfonylharnstoffen oder Gliniden in Frage. Eine toxikologische Analyse aus der Serumprobe zum Zeitpunkt der Hypoglykämie sowie der davor genommen Probe ist generell zu empfehlen, auch ist die Asservierung von Urin während des Hungerversuchs anzuraten, um im Zweifelsfall weitere diagnostische Möglichkeiten zu haben. Der diagnostische Nachweis von Gliniden kann schwierig sein (O'Brien et al. 1993; Service 1995, 1999, Wiesli 2002; Kann et al. 2005).

Es ist zu fordern, dass ein Hungerversuch in einer Einrichtung durchgeführt wird, die über eine ausreichende Erfahrung mit diesem diagnostischen Instrument verfügt und den Hungerversuch nach einem standardisierten Protokoll durchführt. Fehlerhaft oder unvollständig durchgeführte und unsauber dokumentierte Hungerversuche bergen in der Konsequenz das Risiko fehlerhaft indizierter operativer Maßnahmen. Ein formal positiver Hungerversuch, für den zum Zeitpunkt der Hypoglykämie keine vollständige Toxikologie der Sulfonylharnstoffe und Glinide vorliegt, ist diagnostisch wertlos und begründet keine Operationsindikation.

Testkriterien für die Diagnose „Insulinom"

- **Hungerversuch** (bei Abbruch des Tests)
  - Glukose: ≤ 45 mg/dl
  - Insulin (RIA): ≥6 μU/ml (36 pmol/l)
  - Insulin (spezifischer Assay): ≥3 μU/ml (18 pmol/l)
  - Insulin-Glukose-Quotient: >0,25–0,5 μU/ml mg/dl, Anstieg während des Tests
  - C-Peptid: ≥0,2 nmol/l
  - Proinsulin (% des totalen immunoreaktiven Insulins): >20–25 %
  - Proinsulin (spezifischer Assay): ≥5 pmol/l, kein Abfall während des Tests
  - β-Hydroxybutyrat: <2,7 mmol/l
- **Glukagonstimulationstest** (am Ende des Hungerversuchs)
  - Mittlerer Glukoseanstieg nach 10, 20 und 30 min: ≥25 mg/dl
- **Tolbutamidtest**
  - Mittlere Glukosekonzentration nach 120, 150 und 180 min: ≤55 mg/dl (Schlanke) bzw. ≤62 mg/dl (Adipöse)
- **Selektive arterielle Kalziumstimulation** mit Lebervenenblutentnahme (bei Kalziuminjektion in das Versorgungsgebiet des Insulinoms)
  - Insulinanstieg (RIA): >2-fach
  - Insulinanstieg (spezifischer Assay): >5- bis 6-fach
- **Glukagontest** (unabhängig vom Hungerversuch)
  - Plasmaglukose nach 120 min <55 mg/dl und unterhalb des Ausgangswerts

Tests der 2. Wahl

In seltenen, ausgewählten Fällen können weitere Funktionstests eine erhöhte Insulinsekretionskapazität oder eine verminderte Supprimierbarkeit der Insulinsekretion nachweisen:

Tolbutamidtest Im Vergleich zu Gesunden reagieren Patienten mit Insulinom auf Gabe von 1 g Tolbutamid i.v. mit einer verstärkten Hypoglykämie. Ein Mittelwert der Plasma-Glukose-Konzentrationen 120, 150 und 180 min nach Gabe von Tolbutamid ≤55 mg/dl bei Schlanken (BMI <27 kg/m^2 bei Männern und <25 kg/m^2 bei Frauen) und ≤62 mg/dl bei Adipösen weist auf das Vorliegen eines Insulinoms hin.

C-Peptid-Suppressionstest Die Gabe von Insulin (z. B. 0,125 IE/kg KG i.v. über 60 min) führt bei Patienten mit Insulinom zu einer geringeren Suppression der C-Peptid-Konzentrationen im Vergleich zu gesunden Kontrollen. Normwerte unter Berücksichtigung des Alters und des BMI wurden 1992 von Service et al. veröffentlicht. Die optimalen Parameter und Grenzwerte zur Diagnose eines Insulinoms durch den C-Peptid-Suppressionstest sind noch in der Diskussion, so dass der Stellenwert dieses Tests noch nicht abschließend zu bewerten und sein klinischer Einsatz nicht allgemein zu empfehlen ist.

Glukagontest Bei Vorliegen eines Insulinoms führt die Gabe von 1 mg Glukagon i.v. zu einer exzessiven Insulinantwort und der Konsequenz einer nachfolgenden Hypoglykämie. Liegt die Plasmaglukose 120 min nach

Glukagoninjektion niedriger als 55 mg/dl und unter dem Ausgangswert, spricht dies für ein Insulinom. (Dies ist nicht zu verwechseln mit der möglichen diagnostischen Glukagongabe am Ende eines Hungerversuchs: s. oben)

Selektiver arterieller Kalziumstimulationstest Der selektive arterielle Kalziumstimulationstest wird im Rahmen einer Angiographie durchgeführt. Nach Injektion von Kalzium in die verschiedenen Pankreasarterien kommt es beim Vorliegen eines Insulinoms im entsprechenden Versorgungsgebiet zu einem Anstieg der Insulinkonzentrationen in den Lebervenen auf mehr als das Doppelte (Bestimmung mit RIA) oder auf mehr als das Fünf- bis Sechsfache (spezifischer Assay) (Marks 1989, McMahon et al. 1989, Service et al. 1992; Doppman et al. 1995; Brown et al. 1997; Saddig et al. 2002; Wiesli et al. 2004; Tseng et al. 2007; Felicio et al. 2011).

Endosonographische Feinnadelbiopsie Trotz aller Sorgfalt können nach Abschluss der endokrinologischen Diagnostik Unsicherheiten in der Beurteilung des Krankheitsbildes verbleiben. In solchen Fällen kann eine endosonographische Feinnadelbiopsie eines in Frage stehenden Pankreasbefundes durch eine geübte Hand mit einer eindeutigen Zytologie bzw. Histologie zur Klärung führen.

Die korrekte Insulinomdiagnostik ist höchst anspruchsvoll und anfällig für Fehler. Es ist deshalb dringend zu empfehlen, Patienten mit vermutetem Insulinom zur Diagnostik in ein entsprechend erfahrenes Zentrum zu überweisen.

Bildgebende Diagnostik

P.H. Kann, J.T. Heverhagen, H.J. Wagner

Die Diagnostik des Insulinoms erfolgt mittels endokrinologischer Standardtestverfahren, insbesondere dem Hungerversuch. Sie erfolgt nicht primär bildgebend. Die Bildgebung dient primär dem Versuch der korrekten Lokalisation der Quelle des autonom und in pathologischen Mengen sezernierten Insulins und unterstützt die Planung des operativen Eingriffs – speziell wenn eine minimal-invasive chirurgische Option zur Verfügung steht.

Konventionelle Sonographie

Die konventionelle Sonographie wird üblicherweise transabdominell mit 3,5-MHz- oder 5-MHz-Schallköpfen durchgeführt. Hierbei sucht man im Pankreas nach in der Regel 8–14 mm großen, deutlich oder nur gering echoarmen, aber auch isoechogenen Rundherden. Zur Untersuchung stellt sich häufig ein Patient vor, der infolge seiner Grunderkrankung deutlich an Gewicht zugenommen hat, was die Einsehbarkeit und diagnostische Beurteilbarkeit des Pankreas deutlich erschweren kann. Die Literatur be-

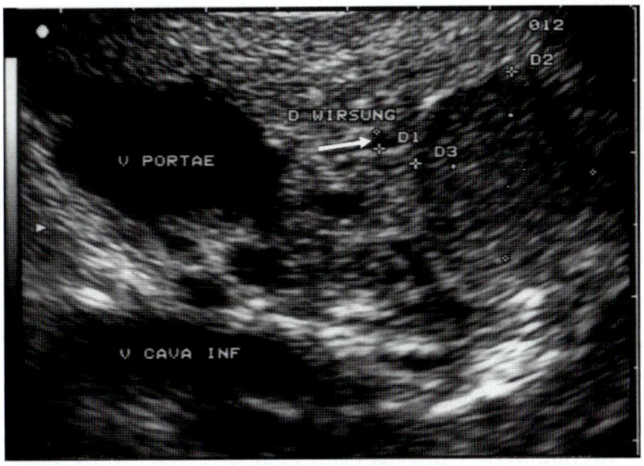

Abb. 5.22 Insulinom im Pankreaskopf, unmittelbar dem Ductus Wirsungianus *(weißer Pfeil)* anliegend, dem Ductus choledochus *(schwarzer Pfeil)* benachbart (48-jährige Patientin)

richtet über Treffsicherheiten zwischen 10 % und 79 % (Angeli et al. 1997; Böttger el al. 1995; Lippert et al. 1990), wobei die Verwendung eines Ultraschallkonstrastmittels die Aussagekraft verbessern kann (An et al. 2010). Klinische Erfahrungen lassen eine eindeutige und korrekte Lokalisation in einem Prozentsatz von deutlich über 50 % nur bei besonders glücklich zusammengesetzten Patientenkollektiven und extrem erfahrenen Untersuchern realistisch und möglich erscheinen. In vielen Fällen kommt dem sonographischen Befund weder für die diagnostische noch die therapeutische Entscheidungsfindung eine besondere Relevanz zu.

Inselzellkarzinome, die häufig deutlich größer sind, können leichter identifiziert und beurteilt werden, der Nachweis einer beispielsweise hepatischen Metastasierung kann zur Wertung des gesamten Krankheitsbildes beitragen.

Endoskopische Sonographie (Endosonographie)

Die endosonographische Darstellung des Pankreas kann mit verschiedenen Endosonoskopen erfolgen. Sowohl zirkuläre Schallsysteme als auch longitudinale Scanner können verwendet werden. Die Darstellung des Corpus und der Cauda pancreatis erfolgt aus dem Magen. Caput und Processus uncinatus werden sowohl aus dem Antrum als auch dem Bulbus, der Pars descendens und der Pars horizontalis des Duodenums dargestellt (Kann et al. 2001; Kann et al. 2003; Langer et al. 2004; Kann et al. 2005; Langer et al. 2005; Kann 2006; Kann et al. 2007; Bonfig et al. 2007). Insulinome sind häufig echoarm (Abb. 5.22), können im Vergleich zum umgebenden Pankreas aber auch isoechogen mit einem schmalen Halo oder komplett isoechogen, sehr selten auch leicht echoreich zur Darstellung kommen. Die Analyse der Echotextur bietet gewisse Hinweise dafür, ob man eher mit einer benignen oder malignen Raumforderung konfrontiert ist (Tab. 5.5). Insbesondere der endoskopische Nachweis der Gefäßinvasion ist ein klares

Tab. 5.5 Endoskopischer Ultraschall neuroendokriner Pankreastumoren: Kriterien der Dignität (Kann et al. 2001)

Benigne Pankreastumoren	Maligne Pankreastumoren
Echoarm	
< 20 mm >	
Homogen	Heterogen Multinodulär Echofreie Areale Invasiv

Malignitätskriterium (Abb. 5.23). Die Nachweisgrenze für neuroendokrine Tumoren im Pankreas liegt heute bei einem Tumordurchmesser von 2–3 mm. In dieser Größe verursachen allerdings Insulinome wahrscheinlich noch keine Symptome, die zur Diagnostik Anlass geben.

Falsch-positive Befunde Ein Problem der endosonographischen Insulinomdarstellung sind falsch-positive Befunde, die auch in der Literatur beschrieben wurden (Kann et al. 2003). Sie wurden als **PNUD** („pankreatic nodules of unknown dignity", Pankreasknoten unklarer Signifikanz) bezeichnet. Einzelfälle, in denen solche Befunde operiert wurden, zeigten, dass sich hinter diesen Befunden histologisch völlig normal aussehendes Pankreasgewebe verbergen kann. Mit solchen unklaren nodulären Befunden im Pankreas muss in etwa 1 % aller bildgebenden Untersuchungen des Pankreas gerechnet werden (Kann et al. 2003). Evidenzbasierte Entscheidungskriterien zum Umgang mit solchen Befunden stehen uns derzeit nicht zur Verfügung.

Falsch-negative Befunde Bei Durchsicht der Literatur (Tab. 5.6) muss man feststellen, dass auch extrem erfahrene Untersucher und Arbeitsgruppen eine Trefferquote von 100 % ihrer Insulinome nicht erreichen. Insulinome können in Einzelfällen komplett isoechogen zum normalen Pankreas sein und sich selbst in der intraoperativen Sonographie nur dann sonographisch einstellen lassen, wenn man den Befund vorher palpiert hat. Diese „unsichtbaren Insulinome" sind letztlich nur durch die intraoperative Palpation nachweisbar. Die diesbezüglich verfügbaren Erfahrungen deuten darauf hin, dass wir mit diesem diagnostischen Problem insbesondere bei jüngeren, schlanken Frauen konfrontiert werden können (Kann et al. 2007).

Diagnostische Aussagekraft Die diagnostische Aussagekraft der Endosonographie bei Verdacht auf Insulinom ist extrem von der Erfahrung des Untersuchers sowohl mit der diagnostischen Technik als auch der Fragestellung abhängig. Es ist dringend zu empfehlen, einen in der Fragestellung erfahrenen Endosonographeur mit der Untersuchung zu betrauen. Fasst man seit der Jahrtausendwende publizierten Daten zur endoskopischen Sonographie des Insulinoms zusammen, stellt man fest, dass von 230 untersuchten Befunden 185 korrekt lokalisiert wurden. Dies entspricht einer Trefferquote von etwa 80 % (Tab. 5.6).

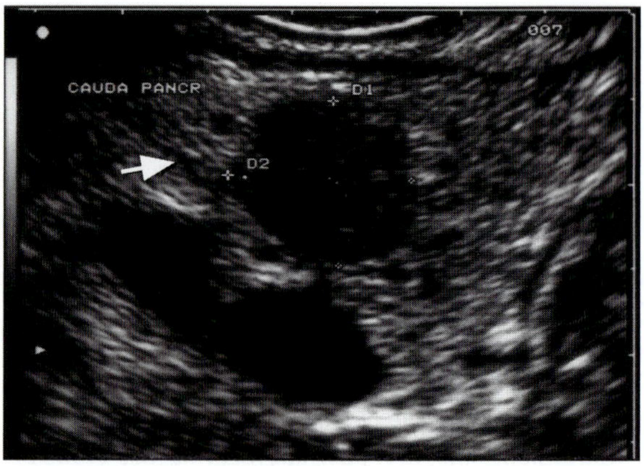

Abb. 5.23 Insulinom im Pankreasschwanz, Therapie mittels laparoskopischer Linksresektion (50-jähriger Patient). *Pfeil:* Ductus Wirsungianus

> **Die Endosonographie bleibt weiterhin dem goldenen Standard, nämlich dem Finger des erfahrenen Chirurgen in Kombination mit der intraoperativen Sonographie, unterlegen.**

Mehrere Gründe spielen für diese diagnostische Lücke der Endosonographie eine Rolle:

- Die Trefferquote ist wahrscheinlich in hohem Maße von der **Erfahrung des Untersuchers** abhängig. Es ist sicherlich zu empfehlen, ähnlich wie die chirurgische Therapie des Insulinoms auch die Lokalisationsdiagnostik mittels Endosonographie in einem erfahrenen Zentrum von einem mit Fragestellung und diagnostischer Technik versierten Untersucher durchführen zu lassen.
- Ein weiteres Problem scheint die korrekte **Lagerung des Patienten** zu sein. Auch wenn es hierzu keine klare Daten in der Literatur gibt, scheint die Linksseitenlage des Patienten, wie sie vielerorts praktiziert wird, ungünstig zu sein, da der Schallkopf in Seitenlage über das Pankreas nach lateral abrutscht und die nachzuweisenden kleinen Befunde übersehen werden können. Die eigene Erfahrung zeigt, dass nach auswärts negativer Endosonographie die endoskopische sonographische Bildgebung des Pankreas positiv sein kann, wenn man den Patienten für die Untersuchung auf den Rücken lagert und damit eine stabile Position des Schallkopfes auf den Pankreas gewährleistet.
- Schließlich bleibt festzuhalten, dass ein gewisser Prozentsatz (10–?%) der Insulinome technisch bedingt

unsichtbar bleibt, weil sie komplett **isoechogen** zum umgebenden Pankreasgewebe sind.

Planung des operativen Eingriffs Die klinische Relevanz der endosonographischen Darstellung des Pankreas in der präoperativen Diagnostik des Insulinoms ergibt sich aus seit einigen Jahren zur Verfügung stehenden differenzialtherapeutischen Optionen. Nach präziser Lokalisation des Tumors und der Charakterisierung seiner topographischen Beziehung zu Nachbarstrukturen wie dem Ductus Wirsungianus und Blutgefäßen kann die Möglichkeit der minimal-invasiven, laparoskopischen Chirurgie erwogen werden. Letztlich ist es hierfür unabdingbar, dass sich der operierende Chirurg auf die Qualität des Endosonographiebefundes verlassen kann.

Hypoglycaemia factitia Bei der Diagnostik des Insulinoms ist man immer mit der Problematik der Hypoglycaemia factitia konfrontiert. Die Wahrscheinlichkeit für diese Diagnose steigt bei Patienten, die beruflich im Gesundheitssystem tätig sind und die im gleichen Haushalt lebende Verwandte mit einer medikamentös behandelten Glukosestoffwechselstörung haben. Es gibt inzwischen eine kaum noch überschaubare Fülle von **Hypoglykämie-induzierenden Medikamenten**, die auch analytische Probleme mit sich bringen können.

Orale Antidiabetika, die Hypoglykämien induzieren können
- Chlorpropamide
- Glibenclamide
- Glibonuride
- Tolazamide
- Tolbutamide
- Gliclazide
- Glimepiride
- Glipizide
- Gliquidone
- Glisoxepide
- Nateglinide
- Repaglinide

Glimepirid, Nateglinid und Repaglinid sind im Urin nur nachweisbar, wenn höhere Dosierungen eingenommen worden sind und auch eine repräsentative Urinprobe zur Verfügung steht. Letzteres ist ohne kontinuierliche Überwachung der Patienten nicht mit absoluter Sicherheit zu gewährleisten. Nateglinid und Repaglinid haben eine kurze Halbwertszeit im Serum, so dass hier die Verfügbarkeit und die toxikologische Analytik der korrekten Serumproben wichtig sind. Letztlich kann es im klinischen Kontext nie ausgeschlossen werden, dass aus verschiedenen Gründen entweder die korrekten Proben nicht zur Verfügung stehen oder nicht analysiert werden. In diesem Kontext kommt der endosonographischen Bildgebung des Pankreas als sensitivstem Verfahren zum Nachweis von Pankreasraumforderungen die Funktion der Bestätigung der Diagnose zu. Hierbei muss allerdings in Rechnung gestellt werden, dass falsch-positive Befunde irreleitend sein können. Klärung kann eine eindeutige, mittels endosonographischer Feinnadelaspirationsbiopsie gewonnene zytologisch bzw. histologisch aufgearbeitete Gewebeprobe bringen (Meyer et al. 2003; Chang et al. 2006).

Tab. 5.6 Lokalisationsdiagnostik des Insulinoms mittels Endoskopischem Ultraschall (seit 2000 publizierte Daten)

Autor/Jahr	Korrekt/gesamt	% korrekt
Ardengh et al. 2000	10/12	83 %
Zimmer et al. 2000	16/17	94 %
Mirallie et al. 2002	24/28	85 %
Besim et al. 2002	6/8	75 %
Nesje et al. 2002	5/7	71 %
Fendrich et al. 2004	26/40	65 %
Sotoudehmanesh et al. 2007	30/41	73 %
Kann et al. 2007	26/29	90 %
Zhang et al. 2009	26/31	84 %
Varma et al. 2011	16/17	94 %
Summe	185/230	80 %

Wertung Insgesamt eignet sich der endoskopische Ultraschall sehr gut zur **Lokalisationsdiagnostik** des Insulinoms, speziell bei positiver Feinnadelaspirationszytologie mit immunhistochemischem Insulinnachweis. Er dient auch zur Bestätigung der endokrinologischen Diagnose, insbesondere mit Blick auf die immer differenzialdiagnostisch zu erwägende Hypoglycaemia factitia durch orale Antidiabetika, die ebenfalls mit einem hohen C-Peptid zum Zeitpunkt der Hypoglykämie einhergeht. Zu beachten ist aber, dass die Bildgebung mittels endoskopischem Ultraschall auch in erfahrenen Händen sowohl falsch-positive als auch falsch-negative Befunde ergeben kann.

Eine wichtige Bedeutung der endosonographischen Bildgebung in der Diagnostik des Insulinoms liegt heute in der **Planung der chirurgischen Therapie**. Der endoskopische Ultraschall kann zeigen, ob der Versuch einer laparoskopischen, minimal-invasiven Therapie gerechtfertigt ist und Anhaltspunkte dafür geben, welche Operationsstrategie zielführend sein kann. Entscheidend für die Qualität der Befunde ist die Erfahrung des Untersuchers mit Untersuchungstechnik und Fragestellung.

Computertomographie

Die Computertomographie wird weiterhin an vielen Kliniken zur präoperativen Lokalisationsdiagnostik genutzt. Technologische Neuerungen, wie die Spiralcomputertomographie und die Entwicklung sog. Multi-Detektor-Computertomographen, gestatten neben einer Volumendatenakquisition auch eine rasche Bildgebung, sodass das gesamte Pankreas während der arteriellen Phase, der pankreatischen Phase (mit Anflutung des Kontrastmittels im Pankreasparenchym) und der portalvenösen Phase abgebildet werden kann (▣ Abb. 5.24). Mit modernen Computertomographen können dabei Schichtdicken im Submillimeterbereich realisiert werden. Mehrere Arbeitsgruppen konnten zeigen, dass die überwiegende Anzahl der Insulinome vor allem in den frühen Kontrastmittelphasen (arterielle und pankreatische Phase) hyperintens zur Darstellung kommt (Daneshavar et al. 2011; Fidler et al. 2003; Gouya et al. 2003).

Durch die Anwendung der multiphasischen Dünnschichtbildgebung konnte die Sensitivität der Computertomographie von 30 % für die sequenzielle CT auf über 90 % für die Anwendung der multiphasischen Bildgebung mit engen Schichten gesteigert werden (Daneshavar et al. 2011; Gouya et al. 2003; King et al. 1998). Problematisch für die CT-Bildgebung bleiben hypodense Läsionen oder in allen Kontrastmittelphasen zum Pankreasparenchym isodense Läsionen. Bei einer prospektiven Datenanalyse fand eine Arbeitsgruppe der Mayo-Klinik auch unter Verwendung eines multiphasischen helikalen CT-Protokolls prospektiv nur 19 von 30 Insulinomen (63 %; Fidler et al. 2003). Die computertomographische Bildgebung gestattet neben der Lokalisation des Insulinoms aber gleichzeitig die Beurteilung des gesamten Oberbauchs und kann damit sinnvoll angewendet werden, um ein malignes Insulinom mit hepatischen Metastasen zu diagnostizieren (▣ Abb. 5.24).

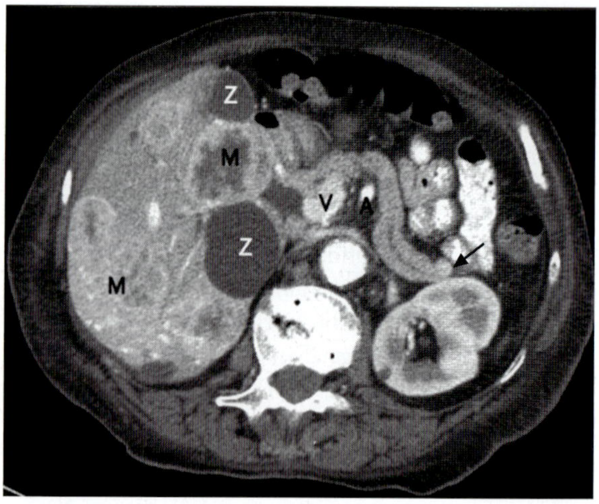

▣ **Abb. 5.24** Kleines Insulinom des Pankreasschwanzes, das sich als deutlich hypervaskularisierte Rauforderung in der pankreatischen (arteriellen) Phase des kontrastmittelverstärkten Computertomogramms hyperdens gegenüber dem umliegenden Pankreasgewebe demarkiert (*Pfeil*). *V* Konfluenz Vena lienalis und Vena mesenterica superior; *A* Arteria mesenterica superior; *Z* Zysten; *M* Metastasen

Magnetresonanztomographie

Die Kernspintomographie wird seit fast 20 Jahren zur Detektion und Lokalisation von Insulinomen eingesetzt (Semelka et al. 1993). Mehrere Arbeitsgruppen konnten insbesondere unter Verwendung fettgesättigter T1-gewichteter Sequenzen und kontrastverstärkter T1-gewichteter Sequenzen (▣ Abb. 5.25a) sowie stark T2-gewichteter Sequenzen eine Sensitivität zwischen 79 und über 90 % erreichen (Ichikawa et al. 2000; Owen et al. 2001; Daneshavar et al. 2011). Die Verwendung moderner Sequenzen zur schnellen Bildgebung mit der Möglichkeit einer dynamischen Kernspintomographie in der arteriellen, pankreatischen und portalvenösen Phase kann vermutlich die Sensitivität weiter steigern.

Das pankreasspezifische Kontrastmittel **Mangafodipir** erwies sich in einem Fallbericht als ausgezeichnet geeignet zur Detektion eines Insulinoms, das das Kontrastmittel im Gegensatz zum normalen Pankreasparenchym nicht anreicherte (Hamoud et al. 2004). Allerdings ist bei seiner Anwendung zu beachten, dass es nicht bei Schwangeren und Stillenden eingesetzt werden darf.

Eine neue vielversprechende Technik ist die **diffusionsgewichtete Kernspintomographie**, die auf der Einschränkung der Brownschen Molekularbewegung in tumorösen Prozessen beruht. Es konnte in Fallbeispielen gezeigt werden, dass die diffusionsgewichtete Kernspintomographie (▣ Abb. 5.25b) in der Lage ist, auch kleinste Insulinome zu detektieren (Anaye et al. 2009).

Somatostatinrezeptor-Szintigraphie

Insulinome können Somatostatinrezeptoren exprimieren, wobei die Expression der Rezeptorsubtypen sst 2 und sst 5 selten ist. Das für den Somatostatinrezeptor eingesetzte Somatostatinanalogon ^{111}In-DTPA-D-Phe^{1}-Octreotid hat aber eine besonders hohe Affinität zu den humanen Rezeptorsubtypen sst 2 und sst 5. Aufgrund dieser Tatsache der geringen Expression der Rezeptorsubtypen bei Insulinomen ist eine positive Szintigraphie nur mit einer Sensitivität von 10–50 % gegeben (Modlin u. Tang 1997). Maligne Insulinome exprimieren die entsprechenden Rezeptorsubtypen häufiger und können deshalb besser dargestellt werden. Wegen der geringen Sensitivität der Diagnostik solitärer benigner Insulinome sollte das Verfahren nicht zur Anwendung kommen.

Invasive Diagnostik

Angiographie Die Angiographie stellt eine der ältesten Lokalisationstechniken dar. Da in der pathologischen Aufarbeitung viele Insulinome als hypervaskularisierte Tumoren

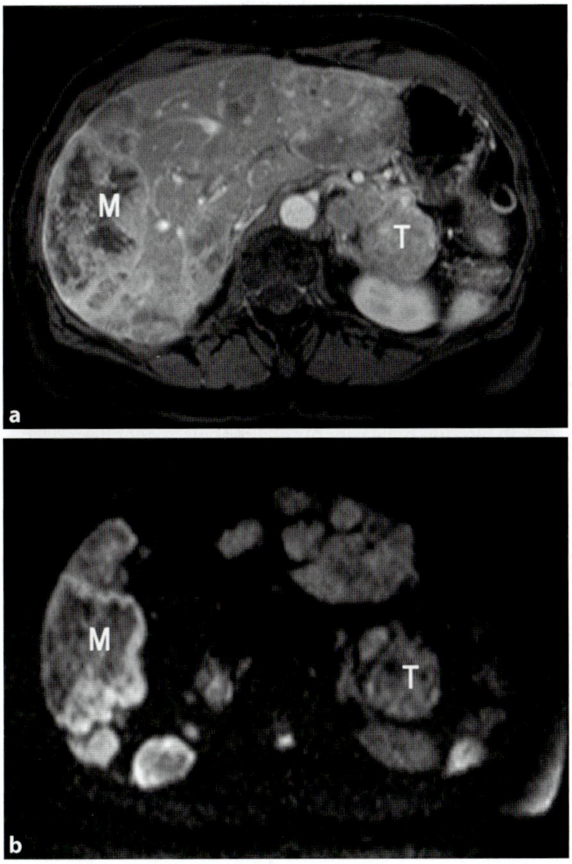

Abb. 5.25a,b Malignes Insulinom des Pankreasschwanzes (*T*). **a** T1-gewichtetes MRT nach Applikation von Gadolinium-haltigem Kontrastmittel zeigt den hypervaskularisierten Tumor sowie Lebermetastasen (*M*). **b** Die diffusionsgewichtete Sequenz zeigt diese auch ohne die Applikation von Kontrastmittel deutlich

imponieren, versuchte man mittels selektiver Angiographie der das Pankreas versorgenden Äste des Truncus coeliacus und der Arteria mesenterica superior einen sog. „tumor blush" nachzuweisen. Aufgrund der Kleinheit der Befunde, Überlagerungen und Hypervaskularisation anderer Strukturen erreichte das Verfahren aber auch in der Hand von sehr erfahrenen Untersuchern nur eine Sensitivität von ca. 35 % (Doherty et al. 1991; Doppman et al. 1995). Das Verfahren wurde zwischenzeitlich zugunsten der Technik der selektiven arteriellen Kalziumstimulation bei gleichzeitiger hepatisch-venöser Blutentnahme (ASVS) verlassen.

Selektive portalvenöse Blutentnahme Die selektive Blutentnahme aus den das Pankreas drainierenden Venen (V. lienalis, V. mesenterica superior und V. portae) ist eine invasive Technik, die einen perkutan transhepatischen Zugang zur Vena portae und lange Untersuchungszeiten erfordert und nicht ohne Komplikationen verläuft (Miller et al. 1992). Eine korrekte Regionalisierung (eine exakte Lokalisation ist wegen der nicht einheitlichen venösen Drainage nicht möglich) gelang in den Händen geübter Untersucher in immerhin 77 % (Doherty et al. 1991). Auch dieser Test wurde durch die Einführung des selektiven intraarteriellen Kalziumstimulationstests mit hepatisch-venöser Blutsammeltechnik obsolet.

Intraarterieller Kalziumstimulationstest mit hepatisch-venöser Blutentnahme (ASVS) Das Verfahren wurde von Doppman et al. (1991) entwickelt. Es geht zurück auf den intraarteriellen Sekretinstimulationstest zur Lokalisation von Gastrinomen von Imamura et al. (1987). Der Test erfordert eine selektive venöse Katheterisierung entweder einer oder zweier hepatischer Venen über einen (zumeist) transfemoralen Zugang. Über einen weiteren arteriellen femoralen Zugang erfolgt die selektive Sondierung der A. lienalis, A. gastroduodenalis, A. hepatica communis, A. hepatica propria und der A. mesenterica superior (ggf. auch weiterer Äste wie der A. retroduodenalis). Nach selektiver intraarterieller Katheterplatzierung erfolgt die Kalziumstimulation mittels Gabe von 0,025 mval Kalzium/kg KG. Dabei werden venöse Blutentnahmen aus der hepatischen Vene 30, 60 und 120 s nach Kalziuminjektion vorgenommen. Der positive Nachweis eines Insulinoms wird bei einem mehr als zweifachen Anstieg der basalen Insulinkonzentration 30–120 s nach Injektion angenommen (Doppman et al. 1995). Mittlerweile haben verschiedene Publikationen über eine Sensitivität des Verfahrens zur korrekten Regionalisierung eines Insulinoms in über 90 % der Fälle berichtet (Doppman et al. 1995; Pereira et al. 1998; Brändle et al. 2001; Lo et al. 2000; Wiesli et al. 2004; Morita et al. 2007). Der ASVS-Test war in vielen Studien positiv bei Patienten, bei denen andere Bildgebungsmodalitäten keinen Insulinomnachweis führen konnten (Wiesli et al. 2004; Morita et al. 2007). Darüber hinaus bietet der ASVS-Test die Möglichkeit ein umschriebenes Insulinom von einer Betazellhyperplasie, die eine pathologische Insulinstimulation in mehreren Territorien des Pankreas zeigt, zu differenzieren (Wiesli et al. 2004; Ito et al. 2004).

Intraoperative Sonographie

Die intraoperative Ultraschalluntersuchung erreichte in verschiedenen prospektiven und retrospektiven Studien konstant Sensitivitäten über 90 % (Boukhman et al. 1999; Hiramato et al. 2001; Fendrich et al. 2004). Ein besonderer Wert der intraoperativen Ultraschalldiagnostik liegt in der Detektion von Insulinomen, die intraoperativ weder visuell sichtbar noch palpierbar sind. So fand eine Arbeitsgruppe an der Universität von San Francisco 9 von 11 nicht palpablen und nicht sichtbaren Tumoren mittels intraoperativer Ultraschalluntersuchung (Boukham et al. 1999). Die intraoperative Ultraschalldiagnostik kann auch bei laparoskopischen Insulinom-Enukleationen genutzt werden (Langer et al. 2005). Die Kombination von intraoperativer

Ultraschalldiagnostik und digitaler Palpation des Pankreas führt in praktisch allen Fällen zur Lokalisation des Insulinoms (Fendrich et al. 2004).

Algorithmus der Lokalisationsdiagnostik des Insulinoms

Das Vorliegen eines Insulinoms kann in aller Regel durch einen **Hungerversuch** diagnostiziert werden. Da die intraoperative Sonographie in Verbindung mit der Pankreaspalpation praktisch alle Insulinome detektieren kann, wäre eine präoperative Lokalisationsdiagnostik prinzipiell verzichtbar (Fendrich et al. 2004). Da zunehmend die minimal-invasive Operationstechnik der laparaskopischen Enukleation oder Resektion zur Anwendung kommt (Assalia u. Gagner 2004; Ayav et al. 2005) ist jedoch eine präoperative Lokalisationsdiagnostik wünschenswert.

Die präoperative Detektion eines malignen Insulinoms, insbesondere der Nachweis hepatischer Metastasen, hat Einfluss auf die therapeutische Strategie. Deswegen ist präoperativ die Durchführung einer **schnittbildgebenden Diagnostik** (transabdominelle Sonographie, CT oder MRT) zum Nachweis respektive Ausschluss hepatischer Metastasen sinnvoll. Die moderne computertomographische Technik mit einem Mehrzeilen-Detektor-Scanner gestattet die Darstellung des Pankreas in Submillimeterschichten in verschiedenen Kontrastmittelphasen (arteriell, pankreatisch und portal-venös). Gleiches gilt für moderne Kernspintomographiegeräte. Beide Verfahren gestatten somit in einer Vielzahl der Fälle die Lokalisation des Insulinoms bei gleichzeitigem Nachweis bzw. Ausschluss hepatischer Filiae.

Die **Endosonographie** weist in erfahrenen Händen unter den minimal-invasiven Verfahren die höchste Sensitivität in der Lokalisation der Insulinome auf. Sie ist allerdings das Verfahren mit der höchsten Untersucherabhängigkeit. Weiterhin ist die Endosonographie für die Entscheidung zwischen laparoskopischem Vorgehen oder konventioneller Operation sowie zur Planung des operativen Procederes (Enukleation oder Pankreasschwanzresektion) hilfreich.

Gelingt präoperativ keine Lokalisation des vermuteten Insulinoms, so ist die Durchführung einer **selektiven intraarteriellen Kalziumstimulation** mit gleichzeitiger hepatisch-venöser Blutentnahme (ASVS) zu erwägen, insbesondere wenn der Hungerversuch nicht eindeutig pathologisch ausfiel. In diesem Falle könnte eine **Nesidioblastose** vorliegen, die als sog. „non-insulinoma pancreatogenous hypoglycemia syndrome" (NIPHS) in den letzten Jahren zunehmend häufiger diagnostiziert und therapiert wird. Zugrunde liegt eine diffuse Betazellhyperplasie. Die Regionalisierungsdiagnostik mittels ASVS kann die Resektion des betroffenen Pankreasanteils steuern (Service et al. 1999; Thompson et al. 2000; Anlauf et al. 2005).

Operative Therapie der benignen Insulinome

V. Fendrich, D.K. Bartsch

Benigne Insulinome können durch eine parenchymsparende Enukleation bzw. Pankreasresektion dauerhaft geheilt werden. Essenzielle Voraussetzung für eine erfolgreiche Operation ist der eindeutige Nachweis eines organischen Hyperinsulinismus. Bei konventionell chirurgischem Vorgehen ist keine Lokalisationsdiagnostik erforderlich, bei geplantem laparoskopischem Vorgehen sollte der Tumor präoperativ lokalisiert sein. Ein laparoskopisches Vorgehen ist prinzipiell möglich, jedoch muss in prospektiven Studien geklärt werden, ob hierdurch die sehr guten Ergebnisse der offenen Operationstechnik erreicht werden können.

Operationsziel

Die einzig kurative Behandlungsmethode eines Insulinoms ist die komplette operative Entfernung. Hierdurch werden die Symptome der Neuroglukopenie und auch der hyperadrenergen Reaktion dauerhaft beseitigt. Benigne Insulinome sollten parenchymsparend und möglichst lokal entfernt werden. Dies gelingt in erfahrener Hand in über 95 % durch den Ersteingriff (Rothmund 1990). Wesentlich sind eine gute Vorbereitung des Patienten und die Operation in erfahrener Hand, am besten in einem entsprechenden Zentrum. Dies gilt insbesondere für Wiederholungseingriffe, da diese durch meist ausgedehnte Verwachsungen, schwierige Palpations- und Ultraschallbedingungen und erhöhte Komplikationsträchtigkeit erheblich erschwert sind.

Indikation

Entscheidend für die Indikationsstellung zur Operation ist ein akkurat durchgeführter und dokumentierter Hungerversuch mit biochemischem Nachweis des organischen Hyperinsulinismus und sicherem Ausschluss einer faktiziellen Hypoglykämie, induziert durch Insulingabe oder Einnahme von oralen Antidiabetika. Nach biochemischer Sicherung des Insulinoms ist die Operationsindikation immer gegeben, vorausgesetzt der Patient/in ist operabel. Eine primär medikamentöse Behandlung z. B. mit Diazoxid zur Besserung der Hypoglykämiesymptomatik ist zwar möglich, sollte jedoch nur inoperablen Patienten vorbehalten sein. Neben der biochemischen Sicherung ist auch wichtig, möglichst präoperativ zu ermitteln, ob es sich um ein sporadisches oder MEN-1-assoziiertes Insulinom vorliegt, da sich hiervon unterschiedliche operative Strategien ableiten. Daher sollte insbesondere bei jungen Patienten (<40 Jahre) die Familienanamnese hinterfragt und das Vorliegen eines pHPT durch Bestimmung des Serumkalziums und des intakten Parathormons, sowie das Vorliegen eines Prolaktinoms durch Prolaktinbestimmung geprüft werden. Da bis zu 30 % der MEN-1-Patienten eine negative Familienanamnese aufweisen (Langer et al. 2001), wird von den meisten Experten bei jungen Patienten (<40 Jahre) ohne bisherige Sicherung eines MEN 1 die Durchführung einer MEN-1-Mutationsanalyse (Langer et al. 2003) empfohlen, wodurch bei 85–90 % der Patienten die Diagnose MEN-1-Syndrom definitiv geklärt werden kann.

Operationsvorbereitung

Die unmittelbar präoperative Phase bedarf einer besonderen Aufmerksamkeit. Hier gilt es durch ausreichende Nahrungszufuhr bzw. bei Nahrungskarenz durch intravenöse Glukosezufuhr das Auftreten von Hypoglykämien zu vermeiden. Daher sollte am Vorabend der Operation bei bestehender Nahrungskarenz eine kontinuierliche 20 %-Glukoseinfusion verabreicht werden und über Nacht mehrfache Blutzuckerbestimmungen erfolgen. 2 h vor Narkosebeginn wird die Glukoseinfusion gestoppt, so dass durch engmaschiges intraoperatives Blutzuckermonitoring nach Entfernung des Insulinoms der Therapieerfolg anhand des Blutzuckeranstiegs (sog. **reaktive Hyperglykämie**) bestätigt werden kann.

Patientenaufklärung

Der Patient muss über die verschiedenen Resektionsverfahren am Pankreas aufgeklärt werden, die je nach Befund angewendet werden müssen. Primäres Ziel ist die lokale parenchymsparende Enukleation des Tumors, insbesondere bei Lokalisation im Pankreaskopf. Bei Tumoren im Pankreasschwanz bzw. bei MEN-1-assoziiertem Insulinom oder Nesidioblastose sollte eine milzerhaltende Pankreaslinksresektion bzw. subtotale Pankreaslinksresektion vorgenommen werden. In seltenen Fällen liegt das Insulinom tief im Pankreaskopf nahe dem Ductus Wirsungianus, so dass eine pyloruserhaltende Pankreaskopfresektion erforderlich ist. Eine postoperative diabetische Stoffwechsellage resultiert sehr selten und ist allenfalls bei ausgedehnter subtotaler Linksresektion zu erwarten. Auch eine postoperative exokrine Pankreasinsuffizienz ist bei sparsamer Parenchymresektion nicht zu erwarten. Der Patient muss darüber aufgeklärt werden, dass das Insulinom auch durch einen erfahrenen Operateur in 1–5 % der Fälle nicht aufgefunden wird und postoperativ der organische Hyperinsulinismus persistiert. Typische Komplikationen der endokrinen Pankreaschirurgie sind Pankreasfistelbildung, Pseudozystenbildung und Milzverletzung. Insbesondere das Risiko einer Pankreasfistel ist bei den meist gesunden, weichen Pankreata hoch und beträgt auch in erfahrenen Händen bis zu 30 %. Das Blutungsrisiko ist gering, es sollten jedoch für den Fall einer intraoperativen Blutung, z. B. bei Milzgefäß- bzw. Milzverletzung, 2 Blutkonserven bereit stehen.

Operatives Vorgehen beim sporadischen Insulinom

Das operative Vorgehen beim solitären sporadischen Insulinom hängt heute im Wesentlichen von der Operationsmethode ab. Prinzipiell können solitäre Insulinome konventionell chirurgisch oder minimal-invasiv laparoskopisch operiert werden. Das laparoskopische Vorgehen erfordert neben ausreichender Erfahrung in der endokrinen Pankreaschirurgie auch eine ausgereifte laparoskopische Expertise. Nach Ansicht der meisten Experten eignet sich das laparoskopische Vorgehen nur für Tumoren im Pankreasschwanz bzw. ventral gelegene Tumoren im Pankreaskorpus oder -kopf. Die vorliegenden Daten kleiner Fallserien zeigen, dass die laparoskopische Entfernung eines solitären Insulinoms prinzipiell möglich ist, bisher ist jedoch das offene chirurgische Vorgehen noch als Goldstandard anzusehen.

Konventionell chirurgisches Vorgehen

Die präoperative Lokalisationsdiagnostik beim Insulinom muss trotz aller Fortschritte der bildgebenden Verfahren mit Bedacht eingesetzt werden. Auf Grund der geringen Größe der benignen Insulinome, kann der Tumor im transabdominellen Ultraschall, CT oder MRT nicht identifiziert werden. Der endoskopische Ultraschall in der Hand eines erfahrenen Endoskopeurs lokalisiert das Insulinom in 70–95 % aller Fälle und nährt sich der intraoperativen Lokalisationsmethoden, in Form der bidigitalen Pankreaspalpation und des intraoperativen Ultraschall (IOUS) an (Fendrich et al. 2004; Mansour u. Chen 2004). Kürzlich konnte in einer Studie Insulinome durch radioaktiv markierte GLP-1-Analogika („glucagon-like peptide 1") lokalisiert werden (Christ et al. 2009). Zum Ausschluss eines malignen, metastasierten Insulinoms ist präoperativ lediglich ein Schnittbildverfahren (Sonographie bzw. CT) durchzuführen (Fendrich et al. 2009).

Konventionelles Vorgehen beim sporadischen Insulinom

Nach Eröffnung des Abdomens über einen Oberbauchquerschnitt werden zunächst die Leber und das übrige Abdomen im Hinblick auf Metastasen exploriert.
Anschließend wird ein ausgedehntes Kocher-Manöver bis über die Aorta vorgenommen und das Ligamentum gastrocolicum durchtrennt, um einen breiten Zugang zur Bursa omentalis zu schaffen.
Pankreaskorpus und -schwanz werden aus dem Retroperitoneum mobilisiert. Der Pankreasschwanz kann am besten exploriert werden, indem die Milz nach Durchtrennung der Gastrica-breves-Gefäße aus ihrem Bett gelöst und mitsamt Pankreasschwanz aus dem linken oberen Quadranten nach medial hervorluxiert wird.

Es folgt die bidigitale Palpation des gesamten Pankreas, die bei solitärem Befund in über 95 % der Fälle erfolgreich ist (Finlayson u. Clark 2004). Typischerweise sind Insulinome bedeckt von einem variabel dicken Saum normalen Pankreasgewebes, selten erkennt man den „reddish-purple" bzw. weißlichen Tumor direkt an der Oberfläche.
Auch bei bereits identifiziertem Tumor erfolgt eine IOUS, deren Nutzen in zahlreichen Studien belegt und von besonderem Wert im Nachweis sehr kleiner (<10 mm) und multipler Insulinome ist (Norton et al. 1999). Neben der Tumordetektion ist der vielleicht noch größere Nutzen der IOUS die Darstellung des Tumors und sein Verhältnis zum Ductus Wirsungianus und zu den Gefäßen (Vena und Arteria lienalis, Pfortader).

Angestrebtes Verfahren beim benignen Insulinom ist die **parenchymsparende Enukleation**. Dies bedeutet eine tumorwandnahe Entfernung aus dem Pankreasparenchym mit möglichst geringer Verletzungsmöglichkeit von Pankreasgängen (Proye et al. 2004) unter Verwendung einer bipolaren Pinzette und eines harmonischen Skalpells (Ultracision). Bei oberflächlicher Lage gelingt dies in der Regel gut, da die Tumoren meist eine Pseudokapsel haben, wodurch sich eine klare Dissektionsebene zwischen Tumor und normalem Pankreas etablieren lässt (◘ Abb. 5.26).

Liegt der Tumor tief im Parenchym oder in unmittelbarer Nähe zum Pankreasgang, ist ein Resektionsverfahren entsprechend der Lokalisation vorzuziehen. Dies bedeutet in der Mehrzahl der Fälle eine **milzerhaltende Pankreaslinksresektion**. In sehr seltenen Fällen kann bei großen Tumoren oder tiefer Lokalisation im Pankreaskopf auch eine pyloruserhaltende partielle Duodenopankreatektomie erforderlich sein. Besteht der Verdacht oder Nachweis der Malignität, so ist aus Radikalitätsgründen eine onkologische Pankreasresektion mit Lymphadenektomie vorzunehmen.

! Eine „blinde" Pankreaslinksresektion bei Nichtauffinden des Insulinoms ist nicht indiziert und gilt als obsolet (Hirshberg et al. 2002).

In einem solch selten Fall kann intraoperativ ein selektiver Kalziumstimulationstest mit Sampling von Blut aus der Pfortader mit nachfolgender Insulinbestimmung vorgenommen werden, um den Tumor zu regionalisieren. In jedem Fall sollte der Patient bei erfolgloser Exploration in ein Zentrum mit entsprechender Erfahrung überwiesen werden. Im eigenen Patientengut konnten durch die Kombination von IOUS und Palpation alle Primärtumoren intraoperativ korrekt lokalisiert und entfernt werden (Fendrich et al. 2004).

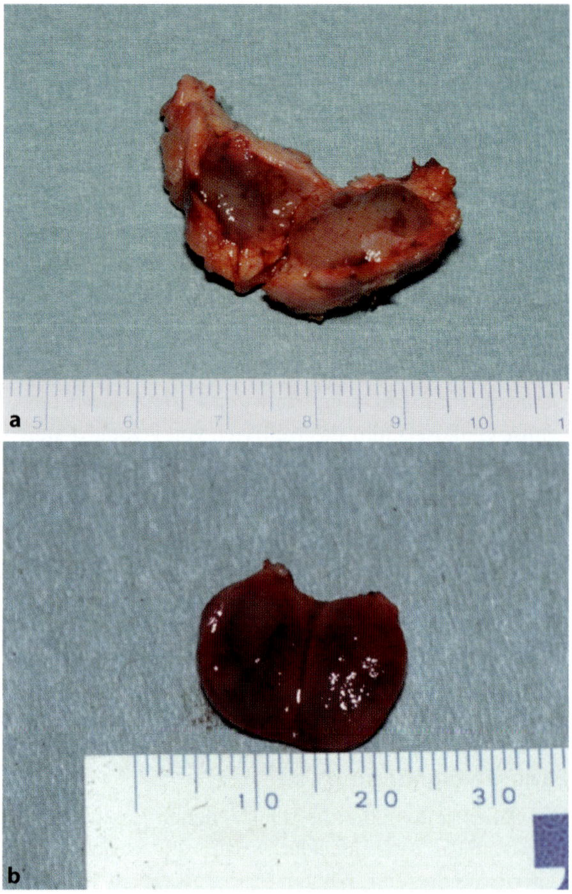

◘ **Abb. 5.26a,b** Enukleierte Insulinome mit (**a**) und ohne (**b**) anhängendes, exokrines Gewebe)

Laparoskopisches Vorgehen

Susmann und Kollegen beschrieben 1996 erstmals eine erfolgreiche laparoskopische Pankreasschwanzresektion bei einem Insulinom nach vorheriger Lokalisation des Tumors (Susmann et al. 1996). Seither wird zunehmend über die laparoskopische Möglichkeit von Pankreasschwanzresektionen und Enukleationen bei Insulinomen berichtet. Wichtige Voraussetzung für die erfolgreiche laparoskopische Insulinomentfernung scheint die korrekte präoperative Lokalisation zu sein, wobei die Endosonographie das sensitivste Verfahren darstellt. Dies hat mehrere Gründe:

- Die meisten Autoren bevorzugen eine 70°- bis 90°-Links- oder Rechtsseitenlagerung, je nachdem ob der Tumor im linkseitigen Pankreas oder im Pankreaskopf lokalisiert ist.
- Die Trokarposition ist von der Lokalisation des Tumors abhängig.
- Tief im Pankreaskopf, dorsal im Pankreaskopf bzw. Pankreashals liegende Insulinome sind für das laparoskopische Vorgehen eher nicht geeignet.
- Die bidigitale Palpation der Drüse ist nicht möglich und die Möglichkeiten des laparoskopischen IOUS

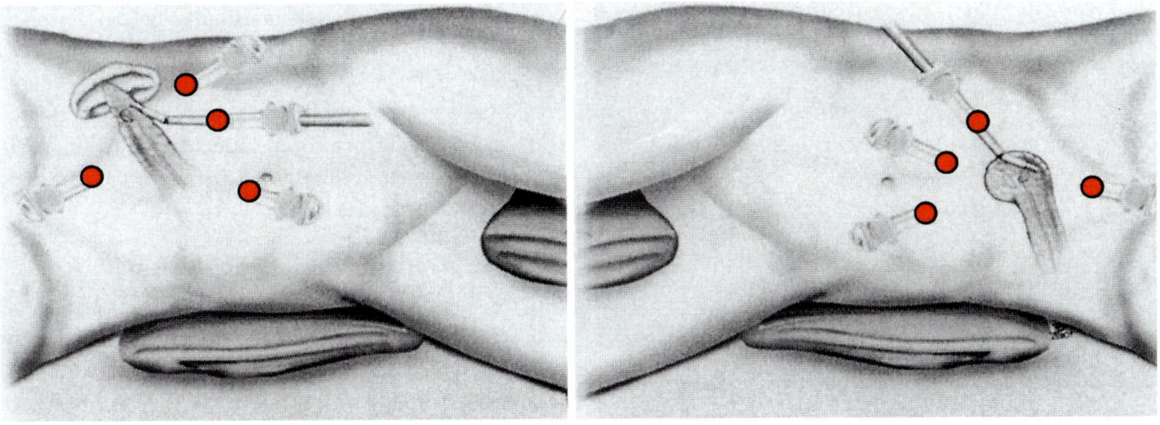

Abb. 5.27 Trokarpostion beim laparoskopischen Vorgehen

sind insbesondere im Kopfbereich häufig eingeschränkt, so dass die Tumoren auch intraoperativ gelegentlich nicht identifiziert werden können und eine Konversion zum offenen Vorgehen erforderlich wird (Langer et al. 2005)

Die meisten Autoren benutzen 4–5 Trokare, die je nach Lokalisation des Insulinoms im rechten oder linken Oberbauch platziert werden (Abb. 5.27).

Laparoskopisches Vorgehen beim sporadischen Insulinom

Für linksseitige Läsionen werden zunächst die Ligamenti splenorenale und splenocolicum mit dem Ultracision durchtrennt. Die linke Kolonflexur wird nach kaudal abpräpariert und anschließend das Lig. gastrocolicum weit bis zur mesenterikoportalen Gefäßachse eröffnet, so dass Pankreaskorpus und -schwanz sichtbar werden.

Die Vorderfläche des Pankreas wird exponiert, indem die Adhäsionen zur dorsalen Magenwand durchtrennt werden, wobei die Gastrica-breves-Gefäße geschont werden sollten. Anschließend wird das Pankreas vorsichtig unter Schonung der Milzgefäße aus der retroperitonealen Platte mit dem harmonischen Skalpell herausmobilisiert.

Nun erfolgt der laparoskopische intraoperative Ultraschall, um die präoperative Lokalisation des Tumors zu bestätigen und die Präsenz weiterer Tumoren zu bestätigen. Analog zum konventionellen Vorgehen schließt sich eine möglichst parenchymsparende Enukleation des Insulinoms an, welche sich gut mit dem harmonischen Skalpell bewerkstelligen lässt (Abb. 5.28).

Sollte eine **milzerhaltende Pankreaslinksresektion** erforderlich sein, muss das linksseitige Pankreas bis zur gedachten Resektionslinie komplett von den Milzgefäßen, insbesondere der Milzvene, abpräpariert werden. Wir beginnen dabei vom Milzhilus her die kleinen pankreatischen Venen unter Verwendung von Titanclips bzw. dem harmonischen Skalpell zu durchtrennen. Hat man die Resektionslinie, die etwa 1 cm proximal des Tumors liegen sollte, erreicht, wird das Pankreas mit einem endoskopischen Linearstapler durchtrennt. Dies gewährleistet einen sicheren Verschluss des Pankreasganges sowie eine Ligatur der pankreatischen arteriellen Arkaden. Alternativ können die Milzgefäße auch im Hilus durchtrennt werden, wobei die Milz über die Gastricae-breves Gefäße durchblutet bleibt. Diese Technik erspart die aufwändige Abpräparation des Pankreas von den Milzgefäßen unter Erhalt derselben, birgt jedoch die Gefahr eines Milzinfarktes. Das Präparat wird nach der Resektion mittels Bergebeutel geborgen.

Bei **Insulinomen im Pankreaskopf** kommen nach Auffassung der meisten Experten nur ventral, oberflächlich gelegene für ein laparoskopische Entfernung in Frage, da der laparoskopische Zugang zum Pankreaskopf technisch eine Herausforderung ist. Es muss zunächst ein ausgiebiges Kocher-Manöver vorgenommen sowie die Plica pancreaticoduodenalis durchtrennt werden, um einen ausreichenden Zugang zum Pankreaskopf, insbesondere zum Processus uncinatus zu bekommen. Sollte sich der Tumor im laparoskopischen Ultraschall ventral gelegen und ohne unmittelbare Beziehung zum Ductus Wirsungianus zeigen, kann er enukleiert werden.

Ergebnisse Mehrere uni- und multizentrische Beobachtungsstudien der letzten Jahre haben gezeigt, dass eine laparoskopische Entfernung von Insulinomen prinzipiell möglich ist. (Assalia et al. 2004; Fernandez-Cruz 2002; Langer 2005). Eine Metaanalyse aller 81 Insulinome ergab eine Konversionsrate von 16 % (Assalia u. Gagner 2004). Hauptgründe für die Konversion waren die fehlende Detektion mit dem laparoskopischen Ultraschall oder die

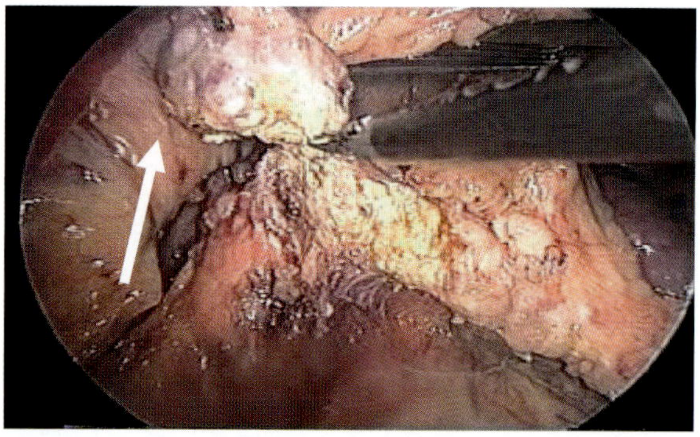

Abb. 5.28 Laparoskopische Enukleation (*Pfeil*: enukleierter Tumor)

Nähe des Tumors zum Pankreasgang bzw. der Pfortader. Die Rate der postoperativen Pankreasfisteln lag bei 18 %. Die medianen Operationszeiten waren mit durchschnittlich 4 h recht lang, die Komplikationsraten (Blutung, Abszess, Pankreasfistel) denen der offenen Chirurgie vergleichbar. Die Patienten scheinen auch bei der laparoskopischen Pankreaschirurgie von den Vorteilen der minimalinvasiven Chirurgie, wie besseres kosmetisches Ergebnis, weniger Wundinfekte und weniger postoperative Schmerzen zu profitieren. Allerdings fehlen derzeit prospektiv, randomisierte Multizenterstudien, um die Wertigkeit des laparoskopischen Vorgehens bei benignen endokrinen Pankreastumoren definitiv zu beurteilen.

Unabhängig von der Operationstechnik sollte eine intraoperative **Schnellschnittuntersuchung** des Präparats mit Bestätigung eines neuroendokrinen Tumors erfolgen. Zum anderen gibt das **Blutzuckermonitoring** mit entsprechendem Anstieg des Blutzuckers noch intraoperativ auf 120–200 mg/dl einen guten Hinweis auf die erfolgreiche Entfernung des Tumors.

Reoperation

Eine erneute Operation beim benignen Insulinom wird dann notwendig, wenn bei der Erstoperation der (oder die) Primärtumor(en) nicht komplett entfernt wurden, oder wenn bei es z. B. im Rahmen eines MEN-1-Syndroms zu einem Rezidiv des organischen Hyperinsulinismus kommt. Patienten mit notwendiger Reoperation wegen eines Insulinoms sollten an ein Zentrum mit großer Erfahrung überwiesen werden, da der Reeingriff gegenüber dem Ersteingriff mit einer weit höheren Morbidität belastet ist und in einem Zentrum auch die Reoperation eine relativ hohe Aussicht auf Erfolg hat (Fendrich et al. 2006). Wiederholungseingriffe sind nicht nur durch meist ausgedehnte Verwachsungen, sondern auch durch deutlich erschwerte intraoperative Palpations- und Untersuchungsbedingungen kompliziert. Deshalb ist auch eine ausgiebige präoperative bildgebende Diagnostik mittels Endosonographie, MRT oder CT sinnvoll und indiziert. Auch die recht aufwändige selektive intraarterielle Kalziumstimulation mit portalvenösem Sampling und Bestimmung des Insulinwertes (sog. **SACI-Test**) sollte zur Anwendung kommen (Doppmann et al. 1993). In unserem Krankengut konnten alle 6 Patienten, bei denen bei der Voroperation das Insulinom nicht identifiziert werden konnte, durch den Reeingriff dauerhaft geheilt werden (Fendrich et al. 2004).

Diffuse Erkrankung (Nesidioblastose)

Eine Nesidioblastose ist eine diffuse oder disseminierte Proliferation von Inselzellen. Sie ist beim Kind relativ häufig Ursache einer Hypoglykämie (Böttger et al. 2001). Die diffuse Erkrankung des Inselzellorgans im Erwachsenenalter ist eine Rarität und nur in etwa 1–2 % Ursache eines organischen Hyperinsulinismus. Man unterscheidet morphologisch die diffuse Hyperplasie oder Nesidioblastose von der adenomatösen kleinknotigen Hyperplasie. Die Diagnosestellung ist außerordentlich schwierig. Atypische klinische Symptome und zweifelhafte laborchemische Befunde lassen an eine Nesidioblastose denken. Für diesen Fall kann zur Sicherung der Diagnose der sog. SACI-Test hilfreich sein. Intraoperativ sollte beim nicht auffindbaren Adenom an das Vorliegen dieser Rarität gedacht werden, die sich im Schnellschnitt nachweisen lässt. Die meisten Experten empfehlen einen Behandlungsversuch mit Diazoxid und bei klinischem Ansprechen eine subtotale Pankreaslinksresektion mit Belassen eines Saumes Pankreasgewebes am duodenalen C (Thompson et al. 1993). Das Risiko eines postoperativen pankreopriven Diabetes sowie auch die postoperative Morbidität sind relativ hoch. Eine totale Pankreatektomie ist nicht gerechtfertigt. Bei postoperativer Persistenz der Erkrankung müssen medikamentöse Therapieverfahren zur Anwendung kommen.

Komplikationen

Das Risiko der Pankreasfisteln und Pankreaspseudozysten ist bei den generell sehr weichen Pankreata sowohl nach Enukleation wie auch nach Linksresektion vergleichsweise hoch und beträgt 15–40 % (Pitt et al. 2009). Das Aufbringen von Hämostypitika oder Fibrinkleber biete keinen nachweislichen Schutz. Ob das Absetzen des Pankreas mit einem Linearstapler bzw. die seromuskuläre Deckung der Resektionskante durch eine Dünndarmschlinge das Auftreten von Fisteln verhindert, ist offen. Wichtig ist eine gute und gezielte Drainage des Operationsgebietes, da dadurch eine Reintervention fast immer vermieden werden kann. Ansonsten können interventionelle Maßnahmen mit sonographisch oder CT-gesteuerter Abszessdrainage zum Einsatz kommen.

Postoperative Behandlung und Ergebnisse

Postoperativ ist eine Blutzuckerüberwachung wichtig und es sollten in den ersten 24 h glukosehaltige Lösungen vermieden werden, da mit ganz unterschiedlichem zeitlichem Ablauf die Blutzuckerwerte ansteigen. Blutzuckerwerte von 200–300 mg% in den ersten Stunden bis zu einem Tag postoperativ sind normal und erwünscht als Erfolgskontrolle, so dass sie ohne Gegensteuerung toleriert werden. Erst bei Werten darüber ist eine Insulingabe sinnvoll, um eine osmotische Diurese zu vermeiden. Die Hypoglykämie bleibt dauerhaft beseitigt (Röher et al. 1994).

Nach Resektion eines benignen Insulinoms sind die Patienten in der Regel geheilt und bedürfen keiner onkologischen Nachsorge. Die Langzeitergebnisse sind in der Regel sehr gut und eine dauerhafte diabetische Stoffwechsellage ist sehr selten und nur bei ausgedehnten Pankreasresektionen zu erwarten. Eine Persistenz der Erkrankung mit entsprechendem konservativem Therapieerfordernis ist nur nach misslungener Resektion oder bei maligner Erkrankung zu erwarten. Dann kommen zur Vermeidung erneuter Hypoglykämien in erster Linie Diazoxid und Phenytoin in Betracht. Sandostatin als langwirksames Somatostatinanalog kann gleichfalls zur Minderung der Insulinsekretion führen.

Therapie maligner Insulinome

V. Fendrich, D.K. Bartsch

Etwa 5–10 % aller Insulinome sind maligne. Sie sind meist größer (>2 cm) als die benignen Insulinome, jedoch kann ihre Malignität nur durch den direkten Nachweis von Lymphknoten- oder Fernmetastasen, bzw. die Invasion in Nachbarstrukturen erbracht werden. Aufgrund des langsamen Wachstums der Tumoren sind sowohl kurative als auch palliative Maßnahmen von großer Bedeutung für die Therapie. Neben der kurativen Resektion, die stets anzustreben ist, stehen bei diffus metastasiertem Leiden verschiedene palliative Verfahren, die individuell abzustimmen sind, zur Verfügung.

Pathologie

Die Malignität von Insulinomen kann nur sicher diagnostiziert werden, wenn Metastasen oder eine Invasion in Nachbarstrukturen, d. h. eine Infiltration von Nachbarorganen, Gefäßinvasion oder perineurale Invasion, vorliegt. Nach der neuen WHO-Klassifikation neuroendokriner Tumoren (Niederle et al. 2010), welche verschiedene Malignitätsgrade anhand von Differenzierung, Angioinvasion, Größe, Mitosenreichtum und Ki67-Proliferationsindex unterscheidet, sind Insulinome größer als 2 cm im Durchmesser immer maligne.

Operationsziel und Indikationsstellung

Während beim benignen Insulinom die Enukleation im Vordergrund der chirurgischen Therapie steht, ist bei malignen Insulinomen eine onkologische Pankreasresektion mit Ausräumung der regionalen Lymphknoten erforderlich (Fendrich et al. 2009). Typischerweise metastasieren maligne Insulinome primär lymphatisch. Vermeintlich primär extrapankreatische Insulinome in Lymphknoten sind in Wahrheit Metastasen eines nicht entdeckten Primärtumors. In vielen Fällen liegt bei Diagnosestellung eines malignen Insulinoms bereits eine Lebermetastasierung vor, die bei meist diffuser Verteilung einen kurativen Therapieansatz vereitelt. So muss neben der anzustrebenden kompletten Resektion des Primärtumors, die Frage gestellt werden, ob eine kurative Resektion der Lebermetastasen möglich ist. Je nach Verteilung der Lebermetastasen (solitärer oder segmental) muss zwischen atypischer Leberresektion, Segmentresektion oder Hemihepatektomie entschieden werden. Es ist immer eine R0-Resektion anzustreben. Die meisten Autoren halten auch ein Debulking für indiziert, wenn mindestens 80 % der Tumormasse reseziert werden kann und weniger als 75 % der Leber befallen ist (Mansour et al. 2004; Fendrich et al. 2009). So kann eine bessere Grundlage für weitere, palliative Maßnahmen geschaffen werden. Dieser aggressive Ansatz scheint mit einer verlängerten Überlebenszeit assoziiert zu sein. Chen et al. (1998) erzielten bei Patienten mit metastasiertem neuroendokrinen Tumoren nach kompletter Resektion von Lebermetastasen eine 5-Jahres-Überlebensrate von 73 % gegenüber 25 % bei Patienten mit inkompletter Resektion. In einer anderen Studie lag die 5-Jahres-Überlebensrate bei Patienten nach Resektion der Lebermetastasen bei 76 %, 50 % nach Chemoembolisation und 39 % nach medikametöser Therapie (Chamberlain et al. 2000).

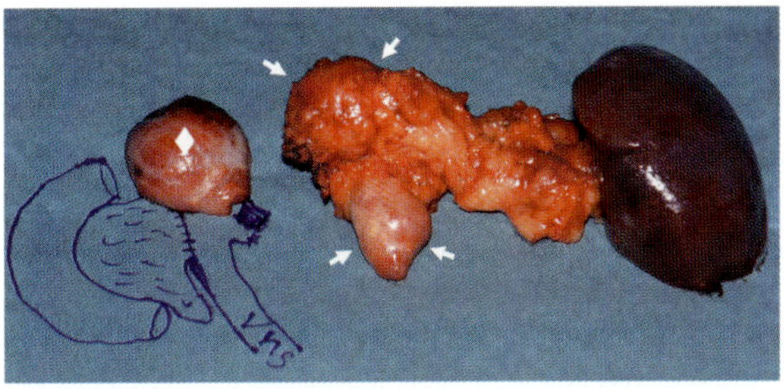

Abb. 5.29 Operationspräparat (Splenopankreatektomie) eines malignen Insulinoms mit Tumorthrombus in der Pfortader. Raute markiert extrahierten Pfortaderthrombus; Pfeilspitzen markieren das maligne Insulinom

Operatives Vorgehen

Um das maligne Insulinom onkologisch radikal zu resezieren, werden die gleichen Resektionsverfahren wie beim duktalen Adenokarzinom des Pankreas angewandt. Dies bedeutet die klassische Pankreaslinksresektion mit Splenektomie (Abb. 5.29) oder die Whipple-Operation, die, wenn technisch möglich, pyloruserhaltend durchgeführt werden sollte. Aufgrund des meist langsamen Wachstums der malignen Insulinome ist im Gegensatz zu Patienten mit einem duktalen Adenokarzinom ein sehr aggressives chirurgisches Vorgehen indiziert. Selbst sehr große Tumormassen sind resektabel, so dass in bis zu 60 % der Fälle eine R0-Resektion mit kurativer Intention durchgeführt werden kann (Metz et al. 2008; Fendrich et al. 2009). Auch wiederholte Metastasenresektionen sind sinnvoll (◘ Abb. 5.30), um verlängerte Überlebenszeiten zu erreichen. Thompson et al. konnten zeigen, dass 50 % der Insulinompatienten mit nicht-resektablen Lebermetastasen, bei denen ein Tumordebulking durchgeführt wurde, über eine signifikante Besserung ihrer Symptome für eine Dauer von 39 Monaten berichteten (Thompson et al. 1988).

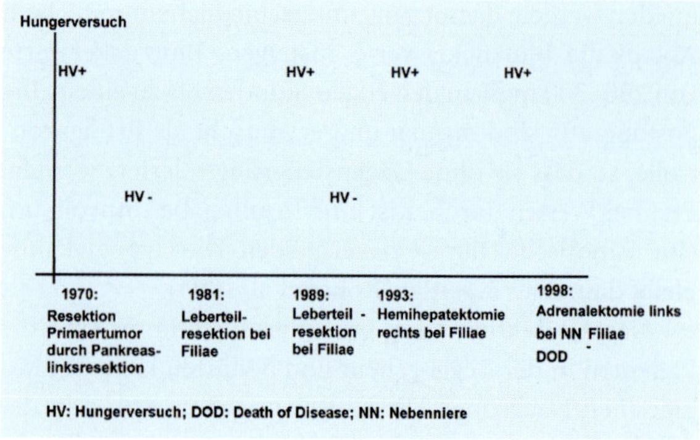

◘ **Abb. 5.30** Langzeitverlauf durch aggressives chirurgisches Vorgehen bei malignem Insulinom

Behandlungsalternativen bei diffus metastasierter Erkrankung

Bei Vorliegen von diffusen Lebermetastasen ohne Möglichkeit einer Resektion oder bei Patienten, bei denen auf Grund ihres schlechten Allgemeinzustandes eine Operation nicht mehr durchführbar ist, stehen im Hinblick auf die Palliation der Symptome multiple Therapieverfahren zur Auswahl:

Chemoembolisation Die Therapie der Chemoembolisation beruht auf der Beobachtung, dass die meisten malignen Insulinome eine kräftige Blutversorgung aus einer Leberarterie erhalten, während die Pfortader zumeist das normale Leberparenchym versorgt. Dies in vielen Zentren favorisierte Verfahren kombiniert die Infusion von vaso-okklusivem Material (z. B. Lipiodol) in die tumorversorgenden Leberarterienäste mit lokal applizierten Chemotherapeutika wie Doxorubicin, Cisplatin, Streptozocin, oder 5-FU. Die erfolgreiche Chemoembolisation setzt voraus, dass der Primärtumor entfernt und die Metastasen hypervaskulär sind. Kontraindikationen dieses Verfahrens ist ein Bilirubin >2 mg/dl, eine GOT >100 U/l, eine Pfortaderthrombose oder wenn der Tumor mehr als 50 % des Lebervolumens einnimmt (Mansour et al. 2004). Studien haben nachgewiesen, dass dieses Verfahren zu einem kurzfristigen Abfall der Hormonwerte führt, allerdings waren diese Effekte meist kürzer als ein Jahr (Chamberlain et al. 2000).

Radiofrequenzablation Ein weiteres Verfahren zur Behandlung von Lebermetastasen ist die Radiofrequenzablation (RFA). In einer Studie wurden die Lebermetastasen von 16 Patienten mit neuroendokrinen Tumoren (2 maligne Insulinome) mit RFA behandelt (Giliams et al. 2005). 69 % der 16 Patienten berichteten über eine signifikante Besserung ihrer Symptome. Das Tumorleiden konnte bei 74 % der Patienten vorübergehend kontrolliert werden, die mittlere Überlebenszeit nach Diagnosestellung der Lebermetastasen betrug 53 Monate. Somit sind diese ersten Ergebnisse der RFA vielversprechend, müssen nun allerdings in deutlich größeren, kontrollierten Studien bestätigt werden.

Lebertransplantation Die Metastasierung eines malignen Insulinoms kann auf Grund seines langsamen Wachstums für lange Zeit auf die Leber begrenzt sein. Aus diesem Grund kann eine Lebertransplantation, nach Ausschöpfen sämtlicher anderer Behandlungsmaßnahmen, für junge Patienten mit hepatisch diffus filialisiertem Insulinom im Ausnahmefall in Betracht gezogen werden. Derzeit ist jedoch sehr fraglich, ob Patienten von einer Lebertransplantation gegenüber lokalen Ablationsverfahren wie Chemoembolisation und RFA im Hinblick auf Symptomfreiheit und Überlebenszeit profitieren. Lehnert et al. veröffentlichten 1998 eine Metaanalyse über 103 Patienten mit Lebertransplantation bei metastasierten neuroendokrinen Karzinomen, wobei hierbei allerdings diverse NET des Pankreas und des Darmes zusammengefasst wurden. Die 5-Jahres-Überlebensrate lag bei 47 %. Allerdings waren Tumorrezidive häufig, nur 39 (38 %) Patienten lebten nach einer Nachbeobachtungszeit von 23 Monaten ohne Nachweis eines Rezidivs bzw. Metastasen (Lehnert et al. 1998). Lang et al. berichteten über ähnliche Ergebnisse bei 10 Patienten mit hepatisch metastasiertem neuroendokrinen Pankreastumor (4 nicht-funktionelle, 3 Gastrinome, 2 VIPome, 1 Glukagonom). Nach einer mittleren Nachbeobachtungszeit von 33 Monaten lebten zwar noch 9 Patienten, allerdings hatten 7 (70 %) ein Rezidiv bzw. neue Metastasen 6 Wochen bis 48 Monate nach der Transplantation entwickelt (Lang et al. 1999).

Inzwischen kristallisiert sich trotz sehr limitierter Daten heraus, dass eine Exenteration des Oberbauches mit Clustertransplantation von Leber, Dünndarm und Pankreas keine gute Therapieoption beim metastasiertem endokrinen Pankreastumor, inklusive Insulinom, zu sein scheint. In einer multizentrischen Studie aus Frankreich an 31 Patienten betrug die Mortalität der Clusteroperation 100 % (Le Treut et al. 1997). Diese enttäuschenden Zahlen wurden durch eine Studie an 12 Patienten von Ahlmann und Kollegen bestätigt. Keiner der 8 Patienten, darunter zwei mit malignem Insulinom, bei denen nur eine orthotope Lebertransplantation durchgeführt wurde verstarb, während 2 der 4 Patienten nach Clustertransplantation innerhalb der ersten 4 Monate postoperativ verstarben (Ahlman et al. 2004).

Medikamentöse Therapie

Die Präsenz von Somatostatinrezeptoren in vielen neuroendokrinen Pankreastumoren wurde sowohl zur Lokalisation als auch zur Therapie der Tumoren genutzt. Im Gegensatz zu Gastrinomen, VIPomen und nicht-funktionellen neuroendokrinen Pankreastumoren, die meist auf die Therapie mit **Somatostatinanaloga** wie Octreotid gut ansprechen, ist dies bei Insulinomen meist nicht der Fall. Dies liegt an der niedrigeren Expressionsrate vom Somatostatinrezeptor Subtyp 2 und 3 in Insulinomen. Beachtet werden muss zudem, dass Octreotid die Ausschüttung von Glukagon hemmt und so zu einer Verschlechterung der Hypoglykämien führen kann.

Studien mit **α-Interferon** bei neuroendokrinen Tumoren, inklusive metastasierter Insulinome, konnten eine Ansprechrate bei malignen endokrinen Pankreastumoren in bis zu 50 % der Fälle nachweisen (Frank et al. 1999, Oberg et al. 2001). α-Interferon stimuliert die Funktion der natürlichen Killerzellen und kontrolliert die hormonell induzierten Symptome. Die Kombination von Octreotid und α-Interferon kann zudem bei bis zu 88 % der Patienten zu einer Steigerung der Ansprechrate führen, insbesondere bei Patienten, die auf die alleinige Gabe von Octreotid nicht ansprachen (Fjallskog et al. 2002).

1968 beschrieb Murray-Lyon erstmals die erfolgreiche Behandlung eines malignen Insulinoms mit **Streptozocin** (Murray-Lyon et al. 1968). Seitdem wurden viele verschiedene Chemotherapeutika, u. a. Streptozozin in Kombination mit **Doxorubicin**, zur Behandlung dieser Tumoren und/oder Metastasen eingesetzt. Die Interpretation dieser Studien ist durch kleine Fallzahlen und vermischte Kohorten von Patienten mit neuroendokrinen Pankreastumoren und Karzinoiden erheblich erschwert. Zusammenfassend liegt die vorübergehende Ansprechrate der Chemotherapeutika Streptozozin und Doxorubicin bei metastasierten Insulinomen bei 40–70 % (Mansour et al. 2004; Plockinger 2004; Eriksson 2009).

Vielversprechende neue Therapieverfahren beinhalten zum Beispiel den Einsatz des mTOR-Inhibitors **Everolimus** sowie den Multikinase-Inhibitor **Sunitinib** (Raymond et al. 2011; Yao et al. 2011). In zwei Placebo-kontrollierten, kürzlich publizierten Arbeiten konnte eine Verlängerung des medianen progressionsfreien Intervalls von 6,4 Monaten für die Substanz Everolimus (Yao et al. 2011) und 5,9 Monaten für die Substanz Sunitinib (Raymond et al. 2011) herausgearbeitet werden. Sunitinib ist mittlerweile für die Behandlung von fortgeschrittenen pankreatischen NET zugelassen, für Everolimus ist dies beantragt. Bemerkenswert ist, dass es unter einer Therapie mit Everolimus zu einer signifikanten Verbesserung der Hypoglykämie kam.

Bei der symptomatischen medikamentösen Kontrolle der Hypoglykämie spielt **Diazoxid** eine wichtige Rolle. Diazoxid stimuliert β-Zell-adrenerge Rezeptoren und senkt so die Insulinfreisetzung. Die Standarddosis liegt bei 150–450 mg täglich, kann aber je nach Schweregrad der Hypoglykämie auf 800 mg täglich gesteigert werden. Die markanteste Nebenwirkung ist eine Natrium- und Wasserretention, so dass die zusätzliche Gabe eines Diuretikums indiziert ist (Gill et al. 1997).

5.4.2 Duodenale und pankreatische Gastrinome

Klinische Symptomatik und Diagnostik

R. Arnold, B. Simon

Gastrinome kommen sporadisch und zu etwa 30 % im Rahmen eines MEN-1-Syndroms vor (Benya et al. 1994). Sporadische Gastrinome liegen zu 60–75 % im Duodenum und sind sehr klein, der Rest findet sich im Pankreas (Klöppel 2007). Die sporadischen pankreatischen Gastrinome sind größer, treten in der Regel solitär auf und sind zu etwa 60 % maligne, wobei die Entwicklung von Metastasen mit der Primärtumorgröße korreliert.
Gastrinome, die im Rahmen eines MEN-1-Syndroms entstehen, sind immer im Duodenum lokalisiert, in der Regel sehr klein, multizentrisch und mit einer Gastrin- und Somatostatinzellhyperplasie assoziiert (Jensen 1998; Anlauf 2006). In 60–80 % liegen bei einem Zollinger-Ellison-Syndrom im Rahmen eines MEN-1-Syndroms bereits regionale Lymphknotenmetastasen vor (Weber 1995). Die Patienten haben trotz Lymphknotenmetastasierung quo ad vitam eine bessere Prognose als Patienten mit sporadischem Gastrinom (Jensen 1998).

Klinische Symptomatik

Ein Zollinger-Ellison-Syndroms sollte klinisch vermutet werden:

- wenn ein schweres, rezidivierendes, auch nach H.-pylori-Eradikation fortbestehendes peptisches Ulkusleiden vorliegt,
- wenn es mit Komplikationen (Perforation, Penetration, Blutung) einhergeht,
- wenn gleichzeitig Durchfälle bestehen,
- wenn ein Hyperparathyreoidismus bekannt ist oder vermutet wird und
- wenn eine positive Familienanamnese hinsichtlich eines peptischen Ulkusleidens besteht.

Die Symptome des Zollinger-Ellison-Syndroms sind unabhängig von der Tumorlokalisation. Die führenden Symptome sind in der folgenden Übersicht wiedergegeben (◘ Abb. 5.31).

Symptome und Befunde beim Zollinger-Ellison-Syndrom

- Oberbauchschmerzen
- Ulcera duodeni an typischer und untypischer Stelle, häufig multipel, seltener Ulcera ventriculi (beide resistent gegenüber Standardtherapie und mit Neigung zu Komplikationen wie Blutung, Perforation)
- Ausgeprägte Refluxkrankheit
- Wässrige (sekretorische) Diarrhöen, selten Steatorrhö
- Säurehypersekretion
- Ausgeprägte Magenkorpusfalten
- Hypergastrinämie

Symptome und Befunde bei gleichzeitigem MEN-1-Syndrom

- Positive Familienanamnese für eine Ulkuskrankheit und Symptome des Hyperparathyreoidismus, insbesondere Nierensteine
- Parathormon ↑
- Hyperkalzämie
- Epithelkörperhyperplasien
- Neigung zu Hypoglykämien infolge eines gleichzeitig bestehenden oder sich entwickelnden Insulinoms bei
- Mehrere funktionell inaktive Pankreastumoren
- Hyperprolaktinämie

Die Trias: exzessive Magensäuresekretion, rezidivierende peptische Ulkuskrankheit in Gegenwart eines nicht-insulinproduzierenden Pankreastumors wurde 1955 von Zollinger und Ellison als eigenständige Krankheitsentität erkannt (Zollinger u. Ellison 1955).

Das mittlere Alter von Patienten mit sporadischem Gastrinom beträgt bei Diagnosestellung 48–55 Jahre. Anamnestisch bestehen zu diesem Zeitpunkt die Symptome im Mittel seit 5 Jahren. Eine **Ulkuserkrankung** liegt bei über 90 % der Patienten vor. Atypisch lokalisierte Ulzera sind eher die Ausnahme. Häufiger sind multiple Ulzera an typischer Stelle im Bulbus duodeni und/oder Magen. Bei wegen der Ulkuskrankheit früher häufig antrektomierten Patienten mit Gastrinom liegen die Ulzera anastomosennah in der zuführenden oder abführenden Dünndarmschlinge. Schwerwiegende Komplikationen wie Perforation, Penetration und Blutung treten seit der Einführung hochpotenter Säurehemmer zwar seltener auf, sind aber bei inadäquater Säuresuppression weiterhin zu beobachten.

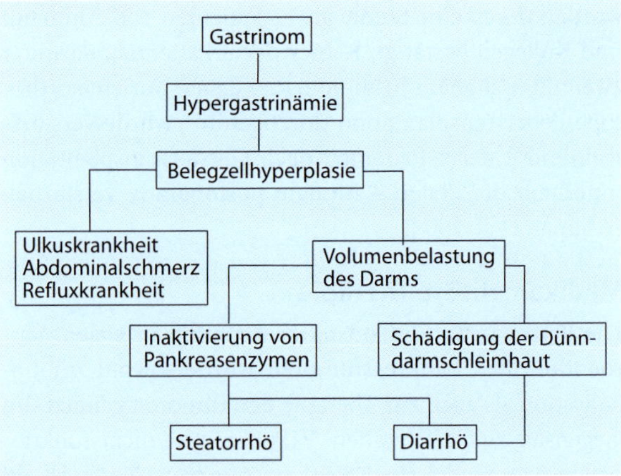

◘ **Abb. 5.31** Pathophysiologie beim Zollinger-Ellison-Syndrom

Neben den für die Oberbauchschmerzen verantwortlichen Ulzera weist die Hälfte der Patienten zusätzlich eine **Diarrhö** auf. Die voluminösen, meist wässrigen und vorwiegend nachts und am frühen Morgen auftretenden Durchfälle sind Folge der Volumenüberlastung des Darms durch die exzessiv erhöhte Säuresekretion und in zweiter Linie auf eine Hemmung pankreatischer Enzyme durch die Säure zurückzuführen (◘ Abb. 5.31). Gelegentlich kann es als Folge der Inaktivierung luminaler Gallensäuren und der Pankreasfermente zur **Steatorrhö** kommen. Eine säurebedingte Schädigung der Dünndarmmukosa trägt ebenfalls zur Malabsorption bei. Zu beachten ist, dass bei etwa 10 % der Patienten Ulzera fehlen können und dann die sekretorische Diarrhö das Leitsymptom darstellt. Offenbar verfügen solche Patienten über besondere protektive Eigenschaften ihrer Magen- bzw. Duodenalschleimhaut. In früheren Aufstellungen häufig übersehen besteht bei fast allen Patienten eine schwere und gegenüber normal dosierten Säurehemmern resistente **Refluxkrankheit** (Jensen u. Gardner 1993). Die Refluxkrankheit und/oder die peptischen Ulzera sind Ursache der Oberbauchbeschwerden.

Wahrscheinlich werden heute nicht mehr alle Patienten mit einem sporadischen Zollinger-Ellison-Syndrom frühzeitig erkannt. Seit der Verfügbarkeit potenter Sekretionshemmer (Protonenpumpenblocker) werden Patienten mit rezidivierenden peptischen Ulzera langfristig antisekretorisch behandelt und so das zugrunde liegende Gastrinom nicht erkannt. Erst spätere Therapieunterbrechungen mit dadurch induzierten Ulkusrezidiven und Ulkusrezidive trotz Helicobacter-pylori-Sanierung (etwa 30 % der Patienten mit ZES sind Helicobacter-positiv) führen dann doch zu einer Serumgastrinbestimmung. Die späte Diagnostik ist für den betroffenen Patienten wahrscheinlich kein Nachteil, da sporadische Gastrinome entweder früh im Verlauf ihrer Erkrankung metastasieren und dann erkannt werden oder dann, wenn sie klein sind, einen benignen Verlauf haben und die Folgen der Hypergastrinämie durch eine Dauertherapie mit Protonenpumpenhemmer beherrscht werden können.

Besonderheiten beim Zollinger-Ellison-Syndrom in Gegenwart eines MEN-1-Syndroms MEN-1-Patienten sind mit einem mittleren Alter von 32–35 Jahren jünger als Patienten mit einem sporadischen Gastrinom (Solcia 1998). Bei 25 % der Patienten mit einem ZES im Rahmen eines MEN-1-Syndroms fehlt eine positive Familienanamnese für ein familiäres MEN-1-Syndrom. In etwa der Hälfte der Fälle gehen die Symptome des ZES denen eines Hyperparathyreoidismus voraus. Dennoch haben fast alle Patienten bei Diagnosestellung des ZES auch einen Hyperparathyreoidismus. Führendes Symptom des Hyperparathyreoidismus ist eine Nephrolithiasis in Gegenwart erhöhter Serumkalziumspiegel. Im Gegensatz zur Auffassung früherer Lehrbücher führt ein Hyperparathyreoidismus selbst nicht zur Hypergastrinämie und zur Ulkuskrankheit. Finden sich beim Hyperparathyreoidismus hohe Serumgastrinspiegel, ist dies der Beweis für ein zusätzlich bestehendes Gastrinom, das sehr klein sein kann und multipel im Duodenum auftritt. Die Beobachtung, dass die chirurgische Sanierung eines Hyperparathyreoidismus zu einem Abfall, nicht Normalisierung der Serumgastrinkonzentrationen als auch zum Abfall der basalen nicht-stimulierten Säuresekretion führt, ist auf den Effekt des hohen Kalziums auf die Serumgastrin- und Säurefreisetzung zurückzuführen. Bei einem ebenfalls gelegentlich vorkommenden Hypophysenadenom handelt es sich in der Regel um ein Prolaktinom oder einen funktionell nicht aktiven Hypophysentumor (Mignon u. Cadiot 1998).

Beim MEN-1-Syndrom liegen neben den duodenalen Gastrinom(en) in der Regel noch weitere endokrine Pankreastumoren vor (Jensen u. Gardner 1993). Diese können Insulin, Glukagon, pankreatisches Polypeptid oder auch gar kein Hormon freisetzen. Von den genannten Tumoren werden Insulinome häufig, aber nicht in der Regel, symptomatisch und führen dann zu den Symptomen der Neuroglukopenie. Glukagon ebenso wie pankreatisches Polypeptid-produzierende Tumoren bleiben dagegen asymptomatisch und führen auch bei Vorliegen eines Glukagonoms nur selten zum Glukagonomsyndrom. Sie lassen sich daher erst nach der chirurgischen Entfernung als Glukagon- oder pankreatisches Polypeptid-speichernde Tumoren mittels spezifischer immunhistologischer Methoden identifizieren.

Diagnostik

Labordiagnostik

Das Serumgastrin ist bei mehr als 98 % der Patienten um das 3- bis 10-fache der Norm erhöht (Creutzfeldt et al. 1975; Jensen u. Gardner 1993; Berna et al. 2006)). Gleichzeitig besteht eine Säurehypersekretion. Praktisch sollte man so vorgehen, dass man zunächst das **Nüchtern-Serumgastrin** untersucht und endoskopisch den **pH-Wert des Magensafts** bestimmt. Ist der pH im Magensaft >2,5, so ist es unwahrscheinlich, dass eine zuvor festgestellte Hypergastrinämie Ausdruck eines Zollinger-Ellison-Syndroms ist (Jensen 1996). Für die Hypergastrinämie müssen dann die in ◘ Tab. 5.7 aufgeführten alternativen Ursachen angenommen werden. So stehen viele Patienten unter säurehemmender Medikation. Gerade die Protonenpumpenhemmer, weniger die Histamin-H_2-Rezeptorblocker, führen zu einer unterschiedlich ausgeprägten Hypergastrinämie (Koop et al. 1990; 1996; Eissele et al. 1997). In diesen Fällen sollten die Protonenpumpenhemmer für eine Woche, die H_2-Rezeptorantagonisten für mindestens 30 h abgesetzt werden, um dann beim nüchternen Patienten das Serumgastrin und mittels Endoskopie das pH des Magensafts erneut zu bestimmen (Jensen 1996). Bei einem Magensaft-pH von <2,5 und einem Serumgastrinspiegel von >1000 pg/ml (normal 60–100 pg/ml) ist ein Gastrinom anzunehmen. Allerdings lässt sich die Magensäuresekretion bei einem Patienten mit Zollinger-Ellison-Syndrom in den allermeisten Fällen durch eine Standarddosis eines Protonenpumpenhemmers nicht adäquat supprimieren, sodass der Magensaft-pH auch unter Therapie unter 2,5 liegt. Dann entfällt natürlich das ansonsten für den Patienten gefährliche Absetzen des Protonenpumpenhemmers für 1 Woche. Unbehandelt kann

◘ **Tab. 5.7** Differenzialdiagnose der Hypergastrinämie

	Ausmaß der Hypergastrinämie
Bei erhöhter Säuresekretion	
Magenausgangsstenose	++
Zollinger-Ellison-Syndrom	+ → +++
Am Duodenalstumpf belassener Antrumrest nach Billroth-II-Operation (historisch!)	+++
Chronische Niereninsuffizienz (selten)	+++
Antrale G-Zellüberfunktion im Rahmen einer H.-pylori-Infektion (selten)	++
Kurzdarmsyndrom	++
Bei verminderter (fehlender) Säuresekretion	
Typ-A-Gastritis	+++
Nach selektiver (trunkulärer) Vagotomie	++
Einnahme potenter Säurehemmer vom Typ der Protonenpumpenblocker	+ → ++
Chronische Niereninsuffizienz	++

insbesondere die Ulkuskrankheit schnell zu lebensbedrohlichen Komplikationen führen.

Die Diagnose eines Gastrinoms kann bei Patienten mit nur mäßig hohem Serumgastrin (<10-fach des Normalwertes) biochemisch mittels eines Sekretintests untermauert werden (Creutzfeldt et al. 1975; Arnold et al. 2007; Osefo et al. 2009). Von den früher vorgeschlagenen alternativen Gastrinstimulationstests (Sekretinbolus, Glukagonbolus, Kalziuminfusion, Theophyllinbolus, Bombesinbolus, Testmahlzeit) besitzt der einfach durchzuführende Sekretinbolustest die höchste Sensitivität und Spezifität, sodass auf weitere Verfahren verzichtet werden kann (Jensen u. Gardner 1993).

Durchführung des Sekretintests Beim nüchternen Patienten (vorheriges Absetzen von Protonenpumpenhemmer erforderlich, da darunter falsch-positive Tests beobachtet wurden; dafür hochdosierte Therapie mit einem Histamin-H_2-Rezeptorantagonisten bis 12 h vor dem Test), werden im Abstand von 10 min über eine liegende Braunüle jeweils 5–10 ml Nativblut zur Bestimmung des basalen Gastrins abgenommen. Zum Zeitpunkt 0 werden 2 U/kg KG Kabi-Secretin (oder wenn verfügbar 75 KU Sekretolin) rasch intravenös appliziert. Weitere Blutentnahmen erfolgen 2, 5, 10, 15 und 30 min nach Sekretingabe. Das Verhalten des Gastrins nach Sekretin bei Patienten mit Zollinger-Ellison-Syndrom ist in ◘ Abb. 5.32 dargestellt. Fast bei allen Gastrinompatienten kommt es 2–10 min nach der Sekretininjektion zu einer „paradoxen" Freisetzung von Tumorgastrin, d. h. zu einem Anstieg um mehr als 120 pg/ml vom Basalwert. Die Sensitivität des Sekretrintests mit diesem „Delta-Anstieg" beträgt 94 % (Berna 2006). Im Gegensatz dazu ist dieser Anstieg bei H.-pylori-bedingter Ulkuskrankheit, bei Patienten mit antraler G-Zellüberfunktion oder bei Patienten mit einem Antrumrest am nach Billroth-II-Operation verschlossenen Duodenalstumpf geringer oder fehlt. Hier kommt es sogar zu einem Abfall des Serumgastrinspiegels unter den Basalwert. Allerdings kann bei Gastrinompatienten, v. a. bei solchen mit bereits basal sehr hohen Werten, der Gastrinanstieg ausbleiben. Daher empfiehlt sich die Durchführung eines Sekretinstests nur bei einem basalen Serumgastrin <1000 pg/ml.

Bestimmung des Magensaft-pHs oder der basalen Magensaftsekretion Da die Annahme eines Zollinger-Ellison-Syndroms auf dem gleichzeitigen Nachweis einer basalen Säurehypersekretion und einer Hypergastrinämie beruht, sollte zumindest einmal eine Bestimmung der basalen Magensaftsekretion (BAO) angestrebt werden. Da eine solche Magensaftsekretionsanalyse heute in den meisten Kliniken nicht mehr möglich ist, muss auf jeden Fall während der Endoskopie das Magensaft-pH bestimmt werden. Es liegt

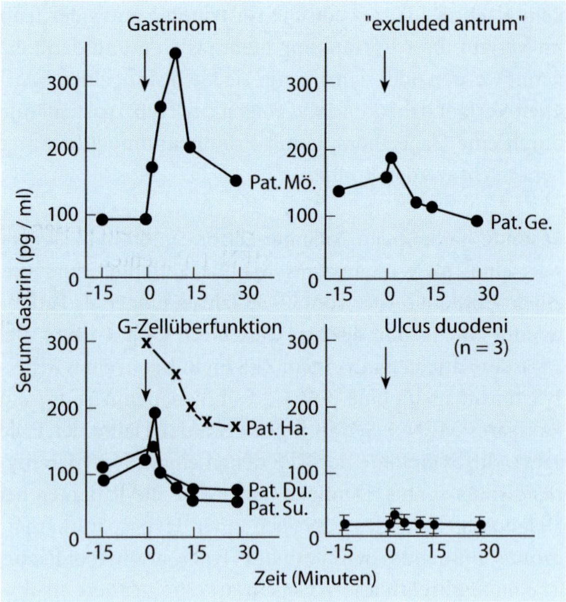

◘ **Abb. 5.32** Verhalten von Serumgastrin nach i.v. Injektion von 75 KU Sekretin bei Patienten mit Gastrinomen, antraler G-Zellüberfunktion und „excluded antrum". Zu beachten sind die in den 3 Gruppen vergleichbaren basalen Serumgastrinspiegel, die den oberen Grenzbereich der Serumgastrinspiegel von Patienten mit unkomplizierter Ulkuskrankheit nur gering überschreiten

beim nicht therapierten Gastrinompatienten zwischen 1 und 2.

Besser wäre die Bestimmung der Magensekretion. Eine basale Säuresekretion >15 mmol HCl/h sowie bei Patienten nach vorausgegangener Magenteilresektion von >5 mmol HCl/h ist bei gleichzeitiger Hypergastrinämie beweisend für ein Gastrinom (Aoyagi et al. 1966). Auch vor der Magensaftanalyse müssen säurehemmende Medikamente in der oben genannten Weise abgesetzt werden, falls nicht bereits unter Standarddosis eines Protonenpumpenhemmers die genannten Kriterien erfüllt sind.

Patienten mit gesichertem Gastrinom und normalen Serumgastrinspiegeln sind eine Rarität (Jais u. Mignon 1995; Zimmer et al. 1995). Hier muss angenommen werden, dass vom Tumor eine molekulare Gastrinform sezerniert wird, die durch die verfügbaren Antikörper, die gegen die α-amidierten d. h. bioaktiven Formen des Gastrins gerichtet sind, nicht erkannt werden. Hier empfiehlt sich die Gastrinbestimmung mittels eines Antikörpers, der alle amidierten Gastrinmoleküle und alle nicht-amidierten Vorläufermoleküle (Progastrin) erkennt (Jorgensen et al. 1998). Bei den meisten dieser Patienten ist allerdings der Sekretintest positiv. Zudem verwenden einige kommerziell vertriebene Assay-Kits Gastrinantikörper von mangelnder Spezifität für die unterschiedlich im Serum zirkulierenden Gastrinformen (Rehfeld 2011). Es lohnt sich daher, bei solchen Patienten eine Gastrinbestimmung in einem anderen Labor durchzuführen.

> **Normogastrinämische Zollinger-Ellison-Patienten gibt es also nicht.**

Differenzialdiagnose der Hypergastrinämie

Die wichtigsten Ursachen einer chronischen Hypergastrinämie sind in ◘ Tab. 5.7 aufgeführt (Arnold et al. 2007). Man unterteilt Hypergastrinämien nach dem Vorliegen einer verminderten Säuresekretion bzw. einer Säurehypersekretion. Da die Säure die antrale Gastrinsekretion im Sinne eines Feedbacks hemmt, führt jede Verminderung der Säuresekretion, ganz besonders aber die Achlorhydrie, zu einem Serumgastrinanstieg, der vom Gastrinwert beim Gastrinom nicht zu unterscheiden ist. Die häufigsten Ursachen einer Hypergastrinämie bei verminderter oder fehlender Säuresekretion sind die Typ-A-Gastritis und die Einnahme von potenten Säuresekretionshemmern. Aber auch die selektive oder trunkuläre Vagotomie kann über eine Hemmung der Säuresekretion und Beeinträchtigung der Innervation zwischen Magenkorpus und Magenantrum zur Hypergastrinämie führen. Säurehypersekretion und Hypergastrinämie ohne Gastrinom sind Raritäten. So wird die früher beschriebene antrale G-Zellüberfunktion heute auf eine H.-pylori-Infektion zurückgeführt (Lamers et al. 1978; Arnold et al. 1991; Metz et al. 1995; El Omar et al. 1996). Sie kann ein Zollinger-Ellison-Syndrom klinisch imitieren und normalisiert sich nach H.-pylori-Sanierung. Die Magenausgangsstenose führt über eine Dehnung des Antrums zur Hypergastrinämie und Säurehypersekretion. Sie ist endoskopisch einfach zu diagnostizieren. Der früher gelegentlich beschriebene am Duodenalstumpf belassene Antrumrest nach einer Billroth-II-Operation wird heute praktisch nicht mehr beobachtet.

Zusätzliche Laboratoriumsbefunde beim MEN-1-Syndrom

Bei jedem Gastrinomverdacht sollten Serumkalzium (am besten ionisiertes Kalzium) und Parathormon mitbestimmt werden, um einen zusätzlich bestehenden primären Hyperparathyreoidismus zu sichern oder auszuschließen. Gleichzeitig sollten die wichtigsten hypophysären Hormone (Prolaktin, ACTH, Wachstumshormon) zum Ausschluss oder Beweis eines funktionell aktiven Hypophysentumors bestimmt werden. Da viele Hypophysentumoren aber funktionell inaktiv sind, müssen bei Sicherung eines Gastrinoms und eines gleichzeitig bestehenden Hyperparathyreoidismus bei klinischem Verdacht bildgebende Verfahren herangezogen werden, um einen Hypophysentumor zu sichern oder auszuschließen.

Weitere Laboruntersuchungen

Chromogranin A ist im Serum/Plasma von allen Patienten mit ZES erhöht. Früher wurde postuliert, dass das Chromogranin A aus den ECL-Zellen im Magenkorpus stammt, die durch das erhöhte Serumgastrin zur Chromogranin-A-Sekretion stimuliert werden. Nach neueren Befunden stammt das Chromogranin A aus dem Tumor, insbesondere aus den Metastasen (Hirschowitz et al. 2007). Klinisch bringt die Bestimmung von Chromogranin A im Serum/Plasma keine Informationen, die über die Kenntnis des Serum-Gastrinspiegels hinausreichen.

Da sich bei 5–15 % der Patienten mit einem metastasierenden Gastrinom ein ektopes ACTH-Syndrom entwickeln kann, empfiehlt sich bei allen Patienten mit einem metastasierenden Gastrinom die Kortisol-Bestimmung im 24-h-Urin sowie die Bestimmung des Serumkortisols.

Tumorvorsorge beim MEN-1-Syndrom

Die Prädisposition für MEN 1 beruht auf einer Keimbahnmutation im MEN-1-Gen (Lokus 11q13), wobei Kinder und Geschwister von Patienten mit MEN 1 ein 50 %-iges Erkrankungsrisiko haben (Larsson et al. 1988). Im MEN-1-Gen, das sich über 9 kb erstreckt, findet sich ein 2,8 kb-Transkript, das Menin kodiert (▶ Kap. 6.1.2). Die beschriebenen Mutationen im MEN-1-Gen liegen im Menin verstreut. Das Mutationsspektrum umfasst hauptsächlich „Nonsense"- und „Frameshift"-Mutationen, die zu einem Transkriptionstop und damit zu einem verkürzten Protein führen. Die derzeit verfügbare molekulargenetische Diagnostik zur Ermittlung von Genträgern beinhaltet eine direkte Genotypanalyse (Nachweis der Mutation im MEN-1-Gen) und ggf. eine indirekte Genotypanalyse (Kopplungsuntersuchung). Im Hinblick auf eine effiziente Tumorvorsorge sollten bisher nicht erkrankte Mutationsträger gezielten Früherkennungsprogrammen unter Einschluss der genannten molekulargenetischen Diagnostik zugeführt werden. Nicht-Anlageträgern können die belastenden MEN-1-Früherkennungsuntersuchungen so erspart bleiben. Wird ein Genträger identifiziert, sollte er ab dem 16. Lebensjahr in 2-jährlichen Intervallen mittels biochemischer Tests untersucht werden. Diese beinhalten die Bestimmung des Serumkalziums, des Parathormons, des Prolaktins, des Gastrins, des pankeatischen Polypeptids und des unspezifischen Markers Chromogranin A (Simon et al. 2000).

Lokalisationsdiagnostik

Tumorlokalisationsuntersuchungen sind bei allen Patienten mit biochemisch und klinisch gesichertem ZES erforderlich. Sie umfassen die obere Endoskopie, EUS, CT und/oder CT/MRT. Sie werden im ▶ Abschn. 5.5.2.2 im Einzelnen dargestellt werden. Zu beachten ist, dass Gastrinome bei Sitz im Duodenum immer sehr klein und multipel und submukös in der Wand des Pars descendens duodeni lokalisiert sind. Zu den empfindlichsten Verfahren zum Nachweis des Gastrinoms zählen das ^{67}**Ga-DOTA-TOC-PET** (Bhate et al. 2010), das zunehmend die Octreotid-Szintigraphie (Octreoscan) ablöst (Krausz et al. 2011) und der endoskopische Ultraschall (Rösch et al. 1992; Cadiot et al. 1997; Termanini et al. 1997; Alexander et al. 1998). Dagegen lassen sich Lebermetastasen mittels konventioneller Sonographie, Angio-CT und kontrastmittelverstärkter MRT mit relativ hoher Sensitivität und Spezifität diagnostizieren. Aber auch zum Nachweis von Metastasen ist die Octreotid-Szintigraphie bzw. das ^{67}Ga-DOTA-TOC-PET unentbehrlich, da sie Fernmetastasen (Knochen, Thorax) erkennen.

Konservative Therapie

A. Rinke, T.M. Gress, R. Arnold

Die medikamentöse Therapie des Zollinger-Ellison-Syndroms hat ihren Platz in der präoperativen Phase und bei Patienten mit metastasiertem Gastrinom, um den Patienten vor den Komplikationen der Säurehypersekretion zu schützen.

Protonenpumpenhemmer

Die Säurehypersekretion und deren Folgen (Ulzera, Refluxkrankheit, Durchfälle) lassen sich zuverlässig durch die heute verfügbaren **Protonenpumpenhemmer** (Omeprazol, Esomeprazol, Lansoprazol, Pantoprazol u. a.) in 98 % aller Patienten behandeln (Mc Arthur et al. 1985; Maton et al. 1986; Metz u. Jensen 1995; Jensen et al. 2006). Protonenpumpenhemmer haben die weniger wirksamen H2-Rezeptorantagonisten ebenso wie früher notwendige Verfahren zur Säurereduktion wie Vagotomie, Antrektomie oder totale Gastrektomie vollständig ersetzt.

Die Dosis der Protonenpumpeninhibitoren muss so titriert werden, dass das Zollinger-Ellison-Syndrom klinisch kontrolliert ist und der Magensaft-pH über 3, bzw. die basale Säuresekretion bei Patienten mit intaktem Magen unter 10 mmol/h und bei magenresezierten Patienten unter 5 mmol/h liegt (Maton et al. 1986). Eine Säuresuppression in diesen Bereich gewährleistet die Abheilung peptischer Läsionen und verhindert Ulkusrezidive. In 70 % der Patienten sind hierfür Dosierungen von 40–80 mg/Tag Omeprazol oder der Äquivalenzdosis eines anderen Protonenpumpenhemmers ausreichend. Bei Patienten, die erkennbar an einer ungenügenden Anhebung des Magensaft-pHs auf diese Dosierung nicht ausreichend ansprechen, sollte die Dosis des Protonenpumpenhemmers auf 2 Gaben aufgeteilt (z. B. 2×40 mg Omeprazol) und ggf. gesteigert werden. Es empfiehlt sich, den Magensaft-pH nach 3 und 12 Monaten zu kontrollieren, um eine Therapieanpassung vornehmen zu können.

Somatostatinanaloga

Somatostatinanaloga vom Typ des **Octreotids** oder Lanreotids senken den Serumgastrinspiegel (Koop et al. 1990) und führen darüber sowie über eine direkte Beeinflussung der säureproduzierenden Parietalzelle zur Hemmung der Säureproduktion. Allerdings müssen sie parenteral appliziert werden und führen nicht wie die Protonenpumpenhemmer zu einer gleichbleibenden Hemmung der Säuresekretion. Unter symptomatischem Aspekt sind sie daher nicht die Therapie der ersten Wahl bei Gastrinompatienten. Unter langwirksamen Somatostatinanaloga sind in Einzelfällen deutliche Tumorregressionen beschrieben (Granberg et al. 2008), bei gut der Hälfte der Patienten mit progredienten, metastasierten Gastrinomen konnte eine Wachstumskontrolle erreicht werden (Shojamanesh et al. 2002). Somit ist bei Patienten mit langsam wachsenden, metastasierten Gastrinomen der Einsatz von Somatostatinanaloga in antiproliferativer Intention, auch außerhalb der aktuellen Zulassung des Medikaments, gerechtfertigt. Auch eine Peptidrezeptor-Radionuklidtherapie durch an Somatostatinanaloga gekoppelte Radionuklide (^{90}Yttrium oder ^{177}Lutetium) wurde bei Gastrinompatienten erfolgreich zur Wachstumskontrolle eingesetzt (Grozinsky-Glasberg et al. 2011).

Operative Therapie

D.K. Bartsch, M. Rothmund

Das Zollinger-Ellison-Syndrom (ZES) wird bei ca. 70–80 % der Patienten durch sporadische Gastrinome, in 20–30 % durch Gastrinome im Rahmen des MEN-1-Syndroms verursacht. Duodenale Gastrinome sind 3- bis 10-mal häufiger anzutreffen als pankreatische. Dies ist vor allem bei Patienten mit Gastrinomen im Rahmen des MEN-1-Syndroms der Fall. Hier ist immer mit multiplen Tumoren im Duodenum zu rechnen, da beim der MEN 1 proliferative Gastrinzellen in der normalen Duodenalmukosa als die Vorläufer duodenaler MEN-1-Gastrinome identifiziert wurden (Anlauf et al. 2005). Während die biochemische Heilungsrate von sporadischen Gastrinomen mit etwa 40 % nach 5 Jahren recht gut ist, war diese bei MEN-1-Gastrinomen mit 10–20 % bisher deutlich niedriger. Die letztgenannten Ergebnisse scheinen sich jedoch deutlich verbessern zu lassen, wenn eine partielle Duodenopankreatektomie erfolgt. Ob ein so aggressives chirurgisches Vorgehen beim MEN-1-ZES gerechtfertigt ist, wird bei den hohen Langzeit-Überlebensraten auch ohne diese Operation sehr kontrovers diskutiert.

Indikationsstellung

Die komplette Resektion des Primarius und der beteiligten Lymphknoten ist die einzige Therapieoption, die zur Heilung eines Gastrinoms führen kann (Norton 2007). Obwohl etwa 50–70 % der Patienten mit ZES bei Diagnosestellung bereits Lymphknotenmetastasen und etwa 10 % Lebermetastasen haben, ist eine operative Therapie gerechtfertigt. Bei sporadischen Tumoren können der Primärtumor und die Metastasen entfernt werden. Die biochemisch dokumentierte Heilungsrate liegt bei 40–60 % (Norton u. Jensen 2004; Doherty et al. 1998). Kouvaraki et al. (2006) konnten auch zeigen, dass bei Patienten mit MEN-1-Syndrom die Progression von endokrinen Tumoren des Pankreas und speziell von Gastrinomen wichtigste Determinante des Langzeitüberlebens ist und daher operative Maßnahmen, die den natürlichen Verlauf dieser Tumoren beeinflussen, sinnvoll sind.

Bei allen Tumoren ist das Vorhandensein von **Lebermetastasen** der wichtigste Faktor für eine schlechte Prognose. Aus diesem Grunde ist es angebracht, bei Patienten mit sporadischem und MEN-1-ZES ohne Lebermetastasen eine chirurgische Exploration vorzunehmen und nicht nur die Primärtumoren, sondern auch die Lymphknotenmetastasen zu entfernen, um das Entstehen von Lebermetastasen zu vermeiden (Fraker et al. 1994; Norton et al. 2006; Bartsch et al. 2005). In Einzelfällen kann auch eine operative Behandlung von Lebermetastasen sinnvoll sein, wenn mit vertretbarer Morbidität und Mortalität etwa 90 % der Tumormasse entfernbar sind.

Die Indikation zur Operation ist nach Ansicht der Autoren beim sporadischen und MEN-1-Gastrinom gegeben, wenn die Diagnose durch Anamnese und biochemische Untersuchungen gesichert ist und wenn durch die Bildgebung eine diffuse Lebermetastasierung ausgeschlossen wurde.

Die Einstellung zur Operationsindikation variiert jedoch beim MEN-1-ZES erheblich. Einige Autoren empfehlen eine operative Behandlung von pankreatischen Gastrinomen erst, wenn der Tumor eine Größe von 2–3 cm hat (Norton 1999; Norton u. Jensen 2004), da dann das Risko für eine Lebermetastasierung signifikant ansteigt. Andere sprechen sich schon bei biochemischer Sicherung der Diagnose für eine operative Therapie aus (Skogseid et al. 1998; Tonelli et al. 2006; Bartsch et al. 2005).

Präoperative Diagnostik

Voraussetzung für eine operative Therapie ist neben der Diagnosestellung die Lokalisationsdiagnostik durch Schnittbildverfahren, am besten durch eine helikale Computertomographie oder MRT des Oberbauchs zur Entdeckung von Primärtumoren, Lymphknotenmetastasen und evtl. vorhandenen Lebermetastasen. Eine **Somatostatinrezeptor-Szintigraphie** (Abb. 5.33) sollte zur Entdeckung von Metastasen in allen Organsystemen durchgeführt werden

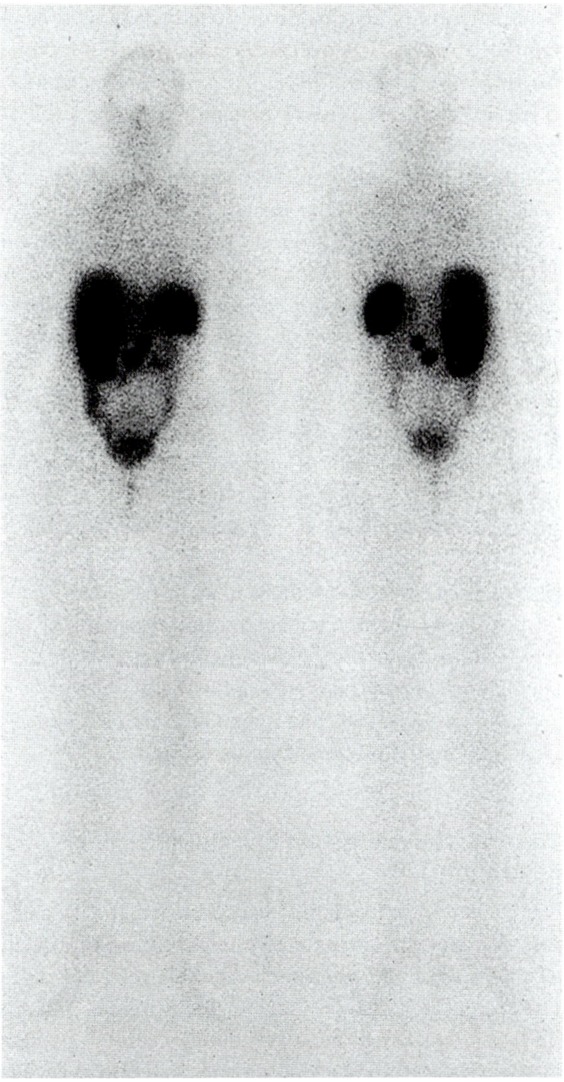

Abb. 5.33 Somatostatinrezeptor-Szintigraphie einer Patientin mit sporadischem Duodenalwandgastrinom. Dargestellt sind 2 Lymphknotenmetastasen im Oberbauch, das nur wenige mm große primäre Gastrinom stellt sich nicht dar

(Gibril et al. 1996; Norton 2004). Neue Methoden wie das ^{18}F-Dopa-PET und das ^{67}Ga-DOTA-TOC-PET zeigen erste vielversprechende Ergebnisse, die möglicherweise sensitiver als die SRS und andere Modalitäten sind (Bhate et al. 2010; Dudzak et al. 2010).

Eine **Endosonographie** ist ebenfalls sinnvoll, wenn man einen erfahrenen Untersucher vor Ort hat, der wenig falsch-positive Resultate erzielt. Während die Sensitivität der Endosonographie bei 85 % für pankreatische Gastrinome liegt, ist sie mit etwas mehr als 40 % für Duodenalwandgastrinome erwartungsgemäß deutlich schlechter. Eine Duodenotomie und Exploration von Vorder- und Hinterwand des Duodenums sollte Bestandteil jeder Operation für ein ZES sein, da sie die Heilungsrate signifikant verbessert. Sie ist die sensitivste Methode zur Entdeckung von duodenalen Gastrinomen (Norton et al. 2004; Norton u. Jensen 2004). Daher ist die Bemühung, duodenale Gastrinome präoperativ zu lokalisieren, nach Ansicht vieler Chirurgen ohnehin sinnlos (Norton et al. 2004; Bartsch et al. 2005; Norton et al. 2006).

Die **superselektive arterielle Injektion von Sekretin** zur Stimulation der Gastrinausschüttung und die Blutentnahme aus Lebervenen sind eine aufwändige Methode, die eine Regionalisierung der Gastrinquelle im Duodenum/Pankreaskopf, Pankreaskorpus oder Pankreasschwanz erlaubt (Imamura et al. 1989). Sie sollte vor Reoperationen und vor einer geplanten partiellen Duodenopankreatektomie als Primäreingriff beim MEN-1-ZES durchgeführt werden, um sicherzustellen, dass das/die Gastrinome im sog. „Gastrinomdreieck" liegen (Abb. 5.34).

Vor einer Operation sollte klar sein, ob es sich um einen Patienten mit einem sporadischen Gastrinom oder um einen Patienten mit ZES bei MEN-1-Syndrom handelt. Dies lässt sich anhand von Anamnese, biochemischen Tests und molekulargenetischen Untersuchungen klären.

Chirurgisches Vorgehen bei sporadischem Gastrinom

Die Operationsindikation ist bei sporadischen Gastrinomen dann gegeben, wenn die Diagnose eines ZES gestellt ist und lokalisationsdiagnostische Verfahren eine begrenzte oder keine Tumorlokalisation zeigen. Minimal-invasive Verfahren zur Behandlung von duodenalen oder pankreatischen Gastrinomen sind nicht ratsam und auch nur sporadisch publiziert worden (ENETS-Guidelines 2009). Ratsam sind sie deshalb nicht, da, wie schon erwähnt, zu jeder chirurgischen Exploration bei ZES ohnehin eine Längsduodenotomie und separate palpatorische Exploration von Duodenalvorder- und -hinterwand gehört, was sich laparoskopisch nur sehr schwierig machen lässt. Vereinzelt wurde auch über die endoskopische Entfernung von Duodenalwandgastrinomen berichtet, dies ist jedoch ebenfalls ein fragliches Unterfangen, da häufig (50–70 %) vorhandene Lymphknotenmetastasen nicht mitentfernt werden (Norton u. Jensen 2004).

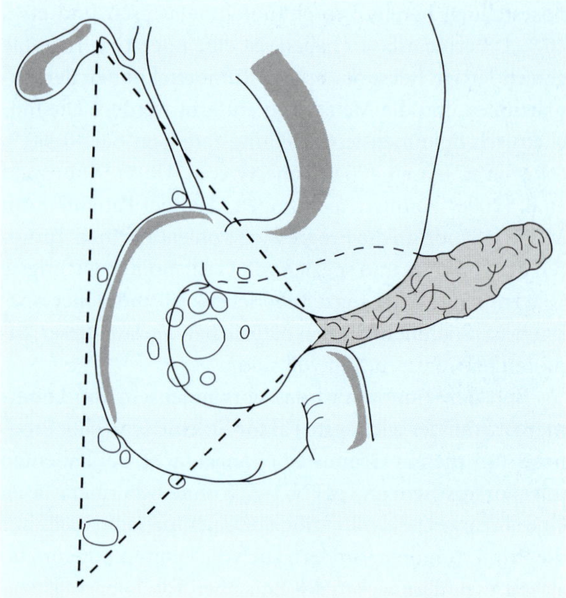

Abb. 5.34 So genanntes Gastrinomdreieck, die Region, wo die meisten Gastrinome zu finden sind

Chirurgisches Vorgehen bei sporadischem Gastrinom

Die Autoren gehen daher auf jeden Fall konventionell vor, eröffnen das Abdomen über einen nach kranial konvexen Oberbauchquerschnitt und explorieren zunächst das Abdomen. Danach wird die Leber abgetastet und mittels eines sterilen Schallkopfes sonographiert. Anschließend erfolgt die Suche nach dem Primärtumor. Die meisten Gastrinome liegen im Gastrinomdreieck und damit im Duodenum oder Pankreaskopf (Abb. 5.34).

Auch wenn ein Tumor im Pankreas gesehen wurde, wird nach einem Kocher-Manöver eine Längsduodenotomie vom Bulbus duodeni bis zum unteren Duodenalknie durchgeführt, und anschließend die Vorder- und Hinterwand separat zwischen Daumen und Zeigefinger palpiert, um Mikrogastrinome zu erkennen, die dann exzidiert werden.

Nach Verschluss des Duodenums mit Einzelknopfnähten, PDS der Stärke 3/0 oder 4/0, erfolgt die Exploration des Pankreas. Hierzu wird das Kocher-Manöver vervollständigt, anschließend der Pankreaskopf palpiert und auch der Pankreasschwanz sowie das Pankreaskorpus vom Retroperitoneum abgehoben – evtl. mit Luxation der Milz – und ebenfalls sorgfältig durchpalpiert.

Anschließend folgt eine intraoperative Sonographie des Pankreas mit einem 7,5- oder 10-MHz-Schallkopf, wobei nach echoarmen, rundlichen Bezirken im echoreichen Pankreas gesucht wird. Die Echoarmut ist ein typisches eines endokrinen Pankreastumors (Abb. 5.35). Pankreatische Gastrinome sind üblicherweise leicht zu finden, da sie zwischen 2 und 3 cm groß sind. Palpation und intraoperative Sonographie können Tumoren bis 0,5 cm Durchmesser darstellen. Findet sich ein Gastrinom im Pankreaskopf, wird es wenn möglich enukleiert, wobei die Autoren zunächst

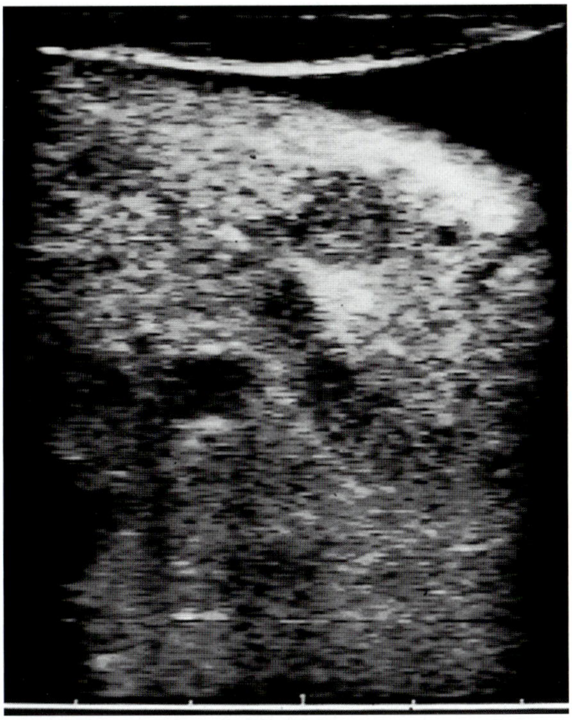

Abb. 5.35 Intraoperative Sonographie des Pankreas bei pankreatischem Gastrinoms. Es zeigt sich der etwa 8 mm im Durchmesser große Tumor im Pankreasschwanz oberhalb der V. lienalis echoarm im echoreichen exokrinen Pankreas (Lage der Sonde quer im Oberbauch)

das meist nur wenige Millimeter dicke exokrine Pankreas über dem Tumor mit einer bipolaren Elektrokoagulations-Pinzette durchtrennt und schließlich in der Schicht zwischen exokrinem Gewebe und dem endokrinen Tumor präparatorisch fortschreitet. Es empfiehlt sich, langsam unter sorgfältiger Blutstillung vorzugehen, da die endokrinen Tumoren sehr gut vaskularisiert sind und eine gute Übersicht zur Präparation in der Schicht notwendig ist.

Nach der Exzision wird ein Teil des Tumors zum **Schnellschnitt** gegeben, um das Vorhandensein eines endokrinen Tumors zu bestätigen. Der Rest wird zur immunhistochemischen Untersuchung tiefgefroren. Schon während der Operation empfiehlt es sich, **Somatostatin** zu infundieren, um eine traumatische Pankreatitis zu vermeiden. Wir empfehlen auch postoperativ die Gabe von **Octreotid** subkutan in den ersten Tagen.

Auch wenn der Krater im exokrinen Pankreas nach Entfernung des Tumors tief ist, wird keine Anastomose mit einer nach Roux ausgeschalteten Dünndarmschlinge vorgenommen. Dies ist nur dann zu empfehlen, wenn man den Verdacht hat, den Pankreashauptgang oder einen großen Nebengang verletzt zu haben. Die Nachbarschaft zu großen Pankreasgängen lässt sich jedoch durch intraoperative Sonographie meistens klären. In die Nähe der Höhle im Pankreas, in der der Tumor lag, wird eine Jackson-Pratt-Drainage eingelegt. Bei großen, tief im Pankreaskopf liegenden Gastrinomen ist allerdings machmal eine partielle Duodenopankreatektomie erforderlich, die, wenn möglich, als pyloruserhaltende Variante durchgeführt werden sollte.

Selten sind **Gastrinome im Pankreaskorpus oder -schwanz** gelegen (Weber et al. 1995). Hier ist eine milzerhaltende Resektion des Pankreas bis in Höhe des Tumors die Methode der Wahl und eine Abnaht des Pankreas rechts vom Tumor, entweder mit einem linearen Stapler oder 4/0-PDS-Einzelknopfnähten.

Sehr selten kommen primäre **Gastrinome auch in Lymphknoten** vor. Norton u. Jensen (2004) fanden unter 138 Patienten mit sporadischem ZES 22 Patienten, die nach Entfernung eines oder mehrerer Lymphknoten (aber keines Primärtumors) biochemisch geheilt waren (negativer Sekretintest). Nach einem Follow-up von median 11,3 Jahren hatten immer noch 16 Patienten einen negativen Sekretin-Test, nur bei 6 lag ein Rezidiv vor. Somit konnte das Vorliegen von primären Gastrinomen in Lymphknoten wahrscheinlich gemacht werden. Allerdings konnte auch gezeigt werden, dass Lymphknotenmetastasen nicht selten auf sog. okkulten duodenalen Mikrogastrinomen (<2 mm) beruhen, die wahrscheinlich bei der chirurgischen Exploration häufig nicht gefunden werden (Anlauf et al. 2008)

In jeden Fall ist eine Lymphknotendissektion um den Pankreaskopf herum, auch wenn man einen Primärtumor gefunden hat, ein integraler Bestandteil der Operation.

Lymphknotenmetastasen sind bei etwa 50–70 % der Patienten mit sporadischem Gastrinom zu erwarten. Die Autoren entfernen Lymphknoten im Lig. hepatoduodenale, entlang der A. hepatica, hinter dem Pankreaskopf und interaortokaval.

Wird kein Primärtumor gefunden, sind blinde Resektionen nicht angezeigt, da die Protonenpumpeninhibitoren so effizient sind, dass zu erwartende Komplikationen im Bereich des Magens (Blutung, Perforation) vermieden werden.

Operatives Vorgehen bei Gastrinomem im Rahmen des MEN-1-Syndroms

Die Gruppe der Autoren konnte zeigen, dass ein aggressives chirurgisches Vorgehen bei Patienten mit Gastrinomen im Rahmen des MEN-1-Syndroms langfristig in der Lage ist, die Entstehung von Lebermetastasen zu vermeiden. Unter 13 Patienten mit MEN-1-ZES fand sich nur 1 Patient mit Lebermetastasen, diese allerdings schon bei der Erstoperation. Bei einer medianen Nachbeobachtung von

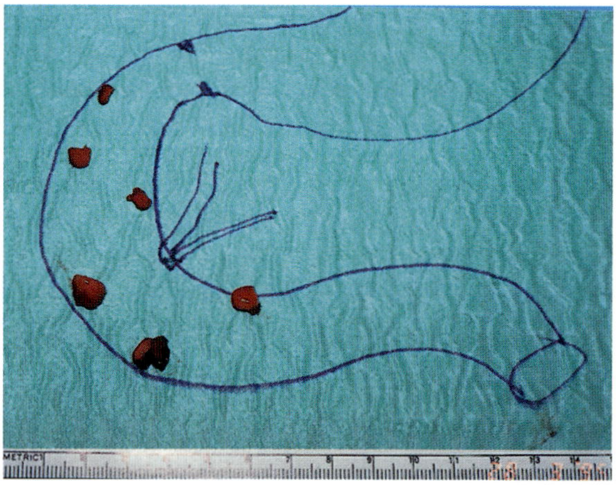

Abb. 5.36 Präparatefoto nach Exzision von multiplen Duodenalwandgastrinomen bei MEN-1-Syndrom

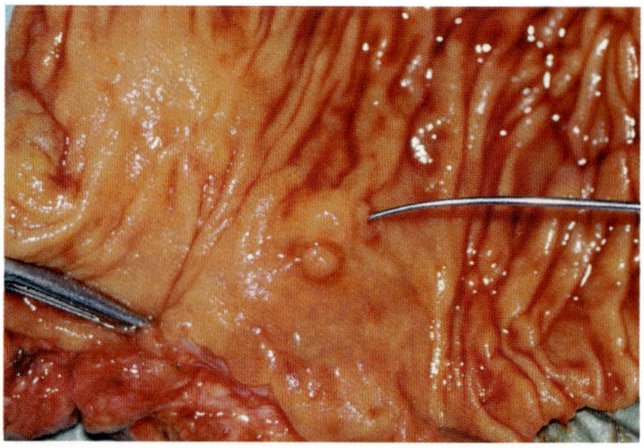

Abb. 5.37 Juxtapapilläres duodenales Mikrogastrinom (Papille mit Sonde markiert). Entfernung durch pyloruserhaltende Duodenopakreatektomie als Reoperation nach lokaler Exzision von Duodenalwandgastrinomen und Rezidiv des Zollinger-Ellison-Syndroms

84 Monaten trat bei keinem der Patienten Lebermetastasen – dem determinierenden Prognosefaktor – auf (Lopez et al. 2011).

Die Indikation zur operativen Behandlung eines MEN-1-ZES ist nach Einschätzung der Autoren dann gegeben, wenn die Diagnose gestellt ist und keine diffusen Lebermetastasen vorliegen.

Operatives Vorgehen bei einem MEN-1-ZES

Beim MEN-1-ZES ist das geeignete Operationsverfahren Gegenstand kontroverser Diskussion. Viele Experten bevorzugen die sog. Thompson-Operation (Thompson et al. 1989). Die Operation beginnt wie beim sporadischen Gastrinom mit einer Exploration des Abdomens über einen bilateralen subkostalen Zugang, einer Inspektion, Palpation und Sonographie der Leber. Anschließend wird ein Kocher-Manöver durchgeführt und auch Pankreaskopf- und -schwanz von der retroperitonealen Unterlage befreit. Nach sorgfältiger Palpation der Drüse wird eine intraoperative Sonographie des Pankreas durchgeführt.
Es folgt obligatorisch eine Längsduodenotomie und Palpation von Duodenalvorder- und -hinterwand. Nach Exzision der meist multipel vorhandenen Mikrogastrinome im Duodenum wird dieses wieder verschlossen (Abb. 5.36). Anschließend erfolgt eine milzerhaltende Pankreaslinksresektion bis auf Höhe der Pfortader und, falls vorhanden, eine Enukleation von pankreatischen NET <2 cm aus dem Pankreaskopf. Abschließend wird eine Lymphknotendissektion um den Pankreaskopf herum und im Lig. hepatoduodenale vorgenommen.

Diese von Operation ist jedoch in ihrem Effekt umstritten. Die Rezidivneigung liegt zwischen 20 % und 60 %. Insbesondere ist die als Bestandteil der Operation empfohlene Linksresektion des Pankreas wahrscheinlich überflüssig. Norton et al. konnten 2001 zeigen, dass hervorragende Ergebnisse in der operativen Behandlung des MEN-1-ZES ohne Pankreaslinksresektion erzielt werden konnten. Auf jeden Fall sollten endokrine Tumoren im Pankreaskopf, wenn sie größer als 2 cm oder malignitätsverdächtig sind, entfernt werden. Bei Vorliegen eines MEN-1-ZES und Mikrogastrinomen im Duodenum sind endokrine Tumoren im Pankreas meist keine Gastrinome, sondern entsprechen nichtfunktionellen NET oder sehr selten auch Insulinomen (Bartsch et al. 2005).

Die Lokalexzision von Duodenalwandgastrinomen ist von einer hohen Rezidivrate gefolgt. Aus diesem Grunde haben sich einzelne Autoren entschlossen, auch bei dieser Erkrankung mit relativ guter Prognose, eine Whipple-Operation durchzuführen (Abb. 5.37). Die Ergebnisse sind deutlich besser als bei lokaler Exzision oder auch der Thompson-Operation, da das Erfolgsorgan dieser genetisch determinierten Erkrankung entfernt wird. Die meisten Autoren konnten – allerdings in kleinen Serien – eine biochemische Heilung bei 60–100 % der Patienten erreichen (Tab. 5.8). Die Autoren selbst haben bei 12 von 13 Patienten mit einem MEN-1-ZES nach partieller Duodenopankreatektomie langfristig negative Sekretintests gesehen und geben dieser Operation bei geeigneten Patienten inzwischen klar den Vorzug (Lopez et al. 2012). Alternativ kommt auch eine pankreaserhaltende totale Duodenektomie in Frage, die aber bisher nur von Imamura (2011) bei dieser Indikation bei 7 Patienten mit einer biochemischen Heilungsrate von 71 % durchgeführt wurde.

Auch Reoperationen bei sporadischen und MEN-1-Gastrinomen sind bei selektionierten Patienten sinnvoll. Jaskowiak et al. (1996) konnten immerhin bei 15 Reoperationen eine krankheitsfreie Rate von 23 % erreichen. Die Autoren konnten bei 3 von 4 Patienten durch Reoperati-

Tab. 5.8 Ergebnissse der Duodenopankreatektomie bei Zollinger-Ellison-Syndrom in Serien mit 5 oder mehr Patienten.

Autor/Jahr	Patientenzahl n (MEN 1)	Krankheitsfrei n (%)	Follow-up/Jahre
Stadil 1995	12 (3)	11 (90)	0,5–14
Phan et al. 1997	6	6 (100)	0,1–3,5
Lairmore et al. 2000	5 (5)	n.a.	n.a.
Thodiyil et al. 2001	6	6 (100)	1–6
Tonelli et al. 2006	13 (13)	11 (77)	0,5–3
Lopez et al. 2012	13 (13)	12 (91)	0,3–11

onen eine biochemische Heilung des ZES erzielen (Lopez et al. 2011). Reoperationen beim MEN-1-ZES können letztlich in einer totalen Pankreatektomie resultieren, welche im Einzelfall zur Heilung führen und damit gerechtfertigt sein kann (Gauger et al. 2009)

Der wichtigste prognostische Faktor bei neuroendokrinen Tumoren des Pankreas, auch der Gastrinome, sind Lebermetastasen (Yu et al. 1999; Cadiot et al. 1999). Daher sind Resektionen indiziert, wenn mehr als 90 % der Tumormasse entfernt werden kann und wenn die Expertise des Zentrums so ist, dass niedrige Morbiditäts- und Mortalitätsrisiken erwartet werden können (Norton et al. 1986).

5.4.3 Nicht-funktionelle benigne und maligne Tumoren des endokrinen Pankreas

V. Fendrich, D.K. Bartsch

Nicht-funktionelle neuroendokrine Tumoren des Pankreas (NF-PNET) sind nicht mit einem durch Hormonüberproduktion bedingten klinischen Syndrom assoziiert und sind damit hormonell „stumm". NF-PNET wachsen zwar langsam, sind aber in bis zu 70 % maligne. Aufgrund ihrer Größe bei Diagnosestellung (meist >5 cm) sind die Tumoren durch Bildgebung mittels CT, MRT oder Sonographie meist problemlos zu detektieren bzw. das Metastasierungsausmaß festzulegen. Eine positive Somatostatinrezeptor-Szintigraphie ist hilfreich bei der Differenzialdiagnose, v. a. zum duktalen Pankreaskarzinom, und bei der Evaluierung von Fernmetastasen. Beim Vorliegen von multiplen kleinen NF-PNET sollte immer an ein MEN-1-Syndrom gedacht werden, da es die häufigsten PNET im Rahmen dieser Erkrankung sind.
Die einzig kurative Therapieoption für NF-PNET ist die chirurgische Resektion. Kleine Tumoren (<2 cm) ohne Hinweis auf Filialisierung können enukleiert werden. Größere und maligne Tumoren werden durch formale Pankreasresektion mit Ausräumung des lokalen Lymphabflussgebietes behandelt. Liegt eine synchrone Lebermetastasierung vor, sollte je nach Ausmaß und Konstitution des Patienten zusammen mit der Pankreasresektion oder auch zweizeitig die Resektion der Metastasen erfolgen. Die 5-Jahres-Überlebensraten nach R0-Resektion liegen bei 50–70 %. Bei diffuser Lebermetastasierung können durch palliative Therapieverfahren wie z. B. Chemoembolisation und Radiofrequenzablation ebenfalls beachtliche Überlebenszeiten erreicht werden.

Definition

Nicht-funktionelle neuroendokrine Tumoren des Pankreas (NF-PNET) rufen klinisch kein hormonelles Syndrom hervor, da sie entweder zu geringe Mengen an funktionell aktiven Hormonen, inaktive Vorstufen oder aber Hormone, die beim Menschen zu keinem typischen klinischen Krankheitsbild führen (z. B. pankreatisches Polypeptid), produzieren. Der Begriff „nicht-funktionell" wird unterschiedlich gesehen. Manche Autoren klassifizieren einen endokrinen Pankreastumor als nicht-funktionell, wenn keine klinischen Symptome eines Hormonexzesses vorhanden sind, auch wenn im Serum radioimmunologisch erhöhte Hormonspiegel nachweisbar sind. Von den meisten Autoren werden NF-PNET definiert als Inselzelltumoren, die keine hormonbedingte Symptomatik verursachen und die keine erhöht messbaren Hormonkonzentrationen im Serum verursachen.

Epidemiologie und Pathologie

Endokrine Pankreastumoren finden sich bei 0,4–1,5 % aller Autopsiefälle, ihre Prävalenz wird auf 1/100.000 geschätzt (Niederle et al. 2010). Der Anteil der NF-PNET unter allen neuroendokrinen Tumoren des Pankreas beträgt 40–70 % (Metz et al. 2008). Die Mehrzahl der NF-PNET sind größer als 3 cm, solide und im Pankreaskopf lokalisiert. Es wird geschätzt, dass bis zu 90 % der sporadischen NF-PNET maligne sind und nicht selten liegt bei Diagnosestellung bereits ein metastasiertes Leiden vor (Fendrich et al. 2009, Metz et al. 2008; Solorzano et al. 2001). Dies beruht auf dem meist indolenten Wachstumsverhalten der Tumoren und der fehlenden Hormonüberproduktion, welches oft eine Diagnoseverzögerung von 4–6 Jahren zur Folge hat.

Tab. 5.9 Symptome bei Patienten mit sporadischen NF-PNET

Autor/Jahr	n	Abdominale Beschwerden (%)	Ikterus (%)	Gewichtsverlust (%)	Palpable Tumormasse (%)
Phan et al. 1998	64	56	35	46	n.b.
Matthews et al. 2000	38	68	21	32	7
Chu et al. 2002	29	55	17	34	n.b.
eigene Patienten 2011	50	48	26	21	11

Als Nachweis der Malignität gelten per Definition Metastasen oder eine direkte Invasion in angrenzende Organe (Niederle 2010). Tumorgröße, Angioinvasion, ein hoher Ki67-Proliferationsindex und die Mitosenanzahl dienen als weitere Hinweise auf ein potenziell malignes Verhalten (Niederle et al. 2010). Typischerweise werden NF-PNET im 5. und 6. Lebensjahrzehnt diagnostiziert, wobei es keine Geschlechtsprädilektion gibt (Öberg 2005).

Eine Sonderstellung nehmen die NF-PNET bei vererbter Prädisposition im Rahmen der Multiplen endokrinen Neoplasie Typ1 (MEN 1) und des Von-Hippel-Lindau-Syndroms (VHL) ein und werden in einem gesonderten Kapitel besprochen (► Kap. 6.1).

Ätiopathogenese

Die Ursache der Entstehung von NF-PNET ist ungeklärt, allerdings scheinen Rauchen, Alkohol und Diabetes als Risikofaktoren keine Rolle spielen (Gullo et al. 2003). Die meisten NF-PNET sind sporadisch und treten solitär auf. Eine geringerer, bisher nicht genau zu bestimmender Anteil tritt im Rahmen der autosomal-dominant vererbten Syndrome MEN 1 und VHL auf (Metz et al. 2008), die durch Keimbahnmutationen im MEN-1-Gen auf Chromosom 11q13 bzw. VHL-Gen auf Chromosom 3p25-26 verursacht werden.

Klinische Symptomatik

NF-PNET führen zu keinem spezifischen klinischen Syndrom. Die Diagnose der NF-PNET wird daher häufig erst relativ spät gestellt, da lediglich durch ihre Tumormasse Symptome hervorgerufen werden, vergleichbar denen exokriner Pankreastumoren (Fendrich et al. 2009). Die häufigsten Symptome bei Patienten mit sporadischen NF-PNET sind unspezifische abdominelle Beschwerden (Übelkeit, Erbrechen und Diarrhö), Ikterus, Gewichtsverlust bzw. eine palpable Tumormasse im Abdomen (Tab. 5.9). Ein Diabetes mellitus kann sich ebenfalls entwickeln, meist geschieht dies kurz vor Diagnosestellung als Zeichen der fortschreitenden Zerstörung von normalem Pankreasgewebe (Gullo et al. 2003). Die Tumorlokalisation ist maßgeblich verantwortlich für die Art der auftretenden Symptome. NF-PNET im Pankreaskopf führen häufig durch Obstruktion des intrapankreatisch verlaufenden Gallenganges zu einem Ikterus oder durch Irritation intrapankreatischer Nerven zu Rückenschmerzen, während sich Tumoren linksseitig der angesprochenen Gefäße eher durch unspezifische Oberbauchschmerzen bzw. als palpable Masse bemerkbar machen, oft aber sehr lange asymptomatisch bleiben (Kouvaraki et al. 2005). In 10–15 % der Fälle werden NF-PNET zufällig bei einer abdominellen Exploration oder einer radiologischen Untersuchung wegen eines unabhängigen Problems entdeckt (Kouvaraki et al. 2005).

Diagnostik

Anamnese Zur Diagnose bzw. Abgrenzung der NF-PNET gegenüber dem Adenokarzinom und funktionellen PNET, sollte bei den Patienten zunächst eine ausgiebige Anamnese erhoben werden. Ziel ist es, neben relevanten Begleiterkrankungen des Patienten, funktionell aktive Tumoren und das Vorliegen eines MEN-1-Syndroms auszuschließen bzw. zu erfassen. So sollte insbesondere nach Art und Dauer der Symptome, speziell nach Hyperglykämien (Glukagonom, Somatostatinom), Hypoglykämien und damit verbundene psychischen Auffälligkeiten (Insulinom), Ulkuserkrankungen (Gastrinom) und Diarrhö (Gastrinom, VIPom), gefragt werden. Typischerweise berichten die Patienten schon Monate vor der eigentlichen Diagnose über entsprechende Symptome. Die Anamnese bezüglich eines MEN-1-Syndroms stellt hier insbesondere auf andere endokrine Erkrankungen (Hypophysenadenom, Hyperparathyreoidismus) beim Patienten bzw. innerhalb der Familie ab.

Klinische Untersuchung Die sorgfältige klinische Untersuchung sollte v. a. den Status der Ernährung, die Hautfarbe (Ikterus) und evtl. atypische Erscheinungen (Erythema necrolyticans migrans beim Glukagonom) umfassen. Die Palpation des Abdomens dient der Entdeckung einer Raumforderung.

Labordiagnostik Wird ein funktionell aktiver endokriner Pankreastumor vermutet, sind in Abhängigkeit der Symptomatik Insulin, Gastrin, Glukagon, Somatostatin und pankreatisches Polypeptid im Serum zu bestimmen, beim Verdacht auf ein MEN-1-Syndrom sollte ein biochemisches Screening gemäß den aktuellen Empfehlungen erfolgen und eine Mutationsanalyse des MEN-1-Gens eingeleitet werden (Bartsch et al. 2005; Doherty et al. 2005; Langer et al. 2004).

NF-PNET können eine ganze Vielzahl von Hormonen, Proteinen und Glykoproteinen produzieren, vor allem Chromogranin A (CgA), neuronenspezifische Enolase, β-hCG und pankreatisches Polypeptid (PP) (Kouvaraki et al. 2005). Da der Serumspiegel von **CgA** bei 60–100 % der Patienten mit NF-PNET erhöht ist, ist CgA momentan der sensitivste Tumormarker. Die Sensitivitäts- und Spezifitätsraten bewegen sich zwischen 70 und 100 % für den Nachweis eines endokrinen Pankrastumors (Kouvaraki et al. 2005). Die Höhe des CgA-Spiegels im Serum scheint mit der Größe des Tumors zu korrelieren, ohne zu unterscheiden, ob es sich bei dem Tumor um ein NF-PNET oder ein funktionellen neuroendokrinen Tumor handelt. Nützlich ist das CgA v. a. als postoperativer Verlaufsmarker, da ein normaler postoperativer CgA-Wert eine Spezifität von mindestens 85 % für Tumorfreiheit besitzt (Metz 2008).

Bei bis zu 75 % der NF-PNET sind auch erhöhte **PP-Spiegel** im Blut nachweisbar. PP-Spiegel korrelieren jedoch kaum mit der Tumorlast, bleiben nach erfolgter Resektion des Tumors oft erhöht und sind manchmal sogar in Patienten ohne neuroendokrine Pankreastumoren erhöht (Kouvaraki et al. 2005). Beachtet werden muss auch, dass PP postprandial ebenso ansteigt, wie bei älteren Menschen, Diabetikern, nach Alkoholabusus, nach Darmresektion, bei chronischer Niereninsuffizienz und bei peptischen Ulzera (Kouvaraki et al. 2005).

Lokalisationsdiagnostik

Sporadische NF-PNET sind bei Diagnosestellung häufig ≥5 cm im Durchmesser (Bartsch 2000). Dadurch ist die präoperative Lokalisation erheblich erleichtert und gelingt und im Gegensatz zu den oft sehr kleinen Insulinomen und Gastrinomen in den allermeisten Fällen. CT, MRT und US erzielen jeweils Detektionsraten von >90 % (Kouvaraki et al. 2005; Tab. 5.10).

Die hochauflösende, multiphasische Dünnschicht-Spiral-Computertomographie ist heutzutage die Methode der Wahl, um NF-PNET und ihre eventuell vorhandenen Metastasen nachzuweisen (Noone et al. 2005).

Tab. 5.10 Präoperative Lokalisationsdiagnostik bei 50 NF-PNET im eigenen Krankengut (1987–2011)

Lokalisationsverfahren (Anzahl Patienten)	Erfolgreiche Lokalisation
EUS (n=8)	5/8 (63 %)
AG (n=7)	5/7 (71 %)
CT (n=36)	34/36 (94 %)
US (n=47)	45/47 (96 %)
MRT (n=14)	13/14 (92 %)
SRS (n=38)	31/38 (81 %)

EUS Endosonographie, *AG* Angiographie, *CT* Computertomographie, *US* Ultraschall, *MRT* Kernspintomographie, *SRS* Somatostatinrezeptor-Szintigraphie

Computertomographie NF-PNET zeigen sich im Gegensatz zum normalen Pankreasgewebe und zu duktalen Pankreaskarzinomen nach Applikation von Kontrastmittel hyperdens und können auf Grund ihrer Größe nekrotische und zystische Herde aufweisen. Darum gelingt der Nachweis der Tumoren besonders gut in der arteriellen Phase der Untersuchung. Der Zeitpunkt nach Kontrastmittelinjektion ist äußerst wichtig, da sich die hypervaskulären Tumoren 20–30 Sekunden nach Gabe des Kontrastmittels besonders anreichern und vereinfacht darstellen lassen (Kouvaraki et al. 2005).

Magnetresonanztomographie Wie die CT, so erzielt auch das MRT, insbesondere mit Fettsuppression, bei der Lokalisation von NF-PNET hohe Sensitivitätsraten (Abb. 5.38 und Abb. 5.39). Owen und Kollegen konnten 29 von 31 Tumoren (94 %) mittels MRT identifizieren, wobei es sich bei den 2 nicht detektierten Tumoren um 5 und 7 mm große NF-PET im Pankreasschwanz handelte (Owen et al. 2001).

Sonographie Auf Grund ihrer Größe werden bis zu 100 % der NF-PET im **transabdominellen Ultraschall** (US) gefunden, obwohl der Erfolg sehr von den Fähigkeiten des jeweiligen Untersuchers abhängig ist. Verglichen mit normalem Pankreasgewebe, stellen sich NF-PNET mit einer verminderten Echogenität und einer feineren Parenchymstruktur dar. In der kontrastmittelverstärkten Sonographie ist meist ein deutliches Anfluten des Kontrastmittels im Tumor zu beobachten (Kouvaraki et al. 2005). Da die Großzahl der sporadischen NF-PNET größer als 2 cm und damit durch CT oder MRT leicht detektierbar ist, spielt die **Endosonographie** (EUS) in diesem Zusammenhang keine wesentliche Rolle. Anders verhält es sich bei der MEN 1 (▶ Kap. 6.1).

Die **intraoperative Sonographie** (IOUS) ist insbesondere zur Lokalisation funktionell aktiver Tumoren von großem Nutzen, da sie klein sind und nur in 50 % der Fälle präoperativ gesehen werden. Da NF-PNET vergleichsweise größer sind, ist der Einsatz der IOUS zur Lokalisation des

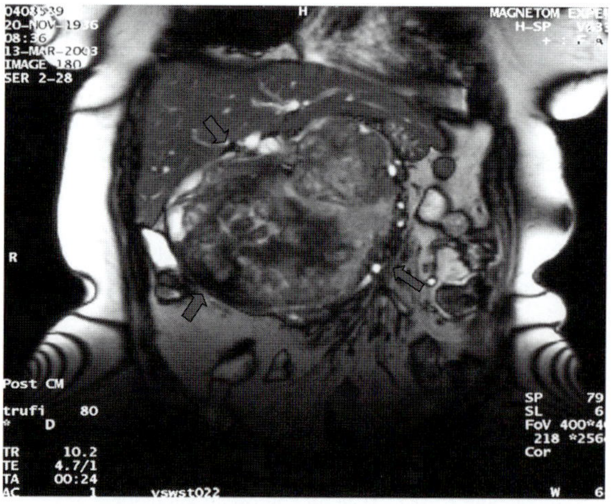

■ **Abb. 5.38** MRT eines 15×20 cm großen NF-PNET im Pankreaskopf. Kein Hinweis auf Fernmetastasierung. Der Tumor ließ sich durch totale Pankreatektomie mit Pfortaderersatz resezieren

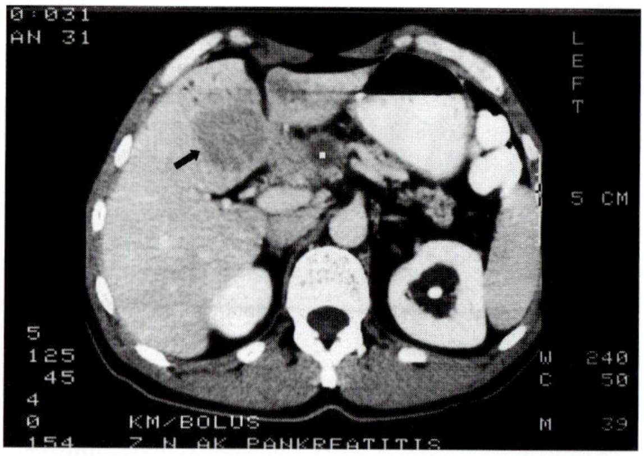

■ **Abb. 5.39** CT eines NF-PNET im Pankreaskopf (*Quadrat*) mit solitärer Lebermetastase im Segment 3 (*Pfeil*)

Primärtumors nicht notwendig. Hier hat die IOUS ihren Stellenwert lediglich zum Ausschluss bzw. Nachweis von Lebermetastasen.

Somatostatinrezeptor-Szintigraphie Viele NF-PNET exprimieren im Gegensatz zu duktalen Pankreaskarzinomen Somatostatinrezeptoren, v. a. den Rezeptorsubtyp 2. Daher können NF-PNET durch eine Somatostatinrezeptor-Szintigraphie (SRS) mittels radioaktiv markierter Somatostatinanaloga (Octreotid und Pentatreotid) mit einer Sensitivität von bis zu 90 % dargestellt werden (Virgolini et al. 2005). Allerdings ist die Methode von der Rezeptordichte abhängig, so dass Primärtumoren und Metastasen kleiner 1 cm im Durchmesser sich häufig nicht visualisieren lassen. Dennoch ist die SRS nicht nur zur Abgrenzung gegenüber exokrinen Pankreastumoren die wesentliche Untersuchung, sondern auch allen anderen Untersuchungen im Staging der Erkrankung überlegen.

Die SRS hat bei NF-PET eine Sensitivitätsrate von 80–95 % (Virgolini 2005). Dies konnte durch Einführung von DOTA-TOC und insbesondere des **Ga-DOTA-TOC-PET-CT** weiter verbessert werden. Limitierend ist, dass durch die SRS oft keine Aussage über die exakte anatomische Lokalisation getroffen werden kann. Dennoch ist die SRS nicht nur zur Abgrenzung gegenüber exokrinen Pankreastumoren die wesentliche Untersuchung, sondern auch allen anderen Untersuchungen im Staging der Erkrankung überlegen.

Differenzialdiagnostik

Die Differenzialdiagnose bei Patienten mit NF-PNET schließt vor allem funktionell aktive Pankreastumoren und exokrine Pankreaskarzinome ein. Die Abgrenzung gegenüber funktionell aktiven PNET ist durch Hormonbestimmung und entsprechende Funktionstests möglich und wird ausführlich in ▶ Abschn. 5.4.1, ▶ Abschn. 5.4.2 und ▶ Abschn. 5.4.4 beschrieben. Eine diagnostische Abgrenzung eines NF-PNET zum duktalen Pankreaskarzinom ist erforderlich (■ Tab. 5.11), da Therapie, Ausmaß des chirurgischen Eingriffs und Prognose beider Erkrankungen sehr unterschiedlich sind. Wir empfehlen folgendes Vorgehen: Sollte bei einem Patienten in der Sonographie des Abdomens ein hormoninaktiver Pankreastumor diagnostiziert worden sein, sind zur Differenzialdiagnose zunächst eine Dünnschichtspiral-CT oder eine „One-Stop-Shop"-MRT indiziert. Handelt es sich um einen großen Pankreastumor, der nicht die typischen bildmorphologischen Kriterien eines exokrinen Tumors aufweist, sollte immer eine SRS angefertigt werden. Ist diese positiv, ist die Diagnose NF-PNET hochwahrscheinlich. Ist die SRS negativ, kann noch eine CT- oder US-gesteuerte FNA angeschlossen werden.

Therapie

Indikationsstellung

Die chirurgische Therapie spielt unter den Optionen bei NF-PNET die entscheidende Rolle. Das Hauptziel ist die potenziell kurative R0-Resektion des Primärtumors und seiner Metastasen, da dies die einzige Heilungschance für die Patienten darstellt, Symptome lindert und die Überlebensrate steigert (Solorzano et al. 2001, Dralle et al. 2004; Fendrich 2009, ■ Tab. 5.12; ■ Abb. 5.39 und ■ Abb. 5.40). Im Gegensatz zum duktalen Adenokarzinom des Pankreas, an dem mindestens 80 % im ersten Jahr nach Diagnosestellung versterben, sind NF-PNET sehr langsam wachsende Tumoren. Viele Patienten überleben 5 Jahre und länger, selbst wenn Metastasen vorliegen (Bartsch et al. 2000; Solorzano et al. 2001; Dralle et al. 2004; Fendrich 2006).

Daher ist die Indikation zur Operation bei Patienten mit NF-PNET ohne diffuse Fernmetastasierung

Tab. 5.11 Differenzialdiagnose duktales Pankreaskarzinom vs. NF-PET

	Pankreaskarzinom	NF-PET
Tumorgröße	Meist <5 cm	Meist >5 cm
Computertomographie	Hypodens Keine Kalzifikationen	Hyperdens Manchmal Kalzifikationen
Chromogranin A im Serum	Negativ	Meist positiv
Somatostatin-rezeptor-Szintigraphie	Negativ	Meist positiv

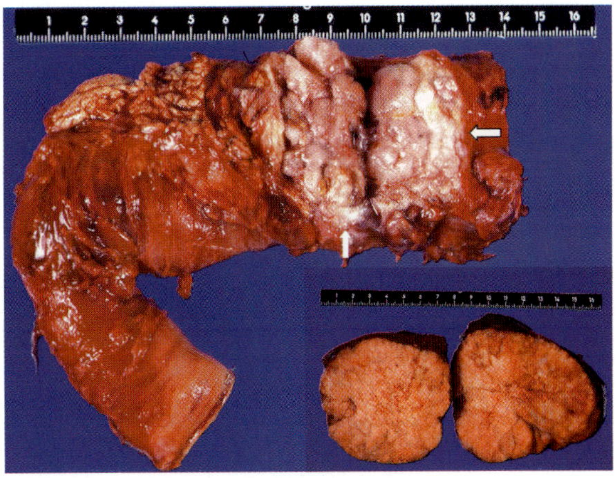

Abb. 5.40 Operationspräparat (Whipple-Operation) des in Abb. 5.39 dargestellten sporadischen NF-PNET (*Pfeile*) NF-PET mit atypisch resezierter Lebermetastase

immer gegeben, wenn die Tumorgröße >2 cm beträgt.

Die meisten NF-PNET ≤2 cm sind benigne mit einem Metastasierungsrisiko von lediglich 6 %. Daher kann bei selektionierten Patienten mit NF-PNET <2 cm auch ein konservatives Vorgehen in Betracht gezogen werden. Dann ist eine intensive 3-monatige Nachbeobachtung im ersten Jahr und alle 6 Monate für die nächsten 4 Jahre zu empfehlen (Falconi et al. 2012). Prinzipiell ist bei NF-PNET >2 cm ein aggressives chirurgisches Vorgehen indiziert, da selbst große Tumormassen mit limitierter Metastasierung in 40–80 % resektabel sind (Bartsch et al. 2000; Solorzano 2001).

Chirurgische Therapie beim sporadischen NF-PET

Die Operation beginnt mit dem Ausschluss einer diffusen Lebermetastasierung durch Inspektion, Palpation und intraoperative Sonographie. Kleine sporadische NF-PNET (<2 cm) ohne Hinweise auf Metastasierung sollten parenchymsparend enukleiert werden, sofern dies ohne Verletzung des Pankreasganges durchgeführt werden kann. Bei Patienten mit größeren NF-PNET im Bereich des Pankreaskopfes sollte dagegen immer eine **partielle Pankreatikoduodenektomie** durchgeführt werden. Hierbei ist die pyloruserhaltende Variante die Methode der Wahl, da in prospektiv, randomisierten Studien die Gleichwertigkeit der pyloruserhaltenden Pankreatikoduodenektonie gegenüber der klassischen Operation nach Whipple dokumentiert wurde (Tran et al. 2004).

Bei großen sporadischen NF-PNET im Pankreasschwanz ist eine **Pankreaslinksresektion mit Splenektomie** indiziert. Eine milzerhaltende Pankreaslinksresektion ist zwar theoretisch möglich, sollte aufgrund der hohen Rate peripankreatischer Lymphknotenmetastasen aus onkologischen Gründen nicht vorgenommen werden. Das gleiche gilt für eine technisch mögliche laparoskopische Pankreaslinksresektion, solange nicht durch prospektive Studien belegt ist, dass Rezidiv- und Überlebensraten mit der konventionellen Operation vergleichbar sind. Da Lymphknotenmetastasen bei bis zu 83 % der sporadischen NF-PNET vorliegen, ist immer eine Ausräumung des lokalen Lymphabflussgebietes mit der En-bloc-Resektion des Primärtumors angezeigt (Dralle et al. 2004).

Auf Grund des langsamen Wachstumsverhalten der malignen NF-PNET ist die Resektion und Rekonstruktion von tumorinfiltrierten Gefäßstrukturen (z. B. V. porta), die Exhairese von Tumorthromben aus der Pfortader, wie auch die Resektion von synchronen Lebermetastasen indiziert (Lo et al. 1996; Bartsch et al. 2000; Dralle et al. 2004; Abb. 5.40). Resektionen mit kurativer Intention sind in bis zu 80 % der Fälle möglich mit 5-/10-Jahres-Überlebensraten von 43–74 % bzw. 44–61 % (Tab. 5.12). Auch eine zytoreduktive Chirurgie („**Debulking**") hat bei Patienten ohne bzw. mit nur geringen Risikofaktoren ihre Berechtigung, wenn mindestens 90 % der Tumormasse entfernt werden können.

Ergebnisse Eine Studie an 163 Patienten hat gezeigt, dass die mediane Überlebenszeit von Patienten mit einem lokal fortgeschrittenen Tumorleiden, welche nicht operativ therapiert wurden 5,2 Jahre, während sie bei Patienten bei denen eine kurative Resektion (R0, R1 oder R2) durchgeführt wurde, bei 7,1 Jahren lag (Solorzano et al. 2001). Operationen bei NF-PNET haben je nach Ausmaß der Resektion Mortalitätsraten von 0–8 % und Komplikationsraten von bis zu 40 % (Dralle et al. 2004; Metz et al. 2008). Häufige postoperative Komplikationen sind Pankreasfisteln, intraabdominelle Abszesse, Nachblutung und Pankreatitis. Wiederholte Resektionen wegen eines Lokalrezidivs und/oder neu aufgetretener Metastasen sind ebenfalls indiziert, um die Überlebenszeit zu verlängern (Fendrich et al. 2006). Dagegen ist aufgrund der Datenlage bisher unklar, ob Pa-

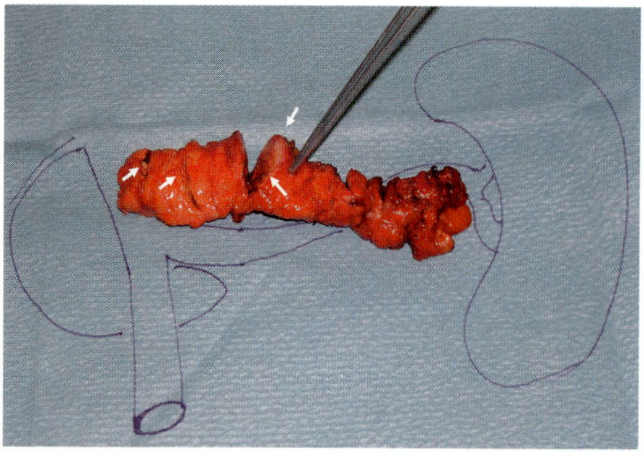

Abb. 5.41 Operationspräparat einer milzerhaltenden Pankreaslinksresektion bei multiplen MEN-1-NF-PNET. Makroskopisch sind 3 von 3 mm bis 2 cm große Tumoren zu erkennen (*Pfeile*)

Tab. 5.12 Ergebnisse chirurgischer Therapie von NF-PET

Autor/Jahr	n	Resektionsrate (%)	5-Jahres/10-Jahres-Überlebenszeit (%)
Kent et al. 1981	25	60	60/44
Broughan et al. 1986	21	57	63/55
Thompson et al. 1988	27	51	58
Lo et al. 1996	34	52	49
Solorzano et al. 2001	163	38	43
eigene Patienten 2011	50	85	74/61

tienten mit diffuser Fernmetastasierung, v. a. der Leber, von der Entfernung des Primärtumors profitieren. In einer Studie von Solarzano und Mitarbeitern (2001) fand sich in dieser Situation zwar ein tendenzieller, aber kein signifikanter Überlebensvorteil für resezierte gegenüber nicht operierten Patienten mit median 3,0 Jahren versus 1,8 Jahren. Falconi et al. analysierten in einer aktuellen Studie das progressionsfreie Überleben bei Patienten mit lokal fortgeschrittenem oder metastasiertem Tumorleiden. Bei einer Studienpopulation von 202 Patienten lag das mediane progressionsfreie Überleben lag bei 14 Monaten und war signifikant abhängig vom Grading und der Differenzierung der Tumoren (4 vs. 16 Monate, p=0,01). Zudem lag das progressionsfreie Überleben der Patienten, die keine medikamentöse Behandlung erhielten signifikant geringer (7 vs. 15 Monate, p=0,01). Das längste progressionsfreie Überleben hatten Patienten, die einer Peptidrezeptor-Radionuklidtherapie (PRRT) zugeführt wurden (30 Monate) (Falconi et al. 2011).

Palliative Tumorresektion Wir und andere Autoren halten bei guter körperlicher Konstitution des Patienten eine palliative Tumorresektion bei Vorliegen diffuser Fernmetastasen (z. B. Leber) für gerechtfertigt, um durch den Primärtumor bedingte Komplikationen wie obere gastrointestinale Blutung, gastrointestinale Obstruktion und Schmerzen, die in der Endphase der Tumorerkrankung auftreten, zu vermeiden. Allerdings muss bei Tumoren, die eine ausgedehnte Resektion und Rekonstruktion des Truncus coeliacus oder der mesenterikoportalen Achse erfordern, aufgrund einer deutlich erhöhten Morbidität und Mortalität die Indikation von Fall zu Fall sehr kritisch hinterfragt werden.

Lebertransplantation Ob bei jungen Patienten mit diffuser Lebermetastasierung eine orthotope Lebertransplantation oder gar eine Exenteration des Oberbauches mit einer sog. Clustertransplantation der Leber, des Duodenums, Dünndarms und des Pankreas sinnvoll ist, ist aufgrund der dürftigen Datenlage, die eine hohe Morbidität und eine relative geringe rezidivfreie 5-Jahres-Überlebensrate widerspiegelt, sehr fraglich (Fernandez et al. 2003). Dies gilt vor allem auch vor dem Hintergrund des Spenderorganmangels und der Behandlungsalternativen für diffuse Lebermetastasen der sehr langsam wachsenden NF-PNET. Eine Metaanalyse über 103 Patienten mit orthotoper Lebertransplantation bei hepatisch metastasierten neuroendokrinen Karzinomen, die 14 Patienten mit NF-PNET einschloss, ergab eine 5-Jahres-Überlebensrate von 47 % (Lehnert et al. 1998). Allerdings waren Tumorrezidive häufig, so dass nur 39 (38 %) Patienten nach einer mittleren Nachbeobachtungszeit von 2 Jahren ohne Nachweis eines Rezidivs bzw. Metastasen lebten.

Behandlungsalternativen bei diffus metastasierten NF-PET

Die Behandlung von Patienten mit diffus, v. a. hepatisch metastasierten NF-PET gleicht im wesentlichen der Behandlung maligner funktioneller endokriner Pankreastumoren, wie in den ► Abschn. 5.4.1.4, ► Abschn. 5.4.2.3 und ► Abschn. 5.4.4 beschrieben. Unterschiedlich ist lediglich, dass Patienten mit NF-PNET nicht durch ein hormonelles Syndrom gefährdet sind, dass eingedämmt werden müsste. Bis heute gibt es zu all den palliativen Therapiemaßnahmen bei metastasierten endokrinen Pankreastumoren keine prospektiven, randomisierten Studien, so dass evidenzbasierte Empfehlungen nur schwer möglich sind. Hinzu kommt, dass bei nachfolgend zitierten Studien viele verschiedene NET zu einer heterogenen Gruppe zusammengefasst wurden und darüber hinaus die Patienten meist gezielt einer bestimmte Therapiegruppe zugeteilt wurden.

Zusätzlich oder alternativ zu den oben genannten chirurgischen Therapieoptionen werden bei diffuser Metastasierung interventionelle Verfahren zum Einsatz gebracht. Dazu zählen: die transarterielle Chemoembolisation

(TACE), die Peptidrezeptor-Radionuklidtherapie (PRRT) und die RFA.

Chemoembolisation Bei Patienten mit nicht-resektablen Lebermetastasen maligner NF-PNET kann eine Embolisation der A. hepatica alleine oder eine Chemoembolisation die Symptome und die Tumormasse kontrollieren, sowie die Überlebenszeit verlängern. Allerdings wird die Mortalität dieser interventionellen Maßnahmen mit bis zu 5–7 % angegeben (Metz 2008). Durch die selektive Embolisation der Arteria hepatica kommt es bei ca. 50 % der Patienten zu einem Ansprechen ihres Tumorleidens (Kouvaraki et al. 2005). Die Ursache dieses Erfolges, liegt daran, dass die meist sehr gut vaskularisierten Metastasen ihre Blutzufuhr hauptsächlich über die genannte Arterie beziehen. In 6 Studien mit Patientenzahlen zwischen 2 und 22 lag die durchschnittliche Ansprechdauer bei ca. 20 Monaten (Übersicht in Kouvaraki et al. 2005).

Durch die Chemoembolisation wird eine 10- bis 15-fache höhere Konzentration des Chemotherapeutikums (meist Streptozotocin oder Doxorubicin) am Tumor erreicht, gleichzeitig wird die systemische Toxizität um bis zu 85 % gesenkt werden. Trotz des weitverbreiteten Einsatz der Chemoembolisation liegen keine randomisierten Daten vor, die einen Überlebensvorteil gegenüber dem Spontanverlauf belegen können (Kouvaraki et al. 2005). Allerdings haben 3 retrospektive Studien nach Chemoembolisation mediane Überlebensraten zwischen 40 und 50 % gezeigt, was zwar deutlich schlechter war als median 70-75 % nach chirurgischer Resektion der Lebermetastasen, aber besser als nach alleiniger Chemotherapie (Chamberlain et al. 2000; Yao et al. 2001; Touzios et al. 2005).

Peptidrezeptor-Radionuklidtherapie Eine weitere Möglichkeit ist die Peptidrezeptor-Radionuklidtherapie (PRRT). Bei der PRRT werden kleine Peptide (Somatostatinanaloga, z. B. DOTA-TOC, DOTA-TATE) mit einem strahlenwirksamen Molekül, einem Radionuklid, z. B. [^{90}Yttrium] oder [^{177}Lutetium], gekoppelt. Diese Therapiemöglichkeit kann bei langsam wachsenden, neuroendokrinen Tumoren mit Metastasen, die nicht-resektabel sind, oder NET, die nicht auf Chemo- oder weitere medikamentöse Therapien reagieren, zur Anwendung kommen. Voraussetzung für diese Therapie ist die nachgewiesene Expression von Somatostatinrezeptoren (z. B. durch ^{68}Ga-DOTA-TOC-PET) auf dem Tumor und den Metastasen.

Radiofrequenzablation Die perkutane oder intraoperative Radiofrequenzablation sind momentan die mit am häufigsten angewandten Prozeduren zur lokalen Ablation von nicht-resektablen Lebermetastasen. Inzwischen deuten 2 erste kleine Pilotstudien an, dass auch Lebermetastasen von NF-PET hierdurch erfolgreich behandelt werden können. Hellman et al. (2002) konnten bei 21 Patienten 41 von 43 Lebermetastasen (96 %) bei einer medianen Nachbeobachtungszeit von 2 Jahren erfolgreich therapieren. Berber et al. (2002) berichteten über ihre Erfahrungen mit der RFA bei 34 Patienten mit Lebermetastasen von neuroendokrinen Tumoren. 28 % der Patienten entwickelten neue Lebermetastasen, 25 % extrahepatische Manifestationen und 13 % ein lokales Metastasenrezidiv in der Leber. Die mittleren Überlebenszeiten nach Diagnose des Primärtumors, Erstentdeckung der Lebermetastasen und Durchführung der RFA lagen bei 5, 3 und 1,6 Jahren. Die Mortalität lag bei 0 %, die Morbidität des Verfahrens bei 5 %. Sollten sich diese ersten Erfahrungen an größeren prospektiv, randomisiert behandelten Patientenkollektiven bestätigen, wird die Rolle der RFA in der Behandlung von Lebermetastasen neuroendokriner Tumoren voraussichtlich an Bedeutung zunehmen.

Medikamentöse Therapie Neben all diesen invasiven Behandlungsmöglichkeiten ist eine medikamentöse Therapie, insbesondere eine Chemotherapie, eine Alternative zur Behandlung nicht-resektabler, metastasierter NF-PNET. Eine kombinierte Therapie eines Somatostatinanalogons mit Interferon-α ist weniger sinnvoll.

Vielversprechende neue Therapieverfahren beinhalten zum Beispiel den Einsatz des mTOR-Inhibitors **Everolimus** sowie den Multikinase-Inhibitor **Sunitinib** (Raymond et al. 2011; Yao et al. 2011). In zwei Placebo-kontrollierten, kürzlich publizierten Arbeiten konnte eine Verlängerung des medianen progressionsfreien Intervalls von 6,4 Monaten für die Substanz Everolimus (Yao et al. 2011) und 5,9 Monaten für die Substanz Sunitinib (Raymond et al. 2011) herausgearbeitet werden. Sunitinib ist mittlerweile für die Behandlung von fortgeschrittenen pankreatischen NET zugelassen, für Everolimus ist dies beantragt. Für die Therapie von metastasierten pankreatischen NET ist auch bei niedrigerem Proliferationsindex häufig die Indikation für eine Streptozotocin-haltige Chemotherapie gegeben. Partielle Remissionen werden in 20–40 % der Fälle gesehen (Eriksson et al. 2009).

Synopsis der Therapieoptionen

Die Behandlung der ersten Wahl bei NF-PNET ist ein radikal chirurgisches Vorgehen.

Dies gilt auch bei denjenigen Patienten mit metastasierten Tumoren, die ein niedriges Operationsrisiko haben und bei denen der Primärtumor und die Hauptmasse der Metastasen reseziert werden können. Obwohl viele NF-PET durch ein solches Vorgehen nicht definitiv geheilt werden können, sind fast immer lange Überlebenszeiten zu erreichen. Wenn nach einer solchen zytoreduktiven Chirurgie nicht-resektable Rezidive bzw. nicht-resektable Lebermetastasen auftreten bzw. bei Patienten die primär aufgrund eines diffus metastasierten NF-PNET keine Kandidaten für eine Operation sind, ist zunächst eine konservative Therapie mit Somatostatin und/oder α-Interferon bzw. eine Chemotherapie angezeigt. Diffuse Lebermetastasen können in individuell anzupassenden Konzepten mittels Chemoembolisation, Kryo- bzw. Radiofrequenzablation behandelt werden, um die Symptome zu lindern und die Überlebenszeit zu verlängern. Enorm wichtig wäre der Beleg der Wirksamkeit all dieser Verfahren in kontrollierten Studien, was bisher nicht der Fall ist. Basierend auf existierenden Daten ist eine Lebertransplantation zur Behandlung von Lebermetastasen oder eine abdominelle Exenteration mit Clustertransplantation nur im Ausnahmefall indiziert.

5.4.4 Seltene neuroendokrine Pankreastumoren

R. Arnold

Die sog. seltenen neuroendokrinen Pankreastumoren können funktionell aktiv und funktionell inaktiv sein. Die Erkrankung tritt häufig zwischen dem 30. und 60. Lebensjahr auf. Zu den funktionell aktiven Pankreastumoren zählen solche, die zum Bild des Glukagonomsyndroms, des VIPomsyndroms (Verner-Morrison-Syndrom), des Somatostatinomsyndroms sowie zu Krankheitsbildern führen, die mit einer ektopen Hormonproduktion einhergehen. Diese Tumoren sind ausnahmslos maligne.
Tumoren, die zwar Glukagon oder VIP oder pankreatisches Polypeptid oder Somatostatin bilden, diese Hormone aber nicht oder nur in geringen Mengen freisetzen und deshalb kein entsprechendes klinisches Syndrom verursachen, werden als funktionell inaktive neuroendokrine Pankreastumoren bezeichnet. Sie wurden in ▶ Abschn. 5.4.3 abgehandelt.

Glukagonomsyndrom

Der Terminus „Glukagonom" sagt zunächst nichts über die funktionelle Aktivität eines immunhistologisch als glukagonproduzierend klassifizierten Tumors aus. Die meisten „Glukagonome" sind **funktionell inaktiv** und führen nicht zu einem typischen klinischen Syndrom. Sie sollten also besser als „Funktionell nicht aktive Pankreastumore" bezeichnet werden. Sie können Zufallsbefunde bei der Autopsie sein oder werden bei einer Ultraschallroutineuntersuchung zufällig entdeckt und sind häufig assoziiert mit einem MEN-1-Syndrom. Dagegen sind Pankreastumoren, die mit dem Bild des Glukagonomsyndroms einhergehen, sehr selten und nahezu immer maligne. Ihre Inzidenz dürfte bei 1:20.000.000 liegen. Die Tumoren erreichen oft eine beträchtliche Größe (4–10 cm) und liegen bevorzugt im Pankreasschwanz. Entsprechend ihrer Seltenheit basieren die Angaben zum Glukagonomsyndrom auf Einzelkasuistiken oder Übersichten zu wenigen Patienten (Frankton u. Bloom 1996; Kindmark et al. 2007; Eldor et al. 2011).

Klinische Symptomatik Die Symptome des Glukagonomsyndroms sind in der Übersicht zusammengefasst.

Symptome und Befunde beim Glukagonomsyndrom
- Gewichtsverlust – Kachexie
- Nekrolytisches migratorisches Erythem
- Diabetes mellitus
- Metastasen bei Diagnosestellung
- Normochrome Anämie
- Thromboseneigung (Lungenembolien)
- Dilatative Kardiomyopathie
- Diarrhö
- Psychische und/oder neurologische Auffälligkeiten
- Niedriges Plasmaalbumin
- Niedriges Plasmacholesterin

Charakteristisch sind Hautveränderungen, die man unter der Bezeichnung **nekrolytisches migratorisches Erythem** zusammenfasst und die Ähnlichkeiten mit der Akrodermatitis enteropathica aufweisen (◘ Abb. 5.42). Die Hautveränderungen beginnen mit einem fleckförmigen Erythem, das sich ausbreitet und mit einer Blasenbildung assoziiert ist. Meist sind das Perineum und die unteren Extremitäten betroffen. Die Läsionen kommen und gehen und lassen an den Stellen der Abheilung eine Hyperpigmentation zurück. Patienten mit einem Glukagonomsyndrom werden daher häufig zunächst von einem Dermatologen gesehen. Die Ursache der Hautveränderungen ist unklar. Ein direkter Effekt des Glukagons auf die Haut, eine erhöhte Prostaglandinfreisetzung, ein Mangel an Aminosäuren und freien Fettsäuren und auch ein Zinkmangel werden für die Veränderungen verantwortlich gemacht (Horrobin u. Cunnane 1980; Peterson et al. 1984; Roth et al. 1987). Weitere Leitsymptome sind eine ausgeprägte Kachexie, ein Diabetes mellitus und eine Anämie. In Einzelfällen wurde auch ein schwere dilatative Kardiomyopathie beschrieben, die sich unter erfolgreicher Therapie bessert (Chang-Chretien et al. 2004; Mestier et al. 2010).

Dem Glukagonomsyndrom liegt in der Regel ein großer, im Pankreas lokalisierter Tumor zugrunde, der zu Lebermetastasen führen kann.

Diagnostik Die Diagnose ergibt sich aus dem typischen klinischen Bild mit Kachexie und Hautveränderungen sowie dem Nachweis eines großen Pankreastumors, der sich histologisch als neuroendokrines, glukagonproduzierendes

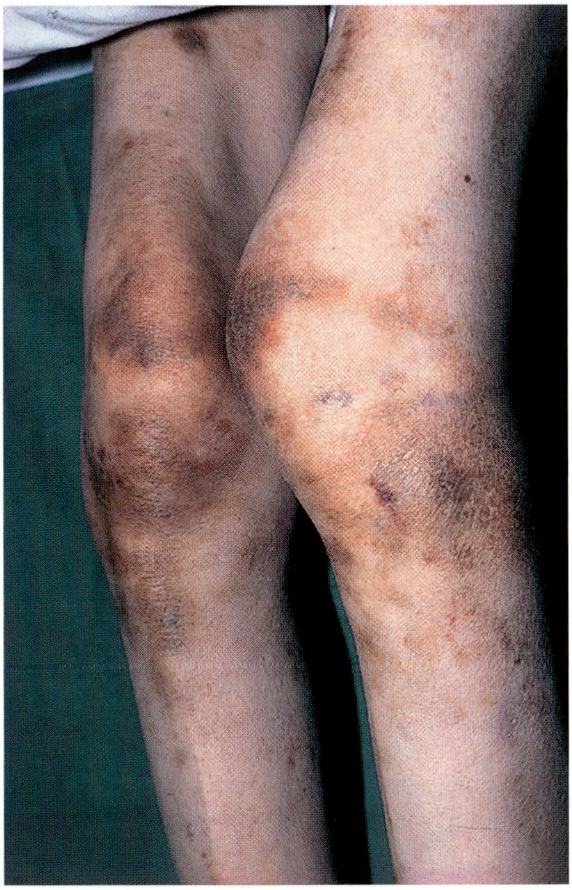

Abb. 5.42 Nekrolytisches migratorisches Erythem bei Glukagonomsyndrom

Karzinom erweist. Die Plasmaglukagonspiegel sind stark erhöht (Edney et al. 1990). Die Bildgebung folgt den Prinzipien bei Raumforderungen des Pankreas und umfasst den abdominellen Ultraschall, das CT und/oder MRT. Nach diagnostischer Sicherung durch eine Punktion lässt sich die gesamte Tumorlast gut mit dem OctreoScan oder, weil empfindlicher, mit der ^{68}Ga-DOTA-NOC-PET-CT erfassen.

Therapie Die Therapie folgt den Prinzipien, die auch für neuroendokrine Tumoren mit anderer Hormonfreisetzung gelten. Nach Möglichkeit sollte der Tumor entfernt werden. Bei Inoperabilität und in der präoperativen Phase sind Somatostatinanaloga die Therapie der Wahl. Sie führen schnell zum Abheilen der Hautveränderungen und zu einer Besserung des Allgemeinbefindens (Schmid et al. 1988; Jockenhovel et al. 1994; Anderson u. Bloom 1986; El Rassi et al. 1998). Die hierfür notwendigen Dosen eines lang-wirkenden Somatostatinanalogons betragen für das Octreotid-LAR 20–40 mg alle 4 Wochen i.m. und für das Lanreotide Autogel 60–120 mg alle 4 Wochen subkutan. Bei Lebermetastasierung kann eine Embolisierung der Lebermetastasen (Ajani et al. 1988) oder eine SIRT-Behandlung (Ahmadzadehfar et al. 2010) erwogen werden. Chemotherapeutisch wurden günstige Ergebnisse nach Einsatz einer Dacarbacin basierten Chemotherapie (de Mestier et al. 2010) sowie nach Gabe von Streptozotocin und Doxorubicin beobachtet (Marynick et al. 1980).

VIPomsyndrom (Verner-Morrison-Syndrom)

Vasoaktives intestinales Polypeptid (VIP) sezernierende Tumoren (VIPome) führen zum klinischen Bild des von Verner und Morrison zuerst beschriebenen und dann nach diesen Autoren benannten Krankheitsbildes, das durch **exzessive wässrige Diarrhöen** gekennzeichnet ist (Verner u. Morrison 1958). Alternative Bezeichnungen sind: „pankreatische Cholera", „WDHH („watery diarrhoea hypokalemia hypochlorhydria")-Syndrom" sowie „diarrhöogener Tumor". Der Altersgipfel liegt zwischen dem 40. und 60. Lebensjahr. Die Tumoren sind in etwa der Hälfte der Fälle maligne und liegen im Pankreas. Sehr selten sind VIP-produzierende Phäochromozytome. Bei Kindern wurden extraadrenale VIP-produzierende Ganglioneurome oder Ganglioneuroblastome beschrieben (Long et al. 1981; Klöppel et al.1993). Warum VIP-produzierende Tumoren im Pankreas vorkommen können, ist unklar, da VIP in den humanen Inseln zu keiner Zeit der Ontogenese gebildet wird. VIPome sind selten. Es wird von einer Inzidenz von 1:10.000.000 Einwohner ausgegangen (Krejs 1987). Wie bei den zum Glukagonsyndrom führenden Tumoren handelt es sich auch hier häufig um relativ große, das Pankreasorgan überschreitende Tumoren (Abb. 5.43). Die Tumoren können auch innerhalb eines MEN-1-Syndroms auftreten.

Klinische Symptomatik Leitsymptom des VIPoms sind sekretorische, wässrige Durchfälle, die auch bei Nahrungskarenz persistieren. Sie sind auf die Stimulation der intestinalen Flüssigkeitssekretion durch VIP zurückzuführen (Krejs et al. 1977; Krejs et al. 1978). Anfangs sind die Durchfälle intermittierend und mild, können aber später in profuse, choleraähnliche Darmentleerungen übergehen mit einem Stuhlgewicht zwischen 6 und 10 l/24 h. Die Durchfälle führen zu Hypovolämie und Exsikkose, zur Hypokaliämie und Azidose. Die Hypokaliämie ist ein Leitsymptom beim VIPom und muss wie der Flüssigkeitsverlust durch intravenöse Therapie korrigiert werden. Regelmäßig besteht eine Hypo- oder Achlorhydrie als Folge der Hemmung der Säuresekretion durch VIP. Seltenere Symptome sind Flush-ähnliche Hautveränderungen, die z. T. urtikariellen Charakter haben. Gelegentlich wird eine Hyperkalzämie beobachtet, deren Natur unklar ist und möglicherweise Folge eines weiteren Sekretionsprodukts des neuroendokrinen Tumors ist. Ein Abfall des Magnesiums kann Folge der profusen Diarrhöen sein und zu tetanischen Erscheinungen auch in Gegenwart erhöhter Kalziumwerte führen. Bei vielen Patienten besteht eine Hypotonie als Ausdruck

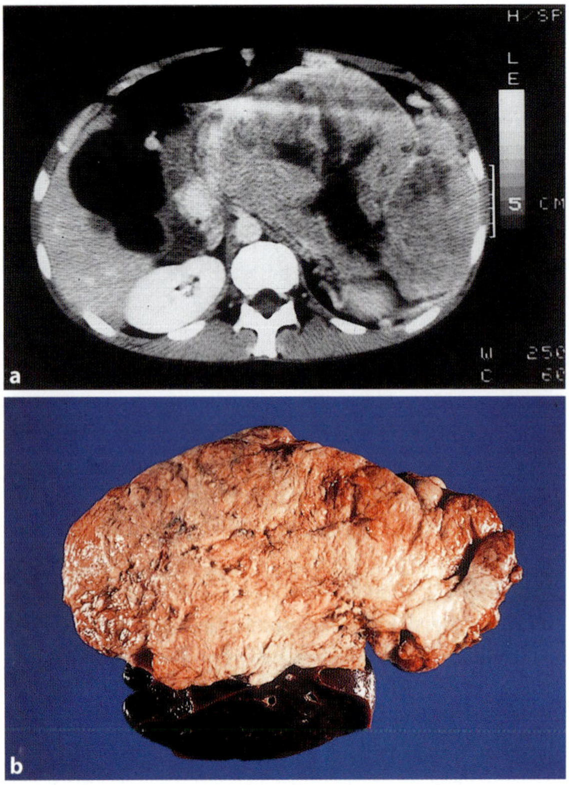

Abb. 5.43a,b Großes VIPom von Pankreaskorpus und -schwanz bei MEN-1-Syndrom. **a** computertomographisches Bild. **b** Aufgeschnittenes Präparat nach Pankreaslinksresektion

der Exsikkose und einer peripheren Vasodilatation. Bei einigen Patienten wird darüber hinaus eine gestörte Glukosetoleranz beobachtet (Park et al. 1996).

Diagnostik Der Nachweis sekretorischer Diarrhöen, erhöhter Plasma-VIP-Spiegel und einer Hypokaliämie bei einem neuroendokrinen Pankreastumor sind beweisend für das Vorliegen eines funktionell aktiven VIPoms. Die Bildgebung folgt den Regeln bei anderen endokrinen Tumoren des Pankreas.

Differenzialdiagnostisch müssen Krankheitsbilder, die ebenfalls mit sekretorischen Diarrhöen einhergehen, ausgeschlossen werden, wie das Zollinger-Ellison-Syndrom, das medulläre Schilddrüsenkarzinom und das Karzinoidsyndrom. Bei diesen Entitäten sind die Durchfälle selten so ausgeprägt wie bei einem VIPom. Die wichtigste Differenzialdiagnose besteht im Ausschluss eines Münchhausen-Syndroms als Folge eines Laxanzienabusus.

Therapie Die Korrektur des Flüssigkeitsverlusts und der Hypokaliämie durch Infusionen oder orale Substitution können lebensrettend sein. Auch hier haben langwirkende Somatostatinanaloga einen Durchbruch bedeutet (Debas u. Gittes 1993; Ruskone et al. 1982), da früher verwendete Pharmaka wie Glukokortikoide, Lithiumverbindungen, Clonidin, Phenothiazine sowie Loperamid nur begrenzte Wirksamkeit hatten. In Dosen von 3×50 bis 3×200 µg/Tag kann Octreotid oder Lanreotid oder deren langwirkenden Varianten (Octreotide LAR oder Lanreotide Autogel) in den beim Glukagonomsyndrom angegebenen Dosen die Durchfälle drastisch reduzieren. Bei allen Patienten sollte dann die chirurgische Entfernung des VIPoms angestrebt werden. Bei bestehenden Lebermetastasen muss eine Debulking-Operation erwogen werden. Ist eine chirurgische Sanierung nicht möglich, bieten sich eine Chemoembolisation, eine SIRT-Therapie oder eine Chemotherapie mit einem Streptozotocin und Doxorubicin bzw. 5-FU-haltigen Schema an (Moertel et al. 1992).

Somatostatinomsyndrom

Einzelne somatostatinproduzierende Zellen werden bei einer sorgfältigen immunhistologischen Analyse in fast allen neuroendokrinen Tumoren gefunden. Als „Somatostatinom" bezeichnet man Tumoren, die überwiegend oder ausschließlich Somatostatin enthalten, funktionell aber inaktiv sind. Das ist die ganz überwiegende Mehrzahl. Einige wenige dieser somatostatinproduzierenden-Tumoren gehen mit einem charakteristischen klinischen Bild einher. Dann spricht man vom Somatostatinomsyndrom. Die meisten Somatostatinome sind also funktionell nicht aktiv und werden selten als sporadische Tumoren im Pankreas, sehr viel häufiger aber im Duodenum und hier in der periampullären Region gefunden (Vinik et al. 1987; Attanoos u. Williams 1991; Burke et al. 1989; Garbrecht et al. 2008). Gelegentlich sind die duodenalen Somatostatinome mit einer Neurofibromatose Typ 1 oder VHL assoziiert (Swinburn et al. 1988; Hagen et al. 1992; Chetti et al. 2004; Fendrich et al. 2004; Relles et al. 2010). Mit einem MEN-1-Syndrom können sowohl duodenale als auch pankreatische Somatostatinome assoziiert sein. Im Unterschied zu pankreatischen Somatostatinomen, die histologisch gelegentlich ein Paragangliom-ähnliches Zellmuster aufweisen, enthalten die im Duodenum lokalisierten Tumoren histologisch häufig Psammomkörperchen (Garbrecht et al. 2008). Die meisten pankreatischen und duodenalen Tumoren weisen Zeichen der Malignität auf, Lebermetastasen finden sich aber fast ausschließlich bei großen pankreatischen Tumoren.

Klinische Symptomatik Das erstmals von Larsson et al. 1977 und von Krejs et al. 1979 beschriebene außerordentlich seltene Somatostatinomsyndrom ist fast immer mit einem endokrinen Pankreastumor assoziiert. Fast alle Patienten haben einen **Diabetes mellitus**, dessen Einstellung mit Insulin unproblematisch ist. Der Diabetes wird auf eine

Hemmung der Insulinsekretion durch das Somatostatin bezogen. Weiteres Leitsymptom ist eine Cholezystolithiasis und Folge der Hemmung der Gallenblasenkontraktion durch Somatostatin. Die Cholezystolithiasis kann symptomatisch und asymptomatisch verlaufen. Darüber hinaus bestehen regelmäßig eine Diarrhö und Steatorrhö als Folge der Hemmung der Pankreassekretion durch Somatostatin. Weitere, eher uncharakteristische Oberbauchbeschwerden umfassen Symptome der funktionellen Dyspepsie (Krejs et al. 1979). In Einzelfällen wurde auch das Auftreten einer diabetischen Ketoazidose beschrieben (Theodoraki et al. 2010). Insgesamt ist die klinische Symptomatik aber unspezifisch und wird auch ohne Tumor angetroffen. Es wurde daher die Frage gestellt, ob es das Krankheitsbild des Somatostatinomsyndroms überhaupt gibt (Garbrecht et al. 2008).

Diagnostik Die Diagnose eines Somatostatinomsyndroms fußt auf dem Nachweis eines endokrinen, überwiegend somatostatinproduzierenden Tumors, erhöhter Plasma-Somatostatin-Spiegel und einer entsprechenden klinischen Symptomatik. Die bildgebende Diagnostik ist identisch wie bei anderen neuroendokrinen Pankreastumoren.

Therapie Die Therapie der Wahl ist die möglichst kurative Entfernung des Tumors, befallener Lymphknoten und Metastasen.

Pankreatisches Polypeptid-produzierender Tumor

Pankreatisches Polypeptid (PP) kommt in fast allen funktionell aktiven und funktionell inaktiven neuroendokrinen Pankreastumoren vor. Tumoren, die überwiegend bis ausschließlich pankreatisches Polypeptid produzieren, sind eine Rarität. PPome sind fast immer funktionell inaktiv und werden als solche unter den in der Regel multipel auftretenden pankreatischen endokrinen Tumoren beim MEN-1-Syndrom immunhistologisch identifiziert. Ob ein PPom ein charakteristisches klinisches Syndrom verursachen kann, ist umstritten. Auch bei extrem hohen Serum-PP-Werten wird fast nie ein spezifisches klinisches Syndrom beobachtet (Eriksson u. Öberg 1995; Bordi et al. 2002). In der Literatur findet sich eine Fallbeschreibung einer 58-jährigen Frau mit multiplen gastroduodenalen Ulzera in Gegenwart eines pankreatischen PPoms und ohne Hypergastrinämie, deren klinische Symptome nach Tumorentfernung verschwanden (Mehring et al. 1997). Der Autor dieses Kapitel hat selbst eine Patientin mit metastasiertem PPom und sekretorischen Diarrhöen beobachtet.

Therapie Hier gelten die gleichen Regeln wie für funktionell nicht aktive neuroendokrine Pankreastumoren. Im Vordergrund steht die chirurgische Entfernung des Tumors.

GRFom

„Growth-hormone-releasing-factor (GRF)"-produzierende Tumoren sind sehr selten. Eine ektope GRF-Produktion kann durch neuroendokrine Tumoren der Lunge, des Duodenum, des Pankreas oder durch ein Phaechromozytom erfolgen (von Werder et al. 1991; Losa et al. 1993; Vieira Neto et al. 2007; Metz 1999; Colak Ozbey et al. 2009; Verrua et al. 2010; Butler et al. 2010; Weiss et al. 2011). Sie können mit einem MEN-1-Syndrom assoziiert sein. Die meisten publizierten Tumoren waren maligne.

Klinische Symptomatik Die klinische Symptomatik entspricht den Befunden bei der **Akromegalie**.

Diagnostik Die Diagnose erfolgt durch den Nachweis erhöhter Wachstumshormon- und IGF-1-Spiegel.

Therapie Das Therapieziel ist die chirurgische Entfernung des Tumors. Bei metastasierten Tumoren sollte eine Debulking-Strategie überlegt werden. Bei Lebermetastasen bietet sich entweder eine systemische Chemotherapie mit einem Streptozotocin-Schema (Moertel et al. 1992) oder eine Chemoembolisation an. Langwirkende Somatostatinanaloga sind nicht immer in der Lage, die GRF-Sekretion zufriedenstellend zu kontrollieren, offenbar, weil nicht alle Tumoren den Somatostatin Rezeptor Subtyp 2a exprimieren.

CRFom

„Corticotrophin-releasing-factor (CRF)"- produzierende Tumoren des Pankreas sind wie die GRFome sehr selten und führen zum klinischen Bild eines **Cushing-Syndroms** (von Werder u. Faglia 1992; Tsuchihashi et al. 1992). CRF stimuliert die hypophysäre ACTH-Sekretion. Pankreastumoren können sowohl CRF und ACTH produzieren. Das Krankheitsbild kann zusammen mit einem Zollinger-Ellison-Syndrom vorkommen, wobei die Tumoren dann sowohl Gastrin als auch CRF oder ACTH bilden. Eine CRF-Produktion wurde darüber hinaus in adrenalen Päochromozytomen sowie in neuroendokrinen Tumoren des Bronchialsystems und des Thymus beschrieben.

Klinische Symptomatik Die ektope CRF- und ACTH-Produktion kann mit einer klassischen Cushing-Symptomatik einhergehen oder macht sich durch einen Gewichtsverlust (Gegensatz zum klassischen Cushing-Syndrom), eine generalisierte Muskelschwäche als Ausdruck einer Steroidmyopathie, eine hypokaliämische Alkalose und eine Hyperpigmentation bemerkbar (Wajchenberg et al. 1995). Weitere Symptome beinhalten periphere Ödeme, eine Hypertension, Polyurie und Polydipsie sowie einen Hirsutismus.

Diagnostik Der Nachweis erhöhter ACTH-Spiegel führt zur Diagnose. Es bestehen hohe Urinausscheidung von 17-Hydroxysteroiden, 17-Hydroxy- und 17-Ketosteroiden sowie freiem Kortisol. In der Regel sind der Metyrapontest und der Dexamethasonsuppressionstest negativ.

Therapie Auch hier ist die Therapie der Wahl die möglichst vollständige chirurgische Entfernung des Tumors. Symptomatisch können langwirkende Somatostatinanaloga sowie Hemmer der adrenalen Steroidbiosynthese wie Aminoglutethimid und Ketoconacol versucht werden.

5.5 Neuroendokrine Tumoren des Magen-Darm-Traktes (Karzinoidtumoren)

5.5.1 Bildgebende Verfahren

K.J. Klose

Im folgenden Kapitel werden nur neuroendokrinen Tumoren (NET) des Magen-Darm-Traktes behandelt, die extraintestinalen Tumoren des Foregut (Respirationstrakt und Pankreas) werden an anderer Stelle besprochen.
NET des Magen-Darm-Traktes (sog. Karzinoide) werden klinisch auf unterschiedliche Weise auffällig (Caplin et al. 1998). Den Internisten suchen die Patienten meist wegen Symptomen des paraneoplastischen Karzinoidsyndroms (Flush, asthmaähnliche Attacken, Diarrhö, Rechtsherzinsuffizienz durch Endokardfibrose mit Stenosierung der Trikuspidal- bzw. Pulmonalklappe) auf. Manchmal sind auch pellagraähnliche Hautveränderungen, Magengeschwüre oder Malabsorptionssymptome Anfangssymptome der Erkrankung.
Dem Chirurgen sind sie als seltene Ursache für einen Dünndarmileus bekannt (Minardi et al. 1998) und in der Bildgebung fallen häufig zuerst die Lebermetastasen bei Untersuchung des Abdomens mit Schnittbildverfahren wegen unklarer Abdominalsymptome auf. Immer wieder wird die Diagnose vom Pathologen zufällig im Appendektomiepräparat gestellt. Entsprechend gut ist dabei die Prognose mit einer 5-Jahres-Überlebensrate von 99 % (Schott et al. 2011).

Die Radiomorphologie der NET des Magen-Darm-Traktes ist vielfältig und hängt vor allem von der anatomischen Lokalisation und Blutversorgung, dem Tumorausmaß und der Tumorausbreitung ab (Jetmore et al. 1992). Fragestellungen, die an die Untersuchung mit bildgebenden Verfahren geknüpft werden, lassen sich im Wesentlichen in 3 Komplexen zusammenfassen:

- Primärtumorsuche (bei histologisch verifizierten Metastasen einer NET)

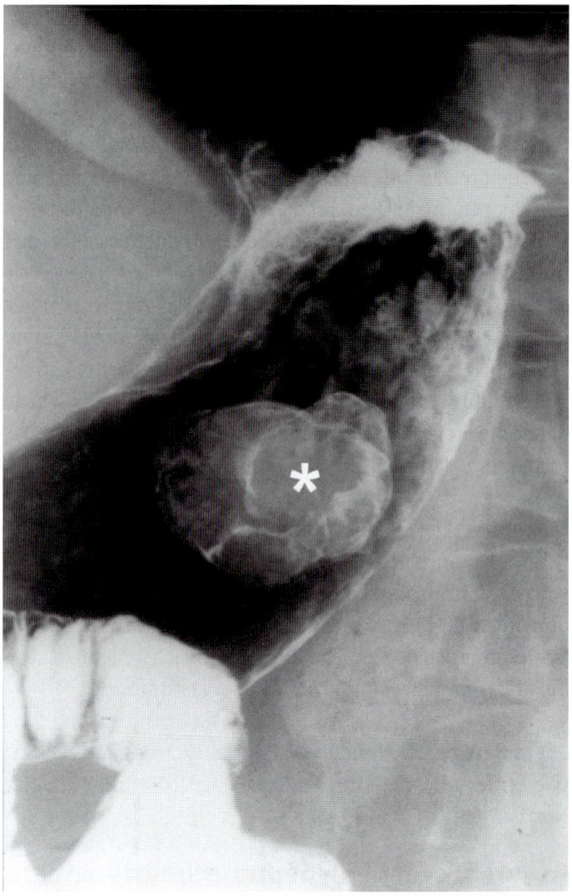

Abb. 5.44 Doppelkontrastuntersuchung des Magens. Großer, welliger Tumor (*) im Korpus ventriculi mit glatter Oberfläche ohne Zeichen der Schleimhautnekrosen

- Staging – Ausmaß der Metastasierung
- Therapieplanung – Monitoring der Tumorlast

Für die morphologische Aufarbeitung dieser Fragestellungen stehen eine Reihe bildgebender Verfahren zur Verfügung, deren Einsatz sehr stark von den o. g Fragestellungen bestimmt wird:

- Projektionsradiographie
- Enterale Kontrastmittelverfahren (MDP, Enteroklysma, Kontrasteinlauf)
- Parenterale Kontrastmittelverfahren (Arteriographie)
- Schnittbildverfahren (Ultraschall, CT und MRT)
- Nuklearmedizinische Methoden

Sowohl die Projektionsradiographie als auch die Kontrastmittelverfahren spielen heute nur noch eine nachgeordnete Rolle und wurden durch die modernen Schnittbildverfahren qualitativ und quantitativ weitgehend ersetzt. Sie werden hier lediglich noch zum Verständnis der Radiomorphologie von NEN in den Schnittbildverfahren aufgeführt. Die modernen Konzepte unterscheiden heute immer mehr

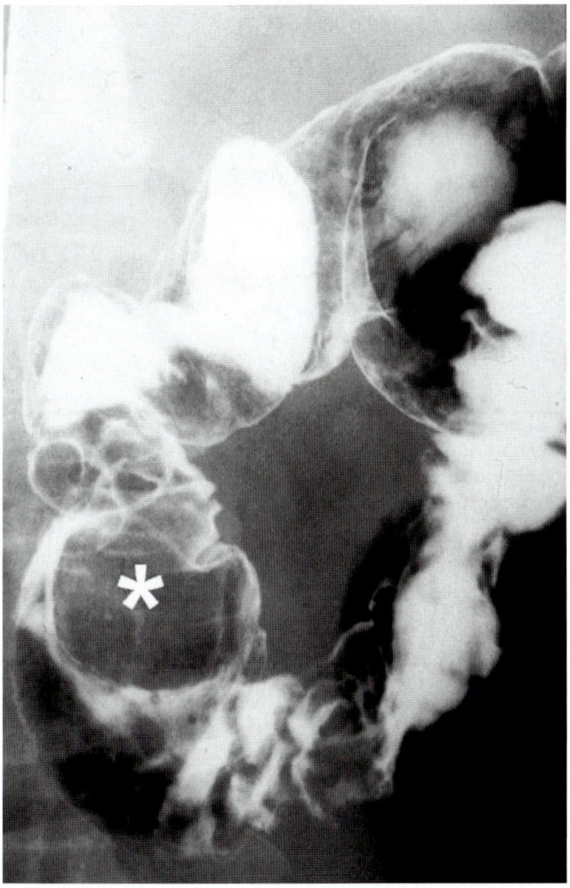

Abb. 5.45 Intraluminärer Füllungsdefekt in der hypotonen Duodenographie aufgrund eines großen Tumors in der Pars descendens duodeni (*). Glatte Schleimhaut als Zeichen des submukösen Wachstums

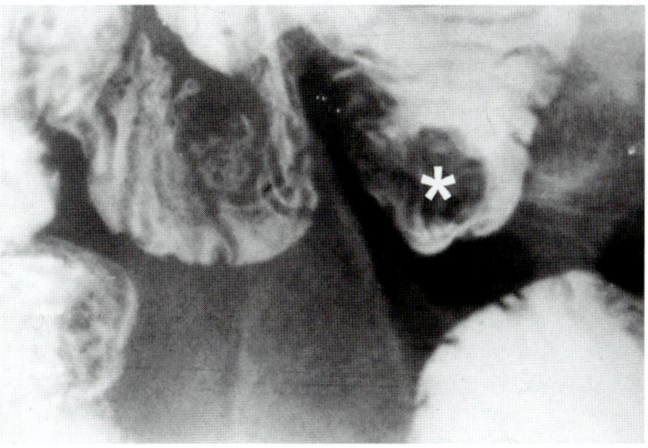

Abb. 5.46 Zielaufnahme aus einer Dünndarm-Doppelkontrastuntersuchung (Enteroklysma) mit ca. 1,5 cm großem Karzinoidtumor im Ileum (*). Glatte Oberfläche des Tumors und fehlende Distanzierung der Dünndarmschlingen weisen auf ein überwiegend intraluminäres Wachstum hin

zwischen anatomischer und funktioneller Bildgebung, wobei letztere nicht allein den nuklearmedizinischen Methoden vorbehalten sind (Tan et al. 2011), sondern auch patho-/physiologische Phänomene in den Schnittbildverfahren nutzen (Perfusions-CT, Diffusion-MRT).

Primärtumorsuche

Projektionsradiographie

Abdomenübersicht Diese Untersuchung trägt zur Lokalisation der intestinalen NET nur begrenzt bei. Die Abdomenleeraufnahme hat jedoch im Rahmen der Ileusdiagnostik, auch bei Verfügbarkeit von Schnittbildverfahren, weiterhin ihren festen Platz.

Enterale Kontrastmittelverfahren

Magen-Darm-Passage – hypotone Duodenographie Die NEN des Magen-Darm-Traktes entstehen in den Kulchitsky-Zellen der Darmwand bzw. in den Lieberkühn-Krypten. Sie imponieren daher bei der Doppelkontrastdarstellung als submuköse Wandtumoren mit intakter Schleimhaut, insbesondere im Bereich des Magen und Duodenums. Allerdings wurden auch große, exulzerierende Tumoren beschrieben. Dementsprechend umfasst die differenzialdiagnostische Abwägung alle benignen mukosalen, submukösen und intramuralen Tumoren (Adenome, Leiomyome, Lipome, eosinophile Granulome und versprengtes Pankreasgewebe) ebenso wie z. B. submuköse Metastasen, Melanome, Lymphome oder Kaposi-Sarkome. Die **gastralen NET** sitzen bevorzugt im Fundus und Korpus des Magens (Abb. 5.44) und sind häufig multipel und gehen mit einer atrophischen Gastritis einher.

Die **NET im Duodenum** imponieren in mehr als der Hälfte der Fälle als intraluminäre, polypoide Läsionen (Abb. 5.45), sind in gut einem Drittel der Fälle intramural lokalisiert und lassen sich in ca. 10 % der Fälle mit bildgebenden Verfahren nicht darstellen (Levy et al. 2005).

Dünndarmdarstellung – Enteroklysma Die Kontrastmitteldarstellung des Dünndarms ist in der Lage, auch kleine NET (Abb. 5.46) mit bevorzugter Lokalisation im distalen Ileum, aufzufinden (Jeffree u. Nolan 1987). Wegen der häufig bereits vorhandenen Metastasierung und der lokalen Ausdehnung in Lymphknoten und das Mesenterium ist sie jedoch selten zur Lokalisation erforderlich.

Durch die Tumoren kann es zu Obstruktionen des Darmlumens kommen, ggf. kann sich hieraus eine Invagination ableiten. Manchmal führt dies zum Bild einer vergrößerten Ileozäkalklappe. Differenzialdiagnostisch ist an alle benignen mukosalen oder submukösen Tumoren, versprengte Magenschleimhaut bzw. solitäre Metastasen zu denken.

Insbesondere Ileum- und Kolon-NET können exulzerieren (Abb. 5.47). Die Differenzialdiagnose dieser Läsionen umfasst intestinale Lymphome, Melanome und Kaposi-Sarkome. Bei ca. 1/3 der Patienten findet man

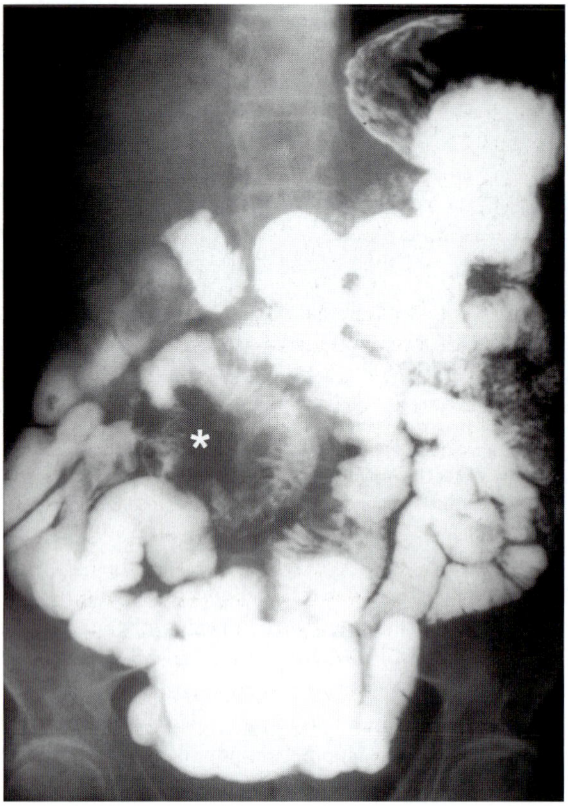

Abb. 5.47 Fraktionierte Monokontrastverfahren (MDP) mit auffälliger Distanzierung, Abknickung und Kompression von Dünndarmschlingen im präterminalen Ileumbereich durch einen Karzinoidtumor (*) mit überwiegend extraintestinalem Anteil („Eisbergphänomen“). Diskrete Dilatation der prästenotischen Dünndarmschlingen im rechten Unterbauch

multiple Läsionen. Dabei handelt es sich um ein primär multifokales Leiden oder es liegt eine Metastasierung vor.

Mit zunehmender Größe der Tumoren überwiegt der submuköse Anteil des Tumors, es entwickelt sich eine charakteristische Hypertrophie der Darmwand. Die Bariumuntersuchungen zeigen dann eine Verdickung des Faltenreliefs. Die Tumoren können darüber hinaus auch überwiegend extraluminär, mit nur kleiner oder ohne sichtbare intraluminäre Komponente wachsen („**Eisbergphänomen**“). Radiomorphologisch finden sich die Zeichen der extraluminären Raumforderung mit Kompression und Ausziehung der betroffenen Darmabschnitte (Abb. 5.47), die zu Ähnlichkeiten mit entzündlichen Erkrankungen des terminalen Ileums führen. Allerdings fehlen die charakteristischen Fisteln wie beim Morbus Crohn und diese Patienten haben in der Regel bereits ein Karzinoidsyndrom. Mit zunehmender extraluminärer Extension kommt es zur Infiltration des Mesenteriums mit Ausbildung einer durch Botenstoffe hervorgerufenen fibroblastischen Reaktion. Die Manifestation in Form einer ausgeprägten desmoplastischen Reaktion ohne sicheren Tumornachweis ist eine charakteristische Erscheinungsform der NET

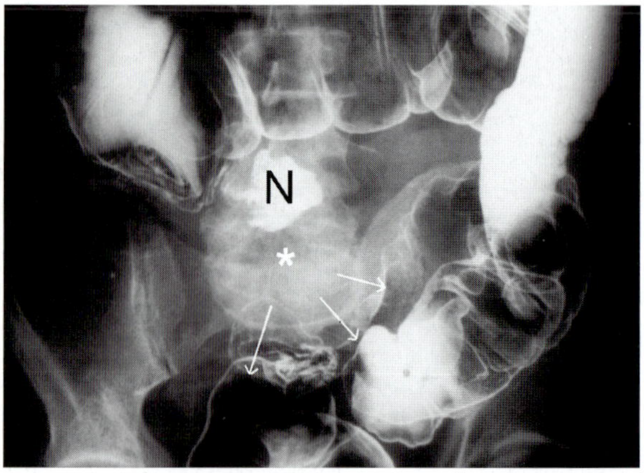

Abb. 5.48 Kolon-Doppelkontrasteinlauf bei einem großen Dünndarmkarzinoidtumor mit ausgeprägtem extraluminärem Wachstum (*) und zentraler Tumornekrose (*N*). Durch den extraluminären Tumoranteil kommt es zu einer Pelottierung der proximalen Sigmaschlinge (*Pfeile*), die in den distalen Anteilen (hier Kräuselung der Darmwand) in eine Wandinfiltration übergeht

des Dünndarms. Sie zeichnet sich durch eine Starre und Fixierung der Schlingen mit Kontraktion in Richtung auf die Mesenterialwurzel aus, ein Befund, der schon 1942 von Miller und Herrmann als pathognomonisch für NET beschrieben wurde (Miller u. Hermann 1942). Dabei treten auch scharfe Knick- und Schlaufenbildungen auf, die zur Obstruktion führen können (Abb. 5.48). Traktionen und Verjüngung am Faltenrelief sind subtile Begleitzeichen.

Kolon-Doppelkontrasteinlauf Spezielle Darstellungen zur Diagnostik der NET in der Kontrasteinlauftechnik fehlen. Radiomorphologisch sind die Veränderungen wie in den proximalen Darmabschnitten zu erwarten. Neuerdings wird auf die mögliche Bedeutung der Endosonographie in der Diagnostik dieser Tumoren hingewiesen, deren Rolle sich zunehmend im Rahmen der endoskopischen Resektion kleiner NET etabliert (Akahoshi et al. 2001; Kobayashi et al. 2005).

Parenterale Kontrastmitteldiagnostik

Direkte Cholangiographie Primäre NET der Leber (Takayasu et al. 1992) und der Gallengänge sind rar. Während die primären NET der Leber mit Schnittbildverfahren am besten nachgewiesen werden können, kommen die primären NET der Gallengänge radiologisch meist mit direkten Cholangiographieverfahren (perkutane transhepatische oder endoskopisch retrograde Cholangiographie) zur Darstellung und weisen hierbei prinzipielle Ähnlichkeiten mit den Tumoren im Magen-Darm-Trakt auf (Gembala et al. 1993).

Arteriographie Die viszerale Arteriographie in Form der Zöliako- und Mesenterikographie geht zurück auf Reuter

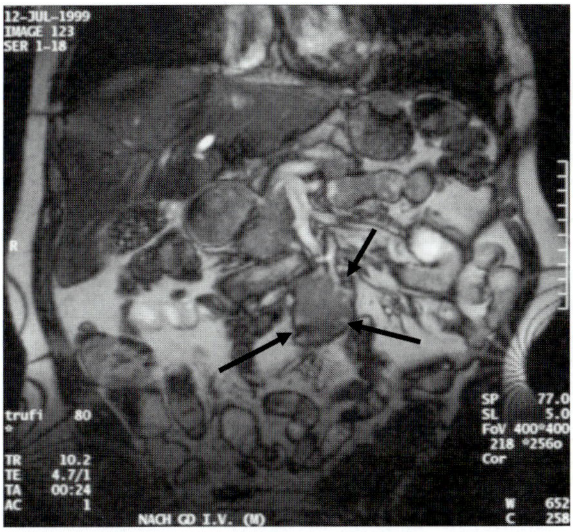

Abb. 5.49 Mesenteriales Tumorkonglomerat mit Gefäßinfiltration (*Pfeile*). MRT in koronarer Schnittführung (TRUEFISP)

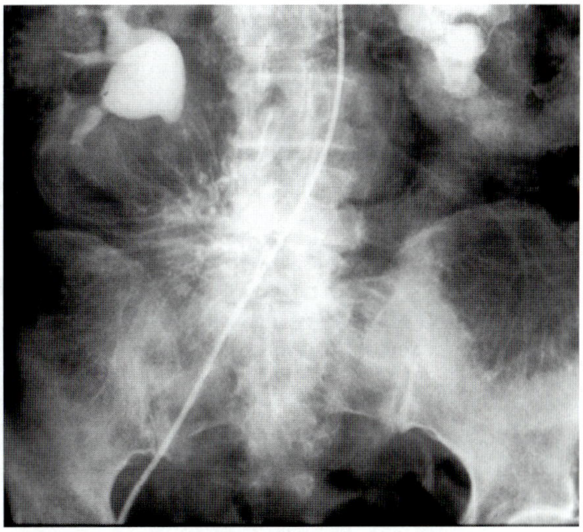

Abb. 5.50 Kapilläre Phase einer selektiven Mesenterikographie. In Projektion auf die kaudale Wirbelsäule kommt es zur Darstellung einer gut vaskularisierten Raumforderung mit einer „radspeichenartigen" Zentrierung der Dünndarmgefäße auf das Zentrum des überwiegend extraintestinal gelegenen Karzinoidtumors

und Boijsen (1966). Sie hat in der Lokalisation von Primärtumoren heute eher eine kasuistische Bedeutung und kann hilfreich sein, wenn klinisch oder laborchemisch der Verdacht auf das Vorliegen eines NET besteht, der mit Hilfe der Hohlraumdiagnostik bzw. Schnittbildverfahren nicht gesichert werden kann. In unserer Erfahrung spielt dies jedoch seit Jahren keine Rolle mehr.

Charakteristischerweise zeigt der Primärtumors eine kräftige Tumoranfärbung. Vereinzelt kann die Arteriographie zur Abgrenzung gegenüber anderen neoplastischen oder entzündlichen Prozessen beitragen (Rose et al. 1989). Die manchmal ausgeprägte desmoplastische Mesenterialreaktion führt auch zu einer Ummauerung der Mesenterialgefäße, die mit der MRT auch in frühen Stadien regelhaft nachgewiesen werden kann (Abb. 5.49). Zusammen mit der Retraktion in Richtung auf die Mesenterialwurzel und der Schlaufen- bzw. Knickbildung der Darmschlingen führt sie zu dem angiographisch sehr eindrucksvollen „Radspeichenmuster" (Abb. 5.50) dieser Tumoren. Die selektive Mesenterikographie ist auch in der Lage eine multifokale Tumorlokalisation darzustellen (Hermanutz et al. 1974).

Schnittbildverfahren

Ultraschall In der diagnostischen Dokumentation des Primärtumors spielt der perkutane Ultraschall eine nachgeordnete Rolle (Modlin et al. 2005).

Computertomographie, Magnetresonanztomographie Auch mit diesen Verfahren ist der Nachweis kleiner Primärtumoren schwierig und erst ab einer Größe von 2 cm reliabel möglich (Kisker et al. 1996). CT und/oder MRT weisen jedoch die extraluminären Veränderungen, insbesondere die desmoplastische Reaktion des Mesenteriums, direkt sehr empfindlich nach (Sugimoto et al. 1995).

Die CT ist besonders empfindlich in der Detektion der in bis zu 50 % vorkommenden mesenterialen Verkalkungen. Diese können u. U. lediglich in Form kleiner stippchenartiger Verkalkungen vorliegen. Zusammen mit der radiären Struktur der desmoplastischen Reaktion, den inkonstant nachweisbaren soliden Raumforderungen in der Mesenterialwurzel (Abb. 5.51) und meist gleichzeitig nachweisbaren Rundherden in der Leber sind diese Zeichen für das Vorliegen eines NET pathognomonisch (Cockey et al. 1985).

Die Fibrose zusammen mit der Hypertrophie der Darmwandmuskulatur kann zu einer diffusen Lumenreduktion führen, deren Differenzialdiagnose von der Peritonealkarzinose über postoperative Verwachsungen bis hin zur strahlenbedingten oder granulomatösen Enteritis reicht.

Im Gegensatz zu den bisherigen Erfahrungen (Semelka et al. 1996) hat sich die MRT in der Erkennung der Primärtumoren im Gastrointestinaltrakt in unseren Händen in den letzten Jahren zunehmend bewährt, wenn man die mesenterialen Lymphknoten und die desmoplastische Reaktion als Hinweise auf die Lokalisation des Primärtumors im Darm mitbewertet. Hierbei sind methodisch insbesondere koronare Übersichten des Abdomens (Abb. 5.52) zu nennen. Dies gilt aufgrund der technischen Weiterentwicklung in Form der Mehrzeilen-Computertomographie (MS-CT) mit der Darstellung von Bildelementen im Submillimeterbereich auch für die Erkennung kleiner Tumoren in koronaren CT-Rekonstruktionen (Abb. 5.53)

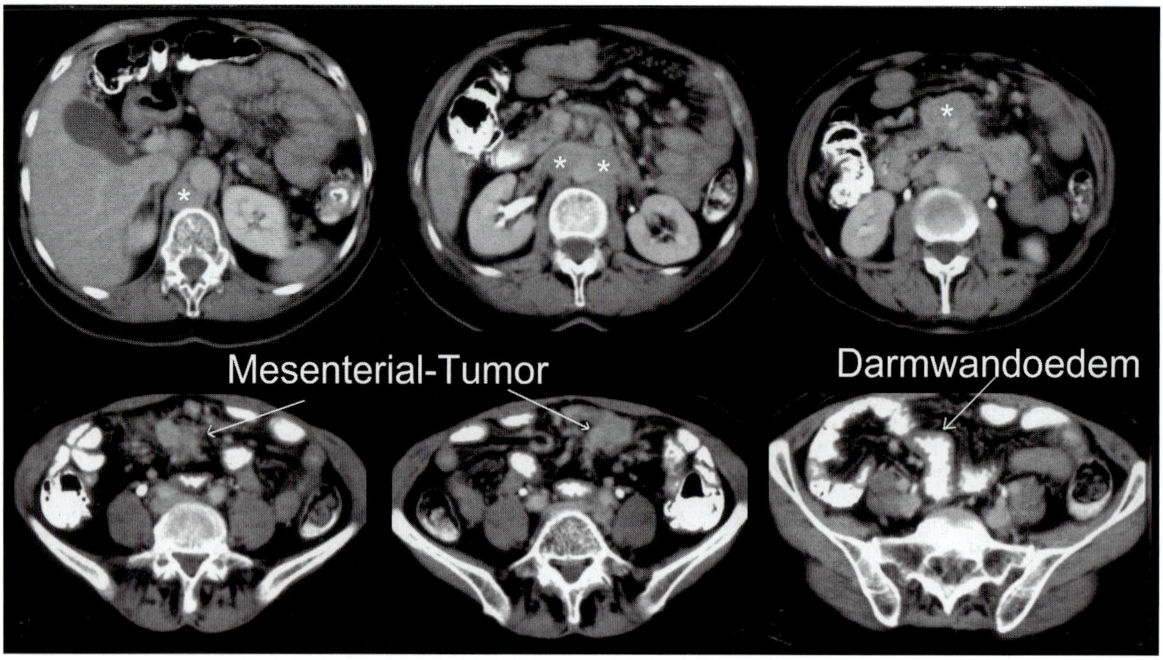

Abb. 5.51 Computertomographie des Abdomens. In den kranialen Schnittbildern erkennt man multiple paraaortale und mesenteriale Lymphknotenvergrößerungen (*), die differenzialdiagnostisch von einer primären Systemerkrankung der Lymphknoten nicht zu unterscheiden sind. Zusammen mit dem Mesenterialtumor und der ausgeprägten desmoplastischen Reaktion, sowie dem abschnittsweise auftretenden Darmwandödem ist der Befund pathognomonisch für einen Dünndarmkarzinoidtumor

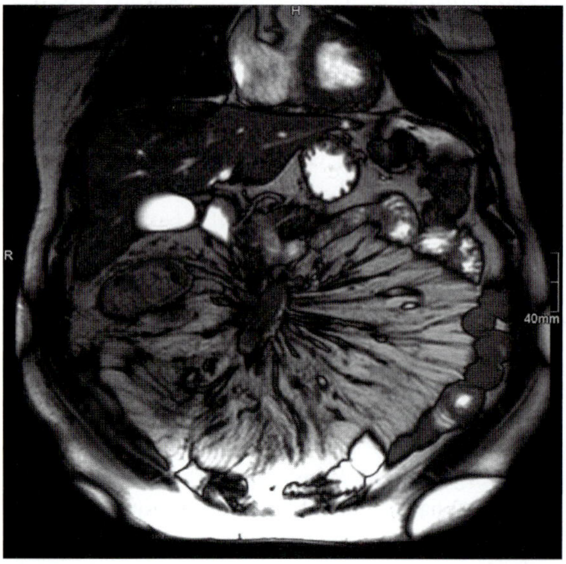

Abb. 5.52 Koronare Übersichtsaufnahme des Bauchraums (TRUE-FISP-Sequenz). NEN des Ileums mit Lymphknoten und ausgeprägter desmoplastischer Reaktion im Mesenterium, wodurch die aus der Angiographie bekannte „Radspeichen-Struktur" nachgeahmt wird

Nuklearmedizinische Methoden

Somatostatinrezeptor-Szintigraphie In der Diagnostik der neuroendokrinen Tumoren spielt die SMS-Rezeptor-Szintigraphie eine zentrale Rolle, da sie als nicht-invasive, schnelle Suchmethode am Anfang der Diagnostik zum Nachweis des Primärtumors (Krausz et al. 1998) und der klinisch-radiologisch mitunter stummen Metastasen eine hohe Treffsicherheit hat. Lediglich im schwierigen Nachweis kleiner Primärtumoren hilft die SMS-Szintigraphie nicht immer weiter (Nikou et al. 2005). Ihr Stellenwert ist an das Vorhandensein spezifischer Somatostatinrezeptoren gebunden, die mit dem Radiopharmakon unter Verwendung eines somatostatinanalogen Peptids (Octreotid) gezielt dargestellt werden (Eising et al. 1996). Zurzeit sind 5 Subtypen dieses Rezeptors bekannt, der häufigste ist der Subtyp 2. Ein Zusammenhang mit der szintigraphischen Darstellbarkeit konnte bisher nicht nachgewiesen werden (Jais et al. 1997).

Methodisch kommt überwiegend das langlebige ^{111}In-DTPA-Octreotid („diethylen-triamin pentaacetic acid") zum Einsatz, das gegenüber dem initial verwendeten ^{123}J-Tyr^{3}-Octreotid neben der längeren Halbwertszeit (3 Tage versus 12 h), den Vorteil hat, dass es überwiegend über die Nieren und nicht hepatobiliär ausgeschieden wird. Hierdurch werden Fehlinterpretationen im Darmbereich reduziert (Bakker et al. 1991). Wichtig für die diagnostische Ausbeute ist ferner der Zeitpunkt der Aufnahmen. Spätaufnahmen nach 24 h sind den frühen Aufnahmen nach 4 h überlegen. Auch kann die diagnostische Treffsicherheit durch Anwendung der SPECT-Technik (Single-Protonen-Emissionscomputertomographie) gegenüber

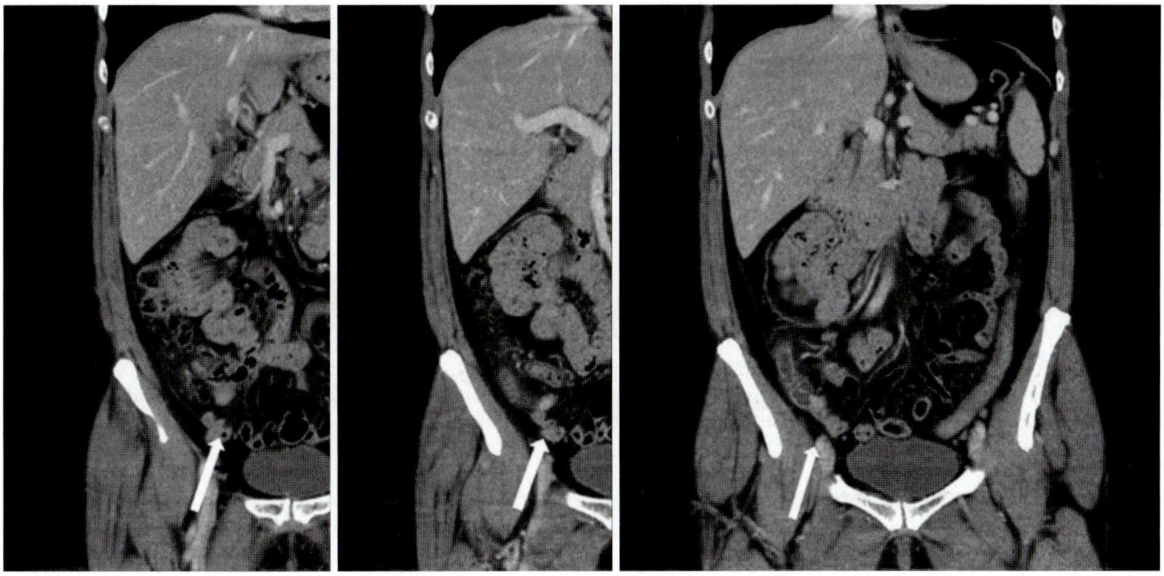

Abb. 5.53 Koronare Rekonstruktion einer MS-CT mit Darstellung eines 15 mm großen, Kontrastmittel-aufnehmenden Tumors (*Pfeile*) an der Appendixspitze. Histologie: Appendixkarzinoid

der planaren Szintigraphie gesteigert werden (Nauck et al. 1994).

Methodisch ergänzt sich die SMS-Szintigraphie mit den radiologischen Darstellungsverfahren, wobei in vorliegenden Studien immer Patienten enthalten sind, die entweder dem szintigraphischen Nachweis oder den anderen Methoden entgehen (Gotthardt et al. 2003).

Andere nuklearmedizinische Verfahren Neben der SMS-Szintigraphie kommt auch die **MIBG-Szintigraphie** für den Nachweis neuroendokriner Tumoren zum Einsatz, deren Treffsicherheit allerdings unterschiedlich eingestuft wird. Ihre Bedeutung liegt überwiegend im Bereich der Therapieplanung mit MIBG (Oberg u. Eriksson 2005).

Das Prinzip der Rezeptor-Szintigraphie bei endokrinen Tumoren des Magen-Darm-Traktes wurde auch für andere Substanzen etabliert. So konnten Virgolini et al. (1994) über den erfolgreichen Einsatz der **VIP-Rezeptor-Szintigraphie** berichten. Ein weiteres In-vivo-Immunszintigraphieverfahren zur Darstellung Chromogranin-A-positiver endokriner Tumoren wurde kürzlich beschrieben. Allerdings ist die Methode den konventionellen bildgebenden Verfahren für NET im engeren Sinne nicht überlegen (Siccardi et al. 1996).

Mitteilungen zum Wert der **Positronenemissionstomographie** (PET) mit Fluordesoxyglukose (FDG) als Radiopharmakon zeigen, dass die in der Regel langsam wachsenden neuroendokrinen Tumoren mit dieser Methode nur teilweise zur Darstellung kommen (Adams et al. 1998). Hingegen berichtet die schwedische Arbeitsgruppe um Oberg und Ericsson immer wieder über gute Erfahrungen mit der PET bei Verwendung von ^{11}C-5HTP (Hydroxytryptophan) als Tracer (Oberg 2003).

Staging – Ausmaß der Metastasierung

Projektionsradiographie, Arteriographie

Thoraxaufnahme Die Thoraxaufnahme wird gezielt bei Beschwerden der Patienten eingesetzt. Für den Nachweis einer frühen Metastasierung in die Lunge ist die SMS-Szintigraphie als Suchmethode bzw. die Computertomographie wegen ihrer besseren Auflösung geeigneter.

Skelettaufnahme Skelettaufnahmen werden entsprechend der Beschwerden der Patienten bei Verdacht auf den seltenen metastatischen Befall des Skelettsystems im Sinne der Grunderkrankung zur Beurteilung der Frakturgefährdung eingesetzt und zeigen hierbei in der Regel eine sklerosierende Form der Metastasierung (Zuetenhorst et al. 2005).

Arteriographie Das Auftreten von Metastasen der NET korreliert sehr eng mit der Größe des Primärtumors. Bei Läsionen unter 1 cm liegt die Wahrscheinlichkeit bei ca. 2 %, während sie bei Tumoren über 2 cm Größe auf ca. 80 % ansteigt. Zum Zeitpunkt der Erstdiagnose haben ca. 90 % der Patienten bereits Metastasen. Diese kommen bevorzugt in der Leber, den Lymphknoten, Knochen, Lunge und Peritonealhöhle vor, wohingegen Haut- und ZNS-Absiedlungen selten sind. Dort kommen sie bevorzugt im Auge bzw. in der Orbita vor.

Vor Einführung der Schnittbildverfahren war die Leberarteriographie zur Darstellung der Lebermetastasen die zuverlässigste Methode. Normalerweise imitieren Metastasen die Gefäßversorgung der Primärtumoren. Daher sind Lebermetastasen der NET, selbst bei hypovaskularisierten Primärtumoren mit ausgedehnter desmoplastischer Reaktion, gut durchblutet. Hierauf beruht die hohe Treffsi-

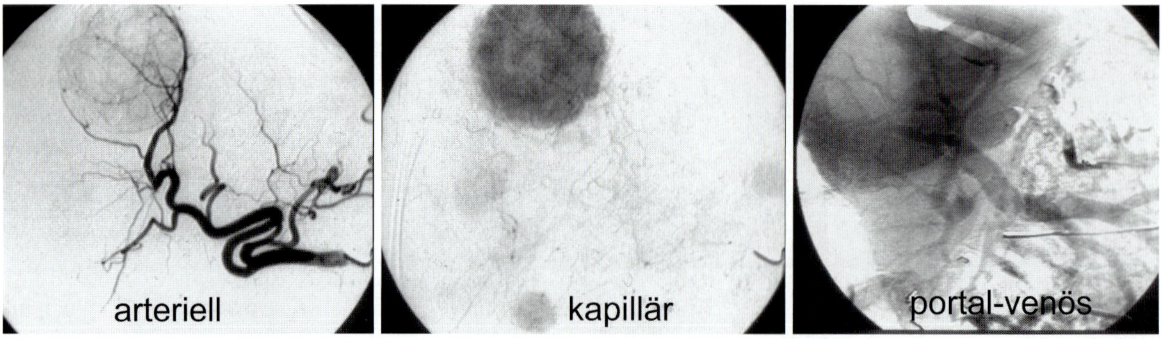

Abb. 5.54 Selektive Arteriographie der A. hepatica propria in digitaler Subtraktionsangiographietechnik (DSA). Darstellung von multiplen Lebermetastasen eines Karzinoidtumors in der arteriellen Phase (ausgespannte Gefäße um die Herde), kapillären Phase (intensive Tumoranfärbung = Blush) und portal-venösen Phase (Kontrastierungsdefizit im Vergleich zum umliegenden, gesunden Parenchym)

cherheit der Leberarteriographie. In der kapillären Phase kommt es zu einer intensiven Kontrastmittelanfärbung („Blush") der Herde, während sie in der portal-venösen Phase als Füllungsdefekte imponieren (Abb. 5.54).

Die Leberarteriographie dient heute im Wesentlichen der Vorbereitung von interventionellen Maßnahmen (Chemoembolisation). Dabei kommen superselektive Techniken mit Mikrokathetern (3–4 F) ebenso zum Einsatz wie spezielle Aufnahmetechniken (Vergrößerungsangiographie).

Schnittbildverfahren

Ultraschall Die Sonographie des Abdomens ist als Erstmaßnahme bei Patienten mit unklaren gastrointestinalen Beschwerden anerkannt. Mit dieser Methode werden in der Mehrzahl der Fälle Lebermetastasen, ggf. auch vergrößerte paraaortale Lymphknoten bei Patienten mit neuroendokrinen Tumoren erstmals nachgewiesen (Oberg 1998). Der Einsatz der Kontrastmittelsonographie mit intravaskulären „microbubbles" hat zur Verbesserung der Erkennbarkeit von Lebermetastasen beigetragen (Sundin et al. 2009).

Die bei der Erstdiagnose bereits in ca. 90 % der Patienten vorkommenden Lebermetastasen können auch als zystische Läsionen mit Flüssigkeitsspiegeln auftreten. Durch den gezielten Einsatz der US-gesteuerten Feinnadelbiopsie kann in solchen Fällen die zytologische bzw. histologische Diagnose mit einer Treffsicherheit von ca. 80 % erreicht werden (Ekberg et al. 1988). Eine eindeutige radiomorphologische Charakterisierung gelingt für die Metastasen von NET ebenso wie für Metastasen anderer Tumoren nach eigener Erfahrung nicht.

Computertomographie, Magnetresonanztomographie Trotz einer hohen Treffsicherheit der meisten bildgebenden Verfahren, insbesondere im Nachweis der Lebermetastasierung, hat jede Methode für sich allein manchmal Schwierigkeiten, das volle Ausmaß der Tumorerkrankung zu erfassen. Auf die gute Darstellbarkeit der extraluminären Veränderungen, insbesondere die desmoplastische Reaktion des Mesenteriums, wurde bereits hingewiesen.

Wegen der guten arteriellen Vaskularisation der Tumoren sind Nativserien im CT/MRT vor der Kontrastmittelgabe unabdingbar, da nach der Kontrastmittelgabe Metastasen und Parenchym isodens werden können und so dem Nachweis entgehen. Der „CT-Goldstandard" für den Nachweis von Leberherden ist die triphasische Leber-CT (Abb. 5.55). Hierfür wird dem Patienten mit Hilfe einer Kontrastmittelpumpe 60–120 ml nicht ionisches Kontrastmittel mit einem Flow von 3– 5 ml injiziert. Zur Erzielung eines guten Kontrastbolus ist die Anwendung des „Bolus-tracking" vorteilhaft, bei dem ein Testbolus zur Ermittlung der individuellen Kreislaufzeit vor den eigentlichen Kontrastmittelgabe appliziert und die Ankunft in der Zielregion (Oberbauchorgane) gemessen wird. Die arterielle Phase wird typischerweise 25–30 s p.i., die portalvenöse Phase ca. 50 s p.i. und die spät-venöse Äquilibriumphase ca. 70 s p.i. erreicht. Für die Kontrastierung des Magen-Darm-Traktes wird bei Anwendung der Mehrzeilen-CT (Multi-Slice-CT) mehrheitlich ein negatives Kontrastmittel empfohlen, da hierdurch das Enhancement intramuraler Läsionen verbessert werden kann (Elsayes et al. 2010). Um alle Vorteile der neuen Techniken auszunutzen empfiehlt sich die Verwendung einer Schichtdicke von 2–3 mm.

Die MRT-Diagnostik wird im Vergleich zur CT in den letzten Jahren stetig besser. Dies liegt im Wesentlichen an der zunehmenden Verfügbarkeit der schnellen Bildgebung (Turbospinecho-, Gradientenecho- und Echo-Planar-Sequenzen) in Hochfeldgeräten (1–1,5 Tesla) mit Atemanhaltetechnik, die zu einer deutlichen Verbesserung der Oberbauchdiagnostik geführt haben. Auch existieren mittlerweile leberspezifische Kontrastmittel auf Mangan- und Eisenbasis, die zu einer Verbesserung des Läsionskontrastes führen (Namasivayam et al. 2007).

Vielversprechender sind allerdings die Entwicklungen der diffusions-gewichteten Bildgebung („diffusion-

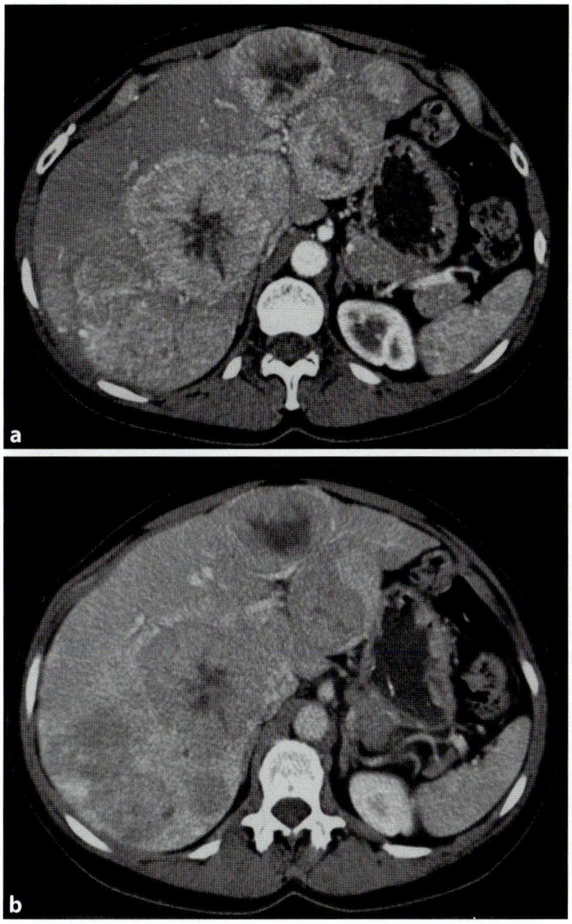

Abb. 5.55a,b Triphasische Leber-CT bei Filiae eines NEN des Ileums. **a** Spätarterielle Phase mit massiver kapillärer Anreicherung des Kontrastmittels. Die Metastasen sind heller als das normale Leberparenchym. **b** Portalvenöse Phase mit Kontrastumkehr. Die Metastasen sind jetzt insgesamt dunkler als das Leberparenchym

weighted imaging", DWI) in der MRT (Laun et al. (2010). Sie basiert auf der „Braunschen Molekularbewegung" der Protonen und deren Einschränkung durch krankhafte Prozesse. Die bisher bekannteste Anwendung ist die Darstellung der zentralen Nervenbahnen im Gehirn („diffusion-tensor-imaging", DTI). Die DWI ist durch technische Fortschritte mittlerweile auch im Ganzkörperbereich einsetzbar und bietet einen weiteren Ansatz zur Charakterisierung von Läsionen mit normaler (z. B. Zysten) und eingeschränkter Diffusion (z. B. Tumoren). So konnte Vossen et al. (2008) nachweisen, dass typische und atypische Hämangiome sich in den DWI-Messwerten (ADC-Werte = „apparent diffusion coefficient") deutlich von hypervaskularisierten Läsionen, u. a. auch Lebermetastasen von neuroendokrinen Tumoren, unterscheiden (Abb. 5.56).

Auch für die Diagnostik ossärer Metastasen kann die multiparametrische und funktionelle Bildgebung der MRT vorteilhaft eingesetzt werden, da nicht nur Ausmaß, sondern auch z. B. die Stabilitätsgefährdung des Achsenskeletts mithilfe der MRT zuverlässig erfasst werden kann (Abb. 5.65.).

Nuklearmedizinische Methoden

Somatostatinrezeptor-Szintigraphie Methodisch ergänzt sich die SMS-Szintigraphie mit den radiologischen Darstellungsverfahren, wobei in vorliegenden Studien immer Patienten enthalten sind, die entweder dem szintigraphischen Nachweis oder den anderen Methoden entgehen (Gotthardt et al. 2003). Die Schwachstellen der SMS-Szintigraphie liegen in der Diagnostik des tumorösen Befalls von Pleura- und Peritonealhöhle (Frilling et al. 1998; Joseph et al. 1997). Insgesamt konnten die eher optimistischen Ergebnisse aus Europa (Nikou et al. 2005) in den USA nicht umfänglich nachvollzogen werden (Meko et al. 1996). Vielversprechend ist die in den letzten Jahren entwickelte Darstellung der rezeptorpositiven (Subtyp 2 und 5) Tumoren mit neuen Substanzen (z. B. ^{68}Ga-DOTA-TOC, DOTA-NOC und DOTA-TATE) in der PET/CT (Kaemmerer et al. 2011). Aufgrund der hohen Affinität ergeben sich hiermit nicht nur bessere diagnostische, sondern wahrscheinlich auch therapeutisch nutzbare Anwendungen (Breeman et al. 2011). In der PET-CT-Diagnostik sollte jedoch auch in Zukunft nicht leichtfertigt auf eine zeitgemäße Durchführung der CT-Komponente (z. B. triphasische Untersuchung) verzichtet werden (Ruf et al. 2011). Inwieweit die hybride Bildgebung im PET-MRT zur weiteren Verbesserung der Diagnostik beitragen wird, muss abgewartet werden (Schreiter et al. 2011).

Therapieplanung – Monitoring der Tumorlast

Verlaufsbeobachtung Zur Verlaufsbeobachtung neuroendokriner Tumoren unter antineoplastischer Therapie liegen nur wenige Studien vor. Während Andersson et al. 1987 an einem Kollektiv von 25 Patienten mit Nachbeobachtungszeiten zwischen 3 und 66 Monaten die Sonographie als verlässlichste Methode herausstellen, konnte dies von der Marburger Arbeitsgruppe bereits in der ersten deutschen SMS-Multicenter-Studie mit 96 Patienten nicht bestätigt werden. Hier hatte sich die Computertomographie als bestes Referenzverfahren herausgestellt (Benning et al. 1991). In einer neueren Zusammenstellung konnte der Nutzen des kombinierten Nutzens aller Verfahren (SMS-Szintigraphie, CT und/oder MRT) auf das therapeutische Management der Patienten nachgewiesen werden (Gotthardt et al. 2003).

Wegen der Untersucherunabhängigkeit kann die CT/MRT insbesondere bei therapierelevanten Entscheidungen als die überlegene Methode im Nachweis von Lebermetastasen angesehen werden. Gegenüber der MRT hat die

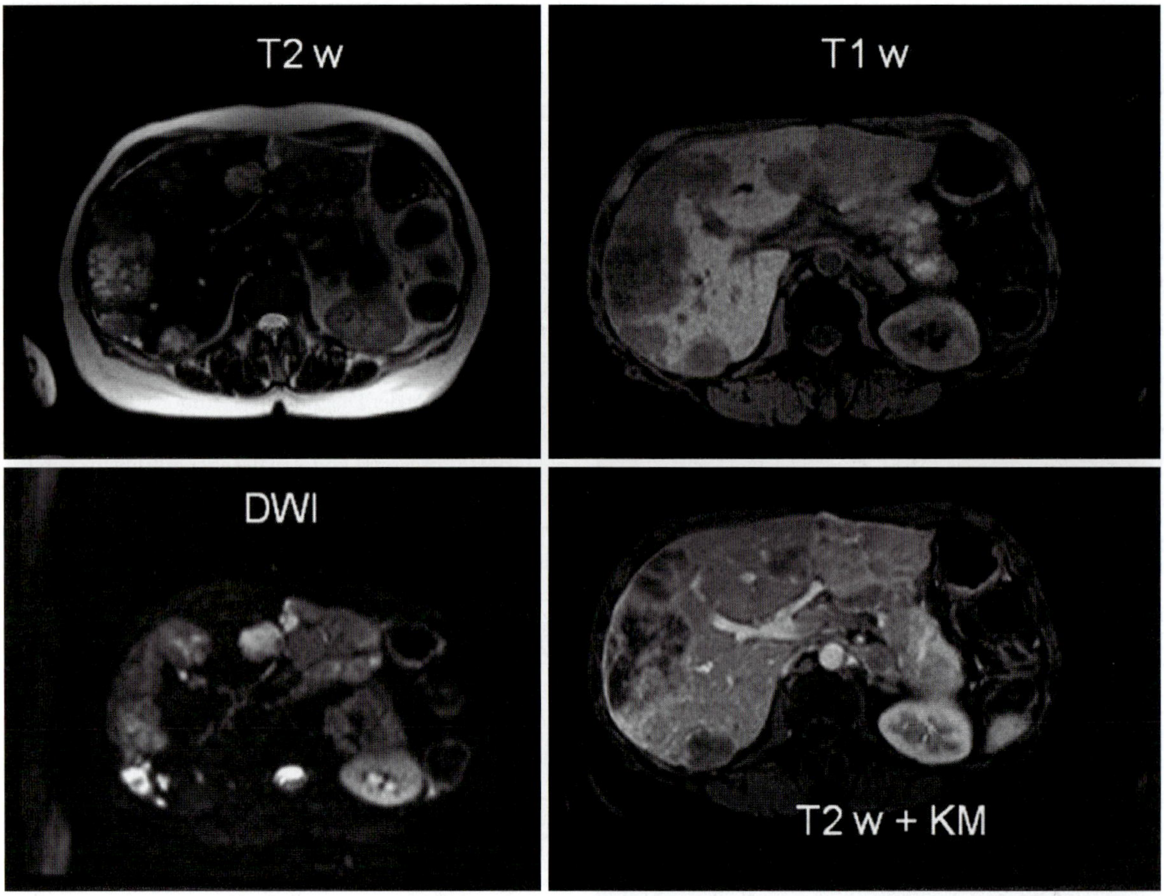

Abb. 5.56 Vergleich verschiedener MR-Sequenzen zum Nachweis von Lebermetastasen eines neuroendokrinen Tumors. Das Ausmaß der Metastasierung wird in den verschiedenen Sequenzen unterschiedlich erfasst (*T2w* T2-gewichtet nativ; *T1w* T1-gewichtet nativ; *DWI* diffusionsgewichtet nativ; *T2w + KM* T2-gewichtet und fettsupprimiert nach Kontrastmittelgabe)

CT den Vorteil der größeren Verbreitung und dem Fehlen von Limitationen hinsichtlich Kontraindikationen (Metallimplantate) und Patientenakzeptanz (Klaustrophobie). Sie ist allerdings mit einer substanziellen Strahlenexposition verbunden, was ihren liberalen Einsatz, insbesondere im Rahmen von Studien mit regelmäßigen Verlaufskontrollen einschränkt.

Therapieplanung Insbesondere auch vor eingreifenden Therapieverfahren, wie der Lebertransplantation (Frilling et al. 1998) oder ausgedehnten Leberresektionen (Sarmiento et al. 2003), sollte die SMS-Szintigraphie eingesetzt werden (Lamberts et al. 1993; Oberg et al. 2005). Mit dem szintigraphischen Nachweis der SMS-Rezeptoren ist nicht nur der diagnostische Aspekt verbunden, sondern auch eine prognostische Bedeutung. Die Therapie mit SMS-Analoga (Octreotid) führt durch die Unterdrückung der durch den Tumor verursachten hormonellen Hypersekretion zu einer deutlichen Verbesserung der Lebensqualität dieser Patienten und kann als wesentlicher Schritt in der Behandlung dieser Tumorpatienten angesehen werden.

Ergebnisse von Consensus-Konferenzen

In den letzten Jahren hat sich in Europa eine interdisziplinäre Arbeitsgruppe aus Gastroenterologen, Onkologen, Endokrinologen, Chirurgen, Pathologen und Radiologen (ENETS – European Neuroendocrine Tumour Society – www.neuroendocrine.net/) in einem mehrstufigen Konsensusprozess mit der Frage der Standardisierung der Bildgebung bei neuroendokrinen Tumoren befasst und Empfehlungen erarbeitet (Ricke et al. 2000). Für die Diagnostik dieser Tumoren wurden zwei Algorithmen erarbeitet, die sich mit der Aufarbeitung des unbekannten Primärtumors und der Metastasen bei bekanntem Primärtumor befassen

Hierin wird nach der eher als Eingangs- bzw. Basisdiagnostik zu bezeichnenden Sonographie und Thoraxübersichtsaufnahme die zentrale Bedeutung der SMS-Rezeptor-Szintigraphie als Schaltstelle für die weiteren Verfahren offensichtlich. Diese differenzierten Empfehlungen wurden 2005 von der britischen NET-Arbeitsgruppe überarbeitet (Ramage et al. 2005) und mit evidenzbasierten Empfehlungsgraden versehen (Tab. 5.13). Diese Ergebnisse sind

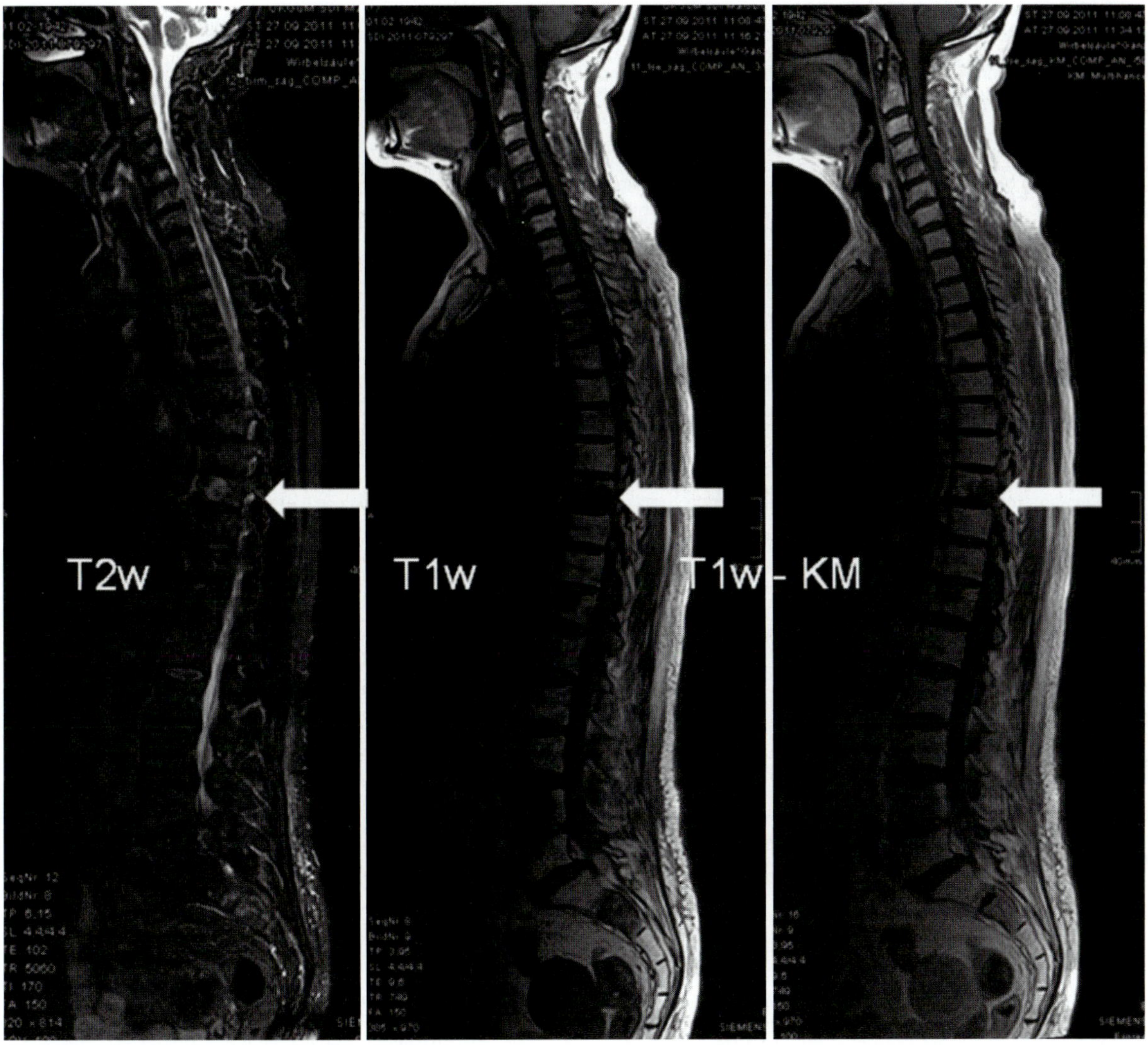

Abb. 5.57 Vergleich verschiedener MRT-Sequenzen zum Nachweis von Wirbelsäulenmmetastasen eines neuroendokrinen Tumors. Beispielhaft zeigt sich am BWK 9 (*Pfeile*) ein hyperinteses Signal in T2w, welches in T1w hypointens zur Darstellung kommt und nach Kontrastmittelgabe besonders im ventralen Wirbelkörperabschnitt ein deutliches Kontrastmittelenhancement als Hinweis auf aktives Tumorgewebe aufweist. Eine ähnliche Situation zeigt sich an einzelnen HWK, am LKW 4 und SWK 2 (*T2w* T2-gewichtet nativ; *T1w* T1-gewichtet nativ; *T1w – KM* T-gewichtet nach Kontrastmittelgabe zum Nachweis aktiven Tumorgewebes)

in der letzten publizierten Konsensus-Konferenz zum Imaging von neuroendokrinen Tumoren im Wesentlichen bestätigt worden (Sundin et al. 2009)

Als kosteneffektive Untersuchungsstrategie hat sich in neueren Untersuchungen die Kombination von Röntgen des Thorax, CT des Oberbauchs und SMS-Rezeptor-Szintigraphie erwiesen (Dimitroulopoulos et al. 2004). Neuere Entwicklungen werden in diesem Konzept die CT durch die multiparametrische Bildgebung in der MRT wahrscheinlich bald ersetzen.

5.5.2 Nuklearmedizinische Verfahren bei neuroendokrinen Tumoren des Magen-Darm-Traktes

V. Prasad, N. Schreiter, W. Brenner

Neuroendokrine Tumoren des Magen-Darm-Traktes bzw. gastroenteropankreatische neuroendokrine Tumoren (GEP-NET) können folgende biologisch-funktionelle, für die nuklearmedizinische Diagnostik relevante Veränderungen aufweisen (Tab. 5.14):

- Überexpression von Somatostatinrezeptoren (▶ Leitlinie der European Association of Nuclear Medicine – EANM [Virgolini et al. 2010])

Tab. 5.13 Empfehlungen der britischen NET-Arbeitsgruppe zur bildgebenden Diagnostik der neuroendokrinen Tumoren (Ramage et al. 2005)

Zielstellung	Verfahren	Evidenzbasierter Empfehlungsgrad
Primärtumorsuche (auch Pankreas) bei bekannten Metastasen	Multimodalitätseinsatz von CT, MRT, SMS-Szintigraphie, EUS, DSA und selektive Blutentnahme	B/C
Beurteilung der Metastasierung	SMS-Rezeptorszintigraphie	B
Follow-up nach Resektion des Primärtumors	SMS-Szintigraphie	D

Tab. 5.14 Radiopharmazeutika

Radiopharmazeutikum	Target	Indikationen
^{111}In-Pentetreotide (OctreoScan)	Somatostatinrezeptoren: überwiegend Subtyp 2 und gering Subtyp 5	Staging von gut bis mäßig differenzierten Tumoren (G1, G2; Proliferationsrate <20 %); gastroenteropankreatische NET Restaging nach Chirurgie Restaging nach PRRT CUP-Syndrom Therapiestratifizierung (z. B. Chemotherapie vs. PRRT)
^{99m}Tc-HYNIC-TOC	Somatostatinrezeptoren: Subtyp 2 und 3	
^{99m}Tc-Depreotide (Neotect)	Somatostatinrezeptoren: Subtyp 2, 3, 5	
^{68}Ga-DOTA-TOC	Somatostatinrezeptoren: Subtyp 2 und 5	
^{68}Ga-DOTA-TATE	Somatostatinrezeptoren: überwiegend Subtyp 2	
^{68}Ga-DOTA-NOC	Somatostatinrezeptoren: Subtyp 2, 3, 5	
^{18}F-FDG	Glukosestoffwechsel	Staging und Restaging des schlecht differenzierten neuroendokrinen Karzinoms (G3 Tumoren; Proliferationsrate >20 %)
		Nicht invasive Abschätzung einer Entdifferenzierung (Prognose)
^{18}F-DOPA	L-DOPA-Decarboxylase	Insulinom (ß-Zellhyperplasie)
		MEN-1-Syndrome
		Serotonin-produzierende NET des Ileums

- Aufnahme und Synthese biogener Amine
- Veränderungen im Glukosemetabolismus (▶ Leitlinie der Deutschen Gesellschaft für Nuklearmedizin – DGN [Krause et al. 2007] bzw. der EANM [Boellaard et al. 2010])

Radiopharmazeutika

Radiopharmazeutika, die auf der Überexpression von Somatostatinrezeptoren basieren

Die meisten neuroendokrinen Tumorzellen exprimieren an ihrer Oberfläche Somatostatinrezeptoren (SSTR). Physiologisch kommen zwei bioaktive Formen des Somatostatins vor: Somatostatin-14 und Somatostatin-28. Das zyklische Peptidhormon Somatostatin

- hemmt die Hormonsekretion,
- beeinflusst die Neurotransmission und
- hemmt die Zellproliferation durch spezifische Membran-gekoppelte G-Protein-Rezeptoren.

SSTR werden physiologisch in verschiedenen Organen exprimiert (Hypophyse, Schilddrüse, Nebennieren, Milz, Nieren und Gastrointestinaltrakt) ebenso wie in aktivierten Lymphozyten, in Makrophagen sowie in Fibroblasten.

Es sind insgesamt fünf **SSTR-Subtypen** (SSTR 1 bis 5) bekannt, wobei SSTR 2 aus zwei Subtypen besteht, SSTR 2a und SSTR 2b. Gut differenzierte NET exprimieren bevorzugt den Subtyp SSTR 2 (Wild et al. 2003), jedoch zeigen sie teils auch heterogene Expressionsmuster, z. B. ist bei neuroendokrinen Tumoren des Mitteldarms SSTR 2 mit 95 % am häufigsten vertreten, gefolgt von SSTR 1 mit 80 % und SSTR 5 mit 75 % (Jensen et al. 2005) (Tab. 5.15).

Tab. 5.15 Somatostatinrezeptorexpression verschiedener Tumorentitäten (am häufigsten exprimierte Subtypen fett gedruckt)

Tumor	Rezeptor-Subtypen
Gastroenteropankreatische NET	sstr1, **sstr2**, sstr5
Neuroblastom	**sstr2**
Meningeom	**sstr2**
Paragangliom/Phäochromozytom	sstr1, **sstr2**, sstr3, sstr 5
Mammakarzinom	**sstr2**
Lymphome	**sstr2**,sstr5
Medulloblastom	**sstr2**
Kleinzelliges Bronchialkarzinom	**sstr2**
Nierenzellkarzinom	**sstr2**
Prostatakarzinom	**sstr1, sstr2**
Hepatozelluläres Karzinom	**sstr2**
Sarkome	**sstr1**, sstr2, sstr4
Inaktive Hypophysenadenome	sstr,1, sstr2, **sstr3**, sstr5
Wachstumshormon-produzierendes Hypophysenadenom	**sstr2**, sstr3, **sstr5**
Magenkarzinom	**sstr1, sstr2**, sstr5
Ependymom	sstr1

Tab. 5.16 Sensitivität der Somatostatinrezeptor-Szintigraphie mit ^{111}In-Pentetreotide. (Nach Kwekkeboom et al. 2009)]

Sensitivität	Tumor
>75 %	Hypophysenadenom
	Gastroenteropankreatische NET (Gastrinom, nonfunktioneller pankreatischer NET, funktionelle aktive NET außer Insulinom, Karzinoid)
	Paragangliom
	Kleinzelliges Bronchialkarzinom
	Meningeom
	Sarkoidose und andere granulomatöse Erkrankungen
	Morbus Basedow, endokrine Orbitopathie
40–75 %	Insulinom
	Medulläres Schilddrüsenkarzinom
	Differenzierte Schilddrüsenkarzinome
	Mammakarzinom
	Lymphome (Non-Hodgkin und Hodgkinlymphome)
	Phäochromozytom
	Astrozytom

^{111}Indium-DTPA-D-Phe1-Octreotid (**^{111}In-Pentetreotide**; OctreoScan, Covidien) war das erste radioaktiv markierte Somatostatinanalogon, das die Zulassung zur Szintigraphie für NET erhalten hat. ^{111}In-Pentetreotide weist eine hohe Affinität für SSTR 2 sowie geringfügig auch für SSRT 5 auf. Zahlreiche klinische Studien haben für die Szintigraphie Vorteile beim Nachweis des Primarius sowie metastatischer Läsionen im Vergleich zur alleinigen morphologischen Bildgebung gezeigt (Lebtahi et al. 2002; Krenning et al. 1993) (Tab. 5.16). Im Vergleich zu ^{111}In-Pentetreotide zeigt **^{99m}Technetium-EDDA-HYNIC-TOC (-TATE)** eine höhere Sensitivität (Lebtahi et al. 2002; Decristoforo et al. 2000; Maina et al. 2002; Storch et al. 2005). **^{111}In-DOTA-Lanreotide** (LAN; D-2-Nal-Cys-Tyr-D-Trp-Lys-Val-Thr-NH_2) erwies sich als besser geeignet zur Detektion von NET des Pankreas als **^{111}In-DTPA-Octreotid** (Ginj et al. 2005).

Außer den oben genannten mit ^{99m}Tc und ^{111}In markierten Somatostatinanaloga gibt es auch mit dem Positronenstrahler **^{68}Gallium** markierte Peptide zum Einsatz bei der Positronenemissionstomographie (PET). ^{68}Ga-markierte Peptide weisen eine sehr hohe Bindungsaffinität für Somatostatinrezeptoren auf. Die drei klinisch relevanten Peptide sind:

- DOTA-TOC (DOTA-D-Phe1-Tyr3-Octreotid) (Smith-Jones et al. 1994; de Jong et al. 1997; Otte et al. 1998)
- DOTA-TATE (DOTA-D-Phe1-Tyr3-Thr8-Octreotid)
- DOTA-NOC (DOTA-1-Nal3-Octreotid)

Im Vergleich zu den anderen Peptiden zeigt **DOTA-TATE** die höchste Bindungsaffinität für SSTR 2 (Kwekkeboom et al. 2001), dagegen ist die Affinität für SSTR 5 oder SSTR 3 sehr gering. **DOTA-NOC** zeigt die höchste Affinität für SSTR 5. Diese unterschiedlichen Bindungsaffinitäten sind klinisch relevant, weil die Verteilungsmuster der unterschiedlichen SSTR-Subtypen abhängig sind nur in wenigen Fällen vom Differenzierungsgrad und der Art der NET, z. B. exprimieren schlecht differenzierte Paragangliome im Verhältnis zu SSTR 2 mehr SSTR 5. Die genaue Kenntnis der Tumoreigenschaften ist teilweise für die Interpretation der funktionellen Bildgebung entscheidend, daher ist eine enge Kooperation zwischen Onkologen, Chirurgen, Gastroenterologen, Pathologen, Radiologen und Nuklearmedizinern erforderlich.

Radiopharmazeutika, die auf der Produktion und Speicherung biogener Amine basieren

NET sind charakterisiert durch eine Überproduktion und Speicherung von verschiedenen bioaktiven Aminen. Neueste Untersuchungen zeigen eine vermehrte Enzymakti-

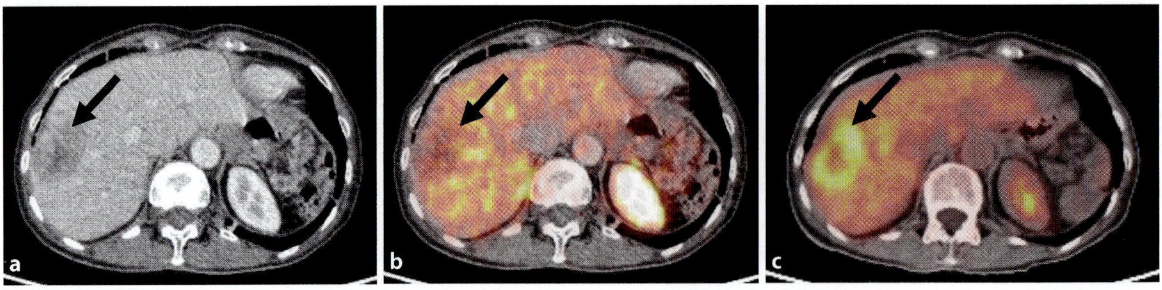

Abb. 5.58a–c Die in der venösen CT-Phase gut sichtbare NET-Lebermetastase (*Pfeil*) (**a**) mit fehlender Somatostatinrezeptorexpression in der ^{68}Ga-DOTA-TOC-PET/CT (**b**) zeigt einen erhöhten Glukosestoffwechsel in der FDG-PET/CT (**c**). Nach Leberteilresektion wurde histologisch ein geringgradig differenzierter NET gesichert

5

vität der L-DOPA-Decarboxylase in bis zu 80 % der NET (Eldrup et al. 2001). **^{18}F-DOPA**, eine mit ^{18}Fluor markierte aromatische Aminosäure, erwies sich als vielversprechend in der Diagnostik des diffusen kongenitalen Hyperinsulinismus ebenso wie bei funktionell aktiven, Serotonin-produzierenden NET des Ileums (Riberio et al. 2007). Die Ausscheidung von ^{18}F-DOPA über die Gallengänge in den Darm kann allerdings zu falsch-positiven Ergebnissen führen (Hoegerle et al. 2001a, b). Hier sind ggf. zusätzliche späte Aufnahmen zum Nachweis eines intraluminalen Transports sinnvoll.

Gesteigerter Glukosestoffwechsel

Der deutlich erhöhte Glukosestoffwechsel von malignen Tumorzellen gegenüber gesunden Körperzellen bildet die Grundlage der Nutzung von **^{18}F-2-Fluor-2-Desoxy-D-Glukose** (FDG) zur Detektion maligner Tumoren. FDG wird über Glukosetransporter in die Zelle aufgenommen und anschließend durch die Hexokinase zu FDG-6-Phosphat phosphoryliert. In der phosphorylierten Form ist weder eine weitere Metabolisierung noch eine Ausschleusung über die Zellmembran möglich. FDG-6-Phosphat wird daher in den Tumorzellen akkumuliert und kann so zur Bildgebung verwendet werden (Abb. 5.58). Von klinischer Bedeutung ist, dass insbesondere schlecht differenzierte bzw. entdifferenzierte NET meist eine intensive FDG-Anreicherung zeigen, während die Expression von Somatostatinrezeptoren mit zunehmender Entdifferenzierung eher abnimmt, die Somatostatinrezeptor-PET also negativ ausfallen kann. Gut differenzierte Tumoren zeigen dagegen oft eine gute Anreicherung in der Somatostatinrezeptor-PET bei negativer FDG-PET.

Patientenvorbereitung und Untersuchungsdurchführung

^{111}In-Pentetreotide und ^{68}Ga-DOTA-TOC/TATE/NOC

Das Absetzen von Sandostatin LAR, Somatuline oder weiterer ähnlicher Somatostatinanaloga vor einer Somatostatinrezeptor-Bildgebung (^{111}In-Pentetreotide, ^{68}Ga-DOTA-TATE/TOC/NOC-PET/CT) ist umstritten. Die meisten Zentren setzen das langwirksame Somatostatinanalogon Sandostatin LAR ca. 4 Wochen vor der Bildgebung ab. Bis zu 24 h vor der Untersuchung kann der Patient eine subkutane Gabe kurzwirksamer Somatostatinanaloga bekommen.

Es ist empfehlenswert, im Rahmen der PET/CT die PET um eine mehrphasige Kontrastmittel-verstärkte CT-Untersuchung zu erweitern, da NET-Läsionen in der Regel stark vaskularisiert sind und sich gut in der arteriellen Phase der Kontrastmittel-CT darstellen. Die mehrphasige CT erleichtert somit die Lokalisation von NET Läsionen und kann die Detektionsrate zum Beispiel bei kleinen Lebermetastasen deutlich verbessern. Wird für die mehrphasige PET/CT jodhaltiges Kontrastmittel appliziert, sollten die entsprechenden Risiken und Vorkehrungen hierfür beachtet werden.

Wichtig ist eine ausreichende Hydrierung des Patienten vor der Applikation des Radiopharmazeutikums. Die beschleunigte Ausscheidung reduziert die Strahlenexposition und verbessert den Bildkontrast.

Die Untersuchungsdauer der PET/CT ist deutlich kürzer als bei ^{111}In-Pentetreotide (Untersuchung an einem Tag versus einer szintigraphischen Untersuchung über mindestens 24–72 h). ^{111}In-Pentetreotide ist derzeit das einzig zugelassene Diagnostikum für die Bildgebung bei NET und ist weltweit verfügbar. Die PET/CT mit ^{68}Ga-markierten Radiopharmaka hingegen ist meist auf Universitätskliniken oder Referenzzentren begrenzt, die Anwendung in Deutschland erfolgt als individueller Heilversuch. Im Vergleich zu ^{111}In-Pentetreotide ist die Strahlenexposition der ^{68}Ga-DOTA-TOC-PET bei Verwendung von 120 MBq mit knapp 3 mSv etwa viermal geringer (Tab. 5.17) (Hartmann et al. 2009). Die effektive Strahlenexposition einer CT von Thorax und Abdomen liegt bei 8–11 mSv, bei Mehrphasen-CT kann die Strahlenexposition bis auf 25 mSv ansteigen.

Tab. 5.17 Rezeptor-Szintigraphie vs. Rezeptor-PET

	^{111}In-Pentetreotide (OctreoScan)	^{68}Ga-DOTA-TOC, -TATE, -NOC
Zugelassen in Deutschland	Ja	Nein, Anwendung im Rahmen eines individuellen Heilversuchs
Verfügbarkeit	Überall in Deutschland	Nur in Universitätskliniken und Referenzzentren
Untersuchungsdauer	Mindestens 24–72 h	Maximal 2 h
Strahlenexposition (ohne CT)	12 mSv (bei 222 MBq)	2,8 mSv (bei 120 MBq ^{68}Ga-DOTA-TOC)
Sensitivität bei unbekanntem Primarius	39 % (Savelli et al. 2004)	59 % (Prasad et al. 2010)

^{18}F-DOPA-PET/CT

Patienten sollten für 6 h nüchtern bleiben. Die Vorbehandlung mit Carbidopa, einem peripheren Hemmer der Aminosäuredecarboxylase, zur Erhöhung der Sensitivität der ^{18}F-DOPA-PET ist fraglich. Neueste Publikationen zeigen jedoch eine deutlich höhere diagnostische Genauigkeit unter einer Prämedikation mit Carbidopa (Koopmans et al. 2006; Timmers et al. 2009). Die Strahlenexposition beträgt ca. 7 mSv für 350 MBq ^{18}F-DOPA.

FDG-PET/CT

Zur Patientenvorbereitung für die FDG-PET/CT verweisen wir auf die Leitlinie der DGN (Krause et al. 2007) bzw. der EANM (Boellaard et al. 2010). Mindesten 6 h Nahrungskarenz vor der PET/CT ist erforderlich. Am Tag vor der Untersuchung sollten die Patienten vorzugsweise nur noch ein leichtes Abendessen zu sich nehmen, möglichst ohne Alkohol. Eine eventuell parenterale Ernährung sollte mindestens 4 h vor der PET/CT-Untersuchung abgesetzt werden. Medikamente können wie vorgeschrieben eingenommen werden. Eine ausreichende Hydrierung des Patienten vor der Applikation des Radiopharmazeutikums ist erforderlich, um die Strahlenexposition zu verringern. Die Strahlenexposition beträgt für 185 MBq ^{18}F-FDG ca. 3–4 mSv.

Klinische Indikationen

Staging und Restaging

Rezeptor-Szintigraphie und Rezeptor-PET/CT

^{111}In-Pentetreotide bindet spezifisch an Somatostatinrezeptoren mit einer besonders hohen Affinität zum Subtyp 2 und gering auch für Subtyp 5. Im Vergleich zur konventionellen, d. h. morphologisch ausgerichteten Bildgebung hat sich für ^{111}In-Pentetreotide eine deutlich besser diagnostische Performance gezeigt mit Sensitivitäten für NET-Läsionen zwischen 60–100 % in Abhängigkeit von der Tumorart und der Größe der Läsion (Bombardieri et al. 2010).

Im Vergleich zu ^{111}In-Pentetreotide ist die diagnostische Performance der ^{68}Ga-DOTA-TOC-PET/CT deutlich besser (Abb. 5.59); dies betrifft insbesondere die Detektion von kleinen Metastasen sowie von Metastasen im Oberbauch, in der Lunge, im Skelettsystem und in der Leber (Gabriel et al. 2007; Campana et al. 2010). Aber auch bei Patienten mit zweideutigem oder negativen Befund in der Rezeptorszintigraphie mit ^{111}In-Pentetreotide erweist sich die Rezeptor-PET/CT überlegen hinsichtlich der Detektion von Läsionen mit geringem bis mäßigen Somatostatinrezeptorbesatz. Die diagnostische Genauigkeit wird in der Literatur für die ^{68}Ga-DOTA-TOC-PET/CT mit 96 %, für die CT mit 75 % (Abb. 5.60) und für die ^{111}In-DOTA-TOC-SPECT mit 58 % angegeben (Gabriel et al. 2007; Campana et al. 2010). Auf Grund der hohen diagnostischen Genauigkeit beeinflusst bzw. ändert die Rezeptor-PET/CT signifikant das Therapiemanagement der Patienten (Kowalski et al. 2003; Srirajaskanthan et al. 2010). Bei Patienten mit gut differenzierten NET hat die Rezeptor-PET/CT auch eine höhere Sensitivität als die FDG-PET/CT (Koukouraki et al. 2006).

Ähnliche Ergebnisse werden für **^{68}Ga-DOTA-TATE** beschrieben, das die höchste Affinität für Subtyp 2a aufweist. **^{68}Ga-DOTA-NOC** ist ein weiteres vielversprechendes Peptid mit breiter SSTR Subtypaffinität mit Bindung an SSTR2, SSTR3 und SSTR5. Die Tumoranreicherung, gemessen als maximaler „standardized uptake value" (SUV_{max}), korreliert dabei gut mit den klinischen und pathologischen Merkmalen der Tumoren und erwies sich auch als ein genauer Prognosefaktor (Campana et al. 2010).

In einer kürzlich veröffentlichten Studie wurde der SUV_{max} bei Verwendung von **^{68}Ga-DOTA-TOC** in gesunden Organen mit der physiologischen Expression von SSTR2-mRNA korreliert. Diese neue normative Datenbank wird zukünftig beitragen, die Diagnostik, Verlaufskontrolle und Therapie von Somatostatinrezeptor-exprimierenden Tumoren oder Entzündungen auf molekularer Basis weiter zu verbessern (Boy et al. 2011).

^{18}F-DOPA-PET/CT

In den letzten Jahren konnte in ersten Studien für ^{18}F-DOPA-PET/CT im Vergleich zu morphologischen Verfahren wie CT, Ultraschall und MRT eine höhere diagnostische Genauigkeit gezeigt werden. Die Angaben zur Sensitivität beim initialen Staging reichen von 65–100 %

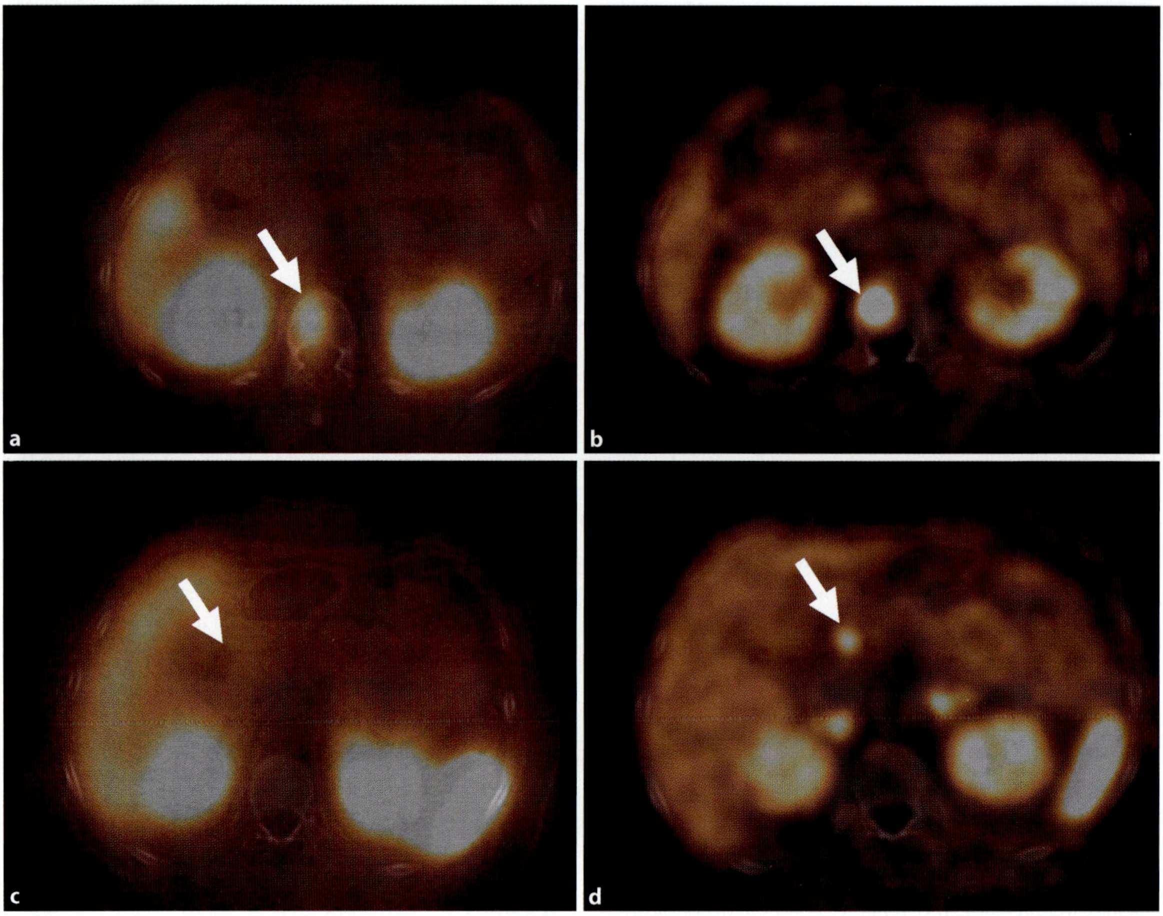

Abb. 5.59a–d Sowohl mit ^{111}In-Pentreotide (**a**) als auch in der ^{68}Ga-DOTA-TOC-PET/CT (**b**) ist die ossäre Metastase eines NET gut sichtbar (*Pfeil*). Der peripankreatische Lymphknoten ist allerdings nicht mit ^{111}In-Pentreotide zu sehen (**c**), sondern nur in der ^{68}Ga-DOTA-TOC-PET/CT nachweisbar (**d**)

bei funktionell aktiven neuroendokrinen Tumoren des Gastrointestinaltraktes (Hoegerle et al. 2001a; Koopmans et al. 2006; Becherer et al. 2004; Nanni et al. 2007). Obwohl bei gut differenzierten NET die breitere Verfügbarkeit, die geringeren Kosten und die höhere Spezifität weiterhin die ^{68}Ga-Rezeptor-PET/CT zum Diagnostikum der ersten Wahl machen, bietet ^{18}F-DOPA Vorteile hinsichtlich der Detektion von Tumoren mit niedriger oder fehlender Expression von Somatostatinrezeptoren wie zum Beispiel beim Insulinom. Auch kann ^{18}F-DOPA bei bestehendem Tumor- bzw. Rezidivverdacht trotz negativer Rezeptor-PET als Alternative eingesetzt werden.

FDG-PET/CT

FDG-PET/CT ist nur bei schlecht differenzierten bzw. entdifferenzierten NET indiziert und gilt hier als Radiopharmazeutikum der Wahl. Eine positive FDG-PET/CT ist prognostisch relevant, weil einige NET im Verlauf eine Entdifferenzierung durchlaufen können. Ein nicht-invasiv, d. h. in der Bildgebung nachgewiesenes „Mismatch" zwischen Rezeptorstatus und Glukosemetabolismus bietet insbesondere bei Tumoren mit multilokulären Metastasen eine elegante Alternative zur invasiven histopathologischen Sicherung einer Entdifferenzierung insbesondere bei pankreatischen NET (Pasquali et al. 2004; Prasad et al. 2008).

Nachweis von unbekannten Primärtumoren („cancer of unknown primary", CUP-Syndrom)

Die Primärtumorlokalisation ist von großer Bedeutung, weil die jeweiligen Therapieempfehlungen und die Prognose von der Lokalisation des Primarius abhängig sind. Zum Einsatz kommen die Somatostatinrezeptor-Szintigraphie bzw. die Rezeptor-PET/CT und ggf. FDG-PET/CT bei Verdacht auf entdifferenzierte Tumoren. Bei 5–13 % der NET bleibt der Primärtumor trotz intensiver Suche unerkannt. Eine bizentrische Studie zur Somatostatinrezeptor-PET/CT hat für ^{68}Ga-DOTA-NOC die höchste Sensitivität (59 %) zum Nachweis von unbekannten Primärtumoren gezeigt, die SPECT/CT mit ^{111}In-Pentetreotide erreichte nur eine Sensitivität von 39 % (Prasad et al. 2010).

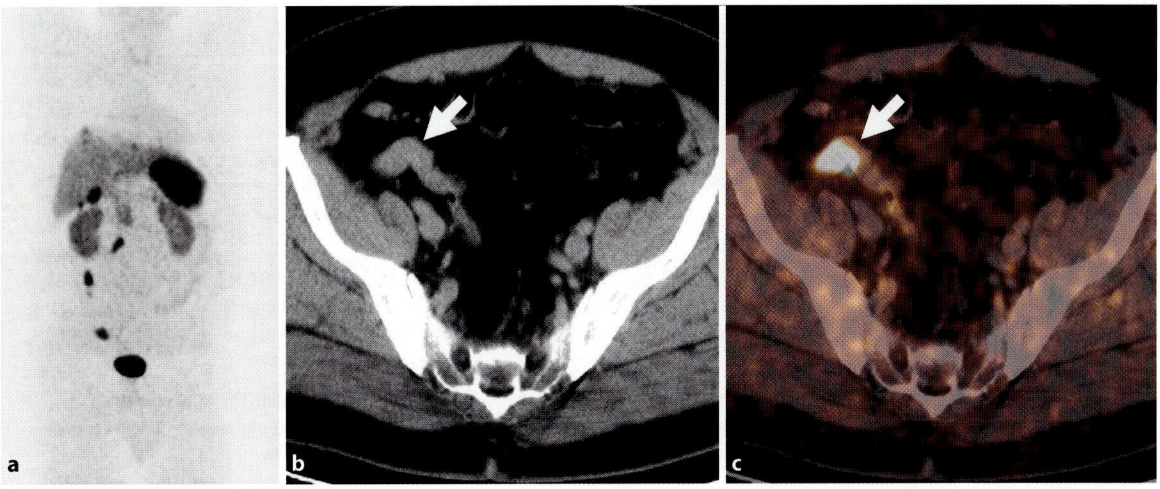

Abb. 5.60a–c Mittels ^{68}Ga-DOTA-TOC-PET/CT sind drei histologisch bestätigte NET-Läsionen im Ileum lokalisierbar (**a**). Die im transversalen Schnitt dargestellte Läsion im Ileum ist jedoch nur in der ^{68}Ga-DOTA-TOC-PET sichtbar (*Pfeil*) (**c**), während die venöse Kontrastmittelphase im CT keinerlei Korrelat zeigt (**b**)

Therapiestratifizierung

Abhängig von Tumorgröße, Stadium, Lokalisation sowie Differenzierung basiert das therapeutische Vorgehen auf folgenden Optionen:

- Chirurgische Resektion
- Biotherapie mit Somatostatinanaloga und Interferon
- Chemotherapie
- Peptidrezeptor-Radionuklidtherapie (PRRT)
- Molekulare Therapie, z. B. mit mTOR-Inhibitoren, Tyrosinkinaseinhibitoren etc.
- Lokal bei Lebermetastasen: intraarterielle Embolisation, Chemoembolisation, selektive interne Radiotherapie (SIRT)

Trotz guter klinischer Erfahrungen haben die meisten Zentren die PRRT als letzte Option reserviert. Da die Rezeptordichte der Metastasen ein entscheidender Faktor für ein gutes Therapieansprechen ist, sollte vor einer PRRT (innerhalb von 2 Monaten) eine Somatostatinrezeptor-Szintigraphie bzw. eine Rezeptor-PET/CT durchgeführt werden.

Verlaufskontrolle und Nachsorge

Da NET häufig sehr langsam wachsende Tumoren sind, kommen viele Patienten über viele Jahre zu Verlaufskontrollen (z. B. alle 3–6 Monate nach Chemotherapie oder PRRT) (Baum et al. 2009). Hier ist die Strahlenexposition durch die Diagnostik insbesondere bei jungen Patienten zu beachten. Ferner ist bei Verwendung der CT sowie anderer rein morphologischer Verfahren, die auf der Veränderung der Tumorgröße als Parameter beruhen (RECIST, WHO-Kriterien), zu beachten, dass morphologische und Größenänderungen insbesondere bei langsam wachsenden Tumoren wie NET in der Regel deutlich später nachweisbar sind als funktionelle Veränderungen wie die Abnahme des Traceruptakes im Tumor (Baum et al. 2006). Aktuelle Publikationen zeigen eine signifikante Korrelation zwischen Kriterien der molekularen Bildgebung, progressionsfreiem Überleben und Response nach PRRT (Campana et al. 2010; Haug et al. 2010).

5.5.3 Neuroendokrine Tumoren des Magens

G. Klöppel, B. Wiedenmann

Die neuroendokrinen Tumoren (NET) des Magens sind überwiegend gut differenziert und zeigen, wenn sie im Zusammenhang mit einer chronisch-atrophischen Korpusgastritis auftreten, ein benignes Verhalten. Sporadische gut differenzierte NET >1 cm und neuroendokrine Karzinome haben ein ungünstige bzw. schlechte Prognose.

Epidemiologie

Neuroendokrine (endokrine) Tumoren (NET) des Magens umfassen ca. 15–20 % aller NET des Gastrointestinaltrakts (Niederle 2010). Die Inzidenz ist in den letzten Jahren gestiegen. Als Ursache dieser Zunahme muss in erster Linie der umfassende Einsatz der Endoskopie in der Gastroenterologie angenommen werden.

Klassifikation

Die NET des Magens (► Abschn. 5.3.2, Klassifikation der neuroendokrinen Neoplasien des gastroenteropankreatischen Systems) lassen sich klinisch wie auch histologisch in unterschiedliche Subtypen einteilen (Tab. 5.18) (Rindi

Tab. 5.18 Klassifikation der gastralen neuroendokrinen Neoplasien

Biologisches Verhalten	Differenzierungsgrad, Typ, Proliferation	Größe, Lokalisation, Ausdehnung, Grad	Endokrine Differenzierung, Prognose
Benignes Verhalten	Hoch differenzierte NEN; Typ 1 und Typ 2 nach Rindi; G1 (<2 %)	Bis zu 1 cm ∅ Mukosa/Submukosa, keine Angioinvasion, G1	ECLome der Korpusmukosa bei chronisch-atrophischer Gastritis (CAG) und Hypergastrinämie oder MEN 1 und Hypergastrinämie
Benignes oder niedrigmalignes Verhalten	Hoch differenzierte NEN; Typ 1 und Typ 2 nach Rindi; G2 (>2–10 bis 20 %)	Intermediäre Größe (1–2 cm ∅) Mukosa/Submukosa oder Angioinvasion, G1 oder G2	ECLome der Korpusmukosa in Verbindung mit CAG und Hypergastrinämie oder MEN 1 und Hypergastrinämie
Niedrigmalignes Verhalten[a]	Hoch differenzierte NEN; Typ 3 nach Rindi; G1 oder G2 (<2–20 %)	Bis 2 cm ∅ oder Ausbreitung über die Submukosa hinaus, G2	Sporadische ECLome; selten serotoninbildende Tumoren oder andere
Hochmalignes Verhalten	Niedrig differenzierte NEN; vom groß- oder kleinzelligen Typ	Größe und Ausdehnung beliebig, G3	Undifferenzierter neuro- endokriner Zelltyp; keine assoziierten Erkrankungen

et al. 1993; Rindi et al. 1996). Ebenso wie andere nicht-gastrale NET des Gastrointestinaltrakts zeigen sie histologisch ein Spektrum von gut bis hin zu schlecht differenzierten Neoplasien (Klöppel u. Scherübl 2010). Gut differenzierte NET stellen die Mehrheit aller gastralen NET dar. Die meisten gut differenzierten Tumoren leiten sich von den „enterochromaffin-like“ (ECL) Zellen ab und finden sich in der Korpusmukosa des Magens. Diese Tumoren, die auch ECL-Zellkarzinoide oder auch ECLome genannt werden, sind praktisch immer gutartig. Sie zeichnen sich durch die Synthese von Histamin und den vesikulären Monoamintransporter vom Subtyp 2 (VMAT 2) aus. Letztgenanntes Transportermolekül kann immunhistochemisch als Marker für ECLome des Magens eingesetzt werden (Rindi et al. 1993; 2000; Jakobsen et al. 2001). Nur äußerst selten finden sich darüber hinaus noch gastrin-, somatostatin- oder serotoninproduzierende neuroendokrine Tumoren im Magen.

Neuroendokrine Tumoren des Magens vom Typ 1 und 2

Gastrale NET vom **Typ 1** machen 70–85 % aller gastralen NET aus. Es handelt sich dabei um ECLome, die ganz überwiegend klein (<1 cm) und polypoid sind, multipel auftreten (Abb. 5.61) und eine glatte spiegelnde Schleimhautoberfläche haben. Diese Tumoren sind zwingend mit einer Hypergastrinämie infolge einer atrophischen Gastritis vergesellschaftet und entwickeln sich auf dem Boden einer ECL-Zellhyperplasie.

Viel seltener findet sich der **Typ 2**. Auch hier handelt es sich um ECLome im Zusammenhang mit einer Hypergastrinämie, die jedoch als Ausdruck eines Zollinger-Ellison-Syndroms in Folge eines duodenalen Gastrinom bei multipler endokriner Neoplasie Typ 1 (MEN 1) mit duodenalen Gastrinomen entstanden ist. Ebenso wie bei Typ 1 finden sich multiple Korpustumoren. Im Gegensatz zu Typ 1 sind die Tumoren jedoch oft größer und haben zum Zeitpunkt der Diagnosestellung gelegentlich metastasiert.

Beim Typ 1 sind mehrheitlich Frauen (70–80 % aller Patienten) in der 5. bis 7. Lebensdekade betroffen, die auch noch andere Autoimmunopathien aufweisen können und in über einem Drittel der Fälle im Rahmen ihrer atrophischen Korpusgastritis eine perniziöse Anämie entwickelt haben. Die **Prognose** der Patienten mit Typ 1 NET unter 1 cm ist exzellent, ähnliches gilt in der Regel auch für den Typ 2 (Tab. 5.18).

Klinische Symptomatik Typ-1- und Typ-2-NET des Magens sind praktisch immer asymptomatisch. Die Diagnose wird oft zufällig bei Abklärung einer Anämie oder bei Gastroskopie mit der Diagnose einer atrophischen Gastritis gestellt (Ruszniewski et al. 2006).

Diagnostisches Vorgehen Zur Diagnosestellung wird an erster Stelle eine Gastroskopie verbunden mit der Entnahme von antralen (2 Biopsien) wie auch Biopsien des Fundus (>4 Biopsien) zusammen mit Biopsien aus dem größten Polyp empfohlen (Plöckinger et al. 2004; Consensus Conference on the ENETS Guidelines for the Diagnosis and Treatment of Neuroendocrine Tumors 2005). In der Regel reicht die Endoskopie mit der Entnahme von Biopsien bei Tumoren, die kleiner als 1 cm sind, aus. Im Falle größerer Polypen sollte eine Endosonographie durchgeführt werden. Sollten sich vergrößerte Lymphknoten darstellen, empfiehlt sich eine Feinnadelpunktion unter endosonographischer Kontrolle sowie die Durchführung einer

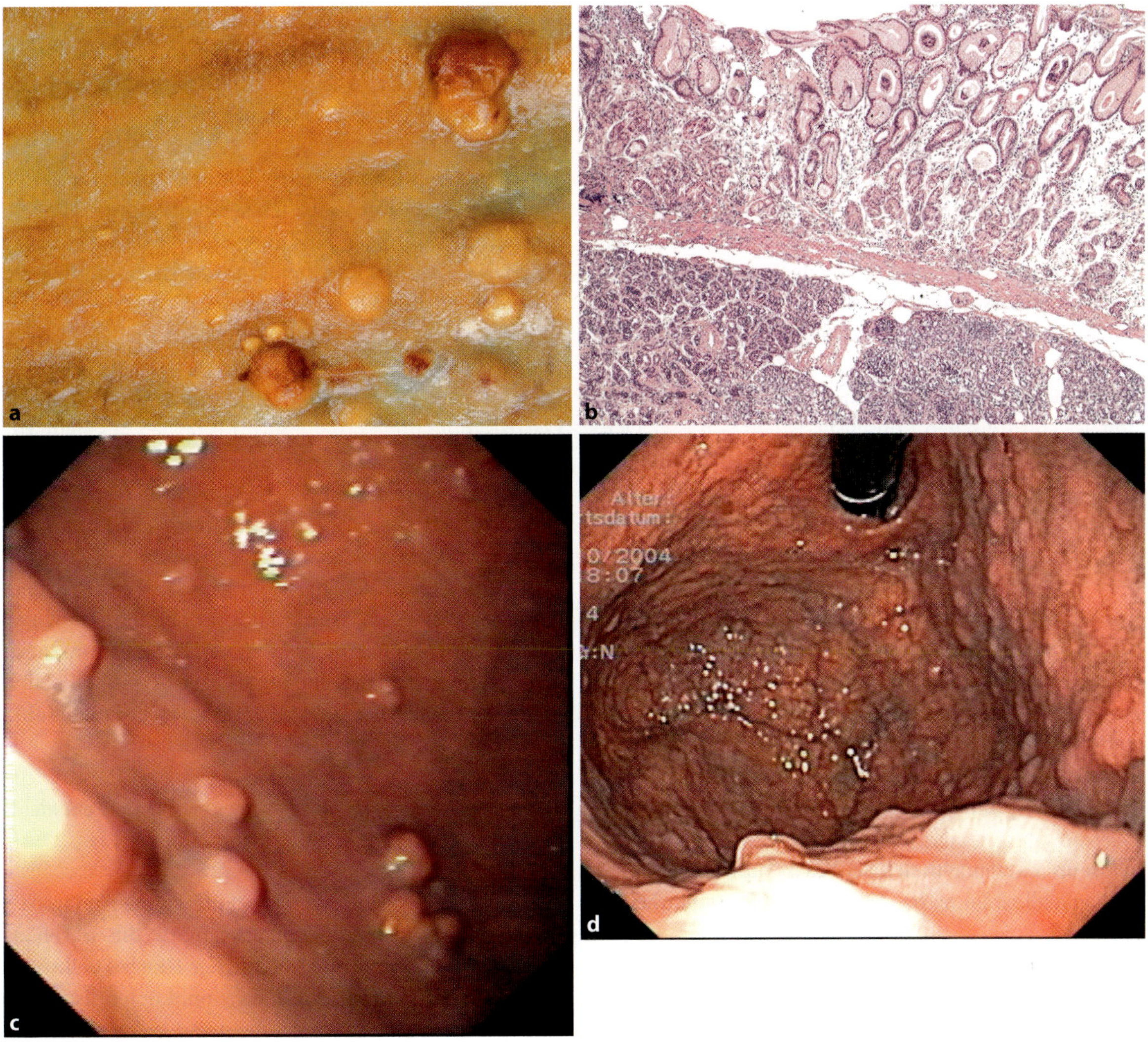

Abb. 5.61a–d Makroskopisches und mikroskopisches Erscheinungsbild gastraler NET vom Typ 1. **a** Multiple gastrale NET vom Typ 1 (sog. ECLome). Beachte die typischen breitbasig aufsitzenden Polypen, die von einer glatten Schleimhaut überzogen werden. **b** Histologisches Erscheinungsbild. Submuköser gut differenzierter neuroendokriner Tumor (H&E). **c, d** Endoskopischer Aspekt eines gastralen NET vom Typ 1 (sog. ECLom). Beachte die breitbasig aufsitzenden Polypen (**c**), die von einer glatten Schleimhaut überzogen sind und sich typischerweise in einer atrophen Korpusschleimhaut (**d**) meist multipel angesiedelt finden lassen

MRT oder CT des Abdomens. Bisher ist die Notwendigkeit einer Somatostatinrezeptor-Szintigraphie nicht belegt.

Labordiagnostik Für die Diagnose eines gastralen NET von Typ 1 oder Typ 2 ist normalerweise die Bestimmung von Gastrin mit/oder Chromogranin A im Serum ausreichend. Neben o. g. bildgebenden Verfahren eignen sich beide Marker auch für das Follow-up.

Histopathologie Zusätzlich zu den konventionellen Färbungen (Hämatoxylin-Eosin, PAS, Giemsa) ist der immunhistochemische Nachweis von Chromogranin A und Synaptophysin notwendig. Darüber hinaus muss der Proliferationsmarker Ki67 eingesetzt werden. Zusätzliche immunhistochemische Färbungen sind nur im Hinblick auf eine weitere Abgrenzung dieser Tumoren oder akademische Fragestellungen sinnvoll.

Operative Therapie In der Regel lassen sich die gastralen NET vom Typ 1 und 2 allein endoskopisch behandeln (Ruszniewski et al. 2006). Hierbei gilt, dass Polypen mit einer Größe von <1 cm jährlich endoskopisch kontrolliert werden sollten. Zeigen sich mehr als 6 Polypen und ist ein Polyp größer als 1 cm im Durchmesser empfiehlt sich die endoskopische Resektion unter endosonographischer Kontrolle und Verlaufsbeobachtung. Bei mehr als 6 Polypen und einem Tumordurchmesser von >1 cm verbunden mit einer Infiltration der Muscularis propria und/oder wiederholten Rezidiven empfiehlt sich bei Typ-1-Tumoren die chirurgische Resektion oder, wie kürzlich auch im Rahmen einer Konsensuskonferenz festgelegt, die Antrektomie (Consensus Conference on the ENETS Guidelines for the Diagnosis and Treatment of Neuroendocrine Tumors 2005). Ziel der Antrektomie ist, durch Reduktion der Gastrinsekretion der antralen G-Zellen den Wachstumsstimulus für die ECL-Zellen der Korpusschleimhaut zu eliminieren. Im Gegensatz zu Typ-1-NET sollte bei Typ-2-NET lediglich eine lokale Exzision und keine Antrektomie vorgenommen werden. Nach Empfehlung des chirurgischen Konsensus-Panels von ENETS ist die Antrektomie bei Typ-1-Patienten in mehr als 80 % der Patienten effektiv. Sollten bereits Lymphknotenmetastasen vorliegen, muss jedoch eine radikalere chirurgische Behandlung erfolgen.

Medikamentöse Therapie Eine Biotherapie kann bei Typ-1- und Typ-2-Tumoren außer bei äußerst seltenen hormonaktiven/funktionellen gastralen NET nicht empfohlen werden; ebenso ist eine Chemotherapie wirkungslos. Eine Peptidrezeptor-Radiotherapie (PRRT) sollte nur bei Metastasen erwogen werden, die im Somatostatinrezeptor-Szintigramm positiv sind.

Follow-up Es empfiehlt sich bei Typ-1-Tumoren eine Gastroskopie alle 2 Jahre, bei Typ-2-Tumoren in jährlichem Abstand.

Neuroendokrine Tumoren des Magens vom Typ 3 und schlecht differenzierte neuroendokrine Karzinome

Gastrale NET des Typ 3 umfassen ca. 15–20 % aller gastralen NET. Diese Tumoren entstehen sporadisch ohne assoziierte Erkrankungen (◘ Tab. 5.18) (Rindi et al. 1999: Klöppel und Scherübl 2010). Sie treten gewöhnlich einzeln auf, sind bei Erstdiagnose oft größer als 2 cm, infiltrieren die Muscularis propria (◘ Abb. 5.62) und zeigen daher meist schon eine Metastasierung in die lokoregionalen Lymphknoten wie auch Fernmetastasen in die Leber. Etwa 1 % dieser Tumoren verursachen ein sog. atypisches Karzinoidsyndrom. Dieses beruht auf der Synthese wie auch exzessiven Sekretion von Histamin. Typ-3-Tumoren scheinen häufiger bei Männern als bei Frauen vorzukommen.

Schlecht differenzierte neuroendokrine Karzinome (NEN Typ 4) sind selten. Zum Zeitpunkt der Diagnose präsentieren sie sich meistens als fortgeschrittene ulzerierte und metastasierte Magenkarzinome. Immunhistochemisch findet sich eine Synaptophysinpositivität bei sehr geringer oder fehlender Chromograninexpression.

Prognose Typ-3-Tumoren haben eine deutlich schlechtere Prognose als Typ-1- und Typ-2-Tumoren. NEK sind prognostisch vom Stadium abhängig und darin weitgehend den klassischen Magenkarzinomen vergleichbar.

Klinische Symptomatik Selten können größere gastrale NET des Typ 3 durch eine intestinale Blutung auffallen. Ansonsten sind diese NET (abgesehen von einem sehr seltenen atypischen Karzinoidsyndrom) asymptomatisch. NEK zeigen die übliche Symptomatik der Magenkarzinome (Ruszniewski et al. 2006).

Diagnostisches Vorgehen Diagnostik der Wahl ist die Gastroskopie mit Entnahme von Biopsien aus dem Tumor ebenso wie aus der antralen und Fundusmukosa. Zwingend notwendig ist eine CT oder MRT; die Endosonographie ist optional zu betrachten. Im Falle von NEC ist aufgrund der praktisch immer vorliegenden Fernmetastasierung eine Endosonographie unnötig, lediglich bei Tumoren von <1 cm ist die Endosonographie indiziert. Während bei NEC eine CT bzw. MRT des Thorax und Abdomens ausreicht, sollte bei NET des Typ 3 zusätzlich eine Somatostatinrezeptor-Szintigraphie durchgeführt werden.

Labordiagnostik Bei NET des Magens vom Typ 3 empfiehlt sich die Bestimmung von Chromogranin A.

Therapie Im Gegensatz zu Typ-1- und Typ-2-Tumoren ist nur eine chirurgische Behandlung kurativ, die in Abhängigkeit von der Tumorgröße und Lage eine partielle oder komplette Magenresektion und Lymphknotendissektion analog zu den Empfehlungen beim Adenokarzinom des Magens zum Ziel hat (Ackerstrom 1996; Ruszniewski et al. 2006). Beim Vorliegen von Lebermetastasen kann deren Resektion vor allem bei relativ guter histologischer Differenzierung erwogen werden. Jedoch liegen bis dato keine ausreichenden Daten vor, die dieses Vorgehen eindeutig zur Empfehlung machen. Alternativ zur chirurgischen Resektion von Lebermetastasen kann eine Zytoreduktion der Tumormasse auch mit Chemoembolisation wie auch anderen ablativen Verfahren erwogen werden. Eine Radiorezeptortherapie unter Einsatz von ^{90}Yttrium oder ^{144}Lutetium gekoppelten Octreotid/Octreotate kann bei Typ-3-Tumoren ebenfalls zum Einsatz kommen. Biotherapeutische kann bei den NET mit Somatostatinanaloga behandelt werden. Chemotherapeutisch bietet sich bei fortgeschrittenen NEC die Behandlung mit Cisplatin und Etoposid. Bei NET mit fehlender Resektabilität kann eine Therapie mit Streptozotocin und 5-FU oder Doxorubicin durchgeführt werden.

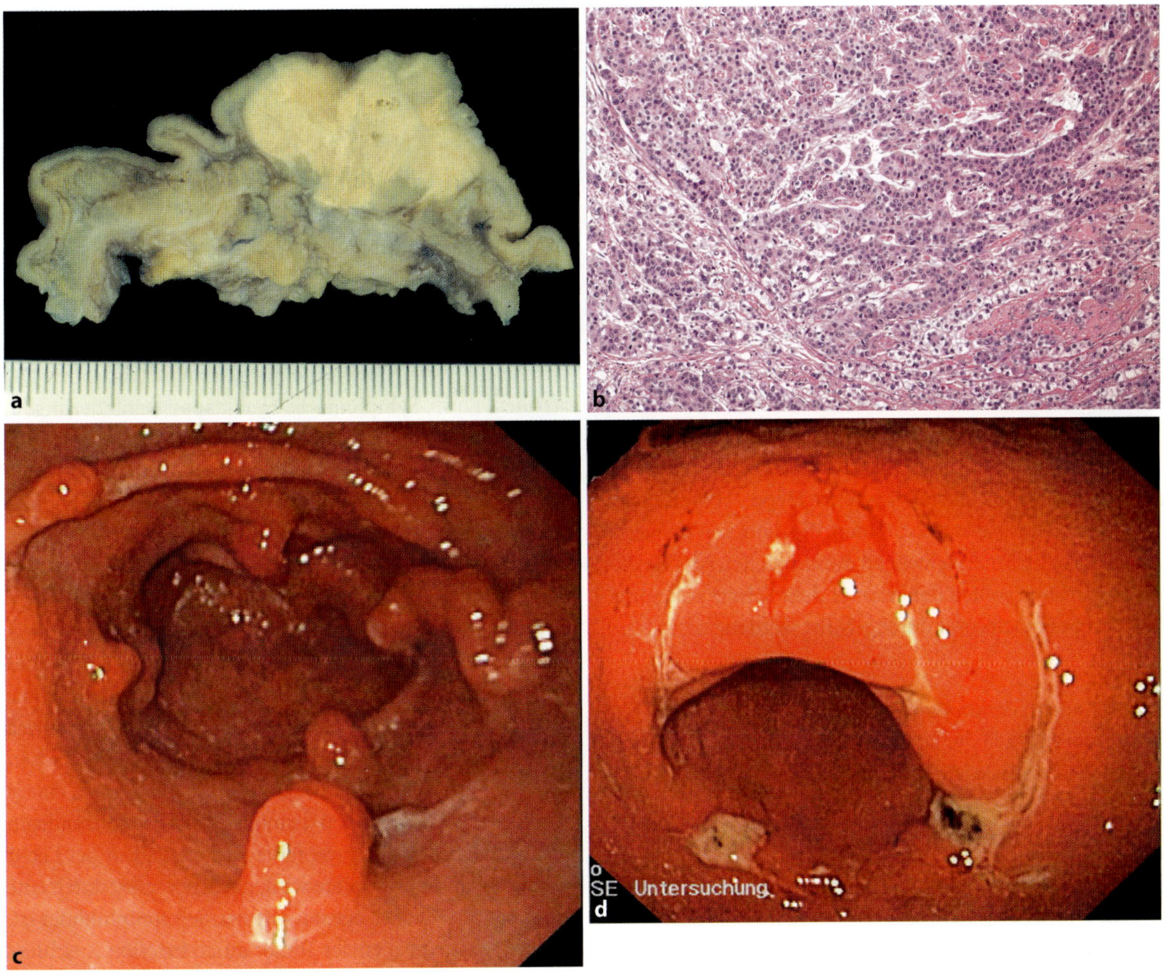

Abb. 5.62 Makroskopisches und mikroskopisches Erscheinungsbild eines gastralen NET vom Typ 3. **a** Im Gegensatz zum dem Typ 1 der gastralen NET ist der Typ 3 praktisch immer maligne und infiltriert die Muscularis propria. **b** Histologisches Erscheinungsbild. Gut differenziertes neuroendokrines Karzinom (H&E) Typ 3 nach Rindi. **c, d** Endoskopie. Im Gegensatz zum Typ 1 diese Neoplasien finden sich Typ-1-NET in proximalen und distalen Magenanteilen als solitäre Läsionen, häufig auch als Ulzerationen. NET vom Typ 3 treten typischerweise solitär auf

5.5.4 Neuroendokrine Tumoren des Dünn- und Dickdarms

A.E. Heverhagen, B. Stinner, D.K. Bartsch

Neuroendokrine Tumoren (NET, vormals „Karzinoide") des Dünn- und Dickdarms sind häufig maligne. NET des Duodenums gehören zum Vorderdarm (engl. „foregut"), NET des Jejunums/Ileums sowie der Appendix zum Mitteldarm (engl. Midgut), Kolon und Rektum zum Hinterdarm (engl. „hindgut"). Am häufigsten sind NET des Mitteldarms, gefolgt von NET des Vorderdarms und schließlich des Hinterdarms. NET des Intestinaltraktes sind langsam wachsend und abhängig von ihrer Lokalisation in der Lage, unterschiedliche Hormone zu produzieren. Ein Karzinoidsyndrom ist dabei immer Ausdruck einer fortgeschrittenen Tumorerkrankung und tritt nur dann auf, wenn die Abbaukapazität der Leber für das produzierte Hormon Serotonin überschritten wird bzw. wenn die Leber selbst Ort ausgedehnter Metastasierung und damit auch der Hormonproduktion ist.
Die Prognose eines intestinalen NET wird bestimmt durch seine Differenzierung (G1–G3), die Lokalisation des Primärtumors, das Ausmaß einer bereits stattgefundenen Fernmetastasierung bei Diagnosestellung und der chirurgischen Resektabilität.
NET der Appendix sind meistens klein und haben hervorragende Ergebnisse nach chirurgischer Resektion mit 5-Jahres-Überlebensraten zwischen 90 und 100 %. Kleine (<2 cm) Rektum-NET verhalten sich ähnlich, größere Tumoren an dieser Stelle dagegen sind kaum zu heilen.

NET des Dünn- und Dickdarms haben bei Diagnosestellung deutlich häufiger bereits metastasiert und sind daher zwar prognostisch ungünstiger, dennoch liegen ihre

Überlebensraten nach Therapie immer noch über denen der vergleichbaren Adenokarzinome. NET des Dünn- und Dickdarms treten in bis zu 30 % der Fälle multizentrisch auf. Grundsätzlich muss daher auch immer nach synchronen intestinalen Tumoren, aber auch extraintestinalen Neubildungen gesucht werden.

Die Therapie ist grundsätzlich aggressiv-chirurgisch mit dem Ziel der Resektion des Primärtumors und seiner Metastasen (zur Therapie der Lebermetastasen ▶ Abschn. 5.5.5), da dieses Vorgehen die einzige Möglichkeit zur Heilung darstellt und bei symptomatischem und nicht-resezierbarem Leiden häufig eine sinnvolle Palliation ermöglicht. Durch das langsame Wachstum und die guten Überlebenszeiten sind auch wiederholte palliative Eingriffe gerechtfertigt.

Die operative Manipulation von NET kann eine „Karzinoidkrise“ mit lebensbedrohlicher Hypo-/Hypertension und Bronchospasmus hervorrufen, die dann mit konventionellen Maßnahmen schwer zu durchbrechen ist. Narkose und Operation sollten daher unter dem Schutz von Somatostatin oder Octreotid durchgeführt werden.

10 Regeln für den Umgang mit neuroendokrinen Tumoren (NET) des Dünn- und Dickdarms

- NET sind häufig maligne.
- NET sind langsam wachsende Tumoren.
- NET haben eine bessere Prognose als Karzinome und sind im Einzelfall in ihrer Entwicklung kaum vorhersagbar.
- Aggressivität und Prognose von NET hängen von der Lokalisation und ihrem Proliferationsindex ab.
- Das „Karzinoid“-Syndrom ist Ausdruck eines fortgeschrittenen Tumorleidens.
- Hepatische oder lymphogene Metastasierungen rechtfertigen keinen chirurgischen Nihilismus.
- Die chirurgische Resektion ist die einzige kurative Maßnahme.
- Palliative Operationen (Ileusvermeidung, Debulking, operative Therapie der kardialen Veränderungen) sind grundsätzlich (auch wiederholt) indiziert.
- Operative Maßnahmen bei NET mit Karzinoidsyndrom müssen von einer perioperativen Prophylaxe der „Karzinoidkrise“ begleitet sein.
- Die medikamentöse Biotherapie (Somatostatin) kann Symptome lindern und wirkt antiproliferativ.

Historie, Klassifikation und Nomenklatur (▶ Abschn. 5.3)

Neuroendokrine Tumoren (NET) sind seltene Erkrankungen des Gastrointestinaltraktes. Die Prävalenz intestinaler NET wird in der Literatur mit etwa 0,7–3,8/100.000 Einwohnern angegeben (Maggard et al. 2004; Yao et al. 2008). Ihre Die Erstbeschreibung erfolgte durch Lubarsch (1888) und der Begriff „Karzinoid“ wurde 1907 von Oberndorfer (Oberndorfer 1907) geprägt, der hiermit ausdrücken wollte, dass diese Neubildungen zwar die proliferative Natur eines malignen Tumors haben, aber gleichzeitig eine geringere Aggressivität aufweisen. Masson (1928) konnte als Ursprungsgewebe dieser Neubildung die sog. enterochromaffinen Zellen an der Basis der Lieberkühn-Krypten identifizieren. Der Zusammenhang zwischen diesen Neubildungen und der Produktion von Serotonin als einem der Auslöser der Symptome des Karzinoidsyndroms (Diarrhöen, Flush-Symptomatik, Herzklappenveränderungen, Endokardfibrose) wurden erst 1953 von Lembeck gefunden. Später konnte die Kausalkette zwischen den Karzinoidtumoren und dem Karzinoidsyndrom definitiv über den Nachweis von 5-Hydroxyindolessigsäure (5-HIES) im Urin bei Patienten mit einem Karzinoidsyndrom geschlossen werden (Neary et al. 1997).

Ausgehend von ihrem embryologischem Ursprung, wurden die „Karzinoide“ in sog. „Fore-, Mid- und Hindgut“-Karzinoide eingeteilt (Williams et al. 1963). Die „Midgut“-Tumoren (Versorgungsgebiet der A. mesenterica superior: Jejunum, Ileum und rechtes Kolon) entsprachen dabei der am weitesten verbreiteten Vorstellung von einem serotoninproduzierenden Tumor. Ein Karzinoidsyndrom tritt aber nur dann auf, wenn die Abbaufähigkeit der Leber für Serotonin überschritten wird, die Leber selbst durch eine ausgedehnte Metastasierung Ort der Serotoninbildung ist, oder in seltenen Fällen der Tumor durch Invasion Anschluss an das System der V. cava inferior findet. „Hindgut“-Tumoren (Versorgungsgebiet der A. mesenterica inferior: linkes Kolon und Rektum) sind nahezu nie endokrinologisch aktiv.

Basierend auf der Erkenntnis, dass es sich bei Karzinoiden häufig um Neubildungen mit allen Charakteristika einer malignen Erkrankung handelt, wurde vorgeschlagen diesen Begriff durch neuroendokrinen Tumor (NET) mit der Angabe zusätzlicher morphologischer, funktioneller und biologischer Eigenschaften zu ersetzen (Klöppel et al. 1996). Die Einteilung in Vorder- und Hinterdarm-Tumoren ist zudem ungenau, so dass diese in NET des Jejunums/Ileums, der Appendix, des Zökums, des Kolons und des Rektums eingeteilt werden und so in diesem Kapitel behandelt werden.

In der neuen WHO-Klassifikation von 2010 werden neuroendokrine Tumoren gemäß des Differenzierungsgrades und Proliferationsverhaltens, welche anhand des Ki67- und Mitose-Indexes bestimmt werden, klassifiziert:

- NET G1: gut differenzierter neuroendokriner Tumor mit geringem Proliferationsindex (Ki67: ≤2 %)
- NET G2: mäßig differenzierter neuroendokriner Tumor mit mittlerem Proliferationsindex (Ki67: 3–20 %)

- NET G3: schlecht differenziertes neuroendokrines Karzinom mit hohem Proliferationsindex (Ki67 >20 %)

Der Großteil (>95 %) der NET im Dünndarm und Appendix sind NET G1, im Dickdarm und Rektum ist die Rate von G1-Tumoren niedriger. Etwa 20 % aller Patienten mit NET entwickeln ein Karzinoidsyndrom. Bei bis zu 70 % dieser Patienten findet sich der Primärtumor im Ileum oder Jejunum (Neary et al. 1997).

Biologisches Verhalten und allgemeine Behandlungsstrategie

Die Aggressivität von intestinalen NET ist in Abhängigkeit von der Lokalisation und ihrem Differenzierungsgrad unterschiedlich. Daneben ist das Ausmaß der Fernmetastsierung zum Zeitpunkt der Diagnosestellung als unabhängiger prognostischer Faktor für das Überleben gesichert ist. Die chirurgische Resektion des Primärtumors und seiner Metastasen bietet die einzige Option der Heilung, so dass immer eine R0 Resektion angestrebt werden sollte. Eine gleichzeitige Resektion der Leberfiliae ist dann indiziert, wenn etwa 90 % der Tumormasse entfernt werden können, ohne den Patienten zu gefährden.

NET des Gastrointestinaltraktes können nur durch die vollständige operative Entfernung geheilt werden.

Da intestinale NET häufig langsam wachsen, sind auch bei diffuser Fernmetastasierung, insbesondere in die Leber, häufig palliative Operationen indiziert. Diese umfassen die Primärtumorresektion, Metastasendebulking, intestinale Bypass-Operationen und auch die Cholezystektomie zur Vermeidung einer Gallenblasennekrose nach etwaig erforderlicher Embolisationsbehandlung von Lebermetastasen. Durch derartige palliative Operationen können nicht nur lokale Komplikationen wie Ischämie, Blutung oder Ileus verzögert werden, sondern die Lebensqualität verbessert, die negativen Effekte eines serotonin-produzierenden Tumors auf das Herz vermindert, und eine Prognoseverbesserung – nicht zuletzt durch ein verbessertes Ansprechen einer medikamentösen Therapie – erreicht werden. So konnte eine retrospektive schwedische Studie zeigen, dass die Entfernung des ileojejunalen Primär-NET und seiner Lyphknotenmetastasen trotz diffuser Lebermetastasierung zu einer signifikanten Prognoseverbesserung führt (Hellman et al. 2002).

Resektionen, auch ausgedehnt und ggf. inkomplett, sind häufig gerechtfertigt.

Die prospektiv-randomisierte PROMID-Studie (Rinke et al. 2009) bestätigte diese Daten, da bei Patienten mit diffus hepatisch metastasierten Ileum-NET und reseziertem Primarius das progressionsfreie Überleben mit 30 Monaten signifikant länger war als bei Patienten ohne Primariusresektion mit 10 Monaten. Die Ursache hierfür ist unklar, man vermutet jedoch, dass durch die Resektion der Proliferationsstimulus inhibiert wird. Zudem ermöglicht die Entfernung des Primärtumors und seiner Lymphknotenmetastasen die Fokussierung der vielfältigen Therapieoptionen auf die Leber als das mit Abstand häufigste Metastierungsorgan. Zur detaillierten Therapie diffus metastasierter intestinaler NET sei an dieser Stelle auf ► Abschn. 5.5.5 verwiesen. Es ist inzwischen belegt, dass durch die Gabe des Somatostatinanalogons Octreotid eine antiproliferative Wirkung bei metastasierten ileojejunalen NET mit Lebensverlängerung sowie eine Symptomverbesserung eines Karzinoidsyndroms erreicht werden kann (Rinke et al. 2009). Eine Kombinationstherapie von Octreotid mit Interferon kann erwogen werden, da sich in einigen Studien eine Verlängerung der progressionsfreien Überlebenszeit zeigte. Die prospektiv randomisierte RADIANT-2-Studie hat belegt, dass eine Kombination von Octreotid LAR mit dem oral verfügbaren mTOR-Inhibitor Everolimus eine Verlängerung des medianen progressionsfreien Überlebens um gut 5 Monate gegenüber der alleinigen Gabe von Octreotid LAR beim metastasierten ileojejunalen NET erzielt (Pavel et al. 2010). Die Wirksamkeit von Chemotherapeutika (Streptozotocin, 5-FU) ist bei intestinalen, v. a. ileojejunalen NET meist schlecht und sollte daher Patienten vorbehalten werden, bei denen die Standardtherapien ausgereizt sind (Boudreaux et al. 2010). Eine Therapie mit dem Multikinasinhibitor Sunitinib, der eine gute Wirksamkeit in pNET zeigt, ist aufgrund der begrenzten Datenlage bei intestinalen NET bisher noch nicht angezeigt.

Bei gemeinsamem Auftreten von NET und gastrointestinalen Adenokarzinomen wird die Prognose des Patienten in der Regel durch das Adenokarzinom und nicht durch den mittherapierten neuroendokrinen Tumor limitiert.

Patientenaufklärung

Operationen wegen neuroendokriner Tumoren erfolgen häufig in Unkenntnis der eigentlichen Grundkrankheit und sind durch das Ausbilden von Symptomen wie Ileus oder Schmerz dirigiert, wobei die Aufklärung sowieso die Ausdehnung einer Operation bei bestehender diagnostischer Unsicherheit enthalten muss. Ist ein NET bekannt, so beinhaltet sie sowohl die Ausdehnung der Operation auf die Resektion bis dahin nicht bekannter hepatischer Metastasen oder Lymphknotenmetastasen, als auch „prophylaktischer" Maßnahmen wie Cholezystektomie oder Resektion von Darmanteilen, die durch eine desmoplastische Reaktion bedroht sind. Der Patient muss wissen, dass der intraoperative Befund über das vorher diagnostizierte Ausmaß hinausgehen kann und dass ggf. auch nur eine Tumorreduktion möglich, aber auch sinnvoll ist. Manipulationen an neuroendokrinen Tumoren beinhalten das Risiko einer „Karzinoidkrise" und erfordern eine intensivierte Kreislaufüberwachung (invasives Monitoring mit arterieller Messkanüle und zentralem Venenkatheter, Überwachung auf einer Intensivstation) und eine perioperative Somatostatinprophylaxe.

Anästhesie und perioperative Prophylaxe der Karzinoidkrise

Patienten mit einem symptomatischen NET (Flush, Diarrhö, Asthma) können schon vor der Operation eine Reihe von Elektrolytimbalancen aufweisen, die sorgfältig ausgeglichen werden müssen. Jede (!) Operation bei einem Patienten mit NET kann eine sog. „Karzinoidkrise" hervorrufen, wobei diese im Wesentlichen die häufiger endokrin aktiven „Midgut"-NET betrifft. Diese Krise ist eine Reaktion auf die Freisetzung verschiedener Substanzen wie Serotonin, Kallikreine, Bradykinine, Histamin oder Tachykinine mit teils gegensätzlichen Kreislaufeffekten, die im Zusammenspiel nicht vorhersagbar sind. Häufigstes Merkmal einer solchen Krise sind lebensbedrohende Hypotensionen und Bronchospasmen, die oft mit konventionellen Maßnahmen nicht mehr zu durchbrechen sind.

! Operationen wegen NET erfordern eine Prophylaxe der „Karzinoidkrise" mit Octreotid oder Somatostatin!

Eine sorgfältige Prämedikation zur Anxiolyse (Stress kann Flush-Episoden schon bei der Narkoseeinleitung triggern) ist zwingend. Hinzu kommen weitere medikamentöse Prophylaxen gegen die führenden Mediatoren (H_1-H_2-Blockade, ggf. Methysergid). Um das Risiko einer „Karzinoidkrise" zu minimieren, ist heute die präoperative Gabe von Octreotid (50–500 µg s.c. alle 8 h, beginnend bevorzugt 12 h vor der geplanten Operation) gefordert. Die Operation selbst kann unter dem Schutz der intravenösen Gabe von Octreotid oder Somatostatin (50–500 µg/h) erfolgen.

Richtlinien zur Vermeidung der „Karzinoidkrise" in Anästhesie und Chirurgie

- Prämedikation und sofortige Verfügbarkeit mit/von Somatostatin/Octreotid
- Ausgleich von Elektrolytverschiebungen
- Adäquate präoperative Hydratation
- H_1/H_2-Antihistaminika-Prophylaxe, Serotoninantagonisten, Glukokortikoide
- Vorsichtige Anästhesieeinleitung
- Lokalanästhesie zur Minimierung des Intubationstraumas
- Vermeidung von Regionalanästhesie
- Vermeidung von spezifischen Medikamenten wie Morphin, Suxamethonium, β-Rezeptorblocker, Tubocurarin, Halothan und Atracurium
- Extrem vorsichtige und aufmerksame Führung des Patienten

Neuroendokrine Tumoren des Jejunums/Ileums

Epidemiologie und Prognose Die durchschnittliche Inzidenz von NET des Jejunums/Ileums wird in der SEER-Datenbank mit 0,67–0,81 Fällen auf 100.000 Einwohner/Jahr angegeben. NET machen 13–50 % aller Dünndarmneoplasien und 17–46 % aller bösartigen Tumoren des Dünndarms aus. Dabei ist die Verteilung über den Dünndarm sehr unterschiedlich, ca. 80 % aller NET finden sich im Ileum, auf Jejunum und Duodenum verteilt sich der Rest mit jeweils etwa 10 %. Multiple NET des Dünndarms wurden in Autopsiestudien wie auch in klinischen Serien mit einer Häufigkeit von bis zu 33 % gefunden (Modlin et al. 2003).

Das Durchschnittsalter bei Diagnosestellung liegt im Schnitt bei 60–65 Jahren. Das Ausmaß der Lymphknoten- und Lebermetastasierung sowie die Histologie bei Diagnosestellung und somit die Einteilung gemäß WHO und die TNM-Klassifizierung ist der definitive prognostische Faktor für das Überleben. Die 5-Jahres-Überlebensraten sinken von etwa 73 % für die Patienten mit einer lokal begrenzten Erkrankung auf etwa 50 % für die Patienten, bei denen Lebermetastasen vorhanden sind (Modlin 2003). Insgesamt besteht eine 5-Jahres-Überlebensrate von 50–60 % für alle Stadien, jedoch steigt diese auf 80–100 % bei Patienten ohne Metastasierung bzw. auf 70–80 % bei Metastasierung lediglich in die lokoregionären Lymphknoten an. Bei Fernmetastasen wird die 5-Jahres-Überlebensrate mit 35–80 % angegeben (Boudreaux et al. 2008; Jann et al. 2011).

Klinische Symptomatik Duodenale NET bilden zu 60 % Gastrin, zu 30 % Somatostatin und zu 10 % andere Hormone. Die meisten NET des Ileums produzieren Serotonin und Substanz P und haben eine typisch insuläre histopathologische Struktur. Jejunale Tumoren sind dagegen mehr trabekulär strukturiert und erlauben vorwiegend den immunhistochemischen Nachweis von Gastrin und Somatostatin (Capella et al. 1994). NET des Dünndarms werden häufig erst bei der Suche nach dem Primarius bei asymptomatischen, jedoch bereits metastasierten Patienten diagnostiziert. Sie verursachen die unterschiedlichsten Symptome wie Schmerzen durch Ischämie oder Obstruktion, meistens jedoch unspezifische abdominelle Beschwerden (Niederle et al. 2011; Landerholm et al. 2010). Das Karzinoidsyndrom mit Flushs und Diarrhöen manifestiert sich bei bis zu 95 % der Patienten mit Lebermetastasen. Die präoperative Diagnostik zur Lokalisation des Primärtumors sollte aus CT und/oder MRT, gefolgt von einer SMS-Szintigraphie oder SPECT/CT bzw. ^{68}Ga-DOTA-Octreotid-PET bestehen. Wird präoperativ die Diagnose einer Tumormasse gestellt, so entspricht der gesehene Befund jedoch häufig befallenen Lymphknotenkonglomeraten. Die meisten Patienten mit NET des Dünndarms werden im Bilde des Dünndarmileus oder unter dem Verdacht einer mesenterialen Ischämie operiert. Dabei ist diese Obstruktion in der Regel nicht durch den Tumor selbst verursacht (NET des Dünndarms sind klein! ◘ Abb. 5.63), sondern durch eine sog. „**desmoplastische Reaktion**", die zu einer Schrumpfung des Mesenteriums und Knickbildungen des Darms führen kann. Zeichen der intestinalen Ischämie sind durch eine Kombination von Gefäßsklerose im Rahmen dieser Reaktion, Hormoneffekte sowie Kompromittierung der Gefäße durch die desmoplastische Reaktion und die Lymphknotenmetastasen bedingt (Öhrvall et al. 2000). Ganz selten können sich NET des Dünndarms unter dem Bild der gastrointestinalen Blutung manifestieren.

Metastasierung Der Lymphknotenbefall zeigt einen direkten Zusammenhang zur Tumorgröße. Bei Tumoren <1 cm finden sich Angaben von 5 % (Morgan et al. 1974) bis zu 84 % (Makridis et al. 1990), der durchschnittliche Lymphknotenbefall bei Tumoren dieser Größe beträgt etwa 44 % (Stinner et al. 1996). Die Invasionstiefe (normalerweise abhängig von der Tumorgröße) und multiples Auftreten begünstigen zudem das Auftreten von Lymphknotenmetastasen. Das Risiko für Lymphknotenmetastasen steigt bis zu 82 % für Tumoren >2 cm (Memon et al. 1997; Shebani 1999).

> **Klinische Symptome eines intestinalen NET deuten meist auf fortgeschrittenes Tumorstadium mit Lebermetastasierung hin.**

Laborchemie Chromagranin A ist ein sensitiver Marker für NET und stellt einen prognostischen Marker dar, da höhere Chromagranin A-Level mit einer schlechteren Prognose einhergehen können (Arnold et al. 2008; Korse et al. 2009). 5-HIES (5-Hydroxy-Indolessigsäure) ist ein Abbauprodukt von Serotonin und weist eine hohe Sensitivität und Spezifizität für NET auf. Beide Marker sollten bei Aufnahme und im Verlauf bestimmt werden (O'Toole et al. 2009).

Histopathologie Histopathologische Präparate sollten nach der TNM-Klassifizierung nach UICC und ENETS mit Grading, Ki67- und Mitose-Index für eine korrekte und stadiengerechte Diagnose des NET angeben werden (Klimstra et al. 2010). Weiterhin sollten immunhistolo-

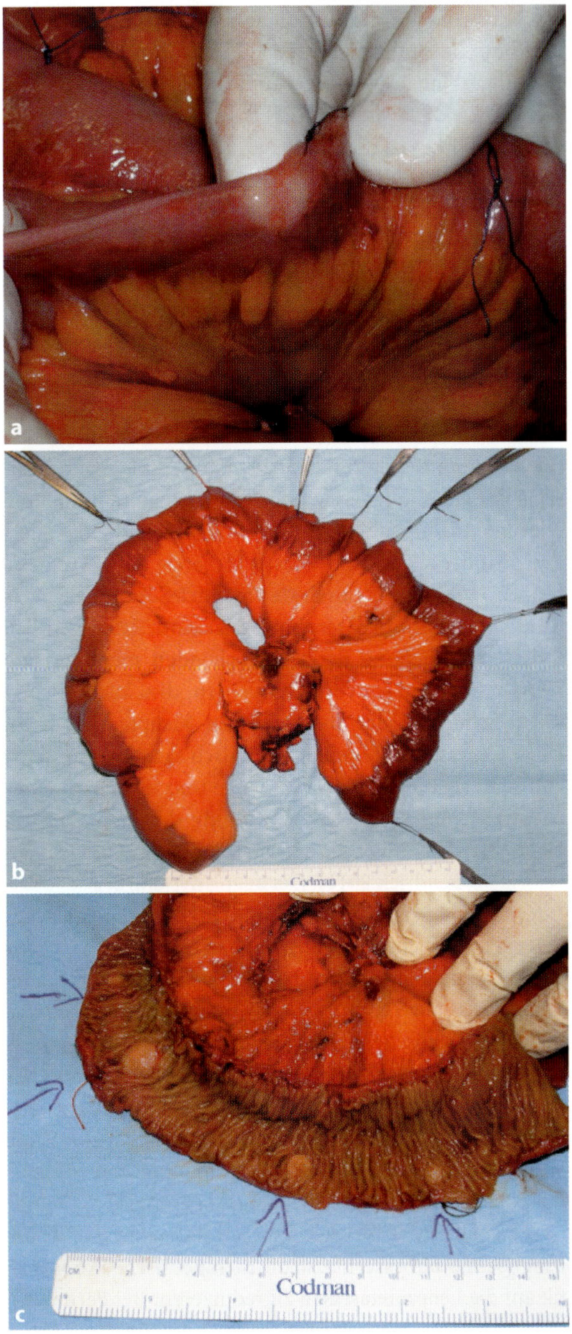

◘ **Abb. 5.63a–c** NET des Dünndarms. **a** Der NET kann nur bei sorgfältiger Palpation des Darms gefunden werden. **b** Resektat mit angezügelten multizentrischen NET mit Lymphknotenkonglomerat und desmoplastischer Reaktion sowie Verziehung des Dünndarmmesenteriums. **c** Typisches Resektat, in diesem Falle eines multizentrischen NET (*Pfeile*), unter Mitnahme der Primärtumoren und des mit Lymphknotenmetastasen durchsetzten Mesenteriums (onkologische Radikalität und Vermeidung lokaler Komplikationen)

gische Färbungen für Chromagranin A, Synaptophysin und optional Serotonin erfolgen. Immunhistochemische Färbungen mit CDX-2, p53 und „somatostatin receptor subtype 2“ (sst2), die für NET des Dünndarms spezifisch sind, sind optional (Schmitt et al. 2008).

> **Histopathologische Präparate sollten immer entsprechend der WHO-Klassifikation 2010 und TNM-Klassifizierung nach UICC mit Ki67- und Mitose-Index für eine korrekte und stadiengerechte Diagnose des NET beurteilt werden.**

Therapie Unter Berücksichtigung dieser Faktoren gibt es in der Therapie von NET des Dünndarms keinen Platz für limitierte Resektionen. Selbst bei den kleinen Tumoren sollte eine ausgedehnte Resektion gemeinsam mit dem relevanten Lymphabflussgebiet erfolgen. Hierbei ist allerdings zu berücksichtigen, dass der Länge des zu resezierenden Dünndarms durch das mögliche Auftreten eines Kurzdarmsyndroms Grenzen gesetzt sind. Auf jeden Fall sollte ein Debulking der entsprechenden mesenterialen Lymphknotenpakete versucht werden, dies auch selektiv unter Schonung der mesenterialen Hauptgefäßachsen. Diese Operationen können chirurgisch extrem anspruchsvoll sein, sparen aber Resektatlänge und führen zu einer nachweisbaren Prognoseverbesserung der Patienten mit Überlebensraten über Jahre (Öhrvall et al. 2000; Hellman et al. 2002; Fendrich 2011). Der aggressive chirurgische Zugang ist der einzige, der ein definitives histopathologisches Staging ermöglicht, der mit einer gewissen Wahrscheinlichkeit verborgene Lymphknotenmetastasen beseitigen kann, und der v. a. auch vor den lokalen Komplikationen infolge der desmoplastischen Reaktionen schützt.

Intraoperativ muss der gesamte Intestinaltrakt sorgfältig palpatorisch untersucht werden, um mögliche Zweit-NET (20–40 % der Fälle) oder auch gleichzeitig auftretende andere gastrointestinale Tumoren zu entdecken (8–29 % der Fälle; Shebani et al. 1999; Brune et al. 2003).

Die palliative Chirurgie bei Metastasen hat als Ziel die Prognose zu verbessern bzw. die therapeutische Problematik auf die Lebermetastasen zu reduzieren. Bei Fernmetastasen sollte nach sorgfältiger Evaluation von 3 Aspekten entschieden werden, ob eine Resektion des Primarius erfolgen soll:

Erstens sollte evaluiert werden, ob ein kurativer Ansatz mit der Resektion von Metastasen (meistens Leber) erreicht werden kann (Pavel et al. 2011). Zweitens sollte bei symptomatischen Patienten überprüft werden, ob durch eine palliative Resektion des Primarius bzw. der Lymphknotenmetastasen eine Beschwerdebesserung erreicht werden kann (z. B. bei Ileus). Drittens gilt es zu bedenken, dass die Resektion des Primarius auch bei diffuser Lebermetastasierung zu einer Prognoseverbesserung führen kann (Strosberg et al. 2009: Ahmed et al. 2009).

> **Die palliative Chirurgie bei intestinalen NET kann Komplikationen vorbeugen und die Prognose verbessern.**

Neuroendokrine Tumoren des Meckel-Divertikels

Neuroendokrine Tumoren (NET) im Meckel-Divertikel sind extrem selten (Nies et al. 1992). Aufgrund der äußeren makromorphologischen Ähnlichkeiten werden sie oft mit NET der Appendix assoziiert. Im Gegensatz zu diesen jedoch, die bis zu einer Größe von 1 cm faktisch nie metastasieren, zeigen die durchschnittlich größeren NET im Meckel-Divertikel schon ab einem Durchmesser von 5 mm ein Metastasierungsrisiko von 6,3 %, bei einer Größe von 6–10 mm von 26,3 % und bei 1–2 cm von 58 %. Sie liegen dabei dichter am Metastasierungsverhalten der NET des Dünndarms. Zudem haben histopathologische Untersuchungen gezeigt, dass NET in Meckel-Divertikeln in ihrem Feinbau sehr viel stärker jejunal-ilealen NET entsprechen als denen der Appendix (Moyana 1989). Zum Zeitpunkt der Diagnose hatten 24 % der bisher beschriebenen Meckel-NET bereits Metastasen, 77 % der symptomatischen Patienten hatten keine lokalisierte Tumorerkrankung mehr.

> **NET im Meckel-Divertikel sind so zu behandeln wie NET des Dünndarms.**

Das beinhaltet das großzügige Entfernen des zugehörigen Lymphabstromgebietes und, wenn vorhanden, der Metastasen. Der klare Zusammenhang zwischen Tumorgröße und dem Risiko der Metastasierung ermöglicht die Kalkulation des Risikos einer limitierten Resektion im Falle einer möglichen Nachresektion, falls ein NET als Zufallsbefund gefunden wurde, oder bei Hochrisikopatienten.

Neuroendokrine Tumoren der Appendix

Epidemiologie und Prognose NET der Appendix werden meist zufällig in 3–5 % der Operationspräparate nach Appendektomie gefunden. Die Inzidenz wird in der SEER-Datenbank mit 0,15/100 000 im Jahr angegeben (Yao et al. 2008). Die epidemiologisch nachgewiesene Bevorzugung des weiblichen Geschlechts wird von vielen Autoren auf die höhere Appendektomierate bei Frauen zurückgeführt. Das durchschnittliche Manifestationsalter liegt zwischen 40 und 50 Jahren (Memon et al. 1997). NET der Appendix stellen 80 % der Neoplasien der Appendix dar.

Bei auf die Appendix beschränkten NET ist die 5-Jahres-Überlebensrate mit 95–100 % sehr gut, sie sinkt bei stattgehabter Metastasierung jedoch bis auf 25 %. Die bisherigen Überlegungen zur Prognose der NET der Appendix gelten in gleicher Weise für Kinder. In Serien von 40 und 36 appendektomierten Kindern mit einem medianen Alter von 12 Jahren und einer, die wegen der Diagnose Appendizitis operiert worden waren und als Zufallsbefund ein Karzinoid enthielten, entwickelte keines ein Rezidiv oder Metastasen bei einer medianen Nachuntersuchungszeit von bis zu 18 Jahren (Parkes et al. 1993; Prommegger et al. 2002). Die genaue Ursache des weniger aggressiven Verhaltens der NET der Appendix ist nicht bekannt.

Die Verteilung der NET in der Appendix ist ungleichmäßig und für die Prognose günstig: 60–70 % finden sich an der Spitze, 5–21 % in der Mitte und nur etwa 7–10 % an der Basis der Appendix, so dass in der Regel eine definitive Therapie durch eine einfache Appendektomie möglich ist. Hinzu kommt, dass 60–76 % <1 cm sind, 4–27 % zwischen 1 und 2 cm messen und nur 2–17 % >2 cm gefunden wurden (Memon et al. 1997). Da auch bei diesem NET das Metastasierungsrisiko von der Größe abhängt, ist auch diese Größenverteilung günstig für die Gesamtprognose. Das Metastasenrisiko für Tumoren <1 cm ist faktisch 0, für Tumoren zwischen 1 und 2 cm liegt es nur zwischen 0–1 %. Der definitive Prognosesprung findet sich bei Tumoren >2 cm, für die eine Metastasierungsrate zwischen 20 (Thompson et al. 1985) bis zu fast 85 % (MacGillivray et al. 1992) beschrieben wird. Fasst man die Daten verschiedener Studien zusammen, so ergibt sich etwa ein durchschnittliches Risiko von 30 % für diese Tumorgröße.

Klinische Symptomatik Die meisten NET der Appendix sind Zufallsbefunde nach Appendektomie und gehen somit indirekt mit rechtsseitigen Unterbauchschmerzen einher. Bei ausgedehntem Lokalbefund und Metastasen können abdominelle Schmerzen sowie eine Ileus-Symptomatik auftreten. Ein Karzinoidsyndrom ist sehr selten.

Laborchemie Chromagranin A ist auch im Falle von NET der Appendix ein sensitiver Marker. 5-HIES kann bei Patienten mit Karzinoidsyndrom ebenfalls bestimmt werden.

Histopathologie NET der Appendix sollten nach der TNM-Klassifizierung nach UICC und zusätzlich nach der WHO-Klassifikation mit Grading entsprechend dem Ki67- und Mitose-Index klassifiziert werden (Klimstra et al. 2010).

Therapie Die einfache Appendektomie ist die Behandlung der Wahl für **Tumoren <1 cm** im Durchmesser, die Hemikolektomie rechts für **Tumoren >2 cm**. Dabei ist der Hemikolektomie rechts der Vorzug gegenüber einer einfachen Ileozökalresektion zu geben, da letztere theoretisch keine onkologisch angemessene Entfernung des zugehörigen Lymphabflussgebietes ermöglicht. Schwieriger ist die Entscheidung bei Tumoren mit einem Durchmesser **zwischen 1 und 2 cm**. Hier müssen weitere Entscheidungskriterien herangezogen werden. Eine Hemikolektomie ist dann indiziert, wenn die Resektionsgrenzen nicht oder fraglich tumorfrei sind (in der Regel bei Tumoren an der Basis), eine Gefäßinvasion oder tiefe Infiltration (>3 mm) der Mesoappendix und/oder eine hohe Proliferationsrate (G2-Tumor) vorliegt (Goede et al. 2003).

> **NET <1 cm an der Appendixspitze werden durch eine Appendektomie saniert, NET der Appendix >2 cm erfordern eine Hemikolektomie rechts.**

Berücksichtigt man das Metastasierungsrisiko von ungefähr 0,5–0,7 % für diese Tumoren, so ist bei jungen Patienten eher die Indikation für eine großzügigere Resektion zu stellen. Die Resektion eines NET der Appendix führt in der Regel zur Heilung, die 5-Jahres-Überlebensraten liegen zwischen 90–100 %. Die laparoskopische Entfernung der Appendix führt zwar bei unsichererem Lokalbefund häufiger zur Nachoperation, verschlechtert aber nicht die Gesamtprognose (Bucher et al. 2004).

Becherzellkarzinoide der Appendix ("global cell carcinoids/carcinoma", GCC)

Epidemiologie und Prognose Becherzellkarzinoide stellen eine Sonderform der Appendixtumoren dar, die sowohl die histopathologischen Merkmale des NET als auch des Adenokarzinoms zeigen („mixed adeno-neuroendocrine carcinomas", MANEC). Dadurch ergeben sich klinische und therapeutische Unterschiede im Vergleich zu anderen Mitteldarm-NET.

GCC sind sehr seltene Tumoren mit einer Inzidenz von 0,01–0,05/100.000 pro Jahr. Das mittlere Alter bei Diagnosestellung ist 52 Jahre und die 5-Jahres-Überlebensrate liegt in der Literatur zwischen 40 und 75 % und ist stark stadienabhängig (50–80 % bei lokoregionärem Befall, <20 % bei metastasiertem Leiden)

Klinische Symptomatik Das klinische Bild ist meist unspezifisch, können bei Lokalisation im mittleren Appendix-Drittels eine Appendizitis verursachen, sind aber häufig auch asymptomatisch, so dass sie als Zufallsbefund im Rahmen anderer abdomineller Operationen diagnostiziert werden (Toumpanakis et al. 2006). GCC können sich in seltenen Fällen als Krukenberg-Tumoren präsentieren.

Laborchemie Chromagranin A spielt bei GCC keine Rolle, während die Tumormarker CEA, CA 19-9 und CA-125 in bis zu 80 % der Patienten erhöht sind und zur Verlaufskontrolle genutzt werden können.

Histopathologie Immunhistologische Färbungen für Chromagranin A, Synaptophysin, CEA, CK20 und PAS-AB gehören zu einer vollständigen histopathologischen Aufarbeitung, um zwischen GCC und anderen Tumorentitäten zu unterscheiden. Die TNM-Klassifikation der NET nach WHO von 2010 beinhaltet keine Klassifizierung für GCC, so dass sie nach der TNM-Klassifikation von Adenokarzinomen eingeteilt werden.

Therapie Die Therapie von GCC besteht in einer Hemikolektomie rechts, die innerhalb von 3 Monaten nach Appendektomie erfolgen sollte. Die Notwendigkeit einer prophylaktischen beidseitigen Ovariektomie wird kontrovers beurteilt. Bei Lebermetastasen erfolgt die Therapie gemäß der Leitlinien für Adenokarzinome. Bei palliativer Therapie bei metastasierten GCC wird eine Chemotherapie auf 5-Fluorouracil-Basis empfohlen. Bei Konglomerattumoren muss eine Ovarektomie bei unklarem Primarius ebenfalls diskutiert werden.

Die Therapie eines GCC besteht in einer Hemikolektomie rechts.

Neuroendokrine Tumoren des Kolons

Epidemiologie und Prognose Neuroendokrine Tumoren (NET) des Kolons machen etwa 3–8 % aller intestinalen NET aus und haben eine von oral nach anal abnehmende Inzidenz (im Gegensatz zu Adenokarzinomen). 60 % der Patienten haben bei Diagnosestellung bereits ein metastasiertes Tumorleiden. Die Gesamt-5-Jahres-Überlebensrate ist mit median 42 % die schlechteste aller intestinalen NET, wobei Zökum-NET die schlechteste Prognose haben (bei distaler Lokalisation mit 33 % sogar noch schlechter; Modlin et al. 1997). Wie die Adenokarzinome treten sie vorwiegend bei älteren Patienten auf (Altersgipfel 60–80 Jahre).

Klinische Symptomatik Heutzutage sind NET des Kolons häufig ein Zufallsbefund im Rahmen der Endoskopie und meist <5 cm, während sie in den 1990er-Jahren meist noch wegen der Symptomatik einer intestinalen Obstruktion und Gewichtsverlust diagnostiziert wurden und daher auch meist eine Größe >5 cm aufwiesen (Ballantyne et al. 1992; Rosenberg et al. 1985). Aufgrund der bevorzugten Lokalisation im rechten Hemikolon ist transanaler Blutabgang als Symptom eher selten.

NET des Kolons sind heutzutage häufig Zufallsbefunde bei einer Koloskopie und fallen nur noch selten durch eine Obstruktionssymptomatik auf.

Diagnostik Die Koloskopie mit Probebiopsie ist der Goldstandard für die Aufdeckung und Charakterisierung kolorektaler NET. CT/MR-Bildgebung und SRS-Szintigraphie oder ^{68}Ga-DOTA-TOC-PET sollte zum Staging eingesetzt werden, wenn eine residuale oder metastasierte Erkrankung vermutet wird. Sinnvolle Biomarker, die bestimmt werden sollten, sind Chromogranin A und saure Phosphatase.

Therapie NET des Kolons haben eine etwas geringere Tendenz zur regionalen Metastasierung und eine deutlich höhere Neigung zur Entwicklung von Fernmetastasen verglichen mit Adenokarzinomen. Obwohl die insgesamt berichteten Zahlen in der Literatur klein sind, sollte auch bei einem durchschnittlichen lymphogenen Metastasierungsrisiko von etwa 20 % für **Tumoren <2 cm** eine Standard-Kolonresektion inklusive des Lymphabflussweges durchgeführt werden. Nur hierdurch ist ein exaktes Staging möglich und es lassen sich die lokalen Komplikationen der Lymphknotenmetastasierung vermeiden. Zudem ist eine formale Tumorresektion im Kolon nicht mit einer höheren Morbidität vergesellschaftet als mit einer Segmentresektion.

Für **Kolon-NET >2 cm** steht die standardisierte tumortaktische Resektion des betreffenden Kolonabschnitts außer Frage. Die prognostische Bewertung im Vergleich zu Adenokarzinomen ist widersprüchlich.

Histopathologie Die histopathologische Klassifizierung erfolgt anhand der WHO-Kriterien. Immunhistochemische Untersuchungen sollten Chromogranin A, Synaptophysin und Ki67 umfassen.

Neuroendokrine Tumoren des Rektums

Epidemiologie In großen populationsbasierten Übersichten sind NET des Rektums die dritthäufigste Lokalisation (27 %) der intestinalen NET (Modlin 2003). Dieses unterscheidet sich wesentlich von publizierten Serien aus einzelnen Institutionen, in denen NET des Rektums bis zu 55 % aller intestinalen NET ausmachen und damit die häufigste Entität darstellen. Berücksichtigt man die Tatsache, dass die meisten Rektum-NET kleine gelbliche submukös liegende Knötchen sind, die sich zwischen 4 und 13 cm jenseits der Linea dentata finden, wird deutlich, dass die Inzidenz wesentlich von der Häufigkeit von Koloskopien und der Aufmerksamkeit während der Untersuchung abhängen muss.

Klinische Symptomatik Nur knapp die Hälfte aller Rektum-NET verursacht Symptome, im Wesentlichen transanale Blutabgänge (Jetmore et al. 1992). Ansonsten werden sie bei der Abklärung von Symptomen benigner proktologischer Erkrankungen oder im Rahmen von Vorsorgekoloskopien bei asymptomatischen Patienten erkannt. NET des Rektums sind hormonell inaktiv und selbst bei ausgedehnter hepatischer Filialisierung fehlt ein Karzinoidsyndrom.

Diagnostik Die Diagnose erfolgt klinisch im Rahmen einer Rekto-oder Kolonoskopie und durch histologische Sicherung. Eine transrektale Endosonographie zum lokalen Staging sollte immer durchgeführt werden. Neben dem üblichem Marker Chromogranin A finden sich bei 80 % der Patienten mit NET des Rektums ein erhöhter Spiegel der sauren Prostataphosphatase und bei 25 % ein erhöhter CEA-Spiegel. Wie bei Kolon-NET sollte die CT/MR-Bildgebung und SRS-Szintigraphie oder ^{68}Ga-DOTA-TOC-PET zum Staging eingesetzt werden, wenn eine residuale oder metastasierte Erkrankung vermutet wird.

Prognose Verglichen mit Adenokarzinomen werden NET des Rektums weit häufiger in einem frühen Stadium erfasst und haben deswegen auch eine signifikant bessere 5-Jahres-Überlebensrate von etwa 77 % über alle Stadien (◘ Abb. 5.64; Maggard 2004).

Therapie Aufgrund des geringen Metastasierungsrisikos besteht Einigkeit darüber, dass **Läsionen <1 cm** durch einfaches endoskopisches Entfernen adäquat behandelt sind. Dieser Typ macht etwa 60 % aller NET des Rektums aus und zeigt nur etwa in 2 % der Fälle Metastasen. Einzelfallberichte über Lymphknotenmetastasen selbst bei Tumoren von 0,1 cm existieren, rechtfertigen aber schwerlich eine ausgedehnte Rektumresektion bei dieser Größe (Heah et al. 2001).

Läsionen >2 cm haben ein Metastasierungsrisiko von über 60–80 % und eine 5-Jahres-Überlebensrate von nur 7 %. Die Möglichkeit einer kurativen Resektion ist gering, so dass die Indikation für eine onkologische Rektumresektion bei nachgewiesenen Metastasen oder bei Patienten mit hohem Risiko sehr kritisch hinterfragt werden muss. Auch hier gibt es erhebliche Einzelfallabweichungen im Überleben, so dass zumindest bei fehlender Fernmetastasierung NET des Rektums dieser Größe operativ wie ein Rektumkarzinom mittels totaler mesorektaler Exzision behandelt werden sollten (Heah et al. 2001).

Zur **Tumorgröße zwischen 1 und 2 cm** schwanken die Literaturangaben für die lymphogene Metastasierung zwischen 10 und 15 %, so dass hier nach weiteren Kriterien für den malignen Charakter der einzelnen Läsion gesucht wurde. Besonders die Tumorinvasion der Muscularis propria sowie die Ulzeration der Mukosa zeigen eine ungünstigere Prognose des Tumors an und sollten ggf. zu einer onkologischen Rektumresektion führen (Federspiel et al. 1990). In jedem Fall bedürfen solche Läsionen einer vollständigen Exzision, um eine sorgfältige histopathologische Aufarbeitung möglich zu machen. Für das optimale präoperative lokale Staging sollte auf Möglichkeit des transanalen Ultraschalls mit seiner guten Nahauflösung der Rektumschichten zurückgegriffen werden (Heah et al. 2001).

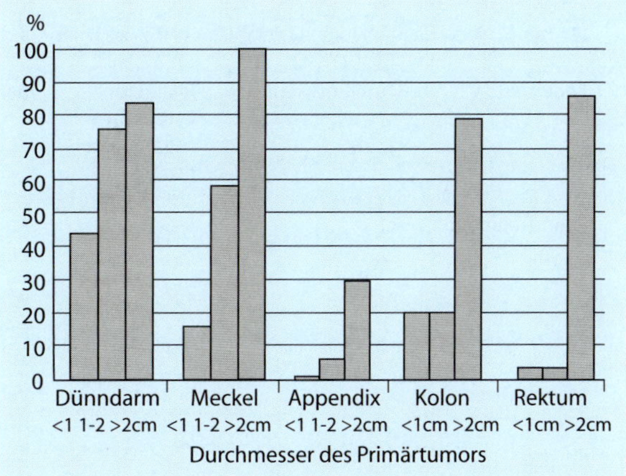

◘ **Abb. 5.64** Relatives lymphogenes Metastasierungsrisiko bei NET des Dünn- und Dickdarms in Abhängigkeit von Tumorgröße und -lokalisation (Tumoren <2 cm bei Dickdarm und Rektum als jeweils eine Gruppe zusammengefasst. (Nach Stinner et al. 1996)

Ziel der operativen Maßnahme mit kurativer Intention muss immer die vollständige Entfernung des Tumors, bei größeren Tumoren auch die Entfernung des regionalen Lymphabflussgebietes, sein.

Die individuelle Therapieentscheidung über die Art der Operation, besonders bei Tumoren zwischen 1 und 2 cm, wird dabei immer von mehr als nur den lokalen Tumorcharakteristiken abhängen. Auch die Empfehlungen für Tumoren >2 cm sind nicht einheitlich. Hier wird man sich, bei nicht nachgewiesenen Lymphknotenmetastasen und jungen Patienten, eher zu einer Standardtumoroperation entschließen, da existierende Literaturangaben auf retrospektiven Daten von geringen Patientenzahlen basieren und durchaus Langzeitüberlebende beschrieben sind (Heah et al. 2001). Sicher sollte man eine große onkologische Rektumresektion nicht bei multimorbiden Patienten und solchen mit eindeutiger Tumorprogredienz durchführen. Selbstverständlich können auch bei fortgeschrittenen Rektum-NET palliative Operationen, z. B. zur Ileusbeseitigung, indiziert sein.

In ◘ Tab. 5.19 werden die Therapieformen der NET des Dünn- und Dickdarms zusammengefasst.

Herzerkrankungen bei ileojejunalen NET

Veränderungen der Herzklappen bei NET sind relativ häufig und finden sich in einer großen Variabilität bei sorgfältiger Untersuchung durch kardialen Ultraschall bei bis 50 % der Patienten mit Karzinoidsyndrom. Sie beinhalten Veränderungen der Trikuspidalklappe und Pulmonalklappe, Vergrößerungen des rechten Herzens und paradoxe septale Kontraktionen. Am häufigsten (90 %) findet sich eine Pulmonalklappenstenose, gefolgt von einer Tri-

Tab. 5.19 Stadienabhängige Therapie der NET des Dünn- und Dickdarms

Lokalisation	Durchmesser (cm)	Risiko für Lymphknotenmetastasen (%)	Behandlungsstrategie	Behandlungsempfehlung
Ileum/Jejunum	<1	5–84	Aggressiver chirurgischer Zugang	Weite Segmentresektion mit abführendem Lymphabflussgebiet
	1–2	77	Wiederholungseingriffe gerechtfertigt (alle Stadien)	Gegebenenfalls ausgedehnte gefäßsparende Lymphadenektomie
	>2	82		
Meckel-Divertikel	0,5–1	6–26	Verhalten sich wie bei NET des Dünndarms	Weite Segmentresektion mit abführendem Lymphabflussgebiet
	1–2	58		
	>2	100		
Appendix	<1	0	Wenig aggressiv bei extrem guter Prognose	Einfache Appendektomie (Basis muss tumorfrei sein!)
	1–2	0–1	Prognose von zusätzlichen Faktoren abhängig; je jünger der Patient, desto eher weite Resektion	Appendektomie oder Hemikolektomie rechts (keine Ileozökalresektion!)
	>2	20–85	Standardoperation wegen erheblichem Metastasierungsrisiko	Hemikolektomie rechts
	Becherzellkarzinoide (GCC)	30	Sonderform der Appendixtumoren: NET/Adenokarzinom	Hemikolektomie rechts
Kolon	<2	20	Grundsätzlich Behandlung wie bei Adenokarzinomen (alle Stadien)	Standardtumoroperation, abhängig von der Lokalisation des Tumors
	>2	78		
Rektum	<1	2	Extrem selten Metastasen, extrem gute Prognose	Endoskopische Entfernung ausreichend
	1–2	10–15	Vollständige Histologiegewinnung + Staging!	Vollwandexzision (oder Standardtumorresektion bei zusätzlichen histologischen Risikofaktoren)
	>2	60–80	Extrem schlechte Prognose. Therapieausmaß abhängig von Patienten; nie große riskante Operationen bei stattgehabter Metastasierung	Vollwandexzision oder Standardtumorresektion

kuspidalinsuffizienz und Trikuspidalstenose. Es scheint keinen direkten Zusammenhang zwischen dem Ausmaß sonstiger Symptome des Karzinoidsyndroms wie Flush und Durchfall, noch mit dem Ausmaß der Gesamttumorerkrankung zu geben.

Der Ursprung dieser kardialen Veränderungen ist unklar. Erhöhte Spiegel von Serotonin, Tachykininen, CTGF, TGF-β sowie Substanz P sind hierfür angeschuldigt aber nicht bewiesen worden (Druce et al. 2009). Zwar finden sich zudem die Veränderungen meistens im rechten Herzen, jedoch gibt es auch Berichte über Veränderungen der Aorten- und Mitralklappe. Diese wiederum können dann nicht auf einen Serotonineffekt zurückgeführt werden, da dieses bei der Lungenpassage fast vollständig abgebaut wird. Patienten mit einem ausgedehnten Klappendefekt, die hierdurch stark beeinträchtigt werden, sind grundsätzlich für einen operativen Ersatz der Herzklappe in Betracht zu ziehen, da – wie schon ausgeführt – der individuelle Verlauf ihrer Erkrankung nicht vorherzusehen ist. Durch diese Maßnahme kann es bei sorgfältiger Auswahl der geeigneten Patienten zu einer deutlichen Verbesserung der Lebensqualität und 5-Jahres-Überlebensrate (30 % in den 1980er-Jahren auf aktuell 55 %) kommen (Mansencal et al. 2010).

5.5.5 Management von Lebermetastasen neuroendokriner Tumoren

Medikamentöse Therapie

B. Wiedenmann, H. Jann

Zur medikamentösen Therapie besteht mittlerweile neben den klassischen chemotherapeutischen und biotherapeutischen Verfahren die Möglichkeit der molekular-zielgerichteten Therapie mit Tyrosinkinaseinhibitoren bzw Inhibitoren des m-TOR-Signalweges. Die Biotherapie mit Somatostatinanaloga und Interferon-α hat neben der Reduktion der Hormonsekretion auch eine antiproliferative Wirkung. Dies wurde insbesondere für die gut differenzierten neuroendokrinen Neoplasien des Mitteldarms belegt. Bei metastasierten schlecht differenzierten neuroendokrinen Neoplasien (G3-NEC) gibt es in der Regel keine Alternative zur systemischen platinbasierten Chemotherapie. Die Chemotherapie mit Streptozotocin und 5-FU bzw. Doxorubicin für progrediente G1- und G2-NET des Pankreas ist ebenfalls seit langem etabliert. Des Weiteren erscheint die Anwendung der Kombinationschemotherapie mit Temozolomid und Capecitabin insbesondere bei pankreatischen NET vielversprechend. In wenigen ausgewählten Fällen und bei rein hepatischem Befall bietet die Lebertransplantation eventuell eine Behandlungsalternative.

Allgemeine Aspekte

Neuroendokrine Neoplasien des gastroenteropankreatischen Systems sind seltene epitheliale Neoplasien, die sich wahrscheinlich von den Zellen des diffusen endokrinen Systems ableiten. Verschiedene europäische und amerikanische Registerdaten (Niederle et al. 2010; Yao et al. 2008a) zeigen eine zunehmende Inzidenz und Prävalenz. Das Ausmaß der Tumormanifestation bei Erstdiagnose ist sehr variabel und erstreckt sich von kleinen asymptomatischen Tumoren bis hin zu systemisch metastasierten, großen Tumoren, die einer palliativen Therapie bedürfen und sowohl Lebensqualität als auch Prognose des Patienten einschränken (Niederle et al. 2010; Pape et al. 2008; Pape et al. 2004; Ploeckinger et al. 2009a). Die zunehmende Inzidenz und die verbesserten diagnostischen Möglichkeiten (Doerffel u. Wermke 2008; Ezziddin et al. 2006; Ploeckinger et al. 2009a; Ruf et al. 2011) sowie die Verfügbarkeit neuer Wirkstoffe für die Behandlung von NET werden in Kombination mit dem z. T. sehr langen Krankheitsverlauf zukünftig einen verstärkten Versorgungsbedarf verbunden mit höheren Kosten bedingen (Ploeckinger et al. 2009a).

Klassifikation und therapeutische Stratifikation

In den letzten beiden Jahren hat sich erstmals weltweit in allen pathologischen Instituten eine TNM-Klassifikation verbunden mit einem standardisierten Grading etabliert. Hierzu steht die in Europa allgemein akzeptierte WHO-Klassifikation aus dem Jahr 2010 (Bosman u. Carneiro 2010) der fast zum gleichen Zeitpunkt publizierten TNM-Klassifikation der vor allem US-amerikanisch bestimmten AJCC/UICC (Edge et al. 2010) gegenüber. Die WHO-Klassifikation 2010 (Bosman u. Carneiro 2010) basiert hauptsächlich auf der immunhistochemisch bestimmten Proliferationsrate der Tumorzellen im Präparat und am histologischen Differenzierungsgrad. Bei hoher oder mäßiger Differenzierung (G1 und G2) wird der Begriff der neuroendokrinen Tumoren (NET) verwendet, im Gegensatz zum Begriff der neuroendokrinen Karzinome (NEC) bei geringer Differenzierung (G3). Die Grading-Einteilung wird durch den Ki67-Index charakterisiert. Bezüglich einer ausführlichen Beschreibung von Histologie, Nomenklatur und Pathologie der endokrinen Tumoren des gastroenteropankreatischen Systems verweisen wir auf ▶ Abschn. 5.3.

Molekulare Grundlagen der medikamentösen Therapie

Die pathogenetischen Mechanismen der neuroendokrinen Neoplasien sind vielfältig und umfassen nicht nur die Tumorzellen selbst, sondern auch das umgebende Gewebe, die tumorversorgenden Gefäße und das Immunsystem (Hanahan u. Weinberg 2011). Die derzeit klinisch genutzten molekularen Mechanismen zur medikamentösen Therapie bei NET umfassen die Biotherapie mit Somatostatinanaloga und Interferon-α, die Hemmung von Tyrosinkinaserezeptoren durch Tyrosinkinase-Inhibitoren wie z. B. Sunitinib und die Inhibition des Signaltransduktionsmoleküls „mammalian target of rapamycin" (mTOR) durch den mTOR-Inhibitor Everolimus. Die stratifizierte Anwendung der Kombinationschemotherapie mit Temozolomid und Capecitabin bei Tumordefizienz von O6-Methylguanin-DNA-Methyltransferase [MGMT] erscheint insbesondere bei pankreatischen NET vielversprechend, allerdings sind derzeit weder die Nachweismethode noch die prognostische Relevanz sicher validiert. Die Kombinationschemotherapien mit Cisplatin und Etoposid für G3-NEC oder mit Streptozotocin und 5-FU bzw. Doxorubicin für progrediente G1- und G2-NET v. a. des Pankreas sind hingegen seit langem etabliert (Rindi u. Wiedenmann 2012).

Biotherapie mit Somatostatinanaloga und Interferon-α

Somatostatinanaloga (SSA) üben ihre Wirkung durch Bindung an wenigstens zwei der fünf verschiedenen humanen Somatostatinrezeptor-Subtypen (SSTR1–5) aus (Bruns et al. 1994; John et al. 1996).

Hier sind insbesondere die SSTR-2- und -5-affinen SSA **Lanreotid** und **Octreotid**, beide mittlerweile fast ausschließlich als Depotpräparat appliziert, zu nennen. Diese werden seit fast 30 bzw. 10 Jahren zur symptomatischen Therapie der hormonellen Hypersekretionssyndrome (z. B. Karzinoidsyndrom) angewandt (Kvols et al. 1986; Faiss et al. 2003; Ploeckinger et al. 2009a, b; Rinke et al. 2009). Die biologische Therapie mit Interferon-α wird ebenfalls seit mehr als 30 Jahren eingesetzt (Janson et al. 1992; Oberg 2000). Sie hat sich ebenso wie SSA besonders hinsichtlich antiproliferativer und antisekretorischer Effekte im Bereich der hochdifferenzierten NET des Mitteldarms bewährt. Aufgrund der niedrigen proliferativen Aktivität und des hohen Differenzierungsgrads dieser Tumoren sprechen diese in der Regel nicht auf eine chemotherapeutische Behandlung an. Bezüglich der antisekretorischen und antiproliferativen Wirkung scheint zwischen beiden Biotherapeutika (SSA und Interferon-α) kein Unterschied zu bestehen (Faiss et al. 2003). Da die Kombination beider Biotherapeutika nicht synergistisch, sondern nur additiv ist, ist die kombinierte Anwendung bei ungenügender Sekretionskontrolle unter SSA-Therapie in Einzelfällen sinnvoll. Eine antiproliferative Wirkung der SSA wurde zunächst in zwei prospektiven Studien beobachtet (Arnold et al. 1996; Faiss et al. 2003). Belegt wurde dieser antiproliferative Effekt jedoch erst kürzlich durch eine placebokontrollierte Phase-III-Studie bei NET die vom Mitteldarm ausgehen (PROMID-Studie) (Rinke et al. 2009). Unter Gabe des Depotpräparat Octreotid LAR zeigte sich eine Erhöhung des progressionsfreien Überlebens gegenüber Placebo von ca. 6 Monaten auf über 14 Monate. Besonders ausgeprägt war die Wirkung bei Patienten mit relativ geringer hepatischer Metastasenlast (<10 %) und bei Patienten mit stattgehabter Primärtumorresektion. Das Vorliegen eines hormonellen Hypersekretionssyndroms, die Konzentration von Chromogranin A im Serum sowie der Karnofsky-Index hatten keinen Einfluss auf die antiproliferative Wirkung.

Somit konnte die Indikation zur antiproliferativen Anwendung von SSA bei metastasierten NET des Mitteldarms gesichert werden.

Ob eine vergleichbare antiproliferative Wirkung auch für NET anderer Primärtumorlokalisationen anzunehmen ist, wird aktuell in einer placebokontrollierten Phase-III-Studie mit Lanreotid-Autogel untersucht (CLARINET-Studie). Octreotid und Lanreotid zeigen nur geringe und relativ milde Nebenwirkungen, welche klinisch gut beherrschbar sind und nur selten zum Therapiewechsel oder Abbruch der Therapie führen (Arnold et al. 1996; Faiss et al. 2003; Ploeckinger et al. 2009b, Rinke et al. 2009). Ein relativ neues Somatostatinanalogon mit der Bezeichnung **Pasireotid** (SOM230) weist eine hohe Bindungsaffinität zu den SSTR-Subtypen 1, 2, 3 und 5 auf. Es wird jedoch bei NET bisher nur im Rahmen von klinischen Studien zur Symptomkontrolle bei therapierefraktärem Karzinoidsyndrom und anderer hormoneller Hypersekretionssyndrome evaluiert (Kvols et al. 2012).

Molekular zielgerichtete Therapie: Inhibition der Tyrosinkinase

Wachstumsfaktoren vermitteln wesentliche Signale für die zelluläre Homöostase und Erneuerung. Diese sind auch in Tumorzellen an der Hemmung von Apoptose und Initiierung von Zellteilung und Zellproliferation beteiligt (Pietras u. Hanahan 2005; Hanahan u. Weinberg 2011). Die Mehrzahl dieser Wachstumsfaktoren übt ihre Wirkung durch Bindung an Rezeptoren in der Membran der Zielzellen mit konsekutiver Aktivierung des intrazellulär gelegenen Abschnitts des Rezeptormoleküls aus. Dort erfolgt die Phosphorylierung eines Tyrosylrests, dem eine spezifische Anlagerung von Transkriptionsfaktoren gefolgt ist (Pietras u. Hanahan 2005; Hanahan u. Weinberg 2011). Viele Vertreter der entsprechenden Substanzklasse der Tyrosinkinaseinhibitoren (TKI) sind zwischenzeitlich identifiziert worden.

In präklinischen Studien war der Multityrosinkinase-Inhibitor **Sunitinib**, ein TKI, der die Rezeptoren für VEGF, PDGF, FGF, cKIT und EGF inhibiert, als vielversprechender Wirkstoff zur Therapie bei NEN aufgefallen (Pietras u. Hanahan 2005). Das therapeutische Ansprechen entsprach in initialen Phase-I- und -II-Studien überwiegend einer Stabilisierung der Erkankung („stable disease", SD) (Faivre et al. 2006; Kulke et al. 2008). Eine placebokontrollierte Phase-III-Studie zeigte nun bei pankreatischen NET die Verlängerung des progressionsfreien Überlebens von ca. 5 auf 11 Monate. Problematisch ist jedoch, dass eine Verlängerung des Gesamtüberlebens für diesen Wirkstoff bisher nicht belegt worden ist und die Nebenwirkungen nicht unerheblich sind (Raymond et al. 2011). Die häufigsten Nebenwirkungen betreffen überwiegend die Haut sowie die Hautanhangsorgane. Darüber hinaus werden eine Myelosuppression, gastrointestinale Nebenwirkungen sowie ein Hypertonus bei einem größeren Prozentsatz der Patienten beobachtet.

Molekular zielgerichtete Therapie: mTOR-Inhibition

Die Serin-/Threoninkinase mTOR („mammalian target of rapamycin") ist als Effektormolekül an der Regulation von Transkription und Translation verschiedener Zielgene beteiligt. Aktiviert wird mTOR durch die Integration von einer Vielzahl von Signalen verschiedener "upstream" gelegener Transduktionswege u. a. der Insulinfamilie (z. B. Insulin, IGF-1, IGF-2). Darüber hinaus wird m-TOR durch den zellulären Energie- und Nahrungshaushalt beeinflusst. Eine Dysregulation von mTOR bei neoplastischen Erkrankungen des Menschen ist sehr wahrscheinlich. Hiermit verbunden kommt es zu einer Progression des Zellzyklus, zur Proliferation von Tumorzellen und Tumorangiogenese sowie zur Hemmung der Apoptose in neoplastischen Zellen. Mehrere präklinische und klinische Studien zeigten eine Relevanz dieses mTOR-vermittelten Mechanismus bei verschiedenen NET (Yao et al. 2008b, Zitzmann 2009).

Im Rahmen von Phase-II- und -III-Studien mit dem mTOR-Inhibitor **Everolimus** wurde kürzlich bei pankreatischen NEN eine Verlängerung des medianen progressionsfreien Überlebens von ca. 4 auf 11 Monate nachgewiesen (Yao et al. 2010, 2011). Eine Sonderrolle hat Everolimus beim Management der therapierefraktären Hypoglykämie beim malignen Insulinom. Die Effekte auf den Glukosestoffwechsel scheinen hierbei nicht über die antiproliferative Wirkung vermittelt zu sein (Kulke et al. 2009a). Die Nebenwirkungen von Everolimus gehen weit über die von SSA hinaus. So zeigen sich häufig Hautveränderungen, insbesondere Aphten, darüber hinaus Ödeme, eine vermehrte Infektanfälligkeit, v. a. interstitielle Pneumonitiden, gastrointestinale Nebenwirkungen sowie eine diabetische Stoffwechselentgleisung. Zusammenfassend ist für Everolimus eine antiproliferative Wirkung in der klinischen Anwendung v. a. in pankreatischen neuroendokrinen G1- und G2-Tumoren belegt. Problematisch ist jedoch, dass eine Verlängerung des Gesamtüberlebens für diesen Wirkstoff bisher nicht belegt worden ist und die Nebenwirkungen nicht unerheblich sind. Dies muss zukünftig bei der therapeutischen Stratifizierung berücksichtigt werden.

Chemotherapie

Bezüglich der Therapie von schlecht differenzierten neuroendokrinen Karzinomen (G3-NEC) ist die platinbasierte Kombinationschemotherapie mit **Cisplatin** und **Etoposid** (Moertel et al. 1991) seit langem etabliert. Gleiches gilt für die chemotherapeutische Behandlung mit Streptozotocin und 5-FU bzw. Doxorubicin bei progredienten G1-/G2-NET v. a. des Pankreas (Moertel et al. 1992; Pavel et al. 2005). Auch ist die orale Kombinationschemotherapie mit **Temozolomid** und **Capecitabin** bei pankreatischen Primärtumoren vielversprechend. So konnte in einer retrospektiven, unkontrollierten Studie bei pankreatischen G1-/G2-NET gezeigt werden, dass diese Kombinationstherapie wirksam ist (Strosberg et al. 2011).

Das Nebenwirkungsprofil weist bei insgesamt guter Verträglichkeit v. a. eine milde Myelosuppression, vermehrt virale Infekte, geringe gastrointestinale Nebenwirkungen und das Hand-Fuß-Syndrom auf. Bereits in älteren Publikationen hatte sich eine Wirksamkeit bei NET angedeutet, dabei wurde insbesondere eine Modulation der therapeutischen Wirkung durch Mangel oder Inaktivierung von MGMT (Ekeblad et al. 2007; Kulke et al. 2009b), eines DNA-Reparaturenzyms, vermutet. Die zytotoxische Wirkung von Temozolomid erfolgt über eine DNA-Methylierung, die durch die MGMT reversibel ist, was in einer geringeren Wirksamkeit des Temozolomid resultieren kann. Besonders für pankreatische Primärtumoren scheint eine MGMT-Defizienz eine Rolle beim Therapieansprechen zu spielen, allerdings sind derzeit weder die Nachweismethode noch die prognostische Relevanz sicher validiert, so dass der MGMT-Status derzeit noch keine Berücksichtigung bei der Indikationsstellung findet.

Interventionelle Therapie

A. Rinke, D. Müller, T.M. Gress

Die Leber ist der häufigste Fernmetastasierungsort bei Patienten mit neuroendokrinen Tumoren des gastroenteropankreatischen Systems. Das Vorhandensein von Lebermetastasen wie auch das Ausmaß der hepatischen Metastasierung sind wichtige prognostische Faktoren (Madeira et al. 1998; Veenendal et al. 2006; Rinke et al. 2009).

Die Therapie von Lebermetastasen kann unter kurativer Intention, palliativ-symptomatischer Intention (Reduktion einer hormonbedingten Symptomatik) und palliativ-prognostischer Intention (Wachstumskontrolle, Prognoseverbesserung durch Reduktion der Tumorlast um >90 %) erfolgen. Eine zytoreduktive Therapie mit Ablation von 90 % der hepatischen Tumormasse wird allgemein als sinnvoll eingestuft, eine Sicherung durch prospektiv-randomisierte Studien fehlt jedoch.

An erster Stelle der zytoreduktiven Maßnahmen ist die Resektion von Lebermetastasen zu diskutieren (Steinmüller et al. 2008; Sarmiento et al. 2003; Osborne et al. 2006), hierauf wird an anderer Stelle ausführlich eingegangen (▶ Abschn. 5.5.5.3).

Die interventionelle Therapie von Lebermetastasen umfasst lokal-ablative Maßnahmen, bei denen durch Hitze (Radiofrequenzablation; laserinduzierte Thermotherapie), Kälte (Kryotherapie) oder toxisch (Äthanolinjektion) eine Nekroseinduktion erzielt wird, und lokoregionäre, vaskuläre Therapieverfahren wie die Embolisation, Chemoembolisation und die selektive interne Radiotherapie (SIRT).

Die Bedeutung der Kryotherapie, die in kleinen publizierten Fallserien eine hohe Komplikationsrate von 31 % und eine periinterventionelle Mortalität von 3 % aufwies (Tranberg 2004; Siperstein et al. 2001), ist ebenso wie die Bedeutung der perkutanen Äthanolinjektion (Giovannini et al. 1994) in den Hintergrund getreten.

Radiofrequenzablation

Die Radiofrequenzablation (RFA) ist die am weitesten eingesetzte lokal-ablative Methode. Sie kann über einen offenchirurgischen Zugang, einen laparoskopischen Zugang oder transkutan angewendet werden. Die Kombination aus Resektion und RFA hat das Kollektiv der potenziell kurativ behandelbaren Patienten vergrößert (Elias et al. 2009: Osborne et al. 2006). Bei palliativer Intention wird eine Symptomkontrolle in 70 bis >90 % der therapierten Patienten erreicht (Mazzaglia et al. 2007; Berber et. al. 2002; Gillams et al. 2005). Die Tumorkontrolle/Rezidivrate ist abhängig von der Größe der Läsion (günstig ≤3 cm, i. d. R. als ungeeignet eingestuft >5 cm), der Lage der Läsion (ungünstig nahe großer Gefäße wegen Abkühlungseffekt durch den Blutfluss, zwerchfellnah, magennah), der Zahl der Läsionen, der Tumorbiologie (ungünstig hoher Proliferationsmarker Ki67), aber auch der Erfahrung des Therapeuten mit der Methode (Mulier et al. 2005; Eriksson et al. 2008; Poon et al. 2004). In der größten berichteten Serie (Mazzaglia et al. 2007) wird ein medianes Überleben nach erster RFA von 3,9 Jahren berichtet.

Die RFA kann wiederholt angewendet werden und ist mit einer niedrigen Komplikationsrate behaftet.

Laserinduzierte Thermotherapie

Die laserinduzierte Thermotherapie (LITT) ist eine lokale Ablationstechnik, bei der mittels eines ND-YAG Lasers Lebermetastasen neuroendokriner Tumoren nach CT- oder Ultraschall-gesteuerter Punktion unter MRT-Kontrolle lokal durch Hitzeentwicklung zerstört werden.

Die Hitzeentwicklung limitiert auch die Methode, da nur Tumoren behandelt werden können, die weit genug von vitalen Leberstrukturen entfernt sind. Weitere Limitationen hat die Methode bei der Größe der behandelbaren Metastasen, in der Literatur sind erfolgreiche Behandlungen bis ca. 5 cm beschrieben (Gilliams 2004; Vogl et al. 2003; Vogl et al. 2009).

Transarterielle Embolisation und Chemoembolisation

Die selektive hepatische arterielle Embolisation (TAE) oder Chemoembolisation (TACE) kann zur Behandlung aller Lebermetastasen von gut differenzierten NET verwendet werden. Dabei nutzt man die Tatsache, dass Lebermetastasen neuroendokriner Tumoren sehr gut vaskularisiert sind und ihre Blutversorgung vorwiegend (>90 %) aus der A. hepatica beziehen. Das umgebende gesunde Gewebe hingegen bezieht nur ca. 20–30 % seiner Blutversorgung aus der A. hepatica und ca. 70–80 % aus der Pfortader. Die selektive Embolisation führt zu einer vorübergehenden, aber kompletten Ischämie der peripheren Arterien. Dazu wird unter örtlicher Betäubung die Leistenarterie punktiert und darüber ein Katheter in die A. hepatica vorgeschoben, gefolgt von einer Angiographie und selektiven Embolisation der peripheren Arterie, dieses kann mit Lipiodol, Gelfoam-Partikeln, Polyvinylalkohol (PVA), Histoacryl oder Stärke-Mikrosphären erfolgen.

Bei der TACE wird vor der eigentlichen Embolisation selektiv intraarteriell ein Chemotherapeutikum gegeben. Meistens wird hierfür Doxorubicin verwendet, es gibt aber auch Daten für Streptozotozin (Marrache et al. 2007; Dominguez et al. 2000), sowie Mitomycin (Vogl et al. 2009) und Cisplatin (Ruutiainen et al. 2007).

Die Konzentration des Chemotherapeutikums im Tumorgewebe ist dabei ca. 20-mal höher als bei systemischer Applikation. Zusätzlich verbleibt die Substanz wegen der folgenden Embolisation länger im Tumorgewebe und der durch die Embolisation verursachte Sauerstoffmangel in den Metastasen verstärkt die Wirkung des Chemotherapeutikums. Eine moderne erfolgreiche, aber auch kostenintensive Alternative ist eine Embolisation mit Doxorubicin beladenen Beads (Carter et al. 2009; Gaur et al. 2011).

Ein eindeutiger Vorteil der TACE gegenüber der alleinigen TAE konnte allerdings bisher noch nicht gezeigt werden (Pitt et al. 2008).

Für eine vollständige Embolisationstherapie der Leber sind meistens 2–3 Sitzungen im Abstand von ca. 6 Wochen nötig. Ca. 2–3 Tage nach dem Eingriff erfolgt ein Nativ-CT der Leber, dadurch kann die Anreicherung in den Metastasen kontrolliert und gleichzeitig eine Verschleppung des Embolisates ausgeschlossen werden (Abb. 5.65).

Komplikationen Die Mortalität bei TACE/TAE ist bei erfahrenen interventionellen Radiologen mit ca. 0–3 % niedrig, eine signifikante Morbidität in den ersten Tagen nach TACE/TAE allerdings in den meisten Fällen zu erwarten. 50–70 % der Patienten leiden an Übelkeit und Erbrechen, weshalb bereits vor der Intervention mit einer regelmäßigen antiemetischen Therapie begonnen werden sollte. In ca. 50–60 % der Fälle klagen die Patienten über Schmerzen im rechten Oberbauch im Sinne eines Leberkapselschmerzes, in ca. 30–60 % liegt auch Fieber vor, das in Einzelfällen auch länger andauern kann. In nahezu allen Fällen wird passager eine deutliche Erhöhung der Transaminasen und der LDH als Ausdruck des Leberzellschadens gesehen. Vorübergehende Abfälle der INR als Zeichen einer leichten Leberfunktionsstörung sind ebenfalls nicht ungewöhnlich. Periinterventionell sollte eine prophylaktische Antibiotikatherapie durchgeführt und auf eine adäquate Hydratation und Analgesie geachtet werden.

Als seltenere, schwerwiegendere Nebenwirkungen wurden Leberabszesse und -nekrosen, die Bildung von Aneurysmen, Cholezystitis, Pankreatitis, Magen- und Duodenalulzera (als Folge einer Embolisatverschleppung) sowie Nierenversagen gesehen. Die Gesamtkomplikationsrate liegt bei ca. 4,4 %, davon ca. 1,8 % Folgen der Embolisation der Leber (diffuser Leberparenchymschaden, Abszesse, Biliome, etc.), 0,9 % sind extrahepatische Komplikationen der Embolisation (Cholezystitis, Ulzera und Pankreatitis), ca. 1,7 % sind Angiographiefolgen (Hämatome, Nachblutungen und Aneurysmen).

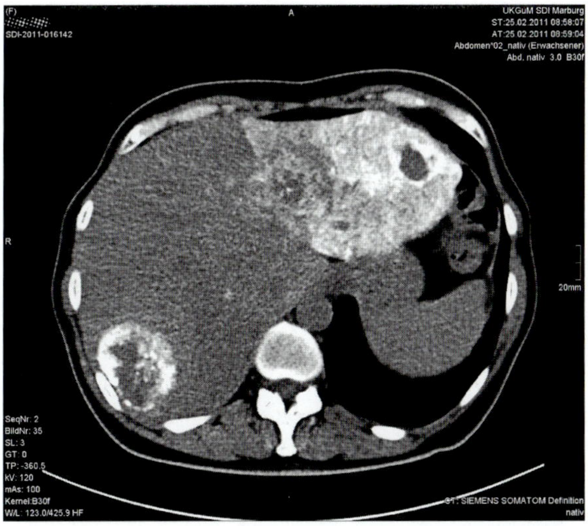

Abb. 5.65 Abdomen-CT eines 48-jährigen Patienten mit gut differenziertem neuroendokrinen Tumor nach erfolgreicher Chemoembolisation mit guter Anreicherung der behandelten Metastasen

Kontraindikationen Absolute Kontraindikationen für TACE/TAE sind eine komplette Pfortaderthrombose und ein fortgeschrittener Leberzellschaden (Leberzirrhose Child C, hepatische Enzephalopathie, dekompensierter Pfortaderhochdruck).

Relative Kontraindikationen sind ein deutlich eingeschränkter Allgemeinzustand (Karnofsky <50 %), eine progrediente extrahepatische Metastasierung, eine deutlich eingeschränkte Nierenfunktion und eine tumorbedingte Gallenabflussstörung. Bei biliodigestiver Anastomose besteht ein erhöhtes Leberabszessrisiko.

Ergebnisse Ein komplettes oder partielles Ansprechen der durch den Tumor verursachten Symptomatik wurde bei TACE in ca. 17–100 %, bei TAE in 23–100 % gesehen. Ein bildmorphologisches Ansprechen fand sich bei TACE in bis zu 95 %, bei TAE in ca. 48–80 %. Das 5-Jahres-Überleben lag bei TAE um 65 %, bei TACE zwischen 40–83 % (Artinyan et al. 2008; Gupta et al. 2005; Ho et al. 2007; Kamal et al. 2008; Kress et al. 2003; Loewe et al. 2003; Meij et al. 2005; Moertel et al. 1994; Perry et al. 1994; Ruutiainen et al. 2007; Roche et al. 2003; Ruszniewski et al. 1993; Schell et al. 2002; Strosberg et al. 2006; Yao et al. 2001).

Ob TACE/TAE auch das Gesamtüberleben positiv beeinflussen, kann noch nicht abschließend beurteilt werden, da die bisherigen Studien nahezu alle retrospektiv waren. Bei erneutem Progress können diese Interventionen mehrfach wiederholt werden.

Insgesamt führen TACE und TAE in den Händen eines erfahrenen interventionellen Radiologen zu einer guten Symptom- und Tumorkontrolle bei geringer Mortalität und akzeptabler Morbidität und sind daher in der Lokaltherapie hepatischer Metastasen eines NET als Standardtherapie etabliert.

Selektive interne Radiotherapie

Bereits in den 1960er-Jahren wurde der β-Strahler Yttrium-90 in Einzelfällen zur intraarteriellen Bestrahlung von Lebertumoren und Metastasen angewandt, aber erst die Entwicklung moderner und sicherer Applikationsformen in den 1990er-Jahren führte zu einer klinisch bedeutungsvollen Einführung dieser Therapieoption zunächst hauptsächlich für Patienten mit hepatischen Metastasen kolorektaler Karzinome (Stubbs et al. 2001; van Hazel et al. 2004; Lewandowski et al. 2005) bzw. Patienten mit hepatozellulärem Karzinom (Lau et al. 1998; Liu et al. 2004; Salem et al. 2005).

Wie bei der (Chemo-)Embolisation (s. oben) beruht die Rationale der lokalen intraarteriellen Radiatio auf der Tatsache, dass die hepatischen Metastasen ganz überwiegend über die Arteria hepatica, das gesunde Leberparenchym hingegen überwiegend über die Pfortader versorgt werden. Die intraarterielle Applikation von Yttrium-90-beladenen Mikrosphären aus Glas (Thera-Spheres) oder aus Resinen (SIR-Spheres) führt so zu Mikroembolisation und Bestrahlung der Lebermetastasen in relativ hoher Dosis, wohingegen das gesunde Lebergewebe nur geringen Dosen exponiert wird.

Indikationen Indikationen zur selektiven internen Radiotherapie (SIRT) können sein: eine ausgedehnte, nichtresektable und unter herkömmlichen Therapien progrediente hepatische Metastasierung und eine ungenügende Symptomkontrolle unter konventionellen Therapien bei funktionell aktiven Tumoren.

Kontraindikationen Die Kontraindikationen entsprechen denen der (Chemo-)Embolisation (s. oben). Zusätzliche Kontraindikationen sind intrahepatische arteriovenöse Shunts >20 % (Gefahr der radiogenen Pneumonitis), und anatomische Varianten der arteriellen Leberversorgung, die zu einer potenziellen Verschleppung der Mikrosphären in andere Organe führen können.

Durchführung Vor Applikation der Yttrium-beladenen Mikrosphären müssen in einer ersten Angiographie zunächst Gefäßvarianten identifiziert werden. Ein relevanter hepato-pulmonaler Shunt wird mittels Szintigraphie nach Injektion von Technetium-99-markiertem Humanalbumin ausgeschlossen. Ggf. müssen Kollateralgefäße mittels Metallspiralen okkludiert werden, um einen Abstrom der Strahler in gesundes Gewebe zu verhindern. In einer zweiten Sitzung erfolgt die intraarterielle Radiotherapie.

Tab. 5.20 SIRT bei Patienten mit neuroendokrinen Tumoren

Autor/Jahr	n	Studiendesign	Tumordiagnose	Art der Mikrosphäre	Ansprechen (%)	Überleben
Kennedy et al. 2008	148	Retrospektiv	C 121/P 27	SIR-Spheres	CR 2,7 PR 60,5 SD 22,7 PD 4,9	Median 70 Monate
King et al. 2008	34	Prospektiv	C 16/P 8/MTC 2/ unbekannt. 8	SIR-Spheres (+ 5-FU systemisch)	CR 18 PR 32 SD 15 PD 32	Mittleres Überleben 27,6±2,3 Monate
Rhee et al. 2008	42	Prospektiv	C 31/P 11	Thera.Spheres 22/SIR-Spheres 20	PR 52 SD 41 PD 7	Median 22 (TS) bzw. 28 (SS) Monate
Kalinowski et al. 2009	9	Prospektiv	C 6/P 3	SIR-Spheres	PR 66 SD 33	57 % 3-Jahres-Überleben
Saxena et al. 2010	48	Prospektiv	C 24/P 15/ unbekannt 7/ MTC 2	SIR-Spheres (t.w. + 5-FU systemisch)	CR 15 PR 40 SD 23 PD 23	Median 35 Monate

C Karzinoid = Primärtumorlokalisation im Magen, Dünn-/Dickdarm oder Bronchien; *P* Primärtumorlokalisation im Pankreas; *MTC* medulläres Schilddrüsenkarzinom
5-FU 5-Flourouracil
CR Komplette Remission; *PR* Partielle Remission; *SD* stable disease; *PD* Progression

Die Dosis der Yttrium-90-Mikrosphären wird individuell entsprechend der Körperoberfläche des Patienten und der hepatischen Tumorlast der Leber ermittelt. Anschließend erfolgt eine erneute Szintigraphie mit Messung der Bremsstrahlung des Yttrium-90, um die korrekte Applikation der Mikrosphären zu überprüfen.

Nebenwirkungen und Komplikationen Häufige Nebenwirkungen umfassen Übelkeit, Erbrechen, Abdominalschmerz, (sub-)febrile Temperaturen und Abgeschlagenheit, wie es auch als Postembolisationssyndrom nach TA(C)E (s. oben) bekannt ist. Seltenere Nebenwirkungen/Komplikationen umfassen Magen- oder Duodenalulzerationen, Strahlencholezystitis oder -hepatitis (Kennedy et al. 2008; Murthy et al. 2007).

Ergebnisse Tab. 5.20 fasst die Ergebnisse der SIRT-Therapie bei Patienten mit hepatisch-metastasierten neuroendokrinen Tumoren zusammen. Es werden hohe morphologische Ansprechraten zwischen 50 und 66 % berichtet, das mediane Überleben lag zwischen 22 und 70 Monaten (Kennedy et al. 2008; King et al. 2008; Rhee et al. 2008; Kalinowski et al. 2009; Saxena et al. 2010). Abb. 5.66 zeigt die CT-Befunde eines Patienten mit ausgedehnter hepatischer Metastasierung vor und nach SIRT mit kompletter Remission.

Die SIRT stellt eine vielversprechende Therapieoption bei Patienten mit hepatisch-metastasierten NET dar. Ein prospektiver randomisierter Therapievergleich zu anderen lokoregionären Therapieverfahren oder Systemtherapien fehlt bislang.

Tab. 5.21 gibt einen kurzen Überblick über die Vor- und Nachteile der verschiedenen interventionellen Behandlungsmethoden von neuroendokrinen Lebermetastasen.

Chirurgische Therapie

A. Pascher, P. Neuhaus

Die Indikationsstellung zur operativen Therapie sollte in ein multidisziplinäres Therapiekonzept eingebettet sein. Dabei könnte der Indikationsbereich der operativen Therapie durch die Etablierung von komplementär einsetzbaren lokal ablativen Verfahren, wie z. B. der Radiofrequenzablation, auch auf Patienten ausgeweitet werden, die bisher als irresektabel eingestuft wurden. Eine klare Indikationsstellung zur operativen Therapie ist bei Patienten gegeben, bei denen ein radikales Vorgehen im Rahmen der chirurgisch-technischen Möglichkeiten zur Tumorfreiheit führt. Auf dem Boden des Evidenzgrades der vorliegenden Studien ist der Indikationsbereich der palliativen Resektionen zur Tumormassenreduktion und Symptompalliation nicht abschließend bewertbar. Ähnliches

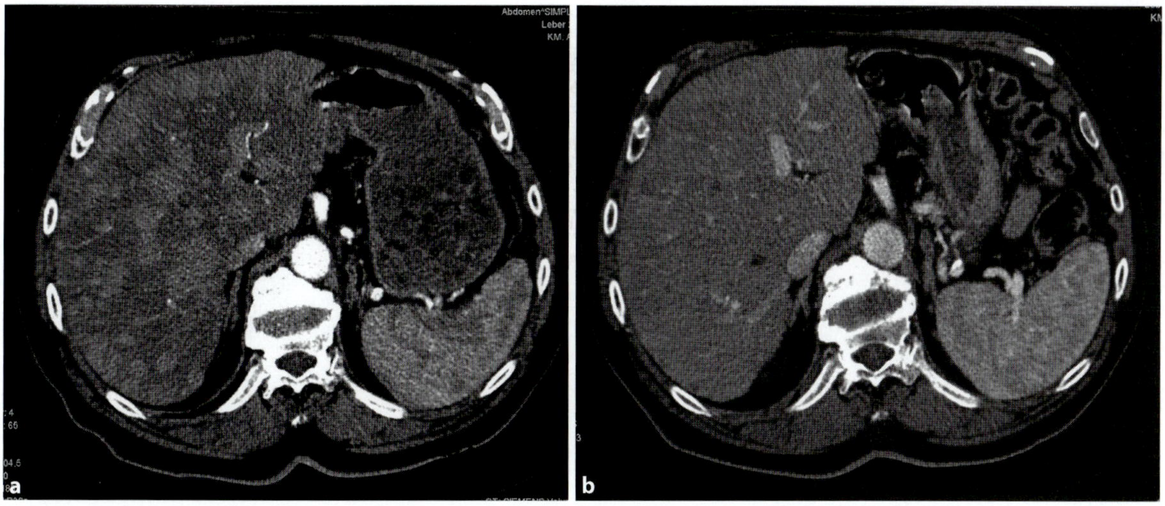

Abb. 5.66a,b CT-Abdomen eines 70-jährigen Patienten mit gut differenziertem NET des Ileum. **a** Progrediente, ausgedehnte hepatische Metastasierung direkt vor Durchführung der SIRT. **b** 9 Monate nach SIRT, kein sicherer Nachweis von Lebermetastasen, komplette Remission

gilt für Patienten mit hepatisch metastasierten asymptomatischen NET. Jedoch gilt die Tumormassenreduktion um mehr als 90 % bei Patienten mit unzureichender Palliation durch konservative Therapie als Konsens. Die Indikation zur Lebertransplantation muss restriktiv gehandhabt werden und beschränkt sich auf Einzelfälle.

Allgemeine Aspekte

Gastroenteropankreatische neuroendokrine Tumoren (GEP-NET) haben eine geschätzte Inzidenz von 10–80 Erkrankungen pro 1 Millionen Menschen/Jahr (Jensen 1999). Die Anzahl der Patienten, bei denen sich Lebermetastasen entwickeln, wird mit 50–75 % beziffert (Bax et al. 1996; Moertel 1987). Neben der geringen Inzidenz mit Fehlen umfangreicher Studiendaten erschwert die Heterogenität der GEP-NET, der vergleichsweise langsame Krankheitsverlauf und ihr ambivalenter Charakter, der sich im natürlichen Verlauf der Tumorerkrankung und andererseits in der hormonellen Symptomatik äußert, die Indikationsstellung zu den verschiedenen Therapieverfahren.

Die chirurgische Therapieoption sollte dabei in allen Fällen sorgsam erwogen werden. Denn trotz des Einsatzes von Bio-, Interferon- und Chemotherapie bleibt die chirurgische Therapie einer der effektivsten Ansätze zur Therapie hepatisch metastasierter GEP-NET. So wurde für das chirurgische Debulking eine Verbesserung des Überlebens gegenüber konservativer Therapie beschrieben (Que et al. 1995; Sarmiento et al. 2003). Wenn eine komplette Entfernung der Lebermetasten nicht möglich ist, wird gegenwärtig zumindest eine möglichst weitgehende Tumormassenreduktion empfohlen (McEntee et al. 1990). Die alleinige konservative Therapie stellt oftmals eine unzureichende Therapieform von hepatisch metastasierten GEP-NET dar (Chamberlain et al. 2000; Moertel et al. 1994; Delcore u. Friesen 1994, Modlin et al. 1993; Chen et al. 1998; Thompson et al. 1988; Maton et al. 1989; Dousset et al. 1996).

Es wird daher ein extensives chirurgisches Vorgehen entweder in zytoreduktiver Absicht („debulking") einschließlich der Entfernung des Primärtumors, Lymphadenektomie und Leberdebulking, oder, sofern möglich, ein radikales chirurgisches Vorgehen in kurativer Absicht, diskutiert. Dieses Vorgehen, in Verbindung mit dem langsamen natürlichen Tumorwachstum, verspricht theoretisch die Möglichkeit zur wesentlichen Beeinflussung des Krankheitsverlaufes.

Die Empfehlung zur palliativen Tumormassenreduktion setzt jedoch eine niedrige perioperative Morbidität und Mortalität voraus, vor allem wenn die Indikation in der Symptomkontrolle besteht. Die chirurgische Therapie der metastasierten NET-Erkrankung kann außerdem mit lokal-ablativen Verfahren ergänzt werden; in manchen Fällen stellen letztere aufgrund des geringeren periinterventionellen Risikos das Verfahren der Wahl dar.

Leberresektion

Ergebnisse aus der Literatur

Die Analyse aktueller Studien zur Bedeutung der chirurgischen Therapie für hepatisch metastasierte GEP-NET belegt 5-Jahres-Überlebensraten von über 50 %. Allerdings basieren nahezu alle dieser Auswertungen auf retrospektiver Datenanalyse aus einem selektierten Krankengut (■ Tab. 5.22).

Eine der wenigen zur Verfügung stehenden prospektiven Studien stammt von Ahlman et al. (1996) Bei 64 Patienten mit metastasierten Mitteldarmtumoren und 25 Patienten mit sporadischen, malignen pankreatischen

Tab. 5.21 Vor- und Nachteile der verschiedenen interventionellen Therapieverfahren von neuroendokrinen Lebermetastasen

Verfahren	Vorteile	Nachteile
TACE/TAE	Standardverfahren Gute Symptomkontrolle, gute Ansprechraten Wiederholbar Mortalität <3 %	Postembolisationssyndrom Ungenügende Tumorkontrolle bei sehr hoher Tumorlast (>50 %) Bei bilobärer Metastasierung mehrere Behandlungen nötig
LITT	Transkutan anwendbar Kontrolle der Nekroseinduktion in Echtzeit kernspintomographisch möglich Wiederholbar Geringe Komplikationsrate	Sehr begrenzte Datenlage Anwendung nur bei begrenzter Zahl (bis 5?) und Größe (<5 cm) der Leberläsionen möglich
RFA	Etabliertes Verfahren Transkutane oder chirurgische Anwendung Wiederholbar Geringe Komplikationsrate	Bei Läsionen >3 cm erhöhte Lokalrezidivrate, bei Läsionen >5 cm i. d. R. nicht sinnvoll
SIRT	Hohe Tumoransprechrate Auch bei hoher Tumorlast möglich	Wenig Langzeitdaten Nur begrenzt wiederholbar Teuer

TACE transarterielle Chemoembolisation; *TAE* transarterielle Embolisation; *LITT* laserinduzierte Thermotherapie

endokrinen Tumoren (PET) wurde zunächst eine Entfernung des Primärtumors, von Lymphknotenmetastasen sowie von retroperitonealen Absiedelungen vorgenommen. Lediglich in 14 Patienten lag ein unilobärer Leberbefall vor, so dass eine R0-Resektion erfolgte. Bei 40 (40/64) Patienten mit bilobulärem hepatischen Befall erfolgte arterielle Embolisation (AE) und anschließende Octreotid-Therapie. Die anderen 10 Patienten, die als irresektabel eingestuft worden waren, erhielten eine Kombinationstherapie aus Octreotid, Interferon und, bei Tumorprogress, Streptozotocin plus 5-Fluorouracil. 11 der 25 PET-Patienten wurden radikal ohne residuelle Tumormasse operiert, Patienten mit hepatischer Manifestation wurden in drei Fällen operiert. Alle anderen Patienten erhielten Octreotid/Interferon und ggf. Chemotherapie. Es ergab sich eine 5-Jahres-Überlebensrate von 100 % in Patienten, die hepatisch reseziert wurden, und von 63 % in der AE-Gruppe. Lediglich einer der medikamentös behandelten Patienten überlebte einen Zeitraum von 5 Jahren. Das kumulative Überleben nach 2, 5 und 10 Jahren betrug 0,87, 0,78 bzw. 0,56.

Chamberlain et al. (2000) werteten Daten von 85 Patienten mit Karzinoiden (n=41), nicht-funktionellen Inselzelltumoren (n=26) bzw. 18 funktionellen Inselzelltumoren aus. 18 Patienten wurden konservativ behandelt, 33 Patienten erhielten eine AE, 34 Patienten wurden chirurgisch-resektiv behandelt. Die AE- bzw. Operations-assoziierte Mortalität betrug 6 %. In der multivariaten Analyse verblieb lediglich der kurative Therapieansatz als signifikanter prognostischer Marker (p<0,04). 1-, 3- und 5-Jahres-Gesamtüberlebensraten waren 83 %, 61 % bzw. 53 %. Die 1-, 3- und 5-Jahres-Überlebensraten betrugen für konservative Therapie 76 %, 39 %, (5-Jahres-Daten nicht angegeben), AE 94 %, 83 % und 50 % bzw. Operation 94 %, 83 % und 76 %. Die Autoren stellten den multidisziplinären Charakter der Behandlung in den Vordergrund, wobei AE und Operation für eine exzellente Palliation der hormonalen Symptomatik und der Schmerzsymptomatik sorgten.

Demgegenüber empfahlen Grazi et al. (2000) eine „hochaggressive" Indikationsstellung zur leberchirurgischen Therapie in spezialisierten Zentren. Ihr Votum basierte auf der Auswertung von 22 Patienten. 19 der 22 Patienten hatten sich einem leberchirurgischen Eingriff unterzogen, davon drei in palliativer Intention. Das aktuarische 4-Jahres-Überleben wurde als 92,6 % nach Resektion und 18,5 % für die nicht-operativ behandelte Patientengruppe beziffert (p<0,001), die Rezidivrate lag bei 50 %.

Ein signifikante Verlängerung des Langzeitüberlebens von Patienten mit NET-Lebermetastasen bei exzellenter Palliation der Symptomatik wurde auch von Jaeck et al. (2001) beschrieben, die Daten von 131 Patienten aus einer französischen Multicenter-Studie und 13 Patienten aus ihrem eigenen Zentrum nach leberchirurgischem Eingriff analysierten. Analog zu den obig beschriebenen Studien lag mit 0–2,6 % eine sehr geringe perioperative Mortalität vor (Tab. 5.22). Die 3- und 6-Jahres-Überlebensraten lagen bei 91 % bzw. 68 %, das mediane Überleben in der multizentrischen Analyse lag bei 66 Monaten. Die Autoren stellten die Bedeutung der präoperativen Patientenselek-

Tab. 5.22 Ergebnisse der chirurgisch-resektiven Therapie bei hepatisch metastasierten NET

Autor/Jahr	n	Perioperative Mortalität (%)	Symptomkontrolle (%)	Überleben (%)
Que et al. 1995	74	1,6	90	74 % (4 Jahre)
Dousset et al. 1996	17	5,9	88	46 % (4 Jahre)
Ahlmann et al. 1996	14	0	100	100 % (5 Jahre)
Chen et al. 1998	15	0	–	73 % (5 Jahre)
Chamberlain et al. 2000	34	6	90	76 % (5 Jahre)
Grazi et al. 2000	19	0	–	92 % (4 Jahre)
Pascher et al. 2000	25	0	–	76 % (5 Jahre)
Jaeck et al. 2001	13	0	–	91 % (3 Jahre)
Nave et al. 2001	31	0	–	47 % (5 Jahre)
Sarmiento et al. 2003	170	1.2	96	61 % (5 Jahre)
Elias et al. 2003	47	5	–	71 % (5 Jahre)
Mazzaferro et al. 2007	36	0	–	85 % (5 Jahre)
Chambers et al. 2008	66	0	–	74 % (5 Jahre)
Eriksson et al. 2008	23	0	–	80 % (18 Monate)
Frilling et al. 2009	23 (Typ I)	0	–	100 % (5/10 Jahre)
	18 (Typ II)	0	–	84/75 % (5/10 Jahre)
	78 (Typ III)	0	–	51/29 % (5/10 Jahre)

tion, der geeigneten chirurgischen Technik ggf. in Kombination mit präoperativer portaler Embolisation oder lokal ablativen Verfahren zur Ausweitung der Resektabilität heraus. Für kurativ zu behandelnde Patienten berichteten Nave et al. (2001) vergleichbar hohe 5-Jahres-Überlebensraten von 86 %, allerdings fielen palliativ operierte Patienten deutlich dahinter zurück (5 Jahre, 26 %). Eigene Daten, die in einer früheren Analyse teilweise veröffentlicht wurden (Pascher et al. 2000), zeigten ein signifikant besseres Überleben von Patienten nach operativer Therapie, wobei Patienten nach R0-Resektion ein 5-Jahres-Überleben von 81 %, nach Debulking von 60 % und unter konservativer Therapie von 44 % aufwiesen.

Die größte Erfahrung mit der Resektion von NET-Lebermetastasen in 170 Patienten wurde 2003 von Sarmiento et al. (2003) präsentiert und bildet die Fortsetzung der Studie von Que et al. (1995). Eine vollständige Resektion der hepatischen Tumorlast wurde in 75 Patienten durchgeführt (44 %). Die Operation führte bei 104 von 108 Patienten zur Symptomkontrolle, aber Symptomrekurrenz trat in 59 % innerhalb von 5 Jahren auf. Die Rezidivrate der NET-Erkrankung belief sich auf 84 % innerhalb eines 5-Jahres-Zeitraumes. Die Autoren berichteten außerdem, dass die Symptomatik im Falle einer Rekurrenz deutlich weniger ausgeprägt war und sich mit geringen Dosen Octreotid behandeln ließ. Die Gesamtüberlebensrate betrug 61 % nach 5- und 35 % nach 10 Jahren, wobei im Gegensatz zu Ahlmann et al. (1996) und in Koinzidenz zu unseren Daten kein Unterschied zwischen digestiven neuroendokrinen Karzinomen und pankreatischen endokrinen Karzinomen auftrat. Die Daten wurden trotz hoher Rekurrenzrate als Beweis für eine deutliche Verbesserung des Überlebens im Vergleich mit historischen Daten gewertet. Die Autoren plädierten für die chirurgisch resektive Therapie im Rahmen eines kurativen und palliativen Ansatzes, da sie zum einen in spezialisierten Zentren sicher durchgeführt werden könne, die Lebensqualität verbessere und andererseits lebensverlängernd wirke.

Für die stärkere Berücksichtigung des Verteilungsmusters der Lebermetastasen lieferte die Publikation von Frilling et al. (2009) die Grundlage. Das Verteilungsmuster wird hierbei in drei Gruppen kategorisiert. Typ I umfasst unilobäre, anatomisch begrenzte Lebermetasen, Typ II bilobäre, komplex lokalisierte Lebermetastasen und Typ III diffuse, miliar verteilte hepatische Metastasen. Die Krankheits-spezifische 1-, 5-, und 10-Jahres-Überlebensraten betrugen für Typ-I-Metastasen, die sämtlich einer Resektion in kurativer Absicht unterzogen wurden, 100 %. Patienten mit Typ-II-Metastasen wiesen entsprechende Überlebensraten von 100 %, ca. 84 % und ca. 75 % auf. Demgegenüber war die diffuse Metastasierung (Typ III) mit einer deutlich schlechteren Prognose von 29 % nach 10 Jahren vergesellschaftet.

Den publizierten Erfahrungen aus den letzten Jahren sind niedrige perioperative Morbiditäten und Mortalitäten bei 5-Jahres-Überlebensraten von über 70 % eigen (Frilling et al. 2009; Elias et al. 2003; Mazzaferro et al. 2007; Chambers et al. 2008).

Die dokumentierte Erfahrung mit neuroendokrinen Tumoren des extrahepatischen Gallenwegsystemes ist begrenzt. Chamberlaine et al. (Chamberlain et al. 1999) führten die größte retrospektive Literaturauswertung durch und beschrieben 30 Fälle. In Patienten mit lokal begrenzter Tumormanifestation konnte durch eine radikale Resektion Rezidivfreiheit über eine mediane Zeitdauer von 32 Monaten (3 Monate bis 20 Jahre) erreicht werden. Eine aggressive chirurgische Herangehensweise wurde daher empfohlen.

> **Aufgrund der überwiegend retrospektiver Natur der publizierten Studien sind Empfehlungen zur Indikationsstellung für die chirurgische Therapie nur in begrenztem Umfang abzuleiten und zu begründen.**

Indikation

Relativ unstrittig besteht die Indikation zur Operation bei nahezu allen Primärtumoren und unilobär/bilobär lokalisierten Metastasen digestiver NET ohne extrahepatische Beteiligung, die vollständig entfernt werden können und bei denen damit die Aussicht auf eine kurative Therapie besteht. Dies gilt unabhängig vom Ursprung des Tumors, gleichwohl ein Ursprung aus dem Hinterdarm eine Rarität darstellt. Eine Voraussetzung hierbei ist der Nachweis einer gut differenzierten Läsion.

Die **Mindestkriterien** für leberchirurgische Eingriffe in kurativer Intention umfassen neben der prinzipiellen R0-Resektabilität und der guten Differenzierung der Läsion(en) qualitative Vorgaben, die vor allem einen niedrige eingriffsbezogene Mortalität von unter 5 % und akzeptable Morbiditätsraten betreffen. Überdies sollte eine mit der neuroendokrinen Erkrankung assoziierte Herzerkrankung, d. h. vor allem eine Rechtsherzinsuffizienz ausgeschlossen sein. Bei Notwendigkeit eines kardiochirurgischen Eingriffes im Sinne eines Klappenersatzes sollte dieser vor dem leberchirurgischen Eingriff erfolgen, um einen kardiale Rekompensation zu ermöglichen und die stabile Einstellung auf Antikoagulanzien zu ermöglichen (Solorzano et al. 2001). Weiterhin stellen der Ausschluss von extrahepatischen Metastasen und einer diffusen Peritonealkarzinose Voraussetzungen dar. Im Regelfall sollte außerdem einen simultane oder vorherige R0-Resektion des Primärtumors vorliegen.

Weitaus schwieriger gestaltet sich die Diskussion für **Debulking-Verfahren**, die zur symptomatischen Verbesserung eingesetzt werden und bei denen eine Tumormassenreduktion von 90 % angestrebt wird. Gleichwohl die Studie von Sarmiento et al. (2003) sowie andere Studien zu der klaren Aussage kamen, eine aggressive chirurgische Therapie sei auch bei hohen Rekurrenzraten gerechtfertigt, verdient die zugrunde liegende Datenqualität Beachtung.

Insgesamt ist auf dem Boden des Evidenzgrades der vorliegenden Studien der Indikationsbereich der palliativen Resektionen zur Tumormassenreduktion und Symptompalliation nicht abschließend bewertbar. Die zitierten Studien lassen zwar ein vergleichbares oder verbessertes Langzeitüberleben bei deutlicher Symptomreduktion und geringem Octreotid-Bedarf vermuten, beweisen dies aber nicht mit dem ausreichenden Evidenzgrad. Zudem stellen die in ◘ Tab. 5.22 zitierten Patientenkollektive keine homogenen Patientenkohorten dar. Wie in ◘ Tab. 5.22 dargestellt, erreichten mehrere retrospektive Analysen übereinstimmend eine Symptompalliation in 90–100 % der Patienten (Sarmiento et al. 2003). Dies gewinnt vor allem unter der Tatsache Bedeutung, dass viele Patienten mit GEP-NET nach Ablauf eines medianen Intervalls von 12 Monaten partiell Octreotid-resistent werden (3 Monate für PET) (Que et al. 1995). Voraussetzung für die Indikationsstellung zum Tumordebulking ist mitunter die Gewissheit, den Patienten keine erhebliche operationsassoziierte Morbidität und Mortalität zuzumuten. Dies scheint, wie in ◘ Tab. 5.22 dargestellt, in spezialisierten Zentren gewährleistet zu sein, insbesondere da in mehr als 50 % der dokumentierten Patienten komplexe und erweiterte Leberoperationen durchgeführt worden waren. Jedoch bedingt es auch die Empfehlung, Patienten mit hepatisch metastasierten GEP-NET in leberchirurgisch erfahrenen Zentren vorzustellen.

Eine weitere kontrovers diskutierte Indikationsgruppe stellen Patienten mit asymptomatischen GEP-NET dar. In diesen Patienten steht die Bewertung des Überlebensvorteiles hinsichtlich einer Operationsindikation im Vordergrund. Die kürzlich veröffentlichten Daten aus der größten bisher berichteten Patientenpopulation der Mayo-Klinik, Rochester, USA (Sarmiento et al. 2003), über den positiven Einfluss der operativen Strategie auf das Überleben asymptomatischer Patienten könnte auch hier eine Indikationsausweitung sinnvoll machen.

Die gegenwärtig diskutierte Indikationsstellung zur chirurgischen Therapie ist in der ▶ Übersicht zusammengefasst. Sie umfasst insbesondere singuläre oder multiple, unilateral lokalisierte oder multiple, bilateral lokalisierte Lebermetastasen mit Aussicht auf eine R0-Resektion in kurativer Absicht. Des weiteren wird eine Indikation bei unzureichender Palliation durch große funktionelle Tumormasse bzw. Nichtansprechen von Somatostatinanaloga („Nonresponder“), zur Tumormassenreduktion, wenn

90 % der Tumormasse chirurgisch-technisch resektabel erscheint und bei metachronem Auftreten oder sehr langsamem Tumorwachstum („stable disease") allgemein postuliert.

Indikationen zur Leberteilresektion

- Singuläre oder multiple, unilateral lokalisierte Lebermetastasen in kurativer Absicht
- Multiple, bilateral lokalisierte Lebermetastasen
  - Mit Aussicht auf vollständige Entfernung (R0-Resektion)
  - Bei unzureichender Palliation durch grosse funktionelle Tumormasse bzw. Nichtansprechen von Somatostatinanaloga („Nonresponder")
  - Bei metachronem Auftreten oder sehr langsamem Tumorwachstum („stable disease")
  - Zur Tumormassenreduktion, wenn 90 % der Tumormasse chirurgisch-technisch resektabel erscheint

Die resektive Vorgehensweise erwies sich bezüglich der Langzeitüberlebensrate, der Lebensqualität und der Symptomlinderung bei bis zu 95 % der Patienten als vorteilhaft. Große Fallserien waren mit geringer Mortalität (0–5 %) und vertretbarer Morbidität (ca. 30 %) assoziiert (Tab. 5.22).

Bemerkenswert ist jedoch die hohe Rezidivrate von ca. 50–60 % nach 5 Jahren. Der wesentliche prädisponierende Faktor für Rezidive, die extra- als auch intrahepatisch auftreten können, ist dabei die Radikalität des leberchirurgischen Eingriffes.

Operative Strategie

Die operative Strategie richtet sich nach dem Verteilungsmuster der Metastasen, der hepatischen Gesamtumorlast, der Tumorlokalisation in Relation zu erhaltensbedürftigen anatomischen Strukturen (Lebergefäße, Gallengangssystem), der Leberfunktion, dem generellen Gesundheitszustand, der Komplexität des geplanten Lebereingriffes und dem prognostizierten residuellen Lebervolumen. Leberchirurgische Eingriffe bei neuroendokrinen Tumorerkrankungen sollten in ausgewiesenen leberchirurgischen Zentren durchgeführt und im Vorfeld einer Indikationsstellung in einem interdisziplinären Tumorboard unterworfen sein. Liegt ein funktioneller neuroendokriner Tumor vor, so ist eine perioperative Abschirmung mit Somatostatinanaloga vonnöten, um eine intraoperative Karzinoidkrise zu vermeiden (Oberg et al. 2004; Farling u. Durairaju 2004).

Da Lebermetastasen neuroendokriner Tumoren sich häufig der präoperativen Diagnostik auch unter Benutzung Rezeptor-gestützter bildgebender Verfahren entziehen, stellt die intraoperative Ultraschalluntersuchung eine unentbehrliche Methode zur Festlegung des intraoperativen Vorgehens dar.

In der Chirurgie von NET-Lebermetastasen kommen sämtliche anatomischen (Hemihepatektomie rechts/links, links-laterale Resektion, Segmentresektionen), atypisch-limitierten (Keilresektionen, Wedgeresektionen, Subsegmentresektionen) und extendierten Resektionsverfahren (erweiterte Links-/Rechtsresektionen, Trisektorektomie rechts/links) zur Anwendung. Diese können ein- oder mehrzeitig oder/und in Kombination mit intraoperativ angewendeten ablativen Verfahren angewendet werden.

Dabei können prinzipiell drei unterschiedliche Strategien unterschieden werden, die bei extendierter Tumorlast komplexe Eingriffe ermöglichen:

- Bei extendierter rechtsseitiger Tumorlast, die bis in das Segment IV des linken Leberlappens reicht und eine erweiterte Rechtsresektion bzw. Trisektorektomie rechts notwendig macht, besteht häufig das Risiko eines zu geringen residuellen Lebervolumens. Dieses lässt sich präoperativ durch die intentionelle Induktion einer linksseitigen Hyperplasie, d. h. hepatischen Regeneration vergrößern, indem das rechtsseitige Pfortaderstromgebiet entweder perkutan embolisiert (RPVE) oder z. B. im Rahmen des Primärtumoreingriffes ligiert wird (RPVL), und somit eine rechtsseitige Atrophie auslöst. Innerhalb von 4–6 Wochen ermöglicht dieses Vorgehen in den meisten Fällen einen sichere erweiterte Rechtsresektion (Jaeck et al. 2001).
- Ausgedehnte Resektionen mit dem Ziel der kompletten Tumorentfernung können mehrzeitig durchgeführt werden. Die Zweit- und Dritteingriffe weisen hierbei in erfahrenen Zentren keine höhere Morbidität auf als die initiale Leberteilresektion (Jaeck et al. 2001; Nordlinger et al. 1997; Adam et al. 1997).
- Liegen neben einer unilateralen Haupttumormasse weitere kontralaterale Läsionen mit einem Durchmesser kleiner als 3 cm vor, die nicht über limitierte Wedgeresektionen entfernt werden können, so besteht die Möglichkeit der intraoperativen Kombination mit ablativen Verfahren.

Die zeitliche Aufeinanderfolge der Primärtumorresektion und der Leberteilresektion richtet sich nach dem Zeitpunkt des Auftretens von Lebermetastasen in Relation zur Diagnose des Primärtumors und an der Tumorlast der Leber. Bei synchronen Lebermetastasen können unilobäre Leberteilresektionen mit der Primärtumorresektion und Lymphadenektomie kombiniert werden (Elias et al. 2003; Sarmiento u. Que 2003). Komplexe Primärtumoreingriffe bzw. ausgedehnte Lebereingriffe sollten jedoch zweizeitig durchgeführt werden.

Der in den aktuellen Leitlinien der European Neuroendocrine Tumor Society (ENETS) derzeit vertretene

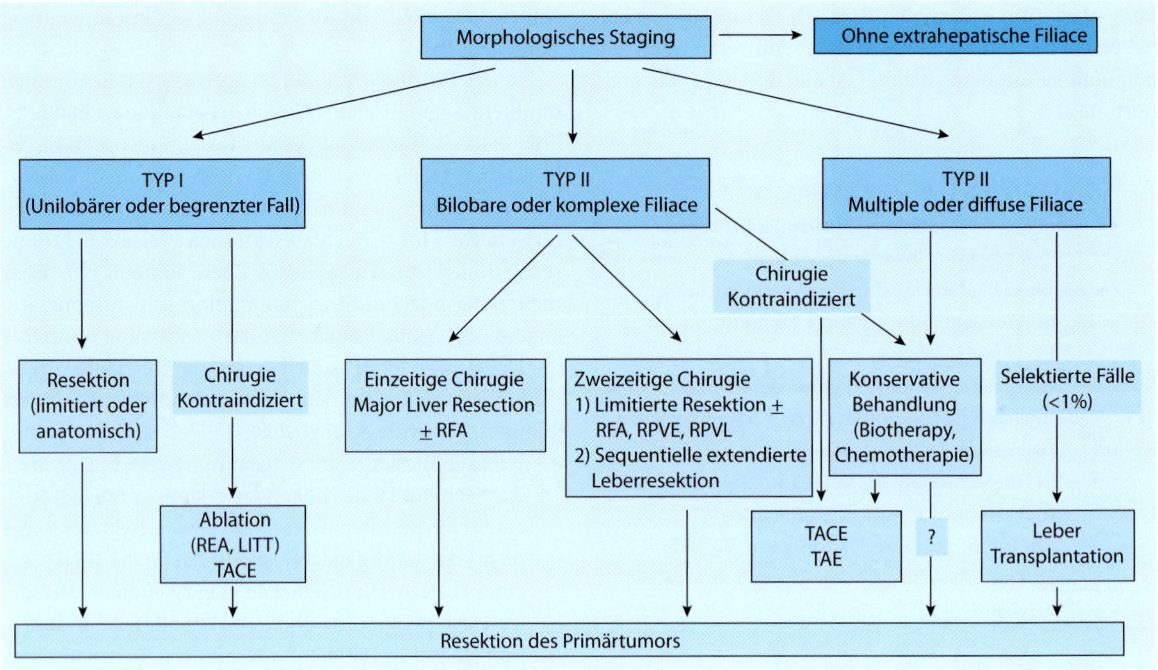

Abb. 5.67 Gegenwärtige ENETS-Konsensus-Empfehlungen für die Behandlung von neuroendokrinen Tumoren mit Lebermetastasen

Algorithmus zur chirurgischen Behandlung von Lebermetastasen ist in der Abb. 5.67 dargestellt (Steinmüller et al. 2008).

Lebertransplantation

Die Indikation zur Lebertransplantation für NET wird nach wie vor kontrovers diskutiert. Die anfänglichen Erwartungen die in die Transplantation hinsichtlich einer Verbesserung des Überlebens gesetzt wurden, erfüllten sich nur in bestimmten Fällen. Eine weitere Verbesserung der chirurgischen Radikalität mittels kompletter Exenteration und Multiviszeraltransplantation wurde vereinzelt versucht, die Ergebnisse sind jedoch als anekdotisch zu werten (Kornberg et al. 2001; Olausson et al. 2002). In ersten retrospektiven Untersuchung ergaben sich 2- bzw. 5-Jahres-Überlebensraten von 60 % bzw. 47 % nach Lebertransplantation. Das rezidivfreie Überleben betrug 24 % nach 5 Jahren (Lehnert 1998). Mittels Multivarianzanalyse wurden Risikofaktoren bzw. negative und positive prognostische Marker erarbeitet. Als positive prognostische Marker stellten sich ein Patientenalter unter 50 Jahre sowie eine Lokalisation des Primärtumors im Dünndarm heraus. Insgesamt 36 Patienten, die diese beiden Kriterien erfüllten, überlebten einen medianen Zeitraum von 8 Jahren. Insgesamt errechnete sich für diese Patientengruppe ein 5-Jahres-Überleben von 65 %. Die Transplantation begleitende große chirurgische Eingriffe, wie z. B. obere abdominelle Exenterationen oder Whipple-Operation, und ein Patientenalter über 50 Jahre wurden als negative prognostische Marker identifiziert. Patienten, auf die beides zutraf, wiesen nur ein 30 %-iges 5-Jahres-Überleben auf.

Dies spiegelt sich auch in den Ergebnissen einer retrospektiven französischen Multicenter-Studie mit insgesamt 31 Patienten wider (Le Treut et al. 1997). Während jedoch in dieser Studie gut differenzierte neuroendokrine Karzinome mit einer deutlich besseren Prognose assoziiert waren als schlecht differenzierte, bestätigte sich der Einfluss der Differenzierung in der retrospektiven Analyse von Lehnert et al. (1998) nicht. In den Folgejahren wurden diverse Einzelzentrumserfahrungen publiziert (Frilling et al. 1998; Rosenau et al. 2002; Ringe et al. 2001; Coppa et al. 2001; Ahlmann et al. 2004; Lang et al. 1997; van Vilsteren et al. 2006; Olausson et al. 2007; Pascher et al. 2005; Frilling et al. 2006; Florman et al. 2004; Dousset et al. 1996)) (Tab. 5.23), die ein heterogenes Bild ergaben. Neuere retrospektive Auswertungen aus Frankreich (Le Treut et al. 2008), Italien (Mazzaferro et al. 2007) bzw. der UNOS-Datenbank (Gedaly et al. 2011) versuchten sich an einer feineren Justierung von prädiktiven Faktoren. Die Ergebnisse bleiben jedoch heterogen und spiegeln unterschiedliche Patientenkohorten, variierende Selektionskriterien als auch länderspezifische Unterschiede, z. B. in den Wartezeiten wider. Eine kürzliche Analyse der UNOS-Daten ergab vergleichbare Überlebensdaten zur Transplantation für das hepatozelluläre Karzinom in einer stark selektierten Patientengruppe.

Tab. 5.23 Übersicht über publizierte Analysen zur Lebertransplantation bei hepatisch metastasierten neuroendokrinen Tumoren

Autor/Jahr	n	Überleben			
		Median (Monate)	1 Jahr (%)	5 Jahre (%)	Rezidivfrei nach 5 Jahren
Gedaly et al. 2011	150	–	80	48	32
Le Treut et al. 2008	85	46	72	47	17 (20 %)
Mazzaferro et al. 2007	24	–	–	90	18 (77 %)
v. Vilsteren et al. 2007	19	22	88	–	2
Olausson et al. 2007	10	67	95	90	2
Frilling et al. 2006	15	61	78	67	0
Florman et al. 2003	11	30	73	36	1
Rosenau et al. 2002	19	38	89	80	3
Ringe et al. 2001	5	22	80	–	0
Coppa et al. 2001	9	39	100	70	–
Pascher et al. 2000	4	42	100	50	1
Frilling et al. 1998	4	54	50	50	0
Dousset et al. 1998	9	29	33	33	0

Unter Berücksichtigung der publizierten Daten sind des weiteren folgende Empfehlungen zur Indikationsstellung zur Lebertransplantation aus den bisherigen Erfahrungen abzuleiten.

Indikation zur Lebertransplantation

- Restriktive, individuelle Indikationsstellung
- Alter <55 Jahre
- Primärtumor im Dünndarm
- Ausschluss von regionalen Lymphknotenmetastasen bzw. anderen extrahepatischen Tumormanifestationen
- Keine begleitenden, extensiven chirurgischen Eingriffe (Exenteration/Whipple-Operation)
- (Ki67 <5 %)
- (Reguläre E-Cadherin-Expression)

Die Indikation zur Lebertransplantation muss restriktiv gehandhabt werden und beschränkt sich auf Einzelfälle.

Unzweifelhaft muss in einer sorgfältigen Evaluation unter Einbeziehung von Somatostatinrezeptor-Szintigraphie und anderen bildgebenden Verfahren eine extrahepatische Tumormanifestation ausgeschlossen werden. Zusätzliche Sicherheit kann durch eine sorgfältige Exploration während der Primärtumorentfernung bzw. durch eine diagnostische Laparoskopie gewonnen werden (Wiedenmann et al. 1998). Prognostisch günstig wirken sich ein Alter <55 Jahre sowie ein Ursprung des Tumors im Dünndarm aus. Eine weitere Indikationsgruppe könnten Patienten in Tumorremission bzw. mit stabilem Krankheitsstadium unter medikamentöser Therapie darstellen, obgleich die Datenlage dazu unzureichend ist. Die Bestimmung der Wachstumsfraktion Ki67 (Scholzen u. Gerdes 2000) bzw. der E-Cadherin-Expression (Rosenau et al. 2002) als prognostische Faktoren könnten weitere Hilfen zur Differenzierung der Patienten darstellen. Negative prädiktive Faktoren können Ursprung im Pankreas/Duodenum, Alter höher als 55 Jahre, eine Hepatomagalie (große Tumormasse) und extensive begleitende Eingriffe sein (Le Treut et al. 2008).

Nuklearmedizinische Therapie bei metastasierten neuroendokrinen Tumoren

V. Prasad, W. Brenner

Entsprechend der Leitlinie der European Neuroendocrine Tumor Society (ENETS) ist die chirurgische Resektion bei operablen Tumoren die Therapie der Wahl (Kwekkeboom et al. 2009). Bei inoperablen Tumoren, die bereits so weit fortgeschritten sind, dass eine komplette chirurgische Tumorentfernung nicht mehr möglich ist, kommen andere Therapieoptionen in Betracht wie z. B. Biotherapie, Chemotherapie sowie die Peptidrezeptor-Radionuklidtherapie (PRRT). Bei der PRRT erfolgt eine selektive interne Bestrahlung der Tumorzelle, die zu einer Zerstörung der Zelle führt. Gesunde Körperzellen werden möglichst nicht beeinträchtigt.

Wirkprinzip

Viele NET-Tumorzellen sind durch eine Überexpression von Somatostatinrezeptoren an ihrer Oberfläche charakterisiert. Bei der PRRT werden Somatostatinanaloga (TATE, TOC) über einen Chelator (DOTA) mit einem β-strahlenden Radionuklid (^{90}Yttrium, ^{177}Lutetium) gekoppelt. Nach intravenöser Injektion verteilt sich das Radiotherapeutikum im gesamten Körper und bindet an alle erreichbaren Somatostatinrezeptoren, also vorwiegend an den vermehrt exprimierten Somatostatinrezeptoren der Tumorzellen. Eine nennenswerte physiologische Anreicherung findet sich aber auch in der Leber, im Knochenmark und insbesondere in den Nieren, die somit die dosiskritischen Organe für eine PRRT darstellen.

Die maximale Reichweite der Beta-Teilchen (Elektronen) im menschlichen Gewebe beträgt für ^{90}Y ca. 12 mm (ca. 150 Zelldurchmesser) und für ^{177}Lu ca. 2 mm (Kwekkeboom et al. 2009; Rolleman et al. 2007), wobei die durchschnittliche Reichweite der β Teilchen bei etwa 30 % der maximalen Reichweite liegt. Daher wird derzeit die Verwendung von ^{90}Y bei großen und voluminösen Tumoren und Metastasen empfohlen, da die größere Reichweite einen größeren sog. Kreuzfeuereffekt bewirkt, der auch Tumorzellen innerhalb der Reichweite intensiv mitbestrahlt, die weniger Rezeptoren exprimieren und somit relativ weniger des Radiotherapeutikums direkt binden. Auf Grund der kürzeren Gewebereichweite ist dagegen, gestützt auf erste Studienergebnisse, zu erwarten, dass die Toxizität von ^{177}Lu im gesunden Gewebe wie Leber und Nieren niedriger ist als bei Verwendung von ^{90}Y. Daher wird derzeit empfohlen, insbesondere bei Patienten mit vorgeschädigten Nieren ^{177}Lu einzusetzen (de Jong et al. 2005).

Therapieschemata

Weder für ^{90}Y- noch für 177Lu-markierte Somatostatinanaloga sind bisher große prospektive randomisierte klinische Multicenterstudien publiziert. Auch ist bisher keines der verwendeten Radiotherapeutika arzneimittelrechtlich zugelassen, die Anwendung geschieht jeweils im Rahmen eines individuellen Heilversuchs. Daher gibt es bisher keine Leitlinien mit einheitlichen Behandlungsvorgaben bzw. Dosisangaben. Aus unizentrischen klinischen Studien zu einzelnen Radiotherapeutika ist jedoch bekannt, dass mindestens 2–4 Zyklen PRRT im Abstand von 8–12 Wochen erforderlich sind, um ein gutes Therapieansprechen zu erreichen. Da viele individuelle Patientenfaktoren einerseits sowie die Erfahrungen des jeweiligen Tumorboards andererseits eine wichtige Rolle spielen, werden derzeit je nach Zentrum etwas unterschiedliche und meist individualisierte PRRT-Protokolle verwendet. Die Protokolle sind in der Regel an die ENETS Consensus Guidelines angelehnt ebenso wie alle nachfolgenden Empfehlungen in diesem Kapitel (Kwekkeboom et al. 2009).

ENETS Consensus Guidelines

- **Indikationen**
  - Progrediente gut differenzierte metastasierte neuroendokrine Tumoren, bei denen eine chirurgische Resektion nicht möglich ist
  - Metastasierte NET, die auf eine Chemotherapie nicht (mehr) ansprechen
  - Progress von funktionell aktiven Tumoren unter Biotherapie zur Kontrolle der klinischen Beschwerden wie Diarrhö, Flushsymptomatik oder Gewichtsverlust
- **Auswahl- bzw. Einschlusskriterien**
  - Deutlich erhöhter Somatostatinrezeptorbesatz (nachgewiesen z. B. mit ^{68}Ga-Rezeptor-PET/CT bzw. ^{111}In-Pentetreotide-SPECT)
  - Normale Nierenfunktion in der Nierenfunktionsszintigraphie
  - Inoperable Krankheit
  - Überlebenserwartung von mindestens 3–6 Monaten
  - Karnofsky-Performance-Index >50 % bzw. ECOG-Performance-Score <4
  - Einverständniserklärung („written informed consent")
- **Kontraindikationen**
  - Schwangerschaft und Stillzeit
  - Niereninsuffizienz (Kreatininclearance <40–50 ml/min)
  - Eingeschränktes Blutbild (z. B. Hämoglobin <5 mmol/l (8 g/dl), Thrombozyten $<75\times10^9$/l)
  - Deutlich beeinträchtigte Leberfunktion (z. B. Gesamtbilirubin >3× der Obergrenze, Albumin <3 g/l und gesteigerte Prothrombinzeit)
  - Schwere Herzerkrankungen
- **Labortests vor Therapie und bei Verlaufskontrolle** (alle 2–4 Woche nach der Therapie)
  - Leberfunktionstest (Transaminasen, Gesamtbilirubin, Serumalbumin)
  - Nierenfunktionstest (Serumkreatinin, Harnstoff)
  - Blutbild (Hämoglobin, Erythrozyten, Leukozyten, Thrombozyten)
  - Tumormarker (z. B. Chromogranin A, Serotonin bzw. 5-Hydroxyindolessigsäure [5-HIES])

Tab. 5.24 Ansprechraten bei PRRT

Radiopharmazeutikum	Autor/Jahr	n	Ansprechraten	Hämatotoxizität	Nephrotoxizität	Nephroprotektion
^{90}Y-DOTA 0,Tyr^{3}-Octreotid (DOTA-TOC)	Otte et al. 1999	29	PR: 7 % MR: 14 % SD: 69 % PD: 10 %	Grad 3/Grad 4 (n=2)	Grad 3 (n=2) Grad 4 (n=2)	Nein
^{90}Y-DOTA 0,Tyr^{3}-Octreotid (DOTA-TOC)	Waldherr et al. 2001	41	CR: 2 % PR: 22 % MR: 12 % SD: 49 % PD: 15 %	Panzytopenie Grad 3 (5 %)	Kein Grad 3, 4	Nein
^{90}Y-DOTA 0,Tyr^{3}-Octreotid (DOTA-TOC)	Waldherr et al. 2002	39	CR: 5 % PR: 18 % SD: 69 % PD: 8 %	Grad-3/4-Lymphzytopenie (23 %), Anämie (3 %)	Kein Grad 3, 4	Nein
^{90}Y-DOTA 0,Tyr^{3}-Octreotid (DOTA-TOC)	Paganelli et al. 2002	87	CR: 5 % PR: 23 % SD: 48 % PD: 24 %	Dosiseskalationsstudie	Dosiseskalationsstudie	Ja
^{90}Y-DOTA 0,Tyr^{3}-Octreotid (DOTATOC)	Imhof et al. 2011	1109	CR+PR+SD: 61 % PD: 39 %	Grad 3/4: 12,8 %	Grad 4/5: 9,2 %	Ja
^{90}Y-DOTATOC	Bushnell et al. 2010	90	CR: 0 % PR: 4 % SD: 63 % PD: 12 %	Keine Angaben	Grad 3/4: 4/90	Ja
^{177}Lu-DOTATATE	Bodei et al. 2011	51	CR+PR: 29 % SD: 53 % PD: 18 %	Grad 3/4 Leukopenie 1/51	Keine	Ja
^{177}Lu-DOTATATE	Kwekkeboom et al. 2008		CR: 2 % PR: 28 % MR: 16 % SD: 35 % PD: 20 %	MDS 4/504	Grad 3/4 in 10 %, terminale Niereninsuffizienz <1 %	Ja

CR complete remission; *PR* partial remission; *MR* minor response; *SD* stable disease; *PD* progressive disease; *MDS* Myelodysplasie

Ansprechraten

Eine Zusammenfassung der Ansprechraten findet sich in Tab. 5.24. Bei progressiven, metastasierten gastroenteropankreatischen neuroendokrinen Tumoren liegt die Ansprechrate („objective response" inklusive stabiler Krankheitsverlauf) von ^{177}Lu-DOTA-TATE bei ca. 80 %. Vor allem neuere Ergebnisse zeigen deutliche Verbesserungen des medianen Gesamtüberlebens um mehr als 48 Monate (zwischen 40 und 72 Monate) (Kwekkeboom et al. 2008). Im Vergleich zu anderen sowohl konventionellen wie auch experimentellen Therapieverfahren liegt der Überlebensvorteil bei 3,5–6 Jahre (Kwekkeboom et al. 2008). Für die PRRT mit ^{90}Y-90-DOTA-TATE oder ^{90}Y-DOTA-TOC finden sich vergleichbare Ansprechraten, die in der Literatur mit 76–90 % angegeben werden.

Eine kombinierte Behandlung mit ^{90}Y und ^{177}Lu zur Verbesserung der Ansprechraten bei Verminderung der Nebenwirkungen wird derzeit in prospektiven Studien untersucht, nachdem erste vorläufige Studien vielversprechende Ergebnisse geliefert haben (Hoersch et al. 2008).

Risikofaktoren

Folgende Faktoren gehen mit dem Risiko einer erhöhten Nephrotoxizitätsrate einher (Kwekkeboom et al. 2009; Valkema et al. 2005; Barone et al. 2005; Cremonesi et al. 2011):

- Vorbehandlung mit (insbesondere Platin-basierter) Chemotherapie (gilt auch für eine erhöhte Hämatotoxizität)
- Arterielle Hypertonie
- Langjähriger Diabetes Mellitus

- Alter >70 Jahre
- Tumorinduzierte Hyperkalzämie
- Hedinger-Syndrom (NET-induzierte Endokardfibrose)
- Tumorkachexie bzw. Body-Mass-Index <18,5

Nebenwirkungen

Die häufigsten Nebenwirkungen umfassen:

- Akut, meist selbstlimitierend (Bodei et al. 2003; de Kelzer et al. 2008)
  - Übelkeit, Erbrechen (25–48 %)
  - Druckgefühl im Bereich von Leber und Abdomen (9 %)
  - Hormonkrise (gut kontrollierbar) (1 %)
  - Kraftlosigkeit
- Schwere Nebenwirkungen (Grad 3/4/5)
  - Myelodysplastisches Syndrom (MDS)
  - Thrombozytopenie, Anämie
  - Leberversagen (Einzelfälle bei ausgeprägter vorbestehender Lebermetastasierung)
  - Niereninsuffizienz

Spezielle Patientenvorbereitung

Falls klinisch möglich, wird das Absetzen langwirksamer Somatostatinrezeptorliganden (Sandostatin LAR, Somatuline Autogel) 4–6 Wochen vor einer PRRT empfohlen. Die Patienten sollten auf kurzwirksame Formulierungen umgesetzt werden, die je nach Symptomatik bis zu 1–2 Tage vor Therapie eingenommen werden können.

Die therapiebegleitende Infusion von **Aminosäurelösungen**, die primär Lysin und Arginin enthalten, ist absolut notwendig, um eine Nierenschädigung bei der Durchführung der PRRT zu vermeiden bzw. die Schädigung der Nieren zu reduzieren (Jamar et al. 2003). Seit Verwendung dieser speziellen Aminosäurelösungen hat die Rate schwerer Nierenschädigungen deutlich abgenommen und wird heute nur noch selten beobachtet.

Eine **Nierenfunktionsszintigraphie** zur Beurteilung der seitengetrennten und Gesamtnierenfunktion vor Therapie wird empfohlen, da mit dieser Untersuchung vorbestehende Nierenschädigungen sensitiver erfasst werden können als mit der alleinigen Bestimmung des Serumkreatinins und damit eine ggf. notwendige Anpassung der Aktivität erfolgen kann.

Die Notwendigkeit einer **prätherapeutischen Dosimetrie** zur Berechnung bzw. zur Optimierung der maximal zu verabreichenden Aktivität wird kontrovers diskutiert und, auch auf Grund des hohen Zeitaufwands bei nicht gesichertem Nutzen, nicht in allen Zentren durchgeführt, auch wenn es als die beste Methode zur Aktivitätsbestimmung angesehen wird und in Deutschland den strahlenschutzrechtlichen Bestimmungen zur individuellen Dosimetrie entspricht (Kwekkeboom et al. 2009; Cremonesi et al. 2011).

Verlaufskontrolle und Nachsorge

Blutbildparameter sowie Funktionsparameter der Leber und Niere werden vorzugsweise alle 2–4 Wochen nach jedem Therapiezyklus bestimmt und im Falle einer nachgewiesenen Toxizität WHO-Grad 3 oder 4 alle 2 Wochen wiederholt. Bei nachgewiesener Progression der Krankheit unter PRRT wird normalerweise die Therapie abgebrochen und weitere geplante Therapiezyklen nicht durchgeführt. Ein Restaging (Tumormarker, Rezeptorbildgebung, CT) erfolgt üblicherweise 3–6 Monate nach Therapieende.

5.6 Neuroendokrine Tumoren des Bronchialsystems

P. Langer, D.K. Bartsch

Neuroendokrine Tumoren (NET) der Lunge (ehemals „Karzinoide") sind seltene primäre Neubildungen mit einer Häufigkeit von ca. 2 % aller Lungentumoren (Conley et al. 1992; Harpole et al. 1992; Granberg u. Skogseid 2001; Warren et al. 1993). Es sind meist gut differenzierte Neoplasmen, die von neuroendokrinen Zellen des tracheobronchialen Epithels ausgehen. Die erstmals 1938 von Feyrter beschriebenen „Hellen Zellen" wurden 1949 von Froelich auch in der Lunge gefunden und 25 Jahre später von Pearse entsprechend ihren histochemischen Eigenschaften dem APUD-Zellsystem („amin precursor uptake and decarboxylation") zugeordnet (Pearse et al. 1974). Der Begriff „Karzinoid" wurde 1907 von Oberndorfer eingeführt. In der Klassifikation von Arrigoni und Mitarbeitern von 1972 wurden bereits die aggressiver wachsenden und früher metastasierenden „Karzinoide" als „atypisch" von den „typischen Karzinoiden" abgegrenzt (Arrigoni et al. 1972). Andere Klassifikationen verwenden den Begriff der Kulchitsky-Zelltumoren I–III (Bittinger et al. 1986). Sie bezogen sich auf die Tatsache, dass man davon ausging, dass NET der Lunge und das kleinzellige Bronchialkarzinom von derselben Stammzelle, der sog. Kulchitsky-Zelle ausgehen. Neuere molekular-genetische Untersuchungen zweifeln diesen gemeinsamen Ursprung allerdings an (Ulmman et al. 2002). Die WHO-Klassifikation von 2004 behält die Terminologie des „Karzinoids" bei und unterscheidet „low-grade typical carcinoid tumor (TC)", „intermediate-grade atypical carcinoid tumor (AC)" und 2 sog. „high-grade malignancies", das „large-cell neuroendocrine carcinoma (LCNEC)" und das „small-cell lung carcinoma (SCLC)" (Travis et al. 2004).
Die Therapie der Wahl besteht mit Ausnahme der kleinzelligen Karzinome in der Resektion. NET der Lunge (vor allem aber die typischen Karzinoide) haben nach Resektion eine gute Prognose.

5.6.1 Epidemiologie

NET der Lunge sind selten und bilden ca. 1–2 % aller pulmonalen Neoplasien. Sie stellen allerdings ca. 25 % aller NET. Der Erkrankungsgipfel liegt im 5. Lebensjahrzehnt für die AC, LCNEC und SCLC, trotzdem können die Tumoren praktisch in jedem Alter auftreten und auch Kinder betreffen. TC treten häufiger in frühen Lebensdekaden auf. Die Ätiologie ist unklar, lediglich bei Patienten mit MEN 1 scheint die Ursache in dem durch eine Mutation des Menin-Gens bedingten Proliferationsreiz für Zellen des APUD-Zellsystems zu liegen. Im Gegensatz zum Plattenepithelkarzinom der Lunge wird dem Zigarettenrauchen in der Entstehung der NET der Lunge keine Bedeutung zugemessen (Hasleton et al. 1994).

5.6.2 Klassifikation

Die Klassifikation der neuroendokrinen Tumoren (NET) nach Capella et al. (1994) sollte die Bezeichnung „Karzinoid" ablösen. Sie grenzte gut differenzierte neuroendokrine Tumoren (ehemals „typische Karzinoide") mit sehr guter Prognose von gut differenzierten neuroendokrinen Karzinomen („atypisches Karzinoid") und schlecht differenzierten Karzinomen vom klein- oder großzelligen Typ ab. Mit der Bezeichnung „neuroendokrine Karzinome" wurde dabei zum einen der Tatsache Rechnung getragen, dass auch diese Tumoren metastasieren können und zum anderen der Ursprung der Neoplasmen im neuroendokrinen System beschrieben. Im klinischen Sprachgebrauch, wie auch in der aktuell gültigen WHO-Klassifikation von 2004 hat sich die Capella-Klassifikation und die damit verbundene Bezeichnung dieser Tumoren allerdings nicht durchgesetzt.

Von vielen Autoren wird quasi als Vorstufe der bronchialen NET die sog. „**DIPNECH**" („diffuse idiopathic pulmonary neuroendocrine cell hyperplasia") beschrieben. Dies ist eine seltene prä-neoplastische Proliferation neuroendokriner Zellen des bronchiopulmonalen Epithels. Wenn diese neuroendokrinen Zellen die Basalmembran überschreiten und Knoten einer Größe von <5 mm bilden, spricht man von sog. „tumorlets". Knoten >5 mm werden dann als bronchiopulmonale Karzinoide bezeichnet. DIPNECH wird auch bei Personen beobachtet, die sich ständig in großen Höhen aufhalten und als Reaktion auf verschiedene Formen des Lungentraumas. DIPNECH ist deshalb unter anderem anzutreffen bei obliterativer Bronchiolitis, interstitieller Lungenerkrankung und bei Patienten mit chronischem Husten (Gustaffson et al. 2008).

In angloamerikanischen Publikationen wird auch aktuell noch auf die Klassifikation von Travis et al. (1991) zurückgegriffen, die weiterhin typische und atypische Karzinoide, großzellige neuroendokrine Karzinome und kleinzellige Karzinome voneinander unterscheidet. Diese Klassifikation wurde 1998 noch einmal dahingehend konkretisiert, dass typische Karzinoide durch <2 Mitosen/2 mm^2 beurteilbaren Tumor und atypische Karzinoide durch 2–10 Mitosen, Nekrosen und Verlust der Gewebestruktur gekennzeichnet sind (Travis et al. 1998). Dies bildete die Grundlage der aktuell gültigen **WHO-Klassifikation** von 2004 (Tab. 5.25). Travis et al. haben in einer Arbeit von 2008 Argumente diskutiert, die bronchopulmonalen Karzinoide in die TNM-Klassifikation der der Lungenkarzinome mit einzubeziehen (Travis et al. 2008). In der aktuellen WHO-Klassifikation der neuroendokrinen Tumoren von 2010 werden die NET der Lunge nicht mit erwähnt, so dass bis auf Weiteres die Klassifikation von 2004 gilt.

Der Proliferationsmarker **Ki67** verspricht, so wie das bereits bei den gastrointestinalen NET der Fall ist, auch bei den NET der Lunge eine wichtige zusätzliche Rolle in der Klassifikation zu spielen, auch wenn er in die WHO-Klassifikation noch nicht mit einbezogen ist. Die aktuellsten Daten zu diesem Thema zeigen, dass bei TC die Ki67-Proliferationsrate <2 % und bei AC bis maximal 20 % beträgt. Bei LCNEC liegt die Rate bei 20–60 %, während sie beim SCLC größer 60 % beträgt. Ein Ki67-Index <25 % schließt ein SCLC aus (Rekhtman et al. 2010).

Für die NET der Lunge gilt die gleiche TNM-Klassifikation wie für die nicht-kleinzelligen Lungenkarzinome.

Unterscheidungskriterien zwischen neuroendokrinem Tumor und Karzinom sind Tumorgröße, Häufigkeit von Zellatypien, Pleomorphismen und Mitoseraten sowie Areale mit Tumornekrosen. Vadasz et al. (1993) zweifeln eine Unterscheidbarkeit in diesem Sinne jedoch an. Ihrer Meinung nach sind die Mehrzahl der NET der Lunge gut differenzierte Neubildungen mit geringer Malignität und guter Prognose. Eine Abgrenzung der ehemals als „atypische Karzinoide" bezeichneten neuroendokrinen Karzinome sei nicht sinnvoll. Vielmehr handele es sich bei den Tumoren mit fatalen Verläufen eher um schlecht differenzierte groß- oder kleinzellige Karzinome.

NET der Lunge treten meist sporadisch, jedoch in bis zu 15 % im Rahmen eines MEN-1-Syndroms auf. Sie gehören in die Gruppe der Vorderdarm („Foregut")-Karzinoide.

5.6.3 Klinische Symptomatik

Hinsichtlich der klinischen Symptomatik dominieren zum einen rezidivierende bronchiale Infekte und Pneumonien sowie asymptomatische Verläufe, in denen der pulmonale Rundherd ein Zufallsbefund ist. Dabei spielt die Lokalisation des Tumors eine entscheidende Rolle. Während peripher gelegene Tumoren eher asymptomatisch bleiben, füh-

Tab. 5.25 WHO-Klassifikation der neuroendokrinen Tumoren der Lunge (Travis et al. 2004)

Tumortyp	Kriterien
Typisches „Karzinoid" (TC)	Morphologie des Karzinoids und <2 Mitosen/2 mm^2 (10 HPF), keine Nekrose und Durchmesser>0,5 cm
Atypisches „Karzinoid" (AC)	Morphologie wie TC mit 2–10 Mitosen/2 mm^2 (10 HPF) oder Nekrose (oft punktuell angeordnet)
Großzellige neuroendokrine Karzinome (LCNEC)	Trabekulärer, rosettenförmiger oder palisadenartiger Aufbau
	Mitoserate >10/2 mm^2 (10 HPF), im Median 70/2 mm^2
	Nekrosen (oft große Regionen)
	Zytologische Eigenschaften von NSCLC: große Zellen, kleines Verhältnis von Zellkern zu Zytoplasma, feines nukleäres Chromatin und fehlende Nukleoli
	Positive immunhistochemische Markierung für ein oder mehrere neuroendokrine Marker (andere als NSE) und/oder neuroendokrine Granulae im Elektronenemissionsmikroskop.
Kleinzellige neuroendokrine Karzinome (SCLC)	Kleine Zellen (normalerweise kleiner als 3 Lymphozyten)
	Matte Nukleoli
	sehr hohe Mitoserate: >11 Mitosen/2 mm^2 (10 HPF), im Median 80/2 mm^2 (10 HPF); und
	Sehr häufig große Nekrosezonen

HPF high power fields, *NSCLC* non-small cell lung cancer, *NSE* neuronenspezifische Enolase

ren zentral gelegene Tumoren durch eine Obstruktion des Bronchialbaumes eher zu Symptomen wie Dyspnoe, Husten und zu Bronchitiden und Pneumonien. Flush, Schwitzen und Durchfälle als „klassische" Symptomatik des „Karzinoidsyndroms" werden bei den bronchialen NET kaum angetroffen und spielten in einem von den Autoren untersuchten Patientenkollektiv kaum eine Rolle (Langer et al. 1999). Dies verwundert nicht, da bekanntermaßen das Karzinoidsyndrom insgesamt bei nur 10 % aller NET beobachtet wird.

Die Tumoren sind in aller Regel nur sehr klein und Tumorprodukte wie Serotonin etc. werden sofort in der Leber extrahiert. Des Weiteren scheint die Tatsache eine Rolle zu spielen, dass in der Lunge der Gehalt an Monoaminooxidase relativ hoch ist, welche Serotonin verstoffwechselt. So findet man ein Karzinoidsyndrom nur in Fällen, wo bereits eine Lebermetastasierung vorliegt. Einige Autoren berichten über eine „Karzinoidkrise", die bei der bronchoskopischen Biopsie eines bronchialen NET ausgelöst wurde (Karmy-Jones et al. 1993). Zur Vermeidung solcher Krisen wird die perioperative Gabe von Somatostatin empfohlen. Durch ektope ACTH-Produktion kann durch den NET auch ein Cushing-Syndrom ausgelöst werden, das den Patienten dann zum Arzt führt.

5.6.4 Diagnostik

Bildgebende Verfahren

Röntgen-Thoraxaufnahme und **Thorax-CT** (TCT) sowie **Somatostatinrezeptor-Szintigraphie** (SMS) sind die wesentlichen Untersuchungen. Im TCT erscheinen die Tumoren oft glatt begrenzt und rund (▫ Abb. 5.68 und ▫ Abb. 5.69). Die für maligne Läsionen typischen sog. Spiculae fehlen. TCT und alternativ auch Magnetresonanztomographie sind sensitiver als die konventionelle Röntgenaufnahme. Die Darstellbarkeit des Tumors in der SMS mittels ^{111}Indium-Pentatreotid ist nahezu beweisend für einen NET, da diese meist Somatostatinrezeptoren exprimieren (O'Byrne et al. 1994; Kälkner et al. 1995) (▫ Abb. 5.70). Des Weiteren lassen sich eventuell vorhandene Metastasen identifizieren (Frilling et al. 1998). Das Verfahren eignet sich außerdem im Rahmen der Nachsorge gut zur Verlaufsbeurteilung und zur Aufdeckung eventueller Rezidive bzw. Metastasen. Allerdings sind ca. 30 % der NET der Lunge SMS-negativ (Kälkner et al. 1995; Detterbeck et al. 2010). Die Wertigkeit der SMS wird deshalb teilweise auch kritisch gesehen. In der Klinik der Autoren gehört sie trozdem als Routinemaßnahme zur diagnostischen Aufarbeitung bei Verdacht auf NET der Lunge. Die Abdomensonographie vervollständigt das Spektrum der bildgebenden Diagnostik. Hier gilt es, hepatische und adrenale Filiae auszuschließen.

Die Wertigkeit der **Positronenemissionstomographie** (PET) in der Diagnostik der NET der Lunge wird derzeit noch kontrovers gesehen. Einige Autoren halten diese Untersuchung für nicht sinnvoll (Detterbeck et al. 2010). Gustaffson et al. (2008) weisen allerdings daraufhin, dass die Anwendung der 68Ga-DOTA-TOC PET eine 97 %-ige Sensitivität und 92 %-ige Spezifität zur Identifizierung von NET aufweist. Ein weiterer neuer Marker zum diagnosti-

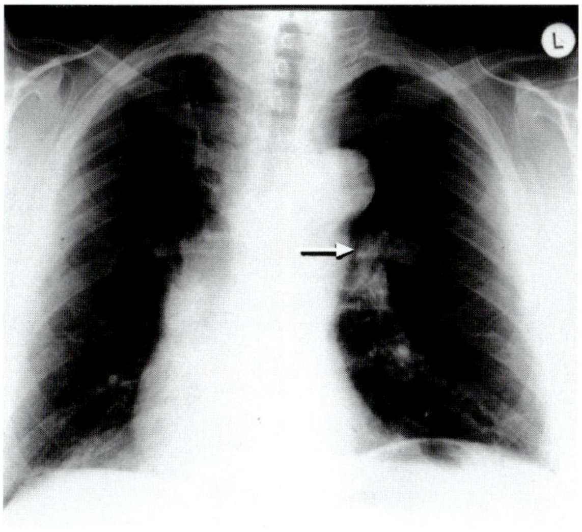

■ **Abb. 5.68** Röntgenaufnahme eines gut differenzierten neuroendokrinen Tumors der Lunge bei MEN 1

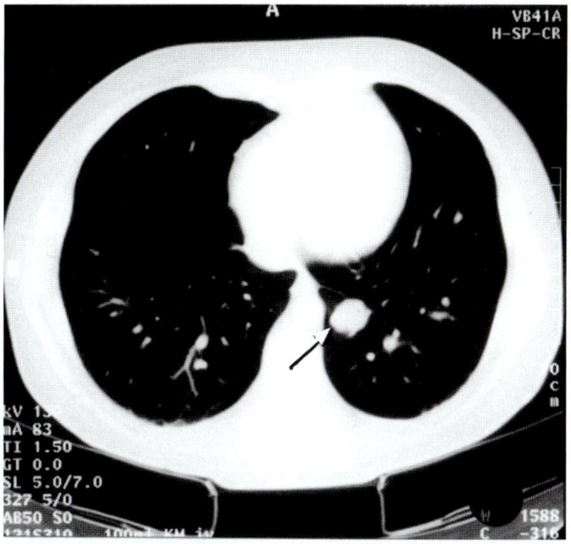

■ **Abb. 5.69** Computertomogramm eines gut differenzierten neuroendokrinen Tumors der Lunge bei MEN 1

schen Nachweis von NET der Lunge könnte auch C-5-Hydroxytryptophan sein, welches in Studien Überlegenheit gegenüber SMS und CT gezeigt hat (Orlefors et al. 2005).

Endoluminale Diagnostik

Die Bronchoskopie dient der Beurteilung des endoluminalen Wachstums als auch zur Histologiegewinnung. Die von mehreren Autoren beschriebenen Blutungen nach bronchoskopischen Probeexzisionen haben die Autoren in ihrem Krankengut nicht beobachtet. Diese früher oft beschriebene Blutungsneigung als mögliche Kontraindikation für eine Bronchoskopie wird in aktuelleren Publikationen auch kaum noch beschrieben, gleichwohl sollte bei der bronchoskopischen Probeexzision die Elektrokoagulation zur Verfügung stehen (Detterbeck et al. 2010; Gustaffson et al. 2008). Jedoch sind in einigen Fällen die Läsionen nicht immer bronchoskopisch zugänglich. Die große Mehrheit der TC (ca. 85 %) ist zentral gelegen, während die Mehrheit der AC peripher gelegen ist. In diesen Fällen bleibt die endgültige Diagnose oft der histologischen Aufarbeitung des Operationspräparates vorbehalten, was die Operationsplanung etwas erschwert und mitunter ausgedehntere Resektionen im Interesse einer zu wahrenden Radikalität erforderlich macht. Ein weiteres Problem stellt die Tatsache dar, dass trotz bronchoskopisch erreichbarem Tumor eine endgültige histologische Diagnose oft unsicher ist, da große Variabilitäten innerhalb eines Befundes möglich sind. ■ Abb. 5.71 zeigt das histologische Bild eines Bronchial-NET vom trabekulären Typ in der Chromogranin-Färbung.

Hormonanalytik

Die Bestimmung des Serotoninmetaboliten 5-Hydroxyindolessigsäure (5-HIES) als Screening-Nachweismethode gehört zur diagnostischen Aufarbeitung, obwohl unsere Erfahrungen wie auch die Literatur zeigen, dass dieses neuroendokrine Tumorprodukt nur in seltenen Fällen im 24-h-Urin erhöht ist (Harpole et al. 1992). Ein Merkmal der NET der Lunge als sog. „foregut carcinoid tumors" ist bekanntermaßen ein Defizit des Enzyms Dopa-Decarboxylase, weswegen diese Tumoren vermehrt 5-Hydroxytryptophan und nicht 5-Hydroxytryptamin (Serotonin) in das Gefäßsystem sezernieren (Veall et al. 1994). Dies erklärt unter anderem die relativ hohen Urinspiegel an 5-Hydroxytryptophan und nur selten nachweisbare 5-HIES im 24-h-Urin dieser Patienten.

5.6.5 Differenzialdiagnose

Wichtigste Differenzialdiagnosen der TC und AC sind Hamartome und Metastasen anderer maligner Tumoren. Die Differenzierung zwischen TC und AC und auch SCLC ist an Biopsiepräparaten häufig schwierig. Dies kann jedoch erhebliche Konsequenzen für die Therapie haben. Hier ist der Proliferationsmarker **Ki67** hilfreich (Granberg u. Skogseid 2001; Rekhtman 2010).

5.6.6 Therapie

Operative Therapie und Prognose

> **Grundsätzlich sollte die Therapie bei typischen und atypischen NET des Bronchialsystems in der Resektion bestehen.**

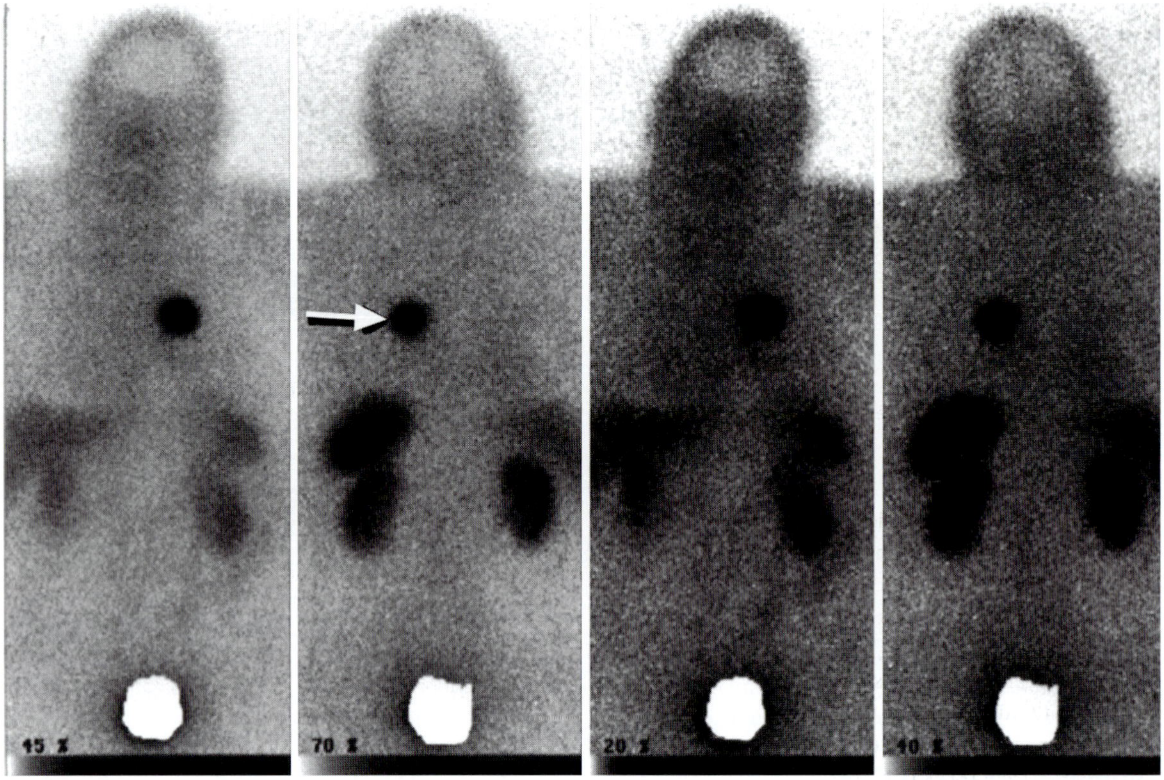

Abb. 5.70 SMS-Szintigraphie: Anreicherung in der Projektion auf den linken Hilus als Hinweis auf einen SMS-Rezeptoren-exprimierenden Tumor

Einige Autoren favorisieren auf Grund der ausgezeichneten Prognose der TC ohne Lymphknotenbeteiligung ein eher parenchymsparendes Vorgehen im Sinne atypischer Resektionen oder Segmentresektionen (Conley et al. 1992; Detterback et al. 2010; Gustaffson et al. 2008). Harpole et al. (1992) empfehlen für Risikopatienten bei nicht-exophytischen Befunden auch die bronchoskopische Laserabtragung. Diese Empfehlung kann man nach den neueren Daten auch weiterhin für diese Patientengruppe so beibehalten. Dabei gibt es zu bedenken, dass vor allem bei peripher gelegenen Befunden, die einer präoperativen Diagnostik mittels bronchoskopischer Probeexzision nicht zugänglich sind, differenzialdiagnostisch auch primär maligne epitheliale Tumoren (Adeno- und Plattenepithelkarzinome) in Frage kommen. Außerdem sind die endoluminal zu sehenden Befunde oft nur der kleinere Teil der Gesamttumormasse, dem sog. „**Eisbergphänomen**" entsprechend (Granberg u. Skogseid 2001). In Zweifelsfällen müssen aus Gründen der zu fordernden Radikalität entsprechend ausgedehnte Operationsverfahren zur Anwendung kommen.

Andere Autoren empfehlen grundsätzlich ein radikales Standardvorgehen, wie es bei primären Lungentumoren üblich ist, d. h. Standardlobektomie bzw. Manschettenlobektomie oder ggf. auch Pneumonektomie mit vollständiger ipsilateraler radikaler mediastinaler Lymphadenektomie (RMLA) (Smolle-Jüttner et al. 1993; Granberg u. Skogseid et al. 2001). Die Ergebnisse der Autoren zeigen jedoch auch, dass gerade beim sicher diagnostizierten TC sparsame Resektionen gerechtfertigt sind. Dies bestätigen Autoren, die berichten, dass Lymphadenopathien beim „Karzinoid" meist Hyperplasien im Gegensatz zu Metastasen beim primären Lungenkarzinom sind (McElaney et al. 1995).

Eine differenzierte Therapieempfehlung für TC und AC basiert auf der Häufigkeit des Vorliegens einer Lymphknotenbeteiligung. Im Falle eines klinisch nodal negativen TC ist danach eine parenchymsparende Resektion ohne RMLA gerechtfertigt. Dies trifft in der Praxis meist auf vergleichsweise junge Patienten mit zentral gelegenem Tumor zu. In Anwesenheit vergrößerter Lymphknoten in der präoperativen Diagnostik (Thorax-Computertomographie) muss eine Mediastinoskopie und/oder Gewebegewinnung mittels Punktion durch endobronchialen Ultraschall (EBUS) das präoperative Staging vervollständigen. Nodal-positive TC und AC sollten immer per Standardresektion (Lobektomie, Pneumonektomie) gefolgt von der RMLA behandelt werden. Im Falle des AC empfehlen einige Autoren im Anschluss daran eine adjuvante Therapie, wobei die Datenbasis hierfür auch eher sehr gering ist. (Detterbeck

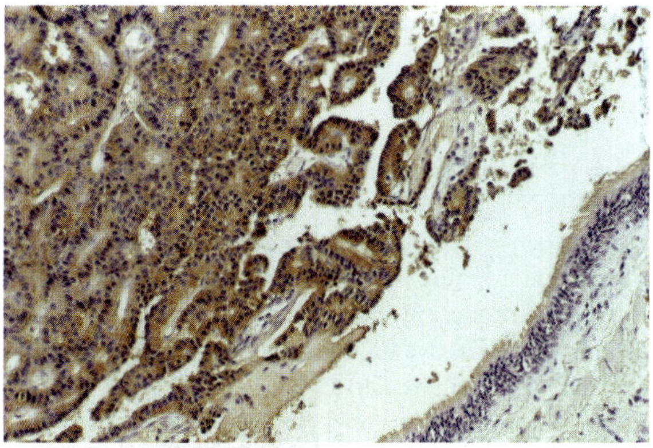

Abb. 5.71 Histologisches Bild eines NET der Lunge in Chromogranin-Färbung

et al. 2010). Ist die Konstellation „nodal-positives AC" präoperativ bekannt, kann auch eine neoadjuvante Therapie erwogen werden, da einige Daten gezeigt haben, dass die Ansprechraten des AC hierbei dem des nicht-kleinzelligen Lungenkarzinoms gleichen (Wirth et al. 2004). Trotzdem muss konstatiert werden, dass derzeit der beste therapeutische Ansatz für Patienten mit AC und N2-Beteiligung noch unklar ist, da prospektive Daten an größeren Kollektiven fehlen (Detterbeck et al. 2010).

Zahlreiche klinische Studien bestätigen die guten Ergebnisse nach Resektion des TC. Die 5-Jahres-Überlebensraten der TC liegen bei ca. 87–90 %, wobei Fernmetastasen auch noch viele Jahre nach initialer Therapie, auch nach radikaler Resektion, auftreten können (Capella et al. 1995; Gustaffson et al. 2008; Detterbeck et al. 2010). Die AC haben eine weniger gute Prognose. Hier liegen die 5-Jahres-Überlebensraten bei nur noch 44–78 % (Gustaffson et al. 2008).

Biotherapie und Chemotherapie

Eine Alternative zur chirurgischen Therapie bei disseminierten Befunden mit Metastasen stellen die Bio- oder Chemotherapie dar. Hier kommen Somatostatinanaloga (**Octreotid**) zur Anwendung, die jedoch nur bei Somatostatinrezeptoren-exprimierenden Tumoren sinnvoll sind (Temeck et al. 1996). Außerdem kommen **Chemotherapieschemata** mit Cisplatin + Etoposid, Streptozotocin + Doxorubicin oder 5-Fluoruracil (5-FU), Paclitaxel + Doxorubicin oder auch Monotherapien z. B. mit Dacarbacin zur Anwendung. In der Regel sind die Ansprechraten jedoch gering und in wenigen Fällen ist maximal „stable disease" erreichbar. Weitere zum Einsatz kommende Substanzen sind **α-Interferon** und **^{131}I-MIBG** (^{131}I-Metajodbenzylguanidin), deren Effizienz allerdings weitaus geringer ist als beim Midgut-Karzinoid.

Neue Therapieansätze z. B. mittels oraler **Tyrosinkinase-Inhibitoren** (z. B. Sunitinib) haben beim fortgeschrittenen NET der Lunge in Studien bisher keine besseren Ergebnisse erbracht als die oben geannten Chemotherapeutika (Kulke et al. 2008).

Zur **Peptidrezeptor-Radionuklidtherapie** (PRRT) mit z. B. ^{177}Lu-Octreotate existieren nur wenig Daten aus Untersuchungen an sehr kleinen Patientenkollektiven (van Essen et al. 2007). In der Untersuchung von van Essen et al. wurde z. B. ^{177}Lu-Octreotate in der Behandlung von neun Patienten mit metastasiertem Bronchialkarzinoid untersucht. Bei 5/9 Patienten wurde eine „partielle Remission" erreicht, ein Patient hatte einen „minor response". Zwei von neun Patienten hatten „stable disease" und ein weiterer „progressive disease". Hier bleiben weitere Untersuchungen an größeren Patientenkollektiven abzuwarten, um die Wertigkeit dieser Therapieoption einordnen zu können.

Bei zufällig entdeckten oder durch bronchiale Infekte aufgefallenen Befunden, die sich glatt begrenzt und ovalär in bildgebenden Verfahren darstellen, sowie bei gleichzeitig leerer Anamnese für Tabakgenuss sollte an einen NET der Lunge gedacht werden und eine entsprechende Diagnostik und Therapie erfolgen.

5.7 Neuroendokrine Tumoren des Thymus

N. Habbe, P. Langer, D.K. Bartsch

Neuroendokrine Tumoren sind seltene Tumoren des Mediastinums und treten gehäuft bei MEN-1-Patienten auf. Daher sollten MEN-1-Patienten im Rahmen eines Früherkennungsprogramms regelmäßig daraufhin untersucht werden. Geeignete diagnostische Verfahren sind Computertomographie, MRT und SRS. Die einzige kurative Therapieoption ist die Operation, adjuvante oder neoadjuvante Konzepte haben bisher keine belegte Bedeutung bezüglich Verminderung der Rezidivrate oder Verlängerung der Überlebenszeit.

5.7.1 Epidemiologie

Neuroendokrine Tumoren des Thymus sind – verglichen mit NET anderer Lokalisationen – eine seltene Tumorentität. Die erste Beschreibung erfolgte 1972 durch Rosai und Higa und unterschied die NET des Thymus von anderen Thymustumoren wie Thymome oder Thymuskarzinomen. Seit diesem Zeitpunkt wurden ca. 240 Fallberichte oder Serien publiziert, so dass sich daraus eine Inzidenz dieser Erkrankung nicht ableiten lässt. Auffällig ist eine Bevorzugung des männlichen Geschlechts mit einem Verhältnis von 4:1 gegenüber dem Auftreten bei weiblichen Patienten.

Eine Analyse der in der SEER (Surveillance, Epidemiology and End-Results)-Datenbank registrierten 160 amerikanischen Fälle bestätigte diese Geschlechterverteilung. Aus diesen Fällen ließ sich für die Vereinigten Staaten von Amerika eine Inzidenz zwischen 0,07–0,18/1.000.000 errechnen (Gaur et al. 2010).

Das Alter der Patienten lag bei Diagnosestellung zwischen dem 40. und 60. Lebensjahr (Gibril et al. 2003; Soga et al. 1999; Gaur et al. 2010). Weiterhin wurde eine deutliche Assoziation zum MEN-1-Syndrom beschrieben. Danach beträgt die Inzidenz beim MEN 1 zwischen 3–8 % aller Patienten. Die NET des Thymus treten zumeist spät im Rahmen des MEN-1-Syndroms auf und stellen nicht die Erstmanifestation dieses Syndroms dar (Gibril et al. 2003; Habbe et al. 2008). Allerdings sind sie in bis zu 90 % die häufigste Todesursache. Die mittlere Überlebenszeit betrug dabei nach Diagnosestellung 4,5 Jahre (Teh et al. 1997). In der einzigen, prospektiven Studie traten keine Todesfälle aufgrund des Thymus-NET in einem mittleren Follow-up-Intervall von 5,1 Jahren auf. Die längste Überlebenszeit lag in dieser Untersuchung bei 15,3 Jahren (Gibril et al. 2003).

Die anhand der SEER-Daten berechnete 5-Jahres-Überlebensrate lag bei 53 % für alle Tumorstadien. Patienten mit lokalisierter Tumorerkrankung hatten eine 5-Jahres-Überlebensrate von 80 %, Patienten mit regional beschränkter Erkrankung oder Fernmetastasen hingegen hatten eine 5-Jahres-Überlebensrate von 48 % bzw. 31 % (Gaur et al. 2010).

5.7.2 Histologische Klassifikation und molekulare Onkogenese

Derzeit finden zwei histologische Klassifikationen der neuroendokrinen Thymustumoren Verwendung:

- Die WHO-Klassifikation
- Die kürzlich publizierte Klassifikation von Moran et al. (Travis 2004; Moran et al. 2008; 2009) (◻ Tab. 5.26).

Die Mechanismen der molekularen Onkogenese dieser Tumoren sind bislang unzureichend untersucht. So konnte eine verstärkte Genepression des **POMC** (Proopiomelanokortin)-Gen aufgrund der Promoterhypomethylierung an 5 neuroendokrinen Thymustumoren mit ACTH-Produktion nachgewiesen werden (Ye et al., 2005).

Weiterhin zeigten ACTH-produzierende neuroendokrine Thymustumoren eine verstärkte Expression der p21-aktivierten Kinase (**PAK3**) (Liu et al. 2010). Insgesamt konnten anhand von cDNA-Microarray-Untersuchungen 68 über- und 108 unterexprimierte Gene im Vergleich zu normalem Thymusgewebe nachgewiesen werden (Bi et al.2009).

5.7.3 Klinische Symptomatik

Die klinischen Symptome entstehen durch die mediastinale Raumforderung (Husten, neu aufgetretene Heiserkeit, Brustschmerz oder eine obere Einflussstauung durch Kompression der Vena cava superior), jedoch bleiben bis zu 37 % der Patienten asymptomatisch (Soga et al. 2001; Habbe et al. 2008). Hormonal aktive NET des Thymus treten in bis zu 40 % der Patienten auf. Diese Patienten entwickeln zumeist ein Cushing-Syndrom, selten auch andere Syndrome wie Akromegalie (Wick et al. 1980; Teh et al. 1998). Bei asymptomatischen Patienten erfolgte die Diagnosestellung zumeist im Rahmen einer Röntgen-Thoraxaufnahme aus anderer Indikation als Zufallsbefund. Aufgrund der Einbindung in Vorsorgeprogramme und der damit verbundenden regelmäßigen Bildgebung des Thorax sind MEN-1-Patienten mit NET des Thymus meist asymptomatisch, in einer Untersuchung von Gibril et al. waren es 71 % (Gibril et al. 2003).

Die Metastasierung erfolgt zunächst in die lokoregionalen Lymphknoten, oft liegen bereits Knochenmetastasen und seltener Lebermetastasen vor (Ferolla et al. 2005).

5.7.4 Diagnostik

Zur bildgebenden Diagnosesicherung stehen im Wesentlichen die **Computertomographie**, die **Magnetresonanztherapie** sowie die **Somatostatinrezeptor-Szintigraphie** (SRS) zur Verfügung. Letztere wird in der vorliegenden Literatur kritisch bewertet. Wie NET anderer Lokalisationen exprimieren auch die NET des Thymus den Somatostatinrezeptor-Subtyp 2 und binden daher radioaktiv markierte Octreotidanaloga. Dieses ermöglichte in verschiedenen Serien die Diagnosestellung auch kleinerer NET des Thymus mit hoher Sensitivität (Satta et al. 1999; Cadigan et al. 1996). In einer großen Serie zeigten Gibril et al. 2003 jedoch eine höhere Sensitivität von CT oder MRT gegenüber der SRS und der Röntgen-Thoraxaufnahme bei der Diagnosestellung und Nachsorgeuntersuchung. Zwischen MRT und CT konnten in den vorliegenden Serien keine Unterschiede in Sensitivität und Spezifität herausgearbeitet werden, jedoch zeigte die MRT eine höhere Sensitivität bei der Darstellung von Knochenmetastasen als die SRS (Gibril et al. 1998; Ferolla et al. 2005).

Der Stellenwert der **Positronenemissionstomographie** (PET) in der Diagnostik der Thymus-NET bleibt nach Durchsicht der Literatur unklar. So führte ein positives 18-Fluorodeoxyglukose(FDG)-PET zu einer Thymektomie bei histologisch unauffälligem Thymus, dagegen konnte

Tab. 5.26 Klassifikation der neuroendokrinen Tumoren des Thymus

	WHO	Moran et al.
Low Grade	<2 Mitosen/10 HPF Keine Nekrosen	≤3 Mitose/10 HPF Keine Nekrosen
Intermediate Grade	2–10 Mitosen/10HPF oder fokale Nekrose	4–10 Mitosen/10 HPF oder fokale Nekrose
High Grade	>10 Mitosen/HPF	>10 Mitosen/HPF Nekrosen vorhanden

HPF high-power fields

mittels [^{11}C]5-Hydroxytryptophan-PET ein ACTH-sezernierender neuroendokriner Thymustumor diagnostiziert werden, der weder in MRT, CT oder SRS zur Darstellung kam (Wittram et al. 2003; Eriksson et al. 2005). Weiterhin konnte in einer Fallserie mittels ^{68}Gallium-DOTA-TOC-PET nur ein Tumor bei 4 Patienten identifiziert werden (Dutta et al. 2010).

5.7.5 Therapie

Chirurgische Therapie

Als kurativer Therapieansatz hat sich in der vorliegenden Literatur einzig die Resektion herausgestellt, jedoch kommt es selbst bei R0-Resektion häufig zu Rezidiven. Das lokal aggressive Wachstum mit Infiltration in Perikard und Lunge führt zu ausgedehnten Eingriffen.

Der Stellenwert der routinemäßen zervikalen Thymektomie im Rahmen von Halseingriffen aufgrund des Hyperparathyreoidismus bei MEN-1-Patienten wird in der Literatur kritisch bewertet. Einige retrospektive Studien heben die Wichtigkeit der zervikalen Thymektomie als Prophylaxe der Thymus-NET hervor (Zeiger et al. 1992; Teh et al. 1998). Demgegenüber stehen Fallberichte und Serien die ein Auftreten eines Thymus-NET nach zervikaler Thymektomie im Rahmen von Parathyreoidektomien bei MEN-1-Patienten zeigten (Burgess et al. 2001; Habbe et al. 2008). Die zervikale Thymektomie kann daher nicht als prophylaktischer Eingriff zur Verhinderung eines Thymus-NET angesehen werden, jedoch empfehlen mehrere Autoren aufgrund der geringen Mortalität die weitere Durchführung der Thymektomie bei MEN-1-Patienten im Rahmen der Parathyreoidektomie (Gibril et al. 2003; Ferolla et al. 2005; Langer et al. 2004).

Radiotherapie

Neoadjuvante oder adjuvante Radiotherapie wurde im Rahmen kleiner Serien bei Patienten bereits eingesetzt. Hier zeigte sich in den meisten Fällen kein Prognosevorteil oder keine geringere Rezidivrate. Daher kann zu diesem Zeitpunkt die Radiotherapie zur adjuvanten oder neoadjuvanten Behandlung nicht eindeutig empfohlen werden (Chakravarthy et al. 1995).

Wie die Radiotherapie wurden auch in einigen Fallberichten die **Peptidrezeptor-Radiotnuklidherapie** (PRRT) bei neuroendokrinen Thymustumoren eingesetzt. Hierbei konnte in einem Fall eine deutliche Tumorregression von multiplen Wirbelsäulenmetastasen mittel ^{90}Yttrium-DOTA-TOC erzielt werden (Habbe et al. 2008). Ebenso führte die Behandlung mit ^{177}Lutetium-DOTATE bei einem Patienten mit metastasiertem neuroendokrinen Thymustumor zu einer „stable disease" (van Essen et al. 2007).

Chemotherapie

Bezüglich der adjuvanten oder neoadjuvanten Chemotherapie liegen nur Ergebnisse kleinerer Serien oder Fallberichte vor. Die Kombination aus Ifosfamid und Etoposid, aber auch weitere Kombinationen oder Einzelgaben aus 5-Fluoruracil, Streptozocin, Etoposid oder Cisplatin hatten keinen Einfluss auf die Überlebenszeit oder die Rezidivrate (Spaggiari et al. 2001; Wang et al. 1994; Takayama et al. 1993). In einem weiteren Bericht konnte bei einem Patienten mit einem irresektablem neuroendokrinen Thymustumor und cKIT-Überexpression eine Tumorreduktion mittels Imatinib erzielt werden (Hamada et al. 2010). Eine weitere Therapieoption ist die Applikation von Somatostatinanaloga bei Patienten mit Somatostatinrezeptor-exprimierenden Tumoren (Palmieri et al. 2002).

Literatur

Literatur zu Kap. 5.1

Arnold R, Hülst M, Neuhof C, Schwarting H, Becker HD, Creutzfeldt W (1982) Antral gastrin producing G-cells in different states of gastric acid secretion. Gut 23:285–291

Arnold R (1991) Hyperplasia of gastric endocrine cells in the human antral mucosa. In: Håkanson B, Sundler F (eds) The stomach as an endocrine organ. Elsevier, Amsterdam, pp 391–401

Bayliss WM, Starling EH (1902) The mechanism of pancreatic secretion. J Physiol 28:325–335
Calam J (1995) Helicobacter pylori, acid and gastrin. Europ J Gastroenterol Heptol 7:310–317
Creutzfeldt W, Arnold R, Creutzfeldt C, Track NS (1975) Pathomorphologic, biochemical and diagnostic aspects of gastrinoma (Zollinger-Ellison syndrome). Human Pathology 6:47–76
Creutzfeldt W, Ebert R, Arnold R, Frerichs H, Brown JC (1976) Gastric inhibitory polypeptide (GIP), gastrin and insulin: response to test meal in coeliac disease and after duodeno-pancreatectomy. Diabetologia 12:279–286
Creutzfeldt W (1992) Entero-insular axis and diabetes mellitus. Horm Metabol Res Suppl 26:13–18
De Fronzo RA (2009) Banting Lecture. From the triumvirate to the ominous octet: a new paradigm for the treatment of type 2 diabetes mellitus. Diabetes 58:773–795
Drucker DJ, Ehrlich P, Asa SL, Brubaker PL (1996) Induction of intestinal proliferation by glucagon-like peptide-2. Proc Natl Acad Sci 93:7911–7916
Edkins JS (1906) The chemical mechanism of gastric secretion. J Physiol 34:133–144
Elrick H, Stimmler L, Hlad CJ Jr, Arai Y (1964) Plasma insulin response to oral and intravenous glucose administration. J Clin Endocrinol Metab 24:1076–1082
Gradwohl G, Dierich A, Le Meur M, Guillemot F (2000) Neurogenin 3 is reqired for the development of the four endocrine cell lineages of the pancreas. Proc Natl Acad Sci 97:1607–1611
Gregory A, Hardy PM, Jones DS, Kenner GW, Sheppard RC (1964) The antral hormone gastrin. Structure of gastrin. Nature 204:931–933
Johnson LR (1976) The trophic action of gstrointestinal hormones. Gastroenterology 70:278–288
Karam SM, Li Q, Gordon JI (1997) Gastric epithelial morphogenesis in normal and transgenic mice. Am J Physiol 272:G1209–220
Kunkel D, Basseri B, Low K et al. (2011) Efficacy of the glucagon-like-peptide-1 agonist exenatide in the treatment of short bowel syndrome. Neurogastroenterol Moti 23: 739
Lamers CBH, Ruland CM, Joosten HJM, Verkoogen HCM, van Tongeren JHM, Rehfeld JF (1978) Hypergastrinemia of antral origin in duodenal ulcer. Dig Dis Sci 23:998–1002
Marshman E, Booth C, Potten CS (2002) The intestinal epithelial stem cell. Bioessays 24:91–98
Metz DC, Weber HCh, Orbach M, Strader DB, Lubensky IA, Jensen RT (1995) Helicobacter pylori infection. A reversible cause of hypergastrinemia and hyperchlorhydria which may mimic Zollinger-Ellison syndrome. Dig Dis Sci 40:153–159
Murray CDR, Kamm MA, Bloom StR, Emmanuel AV (2003) Ghrelin for the gastroenterologist: history and potential. Gastroenterology 125:1492–1502
Mutt V, Jorpes J, Magnusson S (1970) Structure of porcine secretin: The amino acid sequence. Eur J Biochem 15:513
Rabiee A, Nagruder JT, Salas-Carrillo R et al. (2011) Hyperinsulinemic hypoglycemia after Roux-en Y gastric bypass. Unravelling the role of gut hormonal and pancreatic endocrine dysfunction. J Surg Res 167:199–205
Saffouri B, Weir G, Bitar K, Makhlouf G (1979) Stimulation of gastrin secretion from the perfused rat stomach by somatostatin antiserum. Life Sci 25:1749–1753
Service GJ, Thompson GB, Service FJ et al. (2005) Brief report: hyperinsulinemic hypoglycemia with nesidiolastosis after gastric-bypass surgery. N Engl J Med 353:249–254
Solcia E, Capella C, Buffa R, Usellini L, Fiocca R, Sessa F (1987) Endocrine cells of the digestive system. In: Johnson (ed) Physiology of the gastrointestinal tract, 2ed. Raven Press, New York, pp 111–130
Sommer L, Ma Q, Anderson DJ (1996) Neurogenins, a novel family of atonal related bHLH transcription factors, are putative mammalian neuronal determination genes that reveal progenitor cell heterogeneity in the developing CNS and PNS. Mol Cell Neurosci 8: 221–241
Toft-Nielsen M, Madsbad S, Holst JJ (1998) Exaggerated secretion of glucagon-like peptide-1 (GLP-1) could cause reactive hypoglycaemia. Diabetologia 41:1180–1186

Literatur zu Kap. 5.2

Edis AJ, Grant CS, Egdahl RH (1984) Manual of endocrine surgery. Springer, New York Berlin Heidelberg Tokyo
Hollender LF, Peiper HJ (1988) Die Praxis der Chirurgie – Pankreaschirurgie. Springer, Berlin Heidelberg New York London Paris Tokyo

Literatur zu Kap. 5.3

Ahlman H, Dahlström A, Enerbäck L et al. (1988) Two cases of gastric carcinoids: diagnostic and therapeutic aspects. World J Surg 12:356–361
Angeles-Angeles A, Quintanilla-Martinez L, Larriva-Sahd J (1991) Primary carcinoid of the common bile duct. Immunohistochemical characterization of a case and review of the literature. Am J Clin Pathol 96:341–344
Anlauf M, Perren A, Meyer CL et al. (2005a) Precursor lesions in patients with multiple endocrine neoplasia type 1-associated duodenal gastrinomas. Gastroenterology 128:1187–1198
Anlauf M, Wieben D, Perren A et al. (2005b) Persistent hyperinsulinemic hypoglycemia in 15 adults with diffuse nesidioblastosis: diagnostic criteria, incidence and characterization of β-cell changes. Am J Surg Pathol 29:524–533
Anlauf M, Garbrecht N, Henopp T et al. (2006a) Sporadic versus hereditary gastrinomas of the duodenum and pancreas: distinct clinico-pathological and epidemiological features. World J Gastroenterol 12:5440–5446
Anlauf M, Schlenger R, Perren A et al. (2006b) Microadenomatosis of the endocrine pancreas in patients with and without the multiple endocrine neoplasia type 1 syndrome. Am J Surg Pathol 30:560–574
Anlauf, Garbrecht N, Schmitt A, Henopp T, Komminoth P, Heitz PU, Perren A, Klöppel G (2007) Hereditary neuroendocrine tumors of the gastroenteropancreatic system
Anlauf M, Enosawa T, Henopp T et al. (2008) Primary lymph node gastrinoma or occult duodenal microgastrinoma with lymph node metastases in a MEN1 patient: the need for a systematic search for the primary tumor. Am J Surg Pathol 32:1101–1105
Anlauf M, Bauersfeld J, Raffel A et al. (2009) Insulinomatosis. A multicentric insulinoma disease that frequently causes early recurrent hyperinsulinemic hypoglycemia. Am J Surg Pathol 33:339–346
Anlauf M, Schmitt A, Heikaus S et al. (2010) Gastroenteropankreatische neuroendokrine Tumoren: Molekulargenetische Charakteristika. Viszeralmedizin 26:283–288
Anlauf M, Gerlach P, Schott M et al. (2011) Pathologie neuroendokriner Neoplasien. Chirurg 82:567–573
Antonioli DA, Dayal Y, Dvorak AM et al. (1987) Zollinger-Ellison syndrome. Cure by surgical resection of a jejunal gastrinoma containing growth hormone releasing factor. Gastroenterology 92:814–823
Arnold R (2007) Diagnosis and differential diagnosis of hypergastrinemia. Wien Klin Wochenschr 119:564–569
Assadi M, Kubiak R, Kaiser G (2002) Appendiceal carcinoid tumors in children: does size matter? Med Pediatr Oncol 38:65–66
Barbareschi M, Frigo B, Aldovini D et al. (1989) Duodenal gangliocytic paraganglioma. Report of a case and review of the literature. Virchows Arch [A] Pathol Anat 416:81–89

Bartsch DK, Langer P, Rothmund M (2007) Surgical aspects of gastrinoma in multiple endocrine neoplasia type 1. Wien Klin Wochenschr 119:602–608

Bhagavan BS, Slavin RE, Goldberg J et al. (1986) Ectopic gastrinoma and Zollinger-Ellison syndrome. Hum Pathol 17:584–592

Binnick AN, Spencer SK, Dennison WL, Jr. et al. (1977) Glucagonoma syndrome. Report of two cases and literature review. Arch Dermatol 113:749–754

Bloom SR, Polak JM, Pearse AGE (1973) Vasoactive intestinal peptide and watery-diarrhoea syndrome. Lancet ii:14–16

Bosman FT, Carneiro F, Hruban RH et al. (2010) WHO classification of tumours of the digestive tract, liver, biliary tree and pancreas. IARC Press, Lyon

Burke AP, Federspiel BH, Sobin LH et al. (1989) Carcinoids of the duodenum. A histologic and immunohistochemical study of 65 tumors. Am J Surg Pathol 13:828–837

Burke AP, Helwig EB (1989) Gangliocytic paraganglioma. Am J Clin Pathol 92:1–9

Burke AP, Sobin LH, Federspiel BH et al. (1990) Goblet cell carcinoids and related tumors of the vermiform appendix. Am J Clin Pathol 94:27–35

Capella C, Heitz PU, Höfler H et al. (1995) Revised classification of neuroendocrine tumours of the lung, pancreas and gut. Virchows Arch 425:547–560

Capella C, Polak JM, Buffa R et al. (1983) Morphologic patterns and diagnostic criteria of VIP-producing endocrine tumors. A histologic, histochemical, ultrastructural and biochemical study of 32 cases. Cancer 52:1860–1874

Capella C, Riva C, Rindi G et al. (1991) Histopathology, hormone products, and clinicopathological profile of endocrine tumors of the upper small intestine: a study of 44 cases. Endocr Pathol 2:92–110

Capelli P, Martignoni G, Pedica F et al. (2009) Endocrine neoplasms of the pancreas. Pathologic and genetic features. Arch Pathol Lab Med 133:350–364

Creutzfeldt W (1988) The achlorhydria-carcinoid sequence: Role of gastrin. Digestion 39:61–79

Dayal Y, Doos WG, O'Brien MJ et al. (1983) Psammomatous somatostatinomas of the duodenum. Am J Surg Pathol 7:653–665

Dayal Y, Tallberg KA, Nunnemacher G et al. (1986) Duodenal carcinoids in patients with and without neurofibromatosis. A comparative study. Am J Surg Pathol 10:348–357

DeLellis, Tischler AS (1990) The dispersed neuroendocrine cell system. In: Kovacs K, Asa SL (eds) Functional endocrine pathology (vol. 1). Blackwell, Boston, pp 493–508

Donow C, Pipeleers-Marichal M, Schröder S et al. (1991) Surgical pathology of gastrinoma. Site, size, multicentricity, association with multiple endocrine neoplasia type 1, and malignancy. Cancer 68:1329–1334

Donow C, Pipeleers-Marichal M, Stamm B et al. (1990) Pathologie des Insulinoms und Gastrinoms. Lokalisation, Größe, Multizentrizität, Assoziation mit der multiplen endokrinen Neoplasie Typ I und Malignität. Dtsch Med Wochenschr 115:1386–1391

Dookhan DB, Miettinen M, Finkel G et al. (1993) Recurrent duodenal gangliocytic paraganglioma with lymph node metastases. Histopathology 22:399–401

Feurle GE, Anlauf M, Hamscher G et al. (2002) Xenin-immunoreactive cells and extractable xenin in neuroendocrine tumors of duodenal origin. Gastroenterology 123:1616–1626

Fleury A, Fléjou JF, Sauvanet A et al. (1998) Calcitonin-secreting tumors of the pancreas: About six cases. Pancreas 16:545–550

Friesen SR, Tomita T (1981) Pseudo-Zollinger-Ellison syndrome: hypergastrinemia, hyperchlorhydria without tumor. Ann Surg 194:481–493

Gaffey MJ, Mills SE, Lack EE (1990) Neuroendocrine carcinoma of the colon and rectum. A clinicopathologic, ultrastructural, and immunohistochemical study of 24 cases. Am J Surg Pathol 14:1010–1023

Garbrecht N, Anlauf M, Schmitt A et al. (2008) Somatostatin-producing neuroendocrine tumors of the duodenum and pancreas: incidence, types, biological behavior, association with inherited syndromes, and functional activity. Endocr Relat Cancer 15:229–241

Goossens A, Gepts W, Saudubray JM et al. (1989) Diffuse and focal nesidioblastosis: A clinicopathological study of 24 patients with persistent neonatal hyperinsulinemic hypoglycemia. Am J Surg Pathol 13:766–775

Grabowski P, Schönfelder J, Ahnert-Hilger G et al. (2002) Expression of neuroendocrine markers: a signature of human undifferentiated carcinoma of the colon and rectum. Virchows Arch 441:256–263

Hamid QA, Bishop AE, Rode J et al. (1986) Duodenal gangliocytic paragangliomas: a study of 10 cases with immunocytochemical neuroendocrine markers. Hum Pathol 17:1151–1157

Heitz PU, Klöppel G, Polak JM et al. (1981) Ectopic hormone production by endocrine tumors: localization of hormones at the cellular level by immunocytochemistry. Cancer 48:2029–2037

Heitz PU, Komminoth P, Perren A et al. (2004) Pancreatic endocrine tumours: introduction. In: DeLellis RA, Lloyd RV, Heitz PU, Eng C (eds) Pathology and genetics: tumours of endocrine organs. WHO classification of tumors. IARC Press, Lyon, pp 177–182

Hermann G, Konukiewitz B, Schmitt A et al. (2011) Hormonally defined pancreatic and duodenal neuroendocrine tumors differ in their transcription factor signatures: expression of ISL1, PDX1, NGN3, and CDX2. Virchows Arch 459:147–154

Isenberg JI, Walsh JH, Grossman MI (1973) Zollinger-Ellison syndrome. Gastroenterology 65:140–165

Jensen RT, Gardner JD (1991) Zollinger-Ellison syndrome: clinical presentation, pathology, diagnosis and treatement. In: Dannenberg A, Zakim D (eds) Peptic ulcer and other acid-related diseases. Spectrum Publishing Co, New York, pp 117–211

Jiao Y, Shi C, Edil BH et al. (2011) DAXX/ATRX, MEN1, and mTOR pathway genes are frequently altered in pancreatic neuroendocrine tumors. Science 331:1199–1203

Klöppel G, Anlauf M (2007) Gastrinoma - morphological aspects. Wien Klin Wochenschr 119:579–584

Klöppel G, Anlauf M, Raffel A et al. (2008) Adult diffuse nesidioblastosis: genetically or environmentally induced? Hum Pathol 39:3–8

Klöppel G, Clemens A (1996) The biological relevance of gastric neuroendocrine tumors. Yale J Biol Med 69:69–74

Klöppel G, Couvelard A, Perren A et al. (2009) ENETS Consensus Guidelines for the Standards of Care in Neuroendocrine Tumors: towards a standardized approach to the diagnosis of gastroenteropancreatic neuroendocrine tumors and their prognostic stratification. Neuroendocrinology 90:162–166

Klöppel G, Heitz PU (1981) Die disseminierten (diffusen) endokrinen Zellen. In: Doerr W, Seifert G (eds) Spezielle pathologische Anatomie, Bd 14. Springer, Berlin, pp 1079–1135

Klöppel G, Rindi G, Anlauf M et al. (2007) Site-specific biology and pathology of gastroenteropancreatic neuroendocrine tumors. Virchows Arch 451 (Suppl 1):S9–S27

Klöppel G, Scherübl H (2010) Neuroendokrine Tumoren des Magens, Risikostratifizierung und Therapie. Pathologe 31:187

Klöppel G, Scherübl H (2011) Neuroendokrine Neoplasien der Appendix und des Kolorektum. Pathologe 32:314–320

Konukiewitz B, Enosawa T, Kloppel G (2011) Glucagon expression in cystic pancreatic neuroendocrine neoplasms: an immunohistochemical analysis. Virchows Arch 458:47–53

Krejs GJ, Orci L, Conlon JM et al. (1979) Somatostatinoma syndrome. Biochemical, morphologic and clinical features. N Engl J Med 301:285–292

La Rosa S, Franzi F, Albarello L et al. (2011) Serotonin-producing enterochromaffin cell tumors of the pancreas: clinicopathologic study of 15 cases and comparison with intestinal enterochromaffin cell tumors. Pancreas 40:883–895

La Rosa S, Rigoli E, Uccella S et al. (2004) CDX2 as a marker of intestinal EC-cells and related well-differentiated endocrine tumors. Virchows Arch 445:248–254

Lewin KJ, Yang K, Ulich T et al. (1984) Primary gastrin-cell hyperplasia. Report of five cases and a review of the literature. Am J Surg Pathol 8:821–832

Lubensky IA, Pack S, Ault D et al. (1998) Multiple neuroendocrine tumors of the pancreas in von Hippel-Lindau disease patients: histopathological and molecular genetic analysis. Am J Pathol 153:223–231

Maru DP, Khurana H, Rashid A et al. (2008) Retrospective study of clinicopathologic features and prognosis of high-grade neuroendocrine carcinoma of the esophagus. Am J Surg Pathol 32:1404–1411

Mitschke (1977) Funktionelle Pathomorphologie des gastrointestinalen endokrinen Zellsystems. In: Büngeler W, Eder M, Lennert K, Peters G, Sandritter W, Seifert G (eds) Progress in Pathology 104. Fischer, Stuttgart, New York,

Moriura S, Ikeda S, Hirai M et al. (1993) Hepatic gastrinoma. Cancer 72:1547–1550

Moyana TN (1989) Carcinoid tumors arising from Meckel's diverticulum. A clinical, morphologic, and immunohistochemical study. Am J Clin Pathol 91:52–56

Niederle MB, Hackl M, Kaserer K et al. (2010) Gastroenteropancreatic neuroendocrine tumours: the current incidence and staging based on the WHO and European Neuroendocrine Tumour Society classification: an analysis based on prospectively collected parameters. Endocr Relat Cancer 17:909–918

Pearse AGE (1977) Das diffuse endokrine (parakrine) System: Feyrter's Konzept und seine moderne Geschichte. Verh Dtsch Ges Pathol 61:2–6

Perrone T, Sibley RK, Rosai J (1985) Duodenal gangliocytic paraganglioma. An immunohistochemical and ultrastructural study and a hypothesis concerning its origin. Am J Surg Pathol 9:31–41

Pipeleers-Marichal M, Donow C, Heitz PU et al. (1993) Pathologic aspects of gastrinomas in patients with Zollinger-Ellison syndrome with and without multiple endocrine neoplasia type I. World J Surg 17:481–488

Pipeleers-Marichal M, Somers G, Willems G et al. (1990) Gastrinomas in the duodenums of patients with multiple endocrine neoplasia type 1 and the Zollinger-Ellison syndrome. N Engl J Med 322:723–727

Rappel S, Altendorf-Hofmann A, Stolte M (1995) Prognosis of gastric carcinoid tumours. Digestion 56:455–462

Reinecke-Lüthge A, Koschoreck F, Klöppel G (2000) The molecular basis of persistent hyperinsulinemic hypoglycemia of infancy and its pathologic substrates. Virchows Arch 436:1–5

Rindi, Arnold R, Bosman FT et al. (2010) Nomenclature and classification of neuroendocrine neoplasms of the digestive system. In: Bosman FT, Carneiro F, Hruban RH, Theise N (eds) WHO classification of tumours of the digestive system. IARC Press, pp 13–14

Rindi G, Klöppel G, Ahlman H et al. (2006) TNM staging of foregut (neuro) endocrine tumors: a consensus proposal including a grading system. Virchows Arch 449:395–401

Rindi G, Klöppel G, Couvelard A et al. (2007) TNM staging of midgut and hindgut (neuro)endocrine tumors: a consensus proposal including a grading system. Virchows Arch 451:757–762

Rindi G, Luinetti O, Cornaggia M et al. (1993) Three subtypes of gastric argyrophil carcinoid and the gastric neuroendocrine carcinoma: a clinicopathologic study. Gastroenterology 104:994–1006

Roberts LJII, Bloomgarden ZT, Marney SR, Jr. et al. (1983) Histamine release from a gastric carcinoid: Provocation by pentagastrin and inhibition by somatostatin. Gastroenterology 84:272–275

Ruttman E, Klöppel G, Bommer G et al. (1980) Pancreatic glucagonoma with and without syndrome. Immunocytochemical study of 5 tumour cases and review of the literature. Virchows Arch [A] Pathol Anat 388:51–67

Scherübl H, Schwertner C, Steinberg J et al. (2009) Neuroendokrine Tumoren des Dünndarms nehmen zu: frühe Tumoren und deren Management. Z Gastroenterol 47:1–8

Sioutos N, Virta S, Kessimian N (1991) Primary hepatic carcinoid tumor. An electron microscopic and immunohistochemical study. Am J Clin Pathol 95:172–175

Sobin LH, Gospodarowicz MK, Wittekind C (2009) UICC: TNM Classification of Malignant Tumours, 7th Edition. Wiley-Blackwell, Oxford

Solcia E, Capella C, Fiocca R et al. (1990) Gastric argyrophil carcinoidosis in patients with Zollinger-Ellison syndrome due to type 1 multiple endocrine neoplasia. A newly recognized association. Am J Surg Pathol 14:503–513

Speel EJ, Scheidweiler AF, Zhao J et al. (2001) Genetic evidence for early divergence of small functioning and nonfunctioning endocrine pancreatic tumors: gain of 9Q34 is an early event in insulinomas. Cancer Res 61:5186–5192

Stamm B, Hedinger CE, Saremaslani P (1986) Duodenal and ampullary carcinoid tumors. A report of 12 cases with pathological characteristics, polypeptide content and relation to the MEN 1 syndrome and von Recklingshausen's disease (neurofibromatosis). Virchows Arch [A] Pathol Anat 408:475–489

Stefanini P, Carboni M, Patrassi N et al. (1974) Beta-islet cell tumors of the pancreas: results of a study on 1,067 cases. Surgery 75:597–609

Stephens M, Williams GT, Jasani B et al. (1987) Synchronous duodenal neuroendocrine tumours in von Recklinghausen's disease–a case report of co-existing gangliocytic paraganglioma and somatostatin-rich glandular carcinoid. Histopathology 11:1331–1340

Syracuse DC, Perzin KH, Price JB et al. (1979) Carcinoid tumors of the appendix. Mesoappendiceal extension and nodal metastases. Ann Surg 190:58–63

Thompson NW, Vinik AI, Eckhauser FE (1989) Microgastrinomas of the duodenum. A cause of failed operations for the Zollinger-Ellison syndrome. Ann Surg 209:396–404

Warkel RL, Cooper PH, Helwig EB (1978) Adenocarcinoid, a mucin-producing carcinoid tumor of the appendix: a study of 39 cases. Cancer 42:2781–2793

Weber HC, Venzon DJ, Lin JT et al. (1995) Determinants of metastatic rate and survival in patients with Zollinger-Ellison syndrome: A prospective long-term study. Gastroenterology 108:1637–1649

Zamboni G, Franzin G, Bonetti F et al. (1990) Small-cell neuroendocrine carcinoma of the ampullary region. A clinicopathologic, immunohistochemical, and ultrastructural study of three cases. Am J Surg Pathol 14:703–713

Literatur zu Kap. 5.4.1.1

Becker KL (1995) Principles and practice of endocrinology and metabolism, 2nd ed, chapter 152: Hypoglycemic disorders in the adult, chapter 153: Localization of islet cell tumors. Lippincott, Philadelphia

Brown CK, Bartlett DL, Doppman JL, Gorden P, Libutti SK, Fraker DL, Shawker TH, Skarulis MC, Alexander HR (1997) Intraarterial calcium stimulation and intraoperative ultrasonography in the localization and resection of insulinomas. Surgery 122:1189–1194

5

Doppman JL, Chang R, Fraker DL, Norton JA, Alexander HR, Miller DL, Collier E, Skarulis MC, Gorden P (1995) Localization of insulinomas to regions of the pancreas by intra-arterial stimulation with calcium. Ann Int Med 123:269–273

Felicio JS, Martins CL, Mileo KB, Semer M, Kalinin L, Nery M, Machado MC, Liberman B (2011) Glucagon test in insulinoma: Is it useful? J Endocrinol Invest; Epub ahead of print

Gorden P, Skarulis MC, Roach P, Comi RJ, Fraker DL, Norton JA, Alexander HR, Doppman JL (1995) Plasma proinsulin-like component in insulinoma: a 25-year experience. J Clin Endocrinol Metab 80:2884–2887

Hirshberg B, Livi A, Bartlett DL, Libutti SK, Alexander HR, Doppman JL, Skarulis MC, Gorden P (2000) Forty-eight-hour fast: the diagnostic test for insulinoma. J Clin Endocrinol Metab 85:3222–3226

Kann PH, Wirkus B, Keth A, Goitom K (2003) Pitfalls in endosonographic imaging of suspected insulinomas: pancreatic nodules of unknown dignity. Eur J Endocrinol 148:531–534

Kann PH, Rothmund M, Zielke A (2005) Endoscopic ultrasound imaging of insulinomas: limitations and clinical relevance. Exp Clin Endocrinol Diab 113:471–474

Kao PC, Taylor RL, Service FJ (1994) Proinsulin by immunochemiluminometric assay for the diagnosis of insulinoma. J Clin Endocrinol Metab 78:1048–1051

Keller U (1980) Hypoglycemia: clarification and etiology. Schweiz Med Wochenschr 110:495–498 [article in German]

Marks V (1989) Diagnosis and differential diagnosis of hypoglycaemia. Mayo Clin Proc 64:1558–1561

McMahon MM, O'Brien PC, Service FJ (1989) Diagnostic interpretation of the intravenous tolbutamide test for insulinoma. Mayo Clin Proc 64:1481–1488

Merimee TJ, Tyson JE (1977) Hypoglycemia in man: pathologic and physiologic variants. Diabetes 26:161–16165

O'Brien T, O'Brien PC, Service FJ (1993) Insulin surrogates in insulinoma. J Clin Endocrinol Metab 77:448–451

Rothmund M, Rückert K, Beyer J (1996) Insulinomas and rare endocrine tumors. Chirurg 57:541–551 [article in German]

Saddig C, Bender R, Starke AAR (2002) A new classification plot for the C-peptide suppression test. JOP (Online) 3:16–25

Service FJ (1995) Hypoglycemic disorders. N Engl J Med 332:1144–1152

Service FJ (1999) Diagnostic approach to adults with hypoglycemic disorders. Endocrinol Metab Clin North Am 28:519–532

Service FJ, Natt N (2000) The prolonged fast. J Clin Endocrinol Metab 85:3973–3974

Service FJ, McMahon MM, O'Brien PC, Ballard DJ (1991) Functioning insulinoma-incidence, recurrence and long-term survival of patients: a 60-year study. Mayo Clin Proc 66:711

Service FJ, O'Brien PC, Kao PC, Young WF Jr. (1992) C-peptide suppression test: effects of gender, age, and body mass index; implications for the diagnosis of insulinoma. J Clin Endocrinol Metab 74:204–210

Service FJ, O'Brien PC, McMahon MM, Kao PC (1993) C-peptide during the prolonged fast in insulinoma. J Clin Endocrinol Metab 76:655–659

Trajanoski Z, Brunner GA, Gfrerer RJ, Wach P, Pieber TR (1996) Accuracy of home blood glucose meters during hypoglycaemia. Diabetes Care 19:1412–1415

Tsen LM, Chen JY, Won JG, Tseng HS, Yang AH, Wang SE, Lee CH (2007) The role of intra-arterial calcium stimulation test with hepatic venous sampling (IACS) in the management of occult insulinomas. Ann Surg Oncol 14:2121–2127

Ulrich FE, Schneyder U, Hadecke J (1991) Organic hyperinsulinism. Clinical aspects – diagnosis – therapy. Z Gesamte Inn Med 46:568–572 [article in German]

Wiesli P, Brandle M, Schwegler B, Lehmann R, Spinas GA, Schmid C (2002) A plasma glucose concentration below 2.5 mmol L^{-1} is not an appropriate criterion to end the 72-h fast. J Intern Med 252:504–509

Wiesli P, Brandle M, Zapf J, Seiler H, Zwimpfer C, Spinas GA, Schmid C (2004a) Assessment of hyperinsulinaemia at the termination of the prolonged fast. Clin Chim Acta 342:227–231

Wiesli P, Brändle M, Pfammatter T, Zapf J, Spinas GA, Schmid C (2004b) Insulin determination by specific and unspecific immunoassays in patients with insulinoma evaluated by the arterial stimulation and venous sampling test. Eur J Endocrinol 151:123–126

Literatur zu Kap. 5.4.1.2

An L, Wenxiu L, Yao K-C, Liu R, Lv Faqin, Tang J, Zhang S (2010) Assessment of contrast-enhanced ultrasonography in diagnosis and preoperative localization of insulinoma. Eur J Radiol 90:1770–1772

Anaye A, Mathieu A, Closset J, Bali MA, Metens T, Matos C (2009) Successful preoperative localization of a small pancreatic insulinoma by diffusion-weighted MRI. JOP 10:528–531

Angeli E, Vanzulli A, Castrucci M et al. (1997) Value of abdominal sonography and MR imaging at 0.5 T in preoperative detection of pancreatic insulinoma: a comparison with dynamic CT and angiography. Abdom Imaging 22:295–303

Anlauf M, Wieben D, Perren A, Sipos B et al. (2005) Persistant hyperinsulinemic hypoglycemia in 15 adults with diffuse nesidioblastosis. Am J Surg Pathol 29:524–533

Ardengh JC, Rosenbaum P, Ganc AJ, Goldenberg A, Lobo EJ, Malheiros CA, Rahal F, Ferrari AP (2000) Role of EUS in the preoperative localization of insulinomas compared with spiral CT. Gastrointest Endosc 51:552–555

Assalia A, Gagner M (2004) Laparoscopic pancreatic surgery for islet cell tumors of the pancreas. World J Surg 28:1239–1247

Ayav A, Bresler L, Brunaud L, Boissel P et al. (2005) Laparoscopic approach for solitary insulinoma: a multicenter study. Langenbecks Arch Surg 390:134–140

Besim H, Korkmaz A, Hamamcy O, Karaahmetoglu S (2002) Review of eight cases of insulinoma. East Afr Med J 79:368–372

Böttger T, Junginger T, Beyer J, Duber C (1995) Diagnosis of the origin and therapy of organic hyperinsulinism. Med Klin (Munich) 90:688–692

Bonfig W, Kann P, Rothmund M, Schwarze HP. Recurrent hypoglycemic seizures and obesity: delayed diagnosis of an insulinoma in a 15 year-old boy – final diagnostic localization with endosonography. J Pediatr Endocrinol Metab 2007;20:1035–1038

Boukhman MP, Karam JM, Shaver J, Siperstein AE, DeLorimier AA, Clark OH (1999) Localization of insulinomas. Arch Surg 134:818–823

Brändle M, Pfammatter T, Spinas GA, Lehmann R, Schmid C (2001) Assessment of selective arterial calcium stimulation and hepatic venous sampling to localize insulin-secreting tumours. Clin Endocrinol 55:357–362

Chang F, Chandra A, Culora G, Mahadeva A, Meenan J, Herbert A. Cytologic diagnosis of pancreatic endocrine tumors by endoscopic ultrasound-guided fine-needle aspiration: a review. Diagn Cytopathol 2006;34:649–658

Daneshvar K, Grenacher L, Mehrabi A, Kauczor HU, Hallscheidt P (2011) Preoperative tumor studies using MRI or CT in patients with clinically suspected insulinoma. Pancreatology 11:487–494.

Doherty GM, Doppman JL, Shawker TH, Miller DL et al. (1991) Results of a prospective strategy to diagnose, localize and resect insulinomas. Surgery 110:989–996

Doppman JL, Miller DL, Chang R, Shawker TH et al. (1991) Insulinomas: localization with selective intraarterial injection of calcium. Radiology 178:237–241

Doppman JL, Chang R, Fraker D, Norton JA, Alexander HR et al. (1995) Localization of insulinomas to regions of the pancreas by intra-arterial stimulation with calcium. Ann Intern Med 123:269–273

Fendrich V, Bartsch DK, Langer P, Zielke A, Rothmund M (2004) Diagnosis and surgical treatment of insulinoma – experiences in 40 cases. Dtsch Med Wochenschr 129:941–946

Fidler JL, Fletcher JG, Reading CC, Andrews JC et al. (2003) Preoperative detection of pancreatic insulinomas on multiphasic helical CT. Am J Roentgenol 181:575–780

Gouya H, Vignaux O, Augui J. Dousset B, Palazzo L et al. (2003) CT, endoscopic sonography and a combined protocol for preoperative evaluation of pancreatic insulinomas. Am J Roentgenol 181:987–992

Hamoud AK, Khan MF, Aboalmaali N, Usadel K-H, Wullstein C, Vogl T (2004) Mangan-enhanced MR imaging for the detection and localisation of small pancreatic insulinoma. Eur Radiol 14:923–925

Hiramato JS, Feldstein VA, LaBerge JM, Norton JA (2001) Intraoperative ultrasound and preoperative localization detects all occult insulinomas. Arch Surg 136:1020–1026

Ichikawa T, Peterson MS, Federle M, Baron R, Haradome H et al. (2000) Islet cell tumor of the pancreas: biphasic CT versus MR imaging in tumor detection. Radiology 216:163–171

Imamura M, Takahashi K, Adachi H, Minematsu S et al. (1987) Usefulness of selective arterial secretin injection test for localization of gastrinoma in the Zollinger-Ellison syndrome. Ann Surg 205:230–239

Ito K, Takada T, Amano H, Toyota N, Yasuda H, Yoshida M et al. (2004) Localization of islet-cell hyperplasia: value of pre- and intraoperative arterial stimulation and venous sampling. J Hepatobil Pancreatic Surg 11:203–206

Kann PH (2006) Endoscopic ultrasound imaging in neuroendocrine pancreatic tumors. A critical analysis. Med Klin 101:546–551

Kann P, Bittinger F, Engelbach M, Bohner S, Weis A, Beyer J (2001) Endosonography of insulin-secreting and clinically non-functioning neuroendocrine tumors of the pancreas: criteria for benignancy and malignancy. Eur J Med Res 6:385–390

Kann PH, Wirkus B, Keth A, Goitom K (2003) Pitfalls in endosonographic imaging of suspected insulinomas: pancreatic nodules of unknown dignity. Eur J Endocrinol148:531–534

Kann PH, Rothmund M, Zielke A (2005) Endoscopic ultrasound imaging of insulinomas: limitations and clinical relevance Exp Clin Endocr Diab 113:471–474

Kann PH, Ivan D, Pfützner A, Forst T, Langer P, Schaefer S (2007) Preoperative diagnosis of insulinoma: low body mass index, young and, and female gender are associated with negative imaging by endoscopic ultrasound. Eur J Endocrinol 157:209–213

King CM, Reznek RH, Dacie JE, Wass JA (1994) Imaging islet cell tumours. Clin Radiol 49:295–303

Langer P, Kann PH, Fendrich V, Richter G, Diehl S, Rothmund M, Bartsch DK (2004) Prospective evaluation of imaging procedures for the detection of pancreaticoduodenal endocrine tumors in patients with multiple endocrine neoplasia type 1. World J Surg 28:1317–1322

Langer P, Bartsch DK, Fendrich V, Kann PH, Rothmund M, Zielke A. Minimal-invasive operative treatment of organic hyperinsulinism. Dtsch Med Wochenschr 2005;130:514–518

Lippert H, Wolff H, Kuhn F (1990) Diagnosis and therapy of hyperinsulinism. Langenbecks Arch Chir Suppl II Verh Dtsch Ges Chir 1007–1008

Lo CY, Chan FL, Tam CF, Cheng PW et al. (2000) Value of intra-arterial calcium stimulated venous sampling for regionalization of pancreatic insulinomas. Surgery 128:903–909

Meyer S, Bittinger F, Keth A, von Mach MA, Kann PH. Endosonographically controlled transluminal fine needle aspiration biopsy: diagnostic quality by cytologic and histopathologic classification. Dtsch Med Wochenschr 2003;128:1585–1591

Miller DL, Doppman JL, Metz DC, Maton PN, Norton JA, Jensen RT (1992) Zollinger-Ellison syndrome: technique, results and complications of portal venous sampling. Radiology 1982:235–241

Mirallie E, Pattou F, Malvaux P et al. (2002) Value of endoscopic ultrasonography and somatostatin receptor scintigraphy in the preoperative localization of insulinomas and gastrinomas. Experience of 54 cases. Gastroenterol Clin Biol 26:360–306

Modlin IM, Tang LH (1997) Approaches to the diagnosis of neuroendocrine tumors: the last word (today). Gastroenterology 112:583–590

Morita S, Machida H, Kuwatsuru R, Saito N, Suzuki K, Iihara M, Obara T, Mitsuhashi N (2007) Preoperative localization of pancreatic insulinoma by super selective arterial stimulation with venous sampling. Abdom Imaging 32:126–128

Nesje LB, Varhaug JE, Husebye ES, Odegaard S (2002) Endoscopic ultrasonography for preoperative diagnosis and localization of insulinomas. Scand J Gastroenterol 37:732–737

Owen NJ, Sohaib SAA, Peppercorn PD, Monson JP et al. (2001) MRI of pancreatic neuroendocrine tumours. Br J Radiol 74:968–973

Pereira PL, Roche AJ, Maier GW, Huppert PE, Dammann F et al. (1998) Insulinoma and islet cell hyperplasia: value of the calcium intraarterial stimulation test when findings of other preoperative studies are negative. Radiology 206:703–709

Semelka RC, Cumming MJ, Shoenut JP, Magro CM et al. (1993) Islet cell tumors: comparison of dynamic contrast-enhanced CT and MR imaging with dynamic gadolinium enhancement and fat suppression. Radiology 186:799–802

Service FJ, Natt N, Thompson GB, Grant CS et al. (1999) Noninsulinoma pancreatogenous hypoglycemia: a novel syndrome of hyperinsulinemic hypoglycemia in adults independent of mutations in Kir6.2 and SUR1 genes. J Clin Endocrinol Metabol 84:1582–1589

Service FJ, McMahon MM, O´Brien PC, Ballard DJ (1991) Functioning insulinoma – incidence, recurrence and long-term survival of patients: a 60-year study. Mayo Clin Proc 66:711–719

Sotoudehmanesh R, Hedayat A, Shirazian N, Shahraeeni S, Ainechi S, Zeinali F, Kolahdoozan S. Endoscopic ultrasonography (EUS) in the localization of insulinoma. Endocrine 2007;31:238–241

Thompson GB, Service FJ, Andrews JC, Lloyd RV et al. (2000) Noninsulinoma pancreatogenous hypoglycemia syndrome: an update in 10 surgically treated patients. Surgery 128:937–945

Varma V, Tariciotti L, Coldham C, Taniere P, Buckels JA, Bramhall SR. Preoperative localisation and surgical management of insulinoma: single centre experience. Dig Surg 2011;28:63–73

Watson RG, Johnston CF, O´Hare MM, Anderson JR et al. (1989) The frequency of gastrointestinal endocrine tumours in a well-defined population – Northern Ireland 1970–1985. Q J Med 72:647–657

Wiesli P, Brändle M, Schmid C, Krähenbühl L, Furrer J, Keller U et al. (2004) Selective arterial calcium stimulation and hepatic venous sampling in the evaluation of hyperinsulinemic hypoglycemia: potential and limitations. J Vasc Intervent Radiol 15:1251–1256

Zhang TP, Zhao YP Cong L, Liao Q, Dai MH, Guo JC. Noninvasive examinations for localization of insulinoma. Zhonghua Wai Ke Za Zhi 2009;47:1365–1367,

Zimmer T, Scherubl H, Faiss S, Stolzel U, Riecken EO, Wiedenmann B (2000) Endoscopic ultrasonography of neuroendocrine tumours. Digestion 62 (Suppl 1):45–50

Literatur zu Kap. 5.4.1.3

Assalia A, Gagner M (2004) Laparoscopic pancreatic surgery for islet cell tumors of the pancreas. World J Surg 28:1239–1247

Bartsch DK, Langer P, Wild A, Schilling T, et al. (2000) Pancreaticoduodenal endocrine tumors in multiple endocrine neoplasia type 1: surgery or surveillance? Surgery 128:958–966

Bartsch DK, Fendrich V, Langer P, Celik I, Kann PH, Rothmund M (2005) Outcome of duodenopancreatic resections in patients with multiple endocrine neoplasia type 1. Ann Surg 242(6):757–766

Böttger T (2001) Operative Therapie und Ergebnisse beim Insulinom. Zentralbl Chir 126:273–278

Christ E, Wild D, Forrer F, Brändle M, Sahli R, Clerici T, Gloor B, Martius F, Maecke H, Reubi JC (2009) Glucagon-like peptide-1 receptor imaging for localization of insulinomas. J Clin Endocrinol Metab 94:4398–405

Doppmann JL, Miller DL, Chang R, Gorden P, Eastman RC, Norton JA (1993) Intraarterial calcium stimulation test for detection of insulinomas. World J Surg 17:439–443

Fendrich V, Bartsch DK, Langer P, Zielke A, Rothmund M (2004) Diagnosis and surgical treatment of insulinoma – experiences in 40 cases. Dtsch Med Wochenschr 129:941–946

Fendrich V, Langer P, Celik I, Bartsch DK, Zielke A, Ramaswamy A, Rothmund M (2006) An aggressive surgical approach leads to long-term survival in patients with pancreatic endocrine tumors. Ann Surg 244(6):845–853

Fendrich V, Waldmann J, Bartsch DK, Langer P (2009) Surgical management of pancreatic endocrine tumors. Nat Rev Clin Oncol 6:419–28

Finlayson E, Clark OH (2004) Surgical treatment of insulinomas. Surg Clin N Am 84:775–785

Hirshberg B, Libutti SK, Alexander HR et al. (2002) Blind distal pancreatectomy for occult insulinoma, an inadvisable procedure. J Am Coll Surg 194:761–764

Langer P, Wild A, Nies C, Rothmund M, Bartsch DK (2001) Variable expression of multiple endocrine neoplasia type 1-implications for screening strategies. Int J Surg Invest 3: 473

Langer P, Wild A, Hall A, Celik I, Rothmund M, Bartsch DK (2003) Prevalence of multiple endocrine neoplasia type 1 in young patients with apparently sporadic primary hyperparathyroidism or pancreaticoduodenal endocrine tumours. Br J Surg 90:1599–1603

Langer P, Bartsch DK, Fendrich V, Kann PH, Rothmund M, Zielke A (2005) Minimalinvasive operative Therapie des organischen Hyperinsulinismus. Dtsch Med Wochenschr 130:508–13

Mansour JC, Chen H (2004) Pancreatic endocrine tumors. J Surg Res 120:139–161

Norton JA (1999) Intraoperative methods to stage and localize pancreatic and duodenal tumors. Ann Oncol 4:182–184

O'Riordian DS, O'Brian T, van Heerden JA, Service FJ, Grant CS (1994) Surgical management of insulinoma associated with multiple endocrine neoplasia type I. World J Surg 18:488–494

Pitt SC, Pitt HA, Baker MS, et al. (2009) Small pancreatic and periampullary neuroendocrine tumors: resect or enucleate? J Gastrointest Surg 13:1692–1698

Proye CAG, Lokey JS (2004) Current concepts in functioning endocrine tumors of the pancreas. World J Surg 28:1231–1238

Röher HD, Simon D, Starke A, Goretzki PE (1997) Spezielle diagnostische und therapeutische Aspekte beim Insulinom. Chirurg 68:116–121

Rothmund M, Angelini L, Brunt M et al. (1990) Surgery for benign insulinoma: an international review. World J Surg 14:393–398

Sussman LA, Christie R, Whittle DE (1996) Laparoscopic excision of distal pancreas including insulinoma. Aust N Z J Surg 66:414–416

Thompson GB, Service FJ, van Heerden JA, Carney JA, Charboneau JW, O'Brien PC, Grant CS (1993) Reoperative insulinomas, 1927 to 1992: an institutional experience. Surgery 114:1196–1204

Literatur zu Kap. 5.4.1.4

Ahlman H, Friman S, Cahlin C et al. (2004) Liver transplantation of metastatic neuroendocrine tumors. Ann NY Acad Sci 1014:265–269

Capella C, Heitz P, Höfler H, Solcia E et al. (1995) Revised classification of neuroendocrine tumors of the lung, pancreas and gut. Virchows Archiv 425:547–560

Chamberlain RS, Canes D, Brown KT, Saltz L, Jarnagin W, Fong Y, Blumgart LH (2000) Hepatic neuroendocrine metastases: Does intervention alter outcome? J Am Coll Surg 190:432–445

Chen H, Hardacre JM, Uzar A, Cameron JL, Choti MA (1998) Isolated liver metastases from neuroendocrine tumors: does resection prolong survival? J Am Coll Surg 187:88–92

Christ E, Wild D, Forrer F, Brändle M, Sahli R, Clerici T, Gloor B, Martius F, Maecke H, Reubi JC (2009) Glucagon-like peptide-1 receptor imaging for localization of insulinomas. J Clin Endocrinol Metab 94:4398–405

Eriksson B, Annibale B, Bajetta E, et al. (2009) ENETS consensus guidelines for the standards of care in neuroendocrine tumors: chemotherapy in patients with neuroendocrine tumors. Neuroendocrinology 90:214–9

Fendrich V, Bartsch DK, Langer P, Zielke A, Rothmund M (2004) Diagnosis and therapy in 40 patients with insulinoma. Dtsch Med Wochenschr 129:941–946

Fendrich V, Waldmann J, Bartsch DK, et al. (2009) Surgical management of pancreatic endocrine tumors. Nat Rev Clin Oncol 6: 419–428

Fjallskog ML, Sundin A, Westlin JE, Oberg K, Janson ET, Eriksson B (2002) Treatment of malignant endocrine pancreatic tumors with a combination of alpha-interferon and somatostatin analogs. Med Oncol 19:35–42

Frank M, Klose KJ, Wied M, Ishaque N, Schade-Brittinger C, Arnold R (1999) Combination therapy with octreotide and alpha-interferon: Effect on tumor growth in metastatic endocrine gastroenteropancreatic tumors. Am J Gastroenterol 94:1381–1387

Gillams A, Cassoni A, Conway G, Lees W (2005) Radiofrequency ablation of neuroendocrine liver metastases-the Middlesex experience. Abdom Imaging 30:435–441]

Gill GV, Rauf IA, MacFarlane IA (1997) Diazoxide treatment for insulinomas: a national UK survey. Postgrad Med J 73:640–641

Lang H, Schlitt HJ, Schmidt H et al. (1999) Total hepatectomy and liver transplantation for metastatic neuroendocrine tumors of the pancreas – a single center experience with ten patients. Langenbeck's Arch Surg 384:370–377

Lehnert T (1998) Liver transplantation for metastatic neuroendocrine carcinoma. Transplantation 66:1307

Le Treut YP, Delpero JR, Dousset B et al. (1997) Results of liver transplantation in the treatment of metastatic neuroendocrine tumors: a 31-case French multicentric report. Ann Surg 225:355–364

Mansour JC (2004) Chen H. Pancreatic endocrine tumors. J Surg Res 120:139–161

Metz DC, Jensen RT (2008) Gastrointestinal neuroendocrine tumors: pancreatic endocrine tumors. Gastroenterology 135:1469–92

Murray-Lyon IM, Eddleston AL, Williams R, Brown M, Hogbin BM, Bennett A, Edwards JC, Taylor KW (1968) Treatment of multiple-hormone-producing malignant islet-cell tumour with streptozotocin. Lancet 2:895–898

Niederle MB, Hackl M, Kaserer K, Niederle B (2010) Gastroenteropancreatic neuroendocrine tumours: the current incidence and staging based on the WHO and European Neuroendocrine Tumour Society classification: an analysis based on prospectively collected parameters. Endocr Relat Cancer 17:909–18

Oberg K (2001) Chemotherapy and biotherapy in the treatment of neuroendocrine tumours. Ann Oncol 12 Suppl 2:111–114

Plockinger U, Rindi G, Arnold R, et al. (2004) Guidelines for the diagnosis and treatment of neuroendocrine gastrointestinal tumors. A consensus statement on behalf of the European Neuroendocrine Tumour Society (ENETS). Neuroendocrinology 80: 394–424

Raymond E, Dahan L, Raoul JL, et al. (2011) Sunitinib malate for the treatment of pancreatic neuroendocrine tumors. N Engl J Med 364: 501–13

Thompson GB, van Heerden JA, Grant CS, Carney JA, Ilstrup DM (1988) Islet cell carcinomas of the pancreas: A twenty-year experience. Surgery 104:1011–1017

Yao JC, Shah MH, Ito T, et al. (2011) Everolimus for advanced pancreatic neuroendocrine tumors. N Engl J Med 364: 514–23

Literatur zu Kap. 5.4.2.1

Alexander HR, Fraker DL, Norton JA, Bartlett DL et al. (1998) Prospective study of somatostatin receptor scintigraphy and its effect on operative outcome in patients with Zollinger-Ellison Syndrome. Ann Surg 228:228–238

Anlauf M, Garbrecht N, Henopp T et al. (2006) Sporadic versus hereditary gastrinomas of the duodenum and pancreas: distinct clinicopathological and epidemiological features. World J Gastroenterol 12: 5440–5446

Aoyagi T, Summerskill WHJ (1966) Gastric secretion with ulcerogenic islet tumors. Importance of basal acid output. Arch Int Med 117:667–672

Arnold R (1991) Hyperplasia of gastric endocrine cells in the human antral mucosa. In: Hakanson R, Sundler F (eds) The stomach as an endocrine organ, Fernström Foundation Series, Elsevier, pp 391–402 Arnold R (2007) Diagnosis and differential diagnosis of hypergastrinemia. Wien Klin Wochenschr 119: 564–569

Benya RV, Metz DC, Venzon DJ et al. (1994) Zollinger-Ellison syndrome can be the initial endocrine manifestation in patients with multiple endocrine neoplasia-type I. Am J Med 97:436–444 Berna MJ, Hoffmann KM, Serrano J et al. (2006) Serum gastrin in Zollinger-Ellison syndrome: I. Prospective study of fasting serum gastrin in 309 patients from the National Institute of Health and comparison with 2,229 cases from the literature. Medicine (Baltimore) 85: 295–330

Berna, MJ, Hoffmann KJ, Long SH et al. (2006) Serum gastrin in Zollinger-Ellison syndrome: II. Prospective study of gastrin provocative testing in 293 patients from the National Institute of Health and comparison with 537 cases from the literature. Medicine (Baltimore) 85: 331–364

Bhate K, Mok WY, Tran K, Khan S, Al-Nahhas A (2010) Functional assessement in the multimodality imaging of pancreatic neuro-endocrine tumours. Minerva Endocrinol 35: 17–25

Cadiot G, Bonnaud G, Labtahi R, Sarda L et al. (1997) Usefulness of somatostatin receptor scintigraphy in the management of patients with Zollinger-Ellison syndrome. Gut 41:107–114

Creutzfeldt W, Arnold R, Creutzfeldt C, Track NS (1975) Pathomorphologic, biochemical and diagnostic aspects of gastrinomas (Zollinger-Ellison syndrome). Hum Pathol 6:47–76

Eissele R, Brunner G, Simon B, Solcia E, Arnold R (1997) Gastric mucosa during treatment with Lansoprazole: Helicobacter pylori is a risk factor for argyrophil cell hyperplasia. Gastroenterology 112:707–717

El-Omar EM, Penmann ID, Ardill JES et al. (1996) Helicobacter infection and abnormalities of acid secretion in patients with duodenal ulcer disease. Gastroenterology 109:681–691

Hirschowitz BI, Worthington J, Mohnen, J, Haber M. (2007) Chromogranin A in patients with acid hypersecretion and/or hypergastrinemia. Aliment Pharmacol Ther 26: 869–878

Jais P, Mignon M (1995) Normal serum gastrin concentration in gastrinoma. Lancet 346:1421–1422

Jensen RT (1996) Gastrinoma. In: O'Shea D, Bloom SR (eds) Bailliere's clinical gastroenterology. Gastrointestinal endocrine tumours, vol. 10/Nr 4. Bailliere Tindall, London Philadelphia Sydney Tokyo Toronto, pp 603–643

Jensen RT (1998) Management of the Zollinger-Ellison syndrome in patients with multiple endocrine neoplasia type 1. J Int Med 243:477–488

Jensen RT, Gardner JD (1993) Gastrinoma. In: Go VLW, Di Magno EP, Gardner JD (eds) The pancreas: biology, pathobiology and disease, 2nd ed. Raven Press, New York, pp 931–978

Jorgensen NR, Rehfeld JF, Bardram L, Hilsted L (1998) Processing-independent analysis in the diagnosis of gastrinomas. Scand J Gastroenterol 33:379–385

Klöppel G, Rindi G, Anlauf M, Perren A, Komminroth P (2007) Site-specific biology and pathology of gastroenteropancreatic neuroendocrine tumors. Virchows Arch 451 Suppl 1: S9–27

Koop H, Naumann-Koch Ch, Arnold R (1990) Effect of omeprazole on serum gastrin levels: influence of age and sex. Z Gastroenterol 28:603–605

Koop H, Klein M, Arnold R (1990) Acid inhibitory effects of somatostatin analog in malignant gastrinomas (letter to the editor). J Clin Gastroenterol 12:120–121

Koop H, Kuly S, Flüg M, Eissele R et al. (1996) Intragastric pH and serum gastrin during administration of different doses of pantoprazole in healthy subjects. Europ J Gastroenterol Hepatol 8/9:915–918

Krausz Y, Freedman N, Rubinstein R et al. (2011) 68Ga-DOTA-NOC PET/CT imaging of neuroendocrine tumors: comparison with 111In-DTPA-octreotide (OctreoScan). Mol Imaging Biol 13:583–593

Lamers CBH, Ruland CM, Joosten HJM, Verkoogen HCM (1978) Hypergastrinemia of antral origin in duodenal ulcer. Digestive Diseases 23:998–1002

Larsson C, Skogseid B, Öberg K et al. (1988) Multiple endocrine neoplasia type 1 gene maps to chromosome 11 and is lost in insulimona. Nature 322:85–87

Maton PN, Vinayek R, Frucht H, McArthur KA et al. (1986) Long-term efficacy and safety of omeprazole in patients with Zollinger-Ellison syndrome: a prospective study. Gastroenterology 97:827–836

McArthur KE, Collen MJ, Maton PN, Cherner JA, Howard JM et al. (1985) Omeprazole: effective, convenient therapy for Zollinger-Ellison syndrome. Gastroenterology 88:939–944

McCarthy DM, Olinger EJ, May R J, Long BW, Gardner JD (1977) H_2-histamine receptor blocking agents in the Zollinger-Ellison syndrome: experience in several cases and implications for long-term therapy. Annals of Internal Medicine 87:668–675

Metz DC, Jensen RT (1995) Advances in gastric antisecretory therapy in Zollinger-Ellison-Syndrome. In Mignon M, Jensen RT (eds) Endocrine tumours of the pancreas. Recent advances in research and management. Frontiers of Gastrointestinal Research. Karger, Basel 23:240–257

Metz DC, Weber HCh, Orbach M, Strader DB, Lubensky IA, Jensen RT (1995) Helicobacter pylori infection. A reversible cause of hypergastrinemia and hyperchlorhydria which may mimic Zollinger-Ellison syndrome. Dig Dis Sci 40:153–159

Mignon M, Cadiot G (1998) Diagnostic and therapeutic criteria in patients with Zollinger-Ellison syndrome and multiple endocrine neoplasia type 1. J Int Med 243:489–494

Osefo N, Ito T, Jensen RT (2009) Gastric acid hypersecretory states: recent insights and advances. Curr. Gastroenterol Rep 11:433–441

Rehfeld JF, Gingras M-H, Bardram L et al. (2011) The Zollinger-Ellison Syndrome and Mismeasurement of Gastrin. Gastroenterology 140: 1444–1453

Rösch Th, Lightdale CJ, Botet JF et al. (1992) Localization of pancreatic endocrine tumors by endoscopic ultrasonography. N Engl J Med 326:1721–72

Simon B, Bartsch D, Joseph K, Rieder H, Rothmund M, Arnold R (2000) Multiple endokrine Neoplasie Typ 1 (MEN-1): Aktueller Stand der Diagnostik und Tumorprävention. Dtsch Ärztebl 97:600–605

Solcia E., Capella C, Fiocca R. et al. (1998) Disorders of the endocrine system. In: Pathology of the gastrointestinal tract. Ming SC, Goldman H. eds. Williams and Wilkins: Baltimore, pp. 295–322

Termanini B, Gibril F, Reynolds C, Doppmann JL et al. (1997) Value of somatostatin receptor scintigraphy: A prospective study in gastrinoma of its effect on clinical management. Gastroenterology 112:335–347

Weber HC, Venzon DJ, Lin JT et al. (1995) Determinants of metastatic rate and survival in patients with Zollinger-Ellison syndrome: a prospective long-term study. Gastroenterology 108:798–803

Zimmer T, Stölzel U, Bader M et al. (1995) Brief report: A duodenal gastrinoma in a patient with diarrhea and normal serum gastrin concentration. N Engl J Med 333:634–636

Zollinger RM, Ellison EH (1955) Primary peptic ulcerations of the jejunum associated with islet cell tumors of the pancreas. Ann Surgery 142:709–726

Literatur zu Kap. 5.4.2.2

Granberg D, Jacobsson H, Oberg K, Gustavsson J, Lehtihet M (2008) Regression of a large malignant gastrinoma on treatment with Sandostatin LAR: a case report. Digestion 77(2):92–5

Grozinsky-Glasberg S, Barak D, Fraenkel M, Walter MA, Müeller-Brand J, Eckstein J, Applebaum L, Shimon I, Gross DJ (2011) Peptide receptor radioligand therapy is an effective treatment for the long-term stabilization of malignant gastrinomas. Cancer 117(7):1377 85

Jensen RT,Niederle B, Mitry E, Ramage JK, Steinmüller T, Lewington V, Scarpa A, Sundin A, Perren A, Gross D,O'Connor JM, Pauwels S, Klöppel G and all other Frascati Consensus Conference participants (2006) Gastrinoma (Duodenal and Pancreatic). Neuroendocrinology 84:173–182

Koop H, Klein M, Arnold R (1990) Acid inhibitory effects of somatostatin analoga in malignant gastrinomas (letter to the editor). J Clin Gastroenterol 12:120–121

Maton PN, Vinayek R, Frucht H, McArthur KA et al. (1986) Long-term efficacy and safety of omeprazole in patients with Zollinger-Ellison syndrome: a prospective study. Gastroenterology 97:827–836

McArthur KE, Collen MJ, Maton PN, Cherner JA, Howard JM et al. (1985) Omeprazole: effective, convenient therapy for Zollinger-Ellison syndrome. Gastroenterology 88:939–944

Metz DC, Jensen RT (1995) Advances in gastric antisecretory therapy in Zollinger-Ellison-Syndrome. In: Mignon M, Jensen RT (eds) Endocrine tumours of the pancreas. Recent advances in research and management. Frontiers of Gastrointestinal Research. Karger, Basel, pp 23:240–257

Shojamanesh H, Gibril F, Louie A, Ojeaburu JV, Bashir S, Abou-Saif A, Jensen RT (2002) Prospective study of the anti-tumor efficacy of long-term octreotide treatment in patients with progressive metastatic gastrinomas. Cancer 94:331–343

Literatur zu Kap. 5.4.2.3

Anlauf M, Enosawa T, Henopp T, et al. (2008) Primary lymph node gastrinoma or occult duodenal microgastrinoma with lymph node metastases in a MEN1-patient: need for systematic search for the primary tumor. Am J Surg Pathol 32:1101–1105

Anlauf M, Perren A, Meyer CL, et al. (2005) Precursor lesions in multiple endocrine neoplasia type 1- associated duodenal gastrin omas. Gastroenterology. 128:1187–1198

Bartsch DK, Fendrich V, Langer P, Celik I, Kann P, Rothmund M (2005) Outcome of duodenopancreatic resections in patients with multiple endocrine neoplasia type 1. Ann Surg 242:757–766

Bhate K, Mok WY, Tran K, Khan S, Al-Nahhas A (2010) Functional assessment in the multimodal imaging of neuroendocrine pancreatic tumors. Minerva Endocrinol 35:17–25

Cadiot G, Vuagnat A, Doukhan I et al. (1999) Prognostic factors in patients with Zollinger-Ellison syndrome and multiple endocrine neoplasia type 1. Gastroenterology 116:286–293

Dean PG, van Heerden JA, Farley DR et al. (2000) Are patients with multiple endocrine neoplasia type 1 prone to premature death? World J Surg 24:1437–1441

Delcore R, Friesen SR (1992) Role of pancreaticoduodenectomy in the management of primary duodenal wall gastrinomas in patients with Zollinger-Ellison-syndrome. Surgery 112:1016–1022

Doherty GM, Olson JA, Friesella MM et al. (1998) Lethality of multiple endocrine neoplasia type I. World J Surg 22:581–587

Dudczak R, Traub-Weidinger T (2010) PET and PET/CT in neuroendocrine tumors. Eur J Radiol 73:481–493

Fraker DL, Norton JA, Alexander HR et al. (1994) Surgery in Zollinger-Ellison syndrome alters the natural history of gastrinoma. Ann Surg 220:320–330

Gauger PG, Doherty GM, Broome JT, Miller BS, Thompson NW (2009) Completion pancreatectomy and duodenectomy for recurrent MEN-1 pancreaticoduodenal neuroendocrine neoplasms. Surgery 146: 801–806

Gibril F, Reynolds JC, Doppman JL et al. (1996) Somatostatin receptor scintigraphy: its sensitivity compared with that of other imaging methods in detecting primary and metastatic gastrinomas. Ann Int Med 125:26–34

Imamura M, Takahashi K, Isobe Y et al. (1989). Curative resection of multiple gastrinomas aided by selective arterial secretin injection test and intraoperative secretin test. Ann Surg 210:710–718

Imamura M, Komoto I, Ota S, Hiratsuka T, Kosugi S, Doi R, Awane M, Inoue N (2011). Biochemically curative surgery for gastrinoma in multiple endocrine neoplasia type 1 patients. World J Gastroenterol 14:1343–1353

Jaskowiak NT, Fraker DL, Alexander HR et al. (1996) Is reoperation for gastrinoma excision in Zollinger-Ellison syndrome (ZES) indicated? Surgery 120:1057–1063

Lairmore TC, Chen VY, DeBenedetti MK et al. (2000) Duodenopancreatic resections in patients with multiple endocrine neoplasia type 1. Ann Surg 231:909–918

Lopez CL, Waldmann J, Fendrich V, Langer P, Kann PH, Bartsch DK (2011) Longterm results of surgery for pancreatic endocrine tumors in patients with MEN1. Langenbecks Arch Surg 396: 1187–1197

Lopez CL, Falconi M, Waldmann J, Boninsegna L, Fendrich V, Goretzki P, Langer P, Kann PH, Partelli S, Bartsch DK (2012) Partial pancreaticoduodenectomy can provide cure for duodenal gastrinomas associated with multiple endocrine neoplasia type 1. Ann Surg, im Druck

Norton JA, Alexander HR, Fraker DL, et al. (2001) Comparison of surgical results in patients with advanced and limited disease with multiple endocrine neoplasia type 1 and Zollinger-Ellison-syndrome. Ann Surg 234: 495–506

Norton JA, Alexander HR, Fraker DL et al. (2004) Does the use of routine dudenotomy (DUODX) affect rate of cure, development of liver metastases, of survival in patients with Zollinger-Ellison Syndrome? Ann Surg 239:617–626

Norton JA und Jensen RT (2004) Resolved and unresolved controversies in the surgical management of patients with Zollinger-Ellison-Syndrom. Ann Surg 240:757–771

Norton JA, Fraker DL, Alexander HR, Gibril F, Liewehr DJ, Venzon DJ, Jensen RT (2006) Surgery increases survival in patients with gastrinoma. Ann Surg. 244: 410–419

Phan GQ, Yeo CJ, Cameron JL et al. (1997) Pancreaticoduodenectomy for selected periampullary neuroendocrine tumors: fifty patients. Surgery 122:989–997

Skogseid B, Öberg K, Akerström G et al. (1998) Limited tumor involvement found at multiple endocrine neoplasia type I pancreatic exploration: Can it be predicted by preoperative tumor localization? World J Surg 22:673–678

Stadil F (1995) Treatment of gastrinomas with pancreaticoduodenectomy. In: Mignon M, Jensen RT (eds) Endocrine tumors of pancreas: recent advances in research and management: frontiers in gastrointestinal research. Karger, Basel, pp 333–341

Thodiyil PA, El-Masry NS, Silliamson RC (2001) Achieving eugastrinaemia in Zollinger-Ellison syndrome: resections or enucleation? Dig Surg 18:118–123

Thompson NW, Bondeson AG, Bondeson L et al. (1989) The surgical treatment of gastrinoma in MEN 1 syndrome patients. Surgery 106:1081–1086

Tonelli F, Fratini G, Nesi G, et al. (2006) Pancreatectomy in multiple endocrine neoplasia type 1-related gastrinomas and pancreatic endocrine neoplasias. Ann Surg 244: 61–70

Yu F, Venzon DJ, Serrano D et al. (1999) Prospective study of the clinical course, prognostic factors, causes of death, and survival in patients with long-standing Zollinger-Ellison Syndrome J Clin Oncol 17:615–630

Literatur zu Kap. 5.4.3

Akerstrom G, Hessman O, Skogseid B (2002) Timing and extent of surgery in symptomatic and asymptomatic neuroendocrine tumors of the pancreas in MEN1. Langenbecks Arch Surg 386:558–569

Arnold R, Neuhaus C, Benning R, Schwerk WB, Trautmann ME, Joseph K, Bruns C (1993) Somatostatin analog sandostatin and inhibition of tumor growth in patients with metastatic endocrine gastroenteropancreatic tumors. World J Surg 17:511–519

Bajetta E, Ferrari L, Martinetti A et al. (1999) Chromogranin A, neuron specific enolase, carcinoembryonic antigen, and hydroxyindole acetic acid evaluation in patients with neureondocrine tumors. Cancer 86:858–865

Bartsch DK, Schilling T, Ramaswamy A, Gerdes B, Celik I, Wagner HJ, Simon B, Rothmund M (2000) Management of nonfunctioning islet cell carcinomas World J Surg 24:1418–1424

Bartsch DK, Fendrich V, Langer P et al. (2005) Outcome of duodenopancreatic resections in patients with multiple endocrine neoplasia type 1. Ann Surg 2421:757–764

Berber E, Flesher N, Siperstein AE (2002) Laparoscopic radiofrequency ablation of neuroendocrine liver metastases. World J Surg 26:985–990

Chamberlain RS, Canes D, Brown KT, Saltz L, Jarnagin W, Fong Y, Blumgart LH (2000) Hepatic neuroendocrine metastases: Does intervention alter outcome? J Am Coll Surg 190:432–445

Chu QD, Hill HC, Douglass Jr HA, Driscoll D, Smith JL, Nava HR, Gibbs JF (2002) Predictive factors associated with long-term survival in patients with neuroendocrine tumors of the pancreas. Ann Surg Oncol 9:855–862

Doherty GM (2005) Multiple endocrine neoplasia type 1. J Surg Oncol 89:143–150

Dralle H, Krohn, SL, Karges W et al. (2004) Surgery of resectable nonfunctioning neureondocrine pancreatic tumors. World J Surg 28:1248–1260

Eriksson B, Annibale B, Bajetta E, et al. (2009) ENETS consensus guidelines for the standards of care in neuroendocrine tumors: chemotherapy in patients with neuroendocrine tumors. Neuroendocrinology 90:214–9

Fendrich V, Langer P, Celik I, Bartsch DK, Zielke A, Ramaswamy A, Rothmund M (2006) An aggressive surgical approach leads to long-term survival in patients with pancreatic endocrine tumors. Ann Surg 244:845–853

Fendrich V, Waldmann J, Bartsch DK, et al. (2009) Surgical management of pancreatic endocrine tumors. Nat Rev Clin Oncol 6:419–428

Fernandez JA, Robles R, Marin C et al. (2003) Role of liver transplantation in the management of metastatic neuroendocrine tumors. Transplant Proc 35:1832–1833

Frank M, Klose KJ, Wied M, Ishaque N, Schade-Brittinger C, Arnold R (1999) Combination therapy with octreotide and alpha-interferon: Effect on tumor growth in metastatic endocrine gastroenteropancreatic tumors. Am J Gastroenterol 94:1381–1387

Gullo L, Migliori M, Falconi M et al. (2003) Nonfunctioning pancreatic endocrine tumors: a multicenter clinical study. Am J Gastroenterol 98:2435–2439

Hellman P, Ladjevardi S, Skogseid B, Akerstrom G, Elvin A (2002) Radiofrequency tissue ablation using cooled tip for liver metastases of endocrine tumors. World J Surg 26:1052–1056

Kouvaraki MA, Solorzano CC, Shapiro SE et al. (2005) Surgical treatment of non-functioning pancreatic islet cell tumors. J Surg Oncol 89:170–185

Langer P, Kann PH, Fendrich V et al. (2004) Prospective evaluation of imaging procedures for the detection of pancreaticoduodenal endocrine tumors in patients with multiple endocrine neoplasia type 1. World J Surg 28:1317–1322

Lehnert T (1998) Liver transplantation for metastatic neuroendocrine carcinoma: an analysis of 102 patients. Transplantation 66:1307–1312

Metz DC, Jensen RT (2008) Gastrointestinal neuroendocrine tumors: pancreatic endocrine tumors. Gastroenterology 135:1469–92

Niederle MB, Hackl M, Kaserer K, Niederle B (2010) Gastroenteropancreatic neuroendocrine tumours: the current incidence and staging based on the WHO and European Neuroendocrine Tumour Society classification: an analysis based on prospectively collected parameters. Endocr Relat Cancer 17:909–18

Noone TC, Hosey J, Firat Z, Semelka RC (2005) Imaging and localization of islet-cell tumors of the pancreas on CT and MRI. Best Practice Res Clin Endocrinol Metab 2:195–211

Öberg K, Eriksson B (2005) Endocrine tumors of the pancreas. Best Pract Res Clin Gastroenterol 19:753–781

Owen NJ, Sohaib SAS, Peppercorn PD et al. (2001) MRI of pancreatic neuroendocrine tumors. Br J Radiol 74:968–973

Panzuto F, Boninsegna L, Fazio N, Campana D, Pia Brizzi M, Capurso G, Scarpa A, De Braud F, Dogliotti L, Tomassetti P, Delle Fave G, Falconi M (2011) Metastatic and locally advanced pancreatic endocrine carcinomas: analysis of factors associated with disease progression. J Clin Oncol 29:2372–7

Rinke A, Muller HH, Schade-Brittinger C, et al. (2009) Placebo-controlled, double-blind, prospective, randomized study on the effect of octreotide LAR in the control of tumor growth in patients with metastatic neuroendocrine midgut tumors: a report from the PROMID Study Group. J Clin Oncol 27: 4656–63

Solorzano CC, Lee JE, Pisters PTW et al. (2001) Nonfunctioning islet cell carcinoma of the pancreas: Survival results in a contemporary series of 163 patients. Surgery 130:1078–1085

Tran KTC, Smeenk HG, van Eijck CHJ et al. (2004) Pylorus preserving pancreaticoduodenectomy versus standard whipple procedure. A prospective, randomized, multicenter analysis of 170 patients with pancreatic and periampullary tumors. Ann Surg 240:738–745

Virgolini I, Traub-Weidinger T, Decristoforo C (2005) Nuclear medicine in the detection and management of pancreatic islet-cell tumors. Best Practice Res Clin Endocrinol Metab 2:213–227

Literatur zu Kap. 5.4.4

Ahmadzadehfar H, Biersack HJ, Ezzidin S (2010) Radioembolization of liver tumors with yttrium-90 microspheres. Semin Nucl Med 40:105–121

Ajani JA, Carraso CH, Charnsangavej C et al. (1988) Islet cell tumours metastatic to the liver. Effective palliation by sequential percutaneous artery embolization. Ann Intern Med 108:340–344

Anderson JV, Bloom SR (1986) Neuroendocrine tumours of the gut: long term therapy with the somatostatin analogue SMS 201–995. Scand J Gastroenterol 119 (suppl.):115–128

Attanoos R, Williams GT (1991) Epithelial and neuroendocrine tumors of the duodenum. Semin Diagn Pathol 8:149–162

Bordi C, Azzoni C, D´Adda T, Pizzi S (2002) Pancreatic polypeptide-related tumors. Peptides 23:339–348

Burke AP, Federspiel BH, Sobin LH, Shekitka KM, Helwig EB (1989) Carcinoids of the duodenum. A histologic and immunohistochemical study of 65 tumors. Am J Surg Pathol 13:828–237

Butler PW, Cochran CS, Merino MJ et al. (2010) Ectopic growth hormone-releasing hormone secretion by a bronchial carcinoid tumor: clinical experience following tumor resection and long-acting octreotide therapy. Pituitary [Epub ahead of print]

Chang-Chretien K, Chew JT, Judge DP (2004) Reversible dilated cardiomyopathy associated with glucagonoma. Heart 90: e44

Chetty R, Kennedy M, Ezzat S, Asa SL (2004) Pancreatic endocrine pathology in von Hippel-Lindau disease: an expanding spectrum of lesions. Endocr Pathol 15: 141–148

Colac Ozbey N, Kapran Y, Bozbora A et al. (2009) Ectopic growth hormone-releasing hormone secretion by a neuroendocrine tumor causing acromegaly: long term follow up results. Endocr Pathol 20:127–132

Debas HT, Gittes G (1993) Somatostatin analogue therapy in functioning neuroendocrine gut tumors. Digestion 54:68–71

De Mestier L, Hammel P, Hentic O et al. (2010) Dramatic efficacy of chemotherapy with 5-fluorouracil and dacarbazin in a patient with metastatic glucagonoma and cardiac insufficiency. Gastroenterol Clin Biol 34:106–110

Edney JA, Hofmann S, Thompson JS, Kessinger A (1990) Glucagonoma syndrome is an under diagnosed clinical entity. Am J Surg 160:625–628 (discussion 628–629)

Eldor R, Glaser B, Fraenkel M et al. (2011) Glucagonoma and the glucagonoma syndrome – cumulative experience with an elusive endocrine tumour. Clin Endocrinol 74:593–598

El Rassi Z, Partensky C, Valette PJ et al. (1998) Necrolytic migratory erythema, first symptom of a malignant glucagonoma: treatment by long-acting somatostatin and surgical resection. Report of three cases. Eur J Surg Oncol 24:562–567

Eriksson B, Öberg K (1995) PPomas and nonfunctioning endocrine pancreatic tumors: Clinical presentation, diagnosis, and advances in management. In: Mignon M, Jensen RT (eds) Endocrine tumors of the pancreas. Recent advances in research and management. Frontiers of Gastrointestinal Research, 23. Karger, Basel, pp 451–460

Eriksson B, Alm G, Lundqvist G et al. (1986) Treatment of malignant endocrine pancreatic tumours with human leucocyte interferon. Lancet II:1307–1308

Fendrich V, Ramaswamy A, Slater EP, Bartsch DK (2004) Duodenal somatostatinoma associated with Von Recklinghausen`s disease. J Hepatobiliary Pancreat Surg 11:417–421

Frankton S, Bloom St (1996) Glucagonomas. In: Bailliere's Clinical Gastroenterology. Gastrointestinal endocrine tumours. O'Shea D, Bloom SR (guest editors). Vol. 10/4. Bailliere Tindall. London Philadelphia Sydney Tokyo Toronto, pp 697–705

Garbrecht N, Anlauf M, Schmitt A et al. (2008) Somatostatin-producing neuroendocrine tumors of the duodenum and pancreas: incidence, types, biological behavior, association with inherited syndromes, and functional activity. Endocr related cancer 15:229–241

Hagen EC, Houben GM, Nikkels RE et al. (1992) Exocrine pancreatic insufficiency and pancreatic fibrosis due to duodenal somatostatinoma in a patient with neurofibromatosis. Pancreas 7:98–104

Horrobin DF, Cunnane SC (1980) Interactions between zinc, essential fatty acids and prostaglandins; relevance to acrodermatitis enteropathica, total parenteral nutrition, the glucagonoma syndrome, diabetes, anorexia nervosa and sickle cell anaemia. Medical Hypothesis 6:277–293

Jockenhovel F, Lederbogen S, Olbricht T et al. (1994) The long acting somatostatin analogue octreotide alleviates symptoms by reducing post-translational conversion of prepro glucagon to glucagon in a patient with malignant glucagonoma, but does not prevent tumor growth. Clin Invest 72:127–133

Kindmark H, Sundin A, Granberg D et al. (2007) Endocrine pancreatic tumors with glucagon hypersecretion: a retrospective study of 23 cases during 20 years. Med. Oncol 24:330–337

Klöppel G, Höfler H, Heitz PU (1993) Pancreatic endocrine tumours in man. In: Polak JM (ed) Diagnostic histopathology of neuroendocrine tumours, chapter 5. Churchill Livingstone, Edinburgh, pp 91–121

Krejs GJ (1987) VIPoma syndrome. Am J Med 82:37–48

Krejs GJ, Walsh JH, Morawski SG, Fordtran JS (1977) Intractable diarrhea. Intestinal perfusion studies and plasma VIP concentrations in patients with pancreatic cholera syndrome and surreptitious ingestion of laxatives and diuretics. Am J Dig Dis 22:280–292

Krejs GJ, Barkley RM, Read NW, Fordtran JS (1978) Intestinal secretion induced by vasoactive intestinal polypeptide. J Clin Invest 61:1337–1345

Krejs GJ, Orci L, Conlon JM et al. (1979) Somatostatinoma syndrome: Biochemical, morphologic and clinical features. N Engl J Med 301:285–292

Larsson LI, Hirsch MA, Holst JJ et al. (1977) Pancreatic somatostatinoma. Clinical features and physiological implications. Lancet i: 666–668

Long RG, Bryant MG, Mitchell SJ et al. (1981) Clinicopathological study of pancreatic ganglio-neuroblastoma tumours secreting vasoactive intestinal polypepetide (vipomas). Brit Med J 282:1767–1771

Losa M, Schopohl J, von Werder K (1993) Ectopic secretion of growth hormone-releasing hormones in man. J Endocrinol Invest 16:69–81

Marynick SP, Fagadau WR, Duncan LA (1980) Malignant glucagonoma syndrome. Response to chemotherapy. Ann Intern Med 93:453–454

Mehring UM, Jäger HJ, Klöppel G, Hasse FM (1997) Pancreatic polypeptide secreting endocrine pancreas tumor associated with multiple stomach and duodenal ulcers. Langenbecks Arch Chir 382:134–137

Metz DC (1999) Diagnosis of non-Zollinger-Ellison syndrome, non-carcinoid syndrome, enteropancreatic neuroendocrine tumours. Ital J Gastroenterol Hepatol 31 (Suppl 2):S153–S159

Moertel CG, Lefkopoulo M, Lipsitz S et al. (1992) Streptozocin-doxorubicin, streptozocin-fluorouracil or chlorozotocin in the treatment of advanced islet-cell carcinoma. New England Journal of Medicine 326:519–523

Park SK, O'Dorisio MS, O'Dorision Th (1996) Vasoactive intestinal polypeptide-secreting tumours: biology and therapy. In: O'Shea D, Bloom SR (eds) Bailliere's clinical gastroenterology. Gastrointestinal endocrine tumours, vol. 10/4. Bailliere Tindall, London Philadelphia Sydney Tokyo Toronto

Peterson LL, Shaw JC, Acott KM et al. (1984) Glucagonoma syndrome; in vitro evidence that glucagon increases epidermal arachidonic acid. J Am Acad Dermatology 11:468–473

Relles, Baek J, Witkiewicz A, Yeo CJ. (2010) Periampullary and duodenal neoplasms in neurofibromatosis type 1: two cases and an updated 20-year review of the literature yielding 76 cases. J Gastroenterol Surg 14:1052–1061

Roth E, Muhlbacher F, Karner J et al. (1987) Free amino acid levels in muscle and liver of a patient with glucagonoma syndrome. Metabolism 36:7–13

Ruskone A, Rene E, Chayvialle JA et al. (1982) Effect of somatostatin on diarrhea and on small intestinal water and electrolyte transport in a patient with pancreatic cholera. Dig Dis Sci 27:459–466

Schmid R, Allescher HD, Schepp W et al. (1988) Effect of somatostatin in skin lesions and concentrations of plasma amino acids in a patient with glucagonoma syndrome. Hepatogastroenterology 35:34–37

Swinburn BA, Yeong ML, Lane MR, Nicholson GI, Holdaway IM (1988) Neurofibromatosis associated with somatostatinoma: A report of two patients. Clin Endocrinol 28:353–359

Theodoraki A, Khoo B, Hamda A et al. (2010) Malignant somatostatinoma presenting with diabetic ketoacidosis and inhibitory syndrome; pathophysiological considerations. Endocr Pract 16:835–837

Tsuchihashi T, Yamaguchi K, Abe K et al. (1992) Production of immunoreactive corticotrophin-releasing hormone in various neuroendocrine tumors. Jpn J Clin Oncol 22:232–237

Verner JV, Morrison AB (1958) Islet-cell tumor and a syndrome of refractory watery diarrhea and hypokalemia. Am J Med 25:374–380

Verrua E, Ronchi CL, Ferrante E et al. (2010) Acromegaly secondary to an incidentally discovered growth-hormone releasing hormone secretine bronchial carcinoid tumour assiciated to a pituitari incidentaloma. Pituitary 13:289–292

Vieira Neto L, Taboada GF, Correa LL et al. (2007) Acromegaly secondary to growth hormone-releasing hormone secreted by an incidentally discovered pheochromocytoma. Endocr Pathol 18:48–52

Vinik AI, Strodel WE, Eckhauser FE, Moattari AR, Lloyd R (1987) Somatostatinomas, PPomas, neurotensinomas. Semin Ocol 14:263–281

von Werder K, Faglia G (1992) Potential indication for octreotide in endocrinology. Metabolism 41 (suppl. 2):91–98

von Werder K, Losa M, Stalla GK et al. (1991) Measurement of human growth hormone- and corticotropin-releasing hormone. In: Faglia G, Beck-Peccoz P, Ambrosi B et al. (eds) Pituitary adenomas: new trends in basic and clinical research. Amsterdam, The Netherlands, Elsevier pp 215–225

Wajchenberg BL, Mendonca B, Liberman B et al. (1995) Ectopic ACTH syndrome. J Steroid Biochem Mol Biol 53:139–151

Weiss DE, Vogel H, Lopes MB et al. (2011) Ectopic acromegaly due to a pancreatic neuroendocrine tumor producing growth hormone-releasing hormone. Endocr Pract 17:79–84

Literatur zu Kap. 5.5.1

Adams S, Baum R, Rink T, Schumm-Dräger PM, Usadel KH, Hör G (1998) Limited value of fluorine-18 fluorodeoxyglucose positron emission tomography for the imaging of neuroendocrine tumours. Eur J Nucl Med 25:79–83

Akahoshi K, Fujimaru T, Nakanishi K, Harada N, Nawata H (2001) Endosonography probe-guided endoscopic resection of small flat rectal carcinoid tumor using band ligation technique. Endoscopy 33:471

Andersson T, Erikson B, Hemminsson A, Lindgren PG, Öberg K (1987) Angiography, computed tomography, magnetic resonance imaging and ultrasonography in detection of liver metastases from endocrine gastrointestinal tumours. Acta Radiol 28:535–539

Bakker WH, Krenning EP, Bruns C (1991) (111In-DTPA-D-Phe)1-octreotide, a potential radiopharmaceutical for imaging of somatostatin receptor-positive tumors: Synthesis, radiolabelling and in vitro validation. Life Sci 49:1583–1591

Benning R, Leppek R, Rollwage M, Klose KJ (1991) Die Computertomographie zur Verlaufsbeobachtung metastasierter gastroenteropankreatischer Tumoren. Zbl Radiol 145:14–15

Brannigan M, Burns PN, Wilson SR (2004) Blood flow patterns in focal liver lesions at microbubble-enhanced US. Radiographics 24:921–935

Breeman WA, de Blois E, Sze Chan H, Koijnenberg M, Kwekkeboom DJ, Krenning EP (2011) (68)Ga-labeled DOTA-peptides and (68)-labeled radiopharmaceuticals for positron emission tomography: current status of research, clinical applications and future perspectives. Semin Nucl Med 41:314–321

Caplin ME, Buscombe JR, Hilson AJ, Jones AL, Watkinson AF, Burroughs AK (1998) Carcinoid tumour. Lancet 352:799–805

Cockey BM, Fishman EK, Jones B, Siegelman SS (1985) Computed tomography of abdominal carcinoid tumors. JCAT 9:38

Dimitroulopoulos D, Xynopoulos D, Tsamakidis K, Paraskevas E, Zisimopoulos A, Andriotis E, Fotopoulou E, Kontis M, Paraskevas I (2004) Scintigraphic detection of carcinoid tumors with a cost effectiveness analysis. World J Gastroenterol 10:3628–3633

Eising EG, Bier D, Knust EJ, Reiners C (1996) Somatostatinrezeptor-Szintigraphie. Methodik, Indikationen, Ergebnisse. Radiologe 36:81–88

Ekberg O, Bergenfeldt M, Aspelin P et al. (1988) Reliability of Ultrasound-guided fine-needle biopsy of pancreatic masses. Acta Radiol 29:535–539

Elsayes KM, Al-Hawary MM, Jagdish J, Ganesh HS, Platt JF (2010) CT enterography: principles, trends and interpretation of findings. Radiographics 30: 1955–1970

Frilling A, Malago M, Hertl M, Broelsch CE (1998) Use of somatostatin receptor scintigraphy to image extrahepatic metastases of neuroendocrine tumors. Surgery 124:1000–1004

Gembala RB, Arsuaga JE, Friedman AC et al. (1993) Carcinoid of the intrahepatic ducts. Abdom. Imaging 18:242–244

Gotthardt M, Dirkmorfeld LM, Wied MU, Rinke A, Behe MP, Schlieck A, Hoffken H, Alfke H, Joseph K, Klose KJ, Behr TM, Arnold R (2003) Influence of somatostatin receptor scintigraphy and CT/MRI on the clinical management of patients with gastrointestinal neuroendocrine tumors: an analysis in 188 patients. Digestion 68:80–85

Hermanutz KD, Bücheler E, Biersack HJ (1974) Zur Röntgendiagnose des Karzinoids. Fortschr Röntgenstr 121:186–196

Jais P, Terris B, Ruszniewski P et al. (1997) Somatostatin receptor subtype gene expression in human endocrine gastroentero-pancreatic tumours. Eur J Clin Invest 27:639–644

Jeffree MA, Nolan DJ (1987) Multiple ileal carcinoid tumors. Brit J Radiol 60:402

Jetmore AB, Ray JE, Gathright JB, McMuller KM, Hicks TC, Timmcke AE (1992) Rectals carcinoids: the most frequent carcinoid tumor. Dis Colon Rectum 35:717

Joseph K, Ishaque N, Klose KJ, Frank M, Kajdan U, Sprenger A (1997) Klinischer Stellenwert der Pentetreotid-Rezeptorszintigraphie bei GEP-Tumoren im Vergleich mit CT. Nuklearmedizin 36:A 80

Kaemmerer D, Peter L, Lupp A, Schulz S, Sänger J, Prasad V et al. (2011) Molecular imaging with (68)Ga-SSTR PET/CT and correlation to immunohistochemistry of somatostatin receptors in neuroendocrine tumours. Eur J Nucl Med Mol Imaging 38:1659–1668

Kisker O, Weinel RJ, Geks J, Zacara F, Joseph K, Rothmund M (1996) Value of somotostatin receptor scintigraphy for preoperative localization of carcinoids. World J Surg 20:162–167

Kobayashi K, Katsumata T, Yoshizawa S, Sada M, Igarashi M, Saigenji K, Otani Y (2005) Indications of endoscopic polypectomy for rectal carcinoid tumors and clinical usefulness of endoscopic ultrasonography. Dis Colon Rectum 48:285–291

Krausz Y, Bar-Ziv J, deJong RBJ, Ish-Shalom S, Chisin R, Shibley N, Glaser B (1998) Somatostatin-receptor scintigraphy in the management of gastroenteropancreatic tumors. Am J Gastroenterol 93:66–70

Lamberts SWJ, Chayvialle JA, Krenning EP (1993) The visualization of gastroenteropancreatic endocrine tumors. Digestion 54/1:92–97

Laun FB, Fritsche KH, Kuder TA, Stieltjes B (2011) Einführung in die Grundlagen und Techniken der Diffusionsbildgebung. Radiologe 51:170–179

Levy AD, Taylor LD, Abbott RM, Sobin LH (2005) Duodenal carcinoids: imaging features with clinical-pathologic comparison. Radiology 237:967–972

Meko JB, Doherty GM, Siegel BA, Norton JA (1996) Evaluation of somatostatin-receptor scintigraphy for detecting neuroendocrine tumors. Surgery 120:975–984

Miller ER, Herrmann RR (1942) Argentaffin tumors of the small bowel: Roentgen sign of malignant change. Radiology 39:214

Minardi Jr. AJ, Zibari GB, Aultman DF, McMillan RW, McDonald JC (1998) Small-bowel tumors. Am Coll Surg 186:664–668

Modlin IM, Kidd M, Latich I, Zikusoka MN, Shapiro MD (2005) Current status of gastrointestinal carcinoids. Gastroenterology 128:1717–1751

Nauck C, Ivancevic V, Emrich D, Creutzfeldt W (1994) 111In -pentreotide (somatostatin analogue) scintigraphy as an imaging procedure for endocrine gastro-entero-pancreatic tumors. Z Gastroenterol 32:323–327

Namasievayam S, Martin, DR, Saini S (2007) Imaging of liver metastases: MRI Cancer Imaging 7:2–9

Nikou GC, Lygidakis NJ, Toubanakis C, Pavlatos S, Tseleni-Balafouta S, Giannatou E, Mallas E, Safioleas M (2005) Current diagnosis and treatment of gastrointestinal carcinoids in a series of 101 patients: the significance of serum chromogranin-A, somatostatin receptor scintigraphy and somatostatin analogues. Hepatogastroenterology 52:731–741

Oberg K (1998) Carcinoid tumors: current concepts in diagnosis and treatment. Oncologist 3:339–345

Oberg K (2003) Diagnosis and treatment of carcinoid tumors. Expert Rev Anticancer Ther 3:863–77

Oberg K, Eriksson B (2005) Nuclear medicine in the detection, staging and treatment of gastrointestinal carcinoid tumours. Best Pract Res Clin Endocrinol Metab 19:265–276

Ramage JK, Davies AH, Ardill J, Bax N, Caplin M, Grossman A, Hawkins R, McNicol AM, Reed N, Sutton R, Thakker R, Aylwin S, Breen D, Britton K, Buchanan K, Corrie P, Gillams A, Lewington V, McCance D, Meeran K, Watkinson A; UKNETwork for Neuroendocrine Tumours (2005) Guidelines for the management of gastroenteropancreatic neuroendocrine (including carcinoid) tumours. Gut 54 (Suppl 4):1–16

Reuter SR, Boijsen E (1966) Angiographic findings in two ileal carcinoid tumors. Radiology 87:836

Ricke J, Klose KJ (2000) Imaging procedures in neuroendocrine tumours. Digestion 62 (Suppl 1):39–44

Rose SC, Meyers WC, Saeed M, Feldman JM (1989) Limitations of angiography for mesenteric ischemia caused by midgut carcinoid tumors. Cardiovasc Intervent Radiol 12:131

Ruf J, Schiefer J, Furth C, Kosiek O, Kropf S, Heuck F et al. (2011) 68Ga-DOTATOC PET/CT of neuroiendiocrine tumors: spotlight on the CT-phase in a triple-phase protocol. J Nucl Med 52: 697–704

Sarmiento JM, Que FG (2003) Hepatic surgery for metastases from neuroendocrine tumors. Surg Oncol Clin N Am 12:231–242

Schott M, Klöppel G, Raffel A, Saleh A, Knoefel WT, Scherbaum WA (2011) Neuroendocrine neoplasms of the gastrointestinal tract. Dtsch Arztebl Int 108:305–312

Schreiter NF, Nogami M, Steffen I, Pape UF, Hamm B, Brenner W, Röttgen R (2012) Evaluation of the potential of PRT-MRI fusion for detection of liver metastases in patients with neuroendocrine tumours. Eur Radiol 22: 458–467

Semelka RC, John G, Kelekis NL, Burdeny DA, Ascher SM (1996) Small bowel neoplastic disease demonstrated by MRI. J Magn Reson Imaging 6:855–860

Siccardi AG, Paganelli G, Pontiroli AE (1996) In vivo imaging of chromogranin A-positive endocrine tumours by the three-step monoclonal antibody targeting. Eur J Nucl Med 23:1455–1459

Sugimoto E, Lorelius LE, Eriksson B, Öberg K (1995) Midgut carcinoid tumours: CT appearance. Acta Radiol 36:367–371

Sundin A, Vuillerme M-P, Kaltsas G, Plöckinger U and all other Mallorca Consensus Conference participants (2009) ENETS Consensus Guidelines for the Standards of Care in Neuroendocrine Tumors. Radiological Examinations. Neuroendocrinology 90: 167–183

Tan EH, Tan CH (2011) Imaging of gastroenteropancreatic neuroendocrine tumors. World J Clin Oncol 10:28–43

Takayasu K, Muramatsu Y, Sakamoto M et al. (1992) Pindings in primary hepatic carcinoid tumor: US, CT, MRI and angiography. J Comp Assist Tomogr 16:99–102

Virgolini I, Raderer M, Kurtaran A et al. (1994) Vasoactive intestinal peptide-receptor imaging for the localization of intestinal adenocarcinomas and endocrine tumors. N Engl J Med 331:1116–1121

Vossen JA, Buijs M, Liapi E, Bluemke DA, Kamel IR (2008) Receiver operatring characteristic analysis of diffusion-weighted magnetic resonance imaging in differentiating hepatic hemangioma from other hypervascular liver lesions. J Comput Assist Tomogr 32:750–756

Zuetenhorst JM, Taal BG (2005) Metastatic carcinoid tumors: a clinical review. Oncologist 10:123–131

Literatur zu Kap. 5.5.2

Baum RP, Prasad V (2006) Monitoring Treatment. In: Cook GJR, Maisey MN, Britton KE (eds) Clinical Nuclear Medicine. Hodder, London, pp 57–78

Baum RP, Prasad V, Hoersch D (2009) Molekulare Bildgebung neuroendokriner Tumoren mit Ga-68-markierten Peptiden (Somatostatinrezeptor-PET/CT). Der Nuklearmediziner 32:1–15

Becherer A, et al. (2004) Imaging of advanced neuroendocrine tumors with (18)F-FDOPA PET. J Nucl Med 45(7):1161–7

Boellaard R, et al. (2010) FDG PET and PET/CT: EANM procedure guidelines for tumour PET imaging: version 1.0. Eur J Nucl Med Mol Imaging 37(1):181–200

Bombardieri E, et al. (2010) 111In-pentetreotide scintigraphy: procedure guidelines for tumour imaging. Eur J Nucl Med Mol Imaging 37(7):1441–8

Boy C, et al. (2011) (68)Ga-DOTATOC PET/CT and somatostatin receptor (sst1-sst5) expression in normal human tissue: correlation of sst2 mRNA and SUV(max). Eur J Nucl Med Mol Imaging 38(7):1224-36

Campana D, et al. (2010) Standardized uptake values of (68)Ga-DOTANOC PET: a promising prognostic tool in neuroendocrine tumors. J Nucl Med 51(3):353–9

de Jong M, et al. (1997) Yttrium-90 and indium-111 labelling, receptor binding and biodistribution of [DOTA0,d-Phe1,Tyr3]octreotide, a promising somatostatin analogue for radionuclide therapy. Eur J Nucl Med 24(4):368–71

Decristoforo C, et al. (2000) 99mTc-HYNIC-[Tyr3]-octreotide for imaging somatostatin-receptor-positive tumors: preclinical evaluation and comparison with 111In-octreotide. J Nucl Med 41(6):1114–9

Eldrup E, et al. (2001) Evaluation of plasma 3,4-dihydroxyphenylacetic acid (DOPAC) and plasma 3,4-dihydroxyphenylalanine (DOPA) as tumor markers in children with neuroblastoma. Scand J Clin Lab Invest 61(6):479–90

Gabriel M, et al. (2007) 68Ga-DOTA-Tyr3-octreotide PET in neuroendocrine tumors: comparison with somatostatin receptor scintigraphy and CT. J Nucl Med 48(4):508–18

Ginj M, et al. (2005) Preclinical evaluation of new and highly potent analogues of octreotide for predictive imaging and targeted radiotherapy. Clin Cancer Res 11(3):1136–45

Hartmann H, et al. (2009) [Radiation exposure of patients during 68Ga-DOTATOC PET/CT examinations]. Nuklearmedizin 48(5):201–7
Haug AR, et al. (2010) 68Ga-DOTATATE PET/CT for the early prediction of response to somatostatin receptor-mediated radionuclide therapy in patients with well-differentiated neuroendocrine tumors. J Nucl Med. 51(9):1349–56
Hoegerle S, et al. (2001a) 18 F-DOPA positron emission tomography for tumour detection in patients with medullary thyroid carcinoma and elevated calcitonin levels. Eur J Nucl Med 28(1):64–71
Hoegerle S, et al. (2001b) Whole-body 18 F dopa PET for detection of gastrointestinal carcinoid tumors. Radiology 220(2):373–80
Jensen RT (2005) Endocrine tumors of the gastrointestinal tract and pancreas. In: Kasper DL et al. (eds) Harrison's principles of internal medicine. McGraw Hill, New York
Koopmans KP, et al. (2006) Staging of carcinoid tumours with 18 F-DOPA PET: a prospective, diagnostic accuracy study. Lancet Oncol 7(9):728–34
Koukouraki S, et al. (2006) Evaluation of the pharmacokinetics of (68) Ga-DOTATOC in patients with metastatic neuroendocrine tumours scheduled for (90)Y-DOTATOC therapy. Eur J Nucl Med Mol Imaging 33(4):460–6
Kowalski J, et al. (2003) Evaluation of positron emission tomography imaging using [68Ga]-DOTA-D Phe(1)-Tyr(3)-Octreotide in comparison to [111In]-DTPAOC SPECT. First results in patients with neuroendocrine tumors. Mol Imaging Biol 5(1):42–8
Krause BJ, et al. (2007) [FDG-PET/CT in oncology. German Guideline]. Nuklearmedizin 46(6):291–301
Krenning EP, et al. (1993) Somatostatin receptor scintigraphy with [111In-DTPA-D-Phe1]- and [123I-Tyr3]-octreotide: the Rotterdam experience with more than 1000 patients. Eur J Nucl Med 20(8):716–31
Kwekkeboom DJ, et al. (2001) [177Lu-DOTAOTyr3]octreotate: comparison with [111In-DTPAo]octreotide in patients. Eur J Nucl Med 28(9):1319–25
Kwekkeboom DJ, et al. (2009) ENETS Consensus Guidelines for the Standards of Care in Neuroendocrine Tumors: somatostatin receptor imaging with (111)In-pentetreotide. Neuroendocrinology 90(2):184–9
Lebtahi, R., et al., Detection of neuroendocrine tumors: 99mTc-P829 scintigraphy compared with 111In-pentetreotide scintigraphy. J Nucl Med, 2002. 43(7):889–95
Maina T, et al. (20029 [99mTc]Demotate, a new 99mTc-based [Tyr3] octreotate analogue for the detection of somatostatin receptor-positive tumours: synthesis and preclinical results. Eur J Nucl Med Mol Imaging 29(6):742–53
Nanni C, Fanti S, Rubello D (2007) 18 F-DOPA PET and PET/CT. J Nucl Med 48(10):1577–9
Otte A, et al. (1998) Yttrium-90-labelled somatostatin-analogue for cancer treatment. Lancet (9100):417–8
Pasquali C, et al. (2004) Role and Indications of Fluorodeoxyglucose Positron Emission Tomography (FDG-PET) in Neuroendocrine Pancreatico-Duodenal Tumors. J Pancreas 6(5 suppl):528–529
Prasad V, et al. (2010) Detection of unknown primary neuroendocrine tumours (CUP-NET) using (68)Ga-DOTA-NOC receptor PET/CT. Eur J Nucl Med Mol Imaging 37(1):67–77
Prasad V, et al. (2008) PET/CT. In: Alavi A, Fahn S (eds) Neuroendocrine Tumors: Evaluation of Receptors Status and Metabolism. Elsevier, Amsterdam
Ribeiro MJ, et al. (2007) The added value of [(18)F]fluoro-L: -DOPA PET in the diagnosis of hyperinsulinism of infancy: a retrospective study involving 49 children. Eur J Nucl Med Mol Imaging 34(12):2120–8
Savelli G, et al. (2004) Feasibility of somatostatin receptor scintigraphy in the detection of occult primary gastro-entero-pancreatic (GEP) neuroendocrine tumours. Nucl Med Commun 25(5):445–9
Smith-Jones PM, et al. (1994) Gallium-67/gallium-68-[DFO]-octreotide–a potential radiopharmaceutical for PET imaging of somatostatin receptor-positive tumors: synthesis and radiolabeling in vitro and preliminary in vivo studies. J Nucl Med 35(2):317–25
Srirajaskanthan, R., et al. (2010) The role of 68Ga-DOTATATE PET in patients with neuroendocrine tumors and negative or equivocal findings on 111In-DTPA-octreotide scintigraphy. J Nucl Med 51(6):875–82
Storch D, et al. (2005) Evaluation of [99mTc/EDDA/HYNIC0]octreotide derivatives compared with [111In-DOTA0,Tyr3, Thr8]octreotide and [111In-DTPA0]octreotide: does tumor or pancreas uptake correlate with the rate of internalization? J Nucl Med 46(9):1561–9
Timmers HJ, et al. (2009) Comparison of 18 F-fluoro-L-DOPA, 18 F-fluoro-deoxyglucose, and 18 F-fluorodopamine PET and 123I-MIBG scintigraphy in the localization of pheochromocytoma and paraganglioma. J Clin Endocrinol Metab 94(12):4757–67
Virgolini I, et al. (2010) Procedure guidelines for PET/CT tumour imaging with 68Ga-DOTA-conjugated peptides: 68Ga-DOTA-TOC, 68Ga-DOTA-NOC, 68Ga-DOTA-TATE. Eur J Nucl Med Mol Imaging 37(10):2004–10
Wild D, et al. (2003) DOTA-NOC, a high-affinity ligand of somatostatin receptor subtypes 2, 3 and 5 for labelling with various radiometals. Eur J Nucl Med Mol Imaging 30(10):1338–47

Literatur zu Kap. 5.5.3

Ackerstrom G (1996) Management of carcinoid tumors of the stomach, duodenum, and pancreas. World J Surg 20:173–182
Jakobsen AM, Andersson P, Saglik G, Andersson E, Kolby L, Erickson JD, Forssell-Aronsson E, Wangberg B, Ahlman H, Nilsson O (2001) Differential expression of vesicular monoamine transporter (VMAT) 1 and 2 in gastrointestinal endocrine tumours. J Pathol 195:463–472
Klöppel G, Scherübl H: Neuroendokrine Tummoren des Magens, Risikostratifizierung und Therapie. Pathologe 31: 182–187 (2010)
Niederle MB, Hackl M, Kaserer K, Niederle B (2010) Gastroenteropancreatic neuroendocrine tumours: the current incidence and staging based on the WHO and European Neuroendocrine Tumour Society classification: an analysis based on prospectively collected parameters. Endocrine-Related Cancer 17:909–918
Plockinger U, Rindi G, Arnold R et al. (2004) European Neuroendocrine Tumour Society: Neuroendocrinology 80:394–424
Rindi G, Luinetti O, Cornaggia M, Capella C, Solcia E (1993) Three subtypes of gastric argyrophil carcinoid and the gastric neuroendocrine carcinoma: a clinicopathologic study. Gastroenterology 104:994–1006
Rindi G, Bordi C, Rappel S, La Rosa S, Solte M, Solica E (1996) Gastric carcinoids and neuroendocrine carcinomas: pathogenesis, pathology and behavior. World J Surg 20:168–172
Rindi G, Azzoni C, La Rosa S, Klersy C, Paolotti D, Rappel S, Stolte M, Capella C, Bordi C, Solcia E (1999) ECL cell tumor and poorly differentiated endocrine carcinoma of the stomach: prognostic evaluation by pathological analysis. Gastroenterology 116:532–542
Rindi G, Paolotti D, Fiocca R, Wiedenmann B, Henry JP, Solcia E (2000) Vesicular monoamine transporter 2 as a marker of gastric enterochromaffin-like cell tumors. Virchows Arch 436:217–223
Ruszniewski P, Delle Fave G, Cadiot G, et al. (2006) Well-differentiated gastric tumors/carcinomas. Neuroendocrinology 84:158–164
Wiedenmann B, Jensen RT, Mignon M, Modlin CI, Skogseid B, Doherty G, Oberg K (1998) Preoperative diagnosis and surgical management of neuroendocrine gastroenteropancreatic tumors: general recommendations by a consensus workshop. World J Surg 22:309–318

Literatur zu Kap. 5.5.4

Ahmed A, Turner G, King B, et al. (2009) Midgut neuroendocrine tumors with liver metastases: results of the UKINETS study. Endocr Relat Cancer 16:885–894

Arnold R, Wilke A, Rinke A et al. (2008) Plasma chromagranin A as marker for survival in patients with metastatic endocrine gastroenteropancreatic tumors. Clin Gastroenetrol Hepatol 6:820–827

Ballantyne GH, Savoca PE, Flannery JT, Ahlman MH, Modlin IM (1992) Incidence and mortality of carcinoids of the colon. Data from the Connecticut Tumor Registry. Cancer 69:2400–2405

Boudreaux JP, Klimstra DS, Hassan MM, Woltering EA, Jensen RT, Goldsmith SJ, Nutting C, Busnell DL, Caplin ME, Yao JC (2010) The NANETS Consensus Guideline for the Diagnosis and Management of neuroendocrine Tumors, Pancreas 39:753–766

Brune M, Gerdes B, Koller M, Rothmund M (2003) Neuroendokrine Tumore des Gastrointestinaltraktes (NETGI) und Zweitkarzinome. Dtsch Med Wochenschr 128:2413–2517

Bucher P, Mathe Z, Demirag A, Morel P (2004) Appendix tumors in the era of laparoscopic appendectomy. Surg Endosc 18:1063–1066

Capella C, Heitz PU, Hofler H, Solcia E, Klöppel G (1994) Revised classification of neuroendocrine tumors of the lung, pancreas and gut. Digestion 55:11–23

Druce M, Rockall A, Grossman AB (2009) Fibrosis and carcinoid syndrome: from causation tu future therapy. Nat Rev Endocrinol 5:276–283

Federspiel BH, Burke AP, Sobin LH, Shekitka KM (1990) Rectal and colonic carcinoids. A clinicopathologic study of 84 cases. Cancer 65:1 SS-HO

Fendrich V, Bartsch DK (2011) Surgical treatment of gastrointestinal neuroendocrine tumors, Langenbecks Arch Surg 396:299–311

Goede AC, Caplin ME, Winslet MC (2003) Carcinoid tumourof the appendix. Br J Surg 90:1317–1322

Heah SM, Eu KW, Ooi BS, Ho YH, Seow-Choen F (2001) Tumor size is irrelevant in predicting malignant potential of carcinoid tumors of the rectum. Tech Coloproctol 5:73–77

Hellman P, Lundström T, Öhrvall U, Eriksson B, Skogseid B, Öberg K, Janson ET, Äkerström G (2002) Effect of surgery on the outcome of midgut carcinoid disease with lymph node and liver metastases. World J Surg 26:991–997

Jann H, Roll S, Couvelard A et al. (2011) Neuroendocrine tumors of the midgut and hindgut origin: Tumor-node metastasis classification determines clinical outcome. Cancer 117:3332–3341

Jetmore AB, Ray JE; Gathright JB Jr, McMullen KM, Hicks TC, Timmcke AE (1992) Rectal carcinoids: the most frequent carcinoid tumor. Dis Colon Rectum 35:717–725

Klimstra DS, Arnold R, Cappella C, et al. (2010) in: WHO classification of tumours of the digestive system, Eds FT Bosman, F Carneiro, RH Hruban, ND Theise, Lyon, ARC

Klöppel G, Heitz PU, Capella C, Solcia E (1996) Pathology and nomenclature of human gastrointestinal neuroendocrine (carcinoid) tumors and related lesions. World J Surg 20:132–141

Korse CM, Bonfrer JMG, Aaronson NK, et al. (2009) Chromgranin A as an Alternative to 5-Hydroxyindoleacetic Acid in the Evaluation of Symptoms durcing Treatment of Patients with neuroendocrine Tumours. Neuroendocrinology 89:296–301

Landerholm K, Falkmer S, Järhult J (2010) Epidemiology of Small Bowel Carcinoids in a Definde Population. World J Surg 34:1500–1505

Lubarsch O (1888) Über den primären Krebs des Ileums, nebst Bemerkungen über das gleichzeitige Vorkommen von Krebs und Tuberkulose. Virchow Arch Pathol Anat Physiol Klin Med 111:280–317

MacGillivray DC, Heaton RB, Rushin JM, Cruess DF (1992) Distant metastasis from a carcinoid tumor of the appendix less than one centimeter in size. Surgery 111:466–471

Maggard MA,O'Connel JB, Ko CY (2004) Updated population-based review of carcinoid tumors. Ann Surg 240:117–121

Makridis C, Oberg K, Juhlin C, Rastad J et al. (1990) Surgical treatment of mid-gut carcinoid tumors. World J Surg 14/3:377–381

Mansencal N, Mitry E, Bachet JB, et al. (2010) Echocardiographic follow-up of treated patients with cacinoid syndrome. Am J Cardiol 105: 1588–1591

Masson P (1928) Carcinoids (argentaffin cell tumors) and nerve hyperplasia of the appendicular mucosa. Am J Pathol 4:181–185

Memon MA, Nelson H (1997) Gastrointestinal carcinoid tumors: current management strategies. Dis Colon Rectum 40:1101–1118

Modlin IM, LyeKD, Kidd M (2003) A 5-Decade analysis of 13.715 carcinoid tumors. Cancer 97:934–959

Morgan JG, Marks C, Hearn D (1974) Carcinoid tumors of the gastrointestinal tract. Ann Surg 180/5:720–727

Moyana TN (1989) Carcinoid tumors arising from Meckel'sdiverticulum – a clinical, morphologic, and immunohistochemical study. Am J Clin Pathol 91:52–56

Neary PC, Redmond PH, Houghton T, Watson GRD, Bouchier-Hayes D (1997) Carcinoid disease: review of the literature. Dis Colon Rectum 40:349–362

Niederle MB, Niederle B (2011) Diagnosis and treatment of gastroenteropancreatic neuroendocrine tumors: curren data on a prospectively collected, retrospectively analyzed clinical multicenter investigation. Oncologist 16:602–613

Nies C, Zielke A, Hasse C, Rüschoff M, Rothmund M (1992) Carcinoid tumors of Meckel's diverticula. Dis Colon Rectum 35:589–596

Oberndorfer S (1907) Karzinoide Tumoren des Dünndarms. Frankf Zschr Pathol 1:426–430

Öhrvall U, Eriksson B, Juhlin C, Karacagil S, Rastad J, Hellmann P, Äkerström G (2000) Method for dissection of mesenteric metastases in mid-gut carcinoid tumors. World J Surg 24:1402–1408

O'Toole D, Grossmann A, Gross D et al. (2009) ENETS Consensus Guidelines for the Standard Care in Neuroendocrine Tumors: biochemical markers. Neuroendocrinology 90:194–202

Parkes SE, Muir KR, Al-Sheyyab M, Cameron AH et al. (1993) Carcinoid tumours of the appendix in children 1957–1986: incidence, treatment and outcome. Br J Surg 80:502–504

Pavel M, Baudin E, Couvelard A, Krenning E, Öberg K, Steinmüller T et al. (2011) Management of Patients with Liver and other distant Metastases from neuroendocrine Tumours of Foregut, Midgut, Hindgut and unknown Primary. Neuroendocrinology

Pavel M, Hainsworth JD, Baudin E, et al. (2010) A randomized, double blind, placebo-controlled multicenter phase III trial of everolimus+ octreotide LAR vs. placebo + octreotide LAR in patientswith advanced neuroendocrine tumors (NET) (RADIANT-2). Ann Oncol (Suppl 8): viii1–viii12, LBA8

Promegger R, Obrist P, Ensinger C, Profanter C, Mittermayer R, Hager J (2002) Retrospective evaluation of carcinoidtumors of the appendix in children. World J Surg 26 (12):1489–1492

Rinke A, Muller HH, Schade-Brittinger C et al. (2009) Placebo-controlled, double-blind, prospective, randomized study on the effect of octreotide LAR in the control of tumor growthin patients with metastatic midgut neuroendocrine tumors: a report from the PROMID Study Group, J Clin Oncol, 27:4656–4663

Rosenberg JM, Welch JP (1985) Carcinoid tumors of the colon. A study of 72 patients. Am J Surg 149:775-779

Schmitt AM, Riniker F, Anlauf M, et al. (2008) Islet 1 (Isl1) expression is a reliable marker for pancreatic endocrine tumours and their metastases, Am J Pathol 32:420–425

Shebani KO, Souba WW, Finkelstein DM, Stark PC, Elgadi KM,Tanabe KK, Ott MJ (1999) Prognosis and survival in patients with gastrointestinal tract carcinoid tumors. Ann Surg 229:815-823

Stinner B, Kisker O, Zielke A, Rothmund M (1996) Surgical management for carcinoid tumors of small bowel, appendix, colon and rectum. World J Surg 20:183–188

Strosberg J, Gardner N, Kvols L (2009) Survival and Prognostic Factor Analysis of 146 Metastatic Neuroendocrine Tumors of the Midgut. Neuroendocrinology 89:471–476

Thompson GB, van Heerden JA, Martin JK Jr, Schutt AK, Ilstrup DM, Carney JA (1985) Carcinoid tumors of the gastrointestinal tract: presentation, management, and prognosis. Surgery 98:1054–1063

Toumpanakis C, Standish RA, Baishnab E et al. (2006) Goblet Cell Carcinoid Tumors (Adenocarcinoid) od the Appendix. Dis Colon Rectum 50:315-322

Williams ED, Sandler M (1963) The classification of carcinoid tumors. Lancet 1:238–239

Yao JC, Hassan M, Phan A (2008) One hundred years after carcinoid: epidemiology of and prognostic factors for neuroendocrine tumors in 35,825 cases in the United States. J Clin Oncol. 6:381–400

Yao JC, Phan AT, Chang DZ, wolff RA, Hess K, Gupta S, Jacobs C, Mares JE, Landgraf AN, Rashid A, Meric-Berstamm F (2008) Eifficacy of RAD001 (everolimus) and octreotide LAR in advanced low- to intermediate-grade neuroendocrine tumors: results of a phase II study. J Clin Oncol 26(26):4311–4318

Literatur zu Kap. 5.5.5.1

Arnold R, et al. (1996) Somatostatin analogue octreotide and inhibition of tumour growth in metastatic endocrine gastroenteropancreatic tumours. Gut 38:430–438

Bosman F, Carneiro F (2010) World Health Organization Classification of Tumours, Pathology and Genetics of Tumours of the Digestive System. IARC Press, Lyon

Bruns C, et al. (1994) Molecular Pharmacology of Somatostatin-receptor Subtypes. Annals of the New York Academy of Sciences 733:138–146

Doerffel Y, Wermke W (2008) Neuroendocrine Tumors: Characterization with Contrast-Enhanced Ultrasonography. Ultraschall in der Medizin 29:506–514

Edge SB, et al. (2010) AJCC Cancer Staging Manual. Springer, New York

Ekeblad S, et al. (2007) Temozolomide as monotherapy is effective in treatment of advanced malignant neuroendocrine tumors. Clinical Cancer Research 13:2986–2991

Ezziddin S, et al. (2006) Factors predicting tracer uptake in somatostatin receptor and MIBG scintigraphy of metastatic gastroenteropancreatic neuroendocrine tumors. Journal of Nuclear Medicine 47:223–233

Faiss S, et al. (2003) Prospective, randomized, multicenter trial on the antiproliferative effect of lanreotide, interferon alfa, and their combination for therapy of metastatic neuroendocrine gastroenteropancreatic tumors – The International Lanreotide and Interferon Alfa Study Group. Journal of Clinical Oncology 21:2689–2696

Faivre S, et al. (2006) Safety, pharmacokinetic, and antitumor activity of SU11248, a novel oral multitarget tyrosine kinase inhibitor, in patients with cancer. Journal of Clinical Oncology 24:25-35

Hanahan D, Weinberg RA (2011) Hallmarks of Cancer: The Next Generation. Cell 144:646–674

Janson EMT, Ahlstrom H, Andersson T,Oberg KE (1992) Octreotide and Interferon Alfa – A New Combination for the Treatment of Malignant Carcinoid-Tumors. European Journal of Cancer 28 A:1647–1650

John M, et al. (1996) Positive somatostatin receptor scintigraphy correlates with the presence of somatostatin receptor subtype 2. Gut 38:33–39

Kulke MH, Bergsland EK,Yao JC (2009a) Glycemic Control in Patients with Insulinoma Treated with Everolimus. N Engl J Med 360:195-197

Kulke MH, et al. (2009b) O6-Methylguanine DNA Methyltransferase Deficiency and Response to Temozolomide-Based Therapy in Patients with Neuroendocrine Tumors. Clinical Cancer Research 15:338–345

Kulke MH, et al. (2008) Activity of sunitinib in patients with advanced neuroendocrine tumors. Journal of Clinical Oncology 26:3403–3410

Kvols, L., et al. (2012) Pasireotide (SOM230) shows efficacy and tolerability in the treatment of patients with advanced neuroendocrine tumors refractory or resistant to octreotide LAR: results from a Phase II study. Endocr Relat Cancer submitted

Kvols LK, et al. (1986) Treatment of the Malignant Carcinoid Syndrome. N Engl J Med 315:663–666

Moertel CG, Kvols LK, Oconnell MJ,Rubin J (1991) Treatment of Neuroendocrine Carcinomas with Combined Etoposide and Cisplatin – Evidence of Major Therapeutic Activity in the Anaplastic Variants of These Neoplasms. Cancer 68:227–232

Moertel CG, Lefkopoulo M, Lipsitz S, Hahn RG,Klaassen D (1992) Streptozocin Doxorubicin, Streptozocin Fluorouracil, Or Chlorozotocin in the Treatment of Advanced Islet-Cell Carcinoma. N Engl J Med 326:519–523

Niederle MB, Hackl M, Kaserer K,Niederle B (2010) Gastroenteropancreatic neuroendocrine tumours: the current incidence and staging based on the WHO and European Neuroendocrine Tumour Society classification: an analysis based on prospectively collected parameters. Endocr Relat Cancer 17:909–918

Oberg K (2000) Interferon in the management of neuroendocrine GEP-tumors – A review. Digestion 62:92–97

Pape UF, et al. (2008) Prognostic factors of long-term outcome in gastroenteropancreatic neuroendocrine tumours. Endocr Relat Cancer 15:1083–1097

Pape UF, et al. (2004) Survival and Clinical Outcome of Patients with Neuroendocrine Tumors of the Gastroenteropancreatic Tract in a German Referral Center. Annals of the New York Academy of Sciences 1014:222–233

Pavel M, Baum U, Hahn E, Hensen J (2005) Doxorubicin and streptozotocin after failed biotherapy of neuroendocrine tumors. International Journal of Gastrointestinal Cancer 35:179–185

Pietras K, Hanahan D (2005) A multitargeted, metronomic, and maximum-tolerated dose „chemo-switch" regimen is antiangiogenic, producing objective responses and survival benefit in a mouse model of cancer. Journal of Clinical Oncology 23:939–952

Ploeckinger U, Kloeppel G, Wiedenmann B, Lohmann R (2009a) The German NET-Registry: An Audit on the Diagnosis and Therapy of Neuroendocrine Tumors. Neuroendocrinology 90:349–363

Ploeckinger U, Wiedenmann B, de Herder WW (2009b) ENETS Consensus Guidelines for the Standard of Care in Neuroendocrine Tumors. Neuroendocrinology 90:159–161

Raymond E (2011) Sunitinib Malate for the Treatment of Pancreatic Neuroendocrine Tumors (vol 364, pg 501, 2011). N Engl J Med 364:1082

Rindi G, Wiedenmann B (2012) Neuroendocrine neoplasms of the gut and pancreas: new insights. Nature Reviews Endocrinology 8:54–64

Rinke A, et al. (2009) Placebo-Controlled, Double-Blind, Prospective, Randomized Study on the Effect of Octreotide LAR in the Control of Tumor Growth in Patients With Metastatic Neuroendocrine Midgut Tumors: A Report From the PROMID Study Group. Journal of Clinical Oncology 27:4656–4663

Ruf J, et al. (2011) (68)Ga-DOTATOC PET/CT of Neuroendocrine Tumors: Spotlight on the CT Phases of a Triple-Phase Protocol. Journal of Nuclear Medicine 52:697–704

Strosberg JR, et al. (2011) First-line chemotherapy with capecitabine and temozolomide in patients with metastatic pancreatic endocrine carcinomas. Cancer 117:268–275

Yao JC, et al. (2008a) One hundred years after „Carcinoid": Epidemiology of and prognostic factors for neuroendocrine tumors in 35,825 cases in the United States. Journal of Clinical Oncology 26:3063–3072

Yao JC, et al. (2008b) Targeting vascular endothelial growth factor in advanced carcinoid tumor: A random assignment phase II study of depot octreotide with bevacizumab and pegylated interferon alfa-2b. Journal of Clinical Oncology 26:1316–1323

Yao JC, et al. (2010) Daily Oral Everolimus Activity in Patients With Metastatic Pancreatic Neuroendocrine Tumors After Failure of Cytotoxic Chemotherapy: A Phase II Trial. Journal of Clinical Oncology 28:69–76

Yao, J. C., et al. (2011) Everolimus for Advanced Pancreatic Neuroendocrine Tumors. N Engl J Med 364:514–523

Zitzmann (2009) The Novel mTOR Inhibitor RAD001 (Everolimus) Induces Antiproliferative Effects in Human Pancreatic Neuroendocrine Tumor Cells (vol 85, p 54, 2007). Neuroendocrinology 90:250

Literatur zu Kap. 5.5.5.2

Artinyan A, Nelson R, Soriano P, Chung V, Retseck J, Reynolds J, Marx H, Kim J, Wagman L (2008) Treatment response to transcatheter arterial embolization and chemoembolization in primary and metastatic tumors of the liver. HPB (Oxford) 10(6):396–404

Berber E, Flesher N, Siperstein AE (2002) Laparoscopic radiofrequency ablation of neuroendocrine liver metastases. World J Surg 26(8):985–90

Carter S, Martin II RC (2009) Drug-eluting bead therapy in primary and metastatic disease of the liver. HPB (Oxford) 11(7):541–50

Dominguez S, Denys A, Madeira I, Hammel P, Vilgrain V, Menu Y, Bernades P, Ruszniewski P (2000) Hepatic arterial chemoembolization with streptozotocin in patients with metastatic digestive endocrine tumours. Eur J Gastroenterol Hepatol 12(2):151–7

Elias D, Goéré D, Leroux G, Dromain C, Leboulleux S, de Baere T, Ducreux M, Baudin E (2009) Combined liver surgery and RFA for patients with gastroenteropancreatic endocrine tumors presenting with more than 15 metastases to the liver. Eur J Surg Oncol 35(10):1092–7

Eriksson J, Stålberg P, Nilsson A, Krause J, Lundberg C, Skogseid B, Granberg D, Eriksson B, Akerström G, Hellman P (2008) Surgery and radiofrequency ablation for treatment of liver metastases from midgut and foregut carcinoids and endocrine pancreatic tumors. World J Surg 32(5):930–8

Gaur SK, Friese JL, Sadow CA, Ayyagari R, Binkert CA, Schenker MP, Kulke M, Baum R (2011) Hepatic Arterial Chemoembolization Using Drug-Eluting Beads in Gastrointestinal Neuroendocrine Tumor Metastatic to the Liver. Cardiovasc Intervent Radiol 34(3):566–72

Gilliams A (2004) Liver ablation therapy. Br J of Radiology 77(921):713–23

Gillams A, Cassoni A, Conway G, Lees W (2005) Radiofrequency ablation of neuroendocrine liver metastases: the Middlesex experience Abdom Imaging 30(4):435–41

Giovannini M, Seitz JF (1994) Ultrasound-guided percutaneous alcohol injection of small liver metastases. Results in 40 patients. Cancer 73(2):294–7

Gupta S, Johnson MM, Murthy R, Ahrar K, Wallace MJ, Madoff DC, McRae SE, Hicks ME, Rao S, Vauthey JN, Ajani JA, Yao JC (2005) Hepatic arterial embolization and chemoembolization for the treatment of patients with metastatic neuroendocrine tumors: variables affecting response rates and survival. Cancer 104(8):1590–602

Van Hazel G, Blackwell A, Anderson J, Price D, Moroz P, Bower G, Cardaci G, Gray B (2004) Randomised phase 2 trial of SIR-Spheres® plus fluorouracil/leucovorin chemotherapy vs. fluorouracil/leucovorin chemotherapy alone in advanced colorectal cancer. J Surg Oncol 88(2): 78–85

Ho AS, Picus J, Darcy MD, Tan B, Gould JE, Pilgram TK, Brown DB (2007) Long-term outcome after chemoembolization and embolization of hepatic metastatic lesions from neuroendocrine tumors. AJR Am J Roentgenol 188(5):1201–7

Kamat PP, Gupta S, Ensor JE, Murthy R, Ahrar K, Madoff DC, Wallace MJ, Hicks ME (2008) Hepatic arterial embolization and chemoembolization in the management of patients with large-volume liver metastases. Cardiovasc Intervent Radiol 31(2):299–307

Kalinowski M, Dressler M, König A, El-Sheik M, Rinke A, Höffken H, Gress TM, Arnold R, Klose KJ, Wagner HJ (2009) Selective internal radiotherapy with Yttrium-90 microspheres for hepatic metastatic neuroendocrine tumors: a prospective single center study Digestion 79(3):137–42

Kennedy AS, Dezarn WA, Mc Neillie P, Coldwell D, Nutting C, Carter D, Murthy R, Rose S, Warner RRP, Liu D, Palmedo H, Overton C, Jones B, Salem R (2008) Radioembolization for Unresectable Neuroendocrine Hepatic Metastases Using Resin 90 Y-Microspheres: Early Results in 148 Patients. Am J Clin Oncol 31: 271–279

King J, Quinn R, Glenn DM, Janssen J, Tong D, Liaw W, Morris DL (2008) Radioembolization With Selective Internal Radiation Microspheres for Neuroendocrine Liver Metastases. Cancer 113: 921–9

Kress O, Wagner HJ, Wied M, Klose KJ, Arnold R, Alfke H (2003) Transarterial chemoembolization of advanced liver metastases of neuroendocrine tumors–a retrospective single-center analysis. Digestion 68(2–3):94–101

Lau WY, Ho S, Leung TWT, Chan M, Ho R, Johnson PJ, Li AKC (1998) Selective Internal Radiation Therapy for Nonresectable Hepatocellular Carcinoma with Intraarterial Infusion of 90Yttrium Microspheres. Radiation Oncology 40(3): 582–591

Lewandowski RJ, Thurston KG, Goin JE, Wong CY, Gates VL, Van Buskirk M, Geschwind JFH, Salem R (2005) 90Y Microsphere (TheraSphere) Treatment for Unresectable Colorectal Cancer Metastases of the Liver: Response to Treatment at Targeted Doses of 135-150 Gy as Measured by 18Fluorodeoxyglucose Positron Emission Tomography and Computed Tomographic Imaging. Journal of Vascular and Interventional Radiology 16(12): 1641–1651

Loewe C, Schindl M, Cejna M, Niederle B, Lammer J, Thurnher S (2003) Permanent transarterial embolization of neuroendocrine metastases of the liver using cyanoacrylate and lipiodol: assessment of mid- and long-term results. AJR Am J Roentgenol 180(5):1379–84

Liu MD, Uaje MB, Al-Ghazi MS, Fields D, Herman J, Kuo JV, Milne N, Nguyen TH, Ramsinghani NS, Tokita NM, Tsai FY, Vajgrt DJ, Imgawa DK (2004) Use of Yttrium-90 Therasphere for the treatment of unresectable hepatocellular carcinoma. Am Surg 70(11):947–53

Madeira I, Terris B, Voss M, Denys A, Sauvanet A, Flejou JF, Vilgrain V, Belghiti J, Bernades P, Ruszniewski P (1998) Prognostic factors in patients with endocrine tumors of the duodenopancreatic area. Gut 43: 422–427

Marrache F, Vullierme MP, Roy C, El Assoued Y, Couvelard A, O'Toole D, Mitry E, Hentic O, Hammel P, Lévy P, Ravaud P, Rougier P, Ruszniewski P (2007) Arterial phase enhancement and body mass index are predictors of response to chemoembolisation for liver metastases of endocrine tumours. Br J Cancer 96(1):49–55

Mazzaglia PJ, Berber E, Milas M, Siperstein AE (2007) Laparoscopic radiofrequency ablation of neuroendocrine liver metastases: a 10-year experience evaluating predictors of survival. Surgery 142(1):10–9

Meij V, Zuetenhorst JM, van Hillegersberg R, Kröger R, Prevoo W, van Coevorden F, Taal BG (2005) Local treatment in unresectable hepatic metastases of carcinoid tumors: Experiences with hepatic artery embolization and radiofrequency ablation. World J Surg Oncol 3:75

Moertel CG, Johnson CM, McKusick MA, Martin JK Jr, Nagorney DM, Kvols LK, Rubin J, Kunselman S (1994) The management of pati-

ents with advanced carcinoid tumors and islet cell carcinomas. Ann Intern Med 120(4):302–9
Mulier S, Ni Y, Jamart J, Ruers T, Marchal G, Michel L (2005) Local recurrence after hepatic radiofrequency coagulation: multivariate meta-analysis and review of contributing factors. Ann Surg 242(2):158–71
Murthy R, Eng C, Krishnan S, Madoff DC, Habbu A, Canet S, Hicks ME (2007) Hepatic yttrium-90 radioembolotherapy in metastatic colorectal cancer treated with cetuximab or bevacizumab. J Vasc Interv Radiol 18(12):1588–91
Osborne DA, Zervos EE, Strosberg J, Boe BA, Malafa M, Rosemurgy AS, Yeatman TJ, Carey L, Duhaine L, Kvols LK (2006) Improved outcome with cytoreduction versus embolization for symptomatic hepatic metastases of carcinoid and neuroendocrine tumors. Ann Surg Oncol 13(4):572–81
Perry LJ, Stuart K, Stokes KR, Clouse ME (1994) Hepatic arterial chemoembolization for metastatic neuroendocrine tumors. Surgery 116(6):1111–6; discussion 1116–7
Poon RT, Ng KK, Lam CM, Ai V, Yuen J, Fan ST, Wong J (2004) Learning curve for radiofrequency ablation of liver tumors: prospective analysis of initial 100 patients in a tertiary institution. Ann Surg 239(4):441–9
Pitt SC, Knuth J, Keily JM, McDermott JC, Weber SM, Chen H, Rilling WS, Quebbeman EJ, Agarwal DM, Pitt HA (2008) Hepatic neuroendocrine metastases: chemo- or bland embolization? J Gastrointest Surg 12(11):1951–60
Rhee TK, Lewandowski RJ, Liu DM, Mulcahy MF, Takahashi G, Hansen PD, Benson AB, Kennedy AS, Omary RA, Salem R (2008) 90 Y Radioembolization for Metastatic Neuroendocrine Liver Tumors. Ann Surg 247:1029–1035
Rinke A, Müller HH, Schade-Brittinger C, Klose KJ, Barth P, Wied M, Mayer C, Aminossadati B, Pape UF, Bläker M, Harder J, Arnold C, Gress T, Arnold R; PROMID Study Group (2009) Placebo-controlled, double-blind, prospective, randomized study on the effect of octreotide LAR in the control of tumor growth in patients with metastatic neuroendocrine midgut tumors: a report from the PROMID Study Group. J Clin Oncol 27(28):4656–63
Roche A, Girish BV, de Baère T, Baudin E, Boige V, Elias D, Lasser P, Schlumberger M, Ducreux M (2003) Trans-catheter arterial chemoembolization as first-line treatment for hepatic metastases from endocrine tumors. Eur Radiol 13(1):136–40
Ruszniewski P, Rougier P, Roche A, Legmann P, Sibert A, Hochlaf S, Ychou M, Mignon M (1993) Hepatic arterial chemoembolization in patients with liver metastases of endocrine tumors. A prospective phase II study in 24 patients. Cancer 71(8):2624–30
Ruutiainen AT, Soulen MC, Tuite CM, Clark TW, Mondschein JI, Stavropoulos SW, Trerotola SO (2007) Chemoembolization and bland embolization of neuroendocrine tumor metastases to the liver. J Vasc Interv Radiol 18(7):847–55
Salem R, Lewandowski RJ, Atassi B, Gordon SC, Gates VL, Barakat O, Sergie Z, Wong CY, Thurston KG (2005) Treatment of Unresectable Hepatocellular Carcinoma with Use of 90Y Microspheres: Safety, Tumor Response and Survival. Journal of Vascular and Interventional Radiology 16(12): 1627–1639
Sarmiento JM, Heywood G, Rubin J, Ilstrup DM, Nagorney DM, Que FG (2003) Surgical treatment of neuroendocrine metastases to the liver: a plea for resection to increase survival. J Am Coll Surg 197(1):29–37
Saxena A, Chua TC, Bester L, Kokandi A, Morris DL (2010) Factors predicting response and survival after yttrium-90 radioembolization of unresectable neuroendocrine tumor liver metastases: a critical appraisal of 48 cases. Ann Surg 251(5):910–6
Schell SR, Camp ER, Caridi JG, Hawkins IF Jr (2002) Hepatic artery embolization for control of symptoms, octreotide requirements, and tumor progression in metastatic carcinoid tumors. J Gastrointest Surg 6(5):664–70
Siperstein AE, Berber E (2001) Cryoablation, percutaneous alcohol injection, and radiofrequency ablation for treatment of neuroendocrine liver metastases. World J Surg 25(6):693–6
Steinmüller T, Kianmanesh R, Falconi M, Scarpa A, Taal B, Kwekkeboom DJ, Lopes JM, Perren A, Nikou G, Yao J, Delle Fave GF, O'Toole D (2008) Frascati Consensus Conference participants: Consensus guidelines for the management of patients with liver metastases from digestive (neuro)endocrine tumors: foregut, midgut, hindgut, and unknown primary. Neuroendocrinology 87(1):47–62
Strosberg JR, Choi J, Cantor AB, Kvols LK (2006) Selective hepatic artery embolization for treatment of patients with metastatic carcinoid and pancreatic endocrine tumors. Cancer Control 13(1):72–8
Stubbs RS, Cannan RJ, Mitchell AW (2001) Selective Internal Radiation Therapy With 90Yttrium Microspheres for Extensive Colorectal Liver Metastases. Journal of Gastrointestinal Surgery 5(3):294–302
Tranberg KG (2004) Percutaneous ablation of liver tumours. Best Pract Res Clin Gastroenterol 18(1):125-45
Veenendaal LM, Borel, Rinkes IH, Lips CJ, van Hillegersberg R (2006) Liver metastases of neuroendocrine tumours; early reduction of tumour load to improve life expectancy. World J Surg Oncol 4:35
Vogl TJ, Mack MG, Balzer JO, Engelmann K, Straub R, Eichler K, Woitaschek D, Zangos S (2003) Liver metastases: neoadjuvant downsizing with transarterial chemoembolization before laser-induced thermotherapy. Radiology 229(2):457–64
Vogl TJ, Gruber T, Naguib NN, Hammerstingl R, Nour-Eldin NE (2009) Liver metastases of neuroendocrine tumors: treatment with hepatic transarterial chemotherapy using two therapeutic protocols. AJR Am J Roentgenol 193(4):941–7
Vogl TJ, Naguib NN, Zangos S, Eichler K, Hedayati A, Nour-Eldin NE (2009) Liver metastases of neuroendocrine carcinomas: interventional treatment via transarterial embolization, chemoembolization and thermal ablation. Eur J Radiol 72(3):517–28
Yao KA, Talamonti MS, Nemcek A, Angelos P, Chrisman H, Skarda J, Benson AB, Rao S, Joehl RJ (2001) Indications and results of liver resection and hepatic chemoembolization for metastatic gastrointestinal neuroendocrine tumors. Surgery 130(4):677–82; discussion 682–5

Literatur zu Kap. 5.5.5.3

Adam R, Bismuth H, Castaing D (1997) Repeat hepatectomy for colorectal liver metastases. Ann Surg 225: 51
Ahlman H, Westberg G, Wängberg B, Nilsson O, Tylén U, Scherstén T, Tisell LE (1996) Treatment of liver metastasis of carcinoid tumors. World J Surg 20: 196–202
Ahlman H, Friman S, Cahlin C, et al. (2004) Liver transplantation for treatment of metastatic neuroendocrine tumors. Ann NY Acad Sci 1014:265–269
Bax NDS, Woods HF, Batchelor A, Jennings M (1996) Clinical manifestations of carcinoid disease. World J Surg 20: 142–146
Chamberlain RS, Blumgart LH (1999) Carcinoid tumors of the extrahepatic bile duct. A rare cause of malignant biliary obstruction. Cancer 86(10):1959–65
Chamberlain RS, Canes D, Brown KT, et al. (2000) Hepatic neuroendocrine metastases: does intervention alter outcomes? J Am Coll Surg 190: 432–445
Chambers AJ, Pasieka JL, Dixon E, Rorstad O (2008) The palliative benefit of aggressive surgical intervention for both hepatic and mesenteric metastases from neuroendocrine tumors. Surgery 144(4):645–51
Chen H, Hardacre JM, Uzar A, Cameron JL, Choti MA (1998) Isolated liver metastases from neuroendocrine tumors: does resection prolong survival? J Am Coll Surg 187:88–92

Coppa J, Pulvirenti A, Schiavo M, et al. (2001) Resection versus transplantation for liver metastases from neuroendocrine tumors. Transplant Proc 33:1537–1539
Delcore R, Friesen SR (1994) Gastrointestinal neuroendocrine tumors. J Am Coll Surg 178: 187–191
Dousset B, Saint-Marc O, Pitre J, Soubrane O, Houssin D, Chapuis Y (1996) Metastatic endocrine tumors: medical treatment, surgical resection, or liver transplantation. World J Surg 20: 908–914
Elias D, Lasser P, Ducreux M, et al. (2003) Liver resection (and associated extrahepatic resections) for metastatic well-differentiated endocrine tumors: a 15-year single center prospective study. Surgery 133: 375–382
Eriksson J, Stålberg P, Nilsson A, et al. (2008) Surgery and radiofrequency ablation for treatment of liver metastases from midgut and foregut carcinoids and endocrine pancreatic tumors. World J Surg 32(5):930–8
Farling P, Durairaju A (2004) Remifentanil and anaesthesia for carcinoid syndrome. Br J Anaesth 92:893–895
Florman S, Toure B, Kim L, et al. (2004) Liver transplantation for neuroendocrine tumors. J Gastrointest Surg 8:208–212
Frilling A, Rogiers X, Malagó M, et al. (1998) Treatment of liver metastases in patients with neuroendocrine tumors. Langenbeck's Arch Surg 383:62–70
Frilling A, Malago M, Weber F, et al. (2006) Liver transplantation for patients with metastatic endocrine tumors: single-center experience with 15 patients. Liver Transplant 12:1089–1096
Frilling A, Li J, Malamutmann E, Schmid KW, Bockisch A, Broelsch CE (2009) Treatment of liver metastases from neuroendocrine tumours in relation to the extent of hepatic disease. Br J Surg 96(2):175–84
Gedaly R, Daily MF, Davenport D, et al. (2011) Liver transplantation for the treatment of liver metastases from neuroendocrine tumors. An analysis of the UNOS database. Arch Surg 146:953–958
Grazi GL, Cescon M, Pierangeli F, et al. (2000) Highly aggressive policy of hepatic resections for neuroendocrine liver metastases. Hepatogastroenterology 47(32):481–6
Jaeck D, Oussoultzoglou E, Bachellier P (2001) Hepatic metastases of gastroenteropancreatic neuroendocrine tumors: safe hepatic surgery. World J Surg 25:689–692
Jaeck D, Oussoultzoglou E, Bachellier P, et al. (2001) Hepatic metastases of gastroenteropancreatic neuroendocrine tumors: safe hepatic surgery. World J Surg 25(6):689–92
Jensen RT (1999) Natural history of digestive endocrine tumors. In: Mignon M, Colombel JF (eds) Recent advances in the pathophysiology and management of inflammatory bowel diseases and digestive endocrine tumors. John Libbey Eurotext 192–219
Kornberg A, Grube T, Wagner T, et al. (2001) Multivisceral transplantation for abdominal malignancy: indication, technique, and results in three patients. Transplant Proc 33(1–2):1558–9
Lang H, Oldhafer KJ, Weimann A, et al. (1997) Liver transplantation for metastatic neuroendocrine tumors. Ann Surg 225:347–354
Le Treut YP, Delpero JR, Dousset B, et al. (1997) Results of liver transplantation in the treatment of metastatic neuroendocrine tumors. Ann Surg 225/4: 355–364
Le Treut YP, Grégoire E, Belghiti J, et al. (2008) Predictors of long-term survival after liver transplantation for metastatic endocrine tumors: an 85-case French multicentric report. Am J Transplant 8(6):1205–13.
Lehnert T (1998) Liver transplantation for metastatic neuroendocrine carcinoma: an analysis of 103 patients. Transplantation 66: 1307–1312
Maton PN, Gardner JD, Jensen RT. Use of long-acting somatostatin analogue SMS 201-995 in patients with pancreatic islet cell tumors. Dig Dis Sci (1989) 34: 28S–39S
Mazzaferro V, Pulvirenti A, Coppa J (2007) Neuroendocrine tumors metastatic to the liver: how to select patients for liver transplantation? J Hepatol 47(4):460–6
McEntee GP, Nagorney DM, Kvols LK, Moertel CG, Grant CS (1990) Cytoreductive hepatic surgery for neuroendocrine tumors. Surgery 108: 1091–1096
Modlin IM, Lewis JJ, Ahlman H, Bilchik AJ, Kumar RR (1993) Management of unresectable malignant endocrine tumors of the pancreas. Surg Gyn Obstet 176: 507–518
Moertel CG (1987) Karnofsky memorial lecture. An odyssey in the land of small tumors. J Clin Oncol 5: 1502–1522
Moertel CG, Johnson CM, McKusick MA, Martin JK Jr, Nagorney DM, Kvols LK, et al. (1994) The management of patients with advanced carcinoid tumors and islet cell carcinomas. Ann Intern Med 120: 302–309
Nave H, Mossinger E, Feist H, Lang H, Raab H (2001) Surgery as primary treatment in patients with liver metastases from carcinoid tumors: a retrospective, unicentric study over 13 years. Surgery 129(2): 170–5
Nordlinger B, Vaillant J, Guiguet M, et al. (1994) Survival benefit of repeat liver resections for recurrent colorectal metastases: 143 cases; Association Française de Chirurgie (AFC). J Clin Oncol 12: 1491
Oberg K, Kvols L, Caplin M, et al. (2004) Consensus report on the use of somatostatin analogs for the management of neuroendocrine tumors of the gastroenteropancreatic system. Ann Oncol 15: 966–973
Olausson M, Friman S, Cahlin C, et al. (2002) Indications and results of liver transplantation in patients with neuroendocrine tumors. World J Surg 26(8): 998–1004
Olausson M, Friman S, Herlenius G, et al. (2007) Orthotopic liver or multivisceral transplantation as treatment of metastatic neuroendocrine tumors. Liver Transplant 13: 327–333
Pascher A, Klupp J, Neuhaus P (2005) Transplantation in the management of metastatic endocrine tumours. Best Pract Res Clin Gastroenterol 19: 637–648
Pascher A, Steinmuller T, Radke C, et al. (2000) Primary and secondary hepatic manifestation of neuroendocrine tumors. Langenbecks Arch Surg 385(4): 265–70
Pelosi G, Bresaola E, Bogina G, et al. (1996) Endocrine tumors of the pancreas: Ki-67 immunoreactivity on paraffin sections is an independent predictor for malignancy. Hum Pathol 27: 1124–1134
Que FG, Nagorney DM, Batts KP, Linz LJ, Kvols LK (1995) Hepatic resection for metastatic neuroendocrine carcinomas. Am J Surg 169: 36–42
Ringe B, Lorf T, Dopkens K (2001) Treatment of hepatic metastases from gastroenteropancreatic neuroendocrine tumors: role of liver transplantation. World J Surg 25: 697–699
Rosenau J, Bahr MJ, von Wasielewski R,, et al. (2002) Ki67, E-cadherin, and p53 as prognostic indicators of long-term outcome after liver transplantation for metastatic neuroendocrine tumors. Transplantation 73(3): 386–94
Sarmiento J, Que F (2003) Hepatic surgery for metastases from neuroendocrine tumors. Surg Oncol Clin N Am 12: 231–242
Sarmiento JM, Heywood G, Rubin J, Ilstrup DM, Nagorney DM, Que FG (2003) Surgical treatment of neuroendocrine metastases to the liver: a plea for resection to increase survival. J Am Coll Surg 197(1): 29–37
Scholzen T, Gerdes J (2000) The Ki-67 protein: from the known and the unknown. J Cell Physiol 182: 311–22
Solorzano C, Lee J, Pisters P, et al. (2001) Nonfunctioning islet cell carcinoma of the pancreas: survival results in a contemporary series of 163 patients. Surgery 130: 1078–1085
Steinmüller,T, Kianmanesh R, Falconi M, and all other Frascati Consensus Conference participants (2008) Consensus Guidelines for the Management of Patients with Liver Metastases from Digestive (Neuro)

endocrine Tumors: Foregut, Midgut, Hindgut, and Unknown Primary. Neuroendocrinology 87:47–62

Thompson GB, van Heerden JA, Grant CS, Carney JA, Ilstrup DM (1988) Islet cell carcinomas of the pancreas: a twenty-year experience. Surgery 104: 1011–1017

Van Vilsteren FGI, Baskin-Bey ES, et al. (2006) Liver transplantation for gastropancreatic neuroendocrine cancers: defining selection criteria to improve survival. Liver Transplant 12: 448–456

Wiedenmann B, Jensen RT, Mignon M, et al. (1998) Preoperative diagnosis and surgical management of neuroendocrine gastroenteropancreatic tumors: General recommendations by a Consensus Workshop. World J Surg 22: 309–318

5

Literatur zu Kap. 5.5.5.4

Barone R, et al. (2005) Patient-specific dosimetry in predicting renal toxicity with (90)Y-DOTATOC: relevance of kidney volume and dose rate in finding a dose-effect relationship. J Nucl Med 46 Suppl 1:99S-106S

Bodei L, Cremonesi M, Grana CM, Fazio N, Iodice S, Baio SM, Bartolomei M, Lombardo D, Ferrari ME, Sansovini M, Chinol M, Paganelli G (2011) Peptide receptor radionuclide therapy with ^{177}Lu-DOTATATE: the IEO phase I-II study. Eur J Nucl Med Mol Imaging 38:2125–2135

Bodei L, et al. (2003) Receptor-mediated radionuclide therapy with 90Y-DOTATOC in association with amino acid infusion: a phase I study. Eur J Nucl Med Mol Imaging 30(2):207–16

Bushnell DL Jr, O'Dorisio TM, O'Dorisio MS et al. (2010) Pauwels 90Y-Edotreotide for Metastatic Carcinoid Refractory to Octreotide. JCO 28(10):1652–1659

Cremonesi M, et al. (2011) Recent issues on dosimetry and radiobiology for peptide receptor radionuclide therapy. Q J Nucl Med Mol Imaging 55(2):155–67

de Jong M, et al. (2005) Combination radionuclide therapy using 177Lu- and 90Y-labeled somatostatin analogs. J Nucl Med 46 Suppl 1:13S-7S

de Keizer B, et al. (2008) Hormonal crises following receptor radionuclide therapy with the radiolabeled somatostatin analogue [177Lu-DOTA0,Tyr3]octreotate. Eur J Nucl Med Mol Imaging, 2008. 35(4):749–55

Hoersch D, Prasad V, Baum RP (2008) Longterm outcome of peptide receptor radionuclide therapy (PRRT) in 454 patients with progressive neuroendocrine tumors using yttrium-90 and lutetium-177 labelled somatostatin receptor targeting peptides (Abstract). J Clin Oncol (Suppl):26

Imhof A, Brunner P, Marincek M et al. (2011) Response, Survival, and Long-Term Toxicity After Therapy With the Radiolabeled Somatostatin Analogue [90Y-DOTA]-TOC in Metastasized Neuroendocrine Cancers. JCO 29:1–9

Jamar F, et al. (2003) 86Y-DOTA0)-D-Phe1-Tyr3-octreotide (SMT487)–a phase 1 clinical study: pharmacokinetics, biodistribution and renal protective effect of different regimens of amino acid co-infusion. Eur J Nucl Med Mol Imaging 30(4):510–8

Kwekkeboom DJ, et al. (2008) Treatment with the radiolabeled somatostatin analog [177 Lu-DOTA 0,Tyr3]octreotate: toxicity, efficacy, and survival. J Clin Oncol 26(13):2124–30

Kwekkeboom DJ, et al. (2009) ENETS Consensus Guidelines for the Standards of Care in Neuroendocrine Tumors: peptide receptor radionuclide therapy with radiolabeled somatostatin analogs. Neuroendocrinology 90(2):220–6

Otte A, et al. (1999)Yttrium-90 DOTATOC: first clinical results. Eur J Nucl Med 26(11):1439–47

Paganelli G, et al. (2002) 90Y-DOTA-D-Phe1-Try3-octreotide in therapy of neuroendocrine malignancies. Biopolymers 66(6):393-8

Rolleman EJ, et al. (2007) Long-term toxicity of [(177)Lu-DOTA (0),Tyr (3)]octreotate in rats. Eur J Nucl Med Mol Imaging 34(2):219–27

Valkema R, et al. (2005) Long-term follow-up of renal function after peptide receptor radiation therapy with (90)Y-DOTA(0),Tyr(3)-octreotide and (177)Lu-DOTA(0), Tyr(3)-octreotate. J Nucl Med 46 Suppl 1:83S-91S

Waldherr C, et al. (2001) The clinical value of [90Y-DOTA]-D-Phe1-Tyr3-octreotide (90Y-DOTATOC) in the treatment of neuroendocrine tumours: a clinical phase II study. Ann Oncol 12(7):941–5

Waldherr C, et al. (2002)Tumor response and clinical benefit in neuroendocrine tumors after 7.4 GBq (90)Y-DOTATOC. J Nucl Med 43(5):610–6

Literatur zu Kap. 5.6

Arrigoni MG, Woolner LB, Bernartz PE (1972) Atypical carcinoid tumors of the lung. J Thorac Cardiovasc Surg 64:413–421

Bittinger A, Thomas C (1986) Tumorlet der Lunge. Medwelt 37:779–780

Capella C, Heitz PU, Höfler H, Solcia E, Klöppel G (1994) Revised classification of neuroendocrine tumors of the lung, pancreas and gut. Digestion 55 (suppl 3):11–23

Capella C, Heitz PU, Höfler H, Solcia E, Klöppel G (1995) Revised Classification of Neuroendocrine Tumors of the Lung, Pancreas and Gut. Virchows Archiv 425:547–560

Conley YD, Cafoncelli AR, Khan JH, Khan MZ, Aburama AF (1992) Bronchial carcinoid tumor: experience over 20 years. Am Surg 58:670–672

Detterbeck FC (2010) Management of Carcinoid Tumors. Ann Thorac Surg 89:998–1005

Feyrter F (1938) Über diffuse endokrine epitheliale Organe. Virchows Arch 301:470

Frilling A, Malago M, Hertl M, Broelsch CE (1998) Use of somatostatin receptor scintigraphy to image extrahepatic metastases of neuroendocrine tumors. Surgery 124:10001004

Froelich F (1949) Die „Helle Zelle" der Bronchialschleimhaut und ihre Beziehungen zum Problem der Chemorezeptoren. Frankf Z Pathol 60:517–557

Granberg D und Skogseid B (2001) Lung and thymic neuroendocrine tumors. In: Doherty GM, Skogseid B (eds) Surgical endocrinology. Lippincott Williams & Wilkins, Philadelphia Baltimore New York

Gustafsson BI, Kidd M, Chan A, Malfertheiner MV, Modlin IM (2008) Broncho- pulmonary neuroendocrine tumors. Cancer 113(1):5–21

Harpole DH, Feldman JM, Buchanan S, Young WG, Wolfe WG (1992) Bronchial carcinoid tumors: a retrospective analysis of 126 patients. Ann Thorac Surg 54:50–55

Hasleton PS (1994) Histopathology and prognostic factors in bronchial carcinoid tumours. Thorax 49:556–562

Kälkner KM, Tiensuu Janson E, Nilsson S et al. (1995) Somatostatin receptor scintigraphy in patients with carcinoid tumors: comparison between radioligand uptake and tumor markers. Cancer Res 55:5801S–5804S

Karmy-Jones R, Vallieres E (1993) Carcinoid crisis after biopsy of a bronchial carcinoid. Ann Thorac Surg 56:1403–1405

Kulke MH, Lenz HJ, Meropol NJ, et al. (2008) Activity of suniti- nib in patients with advanced neuroendocrine tumors. J Clin Oncol 26:3403–3410

Langer P, Ernst M, Bartsch D, Ramaswamy A, Rothmund M (2000) Diagnostik und Therapie gut differenzierten neuroendokrinen Lungentumore. Chirurg 71:429–435

McElaney B, McAdams HP, Erasmus J (1995) Chest case of the day. Metastatic bronchial carcinoid. Am J Roentgenol 165:186–187

Oberndorfer S (1907) Karznoide Tumoren des Dünndarms. Frankf Z Path 1:426–432

O'Byrne KJ, O'Hare NJ, Freyne PJ, Luke DA, Clancy LJ (1994) Imaging of bronchial carcinoid tumours with indium-111 pentetreotide. Thorax 49:284–286

O'Byrne KJ, Halmos G, Pinski J, Groot K, Szepeshazi K (1994) Somatostatin receptor expression in lung cancer. Eur J Cancer 30 A:1682–1687

Orlefors H, Sundin A, Garske U, et al. (2005) Whole-body C-5-hydroxytryptophan positron emission tomography as a universal imaging technique for neuroendocrine tumors: comparison with somatostatin receptor scintigraphy and computed tomography. J Clin Endocrinol Metab 90:3392–3400

Pearse AGE (1974) The APUD cell concept and its implications in pathology. Pathol Annu 9:27–41

Rekhtman N (2010) Neuroendocrine Tumors of the Lung An Update. Arch Pathol Lab Med 134:1628–1638

Smolle-Jüttner FM, Popper H, Klemen H, Pinter H, Pongratz-Röger M (1993) Clinical features and therapy of „typical" and „atypical" bronchial carcinoid tumors (grade 1 and grade 2 neuroendocrine carcinoma). Eur J Cardio-Thorac Surg 7:121–125

Temeck BK, Koong SS, Reynolds JC, Pass HI (1996) Somatostatin analogue in the localization and treatment of bronchial carcinoid tumors. Surg Oncology 5:195–200

Travis WD, Rush W, Flieder DB et al. (1998) Survival analysis of 200 pulmonary neuroendocrine tumors with clarification of criteria for atypical carcinoid and its separation from typical carcinoid. Am J Surg Pathol 22:934–944

Travis WD, Linnoila RI, Tsokos MG et al. (1991) Neuroendocrine tumors of the lung with proposed criteria for large-cell neuroendocrine carcinoma. An ultrastructural, immunohistochemical, and flow cytometric study of 35 cases. Am J Surg Pathol 15:529–553

Travis WD, Giroux DJ, Chansky, K et al. (2008) The IASLC Lung Cancer Staging Project Proposals for the Inclusion of Broncho-Pulmonary Carcinoid Tumors in the Forthcoming (Seventh) Edition of the TNM Classification for Lung Cancer. J Thorac Oncol 3:1213–1223

Travis W, Brambilla E, Muller-Hermelink H, Harris C. (2004) World Health Organization Classification of Tumors. Pathology and Genetics of Tumors of the Lung, Pleura, Thymus and Heart. Lyon, France: IARC Press

Ullmann R, Petzmann S, Klemen H, et al. (2002) The position of pulmonary carcinoids within the spectrum of neuroendo- crine tumors of the lung and other tissues. Genes Chromosomes Cancer 34:78–85

Vadasz P, Palffy G, Egervary M, Schaff Z (1993) Diagnosis and treatment of bronchial carcinoid tumors: clinical and pathological review of 120 operated patients. Eur J Cardio-Thorac Surg 7:8

van Essen M, Krenning EP, Bakker WH et al. (2007) Peptide receptor radionuclide therapy with ^{177}Lu-octreotate in patients with foregut carcinoid tumours of bronchial, gastric and thymic origin. Eur J Nucl Med Mol Imaging 34:1219–1227

Veall GRQ, Peacock JE, Bax NDS, Reilly CS (1994) Review of the anaesthetic management of 21 patients undergoing laparotomy for carcinoid syndrome. Br J Anaesthesia 72:335–341

Warren WH, Gould VE (1993) Neuroendocrine neoplasms of the lung. A 10 year perspective of their classification. Zentralbl Pathol 139:107–113

Wirth LJ, Carter MR, Janne PA, Johnson BE (2004) Outcome of patients with pulmonary carcinoid tumors receiving che- motherapy or chemoradiotherapy. Lung Cancer 44: 213–20

Literatur zu Kap. 5.7

Bi YF, Liu RX, Ye L, Fang H, Li XY, Wang WQ, Zhang J, Wang KK, Jiang L, Su TW, Chen ZY, Ning G (2009) Gene expression profiles of thymic neuroendocrine tumors (carcinoids) with ectopic ACTH syndrome reveal novel molecular mechanism. Endocr Relat Cancer 16(4):1273–82

Burgess JR, Giles N, Shepherd JJ (2001) Malignant thymic carcinoid is not prevented by transcervical thymectomy in multiple endocrine neoplasia type 1. Clin Endocrinol (Oxf) 55(5):689–93

Cadigan DG, Hollett PD, Collingwood PW, Ur E (1996) Imaging of a mediastinal thymic carcinoid tumor with radiolabeled somatostatin analogue. Clin Nucl Med 21(6):487–8

Chakravarthy A, Abrams RA (1995) Radiation therapy in the management of patients with malignant carcinoid tumors. Cancer 75(6):1386–90

Dutta R, Kumar A, Julka PK, Mathur SR, Kaushal S, Kumar R, Jindal T, Suri V (2010) Thymic neuroendocrine tumour (carcinoid): clinicopathological features of four patients with different presentation. Interact Cardiovasc Thorac Surg 11(6):732–6

Eriksson B, Orlefors H, Oberg K, Sundin A, Bergstrom M, Langstrom B (2005) Developments in PET for the detection of endocrine tumours. Best Pract Res Clin Endocrinol Metab 19(2):311–24

Ferolla P, Falchetti A, Filosso P, Tomassetti P, Tamburrano G, Avenia N, Daddi G, Puma F, Ribacchi R, Santeusanio F, Angeletti G, Brandi ML (2005) Thymic neuroendocrine carcinoma (carcinoid) in multiple endocrine neoplasia type 1 syndrome: the Italian series. J Clin Endocrinol Metab 90(5):2603–9

Gaur P, Leary C, Yao JC (2010) Thymic neuroendocrine tumors: a SEER database analysis of 160 patients. Ann Surg 251(6):1117–21

Gibril F, Chen YJ, Schrump DS, Vortmeyer A, Zhuang Z, Lubensky IA, Reynolds JC, Louie A, Entsuah LK, Huang K, Asgharian B, Jensen RT (2003) Prospective study of thymic carcinoids in patients with multiple endocrine neoplasia type 1. J Clin Endocrinol Metab 88(3):1066–8

Gibril F, Doppman JL, Reynolds JC, Chen CC, Sutliff VE, Yu F, Serrano J, Venzon DJ, Jensen RT (1998) Bone metastases in patients with gastrinomas: a prospective study of bone scanning, somatostatin receptor scanning, and magnetic resonance image in their detection, frequency, location, and effect of their detection on management. J Clin Oncol 16(3):1040–53

Habbe N, Waldmann J, Bartsch DK, Fendrich V, Rothmund M, Langer P (2008) Multimodal treatment of sporadic and inherited neuroendocrine tumors of the thymus. Surgery 144(5):780–5

Hamada S, Masago K, Mio T, Hirota S, Mishima M (2010) Good clinical response to imatinib mesylate in atypical thymic carcinoid With KIT overexpression. J Clin Oncol 29(1):e9–10

Langer P, Wild A, Schilling T, Nies C, Rothmund M, Bartsch DK (2004) Multiple endocrine neoplasia type 1. Surgical therapy of primary hyperparathyroidism. Chirurg 75(9):900–6

Liu RX, Wang WQ, Ye L, Bi YF, Fang H, Cui B, Zhou WW, Dai M, Zhang J, Li XY, Ning G (2010) p21-activated kinase 3 is overexpressed in thymic neuroendocrine tumors (carcinoids) with ectopic ACTH syndrome and participates in cell migration. Endocrine 38(1):38–47

Moran CA, Suster S, Coppola D, Wick MR (2009) Neuroendocrine carcinomas of the lung: a critical analysis. Am J Clin Pathol 131:206–21

Moran CA, Suster S (2008) The World Health Organization (WHO) histologic classification of thymomas: a reanalysis. Curr Treat Options Oncol 9(4–6):288–99

Palmieri G, Montella L, Martignetti A, Muto P, Di Vizio D, De Chiara A, Lastoria S (2002) Somatostatin analogs and prednisone in advanced refractory thymic tumors. Cancer 94(5):1414–20

Rosai J, Higa E (1972) Mediastinal endocrine neoplasm, of probable thymic origin, related to carcinoid tumor. Clinicopathologic study of 8 cases. Cancer 29(4):1061–74

Satta J, Ahonen A, Parkkila S, Leinonen L, Apaja-Sarkkinen M, Lepojarvi M, Juvonen T (1999) Multiple endocrine neoplastic-associated thymic carcinoid tumour in close relatives: octreotide scan as a new diagnostic and follow-up modality. Two case reports. Scand Cardiovasc J 33(1):49–53

Soga J, Yakuwa Y, Osaka M (1999) Evaluation of 342 cases of mediastinal/thymic carcinoids collected from literature: a comparative study between typical carcinoids and atypical varieties. Ann Thorac Cardiovasc Surg 5(5):285–92

Spaggiari L, Pastorino U (2001) Double transmanubrial approach and sternotomy for resection of a giant thymic carcinoid tumor. Ann Thorac Surg 72(2):629–31

Takayama T, Kameya T, Inagaki K, Nonaka M, Miyazawa H, Ogawa N, Yano M, Morita T, Arai T, Niino S, et al. (1993) MEN type 1 associated with mediastinal carcinoid producing parathyroid hormone, calcitonin and chorionic gonadotropin. Pathol Res Pract 189(9):1090–6

Teh BT, Zedenius J, Kytola S, Skogseid B, Trotter J, Choplin H, Twigg S, Farnebo F, Giraud S, Cameron D, Robinson B, Calender A, Larsson C, Salmela P (1998) Thymic carcinoids in multiple endocrine neoplasia type 1. Ann Surg 228(1):99–105

Teh BT, McArdle J, Chan SP, Menon J, Hartley L, Pullan P, Ho J, Khir A, Wilkinson S, Larsson C, Cameron D, Shepherd J (1997) Clinicopathologic studies of thymic carcinoids in multiple endocrine neoplasia type 1. Medicine (Baltimore) 76(1):21–9

Travis WD (2004) The concept of pulmonary neuroendocrine tumours. In: Travis WD, Brambilla E, Muller-Hermelink HK, Harris CC, eds. Pathology and Genetics of Tumours of the Lung, Pleura, Thymus and Heart. IARC Press, Lyon, pp 19–20

van Essen M, Krenning EP, Bakker WH, de Herder WW, van Aken MO, Kwekkeboom DJ (2007) Peptide receptor radionuclide therapy with 177Lu-octreotate in patients with foregut carcinoid tumours of bronchial, gastric and thymic origin. Eur J Nucl Med Mol Imaging 34(8):1219–27

Wang DY, Chang DB, Kuo SH, Yang PC, Lee YC, Hsu HC, Luh KT (1994) Carcinoid tumours of the thymus. Thorax 49(4):357–60

Wick MR, Scott RE, Li CY, Carney JA (1980) Carcinoid tumor of the thymus: a clinicopathologic report of seven cases with a review of the literature. Mayo Clin Proc 55(4):246–54

Wittram C, Fischman AJ, Mark E, Ko J, Shepard JA (2003) Thymic enlargement and FDG uptake in three patients: CT and FDG positron emission tomography correlated with pathology. AJR Am J Roentgenol 180(2):519–22

Ye L, Li X, Kong X, Wang W, Bi Y, Hu L, Cui B, Li X, Ning G (2005) Hypomethylation in the promoter region of POMC gene correlates with ectopic overexpression in thymic carcinoids. J Endocrinol 185(2):337–43

Zeiger MA, Swartz SE, MacGillivray DC, Linnoila I, Shakir M (1992) Thymic carcinoid in association with MEN syndromes. Am Surg 58(7):430–4

5

Multiple endokrine Neoplasien

D.K. Bartsch, S.K. Bohlander, H. Dralle, V. Fendrich, O. Gimm, W. Höppner, P. Langer, C. Netzer, C.L. López, A. Machens

J. R. Siewert, M. Rothmund, V. Schumpelick, Praxis der Viszeralchirurgie,
DOI 10.1007/978-3-642-14285-7_6,

6.1 MEN-1-Syndrom

6.1.1 Klinische Symptomatik, Diagnostik und Screening

C.L. López, P. Langer, D.K. Bartsch

Die multiple endokrine Neoplasie Type 1 (MEN 1) ist, wie von Wermer 1954 bereits vermutet, ein autosomal-dominant vererbtes Tumorsyndrom, das vor allem durch das Auftreten von Neoplasien der Nebenschilddrüsen (primärer Hyperparathyreoidismus), der Inselzellen des Pankreas (endokrine Pankreastumoren) und der Adenohypophyse charakterisiert ist. Es wird nach seinem Erstbeschreiber auch Wermer-Syndrom genannt. Die klassische Trias wird ergänzt durch Nebennierentumoren, neuroendokrine Tumoren (Karzinoide) der Lunge, des Thymus und des Vorderdarmes. Ebenso werden Lipome sowie sehr selten Ependymome des Rückenmarks beschrieben (Carty et al. 1998). Typisch sind multilokuläre endokrine Tumoren, die zu komplexen klinischen Manifestationen führen können (▣ Tab. 6.1).

Die Nebenschilddrüsen sind mit 80–100 % am häufigsten betroffen. Pankreatikoduodenale endokrine Tumoren (PNET) stellen mit 40–80 % die zweithäufigste Manifestation des MEN-1-Syndroms dar. Meist finden sich nebeneinander mehrere Tumoren, die immunhistochemisch häufig unterschiedliche Hormone exprimieren, wobei allerdings ein Hormon dominiert und das klinische Syndrom bestimmt. PNET, vor allem die Gastrinome, haben eine bedeutende maligne Entartungstendenz und sind bei MEN-1-Patienten heutzutage die häufigste Todesursache (Doherty et al. 1998; Dean et al. 2000). Die Kenntnis des verursachenden genetischen Defekts (Keimbahnmutation des Menin-Gens auf Chromosom 11q13) ermöglicht einerseits durch genetische Screening-Untersuchungen die Erkennung betroffener Familienmitglieder als auch die Untersuchung von Patienten mit MEN-1-assoziierten Tumoren auf eine mögliche vererbte Veranlagung. Trägern einer Mutation werden regelmäßige Früherkennungsuntersuchungen empfohlen, um frühzeitig die Entwicklung syndromassoziierter benigner und maligner Tumoren zu diagnostizieren und eine Therapie zu ermöglichen (Waldmann et al. 2007).

Klinische Symptomatik und Diagnostik

Die Prävalenz der MEN 1 wird mit 0,02–0,2/1000 Personen angegeben, die Penetranz beträgt bis zum Alter von 50 Jahren über 90 % (Carty et al. 1998; Langer et al. 2001; Waldmann et al. 2007). Die Diagnose der MEN 1 gilt als wahrscheinlich, wenn in mindestens zwei der möglichen betroffenen Organe typische endokrine Tumoren nachgewiesen werden. Sie ist sicher, wenn eine Mutation des MEN-1-Gens nachgewiesen werden kann. Personen, bei denen im Rahmen des Familien-Screenings eine Mutation nachgewiesen wurde, die jedoch noch keine Organmanifestation aufweisen, werden als Mutationsträger bezeichnet. Frauen und Männer sind von der Erkrankung in gleicher Häufigkeit betroffen. Charakteristisch für die Erkrankung sind die klinische Heterogenität und das häufig metachrone Auftreten der einzelnen Organmanifestationen.

Die Manifestationen des Syndroms treten häufig in früherem Lebensalter auf als die sporadischen endokrinen Tumoren. Das klinische Erscheinungsbild wird geprägt durch das betroffene Organsystem. In Früherkennungsprogrammen werden häufig bei Mutationsträgern bereits Organmanifestationen nachgewiesen, die bisher klinisch unauffällig blieben (Waldmann et al. 2007).

Nebenschilddrüsen

Der **primäre Hyperparathyreoidismus** (pHPT) ist die häufigste Organmanifestation der MEN 1 und stellt in 50–100 % der Patienten die Erstmanifestation dar (Benson et al. 1987). Im Gegensatz zum sporadischen pHPT, der sein Häufigkeitsmaximum erst ab dem 5. bis 6. Lebensjahrzehnt hat, lassen sich eine Hyperkalzämie und eine Erhöhung des Parathormonspiegels bei MEN-1-Patienten häufig bereits im Alter von ca. 20 Jahren nachweisen. Im Gegensatz zum sporadischen pHPT, bei dem in den meisten Fällen ein Adenom einer einzelnen Nebenschilddrüse vorliegt, sind bei der MEN 1 meist alle vier Drüsen von einer Hyperplasie unterschiedlichen Ausmaßes betroffen. Die Drüsen können dabei durchaus auch metachron erkranken. Dabei können monoklonal entstandene Adenome neben polyklonaler Hyperplasie auftreten. Die Symptome sind in der Regel mild (Marx et al. 1998). Es konnte allerdings gezeigt werden, dass Frauen mit MEN-1-pHPT aufgrund einer länger bestehender Hyperkalzämie bereits im Alter von 35 Jahren eine reduzierte Knochendichte aufweisen (Burgess et al. 1999). In einer Serie der Autoren litten von 47 Patienten mit MEN-1-pHPT 16 Patienten an einer Nephrolithiasis, 6 Patienten hatten Knochenschmerzen, zwei Patienten litten unter Depressionen, die letztlich zur Diagnose führten und ein weiterer Patient litt unter gastrointestinalen Symptomen. Neunzehn Patienten waren asymptomatische MEN-1-Mutationsträger und Vorsorgeuntersuchungen führten zur Diagnose des pHPT. Das Durchschnittsalter bei Diagnosestellung in dieser Gruppe war 38 (19–70) Jahre (Waldmann et al. 2010). Die Diagnose wird, wie beim sporadischen pHPT, unabhängig von Symptomen gestellt, wenn eine Hyperkalzämie (Kalzium >2,6mmol/l) und ein inadäquat hohes Serumparathormon (ca. >45 pg/ml) festgestellt wird.

Eine Lokalisationsdiagnostik ist vor Ersteingriffen nicht notwendig, da ein fokussiertes Vorgehen wie beim sporadischen pHPT, aufgrund der zumeist asymmetri-

Tab. 6.1 Organmanifestationen und Klinik beim MEN-1-Syndrom

Betroffenes Organ	Tumor	Häufigkeit (%)	Hormon	Klinisches Syndrom
Nebenschilddrüsen		90	Parathormon	Primärer Hyperparathyreoidismus
Pankreas, Duodenum (meist multiple Tumoren)	Gastrinom	20–30	Gastrin	Zollinger-Ellison-Syndrom
	Insulinom	5–10	Insulin	Hypoglykämie-Syndrom
	VIPom	<5	Vasoaktives intestinales Polypeptid	Verner-Morrison-Syndrom
	Glukagonom	<5	Glukagon	Glukagonom-Syndrom
	Nichtfunktionellen Tumoren	40–80	Pankreatisches Polypeptid Somatostatin	Funktionell inaktiv Funktionell inaktiv
Adenohypophyse	Prolaktinom	30–60	Prolaktin	Galaktorrhö
	Nichtfunktionelles Adenom			Unspezifisch (Kopfschmerz, Sehstörungen u. a.)
Seltenere Tumoren	Nebennierentumoren	9–40	Kortisol?	Meist funktionell inaktiv
	Neuroendokrine Tumoren in Lunge, Thymus, Magen	3–10	Serotonin	Karzinoidsyndrom (selten)
	Lipome	5–10		Meist funktionell inaktiv

schen Hyperplasie aller Nebenschilddrüsen beim MEN-1-pHPT nicht zu empfehlen ist.

Endokrines Pankreas

Die Prävalenz von **pankreatikoduodenalen endokrinen Tumoren (pNET**; Klöppel et al. 2010) im Rahmen der MEN 1 beläuft sich laut Literaturangaben auf 40–80 %. Eigene Daten, wie auch aktuellere Literatur zeigen jedoch, dass die Häufigkeit der MEN-1-pNET wahrscheinlich lange unterschätzt wurde und vermutlich um 80 % liegt (Skogseid et al. 1996; Langer et al. 2004; Waldmann et al. 2007). Autopsiestudien haben gezeigt, dass jeder MEN-1-Patient davon betroffen ist, da sich präneoplastische Läsionen bei allen untersuchten Bauchspeicheldrüsen nachweisen ließen. Der diagnostische und therapeutische Umgang mit den MEN-1-pNET bedarf besonderer Beachtung, da sie nicht nur die häufigste syndromassoziierte Todesursache darstellen, sondern durch ihre Häufigkeit, Multilokularität und Rezidivneigung für den Chirurgen eine besondere Herausforderung darstellen.

Wichtiges Charakteristikum ist, dass sich meist multiple Tumoren nachweisen lassen, oft ist ein hormonelles Syndrom führend. Immer häufiger werden jedoch durch verbesserte Untersuchungsmethoden in Früherkennungsprogrammen auch asymptomatische nichtfunktionelle Tumoren diagnostiziert. Der häufigste funktionelle Tumor ist das Gastrinom mit 60 %, gefolgt vom Insulinom mit ca. 20 % und seltenen anderen Tumoren wie VIPomen, Glukagonomen und Somatostatinomen mit weniger als 5 % der Fälle. Nichtfunktionelle Pankreastumoren finden sich im Rahmen von Früherkennungsprogrammen bei mehr als 50 % der MEN-1-Patienten. Diese Tumoren können über Jahrzehnte asymptomatisch bleiben und erst durch die Folgen der Tumorexpansion auffallen.

Die Operationsindikation und das Ausmaß der operativen Therapie werden unter Experten kontrovers diskutiert, wobei diese im Wesentlichen von dem durch die Tumoren ausgelösten hormonellen Syndrom abhängt. Die frühe Diagnose MEN-1-assoziierter pNET basiert auf biochemischen Untersuchungen sowie auf deren radiologischem oder endosonographischem Nachweis. Bei begründetem klinischem Verdacht auf ein MEN-1-Syndrom bieten sich als sensitivste bildgebende Verfahren für die Aufdeckung von pNET die Endosonographie, die kontrastmittelverstärkte Spiralcomputertomographie und die Magnetresonanztomographie des Abdomens an. Diese Untersuchungen sollten durch eine Ganzkörper-Somatostatinrezeptor-Szintigraphie (SRS) oder Ga68-DOTATOC-PET-CT ergänzt werden. Diese dienen in erster Linie nicht der exakten Lokalisation des Primärtumors, sondern dem Staging, d. h. um ggf. Metastasen in der Leber, Lunge oder anderen Körperregionen feststellen zu können. Insgesamt liegt die Sensitivität zur Aufdeckung von kleinen pNET mit den oben genannten Verfahren meist unter 60 %. Die

Autoren, wie auch andere Arbeitsgruppen, konnten kürzlich zeigen, dass die Endosonographie der abdominellen Computertomographie überlegen ist und in der Hand des erfahrenen Untersuchers die sensitivste Untersuchung zur Diagnostik MEN-1-assoziierter PET ist (Gauger et al. 2003; Langer et al. 2004b).

Das **MEN-1-assoziierte Zollinger-Ellison-Syndrom** (ZES) wird häufig durch multiple, in der Pars I und II des Duodenums gelegene Gastrinome ausgelöst (Pipeleers-Marichal et al. 1990). Diese sind im Gegensatz zu pankreatischen Gastrinomen, die an zweiter Stelle der Häufigkeit stehen, meist nur 1–10 mm groß und metastasieren selten und spät in die Leber. Anders als bei sporadischen Gastrinomen ist der natürliche Verlauf der MEN-1-Gastrinome relativ protrahiert und weniger aggressiv. Das klinische Erscheinungsbild des MEN-1-ZES ist, wie beim sporadischen ZES, durch eine Hypergastrinämie und das damit verbundene Auftreten von gastroduodenalen Ulzera geprägt. Nicht selten sind bei MEN-1-Mutationsträgern die Gastrinserumspiegel erhöht, ohne dass es bereits zu Krankheitserscheinungen gekommen ist. Beim Auftreten einer Hypergastrinämie und gleichzeitigem Vorliegen eines pHPT sollte immer zuerst der pHPT operativ saniert werden, da mit der Beseitigung der erhöhten Kalziumserumspiegel nicht selten auch die Hypergastrinämie verschwindet (Norton et al. 1999). Voraussetzung zum Stellen der Diagnose „ZES" ist das Vorliegen eines pathologischen Nüchtern-Serumgastrinspiegels (>125 pg/ml) in Anwesenheit von Säure im Magen (pH<4) sowie ein pathologischer Sekretintest, bei dem die Stimulierbarkeit der Gastrinsekretion überprüft wird. Als pathologisch gilt eine Stimulierbarkeit auf >200 pg/ml. Beim Nachweis multipler Tumoren in der bildgebenden Diagnostik kann es zur Planung des operativen Vorgehens entscheidend sein, die Quelle der Gastrinsekretion zu regionalisieren. Hier kommt die **selektive arterielle Sekretin-Injektionsangiographie** (sog. SASI oder Imamura-Angiographie, Imamura et al. 1987) zur Anwendung.

Die Prävalenz des **MEN-1-assoziierten Insulinoms** beträgt etwa ein Drittel des MEN-1-Gastrinoms. Im Gegensatz zum Gastrinom sind nur etwa 5–10 % der MEN-1-assoziierten Insulinome maligne. Eine extrapankreatische Lokalisation ist eine Rarität. Das MEN-1-Insulinom ist häufig assoziiert mit multiplen Tumoren, Mikroadenomen bzw. einer Betazellhyperplasie. Typische klinische Zeichen sind, wie beim sporadischen Insulinom, durch hypoglykämische Episoden verursachte neurologische Symptome, wie Verwirrtheit, Konzentrationsschwäche, Sehstörungen und Vigilanzverlust bis hin zur Bewusstlosigkeit. Häufig wird eine deutliche Gewichtszunahme beobachtet, die von den Patienten durch das Konsumieren von Süßigkeiten verursacht wird, um den „Anfällen" vorzubeugen oder sie zu „behandeln".

Die Diagnose eines MEN-1-assoziierten Insulinoms wird durch den Nachweis einer Hyperinsulinämie bei Hypoglykämie und gleichzeitig hohem Serum-C-Peptid im Rahmen eines sog. Fastentests gestellt.

Die Prävalenz von **nichtfunktionellen Pankreastumoren** (NF-pNET) bei MEN 1 wurde bisher mit etwa 15–20 % angegeben, ist aber mit bis zu 80 % in neueren, im Rahmen von prospektiven Früherkennungsprogrammen untersuchten Patientenkollektiven deutlich höher (Waldmann et al. 2009; Thomas-Marquez et al. 2006) . Diese Tumoren sind in aller Regel asymptomatisch und werden heutzutage fast immer im Rahmen des Screenings aufgedeckt. Die sehr seltenen **VIPome** (VIP = vasointestinales pankreatisches Polypeptid) verursachen das Verner-Morrison-Syndrom, das durch wässrige Diarrhöen gekennzeichnet ist. Beweisend sind die hohen VIP-Serumspiegel. Retrospektive Studien an relativ kleinen Patientenzahlen haben gezeigt, dass ca. 30 % dieser Tumoren, wenn sie mehr als 1 cm groß sind, Lymphknotenmetastasen und bis zu 20 % dieser pP-NET über 2 cm bereits Lebermetastasen verursacht haben.

Adenohypophyse

Tumoren der Adenohypophyse finden sich bei 30–60 % der MEN-1-Patienten. Häufig handelt es sich um Mikroadenome, die entweder asymptomatisch sind oder aber durch eine Hormonüberproduktion, meist Prolaktinämie, typische Symptome hervorrufen. Seltener handelt es sich um nichtfunktionelle Makroadenome, die durch ihr verdrängendes Wachstum Symptome, wie z. B. Gesichtsfeldausfälle durch Druck auf das Chiasma opticum oder Kopfschmerzen, hervorrufen (Sheithauer et al. 1987).

Nebennierentumoren und weitere Organmanifestationen

Basierend auf Studien aus den 1990er-Jahren wurde eine Nebennierenbeteiligung bei MEN 1 zwischen 9 und 41 % angegeben. Neuere Studien an Patienten mit genetisch gesicherter MEN 1 haben gezeigt, dass die Nebennierenbeteiligung bei ca. 25–40 % liegt (Langer et al. 2002; Waldmann et al. 2007). Dabei handelt es sich meist um nichtfunktionelle Adenome, teilweise jedoch auch Karzinome und nur in Ausnahmefällen um Phäochromozytome. Deshalb sind die Tumoren in aller Regel asymptomatisch. Im Krankengut der Autoren fanden sich bei 4 von 64 (6 %) MEN-1-Patienten mit Nebennierentumoren Nebennierenkarzinome, die einen letalen Ausgang der Erkrankung verursachten (Langer et al. 2002; Waldmann et al. 2007). Im Gegensatz zu sporadischen Inzidentalomen sollten deshalb MEN-1-Nebennierentumoren bereits ab einer Größe von 3 cm operiert werden. Die Diagnostik folgt hier den Leitlinien für die Diagnostik sporadischer Nebennierentumoren, wobei den bildgebenden Verfahren, allen voran der Computertomographie aufgrund der oft nichtfunktionellen Tumoren große Bedeutung zukommt. In den Händen des erfahrenen Untersuchers kann die Endosonographie auch in der Diagnostik der Nebennierentumoren die CT ersetzen. Hormonbestimmungen im Sammelurin gehören wie auch bei den sporadischen Tumoren zum diagnostischen Standard.

Eine weitere, häufiger zu beobachtende endokrine Organmanifestation sind neuroendokrine Tumoren des Vorderdarms (sog. „**Foregut-NET**"). Croisier et al. beschrieben bereits 1971 nicht nur eine Nebennierenbeteiligung bei MEN-1-Patienten, sondern auch bei 5,3 % ihrer Patienten Foregut-NET. Diese NET waren bevorzugt im Bronchialsystem (42 %), im Duodenum (23 %) und im Dünndarm (23 %) lokalisiert (Dry et al. 1972). Besondere Bedeutung hat offensichtlich das erhebliche maligne Potenzial der Thymuskarzinoide, die in bis zu 82 % der bisher beschriebenen Fälle maligne waren und oft einen letalen Verlauf hatten (Duh et al. 1987). Diagnostische Verfahren der Wahl sind CT, SRS und das 68Ga-Dotatoc-PET-CT. Nicht-endokrine Tumoren im Rahmen des Syndroms wurden ebenfalls relativ früh beschrieben. Hierbei handelt es sich meist um subkutane, teilweise jedoch auch viszerale Lipome. Ein weiterer nicht-endokriner Aspekt sind bestimmte Hautveränderungen, wie dermale Angiofibrome und Kollagenome (Darling et al. 1997), sowie eine im Vergleich zur Normalbevölkerung geringere Körpergröße bei weiblichen MEN-1-Patienten (eigene, nicht publizierte Daten).

Genetisches Screening und Vorsorgeuntersuchungen

Bis zum Jahr 1997 stützte sich die Diagnose des MEN-1-Syndroms lediglich auf das syn- oder metachrone Auftreten der typischen Organmanifestationen bei einem Betroffenen und/oder auf eine positive Familienanamnese. Im Jahr 1997 gelang es das MEN-1-Gen auf Chromosom 11q zu identifizieren (Chandrasekharappa et al. 1997). Es kodiert das Protein **Menin**. Damit war die molekulargenetische Basis für eine direkte Mutationsanalyse des MEN-1-Gens und für ein Familienscreening (▶ Kap. 6.1.2) geschaffen. MEN-1-Mutationen können bei ca. 85 % der betroffenen Familien nachgewiesen werden. Für einen Teil der Familien ohne nachweisbare MEN-1-Mutation wurde kürzlich ein sog. **MENX-Syndrom** postuliert, da in einem kleinen Prozentsatz dieser Familien eine Keimbahnmutation im CDK27-Gen identifiziert wurde (Molatore et al. 2010).

Diese sog. **prädiktive genetische Testung von Mitgliedern einer MEN-1-Familie** erfordert allerdings das Vorgehen nach entsprechenden Richtlinien der Bundesärztekammer (Bundesärztekammer 1998). Diese umfassen im Allgemeinen die Information der Familienmitglieder durch den Indexpatienten/in und setzen eine humangenetische Beratung obligat voraus. Familienmitglieder, die keine prädisponierende Keimbahnmutation im MEN-1-Gen tragen, brauchen keine Früherkennungsuntersuchungen durchführen zu lassen, da sie gegenüber der Normalbevölkerung kein erhöhtes Risiko haben, am MEN-1-Syndrom zu erkranken. Im Gegensatz dazu kann die volle Aufmerksamkeit auf die Mutationsträger konzentriert werden, die ein nahezu 100%iges Erkrankungsrisiko haben. Diese Patienten sollten in ein klinisches Früherkennungsprogramm aufgenommen werden, um die frühzeitige Diagnose und eine effektive Behandlung der MEN-1-assoziierten Tumoren zu gewährleisten. Umfang und Inhalt des durchzuführenden Screening-Programms sind noch Gegenstand kontroverser Diskussionen.

Einige Autoren propagieren ein extensives Screening, während andere ein sehr begrenztes Früherkennungsprogramm befürworten. Inzwischen liegen Leitlinien von Konsensuskonferenzen führender Experten vor (Brandi et al. 2001). Die Autoren haben sich in Marburg für ein umfassendes Früherkennungsprogramm entschieden (◘ Tab. 6.2), da die Frühdiagnose von asymptomatischen endokrinen Tumoren, vor allem von Pankreastumoren, eine Reduktion der tumorbedingten Symptome von 75 % auf 10 % und der Inzidenz maligner Tumoren von 33 % auf 10 % zur Folge haben soll. Diese Früherkennungsprogramm beginnt bei asymptomatischen Mutationsträgern ab dem 16. lebensjahr und wird alle 2 Jahre durchgeführt. Ohne Frage müssten große prospektiv kontrollierte Studien Daten liefern, um klare Empfehlungen für das Screening aussprechen zu können. Unbestritten ist jedoch auch schon heute, dass die optimale Nutzung der Möglichkeiten eines prädiktiven Gentests, insbesondere die Durchführung eines Früherkennungsprogramms nur interdisziplinär unter Beteiligung der Humangenetik, der Chirurgie, der Endokrinologie, der Pathologie und Psychologie realisiert werden sollte.

Neben dem prädiktiven Screening von Familienmitgliedern besteht die Möglichkeit, bei vermeintlich sporadischen endokrinen Tumoren das Vorliegen einer Erstmanifestation des MEN-1-Syndroms zu überprüfen. Dies ist vor allem dann von Interesse, wenn MEN-1-assoziierte Tumoren bei jungen Patienten (<40 Jahre) auftreten.

Beim pHPT ist dies nur bei Patienten unter 40 Jahren bei gleichzeitigem Vorliegen einer Mehrdrüsenhyperplasie sinnvoll (Goretzki et al. 1998; Langer et al. 2003). Unter den endokrinen Pankreastumoren scheint dies lediglich bei Gastrinomen empfehlenswert, da diese laut einer Publikation von Mignon et al. (1993) bei 10–38 % aller Patienten assoziiert mit einer MEN 1 auftreten. Ähnliches gilt offenbar für Prolaktinome, da diese Hypophysentumoren häufig (14,3 %) mit der MEN 1 assoziiert sind. Außerdem

Tab. 6.2 Untersuchungsmethoden im Rahmen des MEN-1-Früherkennungsprogramms an der Klinik der Autoren

Biochemische Marker (alle 2 Jahre)	
Nebenschilddrüsen	Ca^{++}, intaktes Parathormon
Endokrines Pankreas/Duodenum	Glukose, Insulin, Proinsulin, Gastrin, vasoaktives intestinales Polypeptid, Chromogranin A, pankreatisches Polypeptid, Serotonin
Hypophyse	Prolaktin, Wachstumshormon, IGF-1, ACTH, Kortisol
Weitere	Kalzitonin, Serotonin, 24-h-Urin-5-HIES[a], 24-h-Urin-Katecholamine, 24-h-Urin-Kortisol, Aldosteron, Renin, DHEAS[b]
Funktionstests (alle 2 Jahre)	
Bei Verdacht auf Insulinom	Fastentest
Bei Verdacht auf Gastrinom	Sekretintest
Wenn pathologisch: Tumorlokalisationsdiagnostik	Somatostatinrezeptor-Szintigraphie, CT Abdomen, MRT Abdomen, Endosonographie, ggf. Imamura-Szintigraphie, ggf. operative Exploration
Bildgebende Diagnostik (alle 2–3 Jahre)	Endosonographie, Somatostatinrezeptor-Szintigraphie, CT Abdomen und Thorax, MRT Hypophyse, Sonographie Abdomen und Hals

[a] 5-HIES = 5-Hydroxiindolessigsäure
[b] DHEAS= Dihydroxy-Androstendion-Sulfat

sollte ein genetisches Screening bei Patienten mit NET des Thymus- und Bronchus erfolgen (Cupisti et al. 1997).

6.1.2 Molekulargenetik und molekulargenetische Diagnostik

W. Höppner

Die multiple endokrine Neoplasie Typ 1 (MEN 1) wird durch Mutationen im MEN-1-Gen ausgelöst. Das Gen kodiert ein Protein, das Menin genannt wird. Es ist im Zellkern und im Zytosol fast aller Zelltypen exprimiert und in einer Vielzahl von zellbiologischen Prozessen involviert. Mehr als 1300 inaktivierende Mutationen sind in der Literatur bis heute beschrieben, die im gesamten kodierenden Bereich des Gens sowie in den konservierten Intronabschnitten vorkommen können und für die Erkrankung disponieren.

Mit den heutigen Möglichkeiten der molekulargenetischen Diagnostik gelingt es, bei bis zu 90 % aller klinisch gesicherten MEN-1-Fälle, eine Mutation im MEN-1-Gen nachzuweisen. Innerhalb einer Familie weisen alle klinisch betroffenen die gleiche Mutation im MEN-1-Gen auf. Mit der Kenntnis der in einer MEN-1-Familie vorkommenden Mutation hat man ein diagnostisches Werkzeug für die prädiktive Diagnostik in der Hand. Genträger erkranken mit einer Wahrscheinlichkeit von über 90 % im Laufe ihres Lebens an Symptomen der MEN 1.

Molekulargenetik

Der prädisponierende genetische Defekt, der für das MEN-Syndrom verantwortlich ist, wurde bereits 1988 auf dem langen Arm des **Chromosoms 11 (11q13)** lokalisiert. Da im Bereich der für die MEN-1-Erkrankung verantwortlichen Genlocus in den assoziierten Tumoren größere somatische Deletionen vorkamen („loss of heterozygosity", LOH; Thakker et al. 1993), war man sich bereits vor der Indentifikation des MEN-1-Gens sicher, dass es sich um ein **Tumorsuppressorgen** handelt. Diese Deletionen betrafen den MEN-1-Locus auf dem Chromosom 11 des nicht betroffenen Elternteils. Die Zelle, in der ein solcher LOH vorliegt, verfügt dann nur noch über die defekte Kopie des MEN-1-Gens, was einen kompletten Verlust der Funktion dieses Gens zur Folge hat.

In der 1997 publizierten Erstbeschreibung des MEN-1-Gens (Chandrasekharappa et al. 1997) wurden bei 94 % der untersuchten MEN-1-Familien Mutationen in einem Abschnitt des Chromosoms 11 gefunden. Das dort lokalisierte Gen wurde MEN-1-Gen genannt (Gensymbol: MEN 1; MIM-Nummer: *613733). Es hat eine Größe von 9181 Basenpaaren und enthält 10 Exons. Die mRNA, die von dem Gen gebildet wird besteht aus 2772 Basen und kodiert ein Protein mit 610 Aminosäuren (Abb. 6.1). Dieses Gen wies keine Homologien zu bis dahin bekannten Genen auf. Das von diesem Gen kodierte Protein wird **Menin** genannt. Es ist vorrangig im Zellkern lokalisiert (Siradanahalli et al. 1998), und dort in vielfältiger Weise an zellbiologischen Prozessen beteiligt. Im C-terminalen Bereich des Proteins wurden unabhängige Peptidsequenzen identifiziert, die als nukleäre Lokalisationssignale für den Transport in den Zellkern verantwortlich sind. Geringe Mengen des Proteins werden aber auch im Zytosol nachgewiesen und auch dort werden zellbiologische Prozesse reguliert (Tab. 6.3).

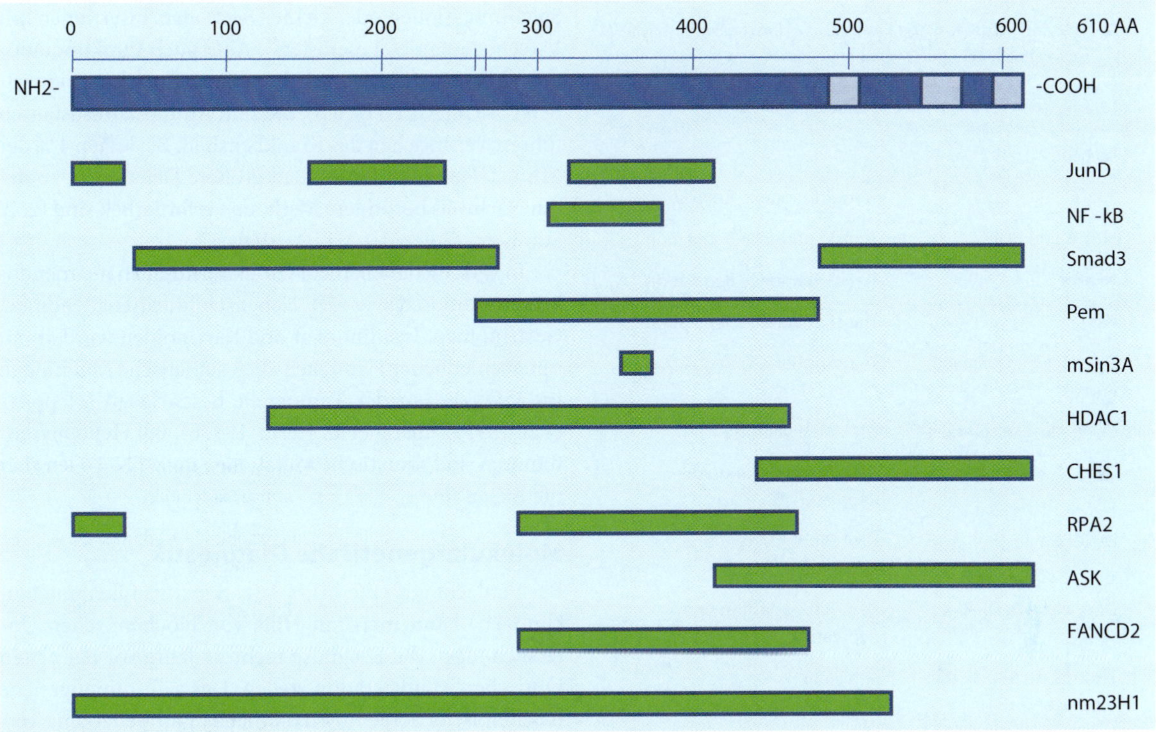

Abb. 6.1 Struktur des Menin-Proteins mit den Regionen, die mit anderen regulatorischen Proteinen in direkte Protein-Protein-Wechselwirkung treten können. (Nach Papaconstantinou et al. 2010)

Nach zahlreichen Experimenten in vitro und in transgenen Tieren sowie mit Methoden zum Nachweis von Protein-Protein- und Protein-DNA-Wechselwirkungen, konnten teilweise die Domänen des Menin-Proteins identifiziert werden, die bei den regulatorischen Prozessen beteiligt sind. Menin kann als zellbiologischer „Tausendsassa" bezeichnet werden (Agarwal et al. 2005; Papaconstantinou et al. 2010) (Abb. 6.1).

Menin interagiert mit der Familie der AP1-Transkriptionsfaktoren (cJun, JunB, JunD, cFos, FosB, Fra1 und Fra2). In-vivo- und In-vitro-Studien haben gezeigt, dass das Meninprotein direkt mit **JunD** in Kontakt tritt (Agarwal et al. 1999) und die Aktivität dieses Transkriptionsfaktors unterdrückt. Die anderen Proteine dieser Transkriptionsfaktoren werden offenbar indirekt durch Menin reguliert. Für mehrere Mutationen, die bei MEN-1-Patienten gefunden wurden, konnte gezeigt werden, dass sie die Bindung an JunD verhindern, was vermuten lässt, dass für die Tumorsuppressorfunktion von Menin die Bindung an JunD notwendig ist. AP1-Transkriptionsfaktoren sind an zahlreichen zellulären Regulationsmechanismen beteiligt und sind wichtig für Differenzierung, Wachstum, Apoptose, Immunantwort und zellulären Stress. Aufgrund dieser vielfältigen Funktionen ist nachvollziehbar, dass sie auch eine Rolle bei der Tumorentstehung spielen.

Experimente mit Antisense-RNA, bei denen die Synthese des Meninproteins blockiert wird, haben gezeigt, dass bei fehlender Meninaktivität die blockierende Wirkung von **TGFB** auf das Zellwachstum nicht mehr gegeben ist (Kaji et al. 2001). Der Effekt beruht auf der direkten Interaktion des Meninproteins mit dem Transkriptionsfaktor **SMAD3**, der an der Übertragung des intrazellulären TGFB-Signals in der Zelle beteiligt ist (Zawel et al. 1998). Dieser Mechanismus ist eine weitere Erklärung, warum die Inaktivierung des Menins zur Tumorgenese beiträgt.

Darüber hinaus konnte in HELA-Zellen gezeigt werden (Lin u. Elledge 2003), dass Menin ein direkter Repressor der katalytischen Untereinheit der **Telomerase** („telomerase reverse transcriptase", TERT) ist und der Meninaktivitätsverlust zur Immortalisierung der Zellen führt.

Im Zytosol der Zellen ist die Interaktion mit dem Zytoskelett nachgewiesen worden. Es assoziiert mit dem nicht-Muskel Myosin TYP IIA (NMMHCII-A) sowie mit dem GFAP („glial fibrillary acidic protein", „saures Gliafaserprotein") und Vimentin.

Über die direkte Interaktion mit einer Untereinheit (RPA2) des Replikationsproteins A, einem Proteinkomplex, der für DNA-Replikation, Rekombination und DNA-Reparatur zuständig ist, greift Menin auch in diese wichtigen Prozesse der Zellteilung und genetischen Stabilität ein.

Menin ist in der Lage, direkt an DNA zu binden und zwar unabhängig von bestimmten Sequenzmotiven. Nach neusten Erkenntnissen kann Menin die Azetylierung von

Tab. 6.3 Regulatorische Proteine, die direkte Protein-Protein-Wechselwirkungen mit Menin eingehen

Interagierender Partner	Funktion des Partners
Nukleär	
JunD	Transkriptionelle Regulation
Sin3 A und HDAC	Transkriptionelle Regulation
NFκβ	Transkriptionelle Regulation
Pem	Transkriptionelle Regulation
Smad1, Smad3, Smad5, Runx	Transkriptionelle Regulation
COMPASS-like complex	DNA-Methylierung
RPA2	DNA-Prozessierung und Reparatur
FANCD2	DNA-Prozessierung und Reparatur
Doppelstrang DNA	DNA-Prozessierung und Reparatur
Telomerase reverse transcriptase (TERT)	Replikation
Zyotosolisch	
NMMHCIIA	Zytoskelett-Organisation
GFAP, Vimentin	Zytoskelett-Organisation
Nm23β (Ratte)	GTPase Aktivität, Metastasenbildung
Nukleär und zytosolisch	
Hsp70 und CHIP	Proteindegradation

Chromatin verändern und hat damit auch Einfluss auf epigenetische Regulationsmechanismen.

Interessant ist auch, dass Meninprotein mit einer Missense-Mutation (~20 % der MEN-1-Familien), nicht jedoch intaktes Meninprotein, mit dem Chaperone-Molekül Hsp70 („heat shock protein 70") und der Hsp70-assoziierten Ubiquitin-Ligase (CHIP/STUB1, zuständig für Qualitätskontrolle von Proteinen; aberrante Proteine werden der Degradation zugeführt) interagiert (Abb. 6.2).

In MEN-1-Familien wurden in der Literatur bereits mehr als 1330 verschiedene heterozygote Mutationen in den Exons 2–10 des Gens beschrieben (Lemos u. Thakker 2008), die über das ganze Gen verteilt vorkommen. Dieses ist typisch für ein Tumorsuppressorgen, da inaktivierende Mutationen in allen wichtigen Bereichen des Proteins vorkommen können. 24 Varianten sind beschrieben, die als Polymorphismen gelten und keine klinische Auswirkung haben. 70 % der Mutationen haben einen vorzeitigen Abbruch der Proteinsynthese zur Folge (Stoppkodons, Spleißmutationen oder kleine Deletionen/Insertionen mit Verschiebung des Leserasters). Aber auch Punktmutationen (Missensemutationen durch Austausch einer einzelnen Base im MEN-1-Gen), die zum Aminosäureaustausch führen, verursachen das Krankheitsbild. Bei knapp 4 % der MEN-1-Patienten findet man größere Deletionen, zu deren Nachweis besondere Methoden erforderlich sind (z. B. Southern-Blot- oder MLPA-Analyse).

In verschiedenen, nicht familiär bedingten neuroendokrinen Tumoren wie z. B. Nebenschilddrüsenadenomen, Gastrinomen, Insulinomen und Karzinoiden wurden mit unterschiedlicher Häufigkeit auch somatische Mutationen im MEN-1-Gen der Tumorzelle beschrieben (Heppner et al. 1997; Zhuang et al. 1997a, 1997b). Bei Hypophysentumoren sind somatische Mutationen im MEN-1-Gen eher die Ausnahme.

Molekulargenetische Diagnostik

Bei Verdacht auf eine MEN 1 (z. B. bei Familienuntersuchungen) kann man mit Hilfe von biochemischen Untersuchungen die Diagnose mehrere Jahre vor der ersten klinischen Manifestation stellen. Das z. T. umfangreiche biochemische Screening hat erheblich an Bedeutung verloren, da durch den Nachweis einer Mutation im MEN-1-Gen die Genträgerschaft beliebig früh zu ermitteln ist. Innerhalb der betroffenen Familien können Nicht-Genträger aus der weiteren klinischen Überwachung entlassen werden, während bei den nachgewiesen genetisch betroffenen Familienmitgliedern eine intensive biochemisch-klinische Überwachung erfolgen muss.

Als **Indikationen** für die genetische Untersuchung gelten:

- Zugehörigkeit zu einer MEN-1-Familie
- Familienangehörige von MEN-1-Patienten mit bereits nachgewiesener Mutation
- Das Auftreten von mindestens 2 verschiedenen MEN-1-assoziierten Tumoren oder multiplen Tumoren gleichen Typs
- Familiäre Häufung von Nebenschilddrüsenadenomen
- Familiäre Häufung von Hypophysenadenomen
- Gastrinom bzw. Zollinger-Ellison-Syndrom (auch bei leerer Familienanamnese)

Noch offen ist, ob auch das sporadische Auftreten anderer Pankreastumoren, primärer Hyperparathyreoidismus, Hypophysentumoren und Karzinoide schon Anlass für eine molekulargenetische Überprüfung auf das Vorliegen einer MEN-1-Erkrankung darstellen. Dabei ist zu berücksichtigen, dass ein sehr frühes Manifestationsalter eher den Verdacht einer hereditären Erkrankung nahe legt.

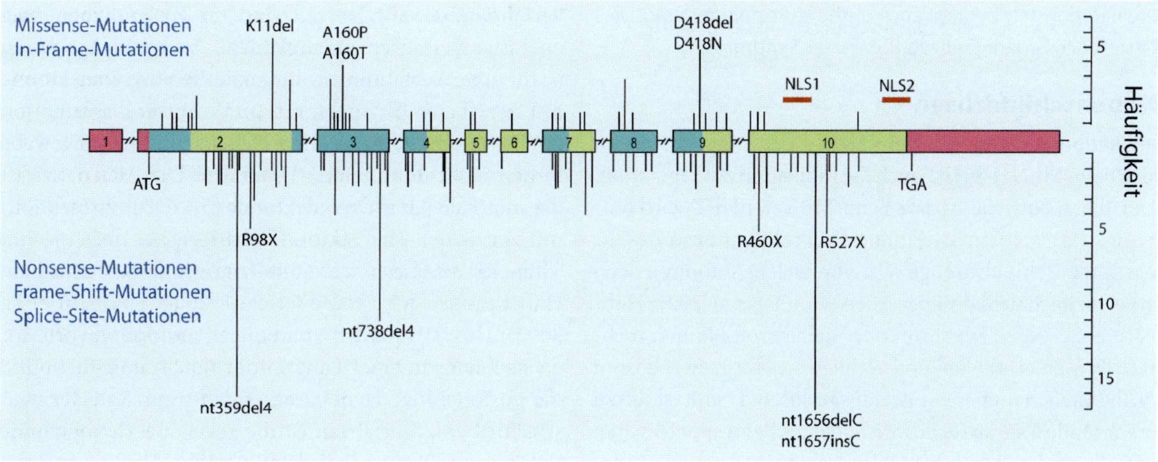

Abb. 6.2 Struktur des MEN-1-Gens und Positionen der häufigsten MEN1-auslösenden Mutationen. (Nach Besser u. Thorner 2002)

Direkter Mutationsnachweis im MEN-1-Gen

Die Klonierung des MEN-1-Gens ermöglicht die komplette Ermittlung der Basensequenz aller relevanten Genabschnitte bei MEN-1-Patienten. Von Bedeutung ist die Sequenz der Exons 2–10 (Abb. 6.2), die Genabschnitte repräsentieren, die die Aminosäuresequenz des Meninproteins kodieren. Aber auch die Übergänge zwischen den Introns (Genabschnitte, durch die die kodierenden Bereiche auf Genebene unterbrochen sind, und die während der Reifung der mRNA entfernt werden) und Exons müssen analysiert werden, da Mutationen in diesen Bereichen zur fehlerhaften Synthese der mRNA führen.

Der Nachweis der Mutationen im MEN-1-Gen erfolgt aus genomischer DNA, die aus Leukozyten gewonnen werden kann. Die Exons sowie die flankierenden Sequenzen der Introns werden durch die Polymerasekettenreaktion selektiv vermehrt (amplifiziert), durch direkte Sequenzierung die Basensequenz ermittelt und mit der publizierten Sequenz verglichen. Da die Mutationen in allen Bereichen der kodierenden Region des Gens auftreten können, ist stets die komplette Sequenzierung notwendig. In der Regel wird in jeder MEN-1-Familie eine unterschiedliche Mutation nachgewiesen. So genannte „hot spots" für Mutationen, wie sie z. B. im RET-Protoonkogen bei MEN-2-Patienten vorliegen, gibt es nicht.

> **Der Nachweis einer Mutation bei einem Indexpatienten einer MEN-1-Familie ermöglicht eine effiziente Untersuchung der übrigen Familienmitglieder, da diese nur noch auf das Vorliegen dieser Mutation überprüft werden müssen.**

Ist der Indexpatient einer MEN-1-Familie bereits verstorben, sodass keine Blutprobe verfügbar ist, und sind weitere erkrankte Familienmitglieder nicht bekannt, kann der Mutationsnachweis auch aus archiviertem Gewebe (z. B. Paraffinblöcke) erfolgen. Allerdings muss dabei beachtet werden, dass in sporadischen neuroendokrinen Tumoren somatische Mutationen im MEN-1-Gen auftreten können, die naturgemäß nicht vererbt werden.

Ob der Nachweis somatischer Mutationen im MEN-1-Gen bei nicht familiär bedingten neuroendokrinen Tumoren ein sinnvoller prognostischer Parameter ist, steht noch nicht fest.

Bei einer **Kosten-Nutzen-Analyse** des molekulargenetischen Nachweises von MEN-1-Gen-Mutationen bei bekannten MEN-1-Familien ist zu berücksichtigen, dass der Mutationsnachweis bei dem Indexpatienten zwar relativ hohe Kosten verursacht, die Kosten für die Analyse weiterer Familienmitglieder aber erheblich niedriger sind, da nur das Vorliegen der bekannten Mutation überprüft werden muss. Dem stehen die bisherigen Kosten des aufwändigen biochemischen Screenings gegenüber, die auch bei den genetisch nicht betroffenen Familienmitgliedern durchgeführt werden müssen, wenn der Genträgerstatus nicht bekannt ist. Empfehlungen zu therapeutischen Konsequenzen bei präsymptomatischen Anlageträgern gibt es bisher nicht.

6.1.3 Operative Therapie

P. Langer, C.L. López, D.K. Bartsch

Der wesentliche Unterschied der MEN-1-assoziierten endokrinen Tumoren im Vergleich zu den sporadischen endokrinen Tumoren ist in deren multilokulärem Auftreten und ihrer Heterogenität zu suchen. Dabei erfolgt das Tumorwachstum in Bezug auf die verschiedenen Organe aber auch innerhalb eines Organs oft metachron. Der genetisch determinierte

Proliferationsreiz bedingt auch die hohe Rezidivneigung. Dies betrifft alle Organmanifestationen des Syndroms.

Nebenschilddrüsen

Indikationsstellung Mit dem Stellen der Diagnose ergibt sich beim MEN-1-pHPT auch die Indikation zur Operation. Der therapeutische Ansatz beim MEN-1-pHPT wird aufgrund des genetisch determinierten Proliferationsreizes für das Nebenschilddrüsengewebe von vielen Autoren jedoch als prinzipiell palliativ angesehen (Goudet et al. 2001; Hubbard et al. 2002). Synchron oder metachron können mehrere Drüsen erkranken und verbliebenes Restgewebe kann grundsätzlich immer ein Rezidiv auslösen. Damit ist die zu erwartende Rate an Rezidiven höher als beim sporadischen pHPT und der Therapieansatz muss ein anderer sein. Andererseits kann eine Überkorrektur durch zu wenig oder funktionslos belassenes Nebenschilddrüsengewebe ebenso zu einem dauerhaften Hypoparathyreoidismus führen, der für die oft jungen Patienten genauso inakzeptabel ist. Daher ist das geeignete Therapieverfahren des MEN-1-pHPT immer noch Gegenstand kontroverser Diskussionen. Prospektive Studien zu dieser Thematik fehlen (Waldmann et al. 2010).

6

Operationszeitpunkt Bezüglich des Zeitpunktes der operativen Therapie besteht ebenfalls kein Konsens und Empfehlungen fehlen auch hier (Brandi et al. 2001). Die selektive Entfernung vergrößerter Drüsen ist aufgrund der inakzeptablen Rezidivraten als Verfahren obsolet. Des Weiteren sollte entsprechend den Leitlinien einer Konsensuskonferenz daher auch keine minimal-invasive Parathyroidektomie vorgenommen werden, da auch diese nicht die standardisierte Identifizierung aller 4 Drüsen und deren Entfernung vorsieht (Brandi et al. 2001). Nichtsdestotrotz ist eine minimal-invasive Freilegung aller 4 Nebenschilddrüsen natürlich prinzipiell möglich und wird zumindest beim sporadischen pHPT im Falle des Versagens präoperativer Lokalisationsdiagnostik von einigen Autoren vorgenommen (Alesina et al. 2010). In der Klinik der Autoren findet dieses Verfahren allerdings beim MEN-1-pHPT keine Anwendung und ist grundsätzlich für den MEN-1-pHPT auch nicht zu empfehlen. Problematisch kann in der Praxis unter anderem sein, dass die einzelnen Drüsen auch metachron erkranken können. Falls der pHPT dann Erstmanifestation der Erkrankung bei einem Patienten mit negativer Familienanamnese ist, kann dies zu einer selektiven Drüsenexstirpation in Unkenntnis der Grunderkrankung führen. In diesem Zusammenhang konnten die Autoren kürzlich zeigen, dass das Vorliegen einer MEN 1 bei Patienten unter 40 Jahre mit negativer Familienanamnese und pHPT nur bei Mehrdrüsenerkrankung sehr wahrscheinlich ist und in diesen Fällen keine selektive Drüsenexstirpation durchgeführt werden sollte (Langer et al. 2003; Waldmann et al. 2010).

Verfahrensauswahl Derzeit sind im Wesentlichen zwei operative Verfahren zu empfehlen. Das von den Autoren bevorzugte Verfahren ist die totale Parathyreoidektomie mit zervikaler Thymektomie und Autotransplantation (**tPTX+T**) von 20 Stückchen Nebenschilddrüsengewebe in den nicht-dominanten Unterarm. Die Alternative ist die subtotale Parathyreoidektomie (3½-Drüsenresektion) mit zervikaler Thymektomie (**stPTX**), bei der eine mit Titanclip markierte, ca. 60–80 mg große Restdrüse am Hals belassen wird (Goudet et al. 2001; Hubbard et al. 2002). Die stPTX wird von einigen Autoren favorisiert, da sie häufig zu einer Langzeitnormokalzämie führt und die postoperative Hypoparathyreoidismus-Rate geringer sei. Für beide Verfahren ist die zervikale Thymektomie unbedingter Bestandteil des Eingriffes. Dies zum einen aufgrund der Tatsache, dass überzählige Drüsen in den Thymuszungen Ursache für Persistenz oder Rezidiv bei der stPTX ohne Thymektomie sein können (Kraimps et al. 1992) und die unteren Drüsen oft in der Thymuszunge lokalisiert sind. Da bei der zervikalen Thymektomie häufig nur eine subtotale Thymusresektion durchgeführt werden kann stellt diese keine ausreichende prophylaktischen Therapie hinsichtlich der möglichen Entwicklung eines Thymuskarzinoids dar.

Ein Argument gegen die stPTX ist das Belassen von Nebenschilddrüsengewebe im Hals, da bei einer eventuell notwendigen Reoperation die Rekurrenspareserate erhöht ist. Bei der tPTX+T werden alle Nebenschilddrüsen am Hals entfernt und eine bilaterale zervikale Thymektomie vorgenommen. Eine nochmalige Revision des Halses mit den bekannten Risiken ist nur bei einem Rezidiv ausgehend von einer überzähligen Drüse in ungewöhnlicher Lokalisation nötig. Das am nicht-dominanten Unterarm implantierte Nebenschilddrüsengewebe erlaubt bei einem Transplantatrezidiv eine problemlose Revision in Lokalanästhesie im Rahmen eines ambulanten Eingriffs. Ein solches Transplantatrezidiv ist jedoch sehr selten. Ob die Parathormonquelle am Hals oder Unterarm zu suchen ist, kann zuverlässig durch den sog. **Casanova-Test** ermittelt werden (Casanova et al. 1999; Schlosser et al. 2004). Nach den Erfahrungen der Autoren und den in der Literatur publizierten Daten ist ein Rezidiv nach tPTX+T selten (Langer et al. 2004; Waldmann et al. 2010). Häufiger als nach stPTX kommt es nach tPTX+T laut Literaturangaben zu einer vorübergehenden oder länger andauernden Hypokalzämie (Hellman et al. 1998). Diese ist jedoch meist asymptomatisch und durch Substitution von geringen Mengen Kalzium und Vitamin D relativ problemlos auszugleichen. Sollte sich nach Autotransplantation dauerhaft keine Normokalzämie einstellen, kann eine neuerliche Transplantation von kryokonserviertem NSD-Gewebe erfolgen, was die große Bedeutung der Kryopräservation von Nebenschilddrüsengewebe unterstreicht.

> **Die Therapie der Wahl beim MEN-1-pHPT besteht in der totalen Parathyreoidektomie mit zervikaler Thymektomie und Autotransplantation von Nebenschilddrüsengewebe oder in der subtotalen Parathyreoidektomie (3½-Drüsenresektion) mit zervikaler Thymektomie. Eine Kryokonservation von Nebenschilddrüsengewebe ist obligat. Eine selektive Drüsenresektion als Ersteingriff ist obsolet. Minimal-invasive Verfahren sind nach Auffassung der meisten Experten nicht geeignet.**

Persistenz und Rezidiv des MEN-1-pHPT Im Falle einer Persistenz oder eines Rezidivs besteht der erste Schritt in der Bestätigung der Diagnose und in der Aufarbeitung der bereits erfolgten Operationen, inklusive Sichtung der Operationsberichte und der histologischen Befunde. Daran angeschlossen erfolgt Lokalisationsdiagnostik, die mit Ultraschall und Sestamibi-Szintigraphie beginnt. Magnetresonanztomographie und selektive Venenblutentnahme können ergänzend vorgenommen werden. Im Falle einer negativen Lokalisationsdiagnostik kann, falls verfügbar, ein Methionin-PET durchgeführt werden, welches sich durch eine hohe Spezifität und Sensitivität auszeichnet (Weber et al. 2010; Oksuz et al. 2011). Ein fokussiertes Vorgehen ist dann zumeist möglich. Wichtiges Hilfsmittel im Operationssaal ist dann die Quick-PTH-Bestimmung zur Erfolgskontrolle. Quick-PTH kann außerdem zur Regionalisierung der PTH-Quelle genutzt werden, indem nach Eröffnung des Halses und Darstellen der Jugularvenen zunächst beidseits Proben kranial und kaudal entnommen werden. Nach tPTX+T erfolgt zunächst der Casanova-Test zur Ermittlung der Parathormonquelle. Falls eine Revision des Halses dann noch notwendig ist, folgt man dem o. g. Vorgehen. Die Revision des Transplantates im Unterarm kann in Lokalanästhesie im Rahmen einer ambulanten Operation erfolgen (▶ Kap. 3.4.5).

Einen möglichen medikamentösen Ansatz zur Therapie des rezidivierenden pHPT beim MEN 1 stellt die Gabe von **Cinacalcet** (Mimpara) dar, welches aktuell für die Therapie des sekundären HPT (sHPT) zugelassen ist. Cinacalcet bindet direkt an Kalziumrezeptoren der Nebenschilddrüsen und erhöht dadurch die Sensitivität dieser Rezeptoren. Auf diese Art wird eine Reduktion des Serum-Kalziumlevels, des Parathormons und des Serumphosphatlevels (Brown et al. 2000) erreicht. Im Vergleich zum sHPT gibt es allerdings zur Anwendung beim MEN-1-pHPT bisher kaum Daten (Falchetti et al. 2008; Moyes et al. 2010). Um die Effektivität und damit auch die Sinnhaftigkeit des Einsatzes von Cinacalcet beim MEN-1-pHPT zu prüfen, müssen zunächst weitere Daten gewonnen werden. Denkbar wäre ein Einsatz vor allem beim Rezidiv bei voroperierten Patienten.

Endokrines Pankreas

MEN-1-assoziiertes Zollinger-Ellison-Syndrom (ZES)

Das MEN-1-ZES beruht am häufigsten auf duodenalen Gastrinomen, die fast immer multipel vorliegen, meist nur 1–10 mm groß sind und selten und spät in die Leber metastasieren (Mignon et al. 1993; Thompson et al. 1998). Seltener sind pankreatische Gastrinome. Der natürliche Verlauf der MEN-1-Gastrinome ist, verglichen mit den sporadischen Gastrinomen, relativ protrahiert und weniger aggressiv. Jedoch wird auch beim MEN-1-Gastrinom das Überleben durch die Entwicklung von Lebermetastasen determiniert, wobei das 10-Jahres-Überleben bei 96 % ohne Lebermetastasen und 30 % mit Lebermetastasen liegt (Weber et al. 1996). Die Entwicklung der Lebermetastasen ist abhängig von der Tumorgröße. Bei einer Tumorgröße >1 cm beträgt die Prävalenz von Lebermetastasen 4 %, bei einer Tumorgröße von 1–2 cm 28 % und bei einer Tumorgröße von >3 cm 62 % (Weber et al. 1996). In einer Studie von Cadiot et al. (1998) konnte ebenfalls bei einer Gastrinomgröße von >3 cm eine signifikant höhere Prävalenz von Lebermetastasen von 40 % gegenüber 4,8 % bei einer Tumorgröße <3 cm gezeigt werden. Des Weiteren konnte durch eine chirurgische Resektion der Primärtumoren im Vergleich zur konservativ, medikamentösen Behandlung die Entwicklung von Lebermetastasen signifikant reduziert werden (3 % versus 23 %, p<0,003), was mit einem tendenziellen Überlebensvorteil assoziiert war (Cadiot et al. 1998). Das 10-Jahres-Überleben bei den operierten Patienten betrug 98 % versus 86 % bei den medikamentös behandelten Patienten (p=0,085).

Indikationsstellung Trotz dieser Daten gibt es eine Kontroverse bezüglich der Operationsindikation. Das Spektrum der Meinungen reicht von der Empfehlung, nur Gastrinome ab einer Größe von 3 cm zu operieren, bis hin zur Empfehlung der Operation bei biochemisch nachgewiesenem ZES ohne Lokalisationsnachweis durch bildgebende Verfahren. MEN-1-Gastrinome haben eine bedeutende maligne Potenz und ihre Prognose wird deutlich schlechter, sobald Lebermetastasen entstehen. Daher empfehlen wir und andere Autoren bei nachgewiesenem MEN-1-ZES nach Ausschluss einer diffusen Lebermetastasierung eine abdominelle Exploration mit der Absicht, Primärtumoren und Lymphknotenmetastasen zu entfernen, um eine Lebermetastasierung zu verhindern. Dies sollte auch dann geschehen, wenn kein bildgebendes Verfahren einen Lokalisationsnachweis erbracht hat, da mit hoher Wahrscheinlichkeit kleine Duodonalwandgastrinome und regionäre Lymphknotenmetastasen vorliegen.

Verfahrenswahl Zur Frage, welche Operation durchgeführt werden sollte, sind insbesondere die Operationsziele

Tab. 6.4 Ergebnisse der partiellen Pankreatikoduodenektomie (PPD) beim MEN-1-ZES

Autor	n	Normaler Sekretintest	Nachbeobachtung (Jahre)
Pipeleers et al. 1990	2	2	?
Delcore u. Friesen 1992	2	2	5, 6
Stadil 1995	3	3	1, 6, 7
Schroder et al. 1996	1	1	2
Kato et al. 2000	2	2	2, 4
Lairmore et al. 2000	2	2	?
Norton et al. 2001	2	0	2, 7
Bartsch et al. 2005	4	4	4–6
Tonelli et al. 2006	13	10	3
Lopez et al. 2011	13	12	3

potenzielle Heilung, Erhalt der exokrinen und endokrinen Pankreasfunktion und niedrige Komplikationsrate von entscheidender Bedeutung. In der letzten Dekade des 20. Jahrhunderts hat die von Thompson 1989 proklamierte komplette Pankreasfreilegung mit bidigitaler Palpation und intraoperativem Ultraschall, subtotaler Pankreaslinksresektion unter Erhalt der Milz bis auf Höhe der Pfortader, Enukleation von neuroendokrinen Tumoren aus dem Pankreaskopf sowie Duodenotomie mit Exzision von neuroendokrinen Tumoren aus der Duodenalwand und regionaler Lymphadenektomie als Standardoperation beim MEN-1-ZES breitere Akzeptanz gefunden (Thompson et al. 1989). Die Ergebnisse nach der von Thompson proklamierten Operation bezüglich der biochemischen Heilung sind zwar ernüchternd, da maximale biochemische Heilungsraten, d. h. ein negativer Sekretintest, von nur 33 % im Langzeitverlauf erzielt werden. Allerdings wird die Entwicklung von Lebermetastasen als die entscheidende Prognosedeterminante bei 80–100 % der der Patienten verhindert.

Inzwischen halten deshalb einige Autoren beim MEN-1-ZES eine **partielle Pankreatikoduodenektomie** (PPD) für indiziert. Gründe hierfür sind, dass sich ca. 90 % der Gastrinome beim MEN 1 im Duodenum befinden und dass ZES-Rezidive bei genetischer Prädisposition häufig sind, solange das Erfolgsorgan Duodenum vorhanden ist (Pipeleers-Marichal et al. 1990; Thompson et al. 1998). Die bisher vorliegenden Ergebnisse der PPD bei MEN-1-ZES zeigen vielversprechende Ergebnisse mit biochemischen Heilungsraten von 80–100 % (Tab. 6.4; Tonelli et al. 2006; Bartsch et al. 2005; Lopez et al. 2011). Das Operationsrisiko der PPD ist inzwischen mit der von nicht-PPD-Resektionen vergleichbar, wobei die Morbidität um die 30 % und die Letalität bei den meist jungen und gesunden Patienten deutlich unter 3 % liegt. Eine präoperative Regionalisierung der Gastrinquelle auf den Pankreaskopf bzw. das Duodenum kann mittels selektiver arterieller Sekretin-Injektionsangiographie (sog. SASI oder Imamura-Angiographie, Imamura et al. 1987) erfolgen, stellt aber keine obligate Voraussetzung dar. Ob die PPD sich als Therapieoption beim MEN-1-assoziierten ZES durchsetzen kann, bleibt abzuwarten, bis größere Patientenserien mit Langzeitnachbeobachtung vorliegen (▶ Kap. 5.4.2).

MEN-1-Insulinom

Im Gegensatz zum MEN-1-ZES gibt es beim Insulinom keine gute medikamentöse Therapieoption. Daher ist die Operationsindikation bei biochemischem Nachweis eines organischen Hyperinsulinismus gegeben, sofern keine diffuse Lebermetastasierung vorliegt (Bartsch et al. 2000; Demeure et al. 1991; O'Riordain et al. 1994). Die komplette Pankreasfreilegung mit bidigitaler Palpation und intraoperativem Ultraschall gefolgt von der subtotalen Pankreaslinksresektion bis zur Vena portae und die Enukleation von Tumoren aus dem Pankreaskopf gilt als Standardverfahren. Eine Lymphadenektomie ist nur bei Malignitätsverdacht notwendig. Die meisten Autoren halten eine Enukleation von einzelnen Tumoren aufgrund einer hohen Rezidivrate für nicht indiziert, da präoperativ nicht verlässlich festgestellt werden kann, welcher der häufig multipel vorhandenen pNET die Quelle der Insulinüberproduktion ist. Im Gegensatz zum MEN-1-ZES sind die Heilungsraten beim MEN-1-Insulinom nach o. g. Therapie als durchaus gut zu bezeichnen. In den vorliegenden kleinen Serien von 6–18 Patienten beträgt die biochemische Heilungsrate zwischen 66 und 100 % bei einer Nachbeobachtung von 1–18 Jahren. Bei 80–100 % der Patienten fanden sich multiple Tumoren im resezierten Pankreasgewebe, was gegen die selektive Enukleation von einzelnen Tumoren spricht.

Nichtfunktionelle pNET beim MEN 1

Die Prävalenz von nichtfunktionellen Tumoren (NF-pNET) wird in der älteren Literatur mit etwa 15–20 % angegeben, liegt jedoch nach neueren Screening-Daten bei mindestens 50–80 % (Bartsch et al. 2005; Lopez et al. 2011). Retrospektive Studien an relativ kleinen Patientenzahlen haben gezeigt, dass die Rate an Lymphknoten- und Lebermetastasen ab einer Tumorgröße ≥2 cm signifikant ansteigt. In einer französischen Multizenterstudie konnte gezeigt werden, dass MEN-1-Patienten mit NF-pNET <2 cm bezüglich der Lebenserwartung nicht von einer OP profitieren (Triponez et al. 2006). Daher wird von vielen Autoren die Operationsindikation erst gesehen, wenn ein oder mehrere Tumoren die Größe von ≥2 cm Durchmesser überschritten haben (ENETS Guidelines 2009). Die verbreitetste Operation ist dieselbe wie beim MEN-1-Insulinom, wobei einige Autoren auch die selektive Enukleation erwägen (▫ Abb. 6.3).

Laparoskopische Chirurgie MEN-1-assoziierter Pankreastumoren

Prinzipiell besteht auch beim MEN 1 die Möglichkeit, Tumorenukleationen aus dem Pankreaskopf oder -korpus sowie eine erweiterte Pankreaslinksresektion laparoskopisch durchzuführen. Die laparoskopische endokrine Pankreaschirurgie wurde allerdings bisher in Form von Enukleationen oder Pankreaslinksresektionen fast ausschließlich bei sporadischen Insulinomen oder NF-pNET angewandt (Gagner et al. 1996; Fernandez-Cruz et al. 2002; Langer et al. 2005). Auch wenn durch den laparoskopischen Ultraschall die Möglichkeit gegeben ist, das Pankreas auch bei laparoskopischen Operationen zu untersuchen, so fehlt doch die Möglichkeit der bidigitalen Palpation. Dies ist, insbesondere in Anbetracht der häufig multilokulären Pankreastumoren ein deutlicher Nachteil. Nach Meinung der Autoren werden deshalb die laparoskopischen Verfahren bei diesen Tumoren sicherlich auch in Expertenzentren zunächst die Ausnahme sein.

Zusammenfassend wird betont, dass hinsichtlich der Operationsindikation und der Verfahrenswahl bei MEN-1-assoziierten pNET, speziell beim ZES, nach wie vor Kontroversen bestehen, sodass kein allgemeingültiges Indikations- und Therapiekonzept gegeben werden kann. Beim MEN-1-ZES ist nach Strategie der Autoren die Indikation zur Operation bei biochemischer Diagnose gegeben, wenn keine diffuse Lebermetastasierung vorliegt. Präoperativ wird eine SASI- bzw. Imamura-Angiographie durchgeführt. Befindet sich die Gastrinquelle im Pankreaskopf, erfolgt eine PPPD. Sollte sich die Gastrinquelle im Korpus-/Schwanzbereich befinden, was die absolute Ausnahme ist, wird eine erweiterte milzerhaltende Pankreaslinksresektion mit Duodenotomie und Exzision von Gastrinomen aus der Duodenalwand, ggf. die Enukleation von

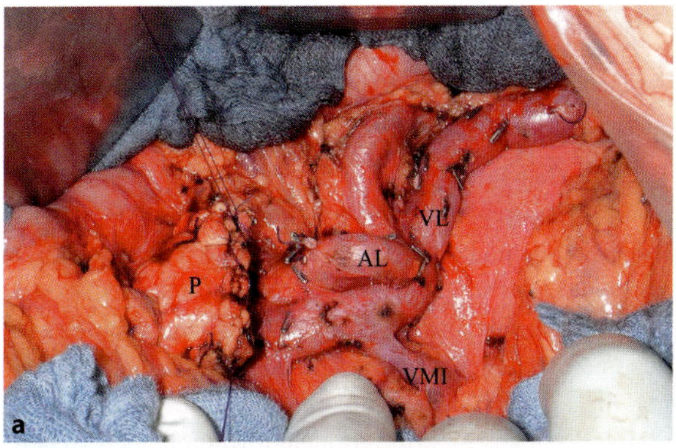

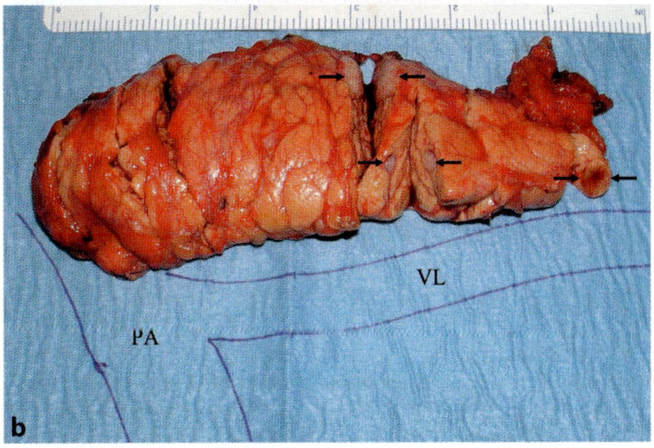

▫ **Abb. 6.3a,b** Nicht funktionelle endokrine pNET bei MEN. **a** Operationssitus nach milzerhaltender Pankreaslinksresektion bis auf Höhe der Pfortader. *P* Restpankreas mit Abnaht, *VL* Vena lienalis, *AL* Arteria lienalis, *VMI* Vena mesenterica inferior. **b** Pankreasresektat des in **a** gezeigten Situs, die Pfeile zeigen die nichtfunktionellen endokrinen Tumoren, *PA* Schemazeichnung Pfortader, *VL* Vena lienalis

Tumoren aus dem Pankreaskopf vorgenommen. In beiden Fällen erfolgt eine regionale Lymphadenektomie. Größte Klarheit herrscht beim MEN-1-assoziierten Insulinom. Standardoperation ist hier die Pankreaslinksresektion mit Enukleation von Tumoren aus dem Pankreaskopf, sobald der biochemische Nachweis eines Insulinoms gegeben ist und keine diffuse Lebermetastasierung vorliegt. Bei NF-pNET stellen die Autoren inzwischen die Operationsindikation, wenn die Tumorgröße ≥2 cm beträgt und keine diffuse Lebermetastasierung vorliegt. Der intraoperative Ultraschall (IOUS) sind bei jedem Pankreaseingriff bei MEN 1 operativer Standard.

Adenohypophyse

Indikationen für ein operatives Vorgehen bei Hypophysenvorderlappenadenomen ergeben sich beim Versagen einer medikamentösen Therapie der Prolaktinome und bei symptomatischen nichtfunktionellen Adenomen, die aufgrund ihrer Größe durch Druck auf Chiasma opticum etc. Beschwerden verursachen können. Sollten Mikroadenome einen Morbus Cushing verursachen, ist die Therapie der Wahl ebenfalls die Resektion. Meist können die Operationen transsphenoidal vorgenommen werden.

Nebennieren

Funktionelle Nebennierentumoren stellen im Rahmen der MEN 1 zwar die Ausnahme dar, eine Operationsindikation ergibt sich hier allerdings genau wie bei den sporadischen Tumoren. Schwieriger ist die Situation bei den nichtfunktionellen Tumoren, von denen offenbar mindestens ein Drittel der Patienten betroffen ist (Waldmann et al. 2007). Die jüngsten Erfahrungen der Autoren mit ihrem Früherkennungsprogramm zeigen, dass es kaum einen Patienten gibt, bei dem nicht-kleinknotige Veränderungen zumindest einer, meist jedoch beider Nebennieren vorliegen. Offenbar können sich aus nichtfunktionellen Knoten auch Nebennierenkarzinome entwickeln, die eine ähnlich schlechte Prognose haben, wie die sporadischen Karzinome. In der Klinik der Autoren werden deshalb nichtfunktionelle MEN-1-Nebennierentumoren bereits operiert, wenn sie eine Größe von 3 cm überschreiten (Waldmann et al. 2007; Langer et al. 2002).

Bei den kleineren Tumoren gibt es grundsätzlich 2 Möglichkeiten des Zuganges. Zum einen den laparokopischen und zum anderen den retroperitoneoskopischen Weg. Welchen Weg man wählt, hängt von der Erfahrung des Operateurs ab. Prospektiv, randomisierte Daten, die einen Vorteil eines der beiden Wege belegen würden, gibt es nicht. Bei großen Tumoren (>8 cm) und Malignitätsverdacht sollte ein transabdominell oder thorakoabdominell offen chirurgisches Vorgehen zugunsten der Übersichtlichkeit und der Möglichkeit der aortointerkavalen Lymphadenektomie sowie evtl. notwendiger Operationserweiterungen bevorzugt werden. Im Rahmen der präoperativen Abklärung darf auch bei offensichtlich nichtfunktionellen Tumoren eine Bestimmung der Urinkatecholamine nicht fehlen, um ein klinisch stummes Phäochromozytom nicht zu übersehen.

Neuroendokrine Tumoren (NET) des Vorderdarmes

Hier gelten die Regeln der Therapie wie bei den sporadischen Tumoren. Eine radikale chirurgische Sanierung ist anzustreben, eine Beseitigung des Primärtumors ist auch beim Vorhandensein von Lebermetastasen empfehlenswert. Beim Vorliegen eines Karzinoidsyndroms ist eine Langzeittherapie mit Octreotiden zu erwägen. Eine besondere Rolle spielen die NET des Thymus, die nahezu ausschließlich bei Männern mit MEN 1 vorkommen, eine sehr schlechte Prognose haben und fast immer einen letalen Verlauf nach sich ziehen (Duh et al. 1987).

Nachsorge

Grundsätzlich sollten alle MEN-1-Patienten in ein Nachsorgeprogramm eingeschlossen werden, das sich prinzipiell nicht von dem bereits in ▶ Kap. 6.1 geschilderten Früherkennungsprogramm unterscheidet. Im Einzelfall muss es dann auf den Patienten und seine individuelle Vorgeschichte abgestimmt werden, d. h. zum Beispiel, dass bei Patienten mit vorausgegangener Operation wegen eines MEN-1-ZES in regelmäßigen (z. B. jährlichen) Abständen eine Nüchtern-Gastrin-Bestimmung und ein Sekretintest im Rahmen der Nachsorge erfolgen sollte.

Nebenschilddrüsen In der Nachsorge nach MEN-1-pHPT sind die wesentlichen Untersuchungen die Kalzium- und Parathormonbestimmung im Serum. Nach subtotaler Parathyreoidektomie oder nach totaler Parathyreoidektomie mit Autotransplantation ist ein passagerer postoperativer Hypoparathyreoidismus zunächst die Regel und eine vorübergehende Kalzium- und Vitamin-D-Substitution nahezu bei allen Patienten erforderlich. Die meisten Patienten klagen über periorales und die Finger betreffendes Kribbeln. Vor allem bei präoperativ sehr hohen Kalziumserumwerten können jedoch postoperativ auch durchaus Tetanien auftreten. Eine stationäre Beobachtung ist deshalb solange erforderlich, bis eine Stabilisierung eingetreten ist und die Kalziumwerte konstant um 2,0 mmol/l liegen. Häufig reicht die Gabe von Kalzium-Frubiase-Trinkampullen oder Kalzium-Brausetabletten nicht aus und es ist die zusätzliche Gabe von Rocaltrol (1,25-Dihydroxycholecalciferol) in der Dosierung 3×25 μg/Tag erforderlich. Diese Medikation sollte im ersten halben Jahr nach der Operation ausgeschlichen werden können. Gelingt dies nicht, so ist von einem persistierenden postoperativen Hypoparathyreoidismus auszugehen. Wenn dieser Zustand auch nach einem Jahr nach Operation des MEN-1-pHPT anhält, sollte eine erneute Autotransplantation von kryokonserviertem Nebenschilddrüsengewebe erwogen werden, die problemlos ambulant in Lokalanästhesie erfolgen kann.

Pankreatikoduodenale neuroendokrine Tumoren (pNET) Rezidive eines MEN-1-ZES sind nach allen Operationen, außer der PPD, häufig und werden durch Bestimmung des Nüchterngastrins und ggf. durch Durchführung eines Sekretintests erkannt. Sind diese Werte pathologisch, sollte eine Therapie mit Protonenpumpeninhibitoren begonnen werden. Die Operationsindikation für ZES-Rezidive ist abhängig von der Symptomatik und von der Führbarkeit der Patienten mit Protonenpumpeninhibitoren. Die Entscheidung sollte hier immer auf den jeweiligen Patienten abgestimmt werden. Sind die Symptome medikamentös nicht ausreichend kontrollierbar, können auch nach mehrfachen Voroperationen Revisionen indiziert sein. Der präoperative diagnostische Ablauf entspricht dann dem vor der Erstoperation. Rezidive nach Insulinom sind die Ausnahme und durch die entsprechende Symptomatik sowie Nüchtern-Blutzucker- und Insulinbestimmungen im Serum zu erkennen. Die Domäne der Nachsorge der NF-pNET stellt die bildgebende Diagnostik da. Hier kommt der Endosonographie in der Hand des Erfahrenen immer mehr Bedeutung zu. Nahezu alle MEN-1-Patienten entwickeln nach Operationen wegen MEN-1-pNET kleine, meist nichtfunktionelle Tumoren im Restpankreas. Auch hier ist eine individuelle Therapie-Entscheidung in Abhängigkeit von Symptomatik, Größe der Tumoren und Staging-Ergebnissen erforderlich. In der Abwesenheit von Leber- oder Fernmetastasen ist in der Klinik der Autoren auch bei Rezidiven ab einer Größe von ≥2 cm oder Malignitätsverdacht eine Operationsindikation gegeben.

Nebennieren Wichtig ist hier vor allem die Substitution der Nebennierenhormone im Falle beidseitiger Adrenalektomien. In der Regel sind 37,5 mg Hydrokortison/Tag und die zusätzliche Gabe von ca. 0,1 mg Astonin H ausreichend. Außerdem muss den Betroffenen ein entsprechender Ausweis für Adrenalektomierte ausgehändigt werden. Die Patienten müssen aufgeklärt werden, dass im Bedarfsfalle (Stresssituationen, Operationen etc.) eine höhere Dosierung erforderlich ist.

6.2 MEN-2-Syndrom

6.2.1 Klinische Symptomatik, Diagnostik und Screening

A. Machens, O. Gimm, H. Dralle

Die bahnbrechenden Fortschritte der Molekularbiologie in den letzten 20 Jahren haben auch die Klinik, Diagnostik und Therapie des MEN-2-Syndroms revolutioniert. Das klassische Vollbild des MEN-2-Syndroms besteht aus der Kombination medulläres Schilddrüsenkarzinom, Phäochromozytom und primärer Hyperparathyreoidismus (MEN-2a-Syndrom) bzw. medulläres Schilddrüsenkarzinom, Phäochromozytom, okulofaziale und gastrointestinale Schleimhautneurome und marfanoide Skelettanomalien (MEN-2b-Syndrom). Die genetische Grundlage des MEN-2-Syndroms sowie seiner Abortivform, des familiären medullären Schilddrüsenkarzinoms (FMTC; „MTC only"), bilden autosomal-dominant vererbte Punktmutationen im RET-Protoonkogen („rearranged during transfection") in der Keimbahn betroffener Genträger (Donis-Keller et al. 1993; Mulligan et al. 1993). Die Inzidenz der Keimbahnmutationen im RET-Protoonkogen wird auf 1 zu 500.000 geschätzt (Russo et al. 2000). Die Kenntnis dieser molekulargenetischen Grundlagen hat nicht nur die Frühdiagnostik bislang asymptomatischer Genträger verbessert, sondern auch die Korrelation zwischen genetischer Veranlagung (Genotyp) und dem Spektrum bzw. klinischen Verlauf des MEN-2-Syndroms (Phänotyp) ermöglicht. Diese Genotyp-Phänotyp-Korrelationen sind von erheblicher Bedeutung für die Bestimmung des Zeitpunkts der prophylaktischen Thyreoidektomie und die Festlegung der Intervalle für das Phäochromozytom-Screening.

Einteilung

Die aus der vormolekularen Ära stammende Abgrenzung der rein klinisch definierten Formen des MEN-2-Syndroms beruht auf der unterschiedlichen Häufigkeit (▫ Tab. 6.5) und unterschiedlichem Entstehungszeitpunkt der o. g. neuroendokrinen Erkrankungen (▫ Tab. 6.6). Dabei unterscheidet sich die Prognose hereditärer nicht von der sporadischer Tumoren mit gleicher Größe und Tumorstadium.

Familiäres Schilddrüsenkarzinom Medulläre Schilddrüsenkarzinome stellen üblicherweise die Erstmanifestation des MEN-2a- und MEN-2b-Syndroms dar. Dabei ist es im Einzelfall unmöglich vorherzusagen, ob einzelne Genträger im weiteren Verlauf Phäochromozytome oder Nebenschilddrüsenadenome entwickeln werden. Die strengen Kriterien des internationalen MEN-Konsortiums fordern für die Diagnose des familiären medullären Schilddrüsenkarzinoms (FMTC) den Nachweis von mindestens 3 Genträgern pro Familie (Eng et al. 1996). Diese Forderung ist bei der Vielzahl kleiner Familien mit nur wenigen Genträgern schwer zu erfüllen. Da die meisten Punktmutationen im RET-Protoonkogen zu einem MEN-2a-Syndrom führen können, handelt es sich beim familiären medullären Schilddrüsenkarzinom wahrscheinlich eher um eine Abortivform des MEN-2a-Syndroms bei niedriger Genpenetranz als um ein eigenständiges Krankheitsbild (Machens et al. 2003; 2009b). Bei reinen FMTC-Familien finden sich überwiegend RET-Keimbahnmutationen der intrazellulären (Nicht-Zystein-)Kodons 768, 790, 791, 804 und 891, in selteneren Fällen auch der extrazellulären (Zystein-) Kodons 533, 609, 611, 618, 620 und 630 (▫ Tab. 6.5).

MEN-2a-Syndrom Die Kombination von medullärem Schilddrüsenkarzinom und Phäochromozytom bezeichnet man nach ihrem Erstbeschreiber als **Sipple-Syndrom**. Das zusätzliche Vorliegen eines primären Hyperparathyreoidismus komplettiert das Vollbild des MEN-2a-Syndroms (▫ Tab. 6.5; Eng 1996). Molekulargenetisch liegen in der Keimbahn betroffener Genträger mehrheitlich Punktmutationen im Kodon 634 vor. Allerdings ist davon auszugehen, das prinzipiell jede aktivierende Keimbahnmutation im RET-Protoonkogen, wenngleich in unterschiedlicher Häufigkeit, zu einem MEN-2a-Syndrom führen kann. Nachgewiesen ist dies für Punktmutationen in den Kodons 609, 611, 618, 620, 630, 634 und in seltenen Einzelfällen für Punktmutationen in den Kodons 533, 768, 790, 791, 804 und 891 des RET-Protoonkogens (Machens et al. 2009b). Die meisten Mutationen werden vererbt, Neumutationen sind selten. Punktmutationen im Kodon 609, 611, 618 und

Tab. 6.5 Erkrankungsprofil einzelner Organe und Organsysteme innerhalb des MEN-2-Spektrums

RET		FMTC/MEN 2			Intestinale Ganglioneurome	Okulofaziale Neurome	Skelettanomalien (marfanoid)	Lichen amyloidosis	Morbus Hirschsprung
Exon	Kodon (ATA class)	MTC	PCC	pHPT					
16	918 (D)	+++	++	–	+++	+++	+++	–	–
11	634 (C)	+++	++	+	–	–	–	(+)	–
11	630 (B)	+++	–[a]	+	–	–	–	–	–
10	609 (B)	++	+	(+)	–	–	–	–	(+)
10	611 (B)	++	+	(+)	–	–	–	–	(+)
10	618 (B)	++	+	(+)	–	–	–	–	(+)
10	620 (B)	++	+	(+)	–	–	–	–	(+)
8	533 (A)	+	(+)	(+)	–	–	–	–	–
13	768 (A)	(+)	–[a]	–[a]	–	–	–	–	–
13	790 (A)	+	(+)	–[a]	–	–	–	–	–
13	791 (A)	+	+	(+)	–	–	–	–	–
14	804 (A)	+	(+)	–[a]	–	–	–	–	–
15	883 (D)	+	+	–[a]	–	++	–	–	–
15	891 (A)	+	(+)	–[a]	–	(+)	–	–	–

+++/++/+/(+)/– Penetranz stark/mittel/mäßig/gering/null
RET „rearranged during transfection"; *FMTC* familiäres medulläres Schilddrüsenkarzinom; *MEN* multiple endokrine Neoplasie; *MTC* medulläres Schilddrüsenkarzinom; *PCC* Phäochromozytom; *pHPT* primärer Hyperparathyroidismus
[a] Noch nicht berichtet

620 können zusätzlich mit dem Morbus Hirschsprung, Punktmutationen im Kodon 634 auch mit einem Lichen amyloidosis assoziiert sein (Tab. 6.5; Eng 1996).

MEN-2b-Syndrom Das Vollbild des MEN-2b-Syndroms (Tab. 6.5) besteht aus der Kombination von medullärem Schilddrüsenkarzinom, Phäochromozytom, charakteristischen Schleimhautneuromen im Bereich von Konjunktiven, Hornhaut (prominente Kornealnerven), Augenlidern, Wangenschleimhaut, (wulstige) Lippen und Zunge (Abb. 6.4) sowie multiplen Ganglioneuromen der Submukosa (Abb. 6.5; intestinale Ganglioneuromatose), die zu chronischer Obstipation und Durchfall führen können. Außerdem liegen oft pathognomonische Skelettanomalien (marfanoider Habitus) mit Verformungen des Brustkorbes und der Gelenke, Skoliose, verlängerte Röhrenknochen, Epiphysenlösung des Hüftkopfes, und Hypergnathie des Mittelgesichts vor. Diese Skelettveränderungen dürften auf eine zusätzlich bestehende Überexpression von Chondromodulin-1, einem bekannten Regulator des Knochen- und Skelettwachstums, zurückgehen (Jain et al. 2004). Im Gegensatz zum MEN-2a-Syndrom besteht beim MEN-2b-Syndrom kein Hyperparathyreoidismus (Eng 1996). Betroffene Patienten weisen in 95 % der Fälle eine Keimbahnmutation im Kodon 918 und in 2–3 % im Kodon 883 des RET-Protoonkogens auf (Eng et al. 1996). Allerdings sprechen die wenigen klinischen Daten, die eher auf einen milderen Krankheitsverlauf hindeuten, nicht zwingend für die derzeitige Einstufung der Kodon 883-Mutation als eine das MEN-2b-Syndrom auslösende Mutation (Jasim et al. 2011; Tab. 6.6). Die meisten Mutationen im Kodon 918 sind Folge von Neumutationen im RET-Protoonkogen, da diese Keimbahnmutation ohne frühzeitige chirurgische Intervention aufgrund der hiermit verbundenen hohen Letalität nur selten vererbt wird.

Genotyp-Phänotyp-Korrelationen

Im Gegensatz zum MEN-1-Syndrom konnten in den vergangenen Jahren Genotyp-Phänotyp-Korrelationen bezüglich Entstehungszeitpunkt und Progressionsdynamik der MEN-2-assoziierten neuroendokrinen Tumoren nachgewiesen werden (Schuffenecker el al. 1998; Ma-

Tab. 6.6 Kodonspezifische altersabhängige Tumorprogression beim MEN-2a-Syndrom. (Nach Machens et al. 2003; 2005; 2008; 2009b; 2009c; Peppa et al. 2008; Zetany et al. 2009; Schulte et al. 2010; Romei et al. 2010; Frank-Raue et al. 2011; Jasim et al. 2011; Magalhäes et al. 2011; Mukherjee et al. 2011; Rohmer et al. 2011)

RET-Mutation		Genprävalenz (Anteil der Familien mit RET-Mutation)		Frühestes Erkrankungsalter (Jahre)		
		Deutschland (n=140)	Italien (n=235)			
Exon	Kodon (ATA class)			MTC	PCC	pHPT
16	918 (D)	15	8	0,2	12	–
11	634 (C)	40	37	0,8	12	10
11	630 (B)	<1	2	1	–	32
10	609 (B)	<1	3	4	19	34
10	611 (B)	1	<1	7	30	40
10	618 (B)	5	6	5	19	41
10	620 (B)	7	4	5	19	[a]
8	533 (A)	0	0	21	35	[a]
13	768 (A)	1	4	9	59	[a]
13	790 (A)	12	3	10	28	[a]
13	791 (A)	7	<1	15	38	38
14	804 (A)	6	22	6 bzw. 12	28–33	54
15	883 (D)	0	<1	39	39	[a]
15	891 (A)	2	10	9	46	[a]

– noch nicht berichtet
RET „rearranged during transfection"; *MTC* medulläres Schilddrüsenkarzinom; *PCC* Phäochromozytom; pHPT primärer Hyperparathyreoidismus; *ATA* American Thyroid Association (Kloos et al. 2009)
[a] Alter nicht angegeben

chens et al. 2003; 2005; 2009b; 2009c). Diese Korrelationen sind für das medulläre Schilddrüsenkarzinom, den Schrittmacher des MEN-2-Syndroms, stärker als für das Phäochromozytom (Machens et al. 2005). Dabei besteht ein enger Zusammenhang zwischen der experimentell in vitro gemessenen transformierenden Aktivität des RET-Genotyps bzw. des mutierten RET-Kodons (Ito et al. 1997; Iwashita et al. 1999) und dem in vivo beobachteten niedrigsten Erkrankungsalter (Phänotyp) der entsprechenden Genträger (Tab. 6.6): Das höchste und früheste Erkrankungsrisiko weisen Punktmutationen im Kodon 918 des RET-Protoonkogens auf (medulläres Karzinom: 2 Monate; Phäochromozytom: 12 Jahre), gefolgt von Mutationen der extrazellulären (Zystein-)Kodons 634 und 630 (medulläres Karzinom: 10–12 Monate; Phäochromozytom: 12 Jahre; primärer Hyperparathyreoidismus: 5 und 32 Jahre) und der Kodons 609, 611, 618 und 620 (medulläres Karzinom: 4–7 Jahre; Phäochromozytom: 19–30 Jahre; primärer Hyperparathyreoidismus: 34–41 Jahre). Hierbei besitzen die Zellmembran-näheren Mutationen in Kodon 620 und 618 möglicherweise ein geringfügig stärkeres Krankheitspotenzial als die Zellmembran-ferneren Mutation in Kodon 609 und 611 (Machens et al. 2009a; Frank-Raue et al. 2011). Das niedrigste Erkrankungsrisiko liegt bei Punktmutationen der intrazellulären (Non-Zystein-)Kodons 768, 790, 791, 804 und 891 (medulläres Karzinom: 9–15 Jahre; Phäochromozytom: 28–59 Jahre; primärer Hyperparathyreoidismus: 38–54 Jahre) vor (Machens et al. 2003; 2005; Machens et al. 2009b). Bei diesen RET-Mutationen mit der niedrigsten transformierenden Aktivität im In-vitro-Assay verläuft die Tumorprogression zum medullären Schilddrüsenkarzinom besonders variabel (Machens et al. 2003; 2005; 2009b; 2009c). Das Auftreten der für das MEN-2b-Syndrom pathognomonischen okulären und oralen Schleimhautneurome und Skelettanomalien unterliegt ebenfalls einer altersabhängigen Progression (Brauckhoff et al. 2004; 2008).

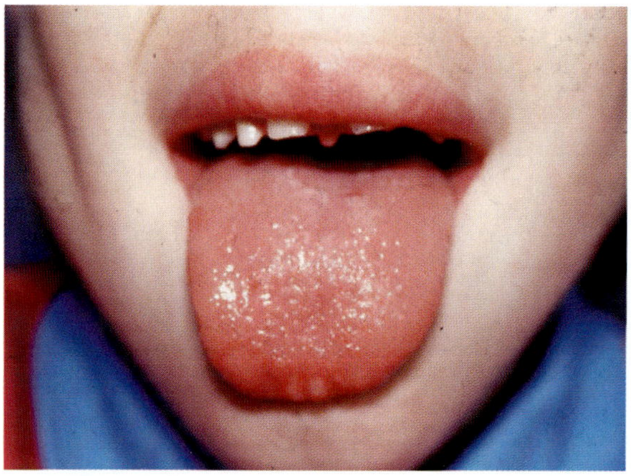

Abb. 6.4 Wulstige Lippen und Schleimhautneurome der Zunge bei 15-jährigem Genträger mit MEN-2b-Syndrom (Keimbahnmutation im Kodon 918)

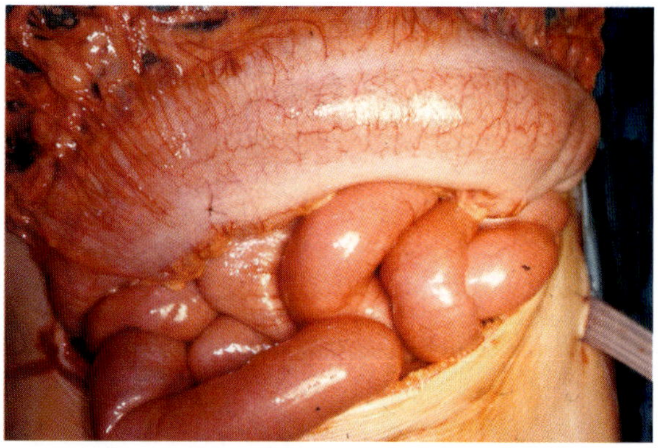

Abb. 6.5 Intestinale Ganglioneuromatose (Dilatation des Colon transversum) bei 15-jähriger Genträgerin mit MEN-2b-Syndrom (Keimbahnmutation im Kodon 918)

Von der C-Zellhyperplasie zum medullären (C-Zell-)Karzinom der Schilddrüse Nach derzeitigem Kenntnisstand besteht ein therapeutisch nutzbares Zeitfenster zwischen präneoplastischer C-Zellhyperplasie und medullärem (C-Zell-)Karzinom (Tab. 6.6; Machens et al. 2003; Machens et al. 2009b; 2009c) sowie zwischen medullärem Schilddrüsenkarzinom ohne und mit Lymphknotenmetastasen (Machens et al. 2003). Damit ist die Geschwindigkeit der Tumorprogression zum großen Teil genetisch determiniert. Bei Trägern von Punktmutationen im Kodon 634 vergehen im Mittel 6,6 Jahre bis zur Lymphknotenmetastasierung (Machens et al. 2003). Ein normaler basaler Kalzitoninspiegel vor der Erstoperation schließt hierbei Lymphknotenmetastasen mit an Sicherheit grenzender Wahrscheinlichkeit aus (Machens et al. 2009c; Elisei et al. 2012). Nach Literaturangaben ist ein basaler Kalzitoninspiegel von ≤30 pg/ml vor Erstoperation nicht mit dem Vorliegen von Lymphknotenmetastasen vereinbar (Kloos et al. 2009; Machens et al. 2009c; Rohmer et al. 2011; Elisei et al. 2012). Von seltenen Ausnahmen abgesehen, bilden sich Lymphknotenmetastasen bei Trägern von Mutationen im Kodon 918 nicht vor dem 5. Lebensjahr, bei Trägern von Mutationen im Kodon 634 bzw. 630 nicht vor dem 10. bzw. 15. Lebensjahr, und bei allen anderen o. g. Genträgern nicht vor dem 20. Lebensjahr (Machens et al. 2003, 2005, 2009b). Allerdings liegen mitunter zusätzliche Keimbahnmutationen im RET-Protoonkogen oder somatische Mutationen im bislang intakten RET-Allel bzw. anderen Genen der Tumorzellen vor. Diese zusätzlichen Mutationen können zu einer beschleunigten Tumorprogression führen, deren Zeitpunkt und Geschwindigkeit im Einzelfall nicht vorhersehbar sind (Machens et al. 2003; 2005; 2009b).

Von der adrenomedullären Hyperplasie zum Phäochromozytom Bei Genträgern von Keimbahnmutationen im RET-Protoonkogen existiert eine vergleichbare Tumorprogression von der präneoplastischen adrenomedullären Hyperplasie (AMH) zum Phäochromozytom. Allerdings ist das Tempo der Tumorprogression zum Phäochromozytom (Zweitmanifestation) im Vergleich zum medullären Schilddrüsenkarzinom (Erstmanifestation) deutlich abgeschwächt (Tab. 6.6). So sind Phäochromozytome bei Genträgern vor dem 10. Lebensjahr extrem ungewöhnlich. Maligne Phäochromozytome werden beim MEN-2-Syndrom in weniger als 5 % der Fälle gefunden (Pacak et al. 2005).

Von der diffusen zur nodulären Nebenschilddrüsenhyperplasie Ab dem 3. Lebensjahrzehnt (Eng et al. 1996) entwickeln sich, bei Genträgern von Punktmutationen im Kodon 634 schon ab dem 2. Lebensjahrzehnt (Schuffenecker et al. 1998), noduläre Nebenschilddrüsenhyperplasien, möglicherweise über eine diffuse Hyperplasie. Eine sichere histopathologische Abgrenzung zwischen nodulärer Nebenschilddrüsenhyperplasie und Nebenschilddrüsenadenom ist am Operationspräparat nicht immer möglich. Das klinische Korrelat besteht in einem gegenüber dem MEN-1-Syndrom vergleichsweise blanden primären Hyperparathyreoidismus (Brandi et al. 2001). Da dieser Hyperparathyreoidismus im Regelfall die Drittmanifestation des MEN-2a-Syndroms darstellt und insgesamt eher selten ist, existieren vergleichsweise wenig klinische Daten zur kodonspezifischen altersabhängigen Progression zum primären Hyperparathyreoidismus (Tab. 6.5 und Tab. 6.6).

Diagnostik

Klinische Diagnostik

Mit zunehmender Verbreitung der präsymptomatischen Gendiagnostik steigt der Anteil asymptomatischer Genträger (Non-Indexpatienten). Dagegen ist die Zahl symptomatischer Genträger (Indexpatienten) mit dem klassischen Erscheinungsbild des medullären Schilddrüsenkarzinoms und Phäochromozytoms, wie in ► Kap. 2.9.3.1 und ► Kap. 4.4.3.1 beschrieben, rückläufig. Da das medulläre Schilddrüsenkarzinom im Allgemeinen die Erstmanifestation des MEN-2-Syndroms darstellt und zunehmend im Frühstadium festgestellt wird, sind synchrone, klinisch manifeste Phäochromozytome (► Kap. 4.4.3.1) zunehmend die Ausnahme. Allerdings können bei mehr als einem Drittel der älteren Genträger mit Punktmutationen in den Kodons 918 und 634 des RET-Protoonkogens medulläre Schilddrüsenkarzinome und Phäochromozytome zeitgleich auftreten (Machens et al. 2005).

Beim MEN-2b-Syndrom ermöglichen die pathognomonischen **Schleimhautneurome** im Gesichts- und Augenbereich (Diagnose mittels Inspektion bzw. Spaltlampenuntersuchung), insbesondere in Verbindung mit chronischer Obstipation und paradoxer Diarrhö (**intestinale Ganglioneuromatose**), eine erste Verdachtsdiagnose. Eine intestinale Ganglioneuromatose fand sich bei 14 von 19 Genträgern (74 %) einer Keimbahnmutation im Kodon 918 und war bei 4 Patienten (21 %) so schwerwiegend, dass eine Operation notwendig wurde (Brauckhoff et al. 2004). Die Altersabhängigkeit der Entwicklung vieler MEN-2b-typischen Stigmata erschwert jedoch die Frühdiagnose: So wiesen innerhalb der ersten 6 Lebensjahre erst 5 % der Genträger von Keimbahnmutationen im Kodon 918 Epiphysenlösungen des Hüftkopfs, 20 % Lippenneurome, 40 % wulstige Lippen, 50 % verdickte Kornealnerven und Conjunctivitis sicca, 60 % und mehr Neurome der Wangenschleimhaut, Zunge und Konjunktiven sowie Fußanomalien auf. Innerhalb der ersten 6 Lebensjahre bestand bei keinem einzigen Genträger der klassische marfanoide Habitus oder eine entsprechende Skoliose (Brauckhoff et al. 2004). Die MEN-2b-typische Physiognomie, die nur 20 % der Genträger innerhalb des ersten Lebensjahres entwickeln, eignet sich somit nicht für die Frühdiagnostik.

Als Frühwarnsymptom kommen hingegen „tränenloses Weinen" (möglicherweise aufgrund verminderter Schleimhautsensibilität infolge der Neurombildung) und Obstipation in Betracht, die nach Angaben der Eltern bei 86 % bzw. 61 % ihrer MEN-2b-Kinder schon während des ersten Lebensjahres auffielen (Brauckhoff et al. 2008).

Gendiagnostik

Bei scheinbar sporadischen medullären Schilddrüsenkarzinomen und Phäochromozytomen liegen in 1–7 % bzw. 5 % der Fälle Keimbahnmutationen im **RET-Protoonkogen** vor (Brandi et al. 2001; Neumann et al. 2002). Aufgrund der Tragweite der Diagnose eines MEN-2-Syndrom und der Seltenheit beider Tumorentitäten sollte bei Patienten mit scheinbar sporadischen Tumoren, insbesondere bei Nachweis beider Tumorarten, baldmöglichst nach entsprechender humangenetischer Beratung und Einwilligung des Betroffenen bzw. seiner Erziehungsberechtigten ein Gentest auf Keimbahnmutationen in den Exonen 8, 10, 11, 13, 14, 15 und 16 des RET-Protoonkogen vorgenommen werden. Der Gentest identifiziert Genträger von Mutationen in den o. g. Exons unabhängig vom Vorliegen MEN-2-assoziierter neuroendokriner Hyperplasien und Tumoren (Lips et al. 1994; Wells et al. 1994). Deren Hormonsekretion ist eine notwendige Voraussetzung für ein positives biochemisches Testergebnis. Ca. 25–30 % aller Patienten mit medullärem Schilddrüsenkarzinom und 5 % aller an einem Phäochromozytom erkrankten Patienten besitzen Keimbahn-Punktmutationen im RET-Protoonkogen. Unbehandelt führten früher beide Tumoren durch Fernmetastasierung bzw. Blutdruckkrisen nicht selten zum Tode. Bei positivem Befund sollte der Gentest aufgrund seiner Tragweite (prophylaktische Thyreoidektomie) an einer zweiten Blutprobe wiederholt werden, um Probenverwechslungen und Bestimmungsfehler auszuschließen.

Asymptomatische Familienangehörige sollten als potenzielle Non-Indexpatienten ebenfalls entsprechend beraten und genetisch getestet werden. Während Familienmitglieder mit negativem genetischem Testergebnis aus der Überwachung entlassen werden können, da sie kein erhöhtes Krankheitsrisiko gegenüber der Normalbevölkerung besitzen, bedürfen identifizierte Genträger einer lebenslangen Überwachung, um bei Auftreten neuer bzw. Rezidiven operierter medullärer Schilddrüsenkarzinome, Phäochromozytome bzw. Nebenschilddrüsenhyperplasien chirurgisch noch im asymptomatischen Stadium intervenieren zu können (Lips et al. 1994; Wells et al. 1994).

Screening

Weitgehend verdrängt von der Gendiagnostik dient die biochemische Diagnostik nur noch im Ausnahmefall der präsymptomatischen Identifizierung von Genträgern (z. B. bei negativem Gentest, jedoch klinischem Verdacht auf MEN-2-Syndrom).

Ziel des biochemischen Screenings ist heute in erster Linie die Früherkennung der mit dem MEN-2-Syndrom assoziierten neuroendokrinen Hyperplasien und Tumoren durch Nachweis erhöhter Hormonkonzentrationen im Serum und/oder Urin. Besondere Bedeutung besitzt der Ausschluss bzw. Nachweis von Phäochromozytomen vor Thyreoidektomie bzw. interventionellen Eingriffen (z. B. Chemoembolisation von Lebermetastasen eines medullären Schilddrüsenkarzinoms). Zur Vermeidung potenziell letaler hypertoner Krisen müssen Phäochromozytome zunächst medikamentös vorbehandelt und vor dem eigentlich geplanten Eingriff operativ entfernt werden (Machens et al. 2000a).

C-Zellhyperplasie und medulläres Schilddrüsenkarzinom Da hyperplastische und neoplastische C-Zellen vermehrt Kalzitonin sezernieren, dessen Menge die C-Zelllast des Patienten widerspiegelt, ist eine biochemische Frühdiagnose durch Bestimmung des **Serumkalzitonin** möglich. Dies ist bei Genträgern von Punktmutationen im Kodons 634 wichtig, da 10 % von ihnen bis zum 5. Lebensjahr (dem empfohlenen Zeitpunkt der prophylaktischen Thyreoidektomie) medulläre Schilddrüsenkarzinome entwickeln (Machens et al. 2003). Im Einzelfall erlaubt die Höhe des basalen oder stimulierten Serumkalzitonins keine zuverlässige Differenzierung zwischen C-Zellhyperplasie und medullärem Schilddrüsenkarzinom (Wells et al. 1994; Machens et al. 2009c). Allerdings schließt ein vor Erstoperation normaler basaler Kalzitoninspiegel Lymphknotenmetastasen mit an Sicherheit grenzender Wahrscheinlichkeit aus (Machens et al. 2009c; Rohmer et al. 2011).

Das **karzinoembyronale Antigen** (CEA) ist deutlich weniger sensitiv als Kalzitonin, sodass sich erhöhte Serumspiegel in der Regel erst beim fortgeschrittenen medullären Schilddrüsenkarzinom finden und somit für die Frühdiagnostik ausscheiden. Die weitere präoperative Diagnostik des medullären Schilddrüsenkarzinoms ist in ▶ Kap. 2.9.3.1 beschrieben. Da C-Zellen praktisch ausschließlich in der Schilddrüse vorkommen, eignet sich der Kalzitoninspiegel nach erfolgter Thyreoidektomie und Tumorentfernung auch als Tumormarker zur Rezidivfrüherkennung. Zur Erhöhung der Sensitivität wird die Sekretion von Kalzitonin mit Pentagastrin (0,5 µg/kg KG als Bolus) bzw. Kalziumglukonat (2,5 mg/kg KG als Bolus) stimuliert. Dieser Test sollte bei Patienten mit normalem basalen Serumkalzitonin einmal jährlich erfolgen. Wird der obere Normwert des basalen Kalzitoninwerts nach Stimulation deutlich (z. B. zweifach) überschritten, gilt der Stimulationstest als pathologisch. Damit ist, von seltenen Ausnahmen abgesehen (Machens et al. 2000b), von Resttumor auszugehen. Bezüglich des weiteren Vorgehens bei persistierender Hyperkalzitoninämie sei auf ▶ Kap. 2.9.3.4 verwiesen.

Phäochromozytom MEN-2-assoziierte Phäochromozytome produzieren neben Noradrenalin im Gegensatz zu sporadischen und anderen hereditären Phäochromozytomen auch Adrenalin (Pacak et al. 2005). Beide Katecholamine werden oft in Schüben sezerniert, aber kontinuierlich zu **Metanephrinen** (Normetanephrin und Metanephrin) abgebaut, die im Plasma und Urin nachweisbar sind. Bei positivem biochemischem Nachweis haben Genträger oftmals schon Phäochromozytome entwickelt. Vor dem 10. Lebensjahr sind MEN-2-assoziierte Phäochromozytome äußerst selten (◘ Tab. 6.6). Unter Berücksichtigung des frühesten Erkrankungsalters (◘ Tab. 6.6) sollte das Phäochromozytom-Screening risikoadaptiert und damit kodonspezifisch erfolgen (Machens et al. 2005): ab dem 10. Lebensjahr bei Genträgern von Mutationen der Kodons 918, 634 und 630, und ab dem 20. Lebensjahr bei Genträgern von Mutationen der Kodons 609, 611, 618, 620, 768, 790, 791, 804 und 891. Bezüglich der weiteren Diagnostik wird auf die detaillierte Darstellung der Phäochromozytomdiagnostik in ▶ Kap. 4.4.3.1 verwiesen.

Primärer Hyperparathyreoidismus Die Früherkennung des MEN-2a-assoziierten primären Hyperparathyreoidismus besteht wie beim sporadischen primären Hyperparathyreoidismus (▶ Kap. 3.4.2) im Wesentlichen aus der Bestimmung von Serumkalzium und intaktem Parathormon. Bei Keimbahnmutationen im Kodon 634 ist die transformatorische In-vitro-Aktivität höher und klinisch ein Hyperparathyreoidismus signifikant häufiger als bei Keimbahnmutationen der Kodons 609, 611, 618 und 620 (◘ Tab. 6.5; Ito et al. 1997; Iwashita et al. 1999; Eng et al. 1996). Daher ist bei Genträgern von Punktmutationen im Kodon 634 ein jährliches Screening zu empfehlen, während bei Trägern der anderen MEN-2a-assoziierten Keimbahnmutationen 2- bis 3-jährige Screeningintervalle vertretbar erscheinen (Brandi et al. 2001).

6.2.2 Molekulargenetik und molekulargenetische Diagnostik

W. Höppner

Die multiple endokrine Neoplasie Typ 2 (MEN 2) war die erste identifizierte hereditäre Krebserkrankung, bei der in der Keimbahn aktivierende Mutationen in einem Protoonkogen vorkommen. Das Gen, das die MEN 2 auslöst, ist das RET-Protoonkogen, ein membranständiger Tyrosinkinaserezeptor, der durch neurotrophe Peptide aktiviert wird. Bei praktisch allen klinisch gesicherten Fällen von MEN 2 oder familiären medullären Schilddrüsenkarzinomen (FMTC) liegt eine aktivierende Mutation im RET-Protoonkogen vor. Für MEN-2-Familien steht mit der molekulargenetischen Diagnostik ein Verfahren mit nahezu 100 %-iger Sensitivität und Spezifität zur Verfügung, um präsymptomatische Genträger von nicht betroffenen Familienmitgliedern zu unterscheiden.

Auf der Basis klinischer Beobachtungen und zellbiologischer Experimente konnte eine Genotyp-Phänotyp-Korrelation erarbeitet werden. Die Mutationen werden in die vier Risikokategorien A-D eingeteilt. Dieses liefert die zuverlässige Grundlage für die Entscheidung, ob und wann eine prophylaktische Thyreoidektomie empfohlen wird. Auch bei anscheinend sporadischen medullären Schilddrüsenkarzinomen hat sich die Mutationsanalyse im RET-Protoonkogen als sinnvoll erwiesen. In bis zu 11 % der Fälle wird eine Mutation gefunden und damit eine hereditäre Form der Erkrankung erkannt. Von diesem Ergebnis profitieren v. a. die Nachkommen, bei denen

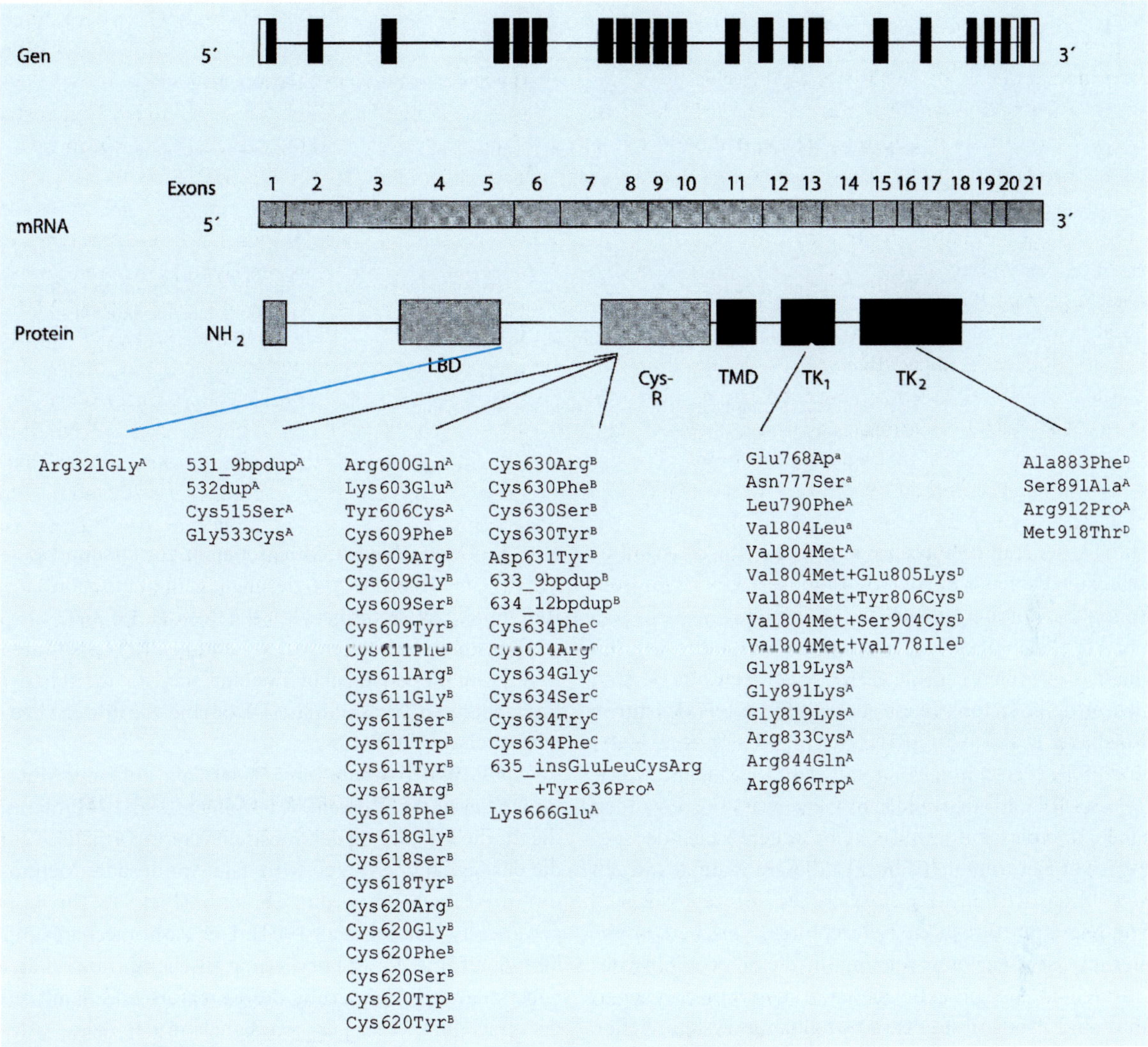

Abb. 6.6 Mutationen im RET-Protoonkogen: Das RET-Protoonkogen ist aus 21 verschieden großen Exons aufgebaut. MEN-2-auslösende Mutationen werden in den Exons 5, 8, 10, 11, 13, 14, 15 und 16 gefunden. Es handelt sich in der Regel um Missense-Mutationen, die zum Aminosäureaustausch führen. Das Protein besteht aus der Ligandenbindungsdomäne (*LBD*), der Transmembrandomäne (*TMD*) sowie den Tyrosinkinasedomänen (*TK1, TK2*). Die Einordnung in die Risikogruppen bezüglich der Aggressivität des MTC: *A* geringes Risiko, *B* moderates Risiko, *C* hohes Risiko; *D* sehr hohes Risiko

nun eine Genträgerschaft überprüft und gegebenenfalls eine prophylaktische Thyreoidektomie oder eine engmaschigere Überwachung empfohlen werden kann.

Molekulargenetik

Die Häufigkeit der MEN-2-Erkrankung wird in der Literatur mit 1: 35.000 angegeben. Männer und Frauen erkranken gleich häufig. Geographische und ethnische Präferenzen sind nicht beschrieben.

Die multiple endokrine Neoplasie Typ 2 und die familiären medullären Schilddrüsenkarzinome stellen die erste bekannte erbliche Erkrankung dar, die durch aktivierende Mutationen in einem Protoonkogen ausgelöst wird. 1993 berichteten Mulligan et al. und Donis-Keller et al., dass heterozygote Keimbahnmutationen im **RET-Protoonkogen** für die MEN-2-Erkrankung verantwortlich sind.

Das Gen für das RET-Protein ist auf dem **Chromosom 10** lokalisiert. Es besteht aus 21 Exons, aus denen eine mRNA von 4 kb und ein Protein von ca. 120 kDa gebildet wird (Abb. 6.6). Durch alternatives Spleißen entstehen 2 unterschiedliche Isoformen, die sich in der Größe unterscheiden.

Das RET-Protein gehört zu der Familie der membranständigen **Tyrosinkinaserezeptoren**. Der Aufbau entspricht dem verwandter Rezeptoren, wie etwa dem Rezeptor für den epidermalen Wachstumsfaktor (EGF-Rezeptor). Es besteht aus einem extrazellulären Teil, der die Ligandenbindungsdomäne und die zysteinreiche Domäne

Tab. 6.7 Risikokategorie nach ATA

	Prophylaktische Thyreoidektomie	Screening für Phäochromozytom	Screening für pHPT
D Höchstes Risiko	So früh wie möglich	Ab dem 8. Lebensjahr	Praktisch nicht notwendig
C Hohes Risiko	Vor dem 5. Lebensjahr	Ab dem 8. Lebensjahr	Ab dem 8. Lebensjahr
B Moderates Risiko	Vor dem 5. Lebensjahr; später vertretbar, wenn basales und stimuliertes Kalzitonin jährlich bestimmt wird	Ab dem 8. Lebensjahr für Kodon 630 Mutation. Alle anderen ab dem 20. Lebensjahr	Ab dem 8. Lebensjahr für Kodon 630 Mutation. Alle anderen ab dem 20. Lebensjahr
A Geringes Risiko	Nach dem 5. Lebensjahr, jährliche Bestimmung von basalem und stimuliertem Kalzitonin wird empfohlen	Ab dem 20. Lebensjahr	Ab dem 20. Lebensjahr

enthält, der transmembranösen Domäne sowie der intrazellulären Domäne, mit der Tyrosinkinaseaktivität und den Autophosphorylierungsstellen (Abb. 6.6).

Als physiologische Liganden des Rezeptors wurden die neurotrophen Peptide **GDNF** („glial-cell-line derived neurotrophic factor"; Trupp et al. 1996), **NRTN** (Neurturin; Kotzbauer et al. 1996), **ARTN** (Artemin; Baloh et al. L998) und **PSPN** (Persephin; Milbrandt et al. 1998) identifiziert.

Das RET-Protein bildet in Gegenwart der Liganden einen Komplex mit jeweils einem weiteren ligandenspezifischen Korezeptor (**GFRα**). In diesem Komplex liegen sowohl das RET-Protein als auch der Korezeptor 2-fach vor. Diese für Tyrosinkinaserezeptoren typische Dimerisierung, ist u. a. Voraussetzung für die Übertragung des intrazellulären Signals. Bei diesem Aktivierungsmechanismus sind Zysteinreste der extrazellulären zysteinreichen Domäne beteiligt.

Das RET-Protein ist wichtig für die Proliferation, Migration, Differenzierung und für das Überleben von Zelllinien, die von der Neuralleiste ausgehen.

Inaktivierende Mutationen können praktisch in allen Exons des RET-Protoonkogens vorkommen und führen zur Hirschsprung-Krankheit (Megacolon congenitum, Aganglionose; van Heyningen et al. 1994).

Aktivierende Mutationen lösen die hereditären Tumoren der MEN-2-Erkrankung aus. Auch bei einigen MEN-2-auslösenden Mutationen tritt die Hirschsprung-Krankheit als Begleiterscheinung auf.

Der Pathomechanismus der MEN 2a beruht in 85 % der MEN-2-Familien auf einer Mutation eines von 5 Zysteinresten in eine andere Aminosäure. Dieses mutierte Protein dimerisiert auch ohne Stimulation durch den Liganden, sodass der dimere Komplex entsteht und der Rezeptor somit ständig aktiviert ist. Die Mutation bewirkt also (im Unterschied zu Mutationen in Tumorsuppressorgenen) eine dauernde Aktivierung („gain of function") des RET-Proteins (Santoro et al. 1995; Ito et al. 1997).

Bei knapp 10 % der MEN-2a- und FMTC-Familien liegen Mutationen in Nicht-Zysteinresten vor, meist in der intrazellulären Tyrosinkinase I Domänc. Sic führen ebenfalls zu einer Aktivierung.

Die MEN 2b beruht in 95 % der Fälle auf einer Mutation in der intrazellulären TK2-Domäne des RET-Proteins, die für die Erkennung der Substrate verantwortlich ist, auf die das Signal übertragen wird. Die Aminosäure Methionin in Position 918 wird in Threonin (Met 918 Thr) umgewandelt (Hofstra et al. 1994). Der Pathomechanismus beruht auf einer Phosphorylierung falscher intrazelllulärer Substrate nach Aktivierung des Rezeptors und damit auf der Erzeugung eines falschen Signals in der Zelle. Kürzlich wurden weitere Mutationen beschrieben (Ala 883 Phe, Exon 15, Smith 1997; Gimm et al. 1997; Ser 904 Cys, Menko et al. 2002), die wahrscheinlich bei den restlichen 5 % der MEN-2b-Patienten vorkommen.

Die Mutationen im RET-Protoonkogen liegen in der Regel heterozygot vor. Die Erkrankung wird dominant vererbt. Es reicht also eine defekte Genkopie aus, um die Erkrankung zum Ausbruch kommen zu lassen.

Bei einem Vergleich der Mutationen untereinander konnte durch In-vitro-Experimente gezeigt werden, dass das Ausmaß der Aktivierung am stärksten ist, wenn ein bestimmter Zysteinrest (Zystein 634) mutiert ist. Dies könnte erklären, warum die Mutationen des Zystein 634 signifikant häufiger mit den assoziierten Erkrankungen (Hyperparathyreoidismus und Phäochromozytom) vorkommen, während Familien mit Mutationen in den übrigen Zysteinresten häufig nur von einem medullären Schilddrüsenkarzinom betroffen sind (FMTC-Familien). Zahlreiche Studien zum Verlauf der MEN-2-Erkrankung in Abhängigkeit von der vorliegenden Mutation im RET-Gen habe zu einer

Genotyp-Phenotyp-Korrelation geführt, die heute die Basis des Managements der Patienten und der betroffenen Familienmitgliedern darstellt (Frank-Raue et al. 1996; Eng et al. 1996). Es ergeben sich vor allem Empfehlungen zum Umfang der Operation und zum Zeitpunkt der prophylaktischen Thyreoidektomie (◘ Tab. 6.7). Die Einteilung der Mutationen und Empfehlungen zur Prophylaxe wurden von der ATA publiziert (American Thyroid Association Guidelines Task Force 2009).

Molekulare Diagnostik

Der Nachweis der Mutationen im RET-Protoonkogen wird aus genomischer DNA durchgeführt, die aus Leukozyten, also kernhaltigen Blutzellen, gewonnen wird. Wie bereits dargestellt, befindet sich in nahezu 99 % aller Fälle von MEN 2a/FMTC die Mutation in Exon 5, 8, 10, 11, 13, 14 oder 15. Bei der MEN 2b ist Kodon 918 in Exon 16 die häufigste bekannte Mutation, die in mehr als 95 % der Fälle vorliegt. Die übrigen Fälle sind wahrscheinlich auf die Mutationen in Exon 15, Kodon 883 (Smith et al. 1997; Gimm et al. 1997) und 904 (Menko et al. 2002) zurückzuführen.

Aus genomischer DNA werden durch die Polymerasekettenreaktion zunächst die zu untersuchenden Exons vervielfältigt (amplifiziert) und anschließend durch eine direkte DNA-Sequenzierung der Basenaustausch identifiziert.

Die Indikation für eine molekulare Diagnostik des RET-Protoonkogens ist immer gegeben, wenn ein **medulläres Schilddrüsenkarzinom** diagnostiziert wird. Insgesamt sind 30 % der medullären Schilddrüsenkarzinome mit einer Keimbahnmutation im RET-Gen assoziiert. Bei etwa 10 % der MEN-2-Patienten sind **Phäochromozytome** die Erstmanifestation dieses Krankheitsbildes. Daher sollte auch in diesen Fällen eine RET-Mutation ausgeschlossen werden (◘ Abb. 6.7).

Ist bei diesem Vorgehen keine Mutation nachweisbar gewesen, kann mit einer Wahrscheinlichkeit von ca. 99 % davon ausgegangen werden, dass ein medulläres Schilddrüsenkarzinom oder ein Phäochromozytom sporadisch bedingt ist. Beim Vorliegen eines Phäochromozytoms sollten allerdings auch eine Von-Hippel-Lindau-Erkrankung oder Mutationen in den Genen der Untereinheiten der Succinatdehydrogenase (SDHB, SDHC und SDHD), die zu erblichen Phäochromozytomen oder Paragangliomen führen können, molekulargenetisch ausgeschlossen werden.

Als weitere Indikation ist das Vorliegen einer **Hirschsprung-Erkrankung** zu nennen. Bei mehr als 50 % der Hirschsprung-Patienten werden inaktivierende Mutationen im RET-Protoonkogen gefunden. Einige Mutationen in Exon 10 führen zur Hirschsprungerkrankung und zu einer genetisch Disposition für medulläre Schilddrüsenkarzinome. Diese Mutationen führen zwar zur Aktivierung des RET-Protoonkogens, der Transport zur Plasmamembran ist aber beeinträchtigt, sodass in einigen Geweben die Aktivierung überwiegt (→ medulläres Schilddrüsenkarzinom), in anderen Geweben aber eine verminderte Aktivität in der Plasmamembran ausschlaggebend ist (→ Morbus Hischsprung).

Ist in einer Familie bei einem oder mehreren Mitgliedern bereits die Mutation im RET-Protoonkogen bekannt, reicht es aus, nur das Vorliegen dieser Mutation zu überprüfen (◘ Abb. 6.7).

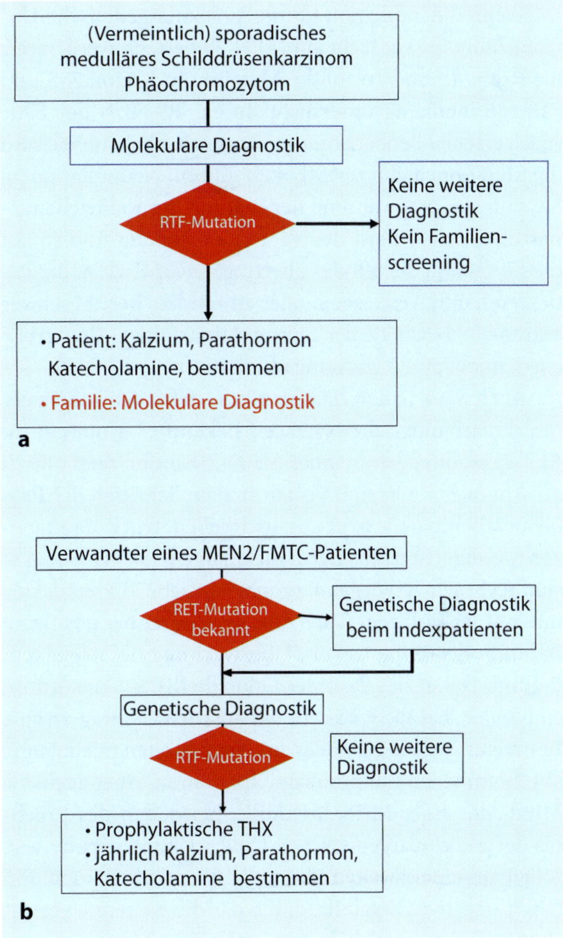

◘ **Abb. 6.7a,b** **a** Die Diagnose eines medullären Schilddrüsenkarzinoms oder eines Phäochromozytoms gilt als Indikation für eine molekulare Diagnostik der MEN-2- und FMTC-auslösenden Mutationen des RET-Protoonkogens. **b** Verwandten von MEN-2- oder FMTC-Patienten ist nach humangenetischer Beratung eine molekulare Diagnostik für die in der Familie bekannte Mutation anzubieten. Ist die Mutation beim Indexpatienten nicht bekannt, wäre es sinnvoll, diese zunächst zu ermitteln. Gelingt dieses nicht, so ist bei dem Ratsuchenden eine Sequenzierung der Exons 10, 11, 13, 14 und 15 des RET-Protoonkogens durchzuführen. Wird bei dem Familienmitglied das Vorliegen der in der Familie bekannten Mutation festgestellt, so ist eine prophylaktische Thyreoidektomie in Betracht zu ziehen. Ein jährliches Screening mit biochemischen Verfahren auf die weiteren MEN-2-Manifestationen regelmäßig erforderlich

Wenn die Indikation für die molekulargenetische Untersuchung im Verdacht auf MEN 2b besteht, werden nur die Exons 15 und 16 auf die Mutation in Kodon 883 und 918 routinemäßig untersucht. In ca. 40–60 % der Fälle (nach eigenen Beobachtungen sogar erheblich mehr), sind die Mutationen, die zur MEN 2b führen, Neumutationen. Sie sind also erst während der Reifung der Keimzellen eines Elternteils (meist des Vaters) entstanden und so auf die Keimbahn des Kindes übertragen worden. Da die Patienten häufig versterben, oder zumindest bereits schwer erkranken, bevor sie das reproduktionsfähige Alter erreichen, findet eine Vererbung selten statt.

Auch wenn in den Händen eines erfahrenen Labors der molekularbiologische Nachweis bekannter Mutation im RET-Protoonkogen in einer MEN-2-Familie methodisch als sehr sicher gilt, sind Fehler in allen Schritten der Probenbearbeitung nie ganz auszuschließen. Die Konsequenzen aus dem Ergebnis der molekulargenetischen Analyse sind recht schwerwiegend: prophylaktische Thyreoidektomie mit lebenslanger Thyroxinsubstitution bei positivem Befund oder keine weitere Überwachung bei negativem Befund. Daher hat das internationale MEN-Consortium empfohlen, bei allen präsymptomatischen Genträgern eine Bestätigung des Ergebnisses aus einer zweiten unabhängig abgenommenen Blutprobe durchzuführen. Aber auch alle Mitglieder einer MEN-2-Familie, bei denen das Ergebnis der molekulargenetischen Untersuchung negativ war, sollen aus einer zweiten Blutprobe überprüft werden. Ein falsch-negatives Ergebnis, durch das die weitere Überwachung des Patienten abgesetzt wurde, kann später zu einem unerwarteten, möglicherweise bereits metastasiertem C-Zellkarzinom führen.

Gelegentlich kommt es vor, dass ein Indexpatient bereits verstorben ist, und die Familie die Frage beantwortet haben möchte, ob es sich um eine erbliche Form des Tumors gehandelt hat. Es ist grundsätzlich vorzuziehen, die molekulargenetische Familienuntersuchung mit einem klinisch sicher betroffenen Mitglied zu beginnen, da dort eine Mutation im RET-Protoonkogen vorliegen muss – und in der Regel auch gefunden wird. Bei nicht mehr lebenden Tumorpatienten ist meist Tumorgewebe oder sogar Normalgewebe als Paraffinblock oder als Schnittpräparat auf Objektträger verfügbar. Dieses reicht in der Regel aus, um DNA für eine Mutationsanalyse zu gewinnen. Allerdings muss bei der Verwendung von DNA aus Tumormaterial berücksichtigt werden, dass es sich um eine somatische Mutation handeln könnte.

Beim Nachweis einer Mutation aus Tumor- oder Normalgewebe müssen Familienmitglieder dann nur noch auf diese Mutation untersucht werden. Ist es nicht möglich, von einem Indexpatienten über die molekulare Diagnostik die Mutation zu identifizieren, muss bei allen Familienmitgliedern, an die nach den Erbregeln eine evtl. vorhandene Mutation vererbt worden sein könnte, eine komplette Analyse der Exons 5, 8, 10, 11, 13, 14 und 15 durchgeführt werden.

Auch für Patienten mit scheinbar **sporadischem medullärem Schilddrüsenkarzinom**, also bei negativer Familienanamnese, ist eine molekularbiologische Diagnostik des RET-Protoonkogens sinnvoll. In 11,6 % der anscheinend sporadischen Fälle findet man eine Mutation im RET-Protoonkogen (Berndt et al. 1998). Die Untersuchung des Tumorgewebes auf eine somatische Mutation im RET-Protoonkogens stellt einen Prognoseparameter für den Krankheitsverlauf dar.

In etwa der Hälfte der **C-Zellkarzinome** liegt die Mutation in Exon 16, Kodon 918 als somatische Mutation vor. Diese Mutation, die als Keimbahnmutation die MEN-2b-Erkrankung auslöst, wird häufiger in C-Zellkarzinomen gefunden, die metastasiert sind und zu einem besonders aggressiven Verlauf der Erkrankung geführt haben (Schilling et al. 2001). Gelegentlich werden auch andere Mutationen im RET-Protoonkogen somatisch nachgewiesen (Exon 11, Kodon 630; Exon 13, Kodon 768) (Komminoth 1997). Auch kleinere Deletionen oder Duplikationen, die z. T. mehrere Kodons betreffen, kommen in den Exons 10, 11 oder 15 als somatische Mutationen vor. Zur prognostischen Bedeutung dieser Mutationen kann keine Aussage gemacht werden, da sie bisher zu selten gefunden wurden.

6.2.3 Operative Therapie

H. Dralle, O. Gimm, A. Machens

Die molekulargenetische Diagnostik des MEN-2-Syndroms hat die operative Therapie vor allem des Schrittmachers der Erkrankung, des medullären Schilddrüsenkarzinoms (MTC), entscheidend verbessert. Während vor 1993, dem Zeitpunkt der Erstpublikation der krankheitsverursachenden Mutationen im RET-Protoonkogen (Mulligan et al. 1993; Donnis-Keller et al. 1993), nicht nur Indexpatienten, sondern auch Genträger in bekannten Familien selten im Frühstadium der Erkrankung zur Operation kamen (Wells et al. 1978), können heute zumindest in den Ländern, in denen die molekulargenetische Diagnostik ein Routineverfahren geworden ist, Genträger überwiegend im asymptomatischen, nodal-negativen Frühstadium „prophylaktisch" thyreoidektomiert werden (Wells et al. 1994; Lips et al. 1994; Dralle et al. 1998; Niccoli-Sire et al. 1999; Machens et al. 2003).

Mit Ausnahme des hereditären sog. „MTC-only" entwickelt sich bei etwa der Hälfte der Patienten ein meist multifokales Phäochromozytom und bei einem Viertel der Patienten ein primärer Hyperparathyreoidismus. Beide Organmanifestationen treten zu ca. 80–90 % nach der Manifestation des MTC auf. Bei ihnen wird im Gegensatz zum hereditären MTC heute möglichst ein organerhaltendes operatives Vorgehen gewählt.

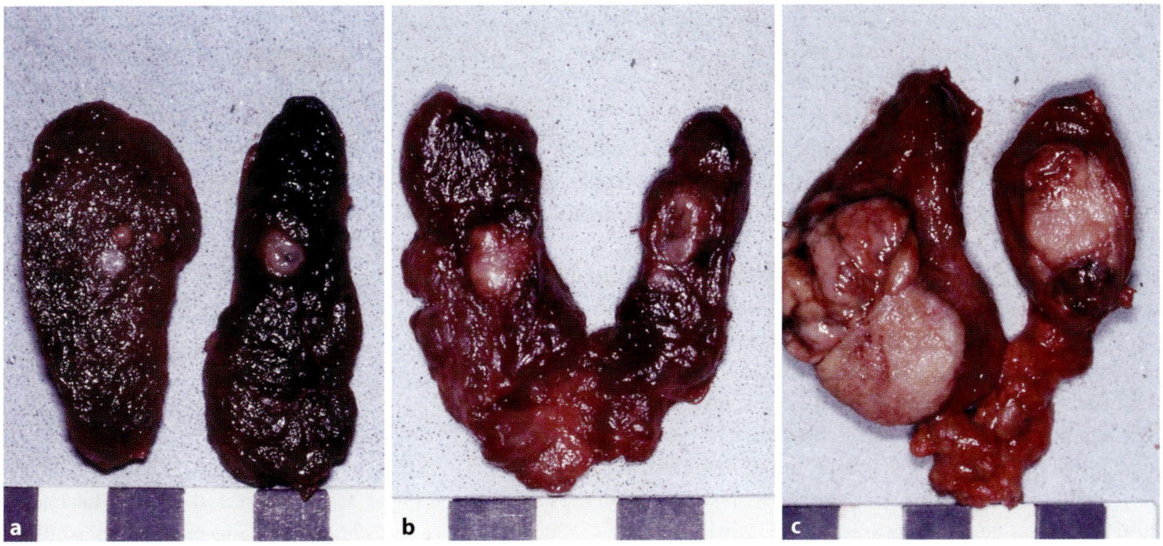

Abb. 6.8a–c Unterschiedliche Entwicklungsstadien des bilateralen hereditären medullären Schilddrüsenkarzinoms. **a** Intrathyreoidale Mikrokarzinome (<1 cm); **b** intrathyreoidale Karzinome, links >1 cm; **c** extrathyreoidales Karzinom rechts, intrathyreoidales Karzinom links

C-Zellhyperplasie und medulläres Schilddrüsenkarzinom

Nach gegenwärtiger Vorstellung durchläuft die Entwicklung des hereditären medullären Schilddrüsenkarzinoms (MTC; Abb. 6.8) als Folge einer Mutation im RET-Protoonkogen (Kikumori et al. 2001) eine schrittweise Entwicklung von der diffusen C-Zellhyperplasie (CCH) über eine noduläre C-Zellhyperplasie zum C-Zellkarzinom (De Lellis et al. 1977). Wenn bei einer C-Zellläsion die follikuläre Basalmembran durchbrochen ist, muss die Diagnose eines C-Zellkarzinoms gestellt werden.

Für das Verständnis der lokalen Wachstumscharakteristika des medullären Karzinoms ist die Tatsache von Bedeutung, dass C-Zellen bevorzugt im dorsalen Anteil des mittleren und oberen Abschnitts der Schilddrüsenseitenlappen vorkommen, während im äußersten oberen und unteren Polbereich sowie im Schilddrüsenisthmus C-Zellen meist nicht gefunden werden (Gmünder-Lehner et al. 1983; Wolfe et al. 1974). Lokal fortgeschrittenes Tumorwachstum führt daher typischerweise frühzeitig zu einer Invasion der laterodorsalen Trachea und des Ösophagus (Machens et al. 2005b).

Lymphknotenstatus Mit Einschränkung der Tatsache, dass selbst nodal-negative medulläre Karzinome trotz radikaler Therapie in nur ca. 40 % der Fälle biochemisch geheilt werden können (Machens et al. 2005), ist der Lymphknotenstatus beim MTC sowohl für das Überleben als auch das lokoregionäre Rezidivrisiko von ausschlaggebender Bedeutung (Woolner et al. 1968). Wenn man die kodonspezifischen Unterschiede in der Tumorbiologie des hereditären MTC nicht berücksichtigt, besteht aufgrund neuerer multivariater Analysen hinsichtlich der wesentlichen klinischen Prognosefaktoren (Lymphknotenstatus, extrathyreoidales Wachstum, Fernmetastasen) kein Unterschied zwischen hereditären und sporadischen medullären Karzinomen (Machens et al. 2005a). Dies bedeutet, dass auch beim hereditären MTC das Vorkommen eines oder mehrerer der genannten Risikofaktoren ausschlaggebend für das individuelle Therapiekonzept ist (▶ Kap. 2.9.3.4, Abb. 2.63).

Aufgrund der **präoperativen Kalzitoninspiegel** ist bereits eine erste Risikoabschätzung für die Chance einer postoperativen biochemischen Heilung möglich: Beim nodal-negativen MTC ist die Wahrscheinlichkeit einer biochemischen Heilung niedriger als 50 %, wenn die präoperativen Kalzitoninspiegel höher als 300 pg/ml sind und der Primärtumor 10 mm überschreitet. Bei nodal-positivem MTC ist eine biochemische Heilung bei präoperativen Kalzitoninspiegeln über 3000 pg/ml und einer Primärtumorgröße über 40 mm nicht mehr zu erwarten. Insgesamt werden nur 20 % der MTC-Patienten biochemisch geheilt, 60 % bei nodal-negativem und 10 % bei nodal-positivem Status. Dies bedeutet, dass ca. 40 % der Patienten ohne Lymphknotenmetastasen bereits meist okkulte Fernmetastasen aufweisen. Bei extrathyreoidaler Tumorinfiltration ist das Risiko einer zervikoviszeralen Invasion 22-fach, das Risiko von Fernmetastasen 16-fach und das Risiko mediastinaler Lymphknotenmetastasen 5fach erhöht. Bei extrathyreoidaler Infiltration bestehen fast immer Lymphknotenmetastasen.

Verfahrensauswahl Für das operative Konzept beim hereditärem medullärem Karzinom ist von wesentlicher Bedeutung, dass bereits bei Tumoren unter 10 mm im Durchmesser Lymphknotenmetastasen im zentralen Kompartiment in 27 % der Fälle vorliegen (ipsilateral zervikolateral 24 %, kontralateral zervikolateral 6 %, mediastinal Null), bei Tumoren über 10 mm ist der Lymphknotenbefall der genannten Kompartimente deutlich höher (63 %, 52 %, 25 %, 25 %; Machens et al. 2002). Bei Nachweis von Lymphknotenmetastasen ist somit beim medullären Karzinom unabhängig davon, ob es sich um ein sporadisches oder hereditäres Karzinom handelt, stets die Indikation zur zervikalen Dreikompartment-Lymphadenektomie (zentral und bilateral-lateral) gegeben.

Kinder mit Mutation im RET-Protoonkogen Das chirurgische Konzept bei Kindern mit positivem Genträgerstatus, d. h. einer nachgewiesenen Mutation im RET-Protoonkogen, wurde in den letzten Jahren durch den Nachweis von Genotyp-Phänotyp-Korrelationen (Machens et al. 2001; Machens et al. 2003; Brandi et al. 2001) entscheidend weiterentwickelt. Entsprechend der jeweiligen kodonspezifischen Mutation im RET-Protoonkogen können heute unterschiedliche Risikogruppen definiert werden, anhand derer in Verbindung mit dem Ergebnis des Pentagastrintests eine stratifizierte Empfehlung zum Zeitpunkt und Ausmaß der prophylaktischen Thyreoidektomie gegeben wird (▣ Abb. 6.9; Dralle et al. 2008; Machens et al. 2009). Zu berücksichtigen ist hierbei, dass die sog. „Late-onset"-Formen des hereditären MTC, seltene Mutationen wie z. B. die des Kodon 790 und 791 (Gimm et al. 2002), hinsichtlich des empfohlenen Alters der prophylaktischen Thyreoidektomie und ihres Ausmaßes mit Einschränkung zu bewerten sind, da sich die bislang vorliegenden Daten auf begrenzte Erfahrungen stützen. In jedem Fall sollte die prophylaktische Thyreoidektomie unabhängig vom Mutationstyp und Alter durchgeführt werden, solange die basalen Kalzitoninspiegel im Normbereich sind. Lymphknotenmetastasen wurden nur dann nachgewiesen, wenn basal erhöhte Kalzitoninspiegel vorlagen (Machens et al. 2009).

Besonders problematisch sind die Therapieergebnisse bei der aggressivsten Form des hereditären MTC, der MEN-2b-Erkrankung, da es sich fast immer um Primärmutationen handelt, d. h. keine Familienmitglieder der Vorgeneration betroffen sind, sodass die Kinder trotz des erkrankungstypischen Phänotypus in den meisten Fällen erst dann diagnostiziert werden, wenn bereits Lymphknoten- bzw. Fernmetastasen bestehen (Brauckhoff et al. 2004b). Entscheidend ist bei dieser Erkrankungsform daher die pädiatrische Frühdiagnose und operative Therapie, sobald die Diagnose gestellt ist. Als charakteristisches Frühsymptom hat sich das „tränenlose Weinen" im Neugeborenen- und Kleinkindesalter herausgestellt, das früher als alle anderen klinischen Symptome auf eine MEN-2b-Erkrankung hinweisen kann (Brauckhoff et al. 2008).

Die Akzeptanz eines prophylaktischen Konzepts bei Genträgerkindern wird nicht nur von den überzeugenden

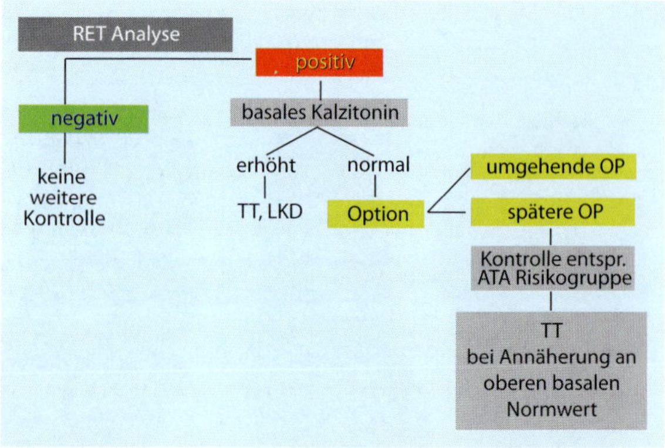

▣ **Abb. 6.9** Operatives Konzept bei Genträgern eines hereditären MTC

Heilungsraten (90–100 %, Ukkat et al. 2001; Ukkat et al. 2004; Dralle et al. 1998; Niccoli-Sire et al. 1999), sondern auch dem postoperativen Morbiditätsrisiko bestimmt. Wie sich in einer multizentrischen Analyse gezeigt hat, traten permanente Komplikationen (Hypokalzämie, Rekurrensparese) überwiegend in weniger erfahrenen Zentren auf. Prophylaktische Thyreoidektomien bei Genträgerkindern sollte daher in besonders erfahrenen Zentren durchgeführt werden. Von besonderer Bedeutung für die Vermeidung von Komplikationen ist die Kenntnis der speziellen Anatomie des N. recurrens, der Nebenschilddrüsen und des vor allem bei Kleinkindern noch sehr ausgeprägt entwickelten zervikalen Thymus. Wenn die Indikation zur zentralen Lymphknotendissektion aufgrund eines erhöhten Kalzitoninspiegels gegeben ist, sollte zumindest ein In-situ-Erhalt der oberen Nebenschilddrüsen erfolgen. Die generelle Durchführung einer totalen Parathyreoidektomie mit Autotransplantation wird nicht empfohlen, da sie das Risiko einer postoperativ permanenten Hypokalzämie erhöht.

! Hinsichtlich der Thyreoidektomie ist die besonders sorgfältige Parenchymdissektion im hinteren Kapselbereich der Schilddrüse und im Mündungsbereich des N. recurrens von ausschlaggebender Bedeutung, da C-Zellen in diesem Teil der Schilddrüse besonders konzentriert vorkommen und falsche Sicherheit bei Belassen auch minimaler Schilddrüsenreste für den Langzeitverlauf ein nicht kalkulierbares Risiko schafft.

Adrenomedulläre Hyperplasie und Phäochromozytom

Phäochromozytome treten bei etwa der Hälfte der MEN-2-Patienten auf, das Nebennierenmark ist somit am zweithäufigsten, und dies meist metachron nach Manifestation des MTC, betroffen. Ebenso wie beim hereditären MTC entwickelt sich auch das hereditäre MEN-2-Phäochromozytom (PCC) über das obligate Vorstadium einer Hyperplasie (diffus, nodulär; De Lellis et al. 1976). Maligne Phäochromozytome beim MEN-2-Syndrom kommen seltener als bei sporadischer Pathogenese vor (3–4 % versus 10–15 %; Proye et al. 1994; Casanova et al. 1993). Ektope Phäochromozytome sind beim MEN-2-Syndrom extrem selten, diesen liegt meist eine Mutation des SDHB- oder SDHD-Gens oder ein Von-Hippel-Syndrom zugrunde (Neumann et al. 2002).

Das **operative Konzept** hat in den vergangenen Jahren vor allem in zwei Richtungen Änderungen erfahren:

- Favorisierung eines bestmöglichen adrenokortikalen Funktionserhaltes
- Favorisierung des laparoskopischen oder retroperitoneoskopischen Vorgehens sowohl bei unilateraler als auch bilateraler Adrenalektomie

Während bis vor wenigen Jahren noch vielfach beim MEN-2-PCC ein bilateral totales Vorgehen empfohlen (van Heerden et al. 1984) und nur im Ausnahmefall eine subtotale Adrenalektomie durchgeführt wurde (van Heerden et al. 1985), hat sich in den letzten Jahren gezeigt, dass der totale adrenokortikale Funktionsverlust nicht nur ein nicht gänzlich zu beseitigendes Risiko für letal verlaufende Addison-Krisen beinhaltet, sondern auch zu einer deutlich eingeschränkten Lebensqualität führt (Hamberger et al. 1987). Da bei einem Drittel der MEN-2-Patienten nur eine der beiden Nebennieren symptomatische Phäochromozytome entwickelt (Dralle et al. 1992), und von den restlichen zwei Drittel nur etwa die Hälfte synchron betroffen ist, die andere Hälfte im Abstand von 5–10 Jahren, erscheint es nicht gerechtfertigt, bei jedem MEN-2-PCC eine bilateral-totale Adrenalektomie vorzunehmen.

Es wurden Techniken der subtotalen Adrenalektomie entwickelt, die eine ausreichende adrenokortikale Funktionsreserve ermöglichen (Dralle et al. 1992; Brauckhoff et al. 2003a,b) und sogar funktionserhaltende Reoperationen an der Nebenniere möglich machen (Brauckhoff et al. 2004a). Im eigenen Vorgehen wird daher grundsätzlich, wenn dies aufgrund der Verteilung und Größe des bzw. der Phäochromozytome technisch möglich ist, eine subtotale Adrenalektomie angestrebt, bei unilateralem Befall subtotal unilateral, bei bilateralem Befall beidseits subtotal oder unilateral total, kontralateral subtotal. Ein Erhalt der Nebennierenvene bei der subtotalen Adrenalektomie ist nicht erforderlich (Ikeda et al. 2001; Brauckhoff et al. 2003a). Der Erhalt etwa 1/3 normalen Nebennierengewebes ist bei erhaltener Durchblutung ausreichend für den Funktionserhalt und die adrenokortikalen Stressreserve (Brauckhoff et al. 2003b). Selbstverständlich muss ein solches Vorgehen mit dem Patienten präoperativ unter Berücksichtigung des individuellen Rezidivrisikos eingehend besprochen werden. Inwieweit Gentoyp-Phänotyp-Korrelationen auch beim MEN-2-PCC in die operative Strategie einfließen können, ist bislang nicht geklärt.

Nach Etablierung laparoskopischer und retroperitoneoskopischer Techniken der Adrenalektomie hat sich auch für Phäochromozytome ohne Malignitätshinweise das endoskopische Vorgehen etabliert (Walz et al. 2002; Brauckhoff et al. 2003a; Brunt et al. 2002). Auch ein synchron bilaterales Vorgehen ist mit diesen Zugangstechniken möglich und wird aufgrund der geringeren postoperativen Belastung von den Patienten bevorzugt.

Primärer Hyperparathyreoidismus bei Ein- oder Mehrdrüsenerkrankung

Wie beim MEN-2-MTC und PCC ist auch beim MEN-2-pHPT eine stufenweise Entwicklung von der diffusen zur nodulären Hyperplasie anzunehmen. Ganz im Gegensatz zur MEN-1-Erkrankung ist ein pHPT bei der MEN-2-Erkrankung relativ selten (ca. 25 %), meist sind nicht alle Nebenschilddrüsen betroffen (sog. „asymmetrische“ Hyperplasie) und der klinische Verlauf ist milde (Schuffenecker et al. 1998). Um die Hauptrisiken der Operation, Rezidiv auf der einen Seite und Hypokalzämie auf der anderen Seite, möglichst niedrig zu halten, hat sich überwiegend ein mehr selektives Vorgehen, d. h. Entfernung nur der makroskopisch vergrößerten Nebenschilddrüsen durchgesetzt, aber auch subtotale und totale Parathyreoidektomien mit heterotoper Autotransplantation werden beim sehr seltenen Vierorganbefall der Nebenschilddrüsen mit befriedigendem Erfolg durchgeführt. Die Rezidivraten und Hypokalzämieraten liegen bei 10–20 % (Dralle et al. 1992, 1994; Herfarth et al. 1996; Kraimps et al. 1996). Bei der MEN-2b-Erkrankung kommt ein pHPT in der Regel nicht vor (Carney et al. 1978). Nebenschilddrüsenkarzinome bei MEN 2a sind eine absolute Rarität (Jenkins et al. 1997).

Multiple synchrone Organmanifestationen

Die Synchronmanifestation von zwei oder allen drei Organbereichen (Schilddrüse, Nebenschilddrüse, Nebenniere) der MEN-2-Erkrankung ist selten (<20 %). Aufgrund des erheblichen Risikos einer erhöhten Katecholaminsekretion ist auch bei allen Nicht-Nebennierenoperationen dieses Syndroms eine präoperative Diagnostik der adrenomedullären Funktion erforderlich, um bei Hyperkatecholaminämie eine präoperative Alpharezeptorenblockade durchzuführen. Bei adäquater Alpharezeptorenblockade und geeignetem Allgemeinzustand des Patienten sind auch Synchroneingriffe an der Nebenniere und Schilddrüse bei synchronem MTC und PCC möglich (Abb. 6.10; Scheumann u. Dralle 1992).

Bei Synchroneingriffen an der Schilddrüse und den Nebenschilddrüsen wegen MTC und pHPT (Abb. 6.11)

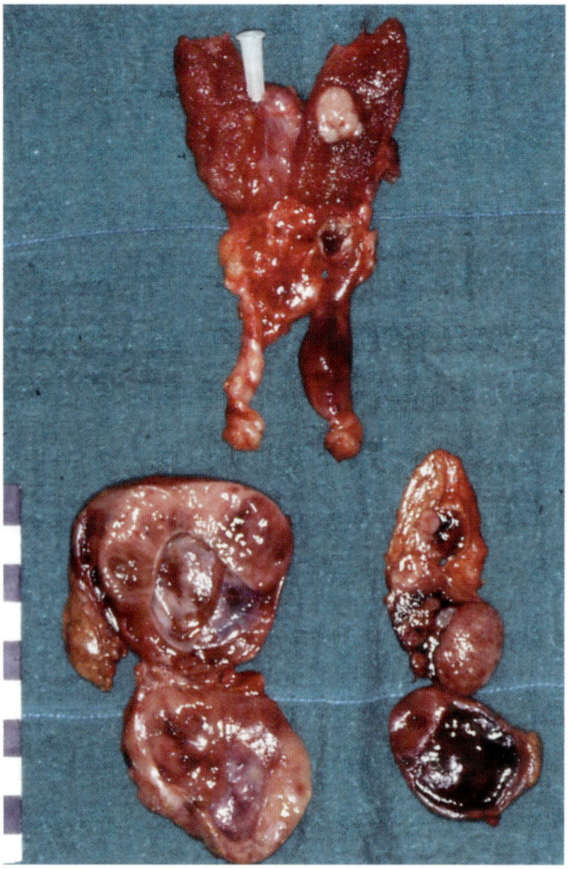

Abb. 6.10 Synchronoperation (totale Thyreoidektomie mit zentraler Lymphadenektomie, bilaterale Adrenalektomie) eines Patienten mit MEN-2a-Syndrom

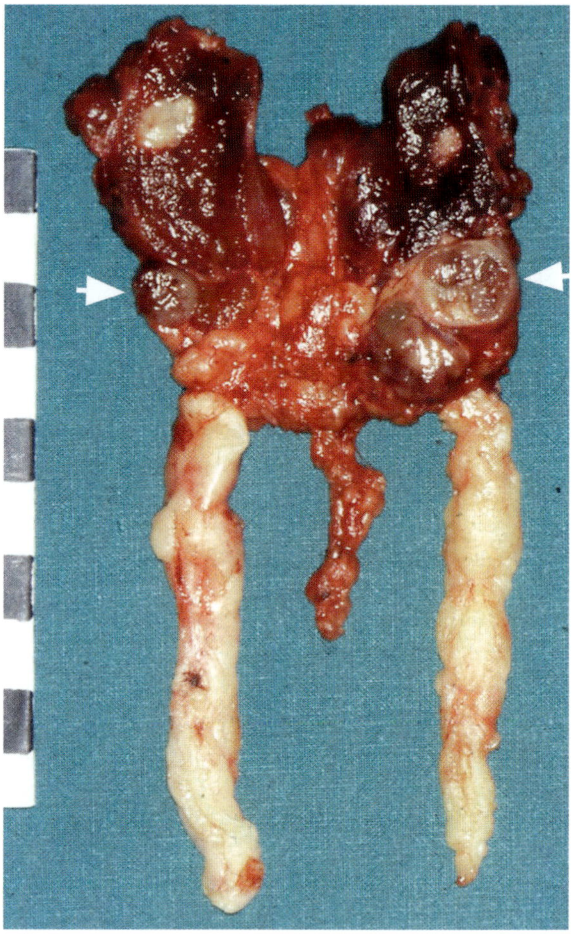

Abb. 6.11 Synchronoperation (totale Thyreoidektomie mit zentraler Lymphadenektomie, Parathyreoidektomie links und rechts unten, *Pfeile*) eines Patienten mit MEN-2a-Syndrom

ist besonders auf die ausreichende Durchblutung in situ zu erhaltender, nicht vergrößerter Nebenschilddrüsen zu achten bzw. anderenfalls eine Autotransplantation dieser Nebenschilddrüsen vorzunehmen.

Nachsorge

Die Nachsorge von MEN-2-Patienten hat neben der individuellen Syndrommanifestation vor allem die familiären und psychosozialen Aspekte der Erkrankung zu berücksichtigen. Letztere sind aufgrund der hohen Syndrompenetranz (theoretisch 50 %) und der meist lebenslangen Betreuungsnotwendigkeit von entscheidender Bedeutung für die Lebensqualität der betroffenen Familienmitglieder und Familien. Aufgrund der bei ca. der Hälfte der Patienten multiplen Organbeteiligung, aber auch aufgrund der in jedem Fall interdisziplinären Diagnostik und Therapie sollten Hausärzte und betreuende Zentren über das erforderliche Wissen und die notwendigen Erfahrungen unter Berücksichtigung des auf diesem Gebiet raschen Kenntniszuwachses verfügen, um diese Patienten und ihre Familien adäquat zu betreuen.

In den meisten Fällen treten die Organmanifestationen metachron auf, sodass entsprechende Screening-Untersuchungen notwendig sind, um den bestmöglichen Zeitpunkt für operative Therapiemaßnahmen interdisziplinär bestimmen zu können. Der Substitutionstherapie nach totaler Organentfernung (z. B. Schilddrüse, ggf. Nebenniere), vor allem nach prophylaktischer Thyreoidektomie im Kindesalter (Frank-Raue et al. 2006) kommt darüber hinaus besonderer Stellenwert zu.

6.3 Von-Hippel-Lindau-Syndrom

V. Fendrich, D.K. Bartsch

Das Von-Hippel-Lindau-Syndrom (VHL) ist eine autosomal-dominant vererbte Erkrankung, die durch das Auftreten von Phäochromozytomen, Angioblastomen des zentralen Nervensystems, endolymphatischen Tumoren, retinalen Angiomen, Nierenzysten und Nierenkarzinomen, neuroendokrinen Tumoren und Zysten des Pankreas sowie epididymalen Zystadenomen in variablen Kombinationen charakterisiert ist (Baron-

Tab. 6.8 Klinische Subtypen des VHL-Syndroms

VHL-Subtyp	Tumormanifestation/Phänotyp
Typ 1	Hämangioblastome (ZNS, Retina), Nierenzellkarzinom, Pankreaszysten und -tumoren, niedriges Risiko für Phäochromozytome
Typ 2 A	Phäochromozytome, Hämangioblastome (ZNS, Retina), niedriges Risiko für Nierenzellkarzinome und Pankreastumoren
Typ 2B	Phäochromozytome, Hämangioblastome (ZNS, Retina), hohes Risiko für Nierenzellkarzinome und Pankreastumoren
Typ 2 C	Vorwiegend Phäochromozytome, sehr niedriges Risiko für Hämangioblstome (ZNS, Retina) und Nierenzellkarzinome

tini 2010). Die Inzidenz wird mit 1/36.000 pro Jahr geschätzt, die Penetranz beträgt mehr als 90 % bis zum 65. Lebensjahr (Maher et al. 1991). Der zugrunde liegende Gendefekt sind Mutationen im VHL-Tumorsuppressorgen auf Chromosom 3p25. Das VHL-Gen kodiert für das Von-Hippel-Lindau-Protein (pVHL), das eine bedeutende Rolle in der Hypoxieübermittlung spielt (Yang u. Kaelin 2001).

Ein mutiertes pVHL-Produkt hat eine gesteigerte Transkription von Hypoxie induzierbaren Genen, die wiederum zu einer Akkumulation von verschiedenen Proteinen, einschließlich „vascular endothelial growth factor" (VEGF), „transforming growth factor alpha" (TGFα) und Erythropoetin (EPO), führt (Yang u. Kaelin 2001; Barontini 2010). Hierdurch wird das Wachstum und Überleben von endothelialen Zellen, Perizyten und Stromazellen gefördert und schlussendlich ihre maligne Transformation induziert. VHL tritt in 80 % familiär auf und ist in 20 % der Fälle durch Neumutationen verursacht (Richard 2003). Mehr als 250 unterschiedliche Keimbahnmutationen, die über das gesamte Gen verteilt sind, wurden bisher bei VHL-Patienten identifiziert. Anhand des Musters der sich bei VHL-Familien entwickelnden Tumoren werden die klinischen Subtypen 1, 2 A, 2B und 2 C klassifiziert (Tab. 6.8).

6.3.1 Phäochromozytom beim VHL-Syndrom

Genetik

Familien mit VHL können klinisch als Familien ohne (VHL-Typ 1) und Familien mit Phäochromozytomen (VHL-Typ 2) klassifiziert werden. In den letzten Jahren wurde eine zunehmende Zahl von VHL-Mutation berichtet und hiervon schließlich auch Genotyp/Phänotyp-Assoziationen abgeleitet. VHL-Typ-2-Familien weisen meist „Missense"-Mutationen im VHL-Gen auf. Ein Drittel der VHL-Familien mit Phäochromozytomen haben Keimbahnmutationen im Kodon 167 des VHL-Gens (Walther et al. 1999). Betroffene mit „Missense"-Mutationen des VHL-Gens an den Nukleotidpositionen 505, 547 und 775 (VHL-Typ 2 A) oder Mutationen an den Nukleotidpositionen 695, 712 und 713 (VHL-Typ 2B) haben das höchste Risiko ein Phäochromozytom zu entwickeln (Chen et al. 1995; Tischerman et al. 1993; Neumann et al. 1995; Neumann u. Bender 1998). In einer Studie von 125 Individuen mit der VHL-Mutation c.505 T/C hatten 47 % Phäochromozytome (Bender et al. 2001). Phäochromozytome scheinen sich bei Betroffenen mit „Missense"-Mutationen an den Nukleotidpostionen 595 und 695 früher zu entwickeln als bei Betroffenen mit anderen Mutationen (Walther et al. 1999). Die „Missense"-Mutation V84 L prädisponiert zum frühen Auftreten bilateraler multipler Phäochromozytome (Abbott et al. 2006). Extraadrenale Phäochromozytome wurden nur in Familien mit „Missense"-Mutationen, meist an der Nukleotidposition 505, gefunden (Walther et al. 1999). Im Gegensatz dazu treten bei VHL-Familien mit Exondeletionen bzw. Verlust des gesamten VHL-Gens nur sehr selten Phäochromozytome auf, sondern es dominieren Hämangioblastome des zentralen Nervensystems (Hes et al. 2000).

Aufgrund dieser Erkenntnisse ist ein molekulargenetisches Screening von Betroffenen auf VHL-Genmutationen sinnvoll, da das genetische Ergebnis und dessen Assoziationen mit der Tumorentwicklung relevant für das Management von VHL-Patienten sein können.

Klinische Symptomatik

Die zugrunde liegenden genetischen Veränderungen erklären, warum Phäochromozytome in VHL-Familien zwischen 0 und 100 % identifiziert werden. So fanden sich in einer Studie mit 143 VHL-Familien bei 38 (27 %) der Familien Phäochromozytome. Ein neues Phäochromozytom entwickelte sich bei 19 % der betroffenen Patienten 1–20 Jahre nachdem erstdiagnostizierten Phäochromozytom. Das Durchschnittsalter bei der Erstdiagnose eine Phäochromozytoms betrug 28 Jahre (Spannbreite 6–56 Jahre). Im Gegensatz dazu entwickelten 182 VHL-Patienten von 105 unterschiedlichen VHL-Familien keine Phäochromozytome (Walther et al. 1999).

Patienten mit VHL-Phäochromozytomen, die im Rahmen von Screening-Untersuchungen festgestellt wurden, haben häufig (84 %) keine Zeichen oder Symptome des Phäochromozytoms. Walther et al. (1999) fanden nur bei

57 % der Patienten mit Phäochromozytom, die im Rahmen des Screenings diagnostiziert wurden, eine erhöht nachweisbare Sekretion von Urinkatecholaminen. 35 % der Phäochromozytome traten bei Patienten ohne Symptome, normalem Blutdruck und normalen Katecholaminwerten auf. Nur 66 % der VHL-Patienten mit Phäochromozytomen in dieser Studie hatten eine positive Methajodobenzylguanidin (MIBG)-Szintigraphie. Im Gegensatz dazu haben VHL-Patienten mit Phäochromozytom, die nicht im Rahmen eines Früherkennungsprogramms diagnostiziert wurden, meist Symptome des Phäochromozytoms, erhöht nachweisbare Katecholamine im Urin sowie eine arterielle Hypertonie (Richard et al. 1994).

VHL-Patienten mit Phäochromozytom haben in ca. 85 % adrenale und 15 % extraadenale Tumoren, die ubiquitär im symptatischen Grenzstrang auftreten. Wie die anderen Patienten mit anderen prädisponierenden hereditären Tumorsyndromen sind VHL-Patienten zur Entwicklung von bilateralen und multifokalen Phäochromozytomen prädisponiert (Neumann et al. 1993). Multifokale Phäochromozytome treten bei ca. 50 % und Metastasen bei 1,6 % der VHL-Patienten auf.

Der natürliche Verlauf der Phäochromozytome bei VHL-Patienten zeigt ein sehr langsames Fortschreiten mit einer graduellen Entwicklung der Funktion. Früherkennungsuntersuchungen in Hochrisikofamilien sollten nach Expertenmeinung ab dem 10. Lebensjahr beginnen. Solche Screening-Untersuchungen sollten die Bestimmung der Urinkatecholamine, insbesondere der Metanephrine, die MIBG-Szinitigraphie, Computertomographie oder Endosonographie, die im zweijährlichen Intervall durchgeführt werden sollten, umfassen.

› VHL-Patienten mit klinischen Zeichen oder Symptomen eines Phäochromozytoms sollten in jedem Fall vor einer anstehenden Operation oder Schwangerschaft in Bezug auf das Vorliegen eines Phäochromozytoms evaluiert werden.

Operative Therapie

Die Behandlung eines unilateralen VHL-Phäochromzytoms kann entweder mit unilateraler Adrenalektomie oder unilateraler partieller Adrenalektomie behandelt werden. Die subtotale einseitige Adrenalektomie scheint mit einer exzellenten Aufrechterhaltung der adrenalen Funktion sowie einer sehr niedrigen Rezidivrate assoziiert zu sein (Walther et al. 1998; Baghai et al. 2002). Bei Vorliegen bilateraler Phäochromozytome erscheint in Abhängigkeit vom Befund (solitär oder multilokulär) eine bilaterale Adrenalektomie oder eine einseitige Adrenalektomie mit subtotaler Adrenalektomie der Gegenseite indiziert. Die minimal-invasive laparoskopische Adrenalektomie oder retroperitoneoskopische Adrenalektomie sind heute die Verfahren der Wahl.

6.3.2 Pankreaserkrankungen beim VHL-Syndrom

Klinische Symptomatik

Basierend auf retrospektiven Analysen finden sich Pankreasläsionen bei 50–77 % der VHL-Patienten (Hammel et al. 2000; Mukhopadhyay et al. 2002). Die häufigste Pankreasmanifestation des VHL sind **Pankreaszysten**, die bei 17–56 % der VHL-Patienten festgestellt werden können (Neumann et al. 1991; Hough et al. 1994). Solche Pankreaszysten, die entweder singulär oder multiple vorkommen können, sind im Allgemeinen asymptomatisch, bergen kein malignes Potenzial und werden normalerweise während routinemäßig durchgeführter bildgebender Untersuchungen des Abdomens diagnostiziert. Gelegentlich kann eine zystische Pankreaserkrankung das gesamte Pankreasorgan zystisch transformieren und Symptome, wie Völlegefühl und Magenausgangsstenose, verursacht durch eine Kompression des Duodenums, hervorrufen. In einigen Fällen kann auch eine exokrine oder endokrine Pankreasinsuffizienz resultieren.

Seröse Zystadenome werden ebenfalls vermehrt bei VHL-Patienten gefunden (Choyke et al. 1995). Genetische Analysen dieser Läsionen haben gezeigt, dass sie häufig einen Verlust der Heterozygosität des VHL-Lokus sowie eine Mutation des VHL-Tumorsuppressorgens aufweisen (Vortmeyer et al. 1997). Diese Tumoren wachsen sehr langsam, eine Metastasierung ist im Rahmen des VHL-Syndroms bisher nicht beschrieben. Sie bedürfen lediglich einer definitiven operativen Therapie, wenn sie auf aufgrund ihrer Größe Symptome verursachen.

Pankreatische neuroendokrine Tumoren (pNET) sind zwar deutlich seltener als Pankreaszysten und seröse Zystadenome bei VHL-Syndrom, haben aber eine deutlich größere Bedeutung aufgrund ihres malignen Potenzials. Die Prävalenz der pNET in der VHL-Population liegt zwischen 5 und 17 %, allerdings beruhen viele Literaturangaben auf kleineren Fallserien (Fishman et al. 1979; Probst et al. 1978; Mulshine et al. 1984; Mount et al. 1995; Hes et al. 2000; Hammel et al. 2000; Libutti et al. 2000). Das durchschnittliche Alter bei Diagnosestellung eines pNET beträgt bei VHL-Patienten 36 Jahre (Hes et al. 2001; Hammel et al. 2000). NPT bei VHL-Patienten sind fast immer nichtfunktionell, obwohl sie immunhistochemisch häufig für ein oder mehrere neuroendokrine Peptide, wie z. B. Insulin oder Glukagon-positiv sind (Lubensky et al. 1998). Da pNET beim VHL-Syndrom häufig klinisch stumm sind, werden sie gewöhnlich während des Routine-Screenings aufgedeckt. In einer französischen Studie an 158 VHL-Patienten zeigten 122 (77 %) Patienten eine Pankreasbeteiligung. 99 % der Patienten hatten Pankreaszysten, 12,3 % seröse Zystadenome, 12,3 % nichtfunktionelle pNET und 11 % kombinierte Läsionen (Hammel et al. 2000). PNET beim VHL haben sowohl in der Computertomographie als auch in der Magnetresonanztomographie ein charakteristisches Erscheinungsbild. Sie erscheinen als kontrastmittelaufnehmende Läsionen im CT oder mit hoher Signalintensität in der T2-gewichteten Sequenz im MRT (Choyke et al. 1995), was auf der guten Vaskularisierung dieser Tumoren beruht. PNET beim VHL finden sich in etwa 50 % im Pankreaskopf und zu je 25 % im Pankreaskorpus oder -schwanz (Marcos et al. 2002).

Eine eindeutige Genotyp-Phänotyp-Korrelation konnte für pNET beim VHL-Syndrom bisher nicht nachgewiesen werden. Allerdings gibt es erste Hinweise darauf, dass „Missense-Mutationen" im Exon 3 des VHL-Gens mit einem vermehrten Auftreten von pNET assoziiert sein könnten (Curley et al. 1998; Libutti et al. 2000).

Operative Therapie

Kritisch für das Management von pNET im Rahmen des VHL-Syndroms ist, wie auch bei anderen familiären Tumorsyndromen, z. B. MEN 1, eine vorsichtige Abwägung der Risiken und Vorteile einer Operation versus der Beobachtung. Die Rationale für eine chirurgische Behandlung der meist nichtfunktionellen und im Allgemeinen asymptomatischen pNET basiert auf deren malignen Potenzial mit der Möglichkeit zur Metastasierung. Die häufigsten Fernmetastasen finden sich in der Leber und im Knochen (Libutti et al. 1998). Libutti et al. (1998) identifizierten 30 VHL-Patienten mit pNET. 5 (17 %) dieser Patienten hatten zum Zeitpunkt der Primäroperationen bzw. entwickelten im weiteren Verlauf Fernmetastasen, insbesondere in der Leber. Diese Analyse des erweiterten Patientengutes zeigte, dass Patienten mit Primärtumoren >3 cm in ca. 20 % Lebermetastasen aufwiesen, während bei keinem Tumor <3 cm Metastasen nachgewiesen wurden (Marcos et al. 2002). Kein anderer Faktor, außer der Tumorgröße war mit dem Risiko für die Entwicklung einer metastatischen Erkrankung assoziiert.

Die operative Behandlung von VHL-Patienten mit pNET sollte den Grundsatz verfolgen, soviel wie möglich funktionelles Pankreasgewebe zu belassen.

Aus diesem Grunde bevorzugen viele Experten, wenn immer möglich, eine Enukleation. Die intraoperative Ultraschalluntersuchung wird als obligat betrachtet, nicht allein um mögliche okkulte Läsionen aufzudecken, sondern vielmehr um die Nähe eines Tumors zum Pankreasgang zu bestimmen. Um das Operationstrauma möglichst gering zu halten, ist bei präoperativ visualisiertem pNET im Pankreaskorpus oder -schwanz eine laparoskopische Enukleation bzw. laparoskopische milzerhaltende Pankreaslinksresektion möglich.

Die entscheidende Frage ist, wann ein pNET im Rahmen des VHL-Syndroms operiert werden sollte. Hierzu gibt es keinerlei evidenzbasierte Daten, nur kleinere Fallserien. Die meisten Experten empfehlen Läsionen kleiner <1 cm alle 12 Monate mit CT, MRT oder Endosonographie zu beobachten. Bei Läsionen zwischen 1 und 3 cm ist eine Fall-zu-Fall-Entscheidung indiziert. Tumoren >3 cm oder kleine Tumoren, die hormonproduzierend sind, sollten reseziert werden. Bei VHL-Patienten, die sich wegen einer anderen Ursache einer abdominellen Exploration oder Operation unterziehen müssen, sollte auch die Resektion eines evtl. vorliegenden Pankreastumors in Betracht gezogen werden.

6.3.3 Screening

Obwohl zahlreiche Studien aus jüngerer Zeit zu unserem Verständnis der Genotyp-Phänotyp-Korrelation beim VHL-Syndrom beigetragen haben, sind die Daten für eine mutationsspezifische genetische Beratung und Screening-Programme derzeit noch nicht ausreichend valide. Dies liegt daran, dass die Gesamtzahl der Träger einer bestimmten VHL-Keimbahnmutation in den meisten Fällen zu gering ist. Von daher empfehlen die meisten Autorengruppen immer noch ein routinemäßiges Screening auf alle im Rahmen des VHL-Syndroms möglichen Organmanifestationen (Tab. 6.9). Für die möglichen Manifestationen in endokrinen Organen bedeutet dies, dass das Vorhandensein eines Phäochromozytoms, insbesondere bei VHL-Typ-2-Familien, ab dem 10. Lebensjahr mit der Bestimmung von Katecholaminen und Metanephrinen im 24-h-Sammelurin, abdominellen MRT und MIBG-Szintigraphie jährlich überprüft werden sollte. Bezüglich der Aufdeckung von NPT reichen die Empfehlungen von 1- bis 2-jährlichem Screening mittels abdominellem MRT oder Endosonographie ab dem 10. bis 20. Lebensjahr.

6.4 Neurofibromatose (Morbus Recklinghausen)

V. Fendrich, D.K. Bartsch

Unter der Bezeichnung Neurofibromatose wird eine Gruppe hereditärer neurokutaner Tumorprädispositionskrankheiten zusammengefasst. Friedrich von Recklinghausen prägte 1882 den Begriff „Neurofibromatose" durch seine Schrift: „Über die multiplen Fibrome der Haut und ihrer Beziehung zu den multiplen Neuromen", in der er auch die Beziehung der Tumoren zum Bindegewebe des peripheren Nervensystems darstellte (von Recklinghausen 1882). Heute wird die Diagnose „Neurofibromatose" mit den Zusätzen „Typ 1" und „Typ 2" (NF1 und

Tab. 6.9 Überwachungsleitlinien für Patienten mit VHL-Syndrom

Zielorgan	Untersuchungen	Untersuchungsintervall	Empfohlenes Alter bei Erstuntersuchung
ZNS-Hämangioblastom	MRT der kraniospinalen Achse	Jährlich	11–15 Jahre
Retinales Hämangioblastom	Fundoskopie	Jährlich	6 Jahre
Klarzell-Nierenzellkarzinom	Abdomen-MRT, CT oder Ultraschall	Jährlich	15–18 Jahre
Neuroendokriner Pankreastumor	Abdomen-MRT	Jährlich bis 2-jährlich	11–20 Jahre
Phäochromozytom	Katecholamine/Metanephrine im 24-h-Sammelurin, MRT, MIBG-Szintigraphie	Jährlich	10 Jahre
Endolymphatischer Sacktumor	Audiologischer Funktionstest, CT oder MRT des inneren Gehörgangs	Keine	Wenn klinisch indiziert

NF2) den beiden genetisch am genausten definierten Formen der Krankheit zugeordnet. Hierbei werden 90 % aller Fälle der NF1 zugeordnet.

6.4.1 Klinische Symptomatik und Diagnostik

Neurofibromatose Typ 1

Die NF1 ist eine häufig auftretende, autosomal-dominant vererbte Erkrankung, die mit einer Inzidenz von eins auf 3000 Geburten auftritt (Riccardi u. Eichner 1986). Ungefähr 50 % aller Neuerkrankungen sind auf Spontanmutationen zurückzuführen und weisen keine positive Familienanamnese auf. Die Penetranz liegt bei nahezu 100 % bei variabler Expressivität. Familien mit mehreren Betroffenen weisen oft ein weites Spektrum der Schwere der Erkrankung und dem damit verbundenen Auftreten von Tumoren auf. Ebenso besteht eine hohe Variabilität innerhalb von Familien trotz gleicher Mutation, vergleichbar der Unterschiede von verschiedenen Familien mit unterschiedlichen Mutationen im NF1-Gen. Somit bleibt festzuhalten, dass kein spezifischer Geno-Phänotyp besteht (Lynch u. Gutmann 2002).

Die Krankheit ist durch das Auftreten von benignen und malignen Tumoren des zentralen und peripheren Nervensystems, Pigmentierungsanomalien (Café-au-lait-Flecken, gesprenkelte Hyperpigmentierung in Hautfalten) und kutanen, subkutanen und/oder plexiformen Neurofibromen gekennzeichnet (Lynch u. Gutmann 2002). Zudem haben Patienten mit NF1 ein gegenüber der normalen Bevölkerung vierfach erhöhtes Risiko, maligne Tumoren, insbesondere Karzinome und Sarkome, zu entwickeln (Zöller et al. 1997). Bei 25 % der Patienten kommt es zu einer gastrointestinalen Manifestation, meist in Form intestinaler Fibrome, die zu rezidivierenden Blutungen führen können (Fendrich et al. 2005). Ebenso kommt es zum Auftreten von Phäochromozytomen und sehr selten zu neuroendokrinen Tumoren des Pankreas bzw. Duodenums, die in diesem Kapitel detaillierter besprochen werden.

Die diagnostischen Kriterien der NF1, die 1987 durch eine Consensus Conference des National Institutes of Health festgelegt wurden (NIH 1988), lassen in der Regel eine einwandfreie **Diagnosestellung** zu. Sie sind erfüllt, wenn 2 oder mehr der folgenden Kennzeichen vorliegen:

- 6 oder mehr Café-au-lait-Flecken mit einem größten Durchmesser >5 mm bei präpubertären und >15 mm bei postpubertären Individuen
- 2 oder mehr Neurofibrome beliebigen Typs oder 1 plexiformes Neurofibrom
- Gesprenkelte axilläre oder inguinale Hyperpigmentierungen
- Optikusgliom
- 2 oder mehr Lisch-Knötchen (Irishamartome)
- Eine umschriebene Knochenläsion wie Keilbeinflügeldsplasie oder Verschmächtigung/Auflockerung der langen Röhrenknochen mit oder ohne Pseudarthrose
- 1 Verwandter I. Grades mit NF1, den obigen Kriterien entsprechend

Der zugrundeliegende Gendefekt sind Mutationen im NF1-Tumorsuppressorgen auf Chromsom 17q11.2, das für das Protein **Neurofibromin** kodiert (Cawthon 1990; Wallace 1990). Neurofibromin gehört zur Familie der Ras-GTPasen. Diese regeln den Aktivierungsstatus des Protoonkogens p21-RAS (Wigler et al. 1990). GAP-Moleküle hydrolysieren die aktive Form von p21-RAS-GTP und überführen sie so in die inaktive Form p21-RAS-GDP. Die Aktivierung von RAS bzw. seine fehlende Inaktivierung führt dann zur vermehrten Zellproliferation. Aufgrund dieser Eigenschaften, muss Neurofibromin als Tumorsuppressorgen angesehen werden. Dies konnte in mehreren Studien elegant nachgewiesen werden (Übersicht in Lynch u. Gutmann 2002).

Neurofibromatose Typ 2

Die NF2 ist etwa 10-mal seltener als die NF1, die Inzidenz liegt bei 1:40.000. Das Leitsymptom der NF2 ist das bilaterale Vestibularisschwannom. Das NF2-Gen ist auf Chromosom 22 lokalisiert, Phäochromozytome und neuroendokrine Tumoren des Pankreas und Duodenums sind nicht mit der NF2 assoziiert (Walther et al. 1999).

6.4.2 Phäochromozytom bei NF1

1910 erkannte Suzuki erstmals die Assoziation von Phäochromozytomen und der NF1 (Suzuki 1910). Retrospektive Untersuchungen von Familien mit NF1 ergaben eine Inzidenz von Phäochromozytomen, die zwischen 0,1 und 5,7 % lag (Zöller et al. 1997). In Autopsieserien lag die Rate der entdeckten Phäochromozytome sogar zwischen 3,3 und 13 % (Okada et al. 1984).

Genetik

Unter den Tumoren, die sich auf Grund des Verlustes des NF1-Gens entwickeln, nimmt das Phäochromozytom eine besondere Rolle ein. Transgene NF1$^{+/-}$-Mäuse haben ein erhöhtes Risiko, verschiedene Tumoren zu entwickeln. Besonders Phäochromozytome, die in Wildtyp-Mäusen nur sehr selten spontan auftreten, entwickelten sich regelmäßig in den NF1-Gen mutierten Mäusen und sorgen so für eine enge Verknüpfung von experimenteller und humaner Neurofibromatose (Jacks et al. 1994).

Im Gegensatz zum Von-Hippel-Lindau-Syndrom (VHL) (▶ Abschn. 6.33), konnte bei der NF1 bisher keine Genotyp-Phänotyp-Assoziation nachgewiesen werden. Somit besteht keine Möglichkeit NF1-Patienten zu identifizieren, die ein erhöhtes Risiko haben, ein Phäochromozytom zu entwickeln (Walther et al. 1999). Interessanterweise konnten Gutmann et al. nachweisen (Gutmann et al. 1994), dass eine reduzierte oder fehlende NF1-Genexpression zur Tumorgenese von Phäochromozytomen auch dann beiträgt, wenn diese nicht im Rahmen einer NF1 entstehen. Dies war bei einem von vier sporadisch aufgetretenem Phäochromozytom, 3 von 10 MEN-2a-Phäochromozytomem, 2 von 4 MEN-2B-Phäochromozytomen und einem von zwei VHL-Phäochromozytomem der Fall.

Klinische Symptomatik

1999 veröffentlichten Walther et al. die bis heute größte Übersichtsarbeit über das gemeinsame Auftreten der NF1 und Phäochromozytomen (Walther et al. 1999). Sie evaluierten die Daten von 148 Patienten (87 Frauen und 61 Männer). Das mittlere Alter der Patienten bei Diagnosestellung des Phäochromozytoms lag bei 42 Jahren (Spannbreite 1,5–74). 84 % der Patienten hatten ein solitäres Phäochromozytom, 10 % hatten eine bilaterale Erkrankung, eine geringe Zahl im Vergleich zu anderen prädisponierenden hereditären Tumorsyndromen. 6 % der Patienten hatten ektope Phäochromozytome, die nahezu komplett im sympathischen Grenzstrang auftraten.

Phäochromozytom-assoziierte Symptome lagen bei 61 % der Patienten vor, einhergehend mit einer arteriellen Hypertonie bei 61 %. 22 % der Patienten hatten weder einer arterielle Hypertonie noch andere Beschwerden, die auf ein Phäochromozytom zurückzuführen waren. Grundsätzlich sollte daher bei jedem Patienten mit NF1 und arterieller Hypertonie ein Phäochromozytom als Ursache ausgeschlossen werden. Dies gilt besonders auch für NF1-Patientinnen, bei denen während einer Schwangerschaft eine arterielle Hypertension diagnostiziert wird. Nicht-diagnostizierte Phäochromozytome können, wie in der Normalbevölkerung natürlich auch, zu spontanen Aborten oder gar zum Tod des ungeborenen Kindes führen (Sharma et al. 1991).

77 % der NF1-Patienten in dieser Studie hatten einen positiven Methajodobenzylguanidin (MIBG)-Szintigrafie (Walther et al. 1999), allerdings lagen den Autoren hierfür lediglich von 22 Patienten die exakten klinischen Daten zur Auswertung vor. Gerade bei NF1-Patienten sollte eine gezielte Evaluation von Inzidentalomen grundsätzlich durchgeführt werden, um ein Phäochromozytom sicher auszuschließen (Walther et al. 1999).

Maligne Phäochromozytome lagen bei 17 von 148 Patienten (11,5 %) vor. Dabei wiesen bereits 15 der 17 Patienten bei Erstdiagnose des Phäochromozytoms Metastasen auf, bei einem Patienten entwickelten sich Metastasen nach 2 Jahren, bei einem weiteren 19 Jahre nach Diagnosestellung. 30 % der Patienten mit malignem Phäochromozytom hatten Lebermetastasen, 30 % Lungenmetastasen, 25 % Knochen- und 10 % Lymphknotenmetastasen. 5 % der Patienten wiesen eine Peritonelakarzinose auf. Zur erwähnen ist, dass Phäochromozytome bei NF1-Patienten mit dem Auftreten von Ganglionneuroblastomen assoziiert sein können. Diese Patienten wiesen in 60 % der Fälle Metastasen auf, was auf einen aggressiven Phänotyp hindeuten könnte (Sakaguchi et al. 1996).

Therapie

Die Behandlung der NF1-Phäochromozytome bzw. die Resektion der Tumoren entspricht der im Rahmen anderer prädisponierender hereditärer Tumorsyndromen (▶ Abschn. 6.1).

6.4.3 Neuroendokrine Tumoren des Duodenums und des Pankreas bei NF1

Genetik

Wie beim Phäochromozytom, besteht momentan noch keine Möglichkeit, NF1-Patienten zu identifizieren, die ein erhöhtes Risiko haben, duodenale oder pankreatische neuroendokrine Tumoren zu entwickeln.

Klinische Symptomatik

Bei 25 % der NF1-Patienten kommt es zu einer gastrointestinalen Manifestation. Das gesamte Spektrum der Tumoren des Gastrointestinaltrakts reicht von Hyperplasien des Plexus myentericus, Neurofibromen, gastrointestinalen Stromatumoren, Phäochromozytomen, Adenokarzinomen, periampullären Tumoren und seltenen neuroendokrinen Tumoren des Pankreas. In einer Übersichtsarbeit berichteten Klein und Mitarbeiter über 37 Kasuistiken periampullärer Neoplasien in NF1-Patienten (Klein et al. 1989). Hiervon entstammten 54 % der Ampulla Vateri, 38 % lagen im Duodenum und 8 % im Pankreas. Die histologische Aufarbeitung ergab, dass es sich in 41 % um neuroendokrine Tumoren und bei 30 % um Neurofibrome handelte. Adenokarzinome traten deutlich seltener auf.

Eine Form dieser periampullären Tumoren sind die von Cantor et al. 1982 erstmals beschriebenen duodenalen Somatostatinome (Cantor et al. 1982). Bis 1995 wurden 27 Fälle (16 Frauen und 11 Männer) dieser Koinzidenz beschrieben und von Mao et al. in einer Übersichtsarbeit zusammengestellt (Mao et al. 1995). Das mittlere Alter der Patienten bei Diagnosestellung des Somatostatinoms lag bei 46 Jahren (Spannbreite 26–70). Alle duodenalen Somatostatinome waren entweder direkt an der Papilla Vateri (◘ Abb. 6.12) oder an der medialen Wand des Pars descendens des Duodenums lokalisiert (Mao et al. 1995). Die mittlere Tumorgröße lag bei 2,8 cm (Spannbreite 1–5). Die klinische Präsentation der duodenalen Somatostatinome wird meist nicht durch das produzierte Hormon, sondern durch hormonunspezifische Symptome wie Ikterus, Abdominalschmerzen, Gewichtverlust oder gastrointestinalen Blutungen bestimmt. Bis heute wurden 36 Fälle dieser Koinzidenz beschrieben, eine Patientin wurde in der eigenen Klinik behandelt (Fendrich et al. 2004). Bei diesen 36 Fällen wurde 14-mal eine Metastasierung, zumeist lymphogen, beobachtet.

Ikterus, Bauchschmerzen, Übelkeit und Erbrechen als Zeichen einer duodenalen Obstruktion, Gewichtsverlust und obere gastrointestinale Blutung sind die häufigsten Beschwerden (Mao et al. 1995). Das bei pankreatischen Somatostatinomen regelhaft auftretende Somatostatin-Syndrom mit Hyperglykämie, Cholezystolithiasis und Maldigestion konnte bei keinem Patienten mit duodenalem Somatostatinom nachgewiesen werden.

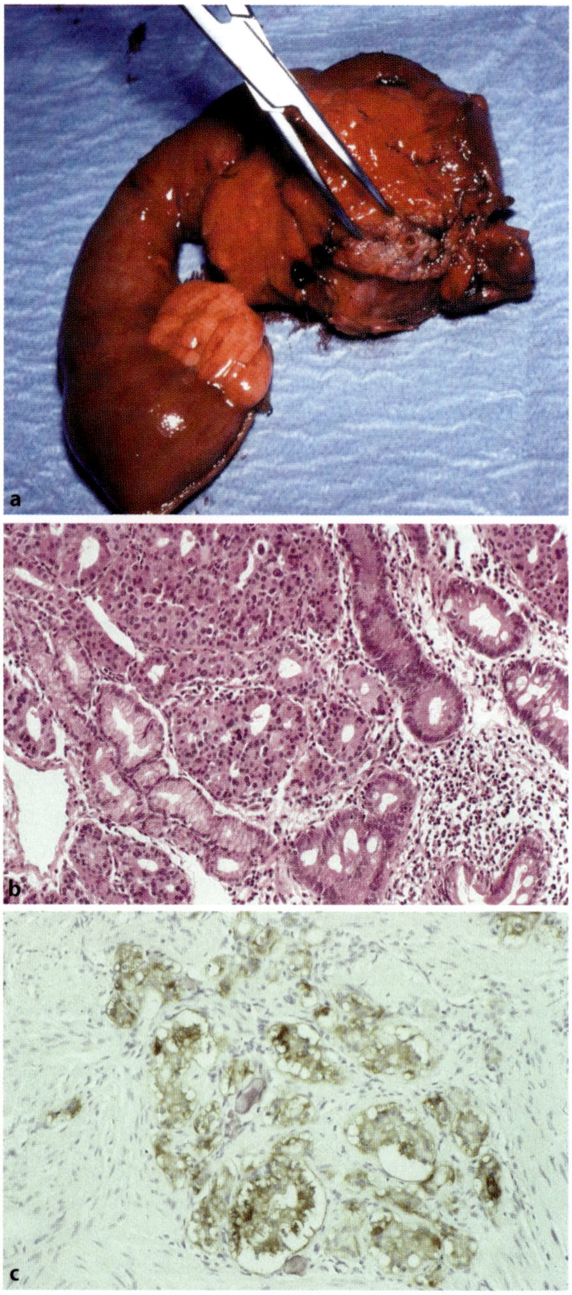

◘ **Abb. 6.12a–c** Duodenales Somatostatinom. **a** Operationspräparat nach pyloruserhaltender partieller Duodenopankreatektomie. **b** HE-Färbung, ×200. Tumorgewebe mit soliden Zellnestern und glandulären Strukturen. **c** Immunhistochemische Untersuchungen (×200) zeigt die neuroendokrine Herkunft des Tumors durch die positive Expression von Chromogranin

Neuroendokrine Tumoren des Pankreas treten bei NF1-Patienten sehr selten auf. 2002 berichtete eine japanische Arbeitsgruppe über den erst 13. Fall eines malignen Pankreastumors bei einem NF1-Patienten, von denen lediglich vier Tumoren neuroendokriner Herkunft waren (Fujisawa et al. 2002). Dabei handelte es sich um zwei Somatostatinome, ein Gastrinom und ein nichtfunktionelles neuroendokrines Karzinom.

Anhand ihrer Größe können die Tumoren durch bildgebende Verfahren wie Abdomensonographie, Endosonographie, Computertomographie und MRT meist problemlos dargestellt werden.

Aufgrund der sehr kleinen vorliegenden Fallzahlen und fehlender Langzeitnachbeobachtungsdaten ist die optimale Behandlung der duodenalen und pankreatischen neuroendokrinen Tumoren bei NF1-Patienten bis heute nicht definiert. Nach Harris et al. (1987) können kleine duodenale Somatostatinome mit einer Größe bis 2 cm durch lokale Exzision oder einer Wedge-Resektion adäquat behandelt werden. In einer anderen Studie wurde bei vier Patienten mit duodenalem Somatostatinom eine solche Wedge-Resektion durchgeführt (O'Brien et al. 1993). Bei allen Patienten war der Tumor kleiner als 2 cm und es gab keinen Hinweis auf eine Metastasierung. Im zweijährigen Follow-up kam es bei keinem Patienten zu einem Tumorrezidiv. Duodenale Somatostatinome der periampullären Region mit einem Durchmesser von über 2 cm bzw. Tumoren mit Lymphknotenmetastasen sollten durch Segmentresektion oder durch partielle Duodenopankreatektomie mit Lymphadenektomie therapiert werden (Eckhauser et al. 1998). Bei Patienten mit Lebermetastasen sollte ein Tumordebulking in Erwägung gezogen werden. Um die neuroendokrinen Pankreastumoren onkologisch radikal zu resezieren, werden die gleichen Resektionsverfahren wie beim duktalen Adenokarzinom des Pankreas angewandt. Dies bedeutet die klassische Pankreaslinksresektion mit Splenektomie oder die Whipple-Operation, die, wenn technisch möglich, pyloruserhaltend durchgeführt werden sollte. Aufgrund des Fehlens entsprechender Daten und der Seltenheit der Tumoren kann nur aus Einzelberichten von einer verbesserten Prognose für den Patienten geschlossen werden.

6.4.4 Screening

Derzeit liegt kein ausreichend validiertes Screeningprogramm für NF1-Patienten im Hinblick auf Phäochromozytome vor. Daher empfehlen viele Autorengruppen ein jährliches Screening mit der Bestimmung von Katecholaminen und Metanephrinen im 24-h-Sammelurin und abdominaler Computertomographie. Da aber die Inzidenz von Phäochromozytomen bei NF1-Patienten eher gering ist, sollten nach unserer Meinung diese Maßnahmen nur bei NF1-Patienten mit arterieller Hypertonie, Schwangerschaften oder bevorstehenden Interventionen (z. B. Operationen) zum Tragen kommen (Walther et al. 1999; Lenders et al. 2005).

Auf Grund des insgesamt sehr geringen Risikos für NF1-Patienten neuroendokrine duodenale oder pankreatische Tumoren zu entwickeln ist ein routinemäßiges Screening momentan nicht zu empfehlen. Eine entsprechende Diagnostik ist nur bei symptomatischen Patienten, insbesondere mit Zeichen der duodenalen oder biliären Obstruktion, durchzuführen.

6.5 Humangenetische Beratung[1]

C. Netzer, S.K. Bohlander

Die humangenetische Beratung ist ein zentrales Element der genetischen Diagnostik und der Vermittlung von genetischem Wissen an die Patienten und Ratsuchenden. Eine genetische Beratung ist immer dann indiziert, wenn der Verdacht auf eine genetisch bedingte Erkrankung besteht. Die Beratung sollte idealerweise vor gendiagnostischen Tests erfolgen, um die Ratsuchenden über die komplexen Sachverhalte ihrer Erkrankung und die Konsequenzen des Tests umfassend aufzuklären. Dies gilt insbesondere, wenn eine Testung bei noch nicht betroffenen Risikopersonen erfolgen soll (prädiktive Testung). Die Ratsuchenden sollten durch die Beratung in die Lage versetzt werden, sich möglichst objektiv für oder gegen eine Testung zu entscheiden und das Testergebnis zu verstehen. Genetische Befunde können eine erhebliche Tragweite für die Einschätzung von Erkrankungs- und Wiederholungsrisiken haben und nicht nur für die getestete Person, sondern auch für weitere Familienmitglieder von Relevanz sein. Diese Dimension muss im Rahmen der humangenetischen Beratung vermittelt werden.

6.5.1 Ziele der humangenetischen Beratung

Die humangenetische Beratung verfolgt zwei Hauptziele:
- Zum einen werden während der Beratung wichtige Informationen (Vorbefunde, Eigen- und Familienanamnese) von den Patienten oder Ratsuchenden erfragt, die der Diagnosestellung und damit einer zielgerichteten Diagnostik dienen.
- Zum anderen sollen die Ratsuchenden durch die humangenetische Beratung über die genetische Erkrankung (den Beratungsanlass) und der sich daraus ergebenden Risikosituation so umfassend informiert werden, dass sie in die Lage versetzt werden, selbstständig Entscheidungen in Bezug auf

1 Die Gliederung dieses Buchkapitels ist an die Gliederung dieses Kapitels von Prof. H. Rieder aus der vorherigen Ausgabe angelehnt.

die Familienplanung, eventuelle genetische Tests und weitere Maßnahmen (z. B. Vorsorgeuntersuchungen) zu treffen. Die humangenetische Beratung soll also die **Patientenautonomie** fördern.

Es liegt in der Natur genetisch bedingter Erkrankungen, dass sie oft nicht nur eine Einzelperson betreffen, sondern auch für andere Familienmitglieder relevant sein können. Hieraus ergibt sich eine zusätzliche Dimension der Komplexität, deren Vermittlung ebenfalls Ziel der Beratung ist. Weiterhin ist zu berücksichtigen, dass die Ergebnisse der genetischen Beratung und der genetischen Tests zum Teil erst wieder bei weit in der Zukunft liegenden Ereignissen (z. B. bei Kinderwunsch der Kinder der Ratsuchenden) wichtig werden, und somit eine lange Aufbewahrungsfrist der Unterlagen und Patientenproben sinnvoll ist. Da unsere technischen Fähigkeiten zur genetischen Diagnostik große Fortschritte machen werden, kann es sein, dass erst zu einem späteren Zeitpunkt die genetische Grundlage einer familiären Erkrankung aufgeklärt werden kann – unter Umständen mit Hilfe einer asservierten DNA-Probe eines dann bereits verstorbenen Familienmitglieds.

6.5.2 Indikationen für die humangenetische Beratung

Eine humangenetische Beratung kann immer dann angeboten werden, wenn eine genetische Erkrankung vorliegt bzw. der Verdacht auf eine genetische Erkrankung besteht, und sich unmittelbar und mittelbar Betroffene (Familienangehörige) über diese Erkrankung informieren wollen. Nach dem im Jahr 2010 verabschiedeten Gendiagnostikgesetz (Bundesgesetzblatt 2009) ist in Deutschland eine humangenetische Beratung **vor** einem prädiktiven genetischen Test bei asymptomatischen (gesunden) Risikopersonen verpflichtend vorgesehen (Bundesärztekammer 2003), damit der Ratsuchende bzw. der zu Testende die Möglichkeit hat, sich nach Abwägen der Vorteile und Nachteile für oder auch gegen eine Testung zu entscheiden. So soll gewährleistet werden, dass auch das „Recht auf Nichtwissen" wahrgenommen werden kann. Auch das Untersuchungsergebnis muss im Rahmen einer humangenetischen Beratung mitgeteilt werden. Auf diese Beratungen im Zusammenhang mit der prädiktiven Diagnostik kann nur im Einzelfall nach vorheriger schriftlicher Aufklärung über die Beratungsinhalte und schriftlicher Erklärung des zu Testenden verzichtet werden.

Darüber hinaus formuliert das deutsche Gendiagnostikgesetz recht umfassende Aufklärungspflichten für Ärzte, die eine genetische Diagnostik veranlassen. Diese werden im Gesetzestext ebenfalls mit dem Begriff „genetische Beratung" belegt und setzen eine noch nicht im Detail geregelte fachspezifische Qualifikation voraus. In Anbetracht der Tatsache, dass täglich tausende genetische Tests durchgeführt werden (z. B. im Rahmen der Routinediagnostik von Gerinnungsstörungen), wird eine umfassende humangenetische Beratung, wie sie von Fachärzten für Humangenetik durchgeführt und in diesem Kapitel dargestellt wird, nur in bestimmten Fällen nachgefragt werden und indiziert sein. Häufige Indikationen für eine „umfassende, qualifizierte" humangenetische Beratung sind neben der bereits erwähnten prädiktiven genetischen Diagnostik (Bundesärztekammer 1998; Deutsche Gesellschaft für Humangenetik und Berufsverband Deutscher Humangenetiker e.V.):

- Nachweis einer Mutation oder auch einer nicht eindeutig interpretierbaren genetischen Veränderung im Rahmen einer genetischen Diagnostik. In beiden Fällen wird ein humangenetischer Experte benötigt, um die Bedeutung des Befundes für den Patienten und seine Familie richtig einschätzen zu können.
- Unerfüllter Kinderwunsch oder Kinderwunsch eines Paares mit erhöhtem Risiko für eine genetisch bedingte Erkrankung bei den Nachkommen.
- Differenzialdiagnostische Einschätzung eines Krankheitsbildes aus humangenetischer Perspektive, z. B. um zu klären, ob eine familiäre Häufung von Tumorerkrankung eine gemeinsame erbliche Ursache haben kann.
- Pränataldiagnostik, insbesondere bei auffälligen Befunden.
- Abklärung der Ursache und Bestimmung des Wiederholungsrisikos bei Kindern mit mentaler Retardierung, Entwicklungsverzögerungen und/oder Dysmorphien.

6.5.3 Beratungsvoraussetzungen

Ratsuchende Der/die Ratsuchende sollte im Allgemeinen volljährig sein. Dies gilt im besonderen Maße für humangenetische Beratungen im Rahmen einer prädiktiven genetischen Diagnostik, die nur dann vor dem vollendeten 18. Lebensjahr durchgeführt werden dürfen, wenn das Ergebnis für die Behandlung oder Vorsorge einer Erkrankung von Bedeutung ist. Da genetische Erkrankungen in den meisten Fällen auch familiäre Erkrankungen sind, wird der Ratsuchende häufig von seinem Lebenspartner oder auch anderen Familienmitgliedern begleitet. Es sollte jedoch sichergestellt werden, dass der Ratsuchende auch mit dieser Begleitung einverstanden ist. Liegt bei einem Minderjährigen (z. B. einem Kleinkind) der Verdacht auf eine genetische Erkrankung vor, sollten in der Regel beide Elternteile bei der Beratung anwesend sein. Eine humangenetische Beratung hat immer freiwillig zu erfolgen (Deutsche Gesellschaft für Humangenetik und Berufsverband Deutscher Humangenetiker e.V.).

Berater Die humangenetische Beratung muss von einem entsprechend ausgebildeten und geschulten Arzt durchgeführt werden. In Deutschland ist dies entweder ein Facharzt für Humangenetik oder ein Arzt mit der Zusatzbezeichnung „Medizinische Genetik". Da der Beratungsgegenstand (z. B. eine sich im mittleren Lebensalter manifestierende Tumorerkrankung oder neurologische Erkrankung) nicht selten zu erheblichen emotionalen Belastungen bei den Ratsuchenden führt, kann es angebracht sein, auch auf die Möglichkeit psychotherapeutischer oder seelsorgerischer Unterstützung hinzuweisen. Da der Phänotyp der genetischen Erkrankungen oft sehr selten und ungewöhnlich ist (wie z. B. bei neuroendokrinen Tumoren) und spezialisierte Diagnostiken und auch Behandlungsmethoden erforderlich macht, sollten die humangenetischen Beratungen im Idealfall in enger Kooperation mit den jeweiligen klinischen Spezialisten erfolgen (z. B. in Form einer gemeinsamen Sprechstunde mit dem Endokrinologen oder dem behandelnden Chirurgen).

6.5.4 Beratungsablauf und Beratungsinhalte

Diagnosesicherung, Anamnese und Familienanamnese Um die Ratsuchenden über ihre Situation fundiert beraten zu können, muss zuallererst die Erkrankung richtig diagnostiziert werden. Eine endgültige Diagnosesicherung gelingt bei immer mehr genetisch bedingten Erkrankungen mit Hilfe genetischer Tests. Um diese aufwändigen Analyseverfahren gezielt einsetzen zu können, muss eine möglichst gut begründete Verdachtsdiagnose gestellt werden. Hierzu dient bei genetischen Erkrankungen neben einer gründlichen Krankheitsanamnese des oder der Betroffenen vor allen Dingen eine detaillierte Familienanamnese über mindestens drei Generationen (die Großeltern der Ratsuchenden müssen noch erfasst werden). In der ◘ Abb. 6.13 ist neben den üblichen Symbolen für die Stammbaumerstellung beispielhaft ein Stammbaum über drei Generationen mit einem X-chromosomalen Erbgang bei kongenitaler adrenaler Hypoplasie (OMIM 300200) gezeigt.

Soweit vorhanden, sollten Befunde und Arztbriefe, die sich auf das Krankheitsbild beziehen, schon vor der Beratung dem beratenden Arzt zur Verfügung stehen oder zumindest zum Beratungsgespräch von den Ratsuchenden mitgebracht werden. Wenn bei der Familienanamnese familiäre/genetische Erkrankungen entdeckt werden sollten, die nicht dem unmittelbaren Beratungsgrund zuzuordnen sind, müssen die Ratsuchenden gefragt werden, ob sie auch genetische Informationen über diese Erkrankungen wünschen. Oft kann es jedoch in einem solchen Fall angemessener sein, den Patienten einen weiteren Beratungstermin anzubieten, als mehrere Themen in einem einzigen Gespräch abzuhandeln.

Das Krankheitsbild/Aufklärung über die genetischen Grundlagen Nach der Diagnosesicherung oder der differenzialdiagnostischen Einordnung erfolgt eine ausführliche Beratung über den klinischen Verlauf der Erkrankung sowie über deren genetische Grundlagen. Hierbei ist darauf zu achten, dass die Erklärungen des Beraters dem Kenntnisstand und der Vorbildung der Ratsuchenden angepasst sind. Oft wird es notwendig sein, die Grundlagen der Vererbung in kurzer Form allgemeinverständlich darzustellen, damit Begriffe und Konzepte wie Erbsubstanz (DNA), Chromosom und Gen verstanden werden. Zur Vorbereitung können den Ratsuchenden bei der Anmeldung zur Beratung auch Informationsblätter nach Hause zugeschickt werden. Besonderen Wert muss auf eine klare Darstellung des Erbgangs (rezessiv, dominant, autosomal, X-chromosomal, mitochondrial, multifaktoriell) der jeweiligen Erkrankung gelegt werden. Im Zeitalter des Internets sind die Ratsuchenden bisweilen erstaunlich gut über Details der Erkrankung in ihrer Familie informiert. Da die meisten Ratsuchenden jedoch nicht mit den Grundlagen der Genetik und der Wahrscheinlichkeitsrechnung vertraut sind, werden die Informationen aus dem Internet nicht selten missverstanden oder falsche Schlüsse aus ihnen gezogen.

Oft steht die unausgesprochene Frage im Raum: „Wer ist schuld an dieser Situation? Von wem kommt der Fehler im Erbgut?" Auch wenn diese Frage nicht direkt angesprochen wird, sollte in der Beratung erklärt werden, dass wir alle zahlreiche genetische Veränderungen tragen, die in bestimmten Konstellationen zur Manifestation von Erkrankungen führen können. Auf diese Weise wird indirekt klar, dass für die Situation niemand „der Schuldige" ist. So weist jeder Mensch einige Dutzend Neumutationen in seinem Genom auf, die in der Ei- oder Samenzelle entstanden sind, aus der er bzw. sie hervorgegangen ist. In der Regel liegen nur einzelne hiervon im Protein-kodierenden Bereich (dem sog. Exom), und glücklicherweise haben nur die wenigsten dieser Neumutationen negative Auswirkungen auf die Gesundheit. Jeder erbt von seinen Vorfahren darüber hinaus heterozygote Anlageträgerschaften für mehrere autosomal-rezessive Erkrankungen – unabhängig davon, ob in der Familie Individuen mit erblichen Erkrankungen bekannt sind. Eine solche Sichtweise auf unser Genom kann dazu beitragen, die Stigmatisierung von Menschen mit genetisch bedingten Erkrankungen abzubauen. Und sie zeigt eindrucksvoll, wie gänzlich unangemessen Kategorien wie „Schuld" in diesem Zusammenhang sind. In bestimmten Fällen ist eine heterozygote Anlageträgerschaft auch mit Vorteilen verbunden (z. B. haben heterozygote Anlageträ-

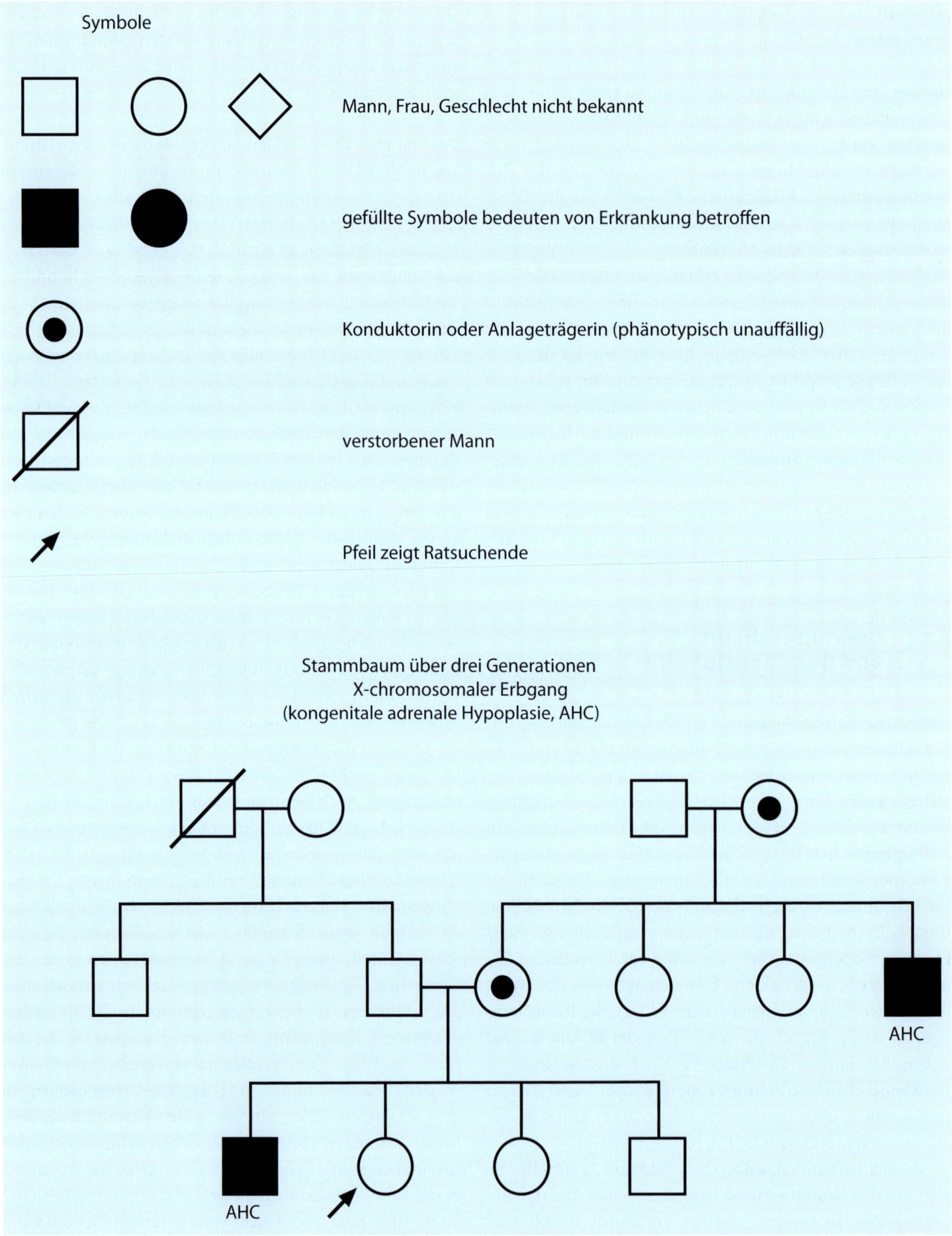

Abb. 6.13 Darstellung der häufigsten Stammbaumsymbole und eines beispielhaften Stammbaums über 3 Generationen mit einem X-chromosomalen Erbgang (X-chromosomale kongenitale adrenale Hypoplasie (OMIM 300200; AHC)

ger für die Sichelzellanämie einen Überlebensvorteil bei einer Malariaerkrankung; Piel et al. 2010).

Wahrscheinlichkeiten Die Frage nach der Wahrscheinlichkeit für das Auftreten bestimmter Phänotypen ist ein zentrales Thema der genetischen Beratung und sollte mit besonderer Sorgfalt besprochen werden. Sie kann sich auf die Erkrankungswahrscheinlichkeit für den Träger einer bestimmten genetischen Veränderung beziehen (z. B. auf die Wahrscheinlichkeit, dass eine Frau mit einer Mutation im BRCA1-Gen Brustkrebs entwickelt) oder auf die Wahrscheinlichkeit abzielen, dass weitere Familienmitglieder eine genetische Veränderung tragen und erkranken könnten (das sog. „Wiederholungsrisiko"). Bei der Vermittlung von Wahrscheinlichkeiten sollte man berücksichtigen, dass Angaben in absoluten Zahlen (z. B. „2 von 100") erfahrungsgemäß anschaulicher sind und besser verstanden werden als Prozentangaben (z. B. „2 %"). Die Ermittlung von Erkrankungswahrscheinlichkeiten und Wiederholungsrisiken kann im Übrigen bisweilen komplexere Berechnungen erforderlich machen.

Möglichkeiten, Grenzen, Vorteile und Risiken der zur Verfügung stehenden genetischen Tests Ein wesentlicher Bestandteil der humangenetischen Beratung ist es, die Ratsuchenden über die Aussagekraft verschiedener genetischer Tests für das jeweilige Krankheitsbild aufzuklären. Genetische Tests haben ihre Grenzen. So bedeutet zum Beispiel ein unauffälliger Befund der Mutationssuche in den Genen SDHD, SDHB, VHL, TMEM127 und RET bei einem 16-jährigen Patienten mit einseitigem Phäochromozytom und unauffälliger Familienanamnese nicht, dass eine erbliche Ursache für die Erkrankung ausgeschlossen wurde (Neumann et al. 2002). So besteht etwa die Möglichkeit, dass durch die Methodik der Mutationssuche die genetische Veränderung nicht erkannt wurde oder dass eine Mutation in einem anderen Gen vorliegt, das noch nicht mit erblich bedingten Phäochromozytomen in Verbindung gebracht wurde. Je nachdem welche Techniken angewandt werden, welche Mutationsarten zu erwarten sind und wie genetisch heterogen eine Erkrankungen ist, variieren die Erfolgsaussichten einer Mutationssuche erheblich.

Die Vorteile der genetischen Diagnostik sollten ebenfalls klar dargestellt werden. Wenn zum Beispiel eine bekanntermaßen mit einer multiplen endokrinen Neoplasie Typ 2 (MEN 2a) einhergehende Mutation im RET-Gen bei dem Indexpatienten gefunden wird, kann dieser Befund dazu dienen, ihm im Hinblick auf das hohe Risiko für die Entwicklung eines medullären Schilddrüsenkarzinoms eine prophylaktische Thyreoidektomie anzuraten sowie Verwandten (z. B. den Eltern und Geschwistern) eine klinische und prädiktive genetische Diagnostik für MEN 2a anzubieten. Letzteres hätte den Vorteil, dass Vorsorgeuntersuchungen auf das individuelle genetische Risiko abgestimmt werden könnten, und intensivierte Vorsorgeprogramme (und prophylaktische Operationen) auf die tatsächlichen Anlageträger in der Familie beschränkt werden können. Weiterhin sollte den Ratsuchenden deutlich gemacht werden, dass eine genetische Untersuchung absolut freiwillig ist und dass ihnen und ihren Familienangehörigen unter Umständen durch die Kenntnis einer genetischen Veranlagung in gewissen Situationen auch Nachteile entstehen können (z. B. beim Abschluss einer ungewöhnlich hohen Lebensversicherung oder Berufsunfähigkeitsversicherung). Die Ratsuchenden sollten in die Lage versetzt werden, eine ihren individuellen Bedürfnissen gerecht werdende und ihren Wertvorstellungen entsprechende Entscheidung für oder wider eine genetische Testung zu treffen.

Behandlungsmöglichkeiten/Selbsthilfegruppen Um eine fundierte Entscheidung für oder wider einen genetischen Test treffen zu können, ist es für die Ratsuchenden auch von großer Bedeutung, über die Behandlungsmöglichkeiten der Erkrankung informiert zu werden. Obwohl eine genetische Erkrankung nur in den wenigsten Fällen ursächlich heilbar ist, wurden in den letzten Jahren doch sehr große Fortschritte bei der symptomatischen Behandlung einer Reihe von häufigeren und auch selteneren genetischen Erkrankungen erzielt. So konnte die durchschnittliche Lebenserwartung von Menschen, die von zystischer Fibrose betroffenen sind, u. a. durch bessere Infektionsprophylaxen von ca. 6 Monaten im Jahr 1959 auf über 37 Jahre im Jahr 2008 angehoben werden (http://www.cysticfibrosis.ca/assets/files/pdf/CPDR_ReportE.pdf). Für einige erbliche Tumorsyndrome wie HNPCC („hereditary non-polyposis colorectal cancer") konnte mittlerweile die Wirksamkeit der empfohlenen Vorsorgeprogramme für Anlageträger auch in prospektiven Studien überzeugend belegt werden (Engel et al. 2010). In diesem Zusammenhang ist es durchaus sinnvoll, weitere Spezialisten, die sich mit der Behandlung und Diagnose der Erkrankung befassen, mit in die Beratung einzubeziehen, bzw. entsprechende Kontakte für die Ratsuchenden herzustellen.

Für viele genetische Erkrankungen haben sich in Deutschland und auch weltweit **Selbsthilfegruppen** organisiert. Die Ratsuchenden sollten auf diese Selbsthilfegruppen hingewiesen werden. Oft ist das Gespräch mit anderen betroffenen Familien eine große Hilfe für die Ratsuchenden bei der Entscheidungsfindung. In den Selbsthilfegruppen oder auf deren Internetseiten werden häufig sehr detaillierte Informationen über das Krankheitsbild und die zur Verfügung stehenden Behandlungsmethoden angeboten.

Je nach Situation kann es nötig sein, den Ratsuchenden ein unterstützendes **psychologisches** oder **seelsorgerliches Gespräch** anzubieten. Gerade bei neurodegenerativen Erkrankungen wie der Chorea Huntington, für die es keine wirksamen Vorsorge- oder Therapiemöglichkeiten gibt, ist dies indiziert.

Vertraulichkeit der genetischen Information Die Ratsuchenden sollen durch die humangenetische Beratung in die Lage versetzt werden, eine unabhängige und ihren eigenen Bedürfnissen entsprechende Entscheidung zu treffen. Die humangenetische Beratung sollte nicht-direktiv sein, also die zur Verfügung stehenden Optionen, wie etwa eine prädiktive genetische Testung oder einen Schwangerschaftsabbruch nach auffälligem Befund einer genetischen Pränataldiagnostik, möglichst objektiv darstellen, ohne auch nur eine Präferenz des beratenden Arztes für eine bestimmte Entscheidung erkennen zu lassen. Hierzu gehört auch, dass die Ratsuchenden die Möglichkeit des „Nicht-Wissens" wählen können und dass sie wissen, dass die genetische Information streng vertraulich ist. Da in vielen humangenetischen Beratungssituationen und bei zahlreichen genetischen Tests Befunde erhoben werden, die auch für die engere und weitere Familie von Relevanz sind, können sich Konfliktsituationen ergeben, wenn die Ratsuchenden wichtige Informationen nicht an ihre Familienmitglieder weitergeben wollen. Der beratende Humangenetiker darf jedoch andere Familienmitglieder nicht von sich aus kontaktieren und ihnen eine Beratung nahelegen.

Beratungsbrief Der Inhalt des Beratungsgespräches muss in einem Beratungsbrief (dem „humangenetischen Gutachten") zusammengefasst werden (Stellungnahme des Vorstands der Deutschen Gesellschaft für Humangenetik e.V. 2003). Die Ratsuchenden entscheiden darüber, wer diesen Brief erhalten soll. In der Regel wird er an sie und an den überweisenden Arzt geschickt. Die Patienten sollten auch gefragt werden, ob in dem Brief auf humangenetisch relevante Nebenbefunde, die bei der Stammbaumanalyse erhoben wurden, im Detail eingegangen werden soll.

Zeitbedarf Der Zeitbedarf für eine humangenetische Beratung beträgt ca. 45–90 min. Dieser erhebliche Zeitaufwand ist nötig, da oft Ratsuchenden mit geringen Vorkenntnissen komplizierte Sachverhalte zu erklären sind, und zudem mitunter erheblicher Diskussionsbedarf bis zu einer Entscheidungsfindung besteht. Auch die detaillierte Anamnese- und Stammbaum-Erhebung kann sehr zeitaufwändig sein. Das Verfassen des Beratungsbriefes kann noch deutlich mehr Zeit in Anspruch nehmen als das Beratungsgespräch selbst, z. B. wenn Originalliteratur über ein sehr seltenes genetisches Syndrom beschafft und aufgearbeitet werden muss.

Literatur

Literatur zu Kap. 6.1.1

Benson L, Ljunghall S, Akerstrom G, Öberg K (1987) Hyperparathyroidism presenting as the first lesion in multiple endocrine neoplasia type 1. Am J Med 82:731

Brandi ML, Gagel RF, Angeli A et al. (2001) Guidelines for diagnosis and therapy of MEN type 1 and type 2. J Clin Endocrinol Metab 86:5658–5671

Bundesärztekammer (1998) Richtlinien zur Diagnostik der genetischen Disposition für Krebserkrankungen. Dtsch Ärztebl 95:B1120–1124

Burgess JR, David R, Greenaway TM, Parameswaran V, Shepherd JJ (1999) Osteoporosis in multiple endocrine neoplasia type 1. Arch Surg 134:1119

Carty SE, Helm AK, Amico JA et al. (1998) The variable penetrance and spectrum of manifestations of multiple endocrine neoplasia type 1. Surgery 124:1106

Chandrasekharappa SC, Guru SC, Manickam P et al. (1997) Positional cloning of the gene for multiple endocrine neoplasia type 1. Science 276:404–406

Cupisti K, Dotzenrath C, Simon D, Goretzki PE, Röher HD (1997) Chirurgische Therapie neuroendokriner Tumore des Thymus. Chirurg 68:136–140

Croisier JC, Azérad E, Lubetzki J (1971) L'adénomatose polyendocrinienne (syndrome de Wermer). Sem Hop Paris 47:494–525

Darling TN, Skarulis MC, Steinberg SM, Marx SJ, Spiegel AM, Turner M (1997) Multiple facial angiofibromas and collagenomas in patients with multiple endocrine neoplasia type 1. Arch Dermatol. 133:853–857

Dean PG, van Heerden JA, Farley DR, Thompson GB, Grant CS, Harmsen WS, Ilstrup DM (2000) Are patients with multiple endocrine neoplasia type i prone to premature death? World J Surg 24:1437–1441

Doherty GM, Olson JA, Frisella MM, Lairmore TC, Wells JA, Norton JA (1998) Lethality of multiple endocrine neoplasia type 1. World J Surg 22:581–587

Dry J, Roland J, Bourdarias J, Holler A, Harlay A (1972) La polyadénomatose endocrinienne. A propos d`une observation avec tumeur pancréatique à stroma amyloide. Nouv Presse Méd 1:1341

Duh QY, Hybarger CP, Geist R et al. (1987) Carcinoids associated with multiple endocrine neoplasia syndromes. Am J Surg 154:142–148

Gauger, P.G., Scheiman, J.M., Wamsteker, E.-J., Richards, M.L., Doherty, G.M., Thompson, N.W. (2003) Role of endoscopic ultrasonography in screening and treatment of pancreatic endocrine tumours in asymptomatic patients with multiple endocrine neoplasia type 1. Br J Surg 90:748

Goretzki PE, Höppner W, Dotzenrath C, Simon D, Schulte H, Röher HD (1998) Genetical and biochemical screening for endocrine disease. World J Surg 22:1202

Imamura M, Takahashi K, Adachi H, Minematsu S, Shimasa Y, Naito M et al. (1987) Usefulness of selective arterial secretin injection test for localization of gastrinoma in the Zollinger-Ellison syndrome. Ann Surg 205:230–227

Klöppel G, Rindi G, Perren A, Komminoth P, Klimstra DS (2010) The ENETS and AJCC/UICC TNM classifications of the neuroendocrine tumors of the gastrointestinal tract and the pancreas: a statement. Virchows Arch 456:595-597

Langer P, Wild A, Nies C, Rothmund M, Bartsch DK (2001) Variable expression of multiple endocrine neoplasia type 1 – implications for screening strategies. Int J Surg Invest 3:473–481

Langer P, Cupisti K, Bartsch DK, Nies C, Goretzki PE, Rothmund M, Röher HD (2002) Adrenal involvement in multiple endocrine neoplasia type 1. World J Surg 26:891–896

Langer P, Wild A, Hall A, Celik I, Rothmund M, Bartsch DK (2003) Prevalence of multiple endocrine neoplasia type 1 in young patients with apparently sporadic primary hyperparathyroidism or pancreaticoduodenal endocrine tumours. Br J Surg 90:1599–1603

Langer P, Wild A, Schilling T, Nies C, Rothmund M, Bartsch DK (2004a) Multiple Endokrine Neoplasie Typ 1 – Chirurgische Therapie des Primären Hyperparathyreoidismus. Chirurg 75:900–906

Langer P, Kann PH, Fendrich V, Richter G, Diehl S, Rothmund M, Bartsch DK (2004b) Prospective evaluation of imaging procedures for the detection of pancreaticoduodenal endocrine tumors in patients with multiple endocrine neoplasia type 1. World J Surg 28:1317–1322

Marx S, Spiegel A, Skarulis M, Doppmann JL, Collins FS, Liotta LA (1998) Multiple endocrine neoplasia type 1: clinical and genetic topics. Ann Intern Surg 129:484–494

Mignon M, Ruszniewski P, Podevin P, Sabbagh L, Cadiot G, Rigaud D, Bonfils S (1993) Current approach to the management of a gastrinoma and insulinoma in adults with multiple endocrine neoplasia World J Surg 17:489–497

Molatore S, Pellegata NS (2010) The MENX syndrome and p27: relationships with multiple endocrine neoplasia. Prog Brain 182:295–320

Norton JA, Fraker DL, Alexander HR, Venzon DJ, Doppman JL, Serano J et al. (1999) Surgery to cure the Zollinger-Ellison syndrome. N Engl J Med 341:635–644

Pipeleers Marichal MA, Somers G, Willems G et al. (1990) Gastrinomas in the duodenum of patients with multiple endocrine neoplasia type I and the Zollinger-Ellison syndrome. N Engl J Surg 322:723–727

Sheithauer BW, Laws ER, Kovacs K et al. (1987) Pituitary adenomas of the multiple endocrine neoplasia type I syndrome. Semin Diagn Pathol 4:205–211

Skogseid B, Öberg K, Eriksson B, Juhlin C, Granberg D, Akerström G, Rastad J (1996) Surgery for asymptomatic pancreatic lesion in multiple endocrine neoplasia type I. World J Surg 20:872

Thomas-Marquez L, Murat A, Delemer B et al. (2006) Prospective endoscopic ultrasonographic evaluation of the Frequency of nonfunctioning pancreaticoduodenal endocrine tumors in patients with multiple endocrine neoplasia type 1. Am J Gastroenterol 101:266–273

Waldmann J, López CL, Langer P, Rothmund M, Bartsch DK (2010) Surgery for multiple endocrine neoplasia type 1-associated primary hyperparathyroidism, BJS 97:1528–1534

Waldmann J, Bartsch DK, Kann PH, Fendrich V, Rothmund M, Langer P (2007) Adrenal Involvement in multiple enocrine neoplasia type 1: results of 7 years prospective screening, Langenbecks Arch Surg 392:437-443

Waldmann J, Fendrich V, Habbe N, Bartsch DK et al. (2009) Screening of patients with endocrine neoplasia type 1 (MEN-1): acritical analysis of its value. World J Surg 33:1208–1218

Wermer P (1954) Genetic aspects of adenomatosis of endocrine glands. Am J Surg 16:363–371

Literatur zu Kap. 6.1.2

Agarwal SK, Guru SC, Heppner C et al. (1999) Menin interacts with the AP1 transcription factor JunD and represses JunD-activated transcription. Cell 96:143–152

Agarwal SK, Novtny EA, Crabtree JS, Weitzman JB, Yaniv M, Burns AL, Chandrasekhrappa SC, Collins FS, Spiegel AM, Marx SJ (2003) Transcriptionfactor JunD deprived of menin, switches from growth suppressor to growth promoter. Proc Natl Acad Sci Usa 100: 10770-10775

Agarwa SK, Kennedy PA, Scacheri PC, Novotny EA, Hickman AB, Cerrato A, Rice TS, Moore JB, Rao S, Ji Y, Mateo C, Libutti SK, Oliver B, Chandrasekharappa SC, Burns AL, Collins FS, Spiegel AM, Marx SJ , Novotny EA, Crabtree JS, Weitzman JB, Chandrasekharappa SC, Guru SC, Manickam P et al. (1997) Positional cloning of the gene for multiple endocrine neoplasia-type 1. Science 276:404–407

Besser GM, Thorner MO (2002) Comprehensive Clinical Endocrinology. Elsevier Science, Oxford

Heppner C, Kester MB, Agarwal SK et al. (1997) Nat Genet 16:375–378

Kaji H, Canaff L, Lebrun J-J, Goltzman D, Hendy GN (2001) Inactivation of menin, a Smad3-interacting protein, blocks transforming growth factor type beta signaling. Proc Nat Acad Sci 98:3837–3842

Larsson C, Shepherd J, Nakamura Y et al. (1992) Predictive testing for multiple endocrine neoplasia type 1 using DNA polymorphism, J Clin Invest 89:1344–1349

Lemos MC and Thakker RV (2008) Multiple endocrine neoplasia type 1 (MEN1): analysis of 1336 mutations reported in the first decade following identification of the gene Hum Mutat.29(1):22-32

Lin S-Y, Elledge SJ (2003) Multiple tumor suppressor pathways negatively regulate telomerase. Cell 113:881–889

Papaconstantinou M, Maslikowski BM et al. (2010) Menin: The Protein behind the MEN1 Syndrome. Advances in Experimental Medicine and Biology 668:27–36

Siradanahalli CG, Goldsmith PK, Burns AL, Marx SJ, Spiegel AM, Collins FS, Chandrasekharappa SC (1998) Menin, the product of the MEN 1 gene, is a nuclear protein. Proc Natl Acad Sci USA 95:1630–1634

Thakker RV, Bouloux P, Wooding C et al. (1989) Association of parathyroid tumors in multiple endocrine neoplasia type 1 with loss of alleles on chromosome 11. N Engl J Med 321:218–224

Zawel L, Dai JL, Buckhaults P, Zhou S et al. (1998) Human Smad3 and Smad4 are sequence-specific transcription activators. Molec Cell 1:611–617

Zhuang Z, Vortmeyer AO, Pack S et al. (1997a) Somatic mutations of the MEN 1 tumor supressor gene in sporadic gastrinomas and insulinomas. Cancer Res 57:4682–4686

Zhuang Z, Ezzat SZ, Vortmeyer AO et al. (1997b) Mutations of the MEN 1 tumor suppressor gene in pituitary tumors. Cancer Res 57:5446–5451

Literatur zu Kap. 6.1.3

Alesina PF, Singaporewalla RM, Walz MK (2010) Video-assisted bilateral neck exploration in patients with primary hyperparathyroidism and failed localization studies World J Surg 34(10):2344–9

Brandi ML, Gagel RF, Angeli A, Bilezikian JP, Beck-Peccoz P, Bordi C et al. (2001) Guidelines for diagnosis and therapy of MEN type 1 and type 2. J Clin Endocrinol Metab 86:5658

Bartsch DK, Langer P, Wild A, Schilling T, Rothmund M, Nies C (2000) Pancreaticoduodenal tumors in MEN1 – surgery or surveillance? Surgery 128:958

Bartsch DK, Fendrich V, Langer P, Celik I, Rothmund M (2005) Outcome of duodenopancreatic resections in patients with multiple endocrine neoplasia type 1. Ann Surg 242:757

Cadiot G, Vuagnat A, Doukhan I, Murat A, Bonnaud G, Delemer B et al. (1999) Prognostic factors in patients with Zollinger-Ellison Syndrome and multiple endocrine neoplasia type 1. Gastroenterology 116:286

Casanova D, Sarfati E, De Francisco A, Amado JA, Arias M, Dubost C (1991) Secondary hyperparathyroidism: diagnosis of site of recurrence. World J Surg 15:546

Delcore R, Friesen SR (1992) Role of pancreatoduodenectomy in the management of primary duodenal wall gastrinomas in patients with Zollinger-Ellison syndrome. Surgery 112:1016

Demeure MJ, Klonoff CC, Karam JH, Duh QY, Clark O (1991) Insulinomas associated with multiple endocrine neoplasia type I: the need for a different surgical approach. Surgery 110:998

Duh QY, Hybarger CP, Geist R et al. (1987) Carcinoids associated with multiple endocrine neoplasia syndromes. Am J Surg 154:142

Fernandez-Cruz L. et al. (2002) Outcome of laparoscopic pancreatic surgery: endocrine and nonendocrine tumors. World J Surg 26:1057

Gagner M et al. (1996) Experience with laparoscopic resections of islet cell tumors. Surgery 120:1051

Goudet P, Cougard P, Vergès B et al. (2001) Hyperparathyroidism in multiple endocrine neoplasia type 1: surgical trends and results of a 256-patient series from Groupe d`Etude des Néoplasies Endocriniennes Multiples Study Group. World J Surg 25:886

Hellman P, Skogseid B, Öberg K et al. (1998) Primary and reoperative parathyroid operations in hyperparathyroidism of multiple endocrine neoplasia type 1. Surgery 124:993

Hubbard JG, Sebag F, Majewa S, Henry JF (2002) Primary hyperparathyroidism in MEN 1 – how radical should surgery be? Langenbeck`s Arch Surg 386:553

Imamura M, Takahashi K, Adachi H, Minematsu S, Shimasa Y, Naito M et al. (1987) Usefulness of selective arterial secretin injection test for localization of gastrinoma in the Zollinger-Ellison syndrome. Ann Surg 205:230

Kato M, Imamura M, Hosotani R et al. (2000) Curative resection of microgastrinomas based on the intraoperative secretin test. World J Surg 24:1425

Kraimps JL, Duh QY, Demeure M, Clark OH (1992) Hyperparathyroidism in multiple endocrine neoplasia syndrome. Surgery 112:1080

Lairmore TC, Chen VY, DeBenedetti MK et al. (2000) Duodenopancreatic resections in patients with multiple endocrine neoplasia type 1. Ann Surg 231:909

Langer P, Cupisti K, Bartsch DK, Nies C, Goretzki PE, Rothmund M, Röher HD (2002) Adrenal involvement in multiple endocrine neoplasia type 1. World J Surg 26:891

Langer P, Wild A, Hall A, Celik I, Nies C, Rothmund M et al. (2003) Prevalence of multiple endocrine neoplasia type 1 in young patients with apparently sporadic primary hyperparathyroidism or apparently sporadic pancreaticoduodenal endocrine tumours. Br J Surg 90:1599

Langer P, Wild A, Schilling T, Nies C, Rothmund M, Bartsch DK (2004) Multiple endocrine neoplasia type 1. Surgical therapy of primary hyperparathyroidism. Chirurg 75:900

Langer P, Bartsch DK, Fendrich V, Kann PH, Rothmund M, Zielke A (2005) Minimal-invasive operative treatment of organic hyperinsulinism – case report and review of the literature. Dtsch Med Wochenschr 130:514

López CL, Falconi M, Waldmann J, Boninsegna L, Fendrich V, Goretzki PK, Langer P,, Kann PH, Partelli S, Bartsch DK (2012) Partial pancreaticoduodenectomy can provide cure for duodenal gastrinoma associated with multiple endocrine neoplasia type 1. Ann Surg, in press

Moe SM et al. (2005) Long-term treatment of secondary hyperparathyroidism with the calcimimetic cinacalcet HCl. Nephrology Dialysis Transplantation 20(10):2186–2193

Moyes VJ (2010), Clinicl Use of Cinacalcet in MEN1 Hyperparathyroidism. Int J Endocrinol. 2010: 906163

Mignon M, Ruszniewski P, Podevin P, Sabbagh L et al. (1993) Current approach to the management of a gastrinoma and insulinoma in adults with multiple endocrine neoplasia I. World J Surg 17:489

Norton JA, Alexander HR, Fraker DL et al. (2001) Comparison of surgical results in patients with advanced and limited disease with multiple endocrine neoplasia type 1 and Zollinger-Ellison syndrome. Ann Surg 234:495

Oksuz MO, Dittmann H, Wicke C, Mussig K, Bares R, Pfannenberg C, Eschmann SM (2011) Accuracy of parathyroidimaging: a comparison of planar scintigraphy, SPECT, SPECT-CT and C-11 methionine PET for the detection of parathyroid adenomas and glandular hyperplasia. Diagn Interv Radiol. doi: 10.4261/1305-3825.DIR.3486–10

O'Riordain DS, O'Brien T, van Heerden JA, Service FJ, Grant CS (1994) Surgical management of insulinoma associated with multiple endocrine neoplasia type I. World J Surg 18:488

Pipeleers-Marichal M, Somers G, Willems G, Foulis A et al. (1990) Gastrinomas in the duodenums of patients with multiple endocrine neoplasia type 1 and the Zollinger-Ellison syndrome. N Engl J Med 322:723

Schlosser K, Schlosser K, Sitter H, Rothmund M, Zielke A (2004) Assessing the site of recurrence in patients with secondary hyperparathyroidism by a simplified Casanova autograftectomy test. World J Surg 28:583

Schroder W, Holscher AH, Beckurts T et al. (1996) Duodenal microgastrinomas associated with Zollinger-Ellison syndrome. Hepatogastroenterology 43:1465

Stadil F (1995) Treatment of gastrinomas with pancreatoduodenectomy. In: Mignon M, Jensen RT (eds) Endocrine tumors of the pancreas: recent advances in research and management. Frontiers of gastrointestinal research, vol. 23. Karger, Basel, p 333

Thompson NW (1998) Current concepts in the surgical management of multiple endocrine neoplasia type 1 pancreatic-duodenal disease. Results in the treatment of 40 patients with Zollinger-Ellison syndrome, hypoglycaemia or both. J Intern Med 243:495

Thompson NW, Bondeson AG, Bondeson L, Vinik A (1989) The surgical treatment of gastrinoma in MEN I syndrome patients. Surgery 106:1081

Tonelli F, Fratini G, Nesi G, Tommasi MS, Batignani G, Falchetti A, Brandi ML (2006) Pancreatectomy in multiple endocrine neoplasia type 1-related gastrinomas and pancreatic endocrine neoplasias. Ann Surg 244(1):61–70

Waldmann J, López CL, Langer P, Rothmund M, Bartsch DK (2010) Surgery for multiple endocrine neoplasia type 1-associated primary hyperparathyroidism, BJS 97: 1528–1534

Waldmann J, Bartsch DK, Kann PH, Fendrich V, Rothmund M, Langer P (2007) Adrenal Involvement in multiple enocrine neoplasia type 1: results of 7 years prospective screening, Langenbecks Arch Surg 392:437–443

Weber HC, Venzon DJ, Lin JT, Fishbein VA, Orbuch M, Strader DB et al. (1996) Determinants of metastatic rate and survival in patients with Zollinger-Ellison-Syndrome: a prospective long-term study. Gastroenterology 108:16371

Weber T, Cammerer G, Schick C, Solbach C, Hillenbrand A, Barth TF, Henne-Bruns D, Blagieva R, Böhm BO, Reske SN, Luster M (2010) C-11 methionine positron emission tomography/computed tomography localizes parathyroid adenomas in primary hyperparathyroidism. Horm Metab Res 42(3):209–14

Literatur zu Kap. 6.2.1

Brandi ML, Gagel RF, Angeli A et al. (2001) Consensus guidelines for diagnosis and therapy of MEN type 1 and type 2. J Clin Endocrinol Metab 86:5658–5671

Brauckhoff M, Gimm O, Weiss CL et al. (2004) Multiple endocrine neoplasia 2B syndrome due to codon 918 mutation: clinical manifestation and course in early and late onset disease. World J Surg 28:1305–1311

Brauckhoff M, Machens A, Hess S et al. (2008) Premonitory symptoms preceding metastatic medullary thyroid cancer in MEN 2B: an exploratory analysis. Surgery 144: 1044-1051

Donis-Keller H, Dou S, Chi D et al. (1993) Mutations of the RET proto-oncogene are associated with MEN 2a and FMTC. Hum Mol Genet 2:851–856

Elisei R, Romei C, Renzini G et al. (2012) The timing of total thyroidectomy in *RET* gene mutation carriers could be personalized and safely planned on the basis of serum calcitonin: 18 years experience at one single center. J Clin Endocrinol Metab 97:426–435
Eng C (1996) The RET proto-oncogene in multiple endocrine neoplasia type 2 and Hirschsprung's disease. N Engl J Med 335:943–951
Eng C, Clayton D, Schuffenecker I et al. (1996) The relationship between specific RET proto-oncogene mutations and disease phenotype in multiple endocrine neoplasia type 2. J Am Med Assoc 276:1575–1579
Frank-Raue K, Rybicki LA, Erlic Z et al. (2011) Risk profiles and penetrance estimations in multiple endocrine neoplasia type 2 A caused by germline *RET* mutations located in exon 10. Hum Mutat 32:51-58
Ito S, Iwashita T, Asai N, Murakami H, Iwata Y, Sobue G, Takahashi M (1997) Biological properties of RET with cysteine mutations correlate with multiple endocrine neoplasia type 2 A, familial medullary thyroid carcinoma, and Hirschsprung's disease phenotype. Cancer Res 57:2870–2872
Iwashita T, Kato M, Murakami H et al. (1999) Biological and biochemical properties of Ret with kinase domain mutations identified in multiple endocrine neoplasia type 2B and familial medullary thyroid carcinoma. Oncogene 18:3919–3922
Jain S, Watson MA, DeBenedetti MK, Hiraki Y, Moley JF, Milbrandt J (2004) Expression profiles provide insights into early malignant potential and skeletal abnormalities in multiple endocrine neoplasia type 2B syndrome tumors. Cancer Res 64:3907–3913
Jasim S, Ying AK, Waguespack SG et al. (2011) Multiple endocrine neoplasia type 2B with a *RET* proto-oncogene A883 F mutation displays a more indolent form of medullary thyroid carcinoma compared with a *RET* M918 T mutation. Thyroid 21:189-192
Kloos RT, Eng C, Evans DB et al. (2009) Medullary thyroid cancer: management guidelines of the American Thyroid Association. Thyroid 19:565-612
Lips CJM, Landsvater RM, Höppener JWM et al. (1994) Clinical screening as compared with DNA analysis in families with multiple endocrine neoplasia type 2 A. N Engl J Med 331:828–835
Machens A, Behrmann C, Dralle H (2000a) Chemoembolization of liver metastases from medullary thyroid carcinoma. Ann Intern Med 132:596–597
Machens A, Haedecke J, Holzhausen HJ, Thomusch O, Schneyer U, Dralle H (2000b) Differential diagnosis of calcitonin-secreting neuroendocrine carcinoma of the foregut by pentagastrin stimulation. Langenbecks Arch Surg 385:398–401
Machens A, Niccoli-Sire-P, Högel J et al., for the European Multiple Endocrine Neoplasia (EUROMEN) Study Group (2003) Early malignant progression of hereditary medullary thyroid cancer. N Engl J Med 349:1517–1525
Machens A, Brauckhoff M, Holzhausen HJ, Thanh PN, Lehnert H, Dralle H (2005) Codon-specific development of pheochromocytoma in multiple endocrine neoplasia type 2. J Clin Endocrinol Metab 90:3999–4003
Machens A, Dralle H (2008) Familial prevalence and age of RET germline mutations: implications for screening. Clin Endocrinol 69:81-87
Machens A, Hauptmann S, Dralle H (2009a) Modification of multiple endocrine neoplasia 2 A phenotype by cell membrane proximity of RET mutations in exon 10. Endocr Relat Cancer 16:171-177
Machens A, Lorenz K, Dralle H (2009b) Constitutive RET tyrosine kinase activation in hereditary medullary thyroid cancer: clinical opportunities. J Intern Med 266: 114-125
Machens A, , Lorenz K, Dralle H (2009c) Individualization of lymph node dissection in RET (Rearranged during Transfection) carriers at risk for medullary thyroid cancer. Ann Surg 250: 305-310
Magalhães PK, Antonini SR, de Paula FJ, et al. (2011) Primary Hyperparathyroidism as the First Clinical Manifestation of Multiple Endocrine Neoplasia Type 2 A in a 5-Year-Old Child. Thyroid 21:547–550
Mukherjee S, Zakalik D (2011) *RET* codon 804 mutations in multiple endocrine neoplasia 2: genotype-phenotype correlations and implications in clinical management. Clin Genet 79:1-16
Mulligan LM, Kwok JB, Healey CS et al. (1993) Germline mutations of the RET proto-oncogene in multiple endocrine neoplasia type 2 A. Nature 363:458–460
Neumann HP, Bausch B, McWhinney SR et al. (2002) Germ-line mutations in nonsyndromic pheochromocytoma. N Engl J Med 346:1459–1466
Pacak K, Ilias I, Adams KT, Eisenhofer G (2005) Biochemical diagnosis, localization and management of pheochromocytoma: focus on multiple endocrine neoplasia type 2 in relation to other hereditary syndromes and sporadic forms of the tumour. J Intern Med 257:60–68
Peppa M, Boutati E, Kamakari S et al. (2008) Multiple endocrine neoplasia type 2 A in two families with the famililial medullary thyroid carcinoma associated G533 C mutation of the *RET* proto-oncogene. Eur J Endocrinol 159:767-771
Rohmer V, Vidal-Trecan G, Bourdelot A (2011) Prognostic factors of disease-free survival after thyroidectomy in 170 young patients with a RET germline mutation: a multicenter study of the Groupe Français d'Etude des Tumeurs Endocrines. J Clin Endocrinol Metab 96:E509-E518
Romei C, Mariotti S, Fugazzola L et al. (2010) Multiple endocrine neoplasia type 2 syndromes (MEN 2): results from the ItaMEN network analysis on the prevalence of different genotypes and phenotypes. Eur J Endocrinol 163:301-308
Russo A, Zanna I, Tubiolo C et al. (2000) Hereditary common cancers: molecular and clinical genetics. Anticancer Res 20:4841–4851
Schuffenecker I, Virally-Monod M, Brohet R et al. (1998) Risk and penetrance of primary hyperparathyroidism in multiple endocrine neoplasia type 2 A families with mutations at codon 634 of the RET proto-oncogene. J Clin Endocrinol Metab 83:487–491
Schulte M, Machens A, Fugazzola L et al. (2010) The clinical spectrum of multiple endocrine neoplasia type 2a caused by the rare intracellular mutation S891 A. J Clin Endocrinol Metab 95:E92-E97
Wells SA, Chi DD, Toshima K et al. (1994) Predictive DNA testing and prophylactic thyroidectomy in patients at risk for multiple endocrine neoplasia type 2 A. Ann Surg 220:237–250
Zenaty D, Aigrain Y, Peuchmaur M et al. (2009) Medullary thyroid carcinoma identified within the first year of life in children with hereditary multiple endocrine neoplasia type 2 A (codon 634) and 2B. Eur J Endocrinol 160:807–813

Literatur zu Kap. 6.2.2

American Thyroid Association Guidelines Task Force (2009) Medullary thyroid cancer : managemant guidelines of the American Thyroid Association. Thyroid 21:565-612
Baloh RH, Tansey MG, Lampe et al. (1998) Artemin, a novel member of the GDNF ligand family, supports peripheral and central neurons and signals through the GFR-alpha-3-RET receptor complex. Neuron 21:1291–1302
Berndt I, Reuter M, Saller B et al. (1998) A new hot spot for mutations in the RET proto-oncogene causing familial medullary thyroid carcinoma and multiple endocrine neoplasia type 2 A. J Clin Endocrinol Metab 83:770–774
Donis-Keller H, Dou S, Chi D et al. (1993) Mutations in the RET protooncogene are associated with MEN 2a and FMTC. Hum Mol Genet 2:851–856

Eng C, Smith DP, Mulligan LM et al. (1996) The relationship between specific RET proto-oncogene mutations and disease phenotype in multiple endocrine neoplasia type 2. JAMA 276:1575–1579

Frank-Raue K, Höppner W, Frilling A et al. (1996) Mutations of the ret proto-oncogene in German multiple endocrine neoplasia families: Relation between genotype and phenotype. J Clin Endocrinol Metabol 81:1780–1783

Gimm O, Marsh DJ, Andrew SD et al. (1997) Germline dinucleotide mutation in codon 883 of the RET proto-oncogene in multiple endocrine neoplasia type 2b without codon 918 mutation, J Clin Endocrinol Metab 82:3902–3904

Hofstra RMW, Landsvater RM, Ceccherini I et al. (1994) A mutation in the RET proto-oncogene associated with endocrine neoplasia type 2b and sporadic thyroid carcinoma. Nature 367:375–376

Ito S, Iwashita T, Asai N, Mukarami H, Iwata Y, Sobue G, Takahashi M (1997) Biological properties of RET with cysteine mutations correlate with multiple endocrine neoplasia type 2a, familial medullary thyroid carcinoma and Hirschsprung's disease phenotype. Cancer Research 57:2870–2872

Kitamura Y, Scavarda N, Wells SA Jr et al. (1995) Two maternally derived missense mutations in the tyrosine kinase domain of the RET protooncogene in a patient with de novo MEN 2B. Hum Mol Genet 4:1987–1988

Komminnoth P (1997) The RET proto-oncogene in medullary and papillary thyroid carcinoma. Molecular features, pathophysiology and clincal implications. Virchows Arch 431:1–9

Kotzbauer PT, Lampe PA, Heuckeroth RO (1996) Neurturin, a relative of glial-cell-line-derived neurotrophic factor. Nature 384:467–470

Menko FH, van der Luijt RB, de Valk IA et al. (2002) Atypical MEN type 2B associated with two germline RET mutations on the same allele not involving codon 918. J Clin Endocrinol Metab 87:393–397

Milbrandt J, de Sauvage FJ, Fahrner et al. (1998) Persephin, a novel neurotrophic factor related to GDNF and neurturin. Neuron 20:245–253

Mulligan LM, Kwok JB, Healey CS (1993) Germ-line mutations of the RET proto-oncogene in multiple endocrine neoplasia type 2a. Nature 363:458–460

Santoro M, Carlomagno F, Romano A et al. (1995) Activation of RET as a dominant transforming gene by germ mutations of MEN 2a and MEN 2b. Science 267:381–383

Schilling T, Burck J, Sinn HP, Clemens A (2001) Prognostic value of codon 918 (ATG→ACG) RET proto-oncogene mutations in sporadic medullary thyroid carcinoma. Int J Cancer 95:62–66

Smith DP, Houghton C, Ponder BA (1997) Germline mutation of RET codon 883 in two cases of de novo MEN 2b. Oncogene 15:1213–1217

Trupp M, Arena E, Fainzilber M et al. (1996) Functional receptor for GDNF encoded by the c-ret proto-oncogene. Nature 381:785–789

van Heyningen V (1994) One gene – four syndromes. Nature 367:319–320

Literatur zu Kap. 6.2.3

Brandi ML, Gagel RF, Angeli A (2001) Consensus guidelines for diagnosis and therapy of MEN type 1 and type 2. J Clin Endocrinol Metab 86:5658–5671

Brauckhoff M, Nguyen Thanh P, Bär A, Dralle H (2003a) Subtotale bilaterale Adrenalektomie mit adrenokortikalem Funktionserhalt. Chirurg 74:646–651

Brauckhoff M, Gimm O, Nguyen Thanh P, Bär A, Ukkat J, Brauckhoff K, Bönsch T, Dralle H (2003b) Critical size of residual adrenal tissue and recovery from impaired early postoperative adrenocortical function after subtotal bilateral adrenalectomy. Surgery 134:1020–1028

Brauckhoff M, Gimm O, Brauckhoff K, Dralle H (2004a) Repeat adrenocortical-sparing adrenalectomy for recurrent hereditary pheochromocytoma. Surg Today 34:251–255

Brauckhoff M, Machens A, Hess S, Lorenz K, Gimm O, Brauckhoff K, Sekulla C Dralle H (2008) Premonitoring symptoms preceding metastatic medullary thyroid cancer in MEN2B: an exploratory analysis. Surgery 144: 1044 – 1051

Brauckhoff M, Gimm O, Weiss CL, Ukkat J, Sekulla C, Brauckhoff K, Nguyen Thanh P, Dralle H (2004b) Multiple endocrine neoplasia 2B syndrome due to codon 918 mutation: clinical manifestation and course in early and late onset disease. World J Surg 28:1305–1311

Brunt LM, Lairmore TC, Doherty GM, Quasebarth MA, DeBenedetti M, Moley JF (2002) Adrenalectomy for familial pheopchromocytoma in the laparoscopic era. Ann Surg 235:713–721

Carney JA, Sizemore GW, Hayles AB (1978) Multiple endrocrine neoplasia type 2b. Pathol Annu 8:105–153

Casanova S, Rosenberg-Bourgin M, Farkas D, Calmettes C, Feingold N, Heshmati HM, Cohen R, Conte-Devolx B, Guillausseau PJ, Houdent C, Bigorgne JC, Bolleaut V, Caron J, Modigliani E (1993) Phaeochromocytoma in multiple endocrine neoplasia type 2 A: survey of 100 cases. Clin Endocrinol 38:531–537

DeLellis RA, Wolfe HJ, Gagel RF, Feldman ZT, Miller HH, Gang DL, Reichling S (1976) Adrenal medullary hyperplasia. Am J Pathol 83:177–196

DeLellis RA, Nunnemacher G, Wolfe HJ (1977) C-cell hyperplasia: an ultrastructural analysis. Lab Invest 46:237

Donis-Keller H, Dou S (1993) Mutations in the RET proto-oncogene are associated with MEN-2 A and FMTC. Hum Mol Genet 7:851–856

Dralle H, Scheumann GFW, Kotzerke J, Brabant EG (1992) Surgical management of MEN 2. Cancer Res 125:167–195

Dralle H, Scheumann GFW (1994) How to handle the parathyroid glands in multiple endocrine neoplasia type I (MEN I) and type II (MEN II)? Acta Chir Austriaca 26:35 s–38 s

Dralle H, Gimm O, Simon D, Frank-Raue K, Görtz G, Niederle B, Wahl RA, Koch B, Walgenbach S, Hampel R, Ritter MM, Spelsberg F, Heiss A, Hinze R, Höppner W (1998) Prophylactic thyroidectomy in 75 children and adolescents with hereditary medullary thyroid carcinoma: German and Austrian experience. World J Surg 22:744–751

Dralle H, Machens A, Brauckhoff M, Ukkat J, Sekulla C, Nguyen-Thanh P, Lorenz K, Gimm O (2005) Chirurgie der Schilddrüsenkarzinome. Onkologe 11:58–69

Dralle H, Machens A, Lorenz K (2008) Heredtäre Schilddrüsenkarzinome. Chirurg 79: 1017–1028

Frank-Raue K, Buhr H, Dralle H, Klar E, Senninger N, Weber T, Rondot S, Höppner W, Raue F (2004) Long-term follow-up in 46 gene carriers of hereditary medullary thyroid carcinoma after prophylactic thyroidectomy. Eur J Endocrinol 155:229–236

Gimm O, Niederle BE, Weber T, Bockhorn M, Ukkat J, Brauckhoff M, Nguyen Thanh P, Frilling A, Klar E, Niederle B, Dralle H (2002) RET proto-oncogene mutations affecting codon 790/791: A mild form of multiple endcrine neoplasia type 2 A syndrome? Surgery 132:952–959

Gmünder-Lehner RB, Okamoto E, Hedinger C (1983) Verteilung der C-Zellen in menschlichen Schilddrüsen. Schweiz med Wschr 113:1385–1394

Hamberger B, Telenius-Berg M, Cedermark B, Grondal S, Hansson BG, Werner S (1987) Subtotal adrenalectomy in multiple endocrine neoplasia type 2. Henry Ford Hosp Med J 35:127–128

Herfarth KKF, Bartsch D, Doherty GM, Wells SA, Lairemore TC (1996) Surgical management of hyperparathyroidism in patients with multiple endocrine neoplasia type 2 A. Surgery 120:966–974

Ikeda Y, Takami H, Niimi M (2001) Laparoskopic partial or cortical-sparing adrenalectomy by dividing the adrenal central vein. Surg Endosc 15:747–750

Jenkins PJ, Satta MA, Simmgen M (1997) Metastatic parathyroid carcinoma in the MEN-2 A syndrome. Clin Endocrinol 47:747–751

Kikumori T, Evans D, Lee JE, Cote GJ, Gagel RF (2001) Genetic abnormalities in multiple endocrine neoplasia type 2. In: Doherty GM, Skogseid B (eds) Surgical endocrinology. Lippincott Williams & Wilkins, Philadelphia, pp 533–540

Kraimps JL, Denizot A, Carnoille B, Henry JF, Proye C, Bacourt F, Sarfate E, Dupond JL, Maes B, Travagli JP, Boneu A, Roger P, Houdent C, Barbier J, Modigliani E (1996) Primary hyperparathyroidism in multiple endocrine neoplasia type IIa: retrospective French Multicentre Study. World J Surg 20:808–813

Lips CJ, Landsvater RM, Hoeppener JW, Geerdink Ra, Blijham G, Jansen-Schillhorn van Veen JM, Van Gils AP, de Witt MJ, Zewald RA, Berends MJ, Beemer FA, Brouwers-Smalbraak J, Jansen RP, Ploos van Amstel HK, van Vroonhoven TJ, Vroom TM (1994) Clinical screening as compared with DNA analysis in families with multiple endocrine neoplasia type 2 A. N Engl J Med 331:828

Machens A, Gimm O, Hinze R, Höppner W, Boehm BO, Dralle H (2001) Genotype-phenotype correlations in hereditary medullary thyroid carcinoma: oncological features and biochemical properties. J Clin Endocrinol Metab 86:1104–1109

Machens A, Hinze R, Thomusch O, Dralle H (2002) Pattern of nodal metastasis for primary and reoperative thyroid cancer. World J Surg 26:22–28

Machens A, Niccoli-Sire P, Hoegel J, Frank-Raue K, van Vroonhoven TJ, Roeher HD, Wahl RA, Lamesch P, Raue F, Conte-Devolx B, Dralle H (2003) Early malignant progression of hereditary medullary thyroid cancer. N Engl J Med 349:1517–1525

Machens A, Schneyer U, Holzhausen HJ, Dralle H (2005a) Prospects of remission in medullary thyroid carcinoma according to basal calcitonin level. J Clin Endocrinol Metab 90:2029–2034

Machens A, Ukkat J, Brauckhoff M, Gimm O, Dralle H (2005b) Advances in the management of hereditary medullary thyroid cancer. J Int Med 257:50–59

Machens A, Lorenz K, Dralle H (2009) Individualization of lymph node dissection in RET carriers at risk for medullary thyroid cancer: value of pretherapeutic calcitonin levels. Ann Surg 250: 305 – 310

Mulligan LM, Kwok JB (1993) Germ-line mutations of the RET proto-oncogene in multiple endocrine neoplasia type 2 A. Nature 6428:458–460

Neumann HPH, Bausch B, McWhinney SR, Bender BU, Gimm O, Franke G, Schipper J, Klisch J, Altehoefer C, Zerres K, Januszewicz A, Eng C (2002) Germ-line mutations in nonsyndromic pheochromocytoma. N Engl J Med 346:1459–1466

Niccoli-Sire P, Murat A, Baudin E, Henry JF, Proye C, Bigorgne JC, Estandig B, Modigliani E, Morange S, Schlumberger M, Conte-Devolx B (1999) Early or prophylactic thyroidectomy in MEN 2/FMTC gene carriers: results in 71 thyroidectomized patients. Eur J Endocrinol 141:468–474

Proye CAG, Vix M, Jansson S, Tisell LE, Dralle H, Hiller W (1994) „The" pheochromocytoma: a benign, intra-adrenal, hypertensive, sporadic unilateral tumor. Does it exist? World J Surg 18:467–472

Scheumann GFW, Dralle H (1992) Surgical approach of synchronous medullary thyroid carcinoma and pheochromocytoma in MEN 2 syndrome. Henry Ford Hosp Med J 40:278–280

Schuffenecker I, Virally-Monod M, Brohed R, Goldgar D, Conte-Devolx B, Leclerc L, Charbe O, Boneu A, Caron J, Houdent C, Modigliani E, Rohmer V, Schlumberger M, Eng C, Guillausseau PJ, Lenoir GM (1998) Risk and penetrance of primary hyperparathyroidism in multiple endocrine neoplasia type 2a families with mutations at codon 634 of the RET proto-oncogene. J Clin Endocrinol Metab 83:487–491

Ukkat J, Lorenz K, Hinze R, Thomusch O, Dralle H (2001) Importance of early screening and prophylactic thyroidectomy in asymptomatic nonindex RET germline carriers. World J Surg 25:713–717

Ukkat J, Gimm O, Brauckhoff M, Bilkenroth U, Dralle H (2004) Single center experience in primary surgery for medullary thyroid carcinoma. World J Surg 28:1271–1274

van Heerden JA, Sizemore GW, Carney JA, Grant CS, ReMine WH, Sheps SG (1984) Surgical management of the adrenal glands in the multiple endocrine neoplasia type II syndrome. World J Surg 8:612–621

van Heerden JA, Sizemore GW, Carney JA, Brennan MD, Sheps SG (1985) Bilateral subtotal adrenal resection for bilateral pheochromocytomas in multiple endcrine neoplasia, type 2a: a case report. Surgery 98:363–366

Walz MK, Peitgen K, Neumann HP, Janssen OE, Philipp T, Mann K (2002) Endoscopic treatment of solitary, bilateral, multiple, and recurrent phaeochromocytoma and paragangliomas. World J Surg 26:1005–1012

Wells SA, Baylin SB, Gann DS, Farrell RE, Dilley WG, Preissig SH, Linehan WM, Cooper CW (1978) Medullary thyroid carcinoma: relationship of method of diagnosis to pathologic staging. Ann Surg 188:376–383

Wells SA, Chi DD, Toshima K, Dehner LP, Coffin SM, Dowton B, Ivanovich HL, DeBenedetti MK, Dilley WG, Moley JF, Norton JA, Donis-Keller H (1994) Predictive DNA testing and prophylactic thyroidectomy in patients at risk for multiple endocrine neoplasia type 2 A. Ann Surg 3:237

Wolfe HJ, Voelkel EF, Tashjian AH Jr (1974) Distribution of calcitonin containing cells in the normal adult human thyroid gland: a correlation of morphology with peptide content. J Clin Endocrinol Metab 38:688

Woolner LB, Beahrs OH, Black BM, McConahey WM, Keating FR (1968) Thyroid carcinoma: general considerations and follow-up data on 1181 cases. In: Young S, Inman DR (eds) Thyroid neoplasia. Academic Press, London New York, pp 51–79

Literatur zu Kap. 6.3

Abbott MA, Nathanson KL, Nightingale S, Maher ER, Greenstein RM (2006) The von Hippel-Lindau (VHL) germline mutation V84 L manifests as early-onset bilateral pheochromocytoma. Am J Med Genet A 140:685–690

Baghai M, Thompson GB, Young WF Jr, Grant CS, Michels VV, van Heerden JA (2002) Pheochromocytomas and paragangliomas in von Hippel-Lindau disease: a role for laparoscopic and cortical-sparing surgery. Arch Surg 137:682–688

Barontini M, Dahia P (2010) VHL disease. Best Practice & Research Clinical Endocrinology & Metabolism 24:401–413

Bender BU, Eng C, Olschewski M, Berger DP, Laubenberger J, Altehofer C, Kirste G, Orszagh M, van Velthoven V, Miosczka H, Schmid D, Neumann HP (2001) VHL c.505 T>C mutation confers a high age related penetrance but no increased overall mortality. J Med Genet 38:508–514

Chen R, Kishida T, Yao M et al. (1995) Germline mutations in the von Hippel-Lindau disease tumor suppressor gene: correlations with phenotype. Hum Mutat 5:66–75

Curley SA, Lott ST, Luca JW, Frazier ML, Killary AM (2002) Surgical decision-making affected by clinical and genetic screeining of a novel kindred with von Hippel-Lindau disease and pancreatic islet cell tumors. Ann Surg 227:229–235

Fishman RS, Bartholomew LG (1979) Severe pancreatic involvement in three generations in von Hippel-Lindau disease. Mayo Clin Proc 54:329–331

Glenn GM, Daniel LN, Choyke P et al. (1991) Von Hippel-Lindau (VHL) disease: distinct phenotypes suggest more than one mutant allele at the VHL locus. Hum Genet 87:207–210

Hes F, Zewald R, Peeters T, Sijmons R, Links T, Verheij J et al. (2000) Genotype-phenotype correlations in families with deletions in the von Hippel-Lindau (VHL) gene. Hum Genet 106:425–431
Hammel PR, Vilgrain V, Terris B, Penfornis A, Sauvanet A, Correas JM, Chauveau D et al. (2000) Oancreatic involvement in von Hippel-Lindau disease. The Group Francophone d'Etude de la Maladie de von Hippel Lindau. Gastroeneterology 119:1087–1095
Hough DM, Stephens DH, Johnson CD et al. (1994) Pancreatic lesions in von Hippel-Lindau disease: prevalence, clinical significance, and CT findings. Am J Roentgenol 162:1091–1094
Joerger M, Koeberle D, Neumann HP, Gillessen S (2005) Von Hippel-Lindau disease-a rare disease important to recognize.Onkologie 28:159–163
Libutti SK, Choyke PL, Bartlett D et al. (1998) Pancreatic neuroendocrine tumors associated with von Hippel-Lindau: diagnostic and management recommendations. Surgery 124:1153–1159
Libutti SK, Choyke PL, Alexander HR, Glenn G, Bartlett DL, Zbar B et al. (2000) Clinical and genetic analysis of patients with pancreatic neuroendocrine tumors associated with von-Hippel-Lindau disease. Surgery 128:1022–1027
Lubensky IA, Pack S, Ault D et al. (1998) Multiple neuroendocrine tumors of the pancreas in von Hippel-Lindau disease patients. Histopathological and molecular genetic analysis. Am J Pathol 153:223–231
Marcos HB, Libutti SK, Alexander HR, Lubensky IA, Bartlett DL, Walther MM et al. (2002) Neuroendocrine tumors of the pancreas in von Hippel-Lindau disease: spectrum of appearances at CT and MR imaging with histopathologic comparison. Radiology 225:751–758
Mount SL, Weaver DL, Taatjes DJ et al. (1995) Von Hippel-Lindau disease presenting as pancreatic neuroendocrine tumour. Virchows Arch Pathol Anat Histo Patho 426:523–528
Mukhopadhyay B, Sahdev A, Monson JP, Besser GM, Reznek RH, Chew SL (2002) Pancreatic lesions in von Hippel-Lindau disease. Clin Endocrinol 57:603–608
Mulshine JL Tubbs R, Sheeler LR et al. (1984) Clinical significance of the association of the von Hippel-Lindau disease with pheochromocytoma and pancreatic apudoma. Am J Med Sci 288:212–216
Neumann HP, Bender BU (1998) Genotype-phenotype correlations in von Hippel-Lindua disease. J Intern Med 243:541–545
Neumann HP, Dinkel E, Brambs H et al. (1991) Pancreatic lesions in the von Hippel-Lindau syndrome.Gastroenterology 101:465–471
Neumann HP, Berger DP, Sigmund G et al. (1993) Pheochromocytomas, multiple endocrine neoplasia type 2, and von Hippel-Lindau disease. N Engl J Med 329:1531–1538
Neumann HP, Eng C, Mulligan LM et al. (1995) Consequences of direct genetic testing for germline mutations in the clinical management of families with multiple endocrine neoplasia, type II. JAMA 274:1149–1151
Probst A, Lotz M, Heitz P (1978) Von Hippel-Lindau's disease, syringomyelia and multiple endocrine tumors: a complex neuroendocrinopathy. Virchows Arch A Pathol Anat Histopathol 378:265–272
Richard S (2003) von Hippel-Lindau disease: recent advances and therapeutic perspectives. Expert Rev Anticancer Ther 3:215–233
Richard S, Beigelman C, Duclos JM et al. (1994) Pheochromocytoma as the first manifestation of von Hippel-Lindau disease. Surgery 116:1076–1081
Tisherman SE, Tisherman BG, Tisherman SA et al. (1993) Threedecade investigation of familial pheochromocytoma. An allele of von Hippel-Lindau disease? Arch Intern Med 153:2550–2556
Vortmeyer AO; Lubensky IA, Fogt F et al. (1997) Allelic deletion sor gene in pancreatic microcystic adenomas. Am J Pathol 151:951–956
Walther MM, Keiser HR, Choyke PL et al. (1998) Management of hereditary pheochromocytoma in von Hippel-Lindau kindreds with partial adrenalectomy. J Urol 161:395–398
Walther MM, Reiter R, Keiser HR et al. (1999) A clinical and genetic characterization of pheochromocytoma in von Hippel-Lindau families. Comparison with sporadic pheochromocytoma gives insight into natural history of pheochromocytoma. J Urol 162:659–664
Yang H, Kaelin WG Jr (2001) Moelcular pathogenesis of the von Hippel-Lindau hereditary cancer sndrome: implications for oxygen sensing. Cell Growth Differ 12:447–455

Literatur zu Kap. 6.4

Cantor AM, Rigby CC, Beck PR, Mangion D (1982) Neurofibromatosis, phaeochromozytoma, and somatostatinoma. BMJ 285:1618
Cawthon R, Weiss R, Xu G, Viskochil D, Culver M, Stevens J, Robertson M, Dunn D, Gesteland R, O'Connell P (1990) A major segment of the neurofibromatosis type 1 gene: cDNA sequence, genomic structure and point mutations. Cell 62:193–201
Eckhauser FE, Colletti LM (1998) Somatostatinoma. In: Beger HG, Warshaw AI, Carr-Locke D, Russell C, Büchler MW, Neoptolemos JP, Starr MG (eds) The pancreas. Blackwell Science, London, p 1270
Fendrich V, Slater EP, Ramaswamy A, Bartsch DK (2004) Duodenal somatostatinoma associated with Von Recklinghausen's disease. J Hepatobiliary Pancreatic Surg 11:417–421
Fujisawa T, Osuga T, Maeda M, Sakamoto N, Maeda T, Sakaguchi K, Onishi Y, Toyoda M, Maeda H, Miyamoto K, Kawaraya N, Kusumoto C, Nishigami T (2002) Malignant endocrine tumor of the pancreas associated with von Recklinghausen's disease J Gastroenterol 37:59–67
Gutmann DH, Cole J, Stone W, Ponder BAJ, Collins FS (1994) Loss of neurofibromin in adrenal gland tumors from patients with neurofibromatosis 1. Genes Chromosomes Cancer 10:55–58
Harris GJ, Tio F, Cruz A Jr (1987) Somatostatinoma: a case report and review of the literature. J Surg Oncol 36:8
Jacks T, Shih TS, Schmitt EM (1994) Tumour predisposition in mice heterozygous for a targeted mutation in Nf1. Nat Genet 753–761
Klein A, Clemens J, Cameron J (1989) Periampullary neoplasms in von Recklinghausen's disease. Surgery 106:815
Lenders JWM, Eisenhofer G, Mannelli M, Pacak K (2005) Phaeochromocytoma. Lancet 366:665–675
Lynch TM, Gutmann DH (2002) Neurofibromatosis I. Neurol Clin N Am 841–865
Mao C, Shah A, Hanson D, Howard J (1995) Von Recklinghausen's Disease associated with duodenal somatostatinoma: contrast of duodenal versus pancreatic somatostatinomas. J Surg Oncol 59:67
NIH Consensus Development Conference Neurofibromatosis (1988) Conference statement. Arch Neurol 45:575–578
O'Brien TD, Chejfec G, Prinz RA (1993) Clinical features of duodenal somatostatinomas. Surgery 114:1144
Okada E, Shozawa T (1984) Von Recklinghausen's disease (neuroibromatosis) associated with malignant pheochromocytoma. Acta Path Jap 34:425
Riccardi VM, Eichner JE (1986) Neurofibromatosis: phenotype, natural history, and pathogenesis, 2nd ed. Johns Hopkins University Press, Baltimore
Sakaguchi N, Sano K, Ito M, Baba T, Fukuzawa M, Hotchi M (1996) A case of von Recklinghausen's disease with bilateral pheochromocytoma-malignant peripheral nerve sheat tumors of the adrenal and gastrointestinal autonomic nerve tumors.Am J Surg Pathol 20:889
Sharma JB, Gulati N, Malik S (1991) Maternal and pediatric complications in neurofibromatosis during pregnancy. Gynaec Obst 34:221
Suzuki S (1910) Ueber zwei Tumoren aus Nebennierenmark und Nerven. Berlin Klin Wchnschr 47:1623
von Recklinghausen F (1882) Über die multiplen Fibrome der Haut und ihre Beziehung zu den multiplen Neuromen. August Hirschwald, Berlin

Wallace M, Marchuk D, Andersen L, Letcher R, Odeh R, Saulino A, Fountain J, Brereton A, Nicholson J, Michell A (1990) Type 1 neurofibromatosis gene: Identification of a large transcript disrupted in three NF1 patients. Science 249:181–186

Walther MM, Herring J, Enquits E, Keiser HR, Linehan WM (1999) Von Recklinghausen's disease and pheochromocytomas. J Urol 162:1582–1586

Wigler MH (1990) GAPs in understanding ras. Nature 346:696–697

Zöller M, Rembeck B, Oden A, Samuelsson M et al. (1997) Malignant and benign tumors in patients with neurofibromatosis type 1 in a defined Swedish population. Cancer 79:125–132

Literatur zu Kap. 6.5

Gesetz über genetische Untersuchungen bei Menschen (Gendiagnostikgesetz – GenDG). Bundesgesetzblatt Jahrgang 2009 Teil I Nr. 50:2529–2538

Bundesärztekammer (2003) Richtlinien zur prädiktiven Diagnostik. Deutsches Ärzteblatt 100, Heft 19, A:1297-1305

Bundesärztekammer (1998) Richtlinien zur Diagnostik der genetischen Disposition für Krebserkrankungen. Deutsches Ärzteblatt 95, A:1396–1403

Deutsche Gesellschaft für Humangenetik (GfH) und Berufsverband Deutscher Humangenetiker e.V. (BVDH) (2007) Leitlinien zur Genetischen Beratung. medgen 19, S. 452–454

Piel FB, Patil AP, Howes RE, Nyangiri OA, Gething PW, Williams TN, Weatherall DJ, Hay SI (2010) Global distribution of the sickle cell gene and geographical confirmation of the malaria hypothesis. Nat Commun 1:104

Neumann HPH, Bausch B, McWhinney SR et al. (2002) Germ-line mutations in nonsyndromic pheochromocytomas. N Engl J Med 346:1459–1466

http://www.cysticfibrosis.ca/assets/files/pdf/CPDR_ReportE.pdf

Engel C, Rahner N, Schulmann K, Holinski-Feder E, Goecke TO, Schackert HK, Kloor M, Steinke V, Vogelsang H, Möslein G, Görgens H, Dechant S, von Knebel Doeberitz M, Rüschoff J, Friedrichs N, Büttner R, Loeffler M, Propping P, Schmiegel W, German HNPCC Consortium (2010) Efficacy of annual colonoscopic surveillance in individuals with hereditary nonpolyposis colorectal cancer. Clin Gastroenterol Hepatol 8:174–182

Stellungnahme des Vorstands der Deutschen Gesellschaft für Humangenetik e.V. (2003) Das Gutachten im Kontext von genetischer Beratung. medgen 15:396–398

Serviceteil

J. R. Siewert, M. Rothmund, V. Schumpelick, Praxis der Viszeralchirurgie,
DOI 10.1007/978-3-642-14285-7, © Springer-Verlag Berlin Heidelberg 2013

Stichwortverzeichnis

O

P

Q

R

S

T

U

V

W

Z

Printing and Binding: Stürtz GmbH, Würzburg